ENZYKLOPAEDIE DER KLINISCHEN MEDIZIN

HERAUSGEGEBEN VON

L. LANGSTEIN
BERLIN

C. VON NOORDEN
FRANKFURT A. M.

C. PIRQUET
WIEN

A. SCHITTENHELM
KIEL

SPEZIELLER TEIL

HANDBUCH DER KRANKHEITEN DES BLUTES UND DER BLUTBILDENDEN ORGANE

HAEMOPHILIE · HAEMOGLOBINURIE HAEMATOPORPHYRIE

IN ZWEI BÄNDEN

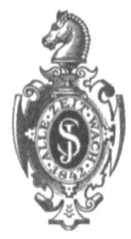

BERLIN
VERLAG VON JULIUS SPRINGER
1925

HANDBUCH DER KRANKHEITEN DES BLUTES UND DER BLUTBILDENDEN ORGANE

HAEMOPHILIE · HAEMOGLOBINURIE HAEMATOPORPHYRIE

BEARBEITET VON

L. ASCHOFF-FREIBURG · M. BÜRGER-KIEL · E. FRANK-BRESLAU
H. GÜNTHER-LEIPZIG · H. HIRSCHFELD-BERLIN · O. NAEGELI-
ZÜRICH · F. SALTZMAN-HELSINGFORS · O. SCHAUMAN †-
HELSINGFORS · F. SCHELLONG-KIEL · A. SCHITTENHELM-
KIEL · E. WÖHLISCH-WÜRZBURG

HERAUSGEGEBEN VON

A. SCHITTENHELM

ZWEITER BAND

MIT 101 ABBILDUNGEN

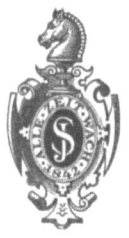

BERLIN
VERLAG VON JULIUS SPRINGER
1925

COPYRIGHT 1925 BY JULIUS SPRINGER IN BERLIN.
SOFTCOVER REPRINT OF THE HARDCOVER 1ST EDITION 1925

ISBN 978-3-642-47281-7   ISBN 978-3-642-47704-1 (eBook)
DOI 10.1007/978-3-642-47704-1

Inhaltsverzeichnis.

Sekundäre Anämie, Chlorose.
Von Professor Dr. M. Bürger-Kiel.

Die perniziöse Anämie.
Von Prof. Dr. O. Schauman † und Dozent Dr. F. Saltzman-Helsingfors.

Die Polyzythämie.

Von Professor Dr. H. Hirschfeld - Berlin.

Die hämorrhagischen Diathesen.

Von Professor Dr. E. Frank - Breslau.

Das retikulo-endotheliale System.

Die Hämophilie.

Von Privatdozent Dr. E. Wöhlisch-Würzburg.

Die paroxysmalen Hämoglobinurien.

Von Privatdozent Dr. F. Schellong-Kiel.

Hämatoporphyrie.

Von Professor Dr. H. Günther-Leipzig.

Inhalt des I. Bandes.

(Ausführliches Inhaltsverzeichnis siehe Band I.)

Allgemeine Embryologie, Morphologie und Biologie der Blutzellen und der blutbildenden Organe. Von O. Naegeli-Zürich.

Bemerkungen zur pathologischen Physiologie des Blutes. Von M. Bürger-Kiel.

Symptomatische Blutveränderungen. Von H. Hirschfeld-Berlin.

Leukämie und verwandte Zustände. Von H. Hirschfeld-Berlin.

Sekundäre Anämie, Chlorose.

Von

M. Bürger - Kiel.

Mit 12 Abbildungen.

Einleitung.

Jede Anämie ist Symptom. Ihr symptomatischer Charakter tritt bei der einen Form mehr, bei der anderen weniger in den Vordergrund. Das Bedürfnis der Lehre und der Forschung hat zu immer neuen Systematisierungen und Einteilungen geführt, die alle einer streng logischen Durchführung entbehren.

Die Abgrenzung einer Gruppe von Anämien als sekundäre ist streng genommen unstatthaft, da eben alle Formen — ihres symptomatischen Charakters wegen — als sekundäre zu bezeichnen sind. Eine ätiologische Einteilung stößt darum auf Schwierigkeiten, weil wir bei vielen Formen die Ätiologie nicht kennen. Man könnte mit gutem Recht eine Gruppe als kryptogenetische Anämien von denen mit bekannter Ätiologie abtrennen. Unter den kryptogenetischen Anämien steht die perniziöse wegen des häufigen Vorkommens und klinischer Dignität an erster Stelle. Bei dieser Krankheit steht der Blutschaden so im Vordergrund des charakteristischen klinischen Bildes, daß es volle Berechtigung hat, die Huntersche Anämie als nosologische Einheit darzustellen, selbst wenn man damit rechnet, daß ihr eine ätiologische Vielheit zugrunde liegt. Zudem rechtfertigt der eigenartige embryonale Typus der Erythropoese und der hyperchrome Charakter dieser Anämie, ihr eine besondere Stellung unter den Anämien zuzuweisen. Sie findet in diesem Werk eine gesonderte Darstellung. Eine zweite Form der kryptogenetischen Anämie ist die Chlorose. Alles, was wir über die Ätiologie dieser Krankheit bisher erfahren haben, trägt bis heute durchaus hypothetischen Charakter. Aber auch hier berechtigt vor allem das klinische Bild, weniger der Blutbefund, eine besondere Krankheit eigener Art anzunehmen. Auch die Chlorose ist eine sekundäre Anämie, wahrscheinlich bedingt durch korrelative Störungen zwischen innersekretorischen Organen und dem Knochenmark. Sie findet in dieser Darstellung unter den myelopathischen Anämien ihren Platz.

Es bliebe uns nun für die Vielheit der sekundären Anämien die Möglichkeit, sie nach ihrer Ätiologie zu gruppieren, was schließlich zu einer Aufzählung aller Krankheiten, die zur Anämie führen können, zwingt. Diese Art der Darstellung würde zu unnötigen Wiederholungen Anlaß geben.

Es soll daher versucht werden, die Anämien nach dem Angriffspunkt der ätiologischen Faktoren zu gruppieren, ein Prinzip, das unter anderen von Pappenheim in seiner allgemeinen Darstellung der Pathogenese der Anämie durchgeführt wurde. Man hat einer solchen Einteilung den Vorwurf gemacht, daß sie keine strenge Sonderung gestatte, weil die schädigenden

Faktoren meist gleichzeitig an mehreren Stellen angreifen, z. B. am Knochenmark und am zirkulierenden Blute, daß also Mischformen von myelophthisischen und hämopathischen Anämien vorliegen. Das ist zuzugeben. Die Darstellung wird zeigen, daß die sekundären Anämien doch ein differentes charakteristisches Gepräge erhalten, je nachdem die Noxe vorzugsweise den Blutbildungsapparat und das fertige Blut in seiner Bahn betrifft oder eine Erkrankung des Blutapparates vorliegt. Daraus ergeben sich die Gruppen der

I. hämophthisischen und hämopathischen Anämien mit den Unterabteilungen der posthämorrhagisch-traumatischen und der hämotoxischen Anämien und

II. die myelophthisischen Anämien mit

a) myelophthisischen Anämien im engeren Sinne, entstanden durch Verdrängung des Knochenmarks-Parenchyms durch ortsfremdes Gewebe (Tumormetastasen, Myelome), aplastische und aregeneratorische Anämien;

b) myelotoxische Anämien, meist kombiniert mit Hämotoxikosen (Anämien nach Karzinom, bakteriellen Infektionen und physikalische Schädigungen durch Röntgenstrahlen und Radiumeinwirkung);

c) die myelopathischen Anämien infolge Störungen von Organkorrelationen zwischen Knochenmark und inkretorischen Drüsen (Chlorose);

d) splenogene Anämien der älteren Autoren.
Diese Gruppe läßt sich nach neueren Anschauungen nicht mehr aufrechterhalten.

e) Die Stellung der alimentären Anämien in diesem System ist umstritten, da über den Angriffspunkt der alimentären Schädigungen eine Einigkeit bis heute nicht erzielt ist.

Nach ihrem histologischen Verhalten lassen sich die Anämien einteilen in:

1. Anämien mit embryonalem Typus der Erythropoese.
Hyperchrome Anämien (perniziöse Anämien).
2. Anämien mit postembryonalem Typus der Erythropoese.
Alle sekundären Anämien.
Hypochrome Anämien.

I. Allgemeine Pathologie der sekundären Anämien.

Der Darstellung der speziellen Pathologie der sekundären Anämien soll eine Erörterung derjenigen Folgen für den Gesamtorganismus vorausgeschickt werden, welche mehr oder weniger ausgesprochen sich nach jeder Veränderung der Blutzusammensetzung im Sinne der Anämien einstellt.

Jede Form der sekundären Anämie geht mit einer Verminderung der Zahl der roten Blutkörperchen und der Hämoglobinmenge einher. Die Veränderungen, welche die chemische Zusammensetzung des Blutes und sein physikalisch-chemisches Verhalten betreffen, werden naturgemäß sich unterscheiden nach den verschiedenen ätiologischen Faktoren, welche die sekundäre Anämie zur Folge haben. Gewisse gemeinsame Züge lassen sich aber bei allen Formen der sekundären Anämien aufdecken.

Zunächst ist festzuhalten, daß weder akute noch chronische Blutungen zu einer dauernden Verminderung der Gesamtflüssigkeitsmenge im Gefäßsystem führen. Blutmengenbestimmungen sind allerdings für die verschiedenen Stadien der Reparation nach eingetretener Blutung noch nicht gemacht, doch sind andere Kriterien dafür vorhanden, daß selbst große Blutverluste nur ganz vorübergehend zu einer Oligämie führen.

Nur wenn ein abundanter Blutverlust unmittelbar zum Verblutungstode führt, so zeigt sich bei der Obduktion eine sehr geringe Blutgefäßfüllung. Wird der Blutverlust aber überstanden, so wird die Gesamtblutmenge ihrem Volumen nach sehr rasch durch den Einstrom von Gewebsflüssigkeit wieder ergänzt, was zu einer charakteristischen posthämorrhagischen Hydrämie führt.

Diese Verwässerung des Blutes läßt sich erkennen durch Feststellung des spezifischen Gewichtes, welches eine Abnahme erfährt und die Bestimmung des Trockenrückstands, welcher vermindert ist. Und zwar sind diese Veränderungen nicht bloß am Gesamtblut, was nichts beweisen würde, sondern auch am Plasma resp. Serum nachzuweisen.

Ältere Autoren haben allerdings angenommen, daß die Zunahme an Wasser vorzugsweise die roten Blutkörperchen beträfe. Durch die moderne refraktometrische Untersuchung des Serums läßt sich kurvenmäßig die Veränderung des Serums im Sinne einer Hydrämie als Folge akuter Blutverluste nachweisen.

Eine akute Verminderung der roten Blutkörperchen nach Blutverlusten in die Volumeinheit ist gar nicht anders als durch den eben geschilderten Mechanismus des raschen Wiederersatzes der Blutflüssigkeit aus den Gewebsdepots zu erklären. Bei der Art der Zählung der roten Blutkörperchen in der Volumeneinheit müßte, wenn lediglich eine Oligämie resultiert, die Zahl der Blutkörperchen unverändert bleiben.

Schon Vierordt hat in seinen Tierversuchen gezeigt, daß die Verminderung der Blutkörperchenzahl in der Volumeneinheit anfänglich um so geringer ist, je größer der Blutverlust ist. In diesen Fällen reichen eben die vorhandenen Reserven an Gewebsflüssigkeit nicht aus, um sofort einen vollen Ersatz der in Verlust gegangenen Flüssigkeitsmengen zu leisten, woraus dann eine relativ geringere Verdünnung der Blutkörperchensuspensionsflüssigkeit resultiert.

Der geschilderte Mechanismus läßt es daher verständlich erscheinen, daß die Blutkörperchenzahl und das Hämoglobin nicht unmittelbar nach einem akuten Blutverlust ihren niedrigsten Wert nach den üblichen klinischen Bestimmungsmethoden erreichen, sondern erst dann, wenn der Flüssigkeitsersatz aus den Geweben auf seinem Höhepunkt angelangt ist.

1. Das morphologische Verhalten der roten Blutkörperchen bei den sekundären Anämien.

Das morphologische Verhalten der roten Blutkörperchen bei den einzelnen Formen der sekundären Anämie wechselt vor allem nach Maßgabe der Schnelligkeit, mit welcher der Blutverlust resp. die Blutkörperchenzerstörung eingesetzt hat. Jeder Blutverlust stellt einen intensiven Reiz für das Knochenmark dar. Das rote Mark dehnt sich aus auf Kosten des Fettmarks, es kommt zu den Erscheinungen einer lebhaften regeneratorischen Tätigkeit. Der Ausdruck dieser lebhaften Knochenmarkstätigkeit ist das Auftreten von kernhaltigen roten Blutkörperchen und häufig auch neben der mehr oder weniger lebhaften Zunahme der roten eine Vermehrung der weißen Zellen: neutrophile posthämorrhagische Leukozytose.

Je nach der Intensität des eingetretenen Blutverlustes ist das neugelieferte Material mehr oder weniger minderwertig. Es werden Blutkörperchen in die Bahn abgegeben, welche eine nur mangelhafte Hämoglobinausrüstung erhalten haben, die sich von den älteren durch ihr blasseres Aussehen unterscheiden. Auch die Poikilozytose — die Vielgestaltigkeit der roten Blutkörperchen — ist ebenso wie die Mikrozytose — das Zukleinbleiben der einzelnen roten Zellen — ist als Ausdruck überstürzter Regeneration angesprochen worden, die eben zur Lieferung eines qualitativ unzulänglichen Materials führt.

Der wechselnde Hämoglobingehalt der einzelnen Zellen bedingt ihre wechselnde Färbbarkeit. Häufig sieht man neben den rein azidophilen Zellen solche, welche sich mit basischen Farbstoffen tingieren.

Die Veränderungen der roten Blutkörperchen bei den sekundären Anämien betreffen demnach ihre Zahl, Größe und Form; auch ihre innere Struktur ist verändert, was aus ihrem veränderten chemischen Bau und ihren anderen physikalischen Eigenschaften geschlossen wird.

Während bei den meisten Formen von sekundärer Anämie in irgend einem Stadium der Krankheit die Zahl der Roten in der Volumeinheit vermindert ist, kann gelegentlich auch eine Vermehrung der Roten im Verlaufe einer Anämie zur Beobachtung kommen, was als ein Zeichen der Überregeneration aufgefaßt wird. Die Ursachen für die Erniedrigung der Zahl der Roten sind verschieden. Die Verminderung der Erythrozyten nach Blutverlusten wurde bereits erwähnt. Hier hängt die Menge der roten Blutkörperchen in der Volumeinheit einerseits ab von der Größe und Schnelligkeit des eingetretenen Blutverlustes, andererseits aber von dem Wassergehalt der Gewebe, aus welchem sich das Gesamtvolumen der Blutflüssigkeit wieder ergänzt und schließlich von der regeneratorischen Kraft des hämatopoetischen Apparats. Wie das Zusammenspiel dieser Faktoren im einzelnen das Verhältnis der Zellenzahl zum Plasmavolumen gestaltet, welches wir ja allein bei unseren Zählungen feststellen können, soll im speziellen Teil erörtert werden. Weiterhin kann die Zahl der Zellen durch die Zerstörung der Blutkörper in ihrer Bahn erheblich vermindert werden. Das geschieht unter der Einwirkung der bekannten Blutgifte und der ihrer chemischen Zusammensetzung nach unbekannten Hämolysinen: z. B. in besonders eindrucksvoller Weise durch das „Kältehämolysin" bei der paroxysmalen Hämoglobinurie. Ferner können Blutparasiten die Erythrozyten in der Blutbahn zerstören. Drittens kann die Schädigung des hämatopoetischen Apparats eine Verminderung der Erythrozytenzahl dadurch bedingen, daß die Neubildung in dem geschädigten Knochenmark mit dem normalen Verbrauch nicht Schritt hält. Am klarsten liegt diese Genese der Erythropenie bei Tumoren des Knochenmarks bei welchen an Stelle des roten Marks z. B. ein Karzinom sich ausbreitet.

In der Mehrzahl der Fälle, mit welchen die Klinik zu rechnen hat, spielen mehrere Momente gleichzeitig ihre deletäre Rolle, indem neben einer, toxischen Lähmung des germinativen erythropoetischen Gewebes intravasale Blutschädigungen einherlaufen. Das ist bei vielen Infektionskrankheiten und bei den zur Kachexie führenden Karzinosen der Fall. Schließlich kann es durch eine relative Vermehrung der Blutflüssigkeit (Polyplasmie) zu einer scheinbaren Erythropenie kommen.

2. Größe und Formen der Erythrozyten bei den sekundären Anämien.

Eines der geläufigsten hämatologischen Zeichen der sekundären Anämien ist die ungleiche Größe (Anisozytose) der roten Zellen. Durch Vergleich mit den normalen Zellen (Normozyten) lassen sich die Gruppen der pathologisch kleinen Zellen (Mikrozyten), der krankhaft großen Zellen (Makrozyten) und der Riesenzellen (Megalozyten) unschwer unterscheiden.

Unter den **Mikrozyten** unterscheidet man die Gruppe der Schizozyten, ganz abnorm kleine und in der Form unregelmäßig gestaltete Zellen mit zwei bis drei μ Durchmesser und die eigentlichen Mikrozyten von 4—6 μ Durchmesser. Die Schizozyten (Ehrlich) deuten schon durch ihre Mißgestalt ihren degenerativen Charakter an. Sie sollen durch Abschnürung aus krankhaft veränderten Blutkörperchen entstehen. Es besteht aber auch die Möglichkeit, daß ein krankhaft verändertes Knochenmark diese Mißgeburten in die Blutbahn treten läßt. Die eigentlichen Mikrozyten werden jetzt wohl allgemein als das Zeichen erlahmender Knochenmarkstätigkeit aufgefaßt. Es ist von Bedeutung, daß auch bei bestimmten Formen von Polyglobulie eine Mikrozytose bestehen kann, eine Erscheinung, die dafür spricht, daß unter bestimmten Bedingungen diese fehlerhaft gebildeten Zellen auch bei erhaltener germinativer Kraft des myelopoetischen Apparats auftreten können.

Die Makrozyten stellen große, kernlose rote Blutzellen dar, von etwa 9—15 μ Durchmesser. Sie werden bei allen Formen schwerer Anämie gefunden, im allgemeinen zeichnen sie sich durch einen großen Hämoglobinreichtum aus. Sie sind sehr gut färbbar, doch wird von allen Autoren hervorgehoben, daß gelegentlich auch hämoglobinarme Makrozyten im Blute zirkulieren. Gelegentlich kommen polychromatische Makrozyten im Blute vor. Auch basophile Punktierung, Kernreste, Jollykörperchen werden in ihnen gesehen. Ehrlich wollte diese Makrozyten als charakteristisches Merkmal der perniziösen Anämie ansehen. Diese Auffassung ist aber von Grawitz, Nägeli und anderen widerlegt. Die Makrozyten stellen eben jugendliche Elemente des in lebhafter Erythropoese begriffenen Marks dar. Eine besondere maligne Bedeutung haben diese Zellen nicht.

Von diesen Makrozyten werden als Megalozyten abnorm große Riesenzellen beschrieben, die im embryonalen Leben und unter pathologischen Bedingungen in die Blutbahn übertreten. Auch sie zeigen eine besonders gute Färbbarkeit, dank ihres erhöhten Hämoglobingehalts. Bei den sekundären Anämien wird diese Form der Riesenzellen relativ selten gefunden. Daß es sich bei diesen Bildungen um pathologische Gebilde handelt, die in der Peripherie gequollene Zellen darstellen, sie also das Produkt degenerativer Vorgänge darstellen, ist schon deshalb wenig wahrscheinlich, weil das embryonale Blut diese Formen in großer Menge enthält. Daß es aber angängig ist, auf Grund lediglich einer Megalozytose auf das besondere Wesen und den Charakter der Anämie, wie Nägeli es will, bindende Schlüsse zu ziehen, erscheint mir nicht angängig.

Die kernhaltigen roten Blutkörperchen (Normoblasten). Unter den kernhaltigen roten Blutkörperchen werden orthochromatische und polychromatische Erythroblasten unterschieden. Ihr Vorkommen ist ganz allgemein ein Symptom gesteigerter Regeneration. Wir finden daher diese Zellen bei allen sekundären Anämien der verschiedensten Ätiologie. Neben der Reizung des Marks zu gesteigerter Zellbildung mögen in einzelnen Fällen direkte toxische oder mechanische Schädigungen das erythropoetische Gewebe zur Ausschwemmung von Normoblasten veranlassen. Türk weist darauf hin, daß während des Schüttelfrostes bei der Malaria, unter der Einwirkung von Blutgiften oder bakteriellen Toxinen unverhältnismäßig große Mengen von Normoblasten im Blute zu einer Zeit auftreten können, in welcher die Anämie noch relativ gering ist. Ein besonders lebhafter Reiz zur Knochenmarksbildung infolge Hämoglobinverarmung des Blutes also noch nicht vorliegen kann. Bei Karzinosen des Knochenmarks und bei infiltrierenden Lymphomatosen desselben soll nach Türk eine direkte Verdrängung dieses unreifen Elemente aus dem Mark stattfinden. Mit zunehmender Markverödung werden dann die Erythroblasten wieder spärlicher.

Diese toxischen und mechanischen Reizwirkungen mögen als gelegentliche Ursachen zur Ausschwemmung von Normoblasten führen. In der überwiegenden Mehrzahl der Fälle haben wir in dieser Erscheinung den Ausdruck einer lebhaften, ja überstürzten Blutregeneration zu erblicken. Allen Untersuchenden ist die Unregelmäßigkeit des Vorkommens dieser Elemente im Blute aufgefallen. Oft werden sie schubweise ins Blut geworfen, ein Zustand, der von v. Noorden als Blutkrise bezeichnet wird. Es ist angebracht, in der prognostischen Beurteilung des mehr oder weniger zahlreichen Vorkommens von Normoblasten im Blute sehr zurückhaltend zu sein. Nicht selten kommen sie bei durchaus genügender Rückbildung schwerster Anämien relativ spärlich im Blute vor, anderseits sieht man sie relativ zahlreich in Fällen, die zum Tode führen. Das ist aber sicher eine Ausnahme. In der Regel kündigt ein Erythroblastenschub das Einsetzen einer kräftigen Blutregeneration an, welcher eine günstige klinische Vorbedeutung zukommt. Stets soll man, wenn die Normoblasten bei schweren Anämien dauernd im Blute fehlen, zum mindesten an eine funktionelle Erschöpfung des Knochenmarks denken. In selteneren Fällen ist bei anämischen Zuständen eine Aplasie resp. Atrophie des Knochenmarks, bei welcher sich das rote Epiphysenmark in Fettmark umgewandelt hat, die Ursache für das Ausbleiben der kernhaltigen roten Blutkörperchen im peripheren Blute.

Die orthochromatischen Normoblasten haben die Größe und Färbbarkeit der normalen kernlosen Erythrozyten. In der Regel ist der Kern klein und dicht gefügt und zeigt eine ausgesprochene Basophilie. Er hat im Durchschnitt einen Durchmesser von etwa 3 μ und ist um so dichter gefügt, je kleiner er ist.

Die polychromatischen Normoblasten unterscheiden sich von den orthochromatischen durch die Farbe ihres Protoplasmas. Häufig zeigen sie eine mehr lappige und unregelmäßige Oberfläche als die orthochromatischen Erythroblasten, ihr Kern ist fast regelmäßig größer und nicht so dicht gefügt. Das Protoplasma zeigt eine wechselnd intensive Affinität zu basischen Farbstoffen. Kommt wie gewöhnlich Methylenblau zur Verwendung, so kann sich das Protoplasma so stark tingieren, daß eine gewisse Ähnlichkeit mit den Lymphozyten resultiert. Nicht selten zeigt ihr Protoplasma basophile Tüpfelung. Ihr Vorkommen hat dieselbe diagnostische und prognostische Bedeutung wie die der orthochromatischen Erythroblasten.

Megaloblasten. Eine besondere differentialdiagnostische Bedeutung kommt den Megaloblasten zu. Darunter werden große 10—12 μ im Durchmesser betragende Gebilde verstanden, die einen strukturreichen, nicht dichten Kern aufweisen. Ihr Protoplasma ist polychromatisch. Die Aufnahmefähigkeit auch für basische Farbstoffe ist eine regelmäßige Erscheinung bei den Erythroblasten. Diese Polychromasie ist verschieden stark ausgeprägt. Jüngere Zellen zeigen bei Methylenblaufärbung oft eine rein blaue Tinktion. Die diagnostische Bedeutung dieser Zellen ist sehr verschieden gewertet worden.

Ehrlich hat diese Zellform als charakteristisches Merkmal der perniziösen Anämie angesprochen. Wenn sie auch bei dieser Form der Erkrankung besonders häufig gefunden werden, so ist in ihnen doch kein differentialdiagnostisches Kriterium in dem Sinne zu entdecken, daß der Megaloblastenfund eine sekundäre Anämie auszuschließen gestattet. Sie sind auch bei der Anämie der Wurmträger gefunden worden, (Botriocephalus latus und Anchylostomum duodenale). Auch bei Anämien nach Karzinom, Syphilis und chronischen Blutungen hat man diese Zellen beschrieben. Wir selbst sahen sie nach einfachen Blutungsanämien nie. Darin ist Nägeli jedenfalls recht zu geben, daß die durch einfache Blutentziehung oder durch Blutgifte erzeugten Anämien nicht zum Auftreten dieser Zellformen führen, daß also die Schwere der Anämie offenbar nicht der wesentliche Faktor ist, sondern daß es sich um eigenartige Vergiftungen des Knochenmarks handele, die zum Auftreten der Megaloblasten Anlaß geben. Türk vertritt einen anderen Standpunkt. Nach ihm ist, wenn der Überbedarf an Erythrozyten nicht sehr groß ist, eine Vermehrung der bereits Hämoglobingehalt führenden Normoblasten des Markgewebes ausreichend, ihn zu befriedigen.

Bei gesteigertem Bedarf sollen basophile Erythroblasten zur Hilfe herangezogen werden, und zwar in um so unreiferem Zustand, je größer die Anforderungen sind, und je kürzer ihre Reifungszeit bemessen ist. Er meint also, daß das Auftreten oder Ausbleiben dieser Elemente im peripheren Blute im wesentlichen eine Funktion der Plötzlichkeit der an das Knochenmark gestellten Anforderungen sei. Diese Auffassung scheint mehr theoretisch konstruiert als tatsächlich beobachtet. Festhalten müssen wir jedoch, daß die Megaloblasten auch bei anderen Anämien als der Perniziosa gefunden werden. Wir sind heute bei der Abgrenzung der Anaemia perniciosa von den sekundären Anämien nicht mehr auf den rein zytologischen Befund angewiesen, sondern haben neben dem Blutbefund andere differentialdiagnostische Kriterien, unter denen ich den Gallenfarbstoff des Serums, der bei den perniziösen Anämien in der Regel erhöht, bei den sekundären Anämien in der Regel normal, oder eher vermindert ist, oben anstelle.

Die **Polychromatophilie** oder **Polychromasie** auch von E h r l i c h als anämische Degeneration bezeichnet, ist nicht, wie man früher glaubte, der Ausdruck einer peripheren Schädigung, sondern ein Zeichen rascher Regeneration. Für diese Auffassung spricht vor allem der Befund polychromatischer Zellen in den blutbildenden Organen, und zwar können sowohl kernhaltige sowie kernlose rote Blutkörperchen in den Blutbildungsstätten diese Veränderung aufweisen.

Über die chemische Eigenart, welche der Polychromatophilie der roten Blutkörperchen zugrunde liegt, herrscht keine Einigkeit. Das wahrscheinlichste ist die Annahme, daß die Polychromasie mit dem Entkernungsvorgang in irgendeinem Zusammenhang steht. Für diese Auffassung sind vor allem B l u m e n t h a l und M o r a w i t z eingetreten. A s k a n a z y fand im Knochenmark einer resezierten Rippe die Polychromatophilie in allen kernhaltigen roten Blutkörperchen ausgeprägt. Für die bei Anämien gefundene Polychromasie darf festgehalten werden, daß sie ein Ausdruck der Jugendlichkeit der roten Blutkörperchen ist.

Im extrauterinen Leben finden sich polychromatische kernhaltige und kernlose rote Blutkörperchen regelmäßig im Knochenmark. Im Blut treten sie am häufigsten bei den verschiedenen Formen der Anämien auf. Daß sie auch bei Gesunden im peripheren Blute vorkommen, habe ich nie gesehen. Bei bestimmten Infektionen können die polychromatischen roten Blutkörperchen bereits zu einer Zeit auftreten, in welcher die übrigen Zeichen der Anämie noch wenig entwickelt sind. So hat man die polychromatischen roten Blutkörperchen bei den verschiedensten parasitären Blutkrankheiten, z. B. Malaria, Trypanosomiasis und bakteriellen Septikämien gefunden.

Der Meinung, daß der Polychromasie im wesentlichen ein Attribut jugendlicher Elemente sei, steht die ältere Auffassung E h r l i c h s gegenüber, die wir oben erwähnten, nach der es sich um eine degenerative Erscheinung an den roten Zellen handeln soll, und zwar vor allem an älteren Zellen. Es wurde darauf hingewiesen, daß unter Einwirkung von Giften eine Form von Degeneration zustande käme, welche die Färbbarkeit im Sinne der Basophilie ändere. H i r s c h f e l d zeigte, daß Blut, welches er in Kapillaren einschloß, und im Brutschrank aufbewahrte, nach 48 Stunden reichlich polychromatische rote Blutkörperchen erkennen läßt. Das sind aber durchaus unphysiologische Bedingungen. Ob auch Blut, das innerhalb des Körpers die Gefäße verläßt, die gleichen Veränderungen aufweist, ist zweifelhaft. H e i n z, der solche Versuche anstellt, hat nie Polychromasie an den roten Blutkörperchen gefunden.

Es ist nach unserem bisherigen Wissen zum mindesten unbewiesen, daß in der Blutbahn angreifende Schädlichkeiten die Polychromasie hervorrufen können.

Die basophile Tüpfelung. Auf das Auftreten von basophilen Körnelungen im Erythrozytenprotoplasma hat als erster Ehrlich hingewiesen. Auch diese Veränderung wurde von ihm als Zeichen der Degeneration des Zellstromas aufgefaßt. Auch von anderen (Maragliano und Castellino) wurden die basophilen Substanzen als nekrobiotische Produkte gedeutet. Nach vielen Irrtümern — man hat die Tüpfelung als Kokken, als Keime der Malariaparasiten gedeutet — wurde von Askanazy, der sie besonders bei perniziöser und Botrio-zephalus-Anämie beobachtete, diese Veränderung als der Ausdruck von Kern-zerfallsprodukten angesprochen. Er sah in den basophil reagierenden Sub-stanzen Kernfragmente, die gewissermaßen den Übergang vom Erythro-blasten zum orthochromatischen Erythrozyten darstellen.

Bei diesen Besonderheiten der roten Blutkörperchen, die am häufigsten bei anämischen Erkrankungen gefunden werden, sind im wesentlichen zwei Auffassungen verteidigt worden. Nach der einen ist die basophile Tüpfelung der Ausdruck einer direkten deletären Einwirkung der verschiedenen Schäd-lichkeiten auf die roten Blutkörperchen. Nach der anderen Auffassung handelt es sich um den Ausdruck eines Knochenmarkreizes.

Da die Granula als Kernfragmente betrachtet werden, und man dieselben häufig neben kernhaltige Erythrozyten findet, ist sehr bald die Frage aufge-worfen worden, ob jedes Blut, in welchem basophile Granula auftreten, auch stets kernhaltige rote enthält. Die Frage ist wohl dahin entschieden, daß auch in einem Blut mit sehr zahlreich getüpfelten basophilen roten Blut-körperchen die kernhaltigen roten fehlen können.

Wie für die Entstehung der Polychromasie, so hat man auch für das Auf-treten der basophilen Tüpfelung direkte Einwirkung von Blutgiften auf die fertigen Zellen als Ursache angenommen. Grawitz, welcher diese Hypothese verteidigte, hat aus der Anwesenheit der basophil getüpfelten Zellen umge-kehrt auf das Wirken unbekannter Blutgifte geschlossen. Gegen diese Auf-fassung, die Körnelung der Erythrozyten sei der Ausdruck einer peripheren Blutschädigung, spricht vor allem ihr Auftreten bei Blutungsanämien. Weiter-hin widerlegte in entscheidender Weise das Vorkommen der Granulierung bei Embryonen (Schmidt, Engel) den degenerativen Charakter der Körnelung. Es war eine unmögliche Annahme, daß die Zeit der intensivsten Entwicklung gleichzeitig die Periode ausgedehnter degenerativer Prozesse sein sollte. Auch die Feststellung, daß eine Parallele zwischen der Menge der gekörnelten Zellen und der Konzentration des Blutgiftes nicht vorhanden ist, spricht gegen den degene-rativen Charakter. Bei schweren perniziösen Anämien können die basophil getüpfelten vor dem Tode verschwinden.

Die Frage nach dem Wesen und der Bedeutung der basophilen Tüpfelung hat eine ausgedehnte experimentelle Bearbeitung erfordert. Die Anregung dazu hat das fast regelmäßige Auftreten der basophilen Tüpfelung bei der chronischen Bleivergiftung gegeben. Es stellte sich bei diesen Untersuchungen heraus, daß durch akute Bleivergiftungen die basophile Tüpfelung ausbleibt. Nur durch chronische Intoxikation ließ sich die Granulierung erzeugen. Wenn die toxische Bleidosis aber über eine gewisse Höhe hinausging, ver-schwanden die Körnchen wieder aus dem Blut. Ebenso pflegt bei tödlich ver-laufender Vergiftung die Tüpfelung vor dem Tode auszubleiben. Diese Unter-suchungen, erst von Sabrazes durchgeführt, wurden von anderen bestätigt und in ihrer allgemeinen biologischen Bedeutung gewürdigt (Lutoslawski). Es ergibt sich daraus, daß die basophile Tüpfelung ein Zeichen leb-hafter regeneratorischer Tätigkeit der blutbildenden Organe dar-stellt und daß, wenn die Bedingungen zu ihrem Auftreten gegeben sind, und trotzdem keine basophile Tüpfelung sich nachweisen läßt, dies als Zeichen der Funktionslähmung zu deuten ist.

Andere basophil reagierende Substanzen im Erythrozytenprotoplasma. Die basophile Tüpfelung gibt ein durchaus charakteristisches Bild, das vor allem dadurch gekennzeichnet ist, daß die einzelnen Granula von ziemlich gleicher Größe und Intensität der Färbung sich zeigen. Bei einer Reihe anämischer Zustände (toxische Anämien, Knochenmarkskarzinom, Anaemia pseudoleucaemica infantum) treten gröbere, unregelmäßig begrenzte Bröckel und Splitter im Protoplasma auf, welche dasselbe färberische Verhalten wie die Kerne aufweisen. Sie werden als Zeichen des Kernzerfalls gedeutet. Dieser als K a r y o - r h e x i s bezeichnete Vorgang läßt sich in geeigneten Präparaten in allen Stadien verfolgen. Zunächst zerfällt der Kern in mehrere grobe Partikel von ziemlich gleicher Größe, die mehr oder weniger regelmäßig im Protoplasma des Erythrozyten verteilt sind. In anderen Fällen können von der verdichteten Kernsubstanz Abschnürungen erfolgen, so daß neben dem pyknotischen Kern grobe, nach der Giemsaschen Färbemethode sich blau tingierende Bröckel sich finden. Solche Kernbröckel kann man im embryonalen Säugetierblut zur Zeit der energischen Entkernung ziemlich regelmäßig nachweisen.

Die Howell-Jolly-Körper. Mit den eben beschriebenen Kernresten große Ähnlichkeit zeigen Partikel, welche sich nach der Giemsafärbung intensiv rot und sehr intensiv mit Hämatoxylin färben lassen. Ihrer Größe nach stehen sie zwischen den Granula bei der basophilen Tüpfelung und den kleinen pyknotischen Kernen. Im Gegensatz zu den eben beschriebenen Kernsplittern, welche eine unregelmäßige Gestalt zeigen, haben diese Howell-Jolly-Körper runde Formen und sind meist nur in kleiner Zahl, meist 1—2, vorhanden. Sie sind gleichfalls bei dem Vorgang der Kernverdichtung entstanden und sind, da sie die Farben des Chromatins geben, mit dieser Substanz ihrer Zusammensetzung nach identisch. Von ihrem Entdecker wurden sie zuerst bei der p o s t h ä m o r - r h a g i s c h e n A n ä m i e der Katzen gesehen (H o w e l l), dann von vielen späteren Beobachtern bei experimentellen toxischen Anämien und bei menschlichen Anämien gefunden.

. Das Auftreten dieser Körperchen hat aus dem Grunde ein besonderes Interesse, weil es eine ganz gesetzmäßige Erscheinung nach der Milzexstirpation darstellt, sowohl bei Tieren wie bei Menschen sind diese Körperchen nach operativer Entfernung der Milz in wechselnder Häufigkeit nachgewiesen worden. N a c h e i g e n e n E r f a h r u n g e n w e r d e n d i e K ö r p e r c h e n a u c h d a n n g e f u n d e n, wenn eine schwere posthämorrhagische Anämie der Anlaß für die Milzexstirpation war. Wie im einzelnen das Entstehen dieser Howell-Jollyschen Körper zu verstehen ist, steht dahin. Sicher weiß man, daß sie auch ohne nachweisbare Miterkrankung der Milz gelegentlich bei Intoxikation, die zur Anämie führen (Blei, N ä g e l i) gefunden werden. Wie man sich die Beziehungen der Milz zu dem Auftreten dieser Körperchen zu denken hat, ist noch Gegenstand der Kontroverse. Vielleicht bestehen innersekretorische Beziehungen zwischen den Funktionen der Milz und denen des Knochenmarks, in der Richtung, daß der Entkernungsvorgang im Knochenmark von Milzhormonen beeinflußt wird, eine Funktion, welche durch Fortnahme der Milz mehr oder weniger weit aufgehoben wird. Es ist aber daran zu denken, daß die Funktionen der Milz offenbar weitgehend von anderen Organen übernommen werden und diese Körperchen trotzdem noch Jahre nach der Milzexstirpation — wovon ich mich selbst mehrfach überzeugte — im Blute nachweisbar sind. Experimentell ließ sich zeigen, daß das Zurücklassen eines Milzrestes das Auftreten der Howell-Jollyschen Körperchen nicht verhindert. Man kann unter solchen Umständen, wie K a r l b a u m durch kräftige Aderlässe zeigte, die Zahl der

Körperchen vermehren und gleichzeitig andere regeneratorische Zeichen im Blute feststellen (Normoblasten). Der durch den Aderlaß gesetzte Reiz wird nach Karlbaum nach der Milzexstirpation durch Substanzen vertreten, deren Unschädlichmachung zu den Aufgaben der Milz gehört. Er stellt sich vor, daß die Milzexstirpation zu einer latenten hämolytischen Anämie führe, die durch die kompensatorischen Funktionen des Knochenmarks ausgeglichen würden. Es ist auch daran gedacht worden, das Auftreten dieser Körperchen nach Milzexstirpation mit der Störung des Eisenstoffwechsels in Zusammenhang zu bringen. Weiß man doch, daß entmilzte, mit eisenarmer Kost gefütterte Tiere, früher anämisch werden als mit gemischter Kost ernährte (Paton, Godal).

Die Cabotschen Ringkörper. Eine gleichfalls bei vielen schweren sekundären Anämien der verschiedensten Ätiologie im Blut nachweisbare offenbar mit dem Entkernungsvorgange in enger Beziehung stehende Erscheinung sind eigenartige, in den roten Blutkörperchen auftretende, mit der Giemsafärbung sich leuchtend rot tingierende, feinste Ringe. Diese Formen zeigen sich nicht immer vollkommen rund, oft oval, häufig zu zweien dicht aneinander gelegen, gelegentlich in Schleifenfiguren. Sie werden als pathologische Erscheinung der Kernauflösung gedeutet, da man sie unter normalen Bedingungen im hämatopoetischen Apparat nicht antrifft. Sie können unter allen den Bedingungen gefunden werden, die zu einer kräftigen regeneratorischen Tätigkeit des Knochenmarks anregen, vor allem also bei posthämorrhagischen Zuständen. Die Ringe können sich in eine Kette feinster Art azurophiler Granula auflösen, welche man gelegentlich bei schweren Anämien, besonders Bleivergiftungen, im Blute antrifft.

Substantia granulo-filamentosa. Durch Vitalfärbung läßt sich in den roten Blutkörperchen gelegentlich ein Anteil des Stromagerüsts darstellen; diese Darstellung der Grundstruktur der Erythrozyten gelingt nur unter gewissen Verhältnissen mit Regelmäßigkeit nämlich in der Zeit der embryonalen Entwicklung und bei Erkrankung des hämatopoetischen Apparats. Unter normalen Verhältnissen trifft man die vitalgefärbten roten Blutkörper nur zu $0,1-0,2\%$ der Gesamtzahl an. Die Megaloblasten lassen die Substantia granulo-filamentosa erst wenn Hämoglobin in der Zelle auftritt erkennen. Die Substantia granulofilamentosa erfüllt in diesem ersten Stadium die ganze Zelle und liegt in Rosetten- und Eichelform radiär angeordnet um den Kern herum. Bei der Zellteilung ordnen sich die vitalfärbbaren Granula kranzförmig um die Tochterkerne an; sie schwinden mit zunehmender Reifung der Erythrozyten; in den ersten Tagen nach der Geburt sind die vitalgranulierten Zellen noch ziemlich reichlich — besonders zahlreich bei Frühgeborenen — um nach dieser Zeit sehr rasch zu verschwinden. Der vermehrte Übertritt vitalgranulierter Zellen in das periphere Blut ist ein Zeichen einer gesteigerten Erythropoese (Weigelt).

Bei Anämien können bis zu 40% aller Zellen die Vitalgranulation aufweisen; besonders da wo die Knochenmarkstätigkeit besonders lebhaft ist, werden die vitalgranulierten Zellen zahlreich angetroffen (Blutungsanämien, Malaria, auch bei Knochenmarkskarzinose).

3. Die Blutbildung bei den sekundären Anämien.

Als Organ für die Bildung der roten Blutkörperchen beim erwachsenen gesunden Menschen kommt nach unseren heutigen Kenntnissen allein das Knochenmark in Frage. Wir wissen, daß beim Embryo die Fähigkeit, spezifische Blutelemente zu produzieren, zunächst dem mesenchymalen Gewebe zukommt.

Mit fortschreitender Entwicklung lassen dann Leber, Milz und Knochenmark alle Formen der Blutzellen aus den gleichen undifferenzierten mesenchymalen Elementen entstehen. Die Leber verliert ihre blutbildende Funktion nach und nach und stellt sie schließlich vollkommen ein, während Milz und Lymphdrüsen nur mehr Lymphozyten und ihnen nahestehende Zellformen produzieren. Die Bildung der granulierten Leukozyten wird nach unseren heutigen Kenntnissen der Hauptmenge nach, die der roten Blutkörperchen vollkommen aufs Knochenmark beschränkt.

Für das Verständnis der Blutbildung unter pathologischen Verhältnissen ist die Kenntnis der Blutbereitung im embryonalen Leben von wesentlicher Bedeutung. Unsere jetzigen Vorstellungen können dahin präzisiert werden, daß wir viele Änderungen des Blutbildes, wie wir sie bei schweren Anämien beobachten, als den Ausdruck einer geänderten Knochenmarksfunktion zu deuten haben und darüber hinaus histologische Anhaltspunkte dafür gewinnen, daß Organe, die im embryonalen Leben an der Blutbildung beteiligt waren, dieselbe auf bestimmte Reize hin im postembryonalen Leben wieder aufnehmen. Die Knochenmarksfunktionen können in zwei Richtungen unter krankhaften Bedingungen geändert sein: 1. Kann die Zellneubildung quantitativ gesteigert sein, wobei der Zellexport qualitativ anscheinend nur normal gebildete Produkte in die Blutbahn treten läßt. 2. Kann es aber unter pathologischen Verhältnissen auch zu einer veränderten Zellbildung im erythropoetischen Apparat kommen. Eine wichtige bisher in ihren Ursachen noch wenig aufgeklärte Funktion des normalen Marks ist es, nur reife Elemente in die Blutbahn zu entlassen. Wir wissen, daß unter pathologischen Bedingungen diese Funktion notleidet, auch dann, wenn qualitativ die erythroblastischen Funktionen des Marks noch nicht alteriert sind. Erst dann, wenn zwischen dem Zellbedarf des Organismus und den germinativen Kräften des hämatopoetischen Gewebes ein Mißverhältnis eintritt, leidet diese Funktion not. Es kommt nicht bloß zu einer Mehrleistung des Knochenmarks, die das Resultat einer Aktivitätshypertrophie ist, sondern es wird auch qualitativ anderes Zellmaterial in die Peripherie abgegeben. Man hat Grund zu der Annahme, daß aus einem ursprünglich bloß funktionellen Reiz ein zytoplastischer Reiz geworden ist. Das unter solchen Bedingungen gebildete rote lymphoide Reizmark hat die Funktion verloren, unreife blutfremde Elemente vor dem Übertritt in die Gefäßbahn zu bewahren.

Bei der Beurteilung von Knochenmarksbefunden ist zu berücksichtigen, daß das rote Mark auch beim normalen erwachsenen Individuum durchaus nicht auf die kurzen Knochen (Wirbelsäule, Rippen) beschränkt ist, sondern daß auch im Oberschenkel gewöhnlich rotes Mark gefunden werden kann. Darauf hat Hedinger hingewiesen, wir selbst fanden bei systematischen Untersuchungen des Knochenmarks das gleiche. Das rote Mark verdrängt bei funktioneller Beanspruchung, also besonders bei den verschiedenen Formen der Anämien, aber auch bei vielen Infektionskrankheiten das Fettmark in der Richtung vom proximalen zum distalen Ende sich ausbreiten. Bei vielen Kachexien und bei Zuständen, die zur Unterernährung führen, tritt ein sogenanntes Gallertmark auf, das statt des Fettes eine wässerige Sulze enthält. Chemische Untersuchungen der verschiedenen Typen des Knochenmarks zeigen die allmähliche Verdrängung des Fettes durch zellreiches eiweißhaltiges Gewebe. Umstehende Tabelle nach eigenen mit Beumer durchgeführten Untersuchungen möge diese Verhältnisse illustrieren.

Unter den wechselnden Formen von Zellmark lassen sich verschiedene Typen nach ihrem makroskopischen und vor allen histologischem Befund unterscheiden:

100 g Knochenmark enthalten[1]):

Krankheitsdiagnose	Gesund. Mann durch Sturz tödlich verunglückt. 30jähr. Mann	XIII. Perniziöse Anämie, rotes Knochenmark. 54jähr. Frau	XVI. Perniziöse Anämie, rotes Knochenmark. 25jähr. Mädchen	XXVI. Pankreasatrophie. 65jähr. Mann	XXI. Carc. oesophagii, starke Anämie, Knochenmark m.rotenInseln. 50jähr. Mann	XXXI. Akute Leukämie, schwere Anämie, rotes Mark. 44jähr. Mann
Trockensubstanz	81,286	28,119	21,626	37,855	42,822	52,606
Wasser.........	18,714	71,881	78,374	62,145	57,178	47,394
Eiweiß.........	7,133	14,284	14,944	3,860	4,541	8,258
Fett.........	65,187	7,966	0,997	30,893	34,803	34,969
Lezithin	2,152	0,427	0,719	0,242	0,363	0,612
Freies Cholesterin	0,108	0,024	0,171	0,102	0,207	0,185
Cholesterinester	0,131	—	0,007	0,109	0,453	0,441
Fettsäuren	3,944	0,271	0,533	0,425	1,022	0,939
In % des Rohfetts:						
Lezithin	3,007	4,918	29,183	0,762	2,570	1,776
Freies Cholesterin	0,151	0,276	7,048	0,353	0,553	0,529
Cholesterinester	0,183	—	0,272	0,346	1,209	1,261
Freie Fettsäuren	5,514	2,497	21,939	1,338	2,728	2,685

In dem gewöhnlich tiefroten erythroblastischen Mark überwiegen die roten Blutkörperchen. Dieser Befund ist für viele sekundäre Anämien, vor allem Blutungsanämien, als Ausdruck intensiver Steigerung der Erythropoese charakteristisch.

Im myelozytischen Zellmark werden vorwiegend granulierte Markzellen (Myelozyten) gefunden. Bei allen länger dauernden Infektionskrankheiten, besonders aber bei myeloischer Leukämie trifft man dieses grau bis graurot aussehende Myelozytenmark an. Im myeloblastischen Mark werden vorwiegend ungranulierte Myeloblasten angetroffen, ein Befund, der für einen gewissen Erschöpfungszustand des Markes spricht und bei posthämorrhagischen Anämien von Morawitz und bei Blutgiftanämien (Mosse und Rotmann) gefunden wurde. Das lediglich bei Lymphadenosen gefundene lymphatische Mark pflegt zu einer Verdrängung des Erythrozytengewebes zu führen und spielt bei den sekundären Anämien keine Rolle.

Aber nicht immer kann das Knochenmark bei dauernd sich steigernden Anforderungen seinen regeneratorischen Aufgaben gerecht werden. Es kann entweder die Umwandlung des Fettmarks in rotes Knochenmark ausbleiben, und wir stellen uns vor, daß dieses Versagen der regenerativen Funktionen des Marks auf zu starke Reize hin einsetzt, daß also gewissermaßen statt des Reizes eine Lähmung eingetreten ist. Experimentell konnte durch das stark hämolytisch wirkende Saponin eine Anämie erzeugt worden, bei welcher das Knochenmark zellarm gefunden wird (Isaak und Möckel).

Ebenso kann es durch ausgedehnte Knochenmarkskarzinose zu einer Verödung der blutbildenden Stätten kommen, welche dann eine energische regeneratorische Tätigkeit des Marks verhindert. Unter solchen Umständen findet man in den Femurdiaphysen rotes Mark, das aber nicht ausreicht, um den reparatorischen Bedürfnissen gerecht zu werden. Die nebenstehenden Abb. 1, 2 und 3 zeigen den Femur und drei Brustwirbel einer an allgemeiner, von einem Magenkarzinom ausgehenden Karzinose verstorbenen 39jährigen Frau. Das Mark der Wirbel ist durch die Karzinommetastasen weitgehend verdrängt.

---

[1]) Nach Beumer und Bürger: Ein Beitrag zur Chemie des Knochenmarks. Zeitschr. f. exp. Path. u. Ther. Bd. XIII. 1913.

Unterhalb des Femurkopfes sieht man die grauen Karzinommassen im oberen Teil des Schaftes. Die Abb. 3 läßt die Mitte der Femurdiaphyse mit kleineren Metastasen erkennen.

Das kurz vor dem Tode untersuchte Blut zeigte folgende Verhältnisse: 810 000 rote Blutkörperchen, 18,5⁰/₀ Hämoglobin, starke Poikilozytose und Anisozytose und Poly-

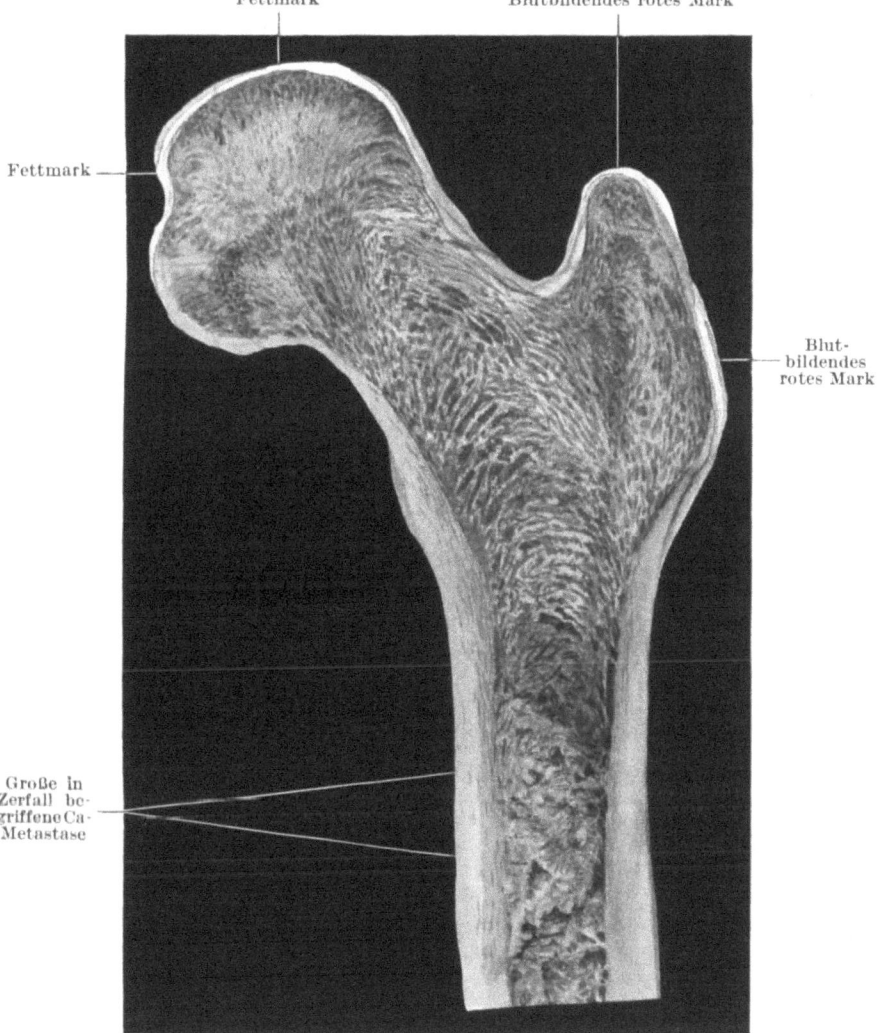

Abb. 1. Knochenmarkskarzinose. Die einzelnen Metastasen sind weitgehend nekrotisch zerfallen und zeigen z. T. keine Kernfärbung mehr, so daß neben der mechanischen Markverdrängung eine toxische Lähmung der spärlichen erythropoetischen Herde durch die Zerfallsprodukte des Karzinoms anzunehmen ist (siehe auch Abb. 2 u. 3).

chromasie. Normoblasten konnten trotz eifrigsten Suchens nicht gefunden werden. Die Resistenz der roten lag bei 1,45⁰/₀iger Kochsalzlösung; die Blutgerinnungszeit beträgt 4¹/₂ Minuten. Die Thrombozyten betragen 26 400. Bilirubin im Serum 0,007 pro Mill. Am Augenhintergrund werden streifige frische Hämorrhagien gesehen. Weiße Blutkörperchen werden 3200 gezählt, davon 74⁵/₀ Neutrophile, 25⁰/₀ Lymphozyten, 1⁰/₀ Monozyten.

Der Fall ist dadurch interessant, daß trotz roten Diaphysenmarkes bei weitgehender Verdrängung des Markes in den kurzen Knochen die Zeichen der Regeneration im peripheren
Blute fehlen können.

Das gleiche kann im Verlaufe schwerer Infektionskrankheiten eintreten,
durch Typhustoxin konnte z. B. Hirschfeld eine solche Markaplasie künstlich erzeugen. Als hämozytologischer Ausdruck einer solchen Knochenmarks-
insuffizienz bleiben die sonst regelmäßigen Symptome
einer gesteigerten regeneratorischen Tätigkeit im
Blute aus.

In Zeiten gesteigerter
Anforderungen an die
Erythropoese können nun
neben dem Knochenmark
andere Stätten der Blut-
bildung histologisch ge-
funden werden, und zwar
in Leber, Milz und Lymph-
knoten.   Nach   langem

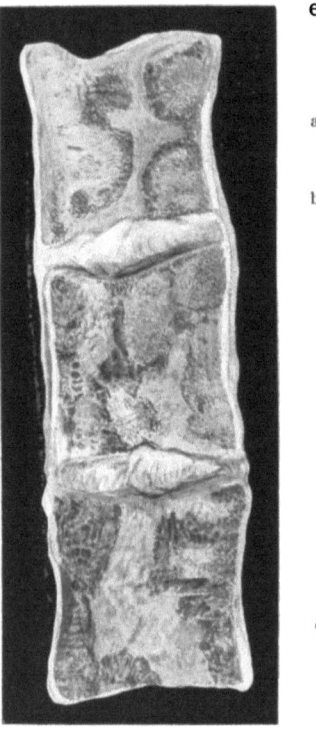
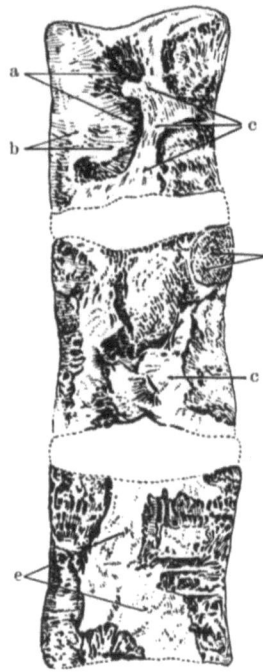
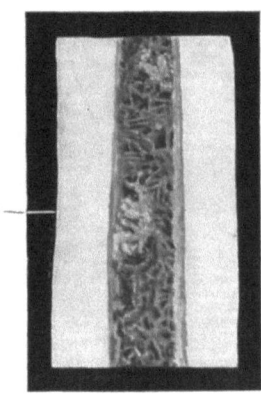

Abb. 2. a Fibrinöses Mark mit reichlichen Blutungen.
b Markfibrose mit beginnender Knochenneubildung (intra-
ossaler Kallus. c Ca-Metastase.   d restierendes blutbildendes Mark. e Nekrotische Ca-Metastasen mit
weitgehender Verfettung.

Abb. 3.   a Femurdiaphyse
mit   blutbildendem   Mark
und   mit nekrotisierender
Metastase.

Streit besteht jetzt wohl kaum ein Zweifel darüber, daß wir in diesen Blutbildungsherden einen Ausdruck der Wiederaufnahme im embryonalen Leben
an diesen Stätten physiologischer Erythropoese vor uns haben.

4. Lienale Erythropoese.

Das Vorkommen einer lienalen Erythropoese machten wohl als Erste
Bizzozero und Salvioli wahrscheinlich. Es gelang ihnen durch wiederholte
Aderlässe bei Meerschweinchen eine Umwandlung der Milzpulpa zu erzielen.
Ähnliche Resultate erhielt Howel mit Hilfe von Aderlässen bei Katzen und
Popoff bei Blutgiftanämien. Die lienale Hämatopoese im Anschluß an
Aderlässe findet sich in besonders hohem Maße nach Resektion eines Stückes
der Milz. Man hat dabei massenhaft rote Blutkörperchen in den Pulpasträngen,
besonders in der Nachbarschaft der Venen gesehen.

Verschiedene Autoren nehmen eine Persistenz der lienalen Hämopoese resp. Myelopoese an (Dominici, v. Ebner Sternberg, Kurpjuweit, Wolff), während Neumann dieselbe für physiologische Verhältnisse — wie mir scheint mit vollem Recht — bestreitet. Bei Kaninchen, die unter der Wirkung von Blutgiften standen, hat Heinz eine zweifellose Beteiligung der Milz an der Erythropoese nachgewiesen. Nach ihm soll die hämopoetische Mitarbeit der Milz um so lebhafter sein, je schneller der Untergang der roten Blutkörperchen vor sich geht.

Bei den sekundären Anämien des Menschen wurde die lienale Erythropoese von Foa und Pelladani gefunden. Meyer und Heineke fanden in einem Falle von schwerer Sepsisanämie (42% Hämoglobin, 1,8 Mill. Rote, 12700 Weiße) neben rotem Knochenmark mit vielen neutrophilen und eosinophilen Myelozyten und Normoblasten eine myeloide Umwandlung der Milz mit Normoblasten, neutrophilen und eosinophilen Myeloblasten. Ähnliche Befunde bei den letalen Anämien im Greisenalter sind von Kurpjuweit gesehen worden. Meyer und Heineke sahen in einem ähnlichen Fall bei einem 64 jährigen Mann (1,6 Mill. Rote, 5600 Weiße, 10% Hämoglobin, keine Normoblasten im Blut, leichte Poikilozytose) eine isolierte myeloide Umwandlung der Milzpulpa mit Myelozyten bei unverändertem Knochenmark und Leber.

Hepatische Hämatopoese. Auch über postembryonale Erythropoese in der Leber liegen experimentelle und klinische Daten vor. So konnte Domarus bei experimentellen Anämien, welche mit Phenylhydrazinazetat und Pyrogallol erzeugt waren, bei Kaninchen Organveränderungen hervorrufen, die mit denen menschlicher perniziös anämischer Organe die weitgehendste Ähnlichkeit zeigten. Es kommt dabei zum Auftreten von Knochenmarkselementen in der Leber. Bei einem Tier (2550 g) gelang es durch Phenylazetatvergiftung in der Zeit von 6 Wochen die Blutkörperchenzahl von 8,4 Mill. auf 1,4 Mill. Roten herabzudrücken, das Hämoglobin von 105% auf 20% zu vermindern. Die Leberkapillaren sind stark mit Zellen angefüllt. Von der Zentralvene aus erscheinen die Zellzüge der intralobulären Venenkapillaren wie dunkle Streifen, die radiär vom Zentrum des Azinus nach der Peripherie ziehen. Diese Zellgebilde sind ungleich an Menge in jedem Azinus verteilt und zeigen stellenweise deutlich herdartige Anhäufung. Anordnung wie Form der Zellen sind mannigfachen Variationen unterworfen. Die große Mehrzahl der Zellen hat ein ungranuliertes Protoplasma und gehört zum Lymphoidzellentypus, ein ziemlich großer Prozentsatz unter ihnen hat Ähnlichkeit mit echten Lymphozyten. Daneben werden zahlreiche kernhaltige rote Blutkörperchen mit typischem Radkern und hämoglobinhaltigem Protoplasma gefunden. Einige von ihnen befinden sich im Stadium der Kernteilung. Daneben fand Domarus Gebilde, die den Ehrlichschen großen mononukleären Leukozyten gleichen. Myelozyten mit pseudoeosinophilen Granulationen wurden nur selten gesehen, Megakaryozyten nicht gefunden. An manchen Stellen wurden wie abgelöst erscheinende Endothelzellen gesehen. Einzelne von den Endothelzellen enthielten eosinophile und pseudoeosinophile Granula, was auf eine phagozytäre Tätigkeit bezogen wird. Die in den Kapillaren vorhandenen roten Blutkörperchen zeigen deutliche Anisozytose. Das Auftreten dieser myeloiden Herde in der Leber kommt nur zustande, wenn die Vergiftung eine chronische ist. Sie sind am stärksten ausgebildet, wenn sich das Tier während der Vergiftung öfter erholen konnte und der Vergiftung nur langsam erlag. Diese Veränderungen in der Leber werden als Ausdruck der Regenerationsbestrebungen des Organismus gegen den gesteigerten Blutzerfall gedeutet.

Über die Herkunft und die Entstehung der myeloiden Herde in der Leber hat lange Zeit eine Kontroverse bestanden, während Ehrlich und nach ihm Ziegler, Sternberg, Helly u. a. der Meinung sind, die Zellen seien vom Knochenmark in die Leber eingeschleppt und die myeloiden Herde in der Leber gewissermaßen der Effekt einer hepatischen Kolonisation von medullären Elementen, nehmen Meyer und Heineke, v. Domarus, Naegeli eine autochthone Entstehung an heterotoper Stelle an und glauben, daß die Verhältnisse nur durch Ableitung der neu aufgetretenen myeloiden Elemente aus undifferenziert gebliebenen Mesenchymzellen erklärt werden können. Sicher ist jedenfalls, daß auch bei aplastischem Knochenmark (Butterfield) und bei medullären Karzinosen, bei allgemeiner Osteosklerose und bei gallertig atrophischem Zellmark (Askanazy) eine myeloide Umwandlung von Leberzellen gefunden wurde, wodurch die Entstehung dieser Herde durch Einschleppung vom Knochenmark sehr unwahrscheinlich wird. Eine Einschleppung von Knochenmarkselementen aus der myeloid umgewandelten Milz ist von F. Albrecht durch eine Experimentaluntersuchung ausdrücklich ausgeschlossen worden. Sie konnte auch bei entmilzten Tieren eine myeloide Metaplasie von Leberzellen nachweisen, bei pyrodinvergifteten Kaninchen. Auch hier wurden unter den myeloiden Elementen Megakaryozyten, Normoblasten mit Kernteilung in gruppenförmiger Anordnung, oft in Lakunen und allseitig abgeschlossenen Buchten gelagert gefunden.

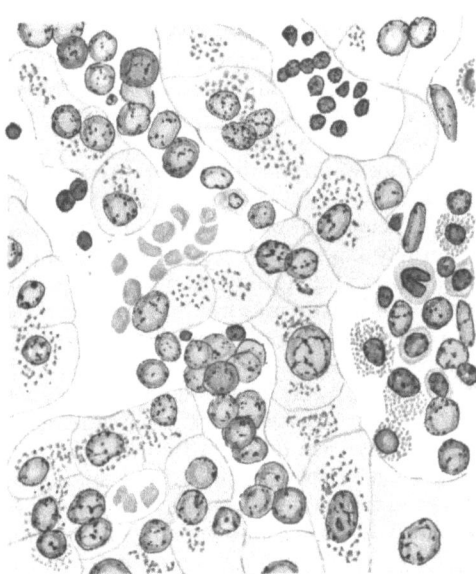

Abb. 4. Myelozytenhaufen in der Leber bei Karzinomanämie.

Bei sekundären Anämien des Menschen sahen Meyer und Heineke in zwei Fällen von schwerer Sepsis mit weitgehender Anämie extra- und intrakapillare Blutungsherde in der Leber. In dem einen Fall war besonders auffallend, daß sich in den Ausstrichen der Leber neben anderen myeloiden Elementen Normoblasten fanden, die im zirkulierenden Blut trotz sorgfältigster Untersuchung stets fehlten. Dabei waren in der Leber perivaskuläre Herde mit wenig differenzierten weißen Blutzellen und mononukleären eosinophilen Zellen vorhanden, während das Knochenmark relativ zellarm nur stellenweise in rotes, nicht lymphoides Mark umgewandelt war, also ein Bild, welches in vielen Fällen an das der perniziösen progressiven Anämie erinnert. Es zeigt sich demnach, daß ganz entsprechend den Erfahrungen bei der Blutgiftanämie auch bei postinfektiösen Anämien myeloide Metaplasien in der Leber sich ausbilden, die als Ausdruck regeneratorischer Bestrebungen in der Leber aufzufassen sind.

Eine eigene Beobachtung betrifft einen 39 Jahre alten Kranken, der wegen einer schweren sekundären Anämie in Behandlung stand. Es fanden sich zahlreiche Schleimhautblutungen und Blutungen am Augenhintergrund. Die Sektion deckte ein diffus infiltrierendes kleinzelliges Karzinom auf, das sich wahrscheinlich auf der Basis eines Ulkus entwickelt hatte. Das Ende wurde beschleunigt durch eine lobäre Pneumonie des rechten Unterlappens. Die am Tage vor dem Tode durchgeführte Blutuntersuchung ergab folgendes:

Rote . . . . 1 060 000, Blutplättchen 88 000
Weiße 8 300
Neutrophile 14,5%
Lymphozyten . . . . 69 %
Mononukleäre . . . . 9 %
Eosinophile 0,5%
Myelozyten . . . . 7 %

Auf 100 weiße Blutkörper kommen
64 Normoblasten,
20 Megaloblasten.

Starke Poikilozytose, Anisozytose, Polychromatophilie.

Das mikroskopische Bild der Leber zeigt Hämosiderose, Rundzell-
anhäufungen zwischen den Leberzellbalken und Myelozytenhaufen
(vgl. Abb. 4).

Dieser Befund entspricht ganz denen, die Meyer und Heineke bei sekundären
Anämien nach chronischer Sepsis erhoben haben.

Literatur.

Albrecht: Frankfurt. Zeitschr. f. Pathol. Bd. 12. 1913. — Askanazy: Verhandl.
d. dtsch. pathol. Ges. 1904. — Bizzozero und Salvioli: Zentralbl. f. d. med. Wiss. 1879.
— Butterfield: Dtsch. Arch. f. klin. Med. Bd. 92. 1908. — Domarus: Arch. f. exp.
Pathol. u. Pharmakol. Bd. 58, S. 319. 1908. — Ehrlich: Charité-Ann. Bd. 9. 1884. —
Foa und Pellazani: Interessanter Beitrag zur wissenschaftlichen Medizin. Berlin 1891.
— Heinz: Virchows Arch. f. pathol. Anat. u. Physiol. Bd. 168. 1902. — Helly: Nothnagels
Handbuch. — Howel: Journ. of morphol. 1890. — Isaak und Möckel: Kongr. f. inn. Med.
1910. — Kurpjuweit: Dtsch. Arch. f. klin. Med. Bd. 77. 1903 und Bd. 80. 1904. — Meyer
und Heineke: Dtsch. Arch. f. klin. Med. Bd. 88, S. 435. 1907. — Pappenheim:
Spezielle Pathologie und Therapie innerer Krankheiten. Kraus und Brugsch. Lief. 130
bis 141. 1920. — Sternberg: Beitr. z. pathol. Anat. u. z. allg. Pathol. Bd. 46. —
Ziegler: Fol. haematol. Bd. 6, S. 113, 357, 1908: Dtsch. Arch. f. klin. Med. Bd. 99.

5. Störungen am Zirkulationsapparat bei den sekundären Anämien.

Veränderungen des Herzens. Unter den Störungen am Zirkulationsapparat
bei anämischen Zuständen stehen die Veränderungen des Herzens im
Vordergrunde. Die schweren Verfettungen, welche als erste Ponfick und
Biermer beschrieben haben, legten sehr bald die Frage nahe, ob die fettige
Degeneration eine Folge der veränderten Blutzusammensetzung sei, oder ob die zur
Anämie führenden Schädlichkeiten gleichzeitig die Entartung des Herzmuskels
bedingen. Für beide Anschauungen sind eine Reihe von Gründen und Gegen-
gründen angeführt. Ponfick glaubt die Herzverfettung sei Folge der chronischen,
lokal sich geltend machenden Anämie, da nach seinen Experimentaluntersuchungen schwere Blutverluste regelmäßig fettige Entartung des Herzmuskels
hervorbringen. Heitler meint präziser, es handele sich um Ernährungsstörungen,
Eichhorst beschuldigt die veränderte Blutzusammensetzung als solche.
Grawitz ist eher geneigt, die Herzverfettung als Folge direkt am Myokard
angreifender Giftwirkung zu deuten nach Analogie der Befunde, welche man
nach Phosphor und Arsenvergiftung erheben kann. Gerade dieser Einwand
der Möglichkeit eines direkten Angriffs am Herzmuskel muß auch allen den
Untersuchungen gemacht werden, welche die Frage einer experimentellen
Lösung durch chronische Zufuhr sog. Blutgifte entgegenführen wollten. Bei einem
mit Pyrodin vergifteten Hund fand Samuely ausgedehnte Tigerung und Fetteinlagerung im Myokard. Das Herz hatte einen Fettgehalt von 13,86%. Ein
nach Pyrodinintoxikation wieder erholter Hund hatte nur 7,54% Fett im
Herzen. Ebenso fand Battistini schwere anatomische Veränderungen am
Herzen, während Lüdke und Schüller nur bei einem von drei mit Pyrodin
vergifteten Hunden eine mäßig ausgesprochene Tigerung und Fetteinlagerung
finden konnten. Viel klarer liegen die Versuchsbedingungen, wenn nicht Gifte

sondern Aderlässe die Anämisierung bewirken. Aber auch dabei sind die gewonnenen Resultate durchaus ungleiche. Fettige Degeneration des Herzmuskels konnte Pest bei Hunden durch starke Aderlässe 6 mal unter 7 Versuchen erzielen. während er mit kleinen Blutentziehungen nicht zum Ziele kam. Morawitz und Blumenthal, Lüdke und Schüller dagegen hatten keinen positiven Erfolg. Diese sich widersprechenden Resultate sind z. T. durch die verschieden lange Dauer der Versuche zu erklären. Vielleicht spielen auch andere sekundäre Veränderungen, welche die chronische Anämie zur Folge haben kann, eine Rolle. Ich denke dabei an Störungen der Ernährung. Fraglos ist der blutarme Darm zum mindesten für resorptive Leistungen weniger geeignet. Darüber hinaus werden auch die Fermentationskräfte mehr oder weniger gelähmt sein, so daß im ganzen für stark beanspruchte Gewebe fraglos Ernährungsstörungen bei der chronischen Anämie resultieren werden. In dieser Auffassung bestärken mich alte Untersuchungen von Ribbert, der sich die Frage vorlegte, wie die eigenartige Verteilung der degenerativen Veränderungen des Herzens, die die Bezeichnung Tigerherz rechtfertigt, zustande kommt. Injektionsversuche lehrten ihn, daß dafür die Anordnung der Kapillaren anzuschuldigen ist, wie sie seine Abbildungen erkennen lassen. Man sieht besonders auf der Zeichnung, die nach einem injizierten Papillarmuskel hergestellt ist, wie zwischen den gröberen noch injizierten Kapillarverästelungen regelmäßige nicht injizierte Intervalle auftreten. Diese Anordnung ließ sich besonders schön an den verfetteten Herzmuskeln zur Darstellung bringen, bei denen die Injektion bis an die Grenze der entarteten Abschnitte reicht. Es wechseln bei derartigen Injektionsversuchen farblose Streifen und gefärbte regelmäßig miteinander ab. Nach jeder Kontraktion, meint Ribbert, werden nur die weniger gut injizierten Abschnitte einen Augenblick später mit Blut versorgt werden als die anderen und wenn das Blut nach Sauerstoff und Nährgehalt weniger geeignet sei, müsse dieses Verhalten die Ungleichheit verstärken. Er stellt sich weiterhin vor, daß die am besten versorgten Muskelteile dem Blut bereits die größte Menge an Nährmaterial entziehen, da es an die weniger gut gestellten Teile herankommt.

Wenn wir auch im einzelnen die Blutversorgung der Gewebe bei schweren Anämien noch nicht übersehen, so ist doch sicher, daß bei der Verteilung des Blutes durch die Abdrosselung weiter Kapillargebiete mit äußerster Sparsamkeit gewirtschaftet wird. Es ist leicht denkbar, daß bei einem stark arbeitenden, und dabei noch intermittierend durchströmten Gewebe, wie es der Herzmuskel darstellt, die Grenze des eben noch erträglichen Minimums leicht überschritten wird und gefährliche, sich summierende Ernährungsschäden, zunächst lokaler Natur, für dieses dauernd stark beanspruchte Gewebe resultieren werden.

Meiner Überzeugung nach müssen die klinischen und experimentellen Erfahrungen zu der Auffassung führen, daß die Anämie als solche, wenn sie genügend weit entwickelt und von längerer Dauer ist, degenerative Veränderungen am Herzmuskel setzen kann.

Es fragt sich jetzt, welches sind die klinischen Folgen dieser Veränderungen? Hier interessiert zunächst die Herzgröße. Die meisten Untersuchungen liegen vor von Kranken mit perniziöser Anämie, für die in der Mehrzahl der Fälle eine Dilatation mit deutlicher mitraler Konfiguration gefunden wird (Kraus, Lüdke und Schüller). Dasselbe finden Heitler und Eichhorst. Aber diese Dilatation ist kein regelmäßiger Befund und vor allem kein dauernder. Die älteren Untersuchungen, die sich nur auf Perkussionsbefunde stützen, sind mit Zurückhaltung zu beurteilen, da geringe Verbreiterungen mit dieser Methode nicht mit der wünschenswerten Sicherheit festzustellen sind.

Experimentell fanden Lüdke und Schüller bei Hunden nach Pyrodinintoxikation eine in geringen Maßen bleibende Vergrößerung der Herzfigur, während sie nach starken Blutentziehungen keine Erweiterung der Herzgrenzen orthodiagraphisch nachweisen konnten. Bei schweren, akut verlaufenden Anämien durch Injektion von spezifisch wirksamen Hämolysinen dagegen trat eine deutliche Vergrößerung der Orthodiagramme auf. Hierzu ist zu bemerken, daß die kleinen Blutentziehungen nur eine mäßige Abnahme an Farbstoff- und Erythrozytengehalt des Blutes zur Folge hatte, also nicht beweisend ist.

Bei den großen Aderlässen wurde 4 Tage später keine Veränderung gesehen. Eine Herabsetzung der Blutmenge kann nun schwerlich sobald eine Größenzunahme des Herzens bedingen. In dieser Richtung sind die Untersuchungen von Lüdke und Schüller also nicht entscheidend. Auch hier möchte ich die positiven Befunde höher bewerten und glauben, daß die anämischen Schädigungen, wenn sie von langer Dauer sind, Vergrößerungen des Herzvolumens zur Folge haben können.

Experimentelle Untersuchungen über die Leistungsfähigkeit des Herzens bei Anämien wurden in systematischer Weise von Wolfer angestellt.

Er verband die rechte Karotis von Kaninchen unter Einschaltung eines Hürtleyschen Gummimanometers mit dem Kymographion. Sodann wird der Arcus aortae präpariert und nach Abgang der Carotis sinistra unter Kontrolle des Blutdrucks ligiert. Der Blutdruck wird in kurzen Intervallen von 5 Minuten 3 Stunden lang aufgezeichnet. Während der Versuche Äthernarkose und künstliche Atmung durchgeführt. Durch die Aortenunterbindung wird ein starkes Kreislaufshindernis geschaffen, welches unter normalen Bedingungen eine erhebliche Steigerung des Blutdrucks zur Folge hat. Allmählich sinkt der Druck wieder auf niedere Werte ab, aber noch 180 Minuten nach Beginn des Versuchs werden deutliche Druckkurven geschrieben. Zur Anämisierung seiner Versuchstiere verwendete Wolfer Anilin, in Gestalt von Anilinöl, ferner salzsaures Phenylhydrazin. Die Dauer der Versuche schwankte zwischen 4 und 28 Tage bei den Anilinversuchen, zwischen 9 und 54 Tagen beim Phenylhydrazinversuch, zwischen 1 und 46 Tagen bei den Entblutungsanämien.

Die Resultate dieser Untersuchungen sind folgende: Die Ausdauer des Herzens — seine Reservekraft — ist bei den experimentellen Anämien herabgesetzt. Die funktionellen Abweichungen von der Norm bestehen in der Richtung einer verminderten Diastole und verkleinerten Amplitude. Während normale Kaninchenherzen nach der Kompression eine Vergrößerung der Druckamplitude aufwiesen, wurde eine solche bei den Anämietieren nur in gewissem Grade gefunden. Wolfer sieht das Hauptmoment der bei seinen Tieren gefundenen Herzinsuffizienz in einem verminderten diastolischen Verhalten. Die diastolische Füllung soll verringert sein. Anatomische Schädigungen des Herzens wurden von ihm nicht gefunden.

Besondere Beachtung verdienen die Resultate der Herzwägungen anämischer Tiere. Im Durchschnitt wurden bei den Anämien hohe absolute und relative Herzgewichte gefunden. Das Herz hatte also nicht wie der übrige Körper durch den Anämisierungsprozeß an Gewicht eingebüßt. Es war im Gegenteil in einzelnen Fällen hypertrophiert, aber diese Hypertrophie hatte das Herz nicht vor Insuffizienz geschützt. Schwerste Anämien, unter $10^0/_0$ Hämoglobin, führten zu einer totalen Insuffizienz. Die von Wolfer gefundenen Hypertrophien bei den experimentellen Anämien stehen in Einklang mit den Befunden von Gautier, der in einigen Fällen Hypertrophie des Herzens bei Chlorose findet. Diese Hypertrophie bei den experimentellen Anämien wird auf das vergrößerte Schlagvolumen, welches zu vermehrter Arbeitsleistung führt, bezogen.

Die anämischen Herzgeräusche. Über die Entstehung der sog. anämischen Geräusche ist viel diskutiert worden. Die von Corrigan inaugurierte Vorstellung, daß die Geräusche durch „Wirbelbildung" im Blut entstünden, einer Vorstellung, der viele Kliniker Raum gegeben haben, ist von R. Geigel mit guten Gründen bekämpft worden. Daß Wirbelbildungen vorhanden sein können, wird auch von ihm zugegeben. Nur, daß sie die Ursache für die Geräusche abgeben, wird abgelehnt. Wäre der Wirbel die Ursache für Schallbildung durch innere Reibung, „so müßten in zähen strömenden Flüssigkeiten Geräusche leichter auftreten als in dünnflüssigen". Die klinische Beobachtung spricht dagegen:

Je geringer die Viskosität des Blutes, um so leichter sind Geräusche über dem Herzen nachweisbar. Schon von Weber ist betont worden, daß unter anderem für die Leichtigkeit mit welcher Geräusche entstehen, die Eigenschaften der Wandungen der Röhren und die Geschwindigkeit der strömenden Flüssigkeit maßgebend sei. Der wesentliche Faktor für die Entstehung der anämischen Geräusche scheint mir die größere Stromgeschwindigkeit des anämischen Blutes zu sein. Sie liefert den Anstoß zu transversalen Schwingungen der elastischen Gefäße, aus denen die Geräuschbildung resultiert. Hinzukommen mag, daß eine gewisse Abnahme des Gefäßwandtonus bei den anämischen Zuständen das Zustandekommen der akzidentellen Geräusche begünstigt. Eine solche Tonusabnahme glauben Lüdke und Schüller bei pyrodin-anämisierten Hunden aus der erheblichen Erweiterung der Gefäßlumina im Orthodiagramm schließen zu dürfen. Sie hörten denn auch im Verlaufe der Pyrodinintoxikation häufiger systolische Geräusche über dem Sternum und stellten gleichzeitig eine beschleunigte, aber regelmäßige Herztätigkeit fest.

Besonders häufig werden die anämischen Geräusche bei der Chlorose gefunden. Sie sind bei den schwereren Formen der Bleichsucht ein fast regelmäßiger Befund; sind mit wenigen Ausnahmen stets systolisch, haben einen lauten blasenden Charakter und sind meist am lautesten über der Auskultationsstelle der A. pulmonalis hörbar. Ebenso häufig, aber nicht immer ebenso laut, sind sie über der Herzspitze wahrnehmbar. Sie sind in der Regel im Exspirium wesentlich lauter als im Inspirium und können bei tiefster Inspiration vollkommen schwinden.

Nach einer Zusammenstellung von Otten wurde gefunden:

> Herzdilatation ohne Geräusch in   48 Fällen,
> „   mit   „   „ 147   „
> Herzgeräusch ohne Dilatation „ 179   „

Bezüglich der Lokalisation des Geräusches lauten die Angaben Ottens:
Das systolische Geräusch war zu hören:

an der Spitze	in 53 Fällen.
an der Basis	„ 23 „
an der Spitze und Basis	„ 50 „
über der Art. pulmonalis	„ 66 „
an der Spitze und über der Art. pulmonalis . .	„ 31 „
an allen Ostien	„ 89 „

Neben den oben erörterten Bedingungen für die Entstehung akzidenteller systolischer Geräusche muß man die Möglichkeit des Vorliegens einer relativen Mitralinsuffizienz immer im Auge behalten. Bei schweren Anämien ist das Vorkommen einer Herzdilatation experimentell erwiesen, bei schwerer Chlorose von Otten orthodiagraphisch nachgewiesen. Diese Erweiterung der Herzhöhlen führt zu einer relativ kleinen Insuffizienz. Wenn auch in vielen Fällen, in denen man zu der Annahme einer relativen Insuffizienz gedrängt wird, die übrigen Zeichen der Insuffizienz nicht deutlich ausgesprochen sind, so besteht doch die Möglichkeit, daß die Insuffizienz so geringen Grades ist, daß sie zwar zur Geräuschbildung Anlaß gibt, die übrigen Zeichen der Insuffizienz wegen der geringen Menge von Blut, welches regurgitiert, nicht zur Ausbildung kommt. Die Zeichen einer schweren Mitralinsuffizienz mit all ihren üblen Folgen für den Kreislauf sieht man jedenfalls bei unkomplizierten Fällen von sekundären Anämien und Chlorosen sehr selten.

Daß durch eine Erschlaffung der Herzmuskulatur eine muskuläre Insuffizienz bei Chlorose vorkommt, möchten wir für wahrscheinlich halten. Eine solche Annahme ist auch dann gerechtfertigt, wenn die auskultatorischen Erscheinungen mit Abheilen der Chlorose wieder verschwinden. Das Herz ist mit der Besserung der Chlorose wieder erstarkt und somit fallen die Vorbedingungen, welche zu einer muskulären Insuffizienz führten, fort.

Nicht selten wird bei Chlorotischen eine deutliche Akzentuation des 2. Pulmonaltons gehört, und zwar an der normalen Auskultationsstelle der Pulmonalis. Auch bei anderen sekundären Anämien wird diese Verstärkung des 2. Pulmonaltons gelegentlich gehört. Die Erklärung für diese Erscheinung wird in erster Linie in der Retraktion des Lungengewebes vom Gefäßband gesehen, die dadurch bedingte Entblößung des Anfangsteiles der Pulmonalarterie schafft günstigere auskultatorische Bedingungen und täuscht dadurch eine relative Verstärkung des 2. Pulmonaltons gegenüber dem Aortenton vor. Eine andere Erklärung, die von Jagić, daß die blutärmere Lunge in solchen Fällen für die Fortleitung des 2. Pulmonaltons günstigere Bedingungen bietet. Diese Erklärung hat wenig Wahrscheinlichkeit für sich. Sind wir doch gewohnt, gerade bei Anschoppungen in den Lungen bei vermehrtem Blutgehalt die Fortleitungsbedingungen verbessert zu sehen. Zurückhaltung muß man üben, aus dieser relativen Verstärkung des 2. Pulmonaltons auf eine Hypertrophie des Ventrikels und eine Drucksteigerung im Lungenkreislauf zu schließen.

Neben den systolischen Herzgeräuschen sind in seltenen Fällen sichere diastolische Geräusche über der Aorta gehört worden. Auch bei schweren Anämien sind dieselben gelegentlich festgestellt. Die Erklärung für diese Geräusche wird von v. Noorden in einer Fortleitung von Geräuschen, die in den großen Halsvenen und ihrem Bulbus entstehen, gesehen. v. Noorden konnte durch Druck auf die rechtsseitigen Jugularvenen, dicht über dem Bulbus, das diastolische Geräusch zum Verschwinden bringen. Am lautesten soll es über der Articulatio sterno clavicularis zu hören sein, wird weiter abwärts zunächst leiser, und hat über dem Aortenostium ein 2. Maximum. Mit der Besserung der Anämie, resp. der Chlorose, verschwindet das Phänomen. Diese diastolischen anämischen Geräusche sind sicher außerordentlich selten. Ich selbst habe seit vielen Jahren danach gesucht, konnte aber nie ein solches Geräusch demonstrieren. Eine von Jagić gegebene Erklärung, nach der es sich um eine relative Insuffizienz der Aortenklappen handeln soll, ist bisher unbewiesen.

Gelegentlich soll an der Herzspitze präsystolische Geräusche gehört werden, auf die vor allem von der französischen Schule (Bard) hingewiesen wurde. Als Erklärung dafür ist eine angeborene Enge des Mitralostiums angenommen worden, für welche anatomische Belege fehlen.

Literatur.

Battistini: Zit. nach Malys Jahresber. f. Tierchem. Bd. 28, S. 189. — Biermer: Korresp.-Blatt f. Schweiz. Ärzte 1872. — Grawitz: Pathologie des Blutes. 1906. S. 282. — Heitler: Wien. med. Wochenschr. 1892. Nr. 22. — Lüdke und Schüller: Dtsch. Arch. f. klin. Med. Bd. 100, S. 512. 1910. — Ponfick: Berl. klin. Wochenschr. 1873. Nr. 1 u. 2. — Samuely: Dtsch. Arch. f. klin. Med. Bd. 89. 220. 1907.

Die Veränderungen an den Gefäßen. Bei den posthämorrhagischen Anämien kommt es gelegentlich zu einer Verfettung der Intima der Gefäße. Mit dieser Gefäßveränderung wird die Neigung zu spontanen Blutungen, welche bei der posthämorrhagischen Anämie sich in Blutungen am Zahnfleisch, an der Netzhaut, an der Schleimhaut der Nase und des Uterus äußert, in Zusammenhang gebracht. Es muß hier aber sofort erwähnt werden, daß diese Blutungen bei den sekundären Anämien seltener und in geringerer Ausdehnung zu finden sind als bei der perniziösen Anämie. Diese Hämorrhagien bei den sekundären Anämien entwickeln sich immer erst nach längerem Bestande der Anämie. Dies Verhalten ist dadurch zu erklären, daß erst länger dauernde Veränderungen des Blutes offenbar zu Ernährungsstörungen der Gefäßwand führen, als deren anatomischer Ausdruck die Verfettungen, als deren funktioneller Ausdruck die Hämorrhagien anzusprechen sind. Die akuten Blutungsanämien führen fast nie zu hämorrhagischen Erscheinungen.

Über die Verteilung der Blutungen lassen sich keine gesetzmäßigen Befunde erheben, oft sind sie in Gestalt kleinster Herde in der Haut ausgebildet, in anderen Fällen dominieren die Blutungen in der Schleimhaut des Magen-Darmtrakts oder in den serösen Häuten. Die Blutungen in die Magendarmschleimhaut haben insofern besondere Bedeutung als der anämische Zustand dadurch weiter verschlimmert und die endgültige Erholung entweder verzögert oder ganz verhindert wird. Systematische Belastungsproben der Gefäße bei den sekundären Anämien und der Chlorose in Gestalt des Rumpel-Leedeschen Versuchs sind bis heute nicht durchgeführt.

Funktionell ist die Gefäßfüllung bei den Anämien und den Chlorosen gegenüber der Norm sicher geändert. Es wurde schon gelegentlich der kompensatorischen Einrichtungen darauf hingewiesen, daß das durchströmte Kapillargebiet bei den sekundären Anämien fraglos gegenüber der Norm stark eingeengt ist. Durch diese schlechtere Füllung des Kapillargebiets ist z. T. die Blässe der Anämischen mitbedingt. Die schlechtere Durchblutung der Haut bedingt gleichzeitig eine schlechtere Durchwärmung der Bedeckungen. Die Hauttemperatur der Anämischen ist geringer als die gesunder Menschen. Daher die häufigen Klagen über kalte Hände und Füße und das erhöhte Wärmebedürfnis, welches alle Anämischen auszeichnet.

Veränderung der Atmung bei den Anämien. Veränderungen des Atemtypus sind bei Anämischen häufig beobachtet worden, besonders bei der perniziösen Anämie hat man gefunden, daß das Volumen des einzelnen Atemzuges bedeutend dasjenige Mittel übertrifft, welches man nach Größe und nach ihren Gewicht hätte erwarten sollen. Man hat daran gedacht, daß diese verstärkte Atmung zurückzuführen sei auf saure Produkte, die auf dem Umwege einer Reaktionsänderung des Blutes zum Atemreiz werden, ähnlich wie die verstärkte Atmung bei der Muskelarbeit und beim Aufenthalt in verdünnter Luft zu einer vertieften Atmung führen. Lehmann hat gezeigt, daß es sich bei diesen Beobachtungen von Gebhard und Zuntz um das Auftreten von sauren, leicht oxydablen Produkten handelt, die im Harn nicht ausgeschieden sondern weiter oxydiert werden (Loewy). Mohr denkt vor allem an die Milchsäure als intermediäres Zwischenprodukt, zumal es Hoppe-Seyler und seinen Schülern gelang, durch starke Aderlässe einen Sauerstoffmangel zu erzeugen, welcher zum Auftreten von Milchsäure im Blute führte.

Eine Veränderung der Blutalkaleszenz nach akuten Blutentziehungen ist von Zuntz gefunden worden. Das gleiche wurde bei Fällen von perniziöser Anämie nachgewiesen. Der Mechanismus der Atmungsänderung bei schweren Anämien wäre nach den hier entwickelten Vorstellungen der gleiche wie bei der diabetischen Azidose. Ob die tiefe Atmung im Sinne einer kompensatorischen Einrichtung wirkt, oder ob sie von dem veränderten Alkaleszenzgrad des Blutes im wesentlichen bestimmt wird, ist nicht ohne weiteres zu entscheiden. Von Geppert und Zuntz ist gezeigt worden, daß tiefe Atmung beim Hund den Sauerstoffgehalt des Blutes um $2-3\%$ in die Höhe treibt. Dasselbe fanden Filehne und Kionka und haben dies am Kaninchen bestätigt. Schon Mohr hat darauf hingewiesen, daß als kompensatorische Einrichtung die Vertiefung der Atmung kaum in Frage kommt. Er weist darauf hin, daß bei normaler Atmung, bei welcher in den Lungen ein Sauerstoffpartiardruck von 110 mm herrscht, das Blut bei einem Hämoglobingehalt von 5% nur noch 5,46 ccm Sauerstoff binden könne. Ferner können physikalisch 0,3 ccm Sauerstoff absorbiert werden.

Durch vertiefte Atmung kann die Sauerstofftension in den Alveolen auf etwa 128 mm gebracht werden. Dadurch würde chemisch 5,61 Sauerstoff gebunden, 0,34 ccm physikalisch absorbiert, zusammen 5,95 ccm. Dieses geringe Plus kommt für die Kompensation der Anämie kaum in Frage. Wesentlicher ist die Förderung der Zirkulation, welche die vertiefte Atmung bedingt. Die Entleerung des Venensystems geht besser vor sich, das Blut kommt in vermehrter Menge zum Herzen, woraus eine Beschleunigung der Zirkulation resultiert. Aber nicht bei allen Formen der Anämie ist eine Vertiefung der Atmung festzustellen. Bei der Chlorose ist die Atmung eher flach und beschleunigt. v. Noorden hat systematische Zählungen der Atemfrequenz bei Chlorotischen durchgeführt und sie durchschnittlich erhöht gefunden. Das Atemvolumen ist bei den Chlorotischen wegen der oberflächlichen Atmung geringer als in der Norm. v. Noorden weist darauf hin, daß unter seinen Fällen mit hoher Atemfrequenz viele waren, die einen Hochstand des Zwerchfells erkennen ließen, was gleichfalls für die Oberflächlichkeit der Atmung spricht. Hofbauer hat bei schweren Chloranämien mit Hilfe graphischer Methoden auf die lange dauernden Atemstillstände und die tiefen unregelmäßigen dazwischenliegenden Atemzüge aufmerksam gemacht.

Literatur.

Araki: Zeitschr. f. physikal. Chem. Bd. 15, S. 335. — Filehne und Kionka: Pflügers Arch. f. d. ges. Physiol. Bd. 62, S. 201. — Gebhard und Zuntz: Pflügers Arch. f. d. ges. Physiol. Bd. 42, S. 344. — Geppert und Zuntz: Pflügers Arch. f. d. ges. Physiol. Bd. 42, S. 188. — Hoppe-Seyler: Virchows Festschrift 1891. S. 1. — Irisawa: Zeitschr. f. physikal. Chem. Bd. 17, S. 340. — Lehmann: Pflügers Arch. f. d. ges. Physiol. Bd. 42, S. 301. — Loewy: Pflügers Arch. f. d. ges. Physiol. Bd. 42, S. 284. — Mohr: Zeitschr. f. exp. Pathol. u. Therap. Bd. 2, S. 435. 1905. — Mohr: l. c. S. 465. — Zillesen: Zeitschr. f. physikal. Chem. Bd. 15, S. 387.

6. Chemische Veränderungen des Blutes bei sekundären Anämien.

Der Eiweißgehalt des Blutes bei den sekundären Anämien. Der Eiweißgehalt des Blutes bei den sekundären Anämien wird von drei Faktoren bestimmt:

1. von dem Blutverlust,
2. von der Ernährung,
3. von der Intaktheit der den Wasserhaushalt regulierenden Organe.

Eine strenge Trennung dieser den Eiweißgehalt des Blutes maßgebend beeinflussenden Momente wird sich im Einzelfall schwer durchführen lassen, da dieselbe ätiologische Noxe, welche zur Anämie führt, nicht selten die Ernährung weitgehend beeinträchtigt und gleichzeitig häufig eine Kachexie zur Folge hat, bei welcher nach vielen klinischen Erfahrungen eine

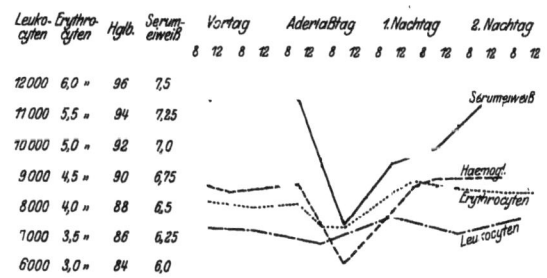

Abb. 5. (Nach W. H. Veil aus den Ergebnissen f. inn. Med. u. Kinderheilkunde 15. S. 148. 1917).

Störung der den Wasserhaushalt regelnden Faktoren mit zu den ersten klinischen Symptomen gehört.

Am übersichtlichsten liegen die Verhältnisse bei akuten Blutverlusten. Der Wiederersatz des Blutvolumens geschieht durch den Einstrom einer eiweißarmen Flüssigkeit in die Blutbahn, woraus eine Eiweißverarmung des Blutes nach jedem akuten Blutverlust resultiert. Bei sonst gesundem Organismus geht der Wiederersatz ziemlich rasch und gleichmäßig vor sich. Veil hat die Verhältnisse nach Aderlaß am gesunden Menschen studiert und den zeitlichen Ablauf des Wiederersatzes der Eiweißkörper der roten und weißen Blutkörperchen kurvenmäßig dargestellt (s. Abb. 5). Auch dann, wenn die zu Verlust

gegangene Blutflüssigkeit durch Infusion eiweißfreier, mit Blutkörperchen an-
gereicherter Lockelösung wiedererergänzt wird, restituiert der gesunde Organismus
den Eiweißgehalt des Plasmas ziemlich rasch.

Morawitz hat solche Versuche an Hunden ausgeführt. Er konnte den Eiweißgehalt
des Plasmas durch Aderlässe bei gleichzeitiger Infusion von mit Blutkörperchen ange-
reicherter Lockelösung von $6^0/_0$ auf $2^0/_0$ herabmindern und zeigen, wie der Eiweißgehalt
des Plasmas auch im Hunger sich wieder herstellte. In den ersten Stunden nach dem Aderlaß ist der Eiweißeinstrom am lebhaftesten, später steigen die Serumeiweißwerte erheblich
langsamer an. Werden Albumine und Globuline fraktioniert bestimmt, so zeigt sich, daß
in den ersten Stunden nach der Durchspülung eine starke Vermehrung der Albumine einsetzt, während die Wiedererergänzung der Globuline später erfolgt.

An Fröschen wurden diese Untersuchungen von Gottschalk und Nonnenbruch
fortgesetzt in der Absicht, Aufschluß darüber zu erhalten, ob bestimmte Organe die Regeneration des Bluteiweißes besorgen. Es zeigte sich aber, daß sowohl die Entfernung der Leber
wie eine weitgehende Reduktion der Muskulatur den Wiederersatz der Eiweißkörper nicht
wesentlich verzögert. Es scheint auch nach diesen Versuchen der Wiederersatz zu Verlust
gegangener Serumproteine nicht an ein Organ gebunden zu sein, sondern eine ubiquitäre
Zellfunktion darzustellen.

Normalerweise enthält das Gesamtblut über $3^0/_0$ Stickstoff. Bei den sekundären Anämien sind die Werte stark erniedrigt. Die Erniedrigung hängt naturgemäß mit ihrem Ausmaß von der Reduktion der zelligen Elemente ab. Es
wurden Erniedrigungen bis zu $1,22^0/_0$ gefunden (Kossler, v. Moraczewski).

Im Blutserum schwanken die Werte für den Eiweißgehalt nach den Ursachen, welche zur Anämie führten, erheblich. Bei den Blutungsanämien zeigt,
wie refraktrometrische Untersuchungen bewiesen, der Eiweißgehalt einen
charakteristischen Verlauf, der im speziellen Teil besprochen werden soll. Bei
schwerster posthämorrhagischer Anämie fand sich ein Wert, der unter $1^0/_0$ lag.

Das Mischungsverhältnis der einzelnen Eiweißkörper im Blute ist mit den
verschiedensten Methoden vielfach untersucht. Es ist wohl auf die Unzuläng-
lichkeit unserer Methodik zurückzuführen, daß die Verhältnisse hier noch so
wenig durchsichtig erscheinen. Die drei Hauptfraktionen, die hauptsächlich
interessieren, sind das Albumin, das Globulin und das Fibrin. Dieses Mischungsverhältnis hat in letzter Zeit an theoretischer Bedeutung gewonnen, da klinisch
interessierende und leicht festzustellende Unterschiede in der Blutkörperchen-
senkungsgeschwindigkeit auf eine verschiedene Relation der Eiweißkörper
zurückgeführt wurden.

Der Eiweißgehalt des Gesamtblutes ist in der Regel aus seinem Stickstoffgehalt errechnet. Derselbe beträgt in der Norm wenig über $3,5^0/_0$. Bei sekundären Anämien sind von Kossler 2,0, 2,4 und $2,7^0/_0$ Stickstoff gefunden worden.
Von v. Moraczewski fand gleichfalls erniedrigte Werte, von denen einer
bis $1,22^0/_0$ herunterging. Ebenso findet in älteren Untersuchungen von Jacksch
niedere Werte, bei einem Magenkarzinom z. B. 1,25 g Stickstoff in 100 g Blut
bei 1,8 Mill. Roten, woraus ein Eiweißgehalt des Gesamtblutes von $8,46^0/_0$
errechnet wurde, statt der normaen $22^0/_0$.

Der Eiweißgehalt des Gesamtblutes gewährt in die Änderungen der
chemischen Zusammensetzung darum keinen tieferen Einblick, weil er wesentlich durch die Zahl der zelligen Elemente bestimmt wird. Die Blutkörperchen
enthalten gut 4 mal soviel Eiweiß als das Serum und es muß daher mit Abnahme
der Zellzahl der Eiweißgehalt des Blutes auch dann abnehmen, wenn das Serum
resp. Plasma einen unveränderten Eiweißgehalt aufweist.

Über den Eiweißgehalt des Serums bei sekundären Anämien liegen eine
größere Anzahl älterer und neuerer Untersuchungen vor. Die älteren Untersuchungen sind mit Hilfe des Kjeldahlverfahrens durchgeführt, das für Normalwerte etwa $1,4^0/_0$ Stickstoff, entsprechend $8,75^0/_0$ Eiweiß ergibt. Jacksch
fand bei einem Magenkarzinom (70 Jahre alt) 4,7 Mill. Rote, $1,09^0/_0$ Stickstoff,

entsprechend 6,81 % Eiweiß. Auch Kossler fand bei sekundären Anämien einen niedrigen Stickstoffgehalt des Serums.

Eine Reihe eigener Analysen am Serum von Karzinomkranken mit gleichzeitiger Feststellung des Volumverhältnisses von roten Blutkörperchen zum Serum gebe ich in nebenstehender Tabelle:

Anatomische Diagnose	Volumenquotient			N-Gehalt für 100 g Serum
Ca. uteri	563	BK : 437	Serum	1,37
Ca. port. uteri	562	„ : 438	„	1,32
Ca. pylori	460	„ : 540	„	1,20
Ca. ventriculi	500	„ : 500	„	1,13
Ca. recti, Metast. i. Hepar . .	313	„ : 687	„	1,04
Ca. ventriculi	187	„ : 813	„	0,99
Ca. ventriculi	360	„ : 640	„	0,97
Ca. ventriculi	200	„ : 800	„	0,83
Ca. ventriculi	111	„ : 889	„	0,79

Diese Zahlen lehren, daß mit zunehmender Verarmung des Blutes an Blutkörperchen bei den Karzinomanämien der Stickstoffgehalt des Serums zurückgeht. Bemerkenswert erscheint, daß die höchsten Werte sowohl für Blutkörperchenvolumen wie Serumstickstoff bei den Uteruskarzinomen gefunden wurden, bei welchen die Ernährungs- und Resorptionsverhältnisse nicht gestört sind. Refraktometrische Untersuchungen des Serums, wie sie von Reiß, Strauß und Cjajes und später von vielen anderen angestellt wurden, ergaben gleichfalls bei sekundären Anämien eine Verminderung der Brechungsexponenten.

Eine solche bei einem Ösophaguskarzinom gewonnene Reihe führe ich hier an, um zu zeigen, wie mit zunehmender Kachexie das Serum eiweißärmer wird:

Datum	Refrakt.	N in 100 ccm ca. mg
7. Januar . . .	1,3472	1032
31. Januar . . .	1,2465	1026
17. Februar . . .	1,3455	1015
19. Februar . . .	1,3458	1020
20. Februar . . .	1,3458	1020
23. Februar . . .	1,3452	1010
2. März	1,3450	1000
23. März	1,3439	890

Von besonderem Interesse muß es sein, die chemische Zusammensetzung der zelligen Elemente bei den verschiedenen Formen der Anämie kennen zu lernen. Immer mehr kommen wir zu der Auffassung, daß die klinischen Formen der Anämien der Ausdruck von Schädigungen des germinativen Gewebes sind, also nicht eigentliche Erkrankungen des Blutes, sondern des blutbereitenden Apparates darstellen. Es ist nicht bloß von theoretischer, sondern auch von praktischer Bedeutung, zu wissen, welche chemischen Konstitutionsanomalien der Zellen ihrer abwegigen Struktur entsprechen. Dieses Problem ist mehrfach schon angefaßt worden. Eindeutige Antworten haben die bisherigen Untersuchungen nicht ergeben. Methodisch stehen zwei Hauptwege für die Untersuchung offen. Einmal können aus Differenzbestimmungen des Gesamtblutes und des Plasmas Schlüsse auf den chemischen Bau der zelligen Elemente des Blutes gemacht werden. Diese Methode scheitert aber an der Unmöglichkeit einer genügend scharfen Trennung des Plasmas von der Blutkörperchenmasse. Dieselbe schließt auch bei schärfstem Zentrifugieren stets eine gewisse Menge des Plasmas ein, das z. T. an der Oberfläche der Blutkörperchen adsorbiert ist und es würde somit bei Volumbestimmungen, die der Differenzrechnung zugrunde gelegt werden, eine gewisse Menge Plasma bei dem Blutkörperchenvolumen mitbestimmt werden. Ein zweiter Weg ist der, welcher auf einer

direkten Analyse der Blutkörperchen abzielt. Dieses Vorgehen hat zur Voraussetzung, die Blutkörperchen von dem anhaftenden Plasma durch Waschungen
zu befreien. Soweit ich sehe ist bis heute kein Medium gefunden, welches bei
mehrfach wiederholter Waschung der zelligen Elemente ihre chemische Struktur
intakt läßt. Selbst dann, wenn wir für vergleichende Untersuchungen bei
gleichem Vorgehen einen bestimmten Fehler mit in Kauf nehmen, wissen wir
nicht, ob unter pathologischen Verhältnissen der Fehler das gleiche Ausmaß
hätte wie unter normalen, oder anders ausgedrückt, ob die zelligen Elemente
unter allen Bedingungen die gleiche Resistenz gegen das Waschmedium haben.

Eigene auf eine direkte Analyse der Blutkörperchen abzielende Untersuchungen ergaben für die Karzinomanämien folgende Zahlen:

1000 g Erythrozyten enthalten:

	Trockensubstanz g	Eiweiß g	Bemerkungen
Ca. oesophagi	306	287	
Ca. des kleinen Beckens .	293	256	2,6 Mill. Erythr.
Ca. oesophagi	339	317	3,9 Mill. Erythr.
Diabetes, 70 Jahre . . .	361	325	(zum Vergleich)

Man sieht, daß im Vergleich mit dem für diese Verhältnisse als normal an-
zusehenden Altersdiabetiker die Werte für die ersten beiden Fälle von Karzinom
erniedrigt, für den dritten als regelrecht angesehen werden können. Auch
v. Jacksch fand bei Fällen von sekundärer Anämie den Stickstoffgehalt erniedrigt. Das gleiche fand sein Schüler Hoke. Daß dieser Befund der Erniedrigung des Eiweißes der roten Blutkörperchen bei sekundären Anämien
kein regelmäßiger ist, zeigt neben der angegebenen dritten meiner Analysen
auch ein von Erben mitgeteilter Fall von Karzinomanämie. Jacksch findet
in vier Fällen von sekundären Anämien einen mittleren Eiweißgehalt der roten
Blutkörperchen von 282,5 g auf 1000 g feuchte Blutkörperchen und spricht
auf Grund seiner Untersuchungen von einer Hypalbuminaemia rubra bei
den sekundären Anämien. Dieser Befund ist insofern interessant, als seine
Untersuchungen bei perniziöser Anämie das gegensätzliche Verhalten der roten
Blutkörperchen, nämlich einen erhöhten Eiweißgehalt von 405 g im Endstadium
aufdeckten. Letzterer Befund hat allerdings nach eigenen Untersuchungen
keine allgemeine Gültigkeit. Im allgemeinen geht aus den Analysen der Erythrozyten bei sekundären Anämien offenbar eine Verminderung des Eiweißgehalts
der Blutkörperchensubstanz hervor. Einen Rückschluß auf das Geschehen
an der einzelnen Zelle können wir aus dem bisher vorliegenden Material nicht
mit Sicherheit machen. Den Schluß, daß die einzelne Blutzelle an Eiweiß
verarmt, den Jacksch aus seinen Analysen zieht, kann man nur mit der Einschränkung gelten lassen, daß das Material der Einzelzelle relativ eiweißärmer
ist oder was dasselbe bedeutet, wasserreicher. Mit anderen Worten geben die
bisher vorliegenden Analysen keinen Aufschluß darüber, ob die Hypalbuminaemia rubra durch Verarmung der Einzelzelle an Eiweiß oder durch
Wasseraufnahme bei gleichbleibendem Eiweißgehalt, d. h. durch eine Art
Quellung eine Eiweißarmut vortäuscht, die nur relativ ist, bezogen auf die
Zellmasse, nicht auf die Zelleinheit.

**Der Trockenrückstand und Wassergehalt des Blutes bei sekundären An-
ämien.** Der Trockenrückstand des anämischen Blutes ist naturgemäß um so
geringer, je weniger Zellen das Blut enthält. Da die Werte für die roten Blutkörperchen bei 30%, die des Serums bei 10% liegen, ist es verständlich, daß
Veränderungen des Zellgehalts den Trockenrückstand viel erheblicher beeinflussen als Veränderungen in der Zusammensetzung des Plasmas, resp. Serums.
Wertvolle Aufschlüsse wird nur die getrennte Bestimmung dieses Wertes für
den Wassergehalt der Blutkörper und des Serums geben. Wir bestimmen mit

der Feststellung des Trockenrückstandes die Gesamtmasse an Eiweiß, Kohlehydraten, Fetten und Salzen. Daß man aus den für den Trockenrückstand gefundenen Werten ohne weiteres auf den Eiweißgehalt schließen darf, wie z. B. Stintzing und Gumprecht annehmen, ist gerade für die Anämien nicht richtig. Wenn auch die Mineralien nur in geringen Grenzen schwanken, so ist doch der Fettgehalt, wie später gezeigt wird, bei den Anämien nicht unwesentlich vermehrt und damit auch der Trockenrückstand, ohne daß Änderungen des Eiweißgehalts vorzuliegen brauchen.

Der Trockenrückstand des Gesamtblutes beträgt bei gesunden Männern 21,6%, gesunden Frauen 19,8%. Er fällt bei sekundären Anämien bis unter die Hälfte dieses Wertes ab. So geben Stintzing und Gumprecht bei einem Fall von Magenkarzinom mit 1,4 Millionen roten Blutkörperchen 9,0% Trockenrückstand an. Daß die Anämie mit einer Hydrämie und zwar vorzugsweise der roten Blutzellen verbunden sei, wie die Autoren meinen, dafür geben die von ihnen beigebrachten Daten kein überzeugendes Beweismaterial.

Der Wassergehalt des Serums bei den sekundären Anämien ist in weitem Maße abhängig von dem Ernährungszustand in welchem sich die Kranken befinden. Nicht selten wird die gleiche Ursache, welche zu einer Schädigung der blutbereitenden Organe führt, zu einer Schädigung auch anderer Organfunktionen führen (Verdauung, Resorption) und damit eine Verarmung des Blutes an festen Substanzen herbeiführen können. Bei einer Pankreasatrophie wurde in eigenen Untersuchungen mit Beumer 4,909% Trockenrückstand und 3,620% Eiweiß gefunden. Auch bei den verschiedenen Lokalisationen des Karzinoms kann es zu einer Verarmung des Blutes an Eiweiß und Trockenrückstand und damit zu einer Vermehrung des Wassergehalts kommen, ohne daß direkte Beziehungen zu der Anämie bestehen. Das gleiche gilt für kachektische Fälle von Tuberkulose, bei welchen sub finem vitae eine geringere Serumdichte gefunden wird (Alder). Auf den Mechanismus der Blutverdünnung nach akutem Blutverlust wurde oben bereits hingewiesen. Jeder größere Blutverlust, der noch mit dem Leben verträglich ist, führt zu einer Verwässerung des Serums, welche durch den Einstrom einer eiweiß- und molenärmeren Flüssigkeit aus den Geweben in die Blutbahn resultiert. Es wird daher der Trockenrückstand des Blutes nach jedem Aderlaß erniedrigt gefunden. Auch der Rückstand des Plasmas wird entsprechend dem Einstrom von eiweißarmem Gewebswasser reduziert gefunden. Charakteristische Unterschiede bezüglich des Verhaltens des Trockenrückstandes des Gesamtblutes sind bei den verschiedenen Formen der Anämie nicht gefunden worden. Wo man danach suchte, fand man ihn bei jeder Anämie erniedrigt. Bei Karzinomanämien ist der Trockenrückstand zuweilen bis unter die Hälfte des Normalen gesunken. Das Serum wird je nach den Ursachen, welche zu der sekundären Anämie führten, ein verschiedenes Verhalten des Trockenrückstandes aufweisen. Häufig werden subnormale Werte bis 6% herunter gefunden.

Das spezifische Gewicht des Blutes ist bei den sekundären Anämien häufig entsprechend der Reduktion des Hämoglobins vermindert, während es normalerweise bei Männern zwischen 1055 und 1062 und bei Frauen zwischen 1050 und 1056 schwankt, werden bei schweren sekundären Anämien, besonders wenn gleichzeitig eine Kachexie sich eingestellt hat, Werte bis unter 1035 beobachtet. Nach einer schweren Magenblutung wurde von Grawitz ein spezifisches Gewicht von 1025 gefunden. Die Bestimmung des spezifischen Gewichts vom Gesamtblut wird nur in seltenen Fällen einen wertvollen Einblick in die krankhafte Zusammensetzung des Blutes gewähren. Wichtiger ist die Kenntnis des spezifischen Gewichts des Serums und des Plasmas, da sie uns neben anderen Methoden darüber unterrichtet, ob im Einzelfall lediglich

eine Verdünnung des Serums vorliegt, ein Zustand, den man als Hydrämie
bezeichnet. Bei chronischen Blutungsanämien und Karzinomanämien ist das
spezifische Gewicht des Serums in der Regel stärker vermindert als bei perniziöser Anämie. Normalerweise werden Werte zwischen 1029 und 1032 angegeben. Ich fand in eigenen Untersuchungen in einem Falle von Ösophaguskarzinom mit starker Abmagerung infolge Unterernährung das spezifische Gewicht auf 1028, in einem anderen Fall bei einer Karzinose des kleinen Beckens
mit hochgradiger Kachexie das spezifische Gewicht auf 1026 reduziert.

Ist das spezifische Gewicht des Serums resp. Plasmas normal, das des Gesamtblutes herabgesetzt, so wird in der Mehrzahl der Fälle eine Verminderung der
roten Blutkörperchen, wie z. B. bei der perniziösen Anämie diesen Befund
eindeutig erklären. Es kann aber auch ohne echte Verminderung der Zahl
der Roten und der Gesamthämoglobinmenge des Körpers zu einer Verminderung des spezifischen Gewichts des Gesamtblutes kommen bei normalem spezifischen Gewicht des Serums resp. Plasmas. Dieser Zustand ist bei einer Vermehrung der Gesamtplasmamenge gegeben, bei welchem die relativen Verhältnisse von Plasmavolumen und Blutkörperchenvolumen zugunsten des
ersteren verschoben sind (Polyplasmie). Der Gesamtgehalt an Hämoglobin
und roten Zellen ist dabei normal. Dieser Zustand der Polyplasmie muß sich
durch eine Blutmengenbestimmung ohne weiteres ergeben. Diese echte Polyplasmie kommt klinisch selten zur exakten Feststellung. Bei Herzkranken
findet man bei zunehmender Herzschwäche eine Wasserretention, die sich
klinisch zuerst an geringen Ödemen, bei der Blutuntersuchung an dem wachsenden Wassergehalt des Blutes erkennen läßt. Das Gesamtblut zeigt eine gegen
die Norm verminderte Konzentration. Die Blutkörperchen sind relativ vermindert und das Plasma vermehrt. Es handelt sich aber nicht um unverändertes Plasma, sondern um ein gegen die Norm verdünntes, eiweißarmes, also
nicht um eine echte Polyplasmie, sondern um eine Polyhydroplasmie, um die
den Klinikern seit langem bekannte Plethora serosa.

Der Fettgehalt des Blutes bei sekundären Anämien. Schon lange ist
man auf Beziehungen zwischen der Anämie und dem Fettstoffwechsel aufmerksam geworden. Man weiß, daß die Gesamtblutmenge bei hochgradiger
Fettsucht im Verhältnis zum Körpergewicht vermindert ist, also eine relative
Oligämie besteht. Bei gemästeten Schweinen fand Heißler nur 2,25% Blut
gegenüber dem Normalwert von 7,8%. Der Befund von Anämien bei Fettsüchtigen hat zur Aufstellung einer eigenen Form der „anämischen Fettsucht" geführt. Von Noorden hat aber bereits darauf hingewiesen, daß
diesem Befunde zwar eine klinische, besonders prognostisch therapeutische
Bedeutung zukomme, er glaubt aber nicht daran, daß die Anämie eine mit
der Fettsucht in ursächlichem Zusammenhang stehende Stoffwechselstörung
darstelle. Kisch fand in 21% seiner Fälle eine Verminderung des Hämoglobins.
v. Noorden fand bei 5 stark fettleibigen Frauen, die frei von Ödemen waren,
60—70% der normalen Hämoglobinmenge.

Die Viehzüchter verwenden den Aderlaß, um den Fettansatz zu beschleunigen. Besonders bei Gänsen sollen wiederholte Blutentziehungen die Fett-
anreicherung beschleunigen. Eine Verminderung des Sauerstoffverbrauchs und
Einschränkung der Oxydationsvorgänge liegt nicht vor. Dagegen führt offenbar
die hochgradige Muskelschwäche der Anämischen zu einer weitgehenden
Einschränkung der Körperbewegung und damit zum Fettansatz. Der Fettansatz
wird noch durch ein oft falsch geleitetes Nahrungsregime unterstützt, da die
Kranken, um ihren Körper zu kräftigen und „die Blutbildung anzuregen", weit
über den Bedarf hinaus Nahrung zu sich nehmen. Dabei kommt schließlich eine
Art Mastfettsucht zustande, die die Beschwerden der Patienten erheblich steigert.

Experimentelle Untersuchungen haben gezeigt, daß akute Blutentziehungen, die zu einer Anämie führten, gleichzeitig lipämische Veränderungen des Blutes bedingten. So konnte Horiuchi nach voraufgehender Fettfütterung und Blutentziehung die 3-, 7—15fache Menge des normalen Blutfettes nachweisen. Größere Aderlässe zeitigten ein typisches, aufrahmendes, schokoladefarbenes, lipämisches Blut. Die Dauer der lipämischen Erscheinungen ist begrenzt. Anfänglich kommt es zu einer manifesten Lipämie mit deutlicher Trübung des Serums. Bei Kaninchen fand Horiuchi das Fett im Plasma um das 25fache im Maximum gesteigert. Es nehmen aber auch die Lipoide an der Vermehrung teil, so wurde das Lezithin auf das 7fache, das Cholesterin auf das 8fache des Normalen durch Aderlässe vermehrt. Die Blutkörperchen nehmen an diesen Veränderungen keinen regelmäßigen Anteil. Um weiter in das Schicksal der Blutlipoide bei den experimentellen Anämien einzudringen, wurden die verschiedenen Phosphorverbindungen bei der lipämischen Anämie untersucht. Die stärksten Veränderungen zeigt der Lipoidphosphor; er ist im Plasma häufig auf das 5fache des Ausgangswertes gesteigert. Nach Bloor sind in der Hälfte der Fälle auch die Blutkörperchenphosphatide auf das Doppelte vermehrt. Die Vermehrung des Lipoidphosphors erreicht ihren höchsten Grad dann, wenn die milchige Trübung des Serums am intensivsten ist. Sie ist aber noch nachweisbar, wenn das Serum bereits wieder klar und durchsichtig geworden ist. In den Blutkörperchen setzt die Vermehrung der Phosphatide — wenn überhaupt — später ein und hält sich mehrere Tage länger als im Plasma. Die lipämische Trübung des Serums zeigt sich, wenn die Zahl der Blutkörperchen auf die Hälfte abgesunken ist und bleibt, solange der anämische Blutbefund fortbesteht, erhalten.

Bei ganz schweren Anämien ist auch der anorganische Phosphor vermehrt, doch lassen sich Beziehungen zwischen dem anorganischen und dem Lipoidphosphor nicht feststellen.

Die organische Phosphorsäure zeigt gleichfalls keine Beziehungen zu der anämischen Lipämie. Bloor glaubt, daß sie zum Teil aus zugrunde gehenden Erythrozytenkernen stamme, die das Nukleoproteid freigeben. Die Kenntnis dieser Veränderungen der Blutphosphatide hat deswegen Bedeutung, weil man den Phosphatidgehalt als Kriterium für das Alter der Erythrozyten angesehen hat. Masing glaubt, daß der Phosphatidgehalt der jungen Erythrozyten wesentlich höher sei als der der älteren. Es zeigt sich aber, daß bei Tieren, welche auf wiederholte Blutentziehungen nicht mit Lipämien reagieren, auch keine Veränderungen der Phosphatverteilung des Blutes zustande kommen, obwohl doch auch hier lebhafte regeneratorische Vorgänge die Aderlässe beantworten.

Eine Erklärung für die anämischen Lipämien ist bisher nicht gefunden. Konnstein und Michaelis glaubten ein lipolytisches Ferment in den roten Blutkörperchen entdeckt zu haben, welches imstande ist, das Fett des Blutes auch nachdem es schon die Gefäße verlassen hat, zu zerstören. Man hat die Lipämie der Diabetiker darauf zurückgeführt, daß den Blutkörperchen der Zuckerkranken das normale lipolytische Ferment fehlen soll. Es ist naheliegend, die weitgehende Verminderung der roten Blutkörperchen insofern als Ursache der anämischen Lipämie anzusehen, als damit die lipolytischen Fermente gleichzeitig verringert sind. Nach Untersuchungen von Klemperer und Umber und eigenen mit Beumer durchgeführten Analysen fehlen aber den normalen Blutkörperchen die lipolytischen Fähigkeiten, so daß ich eine intravasale Störung des Fettstoffwechsels nicht für wahrscheinlich halte. Auch nach Bloors Meinung ist bis heute nicht entschieden, ob die Erythrozyten am Fettstoffwechsel direkt beteiligt sind oder ob sie nur eine indirekte Beziehung zu demselben haben.

Eine andere Möglichkeit ist darin gegeben, daß die Zersetzungsvorgänge im Körper unter dem Einfluß von Blutentziehung eingeschränkt werden. In der Tat ist eine solche Meinung früher diskutiert worden. Man hat daran gedacht, daß eine verminderte Sauerstoffzufuhr die notwendige Folge starker Blutverluste sein müsse und daß unter dem Einfluß großer Blutverluste der Gaswechsel vermindert sei. I. Bauer, der als erster eine solche Meinung vertrat und sich auf gasanalytische Untersuchungen dabei stützte, wurde in der Folge durch die Arbeiten von Gürber, Kraus, Bohland, Magnus Levy u. a. widerlegt, die eher eine Steigerung des Sauerstoffverbrauchs als Folge großer Blutverluste eintreten sahen als das Umgekehrte. Diese Erhöhung des Sauerstoffverbrauchs wurde von den Autoren mit der vermehrten Tätigkeit des Herzens und der bei der Atmung beteiligten Muskulatur erklärt.

Literatur.

Alder: Zeitschr. f. Tuberkul. Bd. 31, H. 1, S. 10. — Askanazy: Über den Wassergehalt des Blutes usw. Dtsch. Arch. f. klin. Med. Bd. 59. — Beumer und Bürger: Zeitschr. f. exp. Pathol. u. Therap. Bd. XIII. 1913. S. 1. — Grawitz: Klinische Pathologie des Blutes. Berlin 1902. — Hoke: Zeitschr. f. Heilk. N. F. Bd. 2. 1901. — Jacksch: Zeitschr. f. klin. Med. Bd. 24. 1894. — Jellinek und Schiffer: Über einige Vergleichsuntersuchungen des spezifischen Gewichtes, des Trockenrückstandes und des Eisengehaltes im Blute. Wien. klin. Wochenschr. 1899. Nr. 31. — Koßler: Untersuchungen über die chemische Zusammensetzung des Blutes in Krankheiten. Zentralbl. f. inn. Med. 1897. — Krüger: Zusammensetzung des Blutes bei Anämie und Leukämie. Petersb. med. Wochenschr. 1892. S. 203. — Masing: Zit. nach Bloor. — v. Moraczewski, S.: Blutveränderungen bei Anämien. Virchows Arch. f. pathol. Anat. u. Physiol. Bd. 144. 1896. — Moritz: Einige Ergebnisse von Blutuntersuchungen. Petersb. med. Wochenschr. 1903. Nr. 50. — Stintzing und Gumprecht: Wassergehalt und Trockensubstanz des Blutes bei gesunden und kranken Menschen. Dtsch. Arch. f. klin. Med. Bd. 53. 1894. — Strauß, H. und Cjajes: Zeitschr. f. klin. Med. Bd. 52, H. 5 u. 6.

II. Die spezielle Pathologie der sekundären Anämien.

1. Die Blutungsanämien.

(Akute, posthämorrhagische Anämie.)

Die Wirkungen großer akuter Blutverluste sind je nach Alter, Geschlecht und Gesundheitszustand des betroffenen Individuums verschiedene, der klinische Verlauf der akuten Anämie ein anderer, wenn die Blutung nach innen als wenn dieselbe nach außen erfolgt.

Die Ursachen großer akuter Blutverluste sind in erster Linie Verletzungen. Wenn die Blutung nach außen erfolgt, ist die Diagnose leicht zu stellen, kommt es aber durch Stich- oder Schußverletzungen zu Gefäßabreißungen im Innern des Körpers, z. B. in der Brust- oder Bauchhöhle, so kann der Zustand gelegentlich durch die Begleitsymptome verschleiert werden.

Protrahierte Blutungen geringeren Umfangs können bei den verschiedensten Krankheiten eintreten. Akute größere Blutverluste sind dagegen auf ein relativ kleines Gebiet beschränkt: Das Platzen des Sackes einer Tubargravidität, das Zerreißen eines Aneurysmas der Aorta, die Bloßlegung und Ruptur der Gefäße auf dem Grunde eines Magengeschwürs oder einer tuberkulösen Kaverne kann zu großen das Leben bedrohenden Blutungen Anlaß geben. Seltener sind akute große Blutungen bei Tumoren des Uterus, des Magendarmkanals und der Leber. Auch Blutungen nach Zerreißungen varikös erweiterter Venen an den unteren Extremitäten, am Ösophagus, aus Hämorrhoiden, können lebensgefährlich werden, ebenso wie postpuerperale Blutungen und solche post abortum einen lebensbedrohlichen Umfang annehmen können.

Die Blutungen bei den verschiedenen Formen der hämorrhagischen Diathese gehen in nicht seltenen Fällen gleichfalls so rasch und an vielen Orten des weitverzweigten Kapillargebiets gleichzeitig vor sich, daß daraus eine Lebensgefahr für den Erkrankten erwächst. Die letzte Gruppe wird in einem besonderen Abschnitt dieses Buches abgehandelt.

Die Frage, wie große Mengen Blut der Mensch in kurzer Zeit verlieren kann, ohne daß der Tod eintritt, ist verschieden beantwortet worden. Von großer Bedeutung für die Entscheidung dieser Frage ist die Schnelligkeit, mit welcher der Blutverlust vor sich geht. Die gleiche Menge Blut, die in wenigen Minuten aus einem größeren Gefäß ausströmend den sicheren Tod herbeiführt, braucht, wenn sich die Blutung über Stunden hinauszieht, den tödlichen Ausgang nicht herbeizuführen. Man kann geradezu sagen, daß die Chance, einen Blutverlust zu überstehen, bei gleichen Gesamtquantitäten mit der Dauer der Blutung wächst.

Im allgemeinen vertragen Frauen große Blutverluste leichter als Männer. Kinder sind dagegen gegen Blutverluste wesentlich empfindlicher als Erwachsene.

Die klinischen Erscheinungen großer akuter Blutverluste sind durch folgende Symptome gekennzeichnet. Die starke Blässe der Haut und der Schleimhäute, die Kühle der Extremitäten weisen auf eine geringere Blutversorgung dieser Gebiete hin. Die Erscheinung tritt so rasch nach dem Blutverlust ein, daß sie nicht auf die sekundär einsetzende Verdünnung des Blutes durch den Einstrom von Gewebsflüssigkeit zurückgeführt werden kann. Es handelt sich vielmehr bei dieser akut einsetzenden Blässe um einen vasomotorischen Reflexvorgang. Es wird gewissermaßen durch Eindämmung der Gefäßbahn und Abdrosselung zahlreicher Kapillaren mit allen Mitteln auf die Erhaltung der Zirkulation hingearbeitet. Große Blutverluste sind zunächst für den Kreislauf gefährlich. Erst durch Daniederliegen des Kreislaufs — weit weniger als durch die Hämoglobinverarmung — wird sekundär die Sauerstoffversorgung der Gewebe gefährdet.

Die mangelnde Blutversorgung der zentralen Organe äußert sich in Ohnmachten, Schwindelgefühl, Schwachsehen, Flimmern vor den Augen. Das nächste Symptom ist das einer großen, nicht zu überwindenden muskulären Schwäche. Die Muskeln gehorchen nicht mehr dem Willen. Alle Bewegungen worden kraftlos, die Stimme wird matt und klanglos. Es tritt ein Zittern der Extremitäten ein. Von seiten der Zentralorgane kommt es zu Reizerscheinungen, Singultus, Brechreiz und Erbrechen, Zuckungen in den Extremitäten, gelegentlich epileptiforme Krämpfe. Ich sah nach einem großen Aderlaß von etwa li00 ccm, welcher zum Zwecke der Transfusion von der Tochter auf die Mutter bei einer kräftigen Frau durchgeführt wurde, bei einer leichten Ohnmacht solche epileptiformen Zuckungen in den Extremitäten eintreten, die nach der Dauer von einigen Minuten rasch wieder verschwanden. Geht der Blutverlust weiter, so kommt es zu komatösen Zuständen, die Kranken delirieren. Aphasien und Paraphasien treten ein.

Für die Prognose der akuten Blutung entscheidend ist das Verhalten der Kreislauforgane. Viel hängt dabei von der Anpassungsfähigkeit der peripheren Gefäße ab. Ist dieselbe, wie bei fortgeschrittener Arteriosklerose wesentlich vermindert, so ist unter sonst gleichen Bedingungen die Prognose des Blutverlustes eine wesentlich schlechtere. Mit zunehmender Blutung wird der Puls kleiner und frequenter, der Blutdruck sinkt. Die Frequenz der Herztätigkeit nimmt anfänglich zu, die Herztätigkeit wird lebhafter, es kommt zu Palpitationen. Hat die Größe des Blutverlustes bereits zu einer Schädigung der

Sauerstoffversorgung des Herzens geführt, dann sinkt die Herzkraft, die Herz-
töne werden leiser, unrein, der Puls aussetzend, die Frequenz nimmt ab, schließlich ist der Puls kaum noch fühlbar, die schlechtere Versorgung der peripheren
Teile mit Blut kündigt sich an in einem Absinken der Körpertemperatur. Dieselbe kann bis auf 34 und noch geringere Werte [bis auf 32°] abfallen. In diesem
Stadium tritt der Exitus ein.

Die Atmung ist zunächst beschleunigt, es kommt zu starker Dyspnoe, die
wohl zentralen Ursprungs ist. Erst mit fortschreitender Blutung wird offenbar
wegen der Schwäche der Atemmuskulatur und einer Lähmung des nervösen
Apparats, in welchem sich die atmungsregulierenden reflektorischen Vorgänge
abspielen, langsamer und oberflächlicher.

Der Verlauf des Verblutungstodes ist im wesentlichen davon abhängig,
ob dem Körper Zeit gelassen wird, die zu Verlust gegangene Flüssigkeitsmenge
aus seinen Geweben wieder zu ergänzen. Daß die akuten Verblutungs-
symptome zu einem großen Teil auf eine Lahmlegung des Kreislaufes zurückzuführen sind, lehren vor allem die tierexperimentellen Erfahrungen. Bei
Kaninchen, die man bis fast zum Stillstand des Herzens ausblutete, konnte
man durch intravenöse Infusion von physiologischer Kochsalzlösung die Herztätigkeit wieder beleben und die Zirkulation wieder in Gang bringen. Die
Frage nach der Menge von Blut, die auf einmal verloren werden kann, so
daß der Exitus eintritt, ist für den Menschen begreiflicherweise nicht exakt
beantwortet worden. Wird über die Hälfte des Blutes einem Tier in kurzer
Zeit entzogen, so ist das Leben bedroht. Nach klinischen Erfahrungen sind
gelegentlich noch größere Blutverluste vertragen worden, ohne daß der Tod
eintrat.

2. Aderlaß.

Die Wirkungen kleinerer Blutentziehungen, die sich noch in therapeutischen Grenzen halten, sind sowohl beim Menschen wie beim Tier eingehend
studiert. Die Wirkungen erstrecken sich auf die Zusammensetzung des Blutes,
welche sekundär wieder Veränderungen des Kreislaufes zur Folge hat. Auf
die Änderung der Blutzusammensetzung wurde bereits im allgemeinen Teil
hingewiesen. Hier soll vor allem der therapeutische Aderlaß erörtert werden.
Wie jede akute Blutung bedingt auch der Aderlaß zunächst eine Verminderung
der Gesamtblutmenge. Sehr bald aber treten die regulatorischen Einrichtungen
in Tätigkeit.

Unter diesen regulatorischen Einrichtungen dominiert die Einleitung einer
Hydrämie. Der Einstrom von Gewebswasser in die Blutbahn führt wie bei jeder
akuten Blutung zu einer relativen Verminderung der Zahl der zelligen Elemente
in der Volumeneinheit und damit auch zu einer Verminderung des Hämoglobins.
Die aus dem Gewebe in die Blutbahn einströmende Flüssigkeit ist eiweißärmer
als das Plasma resp. das Serum, woraus eine Eiweißverarmung des Serums
resultiert. Diese Verminderung des Blutes an zelligen Elementen und an Proteinen bedingt eine Herabsetzung der Viskosität des Gesamtblutes. Die
Herabsetzung der Viskosität erleichtert nun die Strömung des Blutes im Kapillargebiet und unterstützt auf diese Weise die Herzarbeit.

Weiterhin wirkt der Aderlaß auf die Zirkulation durch Herabsetzung
des venösen Drucks. Während der arterielle Blutdruck bei gesunden Menschen durch den Aderlaß kaum oder nur ganz vorübergehend geändert wird,
wird der venöse Druck durch diesen Eingriff prompt um 40—70 mm Wasser
herabgesetzt. Daraus ergibt sich eine Steigerung des arterio-venösen
Druckgefälles im Kapillargebiet. Von der Steilheit dieses Druckgefälles
ist im wesentlichen die Strömungsgeschwindigkeit im Kapillargebiet

abhängig. Diese Art der Wirkung auf den Kreislauf läßt den Aderlaß besonders
in den Zuständen angezeigt erscheinen, welche mit einer Erhöhung des
venösen Druckes einhergehen. Hierher gehören vor allem das Lungenödem,
die Pneumonie, die Herzwassersucht und das Lungenemphysem. Die Verminderung der Viskosität ist besonders in solchen Fällen angezeigt, in denen
krankhafte Zustände dieselbe wesentlich in die Höhe getrieben haben, also vor
allem bei der Polyzythämie. Wir wissen, daß neben dem Eiweißgehalt des
Plasmas besonders das Gesamtvolumen und damit auch die Summe der zelligen
Elemente auf die Viskosität des Blutes maßgebenden Einfluß haben. Die Größe
und das Volumen der einzelnen Zellen spielen daneben eine geringere Rolle.

Abgesehen von dem verminderten Eiweißgehalt und dem damit korre-
spondierenden Wassergehalt des Blutes kommt es zu weiteren Änderungen
der chemischen Zusammensetzung.

Unter diesen spielt die Aderlaßhyperglykämie deshalb eine besondere Rolle, weil
man unter Außerachtlassung der Tatsache der Aderlaßhyperglykämie aus den Veränderungen des Zuckergehaltes des Blutes oft weitgehende theoretische Schlußfolgerungen
gezogen hat. Die Vermehrung des Blutzuckers nach Aderlässen hält sich immer nur in
geringen Grenzen.

Als Ursache derselben sind verschiedene Momente angeschuldigt worden.
So hat man die mit jedem Eingriff verbundenen nervösen Erregungen für die
Vermehrung des Blutzuckers verantwortlich machen wollen. Bang meinte,
daß Narkose die Aderlaßhyperglykämie weniger deutlich in Erscheinung treten
lasse. Andere Autoren, unter ihnen Hirsch, zeigten aber, daß auch bei narko-
tisierten Tieren größere Aderlässe eine Hyperglykämie zur Folge haben und
daß dieselbe durch eine Ausschwemmung von Glykogen aus der Leber in die
Blutbahn zu erklären ist. Es ließ sich nämlich nachweisen, daß eine Ausschaltung
der Leber ebenso wie vorausgehende Kohlehydratkarenz das Auftreten der
Aderlaßhyperglykämie verhindert.

Die den Reststickstoff repräsentierenden Substanzen werden beim gesunden Individuum durch den Aderlaß nicht in merklicher Weise verändert.

Ebensowenig sind Änderungen des Blutgefrierpunktes als Folge des
Aderlasses bei Normalen beobachtet worden.

Das Kochsalz dagegen erfährt regelmäßig eine geringe Zunahme. So fand
Veil nach einen Aderlaß z. B. folgende Werte:

Vor	direkt nach	8 Stunden später
0,615	0,618	0,627
0,601	0,611	0,629

Von therapeutischer Bedeutung ist es, daß unter pathologischen Verhältnissen jeder Aderlaß zur Mobilisierung historetinierter Substanzen
führen kann. Die in Geweben deponierten Mineralien und die Schlacken des
Eiweißstoffwechsels werden von dem aus den Geweben in die Blutbahn erfolgenden Flüssigkeitsstrom mitgerissen. So kann es besonders bei Urämien zu einer
vorübergehenden Erhöhung des Blutgefrierpunktes und des Kochsalzgehaltes,
gelegentlich auch des Reststickstoffes kommen.

Eine solche Mobilisierung historetinierter Substanzen läßt sich auch experimentell sehr leicht erweisen. Werden einem Tiere Farbstoffe subkutan injiziert,
so hält die renale Ausscheidung derselben eine gewisse Zeit an, um dann zu
sistieren. Wird zu dieser Zeit ein Aderlaß durchgeführt, so setzt die Ausscheidung
des Farbstoffes durch den Harn wieder ein, ein Zeichen dafür, daß nun
die in den Geweben noch lagernden Farbstoffreste durch den in die Blutbahn
einsetzenden Flüssigkeitsstrom mitgerissen, an die Nieren herangebracht wurden
und zur Ausscheidung gelangen.

Einfluß auf die Blutgerinnung. Jeder größere Blutverlust führt zu
einer Beschleunigung der Blutgerinnung. Hierin ist eine wichtige

Selbstschutzeinrichtung für den Organismus gegeben. Die Beschleunigung der Gerinnungszeit ist eine nicht unerhebliche. So fand Freund bei der Verblutung eines Versuchstieres dieselbe von 9 auf 3 Minuten beschleunigt. Die Faktoren, welche bei dieser posthämorrhagischen Gerinnungsbeschleunigung mitwirken, sind zu sehen 1. in einem Einstrom bei der Gerinnung beteiligter enzymatischer Substanzen (Thrombokinase), 2. in einer Vermehrung der bei der Gerinnung wesentlich beteiligten Thrombozyten gegeben (posthämorrhagische Thrombozytose).

Durch diese Einrichtung ist dem Organismus zum mindesten bei Blutungen aus kleineren Gefäßen zusammen mit anderen Faktoren die Möglichkeit gegeben, sich gegen weitere Blutverluste zu schützen.

Wie jeder Blutverlust so setzt auch der Aderlaß einen kräftigen Reiz auf den hämatopoetischen Apparat. Das Knochenmark wirft zunächst die fertig gebildeten Blutkörperchen, sehr bald aber auch unfertige Elemente in die Bahn. Das Auftreten kernhaltiger roter Elemente dokumentiert die regeneratorischen Bestrebungen. Daneben kommt es zu anderen Veränderungen des roten Blutes, welche im allgemeinen Teil bereits besprochen wurden.

Auch die Vermehrung der weißen Elemente nach kräftigen Aderlässen ist als Ausdruck einer Knochenmarksreizung zu deuten. Unter diesen dominieren stets die polynukleären Leukozyten. Es kommt also nicht nur zu einer absoluten, sondern auch zu einer relativen Leukozytose, da die lymphozytären Elemente an der Vermehrung nicht teilhaben.

Die Wirkungen auf den Stoffumsatz sind von Bauer studiert worden. Der Autor fand nach Blutentziehung am Hunde eine Steigerung des Stickstoffgehaltes im Harn. Für die menschlichen Verhältnisse ist durch die Untersuchungen von v. Noorden sichergestellt, daß Aderlässe, welche sich in therapeutischen Grenzen halten, eine posthämorrhagische Azoturie nicht zur Folge haben.

Über die speziellen Wirkungen des Aderlasses in der Therapie innerer Erkrankungen können an dieser Stelle Einzelheiten nicht mitgeteilt werden. Eine Zusammenstellung des gegenwärtigen Standes der Aderlaßfrage mit Berücksichtigung der therapeutischen Effekte ist von mir an anderer Stelle gegeben worden.

Literatur.

Bang: Biochem. Zeitschr. Bd. 38, S. 236. 1914. — Bürger: Klin. Wochenschr. 1925. — Hirsch: Biochem. Zeitschr. Bd. 70, S. 191. — Veil: Ergebn. d. inn. Med. Bd. 15, S. 139. 1917.

3. Die subakute und chronische posthämorrhagische Anämie.

Eine scharfe begriffliche Abgrenzung der chronischen posthämorrhagischen Anämie von den Folgen akuter größerer Blutungen ist nicht immer durchgeführt worden. Wenn man darauf hinweist, daß jede chronische Blutungsanämie aus einer akuten hervorgehen müsse oder durch eine Wiederholung und Aneinanderreihung akuter Blutverluste entstehe (Türk), so trifft das nicht den Kern der Sache. Einmalige akute große Blutverluste bedingen ein ganz charakteristisches Zustandsbild und nehmen, wenn die Blutungen zum Stehen kommt, einen typischen klinischen Verlauf. Ich halte es daher nicht für richtig, auch jene anämischen Zustände, welche nach einer einmaligen größeren akuten Blutung infolge Verzögerung der Regeneration entstehen, den chronischen posthämorrhagischen Anämien zuzurechnen. Ich will vielmehr diesen Begriff für diejenigen Zustände reservieren, welche sich durch Summation vieler kleiner manifester oder latenter Blutverluste ausbilden, von denen jeder einzelne nicht imstande ist, das Bild der akuten Blutungsanämie zu erzeugen. Es muß dabei zugegeben werden, daß auch nach akuten großen Blutverlusten, zumal wenn sie einen schon geschwächten

Organismus treffen, gelegentlich die Anämien einen so verzögerten Heilungs-
verlauf nehmen, daß das klinische Bild dem der chronischen posthämorrhagischen
Anämie sensu strictori sehr ähnlich wird.

Die Ursachen der chronischen posthämorrhagischen Anämie sind mannig-
faltige. So kann das chronische Nasenbluten diesen Zustand herbeiführen.
Besonders dann, wenn eine konstitutionelle Neigung zu Blutungen gegeben
ist wie bei den Hämophilen. Die verschiedenen Formen der hämorrhagischen
Diathese können sich gleichfalls lange Zeit in solcher gesteigerten Neigung zu
Nasenblutungen manifestieren. Sehr bald aber wird unter diesen Umständen
die Blutung auch in anderen Organgebieten auftreten und den wahren Sachverhalt dadurch aufdecken. Gehäufte Zahnfleischblutungen, wie sie beim
Skorbut charakteristisch sind, führen nicht selten zu anämischen Zustands-
bildern, welche in einem gemeinsamen Abschnitt unter den alimentär bedingten
Anämien besprochen werden sollen.

Wiederholte Lungenblutungen führen im Verhältnis zu der Häufigkeit
dieses Ereignisses bei tuberkulösen Kranken relativ selten allein zu einer
schwereren Anämie. Die Anämie der Tuberkulösen ist meist komplexer Natur.
Die häufige Blässe, welche wir bei solchen Kranken besonders im Beginn
beobachten, ist bei den initialen Erkrankungsfällen nicht auf eine Verminderung
der Hämoglobin tragenden Elemente zurückzuführen, sondern es handelt sich
bei diesen Fällen nicht selten um Scheinanämien, welche bei mangelhaften
Blutuntersuchungen zu der Diagnose Chlorose Anlaß gegeben haben. Selbst
fortgeschrittene Tuberkulosen mit Kavernen können, solange Komplikationen
und höhere Temperaturen fehlen, normale Werte für die roten Blutkörperchen
aufweisen. Erst dann, wenn das sogenannte hektische Fieber die eingetretene
Mischinfektion ankündigt, pflegt eine Anämie einzusetzen. Am ungünstigsten
bezüglich des Blutbefundes wirkt die Lokalisation der Tuberkulose im Darm.
Hier kommt es zu sehr starken Reduktionen der Zahl der roten Blutkörperchen
bis auf 1 Million und Reduktion des Hämoglobins bis auf $15^0/_0$. Im allgemeinen
wirken die chronisch sich wiederholenden Blutverluste durch die tuberkulöse
Mitaffektion des Darms weit stärker anämisierend als die Lungenblutungen.
Bei der Darmtuberkulose wirkt neben dem dauernden Blutverlust aus den
Geschwüren die mangelhafte Ernährung infolge der schlechten Resorption
aus dem erkrankten Darm mit und hält die vermehrte Neubildung roter Blutkörperchen im Knochenmark und damit die Erholung auf. Darauf wird später
noch näher eingegangen werden.

Bei den fieberhaften Lungentuberkulosen mögen die Erreger der Mischinfektion durch ihre Toxine den hämatopöetischen Apparat schädigen und
so die Ausbildung der posthämorrhagischen Anämie begünstigen.

Blutungen aus dem Magen-Darmkanal sind von allen Formen posthämorrhagischer Anämien, welche der Kliniker zu sehen bekommt, die häufigste
Ursache. Wenn einzelne akute große Blutungen fehlen, kann selbst bei sehr
lange bestehendem Ulkus nach meinem Eindruck eine schwere sekundäre Anämie
lange ausbleiben. Unser eigenes Material betrifft 35 Fälle mit röntgenologisch
sichergestellten Ulkusnischen; es ergab folgende Resultate:

		7 Fälle mit okkultem Blut	28 Fälle ohne „okkultes" Blut
	41—50	1	0
$^0/_0$ nach Sahli	51—60	0	3
Hämoglobin	61—70	4	7
	71—80	2	14
	<80	0	4

3*

Die meisten dieser Fälle hatten eine jahrelang zurückreichende Anamnese. Auffällig ist die relativ große Zahl der Fälle, welche bei dreimaliger Stuhluntersuchung kein Blut aufweisen. Dementsprechend ist selbst bei bestehender Nische eine Anämie höheren Grades relativ selten. Aber auch wenn „okkultes" Blut im Stuhl gefunden wird, kann selbst bei langer Dauer des Ulkusleidens noch ein fast normaler Blutstatus gefunden werden.

Das Ulcus duodeni kann gleichfalls zu sekundärer Anämie führen, doch sind hier zuverlässig statistische Unterlagen wegen der Unsicherheit der Diagnose bisher nicht gewonnen worden. Blutungen aus varikös erweiterten Venen des Magen-Darmkanals sind am häufigsten am unteren Ösophagusabschnitt und am After zu finden. Chronische Hämorrhoidalblutungen können sehr schwer anämische Bilder veranlassen. Von Strauß und Rohnstein wurden nach Hämorrhoidalblutungen Reduktion des Hämoglobins auf 30%, Verminderung der roten Blutkörperchen auf 4,6 Millionen gesehen.

Die Blutungen aus dem harnbereitenden und harnleitenden Apparat führen seltener zu dem Bilde der chronischen posthämorrhagischen Anämie. Die Ursache solcher Blutungen kann eine verschiedene sein: abgesehen von der subakuten Nierenentzündung, bei welcher besondere Verhältnisse vorliegen, kommen hier Tuberkulose der Niere, Nierengeschwülste, Papillome, Nierensteine, feinste Verletzungen in den harnleitenden Wegen als blutungveranlassende Momente in Frage.

Bei Frauen führen die verschiedenen Formen der genitalen Blutungen zu schweren anämischen Krankheitsbildern. Schon unter physiologischen Bedingungen kommt es zu einem Schwanken der Zahl der roten Blutkörperchen bei der Frau, einer inter- oder prämenstruellen Erythrozytose von 1—1,5 Millionen roten folgt meist schon vor Beginn der Blutung ein Wiederabfall der Zahl der roten Blutkörperchen zur Norm resp. unter die Norm. Schwere menstruelle Blutungen können das Blutbild im Sinne einer posthämorrhagischen Anämie beeinflussen. Doch ist der menstruelle Blutverlust im Durchschnitt geringer als man im allgemeinen anzunehmen pflegt. Nach Hoppe-Seylers Feststellungen beträgt die Größe des Blutverlustes einer Menstruationsperiode zwischen 100 und 200 g. 376 g werden schon als profuse Blutung angesprochen.

Der Geburtsakt führt zu einem raschen Zurückgehen der Blutkörperchenzahl um $^1/_2$—1 Million. Noch niedrigere Werte gelten nicht mehr als physiologisch. In den ersten 3—4 Tagen des Wochenbetts soll Poikilozytose vorkommen (Henderson) und basophile Erythrozyten gefunden werden (Zanfrognini und Soli). Der Reduktion der Roten entspricht eine Verminderung des Hämoglobins in den ersten Tagen des Wochenbettes. Eine Wiederherstellung der normalen Blutwerte ist mit der Rückbildung des Genitales nach 6—8 Wochen abgeschlossen.

Akute große Blutungen haben dieselben Folgen wie Blutungen aus anderen Gefäßgebieten. Chronische Genitalblutungen sollen nach den Angaben von Peyer von dem weiblichen Körper ohne nachweisliche Veränderungen des Blutbildes vertragen werden können. Wie bei anderen Formen chronischer hämorrhagischer Anämie findet sich auch bei den chronischen Genitalblutungen des Weibes eine Herabsetzung des Hämoglobingehaltes, die relativ weiter geht als die Reduktion der roten. Der Färbeindex ist also kleiner als I (Blumenthal).

Komplizierter liegen die Verhältnisse für die Myomblutungen, da hier neben den einfachen Folgen des chronischen Blutverlustes schädigende Wirkungen der Stoffwechselprodukte der Myome selbst auf den blutbereitenden Apparat mitspielen. Dadurch wird die Wiederergänzung des zu Verlust gegangenen Blutes gehemmt und es können schwerste anämische Zustandsbilder resultieren, die gelegentlich sogar zu Verwechslungen mit perniziöser Anämie Anlaß gegeben haben. Für die Auffassung, daß Zerfallsprodukte des Myoms bei der Ausbildung der Anämie eine wichtige Rolle spielen, spricht auch die Tatsache der raschen Wiedererholung nach Entfernung der Geschwulst.

Literatur.

Blumenthal: Hegars Beitr. zur Gynäkologie Bd. 2, S. 414. 1907. — Henderson: Journ. of obstetr. a. gynecol. of the Brit. Empire 1902. Februar. Zit. Zentralbl. f. Gynäkol. 1902. Nr. 44, S. 1191. — Hoppe - Seyler: Zeitschr. f. physiol. Chem. Bd. 42, S. 545. 1904. — Payer, Frankel - Hochwart, v. Noorden, Strümpell: Die Erkrankungen des weiblichen Genitales in Beziehung zur inneren Medizin. Wien und Leipzig 1912. Bd. 1, S. 402. — Strauß und Rohnstein: Zit. nach Naegeli, Blutkrankheiten und Blutdiagnostik. 4. Aufl. Berlin: Julius Springer 1923. — Türk: Vorlesungen über klinische Hämatologie. II. Teil, 2. Hälfte. Wien und Leipzig 1912. S. 121. — Zanfrognini und Soli: Ref. Zentralbl. f. Gynäkol. 1905. Nr. 8, S. 244.

4. Die alimentären Anämien.

Eine Verschlechterung der Blutzusammensetzung durch die Ernährung ist auf verschiedenem Wege denkbar. Es kann zunächst quantitativ unzureichende Nahrungszufuhr, wenn sie lange genug fortgeführt wird, durch die allgemeinen Schädigungen, welche den Organismus treffen, auch auf die Blutbildung übergreifen. Zweitens können qualitativ unzureichende Nahrung, drittens blutschädigende Nahrungsgemische die Blutbildung ungünstig beeinflussen.

Änderung der Blutzusammensetzung durch quantitative Unterernährung. Der höchste Grad der quantitativen Unterernährung, zugleich der am besten untersuchte, ist der Hunger. Über Änderungen der Blutzusammensetzung bei Hunger ist folgendes bekannt: Der Gehalt des Blutes an festen Bestandteilen und an zelligen Elementen wird bei vollständiger Nahrungsenthaltung nicht wesentlich verschoben. Das Blut nimmt entsprechend der Reduktion der Körpermasse ab. Soweit man Abweichungen gefunden hat, liegen sie eher in einer relativen Zunahme der Trockensubstanz und der zelligen Elemente, eine Erscheinung, die man als ein Symptom einer Eindickung des Blutes gedeutet hat (Panum). Die molare Konzentration des Blutes bleibt, gemessen an der Gefrierpunktsdepression, unverändert. Nach Tierversuchen von Githens am Hunde und Wallerstein am Kaninchen soll im Hunger der Globulinanteil der Plasmaeiweißkörper, die zum größten Teil aus den Organen stammen, zunehmen. Anämische Zustände — das darf man wohl mit Sicherheit sagen — können durch bloßen Hunger nicht erzielt werden.

Weit schwieriger ist der Einfluß chronischer Unterernährung auf das Blut zu beurteilen. Die Klinik liefert relativ wenig einwandfreies Material für die Beurteilung dieser Frage. Unterernährungen, die unkompliziert durch Darmblutungen, durch Karzinome oder durch bakterielle Darmschädigungen verursacht sind, kommen nur selten zur Beobachtung. Bei Geisteskranken hat man gelegentlich die Möglichkeit, diese Dinge zu untersuchen. Bei einem geisteskranken Mädchen fand Reinert nach monatelanger dürftigster Ernährung Werte für die Blutzusammensetzung, die an der oberen Grenze der Norm lagen. Sichergestellt zu sein scheint mir eine Abnahme des Eiweißgehalts des Serums bei eiweißarmer Kost. So fand Landau nach einer Zufuhr von anderthalb Litern Milch pro Tag den Eiweißgehalt des Serums reduziert.

Der N-Gehalt des Serums:

	Fall 1	Fall 2	Fall 3
vorher	1,428%	1,344%	1,386%
nach einer Woche	1,372%	1,316%	1,370%

Ich selbst fand bei Untersuchungen mit Beumer bei einem blaß aussehenden 65 Jahre alten Mann mit hochgradiger Pankreasatrophie und zahlreichen Konkrementen im Ductus pancreaticus im Serum 3,26% Eiweiß und 4,90% Trockenrückstand, also ungefähr die Hälfte des normalen Wertes.

Experimentelle Untersuchungen über die Wirkung chronischer Unterernährung auf die Blutzusammensetzung sind von Hößlin gemacht worden, ohne daß, trotzdem dieselben anderthalb Jahre fortgeführt wurden, größere Abweichungen von der normalen Zusammensetzung sich fanden.

Reicheres Material über die Wirkung chronischer Unterernährung brachten die Untersuchungen von ödemkranken Menschen. Obwohl bei diesen Fällen der Blutbefund durch die Störungen des Gesamtwasserhaushalts kompliziert ist, lassen sich die wiedergegebenen Daten doch im Sinne einer Verschlechterung der Blutzusammensetzung verwerten. Die Zahl der roten Blutkörperchen und des Hämoglobins ist häufig vermindert. Die niedrigsten Werte sind 2 500 000 Rote. Im allgemeinen ist die Verminderung nicht so hochgradig, in der Regel bewegten sich die Werte um 4 Millionen herum. Wie schon bemerkt, ist es nicht mit Sicherheit zu entscheiden, wie weit in diesen Fällen eine Zunahme des Wassergehaltes des Blutes oder eine echte Verminderung der Zahl der roten Blutkörperchen die Veränderung der Blutzusammensetzung bewirken. Berechnet man nach dem Brechungsindex den Eiweißgehalt des Serums bei Ödemkranken, so ergeben sich nicht selten Werte unter 5%. So finden Schittenhelm und Schlecht unter 48 Fällen 8 Werte zwischen 4,1 und 4,9%, einmal sogar den Wert 3,94%. Der Trockenrückstand des Gesamtblutes wurde bis auf 15% reduziert gefunden. Das Serum ist durchweg hydrämisch, das spezifische Gewicht des Blutes wurde erniedrigt gefunden. Für das Gesamtblut zwischen 1040 und 1057, für das Serum zwischen 1019 und 1027. (Einzelheiten und Literatur siehe bei Bürger.)

Interessant ist die von verschiedenen Autoren vermerkte Tatsache, daß, sobald nach länger dauerndem Hunger resp. Unterernährung eine reichlichere Nahrungszufuhr wieder eintritt, die Regeneration des Blutes mit der Zunahme der übrigen Körpergewebe offenbar nicht Schritt hält. Daraus resultiert eine relative Verminderung des Blutes an Hämoglobin und roten Blutkörperchen (Hößlin und Lehmann, Müller, Munk, Senator, Zuntz). Man muß sich aber hüten, aus einer Verminderung der Blutkörperchen auf einen relativ zu schnell vor sich gehenden Anwuchs der Körpergewebe dann schließen zu wollen, wenn in der Hungerperiode sich unstillbares Erbrechen eingestellt hat, wie das in einer Beobachtung von v. Noorden in der Gerhardtschen Klinik der Fall war. Durch die starken Wasserverluste, welche das Erbrechen zur Folge hat, kann eine Anämie durch Eindickung des Blutes kachiert gewesen sein und die nach wieder einsetzender reichlicher Ernährung auftretende Blutverdünnung lediglich ein Zeichen dafür sein, daß das Blut seinen alten Wasserbestand aus der Nahrung wieder ergänzt hat.

Qualitativ unzureichende Ernährung. In zwei Richtungen kann die Ernährung für die Erhaltung eines normalen Blutzustandes qualitativ unzureichend sein. Erstens kann ein Fehlen der Vitamine in der Nahrung den Anwuchs und die Neubildung von Gewebe, zu welchem auch die zelligen Elemente des Blutes gehören, hindern und damit die Erythropöese lahmlegen. Zweitens können für die Blutbildung speziell wichtige Nahrungsbestandteile gar nicht oder in zu geringem Maße vorhanden sein und daraus eine anämische Beschaffenheit des Blutes resultieren. Hier ist in erster Linie der Eisenmangel der Nahrung in seiner Auswirkung auf die Blutbildung zu erörtern.

Unter den Avitaminosen, die zur Anämie führen können, ist der Skorbut und die Beri-Beri zu erwähnen. Beim Skorbut wirken mehrere Faktoren bei der Ausbildung der Anämie zusammen. Erstens kann die Zusammensetzung der Nahrung an sich die Erythropoese schädigen und zweitens kann aber der bei den schwereren Erkrankungen nicht unerhebliche Blutverlust zu einer posthämorrhagischen Anämie Anlaß geben. Die Zahl der roten Blutkörperchen ist gleichmäßig vermindert. Gewöhnlich ist die Hämoglobinarmut relativ stärker ausgeprägt als die Verminderung der Roten. Senator (1) findet in einem tödlich verlaufenden Fall die Blutkörperchen auf 750 000, das Hämoglobin auf 11 % vermindert. Im Blute finden sich neben zahlreichen Normoblasten vereinzelte Megaloblasten und Myelozyten. Das rote Knochenmark soll viele Lymphoidzellen enthalten.

Bei der Möller-Barlowschen Krankheit führt die schwere hämorrhagische Diathese zu hochgradiger sekundärer Anämie. Daß das Leiden, wie Senator (2) meint, auf eine Aplasie des Knochenmarks zurückzuführen sei, wird von E. Fränkel nach eigenen Befunden bestritten.

Naegeli hat als erster auf Veränderungen des Knochenmarks hingewiesen im Sinne eines zellarmen Fasermarks. Die Auffassung von Looser, daß diese Zellarmut des Fasermarks eine sekundäre sei, wird von Schmorl mit guten Gründen bestritten.

Ein Einfluß der Vitamine auf Blutbildung und Blutbeschaffenheit des Kindes wird ganz allgemein von Aron, L. F. Meyer und Hirschfeld für durchaus wahrscheinlich gehalten. Durch Zufütterung von Mohrrübenextrakten bei den Chloranämien der Kinder gelang es Marga Fronzig, eine sichere Besserung des Blutstatus zu erzielen.

Der Gefahr, wegen mangelnder Zufuhr von Eisen eine geregelte Blutbildung nicht aufrecht halten zu können, ist der erwachsene Mensch bei gemischter Kost nicht ausgesetzt. Anders liegen die Verhältnisse beim Säugling. Eine Gegenüberstellung der Aschenbestandteile eines Säuglings mit denen der Milch läßt ohne weiteres erkennen, daß der Säugling wesentlich mehr Eisen enthält, als eine entsprechende Menge Milch. Offenbar wird dem wachsenden Fötus ein Eisenvorrat vom mütterlichen Organismus mitgegeben, von dem er nach der Geburt zehrt. Mit diesen Vorstellungen stimmen Untersuchungen, die man an neugeborenen Kaninchen durchführte, gut überein.

Bunge hat den Eisengehalt von Kaninchenföten und Neugeborenen untersucht und gezeigt, daß auf 100 g Körpergewicht unmittelbar nach der Geburt 18,2 mg Eisen entfallen, der prozentische Eisengehalt der Körpersubstanz nimmt dann langsam ab und beträgt dann:

am	4. Tage nach der Geburt	9,9 mg Eisen.
,,	7. ,, ,, ,, ,,	6,0 ,, ,,
,,	11. ,, ,, ,, ,,	4,3 ,, ,,
,,	24. ,, ,, ,, ,,	3,2 ,, ,,
,,	41. ,, ,, ,, ,,	4,2 ,, ,,
,,	72. ,, ,, ,, ,,	4,6 ,, ,,

Die Kaninchen leben rund die ersten drei Wochen von der Muttermilch, wie die kleine Tabelle zeigt, wird nach Ablauf dieser Zeit ungefähr der niedrigste Eisengehalt des Körpers erreicht, der, sobald gemischte Nahrung von außen zugeführt wird, wieder ansteigt. Einen ähnlichen Versuch an 9 jungen Hunden hat Cloetta angestellt. Er fragte sich, wie die Verhältnisse des Eisens und Hämoglobins sich gestalten würden, wenn den Tieren nach Ablauf der Säuglingsperiode weiterhin Milch als einzige Nahrung gegeben wird. Er hat in einer zweiten Gruppe außer Milch täglich 35 mg Eisen in Form von milchsaurem Eisen oder von Ferratin, einer Eiweiß-Eisenverbindung, zugeführt. Es zeigte sich, daß bei der Gruppe, welche nach Ablauf der Säuglingsperiode ausschließlich Milch erhielt, der Hämoglobingehalt nach 12 Wochen auf 35 resp. 25 % gesunken war, während die Kontrolltiere, denen außer der Milch noch Eisen zur Nahrung zugelegt wurde, nach Abschluß der zwölfwöchentlichen Versuchsperiode normalen Hämoglobingehalt aufwiesen. Die Wägungen der Tiere zeigten, daß die mit der Milch gereichte Nahrung kalorisch vollkommen ausreichte, die Hämoglobinbestimmungen und Eisenanalysen lehren aber, daß eine fortgesetzte einseitige Milchnahrung für die Blutbildung infolge ihrer Eisenarmut nicht zureicht.

Experimentell läßt sich also eine alimentäre Anämie bei wachsenden Tieren durch einseitige Milchkost mit Sicherheit erzielen. Diese Tatsache ist durch neuere Untersuchungen von Tartakowski und Brinckmann erhärtet worden. Bei erwachsenen Tieren gelingt es nicht, durch eisenarme Kost eine nennenswerte Anämie zu erzeugen (M. B. Schmid und Tartakowski).

Es beträgt der Eisengehalt der Frauenmilch 1,215—2,93 mg Fe_2O_3 p. 1000, der Kuhmilch 0,5 mg Fe_2O_3 p. 1000 (Edelstein und v. Ksonka).

Da nach Soxhlet der Säugling zur Blutbildung einer täglichen Eisenmenge von 1,34 mg F_2O_3 bedarf, so muß bei einseitiger Kuhmilchernährung die Eisenzufuhr stark hinter dem Bedarf zurückbleiben. Tatsächlich kann beim Menschen eine eisenarme Ernährung, wenn sie übermäßig lange durchgeführt wird, zu erheblicher Anämie führen, wie ein von Gött mitgeteilter Fall zeigt, bei dem die eisenarme Milchkost bis zum Alter von 12 Jahren fortgeführt wurde.

Im allgemeinen scheint aber die Gefahr, lediglich durch Eisenminderzufuhr anämisch zu werden, für den menschlichen Säugling gering zu sein. Jedenfalls lehren klinische Erfahrungen, daß die Beigabe von medikamentösem Eisen zu reichlicher Milchkost bei den Säuglingsanämien nicht den gleichen Effekt hat wie beim Tierexperiment. Sie ist oft vollkommen wirkungslos. Auf Grund dieser Erfahrungen und der Tatsache, daß ältere Säuglinge, die bei zu geringen Milchmengen ohne Beikost oft monatelang hungern, zwar atrophisch aber nicht anämisch werden, hat man den Eisenmangel als ausschließliche Ursache der Kinderanämie fallen gelassen.

Czerny und seine Schüler haben die Meinung vertreten, daß das Milchfett schädigende Substanzen enthalten solle, welche auf die Blutbildungsstätte resp. das Blut einwirken. Auch Glansmann und Meyerstein wollen nach Fettverabfolgung eine Schädigung des Blutes beobachtet haben. Die Hypothese stützt sich auf die experimentellen Erfahrungen von Faust und Tallquist.

Diesen Autoren gelang es, aus getrocknetem Bothriozephalus-Material einen Cholesterin-Ölsäure-Ester zu isolieren, welcher als schädigendes Prinzip des breiten Bandwurmes angesprochen wurde. Es gelang den Autoren, durch 7 Monate lang fortgesetzte Fütterung von Ölsäure an einem Terrier eine erhebliche Anämie zu erzwingen.

Untersuchungen von Flury und Schmincke mit einer 6 Monate lang fortgesetzten Verfütterung von täglich 10 g Ölsäure an einem 7,5 kg schweren Hund führten zu einem kurz dauernden, ziemlich beträchtlichen Sturz der roten Blutkörperchen mit langsamer, aber vollständiger Reparation. Dabei zeigte sich eine Veränderung der Erythrozyten in biologischer und chemischer Beziehung, die als Schutzmaßnahme gedeutet wurde. Beumer hat diese Untersuchungen an zwei Hunden wieder aufgenommen, und zwar an jungen Hunden im Alter von 3 Wochen. Der eine erhielt täglich, der andere mit Abständen 20 bis 30 g Ölsäure durch die Magensonde. Beumer sah zu Beginn seiner Versuche eine mäßige Abnahme des Körpergewichtes mit einer geringen Verminderung des Hämoglobins und der Zahl der roten Blutkörperchen. Er führt diese Erscheinung nicht auf eine spezifische Schädigung durch Ölsäure, sondern auf den widerlichen Geschmack des Präparates zurück, welche zu einer verminderten Nahrungsaufnahme veranlaßt. Irgendwelche Zeichen von einer hämolytischen Wirkung der Ölsäure ließen sich weder im Serum noch im Blutbild nachweisen.

Wenn auch die Übertragungen solcher Ergebnisse aus Tierversuchen auf die menschliche Pathologie, vor allem des Kindesalters nur mit großer Reserve erfolgen darf, so glaube ich doch mit Beumer, daß die Möglichkeit einer Schädigung durch höhere Fettsäuren, die unter natürlichen Bedingungen nur in bedeutend geringeren Quantitäten bei Anomalien des Fettstoffwechsels im Organismus auftreten können, zum mindesten sehr in Frage gestellt ist. Diese abwartende Haltung möchte ich auch gegenüber der Hypothese Stölzners einnehmen, welcher nach Ziegenmilchfütterung gehäufte Fälle von Anämie auftreten sah. Er erblickte, da in der Ziegenmilch 8mal soviel lösliche Fettsäuren vorhanden sind als in der Frauenmilch, in ihnen den blutschädigenden Faktor bei der Ziegenmilchanämie. Auch Finkelstein lehnt die Vorstellung einer aktiven Schädigung durch einen einzelnen Nahrungsstoff als Ursache für die alimentären Anämien des Kindesalters ab.

Eine strenge Klassifizierung der verschiedenen Anämien des Kindesalters nach ätiologischen Faktoren läßt sich in exakter Weise nicht durchführen.

Von einer Reihe von Autoren, unter denen ich vor allem Kleinschmidt und Czerny nenne, werden die Nährschäden und konstitutionelle Minderwertigkeit ätiologisch in den Vordergrund gestellt; sie gewinnen ihre Auffassung, daß es sich bei den ätiologisch nicht geklärten Kinderanämien nach dem 1. Lebensjahre fast immer um alimentäre handele, ex juvantibus, da diese Anämien unter dem Einfluß von gemischter Kost besonders unter Beigabe von Fleisch die Blutarmut in wenigen Monaten wesentlich bessern konnten, von anderen wird darauf hingewiesen, daß eine ganze Reihe mehr oder weniger deutlich in die Erscheinung tretender Ursachen zur Anämie führen können. Z. B. überstandene Infektionskrankheiten, leichte Grade der Rachitis, Gastrointestinale Störungen usw.

Allen Formen kindlicher Anämie sind gewisse gemeinsame Abweichungen des Blutbildes eigen. Die Blutarmut des frühen Kindesalters trägt den Charakter der sekundären Anämie. Der Blutfarbstoff ist stark vermindert. Weitgehend reduziert ist die Zahl der Roten, doch entspricht ihre Reduktion nicht der des Hämoglobins, woraus ein niedriger Färbeindex resultiert. Kernhaltige rote Blutkörperchen fehlen fast nie, Myelozyten werden in geringer Menge bei fast allen Formen der Blutarmut des frühen Kindesalters nachgewiesen. Der erythropoetische Apparat spricht offenbar auf geringe Reize viel leichter und intensiver an als im späteren Kindesalter, woraus sich auch die fast regelmäßigen Vermehrungen der Leukozyten bei den sekundären Anämien des frühen Kindesalters erklären. Die Anämie erreicht leicht einen sehr hohen Grad, was sich daraus erklärt, daß der hämatopoetische Apparat beim wachsenden Individuum nicht nur den augenblicklichen Status aufrecht zu erhalten hat, sondern mit dem Wachstum des Gesamtorganismus dauernd eine entsprechende Vermehrung der Blutmenge aufbringen muß. Tritt nun eine Schädigung des blutbildenden Apparates ein, so kann schon allein aus dem Zurückbleiben der Leistungen des Knochenmarks gegenüber dem Wachstum des Gesamtorganismus eine relative Anämie resultieren, wie wir sie beim Erwachsenen schon kennen lernten, der nach voraufgehendem Hunger plötzlich wieder gut ernährt wird und nun einen Anwuchs zeigt, dem die Blutbildung nicht Schritt hält. Auf diese gewaltigen Mehrleistungen des kindlichen hämatopoetischen Apparates ist mit besonderem Nachdruck von Opitz hingewiesen worden.

Literatur.

Aron: Berl. klin. Wochenschr. 1922. S. 773. — Beumer und Bürger: Zeitschr. f. exp. Pathol. u. Therap. Bd. 13. 3. Mitt. — Beumer: Biochem. Zeitschr. Bd. 95, H. 3 u. 4. — Brinckmann: Zeitschr. f. Kinderheilk. Bd. 30, S. 158. 1921. — Bunge: Zeitschr. f. physiol. Chem. Bd. 16, S. 173. 1892. — Cloetta: Arch. f. exp. Pathol. u. Pharmakol. Bd. 38, S. 61. 1897. — Czerny - Keller: Des Kindes Ernährung. Bd. 2. 1917. — Edelstein und v. Ksonka: Biochem. Zeitschr. Bd. 38, S. 14. 1912. — Faust und Tallquist: Arch. f. exp. Pathol. u. Pharmakol. Bd. 57. — Finkelstein: Lehrbuch der Säuglingskrankheiten. 1921. — Flury und Schmincke: Arch. f. exp. Pathol. u. Pharmakol. Bd. 64. — Fränkel: Fortschr. a. d. Geb. d. Röntgenstr. Bd. 8. — Fronzig, Marga: Dtsch. med. Wochenschr. 1921. S. 419. — Githens: Hofmeisters Beiträge Bd. 5 u. 15. 1904. — Glansmann: Jahrb. f. Kinderheilk. Bd. 84, S. 95. 1916. — Gött: Zeitschr. f. Kinderheilkunde Bd. 9, S. 457. 1913. — Hößlin: Münch. med. Wochenschr. 1888. Nr. 38—39. — Hirschfeld: Berl. klin. Wochenschr. 1919. S. 193. — Kleinschmidt: Jahrb. f. Kinderheilk. Bd. 83, S. 97. 1916. — Landau: Dtsch. Arch. f. klin. Med. Bd. 78, S. 458. 1903. — Lehmann, Müller, Munk, Senator, Zuntz: Untersuchung an zwei hungernden Menschen. Virchows Arch. f. pathol. Anat. u. Physiol. Suppl.-Bd. 13. 1893. — Looser: Jahrb. f. Kinderheilk. Bd. 62. — Meyer, L. F. und Japha: Dtsch. med. Wochenschr. 1919. S. 1345. — Meyerstein: Ergebn. d. inn. Med. Bd. 12, S. 489. 1913. — Naegeli: Beitr. z. pathol. Anat. u. z. allg. Pathol. 1897. — v. Noorden: Handbuch der Pathologie des Stoffwechsels. 2. Aufl. Bd. 1, S. 512. Berlin 1906. — Opitz: Monatsschr. f. Kinderheilkunde, Orig.-Bd. 24, H. 2. — Panum: Virchows Arch. f. pathol. Anat. u. Physiol. Bd. 290. 1864. — Reinert: Die Zählung der Blutkörperchen. Leipzig 1892. S. 82. — Schittenhelm und Schlecht: Zeitschr. f. d. ges. exp. Med. Bd. 9, S. 1. 1919. — Schmid: Sitzungsber. d. physikal. Ges. in Würzburg 1913. S. 86. — Schmorl: Zit. nach Naegeli, Blutkrankheiten und Blutdiagnostik. 4. Aufl. Berlin: Julius Springer 1923. S. 264. — Senator (1): Berl. klin. Wochenschr. 1906. S. 501. — Senator (2): Berl. klin. Wochenschr. 1901. S. 506. — Soxhlet: Münch. med. Wochenschr. 1912. S. 1529. — Stöltzner: Med. Klinik 1909. S. 808, 962. — Tartakowski: Pflügers Arch. f. d. ges. Physiol. Bd. 10, S. 423. 1904. — Wallerstein: Quantitative Bestimmung von Globulin im Blutserum. Inaug.-Diss. Straßburg 1902.

5. Anämien infolge physikalischer Schädigungen des Blutes.

Die ausgedehnte therapeutische Verwendung der Röntgenbehandlung, ihre große Wirkung auf den leukopoetischen Apparat, die schönen Erfolge der Knochenbestrahlung bei der Polyzythämie mit weitgehender Reduktion der Erythrozytenzahl legen die Frage nahe, ob nicht auch längere therapeutische oder berufliche Einwirkung der Röntgenstrahlen imstande sind, den erythropoetischen Apparat zu schädigen.

Allen Experimentatoren ist die hochgradige Empfindlichkeit des lymphatischen Gewebes, besonders der Keimzentren, gegenüber den weniger strahlenempfindlichen Knochenmarkszellen aufgefallen.

Heinike fand bei seinen Untersuchungen an Mäusen, Meerschweinchen und Ratten bereits innerhalb der ersten 24 Stunden ausgedehnte Zerstörungen in den Keimzentren des lymphatischen Gewebes, während die Zellzerstörungen im Knochenmark sich erst 2—3 Tage später, und zwar zuerst an den ungranulierten Zellen erkennen lassen. Der große Unterschied in der Empfindlichkeit von lymphatischem und myeloischem Gewebe ist von allen Nachuntersuchern bestätigt worden. Bei ihren experimentellen Untersuchungen über die Einwirkung von Röntgenstrahlen auf tierisches Gewebe fanden Krause und Ziegler bei tödlichem Verlauf der Bestrahlung zur Zeit des vollständigen Schwundes der weißen Blutzellen ein Verschwinden der bei Mäusen normalen Polychromatophilie der roten Blutkörperchen, ein spärliches Auftreten blauer Chromatinklümpchen in den Erythrozyten, eine rasche Abnahme der Plättchenzahl und ihr schließliches Verschwinden. Bei Meerschweinchen zeigte sich nach 10stündiger Bestrahlung und Tötung 50 Stunden nach abgeschlossener Bestrahlung eine so weitgehende Rarefikation des Knochenmarks, daß an einzelnen Stellen die typischen Knochenmarkselemente vollkommen fehlten. Am ebenso lange bestrahlten Kaninchen, welches nach der Bestrahlung noch 50 Stunden gelebt hatte, wird gleichfalls eine erhebliche Zellarmut im Knochenmark gefunden, wobei die spezifischen Knochenmarkszellen sich in erster Linie vermindert zeigen. Nach einer Gesamtdauer der Bestrahlung von 8 Stunden ist eine Verminderung der Erythrozyten von 5,17 Millionen auf 4,7 Millionen erreicht. Auch bei Ratten wurde durch länger dauernde Bestrahlung eine wenn auch geringe Reduktion der Erythrozytenzahl beobachtet. Bei letzteren Versuchstieren waren die Erythrozyten unter dem Einflusse der Röntgenstrahlen trotz vielstündiger Bestrahlung, bei welchen die Leukozyten schließlich auf 800 resp. 1000 abgesunken waren, sowohl in bezug auf die Zahl als auch auf ihr mikroskopisches Aussehen wenig verändert. Trotzdem sank der Hämoglobingehalt innerhalb von wenigen Tagen bei den Versuchstieren um etwa 30% ab. Bei Hunden fanden sie nach 10stündiger Bestrahlung und Tötung 50 Stunden nach der Bestrahlung eine leichte Zunahme des Hämoglobingehaltes, der nur eine geringe Vermehrung der roten Blutkörperchen parallel ging. Gleichzeitig wurde eine Zunahme des spezifischen Gewichts des Blutes bei den Hunden festgestellt.

Im allgemeinen läßt sich sagen, daß bei den relativ kurzen Untersuchungszeiten der Autoren die Veränderungen an den Erythrozyten des strömenden Blutes verhältnismäßig geringe waren, eine Erscheinung, die sie mit der längeren Funktionsdauer der Erythrozyten erklären. Die an den Mäusen unter dem Einfluß der Bestrahlung gemachten Beobachtungen deuten sie in dem Sinne einer Beschleunigung der Reifung der roten Blutkörperchen.

Für die Verhältnisse der menschlichen Pathologie sind diese Beobachtungen insofern von geringerer Bedeutung, als wir es sowohl bei den therapeutischen Bestrahlungen als auch bei den beruflichen Schädigungen, welche bei mangelhafter Technik und ungenügendem Schutz eintreten können, mit viel länger dauernden Bestrahlungszeiten als bei diesen Tierversuchen zu tun haben.

Gaviati und andere italienische Forscher haben festgestellt, daß unter der chronischen Einwirkung der Röntgenstrahlen im Blute sich eine Anisozytose und Poikilozytose und eine Vermehrung der Erythrozyten mit der Substantia granulosa filamentosa ausbilden kann. Gavazzeni et Minelli weisen darauf hin, daß bei Berufsradiologen unter der dauernden Einwirkung der Strahlen eine aplastische Anämie mit tödlichem Ausgang sich ausbilden könne.

Die Wirkung radioaktiver Substanzen auf den erythropoetischen Apparat ist von Brill und Zehner an Hunden und Kaninchen geprüft worden. Sie injizierten den Tieren subkutan 2,5/1000 bis 9,3/100 mg Radiumchlorid. Diese Mengen entsprechen 0,002 und 0,07 mg Radiummetall, sind somit 10- bis 350mal so stark als die im Handel befindlichen Präparate. Diese Injektionen hatten eine kräftige Anregung der Erythropoese unmittelbar nach der Injektion zur Folge. Die Zahl der roten Blutkörperchen stieg innerhalb der ersten beiden Stunden nach der Injektion, deren Radiumgehalt 0,064 mg Radium entsprach, von 5,4 auf 7,2 Millionen. Nach Injektion von 0,047 mg Radium von 6,5 auf 8,3 Millionen. Die Wirkung solle eine Reihe von Wochen anhalten und erst allmählich abklingen. Dosen unter etwa 2/1000 mg pro kg Körpergewicht haben eine nur geringe Wirkung auf die Erythropoese. Die relativ lange anhaltende Wirkung der Radiuminjektion auf den erythropoetischen Apparat wird als Ausdruck der Retention der Radiumsalze in den Geweben aufgefaßt. Die erwähnten Autoren haben immer nur eine Injektion gesetzt und dadurch Kumulation der Radiumwirkung vermieden. Diesem vorsichtigen Vorgehen ist es offenbar zu danken, daß schädigende Wirkungen auf das Knochenmark und das periphere rote Blut nicht zur Beobachtung kamen. Neuerdings hat Kestner[1]) über jahreszeitliche Schwankungen des Hämoglobingehaltes mit einem Tiefpunkt im sonnenarmen Winter berichtet. Die Akten über die Frage, ob Lichtmangel zur Anämie führen kann, sind noch nicht geschlossen.

Literatur.

Brill und Zehner: Berl. klin. Wochenschr. 1912. Nr. 27, S. 1261. — Gavazzeni und Minelli: Strahlentherapie 1914. Nr. 5. — Gaviati: Kongreß-Zentralblatt Bd. 15, S. 204. 1920. — Heinike: Münch. med. Wochenschr. 1903. Nr. 48 und 1904. Nr. 18; Mitt. a. d. Grenzgeb. d. Med. u. Chirurg. Bd. 14, H. 1 u. 2; Dtsch. Zeitschr. f. Chirurg. Bd. 78, S. 196. — Krause und Ziegler: Fortschr. a. d. Geb. d. Röntgenstr. Bd. 10, S. 126.

6. Anämien infolge chemischer Schädigungen des Blutes
(Hämotoxische Anämien).

Unter den Giften, die zu den hämotoxischen Anämien führen, spielen gerade diejenigen, welche das Hämoglobin chemisch verändern, klinisch eine untergeordnete Rolle. Das ist verständlich, soweit Gifte in Frage kommen, die neben dem Blut andere lebenswichtige Gewebe so stark schädigen, daß lange bevor eine Anämie sich ausbilden kann, in manchen Fällen der Tod eintritt, in anderen Fällen, in denen eine untertödliche Dosis den Organismus getroffen hat, die Blutschädigungen so rasch ausgeglichen werden, daß eine klinische, als solche imponierende Anämie nicht zustande kommt. Die Blausäurevergiftung, die Schwefelwasserstoffvergiftung, die NO-Vergiftung kommen als Faktoren für die Ausbildung sekundärer Anämien daher kaum in Frage. Unter Verdrängung des Sauerstoffs aus dem Hämoglobin wird Schwefelmethämoglobin resp. Cyanmethämoglobin gebildet, das sich durch spektralanalytische resp. chemische

[1]) Nordwestdeutsche Ges. f. inn. Med. 30. u. 31. Jan. 1925 Hamburg.

Methoden im Blute leicht nachweisen läßt. Schon durch die Farbe des Blutes, das oft einen rotbraunen Ton annimmt, kann die Methämoglobinbildung erkannt werden. Bei schwereren Vergiftungen werden die Blutkörperchen zerstört, der Farbstoff tritt ins Plasma und schließlich in den Harn über. Die Methämoglobinurie ist oft von schweren Schädigungen des Nierenparenchyms begleitet. Wird die Vergiftung überstanden, so sorgt das Knochenmark durch kräftige reparatorische Mehrleistung für einen raschen Wiederersatz des zugrunde gegangenen Blutkörperchenmaterials und verhindert damit die Ausbildung einer sekundären Anämie.

Unter den hämotoxischen Giften haben eine besondere klinische Bedeutung die Bleivergiftung, die Vergiftung mit Kalium chloricum und die Folgen der Injektion hämolysierender Sera. Die Pilzvergiftungen führen wegen der Schwere der Erkrankung seltener zu ausgesprochenen anämischen Zuständen.

Bleianämie. Die Blässe der in gewerblichen Betrieben mit Blei beschäftigten Arbeiter ist durchaus nicht in allen Fällen durch eine anämische Blutbeschaffenheit bedingt. Sehr häufig findet man bei sehr blassen Arbeitern normale oder fast normale Werte für die Erythrozyten und entsprechend hohe Hämoglobinwerte. In vielen solcher Fälle ist die Blässe durch eine verminderte Kapillarfüllung zu erklären, die ihrerseits wieder in einem veränderten Gefäßtonus ihre Ursache hat. In anderen Fällen bildet sich aber mit zunehmender Dauer der toxischen Schädigung eine mehr oder weniger schwere Anämie mit allen hämatologischen Zeichen einer solchen aus.

Unter den Veränderungen des Blutes dominieren die eigentümlichen basophilen Tüpfelungen der roten Blutkörperchen so erheblich, daß man aus dieser Erscheinung allein, wenn die Anamnese daraufhin verdächtig war, auf eine Bleiintoxikation geschlossen hat. Sehr bald, nachdem Grawitz (1) auf diesen Befund hingewiesen hatte, entspann sich eine lebhafte Diskussion darüber, ob diese Tüpfelungen der roten Blutkörperchen einen degenerativen oder regenerativen Charakter tragen. Je nach der Stellungnahme, die man in der Beantwortung dieser Frage einnimmt, wird man die Bleivergiftung und die aus ihr resultierende Anämie entweder den hämotoxischen oder den myelotoxischen Anämien zurechnen müssen. Man hat versucht, das Problem durch Tierexperimente der Lösung näher zu bringen.

Sabrazès (1) zeigte, daß die akute und subakute Bleivergiftung niemals zum Auftreten der basophilen Tüpfelung führt. Nur durch chronische Intoxikation ließ sich die Granulierung erzeugen und — was besonders bedeutungsvoll ist — durch eine höher gewählte toxische Bleidosis auch wieder zum Verschwinden bringen. Stets verschwanden die Körnchen bei den bleivergifteten Tieren kurz vor dem Tode. Sabrazès (2) sah deshalb in den getüpfelten roten Blutkörperchen Zeichen der Regeneration und deutete ihr Verschwinden als ein Symptom der Erlahmung der hämatopoetischen Apparate. Diese biologisch bedeutsamen Versuche wurden auf Veranlassung von Naegeli durch Lutoslawski einer Nachprüfung unterzogen, die die Resultate Sabrazès im wesentlichen bestätigte. Es zeigte sich, daß nur die vorsichtige chronische Bleiintoxikation zum Auftreten der Granula in den roten Blutkörperchen führte und daß hohe Bleidosen die Zahl der getüpfelten Erythrozyten nicht vermehrten, sondern die vorhandenen zum Verschwinden brachten. Diese Erscheinung ging dem Tode der Versuchstiere in der Regel einige Zeit voraus. Wenn bei den Versuchstieren infolge der chronischen Bleivergiftung eine hochgradige Vermehrung der gekörnten Erythrozyten eingesetzt hatte und in einem späteren Stadium als Zeichen der Funktionsstörung eine Verminderung der getüpfelten Erythrozyten eingetreten war, blieb eine Spontanheilung der Tiere in der Regel aus. Wurde aber im Stadium der Verminderung der getüpfelten roten Blutkörperchen Jodkalium gegeben, so trat auch in diesem späten Stadium noch Heilung ein und das Leben blieb erhalten. Mit eintretender Genesung zeigte sich bald wieder eine Vermehrung der granulierten roten Blutkörperchen.

Diese tierexperimentellen Erfahrungen sprechen eindeutig für die Auffassung, daß dem Auftreten der getüpfelten roten Blutkörperchen im Blute ein regenerativer Charakter zukommt.

Grawitz, der zuerst auf das Vorkommen der getüpfelten Erythrozyten bei Bleivergiftung hingewiesen hatte, ist stets für den degenerativen Charakter derselben eingetreten. Er wies darauf hin, daß die Körnelung oft in intensivster Weise zu finden sei, ohne daß im Blute auch nur ein einziger Normoblast zu entdecken ist. Auf Grund dieser Beobachtung lehnte er die Vorstellung, daß die Körnchen die Endstadien des Kernzerfalls seien, ab, denn man hätte in diesem Falle auch ab und zu die Vorstufe der kernhaltigen roten Blutkörperchen finden müssen.

Der Auffassung von Grawitz (1) ist außer den oben angeführten experimentellen Argumenten entgegenzuhalten, daß bei den leichteren Formen der Bleivergiftung zwar die kernhaltigen roten Blutkörperchen fehlen können, daß bei den schwereren Formen nahezu regelmäßig Normoblasten gefunden werden. Fernerhin ist zu sagen, daß bei Annahme einer Plasmadegeneration der Erythrozyten des zirkulierenden Blutes als Ursache der Tüpfelung der roten Blutkörperchen die Menge der granulierten Zellen und die des Giftes in einem bestimmten Verhältnis zueinander stehen müssen.

Die übrigen Erscheinungen der Anämie — darin stimme ich Naegeli auf Grund eigener reichlicher Erfahrungen bei — sind selbst in den Fällen, in welchem ein sicherer Bleisaum vorhanden ist und eine große Zahl getüpfelter roter Blutkörperchen gefunden wird, sehr wenig ausgesprochen. Unter 36 Fällen von mehr oder weniger schwerer Bleivergiftung, die unter den Brennern einer Abwrackwerft beobachtet wurden, und die zum Teil schon jahrelang in dem gefährlichen Betriebe arbeiteten, war die niedrigste Zahl von roten Blutkörperchen 4,0 Millionen, die niedrigste Hämoglobinzahl 50%. Zwischen 60 und 70% Hämoglobin hatten unter diesen Fällen 13, also mehr als $^1/_3$. Getüpfelte Erythrozyten wurden nachgewiesen in 23 Fällen.

Die in der Klinik Kiel in den letzten Jahren zur Beobachtung kommenden Fälle von Bleivergiftung verdienen wegen der Besonderheit ihrer Ätiologie eine kurze Besprechung. Das Abwracken alter Kriegs- und Handelsschiffe hat besondere Unternehmungen in dem Kieler Hafen ins Leben gerufen. Die Schiffswandungen, die mit Mennige und Bleiweiß bestrichen sind, werden mit Hilfe eines Schneidebrenners bei Temperaturen zwischen 1600 und 1800° zerlegt. Das in dem Schiffswandanstrich enthaltene Blei geht dabei in Dampfform über und mischt sich der Atemluft der Arbeiter bei. Engelsmann hat die in den Abwrackbetrieben auftretenden bleihaltigen Dämpfe auf Blei untersuchen lassen und fand in einer Probe von 100 Litern 4,5 mg Blei, in einer zweiten Probe von 200 Litern 13,53 mg Blei. Die untersuchten Dämpfe waren in beiden Fällen in 50 cm Abstand von dem Schnitt gewonnen worden. Engelsmann berechnet, daß in achtstündiger Arbeitszeit — 8 Liter Atemluft pro Minute vorausgesetzt — unter ungünstigsten Bedingungen 0,215 g Blei eingeatmet werden.

Die Zahl der getüpfelten roten Blutkörperchen bei den Kranken meiner Beobachtung waren sehr wechselnde. In einem Falle wurden auf 100 rote Blutkörperchen 42 getüpfelte gezählt, in einem anderen Falle auf 100 Rote 38 getüpfelte. Dieser höchste Wert von 42% getüpfelter roter Blutkörperchen wurde bei einem Manne gefunden, der erst 2 Monate im Betriebe war. Er hatte bei genauester Untersuchung keine weiteren Symptome der Bleivergiftung, 4,8 Millionen rote, 81% Hämoglobin, 6400 Leukozyten. Die Frage, ob wir berechtigt sind, aus dem Auftreten getüpfelter roter Blutkörperchen die Diagnose Bleivergiftung zu stellen, möchte ich nicht unbedingt bejahen. Es scheint so, als ob bereits geringe Spuren von Blei, welche in die Zirkulation geraten, genügen, um einen kräftigen Reiz auf das Knochenmark auszuüben und die regeneratorischen Erscheinungen schon zu einer Zeit in die Wege zu leiten, in welcher irgendwelche Krankheitszeichen, die auf eine Bleiintoxikation hinweisen, noch nicht bestehen. Die synoptische Betrachtung unseres Materials zeigt weiterhin, daß höhere Blutdruckwerte selbst bei jahrelangen Arbeiten in dem Abwrackbetrieb und regelmäßiger Nachweisbarkeit der basophilen Tüpfelung nicht zur Beobachtung kamen. Im Harn wurden nur dreimal minimale Spuren von Eiweiß gefunden.

Schwerere anämische Erscheinungen habe ich auch dann vermißt, wenn andere Symptome der Bleivergiftung, vor allem die Bleikolik, den Patienten in heftigster Weise geplagt hatten, und mehr oder weniger hochgradiger Bleisaum für die reichlichere Bleiaufnahme beim Patienten sprach. Es scheint so, als ob die Anämie, wenn die Bleischädigung vorher gesunde kräftige Menschen trifft und nicht zu lange anhält, nur sehr selten höhere Grade erreicht. Besonders hervorheben möchte ich noch, daß unter meinem Material Normoblasten sich so gut wie gar nicht fanden, auch in solchen Fällen, in denen die Zahl der getüpfelten Roten nahezu 50 % aller Erythrozyten erreicht. Ich stimme Naegeli vollkommen darin bei, daß die Menge der punktierten Blutkörperchen durchaus keine Parallele mit der Schwere der Vergiftung erkennen läßt, widerspreche ihm aber darin, daß die Zahl der getüpfelten roten Blutkörperchen in einem bestimmten Verhältnis zu dem Grade der Anämie stehe (Bürger). Die hier mitgeteilten exorbitanten Werte von getüpfelten roten bei fast normalen Zahlen für das Hämoglobin und roten Blutkörperchen sind ein starkes Argument gegen die Nägelische Auffassung. Auch die Polychromasie war in meinen Fällen durchaus nicht so häufig wie die Tüpfelung.

Zusammenfassend läßt sich sagen: daß höhere Grade der Anämie bei Bleivergifteten relativ selten gefunden werden und daß sonst gesunde Menschen lange Zeit in Betrieben, in denen Blei resp. Bleierze verarbeitet werden, beschäftigt sein können, ohne daß sich die Zeichen der Anämie einstellen. Unter 283 Arbeitern einer Fabrik fand Schnitter bei 75 % aller Arbeiter basophile punktierte rote Blutkörperchen, sonst aber keine Zeichen irgendwelcher Erkrankung. Aus solchen Beobachtungen muß man den Schluß ziehen, daß es sogenannte „gesunde Bleiträger" gibt. Das Auftreten der getüpfelten roten Blutkörperchen kann bei solchen noch gesunden Bleiarbeitern ein wertvolles Signal sein, das den Gewerbearzt veranlassen soll, den gefährdeten Arbeiter aus dem Betriebe herauszunehmen. Schwierig ist die Entscheidung, wo hier die Grenze zu suchen ist, und es scheint mir fraglich, ob es berechtigt ist, eine bestimmte Anzahl getüpfelter roter Blutkörperchen als Kriterium dafür zu verwenden, ob man den betreffenden Arbeiter als gefährdet betrachten soll oder nicht. Von P. Schmidt und Trautmann sind solche Vorschläge gemacht worden.

Das Kalium-Chloricum ist früher als antiseptisches Mittel zur Harndesinfektion bei Pyelitis und Cystitis verwendet worden. Es ist aber selbst in hohen Konzentrationen kaum imstande, das Wachstum der Bakterien wirksam zu verhindern. Es wird zu gut 90 % mit dem Harn wieder ausgeschieden und kann bei gestörtem Ausscheidungsvermögen der Nieren schon in sonst unschädlichen Tagesgaben von 4—6 g gefährlich werden. Kommt das Salz in größeren Mengen zur Resorption, so dringt es in die roten Blutkörperchen ein und verwandelt deren Hämoglobin in Methämoglobin, das sich bei spektroskopischer Untersuchung durch den Nachweis des schmalen Streifens im Rot leicht erkennen läßt. Das gebildete Methämoglobin führt zu einer schweren Vergiftung. Es treten Durchfälle, Erbrechen, Nierenschädigungen auf, die zerstörten Blutkörperchen werden in der Leber und Milz abgefangen und weiter verarbeitet. Neben einem spodogenen Milztumor findet man in chronischer verlaufenden Fällen unter Anschwellung der Leber einen mehr oder weniger intensiven Ikterus. Die weitgehende Zerstörung von Blutzellen führt zu einer Oligozythämie, die besonders in tödlich verlaufenden Fällen hohe Grade erreichen kann.

So fand Grawitz (2) bei einer 28 Jahre alten Frau, die etwa 40 g chlorsaures Kali zu sich genommen hatte, eine Abnahme der roten Blutkörperchen von 4,3 Millionen am 1. Tage, auf 1,6 Millionen am 7. Tage nach der Vergiftung. Der Tod erfolgte am 7. Tage. Chronische sekundäre Anämien sind nach dem Gebrauch von chlorsaurem Kali nicht beobachtet worden.

Unter den übrigen Methämoglobinbildnern spielt das in der Dermatologie vielfach verwendete Pyrogallol eine gewisse Rolle. Es soll bei unvorsichtigem Gebrauch durch Zerstörung zahlreicher roter Blutkörperchen zu schweren Anämien und schließlich zum Tode führen. Experimentell ist das durch zahlreiche Arbeiten sichergestellt. Die danach beobachteten Anämien tragen alle den Charakter der sekundären, es kommt zu kräftigen Reaktionserscheinungen von seiten des Knochenmarks, zum Auftreten von Normoblasten und Leukozytosen.

Die übrigen Methämoglobinbildner haben als Erreger sekundärer Anämie keine große klinische Bedeutung, sondern mehr toxikologisches Interesse. Das Nitrobenzol, das Phenacetin und Lactophenin, die Chromsäure seien daher an dieser Stelle nur erwähnt. Auf das Anilin und Phenylhydrazin ist im pathologisch-physiologischen Teil bereits hingewiesen.

Kohlenoxydvergiftung. Praktisch von größerer Bedeutung ist die Kohlenoxydvergiftung. Das CO verdrängt kraft seiner rund 200mal stärkeren Affinität zum Hämoglobin als der Sauerstoff denselben aus seiner Verbindung mit dem Blutfarbstoff. Schon ein CO-Gehalt von $0,3^0/_0$ würde das Blut zu $68,7^0/_0$ in Kohlenoxydhämoglobin umwandeln, was den sicheren Tod des Menschen zur Folge hat. Das so geschädigte und an Sauerstoff verarmte Blut wirkt als kräftiger Reiz auf das Knochenmark, weshalb es in nicht seltenen Fällen, wie ich aus eigener Erfahrung bestätigen kann, zu einer Vermehrung der roten Blutkörperchen — einer symptomatischen Erythrozytose — kommt.

Sekundäre Anämien sind nach Kohlenoxydvergiftung nicht beobachtet worden.

Über eine Reihe weiterer Blutgifte, denen eine mehr experimentell-pathologische Bedeutung zukommt, ist im Allgemeinen Teil dieser Arbeit abgehandelt.

Unter den erwähnten Vergiftungen hat die mit Nitrobenzol insofern eine größere praktische Bedeutung, als sie bei Arbeitern in der chemischen Industrie, die sich mit der Fabrikation von Anilinfarbstoffen und Sprengstoffen beschäftigen, gelegentlich zur Beobachtung kommen. Die erste einschlägige Beobachtung stammt von Massini.

Es kam zu einer schweren Anämie mit Verminderung der roten Blutkörperchen auf 1,8 Millionen und des Hämoglobins auf $50^0/_0$ am 9. Tage nach der Vergiftung. Es trat eine kräftige Knochenmarksreaktion mit Ausschwärmen zahlreicher Normoblasten und spärlicher Megaloblasten und Myelozyten ein. Daneben bestand eine kräftige neutrophile Leukozytose mit 22 400 Leukozyten. Nach weiteren 9 Tagen war die Zerstörung der Roten nahezu kompensiert, es wurden 4 Millionen Rote und $98^0/_0$ Hämoglobin gefunden.

Das gemeinsame aller der erwähnten Blutgiftanämien ist die kräftige Reaktion des Knochenmarks, die im Gegensatz zu den Befunden bei der perniziösen Anämie fast regelmäßig zur Leukozytose führt. Wie in dem Abschnitt über die pathologische Physiologie des Blutes eingehend dargestellt wird, kommt es neben der Bildung roten Marks zum Auftreten myeloischen Gewebes in Leber und Milz.

Literatur.

Bürger: Zusammengestellt in der Dissertation Schrader. Kiel 1922. — Engelsmann: Klin. Wochenschr. 1923. Nr. 41, Jg. 2, S. 1884. — Grawitz (1): Klinische Pathologie des Blutes. 2. Aufl. 1902. S. 415. — Grawitz (2): Dtsch. med. Wochenschr. 1899. Nr. 36 u. 44; Dtsch. med. Wochenschr. 1905. Nr. 45; Berl. klin. Wochenschr. 1900. Nr. 7 u. 9; Berl. klin. Wochenschr. 1901. Nr. 24 u. 46. — Lutoslawski: Inaug.-Diss. Zürich 1904. — Massini: Dtsch. Arch. f. klin. Med. 1901. — Naegeli: Blutkrankheiten und Blutdiagnostik. 4. Aufl. Berlin: Julius Springer 1923. — Sabrazès (1): Gaz. hebdom. des sciences méd. de Bordeaux 14. 7. 1907. Fol. haematol. Bd. 9, S. 103. — Sabrazès (2) und Bourret: Gaz. hebdom. des sciences méd. de Bordeaux 1901. Nr. 39. — Schmidt: Arch. f. klin. Med. Bd. 96. 1909; Arch. f. Hyg. Bd. 63. 1907; Zentralbl. f. Gewerbehyg. 1914. — Schnitter: Dtsch. Arch. f. klin. Med. Bd. 117 und Dtsch. med. Wochenschr. 1919. S. 711. — Trautmann: Münch. med. Wochenschr. 1909. S. 1371.

7. Sekundäre Anämien bei chronischen Infektionskrankheiten.

Die chronischen Infektionskrankheiten führen weniger durch eine direkte Schädigung des Blutes, als durch eine Beeinträchtigung der Knochenmarks-funktion oft zu einer weitgehenden Veränderung der Blutzusammensetzung. Unter ihnen nehmen in unseren Breiten die Tuberkulose, die Lues und neuer-dings auch die Malaria den breitesten Raum ein.

Bei der **Tuberkulose** liegen die Verhältnisse insofern kompliziert, als hier neben toxischen Wirkungen Blutverluste durch Hämoptoen und aus Darm-geschwüren den Blutbestand verschlechtern können. Es kommt noch hinzu, daß bei Mischinfektionen die Entscheidung schwer ist, wie weit die Verände-rungen des Blutes auf die Wirkung des Tuberkelbazillus, wie weit sie auf die Wirkung der Mischinfektionserreger zurückzuführen sind. Zunächst ist fest-zustellen, daß bei der unkomplizierten Lungentuberkulose höhere Grade von Anämie relativ selten zur Beobachtung kommen. Daß Patienten mit schwerer Gelenktuberkulose einmalige größere Blutverluste langsamer wieder ersetzen als normale, wie Bierfreund fand, ist nicht wunderbar. Die Schwächung des ganzen Organismus trifft wie alle Gewebe auch das Knochenmark und lähmt dessen regeneratorische Funktion mehr oder weniger weitgehend. Das blasse Aussehen vieler Kranker mit beginnender Spitzenaffektion war früher nicht selten der Anlaß zu der Diagnose Chlorose. Eine genauere Blutanalyse deckt den wahren Sachverhalt auf. Meist handelt es sich um Kranke mit normalem oder fast normalem Blutbefund, bei welchen die Blässe durch eine schlechte Füllung der Hauptkapillaren bedingt ist. Es handelt sich hier also um eine Scheinanämie.

Eine Durchsicht unseres eigenen Materials, welches nach modernen Prin-zipien der Tuberkuloseeinteilung geordnet ist und 94 durchanalysierte Fälle betrifft, ergab folgendes Resultat:

Unter 26 Kranken mit vorwiegend zirrhotischer Phthise war der nied-rigste Wert für die Roten 3,08 Millionen und 77% Hämoglobin bei einer Kranken, welche nie Lungen- oder Darmblutungen gehabt hatte und an einer zirrhotisch-proliferativen Tuberkulose litt. Die maximale Temperatur betrug 38,3 Grad. Außer diesen fanden sich noch 4 weitere Fälle mit Blut-körperchenzahlen unter 4 Millionen, die alle ohne Blutungen verlaufen waren und an zirrhotisch-proliferativen Formen der Tuberkulose litten.

Die Mittelwerte bei diesen 26 vorwiegend zirrhotischen Tuberkulosen be-trugen für die Erythrozyten 4,58 Millionen (bei 13 Männern) und 4,24 Millionen bei 13 Frauen. Die Mittelwerte für die Leukozyten betrugen für sämtliche 26 Fälle 8030. Die mittlere Verteilung für die einzelnen Formen war wie folgt:

Neutrophile . . . . . $71,4\%$
Lymphozyten . . . . . $22,9\%$
Eosinophile . . . . . . $1,8\%$
Mononukleäre . . . . . $3,7\%$
Mastzellen . . . . . . $0,2\%$

Die prozentischen Lymphozytenwerte überstiegen nur in 5 Fällen den Wert von 30%. Im übrigen war der Blutbefund ein ziemlich monotoner. Die Leuko-zytenwerte überstiegen 9 mal den Wert von 10 000 im cmm mit einem Maximum von 15 400, von denen einer wegen bestehender Gravidität aus der vergleichen-den Betrachtung ausscheidet. Drei von den Fällen mit Leukozytose über 10 000 zeigten gelegentlich Temperaturen über 39 Grad. Fälle mit übernormalen Werten (über 5,5 Millionen) für die Roten fanden sich zwei unter diesem Material (5,6 resp. 6,0 Millionen Rote). In beiden Fällen handelte es sich um zirrhotisch-proliferative Tuberkulose beider Lungen mit fieberfreiem Verlauf. Solche symptomatischen Polyglobulien wurden auch von Naegeli, Mirkoli und Tarchetti gelegentlich gesehen.

Fälle mit vorwiegend proliferativen Lungenprozessen (47) setzen sich folgendermaßen zusammen:

im Alter von	0—10	10—20	20—30	30—40	40—50	50—60	60—70
27 Männer	1	4	14	2	2	2	2
20 Frauen	2	3	13	2	—	—	—
zusammen	3	7	27	4	2	2	2

Einseitig waren 14 Fälle.

Temperaturen: Normal bzw. subfebril 20
Mittlere Fieber (bis 38,5⁰) 17
Hohes Fieber 10

Komplikationen traten in folgenden Formen ein:
Lungen-Tuberkulose . . . . 3 Fälle.
Darm-Tuberkulose . . . . 3 „
Lungen- und Darm-Tuberkulose . . . . 3 „
Haut-Tuberkulose . . . . 1 Fall.
Amyloidose . . . . 1 „
Neuritis . . . . 1 „
Meningitis . . . . 2 Fälle
Miliar-Tuberkulose . . . . 2 „

Blutungen kamen vor in 6 Fällen. Mit Pneumothorax wurden behandelt 5 Fälle. Gestorben sind 9 Fälle.
Der Mittelwert für Hämoglobin betrug 92,8⁰/₀ (corr. Sahli).
Der Mittelwert für Erythrozyten bei Männern 4,61 Millionen,
bei Frauen 4,49 Millionen.

Die Verteilung war folgende:
Leukozyten 8410
Neutrophile . . . 72,1⁰/₀
Lymphozyten . . . 22,6⁰/₀
Eosinophile 1,4⁰/₀
Mononukleäre . . . 3,8⁰/₀
Mastzellen 0,1⁰/₀

Der niedrigste Wert für die roten Blutkörperchen (3,1 Millionen) wurde gefunden bei einem 20jährigen Patienten mit proliferativer Tuberkulose der Lunge mit einzelnen Herden in der rechten Spitze. Es bestand bei diesem Patienten zu Anfang der Pneumothorax-behandlung eine maximale Temperatur von 39,2 Grad. Zur Zeit der Blutuntersuchung bestand eine neutrophile Leukozytose von 15 400 Zellen mit 70,5⁰/₀ Neutrophilen und 22,0⁰/₀ Lymphozyten. Außer diesem fanden sich noch drei weitere Fälle mit Erythrozyten-werten unter 4 Millionen. Werte über 5,5 Millionen (mit einem Maximum von 6,1 Millionen tuberkulöse Meningitis) fanden sich 3.

Im großen ganzen ist die Ausbeute an sekundären Anämien unter diesen 47 Fällen mit vorwiegend proliferativer Tuberkulose gleichfalls minimal. Selbst die Kranken, die häufiger an Hämoptoe litten, hatten keine besonders niedrigen Werte für Hämoglobin und rote Blutkörperchen. Von den drei in dieser Gruppe vorhandenen Darmtuberkulosen fand sich einer mit 3,9 Millionen Roten und 74⁰/₀ Sahli corr.

Von den vorwiegend exsudativen Formen wurden 21 Fälle einer genauen Blutanalyse unterzogen. Das Material ist folgendermaßen zusammengesetzt:

Vorwiegend exsudative Formen:

im Alter von	10—20	20—30	30—40	40—50
13 Männer	1	8	3	1
8 Frauen	2	5	1	—
Zusammen	3	13	4	1

Einseitig: 1 Fall.
Temperatur: unter 38 Grad . . . . 1 Fall.
hohes Fieber: . . . . 20 Fälle.

Komplikationen: Darmtuberkulose . . . . 8 Fälle
              Lungen- und Darmtuberkulose . . . 6   „
              Empyem . . . . 1 Fall
              Gelenktuberkulose. 1   „
              Nierentuberkulose 1   „
              Miliartuberkulose 1   „
Blutungen: kein Fall.
Pneumothorax: kein Fall.
Gestorben: 14 Fälle.
Die Blutanalyse ergab folgende Mittelwerte:
    Hämoglobin: 81,9% (corr. Sahli).
    Erythrozyten: Männer: 4,02 Millionen = 80,4% der Norm
                  Frauen: 3,89   „   = 86,2% „   „
                  Leukozyten . . . . . . 9200.
Die Verteilung der weißen
Blutkörperchen war folgende: Neutrophile 76,3%
                             Lymphozyten 19,5%
                             Eosinophile 0,9%
                             Mononukleäre 3,2%
                             Mastzellen 0,1%

In dieser Gruppe befinden sich die schwersten Fälle, $2/_3$ der Kranken sind
während der Beobachtungszeit ihrer Tuberkulose erlegen. 11 Fälle hatten
weniger als 4 Millionen Rote, der geringste Wert betrug 3,06 Millionen mit
69% Hämoglobin (Sahli corr.). Im allgemeinen zeigten die niedrigsten Werte
für die Roten und das Hämoglobin die mit Darmtuberkulose komplizierten
Fälle, eine Tatsache, die auch früheren Autoren bereits aufgefallen war. So
verzeichnet Limbeck einen Fall mit 2,4 Millionen Rote und 25% Hämoglobin,
Naegeli einen solchen mit 1,0 Roten und 20% Hämoglobin. Polyglobulien
wurden in dieser Gruppe nicht beobachtet. Der höchste Wert für die roten
Blutkörperchen betrug 5,18 Millionen. Leukozytosen über 10 000 weißer Blutkörperchen wurden in 10 Fällen gesehen, mit einem Höchstwert von 20 600
Leukozyten. Auffallend häufig fanden sich niedrige Werte für die Lymphozyten. Allein 6 Fälle hatten 15% Lymphozyten und weniger. Sicher ist Romberg darin recht zu geben, daß die niedrigen Lymphozytenwerte ein
Zeichen von schlechter Prognose darstellen.

Die neutrophilen Leukozytosen sind am häufigsten bei den Mischinfektionen
zu finden und bei den Fällen mit weitgehenden Einschmelzungsprozessen.

Vergleicht man das Material in den drei Gruppen miteinander, so stehen
bezüglich der sekundären Anämie die vorwiegend zirrhotischen Fälle
und die Kranken mit vorwiegend proliferativer Tuberkulose nahezu
gleich. Die schwerste Schädigung des Blutes machen offenbar die exsudativen
Formen, bei denen allerdings die Komplikation mit Darmtuberkulose auch
die häufigste ist.

Die luetische Infektion führt gelegentlich zu schwererer sekundärer Anämie.
Dank der verbesserten und früher einsetzenden Behandlung werden solche
Bilder schwerer luetischer Anämien jetzt seltener beobachtet. Wenn Milz
und Lymphdrüsen weitgehend mitgegriffen sind, sind die Störungen der
Blutzusammensetzung besonders ausgeprägt. Ältere Autoren weisen darauf
hin, daß die Anämie oft nach ihrem Verlauf und nach den hämatologischen
Befunde den Charakter der perniziösen Anämie aufweise. Hoppe-Seyler hat
solche Beobachtungen an dem großen Kieler Material mehrfach machen können
und gesehen, wie schwerste, von der perniziösen nicht zu unterscheidende
Anämien unter zweckmäßiger antiluetischer Kur rasch zur Abheilung kamen
und damit die luetische Ätiologie sehr wahrscheinlich machten. Ähnliche Beobachtungen sind von Naegeli, Roth, Blumenthal und anderen mitgeteilt
worden. Besonders gefahrvoll für den Blutstatus scheint das Zusammentreffen
von Lues und Puerperium zu sein. Schwere luetische Anämien werden bei der

hereditären Syphilis der Säuglinge und kleinen Kinder angetroffen, hauptsächlich im ersten Lebenshalbjahr ist die luetische Anämie oft mit den Symptomen viszeraler Lues gesehen worden (Kleinschmidt). Der Charakter
der Anämie ähnelt dem der alimentären. Es werden zahlreiche kernhaltige
rote Blutkörperchen gefunden. Auch die nicht seltene starke Leukozytose
deutet auf einen alterativen Reiz des Knochenmarks hin. Von verschiedenen
Autoren sind bei der hereditären Syphilis, besonders bei Neugeborenen, sehr
hohe Lymphozytenwerte beobachtet worden. Unter den verschiedenen Stadien
der Lues zeigt das erste und zweite die relativ geringsten anämischen Erscheinungen. Am deutlichsten sind die anämischen Erscheinungen immer im 3. Stadium ausgeprägt, erreichen aber, abgesehen von den jetzt sehr selten gewordenen
Fällen, bei denen die Anämie den Charakter der perniziösen annimmt, nur
ausnahmsweise höhere Grade.

Malaria. Unter den Infektionskrankheiten, welche zu einer Schädigung des
zirkulierenden Blutes führen, ist an erster Stelle die Malaria zu nennen. Die
Anämien, welche nach einer Malariainfektion zustande kommen, werden am
zweckmäßigsten in 2 Gruppen behandelt. In der ersten Gruppe soll die Anämie
bei der akuten Malaria, in der zweiten die bei chronischer Malaria besprochen
werden. Wenn bei diesem Einteilungsprinzip auch nicht streng gesonderte
Zustandsbilder zur Darstellung kommen, so ist das klinische Bild bei beiden In-
fektionsformen doch so verschieden, daß es eine getrennte Darstellung rechtfertigt.

Wie bei den anderen sekundären Anämien, so zeigen sich auch bei der Malaria
zwei Angriffspunkte der Schädlichkeit: 1. die direkte Wirkung des Malaria-
Parasiten auf das infizierte Blutkörperchen, 2. die toxische Schädigung, welche
offenbar neben den Blutkörperchen auch den erythropoetischen Apparat trifft.

Die akute Infektion mit Tertiana-Parasiten kann sämtliche Erythrozyten
in allen Reifestadien befallen. Bevorzugt werden offenbar die ausgereiften
roten Blutkörperchen, jedoch findet man gelegentlich auch Parasiten in kernhaltigen Erythrozyten. Die Veränderungen, welche die roten Blutkörperchen
im Verlaufe einer Tertianainfektion erleiden, sind sehr charakteristische und
unabhängig davon, ob geschlechtliche oder ungeschlechtliche Formen in die
Zelle eingedrungen sind. Die infizierten Erythrozyten unterscheiden sich durch
ihren blasseren Farbton von den nicht infizierten, eine Erscheinung, die offenbar
auf den Abbau des Hämoglobins durch den Parasiten zurückzuführen ist. Mit
zunehmendem Wachstum des Parasiten setzt eine Vergrößerung der Zelle ein
und die Verteilung des restlichen Hämoglobins auf ein größeres Volumen mag
zu der Abblassung der Zelle nicht unwesentlich beitragen. Die Destruktion
des Hämoglobins wird schon im Anfangsstadium der Entwicklung des Parasiten
im roten Blutkörperchen sichtbar. Sie ist gekennzeichnet durch eine feine,
gleichmäßige Rottüpfelung der ganzen Zelle, die nach ihrem Entdecker als
Schüffner Tüpfelung bezeichnet ist (siehe Abb. 6 u. 7). Die Pünktchen sind
anfangs gleichmäßig rund und in regelmäßiger Verteilung über das ganze
Blutkörperchen ausgestreut. Ihre intensiv rote Farbe erinnert an die Chromatin-
färbung. Die zwischen den Pünktchen gelegenen Zellteile heben sich durch
ihre blassere Farbe von der Schüffnertüpfelung deutlich ab. Mit zunehmendem Wachstum des Parasiten werden die einzelnen Tüpfelchen größer, ihre
Färbung intensiver. Sie umgeben ihn als feiner getüpfelter Saum. Kommt
der Erythrozyt zum Zerfall, können Blutkörperchenreste mit dieser Tüpfelung
in guten Ausstrichen gefunden werden. Die Bedeutung der Schüffner-
Tüpfelung bei der Tertianainfektion ist bis heute strittig. Wichtig ist, daß
sie fast ausschließlich der Tertiana zukommt. Am nächstliegenden ist die
Ansicht, daß es sich bei der eigenartigen Tüpfelung um eine Dekomposition der
Zelle, also eine Art Entmischungsvorgang handelt, bei welchem bestimmte

4*

Protoplasmabestandteile zur Ausfällung kommen. Daß diese Strukturänderungen der Zelle durch den Stoffwechsel des Parasiten bedingt sind, scheint gleichfalls sichergestellt. Teile des Parasiten sind jedenfalls in diesen Gebilden nicht zur Darstellung gebracht. Auch daß es sich dabei um eine besondere Form der Basophilie handelt, wie Klieneberger meinte, ist jetzt allgemein abgelehnt.

Neben der Schüffner-Tüpfelung erkennt man an guten Objektträgerausstrichen, die völlig lufttrocken gemacht und ohne jede weitere Fixierung mit Giemsalösung gefärbt sind, eine grobe, durch die intensivere Färbung stärker hervortretende Körnelung, die von den Autoren nach der Anordnung diplokokken- oder streptokokkenähnlich geschildert wird. Sie ist nur in solchen Erythrozyten enthalten, welche Plasmodien beherbergen, und welche sich zwischen den blassen oder blaßroten Blutscheiben stärker tingiert herausheben. Mit zunehmender Reifung des Plasmodiums nimmt die Tüpfelung an Intensität zu und die Körner verändern ihre Gestalt und werden jetzt der typischen „Perniziosafleckung" sehr ähnlich (siehe Abb. 8 u. 9). Jetzt sind nach Walterhöfer die Einschlüsse regellos nach Gestalt und Lage, manchmal fadenförmig, in Übergängen vom feinsten Fädchen, das geißelartig in der Nähe des Parasiten gelegen ist, bis zum dicken, vielfach gewundenen Faden. Diese zuerst von dem Holländer Brug beschriebene Tertianafleckung kommt nicht nur bei der Malaria in Java, sondern auch bei typischen Tertianafällen, wie sie von den Kriegsschauplätzen in Mazedonien und Flandern in die Heimatlazarette eingewiesen wurden, zur Beobachtung (Walterhöfer). Sie ist aber erst deutlich wahrzunehmen, wenn das Hämoglobin durch Wasserverdünnung der Färbelösung mehr oder weniger weitgehend aus den roten Blutkörperchen entfernt ist.

Mit diesen Bemerkungen soll nicht gesagt sein, daß diese Brugsche Fleckung mit der Perniziosafleckung der Malaria tropica identisch ist, im Gegenteil läßt sich eher behaupten, daß das Hämoglobin bei der Tertiana im allgemeinen eine intensive Abblassung erfährt, während die von Tropika infizierten roten Blutkörperchen einen stärkeren Farbenton erkennen lassen. Die Einwirkung auf die Wirtzelle ist also bei beiden Malariaarten — offenbar durch die Besonderheiten ihres Zellstoffwechsels — eine verschiedenartige. Die für Tertiana so charakteristische Schüffnertüpfelung wird bei der Perniziosa nie gefunden.

Aber auch nichtinfizierte Blutkörperchen zeigen anämische Veränderungen degenerativer und regenerativer Natur, welche es wahrscheinlich machen, daß bei der Malariainfektion Toxine entstehen, welche vergiftende Wirkungen auf das Knochenmark und das zirkulierende Blut haben.

Es hat nicht an Versuchen gefehlt, solche Toxine im Serum von Malariakranken nachzuweisen. Mannaberg hat Kranken im Anfall Blut entnommen und dasselbe in Mengen von 1,0 resp. 0,7 ccm gesunden Menschen eingespritzt. Es kam dabei zu keinen Temperatursteigerungen. Ähnliche Versuche mit größeren Mengen Serum wurden von Gualdi und Montesano und Celli unternommen. Letzterer ging so weit, einem Kinde 260 ccm Serum von einem Malariakranken intravenös zu injizieren, mit dem gleichen negativen Erfolg. Auch aus getrockneten roten Blutkörperchen konnte Celli keine wirksamen pyrogenetischen Substanzen gewinnen. Trotz dieser negativen Erfolge wird heute nicht mehr an der Bildung von Malariatoxinen gezweifelt. Eine Schädigung des roten Blutes durch eine einmalige Injektion solcher Toxine ist nicht zu erwarten. Der Wirkungsmodus der Malariatoxine ist voraussichtlich nur durch eine chronische Applikation der hypothetischen Körper nachzuahmen.

Das rote Blutbild kann bei Malariakranken ein sehr mannigfaltiges Aussehen zeigen, weil sich offenbar die durch den Parasiten direkt gesetzten Schädigungen an den roten Blutkörperchen mit denjenigen kombinieren, welche wir bei jeder sekundären Anämie zu finden gewohnt sind.

So sind in frühen und späten Stadien dieser Erkrankung Normoblasten und Erythroblasten im Blute zu finden. In seltenen Fällen können diese Formen, die als Zeichen einer gesteigerten Erythropoese zu deuten sind, infiziert

werden. Auch Megaloblasten sind bei den schweren Formen der Malaria-
anämien gefunden worden. Neben diesem Zeichen regenerativer Tätigkeit der
erythropoetischen Gewebe werden die nicht selten zu findenden Mikrozyten
und die mannigfachen Formen der Poikilozyten wohl mit Recht als das Zeichen
degenerativer Veränderungen angesprochen. Die Hämoglobinfüllung der einzelnen Zellen ist durchaus ungleichmäßig. Neben den oligochromatischen, blaß
aussehenden Erythrozyten werden Blutkörperchenschatten gefunden, die fast
völlig hämoglobinfrei erscheinen. Der Färbeindex ist um so kleiner, je zahlreicher diese blassen Zellen im Blute sich finden, was einerseits von der Masse
der Parasiten, andererseits von der Dauer der Infektion abhängig ist. Ein
zahlenmäßiges Verhältnis zwischen der Zerstörung der roten Blutkörperchen
und der Anzahl der Parasiten besteht jedoch nicht. Das zeigt sich besonders
bei den chronischen Fällen von Malaria, bei welchen häufig schwerste anämische
Blutveränderungen gefunden werden zu einer Zeit, in der man Mühe hat überhaupt Parasiten aufzufinden.

Über die Zahl der roten Blutkörperchen, welche dem einzelnen
Anfall zum Opfer fallen, ist man durchaus im unklaren. Werden die
Zählungen unmittelbar nach dem Anfalle vorgenommen, so hat man mit den
starken Veränderungen der Blutkonzentration zu rechnen, welche durch die
Wasserverluste während der Fieberattake herbeigeführt werden. Eigene zahlreiche Wägungen, die ich in einem großen Malarialazarett der Westfront vor
und unmittelbar nach den Attacken durchführte, lehrte mich, daß im ausgeprägten Anfalle Wasserverluste zwischen 1—2 kg zur Regel gehören. Diese
werden zum Teil auf Kosten des Blutwassers vor sich gehen und die Zählung
der roten Blutkörperchen daher zu falschen Resultaten führen können. Die
im Stadium der Apyrexie durchgeführten Zählungen haben bei Perniziosa
Verluste von 1 Million roter Blutkörperchen im Verlaufe von drei Tagen aufgedeckt (Türk). Andere sahen in 2—4 Tagen Verluste von 1—1½ Millionen
Roter, Kelsch sogar einen Verlust von 2 Millionen Roter in 4 Tagen.

Im allgemeinen sind bei Erstinfektion die Verluste an roten Blutkörperchen wesentlich schwerer als bei Rezidiven. Andererseits
werden die ersten großen Verluste rascher wieder ausgeglichen als die bei
chronischer Malaria nach Rezidiven beobachteten. Warum gerade die Neuerkrankungen zu besonders schweren Schädigungen im Blute führen, ist
bisher nicht vollkommen geklärt. Hypothesen darüber sind genug gemacht.
Bei Neuerkrankungen geschieht die Infektion der roten Blutkörperchen durch
die kurzlebigen Schizonten, die durch ihren lebhafteren Stoffwechsel offenbar
weit intensiver schädigen als die während der Rezidive dominierenden lang-
lebigen Gameten. Auch wirken sehr wahrscheinlich die Stoffwechselprodukte
der Schizonten intensiver als die der Gameten. Daß die Reparation des
Blutes bei den Rezidiven träger und unvollständiger abläuft, ist offenbar auf
die chronische Schädigung und toxische Lähmung des erythropoetischen Apparats zurückzuführen, welche die blutbereitenden Organe zu einem raschen
Ersatz der zugrundegegangenen roten Blutkörperchen unfähig macht.

Daß der Blutzerfall bei den Rezidiven ein weniger intensiver ist, wird unter
anderem auch auf eine relative Immunität des Organismus einschließlich
der roten Blutkörperchen zurückgeführt.

Chronische Malaria und **Malariakachexie.** Die große Schwierigkeit einer
wirksamen Malariabehandlung im einzelnen Falle zeigt sich in dem Auftreten
von Rückfällen, welches auch durch eine sachverständige Chininbehandlung
der Ersterkrankung nicht vermieden werden kann. Nach eigenen ausgedehnten
Erfahrungen sind gerade die Rezidive der Therapie schwer zugänglich
und können dadurch zu chronischen Blutschädigungen Anlaß geben.

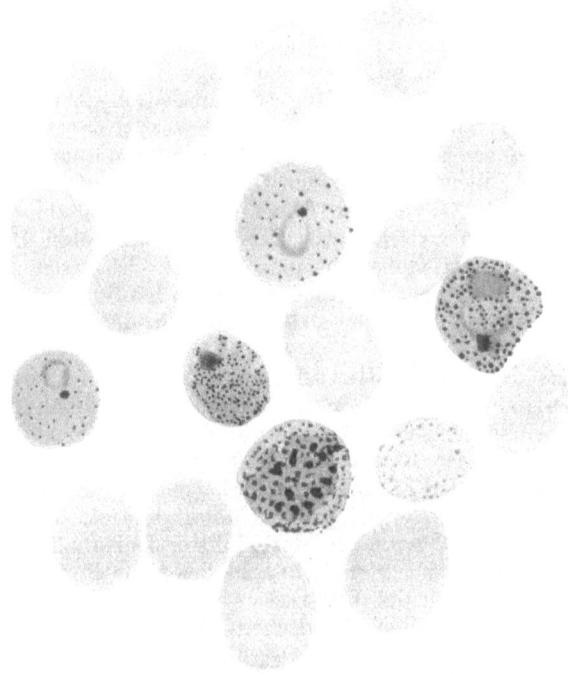

Abb. 6. Tertiana-Schizonten. (Nach Schilling.)

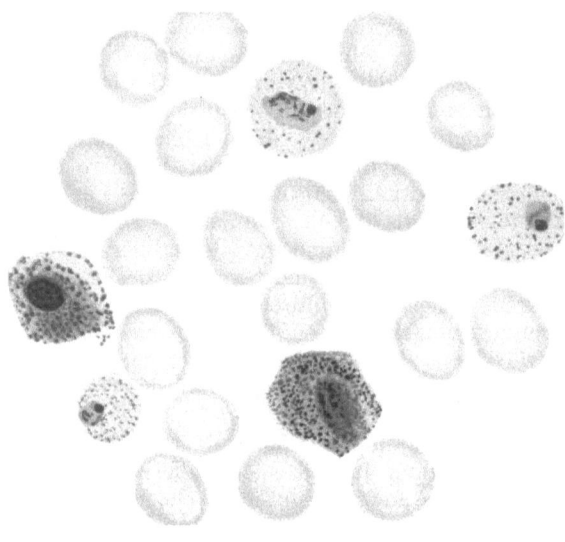

Abb. 7. Tertiana-Gameten. (Nach Schilling.)

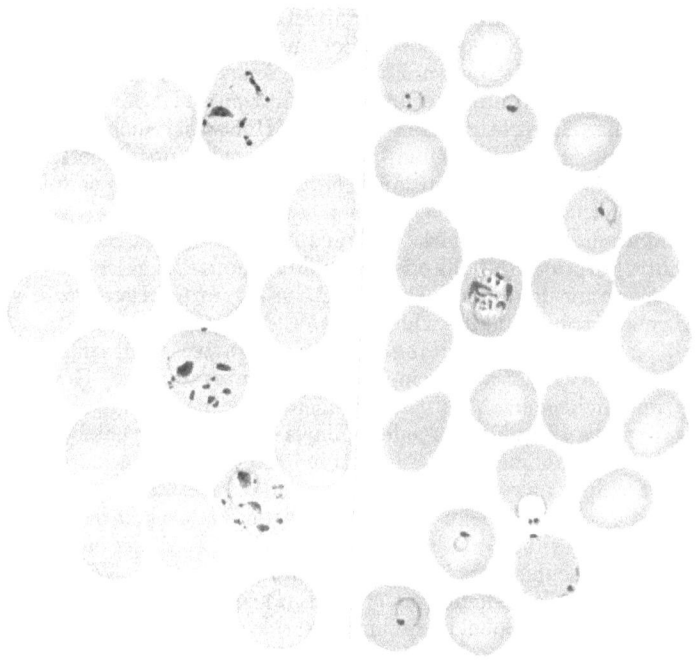

Abb. 8.

| Große Tropica-Ringe mit M a u r e r - scher Perniciosa-Fleckung. (Nach Schilling.) | Kleine und mittlere Tropica-Ringe; beginnende Teilung (Nach Schilling.) |

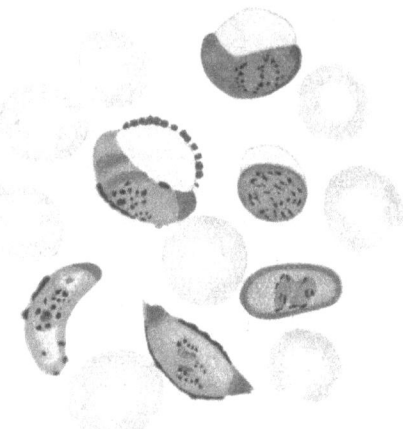

Abb. 9. Tropica-Gameten (Halbmonde). (Nach Schilling.)

Diese Rückfälle treten häufig nach monatelanger Latenzzeit — bei dem Material, das von unseren Kriegsschauplätzen stammte, mit Vorliebe im Frühling — ein. Als äußere Ursachen für dieses Wiederauftreten der Malariaattacken werden sehr verschiedene Momente angegeben. Bei unseren Truppen beobachteten wir dieselben nicht selten nach langen Eisenbahntransporten, nach anstrengenden Märschen, nach interkurrenten leichteren Infektionen. So sah ich z. B. in einem hochgelegenen Lazarett in den Vogesen (Hohwald) nach Auftreten einer leichten Grippeepidemie bei Fällen, welche monatelang fieberfrei gewesen waren, das Malariafieber wieder aufflackern. Offenbar wirken hier interkurrente Infektionen, ähnlich wie die verschiedenen provokatorischen Maßnahmen zur Feststellung einer latenten Malaria: Adrenalininjektion (Schittenhelm und Schlecht), intramuskuläre Milch- oder Seruminjektionen, Nukleohexyl (Munck) oder wie die mehr mechanischen Faktoren, die zu einer Hyperämisierung der Milz Anlaß geben sollen (kalte Duschen der Milzgegend, Klopfmassage der Milzgegend, Quarzlampenbestrahlung). Auch operative und andere Traumen können eine latente Malaria in eine manifeste umwandeln. Gerade die im Kriege sehr reichlich gemachten Erfahrungen, daß die verschiedenen Formen der Schutzimpfungen die ruhende Malaria wieder neu beleben, lassen es durchaus plausibel erscheinen, daß irgend eine interkurrente andersartige Infektion (Typhus, Grippe) eine latente Malaria wieder neu aufflackern läßt. Sehr häufig treten die ersten Rezidive, nachdem die Malaria ihren Winterschlaf gehalten hat, in den ersten sonnigen Tagen des Frühlings ein, so daß man an Beziehungen zwischen der Sonnenbestrahlung und der Wiedererweckung der ruhenden Plasmodien gedacht hat (Kißkalt). Eine Eigentümlichkeit dieser Rezidive ist, daß sie in manchen Fällen in Serien von fünf bis sechs Attacken auftreten, denen dann eine monatelange Rezidivfreiheit folgt (Serienrezidive). Häufig scheint dieses Auftreten der Serienrezidive beim einzelnen Falle an einen bestimmten Zyklus gebunden, der sich auch durch eine sachgemäße Chinin-behandlung nicht durchbrechen läßt.

Hier soll noch einer Beobachtung gedacht werden, die ich in zahlreichen, vom mazedo-nischen Kriegsschauplatz stammenden und dort von geschulten Kräften nach der Erst-infektion gut beobachteten Fällen machte. Es wurde von den Ärzten in den Spezial-lazaretten mit Sicherheit eine Tropikainfektion, und zwar, wie ich mich ausdrücklich versicherte, nur Tropikainfektion, also keine Mischinfektion, festgestellt. Viele dieser Fälle zeigten bei ihren Frühjahrsrezidiven nach fieberfrei überstandenem Winter typische Tertianaplasmodien, ohne auch bei langem Durchsuchen vieler Präparate Tropikaparasiten erkennen zu lassen. Auch von anderer Seite sind diese Beobachtungen gemacht worden und haben zu weitgehenden Schlüssen bezüglich einer inneren Verwandt-schaft der verschiedenen Parasitenformen Anlaß gegeben. Es scheint mir aber weder bei meinen eigenen noch bei fremden Beobachtungen dieser Art das Vorliegen einer pri-mären Doppelinfektion mit hinreichender Sicherheit ausgeschlossen; es ist sehr wohl möglich, daß bei der ersten Infektion die Tropika weit überwogen hat und das Auf-kommen der gleichzeitig eingetretenen Tertianainfektion verhindert hat. Der Tertiana infekt ist gewissermaßen primär latent geblieben und hat nur zur Ausbildung zäherer Dauerformen Anlaß gegeben; während die Tropikainfektion zur Abheilung gekommen ist, tritt bei den Frühjahrsrezidiven die Tertianainfektion zum erstenmal sichtbar in die Erscheinung. Die hier vorgetragene Auffassung würde die verschiedenen Beobachtungen von Tertianarezidiven nach Tropikaerstinfektionen mit der klassischen Lehre von der Mehrheit der Malariaparasiten in Einklang bringen.

Die Rückfälle der Tertiana werden nach der heute allgemein ange-nommenen Auffassung Schaudinns durch Rückbildung der weiblichen Gameten zu Schizonten und Vermehrung dieser Schizonten durch agame Entwicklung erklärt. Die Gameten zeigen im allgemeinen langsamere Entwicklung und können in Milz und Knochenmark „überwintern", ohne bei ihrem Träger klinische Erscheinungen zu machen. Ihre Rückverwandlung in Schizonten wird vielleicht durch Vorgänge immunisatorischer Art monatelang gehemmt, bis der Wirtskörper in seiner immunisatorischen Hemmungskraft durch interkurrente Ereignisse der oben geschilderten Art (körperliche Anstrengungen, Sekundärinfektionen) vorübergehend gelähmt wird.

Die Schädigung des Blutes und der blutbereitenden Organe durch den Malariainfekt kann mehr oder weniger rasch zum Bilde der **Malariakachexie** führen. Es ist verständlich, daß eine vielfache Reinfektion die gleiche Endwirkung haben kann, wie die häufige Wiederholung von Rückfällen oder Serienrezidiven. Ebenso kann eine schwere Erstinfektion, wenn sie ungenügend oder gar nicht behandelt wird, bei disponierten Individuen das Bild der Malariakachexie erzeugen.

Der Zustand der chronischen Malaria kann ohne scharfe Übergänge in den der Kachexie hinüberführen. Nach schwersten Infektionen, bei denen die spezifische Therapie schließlich das Verschwinden der Parasiten aus dem Blute erreichte, kann die Kachexie unter dem Bilde einer hochgradigen postmalarischen Anämie fortbestehen: Die regeneratorischen Kräfte des erythropoetischen Apparates sind so weitgehend gelähmt, daß sie sich nicht wieder erholen können, der Kranke verfällt unter dem Bilde chronischen Siechtums. Manche Autoren sind geneigt, in solchen Fällen für den letalen Ausgang irgend eine sekundäre Schädigung verantwortlich zu machen, z. B. quantitativ oder qualitativ unzureichende Ernährung (Hungerödeme, Beri-Beri). Wegen der bei den Kachektikern so häufigen schleimig-blutigen Durchfälle mit nicht selten reiswasserähnlichen diarrhoischen Entleerungen hat man an Sekundärinfektionen mit Dysenterie oder Amöbenruhr auch in den Fällen gedacht, in welchen sich die Erreger nicht nachweisen ließen. Nach eigenen Beobachtungen bin ich, wie andere Autoren, sicher überzeugt, daß es eine dysenterieähnliche Form der reinen, nicht komplizierten Malaria gibt, welche durch Verstopfung der feinen Darmgefäße mit nachfolgenden Schleimhautnekrosen bedingt ist.

Das Blutbild bei Malariakachexie läßt auch bei Abwesenheit von Parasiten alle Symptome der hochgradigen Anämie erkennen. Das Verständnis für die Blutveränderungen wird erleichtert, wenn man sich stets gegenwärtig hält, daß gerade bei den zur Kachexie führenden Formen schwere Schädigungen der Erythropoese, die schließlich zur vollkommenen Aplasie führen, eintreten können. Neben kernhaltigen roten Blutkörperchen werden gelegentlich Megaloblasten beobachtet, an den Blutkörperchen finden sich alle im allgemeinen Teil beschriebenen anämischen Veränderungen, Poikilozytose, Anisozytose. Ein häufiger Befund ist die basophile Tüpfelung. Auch Jollysche Körperchen und Cabotsche Ringe treten im Blute auf. Das spezifische Gewicht des Blutes sinkt ab, unter Umständen bis 1030, das Blut kann mehr als 90% Wasser enthalten. Auch der Eiweißgehalt des Plasmas ist reduziert. Die Gerinnungsfähigkeit ist herabgesetzt, was für chirurgische Eingriffe von besonderer Bedeutung ist. Es steht damit in guter Übereinstimmung, daß die Blutplättchen bei den kachektischen Formen meist vermindert sind.

Die Veränderungen des weißen Blutbildes sind bei der chronischen Malaria neben den anamnestischen Angaben oft der einzige Anhaltspunkt für das Fortbestehen der latenten Infektion. Besonders hervorzuheben ist die bei chronischer Malaria ausgesprochene Mononukleose und Lymphozytose. Über die Einzelheiten des weißen Blutbildes siehe den Abschnitt Symptomatische Leukozytosen. Hervorzuheben ist, daß bei chronischer Malaria die Leukozyten des Blutes nicht selten Pigment tragen. Theoretisch bemerkenswert erscheint vielleicht, daß das gleiche Pigment in den Endothelien der Kapillaren und größeren Gefäße gefunden wird, sich aber besonders stark in den Kupfferschen Sternzellen anreichert.

Das klinische Bild der chronischen Malaria kann hier nicht eingehend beschrieben werden. Einen unmittelbaren Zusammenhang mit dem gestörten

Blutumsatz zeigt die leicht ikterische Verfärbung, die oft von einer graugelben Hautfarbe überdeckt wird und dann nur an den Konjunktiven hervortritt. Neben der gewaltigen Vergrößerung und Verhärtung der Milz ist mir die derbe und vergrößerte Leber aufgefallen, ich konnte fast regelmäßig in Fällen chronischer Malaria zur Zeit der Serienrezidive neben einem Anschwellen der Milz eine akute Vergrößerung der Leber, welche dann 1—2 cm unter dem Rippenbogen deutlich palpabel wurde, feststellen. Nach Abklingen des Serienrezidivs geht auch diese Leberschwellung, wenn auch nicht vollkommen, wieder zurück. Dem Kliniker ist die relative Unempfindlichkeit der sich zur Zeit der Rezidive vergrößernden Leber auffällig. In nicht seltenen Fällen führt die chronische Malaria zum Bilde der Leberzirrhose. Auch bei der chronischen Malaria macht sich der gesteigerte Blutzerfall zur Zeit der Rezidive in der starken Vermehrung von Urobilin und Urobilinogen im Harn bemerkbar.

Sehr schwere akute Blutverluste treten bei dem sog. Schwarzwasserfieber durch einen plötzlichen massenhaften Zerfall roter Blutkörperchen und Ausscheidung des gelösten Hämoglobins durch die Nieren ein. Hämoglobingehalt und Zahl der roten Blutkörperchen können nach solchen Anfällen bis auf ein Fünftel und darunter absinken. Der massenhafte Zerfall von rotem Blut führt zu rasch eintretenden Schwellungen der Milz und der Leber. Beide Organe können infolge der akuten Kapselspannung stark schmerzen. Die klinischen Erscheinungen eines Anfalles von Schwarzwasserfieber sind im Wesen die gleichen wie die Anfälle von paroxysmaler Hämoglobinurie (siehe diese!).

Literatur.

Bierfreund: Arch. f. klin. Chirurg. Bd. 41. — Blumenthal: Dtsch. Arch. f. klin. Med. Bd. 90. 1907. — Gualdi und Montesano: Zit. nach Ziemann, Malaria. Handbuch der Tropenkrankheiten von Mense. 2. Aufl. Bd. 5, 2. Hälfte. Leipzig: J. A. Barth 1917. — Hoppe-Seyler: Med. Klinik Bd. 48. 1914 und mündliche Mitteilungen. — Kelsch: Zit. nach Ziemann, Malaria. Handbuch der Tropenkrankheiten von Mense. 2. Aufl. Bd. 5, 2. Hälfte. Leipzig: J. A. Barth 1917. — Kleinschmidt: Jahrb. f. Kinderheilk. Bd. 83, S. 97. — Limbeck: Lehrbuch. — Mannaberg: Zit. nach Ziemann, Malaria. Handbuch der Tropenkrankheiten von Mense. 2. Aufl. Bd. 5, 2. Hälfte. S. 167. — Mircoli: Gazz. d. osp. e d. clin. 1904. — Naegeli, aus der Au: Inaug.-Diss. Zürich 1906. — Naegeli: Blutkrankheiten und Blutdiagnostik. 1923. 4. vermehrte Auflage. — Nocht und Mayer: Die Malaria. Springer: 1918. — Romberg: Zeitschr. f. Tuberkul. Bd. 34, S. 191. — Roth: Med. Klinik Bd. 44. 1910. — Tarchetti: Gazz. d. osp. e d. clin. 1904. Nr. 165. — Walterhöfer: Dtsch. med. Wochenschr. 1918. Nr. 39. — Ausführliches Literaturverzeichnis bei Ziemann, Handbuch der Tropenkrankheiten von Mense. 2. Aufl. Leipzig: J. A. Barth 1917.

8. Splenogene Anämien.

Unter den sekundären Anämien muß eine Gruppe von Erkrankungen Erwähnung finden, deren gemeinsame Charakteristika in dem Vorkommen einer Milzvergrößerung bei gleichzeitigem Auftreten anämischer Erscheinungen gegeben sind. Die Beziehungen, welche zwischen beiden Erscheinungen bestehen, sind bis heute durchaus nicht klargestellt. Für uns handelt es sich um die Frage: Gibt es sichere experimentelle oder klinische Anhaltspunkte dafür, daß eine primäre Erkrankung der Milz sekundär direkt durch Schädigung des Blutes oder indirekt durch Schädigung des blutbereitenden Apparates zu einer anämischen Veränderung des Blutes führt? Es ist nicht beabsichtigt, eine ausführliche Darstellung aller derjenigen anämischen Zustände zu geben, bei denen regelmäßig oder gelegentlich ein Milztumor gefunden wird. Eppinger hat im Rahmen seines bekannten Buches eine ausführliche Schilderung der Wechselbeziehungen zwischen Milz, Leber und Knochenmark und der aus ihren Störungen sich ergebenden Veränderungen des Blutes gebracht. Ich will mich daher auf einige grundsätzliche Erörterungen der ätiologischen Bedeutung der Milz — im Rahmen der sekundären Anämien — beschränken.

Von vielen neueren Autoren wird der Milz die physiologische Aufgabe der Blutkörperchenzerstörung zugesprochen. Sie soll gewissermaßen unter dem Blutkörperchenmaterial eine Auswahl treffen, das Verbrauchte aus der Bahn ausschalten und durch eine Art Vorverdauung die vollkommene Vernichtung der Baumaterialien des roten Blutkörperchens in der Leber vorbereiten. Vergleichende Untersuchungen der roten Blutkörperchen in Milzarterie und Milzvene zeigen eine verminderte Resistenz der aus der Vene stammenden Blutkörperchen gegen osmotische Störungen. Der Abbau der roten Blutkörperchen in der Milz wird durch Erythrophagen eingeleitet und geht bis zur Zerstörung des Hämoglobins weiter. Dabei soll im wesentlichen die Eisenkomponente aus dem Molekül herausgeschlagen, der eisenfreie Rest der Leber zugeführt werden. Die Milz kann als Ort der Eisenspeicherung im Organismus angesehen werden, denn unter sonst gleichen Bedingungen scheidet ein Mensch, dem die Milz entfernt ist, täglich mehr Eisen aus als ein unter den gleichen Verhältnissen lebender Gesunder. Das Eisenspeicherungsvermögen der Milz beschränkt sich im wesentlichen auf das im intermediären Eisenstoffwechsel frei werdende Fe, während ihr Eisengehalt von der alimentären Eisenzufuhr weitgehend unabhängig ist. Eine Splenektomie hatte bei Hunden eine vermehrte Eisenabgabe zur Folge, was gleichfalls auf eine den intermediären Eisenstoffwechsel regulierende Funktion hinweist.

Theoretisch können Anämien splenogen bedingt sein 1. durch eine Steigerung ihrer hämolytischen Funktion, 2. durch eine Störung ihrer den Eisenstoffwechsel regulierenden Funktion und 3. durch Bildung atypischer Blut- resp. Knochenmarksgifte. Sichtet man nach diesen Gesichtspunkten das vorliegende klinische Material, so ist Naegeli unbedingt darin recht zu geben, daß der Begriff der Anaemia splenica (Griesinger, v. Strümpell) sensu strictori sich schwer verteidigen läßt. Je kritischer wir den einzelnen mit Milzvergrößerung verlaufenden Anämien zu Leibe gehen, um so seltener läßt sich erweisen, daß die Milz die causa peccans ist oder daß in ihr ein hypothetisches Hämotoxin gebildet wird. Eine große Reihe der früher als Anaemia splenica beschriebenen Fälle ist offenbar der perniziösen Anämie zuzurechnen, die sehr häufig mit einem sehr erheblichen Milztumor einhergeht.

Eine breite Diskussion entspann sich über den von **Banti** beschriebenen Symptomenkomplex. Banti versucht drei Stadien des von ihm als Morbus sui generis beschriebenen Leidens aufzustellen: einem sich über Jahre hinziehenden anämischen Stadium, in welchem die Untersuchung einen mehr oder weniger großen, glatten Milztumor aufdeckt und gelegentlich Temperatursteigerungen festgestellt werden, folgt ein mehrmonatelanges Übergangsstadium, welches unter gastroenterostinalen Erscheinungen mit leichtem Ikterus abläuft. Im Endstadium nimmt der Ikterus an Intensität zu, es bildet sich hochgradiger Ikterus aus, gelegentlich wird die harte Leber tastbar, die Anämie erreicht rasch gefährliche Grade, besonders da offenbar unter der Einwirkung der Leberzirrhose schwere Magenblutungen aus den erweiterten Venen, seltener Darmblutungen das Leiden komplizieren. Dieses Stadium endet nach $^1/_2$—1 Jahre tödlich. Die Veränderungen des Blutes sind wenig charakteristisch. Sie gleichen in ihren Hauptzügen den bei sekundärer Anämie gefundenen. Nach Banti finden sich keine Normoblasten, selten polychromatisch veränderte Blutkörperchen. Myelozyten fehlen. Zum charakteristischen Bilde gehöre eine Leukopenie, mit Abnahme der Neutrophilen und relativer Monozytose. Eine absolute Vermehrung der Lymphozyten wird nie gefunden. Die Verteidigung der nosologischen Stellung zieht sich immer mehr auf die pathologischen Befunde zurück. Die Leber zeigt im Endstadium eine typische Zirrhose. Sie soll in der ersten Periode keine Abweichungen aufweisen, in der zweiten zeigen sich die ersten Zeichen einer beginnenden Endophlebitis der Pfortader und ihrer Äste. In der Milz ist die Fibroadenie der Follikel, die von der Arterie aus beginnt, das Typische. Sie zeigt sich als eine rings um die Arteria centralis gelegene Faseransammlung. Das Zentrum des Follikels kann bis zu einem Drittel und mehr des ganzen Durchmessers fibrös entartet sein. Dieses die Fibroadenie kennzeichnende Bindegewebe ist nicht selten hyalin entartet. Gegen die Peripherie wird das Netzwerk dem normalen Milzretikulum ähnlich. Eppinger weist darauf hin, daß in dem Anfangsstadium die typische Entartung der Malpighischen Follikel in all ihren Abstufungen zu finden sei.

Von Seiten der pathologischen Anatomen wird dagegen betont, daß es nicht mit Sicherheit möglich sei, die histologischen Milzbefunde bei dem Bantischen Symptomenkomplex von denen bei einfacher Leberzirrhose zu differenzieren. Von manchen Autoren wird unter den anatomischen Befunden die chronische Entzündung der Pfortader und ihrer Äste in den Vordergrund gestellt und angenommen, daß die Milzvergrößerung sekundären Charakter trage.

Ein neuer Gesichtspunkt wurde durch Umber in die Diskussion der Ätiologie des Bantischen Symptomenkomplexes gebracht. Er konnte zeigen, daß bei dem Bantischen Symptomenkomplex Abweichungen im Stickstoffwechsel eintreten, die in der Richtung einer negativen Bilanz liegen. Diese negative N-Bilanz wird von Umber auf einen toxischen Eiweißzerfall bezogen. Diese Beobachtung, die Umber an mehreren Fällen machte, und die für die Auffassung von der Lehre der splenogenen Anämien von prinzipieller Bedeutung ist, konnte nicht von allen Autoren bestätigt werden.

Müller, Luce, Grosser und Schaub konnten keinen erhöhten Eiweißzerfall feststellen. Für die Umbersche Auffassung spricht seine Feststellung, daß eine vorher negative Stickstoffbilanz nach der Milzexstirpation in eine positive umschlägt. Bei den widerstreitenden Resultaten ist zu berücksichtigen, daß bei den oft geringen Ausschlägen genaueste Analysen der zugeführten Nahrung zu verlangen sind, die nicht in allen Fällen mit negativem Resultat durchgeführt wurden. Weiterhin ist zu bedenken, daß schon die Leberzirrhose an sich einen Einfluß auf den Eiweißumsatz hat. Bei atrophischer Leberzirrhose wurden von Ascoli, von Bierens, de Haan und von Fawitzki negative Stickstoffbilanzen festgestellt, von andern dagegen auch gelegentlich positive Bilanzen gesehen. Eine weitere Schwierigkeit, hier zu einem sicheren Urteil zu kommen, liegt darin, daß jede Krankheit, die mit einer Neigung zu Aszitesbildung einhergeht, eine exakte N-Bilanz verschleiert, da Zerfallsprodukte von Eiweiß in den Aszites entleert werden können und damit dem Nachweis im Harn sich entziehen.

Da nun ein geringer Aszites sehr wohl der klinischen Untersuchung entgehen kann, könnten manche Fälle, bei denen tatsächlich ein erhöhter Eiweißzerfall vorliegt, bei der Analyse ein Stickstoffgleichgewicht, sogar eine positive N-Bilanz aufweisen. Soviel scheint sicher — davon konnte ich mich bei den Fällen, die ich auf der Umberschen Abteilung beobachtete, selbst überzeugen — die Kranken mit Splenomegalie und Anämie sind selbst bei guter Ernährung auch in dem Frühstadium ihrer Erkrankung stets mager. Das wesentliche, was uns in dem Zusammenhange interessiert, ist die Frage, ob wirklich die Milz der Ausgangspunkt der Schädigungen sowohl für das Blut als auch für den Eiweißstoffwechsel darstellt. Ich glaube, daß nach den bisher vorliegenden Resultaten ein sicheres für alle Fälle zutreffendes Urteil nicht abgegeben werden kann. Änderungen der Stickstoffbilanz können nach jedem größeren operativen Eingriff, wie mich eigene mit Grauhan durchgeführte Untersuchungen lehrten, eintreten. Meist liegen sie in der Richtung einer negativen Bilanz. In der Rekonvaleszenz kann es selbst dann zum Ansatz von Eiweiß kommen, wenn der Kaloriengehalt des Organismus bei weitem noch nicht gedeckt ist, eine Tatsache, die gleichfalls Berücksichtigung verdient, wenn man den Eiweißumsatz vor und nach einer größeren Operation beurteilen will. Die Auffassung, daß von der Milz ein hämolytisches Gift gebildet wird, welches einerseits durch gesteigerte Blutzerstörung zu Anämie und durch Schädigung der Eiweißverhältnisse des Körpers zu negativer N-Bilanz führt, erscheint daher noch nicht vollkommen gesichert. Auch die übrigen ähnlichen Auffassungen, daß eine in der Milz lokalisierte Noxe schädigend auf die Knochenmarkstätigkeit einerseits und andererseits auf das Leberparenchym wirke, haben bis jetzt nur hypothetischen Charakter. Die blutkörperchenzerstörende Tätigkeit der Milz im Bantischen Symptomenkomplex hat man aus der gesteigerten Urobilinausscheidung schließen wollen, doch ist diese nicht so regelmäßig, besonders in den Anfangsstadien nicht immer zu finden. In den Endstadien aber, wenn bereits eine Leberzirrhose ausgebildet ist, kann die Steigerung der Urobilinausscheidung nicht mehr im Sinne einer gesteigerten Blutmauserung gedeutet werden. Die korrelativen Beziehungen zwischen Milz und Knochenmark sind noch durchaus undurchsichtig. Es scheint mir bis heute nicht gerechtfertigt, in dem Sinne von einer splenogenen Anämie zu sprechen, daß man eine gesteigerte Milzfunktion, die im hemmenden Sinne auf das Knochenmark wirken soll, für die Erlahmung der Erythropoese verantwortlich macht.

Im ganzen genommen bietet das unter der Bezeichnung „Bantischer Symptomenkomplex" zusammengetragene Material keine sicheren Stützen für den Begriff der splenogenen Anämie.

Auch die Anaemia splenica der alten Autoren ist ein Begriff, der sich offenbar mit Verbesserung der Diagnose immer mehr auflöst. Bis jetzt ist es keinem Autor gelungen, eine nosologische Einheit zu beschreiben, welche sich differentialdiagnostisch scharf von den vielen Krankheiten mit sekundärer Anämie und Milztumor unterscheidet und der man als einer eigenartigen Erkrankung den Namen Anämia splenica beilegen könnte.

Literatur.

Ascoli: Dtsch. Arch. f. klin. Med. Bd. 71, S. 387. 1901. — Banti: Klin.-therapeut. Wochenschr. 1912. S. 156. — Bierens: Zit. nach Malys Jahresberichten Bd. 27, S. 583. 1897. — Bürger und Grauhan: Über postoperativen Eiweißzerfall 1. 2. u. 3. Zeitschr. f. d. ges. exp. Med. Bd. 27, H. 1/2. 1922 und Bd. 35, H. 1/3. 1923. — Eppinger: Die hepato-linealen Erkrankungen. Enzyklopädie der klinischen Medizin. Berlin: Julius Springer 1920. Ausführliche Literatur S. 548. — Fawitzki: Dtsch. Arch. f. klin. Med. Bd. 45, S. 429. 1889. — Griesinger: Arch. f. physiol. Heilk. Bd. 1. 1859. — Grosser und Schaub: Münch. med. Wochenschr. 1912. Nr. 2. — de Haan: Zit. nach Malys Jahresberichten Bd. 27, S. 583. 1897. — Luce: Med. Klinik 1910. Nr. 14/15. — Müller: Münch. med. Wochenschr. 1909. Nr. 45, S. 2316. — Naegeli: Schweiz. Korresp.-Blatt 1904. S. 279. — Strümpel: Arch. f. Heilk. Bd. 17, S. 547. 1876 und Bd. 18, S. 437. 1877. — Umber: Zeitschr. f. klin. Med. Bd. 55. 1904; Münch. med. Wochenschr. 1912. S. 1478.

9. Karzinom-Anämie.

Zu den sekundären Anämien, welche sich schwer einer Gruppe einordnen lassen, gehören die Karzinom-Anämien. Hier gehen Schädigungen des Marks und solche des zirkulierenden Blutes nebeneinander her. Es scheint mir nicht gerechtfertigt, die Karzinomanämien allein den myelotoxischen zuzurechnen.

Die Bemühungen, im Blute von Krebskranken Stoffe nachzuweisen, welche in irgend einer Art schädigend auf die Erythrozyten einwirken, sind alt. Schon Anfang der 90er Jahre hat Maragliano angegeben, daß das Serum von Krebsträgern die Blutkörperchen der anderen Menschen, unter Umständen auch sogar die eigenen in vitro zerstöre. Ähnliche Befunde hat Ascoli mitgeteilt. Die Hypothese der hämolytischen Kraft des Krebsserums gewann an Boden, als von Bard, Kullmann, Mickeli und Donati gezeigt wurde, daß das Blut aus Tumoren oder besser noch Extrakte maligner Geschwülste eine energische hämolytische Kraft gegenüber Tier- und Menschenblutzellen aufweisen. Man nahm an, daß diese Auto- resp. Isolysine aus den Tumoren in die Blutbahn resorbiert würden und dann ihre zerstörenden Fähigkeiten auf die Blutkörperchen ausübten.

Kelling teilte dann mit, daß die schon normalerweise im Blutserum des Menschen vorhandenen Lysine gegen die Erythrozyten gewisser Tierarten im Serum von Krebspatienten vermehrt seien. Er wollte diese von ihm gefundene Tatsache der gesteigerten Heterolyse des Serums der Krebsträger für die Diagnose verwenden. Die Methode fand bald Ablehnung durch v. Dungern. G. W. Crile baute auf dem veränderten Verhalten des Serums von Krebsträgern eine diagnostische Methode auf. Nach seinen Feststellungen sollten 82% aller Fälle von malignen Tumoren Isolyse aufweisen, eine Behauptung, die dann von Richartz einer Nachprüfung unterzogen wurde. Er findet bei Gesunden Isolyse nur ganz ausnahmsweise, bei karzinomatösen und tuberkulösen in mindestens 38 bzw. 52% aller Fälle. Er fand die Isolyse aber auch bei akuten Infektionskrankheiten (Typhus, Sepsis und Pneumonie). Aber gerade bei den klinisch schwersten Bildern wurde die Isolyse häufiger vermißt als bei den leichteren Bildern. Grafe und Graham sind dann der Frage weiter nachgegangen und fanden bei ca. 30% der untersuchten Menschen Isolysine, ein Resultat, das in ähnlicher Weise vorher von Moß auch gefunden wurde. Ein Unterschied im Auftreten von Isolysinen zwischen Gesunden und Kranken der verschiedensten Art konnten Grafe und Graham nicht aufdecken. Sie sprechen daher derartigen Isolysinuntersuchungen jede klinisch-diagnostische Bedeutung ab. In eigenen Untersuchungen (1) über Iso- und Autohämolysine im menschlichen Blutserum fand ich bei verschiedensten Krankheiten solche blutkörperchenzerstörenden Substanzen. Ich hatte aber nach meinen Untersuchungen den Eindruck, daß die bei Karzinomkranken, Tuberkulösen und Syphilitikern gefundenen Isolysine wesentlich wirksamer waren, als die gelegentlich auch bei Gesunden nachweisbaren. Eine diagnostische Verwendbarkeit dieser Befunde muß ich nach meinen eigenen Untersuchungen gleichfalls ablehnen. Ich glaube aber, daß trotz der Feststellungen von Grafe und Graham über das anscheinend regellose Vorkommen dieser Lysine den nach anderer Autoren und meiner Ansicht gehäuften Vorkommen solcher Isolysine bei Krebsträgern doch eine gewisse biologische Bedeutung zukommt.

Ich fand (1) unter 44 Karzinomkranken 17mal solche Isolysine, und zwar waren unter 21 Magenkarzinomen 12 solche mit kräftig wirksamen Isolysinen.

Die Verteilung der Isolysine auf die verschiedenen Erkrankungsgruppen gestaltete sich folgendermaßen:

Diagnose	Zahl der Fälle	Hämolyse		In Prozenten der Gesamtzahl
		stark	schwach	
Karzinom	43	16	5	48,8%
Lues (nur solche mit + + + Wassermann)	182	11	4	8,2%
Tuberkulose	25	4	3	28,0%
Progressive Anämie	3	3	—	—
Varia	69	10	6	23,2%

Autolysine wurden nicht in einem einzigen Karzinomfall gefunden, im Gegenteil ergab sich das unerwartete Verhalten, daß Karzinomblutkörper nicht bloß gegen das eigene, sondern auch sehr häufig gegen fremde hämolytisch wirksame Karzinomsera resistent waren. Grafe und Graham ordneten die von ihnen gefundenen Isolysine in ein Schema ein, das sie in folgender Weise fanden: Sie suchten zwei Blutsorten auf, die sich wechselseitig hämolysierten, d. h. so, daß das Blutserum des einen Menschen (I) die Blutkörperchen (A) des anderen Menschen (II) lösten, dessen Serum (B) seinerseits die Fähigkeit besaß, die Blutkörperchen (B) des ersten Individuums (I) zur Auflösung zu bringen.

Unglücklicherweise wählten sie als Testobjekte einen Karzinomkranken, dessen Serum (α) die Fähigkeit hatte, die Blutkörperchen eines Normalen (A) zu lösen und als zweites Testobjekt das Serum (β) eines Gesunden, welches die Fähigkeit hatte, die roten Blutkörperchen eines Karzinomkranken (B) zu lösen. Alle Sera, welche die normalen Blutkörperchen (A) lösten, nannten sie α-Sera, alle Sera, welche die Blutkörperchen des Karzinomkranken (B) lösten, β-Sera. Nach meinen Feststellungen (1) der häufigen Resistenz roter Blutkörperchen Karzinomkranker gegenüber den hämolytisch wirksamen Seren anderer Karzinomträger sind danach die Chancen, viele Karzinomsera mit β-Struktur zu finden, von vornherein schlechtere. Vielleicht erklärt sich so der auffällig niedrige Prozentsatz von hämolytisch wirksamen Seren unter den Karzinomträgern von Grafe und Graham.

Über die Natur der beim Karzinomträger und anderen gesunden Menschen auftretenden Lysine hat man sich die verschiedensten Vorstellungen gemacht. Entweder kann es sich um chemisch definierbare Substanzen mit hämolytischer Fähigkeit nach dem Typus der Ölsäure oder anderer Fettsäuren handeln, oder es können Substanzen mit Ambozeptorencharakter nach dem Typus der Immunhämolysine sein und schließlich hat man auch daran gedacht, daß die beobachteten Hämolysen lediglich darauf zurückzuführen sind, daß die betreffenden Blutkörperchen gegen Substanzen, die schon in jedem normalen Serum vorkommen, besonders empfindlich sind. Nach den Untersuchungen von Grafe und Graham und den meinen (1) sind die bei Karzinomträgern gefundenen Lysine komplexer Natur, d. h. sie lassen sich wie die echten Immunhämolysine durch Erhitzen auf 55 Grad inaktivieren und durch späteren Zusatz von Menschen- oder Meerschweinchenserum wieder reaktivieren. Über die Art der Entstehung der beschriebenen Isolysine läßt sich nichts Bestimmtes aussagen. Ob es sich dabei um echte Immunitätsvorgänge handelt, etwa im Sinne einer Reaktion des Organismus auf den durch toxische Geschwulstderivate bedingten Untergang seiner Erythrozyten, lasse ich dahingestellt sein. Eine generelle Entscheidung über die Natur der Karzinomhämolysine ist auch aus dem Grunde nicht zu fällen, weil nach eigenen Befunden bei sicherer Abwesenheit von Komplement sich gelegentlich eine starke hämolytische Kraft des Karzinomserums demonstrieren ließ. Es bleibt danach die Möglichkeit offen, daß neben immunisatorischen Vorgängen hämolytische Produkte aus dem zerfallenen Karzinom direkt in die Blutbahn gelangen und dort ihre deletären Wirkungen auf die roten Blutkörperchen ausüben. Beachtenswert scheint jedenfalls die Tatsache, daß gerade dann, wenn die Zerfallsprozesse besonders lebhaft sind, wie beim Magenkarzinom, auch die hämolytische Fähigkeit des Serums besonders stark ausgebildet ist, viel stärker als z. B. bei Uterus- und Mammakarzinom.

Es liegt nahe, nach Parallelen zwischen den gefundenen Hämolysinen und dem Grade der Anämie zu suchen. Solche sind, das kann ich mit voller Bestimmtheit sagen, nicht vorhanden. Man findet Patienten mit kräftig hämolytisch wirksamen Seren und normalem Hämoglobingehalt. Roeßing hat bei darauf gerichteten Versuchen keine Zeichen von Blutzerfall im Serum finden können. Auffällig ist jedoch andererseits die Tatsache, daß gerade die Karzinome des Verdauungstraktus, welche wir als häufigste Hämolysinbildner kennen lernten, auch zu den schwersten Anämien zu führen pflegen.

Im Vordergrunde stehen bei der Genese der Tumoranämien die Schädigungen des Marks. Angefangen von der toxischen Lähmung der Erythropoese bis zur vollkommenen Zerstörung des Marks durch Tumormetastasen (siehe Abb. S. 13 u. 14) finden sich alle Grade mehr oder weniger gehemmter Knochenmarkstätigkeit. Die chemische Natur der Myelotoxine ist uns bis heute vollkommen unbekannt. Sicher scheint nur, daß ein gesteigerter Zerfall von Tumorgewebe, besonders dann, wenn Sekundärinfektionen hinzutreten, mit fortschreitender Kachexie auch zu vermehrter Knochenmarksschädigung führt. Wie allen Autoren ist auch mir aufgefallen (1), daß bei Karzinomen des Ösophagus und der Kardia eine Anämie anscheinend vollkommen ausbleiben kann, ja, daß man bei diesen Zuständen normale und sogar übernormale Werte für Hämoglobin und rote Blutkörperchen finden kann. Diese Tatsache hat an sich nichts Wunderbares. Zunächst ist daran zu denken, daß Speiseröhren- und Kardia-Karzinome wegen der behinderten Nahrungsaufnahme sehr frühzeitig diagnostiziert werden, daß außer der Nahrungsaufnahme die Flüssigkeitszufuhr stark eingeschränkt wird. Es kommt aus diesem Grunde zu einer weitgehenden Eindickung des Blutes mit einer relativen Vermehrung der roten Blutkörperchen in der Volumeinheit, welche beginnende Blutschädigung am Gesamtblutbestand kaschieren kann. Die Tatsache der Bluteindickung wird erhärtet durch die Feststellung der Erhöhung des Trockenrückstandes des Blutes bei Speiseröhrenkrebs, auf die wohl als erster v. Noorden hingewiesen hat, welcher anstatt eines normalen Trockenrückstandes von 21 bis $22\,^0/_0$ solche von 26,5 bis 27,3 feststellte. Dabei können nicht nur das Serum, sondern auch die Blutkörperchen beteiligt sein. So fand ich (1) z. B. den Trockenrückstand von 1000 g feuchter Blutkörperchen:

bei Polyglobulie 285,49,
bei Carcinoma oesophagi . . . . 339,41.

Abgesehen von den geschilderten Fällen mit erschwerter Flüssigkeitsaufnahme finden sich bei Kranken, welche durch Lokalisation des Tumors im Larynx dyspnoisch geworden sind, hochnormale, gelegentlich sogar vermehrte Werte für Hämoglobin und rote Blutkörperchen (Labbé).

Über den Grad der sekundären Anämie in den verschiedenen Stadien der Karzinomentwicklung und bei den verschiedenen Lokalisationen des Tumors läßt sich allgemein Gültiges nicht sagen. Nur insofern besteht eine gewisse Regelmäßigkeit, als mit zunehmender Größe des Tumors die Anämie wächst, besonders wenn der Tumor im Magen-Darmtraktus lokalisiert ist. Daß ein rasch zerfallender Tumor im allgemeinen deletärer auf die Blutbildung wirkt, ist nach dem oben Gesagten verständlich. Gesellen sich zu den toxischen Momenten Blutverluste durch Arrosion von kleineren oder größeren Gefäßen, wie das bei den Karzinomen des Magen-Darmtraktus die Regel ist, so wird dadurch die Ausbildung der Anämie beschleunigt. Unter meinem eigenen Material (1) von Magenkarzinomen sind mehrere Fälle mit 19 resp. $20\,^0/_0$ Hämoglobin. Die Zahlen der Roten kann bis auf 1 Million und darunter absinken, doch ist diese extreme Erythropenie selten zu beobachten. Gewöhnlich führt die allgemeine Kachexie und die schwere Schädigung der Nahrungsaufnahme und der Resorption früher zum Tode als diese hohen Grade der Anämie erreicht werden.

Das Blutbild bei der sekundären Anämie der Krebsträger zeigt nichts ausschließlich für das Karzinom Charakteristisches. Wie bei anderen sekundären Anämien kommt es zu mannigfachen Änderungen der Gestalt und Färbbarkeit der roten Blutkörperchen. Poikilozytose, Polychromasie, Tüpfelung der roten Zellen sind besonders bei den schweren Anämien fast regelmäßige Befunde. Nicht selten werden Normoblasten gefunden. Kleine blasse Zellen mit geringem Hämoglobingehalt sind nach den Angaben aller Autoren häufig.

Die mangelhafte Hämoglobinfüllung und der daraus resultierende niedrige Färbeindex können gelegentlich differentialdiagnostisch gegenüber der Blutungsanämie der Ulkuskranken von Wert sein. Erfolgreiche Operationen führen zu rascher Besserung des Blutbildes, doch kommen auch ohne operative Eingriffe bei guter Pflege und Hebung des Ernährungszustandes nicht selten geringe Besserungen des Blutbefundes vor, welche bei zweifelhafter Diagnose gelegentlich zu Täuschungen Anlaß gaben.

Bei Knochenmarkskarzinose sind wohl infolge des anfänglichen Reizes durch den sich dort ausbildenden Tumor hohe Erythroblastenwerte eine häufige Erscheinung, welche für die Diagnose des Knochenmarkskarzinoms von Wert sein kann. Doch können in solchen Fällen auch dann, wenn zwischen den Tumorknoten Inseln roten Marks reichlich verteilt sind, kernhaltige rote Blutkörper im peripheren Blut vollkommen fehlen.

Die Blutplättchen sind nach Hayems Angaben bei Karzinomen immer vermehrt.

Das Verhalten der weißen Blutkörperchen bei den Karzinom-Anämien hat oft insofern eine semiotische Bedeutung, als eine neutrophile Leukozytose mit großer Regelmäßigkeit bei Karzinomträgern gefunden wird. Die Ursache für diese Leukozytose ist das aus dem zerfallenen Tumor herstammende Eiweißmaterial, das offenbar von dem Eiweiß der gesunden Zellen chemisch different ist und wie eine parenterale Eiweißinjektion wirkt. Interessant sind in diesem Zusammenhang die hohen Werte der Eosinophilen, welche bei Karzinomträgern von verschiedenen Seiten beobachtet wurden.

So fanden Kappis bei einem Fall von Lungensarkom Werte von 38,2%, Csaki bei einem Kolontumor 30% und Strisower sogar 45,7% bei einer vom Uterus ausgehenden Karzinomatose.

Schellong beobachtete an unserer Klinik bei Karzinom, das offenbar vom Gallenblasenhals seinen Ausgang genommen hatte, und zu ausgedehnten Metastasenbildungen in der Leber führte, folgende Werte:

	Leukozyten Gesamtzahl	Neutrophile %/₀	Eosinophile %/₀	Lymphozyten %/₀	Mononukleäre und Übergangsformen %/₀
24. 11.	16 800	70,6	11,6	6,3	5,3
26. 11.	22 900	72,0	18,0	8,6	1,3
28. 11.	22 800	70,0	18,3	6,6	4,3
1. 12.	25 400	65,0	27,6	4,3	3,0
3. 12.	—	72,0	21,6	5,0	0,6

Zweimal wurden 0,6% neutrophile Myelozyten gezählt.

In der Umgebung von Krebsknoten finden sich bei histologischen Untersuchungen die eosinophilen Zellen besonders zahlreich. Mir selbst ist die große Zahl der eosinophilen Zellen in der Umgebung von Muskelmetastasen des verimpfbaren Hühnersarkoms von Peyton Rous aufgefallen. Ich brachte diese Erscheinung anfänglich mit dem reichlichen Zugrundegehen von Muskelsubstanz in Verbindung, mußte mich aber später davon überzeugen, daß auch in der Umgebung von Metastasen in andere Gewebe hinein solche Nester von eosinophilen Zellen sich fanden.

Bei erheblichen Leukozytosen kommt es nicht selten zum vermehrten Auftreten von Myelozyten bei Karzinomkranken. So wurden von Kurpjuweit in einem Falle 17% Myelozyten gefunden. Am ehesten trifft man diese hohen Zahlen von Myelozyten bei Knochenmarkskarzinosen.

Die Farbe des Serums ist, wenn nicht eine Beteiligung der Leber vorliegt, blaß, im Gegensatz zu der Serumfarbe bei perniziöser Anämie, deren
dunkle, oft mehr ins grünliche spielende Farbennuance für diese Erkrankung
pathognomonisch ist.

Der Eiweißgehalt des Serums der Karzinomkranken ist, wie das im
allgemeinen Teil bereits ausgeführt wurde, in der Regel vermindert.

Die differentialdiagnostische Bewertung des Blutbefundes bei
Krebsträgern gegenüber sekundären Anämien aus anderer Ursache ist oft versucht worden. Gegenüber der perniziösen Anämie kann die Vermehrung der
Leukozyten, die bei Karzinom eine fast regelmäßige Erscheinung ist, mit Vorteil
verwertet werden, zumal die perniziöse Anämie in der Regel mit einer Verminderung der Weißen einherzugehen pflegt. Auch das Verhalten der Thrombozyten kann die Diagnose fördern, da, wie bemerkt, beim Karzinom in der Regel
eine Vermehrung, bei der perniziösen Anämie dagegen eher eine Verminderung
zu finden ist. Schwieriger ist schon die Abgrenzung der Karzinomanämie gegenüber den Anämien bei Ulcus ventriculi. Ein stark erniedrigter Färbeindex ist
immer eher für eine Karzinomanämie als für die posthämorrhagischen Anämien
bei Ulcus ventriculi zu verwenden, da bei letzterem die regeneratorischen
Leistungen des Knochenmarks intakt sind und meistens ein vollwertiges Erythro-
zytenmaterial liefern. Früher hat man dem Ausbleiben der Verdauungsleuko-
zytose speziell bei Magenkarzinom gegenüber dem Ulcus ventriculi, bei welchem
sie vorhanden ist, großen Wert beigemessen. Doch zeigen neuere Untersuchungen,
daß das Verhalten der Leukozyten in der Verdauungsperiode ein so regelloses
ist, daß man daraus ein diagnostisches Kriterium nicht ableiten kann.

Literatur.

Ascoli: Münch. med. Wochenschr. 1901. Nr. 31. — Bard: La semaine médicale.
1901. Nr. 25. — Bürger (1): Zeitschr. f. exp. Pathol. u. Therap. Bd. 10. — Bürger (2):
Zeitschr. f. Krebsforsch. Bd. 14, H. 3. — Crile: Medical Record Bd. 73, Nr. 23. 1908. —
Csaki: Wien. klin. Wochenschr. 1921. Nr. 9, S. 97. — v. Dungern und Hirschfeld:
Münch. med. Wochenschr. 1910. Nr. 14; Zeitschr. f. Immunitätsforsch. u. exp. Therapie,
Orig.-Bd. 4, S. 531 und Bd. 6, S. 283. 1910. — Grafe und Graham: Münch. med. Wochenschrift 1911. Nr. 43 u. 44. — Hayem: Arch. gén. de méd. 1904. p. 2463; Méd. mod. 1897.
p. 161; Presse méd. 1898. Nr. 71. — Kappis: Münch. med. Wochenschr. 1907. Nr. 18. —
Kelling: Arch. f. klin. Chirurg. Bd. 80, S. 1. 1906. — Kullmann: Zeitschr. f. klin. Med.
1904. — Kurpjuweit: Dtsch. Arch. f. klin. Med. Bd. 77. 1903; Dtsch. med. Wochenschr.
1899. Nr. 37. — Labbé: Cpt. rend. des séances de la soc. de biol. 1903 Januar; Journ.
des pract. 31. 5. 1902. — Maragliano: Zit. nach Richartz, Dtsch. med. Wochenschr.
1909. Nr. 31; Berl. klin. Wochenschr. 1892. Nr. 31. — Mickeli und Donati: Rif. med.
1903. Nr. 38. — Moß: Bull. of Johns Hopkins hosp. Vol. 31, Nr. 228. Baltimore 1910.
— Richartz: Dtsch. med. Wochenschr. 1909. Nr. 31. — Roessing: Dtsch. Arch. f. klin.
Med. Bd. 139, S. 310. 1922. — Schellong: Münch. med. Wochenschr. 1922. Nr. 15,
S. 553 u. 554. — Strisower: Wien. klin. Wochenschr. 1913. Nr. 1, S. 16.

10. Anämie der Frühgeborenen.

Die Frage, ob zu früh geborene Kinder infolge der unvollkommenen Ausbildung des hämatopoetischen Apparates eine mangelhafte Beschaffenheit des
Blutes erkennen lassen, ist mehrfach diskutiert worden. Gundobin hat wohl
als erster darauf hingewiesen, daß bei verzögerter Entwicklung der Frühgeburten
sich eine Anämie einstellt, welche durch eine Verminderung der Gesamtzahl
und des Hämoglobingehaltes der Erythrozyten charakterisiert ist, während
umgekehrt die Zahl der Leukozyten erhöht sein soll. Auch Bidone e Gardini
fanden, daß bei unvollendeter Gravidität Hämoglobingehalt und Zahl der
Erythrozyten bei Mutter und Kind geringer seien als bei vollendeter Schwangerschaft. Eingehende Untersuchungen über das Frühgeborenenblut hat de Vicariis angestellt. Sein Material, das sich aus 35 frühgeborenen Findelkindern

zusammensetzte, bestand z. T. aus gesunden, z. T. aus infizierten Individuen. Die Ernährung während der Untersuchungszeit bestand bei allen Kindern aus Brustmilch. Die Zahl der roten Blutkörperchen schwankte um 5 Millionen herum, der niedrigste gefundene Wert war 3,2 Millionen bei einem ödematösen Kinde, der höchste 8,5 Millionen bei einem Kinde mit angeborenem Herzfehler. Er wies vor allem auf das häufige Vorkommen von Polychromatophilie und Anisozytose hin. Dreimal beobachtete er auch Poikilozytose. Die kernhaltigen roten Blutkörperchen — fast ausschließlich Normoblasten — waren der Zahl nach umgekehrt proportional der Schwangerschaftsdauer. Als höchsten Wert fand er 3450 Erythroblasten in 1 cmm. 7—8 Tage, spätestens 14 Tage nach der Geburt verschwinden sie. Je höher die Zahl der kernhaltigen roten Blutkörperchen und je länger ihre Anwesenheit im Blute ist, um so schlechter soll die Aussicht für die Lebensdauer des Kindes sein. Nach einer Untersuchung von Kunkel ist bei den Frühgeborenen bald nach der Geburt der Hämoglobingehalt und die Zahl der Roten noch relativ normal. Von der 4. Lebenswoche ab beginnt eine beträchtliche Verminderung des Hämoglobins, die im 3. bis 4. Lebensmonat am stärksten ausgeprägt ist, während die Zahl der roten Blutkörperchen nur wenig vermindert ist. Auch von diesem Autor wurden bei unkomplizierten Fällen Anisozytosen und Poikilozytose gesehen, während die weißen Blutkörperchen sich im wesentlichen normal verhielten. Diese meist im dritten Lebensmonat auftretende Anämie ist eine nahezu physiologische Erscheinung bei den Frühgeborenen, welche, wenn keine interkurrenten Erkrankungen dazu kommen, langsam in Heilung ausgeht.

Die geschilderten Verhältnisse werden durch eine Tabelle, welche aus Untersuchungen von Lichtenstein zusammengestellt ist, am besten illustriert:

Alter des Kindes	Durchschnitt Hb %	Max. Hb %	Min. Hb %	Zahl der Fälle	Durchschnitt Mill.	Max. Mill.	Min. Mill.	Zahl der Fälle
1 Tag	96,7	110	86	10	6,1	6,8	5,7	5
3 Tage	90,7	100	83	10	5,8	6,1	5,6	5
10—12 Tage	85,8	99	78	10	5,4	6,0	5,0	5
3— 4 Wochen	78,0	—	—	5	4,82	—	—	7
2 Monate	62,7	—	—	11	3,62	—	—	14
3 Monate	50,0	—	—	4	2,95	—	—	10
4 Monate	51,0	—	—	3	3,07	—	—	5
5 Monate	50,0	—	—	3	3,73	—	—	3
6 Monate	50,0	—	—	2	3,74	—	—	1

Auch diese Tabelle läßt erkennen, daß die höheren Grade der Anämie erst mehrere Monate nach der zu früh erfolgten Geburt einsetzen. Eine wertvolle Untersuchung über den Blutstatus der Frühgeburten stammt von Lotte Lande. Ihre Untersuchungen erstrecken sich auf 70 Frühgeburten. Von diesen wurden geboren:

im 6. Schwangerschaftsmonat . . . 8 Kinder
„ 7. „ . . . 29 „
„ 8. „ . . . 33 „

Das Geburtsgewicht schwankte zwischen 830 und 2000 g.

In der Neugeborenenperiode, und zwar in der ersten Lebenswoche, bewegte sich der Hämoglobingehalt zwischen 100 und 140 %. Die Zahl der roten Blutkörperchen zwischen 3,8 Millionen in Min. und 6,7 Millionen im Max. Im Gegensatz zu anderen Autoren konnte Lande eine Abhängigkeit der Menge und des Hämoglobingehaltes der roten Blutzellen von der Schwangerschaftsdauer nicht feststellen. Die Menge der Erythroblasten ist der Reife des Kindes umgekehrt proportional. Es wurden 5700—7000 kernhaltige Zellen bei 6 Frühgeborenen gefunden, die im 6. bis 7. Schwangerschaftsmonat mit einem Gewicht von 830 bis 1250 g zur Welt gekommen waren. Unter den kernhaltigen dominieren weitaus die Normoblasten. Megaloblasten wurden nur vereinzelt gefunden. Mit zunehmender Dauer des extrauterinen Lebens vermindern sich die Erythroblasten rasch. Schon nach dem Verlauf einer Woche können die unreifen roten Elemente vollkommen aus dem Blut verschwunden sein. Jedenfalls ist jenseits der Neugeborenenperiode das Vorkommen kernhaltiger roter Blutzellen eine Seltenheit. Von den weißen Elementen ist ein häufigeres Vorkommen von Myeloblasten und Myelozyten und eine größere Menge nicht ganz ausgereifter Leukozytenformen die Regel. Die Menge der Blutplättchen entspricht den Durchschnittswerten bei reifen Neugeborenen. Von allen Autoren, die darauf achteten, wird übereinstimmend angegeben, daß die Beantwortung leukozytärer Reize bei den Frühgeborenen nicht so prompt erfolgt wie bei normalen Kindern.

Die klinischen Erscheinungen der Frühgeborenenanämie sind im wesentlichen durch die Blässe der Haut der Kinder gekennzeichnet. Diese Blässe tritt oft schon am Ende des ersten Lebensmonates auf und schließt sich unmittelbar an den Ikterus an, welcher bei den Frühgeburten konstant gefunden wird (Kunkel, Lande). Der Grad der Blässe entspricht im allgemeinen der Stärke der pathologischen Blutveränderungen. Einige Kinder zeigen einen gelblich-wachsartigen Farbton der Haut, welche leicht gedunsen erscheint. Die häufig vorhandenen Venenerweiterungen zeichnen sich als bläuliche Verzweigungen scharf von dem blassen Grundton ab. Mit der Besserung der Anämie im 4.—6. Lebensmonat nimmt die Haut eine rosigere Farbe an, das pasteuse Aussehen tritt zurück. Von einigen Autoren, besonders Lichtenstein, wird eine leichte Vergrößerung der Milz beobachtet, die von Lande nur ausnahmsweise gesehen wird. Bei einigen Kindern trat eine auffallende Schlafsucht hervor.

Unter den ätiologischen Faktoren, welche zu der Frühgeburtenanämie führen, wird von allen Seiten der angeborene Eisenmangel besonders hervorgehoben. Es ist bekannt, daß im Körper des Fötus in den letzten drei Schwangerschaftsmonaten doppelt soviel Eisen gespeichert wird als in den sechs vorausgehenden. Wenn der Eisenvorrat für die Ätiologie der Frühgeborenenanämie entscheidend ist, so müßte demnach die Anämie unter sonst gleichen Bedingungen um so stärker entwickelt sein, je früher das Kind geboren wird. In der Neugeburtsperiode wurden bezüglich des Blutbefundes von Lande zwischen 6—7- und 8-Monatskindern keine Unterschiede gefunden. Vom 3. bis 5. Monat dagegen zeigen die 8-Monatskinder relativ höhere Werte für Hämoglobin und Erythrozyten als die früher geborenen. Diese Tatsache scheint darauf hinzuweisen, daß der kleinere Eisenvorrat der unreifsten Kinder nach der Geburt früher aufgezehrt ist und bei ihnen daher die Frühgeburtenanämie stärker in Erscheinung tritt. Neben der Hypothese des Eisenmangels wird die einer Insuffizienz des gesamten hämatopoetischen Apparates diskutiert. Systematische Untersuchungen am Knochenmark ergaben keine Anhaltspunkte für eine mangelhafte Erythropoese. Dagegen scheint die Ausbildung des Granulozytensystems hinter der Norm zurückzubleiben, eine Tatsache, die von Lande als Ursache für die mangelhafte leukozytäre und entzündliche Reaktionsfähigkeit unreifer Kinder auf bakterielle und toxische Reize angeschuldigt wird.

Wie weit der Mangel an frischer Luft und Sonnenschein bei den in der Couveuse großgezogenen Kindern für die Anämie verantwortlich zu machen ist (Pfaundler), ist nicht mit Sicherheit entschieden. Daß alimentäre Einflüsse eine ausschlaggebende Rolle spielen, wird von Kunkel, Lichtenstein und Lande mit guten Gründen abgelehnt. Ausschließlich mit Mutter- oder

Ammenmilch großgezogene Kinder zeigten oft hochgradigere Anämien, als solche die mit künstlicher Nahrung gespeist waren.

Literatur.
Bidone e Gardini: Ref. Fol. haematol. Bd. 1, S. 541. 1904. — Pfaundler: Zit. nach Feer, Lehrbuch der Kinderkrankheiten. Fischer: Jena. 8. Aufl. 1923. — Gundobin: Jahrb. f. Kinderheilk. Bd. 35, S. 187. 1893. — Kunkel: Zeitschr. f. Kinderheilk. Bd. 13, S. 101, 295. 1916. — Lande, Lotte: Zeitschr. f. Kinderheilk. Bd. 32, S. 295. 1919. — Lichtenstein: Svenska läkaresällskapets handl. Vol. 43, p. 2. 1917. — de Vicariis: Rev. mensuelle de maladie de l'enfant. Tom. 24, p. 145 u. 206. 1906.

III. Chlorose.

„In der Geschichte der Chlorose waltet noch viel Dunkel, da wir ein primäres Leiden der Blutdrüsen mit Bestimmtheit nicht nachweisen können. Die anatomischen Erfahrungen deuten darauf hin, daß die chlorotische Störung schon sehr frühzeitig angelegt wird." Diese 1871 niedergeschriebenen Sätze finden sich in der Zellularpathologie von Rudolf Virchow. Es sind seitdem 50 Jahre vergangen, und immer noch muß

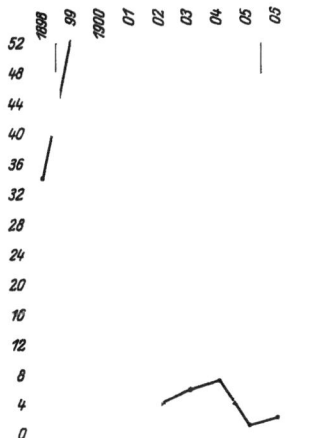

Abb. 10. Kurve der Chlorosezugänge in Massachusets General Hospital, Boston.

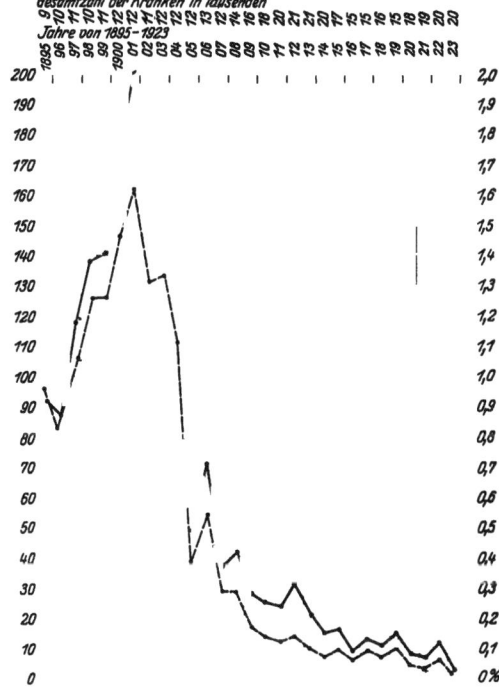

Abb. 11. Chlorosefrequenz im Allgemeinen Krankenhaus Hamburg-St. Georg.
absolute Zahlen der Chlorosezugänge.
— — — Chlorose in % der Gesamtzahl der Kranken.

ein ehrlicher Autor das Kapitel Chlorose mit Fug und Recht mit dem gleichen Bekenntnis einleiten: „Es waltet noch viel Dunkel in der Geschichte der Chlorose." 1851 hat Magnus Hus auf der Versammlung skandinavischer Naturforscher in Stockholm folgende Mitteilungen über die Chlorose gemacht: „Im Laufe der letzten 20—25 Jahre hat sich unter der heranwachsenden Jugend der schwedischen Landbevölkerung eine neue Krankheitsform immer mehr eingebürgert, es ist dies die Bleichsucht. Dieses Leiden kam wohl auch früher schon in den höheren Klassen, deren Kinder eine bessere Erziehung genossen, und zwar besonders bei dem weiblichen Teil derselben, sowie auch unter der ärmeren Bevölkerung der Städte vor, war aber bis vor etwa drei Jahrzehnten bei den Bewohnern ländlicher Gegenden ganz unbekannt geblieben."

Während Hus bei seinen Umfragen in Schweden in den 50er Jahren die Chlorose als eine neue Krankheitsform auftreten sah, hat man sich im Jahre 1921 auf dem 10. nordischen Kongreß für innere Medizin zu Helsingfors über das Phänomen der abnehmenden Chlorosefrequenz eingehend unterhalten. Neben Schaumann, der auf diese Tatsache nachdrücklich hinwies, bestätigen auch Madsen und Tallqvist den Rückgang der Chlorosehäufigkeit in den nordischen Ländern. Auch Cabot berichtet über die Häufigkeit der Chlorose in Massachusets General Hospital in Boston für die Periode 1898 bis 1906 eine erhebliche Abnahme der Chlorosezugänge, welche die anliegende Kurve Nr. 1 demonstrieren soll, auf der leider die Gesamtfrequenz des Krankenhauses nicht mit angegeben ist. Ähnliche Beobachtungen sind auch in England (Gulland und Godall) und in Österreich (Pallitzer) gemacht.

Die eigenen Bemühungen, ein größeres statistisches Material über die Frequenz der Chlorose zusammenzubringen, muß ich als gescheitert ansehen. Bei meinen Umfragen stieß ich immer wieder auf die gleiche Bemerkung, daß in dem letzten Jahrzehnt die Chlorose eine sehr seltene Krankheit geworden sei, und daß man die größere Häufigkeit in früheren Jahren darauf zurückführt, daß an die Diagnose „Chlorose" nicht der kritische Maßstab angelegt wurde, den wir heute nach dem Ausbau der Hämatologie und der verfeinerten Differentialdiagnose der Blutkrankheiten anzulegen pflegen.

Die in Kurve 2 wiedergegebene Chlorosefrequenz umfaßt ein Material von 1842 Fällen. Nach Mitteilung von Prof. Deneke, dem ich dieses Material verdanke, hat sich während der Beobachtungszeit in der Untersuchungsmethodik und klinischen Beurteilung der Chlorose nichts geändert. Auch diese Statistik lehrt, daß die Chlorose längstens in den Krankenhäusern eine seltene Krankheit geworden ist.

Die Vermutung, daß die weite Verbreitung der Eisenpräparate unter dem Publikum zu dem Rückgang der in ärztliche Beobachtung gelangenden Chlorosefälle Schuld trage, kann ich nicht für stichhaltig halten. Die in Frage kommenden Patientinnen scheuen das Aufsuchen des Arztes oder der Ambulatorien nicht in dem Maße, daß die Bleichsucht auch in stark frequentierten Ambulanzen kaum noch gesehen wird. In Deutschland wird aber schon durch das Krankenkassenwesen verhütet, daß die Selbstversorgung mit Arznei unter Umgehung des Arztes einen größeren Umfang annimmt. Für die deutschen Verhältnisse ist demnach die Annahme unwahrscheinlich, daß die Abnahme der Chlorosefrequenz lediglich eine scheinbare sei und die Bleichsüchtigen sich durch die überall erhältlichen Eisenpräparate in der Mehrzahl selbst kurierten.

Solange weiteres einwandfreies statistisches Material, das sich auf klinisch nach allen Richtungen gut durchuntersuchte Kranke stützt, fehlt, kann über die geographische Verbreitung und das zeitliche Vorkommen der Chlorose nichts Sicheres ausgesagt werden. Es soll an dieser Stelle lediglich der Eindruck registriert werden, den alle Ärzte, die ein größeres Krankenmaterial übersehen, in den letzten Jahren übereinstimmend gewonnen haben, der sich am kürzesten zusammenfassen läßt in die Antwort, die Cabot bei seiner Umfrage bei den amerikanischen Ärzten immer wieder bekam: „We do not see chlorosis now as we used to do ten years ago."

Über die Ursachen der abnehmenden Chlorosefrequenz ist Sicheres nicht bekannt geworden. Man hat alle möglichen Faktoren dafür ins Feld geführt, so sollen Änderungen klimatischer Einflüsse, die Besserung der hygienischen Verhältnisse, Änderungen der Kleidung, z. B. Fortlassen des Korsetts (Deneke)

Allgemeines Krankenhaus St. Georg, Hamburg.
Zahl der an **Chlorose, Anämie** und **perniziöser Anämie** behandelten Personen.

Jahr	Gesamtzahl der aufgenommenen Kranken	Chlorose (Bleichsucht)		Anämie	Perniziöse Anämie
		Zahl	$^0/_{00}$ der Gesamtaufnahme		
1895	9 592	92	9,6	18	8
1896	10 434	87	8,3	26	12
1897	11 143	118	10,6	13	12
1898	10 646	138	12,6	7	6
1899	11 214	141	12,6	20	8
1900	12 045	176	14,6	16	10
1901	12 438	201	16,2	10	8
1902	11 281	148	13,1	21	6
1903	12 185	162	13,3	11	5
1904	12 776	142	11,1	20	7
1905	12 585	49	3,9	24	6
1906	13 220	71	5,4	11	4
1907	12 980	37	2,9	15	5
1908	14 546	42	2,9	9	3
1909	16 891	28	1,7	28	7
1910	18 368	25	1,4	50	10
1911	20 576	24	1,2	29	10
1912	21 744	31	1,4	12	10
1913	21 839	21	0,96	17	4
1914	20 646	15	0,72	15	5
1915	17 176	16	0,93	11	6
1916	15 853	9	0,56	21	11
1917	15 611	13	0,83	8	7
1918	16 468	11	0,67	10	6
1919	15 620 [1]	15	0,96 [1]	12	9
1920	18 319	8	0,44	16	15
1921	19 891	7	0,35	22	19
1922	20 248	12	0,59	14	26
1923	20 272 [1]	3	0,15 [2]	9	29
Summe	446 607	1842			

dafür verantwortlich sein. Madsen nimmt zu atmosphärischen und tellurischen Einflüssen seine Zuflucht. Schon diese wenigen Andeutungen mögen genügen, um zu zeigen, daß man die wirkliche Ursache der Abnahme der Chlorosefrequenz nicht kennt. Einen von den erwähnten Faktoren können wir für Deutschland und Österreich mit Sicherheit ausschließen, das ist die durchgreifende Besserung der hygienischen Verhältnisse. Sowohl die Ernährungsbedingungen, wie auch die der Wohnung sind seit Beginn des Krieges in diesen Ländern schlechtere geworden, trotzdem ist der Rückgang der Chlorosefrequenz dadurch nicht aufgehalten worden. Als wesentlichstes Moment für den Rückgang der als „Chlorose" geführten Fälle möchte auch ich die Verfeinerung der hämatologischen Diagnostik hinstellen. Sie führt mit Notwendigkeit zu einer immer weiter gehenden Auslese unter all den Patienten, die in früheren Zeiten als bleichsüchtig angesprochen wurden, bei denen wohl manche Symptome, die auch der echten Chlorose zukommen, vorhanden gewesen sein mögen, aber der diese Krankheit als Chlorose stigmatisierende Blutbefund eben fehlt. Ich glaube aber nicht, daß damit alles

[1] Änderung des Rechnungsjahres. Fehlende ¹/₄ Jahreszahl 4652.
[2] Fehlen der Zeit vom 1. 4.—31. 12.

erklärt ist. Tatsächlich wird auch von sorgfältigen Untersuchern betont, daß reine Chlorosefälle, die in früheren Jahren immer in einzelnen Exemplaren zur Beobachtung kamen, jetzt eine derartige Seltenheit geworden sind, daß es auch bei sorgfältigem Suchen semesterlang nicht gelingt, für Unterrichtszwecke geeignetes Demonstrationsmaterial von Chlorosekranken zu gewinnen.

Schon diese einleitenden Bemerkungen weisen auf die Schwierigkeit einer sicheren Begrenzung und Definition des Chlorosebegriffs hin. Es ist zunächst zu fragen: Ist die Chlorose überhaupt ein einheitliches wohl abgegrenztes Krankheitsbild, oder ist die Gesamtheit ihrer Symptome lediglich der Ausdruck einer in einem bestimmten Entwicklungsalter des weiblichen Individuums besonders hervortretenden Konstitutionsanomalie? Für diese letztere Auffassung lassen sich viele Tatsachen anführen. Trifft sie zu, so hat es volle Berechtigung, die Chlorose als endogene sekundäre Anämie auf konstitutioneller Grundlage zu definieren. Da die Konstitutionsanomalien angeboren sind, würde demnach auch die Chlorose in Latenz für die ganze Dauer des Lebens bestehen und exogenen Faktoren nur insofern eine ätiologische Bedeutung zugemessen werden können, als sie das Hervortreten der alarmierenden Symptome begünstigen. Auch Virchow ist der Ansicht, daß die chlorotische Disposition für die ganze Dauer des Lebens besteht, daß sie zwar vorübergehend entweder spontan oder durch zweckmäßige Behandlung und diätetische Pflege latent gemacht werden kann. Bekanntlich gründet er diese seine Auffassung einer kongenitalen Anlagestörung auf anatomische Befunde. So sollen nach ihm gewöhnlich die Aorta und die größeren Arterien, häufig das Herz und der Sexualapparat mangelhaft gebildet sein.

Theorie der Chlorose. Unter den Theorien der Chlorose hat diejenige von v. Noorden sich gegenüber allen früheren und späteren bisher behauptet. Nach ihm ist die Chlorose in einer funktionellen Schwäche der blutbildenden Organe, die sowohl angeboren als erworben vorkommt, begründet. Da der weibliche Organismus alle vier Wochen nicht unerhebliche Mengen Blut durch die Sexualapparate abgibt (nach Hoppe-Seyler normal 26—52 ccm), müssen unter physiologischen Bedingungen Vorkehrungen getroffen sein, die den Blutverlust schnell und vollständig wieder ersetzen. Nach v. Noorden gehen die Anregungen zur Blutneubildung von den Geschlechtsorganen selbst aus, welche durch Erzeugung chemischer Stoffe zu gesteigerter Blutbildung stimulieren. Bei Wegfall oder bei Abschwächung dieser von den Keimdrüsen ausgehenden Erregungen kommt es zur Chlorose, d. h. zu einer Insuffizienz der Blutneubildung, die durch spezifische Vorgänge im Genitalapparat veranlaßt wird.

Es darf nicht verschwiegen werden, daß Versuche, dieser Hypothese eine experimentelle Stütze zu geben, bisher keinen Erfolg hatten. Weibliche Tiere, die zu Beginn der Geschlechtsreife kastriert wurden, zeigten zwar eine vorübergehende Verminderung des Hämoglobingehalts und der Erythrozyten, ein echter chlorotischer Zustand ließ sich jedoch nicht erzeugen (Monari, Breuer und von Seiler und Adler). Es ist aber bei solchen Versuchen zu bedenken, daß ein wichtiges Moment nicht realisiert ist, welches für das Auftreten von Chlorose vielleicht dominante Bedeutung hat: Das sind die regelmäßigen menstruellen Blutverluste bei gleichzeitiger Insuffizienz · der Hämatopoese, welche bei Tieren nicht stattfinden. Röthlin stellte Untersuchungen an über den Einfluß von Corpus luteum Extrakten auf die Erythropoese bei künstlich anämisierten Kaninchen; er konnte einen Zusammenhang zwischen den Wirkungen des Corpus luteum und der Erythropoese nicht feststellen. Weiterhin ist zu betonen, daß man nicht selten Gelegenheit hat, junge Mädchen und Frauen mit typischer Unterentwicklung des Genitales, sehr kleinem

Uterus und infantilen Ovarien, welche wegen menstrueller Störungen die Hilfe des Gynäkologen suchen, mit vollkommen normalem Blutbefund zu sehen. Auch bei den relativ seltenen Fällen von Eunuchoidismus des Weibes, welche auf eine mangelhafte Entwicklung des Geschlechtsapparates und der sekundären Geschlechtscharaktere beruht, wird im allgemeinen das Blutbild normal gefunden. Gelegentlich sieht man eine relative Vermehrung der Lymphozyten, sowie eine mehr oder weniger ausgesprochene Mononukleose, von einem typisch chlorotischen Blutbild ist aber auch hier nicht die Rede.

Es ist verständlich, daß man bei den innigen Wechselbeziehungen, welche zwischen der Schilddrüse und dem Genitalapparat bestehen, bei chlorotischen Individuen auch nach Störungen der Thyreoidea gefahndet hat. Gerade in der Pubertätszeit, in welcher die Symptome der Chlorose zuerst hervortreten, werden relativ häufig Schilddrüsenschwellungen beobachtet. Schon lange ist es den Klinikern bekannt, daß bei chlorotischen Mädchen Symptome der Basedowschen Erkrankung auftreten können (Wunderlich). Unter diesen werden die häufige Anschwellung der Schilddrüse, eine mehr oder weniger ausgesprochene Tachykardie, eine Neigung zu Schweißen, nicht selten ein leichter Tremor besonders hervorgehoben. Die Augensymptome der Basedowschen Erkrankung treten dagegen bei Chlorotischen nur selten auf. Ein Kardinalsymptom in der Basedowschen Erkrankung, die auf den gesteigerten Stoffwechsel hinweisende Abmagerung, scheint regelmäßig zu fehlen. v. Noorden und v. Jagic fanden unter 255 Fällen von Chlorose 34 Kranke mit Basedowsymptomen. In einer Zusammenstellung von Otten werden unter 700 Fällen mit typischer Chlorose 30 Kranke mit Basedowsymptomen aufgeführt.

Eine befriedigende Erklärung dieser Tatsachen ist bisher nicht gefunden. Beim typischen Morbus Basedow wird die Zahl der roten Blutkörperchen und ihre Hämoglobinfüllung im allgemeinen normal gefunden. Zondek weist sogar darauf hin, daß gelegentlich eine abnorme Vermehrung der Erythrozyten beim Morbus Basedow vorkommt und daß es auch bei normalen Individuen durch Darreichung von Thyreoidin $(0,1-0,2\,g)$ gelingt, eine Vermehrung der roten Blutkörperchen von $1/_2-1$ Million zu erzielen. Nach ihm sollen von der Schilddrüse auf die blutbildenden Stätten stimulierende Einflüsse ausgehen. Bezüglich des weißen Blutbildes ist vielfach darauf hingewiesen worden, daß die von Kocher zuerst betonte Lymphozytose der Basedowkranken in der bei Chlorotischen nicht seltenen relativen Vermehrung der Lymphozyten im Blute ihre Analogie findet (Pollitzer). Demgegenüber ist aber hervorzuheben, daß bei der klassischen Chlorose die Lymphozyten vermindert sind. Besonders Naegeli betont, daß die Lymphopenie der Chlorotischen eine ganz gesetzmäßige Erscheinung sei, die als Hypofunktion des lymphatischen Apparates gedeutet werden muß. Somit macht eine vergleichende Betrachtung des Blutbefundes bei Chlorose und Morbus Basedow den inneren Zusammenhang dieser beiden Krankheiten nicht gerade wahrscheinlich.

Trotz alledem möchte ich glauben, daß den Störungen der Schilddrüsenfunktion im Krankheitsbilde der Chlorose eine nicht unwesentliche Rolle zukommt und betonen, daß nicht jede Schilddrüsenschwellung gleichbedeutend ist mit einer Steigerung sämtlicher Funktionen dieses Organs. Kennen wir doch auch Fälle von typischem Morbus Basedowii mit ausgesprochenen Symptomen von Myxödem. Vielleicht ist der Zusammenhang von Chlorose und Funktionsstörungen der Schilddrüse eher in einer Minderleistung des Organs zu suchen, indem gewisse stimulatorische Einflüsse, die normalerweise von der Thyreoidea auf den hämatopoetischen Apparat ausgeübt werden, in der kritischen Periode der Pubertät nicht ausreichen, um die Mehrleistungen, die nach dem Einsetzen der Regel von den blutbereitenden Organen gefordert werden, zu garantieren.

Damit übereinstimmend wird gerade bei Unterfunktion der Schilddrüse, welche zum Myxödem führt, eine ziemlich hochgradige Anämie mit starker Verminderung der roten Blutkörperchen gefunden. Falta fand z. B. beim Myxödem eine Herabsetzung der roten auf 3,5 Millionen. Mansfeld und Asher-Spiro sahen nach tierexperimentellen Anämien und Schilddrüsenexstirpationen eine sehr viel langsamere Regeneration des Blutes als unter normalen Verhältnissen. Unverricht bemerkt, daß nach Injektion von Glyzerinextrakten aus Kalb- oder Hammelschilddrüsen bei normalen Tieren die Zahlen für die roten Blutkörperchen um 15% und mehr erhöht werden, das gleiche wird nach Verfütterung gefunden. In Schnitten durch das Knochenmark wird als Folge der Thyreoidinmedikation eine stärkere Blutfülle und vermehrte Zellteilung festgestellt. Auch Tierversuche von Mansfeld und Neuschloß scheinen darzutun, daß das Fehlen der Schilddrüsenfunktion bei anämischen Tieren den stimulierenden Einfluß verminderter Sauerstoffspannung oder therapeutischer Arsendosen aufhebt. Unverricht sah bereits $1/2$ Stunde nach Einnahme des Thyreoidinpulvers eine Vermehrung der Erythrozytenzahlen und des Blutfarbstoffs. Die Höchstzahl war nach $1^1/_2$ Stunden erreicht (bis 1,5 Millionen Vermehrung), um dann langsam wieder abzusinken. Die Autoren nehmen an, daß auch bei Sauerstoffmangel oder Arsenmedikation der unmittelbar wirksame Antrieb für das Knochenmark die unter diesen Umständen vermehrt gelieferten Schilddrüsenhormone darstellen.

Über die geographische Verbreitung der Chlorose läßt sich auf Grund der neueren Literatur nur das eine aussagen, daß die Frequenz der Krankheit in allen Ländern, in denen man darauf geachtet hat, im Abnehmen begriffen ist. In diesem Sinne äußert sich Cabot, der amerikanische Kliniker, ebenso wie die englischen Forscher Gulland und Godall. Das gleiche berichtet Pallitzer aus der Ortnerschen Klinik in Wien. Schaumann hat sich ausführlich über die abnehmende Chlorosefrequenz und ihre etwaigen Ursachen verbreitet und legt das Material seiner Klinik in Helsingfors vor. Soweit ich von deutschen Klinikern Nachrichten erhalten konnte, wurde mir immer nur das eine wiederholt, daß die Chlorose im letzten Jahrzehnt eine seltene Krankheit geworden sei und das zur Verfügung stehende Material für eine statistische Verarbeitung nicht ausreiche. Soviel scheint mir sicher, daß aus allen Erörterungen über die geographische Verbreitung der Chlorose neue Gesichtspunkte für Ätiologie und Pathogenese der Erkrankung sich nicht gewinnen lassen.

Unter den sozialen Faktoren, die als prädisponierende Ursachen angeschuldigt wurden, sind an erster Stelle ungünstige Wohnungs- und Ernährungsverhältnisse zu nennen. v. Noorden weist darauf hin, daß der Mangel an frischer Luft bei Tag und Nacht in den Schlaf- und Arbeitsräumen der besitzlosen Klassen, aus denen die chlorotischen jungen Mädchen in der Mehrzahl herstammen, die Regel sei. Gerade der Mangel an Licht und frischer Luft soll die Ausbildung anämischer Verhältnisse begünstigen. Demgegenüber ist aber darauf hinzuweisen, daß die Chlorose auch unter der ländlichen Bevölkerung und in den Kreisen wohlhabender Städter ihre Opfer findet. Verhältnisse, unter denen die angeschuldigten Faktoren sicher keine Rolle spielen. Das gleiche läßt sich auch von den ungünstigen Ernährungsverhältnissen, die unter den determinierenden Usachen von den Autoren besonders unterstrichen werden, behaupten. Es mag zugegeben werden, daß junge Mädchen, die aus den günstigen ländlichen Verhältnissen in den Stadtdienst kommen und oft in den Familien von Kleinbürgern, bei denen die Nahrungsmenge und -qualität ungenügend ist, Anstellung finden, bei starker körperlicher Beanspruchung Gewichtseinbußen erleiden, die für den noch in der Entwicklung begriffenen Körper besonders schädlich sind. Auch daß unter diesen Umständen mit der

Ausbildung des Gesamtorganismus auch die Blutbildung eine Hemmung erfahren kann, ist nicht von der Hand zu weisen. Aber alle diese Ernährungsfaktoren, die in älteren Darstellungen der Chlorose einen breiten Raum einnahmen, haben an Bedeutung erheblich eingebüßt, seitdem an den Völkern Mitteleuropas durch die Blockade ein Ernährungsexperiment im großen angestellt ist, dessen deletäre Folgen zur Genüge bekannt sind. Es sind typische Hungerkrankheiten (epidemisches Ödem, Hungerosteopathien, Skorbut) besonders in der Industriebevölkerung zur Beobachtung gelangt. Die Chlorosefrequenz hat aber trotz dieser Ernährungsschädigungen, in quantitativer und qualitativer Hinsicht keine Steigerung, sondern, wie mehrfach bemerkt, eine Abnahme zutage treten lassen. Damit kann eine mangelhafte oder unzweckmäßige Ernährung aus der Reihe der ätiologischen Chlorosefaktoren ausgeschaltet werden.

Die fortschreitende Erkenntnis von der Unwirksamkeit äußerer Faktoren für die Entstehung der Chlorose drängt immer mehr zu der Annahme, daß diese Krankheit vererbt wird und ihre letzte „Ursache" in einer besonderen chlorotischen Konstitution zu suchen ist. Ob dabei die Minderentwicklung oder fehlerhafte Ausbildung eines einzelnen Organs (des Ovariums) im Vordergrunde steht, oder ob es sich um Korrelationsstörungen im Gesamtsystem der inkretororischen Organe handelt, läßt sich nach dem vorliegenden Tatsachenmaterial nicht mit völliger Sicherheit entscheiden. Die gangbarste Hypothese, welche bereits Erwähnung fand, stützt sich auf die häufig gefundene Minderentwicklung des Keimdrüsenapparats, und zwar wird hier die sogenannte „interstitielle Drüse" vor allem angeschuldigt.

Die Chlorose ist eine ausgesprochen geschlechtsbegrenzte Krankheit, sie kommt ausschließlich beim weiblichen Geschlechte vor. Die wenigen in der Literatur mitgeteilten Fälle von Chlorose bei Männern haben keine allgemeine Anerkennung gefunden. Das gilt auch für die neueren Mitteilungen (G. Holler).

Die für die Chlorose charakteristischen Erscheinungen kommen in den Entwicklungsjahren zur Ausbildung. Bei der Beurteilung der statistischen Zusammenfassungen über das von der Chlorose bevorzugte Lebensalter ist zu berücksichtigen, daß von solchen Statistiken sehr häufig gerade die ersten für die Auffassung vom Wesen der Erkrankung bedeutsamen Attacken nicht erfaßt werden. Die Kranken kommen selten im ersten Anfall bereits zum Arzt, sondern häufig erst in den späteren Anfällen. Mit zunehmender Reife des Organismus werden die Anforderungen, welche an den Körper gestellt werden, immer größere und die Diskrepanz zwischen ihnen und der Leistungsfähigkeit des chlorotischen Individuums ist es häufig, welche die Kranken zum Arzt treibt. In der Regel erkranken die Individuen erstmalig zwischen dem 15. und 20. Lebensjahre an Chlorose. Bei älteren sogenannten Ersterkrankungsfällen deckt eine sorgfältige Anamnese nicht selten eine bereits in früheren Jahren durchgemachte chlorotische Erkrankung auf.

Die Frage, ob es echte sogenannte Spätchlorosen gibt, ist lange diskutiert worden. Ihre Entscheidung ist nicht leicht, da es sich häufig um Frauen handelt, welche Unregelmäßigkeiten der Menstruation aufgewiesen haben und bei denen die Anamnese leicht den Verdacht aufkommen läßt, daß es sich um mehr oder weniger verschleierte sekundäre Anämien handelt. Naegeli glaubt, auf Grund jahrelanger Beobachtungen die Existenz echter Spätchlorosen erwiesen zu haben. Er legt auch in diesen Fällen besonderen Wert auf die Anamnese und auf hereditäre Momente und schließlich auf die therapeutischen Erfolge hoher Eisendosen, welche ein bleibendes Verschwinden der Anämie erzwingen können. Zu denken ist schließlich daran, daß gerade in der Zeit der Menopause, in welcher die Ovarialfunktionen eine weitgehende Einschränkung erfahren, eine chlorotische Konstitution sich noch einmal geltend machen kann, besonders dann, wenn sonst leicht ausgleichbare Blutverluste (z. B. geringe Myomblutungen) an das Knochenmark höhere Anforderungen stellen. Zahlenmäßig betrachtet, stellen diese Fälle sogenannter Spätchlorose sicher ein sehr kleines Kontingent unter den überhaupt beobachteten Fällen typischer Bleichsucht dar.

Über Chlorose beim Kinde sind besonders von französischen Autoren zahlreiche Mitteilungen gemacht worden. Neuere von Bichler und Rist. Nach ihnen soll die Chlorose des Kindesalters Individuen beiderlei Geschlechts vom 12. Monat bis zum dritten Lebensjahr befallen. Es soll eine Oligosiderämie infolge zu lang fortgesetzter einseitiger Milchernährung die Ursache dieser infantilen Chlorose sein. Das physiologische Eisendepot der Leber reicht nicht aus, um bei der einseitigen Milchnahrung den Eisenbedarf des wachsenden Organismus zu decken. Wie im Kapitel der sekundären Anämien eingehend erörtert wird, gehören diese Fälle in die Reihen der sekundären Anämien und haben mit der typischen Chlorose trotz des Bestehens vieler gemeinsamer Züge, besonders des Blutbildes, streng genommen nichts zu tun.

Literatur.

Adler: Arch. f. Gynäkol. Bd. 95, S. 349. 1911. — Bichler: Anémie atype chlorotique chez l'enfant. Arch. de méd. des enfants. Tom. 16, p. 196. 1913. — Breuer und Seiller: Arch. f. exp. Pathol. u. Pharmakol. Bd. 50, S. 169. 1903. — Gulland and Godall: The Blood 1912. — Holler: Zit. nach Kongreß-Zentralblatt Bd. 27, S. 168. — Monari: La clorosi. Modena 1900. — Pallitzer: Zit. nach Schauman, Acta med. scandinav. — Rist: La chlorose des jeunes filles et 1 oligosideremie. Bull. med. Tom. 27, p. 315. 1913. — Röthlin: Pflügers Arch. f. d. ges. Physiol. Bd. 193, S. 102. 1921. — Schauman: Acta med. scandinav. Vol. 3, p. 246. 1921. — Unverricht: Klin. Wochenschr. 2. Jg., S. 166. — Virchow, R.: Die Zellularpathologie. 4. Aufl., 12. Kap., S. 268.

1. Allgemeines Krankheitsbild der Chlorose.

Bei der typischen Chlorose zeigt die Untersuchung sofort das charakteristische Kolorit der Haut. Die bleiche, weiße, selten, nur in den schwersten Fällen, ins Grüne spielende Farbe der Bedeckung, das Alabasterweiß der Brust wird von allen Beobachtern vermerkt. Bei der Beurteilung der Hautfarbe darf man sich nicht täuschen lassen durch eine plötzliche, häufig unter psychischen Einflüssen einsetzende Rötung der Wangen, die einen Ausdruck des lebhaften Vasomotorenspiels, welches diese Kranken auszeichnet, darstellt. Die Blässe betrifft auch die sichtbaren Schleimhäute der Konjunktiven und der Lippen. Die Skleren zeigen ein Porzellanweiß nicht selten mit einem Stich ins Bläuliche. Türk weist auf die blasse Farbe der Zunge besonders hin, die viel weniger vasomotorischen Einflüssen ausgesetzt ist als die Körperdecke. Ikterus fehlt stets. Gerade durch das Fehlen einer leichten Gelbfärbung unterscheidet sich die Chlorose von der perniziösen Anämie, bei welcher der Erfahrene diese besondere Farbennuance fast nie vermißt. Die bleichsüchtigen Mädchen werden von der Sonne auffällig wenig gebräunt. Diese geringe Neigung zur Pigmentierung ist ein wesentlicher Zug im Krankheitsbild der Chlorose.

Die Mehrzahl der chlorotischen Individuen macht einen wohlgenährten Eindruck, z. T. mag das darauf beruhen, daß die wasserreiche Haut einen guten Turgor aufweist. In schwereren Fällen kommt es besonders an den Knöcheln, seltener an den Lidern zur Ausbildung von leichten Ödemen.

Hautblutungen fehlen stets. Auch über Blutungen an den Schleimhäuten ist, soweit ich sehe, nichts bekannt geworden.

Unter den subjektiven Erscheinungen tritt anfangs die leichte Ermüdbarkeit der Patienten besonders hervor. Arbeiten, die in gesunden Tagen ohne Mühe verrichtet wurden, werden jetzt nur unter Aufbietung der ganzen Willenskraft durchgeführt. Leichte körperliche Tätigkeit bedeutet für die bleichsüchtigen Mädchen oft schon eine Anstrengung. Sie klagen über Schwindelgefühl, Schwarzsehen, Ohrensausen, Ohnmachten. Das Schlafbedürfnis ist gesteigert.

Fast stets deckt eine sorgfältige Anamnese Unregelmäßigkeiten oder ein verspätetes Auftreten der Menstruation auf. Der Blutverlust ist während der Menses geringer, häufig erhält man die Angabe, daß das Menstruationsblut wässeriger sei als in gesunden Tagen. Nicht selten bleibt die Menstruation überhaupt aus, während sie vorher regelmäßig war, ein Ereignis, welches oft der erste Anlaß ist, ärztliche Hilfe zu suchen. Stärkere Regelblutungen gehören durchaus zu den Ausnahmen.

Die Erscheinungen von seiten des Verdauungsapparates sind sehr wenig präzise. Eine Reihe der Kranken wird appetitlos oder zeigt zum wenigsten eine Abneigung gegen die gewohnte, vielleicht etwas einförmige Kost. Nicht selten wird besonders von älteren Klinikern hervorgehoben, daß nach der Nahrungsaufnahme Unbehagen, Druckgefühl in der Magengegend auftreten, daß über Gefühl der Völle und über Sodbrennen geklagt wird. Es ist nicht unangebracht, diesen Angaben gegenüber zurückhaltend zu sein, insofern sich nicht selten dahinter ein chronisches Magengeschwür verbirgt. Besonders wenn man sich stets vor Augen hält, daß es ein allein für die Chlorose beweisendes Blutbild nicht gibt. Man geht wohl nicht fehl in der Annahme, daß manche als bleichsüchtig angesprochene Kranke mit derartigen unbestimmten Symptomen von seiten des Magens in Wirklichkeit eine Ulkuskranke gewesen ist und auch darin eine der Ursachen der größeren Chlorosefrequenz der früheren Jahrzehnte zu suchen. Ich glaube das um so mehr, als in der älteren Literatur über starke Abmagerung in bestimmten Fällen von Chlorose zahlreiche Mitteilungen vorliegen, wir aber im allgemeinen gerade die Wohlbeleibtheit als ein wesentliches Zeichen im Symptomenbild der Chlorose angesehen haben. Neben Unregelmäßigkeiten des Appetits werden Absonderlichkeiten der Geschmacksrichtung geklagt, einige Patienten haben das Bedürfnis nach stark sauren Speisen und Getränken, nach Essig und Zitronensaft, andere wieder fühlen sich wieder nur beschwerdefrei, wenn sie regelmäßig größere Mengen kohlensauren Natrons zu sich nehmen. Auch über Unregelmäßigkeiten der Stuhlentleerung wird geklagt, doch meint v. Noorden, der dieser Frage seine besondere Aufmerksamkeit geschenkt hat, daß „die Chlorotischen nicht in erheblich höherem Maße als ihre Altersgenossinnen zur Stuhlträgheit neigen".

Die Erscheinungen von seiten des Zirkulationsapparats stehen in vorderster Linie unter den Klagen der Chlorotischen. Das Wärmebedürfnis ist erhöht. Die Kranken haben ständig „kalte Hände und Füße", klagen über Abgestorbensein der Finger (Doigt mort). Besonders quälend tritt das Frostgefühl auf, wenn die Kranken in schlecht oder ungeheizten Räumen sich aufhalten. Die lebhafte vasomotorische Reaktion führt zu einer unzureichenden Durchblutung der Haut, deren Blässe dann noch um einige Grade zunimmt und die sich dann eiskalt anfühlt. Häufig klagen die Kranken darüber, daß sie im ungeheizten Schlafzimmer, auch wenn sie durch wollene Decken reichlich gegen Abkühlung geschützt sind, im Bette nicht warm werden und keinen Schlaf finden könnten. Die Erscheinungen von seiten des Herzens werden beherrscht von dem Gefühl des Herzklopfens, der beschleunigten und gesteigerten Herztätigkeit. Diese Symptome sind aber durchaus nicht immer abhängig von erhöhten körperlichen Anforderungen, sondern mehr als bei gesunden Mädchen gleichen Alters auf psychische Momente zurückzuführen. Die Lebhaftigkeit des Vasomotorenspiels zeichnet die chlorotischen Mädchen besonders aus.

Den Symptomen von seiten des Nervensystems hat eine Reihe der älteren Autoren, unter ihnen vor allen Grawitz, eine besondere Bedeutung beigemessen. Neben psychischen Anomalien, die sich in einem raschen Umschlag der Stimmung, in Konzentrationsunfähigkeit, Unlust zu geistiger Betätigung äußern, sollen neuralgische Beschwerden, Hyperästhesien, Interkostalneuralgien für eine Gruppe von Chlorotischen charakteristisch sein. Es ist aber besonders von Naegeli, meiner Ansicht und Erfahrung nach mit Recht, betont worden, daß diese neurotischen Stigmata durchaus nicht für die Chlorose charakteristisch sind und daß die Auffassung, daß diese nervösen Symptome für das Krankheitsbild der Chlorose geradezu führende seien, als abwegig abzulehnen. Es mag zugegeben werden, daß die Klagen über Kopfschmerzen bei den Chlorotischen häufiger sind als bei anderen Kranken gleichen Alters und Geschlechts, und gerade der immerwährende dumpfe, nicht lokalisierbare Schmerz ist vielleicht organisch begründet durch die Erhöhung des Lumbaldrucks, auf welche Quincke zuerst aufmerksam gemacht hat. Im übrigen ist die Psyche normal.

2. Spezieller Untersuchungsbefund.

Das Blut.

Die Gesamtblutmenge ist bei der Chlorose nicht wesentlich vermehrt. Es sind zwar mit verschiedenen älteren Methoden solche Vermehrungen gefunden worden.

So fand L. Smith mit der Inhalationsmethode (Einatmung einer bestimmten Menge CO-Gas und anschließende Bestimmung des Sättigungsgrades des Hämoglobins mit CO) in Fällen von Chlorose mit einer Hämoglobinverminderung unter 50% im Durchschnitt eine Blutmenge, welche 10,8% des Körpergewichts entsprach. Als Normalwert der Blutmenge wird nach dieser Methode 5% gefunden. Plesch gibt mit der gleichen Methode 7,7—10,8% des Körpergewichts für Chlorosen an. Griesbach dagegen findet mit der Kongorot-Methode Werte, welche innerhalb der physiologischen Grenzen liegen. Ich glaube mit Naegeli, daß die älteren Bestimmungen auf methodischen Fehlern beruhen und daß die neue und überaus einfache kolorimetrische Bestimmung die zuverlässigerem und gleichzeitig verständlicheren Werte liefert. Es ist ja in der Tat schwer zu begreifen, daß bei bleichsüchtigen Individuen, die alle klinische Zeichen einer Blutarmut aufweisen, tatsächlich eine Vermehrung des Hämoglobins vorhanden sein soll.

Das spezifische Gewicht des Gesamtblutes ist vermindert, was auf die Verarmung an Hämoglobin und roten Blutkörperchen zurückzuführen ist. Hammerschlag ging soweit, bei der Chlorose eine konstante Relation zwischen Hämoglobingehalt und spezifischem Gewicht anzunehmen, indem einem bestimmten Hämoglobingehalt bei verschiedenen Kranken dasselbe spezifische Gewicht entspricht. v. Noorden empfiehlt wenigstens für die Chlorose die Verwendung der Hammerschlagschen Tabelle, die ich hier anfüge.

Spez. Gewicht	Hämoglobin
1033—1035	25—30%
1035—1038	30—35%
1038—1040	35—40%
1040—1045	40—45%
1045—1048	45—55%
1048—1050	55—65%
1050—1053	65—70%
1053—1055	70—75%
1055—1057	75—85%
1057—1060	85—95%

Eine solche feste Relation kann natürlich nur dann bestehen, wenn das Serum einen normalen Gehalt an Eiweißkörpern und denjenigen Produkten, die den Trockenrückstand ausmachen, aufweist. Das ist aber nicht immer der Fall. Ich führe aus einer größeren Reihe mit Beumer durchgeführter chemischer Blutuntersuchungen folgenden typischen Fall von Chlorose, der unter intensiver Eisenmedikation überraschend schnell und günstig beeinflußt wurde, an.

Ein 22jähriges junges Mädchen mit blaßgrünlichem Teint, anämischen Herzgeräuschen und wasserreichem Unterhautzellgewebe; 3,6 Mill. rote Blutkörperchen, Hämoglobin 30%, Färbeindex 0,41; 3200 Leukozyten, starke Poikilozytose und Anisozytose.

$$\frac{\text{Serumvolumen}}{\text{Blutkörperchenvolumen}} = \frac{813}{187}$$

also ein gegen die Norm verminderter Volumenquotient.

Für 1000 g	Trocken-gewicht	Wasser	Eiweiß	Extrakt	Lezithin	Freies Cholesterin	Cholesterin-ester
Blutkörperchen	266.467	733,533	241,301	5,203	3,504	0,933	—
Serum . . .	80 738	919,217	60 587	8 585	1,489	0,394	0,616

Die Tabelle zeigt, daß der Trockenrückstand und der Eiweißgehalt des Serums gegenüber der Norm reduziert sind. Auf diese Verminderung des Serums an Eiweiß hat später auch Naegeli hingewiesen. Die Verminderung des Serums an Trockenrückstand und Eiweißgehalt ist in schweren Fällen von der Nahrungszufuhr unabhängig und wie auch in unserem Falle ohne Zusammenhang mit der Ausbildung von Ödemen. Die Farbe des Serums ist blaß und wässerig im Gegensatz zu der oft dunkelgelbgrünen, stark dikroten Färbung des Serums bei perniziöser Anämie, auf welche wir gleichfalls in unseren Untersuchungen hingewiesen haben. Das Mischungsverhältnis zwischen Albuminen und Globulinen ist vollkommen normal (Naegeli). Setzt man die Zahl der roten Blutkörperchen in Beziehung zu ihrem Volumen, so zeigt sich, daß das Volumen der roten Blutkörperchen gegenüber der Norm reduziert ist. Da die Gesamtblutmenge nicht vermindert ist, so resultiert daraus eine Vermehrung des Plasmas, eine Polyplasmie.

Das spezifische Gewicht des Blutserums liegt normalerweise zwischen 1028 und 1032. Bei der Chlorose wurden häufig Werte an der unteren Grenze dieser Norm gefunden, 1028,1 (Bequerel und Rodier). Hammerschlags Werte gingen nie unter 1027 herunter. Die relativ geringen Werte für das spezifische Gewicht des Serums sind die einfache Folge seiner Eiweißarmut.

Die Gefrierpunktserniedrigung wird normal gefunden — 0,55°—0,56°C. Auch die elektrische Leitfähigkeit ist normal.

Cholesterin und Cholesterinester wurden nach eigenen Bestimmungen in normalen Mengenverhältnissen gefunden.

Die Gesamtmenge der ätherlöslichen Bestandteile des Serums war in einem schweren Falle erhöht (8,5 g statt 5,0 pro 1000 normal).

Die roten Blutkörperchen. Das Gewicht der Erythrozyten ist bei der Chlorose vermindert. Die Analyse der feuchten Substanz der roten Blutkörperchen gibt die Erklärung dafür. Die Blutkörperchen der Chlorotischen sind arm an Trockensubstanz und dementsprechend reich an Wasser (Erben und eigene Untersuchungen mit Beumer; siehe Tabelle!). Während normalerweise für die Trockensubstanz von 1000 g feuchten roten Blutkörperchen Werte von 300 g gefunden werden, fanden wir nur 266 g. Der Stickstoffgehalt und der daraus berechnete Eiweißgehalt der roten Blutkörperchen ist gleichfalls vermindert (v. Jaksch, Koßler, Hoke, Beumer und Bürger). Der hohe Wassergehalt der roten Blutkörperchen entspricht offenbar dem der übrigen Gewebe. Der Lezithingehalt der Blutkörperchen wurde in einem Falle von uns relativ hoch gefunden, der Cholesteringehalt relativ normal.

Morphologie der roten Blutkörperchen. Ein für Chlorose absolut charakteristisches Blutbild gibt es nicht. Auch die auf Duncan zurückgehende Anschauung, daß die Hämoglobinarmut des einzelnen roten Blutkörperchens bei unveränderter Gesamtzahl derselben: die Oligochromämie und die starke Herabsetzung des Färbeindex das Wesentliche der chlorotischen Blutveränderung ausmache, hat sich in der Folge nicht halten lassen. Jedem Kliniker sind Fälle von sekundärer Anämie ohne die sonstigen Zeichen der Chlorose bekannt, bei denen die Zahl der roten Blutkörperchen wenig oder gar nicht verändert ist, ihr Hämoglobingehalt aber weitgehend vermindert gefunden wird. Schon nach einem kräftigen Aderlaß kann die Zahl der roten Blutkörperchen wieder hergestellt sein zu einer Zeit, in welcher die Hämoglobinfüllung der Einzelzelle noch erheblich hinter der Norm zurückbleibt. Ähnliches wird nach Blutungsanämien, Ulcus ventriculi, Hämorrhoidalblutungen gefunden. Auch bei sekundären Anämien, die sich mehr chronisch entwickeln (nach Tuberkulose, Lues, bei Karzinomkachexie) können, hämatologische Befunde erhoben werden, welche bei normalen Blutkörperchenzahlen eine starke Herabsetzung des Färbeindex erkennen lassen. Die größere Häufigkeit der Chlorose, wie sie in früheren Jahren gefunden wurde, wird nicht zuletzt darauf beruhen, daß latente Tuberkulosen und Ulcera ventriculi mit den damaligen diagnostischen Methoden nicht immer erfaßt wurden und die bei diesen Zuständen gefundene Oligochromämie mangels anderer Ursachen als Folge einer Chlorose falsch gedeutet wurde.

Erst in den frühesten Anfangsstadien der Chlorose, bei denen die klinischen Symptome voll ausgeprägt sind, hat man gelegentlich noch normale Hämoglobin- und Erythrozytenwerte gesehen (Morawitz). Im allgemeinen muß man solchen Angaben gegenüber große Skepsis walten lassen. Naegeli lehnt es überhaupt ab, daß beginnende Chlorosen mit normalen Hämoglobin- und Erythrozytenzahlen vorkommen. Eine sorgfältige und zytologische Untersuchung des Blutes wird in solchen Fällen in der Regel doch Veränderungen der Form und Größe der Erythrozyten und vielleicht eine ungleichmäßige Hämoglobinfüllung der einzelnen Zellen aufdecken. Für die überwiegende Mehrzahl der typischen Chlorosefälle gilt der Satz, daß der Färbeindex erniedrigt ist, also eine Oligochromämie auch schon in den Anfangsstadien nachweisbar ist. Mit zunehmender Schwere des Falles sinkt der Färbeindex ab. Otten fand unter 700 von ihm zusammengestellten Fällen des Eppendorfer Materials einen solchen mit 20% Hämoglobin und 3,04 Mill. Roten, woraus sich ein Färbeindex von 0,33 errechnen läßt. Ich gebe aus seiner Zusammenstellung folgende Hämoglobinwerte nach der Häufigkeit ihres Vorkommens wieder:

Hämoglobin	Zahl der Fälle
10—20% der Norm	13 = 1,86% der Gesamtzahl
21—30% ,, ,,	86 = 12,29% ,, ,,
31—40% ,, ,,	153 = 21,86% ,, ,,
41—50% ,, ,,	170 = 24,29% ,, ,,
51—60% ,, ,,	142 = 20,30% ,, ,,
61—70% ,, ,,	75 = 10,7 % ,, ,,
71 und mehr	61 = 8,7 % ,, ,,

Aus dieser Zusammenstellung erhellt, daß in der Mehrzahl der das Krankenhaus aufsuchenden Bleichsüchtigen der Hämoglobingehalt 50% und weniger betrug.

Während in leichten und mittelschweren Fällen die Zahl der Roten bei stark reduziertem Hämoglobin zwischen 4 und 5 Millionen schwankt, sinkt bei den schweren Formen der Chlorose der Wert für die roten Blutkörperchen auf 2 Millionen und darunter ab. Werte unter 1,5 Millionen gehören zu den seltenen Ausnahmen. Aber auch in den Fällen mit ausgesprochener Oligozythämie ist der Hämoglobingehalt gegenüber der Norm immer noch stärker reduziert als die Blutkörperchen, so daß auch in diesen schwersten Fällen von Chlorose der Färbeindex im Gegensatz zur perniziösen Anämie sehr tief liegt.

Aus dem bisher Erörterten ergibt sich, daß auch die Zahl der roten Blutkörperchen wie bei anderen sekundären Anämien erheblichen Schwankungen
unterworfen ist, daß aber weitgehend unabhängig von ihrer Zahl der in der Zirkulation befindliche Hämoglobinvorrat regelmäßig stark vermindert ist. Zu
keiner Zeit und in keinem Stadium des Krankheitsverlaufs kommt ein erhöhter
Färbeindex vor.

Es wurde oben bereits darauf hingewiesen, daß nicht bloß das Gesamtvolumen der zelligen Elemente des Blutes gegenüber der Norm vermindert
ist, sondern daß auch die Errechnung des Einzelvolumens der roten Zelle
eine Verkleinerung ergibt. Es besteht demnach eine Mikrozytose. Neben
der Oligochromämie ist diese Mikrozytose einer der konstantesten Befunde
im chlorotischen Blutbilde.

Die mikroskopische Betrachtung läßt in der Regel erhebliche Größenunterschiede der einzelnen Zellen erkennen. Die meisten Zellen erscheinen
kleiner als in der Norm, jedoch kommen auch übergroße Zellen sicher vor.
Diese Makrozyten sind gar nicht so selten im Blutbilde der typischen Chlorose
aufzufinden. Türk bestreitet zwar das Vorkommen echter Makrozyten, gibt
aber das Erscheinen „mäßig vergrößerter Zellen" zu. Naegeli begegnete oft
Makrozyten mit großer Delle und leichter Polychromasie, jedoch nur bei gleichzeitiger Anwesenheit anderer regeneratorischer Zeichen. Diese Widersprüche
sind zum Teil durch eine verschiedene Definition des Begriffs „echter Makrozyt"
zu deuten.

Neben der sehr häufigen Anisozytose findet sich stets eine leichte Unregelmäßigkeit der Formen der Einzelzelle. Diese Beobachtung entspricht auch
meinen eigenen Erfahrungen, ich möchte ihr aber nicht allzu großen diagnostischen Wert beimessen, es ist sehr fraglich, ob diese Formunregelmäßigkeiten
schon im lebenden zirkulierenden Bute vorhanden sind, oder ob sie nicht
lediglich der Ausdruck einer erhöhten „Deformierbarkeit" der kranken
Zellen sind und erst bei Herstellung des Präparates zustande kommen.

Vitalfärbungen sind zur Beurteilung regeneratorischer Vorgänge von
großem Werte; therapeutisch gut beeinflußte Fälle zeigen eine große Menge
vitalgranulierter Zellen, so daß die Häufigkeit der Vitalgranulationen
geradezu als Symptom der regeneratorischen Leistungsfähigkeit
des hämatopoetischen Apparats angesehen werden darf.

An dem in gewöhnlicher Weise gefärbten Trockenpräparat fällt dem Geübten
sofort die hochgradige Blässe der Einzelzelle auf. Der gefärbte Randsaum ist
äußerst schmal, die ungefärbte zentrale Delle erscheint dadurch unverhältnismäßig groß. In leichteren Fällen ist die Färbbarkeit der Erythrozyten ungleichmäßig, indem neben zahlreichen gut gefärbten sich weniger gut und schlecht
gefärbte finden. Bei sehr stark erniedrigtem Färbeindex ist das ganze Zellmaterial mehr oder weniger schlecht tingierbar, aber auch in diesen Stadien
ist die Ungleichheit der Färbbarkeit immer noch deutlich.

Eine weitere Färbungsanomalie, die im chlorotischen Blutbild nicht selten
gesehen wird, ist die Polychromatophilie. Sie wird entgegen der ursprünglichen Ehrlichschen Annahme, der sie als ein Degenerationszeichen deutete,
jetzt allgemein mit regeneratorischen Vorgängen in Zusammenhang gebracht.
Man findet sie daher sehr selten als alleinige färberische Veränderung neben
der Hämoglobinarmut der Zellen, sondern in der Regel vergesellschaftet mit
dem Vorkommen von basophil punktierten Erythrozyten und Normoblasten.

Diese kernhaltigen roten Zellen werden in schweren Fällen von Chlorose
regelmäßig gefunden. Ihre Zahl ist abhängig von der Art und Wirksamkeit der therapeutischen Maßnahmen. Eine intensive Eisentherapie treibt

sie in großer Menge ins zirkulierende Blut. Das von früheren Autoren behauptete Vorkommen von Megaloblasten (Jacoby unter Ehrlich, Arneth) wird von Naegeli, der mit besonderer Sorgfalt danach suchte, bestimmt abgelehnt. In meinen eigenen Fällen habe ich sie stets vermißt.

Neben dem Vorkommen von Normoblasten ist das Auftreten von Kerntrümmern und -resten in den schweren Fällen keine Seltenheit.

Blutplättchen. Die Thrombozyten wurden von allen Autoren, die darauf achteten, stark vermehrt gefunden. Systematische Untersuchungen mit neueren Methoden fehlen noch. Grawitz findet bei wenig Krankheiten eine so starke Vermehrung der Thrombozyten wie gerade bei der Chlorose. Muir findet als Normalwerte bei gesunden Personen, wie auch die neueren Autoren, 200 000—300 000 Plättchen im Kubikmillimeter. Bei Chlorose lagen die Werte zwischen 350 000 und 400 000. Dasselbe sehen Hanot und Matthieu.

Die farblosen Blutkörperchen. Die Angaben über das zahlenmäßige Verhalten der weißen Blutkörperchen bei der Chlorose sind sehr wechselnde. Ihre Gesamtmenge zeigt nach den übereinstimmenden Mitteilungen von v. Noorden, Gräber, Strauß und Rohnstein keine wesentlichen Abweichungen von der Norm. Gelegentlich sieht man jedoch Steigerungen der Leukozytenzahl auf 10—12000, ohne daß dies wie Grawitz meint, jedesmal auf komplizierende Zustände hinzuweisen braucht. Bei Fällen von reiner Chlorose können solche Leukozytosen auf eine spontan oder durch therapeutische Stimulantien hervorgerufene Mehrleistung des Knochenmarks hin eintreten. Für diese Auffassung spricht auch die Erfahrung von Naegeli und anderen, daß zu Zeiten solcher Reizleukozytosen einige Myelozyten und Metamyelozyten neben den schon beschriebenen Veränderungen des roten Blutbilds (Normoblastose, Polychromasie, Vermehrung der Vitalgranulationen) auftreten.

Das relative Verhältnis der einzelnen Formen der weißen Zellen ist bei den schweren Fällen von Chlorose gestört. Während sich unter den älteren Angaben eine Vermehrung der Lymphozytenprozente vereinzelt findet (Einhorn: bis 52%, Gräber: bis 61%) wiesen Strauß und Rohnstein für schwere Fälle von Chlorose auffällig niedrige Prozentzahlen für die Lymphozyten nach. Naegeli legt auf diese Lymphozytenverminderung besonderen Wert. Für ihn ist die Lymphopenie der Chlorotischen eine fast gesetzmäßige Erscheinung und ein Ausdruck für die Hypofunktion des lymphatischen Apparates. Die Lymphopenie klingt mit der Besserung des roten Blutbildes allmählich wieder ab. Wegen der hohen symptomatischen Bedeutung der Lymphopenie gebe ich eine von Naegelis Beobachtungen hier wieder:

21 jährige Kranke mit einer nach Anamnese und klinischem Befund klassischen Chlorose.

Datum	Hämoglobin in %	Rote Blutkörperchen	Färbeindex	Leukozyten	Lymphozyten in %
12. 5. 1917	28	2,88 Mill.	0,5	6311	14,5
18. 5. 1917	43	3,54 „	0,54	6600	13,9
30. 5. 1917	69	4,58 „	0,66	7288	18,6
13. 6. 1917	73	4,50 „	0,77	—	19,5
14. 12. 1917	87	5,18 „	0,85	5710	17,7

Diese und andere Beobachtungen zeigen, daß in den verschiedenen Stadien der Chlorose das Verhalten der Lymphozyten ein wechselndes ist. Eine echte Lymphozytose ist von den neueren Autoren nie mehr angegeben worden. Ihr Fehlen wird geradezu als Argument für die Abwesenheit von infektiösen und toxischen Ursachen oder Hilfsursachen gewertet (Naegeli). Für die Monozyten und Eosinophilen sind gesetzmäßige Abweichungen vom Normalen nicht gefunden worden.

Für die leichten Fälle betont Türk die besondere Häufigkeit hoher Mast-
zellenwerte bis zu 2 und $2^1/_2^0/_0$. In schweren Fällen ist die Granulozytose
seltener.

Literatur.

Arneth: Dtsch. med. Wochenschr. 1906. Nr. 17. — Bequerel und Rodier: Untersuchungen über die Zusammensetzung des Blutes im gesunden und im kranken Zustande.
Deutsch von Eisenmann. Erlangen 1845 und 1847. — Beumer und Bürger: l. c. — Duncan: Sitzungsber. d. Akad. d. Wiss. in Wien, Bd. 55, Abt. II, S. 516. 1867. — Einhorn:
Über das Verhalten der Lymphozyten zu den weißen Blutkörperchen. Inaug.-Diss. Berlin
1884. — Erben: Über die chemische Zusammensetzung des chlorotischen Blutes. Zeitschr.
f. klin. Med. Bd. 47, H. 3 u. 4. — Gräber: Zur klinischen Diagnostik der Blutkrankheiten.
Leipzig 1888. — Griesbach: Dtsch. med. Wochenschr. 1921. S. 1259 und persönliche
Mitteilungen. — Hammerschlag: Zeitschr. f. klin. Med. Bd. 21. 1892. — Hanot und
Matthieu: Arch. gén. Tom. 30 p. 676. 1877. — Hoke: Zeitschr. f. Heilk. N. F. Bd. 2.
1901. — Jakobi: Inaug.-Diss. Berlin 1887. — v. Jaksch: Zeitschr. f. klin. Med. Bd. 24.
1894. — Koßler: Zentralbl. f. inn. Med. 1897. — Morawitz: Münch. med. Wochenschr.
1910. Nr. 27. — Muir: Journ. of anat. a. physiol. Vol. 25. 1891. — Naegeli: Zit. nach
Frohmaier: Fol. haematol. Bd. 20 S. 115. 1915. — v. Noorden: Die Bleichsucht.
Wien 1897. — Otten: Jahrbücher der Hamburger Staatskrankenanstalt. Bd. 10. 1905.
— Plesch: Zeitschr. f. klin. Med. Bd. 63. 1907 und Bd. 93. 1922. — Smith, L.: Transact.
of the Kathol. Soz. London Vol. 2. 1900. — Strauß und Rohnstein: Blutzusammensetzung bei Anämien. Berlin 1901.

Der Atmungsapparat.

Viele Chlorotische kommen wegen ihres Gefühls von Luftmangel und
Beklemmung bei der geringsten körperlichen Anstrengung zum erstenmal in
ärztliche Beobachtung. Eine sorgfältige Untersuchung des Atmungsapparats
deckt keine objektiven Veränderungen an den Lungen als Ursache für die
Arbeitsdyspnoe auf. In alten Berichten über die Chlorose (H. Schulze)
wird von der Häufigkeit eines chronischen Bronchialkatarrhs bei Chlorosen
gesprochen und eine schlechte Ernährung der Kapillaren mit einer vermehrten Transsudation in die Bronchien für die katarrhalischen Erscheinungen verantwortlich gemacht. Es scheint, daß man früher häufiger
beginnende Spitzentuberkulosen mit Chlorosen verwechselt hat. Tatsächlich
kann ein tuberkulöser Prozeß von geringer anatomischer Ausbreitung bereits
eine sekundäre Anämie erzeugen, die bei unrichtiger klinischer Bewertung
der Lungenveränderungen zu der Fehldiagnose der Chlorose führt. Eine sichere
Differentialdiagnose ist in solchen Fällen sowohl in therapeutischer wie in
prognostischer Beziehung von größter Tragweite. Wenn auch ein gegenseitiges
Abhängigkeitsverhältnis von Chlorose und Tuberkulose von allen neueren Autoren
abgelehnt wird, so können doch, worauf Hajem mit Recht hinweist, bei jungen
Mädchen mit latenter Tuberkulose Chlorosen, die von diesem Infekt vollkommen unabhängig sind, zur Ausbildung gelangen.

Die Atmungsfrequenz ist nicht nur bei körperlichen Anstrengungen, sondern
häufig auch bei Bettruhe deutlich erhöht (v. Noorden). Röntgenuntersuchungen
der Lungen haben bei Chlorotischen einen ungewöhnlich hohen Stand des
Zwerchfells ergeben, woraus eine Verflachung der Atmung abzuleiten ist.
Die oberflächliche Atmung der Chlorotischen bedingt eine schlechte Entfaltung
der Lungen, die Lungenränder retrahieren sich, es kommt zu Rand-
atelektasen. Durch eine systematisch durchgeführte Atemgymnastik kann
ein tieferer Stand der Lungenränder erzwungen werden, woraus geschlossen
werden muß, daß dem Hochstand des Zwerchfells und der Retraktion der
Lungenränder lediglich symptomatische Bedeutung zukommt.

Über die Ventilationsgröße bei Chlorotischen fehlen systematische Untersuchungen.

Literatur.

Hayem: Du sang et de ses alterations anatomiques. Paris 1889; Sem. méd. 1895. p. 179 und 1896. p. 116. — v. Noorden und v. Jagic: Die Bleichsucht. Wien 1912. — Schulze, H.: Über Chlorose. Inaug.-Diss. Berlin 1868.

Störungen am Zirkulationsapparat.

Über die Störungen am Zirkulationsapparat wurde im allgemeinen Teil eine ausführliche Darstellung gegeben. Wie bei allen sekundären Anämien, so kommen auch bei der Chlorose sowohl an den Gefäßen wie am Herzen Veränderungen vor, welche einerseits auf die veränderte Blutzusammensetzung und bezüglich der auskultatorischen Phänomene auf die Retraktion der Lungenränder zurückzuführen sind.

Die Untersuchungen des Zirkulationsapparates bei der Chlorose ergeben bezüglich der Herzgröße im allgemeinen negative Resultate. Dort wo die Herzgröße auf orthodiagraphischem Wege bestimmt wurde, zeigte sie sich im Vergleich mit den Normalwerten nach Dietlen regelrecht (dagegen Otten, Rolly und Kühnel). Von älteren Autoren, z. B. Gautier, war in einigen Fällen von Chlorose eine Hypertrophie des Herzens gefunden worden. Man hatte diese Hypertrophie erklärt mit einer erhöhten Arbeitsleistung, welche der funktionell geschwächte Herzmuskel auch bei normalen Anforderungen zu leisten habe. Diese Auffassung hat keine Bestätigung gefunden.

Die Herzdämpfung ist, wie auch v. Noorden betont, mit großer Zurückhaltung für die Diagnose Herzerweiterung zu verwerten. Die absolute Herzdämpfung findet man besonders bei bettlägerigen Patientinnen, oft nach rechts bis zur Mitte des Sternums reichend, gelegentlich sogar bis zum rechten Sternalrand oder darüber hinaus. Die Verbreiterung der absoluten Herzdämpfung ist aber nicht auf eine Vergrößerung resp. Dilatation des Herzens, sondern auf veränderte Lagebeziehung der Lunge zum Herzen zurückzuführen. Genauere Untersuchungen des Standes der Lungengrenzen zeigen, daß deren untere Grenze höher als normal steht, die Lungen also offenbar kleiner geworden sind. Die Lungenränder bedecken infolge dieser Verkleinerung das Herz weniger als in der Norm. Die Retraktion der Lungenränder gibt eine breitere Fläche des Herzens frei und führt auf diese Weise zu einer Verbreiterung der absoluten Dämpfung. Die Erklärung für diese Verkleinerung der Lungen ist in funktionellen Momenten zu suchen. v. Noorden betont die flachere Atmung der Chlorotischen, welche zu einer schlechten Ausdehnung der Lunge führen. Die ausgiebige tiefe Atmung kann innerhalb weniger Tage das Lungenvolumen derart vergrößern, daß der Normalstand der Lungengrenzen wieder erreicht wird und die Herzdämpfung auf ihre normale Größe zurückgeführt wird. Für die Beurteilung der Herzgröße bei Chlorotischen ist ein Befund von Grumnach von besonderer Bedeutung. Er fand bei 4 Chlorotischen einen ungewöhnlich hohen Stand des Zwerchfells. Durch diesen abnormen Zwerchfellstand erleidet das Herz eine Verlagerung, es steht mehr horizontal als in der Norm. Diese Querlagerung des Herzens mag die älteren Autoren, welche über die Herzgröße bei Chlorose sich geäußert haben, nicht selten getäuscht und zu der Auffassung geführt haben, daß eine Dilatation und Hypertrophie des rechten Vorhofs vorliege. Auch die Verlagerung des Spitzenstoßes nach außen ist auf diesen Hochstand des Zwerchfells zurückzuführen, und hat im Verein mit der Retraktion der Lungenränder eine Hypertrophie des linken Ventrikels annehmen lassen.

Von wenigen Ausnahmen zweifelloser echter Herzdilatation abgesehen (Otten), sind in der großen Mehrzahl der Fälle normale Größe des Herzens der Chlorotischen gefunden.

Die Leistungsfähigkeit des Herzens der Chlorotischen ist selten in nachweisbarer Weise gestört. Die Klagen über starkes häufiges Herzklopfen, die fast alle Chlorotischen vorbringen, sind nicht nur auf subjektive Eindrücke zurückzuführen, sondern sind sehr häufig der Ausdruck einer erregten Herztätigkeit. Diese Art des Herzklopfens tritt in der Regel bei mehr oder weniger leichten körperlichen Anstrengungen hervor. Muskelbewegungen, die für einen gesunden Menschen kaum eine Anstrengung bedeuten, und nicht als solche empfunden werden, werden von Chlorotischen häufig mit starkem Herzklopfen beantwortet. Die Frequenz der Herzaktion nimmt dabei zu und überdauert die Anstrengung nicht selten mehrere Minuten. Der Puls kann dabei vollkommen gleich und regelmäßig bleiben. Der Puls ist groß, gut gefüllt, und nicht selten wie beim fiebernden Menschen deutlich dikrot. Diese Form der Herzpalpitation wird den Kranken nicht zu jeder Zeit bewußt. Bei abgelenkter Aufmerksamkeit können sie die erregte Herztätigkeit vollkommen vergessen, während sie bei aufmerksamer Selbstbeobachtung sofort über das quälende Gefühl des Herzklopfens, auch nach geringeren Anstrengungen, klagen. Diese lebhaftere und beschleunigte Herztätigkeit nach geringen körperlichen Anstrengungen ist als ein kompensatorischer Vorgang zu deuten. Die für den gesteigerten Sauerstoffbedarf der arbeitenden Gewebe nötigen Mengen Sauerstoff werden durch einen beschleunigten Blutumlauf an die Gewebe herangetragen und diese Steigerung der Umlaufsgeschwindigkeit durch eine Zunahme der Herzfrequenz vielleicht auch durch Vergrößerung des Schlagvolumens bewerkstelligt.

Bei allen Formen der Anämie einschließlich der Chlorose treten in einer großer Zahl der Fälle Geräusche über den venösen Gefäßen auf. Am häufigsten werden diese Geräusche über den Jugularvenen nachgewiesen. Gelegentlich sind sie auch über den Kruralvenen hörbar. Die Geräusche haben einen eigentümlichen sausenden, blasenden, seltener brummenden Charakter. Sie werden als Nonnengeräusch oder Nonnensausen von den Franzosen als „bruit de diable" beschrieben. Am leichtesten nachweisbar sind sie, wenn man bei aufrechter Körperhaltung das Stethoskop an der Grenze zwischen Sternal- und Klavikularportion des M. sternocleidomastoideus ohne Druck aufsetzt. Man hört neben den Tönen der Karotis an dieser Stelle das laut sausende, seltener musikalisch pfeifende Geräusch, an welchem man leicht gewisse rhythmische Verstärkungen erkennen kann. Diese Verstärkungen sind abhängig einmal von der Atmung, anderseits von der Herzaktion. Am auffälligsten und für den Charakter des Geräusches als Venengeräusch bestimmend ist die inspiratorische Verstärkung. Daneben ist oft ein systolisches und diastolisches Lauterwerden deutlich festzustellen. Im Stehen wird das Geräusch im allgemeinen häufiger und lauter gehört als im Liegen. Beim Drehen des Kopfes nach der entgegengesetzten Seite wird das Geräusch gleichfalls lauter. Druck auf die Vene mittels des Stethoskops pflegt das Geräusch anfänglich zu verstärken, bei stärkerem Druck verschwindet es. Ist das Nonnensausen nur schwach ausgeprägt, hört man gelegentlich nur im Inspirium oder während der Herzsystole oder Diastole das Geräusch. Es gewinnt dadurch einen diskontinuierlichen Charakter, was zu Verwechselungen mit respiratorischen oder kardialen Geräuschen Anlaß geben kann. Besonders der diastolische Anteil der Venengeräusche kann durch Fortleitung über dem Herzen akzidentelle diastolische Geräusche vortäuschen. Ist das Geräusch sehr stark entwickelt, so fühlt die auf den Bulbus aufgelegte Hand ein eigentümliches Schwirren („Sandlaufen"). Für die Erklärung des Venensausens sind zwei Momente angeführt worden. Da am Bulbus das Blut aus einem engeren in ein weiteres Gefäß abströmt, müssen hier wegen der daraus resultierenden Saugwirkung transversale

Schwingungen im Bereich des erweiterten Gefäßabschnittes eintreten. Da diese anatomischen Verhältnisse aber bei gesunden und anämischen Individuen im allgemeinen die gleichen sind, genügt diese Erklärung nicht. Der wesentliche Faktor wird wie bei den akzidentellen Herzgeräuschen auch bei den Venengeräuschen die erhöhte Stromgeschwindigkeit des Blutes sein, welche ich bei direkter Beobachtung mit Hilfe des Kapillarmikroskops an anämischen Menschen nachweisen konnte. Diese gesteigerte Strömungsgeschwindigkeit des Blutes ist neben dem vergrößerten Schlagvolumen der Anämischen vor allem auf die verringerte Viskosität des anämischen Blutes zurückzuführen. Daß das Nonnensausen bei aufrechter Körperhaltung lauter hörbar ist als in horizontaler Lage, steht mit dieser Annahme in guter Übereinstimmung. Durch den Einfluß der Schwere wird der Blutstrom in der Jugularis offenbar beschleunigt. Die Erfahrung, daß das Nonnengeräusch rechts häufiger und deutlicher hörbar ist als links, wird auf anatomische Verhältnisse zurückgeführt: Die V. jugularis dextra ist nahezu die geradlinige Fortsetzung der rechten Anonyma, die linke Jugularis dagegen mündet unter stumpfem Winkel in die linke Anonyma ein, woraus eine Verminderung der Stromgeschwindigkeit in der linken Vene resultiert. Die Drehung des Kopfes nach der entgegengesetzten Seite wirkt im Sinne einer leichten Venenkompression. Die inspiratorische Verstärkung ist aus der Beschleunigung, welche der venöse Blutstrom in der Einatmungsphase erleidet, leicht erklärlich. Auch während der Herzsystole und Diastole kommen solche Strombeschleunigungen zustande. Die diagnostische Bedeutung der Venengeräusche ist nicht sehr erheblich. Sie sind durchaus nicht bei allen anämischen Individuen regelmäßig zu finden und kommen außer bei anämischen auch bei anderen Zuständen vor (M. Basedow). Sahli verwendet die Existenz von Nonnengeräuschen mit Nutzen zur Beurteilung der akzidentellen Natur gleichzeitig vorhandener Herzgeräusche.

Wie bereits bemerkt, sind bei der Chlorose die Zeichen einer besonderen Erregbarkeit des Vasomotorenapparates sehr häufig festzustellen. Der rasche Wechsel zwischen der eigentümlich blassen Hautfarbe und dem jähen Erröten ist für die Bleichsüchtigen geradezu charakteristisch. So wird auch das Wechselspiel zwischen dem oft geklagten Kältegefühl und einer rasch „aufsteigenden Hitze" verständlich. Seltener kommt es zu Gefäßkrämpfen in den feinsten präkapillaren und kapillaren Gefäßabschnitten. Die Sensationen dabei steigern sich von einem unangenehmen, quälenden Kältegefühl, vor allem in Händen und Füßen zu lebhaften Schmerzen mit dem Gefühl des Abgestorbenseins. Dieses Absterben der Finger, die Asphyxie locale, stellt sich auf die geringsten peripheren Kältereize ein und kann auch bei vollkommener Ausschaltung jeden Kältereizes wochen- und monatelang sich immer wiederholen. Es entwickeln sich also Bilder, die mit dem ersten Stadium der Raynaudschen Krankheit viel Ähnlichkeit haben. Solche Zustände können mit den entgegengesetzten einer vermehrten Blutfüllung, die gleichfalls mit heftigen Schmerzen einhergehen können (Erythromelalgie), abwechseln. Mit dieser gesteigerten Empfindlichkeit des Vasomotorenapparats hängt offenbar eng zusammen die Neigung der Chlorotischen zur Bildung von Frostbeulen. Hier hat die verschlechterte Durchblutung des Gewebes zu Ernährungsstörungen geführt, als deren anatomischer Ausdruck die Pernionen anzusehen sind.

Eine weitere bei Chlorose häufige Erscheinung an den Gefäßen ist die Neigung zur Thrombenbildung. Auf die Häufigkeit oder das Vorkommen von Venenthrombose bei Chlorose ist von Trousseau im Jahre 1860 hingewiesen worden; seit dieser Zeit mehrten sich die Publikationen über die chlorotische Venenthrombose ziemlich rasch. Das Vorkommen der Thrombose ist im allgemeinen bei der Chlorose nicht sehr häufig. Nach einer

Zusammenstellung von Quenstedt waren bis zum Jahre 1902 91 Fälle von Venenthrombose bei Chlorose publiziert.

Die Symptome der Venenthrombose sind bei der Chlorose die gleichen wie bei Thrombosen aus anderen Ursachen. Es treten manchmal sehr starke Schmerzen auf, die sich ungefähr auf das Gebiet einer Vene beschränken. Ist die Thrombose an den unteren Extremitäten ausgebildet, so vermögen die Patienten nicht mehr aufzutreten, ja im Bett kaum ihre Lage zu wechseln, weil bei den geringsten Bewegungen sofort ein intensiver Schmerz einzusetzen pflegt. Die Sinusthrombose kündigt sich durch den heftigen Kopfschmerz, der medikamentös schwer zu bekämpfen ist, an. Die zunehmende Steigerung des Liquordrucks führt auf dem Weg des Vagus zur Pulsverlangsamung, während bei anderen Ortes lokalisierten Thrombosen eher eine Pulsbeschleunigung gefunden wird. Weiter kommt es bei der Sinusthrombose zur Stauungspapille, die zusammen mit der Somnolenz, Übelkeit, dem Erbrechen als Zeichen gesteigerten intrakraniellen Drucks aufzufassen ist. Sobald die Thrombose zu einer vollkommenen Verlegung der Vene geführt hat, kommt es in dem Verteilungsgebiet der Vene zur Ausbildung eines Ödems. Das Ödem kann so fest werden, daß es zu einer erheblichen Spannung der darüberliegenden Hautpartien kommt, die dadurch ein glattes und glänzendes Aussehen gewinnen. Es wird dann unmöglich, durch diese gespannte Haut die thrombosierten Stränge zu tasten, zumal jede Berührung, auch die leiseste heftige Schmerzen verursacht. Sind tiefer liegende Venen verschlossen, so erweitern sich infolge stärkerer Inanspruchnahme die oberflächlich gelegenen, wodurch die Venenzeichnung der Haut auf der erkrankten Seite wesentlich deutlicher wird. Es ist verständlich, daß die Ausbildung eines solchen kollateralen Kreislaufs immer erst nach längerem Bestande der Thrombose in Erscheinung tritt. Zu dieser Zeit pflegt das Ödem abzunehmen und jetzt werden durch die weichere Haut die thrombosierten Venen palpabel. Sind tiefer liegende Venen befallen, so kann das Ödem der Haut vollständig ausbleiben. Es gelingt dann nur durch tiefwirkenden Druck, den charakteristischen Schmerz auszulösen. Solche Fälle mit tiefliegender Thrombose sind insofern von besonderer Bedeutung, als sie leicht übersehen werden können und der Patient durch zu frühes Aufstehen oder gar durch Verordnungen von Massage, Spazierengehen oder Turnen der Gefahr einer Pulmonalembolie ausgesetzt wird. Es finden sich in der Literatur verschiedene Fälle schwerster Chlorose, welche durch dieses unglückliche Ereignis zum Exitus kamen. Neben der Schwellung, Schmerzhaftigkeit und Tastbarkeit der thrombosierten Stränge ist als weiteres diagnostisches Hilfsmittel eine leichte Erhöhung der Körpertemperatur festgestellt worden. Das Fieber überschreitet selten 39°. Die Temperaturerhöhung hält nur wenige Tage an, um mit dem Zurückgehen der Ödeme wieder zur Norm zurückzukehren.

Nach einer Statistik von Otten über 91 Fälle von reiner Thrombose verteilen sich die Lokalisationen der Thrombose folgendermaßen:

1. Art. cerebri media (Fossa Sylvii) . . . . 2 Fälle.
2. Art. axillaris . . . . 1 Fall.
3. Art. pulmonalis . . . . 1 „
4. Rechte Herzkammer . . . . 1 „
5. Vena cava inferior . . . . 1 „
6. Venen der oberen Extremität . . . . 1 „
7. Sinus cerebralis . . . . 22 Fälle.
8. Sinus cerebralis und Venen der unteren Extremität . . 1 Fall.
9. Venen der oberen und unteren Extremität . . . . . . 1 „
10. Venen der unteren Extremität . . . . 60 Fälle.

In dieser Zusammenstellung fällt die Häufigkeit der Sinusthrombose und die Bevorzugung der Venen der unteren Extremitäten auf. Daß die Venen der unteren Extremitäten am häufigsten befallen werden, ist eine allen Venenthrombosen gemeinsame Erscheinung, welche mit den besonderen Zirkulationsverhältnissen in diesem Venengebiet in Verbindung gebracht wird.

Von verschiedenen Autoren wird eine gewisse Bevorzugung im Befallensein des linken Beines hervorgehoben, welche mit der besonderen Topographie der beiderseitigen Venen in Zusammenhang gebracht wird. Die V. iliaca com. sin. mündet nämlich unter einem Winkel von 135° in die V. cava inferior ein, während die V. iliaca dextra sich fast geradlinig in die V. cava fortsetzt. Durch dieses Verhalten soll ein Stromhindernis für das aus der linken Schenkelvene kommende Blut gegeben sein. Die besondere Häufigkeit der Sinusthrombose in den Statistiken wird wohl mit Recht darauf bezogen, daß diese im allgemeinen tödlich verlaufenen Fälle häufiger publiziert werden als die prognostisch wesentlich günstigeren Thrombosen in anderen Venengebieten. Die Entstehungsursache bei der spontanen Thrombose bei Chlorose sind bis heute nicht vollkommen aufgeklärt. v. Noorden neigt zu der Auffassung einer Mitbeteiligung von Mikroorganismen bei der chlorotischen Thrombose und führt für diese Auffassung vor allem das fast nie fehlende Fieber ins Feld. Ihm selbst gelang aber bei der Punktion einer thrombosierten V. saphena der Nachweis von Bakterien nicht. Andere Momente, die für die Ausbildung der Thrombosen verantwortlich gemacht wurden, sind die Verlangsamung des Blutstroms und Alteration der Gefäßwand selbst. Für eine Stromverlangsamung bei Chlorose fehlen sichere Anhaltspunkte, wir glauben aus oben angeführten Gründen eher an eine Beschleunigung. Die Alteration der Gefäßwand ist wohl zuerst von Virchow beschrieben worden, der in der Aorta eigentümliche Wellen oder gitterförmige Erhabenheiten feststellte. Eichhorst erklärt die Venenthrombose als durch Verfettung der Endothelien auf der Intima mit nachfolgender Thrombenbildung entstanden. Aber besonders darauf gerichtete histologische Untersuchungen konnten lokale Veränderungen in der Wand der Venen nicht aufdecken (Gutheil, v. Recklinghausen). Auf weitere Hypothesen einzugehen, erübrigt sich zumal über die ihnen zugrundeliegenden Befunde keine Einigkeit besteht. Nur eine Beobachtung verdient hervorgehoben zu werden: die Thrombozytose. Von verschiedenen Seiten (Hajem, Litten, Grawitz) ist auf die starke Vermehrung der Blutplättchen hingewiesen worden. Da wir die hervorragende Rolle der Thrombozyten für die Thrombenbildung kennen, ist es naheliegend, die Neigung der Chlorotischen zur Chlorose mit dieser Vermehrung der Blutplättchen in Beziehung zu bringen. Eine Beschleunigung der extravasalen Blutgerinnung, die auch behauptet wurde, konnte von Litten und v. Noorden allerdings nicht bestätigt werden. Es muß somit die letztere Neigung der Chlorotischen zur Thrombose bis heute als unaufgeklärt gelten.

Das Verhalten des Magen-Darmkanals bei Chlorose.

Die bei Chlorotischen gefundenen Symptome von seiten des Magendarmkanals sind sehr mannigfaltig. Es ist mir zweifelhaft, ob ein innerer Zusammenhang mit dem Grundleiden sich erweisen läßt.

In älteren Darstellungen wird die Gastroptose besonders hervorgehoben. Speziell auf diesen Punkt gerichtete Untersuchungen an der v. Leubeschen Klinik zeigten jedoch, daß nur in einem Viertel der Fälle eine Gastroptose sich nachweisen läßt (Rostoski). Eine echte Dilatation des Magens kommt nicht vor.

Die sekretorischen Funktionen des Magens sind in einer großen Reihe von Fällen unverändert. In einer Gruppe anderer Fälle besteht Hyperchlorhydrie. Nur ausnahmsweise kommen Verminderungen der Salzsäureausscheidung vor. Es muß zudem betont werden, daß, wie mir eigene Untersuchungen im Felde zeigten, die Säuresekretion bei erregbaren Menschen starke Abhängigkeit von psychischen Einflüssen hat, und daß bei dem psychisch labilen chlorotischen jungen Mädchen gelegentlich die Tatsache der Untersuchung allein Veränderungen der Säureproduktion zur Folge haben kann, ohne daß man aus dem gefundenen Resultat irgendwelche inneren Beziehungeu zur Chlorose ableiten könnte.

Die subjektiven Beschwerden der Chlorotischen, welche mit Störungen der Magen - Darmfunktion Beziehung gebracht werden, sind sehr zahlreich. Da wo ein leichtes Druckgefühl oder lebhafte Schmerzen nach dem Essen geklagt werden, sollte man immer, ehe man sich zu der Diagnose Chlorose entschließt, an ein latentes Ulcus ventriculi, resp. duodeni denken. Es gibt jedenfalls zu denken, daß mit Verbesserung der Untersuchungstechnik die Zahl der Kranken, welche an einem Ulcus ventriculi resp. duodeni leiden, wenigstens in meinem Beobachtungsbereich dauernd im Wachsen begriffen ist, während umgekehrt die Fälle mit echter Chlorose immer spärlicher werden, in den letzten Jahren geradezu eine Seltenheit darstellen.

Die Ungleichmäßigkeit des Appetits, die Neigung, saure und stark gewürzte Speisen zu bevorzugen, welche abwechseln mit Perioden gänzlicher Appetitlosigkeit, wird gleichfalls dem Symptomenkomplex der Chlorose zugerechnet. Da wo sorgfältige Untersuchungen über die sekretorischen und motorischen Leistungen des Magens durchgeführt wurden, zeigte sich dieser in der Regel ungestört.

Das gleiche gilt auch für Verdauung und Resorption im Magendarmkanal. Die einzige Abweichung, von der oft die Rede ist, ist die erschwerte Stuhlentleerung. Die Tatsache der Stuhlträgheit bei Chlorotischen hat zu der Hypothese der intestinalen Autointoxikation geführt; besonders darauf gerichtete Untersuchungen, bei welchen Bestimmungen der Ätherschwefelsäure des Harns durchgeführt wurden, ergaben meist Zahlen, welche im Bereich der physiologisch vorkommenden Schwankungen liegen. Eine Steigerung der Eiweißfäulnis als Ursache der Chlorose anzusehen, liegt nach den bekannt gewordenen Untersuchungen kein Grund vor (Rethers, v. Noorden). Mit der häufigen Obstipation steht die Beobachtung stärkerer Schleimproduktion des Dickdarms im Zusammenhang. Die lange im Dickdarm lagernden wasserarmen harten Kotmassen reizen den Dickdarm zu stärkerer Schleimproduktion. Das Resultat dieser Mehrproduktion ist dann nicht selten, daß die harten Kotballen in Schleim gehüllt entleert werden, in anderen Fällen überdauert der Reizzustand der Schleimhaut die Anhäufung der Kotmassen im Dickdarm, die Patientinnen entleeren unter diesen Umständen schleimige Massen ohne Skybala. Solche Entleerungen können mit Schmerzen verbunden sein (Colica mucosa). Es verdient hervorgehoben zu werden, daß alle diese Erscheinungen ohne entzündliche Veränderungen der Dickdarmschleimhaut ablaufen, und daß es nicht berechtigt ist, in solchen Fällen eine Colitis mucosa zu diagnostizieren (v. Noorden).

Über Veränderungen an den großen Verdauungsdrüsen, Leber, Pankreas ist nichts bekannt geworden.

Eine breite Diskussion hat sich über das Verhalten der Milz bei den Chlorotischen entwickelt. Zur Entscheidung der Frage nach der Milzvergrößerung müßten zunächst alle Fälle mit Komplikationen ausscheiden, ferner ist zu betonen, daß die bloße Tastbarkeit des unteren Milzpols nichts aussagt über die wahre Größe des Organs, bei einer Erkrankung bei welcher eine Verlagerung der Bauchorgane als Begleitsymptom so häufig gefunden wurde.

In neueren Obduktionsprotokollen fehlen Angaben über Milztumoren. Die Ergebnisse klinischer Untersuchungen sind wechselnd. Während Türk die Frage, ob Vergrößerung oder Splenoptose vorliegt, offen läßt, ist nach Naegelis und meinen eigenen Erfahrungen eine sichere Milzvergrößerung in unkomplizierten Fällen nicht vorhanden. v. Noorden betont ausdrücklich, daß er in 45 %/0 der Fälle seiner Privatpraxis die Milz in Inspirationsstellung des Thorax am Rande des Rippenbogens tasten konnte. Aber auch er läßt die Frage ob echte Vergrößerung oder Ptose, offen.

So viel scheint mir jedenfalls sicher, daß die Veränderungen der Milz bei Chlorose ihrem Wesen und ihrer Bedeutung nach nicht in Parallele gestellt werden können mit den Vergrößerungen und Veränderungen dieses Organs, wie wir sie bei anderen Formen der Anämie, z. B. bei perniziöser Anämie, zu finden gewohnt sind.

Literatur.

v. Noorden: l. c. — Rethers: Inaug.-Diss. Berlin 1891. — Rostoski: Münch. med. Wochenschr. 1900. Nr. 40. — Quenstedt, Venenthrombose bei Chlorose. Diss. Tübingen 1902.

Sinnesorgane und Nervensystem.

In seltenen Fällen wird über quälende störende Gehörsempfindungen, Ohrensausen, Klingen in den Ohren geklagt. Eine objektive Untersuchung kann dabei weder eine Abschwächung des Hörvermögens noch andere krankhafte Veränderungen am äußeren oder inneren Ohr aufdecken. Die Erscheinungen, welche sich an dem empfindlichen nervösen Apparate zeigen, sind den Ohnmachtsempfindungen in Parallele zu setzen, welche bei schwer anämischen Individuen auftreten, besonders wenn sie sich plötzlich aus der horizontalen Lage in die senkrechte Körperhaltung aufrichten.

Unter den Erscheinungen von seiten des Auges werden am häufigsten Flimmern vor den Augen, Schwarzsehen, Augenschmerzen nach angestrengtem Lesen geklagt. Die Erscheinungen schließen sich häufiger an Ohnmachtsanfälle und sind durch eine mangelhafte Blutversorgung des empfindlichen Sehorgans zu erklären. Eine genauere spezialärztliche Untersuchung deckt in einigen Fällen das Bestehen einer Hemeralopie und einer konzentrischen Gesichtsfeldeinengung auf.

Die ophthalmoskopische Untersuchung läßt sofort die blaß gefärbten Gefäße der Retina erkennen, die an der Grenze der Papille abzubrechen scheinen. Die schwach gefärbte Blutsäule wird von dem weißlichen Licht, das die Papille zurückgibt, z. T. durchstrahlt, besonders wenn der Hämoglobingehalt unter 40 %/0 absinkt (Heine). Die an den peripheren Gefäßgebieten zu beobachtenden Erscheinungen des Kapillarpulses und des sogenannten penetrierenden Venenpulses sind häufig auch an den Netzhautgefäßen zu beobachten. An den Netzhautarterien sieht man spontane Pulsation und Bewegungen an den Krümmungsstellen, auch die Netzhautvenen lassen pulsatorische Bewegungen erkennen. Bei schweren Chlorosen ist der ganze Hintergrund blasser als normal und wenig getrübt. Es treten mehr oder weniger zahlreiche Blutpünktchen verschiedener Größe auf, daneben gelblichweiße Exsudatflecken, so daß das Bild der nephritischen Neuroretinitis vorgetäuscht wird (Eversbusch). Am Sehnervenkopf werden gelegentlich entzündliche Veränderungen, Neuritis optici, gesehen. Die von einigen Autoren beobachtete typische Stauungspapille darf man wohl in Zusammenhang bringen mit den bereits von Quincke gefundenen Erscheinungen des gesteigerten Hirndrucks bei Chlorotischen. Es sind ferner bei Chlorose gelegentlich Skleritis, Keratitis, Zyklitis, Iridochorioiditis, entzündliches Glaukom beobachtet worden, ohne daß mir ein kausaler Zusammenhang mit dem Grundleiden sichergestellt zu sein scheint.

Von den Erscheinungen am Nervensystem sind neuralgische Beschwerden im allgemeinen selten. Relativ am häufigsten wird der Trigeminus befallen.

Die ursächlichen Beziehungen zu dem Grundleiden hat man ex juvantibus geschlossen, indem eine rationell durchgeführte Eisentherapie die Neuralgie häufig in auffallend kurzer Zeit besserte.

Unter den nervösen Beschwerden an erster Stelle stehen fraglos die Kopfschmerzen der Chlorotischen. Die Beschwerden steigern sich bis zur Unerträglichkeit, besonders in den Fällen hochgradiger Blutarmut, bei denen nicht selten die Neigung zur Ödembildung hervortritt. Bei den leichteren Kopfschmerzen ist, wie Quincke betont, der Lumbaldruck nicht gesteigert. Bei sehr heftigen Kopfschmerzen, wie sie in Anfällen, die sich oft über eine Reihe von Tagen erstrecken, auftreten, ist er dagegen deutlich gesteigert (Quincke). Otten fand unter 107 Punktionen bei Chlorotischen 89 mal den Druck auf 200—400 mm gegen 100—150 mm normal erhöht. In solchen Fällen folgt der Lumbalpunktion ein Nachlaß der Beschwerden, der manchmal nur einen halben bis einen Tag vorhält. Man geht wohl nicht fehl, diese Steigerung des Lumbaldrucks mit einer vermehrten Liquorproduktion zu erklären, welche eine Teilerscheinung der allgemeinen Ödembereitschaft der Chlorotischen darstellt.

Literatur.

Quincke: Zur Pathologie der Meningen. Dtsch. Zeitschr. f. Nervenheilk. Bd. 40. 1910.

Pathologisch-anatomische Befunde.

Es liegt im Wesen der Krankheit, welche medikamentös so leicht beeinflußbar ist, daß wir über anatomische Erfahrungen nur in sehr geringem Umfange verfügen. Die älteren Daten sind insofern unzulänglich, als im allgemeinen die voraufgehende klinische und hämatologische Untersuchung die Diagnose nicht ausreichend sichern. Virchow findet bei der Chlorose die Aorta und die größeren Arterien, häufig das Herz und den Sexualapparat mangelhaft gebildet und schließt daraus auf eine kongenitale oder doch in früher Jugend erworbene Disposition. Obduktionsberichte, welche die von Virchow angegebenen Stigmata bestätigen sind relativ spärliche (Bollinger, Kockel). Bei den Klinikern ist die Auffassung, daß die Enge des Aortensystems die anatomische Ursache der Chlorose sei, sehr bald auf Widerspruch gestoßen. Schon die Tatsache, daß der anatomische Zustand im Laufe des Lebens sich nicht wesentlich ändert, während die Symptome der Chlorose zum mindesten therapeutisch ausgezeichnet beeinflußbar sind, muß die Lehre von der Gefäßenge als ätiologische Ursache der Chlorose erschüttern.

Der am meisten auffällige anatomische Befund, welcher als direkte Todesursache bei der Chlorose angesprochen werden kann, ist die Sinusthrombose. Wohl bei keiner anderen Krankheit werden so viele autochthone Sinusthrombosen bei jugendlichen Individuen beobachtet wie bei der Chlorose (Quenstedt). Seit Trousseau zum erstenmal eine Thrombose bei einer Chlorose beobachtet hat, ist die Frage, welche ätiologischen Momente für diese Erscheinung anzuschuldigen sind, nicht wieder aus der Diskussion verschwunden. Man hat an Alterationen der Gefäßwände gedacht. Virchow hat eigentümliche Wellen und gitterförmige Erhabenheiten der Intima der Aorta beschrieben. Andere Autoren, die danach suchten, haben irgendwelche stärkeren Veränderungen an der Wand der thrombosierten Gefäße nicht finden können (Gutheil, v. Recklinghausen). Der einzige gesicherte Befund, welcher bei der Entstehung der Thrombosen der Chlorotischen mit einigem Recht angeschuldigt werden kann, ist die starke Vermehrung der Thrombozyten. Die Mitwirkung der Blutplättchen bei der Thrombenbildung darf als gesicherte Tatsache gelten. Der feinere Mechanismus der Thrombenbildung bei der Chlorose ist bis heute nicht geklärt. Im übrigen sind die Befunde im wesentlichen negativ. Es mag hervorgehoben werden, daß Birch-Hirschfeld bei zwei Fällen von Chlorose, welche durch Embolie der Arteria pulmonalis tödlich endigten, die sonst bei Anämischen fast regelmäßige fettige Degeneration des Herzmuskels, der Leber und der Nieren vermißte.

Daß die Hypoplasie des Genitalapparats keine ausreichende ätiologische Erklärung für die Chlorose abgibt, lehrt schon die klinische Erfahrung. Ich habe in den letzten Jahren alle mir zugänglichen Fälle mit Infantilismus und Hypoplasie des Genitalapparates bezüglich ihres Blutstatus genauestens untersucht und nie irgendwelche Anhaltspunkte für eine beginnende oder ausgebildete Chlorose finden können.

Literatur.

Birch-Hirschfeld: Verhandl. d. 11. Kongr. f. inn. Med. 1892. S. 15. — Bollinger: Münch. med. Wochenschr. 1887. S. 296. — Gutheil: Über Sinusthrombose bei Erwachsenen. Inaug.-Diss. Freiburg 1892. — Kockel: Dtsch. Arch. f. klin. Med. Bd. 52, S. 557. 1894. — v. Recklinghausen: Handbuch der allgemeinen Pathologie des Kreislaufs. 1883. — Virchow: Über Chlorose und die damit zusammenhängenden Anomalien im Gefäßapparat. Berlin 1872.

3. Die Therapie der sekundären Anämien und der Chlorose.

Die Therapie der sekundären Anämien und der Chlorose kann unter einem einheitlichen Gesichtspunkt aus dem Grunde nicht abgehandelt werden, weil die Ätiologie die zu einer Verschlechterung des Blutes führt, eine ganz verschiedene ist. In erster Linie ist es stets die Aufgabe rationellen ärztlichen Handelns, die Causa peccans zu suchen. Es bedarf keiner weiteren Erörterung, daß bei Malariaanämie, Wurmanämien, Anämien nach Tuberkulose, Karzinom, Lues usw. die Behandlung der Anämie erst dann von Erfolg sein kann, wenn das anämisierende Prinzip entfernt ist. Besteht die schädigende Ursache fort, so bedeutet jede Anämiebehandlung nur ein Kurieren an den Symptomen.

Es liegt aber im Wesen vieler von uns abgehandelter Formen der symptomatischen Anämien, daß wir des Grundleidens nicht Herr werden können und daß in bestimmten Stadien der Erkrankung die Verschlechterung des Blutstatus dem Krankheitsbilde so überwiegend das Gepräge gibt, daß wir auch in solchen Fällen durch geeignete Maßnahmen, wenn auch nur vorübergehend, den Zustand des Blutes zu bessern versuchen und dadurch dem Kranken, wenigstens symptomatisch, helfen. Solche Überlegungen gelten vor allem für Zustände, bei denen das Grundleiden unheilbar ist, resp. geworden ist (inoperable Karzinome, fortgeschrittene Tuberkulosen).

Eine andere Reihe von Aufgaben erwächst dem Arzte dann, wenn die zur Anämie führende Schädlichkeit entfernt werden konnte, die Regeneration des Blutes aber ausbleibt, resp. so träge verläuft, daß daraus eine wesentliche Verzögerung der Rekonvaleszenz resultiert. In solchen Fällen kann eine energische Behandlung der sekundären Anämie auch insofern viel Gutes leisten, als der Kranke, wenn das Grundleiden rezidiviert, mit ganz anderen Abwehrkräften in die neu aufflackernde Krankheit eintritt, z. B. bei rezidivierenden Ulkusblutungen.

Die Chlorose nimmt unter den sekundären Anämien wegen ihrer geradezu spezifischen und raschen Beeinflußbarkeit durch Eisen eine besondere Stelle ein.

In gewisser Weise wird die Art des Vorgehens fernerhin bestimmt durch den Grad der Anämie. Bei akuten Blutungsanämien nach traumatischen oder chirurgischen Verletzungen, bei geplatzter Tubargravidität, bei hämorrhagischen Diathesen würde der Versuch medikamentöser oder diätetischer Einwirkung aus dem Grunde verfehlt sein, weil der Kranke unter Umständen an den Folgen des Blutverlustes zugrunde geht, lange bevor die genannten Faktoren zur Wirkung kommen können. Unter Berücksichtigung dieser Gesichtspunkte können wir in der Therapie der sekundären Anämien drei wesensverschiedene Formen der Behandlung unterscheiden

1. die Substitutionstherapie,
2. die Stimulationstherapie,
3. die diätetische Therapie.

Die Substitutionstherapie. Unter Substitutionstherapie verstehen wir die Transfusionstherapie. Die Transfusion artgleichen Blutes hat eine lange Geschichte. Sie ist ebenso oft als gefährlich und unwirksam völlig verdammt, wie als lebensrettend hochgepriesen. Die Ursache dieser verschiedenartigen Beurteilung und der wechselnden Erfolge ist in der Hauptsache das ungleiche technische Vorgehen. Ich bin der festen Überzeugung, daß eine zu rechter Zeit mit einwandfreier Technik und einwandfreiem Material durchgeführte Transfusion lebensrettend wirken kann. Die wechselvollen Effekte, welche bei der Blutübertragung von Mensch zu Mensch beobachtet wurden, sind einerseits eine Folge der verschiedenen Art der Spenderblutgewinnung, anderseits eine solche der biologischen Reaktion, welche zwischen Spenderblut und Empfängerblut eintritt. Schließlich bringt die verschiedene technische Art der Blutübertragung verschiedenartige Alterationen des Spenderbluts mit sich.

Generell kann man jede Transfusion als eine Art Transplantation lebenden Gewebes betrachten. Es lassen sich daher gegen die Übertragung artfremden Blutes alle die Erfahrungen und wohlbegründeten Einwände anführen, welche Biologen und Histologen gegen die Heterotransplantation gemacht haben.

Bekanntlich sind auch Versuche, Gewebe von einem Individuum auf ein anderes der gleichen Art zu übertragen, bisher nicht von dauerndem Erfolge gekrönt worden (Enderlen und Borst). Es sind auf diesem Gebiete aber für die hier zur Diskussion stehenden Fragen bereits bedeutungsvolle Beobachtungen gemacht worden: Man sah bei Transplantationen, welche nach ausgedehnten Hautverbrennungen nötig wurden, daß das Material, welches von Blutsverwandten stammte, in gesetzmäßiger Weise länger haftet als solches, das von Nichtverwandten herrührt (Perthes, Konjetzny). Diese wichtigen Erfahrungen lassen es angezeigt erscheinen, in Fällen, in denen eine Transfusion überhaupt indiziert ist, das Blut von nahen Verwandten (Eltern, Kindern oder Geschwistern) als Material zu bevorzugen.

Auf die Einzelheiten der Technik soll hier nicht eingegangen werden. Bekanntlich unterscheidet man zwischen dem Verfahren der direkten und indirekten Transfusion. Das direkte Verfahren, d. h. die Verbindung einer Arterie des Spenders mit einer Vene des Empfängers, welche einen gefährlichen und technisch schwierigen chirurgischen Eingriff bedeutet, kommt für den Internisten nicht in Frage. Neuerdings ist das Verfahren der direkten Übertragung technisch dadurch vereinfacht, daß man mit Hilfe einer Pumpe und entsprechender Ventilvorrichtungen das Blut aus der Vene des Empfängers ansaugt und dann nach Umstellung der Ventile in die Vene des Empfängers den Pumpeninhalt entleert. Dieses von Ölecker in Deutschland eingeführte Verfahren macht im allgemeinen die Freilegung der Venen des Spenders und Empfängers nötig, da Glaskanülen in dieselben eingebunden werden müssen. Wir haben uns aber an der Kieler Klinik davon überzeugt, daß auch durch perkutanes Einstoßen möglichst weiter metallischer Hohlkanülen in die Venen eine Blutüberführung mit Hilfe der Öleckerschen Apparatur möglich ist, ohne daß die Venen freigelegt zu werden brauchen. Selbstverständlich muß rasch gearbeitet werden und das ganze System vorher mit einer gerinnungshemmenden

Flüssigkeit (Natrium citricum-Lösung) benetzt werden. Die Gefahr der Gerinnsel-bildungen ist bei dieser Art des Vorgehens nie ganz ausgeschlossen. Handelt es sich aber um akute lebensbedrohende Blutverluste oder Blutvergiftungen (Kohlenoxyd), so wird man die Möglichkeit, ein kleines Gerinnsel in die Lunge hineinzutreiben, in Kauf nehmen, wenn man der Überzeugung ist, daß die Blut-übertragung in dem gegebenen Fall das Leben rettet.

Ein neuer sehr einfacher Transfusionsapparat ist neuerdings von Beck angegeben worden, dessen Beschreibung und Abbildung ich hier wiedergebe.

Die Transfusion wird mit einfacher Venenpunktion mit 1,6 mm dicken Kanülen ausgeführt. Der Apparat beruht auf dem Prinzip der ventillosen Schlauchpumpe. Durch drei exzentrisch rotierende Rollen wird ein in eine Trommel zu ein Drittel eingelegter kräftiger Gummischlauch nach einer Rich-tung ausgepreßt. Vermöge der Elastizität des Gummischlauches entfaltet sich

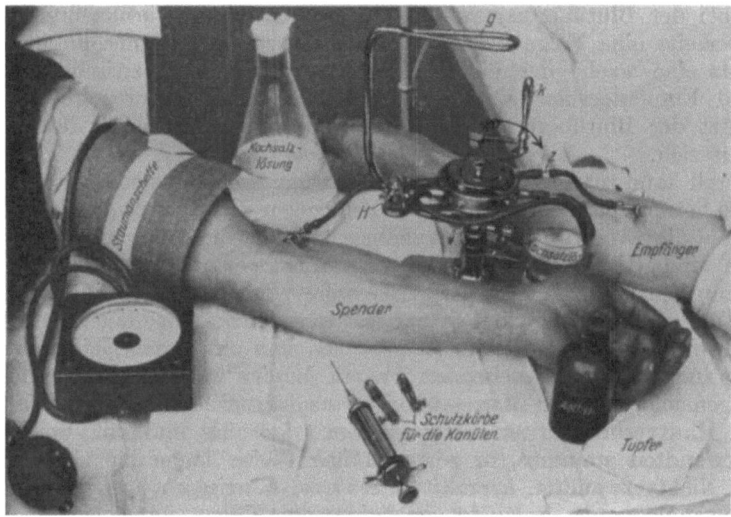

Abb. 12. Transfusionsapparat.

das Lumen des Schlauches hinter den Rollen sofort wieder und übt dadurch eine der Elastizität der Wand des Schlauches entsprechende Saugwirkung aus. Dieser Schlauch setzt sich nach dem Empfänger zu mittels eines Zwischen-stückes (Z) fort in einen dünnen Verbindungsschlauch, der am anderen Ende ein konisches Ansatzstück trägt, auf das die Punktionskanüle aufgesetzt ist. Nach der Spenderseite zu ist der eigentliche Pumpschlauch mit einem Vier-wegehahn (H) verbunden. Der Weg führt weiter durch den Hahn zu einem Verbindungsschlauch mit der Spenderkanüle. Die beiden anderen Ansätze des Vierwegehahnes sind mit einem zweiten, dem ersten gegenüber in die Trommel eingelegten Pumpschlauch und einem gewöhnlichen Gummischlauch verbunden, die beide in ein Gefäß mit steriler physiologischer Kochsalzlösung tauchen. Vermöge dieser zweiten, gleichzeitig funktionierenden Schlauchpumpe und des Vierwegehahnes kann die Transfusion jederzeit unterbrochen und nach beliebiger Zeit wieder fortgesetzt werden. Durch einfache Umstellung des Vierwegehahnes wird gleichzeitig sowohl zum Empfänger wie zum Spender Kochsalzlösung durch die Schläuche durchgespült, worauf man die Transfusion beliebig lange unterbrechen kann. Will man die Transfusion wieder fortsetzen, so hat man nur den Hahn wieder umzustellen und an der Kurbel (K) weiter zu drehen. Bei jeder Kurbelumdrehung wird eine bestimmte, vorher genau zu messende Menge übergeleitet. Man hat also nur die Umdrehungen zu zählen. Das Blut ist während der Überleitung etwa eine Sekunde außerhalb der Gefäßbahn, eine Gerinnung ist also ausgeschlossen. Die eigentliche Technik geht ohne weiteres aus der Abbildung hervor. Sie ist äußerst einfach. Die Vorbereitungen bestehen im Auskochen der Gummischläuche, des Vierwegehahnes, der Kanülen und des Kochsalzgefäßes. Die Abbildung zeigt sämtliche für die Transfusion eventuell nötigen Hilfsmittel. Fremde Hilfe kann damit vollständig entbehrt werden. Die Menge, die übergeleitet werden kann, ist unbeschränkt.

Persönlich bin ich stets ausgekommen mit dem Verfahren der Übertragung defibrinierten Blutes und habe trotz jahrelanger Anwendung desselben nie eine bedrohliche Schädigung meiner Patienten erlebt. Geringe Temperatursteigerungen werden sich bei keiner Art des Vorgehens der Blutübertragung von Mensch zu Mensch vermeiden lassen. Sie klingen erfahrungsgemäß innerhalb der ersten 12—24 Stunden nach der Transfusion wieder ab. Die Frage, ob das übertragene Spenderblut die Funktion als Sauerstoffträger wenigstens für kurze Zeit übernehmen kann, glaube ich nach eigenen Stoffwechseluntersuchungen, in welchen die Nahrungszufuhr und Ausfuhr bei gleichzeitiger Bestimmung des Stickstoffs verfolgt wurde, bejahen zu sollen. Es kommt nicht entfernt der mit dem Blute übertragene Stickstoff in den Ausscheidungen der nächsten Tage wieder zum Vorschein. Ich habe immer wieder betont, daß durch rasch aufeinander folgende große Transfusionen eine Substitutionstherapie getrieben wird, die zugleich eine Schonung des Knochenmarkes bedeutet. Darin ist mir unter anderem Opitz mit gutem Erfolge auf dem Gebiete der Kinderanämien gefolgt.

Auch der klinische Eindruck, den man nach akuten Blutungsanämien und Übertragung größerer Mengen Verwandtenbluts gewinnt, drängt unbedingt zu der Auffassung, daß das übertragene Blut die Aufgabe des Sauerstofftransports übernommen hat. Es ist vorauszusehen, daß das nicht körpereigene Blut eine wesentlich kürzere Lebensdauer im Organismus des Empfängers haben wird als ein eigenes. Die akute Gefahr kann aber trotzdem bei plötzlichen Blutverlusten oder Blockierung des Hämoglobins durch Kohlenoxyd und andere Gifte durch eine Transfusion fraglos gebannt werden.

Unter den sekundären Anämien ist das Indikationsbereich der Transfusionsbehandlung auf die eben besprochenen Formen beschränkt. Die chronisch verlaufenden sekundären Anämien werden durch Transfusionen bestenfalls im Sinne der Reizkörpertherapie beeinflußt, welche sich in einfacherer Weise und mit geringerem Aufgebot an Material durch intramuskuläre Injektionen von verwandtem oder nicht verwandtem Blut ersetzen lassen.

Außer durch Beeinträchtigung des Sauerstofftransports ist das Leben bei den akuten Anämien allein durch die Volumverminderung des Blutes gefährdet. Durch eine schlechte Füllung des Gesamtgefäßgebietes wird eine wirksame Förderleistung des Herzens in Frage gestellt. In solchen Fällen kann die intravenöse Injektion einer Blutersatzflüssigkeit allein schon lebensrettend wirken. An solche Blutersatzflüssigkeiten sind verschiedene Forderungen zu stellen, die früher nicht immer erfüllt wurden. Auf die physikalisch-chemischen Grundlagen der Lösungen, die für die intravenösen Injektionen geeignet sind, gehe ich hier nicht ein. Ein Hauptnachteil der sogenannten physiologischen Kochsalzlösungen ist geringe Viskosität, derentwegen sie sehr rasch die Blutbahn wieder verläßt. Lehmann gibt eine Blutersatzflüssigkeit von folgender Zusammensetzung als zweckmäßig an:

NaCl	8,0
KCl	0,2
CaCl$_2$	0,2
MgCl$_2$	0,1
NaHCO$_3$	1,2
Gummi arabicum	70,0
Aqu. dest. ad	1000,0.

Durch den Zusatz von Gummiarabikum zu den Blutersatzflüssigkeiten soll die Isoviskosität gewährleistet werden. Die Infusion solcher Lösungen nach starken Blutverlusten bessert unmittelbar die gesamten Kreislaufverhältnisse und kann dadurch allein den sonst ausbleibenden Verblutungstod verhüten.

Die Stimulationstherapie. Unter den pharmakologischen Mitteln, welche zur Behandlung der Anämien zur Anwendung kommen, stehen die Eisen- und Arsenpräparate an erster Stelle. Die alten Vorstellungen, welche man sich seit der Entdeckung Menghinis, daß sich das Eisen als charakteristischer Bestandteil im Blute findet, über die Wirksamkeit desselben bei allen denjenigen Krankheiten, bei denen es notorisch vermindert ist, gebildet hat, sind vielfachen Wandlungen unterworfen gewesen. Eine Anämie durch Eisenmangel in der Nahrung kommt praktisch bei der gemischten Kost des Menschen nicht vor. Das organisch gebundene Eisen in Fleisch, Eiern und grünen Gemüsen reicht sowohl für den wachsenden Organismus, wie für den Rekonvaleszenten nach großen Blutverlusten vollkommen aus, um seinen Bedarf zu decken.

Das therapeutisch verwendete Eisen ist somit sicherlich nicht deshalb wirksam, weil der Organismus an Eisen Mangel gelitten hat, sondern aus anderen Gründen. Zunächst ist darauf hinzuweisen, daß die Eisenpräparate bei normalem Blutbefund und ungestörter Funktion des hämatopoetischen Apparats offenbar nur eine geringe Wirkung ausüben, während sie bei Störungen der Blutbildung eine energische stimulatorische Wirkung entfalten. Die Domäne des Eisens sind die verschiedenen Formen der sekundären hypochromen Anämien. Man denkt daran, daß das Eisen die Hämoglobinsynthese fördert und das Knochenmark zu einer vermehrten hämatopoetischen Leistung anstachelt.

Lange Zeit galt das Dogma von der Unresorbierbarkeit der anorganischen Eisenverbindungen. Sowohl durch direkte mikroskopische Untersuchung der Darmschleimhaut wurde gezeigt, daß anorganisches Eisen vor allem von den Zotten des Dünndarms aufgenommen wird (Quincke, Gaule), wie durch Untersuchung der Duktuslymphe auf Eisen nach Eingabe von 0,06%iger Eisenchloridlösung. Schließlich hat man Einnahmen und Ausgaben durch Niere und Darm nach vorheriger Eiseneingabe bei Menschen und Tieren geprüft und auf diese Weise die Tatsache der Resorption festgestellt (Hofmann). Bei künstlich eisenarm ernährten jungen Tieren hatten stets diejenigen, welchen Eisenpräparate zur Nahrung zugesetzt wurde, wesentlich mehr Hämoglobin als die Kontrolltiere (Abderhalden). Eisenzusätze zu einer Kost, welche ausreichenden Eisengehalt besitzt, zeigen einen verschiedenen Einfluß. Organische Eisenpräparate (Hämatin und Hämoglobin) geben keine deutlichen Ausschläge, während anorganische Eisensalze die Hämoglobinbildung und die Gewichtszunahme der Tiere wenigstens vorübergehend steigern.

Nach den experimentellen Erfahrungen ist es daher wenig rationell, komplizierte und daher meist teure organische Eisenverbindungen zu geben. Am gebräuchlichsten ist die Therapie mit Ferrum reductum in Pillen zu 0,1 bis 0,2 g mehrmals täglich. Alle Autoren sind sich darin einig, daß man bei Behandlung aller sekundären Anämien mit großen Dosen vorgehen soll, besonders

Alder hat sich dafür eingesetzt und sagt, daß Eisengaben bis 3 g täglich nichts Ungewöhnliches seien, und daß man selbst bis zu 8 g pro die gegangen sei. Den einfachen sauer reagierenden Eisensalzen werden ätzende Wirkungen auf die Schleimhaut des Magens zugeschrieben, woraus Appetitlosigkeit, Verdauungsstörungen usw. resultieren sollen. Durch Zusatz von Alkalien kann die saure Reaktion abgestumpft und die adstringierende Wirkung der Eisensalze gemildert werden, weshalb die Blaudschen Pillen (Pilulae ferri carbonici) besser vertragen werden. Eine schonende Eisentherapie läßt sich ferner mit Präparaten durchführen, in denen das Eisen in kolloider Form enthalten ist. Morawitz gruppiert die Eisenpräparate in solche, die Eisen in leicht abspaltbarer und solche, die es in schwer abspaltbarer Form enthalten. Zur ersten Gruppe wird das metallische Eisen, anorganische und organische Eisenoxydul- und Eisenoxydsalze und schließlich gewisse Eisenalbuminat- und -peptonatverbindungen gerechnet. Von dieser Gruppe wird am meisten das Ferrum reduct. empfohlen und für Patienten, die weder Pulver noch Pillen nehmen können, der Liquor ferri album. Für Kinder empfiehlt Morawitz Tinct. ferri compos. Attenstädt. Die Präparate der zweiten Gruppe enthalten das Eisen in ähnlicher Bindung wie eisenhaltige Nahrungsmittel nach dem Prototyp des Hämoglobins. Für schnelle kräftige Eisenwirkung sind sie unbrauchbar.

Abgesehen von der klinischen Besserung und der Änderung des Blutbefundes zeigt auch die vermehrte Sauerstoffzehrung der roten Blutkörperchen nach Eisenmedikation die Wirksamkeit dieses Pharmakons. Nach den bereits erwähnten Untersuchungen von Morawitz, Douglas, Harrop, Roessingh (1), Denecke zeigen die roten Blutkörperchen bei verschiedenen Formen der menschlichen Anämie in vitro im Gegensatz zu den normalen einen deutlichen Sauerstoffverbrauch. Diese Sauerstoffzehrung des Blutes kann durch Eisengebrauch erheblich in die Höhe getrieben werden [Roessingh (2)]. Ich gebe einige seiner Zahlen hier wieder: Das Eisen wurde in Form des Idosans verabreicht.

Nr.	Diagnose	Tägl. Fe	Tage	Vor Fe-Gebrauch			Nach Fe-Gebrauch		
				Hgb %	R.BK. Mill.	O$_2$-Zehrung %	Hgb %	R.BK. Mill.	O$_2$-Zehrung %
1	Nephritis	2,25	14	42	1,86	keine	52	2,2	46,23
2	Purpura haemorrhagica	2,25	18	70	3,6	keine	85	3.85	57,72
3	Tumor malignum . .	2,25	18	55	3,8	12,67	50	4,4	22,40
4	Perniziöse Anämie . .	2,25	21	48	1,37	keine	45	1,53	10,09
5	Anämie	2,25	25	50	4,4	keine	62	5,04	52,13
6	Anämie	2,25	23	54	4,4	11,7	88	4,25	27,25.

Diese erhebliche Steigerung der Sauerstoffzehrung nach Eisenmedikation ist auf die Ausschwemmung kernhaltiger roter Blutkörperchen ins periphere Blut zurückzuführen. Naegeli weist darauf hin, daß bei Chlorose schon am zweiten und dritten Tage der Eisenmedikation starke Umwälzungen des Blutbildes im Sinne einer Hyperfunktion des Knochenmarkes nachweisbar werden. Nach diesen Erfahrungen ist das Eisen in allen Fällen typischer Chlorose das wirksamste Mittel. Versager werden nur durch Unterdosierung hervorgerufen.

Aber auch bei anderen Formen der sekundären Anämie erzielt man mit dem Eisen oft überraschende Erfolge. Bei Karzinomanämien werden so rasche Besserungen des Blutbildes erreicht, daß man an der Richtigkeit der

Diagnose irre werden kann. Es ist daher rationell, bei allen Formen der sekundären Anämie, bevor man zu Versuchen mit anderen Mitteln greift, die Behandlung mit einer intensiven Eisenmedikation einzuleiten.

Die Arsenbehandlung ist eher eine Domäne der hyperchromen Anämie. Wir erwarten von ihr eine Stimulierung der Zellbildung. Aber auch bei sekundären Anämien ist das Arsen seit Jahren eines der gebräuchlichsten Mittel. Die meist verwendeten Präparate sind folgende:

Arsazetin 0,05 3—4 mal täglich subkutan.

Liq. kalii arsenicosi als Fowlersche Tropfen.

Acidum arsenicosum 0,001 bis 0,01; zu Injektionen Solarson.

Im allgemeinen fängt man mit kleinen Dosen an und steigert die Menge allmählich. Vor zu großen Arsendosen, wie sie Neisser für die Behandlung der perniziösen Anämie empfohlen hat (er beginnt mit 20 oder auch 40 mg Acidum arsenicosum und steigert die täglichen Dosen auf 60, 80, 100, 120, 130, 140, 150 mg), möchte ich bei der Behandlung der sekundären Anämie warnen.

Nach Morawitz sind organische Arsenverbindungen für gewisse Zwecke den anorganischen weit überlegen. Die Abspaltung der wirksamen Arsenionen geschieht bei ihnen nur langsam; ihre Überlegenheit wird dadurch verständlich, daß manche organische Arsenverbindungen infolge ihrer anderen Löslichkeit in Zellen eindringen können, die anorganische Arsensalze schlecht oder gar nicht aufnehmen. Anorganische Arsenpräparate sollen im allgemeinen peroral, organische parenteral gegeben werden.

Ob eine kombinierte Eisenarsentherapie im Einzelfalle mehr leistet als Eisen oder Arsen allein, läßt sich generell nicht entscheiden. Da, wo man mit Eisen oder Arsen nicht zum Ziele kommt, ist ein Versuch mit kombinierter Therapie gerechtfertigt. In der Praxis wird vielfach Gebrauch gemacht von eisen-arsenhaltigen Wässern, von denen hier als bekannteste folgende erwähnt seien: Levico, Roncegno, Val Sinestra und die Dürkheimer Maxquelle.

Diätetische Therapie. Die Ernährung muß bei der Behandlung der sekundären Anämien zunächst natürlich auf den Zustand des Magen-Darmkanals und auf die Ursache der Anämie Rücksicht nehmen. Eine Anämie, welche durch ein Magenkarzinom bedingt ist, ist diätetisch anders zu behandeln als eine Blutarmut bei einer Lungen- resp. Darmtuberkulose. Hier lassen sich keine allgemeinen Regeln aufstellen. Handelt es sich um Achylien, so wird man durch häufig wiederholte kleine Mahlzeiten, die sich aus appetitanregenden Speisen zusammensetzen, oft mehr erreichen als durch sogenannte Schonungsdiät. Stets wird man dafür Sorge tragen, daß grüne Gemüse und frisches Obst in der Kost des anämischen Kranken nicht fehlen. Besteht ein Salzsäuremangel und Pepsinarmut des Magensekrets, wird man durch Salzsäuregaben und Verordnung der Azidolpepsintabletten in manchen Fällen Gutes erreichen können. Für eine regelmäßige Entleerung des Darms ist Sorge zu tragen. Auf jeden Fall ist die Diät kalorisch ausreichend zu gestalten. Da wo größere Verluste durch reichlichere Darmentleerungen zu befürchten sind, durch entsprechende Zulagen einer leicht resorbierbaren brennwertreichen Kost einer Einbuße von Körpersubstanz vorzubeugen.

Morawitz betont, worauf übrigens früher schon Grawitz bei seinen Kostvorschriften für die anämischen Kranken seines Westender Krankenhauses stets hinwies, daß Fleisch die Blutbildung anregt. In Versuchen an Menschen und Tieren zeigten Morawitz und Kühl, daß unter der Wirkung der Fleischnahrung der Blutumsatz des Normalen in recht erheblichem Grade beschleunigt wird. Neubildung und Untergang verlaufen in schnellerem Tempo. Unter den Verdauungsprodukten des tierischen Eiweißes werden hormonartige Körper vermutet, die die Blutbildung anregen, was an der vermehrten Sauerstoffzehrung des Blutes gemessen wird. Gleichzeitig ist aber die Blutmauserung gesteigert, was durch die vermehrte Urobilinausscheidung angezeigt wird. Diese Tatsache wird als Ausdruck einer Gegenregulation gedeutet, insofern der vermehrten Blutneubildung sofort ein gesteigerter Zerfall folgt. Im Anschluß an ihre Erfahrungen weisen die Autoren darauf hin, daß nicht das im Hämoglobin und allen Hämoglobinpräparaten enthaltene Eisen allein, sondern auch andere Gruppen des Hämoglobinmoleküls die wirksamen Faktoren abgeben können.

Eine besondere Stellung in der diätetischen Behandlung der sekundären Anämien nimmt die Chlorose ein. Bei bestehender Hyperazidität werden die Beschwerden am besten dadurch bekämpft, daß alle scharf gewürzten Speisen, Alkohol, starker Kaffee aus dem Nahrungsregim gestrichen werden. Dagegen kann man reichlichen Gebrauch von Milch, Fett in emulgierter und nicht emulgierter Form und Eiern resp. Eierspeisen machen. Das oft überspannte Verlangen nach reichlicher Salzzufuhr ist zu bekämpfen, ebenso wie manche anderen Launen und Gelüste nach bestimmtem Reizmitteln, Essig, Zitronen usw. Auf jeden Fall soll auch die Ernährung der Chlorotischen kalorisch ausgiebig sein und womöglich zu einem Gewichtszuwachs führen. Durch eine klug gewählte Kost, die sich der Lage des Einzelfalles anzupassen hat, wird die pharmakotherapeutische Beeinflussung wirksam unterstützt.

Literatur.

Abderhalden: Zeitschr. f. Biol. Bd. 39. 1900. — Alder: Schweiz. med. Wochenschr. 1923. Nr. 16. — Beck: Klin. Wochenschr. Jg. 3. Nr. 44. S. 1999. — Benecke: Zeitschr. f. d. ges. exp. Med. Bd. 36. 1923. — Bürger: Über Verwandtenbluttransfusion. Therap. Halbmonatsh. 1921. H. 13, 14, 15. — Douglas: Journ. of physiol. Vol. 39. 1909/10. — Enderlen und Borst: Dtsch. Zeitschr. f. Chirurg. Bd. 99, H. 1 u. 2. — Gaule: Dtsch. med. Wochenschr. Bd. 22, Nr. 19 u. 24. 1896. — Harrop: Arch. of internal med. Vol. 23. 1919. — Hofmann: Virchows Arch. f. pathol. Anat. u. Physiol. Bd. 151. 1898. — Konjetzny: Persönliche Mitteilung. — Lehmann: Dtsch. med. Wochenschr. 1923. S. 872. — Morawitz: Arch. f. exp. Pathol. u. Pharmakol. Bd. 60. 1908. — Derselbe: Dtsch. med. Wochenschr. Bd. 50. Nr. 37. S. 1238. — Morawitz und Kühl: Klinische Wochenschr. Bd. 4, Nr. 1, S. 6. 1925. — Neisser: Therapie d. Gegenw. 1922. S. 201. — Opitz: Monatsschr. f. Kinderheilk. Orig. Bd. 24. H. 2. — Perthes: Die Bedeutung der Gewebsverpflanzung für die Chirurgie. Württemb. med. Korresp.-Blatt 1911. — Quincke: Arch. f. exp. Pathol. u. Pharmakol. Bd. 37. 1896. — Roessingh (1): Dtsch. Arch. f. klin. Med. Bd. 138. 1922. — Roessingh (2): Klin. Wochenschr. Bd. 3, Nr. 16. 1924.

Die perniziöse Anämie.

Von

O. Schauman und F. Saltzman-Helsingfors.

Mit 28 Abbildungen.

Einleitung.

Was versteht man unter „perniziöser Anämie"? Wir müssen leider gestehen, daß eine kurzgefaßte, klare und erschöpfende Antwort ausgeschlossen ist, und müssen im wesentlichen auf den Gesamtinhalt der folgenden Darstellung hinweisen. Hierin liegt ein Zugeständnis mangelnden Wissens. Die eigentliche Ursache der Krankheit ist uns unbekannt. Ob die perniziöse Anämie als eine bestimmt abgegrenzte Krankheit, eine Gruppe untereinander mehr oder weniger verwandter Krankheiten oder gar nur als ein charakteristischer Symptomenkomplex, bzw. eine einheitliche Organläsion aufzufassen ist, darüber hat man sich nicht einigen können. Kein Wunder also, daß die Grenzen der perniziösen Anämie, wie sie von verschiedenen Forschern gezogen werden, nicht immer übereinstimmen, und daß die Ansichten in gewissen Klassifizierungs- und Nomenklaturfragen auseinandergehen.

Schon aus Addisons (1855), aber besonders aus Biermers (1868 und 1871) Beschreibungen der klinischen Symptomatologie der perniziösen

Vorwort. Im Jahre 1912 übernahm Schauman das Kapitel über die perniziöse Anämie in der vorliegenden Enzyklopädie. Der Weltkrieg unterbrach jedoch für mehrere Jahre unsere Verbindungen mit Deutschland und Schauman setzte seine Arbeit, wie es schien, nur langsam fort. Als er im Februar 1922 plötzlich an einer Herzlähmung verschied, lag leider nur ein Teil der Arbeit und auch dieser unabgeschlossen, im Manuskript vor. Doch enthielt dasselbe schon an sich so vieles von Interesse und behandelte mehrere der Fragen, auf deren Erforschung der größere Teil der wissenschaftlichen Betätigung Schaumans gerichtet war, so eingehend, daß es in höchstem Grade wünschenswert erschien, die Arbeit zu vollenden. Ich zögerte daher nicht, den Auftrag zu übernehmen, das Werk meines hochgeschätzten Lehrers zu Ende zu führen.

In der folgenden Schilderung der perniziösen Anämie gründen sich die die Seiten 103—195 umfassenden Kapitel zum größten Teil auf Schaumans Manuskript. Manche Änderungen und zahlreiche Zusätze haben sich jedoch erforderlich erwiesen durch Schaumans spätere Veröffentlichungen und durch andere Arbeiten der neuesten Literatur, sowie durch eine Anzahl kleinerer Beobachtungen, die während der letzten Jahre in unserer Klinik gemacht worden sind. In den meisten Fällen habe ich nicht besonders hervorgehoben, wenn ein Zusatz von meiner Hand stammt.

Das Übrige, nämlich die Einleitung, die Beschreibung der Blutveränderungen und die folgenden Kapitel, sind vollständig von mir geschrieben.

Bei der Schilderung der Blutveränderungen sind mir von großem Nutzen die eingehenden, aber noch nicht veröffentlichten Untersuchungen gewesen, die Dr. O. Mustelin als Assistent in unserer Klinik ausgeführt und deren Resultate er mir freundlichst mitgeteilt hat. Die Originalzeichnungen zu den Tafelfiguren hat mir Mustelin zur Verfügung gestellt.

Helsingfors, im November 1923.   Fredrik Saltzman.

Anämie und des Sektionsbefundes ergab sich, daß hier eine eigenartige und, wie es schien, selbständige Form der Anämie vorlag. Ganz besonders gaben Biermers Mitteilungen Anlaß zu eifrigem Forschen. Schon lagen zahlreiche Mitteilungen und zusammenfassende Darstellungen vor, die einen ziemlich guten Einblick in die allgemeine Symptomatologie der Krankheit gewährten, als Ehrlich seine Beobachtungen über die Hämatologie schwerer anämischer Zustände, und zwar hauptsächlich der perniziösen Anämie vorbrachte. Seine Beobachtungen ermöglichten nicht nur einen tieferen Einblick in die Art der Entstehung der Krankheit, sondern ergaben, indem sie das typische perniziös-anämische Blutbild in wesentlichen Punkten feststellten, ein unschätzbares Hilfsmittel für die Abgrenzung der perniziösen Anämie von anderen anämischen Zuständen. Hiermit waren die Zeiten vorüber, wo man eine Anämie als eine Perniziosa gelten lassen durfte, einfach weil es eine schwere, progressive, tödlich verlaufende Anämie war. Dem mehr oder weniger typischen Blutbilde kam nunmehr eine mindestens ebenso wichtige differentialdiagnostische Bedeutung zu wie den allgemeinen Symptomen und dem Verlauf. Es sei hierbei keineswegs übersehen, daß dieses typische Blutbild in einzelnen Fällen perniziöser Anämie, wenigstens vorübergehend, vermißt werden kann. Sicher ist jedenfalls, daß es, praktisch genommen, so gut wie immer vorliegt und daß eine gebührende Beachtung desselben uns vor der vordem so häufigen Verwechselung der perniziösen Anämie mit verschiedenen einfachen Anämien zu schützen vermag. Ist es aber einerseits nicht geraten, sich einzig an das klinische Bild und den Verlauf zu halten, so darf anderseits das Blutbild nicht einseitig betont werden. Denn ein einigermaßen typisches „perniziöses" oder wenigstens ein demselben sehr nahestehendes Blutbild kann manchmal bei Krankheiten auftreten, die mit der perniziösen Anämie nicht zu verwechseln sein dürften, wie bei der sog. Leukanämie, dem hämolytischen Ikterus, der Anaemia splenica infantum und der Knochenkarzinose. Dergleichen Fälle sind jedoch so selten, daß sie den differentialdiagnostischen Wert des Blutbildes nicht namhaft beeinträchtigen, um so weniger, da andere Symptome der erwähnten Krankheiten geeignet sind, der Verwechselung vorzubeugen.

Bei der Abgrenzung der perniziösen Anämie hat man sich auch ätiologischer Gesichtspunkte bedient und dabei besonderes Gewicht auf die kryptogenetische Natur der Krankheit gelegt. Zweifellos richtig ist, daß der Mangel jeder nachweisbaren Ursache in einem sonst schwer zu deutenden Falle, ceteris paribus, zugunsten der perniziösen Anämie spricht. Anderseits aber dürfen, unserer Meinung nach, nicht alle Fälle, in denen ein nachweisbares ätiologisches Moment vorliegt, ausgeschlossen werden. Wir gedenken hier in erster Reihe der Bothriozephalus-Anämie. Diese Anämieform stimmt ja so ziemlich bis in alle Einzelheiten mit der kryptogenetischen Biermerschen Anämie überein. Weiterhin ist es sehr wahrscheinlich, daß dem breiten Bandwurm bloß die Rolle eines auslösenden Moments zukommt, und es ist möglich, daß beide Krankheitsformen, die kryptogenetische und die Bothriozephalus-Anämie, einer und derselben Grundursache entspringen. Keinesfalls zwingen unsere dürftigen Kenntnisse diesbezüglicher ätiologischer Verhältnisse zu einer gewaltsamen Trennung der beiden Formen.

Ein ähnlicher Gesichtspunkt läßt sich auch in bezug auf andere auslösende Momente anwenden, die in der Perniziosa-Literatur ernstlich erörtert worden sind. Daß auslösende Momente wechseln können, ohne die Einheit der Krankheit zu beeinträchtigen, ist auf anderen Gebieten der menschlichen Pathologie eine keineswegs unbekannte Erscheinung.

Die Bezeichnung kryptogenetische perniziöse Anämie wollen wir der kryptogenetischen Form im Gegensatz vor allem zu der vom Bothriocephalus latus ausgelösten vorbehalten. Ob innerhalb der kryptogenetischen Gruppe eine völlige Einheit in ätiologischer Beziehung vorhanden ist, wissen wir nicht. Möglich ist, daß neue, dem Bothriocephalus latus entsprechende auslösende Momente an den Tag kommen werden, es fehlt nicht an Zeichen in dieser Richtung.

Der ätiologische Einteilungsgrund wäre zwar der ideale, allein er ist aus Mangel an Kenntnis nicht durchführbar „und deshalb vorläufig durch einen klinisch-anatomischen zu ersetzen" (Schauman).

Auf diese Fragen werden wir im folgenden noch öfters zurückkommen.

Was die Nomenklatur betrifft, wählen wir den Namen perniziöse Anämie. Biermer nannte die Krankheit progressive, perniziöse Anämie. Von seinen 15 Fällen endeten in der Tat 14 nach progressivem Verlauf tödlich. Nunmehr wissen wir aber, daß ein intermittierender Verlauf für die Krankheit charakteristisch ist, was nicht bloß auf verbesserten Behandlungsmethoden beruht. Wir können also die Bezeichnung „progressiv" fallen lassen, und das um so eher, da die Prognose in dem Attribut „perniziös" genügend berücksichtigt ist.

Gegen das Attribut „perniziös", insofern es auch für die Bothriozephalus-Anämie gelten soll, ist der Einwand erhoben worden, daß diese eine heilbare, somit keine perniziöse Krankheit sei. Hiergegen läßt sich anführen, daß die Bothriozephalus-Anämie ihrem Wesen nach perniziös ist, obschon sie mit Hilfe der ärztlichen Kunst, falls diese rechtzeitig eingreift, gehoben werden kann, wie entsprechend der maligne Charakter des Karzinoms nicht zu bestreiten ist, obgleich es durch einen rechtzeitigen operativen Eingriff endgültig entfernt werden kann (Lazarus).

Will man, trotz allem, die Bezeichnung „perniziöse Anämie" fallen lassen und die Krankheit „Biermers" oder „Biermer-Ehrlichs Anämie" nennen oder gar das Wort Anämie durch „Krankheit" ersetzen, so ließe sich die Sache diskutieren. Da die meisten Autoren unter Biermers Krankheit nur die kryptogenetische Form verstehen, scheint uns der Name für den Begriff perniziöse Anämie denn doch unzulänglich, und jedenfalls hat sich der Name perniziöse Anämie in der medizinischen Literatur so eingebürgert, daß man berechtigt ist, sich vorläufig seiner zu bedienen.

Daß der Ausdruck „primäre" Anämie außer Gebrauch zu kommen scheint, ist hinsichtlich der perniziösen Anämie entschieden erfreulich. Inwiefern der Begriff, der sich hinter dem Worte „primär" barg, künftighin in Attributen wie „konstitutionell" oder „endogen" einen adäquaten Ausdruck finden könnte, mag vorläufig dahingestellt bleiben.

Unsere Darstellung der perniziösen Anämie wird also die Biermer-Ehrlichsche Anämie oder Krankheit mit Einschluß der Bothriozephalus-Anämie und einiger anderen selteneren perniziösen Anämieformen mit bekanntem auslösendem Teilfaktor (Gravidität, Lues) umfassen. Die aplastische Anämie, deren Zugehörigkeit zur perniziösen Anämie gewissermaßen zweifelhaft ist, wird in dieser Enzyklopädie von Prof. Frank in Breslau im Zusammenhang mit den hämorrhagischen Diathesen dargestellt werden.

A. Verbreitung.

Die perniziöse Anämie hielt man früher für eine recht seltene Erkrankung. Aber je mehr die Ärzte ihre Aufmerksamkeit auf sie gerichtet haben, desto größer scheint die Zahl der beobachteten Fälle geworden zu sein. Um diese Behauptung des näheren zu begründen, will ich hier einige aus den Jahresberichten der schwedischen Medizinalverwaltung von mir zusammengestellte Zahlen anführen.

Im Lauf des Zeitabschnittes 1893—1902 wurden in den staatlichen und Gemeindekrankenhäusern Schwedens 551 Fälle perniziöser Anämie behandelt, während auf den Zeitraum 1903—1912 nicht weniger als 1039 Fälle des in Frage stehenden Leidens entfallen.

Es wäre selbstredend ganz verfrüht, aus diesen Zahlen zu folgern, daß die Krankheit in steter Zunahme begriffen sei. Denn obschon eine solche Möglichkeit in Betracht gezogen worden ist (Gulland) und wohl nicht völlig ausgeschlossen werden kann, muß man doch in erster Linie bedenken, daß die Erkrankung in unseren Tagen nicht so oft verkannt wird wie früher, und überdies, daß die Zahl und Größe der Krankenhäuser mit der Zeit allmählich zugenommen hat.

Über die tatsächliche geographische Verbreitung der Krankheit sind unsere Kenntnisse vorläufig recht lückenhaft. Wir wissen nur, daß sie in allen Kulturstaaten Europas vorkommt und daß sie auch in Nordamerika keineswegs ungewöhnlich ist. Inwieweit die Erkrankung auch in anderen Ländern, z. B. in Japan, angetroffen wird, ist mir nicht mit Sicherheit bekannt. Ein Ausspruch von Kusimoto läßt es jedoch annehmbar erscheinen, daß wenigstens die Bothriozephalus-Anämie dort keine Seltenheit ist. Beim Neger ist es Ziemann nicht gelungen, auch nur einen einzigen Fall von perniziöser Anämie festzustellen, trotzdem er sehr zahlreiche Blutuntersuchungen bei der farbigen Rasse vorgenommen hat. Die Krankheit soll übrigens in den Tropen fehlen (Schilling). Naegeli hat einen in Ägypten entstandenen Fall gesehen.

Zur Erläuterung der Verbreitungsverhältnisse der perniziösen Anämie erlaube ich mir übrigens folgende Zahlenangaben vorzulegen:

Zuerst teile ich die Ergebnisse mit, die ich bei Zusammenstellung des Materials von drei Helsingforser Krankenhäusern erhalten habe. Es handelt sich hier um Fälle, die in der medizinischen Universitätsklinik in den Jahren 1883—1908 sowie in den inneren Abteilungen des Diakonissenkrankenhauses in den Jahren 1894—1913 und des städtischen Marienkrankenhauses in den Jahren 1904—1913 beobachtet wurden. In diesen Krankenhäusern betrug die Gesamtzahl der Kranken während der genannten Zeitabschnitte 44 087. Von ihnen litten 520 oder 1,18 % an perniziöser Anämie. Von den in Rede stehenden 520 Anämiekranken hatten 326 oder 0,74 % der Gesamtzahl die Diagnose perniziöse Bothriozephalus-Anämie, während für die übrigen 194 oder 0,44 % die Diagnose kryptogenetische perniziöse Anämie verzeichnet worden war.

Ich habe außerdem eine Zusammenstellung der Fälle versucht, die im Lauf des Zeitraumes 1894—1913 in den inneren Abteilungen dreier schwedischer Krankenhäuser vorgekommen sind: des Serafimerlazaretts und des städtischen Sabbatsbergskrankenhauses in Stockholm, sowie des Sahlgrenschen Krankenhauses in Gotenburg. Es belief sich in diesen Krankenhäusern die Gesamtzahl der Kranken während der oben genannten Zeit auf 102 756, und von ihnen waren 496 oder 0,48 % von perniziöser Anämie befallen.

Für diese Untersuchung habe ich die in den ärztlichen Jahresberichten niedergelegten Angaben benutzt. Da die Bothriozephalus-Anämie in Gotenburg gar nicht vorkommt und in Stockholm nur ausnahmsweise angetroffen wird, können die schwedischen Fälle im großen und ganzen als kryptogenetische Anämien bezeichnet werden. Vergleicht man nun die Zahl dieser Anämien in den drei schwedischen Krankenhäusern (0,48 %) mit der entsprechenden Zahl (0,44 %) in den Helsingforser Krankenhäusern, so ist es auffallend, wie groß die Übereinstimmung ist. Dagegen unterscheiden sich die schwedischen und ebenso die finnländischen Ziffern recht erheblich von der Zahl, zu der Lazarus bei seinen Untersuchungen über die Häufigkeit der Krankheit in Berlin gekommen ist. Er fand, daß von rund 148 000 Kranken, die in den inneren Abteilungen dreier großen städtischen Krankenhäuser daselbst innerhalb 10 Jahren behandelt wurden, 274 oder 0,2 % mit perniziöser Anämie behaftet waren.

Selbstredend kann man nicht allzu weitgehende Schlüsse aus den oben angeführten Zahlen ziehen, aber es will doch scheinen, als ob die perniziöse Anämie sowohl in Schweden wie in Finnland eine gewöhnlichere Erscheinung wäre als in den Teilen Deutschlands, von wo die Berliner Krankenhäuser ihr Material beziehen. Es muß überdies bemerkt werden, daß die sehr zahlreichen Fälle von Bothriozephalus-Anämie, die in Finnland vorkommen, gar nicht mit in Rechnung gezogen worden sind. Werden sie mitberücksichtigt, so wird der Unterschied zwischen der Verbreitung der perniziösen Anämie in Berlin und Helsingfors natürlich noch viel größer.

Für eine verschiedene Häufigkeit der Krankheit in Deutschland und Finnland spricht vielleicht auch der Umstand, daß in der medizinischen Klinik zu Jena von 1895—1912 nur 29 Fälle vorgekommen sind (Makarow), während in der Helsingforser medizinischen Klinik, die keinesfalls größer als die Jenaer Klinik ist, von 1883—1908 im ganzen 314 Fälle perniziöser Anämie und unter ihnen 93 Fälle kryptogenetischer Anämie gepflegt wurden.

Übrigens liegen auch von anderen Seiten Mitteilungen vor über die verschiedene Häufigkeit der Krankheit an verschiedenen Orten. So hat man schon seit Jahren behauptet, daß die perniziöse Anämie in der Schweiz sehr oft vorkomme (Quincke, Eichhorst), während sie in München und Prag verhältnismäßig recht selten angetroffen werden soll (v. Ziemßen, Schollenbruch, Weigl). Bertino hebt hervor, daß Parma das traurige Vorrecht besitzt, alle in Italien beobachteten Fälle von perniziösen Schwangerschaftsanämien zu liefern. Und daß die perniziöse Anämie in England keine große Seltenheit ist, dürfte daraus erhellen, daß Gulland und Goodall über nicht weniger als 500 eigene Fälle kryptogenetischer Anämie verfügen.

Auch in den Vereinigten Staaten muß die Krankheit recht gewöhnlich sein, denn Cabot hat im Lauf von 12 Jahren teils in Krankenhaus-, teils in Privatpraxis 337 Fälle kryptogenetischer perniziöser Anämie beobachtet.

Mir selbst ist es von Anfang an aufgefallen, daß die Bothriozephalus-Anämie in den nördlichen und mittleren Teilen Schwedens so selten zu sein scheint, obgleich der breite Bandwurm dort fast ebenso häufig ist wie in Finnland.

Wenn nun Verschiedenheiten der oben angedeuteten Art in der Verbreitung der perniziösen Anämie sich tatsächlich vorfinden, so fragt es sich, worauf sie beruhen können und ob es wirklich eine örtliche Disposition gibt. Bei unserer mangelhaften Kenntnis über die Ursachen der Krankheit läßt sich auf diese Frage leider keine befriedigende Antwort geben. Einige Verfasser haben an infektiöse Einflüsse gedacht, ohne aber irgendwelche Beweise für ihre Ansicht vorbringen zu können. Anläßlich der oben erwähnten, von Ziemann gemachten Beobachtung beim Neger muß selbstredend auch mit der Möglichkeit einer Rassendisposition gerechnet werden.

In diesem Zusammenhang mag auch erwähnt werden, daß Eichhorst und Makarow über ein zeitweise gehäuftes Vorkommen perniziöser Anämie berichten. Den kleinen Zahlen, die von ihnen herangezogen worden sind, kann aber keine Beweiskraft zugemessen werden. Nicht einmal aus meinen viel größeren Ziffern wage ich irgendwelche Schlüsse zu ziehen, obgleich auch bei uns in Helsingfors recht erhebliche Schwankungen in der Häufigkeit der Krankheit tatsächlich beobachtet werden. Um nur ein Beispiel anzuführen, war in der medizinischen Klinik die geringste Zahl der Fälle 5 und die größte 21 fürs Jahr.

Etwas bemerkenswerter ist vielleicht die Verteilung der Fälle auf die verschiedenen Jahreszeiten. Es kommen von meinen Fällen auf:

Januar	41	Juli	58
Februar	35	August	58
März	65	September	25
April	56	Oktober	28
Mai	58	November	24
Juni	48	Dezember	24
		Im ganzen:	520

Von den 520 Fällen entfallen also 343 auf die Monate März — August und nur 177 oder etwa ein Drittel auf die Monate September — Februar. Die geringste Häufigkeit haben November und Dezember aufzuweisen, die größte der März.

Hierin einen direkten Ausdruck einer zeitlichen Disposition sehen zu wollen, geht jedoch nicht an. Denn über den Zeitpunkt des Beginns dieses chronischen Leidens geben uns die angeführten Zahlen keinen Bescheid. Sie sagen uns lediglich, zu welcher Zeit des Jahres der Zustand der Kranken ein dermaßen schlimmer geworden ist, daß sie das Krankenhaus aufsuchen mußten, und näher bestimmt, daß dies fast doppelt so häufig in den Monaten März — August wie in September — Februar geschehen ist.

Vielleicht steht diese Tatsache in Zusammenhang mit der wenigstens hier im Norden recht allgemein gemachten Erfahrung, daß schwächliche Leute sich oft in den Frühjahrsmonaten und sogar noch während eines guten Teiles des Sommers besonders elend und matt fühlen. Welches die Ursachen dieses beachtenswerten Verhaltens sind, wissen wir nicht. Aber wahrscheinlich sind sie in den Witterungsverhältnissen, vor allem vielleicht in der ungleichen Besonnung während der beiden Jahreshälften zu suchen.

Ob das männliche oder das weibliche Geschlecht öfter von der perniziösen Anämie ergriffen wird, läßt sich an der Hand der bisherigen Veröffentlichungen nicht mit Sicherheit entscheiden.

Englische und amerikanische Forscher (Gulland und Goodall, Byrom Bramwell, Cabot) glauben, daß das männliche, deutsche (H. Müller, Lazarus, Grawitz, Türk) hingegen, daß das weibliche Geschlecht mehr empfänglich sei. So fanden sich unter Gullands und Goodalls 500 Fällen nicht weniger als 329 = 65,8% männliche und nur 171 = 34,2% weibliche Kranke, sowie unter Cabots 1157 Fällen 723 = 62,5% Männer und bloß 434 = 37,5% Frauen, während von Lazarus' aus drei großen Berliner Krankenhäusern stammenden Kranken 102 = 37,5% Männer und 172 = 62,5% Frauen waren.

Lazarus hebt ausdrücklich hervor, daß die Frauenabteilungen der genannten Krankenhäuser etwas niedrigere Belegungsziffern haben als die Männerabteilungen. Gulland und Goodall sowie Cabot äußern sich aber gar nicht zu diesem Punkte. Unter solchen Umständen fällt es schwer, ganz bestimmte Schlußfolgerungen aus den englischen und amerikanischen Zahlen zu ziehen, obschon das überaus große Übergewicht der Männer für eine besondere Empfänglichkeit dieses Geschlechts zu sprechen scheint. Lazarus' Ziffern weisen dagegen meines Erachtens mit recht großer Sicherheit auf eine größere Gefährdung der Frauen hin.

Was zeigt nun die Prüfung meines eigenen Materials?

Ich habe die Ergebnisse, soweit es sich um die Helsingforser Fälle handelt, in folgender Tabelle zusammengestellt (Tabelle 1).

Tabelle 1.

	Männer	Frauen	Männer + Frauen
Gesamtzahl der Gepflegten	22 018	22 069	44 087
Zahl der Fälle perniziöser Anämie	228	292	520
Diese Zahl in % der Gesamtzahl der Gepflegten. . . .	1,04	1,32	1,18
Dieselbe Zahl in % der Gesamtzahl der Fälle perniziöser Anämie	43,8	56,2	100
Zahl der Bothriozephalus-Anämiefälle	160	166	326
Diese Zahl in % der Gesamtzahl der Gepflegten. . . .	0,73	0,75	0,74
Dieselbe Zahl in % der Gesamtzahl der Bothriozephalus-Anämiefälle	49,10	50,90	100
Zahl der Fälle kryptogenetischer Anämie	68	126	194
Diese Zahl in % der Gesamtzahl der Gepflegten. . . .	0,31	0,57	0,44
Dieselbe Zahl in % der Gesamtzahl der Fälle kryptogenetischer Anämie	35,4	64,6	100

Wir ersehen, daß die Gesamtzahl der gepflegten Männer fast ganz dieselbe ist wie die der Frauen. Es ist deshalb möglich, die Zahl der bei den beiden Geschlechtern beobachteten Anämiefälle ohne weiteres miteinander zu vergleichen.

Wenn zuerst sämtliche Fälle sowohl von Bothriozephalus- wie von kryptogenetischer Anämie in Betracht gezogen werden, stellt es sich heraus, daß von ihnen 43,8% auf die Männer und 56,2% auf die Frauen entfallen. Berücksichtigt man wiederum nur die Fälle von Bothriozephalus-Anämie, so kommen auf die Männer 49,10% und auf die Frauen 50,90%. Und schließlich, wenn man lediglich die Fälle kryptogenetischer Natur ins Auge ·faßt, belaufen sich 35,4% auf die Männer und 64,6% auf die Frauen.

Ich habe auch die aus den oben genannten drei schwedischen Krankenhäusern stammenden Fälle einer Prüfung unterzogen. Die Zahl der Betten für männliche und weibliche Kranke ist in zweien dieser Krankenhäuser etwa gleich, im dritten, dem Serafimerlazarett, aber in der Frauenabteilung erheblich niedriger als in der Männerabteilung (76 gegen 110). Von den 496 in den genannten Spitälern im Lauf des Zeitraums 1894—1913 behandelten Kranken mit perniziöser, fast ausschließlich kryptogenetischer Anämie waren trotzdem 209 oder 42,1% Männer und 287 oder 57,8% Frauen.

Diese Zahlen stimmen recht gut mit den bei der Prüfung meines Helsingforser Materials gewonnenen Ergebnissen überein. Und sie weichen auch nicht sehr von Lazarus' Ziffern ab.

Es mag noch hinzugefügt werden, daß von den 1590 von mir aus den Jahresberichten der schwedischen Medizinalverwaltung zusammengestellten Fällen perniziöser Anämie, die im Lauf des Zeitabschnittes 1893—1912 in den staatlichen und Gemeindekrankenhäusern Schwedens behandelt wurden, sich 44,7% auf das männliche und 55,3% auf das weibliche Geschlecht beziehen.

Nach allen jetzt angeführten Untersuchungen sind also die F r a u e n mehr gefährdet als die Männer. Auch bei der Bothriozephalus-Anämie sind die ersten in der Mehrzahl. Doch ist das Übergewicht hier ein ganz unbeträchtliches.

Diese Regel scheint indessen nicht für alle Länder zu gelten, denn angeblich sind, wie schon gesagt, in England und Nordamerika die Männer der perniziösen Anämie mehr ausgesetzt als die Frauen. Worauf dieser Umstand beruht, ist schwer zu sagen. Jenes Übergewicht scheint zu beträchtlich zu sein, um nur durch Zufälligkeiten erklärt werden zu können. Daß man in Deutschland und bei uns hier im Norden zu häufig perniziöse Anämie bei Frauen diagnostiziere, glaube ich nicht, und es ist bemerkenswert, daß in meinem Material die Fälle von Schwangerschaftsanämie keine Rolle spielen.

Über das Alter, in dem die perniziöse Anämie erscheint, liegen von verschiedenen Seiten Mitteilungen vor. Die meisten Forscher haben die Auffassung, daß die Krankheit am häufigsten im Alter von 30 bis 50 Jahren auftrete, sowie daß sie bei Kindern überaus selten sei (Grawitz, Lazarus, Gulland und Goodall). Nur Cabot meint, daß die Krankheit vorwiegend ältere Leute ergreife.

Von seinen 110 Kranken standen 63 im Alter von 40 bis 60, während 28 unter 40, 15 über 60, sowie 4 über 70 Jahre waren. Der älteste Kranke war 79, der jüngste 9 Jahre alt.

Noch deutlicher kommt das von Cabot hervorgehobene Verhalten in einer späteren, von ihm gemachten Zusammenstellung zum Vorschein. Von 1071 teils eigenen, teils aus der Literatur gesammelten Fällen beziehen sich 149 auf Personen unter 36 Jahren und nicht weniger als 922 auf Leute über diesem Alter.

Meine eigenen Erfahrungen finden sich in folgenden Tabellen zusammengestellt.

Tabelle 2.

Die absolute Zahl der Anämiekranken in den verschiedenen Altersgruppen.

	Unter 10 Jahren	10—19 Jahre	20—29 Jahre	30—39 Jahre	40—49 Jahre	50—59 Jahre	60—69 Jahre	70 Jahre und darüber	Summe
Bothriozephalus-Anämie .	1	45	85	60	64	46	16	9	326
Kryptogenetische Anämie	1	5	32	40	41	42	28	5	194
Bothriozephalus- u. kryptogenetische Anämie . .	2	50	117	100	105	88	44	14	520

Tabelle 3.
Die Zahl der Anämiekranken in den verschiedenen Altersgruppen in Prozent
der Gesamtzahl der Anämiekranken.

	Unter 10 Jahren	10—19 Jahre	20—29 Jahre	30—39 Jahre	40—49 Jahre	50—59 Jahre	60—69 Jahre	70 Jahre und darüber	Summe
Bothriozephalus-Anämie .	0,31	13,80	26,07	18,41	19,63	14,11	4,91	2,76	100
Kryptogenetische Anämie	0,52	2,58	16,49	20,62	21,13	21,65	14,43	2,58	100
Bothriozephalus- u. kryptogenetische Anämie . .	0,39	9,62	22,50	19,23	20,19	16,92	8,46	2,69	100

Wie aus den Tabellen 2 und 3 ersichtlich ist, kommen die meisten Fälle
perniziöser Anämie im Alter von 20—60 Jahren vor. Auch jenseits der Sechziger
begegnet man der Krankheit noch sehr häufig, dagegen ist sie in der Kindheit
eine außerordentlich große Seltenheit.

Auf Grund dieser Beobachtungen kann man sich jedoch keine genauere Vorstellung über die Empfänglichkeit für die Krankheit in den verschiedenen Altern bilden, denn die Zahl der Menschen in den verschiedenen Altersgruppen ist ja bei weitem nicht gleich, sondern im Gegenteil sehr verschieden.
Tabelle 4 zeigt, wie sich die Verhältnisse in dieser Beziehung für das Jahr 1910
in Finnland gestalten. Setzen wir nun die in Tabelle 3 angeführten Prozentzahlen in ein Verhältnis mit denjenigen der gleichen Altersgruppe in Tabelle 4,

Tabelle 4.
Die Verteilung der Bevölkerung Finnlands im Jahre 1910 auf die verschiedenen
Altersgruppen in Prozent der Gesamtzahl der Einwohner.

Unter 10 Jahren	10—19 Jahre	20—29 Jahre	30—39 Jahre	40—49 Jahre	50—59 Jahre	60—69 Jahre	70 Jahre und darüber	Summe
23,97	19,32	16,66	13,56	9,76	7,93	5,59	3,21	100,0

so erhalten wir Zahlen, die uns die relative Häufigkeit der Krankheit in der
betreffenden Altersklasse zeigen. Es ergibt sich aus einer derartigen Zusammenstellung folgendes (Tabelle 5):

Tabelle 5.
Das Verhältnis zwischen der Prozentzahl der Anämiekranken und der zur
selben Altersgruppe gehörenden, gleichfalls in Prozent ausgedrückten
Gesamtzahl der Einwohner.

	Unter 10 Jahren	10—19 Jahre	20—29 Jahre	30—39 Jahre	40—49 Jahre	50—59 Jahre	60—69 Jahre	70 Jahre und darüber
Bothriozephalus-Anämie	0,013	0,71	1,56	1,36	2,01	1,78	0,88	0,86
Kryptogenetische Anämie . . .	0,022	0,13	0,99	1,52	2,16	2,73	2,58	0,80
Bothriozephalus und kryptogenetische Anämie	0,016	0,50	1,35	1,42	2,07	2,13	1,51	0,84

Wenn wir zuerst die Verhältnisse bei der kryptogenetischen Anämie
prüfen, so sehen wir, daß die Häufigkeit der Krankheit von Kindheit an, wo
sie überaus unerheblich ist, allmählich steigt, bis sie im Alter von 50—59 ihren
Gipfelpunkt erreicht, und außerdem, daß sie fast ebenso groß wie in dieser
Altersgruppe im Alter von 60—69 ist.

Bei der Bothriozephalus - Anämie liegen die Verhältnisse nicht ganz gleich, denn hier begegnet uns im Gegensatz zu dem, was bei der kryptogenetischen Anämie der Fall ist, bereits im Alter von 10—19 eine nicht ganz geringe Häufigkeit, während sich der Höhepunkt schon im Alter von 40—49 befindet.

Betrachten wir schließlich die zu der ungeteilten perniziösen Anämie gehörenden Ziffern, so halten sie, wie ja zu erwarten ist, etwa die Mitte zwischen den früher besprochenen. Bemerkenswert ist jedoch, daß der Höhepunkt auch hier im Alter von 50—59 liegt.

Kann man nun annehmen, daß die hier angeführten Zahlen den wirklichen Verhältnissen einigermaßen entsprechen?

Allzu umfassend ist ja mein Material nicht, aber um bloße Zufälligkeiten kann es sich nicht gern handeln, zumal meine Fälle aus drei Krankenhäusern stammen, die ihr Material zum Teil aus recht verschiedenen gesellschaftlichen Kreisen erhalten. In zwei Altersklassen ist jedoch die Anzahl der Fälle recht gering, nämlich im Alter unter 10 und im Alter über 70 Jahren.

In der ersten Altersgruppe finden sich nur 2 Fälle. Daß die Anzahl nicht größer geworden, könnte darauf beruhen, daß in die Krankenhäuser, von wo ich mein Material bekommen habe, Kinder nur ausnahmsweise aufgenommen werden. Aber ich glaube nichtsdestoweniger, daß die vorliegenden Ziffern eine ziemlich richtige Vorstellung von der Häufigkeit des Leidens in dieser Altersgruppe geben. Denn ich habe mich bei den Vorständen der hiesigen Kinderkrankenhäuser über ihre Erfahrung in bezug auf das Vorkommen von perniziöser Anämie im Kindesalter erkundigt und durchgehends die Antwort bekommen, daß sie nie einen sicheren Fall dieser Erkrankung bei jüngeren Kindern beobachtet haben.

In meiner Kasuistik findet sich perniziöse Anämie bei 8 Kindern, aber von ihnen stehen nicht weniger als 6 im Alter über 10 Jahren.

Einer von diesen Kranken war 11, zwei 12, drei 14 Jahre alt. Alle bis auf einen, den 14jährigen, hatten Bothriozephalus-Anämie und sind in meiner Arbeit von 1894 erwähnt worden.

Von den zwei in meiner Kasuistik vorkommenden Fällen bei Kindern unter 10 Jahren, die ich beide selbst zu beobachten Gelegenheit hatte, betrifft der eine einen 9jährigen Knaben mit Bothriozephalus - Anämie, der vom 14. 2.—4. 4. 1896 in der hiesigen Diakonissenanstalt gepflegt wurde. Der Fall, der in jeder Hinsicht typisch war, kam zur Heilung. Bemerkenswert ist nur, daß während der Genesung Erythema nodosum bei ihm auftrat.

Der zweite Fall bezieht sich auf ein 5jähriges Mädchen, das am 21. 7. 1891 in die medizinische Klinik aufgenommen wurde. Die Eltern der Patientin sind in ärmlichen Verhältnissen lebende Arbeitsleute. Von den zwei Geschwistern der Kranken ist ein Bruder im Alter von 5 Wochen gestorben. Eine Schwester, die jünger ist als die Kranke, ist sehr kränklich. Die Kranke selbst, die die zweite der Geschwister ist und im letzten Herbst als Pflegekind aufgenommen wurde, war immer sehr schwächlich. Sie litt im vergangenen Winter an einem hartnäckigen Husten, der erst im März verschwand. Vor etwa 5 Wochen beobachteten ihre Pflegeeltern, daß sie blässer geworden war. Sie begann zur selben Zeit über Druck auf der Brust, sowie über Schmerzen im Kopf und Magen zu klagen.

Zustand nach und nach schlimmer geworden. Appetit herabgesetzt, Magen bald hart, bald los.

Äußerst zart. Fettgewebe recht gut erhalten. Aussehen angegriffen. Gesichtsfarbe gelblich blaß. Lippen fast entfärbt. Körpertemperatur nicht erhöht. Respirationsfrequenz 28—30. Über den Lungen trockene Rasselgeräusche, mäßiger Husten. — Am Herzen ein systolisches Blasen, am lautesten über der Pulmonalis. Puls 125 in der Minute. Leber und Milz erscheinen nicht vergrößert. Stühle dickflüssig, schleimig, enthalten keine Parasiteneier. Harn klar, von gewöhnlicher Farbe, spezifisches Gewicht 1,014, eiweißfrei, gibt starke Indikanreaktion.

Blut äußerst blaß, koaguliert langsam. Die roten Blutkörperchen in bezug auf Form und Größe überaus wechselnd. Keine Geldrollenbildung. Die Weißen nicht vermehrt.

22. 7. A. = 568 000. H. = 11. F. = 1,1.
27. 7. A. = 497 500. H. = 10. F. = 1,1.

Seit der Aufnahme ins Krankenhaus Temperatur höchstens 37,3⁰. Respirationsfrequenz
26—30. Die Kranke hat vor einigen Tagen Erbrechen bekommen. Sie ist sehr schläfrig,
ungeduldig und unruhig geworden. Puls sehr klein und weich.
4 Uhr nachmittags: Exitus letalis.
Sektion wurde leider nicht zugelassen.

Wie ersichtlich, ist die Krankengeschichte in gewissen Beziehungen recht
lückenhaft. Vor allem ist der Blutbefund nicht so vollständig wiedergegeben,
wie wünschenswert gewesen wäre. Es fehlen u. a. Mitteilungen über die Ergebnisse der Untersuchung gefärbter Präparate. Aber nichtsdestoweniger bin
ich geneigt zu glauben, daß wir es hier mit einem Falle perniziöser Anämie
zu tun haben. Denn das allgemeine klinische Bild war ja sehr charakteristisch,
ebenso die Blutveränderungen, soweit sie hier beschrieben worden sind. Und
an welche der im Kindesalter vorkommenden Anämien könnte man hier sonst
denken? Eine Anaemia pseudoleucaemica infantum war es bestimmt nicht.
Schon das Alter der Kranken, die Abwesenheit von Milzvergrößerung und
Leukozytose sprechen ja dagegen, und soviel ich mich erinnern kann, war die
Anzahl kernhaltiger roter Blutkörperchen keine übermäßig große. Auch eine
einfache Anämie muß wohl ausgeschlossen werden. Teils war ja die Anämie
eine äußerst hochgradige und der Färbeindex etwas erhöht, teils konnte keine
der Krankheiten, die im Kindesalter eine einfache Anämie gewöhnlich hervorzurufen pflegen, nachgewiesen werden. Man kommt somit, trotz der fehlenden
Sektion und trotz aller Mängel, die der vorliegenden Krankheitsgeschichte
anhaften, auch auf diesem Wege zum Schlusse, daß der Fall wahrscheinlich
als eine kryptogenetische perniziöse Anämie zu bezeichnen ist.

Auch die Zahl der in der Literatur niedergelegten Fälle von perniziöser
Anämie im Alter unter 10 Jahren ist bemerkenswert gering.

Escherich sowie Monti und Berggrün haben 1892, Hutchinson 1904, Simon 1907
und zuletzt Flesch 1909 die Fälle von perniziöser Anämie bei jüngeren und älteren Kindern
zusammengestellt.

Hutchinson konnte nur 11 Fälle finden, und unter ihnen gab es bloß 5, die nach seiner
Meinung als sicher zu erachten waren.

Flesch sagt, daß, wenn man die bisher veröffentlichten Fälle mit kritischem Auge
betrachte, man keine einzige Beschreibung finde, die den Anforderungen der jetzigen Hämatologie entsprechen würde. Außerdem betont er ausdrücklich, daß wir vorläufig keinen
Fall bei Kindern unter 2 Jahren kennen, bei dem das Vorhandensein einer perniziösen
Anämie unanfechtbar wäre.

Im Gegensatz hierzu hebt allerdings Tixier, der auf dem ersten Kongreß des inter-
nationalen Vereins für Kinderheilkunde ein eingehendes Referat über die Säuglingsanämie
erstattete, hervor, daß die schweren Anämien von perniziösem Typus beim Säugling vielleicht sogar häufiger vorkommen, als man gewöhnlich denke. Doch muß man sich fragen,
ob das, was er als schwere perniziöse Anämie bezeichnet, wirklich dasselbe ist, was wir
damit meinen, denn er legt bei der Diagnose gar kein Gewicht auf die Erhöhung des Färbeindex sowie auf die Anwesenheit oder Abwesenheit der Megaloblasten.

Naegeli sah bei einem Kinde von 5½ Monaten das typische Blutbild (keine Sektion)
und eine tödlich verlaufende perniziöse Anämie bei einem 8jährigen Mädchen. Sonst
habe ich aus der letzten Zeit nur einigermaßen sicheren Fall von perniziöser Anämie
bei jüngeren Kindern in der Literatur finden können. Dieser Fall ist von Kusonoki
beschrieben und betrifft ein 6jähriges Mädchen. Sowohl nach den klinischen wie auch
nach den anatomischen und histologischen Befunden liegt hier eine perniziöse Anämie
vor. Das einzige, was man bemerken kann und was Kusonoki selbst auch betont, ist,
daß sich eine Anschwellung verschiedener Lymphdrüsen nachweisen ließ. Aber vielleicht
muß das, wie Kusonoki hervorhebt, nur auf die lebhafte Reaktionsfähigkeit des kindlichen Körpers zurückgeführt werden. Darauf beruht es wohl auch, daß das Blutbild bei
den Anämien im frühen Kindesalter von demjenigen bei Erwachsenen mehr oder weniger
abweichen kann und daß die Diagnose der verschiedenen Kinderanämien mit besonderen
Schwierigkeiten verbunden sein muß.

Jedenfalls ist es wohl als festgestellt anzusehen, daß die perniziöse Anämie
im früheren Kindesalter eine große Seltenheit darstellt.

Wenn somit die Ziffern meiner obigen Zusammenstellung ein ziemlich richtiges Bild von der Häufigkeit der perniziösen Anämie im Alter unter 10 Jahren geben, so erübrigt es noch zu ermitteln, wie es sich mit der Zuverlässigkeit der zur letzten Altersklasse, 70 Jahre und darüber, gehörenden Zahlen verhält.

Am ältesten von allen meinen Kranken war ein 80jähriges Weib. Sie hatte Bothriozephalus-Anämie und starb. Die Blutkörperchenzahl betrug 3 Tage vor dem Tode 475 000. Die Diagnose wurde bei der Sektion bestätigt. Am nächstältesten war eine 79jährige Dame, ebenfalls mit schwerer Bothriozephalus-Anämie. Sie genas und ist jetzt 85 Jahre alt.

Im ganzen kommen in dieser Altersgruppe 14 Kranke vor, und von ihnen 9 mit, sowie 5 ohne Bothriozephalus.

Es ist möglich, ja sogar wahrscheinlich, daß diese Ziffern zu niedrig sind. Denn alte Leute wollen bei eintreffender Krankheit ihr Heim nicht gern verlassen, und die, die keines haben, werden wohl bei diesem chronischen Leiden, das in vielen Fällen mit den Kranken verhältnismäßig wenig belästigenden Symptomen verbunden ist, sicherlich öfter in ein Armenhaus als in ein gewöhnliches Krankenhaus gebracht. Dazu kommt noch, daß eine Fehldiagnose in diesen Fällen wahrscheinlich noch öfter als sonst gemacht wird, weil die Kranken bei dem häufig recht hochgradigen Schwund des Fettpolsters ein kachektisches Aussehen darbieten und die Annahme eines Karzinoms, wie dies Türk und Roth ausdrücklich betonen, deshalb sehr nahe liegt, wenn nicht eine genaue Blutuntersuchung vorgenommen wird.

Man gewinnt nach alledem den Eindruck, daß die perniziöse Anämie nicht, wie man an der Hand der meisten bisherigen Beobachtungen recht allgemein angenommen hat, eine Krankheit ist, die vorzugsweise „in den besten Jahren" auftritt, sondern vielmehr ein Leiden, das überwiegend dem höheren Alter gehört.

Mit dem Ergebnis der von Cabot gemachten Zusammenstellungen stimmt dieses Resultat gut überein, aber ich muß gestehen, daß es mich doch etwas befremdet hat. Denn gleichwie die meisten Forscher habe auch ich bisher die Vorstellung gehabt, daß die Krankheit vorwiegend bei Personen „in den besten Jahren" auftrete. Noch beim Durchlesen von Roths Aufsatz, wo er 2 Fälle von perniziöser Anämie bei alten Leuten beschreibt, war ich recht überrascht, wenn er sich fragt, ob „das Senium als direkte Ursache bzw. als auslösender Teilfaktor für die Entwickelung einer perniziösen Anämie in Betracht komme".

Nach meinen eigenen statistischen Erhebungen stelle ich mich indessen nicht ebenso zweifelnd wie damals. Im Gegenteil finde ich die von Roth aufgeworfene Frage völlig berechtigt und bin jetzt sogar geneigt, in dem höheren Alter ein das Zustandekommen der perniziösen Anämie begünstigendes Moment zu erblicken.

Ich muß in diesem Zusammenhang noch eine Tatsache berühren. Ich meine den oben hervorgehobenen Unterschied zwischen der perniziösen Anämie mit und ohne Bothriozephalus, und ich möchte fragen: Worauf beruht dieser Unterschied, oder mit anderen Worten, wie kommt es, daß die Bothriozephalus-Anämie häufiger als die kryptogenetische jüngere Personen ergreift? Eine endgültige Antwort auf diese Frage läßt sich selbstredend nicht geben, aber vielleicht liegt die Ursache darin, daß sich bei der kryptogenetischen Anämie ein exogenes Moment, das dem Bandwurm entspräche, tatsächlich nicht findet oder bloß eine schwächere Wirkung entfaltet. Wenn nun die beiden Anämieformen derselben oder einer gleichartigen Anlage entspringen, kann man verstehen, daß beim Vorhandensein des Parasiten die Anämie früher zur Entwicklung gelangt, als wenn kein Wurm da ist. Der Bothriozephalus wäre demnach imstande, das Altern, wenn ich dieses Wort anwenden darf, beschleunigen zu helfen[1]).

[1]) Bei der Korrektur geht mir ein Aufsatz von Meulengracht zu, worin er die Häufigkeit der perniziösen Anämie im Verhältnis zur Gesamtzahl der Individuen in den

B. Lebensverhältnisse, Beruf und Beschäftigung.

Von den Krankenhäusern, die mein Material geliefert haben, ist es nur eins, das Kranke aus den besser gestellten Kreisen in etwas größerem Umfang aufnimmt. Es liegt deshalb in der Natur der Sache, daß die meisten meiner Kranken dem ärmeren Teil der Bevölkerung angehören. Jedenfalls aber habe ich wie beinahe alle anderen Forscher (Lazarus, Cabot u. a.) die Erfahrung gemacht, daß eine höhere gesellschaftliche Lage keineswegs einen Schutz gegen die perniziöse Anämie gewährt. Ja, ich bin in der Privatpraxis recht häufig von diesem Leiden befallenen Personen begegnet, die den wohlhabenden Ständen angehörten. Auch unter meinem hier vorgelegten Krankenhausmaterial sind es, wie aus untenstehender Zusammenstellung hervorgeht, gar nicht so wenige, die zu den besseren Kreisen gezählt werden müssen.

Die Verteilung der Kranken nach Lebensverhältnissen, Beruf und Beschäftigung.

Männer.

Tagelöhner	44
Bauern und Landwirte sowie ihre Söhne	40
Kötner, Einleger und Knechte	27
Parzellenpächter	3
Zimmerleute	7
Schmiede	15
Schuhmacher	8
Schneider, Feiler, Maler, Tischler, Sattler, Buchbinder, Bäcker und Metzger	28
Söhne von Handwerkern	7
Seeleute und Fischer	7
Studenten und Schüler	7
Schriftsteller, Lehrer und Geistliche	6
Beamte, höhere und niedere	6
Kaufleute	9
Handlungsgehilfen, Buchhalter und Kellner	8
Fabrikanten und Baumeister	6
	Summe 228

Frauen.

Dienstmägde und Aufwärterinnen	75
Arbeiterfrauen, Arbeiterwitwen und Arbeitertöchter	86
Bauernfrauen und Bauerntöchter	17
Kötner- und Einlegerfrauen	13
Handwerkerfrauen und Handwerkerwitwen	16
Fabrikarbeiterinnen	11
Grobarbeiterinnen	9
Näherinnen	9
Handlungsgehilfinnen	2
Lehrerinnen, Krankenpflegerinnen und Fräulein	17
Frauen und Witwen aus den besseren Ständen	33
Frauen und Witwen höherer und niederer Beamten	4
	Summe 292

Es sei erwähnt, daß nach Naegeli und Hürter die Krankheit sogar häufiger in den besitzenden Klassen vorkommen soll als in den ganz armen Bevölkerungsschichten.

Übrigens sind hier alle möglichen Berufe vertreten. Unter den Männern sind es die einfachen Tagelöhner, unter den Frauen die Dienstmägde, die die

verschiedenen Altersklassen nach Easons Mitteilungen über 220 Fälle perniziöser Anämie berechnet hat. Er findet, daß die relative Zahl der Fälle in 5jährigen Altersgruppen vom 20. bis zum 70. Jahre stetig steigt. „Es handelt sich also", sagt Meulengracht, „um eine ausgeprägte Alterskrankheit".

meisten Kranken geliefert haben, aber auch die Bauern und namentlich die Arbeiterfrauen haben einen großen Tribut gegeben. Unter den Facharbeitern erscheinen die Schmiede und die Schuster verhältnismäßig am zahlreichsten. Aber man kann auf Grund dieser Ergebnisse doch nicht mit Sicherheit sagen, daß irgendeine bestimmte Arbeit ihren Ausüber für die Anämie besonders empfänglich machte. Die Krankheit verschont weder Arme noch Reiche, weder geistig noch körperlich Arbeitende, sie kommt nicht nur bei Stadt-, sondern auch bei Landbewohnern vor, und sie erscheint sowohl bei Leuten, die sich in engen, schlecht gelüfteten Zimmern beschäftigen, wie auch bei solchen, die im Freien arbeiten.

Hiermit soll jedoch nicht in Abrede gestellt werden, daß ungünstige hygienische Verhältnisse, denen ja von Anfang an eine gewisse ursächliche Bedeutung bei diesem Leiden zugemessen worden ist, gar keine Rolle spielen. Vielmehr muß unbedingt zugegeben werden, daß sie in einer Reihe von Fällen einen gewissen Einfluß auf das Zustandekommen der Krankheit ausüben können. So sahen Gulland und Goodall unter ihren Kranken eine verhältnismäßig große Anzahl von Blei- und Gasanstaltsarbeitern sowie von anderen Arbeitern, die sich der Einatmung schlechter Luft aussetzen müssen. Und so macht Koren in einem sehr bemerkenswerten, in norwegischer Sprache schon 1891 veröffentlichten Aufsatz darauf aufmerksam, daß die Einatmung von kleinen Mengen Kohlenoxyd während einer längeren Zeit bei der Entstehung der Anämie keineswegs belanglos sei.

Er beschreibt drei Fälle von akut verlaufender perniziöser Anämie in einer Handwerkerfamilie. Die Krankheit trat bei drei Geschwistern auf, die alle vor dem Erkranken an der Anämie gesund gewesen sein sollen. Zuerst erkrankte ein 8jähriger Knabe. 7 Tage später ein 12jähriges Mädchen und einen Tag nach ihm ein 4jähriger Knabe. Sie boten sämtlich das allgemeine klinische Bild einer perniziösen Anämie. Hochgradige Schwäche, wachsartige Blässe, etwas Fieber, Geräusche über dem Herzen und den Halsgefäßen usw. Das einzige, was bemerkt werden muß, ist, daß die Entwicklung der Krankheit eine sehr schnelle war und daß die Milz in zweien der Fälle, mehr als bei perniziöser Anämie im allgemeinen gewöhnlich ist, vergrößert erschien. In den Stühlen waren keine Parasiteneier nachzuweisen. Die zwei zuletzt Erkrankten genasen allmählich nach Arsenbehandlung und Landaufenthalt. Der 8jährige Knabe starb aber am 9. Tage nach der Erkrankung. Bei der Sektion ließ sich im Herzen deutliche Tigrierung erkennen, aber irgendwelche Veränderungen, die das Zustandekommen der Anämie hätten erklären können, wurden nicht gefunden.

In diesem Fall wurde keine Blutuntersuchung vorgenommen. In den beiden zur Heilung gelangten Fällen war die Blutkörperchenzahl 950 000 bzw. 1 700 000. Im ersten dieser Fälle wurden ,,Gigantozyten und Gigantoblasten" im Blute nachgewiesen. Der Hämoglobingehalt war in etwa demselben Verhältnis wie die Blutkörperchenzahl herabgesetzt. Die weißen Blutkörperchen waren nicht vermehrt. Ich muß noch hervorheben, daß auch ein 17jähriger Sohn der Familie, sowie der Vater etwa gleichzeitig mit den drei früher erwähnten Kindern sich matt und unlustig fühlten, aber sich bald wieder erholten.

Es kann natürlich der Einwand erhoben werden, daß die Blutuntersuchung nicht so vollständig war, wie man heutzutage wünscht, aber es ist doch zuzugeben, daß die Diagnose auf perniziöse Anämie hier besser begründet ist, als irgendeine andere Diagnose es wäre, und zwar obgleich die Kranken einem Alter angehörten, wo dieses Leiden sehr selten ist. Überdies kommt hinzu, daß Laache die Kranken mit beobachtet und, soviel aus der Krankengeschichte zu ersehen ist, keinen Einspruch gegen die Diagnose erhoben hat. Was war nun die Ursache des plötzlichen und fast gleichzeitigen Erkrankens dieser Kinder? Bei eingehender Besprechung der Frage kommt Koren zum Schlusse, daß es sich hier mit größter Wahrscheinlichkeit um eine chronische Kohlenoxydvergiftung gehandelt habe.

Die Familie, die im ganzen sieben Mitglieder zählte (die Eltern und fünf Kinder), hatte eine Wohnung von drei Zimmern inne, und nur eins von ihnen wurde als Schlafzimmer benutzt. Dieses war, gleichwie die anderen, mit einem gewöhnlichen Eisenofen ausgestattet, aber außerdem war seit ein paar Jahren in den beiden letzterwähnten Zimmern vor dem Ofen ein sog. ,,Poêle mobile" aufgestellt. Die Koks, die zur Heizung dieses Hilfsofens verwendet wurde, war in der letzten Zeit von überaus schlechter Beschaffenheit gewesen, und der Verdacht, daß die Krankheit mit einer mutmaßlichen Kohlenoxydvergiftung in Zusammenhang stehen könnte, wurde deshalb wach. Es wurde nun eine Luftuntersuchung vorgenommen, und dabei stellte es sich in der Tat heraus, daß die Luft der Zimmer bei der Anwendung des Hilfsofens nicht weniger als 0,04—0,05% Kohlenoxyd, also eine zur Vergiftung genügende Menge, enthielt. Leider war es zu der Zeit, wo dies festgestellt worden war, nicht mehr möglich, eine Untersuchung auf das Vorhandensein von Kohlenoxyd im Blute der Kranken auszuführen, denn das ersterkrankte Kind war bereits gestorben, und die beiden anderen befanden sich schon in Genesung.

Der Schlußstein der Beweisführung fehlt somit. Aber bei der Abwesenheit jeder anderen annehmbaren Ursache des plötzlichen und fast gleichzeitigen Erkrankens mehrerer Familienmitglieder kann nicht geleugnet werden, daß Korens Vermutung gut begründet ist. Muß man doch hier das Vorkommen eines ausgesprochenen exogenen Momentes ernstlich in Betracht ziehen und mit Hinblick auf das vorhin Gesagte dabei vor allem an Kohlenoxyd denken. Außerdem scheint ja auch aus der von Koren angeführten Literatur hervorzugehen, daß eine chronische Kohlenoxydvergiftung gelegentlich eine deutliche Anämie mit sich führen kann.

Allein, warum erkrankten nicht alle Familienmitglieder? Warum blieben die Mutter und eines der Kinder von der Vergiftung völlig unberührt?

Diese Frage wird von Koren gar nicht erörtert, aber er erwähnt in der Krankengeschichte eine bei den drei schwer erkrankten Kindern beobachtete Erscheinung, die meines Erachtens hierbei die größte Aufmerksamkeit beansprucht. Sie hatten nämlich sämtlich verschiedene Bildungsfehler. Das ersterkrankte Kind hatte ein Iriskolobom auf beiden Augen sowie eine bis zum fünften Lebensjahre bemerkbare tiefe Einsenkung der Sutura longitudinalis und Sutura lambdoidea capitis, und zudem wurde bei der Sektion in einer der Aortaklappen eine angeborene Spaltbildung gefunden. Bei dem 12jährigen Mädchen war der Kleinfinger der beiden Hände steif und in der Entwicklung zurückgeblieben. Das letzte Kind schließlich hatte einen ebensolchen Bildungsfehler des Schädels wie das ersterkrankte, aber bei ihm war die Vertiefung noch lange nicht ausgeglichen.

Es wird unter diesen Umständen die Vermutung nahegelegt, daß auch andere Abweichungen von der Norm bei ihnen vorhanden waren, und namentlich, daß sie dem Kohlenoxyd gegenüber eine eigenartige Reaktionsfähigkeit besaßen, die bei den übrigen Familienmitgliedern entweder vollständig fehlte oder sich wenigstens nicht im gleichen Maße wie bei ihnen vorfand. Bei einem solchen Verhalten würde sich die Sache in den vorliegenden Fällen ebenso gestalten wie bei der Entstehung gewisser, mit der Kohlenoxydvergiftung in Verbindung stehender nervöser oder seelischer Erkrankungen. Auch hier wird angenommen (Sibelius), daß irgendeine angeborene Anlage zur Entwicklung der Krankheit miterforderlich ist.

Für meine Auffassung betreffs der Pathogenese der perniziösen Anämie bilden die von Koren gemachten Beobachtungen jedenfalls eine nicht zu unterschätzende Stütze, und ich habe sie hier so ausführlich besprochen, weil ihnen meines Ermessens in der Literatur bisher nicht die gebührende Beachtung zuteil geworden ist.

Es mag erwähnt werden, daß auch Grawitz perniziöse Anämie im Anschluß an chronische Kohlenoxydvergiftung (bei einer Plätterin) gesehen haben will.

Ungenügende und unpassende Nahrung wird bereits von Biermer, Immermann und Eichhorst in eine gewisse ursächliche Beziehung zu der perniziösen Anämie gebracht. Auch von späteren Forschern ist dieses Moment mehr oder weniger bestimmt gewürdigt worden. Nach Grawitz erfordern die Verhältnisse der Ernährung die sorgfältigste Beachtung, und man erhält nach ihm häufig ganz erstaunliche Angaben über die Beschaffenheit der Nahrung, mit der sich die Kranken bei schwerer körperlicher Arbeit lange Zeiten hindurch haben begnügen müssen. Daß auch ein Teil der Tagelöhner, Dienstmägde, Arbeiterfrauen usw., die meiner Kasuistik angehören, eine höchst erbärmliche Kost genossen haben, unterliegt keinem Zweifel.

Aber es fragt sich, welche Tragweite diesem Umstand beigemessen werden muß. Denn es steht ja einerseits fest, daß eine ganze Reihe von Leuten mit einer ebenso mangelhaften Nahrung auskommen, ohne eine perniziöse Anämie davonzutragen, und andererseits, daß es nicht wenige Personen gibt, die sich gar keine Entbehrungen in bezug auf die Nahrung auferlegt haben und trotzdem der Erkrankung anheimfallen.

Selbstverständlich ist es, von meinem Standpunkt aus, möglich, daß eine unbefriedigende Ernährung in gewissen Fällen den Tropfen ausmachen kann, der den Becher zum Überfließen bringt. Ein in dieser Beziehung recht lehrreiches Beispiel bildet ein Fall, den ich vor einiger Zeit mit zu beobachten in der Lage war.

Es handelte sich um einen 20jährigen, kräftig gebauten Mann, der ein großer Boxer war. Er sollte sich für einen Kampf vorbereiten und hatte zu diesem Zweck mehrere Wochen lang s e h r d i ä t gelebt, als er ohne jede andere nachweisbare äußere Ursache mit Symptomen einer perniziösen Anämie erkrankte. Der Fall verlief unaufhaltsam zum Tode, und die Leichenöffnung bestätigte die schon bei Lebzeiten des Kranken gehegte Vermutung, daß die Anämie aplastischer Natur sei [1]).

Ein Fall, der dem jetzt angeführten in mancher Hinsicht ähnelt, ist von Storkiewicz veröffentlicht worden:

Um sich der Wehrpflicht zu entziehen, unterwarf sich vor 6 Jahren der damals 21jährige Patient einer mehrtägigen Hungerkur, während der er schwere Zigarren rauchte. Er fühlte sich danach sehr hinfällig und wurde infolge seines schlechten Aussehens auf 2 Jahre zurückgestellt. Nach durchgemachter Behandlung genas er indessen, wiederholte aber vor dem Zeitpunkt, wo er sich von neuem stellen sollte, seine Hunger- und Rauchtage und bekam dabei eine so starke Anämie, daß er jetzt vollständig befreit wurde. Er unterzog sich jetzt ärztlicher Behandlung und war bis zum letzten Jahre gesund. Dann heiratete er, verlor aber bald seine Anstellung und litt in der Folge Hunger. Rasch entwickelte sich nun eine tödliche Anämie, die alle Zeichen einer perniziösen Anämie darbot. Das Knochenmark war metaplastisch.

Vielleicht liegt die ursächliche Bedeutung der mangelhaften Ernährung in meinem und möglicherweise auch in Storkiewicz' Falle hauptsächlich darin, daß sie die Leistungsfähigkeit der blutbildenden Organe herabzusetzen geholfen und somit den Ausbruch und den tödlichen Ausgang des Leidens beschleunigt hat. Eine solche Annahme entspricht wohl am besten dem jetzigen Stande unserer Kenntnisse über die Einwirkung der mangelhaften Ernährung auf das Blut und wird übrigens bereits von Eichhorst als die wahrscheinlichste hingestellt.

Körperliche und geistige Überanstrengungen sowie seelische Erregungen sind ebenfalls Momente, die man als auslösende Teilfaktoren beim Zustandekommen der perniziösen Anämie herangezogen hat (Eichhorst, Grawitz u. a.). Selbst sah ich vor kurzem eine kryptogenetische perniziöse Anämie bei einer 27jährigen Krankenpflegerin, die sich vor dem Ausbruch der Anämie während mehrerer Monate in ungewöhnlich hohem Grade mit ihrer Pflegearbeit angestrengt hatte. Auch bei ihr handelte es sich merkwürdigerweise um eine, wenn nicht aplastische, so jedenfalls hypoplastische Form perniziöser Anämie. Die Markreaktion war eine sehr unerhebliche.

Auch nach Reizen rein seelischer Art habe ich die Krankheit entstehen sehen. So beobachtete ich vor mehreren Jahren eine schwere Bothriozephalus-Anämie bei einem hochgestellten Beamten, der in seinem Dienste überaus große Verdrießlichkeiten gehabt, und eine ebensolche Anämie bei einer Kassenführerin, die sich Unterschlagungen schuldig gemacht und unter den Folgen dieses Verbrechens zu leiden hatte. Beide Fälle wurden geheilt.

In diesen Fällen vollzog sich die Entwicklung der Anämie ziemlich langsam. Aber es gibt auch Fälle, wo die Anämie nach einem seelischen Reiz plötzlich eingesetzt hat. So beschreibt Curtin 3 Fälle perniziöser Anämie, wo die Krankheit sich unmittelbar nach einer schweren seelischen Erschütterung, im Anschluß an eine Verletzung bzw. an ein Eisenbahnunglück entwickelt hatte. Cabot wiederum hebt hervor, daß die Erkrankung in einem seiner Fälle ihren Anfang nahm von dem Zeitpunkt, wo die Kranke das Unglück hatte, Zeuge des Selbstmordes ihres Sohnes zu sein.

---

[1]) Der Fall ist inzwischen von v. Willebrand in Finska Läkaresällskapets Handlingar 1918 beschrieben worden.

Es ist möglich, daß in den jetzt angeführten und anderen ähnlichen Fällen der Stoß ein schon von vornherein empfindliches Nervensystem trifft. Das war erwiesenermaßen bei dem einen meiner Kranken der Fall. Wie es sich bei den anderen verhielt, kann ich mich nicht mit Sicherheit erinnern, aber überhaupt habe ich, wie künftighin des näheren gezeigt werden wird, die Anämie nicht selten bei von Hause aus nervösen Leuten sich entwickeln sehen.

C. Erbliche Belastung.

Bereits einige der älteren Autoren gaben der Anschauung Ausdruck, daß die individuelle Disposition beim Zustandekommen der Krankheit eine nicht unerhebliche Rolle spiele (Immermann, Runeberg, Laache u. a.). Auch in letzter Zeit haben mehrere Forscher die große Bedeutung des konstitutionellen Momentes in der Ätiologie der perniziösen Anämie betont (Bloch, Schauman, Grawitz, Strauß, Matthes, McCaskey, P. Holst u. a.). Überhaupt dürfte aber die Mehrzahl der Verfasser betreffs der Tragweite dieses Faktors sich recht ablehnend verhalten. Meines Erachtens jedoch mit Unrecht. Denn einerseits ladet ja die Abwesenheit jeder greifbaren Ursache zur Annahme eines endogenen Faktors bei der perniziösen Anämie ein, und anderseits gibt es in der Tat direkte Beobachtungen, die auf das Vorhandensein eines solchen hindeuten.

Zuerst möchte ich hier auf folgende Erfahrungen aufmerksam machen.

Ich habe nicht weniger als 14 Fälle gesammelt, wo der Kranke eine Bothriozephalus-Anämie durchgemacht hat und nach einem kürzeren oder längeren Wohlbefinden einer typischen perniziösen Anämie ohne Bothriozephalus erlegen ist. Von diesen Fällen sind 2 von Rosenqvist, 1 von Holsti und 2 von Tallqvist beobachtet worden. Nun könnte man allerdings meinen, daß es sich hier von vornherein um Fälle Biermerscher Anämie gehandelt und daß der Wurm mithin als ursächliches Moment keine Rolle gespielt habe. Eine solche Möglichkeit läßt sich in einigen der Fälle nicht gänzlich von der Hand weisen, aber es gibt in meiner Kasuistik anderseits Fälle, wo davon nicht gern die Rede sein kann. Ich erwähne hier zwei solche Fälle.

Der eine betrifft einen 51jährigen Mann, den ich im Jahre 1895 wegen einer schweren Bothriozephalus-Anämie behandelte. Nach Abtreibung des Wurms genas er und blieb während der zwölf folgenden Jahre ganz gesund. Im Jahre 1909 wurde er, nachdem er bereits etwa zwei Jahre gekränkelt hatte, in das städtische Krankenhaus zu Helsingfors aufgenommen, wo er wegen einer perniziösen Anämie ohne Bothriozephalus gepflegt wurde. Nach 55tägigem Krankenhausaufenthalt als ungeheilt entlassen, starb er einige Monate später an seiner Anämie.

Der zweite Fall[1]) beansprucht nicht weniger Interesse.

Die Patientin, ein 38jähriges Weib, wurde im Jahre 1900 in der medizinischen Klinik wegen einer äußerst hochgradigen Bothriozephalus-Anämie behandelt (H. = 16, E. = 410 000, Normo- und Megaloblasten, auch Mitosen). Nach der Wurmkur wurde sie allmählich hergestellt und erfreute sich einer untadeligen Gesundheit, bis sie im Jahre 1912 wieder Symptome einer schweren Anämie bekam. Sie wurde ins hiesige städtische Krankenhaus aufgenommen. Die Diagnose wurde auf eine perniziöse Anämie gestellt, aber Wurmeier konnten trotz eifrigen Suchens in den Abführungen nicht gefunden werden (E. = 969 000, H. = 20). 16 Tage nach der Aufnahme verschied sie. Die Diagnose wurde durch Sektion bestätigt. Kein Wurm aufgefunden.

In beiden Fällen lag also zwischen dem ersten Anfall der Anämie und dem Tode eine so lange Zeit (14 bzw. 12 Jahre), daß man hier schwerlich von Anfang an das Vorhandensein einer Biermerschen Anämie annehmen kann, zumal in der Zwischenzeit keine Rückfälle zu verzeichnen waren.

[1]) Der Fall ist von Rosenqvist unter Nr. XIX in seiner Kasuistik beschrieben.

Gesetzt aber, daß wir es hier ursprünglich mit einer solchen Anämie zu tun gehabt hätten, so gäbe es in der ganzen Literatur meines Wissens kein Seitenstück zu diesen Fällen, wenn man von dem Dieballaschen Falle absieht, wo der Kranke 13 Jahre nach einer perniziösen Anämie gesund blieb.

Es wäre unter solchen Umständen gewiß recht überraschend, wenn meine Kasuistik zwei so überaus seltene Fälle aufwiese. Und ich komme deshalb zur Schlußfolgerung, daß die von mir oben angeführten, sowie andere Fälle, wo eine Biermersche Anämie nach einer Bothriozephalus-Anämie aufgetreten ist, am ungezwungensten dadurch zu erklären sind, daß sich in den genannten Fällen eine Anlage zu perniziöser Anämie vorgefunden habe. Einen ähnlichen Standpunkt vertritt auch Rosenqvist, während Tallqvist vermutet, daß in diesen Fällen eine infolge der vorangegangenen Bothriozephalus-Anämie erworbene Schwäche der blutbildenden Organe den Boden für die Entstehung der Biermerschen Anämie bereite. Meines Erachtens entbehrt diese Ansicht jeder Berechtigung, besonders wenn man die beiden eben geschilderten Fälle mit der langen Zwischenzeit berücksichtigt. Außerdem fragt man sich, weshalb eine durchgemachte Bothriozephalus-Anämie nicht in jedem Falle oder doch öfter eine kryptogenetische Anämie zur Folge habe, wenn Tallqvists Ansicht zu Recht bestünde.

Von vielleicht noch größerer Bedeutung als die jetzt erwähnten Beobachtungen ist in diesem Zusammenhang das familiäre Auftreten der Krankheit.

Schon im Jahre 1891 veröffentlichte A. Klein einen in Neußers Abteilung im Rudolphspital zu Wien beobachteten typischen Fall von perniziöser Anämie bei einem 49jährigen Mann, in dessen Familie zwei Geschwister an perniziöser Anämie gestorben waren. Der eine dieser Fälle ist von Redtenbacher veröffentlicht worden. Bei dem anderen Falle waren alle klinischen Autoritäten in der Diagnose einig. Also perniziöse Anämie bei drei Geschwistern [1]).

In seinem im Jahre 1899 erschienenen, bekannten Buche über Anämie erwähnt Byrom-Bramwell einen 53jährigen Mann, der typische Symptome perniziöser Anämie darbot und an dieser Krankheit starb. Seine Mutter, eine Tante und ein Onkel hatten aller Wahrscheinlichkeit nach dasselbe Leiden. Ein anderer Onkel ging an einer ärztlicherseits konstatierten perniziösen Anämie zugrunde. Ein Bruder und ein Vetter des Patienten waren ebenfalls mit dieser Krankheit behaftet. Also im ganzen sieben nahe verwandte Personen, die an einer schweren Anämie litten, und von ihnen vier, die mit aller Sicherheit perniziöse Anämie hatten.

Im Jahre 1900 meldet Caccini, daß er in einer Familie den Vater, einen Sohn und eine Tochter von perniziöser Anämie angegriffen gesehen habe.

Im selben Jahre lenkte ich die Aufmerksamkeit auf zwei tödlich verlaufende Fälle von perniziöser Bothriozephalus-Anämie in derselben Familie, in denen beiden die Diagnose durch Sektion erhärtet wurde. Und 10 Jahre später konnte ich über sieben weitere Familien berichten, wo je zwei bzw. drei Glieder an perniziöser Anämie gelitten hatten.

Nachher sind von mehreren Forschern Fälle von familiärer perniziöser Anämie veröffentlicht worden.

Gilbert und Weil beobachteten bei zwei Brüdern, je im Alter von 45 Jahren, eine perniziöse Anämie, der sie erlagen. Das Kind des einen von ihnen hatte auch eine Anämie, jedoch chlorotischer Art.

---

[1]) Einige Jahre später teilen Sinkler und Eschner mit, daß sie drei Fälle essentieller Anämie (einer dieser Fälle mit Symptomen einer Hinterstrangsklerose verbunden) in einer Familie gesehen haben. Daß diese Fälle als echte perniziöse Anämien zu bezeichnen sind, scheint jedoch keineswegs sicher. Im Gegenteil deuten die Ergebnisse der Blutuntersuchung nicht darauf.

Patek beschreibt eine Familie, wo drei tödlich endende Fälle von perniziöser Anämie (zwei Brüder und eine Schwester) sowie zwei Fälle von sekundärer Anämie (zwei Schwestern) vorkamen. Außerdem fand sich eine perniziöse Anämie bei einem Vetter und einem Onkel väterlicherseits. Einer der Fälle von primärer Anämie war von aplastischem Typus und mit einer spastischen Paraplegie verbunden. Der eine der Fälle von sekundärer Anämie wurzelte in einer Gebärmutterblutung, der andere ging mit einer Melancholie einher.

Willson hat eine Familie behandelt, wo ein 43jähriges Weib an einer schweren, mit Rückenmarkssymptomen verbundenen Anämie litt. Die Anämie wird als eine perniziöse bezeichnet, aber der Blutbefund läßt es zweifelhaft erscheinen, ob es sich hier um eine echte perniziöse Anämie gehandelt hat. Die Schwester der Kranken starb an einer schweren Anämie, die von Tabes begleitet war, und ihre Tante an ausgeprägter perniziöser Anämie (E. = 955 000, H. = 32, F. = 1,77). Übrigens fanden sich in der Familie Fälle von Nierenleiden und schweren Nervenkrankheiten, sowie eine Psychose.

Nach Gulland und Goodall ist es gar nicht ungewöhnlich, zwei Fälle perniziöser Anämie in einer Familie zu finden, und in einem Falle waren der Vater, ein Onkel väterlicherseits, sowie ein Bruder und eine Schwester des Kranken an perniziöser Anämie gestorben. Levines und Ladds Erfahrungen gehen in derselben Richtung.

Bartlett berichtet über eine in guten Verhältnissen lebende Familie von acht Mitgliedern. Der Vater und drei Söhne starben an perniziöser Anämie, während eine Tochter Symptome einer ausgesprochenen sekundären Anämie darbot (H. = 45, E. = 5 000 000).

Cabot sagt, daß er in einer Familie bei zwei Schwestern und in einer anderen bei einem Bruder und einer Schwester perniziöse Anämie gesehen habe. Matthes hat in Hessen ein familiäres Auftreten der Krankheit mehrfach beobachtet. In einer Familie waren sogar drei Mitglieder von der Krankheit befallen.

Roth bringt eine genaue Beschreibung über das Auftreten von typischer perniziöser Anämie bei zwei Brüdern. In jüngster Zeit beschreibt Meulengracht eine Familie mit nicht weniger als 5 Fällen dieser Krankheit und H. C. Gram eine, wo Vater und Sohn befallen waren. Mustelin berichtet über kryptogenetische perniziöse Anämie bei Mutter, Tochter und Enkelin, also in drei Generationen in ununterbrochener Folge. Auf dem XXXV. Kongreß für innere Medizin in Wien 1923 hat Decastello eine Beobachtung über perniziöse Anämie bei drei Schwestern und wahrscheinlich auch bei einem Onkel mitgeteilt.

Schließlich ist noch folgendes hinzuzufügen. André beschreibt eine perniziöse Anämie bei einem Mann, dessen Schwester angeblich an „Blutarmut" gestorben war. Schüpbach erwähnt einen Fall von perniziöser Anämie in der Gravidität und gibt an, daß eine Schwester der Patientin einer „kryptogenetischen" Anämie erlegen sei. Heudorfer teilt mit, daß der Vater von einem Kranken, der nach Untersuchung von Naegeli an ausgesprochener perniziöser Anämie litt, an schwerer Anämie gestorben sei. „Nach Schilderung der Krankheit, Verlauf und Sektion, muß es sich um perniziöse Anämie gehandelt haben", meint Heudorfer.

Selbst habe ich seit der Zeit, wo ich die oben erwähnten Fälle von familiärer Anämie mitteilte, noch eine Reihe solcher Fälle gesehen. Es ist mir, wenn ich jene früher mitgeteilten Fälle mit einberechne, somit gelungen, im ganzen 12 Familien zu finden, wo zwei Geschwister und in zwei von diesen Familien überdies wahrscheinlich der eine der Eltern perniziöse Bothriozephalus-Anämie hatte, außerdem habe ich in zwei Familien die Mutter und die Tochter, in einer Familie den Vater und den Sohn, sowie in zwei anderen Familien zwei Geschwister von kryptogenetischer Anämie befallen gesehen. Ferner habe ich wegen Bothriozephalus-Anämie einen jungen Mann und seinen Onkel, einen anderen jungen Mann und seine Tante, sowie eine Dame und ihre Tante behandelt. Auch habe ich wegen kryptogenetischer Anämie zwei Damen gepflegt, deren resp. Vettern ebenfalls dieser Krankheit erlegen waren. Schließlich habe ich wegen Bothriozephalus-Anämie eine Patientin gepflegt, deren Mutter an einer kryptogenetischen Anämie gestorben war, sowie eine Frau mit Bothriozephalus-Anämie, deren Vetter an einer kryptogenetischen perniziösen Anämie verschied. Also im ganzen 24 Familien, wo wenigstens zwei nahe Verwandte perniziöse Anämie gehabt haben. Die meisten dieser Kranken sind in den hiesigen medizinischen Universitätskliniken behandelt worden, die übrigen standen unter Beobachtung zuverlässiger Kollegen [1]).

---

[1]) Über eine dieser Familien hat Mustelin bemerkenswerte Beobachtungen hinzufügen können. Eine Frau, ihre Tante mütterlicherseits und deren Kusine litten an perni-

Es sei noch erwähnt, daß ich außer diesen jetzt mitgeteilten als sicher zu bezeichnenden Fällen familiärer Anämie eine nicht unerhebliche Anzahl Kranker mit perniziöser Anämie gesehen habe, die, nach den anamnestischen Angaben zu urteilen, mit aller Wahrscheinlichkeit von schwerer Anämie befallene nahe Verwandte hatten. Da die Diagnose indessen nicht in völlig überzeugender Weise bestätigt werden konnte, habe ich diese Fälle hier nicht benützen können.

Wie oft das familiäre Auftreten der perniziösen Anämie vorkommt, läßt sich an der Hand der vorliegenden Mitteilungen nicht genau feststellen. Aber als ganz unbeträchtlich kann die von mir persönlich gesammelte Zahl jedenfalls nicht gestempelt werden. Und daß die hierher gehörende, von anderen Seiten stammende Kasuistik nicht größer ist, kann nicht befremden. Denn man muß bedenken, daß man erst in der letzten Zeit mit der Möglichkeit eines familiären Auftretens der Krankheit zu rechnen angefangen und daß man wohl bis jetzt nur an wenigen Stellen methodische Nachforschungen in dieser Hinsicht betrieben hat. Auch darf nicht vergessen werden, daß die perniziöse Anämie eine Krankheit ist, die nicht nur von Laien, sondern auch von Ärzten noch recht häufig verkannt wird. Wie viele Fälle dieses Leidens werden nicht als Herzfehler, Leberleiden, Nierenkrankheit usw. aufgefaßt! Kein Wunder daher, daß auch der gewissenhafte Forscher bei der Aufnahme der Anamnese des Probanden in diesem Punkte irregeführt wird und daß die Anzahl der familiären Fälle viel geringer ausfällt, als man erwarten könnte.

Im Lichte dieser Tatsachen gesehen, ist die Zahl der bisher bekannten Fälle familiärer Anämie dermaßen groß, daß von einem bloßen Zufall hier wohl keine Rede sein kann.

Aber welches ist die Ursache des familiären Auftretens der Erkrankung? Ist es ohne weiteres ausgemacht, daß diese Erscheinung auf eine Vererbung zurückzuführen ist? Vielleicht ist auch eine andere Erklärung möglich?

Man könnte meinen, daß die in Frage stehenden Personen unter denselben äußeren Umständen gelebt und sich deshalb denselben schädlichen Einflüssen ausgesetzt haben. So will Ellermann das Vorkommen familiärer Fälle als Beweis für die infektiöse Natur der perniziösen Anämie heranziehen. Allein gegen eine solche Annahme spricht, daß mehrere meiner hierher gehörenden Kranken eine lange Reihe von Jahren voneinander getrennt gelebt haben, und außerdem, daß es sich hierbei nicht nur um Geschwister handelt, sondern auch um entferntere Verwandte (Onkel, Tanten, Vettern usw.), die überhaupt gar keine Berührung miteinander gehabt und unter ganz verschiedenen Verhältnissen gelebt haben[1]).

Es scheint deshalb am natürlichsten, die Ursache des familiären Auftretens der perniziösen Anämie in dem Vorhandensein eines endogenen Faktors zu suchen. Und diese Annahme wird auch keineswegs hinfällig, wenn es sich künftighin herausstellt, daß in der Mehrzahl der Fälle von perniziöser Anämie trotz genauer Erforschung keine erbliche Belastung direkt festgestellt werden kann. Denn wie oft kommt es nicht vor, daß man auch bei ausgesprochen endogenen Krankheiten unter den nächsten Vorfahren und auch unter den Geschwistern und den Seitenverwandten der zu unter-

---

ziöser Anämie. Die zwei letztgenannten gehören zu Schaumans Beobachtungsmaterial. Eine Schwester der erwähnten Frau leidet an einer Anämie mit sekundärem Blutbild und Achylie. Von ihren acht Kindern zeigt ein 15jähriges Mädchen eine leichte hyperchrome Anämie mit beinahe normalem Hämoglobingehalt, aber nur 3,5 Millionen roter Blutkörperchen und einem Färbeindex von 1,16; keine Leukopenie. Ein 18jähriger Sohn zeigt einen Index von 1,14. Bei beiden ist die Magensaftsekretion normal.

[1]) In seiner letzten Publikation (1924) bemerkt Meulengracht mit Recht, daß das gehäufte Auftreten der Krankheit immer nur an die blutsverwandten Mitglieder der Familie gebunden ist.

suchenden Person vergeblich nach dem „belastenden Moment" fahndet! Es liegt auf der Hand, daß dies auf verschiedenen Ursachen beruhen kann. Es ist zu erwägen, ob wir es hier nicht mit einer rezessiven Anlage im Sinne Mendels zu tun haben; eine solche kann ja in mehreren Generationen latent bleiben und ist trotzdem vererbbar. Aber das Vorhandensein einer dominierenden Erbanlage bzw. mehrerer, mehr oder weniger verschiedener Erbfaktoren ist keineswegs ausgeschlossen. (Mustelin). Es ist ferner möglich, daß die Krankheit in vielen Fällen aus dem Grunde nicht zum Ausbruch kommt, weil gewisse zu ihrer Entwicklung erforderliche äußere Bedingungen nicht vorhanden sind. Es ist schließlich auch möglich, daß die Individuen an einer anderen Krankheit gestorben sind, bevor das uns interessierende Leiden überhaupt Zeit gehabt, zum Vorschein zu kommen; denn viele Erkrankungen treten ja vorwiegend erst im späteren Alter auf, und zu diesen zählt, wie Cabots und meine eigenen auf diesen Punkt gerichteten Untersuchungen zeigen, auch die perniziöse Anämie.

Ganz darf man auch die Möglichkeit nicht außer acht lassen, daß die Anlage zur perniziösen Anämie in gewissen Fällen durch Mutation entstehen kann. Und in der Tat gibt es in der Anamnese vieler meiner Kranken ein Moment, das als Ursache einer solchen Erscheinung angesprochen werden kann. Ich meine die überaus häufig von mir nachgewiesene Trunksucht des Vaters. Manchmal wurde angegeben, daß die Leute ihr ganzes Eigentum durch unsinniges Trinken gänzlich zerstört hatten. In einem Teil der Fälle handelte es sich um einen periodisch auftretenden schweren Alkoholismus, eine wahre Dipsomanie. Vielleicht ist auch in Betracht zu ziehen, daß der Alkoholismus des Vaters, bei in der Aszendenz schon vorhandener Anlage zur perniziösen Anämie, als auslösender Faktor dienen kann. Es muß dabei bemerkt werden, daß Finnland nicht zu den Ländern gehört, wo der Alkoholverbrauch besonders groß ist, und außerdem, daß die gewöhnlichen sog. Alkoholkrankheiten hier viel seltener sind, als sie in mehreren anderen Ländern zu sein scheinen[1].

In diesem Zusammenhang mag auch hervorgehoben werden, daß ich in je drei Familien Bothriozephalus-Anämie bei einem Gliede und Chlorose bei einem anderen (Geschwistern) angetroffen habe, sowie in einer vierten Familie bei einer Schwester eine perniziöse Bothriozephalus-Anämie und bei zwei anderen Schwestern echte Chlorose[2]. Es ist ebenfalls bemerkenswert, daß in Pateks, Willsons und Bartletts Veröffentlichungen über Fälle von familiärer Anämie in einer und derselben Familie Fälle von perniziöser Anämie und Anämien von sekundärem Typus angetroffen werden. Hierher gehören auch eine von C. H. Gram und eine von Mustelin (siehe S. 18) beschriebene Familie.

Wenn es sich hier nicht um ein zufälliges Zusammentreffen handelt — was recht unwahrscheinlich dünkt —, so muß man, den Forderungen der modernen Erblichkeitslehre Folge leistend, die Frage aufwerfen, ob die verschiedenen, oben besprochenen Anämien durch eine einzige Erbeinheit vertreten sind oder aber, ob verschiedene Erbeinheiten da sind und unter ihnen eine gewisse Korrelation besteht. In Anbetracht dessen, daß die Chlorose eine geschlechtsbegrenzte Erkrankung ist und sich so wesentliche Unterschiede auch sonst zwischen diesem Leiden und der perniziösen Anämie vorfinden, könnte man meinen, daß die letzte Annahme die größere Wahrscheinlichkeit für sich habe, aber bei dem jetzigen Stand unserer Kenntnisse lohnt es sich nicht, darüber weiter zu spekulieren.

---

[1] Diese Bemerkung bezieht sich auf die Zeit vor dem Inkrafttreten des totalen Alkoholverbotes.

[2] Zu diesen kann ich (Saltzman) noch einen Fall hinzufügen. Im Jahre 1923 ist in unserer Klinik ein junger Mann wegen einer typischen perniziösen Bothriozephalus-Anämie behandelt worden, bei dessen Schwester vor Jahren in der I. medizinischen Klinik (Prof. Tallqvist) Chlorose diagnostiziert wurde.

Es muß schließlich noch darauf hingewiesen werden, daß man unter den Verwandten der Patienten mit perniziöser Anämie Tuberkulose und Nierenleiden bzw. Geisteskrankheiten auffallend häufig beobachtet.

Überblicken wir jetzt das oben Gesagte, so können wir uns schwerlich des Eindruckes erwehren, daß die erbliche Belastung beim Zustandekommen der perniziösen Anämie eine nicht zu unterschätzende, ja sogar eine maßgebende Rolle spielt.

Es liegt deshalb, wie ich schon vor mehreren Jahren hervorgehoben habe, nahe anzunehmen, daß wir es auch in der perniziösen Anämie mit einer Erscheinung zu tun haben, die als ein Stigma degenerationis hingestellt werden kann, eine Ansicht, der sich Türk für viele Fälle anschließt.

In guter Übereinstimmung mit dem jetzt Angeführten habe ich bei Untersuchung der individuellen Verhältnisse der Kranken beobachten können, daß sie entweder in ihrer Vorgeschichte oder im späteren Verlauf ihres Lebens krankhafte Erscheinungen aufzuweisen gehabt haben, die ihrer Natur nach den bei ihren Verwandten nachgewiesenen Leiden entsprechen.

Zunächst soll erwähnt werden, daß sowohl frühere Forscher wie ich selbst in der Vorgeschichte einiger Kranken Chlorose gefunden haben. Vor allem hat es aber meine Aufmerksamkeit erregt, daß so viele Kranke mehr oder weniger stark hervortretende nervöse Erscheinungen darbieten.

Ich habe in meiner Kasuistik Fälle, wo die Kranken wegen einer schweren Neurose von mir selbst oder von einem anderen Arzt behandelt wurden und mehrere Jahre später eine perniziöse Anämie bekamen. Ich habe Fälle, wo während des Bestehens der Anämie schwere Nervensymptome beobachtet wurden. Und ich habe endlich Fälle, in denen sich nach der Heilung der Anämie (nach Abtreibung von Bothriozephalus) unzweideutige Nervenleiden feststellen ließen.

Am häufigsten hat es sich hierbei um Symptome gehandelt, die man unter dem Sammelnamen Neurasthenie oder Hysteroneurasthenie zusammenzufassen pflegt. Aber in einigen Fällen ist auch eine Epilepsie, in anderen wiederum eine ausgesprochene Psychose vorgekommen.

Auch Grawitz erwähnt, daß er perniziöse Anämie bei nervösen Personen hat entstehen sehen, und Siemerling hat eine recht große Menge teils eigener, teils in der Literatur niedergelegter Fälle von Psychosen bei perniziöser Anämie zusammengestellt. Auch andere Forscher (Gulland und Goodall, Cabot, Lazarus, Morawitz usw.) weisen auf das Vorkommen von Psychosen bei der perniziösen Anämie hin.

Besondere Beachtung verdienen die hierher gehörenden Mitteilungen von Cabot. Unter 647 Fällen kamen in 102 Störungen des psychischen Gleichgewichts vor. In 44 Fällen ist Delirium, in 14 Wahnvorstellungen und in 8 Halluzinationen erwähnt. Eine Psychose, nicht näher analysiert, wurde in 13 Fällen, Dementia in 9, Melancholie in 3, Manie in 3 und Hysterie in 1 Fall verzeichnet. In einer Anzahl von Fällen ging die Psychose dem Ausbruch der Anämie längere oder kürzere Zeit voraus.

Schließlich muß selbstredend hier auch an die zahlreichen Fälle von Rückenmarkskrankheiten erinnert werden, die bei Personen mit perniziöser Anämie nachgewiesen worden sind.

Gibt es nun irgendeinen ursächlichen Zusammenhang zwischen der perniziösen Anämie und den bei ihr auftretenden Nerven- und Geisteskrankheiten?

In betreff der Rückenmarksleiden hat man mit Recht angenommen, daß sie weder die Ursache noch die Folge der Anämie sein können, sondern daß die beiden Leiden als nebengeordnete Äußerungen desselben Krankheitsvorganges aufzufassen seien. Man hat jedoch dabei sein Augenmerk lediglich auf die Wirkungen des vermuteten Krankheitsgiftes gerichtet und die Bedeutung der Disposition gänzlich vernachlässigt (vgl. Lazarus, S. 164). Aber man muß natürlich fragen, warum nur einzelne Anämiekranke ein Rückenmarksleiden bekommen. Wenn man bloß das Krankheitsgift hierbei ins Auge faßt, läßt sich dies schwerlich erklären. Dagegen wird die Sache sogleich viel begreiflicher, wenn man das Vorhandensein einer besonderen Krankheitsbereitschaft berücksichtigt. Zugunsten einer solchen sprechen auch einige von v. Jagié und Reich ausgeführte Untersuchungen. Sie fanden in Fällen von perniziöser Anämie mit Hinterstrangdegeneration „Stigmen anomaler Rückenmarksanlage, wie beispielsweise extraspinale Grenzlinie zwischen Glia und Schwannschen Scheiden in den Hinterwurzeln des Halsmarkes und versprengte Gliainseln in der Pia des Rückenmarkes".

In welchem Verhältnis die perniziöse Anämie und die bei ihr vorkommenden Psychosen in genetischer Hinsicht zueinander stehen, ist eine Frage, der man bis jetzt sehr wenig Beachtung geschenkt hat. Nach Cabot wären die Geistesstörungen als eine Teilerscheinung der allgemeinen Autointoxikation des Körpers zu erachten. Meiner Meinung nach muß man aber auch hier auf ein endogenes Moment zurückgreifen. Denn wie wäre es bei dem jetzigen Stande unseres Wissens überhaupt möglich, von diesem Faktor abzusehen, wenn es sich um solche Geisteskrankheiten wie Dementia praecox, manisch-depressive Psychose u. dgl. handelt? Daß die nervösen Symptome bei einer Person erscheinen, die augenblicklich an einer perniziösen Anämie leidet, ändert wohl nicht viel an der Sache. Denn in einer Zahl von Fällen (Leichtenstern) sind die in Rede stehenden Erscheinungen bereits vor der Anämie beobachtet worden, und, was mir noch wichtiger scheint, es gibt Fälle, wo sich die nervösen Symptome erst einige Zeit nach der Heilung einer Bothriozephalus-Anämie eingestellt haben. So habe ich selbst Kranke gesehen, die nach einer Bothriozephalus-Anämie epileptische Anfälle gehabt haben, ferner solche, die mehrere Jahre nach dem vollständigen Abklingen der Anämie eine manisch-depressive Psychose bekamen. Kann man nun in derartigen Fällen, wo die Kranken zur Zeit des Auftretens der Nervensymptome weder eine Anämie noch einen Bothriozephalus hatten, diese auf die Wirkungen des „Krankheitsgiftes" zurückführen? Das läßt sich nicht wohl denken. — Eher, möchte ich sagen, bestätigt der Umstand, daß nervöse und psychische Krankheiten verschiedener Art nicht selten bei Personen auftreten, die an einer perniziösen Anämie erkranken oder dieses Leiden augenblicklich haben oder einmal hatten, meine früher ausgesprochene Ansicht, daß der erblichen Anlage beim Zustandekommen dieser Krankheit eine große Bedeutung beizumessen ist.

Ob eine perniziöse Anämie sich lediglich auf dem Boden einer erblichen Anlage entwickeln kann, läßt sich zur Zeit nicht entscheiden. Namentlich von E. Bloch wird, soviel ich ihn verstehe, mit einer solchen Möglichkeit gerechnet.

In der Tat kommen ja, wie jedermann weiß, viele Fälle vor, wo man trotz sorgfältigen Suchens keine äußeren Ursachen zum Entstehen der perniziösen Anämie auffinden kann. Aber selbstredend ist damit nicht ausgeschlossen, daß solche da sind. Man hat diese Fälle als protopathische (Eichhorst), idiopathische (Addison), essentielle (Cazenave, Lebert), primäre oder kryptogenetische (Birch-Hirschfeld) perniziöse Anämien bezeichnet. Vielleicht wird es sich künftighin herausstellen, daß für die vorliegenden Fälle oder für einen Teil von ihnen der Name endogene oder vielleicht lieber rein endogene Anämien den wirklichen Verhältnissen am besten entspricht.

Neben den jetzt erwähnten Fällen gibt es nun eine ganze Reihe anderer, wo sich irgendein Moment nachweisen läßt, das in ursächlichen Zusammenhang mit dem Ausbruch der Krankheit gebracht werden kann. Im Gegensatz zu den zuerst besprochenen hat man diese Fälle deuteropathische, sekundäre, symptomatische oder phanerogenetische genannt. Man darf sich jedoch nicht vorstellen, daß das fragliche Moment in einem gegebenen Fall die ausschließliche Ursache der Anämie darstelle. Vielmehr herrscht hierbei ein großer Mangel an Übereinstimmung zwischen Ursache und Wirkung. Die hier in Betracht kommenden Momente sind sämtlich solche, die im allgemeinen keine oder eine sehr unerhebliche Wirkung entfalten. Ja, es läßt sich getrost sagen, daß in keinem einzigen Falle bis jetzt dargetan worden ist, daß ein derartiges Moment an und für sich die perniziöse Anämie erzeugt habe. Man muß deshalb Immermann vollständig beipflichten, wenn er diese Momente nur als Hilfsursachen auffaßt, die „bei vorhandener sonstiger Disposition den Ausbruch der Krankheit unmittelbar veranlassen oder denselben beschleunigen helfen". Auch Runeberg hebt ausdrücklich hervor, daß zufällige Ursachen an und für sich nicht genügen, eine perniziöse Anämie hervorzurufen, wenn nicht die ihrem Wesen nach allerdings sehr dunkle individuelle Disposition vorhanden ist.

Es kann auf Grund des Angeführten in Zweifel gezogen werden, ob eine Einteilung der perniziösen Anämie in primäre und sekundäre oder in kryptogenetische und phanerogenetische wirklich angezeigt ist. Denn vorläufig kennen wir keine vollständig phanerogenetischen Anämien; sämtlich sind sie ja noch mehr oder weniger kryptogenetisch. Es wäre demnach, soviel ich sehe, kein Schaden, wenn man fürs erste auf alle Einteilungen der perniziösen Anämien verzichtete. Will man aber notwendig eine Einteilung durchführen, so scheint es mir am besten, wenn man nach Türk[1]) die perniziösen Anämien mit bekanntem und die mit unbekanntem auslösenden Teilfaktor voneinander trennt. Durch diese Einteilung wird die Bedeutung der Ursachen, die wir in einem gegebenen Falle direkt nachweisen können, auf ihr richtiges Maß zurückgeführt und den endogenen, sowie den bekannten und unbekannten exogenen Momenten der ihnen gebührende Platz eingeräumt.

D. Auslösende Teilfaktoren.

Wir werden hier die auslösenden Momente, deren Bedeutung allgemeiner anerkannt ist, zuerst besprechen.

1. Eingeweidewürmer.

a) Bothriozephalus latus.

Durch die Beobachtungen von F. A. Hoffmann, Botkin, Reyher und Runeberg wurde in den 80er Jahren der Gedanke geweckt, daß der breite Bandwurm unter Umständen zur Entwicklung einer perniziösen Anämie mitwirken könne. Als Runeberg in der Versammlung deutscher Naturforscher und Ärzte 1886 die Ergebnisse seiner hierher gehörenden Untersuchungen mitteilte, wurden indessen von sehr maßgebender Seite (Biermer, Immermann, Quincke) Zweifel über die völlige Übereinstimmung zwischen der perniziösen Anämie und der Bothriozephalus-Anämie geäußert. Und auch später fehlte es nicht an Einwänden in derselben Richtung. Allmählich ließ der Widerspruch jedoch nach[2]). Und nachdem ich im Jahre 1894 meine Untersuchungen über die Bothriozephalus-Anämie veröffentlicht, dürfte es wohl als feststehend angesehen werden müssen, daß diese Erkrankung sowohl in

---

[1]) S. 438.
[2]) Merkwürdigerweise hebt Hayem noch in einer im Jahre 1900 erschienenen Arbeit hervor, es sei nicht einmal erwiesen, daß Bothriozephalus eine extreme Anämie hervorrufen könne. — Leçons sur les maladies du sang.

allgemein klinischer ¹) und hämatologischer wie auch in pathologisch-anatomischer Hinsicht der perniziösen Anämie aufs genaueste gleicht. Nur in betreff der Prognose besteht wirklich ein Unterschied. Sie ist bei der Bothriozephalus-Anämie im allgemeinen gut, wenn der Wurm rechtzeitig abgetrieben wird, bei den perniziösen Anämien mit unbekanntem auslösenden Teilfaktor dagegen fast ohne Ausnahme schlecht.

Es ist nun dieser Unterschied, der einige Verfasser veranlaßt hat, die Bothriozephalus-Anämie aus der Gruppe der „echten" perniziösen Anämien auszuschalten (Eichhorst, Strümpell, W. Hunter, Pappenheim u. a.). Meiner Ansicht nach ist dies aber gänzlich unberechtigt. Denn solange man den ursächlichen Zusammenhang zwischen dem Wurm und der Anämie nicht kannte, war die Prognose bei der Bothriozephalus-Anämie ebenso ungünstig wie bei der sog. Biermerschen Anämie (Reyher, Runeberg). Und auch heutzutage sieht man dann und wann, daß die Bothriozephalus-Anämie einen wirklich perniziösen Charakter zeigen kann. Es trifft dies besonders in den verschleppten Fällen ein; führt doch die Krankheit in ihnen oft zum Tode, obgleich der Wurm lege artis abgetrieben wird. Übrigens ist es gar nicht ausgeschlossen, daß eine erweiterte Kenntnis über die die perniziöse Anämie auslösenden Faktoren und die Entdeckung neuer effektiverer Behandlungsmethoden die Prognose in zahlreichen Fällen perniziöser Anämie, wo sie zur Zeit als ganz ungünstig anzusehen ist, verbessern werden.

Es gibt aber Verfasser, die die Bothriozephalus-Anämie auch aus anderen Gründen nicht ohne weiteres zur perniziösen Anämie rechnen wollen. So z. B. Pappenheim. Er unterscheidet zwischen Krankheiten mit perniziös-anämischem Blutbild und wahrer perniziöser Anämie und rechnet zu dieser Krankheit nur die sog. idiopathischen Fälle oder mit anderen Worten jene, die ohne nachweisbare äußere Ursache zur Entwicklung kommen. Auch behauptet er in letzter Zeit, daß zwischen der perniziösen Anämie und der Bothriozephalus-Anämie auch insofern ein Unterschied bestehe, als dem letztgenannten Leiden die Anadenie des Magens fehle. Worauf er diesen Ausspruch stützt, sagt er nicht.

Inzwischen scheinen die meisten Forscher der neuesten Zeit die Ansicht zu vertreten, daß die Bothriozephalus-Anämie zur perniziösen Anämie gezählt werden müsse. Lazarus meint, es wäre die Trennung eine geradezu gewaltsame. Naegeli äußert: „Man ist heute, trotz anfänglicher lebhafter Opposition, durchaus gezwungen, die Bothriozephalus-Anämie der Biermerschen zuzuzählen." Türk sagt: „Wir haben nicht das mindeste Recht, zwischen ihnen eine Scheidewand aufzurichten." Wie innig die Beziehungen zwischen den beiden Anämieformen in der Tat sind, zeigt die schon vorhin erwähnte Beobachtung, daß eine Bothriozephalus-Anämie unter Umständen in eine kryptogenetische perniziöse Anämie umgewandelt werden kann.

Welchen Anteil hat aber der breite Bandwurm an der Entstehung der Bothriozephalus-Anämie, und wie soll man sich überhaupt das Zustandekommen dieser Erkrankung des näheren vorstellen?

Viele verschiedene Ansichten haben sich hierbei geltend gemacht. Ich werde zuerst diejenigen besprechen, die in letzter Zeit am meisten Gegenstand der Aufmerksamkeit gewesen sind.

Fast alle Forscher stimmen nunmehr mit Schapiro darin überein, daß der breite Bandwurm durch irgendeine Giftwirkung zur Entwicklung der

---

¹) Ich sehe dabei von einigen geringfügigen graduellen Unterschieden ab. So z. B. hat es sich bei meinen fortgesetzten Untersuchungen herausgestellt, daß freie Salzsäure bei der perniziösen Bothriozephalus-Anämie etwas häufiger angetroffen wird als bei der kryptogenetischen, sowie daß die erstgenannte Anämieform nicht ganz im selben Maße wie die letztgenannte dem höheren Alter angehört.

Anämie beiträgt. Nur Senator und Ewald haben einen abweichenden Standpunkt vertreten. Senator meint, es sei „nicht erwiesen, daß hier eine Intoxikation im Spiele ist und nicht vielmehr Reflexwirkungen". Ewald wiederum sagt, daß man „bisher über vage Vermutungen nicht hinausgekommen ist", wenn man die Entstehung der Anämie giftigen Stoffen hat zuschreiben wollen.

Indessen scheint es schwer, mehrere bei der Bothriozephalus-Anämie beobachtete Erscheinungen anders als durch eine Giftwirkung zu erklären. Ich nenne nur die Siderose der inneren Organe, den gesteigerten Eiweißzerfall, die Blutveränderungen und die Urobilinurie. Aber wenn eine Giftwirkung beim Zustandekommen der Anämie somit als sichergestellt angesehen werden muß, so ist das Rätsel damit noch lange nicht gelöst.

Schon von Anfang an habe ich angenommen, daß der breite Bandwurm an und für sich nicht imstande sei, eine perniziöse Anämie hervorzurufen. Ich wurde zu dieser Ansicht namentlich aus folgenden Gründen geführt:

1. Weil in Gegenden, wo dieser Parasit allgemeiner vorkommt, nur ein überaus geringer Teil der Personen, die ihn in ihrem Darme beherbergen, an einer schweren Anämie leidet. In Finnland z. B. dürften mindestens 15—20% der Bevölkerung Bothriozephalus haben (Runeberg, Schauman, Klimenko, Sievers), und trotzdem ist die Bothriozephalus-Anämie eine verhältnismäßig seltene Erkrankung. Es läßt sich mit großer Wahrscheinlichkeit annehmen, daß bloß ein Bruchteil eines Prozentes aller der Personen, die mit dem breiten Bandwurm infiziert sind, von einer perniziösen Anämie befallen wird.

2. Weil der Parasit sich während mehrerer Jahre im Darm eines Menschen aufhalten kann, bevor die Anämie zum Ausbruch kommt.

3. Weil eine Person, die vor kürzerer oder längerer Zeit eine Bothriozephalus-Anämie überstanden hat, trotz erneuerter Bandwurminfektion gesund verbleiben kann.

Außerdem sei nur erwähnt, daß man bei der Bothriozephalus-Anämie häufig nur 1—2 Exemplare des Parasiten antrifft, während sich bei Personen, die ungeheure Mengen des Wurms beherbergen, gar keine Anämie nachweisen läßt. So fehlten nach einer Beobachtung von Heller anämische Symptome bei einem Kranken, in dessen Darm bei der Sektion 78 Bothriozephalen gefunden wurden. Und Roux hebt hervor, daß er von einem blühenden 21jährigen Dienstmädchen, dessen Blut 96—97% Hämoglobin enthielt, 90 Bothriozephalen abgetrieben hat.

Mit mehreren anderen Forschern (v. Noorden, Litten u. a.) stelle ich mir deshalb, wie bereits angedeutet, vor, daß sich ein Zwischenglied bei der Entstehung der Bothriozephalus-Anämie vorfinden muß.

Man kann sich nun dieses Zwischenglied entweder an den Wurm oder an den Wurmträger selbst geknüpft denken. Anfangs zog man ausschließlich die erstangeführte Möglichkeit in Betracht. Es wurde angenommen, daß der Wurm unter gewöhnlichen Verhältnissen ziemlich harmlos sei und nur in Ausnahmefällen giftige Stoffe erzeuge.

Schapiro stellte sich dabei vor, daß eine Erkrankung des Parasiten zur Bildung giftiger Stoffe Anlaß gebe. Dehio meinte, daß nicht die Anwesenheit des lebenden Wurmes, sondern sein Tod im menschlichen Darm die Anämie hervorrufe. Leichtenstern wiederum glaubte, daß, wie es bei den Miesmuscheln der Fall ist, nur einzelne Exemplare des Wurmes giftig seien, ohne daß eine Erkrankung bei ihnen mit im Spiele wäre. Nach Tallqvist schließlich sind alle Bothriozephalen giftig, aber erst, wenn der Parasit oder Teile von ihm einem Auflösungsprozeß anheimfallen, werde das Gift freigemacht und dadurch der Ausbruch der Anämie veranlaßt. Unter normalen Verhältnissen gebe der Wurm mit größter Wahrscheinlichkeit kein Anämiegift ab.

Selbst vertrat ich anfangs die Ansicht, die mit der von Schapiro geteilten am nächsten übereinstimmt, aber schon seit Jahren neige ich der Anschauung zu, daß die Bothriozephalen immer giftig sind und daß eine perniziöse Anämie lediglich bei besonders disponierten Bothriozephalusträgern zur Entwicklung kommt. Im Gegensatz zu den übrigen hier erwähnten Forschern habe ich also die Auffassung, daß man das „fehlende Zwischenglied" nicht an den Wurm, sondern an den Wurmträger heranbringen muß.

Ich möchte jetzt diese verschiedenen Ansichten einer kritischen Prüfung unterziehen und wende mich dabei zuerst gegen die von Leichtenstern aufgeworfene Ansicht. Berücksichtigt man die bei der Bothriozephalus-Anämie recht häufig vorkommenden Rückfälle, so muß man sich fragen, wie es kommt, daß eine und dieselbe Person zwei, ja sogar mehrere Male eben diese giftigen Exemplare des Wurmes bekommt, die ja nach der Ansicht Leichtensterns so überaus selten sein sollten?

Wenn wieder Schapiros Auffassung zu Recht bestände, müßte man mit Leichtenstern sagen: „Aber dann würde die Anämie doch nicht Monate und Jahre lang andauern; man sollte glauben, daß kranke Würmer über kurz oder lang absterben, womit die natürliche Selbstheilung der Anämie verbunden wäre." Mit diesem Ausspruch ist auch die Dehiosche Ansicht in ihr richtiges Licht gestellt. Ein toter Wurm muß ja binnen kurzem aus dem Darm ausgestoßen werden. Freilich gibt es nach Dehio auch Fälle, wo bei lebenden Parasiten die Anämie entsteht, dabei müsse man sich aber vorstellen, daß nur die untersten Teile des Wurmes als tote Körper im Darm liegen bleiben, während die jüngeren Generationen noch am Leben sind. Mir dünkt auch das sehr unwahrscheinlich, denn solche abgerissenen Stücke finden sich wohl in größerer oder geringerer Menge in jedem Falle von Bothriozephalusinfektion (Leichtenstern).

Indessen hat die Lehre von der Krankheit und dem Tode des Wurmes als der eigentlichen Ursache der Anämie großen Anschluß unter den Forschern gefunden. Und man hat als Stütze für diese Ansicht die Tatsache geltend gemacht, daß bei der Bothriozephalus-Anämie nach der Verabreichung eines Wurmmittels sehr häufig kein Wurm oder aber nur zerfetzte Wurmteile abgehen, trotzdem die Eier nach der Kur aus den Abführungen verschwinden. Es kann nicht geleugnet werden, daß die in Rede stehende Beobachtung hierbei eine gewisse Beachtung beanspruchen muß, aber es muß anderseits betont werden, daß die abgetriebenen Würmer auch manchmal ein wenigstens makroskopisch ganz normales Aussehen darbieten. Überdies fragt es sich, ob man aus den Veränderungen, die der Wurm bei der vollentwickelten Anämie bietet, zu schließen berechtigt ist, daß er bereits vor dem Ausbruch der Anämie von etwa ähnlicher Beschaffenheit war. Nur wenn dies wirklich der Fall wäre, könnte der fraglichen Erscheinung die Bedeutung eines ursächlichen Momentes beigemessen werden. Von dieser Sache weiß man jedoch nichts, und schon deshalb ist die Beweiskraft jener Beobachtung, soviel ich sehe, gleich Null.

Meines Erachtens liegt die Annahme nahe, daß man hierbei — wie so oft — Ursache und Wirkung miteinander verwechselt hat. Denn kann man sich nicht sehr wohl vorstellen, daß der Parasit im Darme einer perniziös-anämischen Person die für seine Entwicklung nötigen Bedingungen nicht findet, sondern allmählich abgezehrt wird und stirbt? Tatsächlich sieht man, wenn man die bei der Bothriozephalus-Anämie abgetriebenen Würmer etwas näher untersucht, sehr wechselnde Verhältnisse. In einigen Fällen scheint der Wurm wenigstens makroskopisch normal, in anderen ist er dünn und schmal, aber noch

gar nicht abgenagt, in anderen wiederum ist er schon mehr oder weniger zerfetzt, und schließlich begegnet man, wie schon gesagt, recht häufig Fällen, wo
nicht einmal Wurmstückchen nach der Verabreichung des Wurmmittels abgehen,
obgleich die Wurmeier nach der Kur verschwinden.

Läßt sich nicht dieses Verhalten des Wurmes mindestens ebensogut im Sinne
einer Folge wie einer Ursache der Anämie deuten? Mir scheint es so, und ich
(Saltzman) erlaube mir in diesem Zusammenhang noch auf folgende Beobachtungen hinzuweisen, die meines Erachtens sogar zeigen, daß die erstangeführte Möglichkeit die größte Wahrscheinlichkeit für sich hat.

Es kommt mitunter bei der Behandlung der Bothriozephalus-Anämie vor,
daß man eine Wurmkur verordnet hat und Wurm hat abgehen sehen, daß sich
aber Wurmeier sofort darauf oder, nachdem sie einige Zeit in den Stühlen vermißt worden sind, wieder zeigen. In manchen Fällen ist die Besserung während
der Zeit so weit fortgeschritten, daß man den Wurm unabgetrieben gelassen
hat, bis der Patient genesen war. Wenn dann, vor der Entlassung des Patienten,
eine neue Wurmkur verordnet wird, geht gewöhnlich eine viel größere Menge
Wurm ab als bei der ersten Kur auf der Höhe der Krankheit, und außerdem
hat der Parasit bei der späteren Kur gewöhnlich ein ganz normales Aussehen
im Gegensatz zu dem Verhalten vor dem Beginn der Besserung.

Einige hierher gehörige Fälle sind in Schaumans Monographie über die Bothriozephalus-Anämie von 1894 beschrieben. So heißt es in einer Krankengeschichte über das
Resultat einer ersten Kur: Es gingen ungefähr 10 Meter Wurm ab, der Wurm war von
gelatinöser Beschaffenheit und konnte daher nicht gemessen werden; ein Kopf war nicht
nachzuweisen. Von der zweiten, nach der Genesung angeordneten Kur wird gesagt: Es
gingen 57 Meter Bothriozephalus von gewöhnlichem Aussehen ab; sieben Köpfe wurden
angetroffen.

Zwei später beobachtete Fälle mögen hier noch Erwähnung finden. Das eine Mal gingen
nach der ersten Wurmkur 4,5 Meter Wurm ab, nach einer zweiten aber, nachdem der Patient
bereits genesen war, 61,5 Meter. In dem anderen Fall gingen auf der Höhe der Krankheit
spontan 8 Meter und einige Tage später nach einer Wurmkur $7^1/_2$ Meter ab. Die Wurmeier verschwanden jedoch nicht aus dem Stuhl, und nach der Genesung wurden nicht
weniger als 110 Meter Bothriozephalus in kräftigen, breiten Exemplaren von normalem
Aussehen abgetrieben.

Nun kann man natürlich einwenden, daß man es beim Wiederauftreten
von Wurmeiern mit einer ganz neuen Infektion zu tun habe und daß mithin
bei der ersten und zweiten Wurmkur verschiedene Bothriozephalusexemplare
vorgelegen hätten, die vielleicht mit einer ganz verschiedenen Neigung zur
Auflösung ausgerüstet gewesen wären. Indes ist bei der Kost, die Patienten
mit perniziöser Anämie gereicht wird, kaum mit einer neuen Infektion zu rechnen.

Ferner wäre auch der Einwand denkbar, daß bei der ersten Kur nur die,
wenn ich so sagen darf, pathogenen Wurmindividuen entfernt wurden, die
übrigen dagegen zurückgeblieben wären; aber auch dies scheint wenig wahrscheinlich.

Es gibt jedoch Fälle, bei denen solche Einwände überhaupt nicht in Frage
kommen.

In Rosenqvists Arbeit über den Eiweißumsatz bei perniziöser Anämie wird ein Fall
erwähnt, wo der Wurm unabsichtlich zurückgelassen worden war und der Patient nichtsdestoweniger und ohne jede Medikation wieder gesund wurde. Nachdem dies geschehen
war, wurden 96 Meter Wurm anscheinend völlig normaler Wurm abgetrieben. In einem Fall,
den ich in unserer Klinik gesehen habe, erfolgte die Genesung, ohne daß der Wurm abgetrieben und ohne daß eine andere Behandlung als Bettruhe und 20 Tropfen Tinctura chinae
amara dreimal im Tage verordnet wurden. Darauf wurden 21 Meter Wurm von normalem
Aussehen abgetrieben. In einem ähnlichen Fall sind sogar 102 Meter Wurm abgetrieben
worden. In einem Fall, wo anfangs keine Wurmkur eingeleitet wurde, wo aber Patient
während eines Teils der Krankheitsdauer Arsenik erhalten hatte, wurden nach der Genesung
81 Meter Wurm abgetrieben. Einen ähnlichen Fall hat Schauman in seiner oben erwähnten
Arbeit beschrieben: Hier wurden nach abgeschlossener Behandlung 40 Meter Wurm abgetrieben.

Was lehren nun diese Beobachtungen?

Sie scheinen mir darauf hinzudeuten, daß die gesteigerte Wurmauflösung, die bei Bothriozephalus-Anämiepatienten so oft beobachtet wird, auf irgendeine Weise von den während des anämischen Zustandes im Körper herrschenden Verhältnissen hervorgerufen wird und abnimmt oder aufhört, wenn sich der Zustand
des Kranken verbessert. Eine andere Deutung dünkt mir kaum möglich.

In einigen der früher erwähnten Fälle hat es auf einem Zufall beruht, daß der Wurm
nicht gleich in den ersten Tagen des Krankenhausaufenthaltes entfernt wurde. Aber in
der letzten Zeit pflegten wir in unserer Klinik etwas mit der Wurmkur zu warten, wenn
keine drohende Gefahr zu bestehen schien. Es hat sich jedoch gezeigt, daß in der großen
Mehrzahl der Fälle eine Wurmkur notwendig ist, damit die Verbesserung in Gang kommen
kann. Worauf kann es aber beruhen, daß manche Fälle von dieser Regel abweichen?

Eine erschöpfende Antwort vermag ich auf diese Frage nicht zu geben, doch erlaube
ich mir, eine kleine Andeutung zu machen.

Die, bei denen die Bothriozephalus-Anämie geheilt worden ist, ohne daß der Wurm
effektiv entfernt war, sind meistenteils junge Leute, und zwar durchschnittlich jüngere
als die Bothriozephalus-Anämiepatienten im allgemeinen gewesen.

Wir haben oben (S. 106—110) gesehen, daß die perniziöse Anämie viel mehr, als man
geneigt gewesen ist, zu glauben, der höheren Alter angehörige Krankheit ist. Ebenso
sahen wir, daß die Bothriozephalus-Anämie im Durchschnitt bei etwas jüngeren Jahren
auftritt als die kryptogenetische perniziöse Anämie. Es macht sich das stärkere exogene
Moment gletend. Aber auch dieses würde also nach einem gelungenen Anlauf manchmal
zu kurz kommen, und zwar überwiegend bei jüngeren Individuen mit einer geringeren
Disposition bzw. einer größeren Widerstandskraft.

Bei Besprechung der Wurmauflösungsfrage darf nicht vergessen werden,
daß man nicht nur in Fällen von Bothriozephalus-Anämie, sondern auch in
Fällen, wo keine schwere Anämie vorliegt, beobachten kann, daß bei einer
Abtreibungskur kein Wurm zum Vorschein kommt, obschon Wurmeier nach
der Kur in den Abführungen nicht weiter nachzuweisen sind. Auch wenn
zugegeben wird, daß die in Frage stehende Erscheinung bei der Bothriozephalus-
Anämie verhältnismäßig gewöhnlicher als bei anderen Zuständen ist, so verdient diese Tatsache zweifellos unsere besondere Aufmerksamkeit.

Auch Askanazy hebt hervor, daß man den Wurm in hohem Maße verändert finden
kann, wenngleich keine Anämie besteht, während er anderseits bei den schwersten Formen
der Anämie völlig normales Aussehen darzubieten vermag. Marchand findet auch die
Annahme von Dehio und Schapiro nicht begründet.

Es liegen somit keine Beweise dafür vor, daß die hochgradige Auflösung
des Wurmes, die man in vielen Fällen auf der Höhe der Anämie beobachtet,
die letzte Ursache der Krankheit wäre.

Übrigens ist es sehr wahrscheinlich, daß in den allermeisten oder sogar
in allen Fällen eine gewisse Einschmelzung des Wurmes Platz greift. Man
sollte jedoch meinen, daß die ältesten Proglottiden oder die, welche ihre Eier
schon abgelegt haben, einem Auflösungsvorgang anheimfallen müssen.

Unter solchen Umständen kann ich also die Auflösung nicht nur denjenigen
Fällen vorbehalten, wo eine schwere Anämie zur Entwicklung kommt.

Daß die entgegengesetzte Ansicht nicht wohl stichhaltig sein kann, erhellt — insofern
die Wurmauflösung überhaupt irgendeine Bedeutung in pathologischer Hinsicht hätte —
außerdem daraus, daß der breite Bandwurm auch in den Fällen, wo keine schwere Anämie
vorliegt und wo nach Tallqvists Ansicht der Wurm also kein Anämiegift abgeben dürfte,
Veränderungen im Blutbilde hervorzurufen vermag. Auf meine Anregung hin sind von
G. Becker Untersuchungen gemacht worden, die deutlich dartun, daß dieser Wurm,
wie schon früher von Sahli und Naegeli behauptet wurde, nicht selten eine Eosinophilie
bewirkt und, was wichtiger ist, aber früher nicht mit Sicherheit festgestellt worden war,
daß er oft eine geringe oder mäßige Herabsetzung der Blutkörperchenzahl und Farbstoffmenge herbeiführt, ohne daß man Anlaß hätte zu vermuten, daß es sich dabei in allen
Fällen um eine beginnende perniziöse Anämie handle.

Ähnliche Beobachtungen hat auch Ragoza gemacht. Und es liegt auf der Hand,
daß diese Untersuchungsergebnisse sich nicht nur gegen Tallqvists, sondern auch gegen

Schapiros, Dehios und Leichtensterns Anschauungen als Beweismittel anwenden lassen.

Zusammenfassend muß ich demnach sagen, daß ich keine der Ansichten stichhaltig finde, die bei dem Zustandekommen der Bothriozephalus-Anämie das Vorhandensein irgendeiner Eigentümlichkeit oder Veränderung des Wurmes selbst annehmen.

Auch die von Askanazy aufgeworfene Vermutung, daß ,,eine Anwesenheit des Wurmes älteren Datums die Anämie herbeiführt, jüngeren Datums das Blut noch intakt läßt'', kann wohl nicht zu Recht bestehen. Denn die Zeitdauer, während welcher sich der Parasit im Darme aufgehalten hat, bevor die perniziöse Anämie zum Ausbruch kommt, ist in verschiedenen Fällen eine überaus wechselnde. Zuweilen handelt es sich hierbei um eine verhältnismäßig recht kurze Zeit, zuweilen wiederum um mehrere Jahrzehnte. Und dazu kommt noch, daß man manchmal hochbejahrten Personen begegnet, die seit ihrer Jugend den Wurm in den Stühlen beobachtet, niemals eine Wurmkur durchgemacht und trotzdem keine perniziöse Anämie davongetragen haben.

Ich will hiermit nicht leugnen, daß der Wurm eine gewisse Zeit im Darme verweilen muß, um die perniziöse Anämie zum Vorschein bringen zu können. Aber ich glaube nicht, daß man diesem Umstand eine maßgebende Bedeutung zuschreiben kann, sondern halte vielmehr dafür, daß das auch von Askanazy gewürdigte individuelle Moment hierbei von viel größerer Bedeutung ist.

Auf Grund der obigen Ausführung finde ich es angebracht, die Möglichkeit in Betracht zu ziehen, daß zur Entstehung der perniziösen Bothriozephalus-Anämie eine individuelle Disposition notwendig ist. Und eine solche Annahme findet eine nicht zu unterschätzende Stütze in der schon im obigen hervorgehobenen Erkenntnis, daß diese Erkrankung gar nicht so selten als familiäres Leiden auftritt, sowie in der gleichfalls bereits erwähnten Beobachtung, daß eine Person, die eine Bothriozephalus-Anämie durchgemacht hat, später einer kryptogenetischen perniziösen Anämie erliegen kann. Außerdem spricht zugunsten der in Rede stehenden Ansicht die Tatsache, daß eine und dieselbe Person recht häufig zu wiederholten Malen von einer Bothriozephalus-Anämie befallen wird.

Tallqvists Einwänden gegen die Berechtigung dieser Ansicht kann ich nicht beistimmen. Er beruft sich auf die schon früher angeführte Beobachtung, daß eine Person nach einer einmal durchgemachten Bothriozephalus-Anämie von neuem mit dem Wurm angesteckt werden könne, ohne daß diesmal eine Anämie zu entstehen brauche. Zur Erklärung dieser Tatsache wäre es, wenn man an dem Vorhandensein einer konstitutionellen Disposition festhält, nach seinem Dafürhalten notwendig, ,,diese so seltene individuelle ,,Reaktionsfähigkeit'' bei ein und derselben Person je nach den Umständen auftreten und verschwinden zu lassen''. Auch meines Erachtens ist das erforderlich, allein liegt darin etwas Befremdendes? Ist die Krankheitsbereitschaft überhaupt eine unveränderliche Größe? Kann sie nicht zu verschiedenen Zeitpunkten von verschiedener Stärke sein? Sogar wenn man sich vorstellt, daß sich eine ererbte Anlage bei dem Zustandekommen der Bothriozephalus-Anämie geltend macht, steht nichts der Annahme im Wege, daß die Empfänglichkeit einer Person für die Einwirkung des Giftes eine wechselnde sein kann. Denn die Pathogenese dieser Krankheit ist wahrscheinlich keine sehr einfache. Es bedarf zu ihrer Entstehung nicht nur einer Anlage und eines ,,Giftes'', sondern außerdem gewisser Hilfsmomente von nicht näher bekannter Art, und diese können natürlich zuweilen vorhanden sein, zuweilen fehlen. Überdies muß man auch die Möglichkeit immunisatorischer Vorgänge bei dem in Rede stehenden Leiden in Betracht ziehen (Schauman, Rosenqvist). Solche ohne weiteres in Abrede zu stellen, wie es Tallqvist tut, heißt einigen wichtigen klinischen Erscheinungen nicht gebührende Rechnung tragen. Denn wäre nicht. z. B. die von Rosenqvist gemachte Beobachtung, daß die Stickstoffbilanz in gewissen Fällen von Bothriozephalus-Anämie schon vor der Abtreibung des Wurmes positiv werden kann, am besten durch die Annahme immunisatorischer Vorgänge erklärt? Und ist nicht dasselbe der Fall auch mit den Remissionen, die man nicht selten im Verlauf der Erkrankung bemerkt, sogar wo dem Kranken keinerlei Behandlung zuteil geworden ist?

Türk hat meine Ansicht in diesem Punkte ganz richtig aufgefaßt, wenn er den Wurm als einen auslösenden Teilfaktor bezeichnet. Auch Lazarus, Grawitz, Strauß, Naegeli, Morawitz, Roth u. a. haben sich meinem Standpunkt angeschlossen.

Können wir uns nun irgendeine Vorstellung von der Natur des vermuteten Bothriozephalus - Giftes machen?

Um diese Frage beantworten zu können, müssen wir noch weiter bei der Frage nach der pathogenetischen Bedeutung der Wurmauflösung verweilen.

Auch wenn der Beobachtung, daß der Wurm in vielen Fällen von Anämie vollständig oder in großem Umfang abstirbt und aufgelöst wird, nicht die Bedeutung beigemessen werden kann, wie man früher glaubte, so läßt sich denken, daß die oben angedeutete geringfügige, sagen wir physiologische Auflösung des Parasiten beim Zustandekommen der Anämie eine Rolle spielen könne. Diese letztgenannte Möglichkeit hat in gewisser Hinsicht sogar größere Wahrscheinlichkeit für sich als die erstgenannte. Denn da wir es mit einer so chronisch verlaufenden Erkrankung wie der perniziösen Anämie zu tun haben, muß ja die Giftquelle eine ständig fließende sein, und eine solche ließe sich nicht ohne weiteres voraussetzen, wenn der Wurm vollständig oder zum größten Teile abstürbe.

Aber gibt es überhaupt irgendwelche Beobachtungen, die darauf hinweisen, daß die Wurmauflösung zur Hervorrufung der Bothriozephalus-Anämie notwendig ist?

Man hat in dieser Beziehung die Tatsache hervorgehoben, daß im Wurmkörper Blutkörperchen auflösende Stoffe nachgewiesen worden sind. Selbst habe ich zusammen mit Tallqvist gezeigt, daß bei Fütterung von Hunden mit frisch abgetriebenen oder aber mazerierten Bothriozephalen sowie auch bei subkutaner Einverleibung einer Aufschwemmung von Wurmsubstanz deutliche Anämie hervorgerufen werden kann. Tallqvist hat sodann in umfassenden Untersuchungen die Natur dieses hämolytischen Stoffes näher zu erforschen versucht und ist zu dem Resultat gelangt, daß es sich hierbei um einen Lipoidkörper handle. In Gemeinschaft mit Faust hat er schließlich gefunden, daß der wirksame Bestandteil jenes Körpers aus ölsaurem Cholestearin bestehe, und in der letzterwähnten Verbindung wollen die besagten Forscher nun die eigentliche Ursache der Bothriozephalus-Anämie erblicken.

Leider ist die Beweiskraft aller dieser Untersuchungen eine sehr unerhebliche. Und dies gilt nicht am wenigsten von den Versuchen, mit Hilfe der Ölsäure bei Tieren schwere anämische Zustände zu erzeugen.

So haben Faust und Schmincke einem 5,60 kg wiegenden Hunde

vom 17. 10. 1907 bis zum 4. 5. 1908 5 g
,, 8. 5. 1908 ,, ,, 13. 5. 1908 10 g
,, 14. 5. 1908 ,, ,, 26. 5. 1908 10 g

Ölsäure jeden Tag verabreicht und geben an, daß die Farbstoffmenge zwischen 64 und 73% wechselte, während die Blutkörperchenzahl fast unverändert blieb. Derselbe Hund erhielt nach Mitteilungen von Schmincke und Flury dann noch vom 26. Mai bis zum 1. August täglich beträchtliche Ölsäuremengen, und dessenungeachtet stieg während jener Zeit die Farbstoffmenge von 65 auf 71% und die Blutkörperchenzahl von 6 auf 7,52 Millionen.

Bei einem anderen Hunde soll in der Tat eine Anämie aufgetreten sein, und bei Kaninchen führte subkutane Einverleibung von ölsaurem Natrium rasch zu einer Anämie.

Hirschfeld konnte mit Ölsäure gar keine Anämie hervorrufen, und auch Schmincke und Flury in Fausts Laboratorium erhielten trotz Anwendung großer Gaben ein recht negatives Resultat. D. Gerhardt fand bei zwei Versuchen zwar deutliche Anämie mit hohem Färbeindex, aber weder im Blut noch im Knochenmark Megaloblasten.

Daß die von Faust und Schmincke angewandten Gaben wahrhaft riesig sind, kann wohl von niemandem geleugnet werden. Denn nehmen wir an, daß

Ölsäure und Bothriozephaluslipoid gleichwertig sind, ein Berechnungsgrund, der in diesem Falle selbstredend einen zu niedrigen Wert gibt, so finden wir, wenn wir von gewissen bei Tallqvist angeführten Zahlangaben ausgehen, daß Faust und Schmincke während des letzten Abschnittes ihres Versuches dem kleinen Hunde täglich eine Giftmenge gegeben haben, die der in 80 (!) Meter Bandwurm vorhandenen Menge Bothriozephaluslipoid entsprechen würde. Trotz einer während 7 Monate fortgesetzten Vergiftung hat man in dem oben angeführten Falle keine eigentliche Anämie, geschweige denn eine perniziöse Anämie erzielt. Sofern die Ölsäure, die ja einen ziemlich „ubiquitären" Stoff darstellt, dennoch etwas mit der Erzeugung dieser Anämie zu tun hätte, so erweisen diese Untersuchungen erst recht, wie Queckenstedt ausdrücklich betont, daß die Disposition den wesentlichen Faktor in der Pathogenese des fraglichen Leidens darstellt. Denn in der menschlichen Pathologie kann von solchen Giftgaben nicht die Rede sein. Im Gegenteil müssen wir es hier bei der Annahme außerordentlich geringer Mengen bewenden lassen.

Auch Schmincke und Flury nehmen an, „daß bei der Bothriozephalus-Anämie noch andere Vorgänge als die hämolysierende Wirkung der Ölsäure eine ätiologische Rolle spielen". Aber sie glauben immerhin, daß „diese Art der Anämie in letzter Linie auf eine Anomalie des Fettstoffwechsels zurückzuführen ist".

Die Mängel der Ölsäurehypothese sind auch von verschiedenen Seiten scharf hervorgehoben worden. Auf dem deutschen Kongreß für innere Medizin 1910 wurde sie fast durchgehends abgelehnt. Auch Türk, Naegeli, Queckenstedt, Roth, Mc Phedran, William Fletcher u. a. haben sich gegen diese Lehre ausgesprochen. Roth sagt kurzweg, daß die Theorie, es führe erst die Auflösung des Bothriozephalus durch Produktion hämolytisch wirkender Körper zur perniziösen Anämie, als endgültig widerlegt gelten dürfe. Mit diesen Worten hat er sein Urteil nicht nur über die Bedeutung der Ölsäure, sondern auch über diejenige des Bothriozephaluslipoids sowie die übrigen von Tallqvist im Bothriozephaluskörper nachgewiesenen Stoffe gefällt. Persönlich möchte ich mich zu der Frage nach der pathogenetischen Bedeutung der letzterwähnten Stoffe nicht ganz so kategorisch äußern wie Roth.

Halten wir uns besonders an das Bothriozephaluslipoid, das ja von Tallqvist als der eigentlich wirksame Stoff bei der Entstehung der Bothriozephalus-Anämie hervorgehoben worden ist, so muß anerkannt werden, daß man durch Verabreichung dieser Substanz eine Anämie hervorrufen kann. Aber anderseits steht es fest, daß es, obgleich verhältnismäßig große Mengen während Monate gegeben worden sind, bisher nicht gelungen ist, dadurch eine hochgradige Anämie herbeizuführen. In einigen Fällen ist es sogar vorgekommen, daß trotz Verabreichung des Giftes in steigenden Gaben eine Verbesserung in der Blutbeschaffenheit eingetreten ist. Übrigens waren die morphologischen Veränderungen des Blutes nicht sehr ausgeprägt. Mikro- und Makrozyten, einzelne Megalozyten, Normoblasten, aber keine Megaloblasten wurden beobachtet. Auch Poikilozytose und Polychromatophilie ließen sich nachweisen. Die Gesamtzahl der weißen Blutzellen war nicht erheblich verändert, die der Lymphozyten schätzungsweise relativ vermehrt. Also Veränderungen, die eher auf eine einfache als auf eine perniziöse Bothriozephalus-Anämie hindeuten. Indessen muß daran erinnert werden, daß man aus diesem negativen Ergebnis keine sicheren Schlüsse ziehen kann. Denn es ist ja möglich, daß es den gewöhnlichen Laboratoriumstieren an der nötigen Reaktionsfähigkeit gegen das Bothriozephalusgift fehlt und daß deshalb keine typische perniziöse Anämie bei den Versuchen zustande gekommen ist.

Wenngleich somit keine der bis jetzt aus dem Wurmkörper isolierten Substanzen mit Sicherheit als eine mitwirkende Ursache der Entstehung der perniziösen Anämie bezeichnet werden kann, wäre es denkbar, daß es andere Stoffe gäbe, die hierbei in Betracht kommen müßten. Wer weiß, ob sich da nicht irgendeine labile Verbindung finden könnte, die unseren bei Isolierungsversuchen üblichen Eingriffen nicht zu widerstehen vermag.

Mit kurzen Worten: Die Frage von der etwaigen Bedeutung, die den Bestandteilen des Bothriozephaluskörpers als Ursache der Wurmanämie zukommt, ist noch nicht endgültig gelöst[1]). Ja, es

---

[1]) Über das Seyderhelmsche Bothriozephalin siehe S. 134.

ist zur Zeit nicht einmal möglich, sich mit voller Bestimmtheit darüber aus-
zusprechen, ob die Wurmauflösung überhaupt irgendeine Rolle bei der Entstehung der Anämie spielt.

Sollte es sich indessen künftighin zeigen, daß diese Erscheinung für die
Entstehung der Anämie verantwortlich gemacht werden muß, so ist es meines
Erachtens nicht unwahrscheinlich, daß es die unbeträchtliche „physiologische"
Wurmauflösung ist, die — bei dazu besonders veranlagten Personen — die
perniziöse Anämie auslöst und unterhält. Die in manchen Fällen mehr oder
weniger vollständige Auflösung des Parasiten, die man auf der Höhe der Anämie
nicht selten bemerkt, ließe sich vielleicht, wie schon oben angedeutet, als eine
Folgeerscheinung ansprechen und könnte wohl in gewissen Fällen dazu beitragen, daß die Krankheitssymptome noch weiter verstärkt würden, in anderen
Fällen könnte sie aber eine Selbstheilung der Anämie zur Folge haben.

Aber angenommen, daß das wirkende Gift nicht ein Bestandteil des Wurmkörpers ist, bleibt nichts anderes übrig, als es in den Sekreten und Exkreten
des Parasiten zu suchen. An diese Möglichkeit haben selbstverständlich auch
frühere Forscher gedacht, so z. B. Askanazy, Galli, Valerio und Kurt
Meyer.

Keinesfalls darf man eine solche Möglichkeit ohne weiteres verneinen.
Tallqvist sagt: „Ein direkter Übergang des einen oder anderen Stoffes vom
Wurme in das Blut durch Vermittlung des an der Darmwand haftenden Kopfes
kann wohl nicht im Ernst in Frage gestellt werden."

Aber warum nicht?

Mir scheint es dringend notwendig, eine solche Möglichkeit in Betracht
zu ziehen, zumal ein mit der Biologie der Cestoden so gut vertrauter Forscher
wie Braun sich folgendermaßen äußert: „An ihrer Befestigungsstelle an die
Darmschleimhaut rufen sie je nach der Beschaffenheit des Anheftungsorgans
verschiedene schwere Veränderungen hervor; die Schleimhaut wird von den
Saugköpfen kropfartig emporgehoben, die Epithelzellen atrophieren und können
ganz verloren gehen." Es ist, soviel ich verstehe, unter solchen Umständen
gar nicht undenkbar, daß irgendein Gift vom Wurm direkt ins Blut des Wirtes
übergehen kann, aber Sicheres können wir naturgemäß darüber nicht sagen.
Vorläufig liegen ja keine Untersuchungen vor, die geeignet wären, diese Frage
des näheren zu beleuchten, und große Aussichten, das Vorhandensein eines
derartigen Stoffes direkt nachweisen zu können, gibt es wohl auch nicht,
solange wir keine Methode zur künstlichen Züchtung des Wurmes besitzen.
Alles in allem: Wir können heutzutage noch nicht sagen, ob sich der
bei dem Zustandekommen der Bothriozephalus - Anämie wirksame Stoff im Wurmkörper oder aber in den Ex- oder Sekreten des
Parasiten findet. Und bei diesem Verhalten ist es einleuchtend,
daß uns auch die Natur des Wurmgiftes unbekannt sein muß.

Die Annahme, es handle sich hierbei um einen Lipoidkörper, ist, wie aus
der obigen Darstellung erhellen dürfte, keineswegs sichergestellt. Einen endgültigen Beweis dafür, daß es ein Eiweißstoff wäre, haben wir anderseits
auch nicht, es sei denn, daß, außer den Ergebnissen der Untersuchungen Seyderhelms, die bei den Bothriozephalusträgern nachgewiesene Eosinophilie
darauf hindeuten könnte, denn diese Erscheinung wird ja nunmehr auf die
Einwirkung von Eiweißstoffen zurückgeführt (Schwarz). Jedenfalls muß man
sich die Möglichkeit vergegenwärtigen, daß der Stoff, der die Eosinophilie
herbeiführt, nicht notwendig derselbe sein muß, der der Anämie zugrunde liegt.

Ganz allgemein hat man sich, wie wir gesehen haben, vorgestellt, daß „der
breite Bandwurm selbst es sein müsse, der die blutschädigenden Gifte
enthält oder erzeugt". Aber Queckenstedt hat seine Zweifel über die

Berechtigung einer solchen Ansicht ausgesprochen, und er meint, „daß die Entstehung der Anämie durch den Bandwurm eigentlich nur beweise, daß durch seine Anwesenheit vom Darm aus Blut oder Blutbildungsstätten geschädigt werden". Er denkt sich dabei die Möglichkeit, daß durch die Einwirkung des Bandwurmes „der komplexe Chemismus des Körpers Änderungen erleide, die einer Giftwirkung gleichkommen".

Es mag in diesem Zusammenhang Erwähnung finden, daß ein gewissermaßen ähnliches Verhalten nunmehr auch bei der Entstehung der sog. perniziösen Anämie der Pferde, die in vielen Hinsichten mit der perniziösen Anämie des Menschen übereinstimmt, als möglich vorausgesetzt wird.

Die Pferdeanämie läßt sich, wenn auch nicht immer, durch Serumübertragung von einem kranken Pferd auf ein gesundes verpflanzen und wird, nach der Annahme früherer Forscher, durch einen ultravisiblen Mikroorganismus hervorgerufen. Nach von K. R. Seyderhelm und R. Seyderhelm veröffentlichten Untersuchungen soll sie indessen durch einige Fliegenlarven — die Larven von Gastrophilus equi und namentlich von Gastrophilus haemorrhoidalis — herbeigeführt werden. Wenn man nämlich wässerige Auszüge dieser Larven in kleinen Mengen Pferden einspritzt, bekommen sie eine Anämie, die in allen Einzelheiten der Pferdeanämie ähnelt. Andere Tiere, außer dem Esel, sind völlig unempfänglich.

Merkwürdig ist nun, daß auch das Blut oder Serum dieser künstlich anämisch gemachten Tiere die Krankheit auf gesunde Pferde übertragen kann, eine Tatsache, die um so auffälliger erscheint, als das in dem wässerigen Auszug der Larven enthaltene Gift, das aus ihren natürlichen Ausscheidungen stammen soll und Östrin genannt wird, koktostabil ist, während das wirksame Prinzip im Blute der anämisch gemachten Tiere sich als koktolabil herausgestellt hat. Nach den genannten Forschern sprechen neue, noch nicht abgeschlossene Versuche für die Möglichkeit, daß das Anämie erzeugende Gift in einem abnormen Stoffwechselprodukt des Pferdeorganismus zu suchen sei, das „durch Östrinwirkung erst aus bestimmten Gewebebestandteilen des Pferdes frei gemacht wird und die Fähigkeit besitzt, immer seinesgleichen im Pferdeorganismus zur Wirkung zu bringen".

Es soll ihnen auch gelungen sein, ein Serum zu gewinnen, das eine weitgehende Heilkraft gegen die perniziöse Anämie der Pferde besitzt.

Wenn nun die Richtigkeit aller dieser Beobachtungen bestätigt wird, sind sie gewiß nach vielen Richtungen hin beachtenswert.

Bei der Queckenstedtschen Ansicht muß man jedenfalls damit rechnen, daß das Wurmgift in die Blutbahn aufgesogen wird. Aber schon vor einigen Jahren hat Marchand auf die Möglichkeit hingewiesen, „daß es sich überhaupt nicht um Resorption spezifischer Bothriozephalus-Toxine handle, sondern um eine Autointoxikation vom Darm aus, die erst sekundär durch Veränderung der Darmwand oder des Inhaltes infolge der Anwesenheit der Parasiten hervorgerufen werde". In Verfolgung dieses Gedankens und in Hinblick auf die neuesten Untersuchungen über die Bakteriologie des Verdauungskanals bei der perniziösen Anämie stellt sich die Frage, ob nicht der Bandwurm ein stärkeres Wuchern bzw. eine abnorme Ausbreitung gewisser Darmbakterien begünstige und dadurch zur Entstehung der Anämie beitrage.

Auch Cederberg ist neuerdings für die Ansicht eingetreten, daß der Wurm die Darmwand durchlässiger mache, er meint aber, wie das Grawitz schon früher bei der kryptogenetischen Anämie getan hat, daß die Blutkörperchenzerstörung durch Aufsaugung artfremden Eiweißes und damit in Zusammenhang stehende anaphylaktische Vorgänge zustande komme.

Die Berechtigung der Marchandschen Annahme läßt sich keineswegs verneinen, solange keine bindenden Beweise dafür vorliegen, daß sich im Blute der Bothriozephalusträger spezifische Wurmbestandteile vorfinden. Die wenigen Versuche, die bisher gemacht worden sind, um diese Frage klarzustellen, haben keine eindeutigen Resultate gegeben.

Isaac und van den Velden haben in einem Fall von Bothriozephalus-Anämie eine positive, Tallqvist in vier Fällen eine negative Präzipitinreaktion bei Verwendung eines Bothriozephalus-Extraktes als Antigen

erhalten. Und fernerhin hat Tallqvist in zwei Fällen von Bothriozephalus-
Infektion ohne Blutveränderungen eine negative Präzipitinreaktion bekommen,
während Kurt Meyer in einem gleichartigen Fall eine positive Komplementbindungsreaktion konstatiert hat.

Jerlow hat bei 12 Bothriozephalusträgern teils eine positive, teils eine negative
Komplementbindungsreaktion erhalten, ebenso Becker, der in unserer Klinik
58 Fälle untersuchte. Doch trat in Beckers Fällen eine positive Reaktion mit Kochsalz-
extrakt öfter als in seinen 92 Kontrollfällen, wo Parasiteneier in den Stuhlentleerungen
nicht gefunden wurden, auf. Unlängst hat Becker gefunden, ,,daß man mit geeigneten
alkoholischen Extrakten des breiten Bandwurms nach Sachs - Georgi eine derartige
Reaktion erzielen kann, daß in den Sera von Bothriozephalusträgern meist keine, in denen
von Nichtparasitenträgern meist sichere Ausflockung entsteht. Die Ausflockung würde
bei den Bothriozephalusträgern durch einen im Serum vorhandenen Stoff verhindert,
der als Schutzkolloid wirkt. — Sera von an Diabetes, perniziöser Anämie [1]) oder diffuser
Nephritis Erkrankten gaben ähnliche Reaktion wie die von Bothriozephalusträgern. Es
wäre also keine immunospezifische Reaktion."

Bei diesen einander widersprechenden Ergebnissen ist es natürlich sehr
erwünscht, daß die vorliegende Frage eingehender erforscht wird. Vielleicht
ist die Abderhaldensche Fermentreaktion berufen, eine Rolle bei den hierher
gehörenden Untersuchungen zu spielen.

Wenn es sich herausstellen sollte, daß bei der Bothriozephalus-Anämie
keine spezifischen Wurmgifte im Blut nachzuweisen sind, so gewinnt natürlich
die von Marchand unterstellte Ansicht dadurch an Wahrscheinlichkeit, aber
vollständig erledigt ist wohl die Sache damit nicht. Denn außer rein technischen
Fehlern kann man sich hierbei auch andere Ursachen eines negativen Ergeb-
nisses denken. — So kommt die Möglichkeit in Betracht, daß sich in gewissen
Fällen keine Abwehrfermente im Blute bilden, obgleich eine Aufsaugung des
Wurmgiftes stattfindet. Es ließe sich auch vielleicht denken, daß man zur
Vervollständigung der Untersuchung einen Versuch machen würde, direkt
nachzuweisen, ob sich bei der Bothriozephalus-Anämie im Blute der Kranken
Abwehrfermente gegen ein Fäzesextrakt finden.

Allein, sei es nun, daß es beim Zustandekommen der Anämie ein spezifisches
Wurmgift oder ein im Darminhalte vorhandenes ,,Gift" ist, das die zerstörende
Einwirkung auf das Blut irgendwie ausübt, so muß man sich unter der Voraus-
setzung, daß dieses Gift nicht, wie die Ölsäure, einen normaliter im Körper
vorhandenen Stoff darstellt, fragen, wie es kommt, daß die Darmwand den
Übergang des Giftes ins Blut gestattet.

Es ist klar, daß man sich die Verhältnisse hierbei verschieden denken muß,
je nachdem man annimmt, ob das fragliche Gift sich in einem Absonderungs-
produkt des Wurmes findet bzw. einen Bestandteil des Wurmkörpers darstellt, oder aber mit dem Wurm nichts zu tun hat. Im ersten Fall ist es, wie
bereits angedeutet wurde, möglich, daß das Gift unmittelbar ins Blut des Wirtes
übergeführt werden kann. In dem anderen Falle wiederum liegt, wie auch schon
hervorgehoben wurde, die Möglichkeit vor, daß die Darmwand durch die Einwirkung des Wurmes irgendwie geschädigt und außergewöhnlich durchlässig
wird. Es muß aber außerdem noch in Betracht kommen, daß gewisse angeborene oder erworbene Anomalien der Darmwand der Resorptionsmöglichkeit
des Giftes Vorschub leisten können. Doch wird die Wahrscheinlichkeit einer
solchen Annahme ziemlich gering, seitdem erwiesen worden ist, daß der breite
Bandwurm sehr häufig in Fällen, wo keine perniziöse Anämie vorliegt, eine
gewisse Herabsetzung der Blutkörperchenzahl und des Hämoglobingehaltes
bewirkt (G. Becker, Ragoza).

---

[1]) Ohne Bothriozephalus.

Nachdem das Gift ins Blut hineingekommen ist, bzw. sich da gebildet hat, vollzieht sich die eigentliche Entwicklung der Anämie höchstwahrscheinlich in ganz ähnlicher Weise wie bei anderen Formen der perniziösen Anämie.

Die obige Darstellung der Bedeutung des Bothriocephalus latus für das Entstehen der perniziösen Anämie ist vor dem Erscheinen der neueren Arbeiten von R. Seyderhelm ausgearbeitet worden. Diese haben indessen einige interessante Ergebnisse auch in bezug auf die Bothriozephalus-Anämie gezeigt.

Ausgehend von den oben erwähnten Beobachtungen über das Östrin gelang es Seyderhelm, aus dem Bothriozephalus mittels 50%igen Alkohols ein mit Alkohol höherer Konzentration ausfällbares Gift zu extrahieren, das zwar in vitro nicht hämolysierend wirkt, aber im lebenden Organismus (Kaninchen), wohl nicht peroral gegeben, aber in subkutaner Applikation eine Anämie hervorruft, die die wesentlichen Züge der perniziösen Anämie des Menschen aufweist. Dieses Gift nennt Seyderhelm Bothriozephalin. Betreffs des Vorkommens und der näheren Wirkungsart des Bothriozephalins sei bloß auf die Vermutung Seyderhelms hingewiesen, daß es immer im Darm des Parasitenträgers vorhanden sei, aber nur in den Anämiefällen resorbiert werde. Die Resorption wäre als eine krankhafte Erscheinung aufzufassen, als Folge einer abnormen Durchlässigkeit der Dünndarmwand.

Diese Fragen werden im folgenden (S. 148 und 149) im Zusammenhang mit Seyderhelms Untersuchungen über die Rolle gewisser Darmbakteriengifte beim Zustandekommen der sog. kryptogenetischen Form der perniziösen Anämie des näheren besprochen werden.

b) Taenia und andere Darmparasiten.

Auch andere Darmparasiten als der breite Bandwurm sind als Erreger einer perniziösen Anämie in Verdacht gezogen worden.

Schon im Jahre 1885 hob Botkin hervor, daß er bei Erwachsenen wiederholt Fälle von mehr oder weniger schwerer Anämie beobachtet hatte, die mit dem Vorhandensein von Tänien im Darme zusammengetroffen und nach Anwendung von Wurmmitteln vergangen war. An diese kurze Mitteilung, die nicht durch die entsprechenden Krankengeschichten erläutert ist, schließen sich einige Beobachtungen einzelner Fälle von schwerer Anämie, die man auf die Anwesenheit von Tänien hat zurückführen wollen. Hierher gehören die Fälle von Friedeldij, Reckzeh, Nonne, Dirksen, Eisenlohr, Poggenpol, Becker, Schreiber und Rossi (zwei Fälle). Daß es sich in den meisten dieser Fälle um eine perniziöse Anämie handelt, steht wohl fest, dagegen erscheint der ursächliche Zusammenhang zwischen dem Wurm und der Anämie nicht ebenso sicher. Denn einmal ist die Zahl der bisher beobachteten Fälle eine sehr bescheidene, und sodann hat die Abtreibung des Parasiten nur in einem Teil dieser Fälle (Friedeldij, Dirksen, Eisenlohr, Schreiber, Rossi, Poggenpol) eine Besserung zur Folge gehabt. Ob diese als eine bestehende angesehen werden muß, ist meistens nicht zu entscheiden. Nur in Schreibers Fall, wo nach Naegeli eine rezidivfreie Beobachtungszeit von 15 Jahren vorliegt, kann von einer Dauerheilung die Rede sein. Es muß hinzugefügt werden, daß, wie Schreiber ausdrücklich betont, die eigentliche Erkrankung, im Gegensatz zu dem, was in allen beschriebenen Formen von Bothriozephalus-Anämie zu beobachten gewesen ist, erst nach der Bandwurmkur begann. Selbst finde ich es durchaus möglich, daß die Taeniaarten unter Umständen zur Entstehung einer perniziösen Anämie beitragen können, aber die bis jetzt veröffentlichten Fälle liefern meines Erachtens in dieser Hinsicht keine ganz sicheren Beweise. In den meisten Fällen hat es sich um Taenia saginata gehandelt, aber in Dirksens Fall wurde Taenia solium und in Rossis zwei Fällen Taenia nana gefunden. Die letztgenannten Fälle sind überdies in der Beziehung bemerkenswert, daß sie zwei Schwestern betrafen.

R. Seyderhelm hat aus der Taenia saginata ein dem Bothriozephalin analoges, aber etwas weniger wirksames Taeniin hergestellt, und auch aus den Askariden scheint ein ähnliches Gift gewonnen werden zu können.

Einige Forscher glauben, daß auch Ascaris lumbricoides imstande sei, eine perniziosaähnliche Anämie auszulösen. Asayama und Tornom, Demme, Runeberg, Leichtenstern, Karvonen, Gomeß u. a. wollen Fälle gesehen haben, die zu einer solchen Annahme führen müssen. Alle diese Mitteilungen sind indessen so kurz, daß es in einigen dieser Fälle nicht möglich ist, zu entscheiden, ob der Wurm wirklich bei der Entstehung der Anämie mitgewirkt hat, und in anderen wiederum, ob die Anämie tatsächlich als eine perniziöse bezeichnet werden kann. Neulich hat Savolin zwei Fälle aus der Tallqvistschen Klinik mitgeteilt. I. 24jährige Frau; H. = $25^0/_0$, E. = 1 040 000, L. = 6000, Poikilo- und Anisozytose; Eier von Ascaris lumbricoides in den Fäzes; Wurmkur und Arseninjektionen, Heilung; 12 Jahre später gesund. II. 42jährige Frau; H. = $34^0/_0$, E. = 1 400 000, L. = 2200, Poikilo- und Anisozytose, Mononukleose; Eier von Ascaris lumbricoides in den Fäzes; Wurmkur; 7 Jahre später H. = $75^0/_0$, E. = 3 640 000, L. = 4400, Mononukleose, Eosinophilie.

Es ist auch von Trichocephalus dispar behauptet worden, daß er zuweilen eine perniziöse Anämie hervorrufen könne (Moosbrugger, Morsasca, Becker, Theodor, Sandler, Kohane, Girord). Auch darüber ist ein endgültiges Urteil noch nicht möglich. Hürter erwähnt, daß er an der Kölner Klinik stets Trichocephalus dispar bei perniziöser Anämie nachweisen konnte, während dieser Parasit an der Marburger Klinik nur einmal zu beobachten war.

Schließlich muß in diesem Zusammenhang auch Anchylostomum duodenale erwähnt werden. Soviel ich aus der einschlägigen Literatur habe finden können, ist die Übereinstimmung zwischen der von diesem Wurm erzeugten Anämie und der Biermerschen Anämie im allgemeinen nicht so vollständig wie zwischen der letztgenannten Anämieform und der Bothriozephalus-Anämie. Namentlich fällt es auf, daß der Färbeindex bei der Anchylostomum-Anämie gemeiniglich ein sehr niedriger ist (Zappert), und ebenso, daß in den inneren Organen keine Siderose besteht. Ich muß deshalb, wie ich es auch früher getan habe, ernste Bedenken aussprechen gegen den von einigen Forschern gemachten Vorschlag, die Anchylostomum-Anämie ohne weiteres der perniziösen Anämie zuzuzählen.

Ausnahmsweise soll jedoch die Anchylostomum-Anämie das Bild der Biermerschen Anämie zeigen können (erhöhten Färbeindex, Megaloblastose, Siderose) (W. Hunter). Und ganz allgemein sagt Schilling, daß man bei allen Tropenkrankheiten, die mit schweren Anämien einhergehen, jede Form der Anämie, von der einfachsten „sekundären" bis zur spezifischen „perniziösmegaloblastischen" erhalten kann. Unter den hier in Betracht kommenden Erkrankungen nennt er auch die Anchylostomiasis.

2. Schwangerschaft und Geburt.

Bei den älteren Verfassern spielten diese Momente eine viel größere Rolle in der Ätiologie der perniziösen Anämie als bei den Forschern der letzten Zeit. In Eichhorsts bekannter Monographie von 1878 finden sich unter im ganzen 91 Fällen perniziöser Anämie 67, die sekundärer Natur waren. Und von ihnen hatten sich 29 nach Schwangerschaft und Geburt entwickelt. Während die meisten dieser 29 Fälle nur von zwei Forschern (Gusserow und H. Müller) stammen, gibt es unter den neueren Verfassern solche, die, trotz einer großen Erfahrung auf dem vorliegenden Gebiete, keinen einzigen hierher gehörenden Fall gesehen haben, so z. B. Ahlfeld, Erwing, Grawitz, Türk, E. Bloch und Lazarus. In meiner eigenen Kasuistik finden sich wohl einige Fälle, wo die Anämie im Laufe der Schwangerschaft aufgetreten ist. Aber ich verfüge über keinen Fall, wo sich mit Bestimmtheit sagen ließe, daß ein ursächlicher Zusammenhang zwischen der Schwangerschaft und der Anämie bestehe.

Unter solchen Umständen kann es kein Befremden erregen, wenn man nunmehr der Schwangerschaft und Geburt nicht mehr dieselbe ursächliche Bedeutung zuspricht wie früher. Es erscheint somit einigen Verfassern (Grawitz, Ewing, Hürter u. a.) zweifelhaft, „ob man heute noch berechtigt ist, die Schwangerschaft als ein besonders zur Anämie führendes Moment gelten zu lassen". Und Labendzinski meint sogar, daß der Schwangerschaft als ursächlichem Moment für die perniziöse Anämie kein Platz eingeräumt werden kann.

Indessen sind während der letzten Jahre Fälle veröffentlicht worden, die es wahrscheinlich machen, daß sich in der Tat ein Zusammenhang zwischen der Schwangerschaft und der perniziösen Anämie vorfindet. Vor allem beanspruchen die von Naegeli und seiner Schülerin Beyer-Gurowitsch mitgeteilten Fälle Beachtung. Es ist zweifellos, daß wir es hier mit wahrer perniziöser Anämie zu tun haben. Und wenigstens für einen Teil der Fälle scheint es berechtigt anzunehmen, daß die Schwangerschaft eine mitwirkende Ursache beim Ausbruch der Krankheit gewesen ist. Denn es werden Fälle mitgeteilt, wo die Patientinnen 18 bzw. 15 Jahre rezidivfrei blieben. Jedenfalls wäre es zur vollständigen Erledigung der Frage nach den ursächlichen Beziehungen zwischen Schwangerschaft und perniziöser Anämie dringend erwünscht, daß die Forscher, die über hierher gehörende Fälle verfügen, Nachforschungen über das weitere Schicksal ihrer Kranken anstellen ließen. Bei der außerordentlich großen Häufigkeit der Schwangerschaft und der bemerkenswerten Seltenheit der perniziösen Anämie in der Schwangerschaft kann nämlich ein ursächlicher Zusammenhang erst dann als erwiesen betrachtet werden, wenn eine Dauerheilung sich mit Sicherheit nachweisen läßt. Zugunsten der Annahme eines Kausalzusammenhanges spricht übrigens gewissermaßen auch die Beobachtung, daß ein Weib, das in einer früheren Schwangerschaft an perniziöser Anämie gelitten hat, in einer folgenden wieder von diesem Leiden befallen werden kann (Lequeux, Pontano). Anderseits kann man aber gegen die Möglichkeit eines ursächlichen Zusammenhanges nicht die Tatsache heranziehen, daß eine Person, die eine perniziöse Schwangerschaftsanämie gehabt, bei erneuter Schwangerschaft keine Anämie bekommen hat (Naegeli). Die Verhältnisse liegen hier ganz ähnlich wie bei der Bothriozephalus-Anämie.

Recht auffallend ist es, daß man die Schwangerschaftsanämie an gewissen Orten außergewöhnlich häufig beobachtet hat. So vor allem in Zürich, von wo Gusserows, H. Müllers, Eichhorsts, Biermers und Naegelis Fälle stammen. Ist nun diese Tatsache darauf zurückzuführen, daß die Krankheit dort viel häufiger als an den meisten anderen Orten vorkommt oder beruht sie vielmehr darauf, daß man da seine Aufmerksamkeit besonders auf dieses Leiden gerichtet hat? Lazarus neigt der ersteren Ansicht zu, aber meines Erachtens ist auch die letzte Möglichkeit nicht ganz ausgeschlossen. Man muß natürlich überdies damit rechnen, daß die Diagnose perniziöse Anämie namentlich in einem Teil der älteren Fälle nicht ganz zuverlässig ist. Vor allem muß dieser Verdacht in den Fällen aufkommen, die erst im Wochenbett entstanden sind, denn hier haben Blutungen und septische Infektionen als ursächliche Momente mitspielen können.

Wenn nun die Schwangerschaft unter Umständen eine perniziöse Anämie hervorrufen kann, so liegt es nahe anzunehmen, daß es sich hier ebenfalls um eine Giftwirkung handle. Eine solche Vermutung ist auch von verschiedenen Seiten aufgeworfen worden (Plicot, Pappenheim, Schauman, Türk, Morawitz, Jungmann u. a.) und scheint in der Tat nicht unbegründet, zumal auch andere während der Schwangerschaft auftretende Erscheinungen, wie z. B. Erbrechen, Nierenentzündung, Hämoglobinurie, Ikterus recht allgemein auf ein im Körper kreisendes Gift bezogen werden. Es fragt sich aber, ob wir es mit einem „Gifte" zu tun haben, das während der Schwangerschaft vorhanden ist, auch in Fällen, wo keine perniziöse Anämie besteht, oder aber mit einem, das als mehr spezifisch betrachtet werden muß. Die Frage ist, mutatis mutandis, also etwa dieselbe, die wir bereits bei der Besprechung der Bothriozephalus-Anämie erörtert haben.

Um der vorliegenden Frage näher auf den Leib zu rücken, wäre es von großem Gewicht zu wissen, ob während der Schwangerschaft eine — wenn auch gelinde — Herabsetzung der Färbekraft des Blutes und der Blutkörperchenzahl im allgemeinen vorhanden ist. Die bei Schwangeren häufig anzutreffende Blässe könnte für eine solche Möglichkeit sprechen, aber meines Wissens liegen bis jetzt keine befriedigenden Untersuchungen über diese Frage vor. Denn von den in neuerer Zeit auf diesem Gebiete beschäftigten Forschern haben einige (Bidone und Gardini, Ferroni und Bonomi, Henderson, Bar und Daunay) eine Verminderung der genannten Werte festgestellt, während andere (Zangenmeister, Payer, Rouslarroix und Bénoit, Carton, Dietrich) hingegen eine Erhöhung nachgewiesen haben wollen. Möllenberg fand bei 37 von 42 Schwangeren eine Zunahme der Färbekraft des Blutes, und Adachi konnte keine Abweichungen nachweisen.

Würde es sich indessen herausstellen, daß die Schwangerschaft in der Mehrzahl der Fälle eine Verminderung des Farbstoffgehaltes und der Blutkörperchenzahl tatsächlich bewirkt, so hätte man natürlich Anlaß, das Vorhandensein eines in der Schwangerschaft recht allgemein vorkommenden Giftes zu vermuten, und die Verhältnisse bei der perniziösen Schwangerschaftsanämie würden sich in diesem Punkte ähnlich gestalten wie bei der Bothriozephalus-Anämie. Auch bei dem Zustandekommen der ersteren müßte man dann, wie dies auch Lazarus tut, außer der Giftwirkung die Anwesenheit eines konstitutionellen Momentes annehmen. Inzwischen trägt die Schwangerschaft viel weniger oft zur Entwicklung einer perniziösen Anämie bei als der breite Bandwurm, was recht bemerkenswert ist, wenn man erwägt, daß die Schwangerschaft eine unendlich viel gewöhnlichere Erscheinung als die Ansiedlung des Bothriozephalus im Darm darstellt.

Auch ein anderer Unterschied besteht zwischen der Bothriozephalus-Anämie und der perniziösen Anämie bei Schwangeren. Die Vorhersage bei der erstgenannten Krankheit ist gemeinhin gut, wenn der Wurm rechtzeitig abgetrieben wird, bei der letztgenannten Leiden dagegen ziemlich ungünstig, auch wenn die Schwangerschaft unterbrochen wird. Zwar läßt sich denken, daß die Behandlungsresultate besser ausfallen könnten, wenn man in der Lage wäre, die Frühgeburt einzuleiten, solange die Blutbeschaffenheit noch nicht allzu schlecht ist. Aber die bisherigen Erfahrungen rechtfertigen jedenfalls keine zu weitgehenden Hoffnungen.

Vielleicht muß in diesem Zusammenhang darauf hingewiesen werden, daß die Pathogenese der Schwangerschaftsanämie möglicherweise eine noch verwickeltere ist als die auch keineswegs einfache Pathogenese der Bothriozephalus-Anämie. Bei dieser Krankheit ist die Giftquelle in dem Wurm zu suchen, und nach dessen Beseitigung hört die Vergiftung des Körpers meistens binnen kurzem auf. Bei der Schwangerschaftsanämie wissen wir gar nicht, wo das Gift erzeugt wird. Wohl hat man recht allgemein angenommen, daß es unmittelbar von der Plazenta oder der Frucht stamme. Aber direkte Untersuchungen über die Art des hier in Betracht kommenden „Giftes" gibt es meines Wissens nicht. Es verdient jedoch vielleicht, darauf hingewiesen zu werden, daß Freund und Mohr bei der Eklampsie in der Plazenta bedeutende Mengen von hämolytischer

Substanz fanden, während in der Plazenta von gesunden Personen keine solchen Stoffe nachgewiesen werden konnten. Diese Beobachtungen werden sowohl von Freund und Mohr wie auch von anderen Forschern (Türk) als nicht unwichtig bezeichnet zur Erklärung des Zusammenhanges zwischen Schwangerschaft und Anämie. Hierzu muß aber doch bemerkt werden, daß wir tatsächlich nichts über die entsprechenden Verhältnisse der Plazenta bei der perniziösen Anämie wissen, und wenn sie eine vergrößerte Menge von Lipoiden enthielte, würde man erwägen müssen, ob diese Stoffe wirklich die Ursache und nicht vielmehr die Folge der Anämie darstellen, oder aber, wenn sie eine ursächliche Bedeutung haben, ob sie hierbei lediglich eine mittelbare Rolle spielen und ob die eigentliche „Vergiftung" durch irgendwelche von der Schwangerschaft bewirkten Störungen in den innersekretorischen Vorgängen etwa herbeigeführt wird. Die zuletzt angeführte Annahme scheint nicht ohne Berechtigung und liegt hier viel näher als bei der Bothriozephalus-Anämie. Man denke z. B. an die in der Schwangerschaft vorkommende Pigmentierung sowie an die so häufig erscheinende Anschwellung der Schilddrüse. Wie dem auch sei, würde es in dieser Weise gewissermaßen verständlich, daß die Unterbrechung der Schwangerschaft in vielen Fällen nicht ohne weiteres das Aufhören der Vergiftung zur Folge haben kann.

Es ist außerdem möglich, daß die ungünstigen Behandlungsresultate auch durch folgende Überlegung wenigstens zum Teil eine Erklärung finden können.

Wie ich von Anfang an vorausgesetzt habe, daß sich bei einem Bothriozephalusträger eine kryptogenetische Anämie entwickeln kann, so muß man selbstverständlich auch die Möglichkeit in Betracht ziehen, daß die perniziöse Anämie bei Schwangeren in gewissen Fällen in keiner ursächlichen Beziehung zu der Schwangerschaft steht, sondern ganz kryptogenetischer Natur ist. Es leuchtet ein, daß in allen solchen Fällen — und sie sind vielleicht recht zahlreich — von der Frühgeburt keine günstige Wirkung zu erwarten ist.

Leider läßt sich aber in casu nicht entscheiden, wann man es mit derartigen Fällen zu tun hat. Und die Einteilung der perniziösen Schwangerschaftsanämien in „echte perniziöse Anämie in der Schwangerschaft" und „symptomatische Schwangerschaftsanämie" mit perniziös-anämischem Blutbild, wie sie Pappenheim strikte durchführen will, hat meines Erachtens deshalb keinen praktischen Nutzen.

Man sieht die perniziöse Anämie sich sowohl bei Erstgebärenden wie bei Mehrgebärenden entwickeln. Im Gegensatz zu dem, was früher vielfach angenommen worden ist (Hayem, Bertino), habe ich bei Durchsicht der Literatur den Eindruck gewonnen, daß die Krankheit bei den ersten sogar verhältnismäßig recht häufig auftritt.

Bertino, der nicht weniger als 27 Fälle schwerer, zum Teil wohl perniziöser Anämie im Laufe von drei Jahren in der geburtshilflichen Klinik in Parma beobachtet hat, meint, daß die meisten Weiber, die an perniziöser Schwangerschaftsanämie sterben, bereits in einer früheren Schwangerschaft oder außerhalb dieses Zustandes anämische Symptome dargeboten hatten.

Die ersten Krankheitssymptome erscheinen in einigen Fällen bereits im Anfang der Schwangerschaft, in anderen erst später. Der Beginn der sog. puerperalen Fälle perniziöser Anämie geht wahrscheinlich meistens auf die Zeit der Schwangerschaft zurück.

Bemerkenswert ist, daß die Blutung bei der Geburt in vielen Fällen von Schwangerschaftsanämie als sehr geringfügig angegeben wird. In einer Reihe von Fällen tritt Frühgeburt ein.

3. Infektionskrankheiten.

Bei der heutigen Auffassung über die Pathogenese der perniziösen Anämie kann es nicht wundernehmen, daß man das Zustandekommen dieses Leidens auf verschiedene Infektionskrankheiten hat zurückführen wollen. Unter ihnen sei zuerst die Syphilis genannt.

Die große Verbreitung dieser Krankheit macht es von vornherein wahrscheinlich, daß man ihr bei einigen der Personen, die an perniziöser Anämie leiden, begegnen muß und daß dieses Zusammentreffen demnach recht oft ein rein zufälliges sein kann. Auch unter meinen Fällen gibt es einige, in denen sich Syphilis in der Vorgeschichte findet, aber ich habe keinen Fall gesehen, wo man einen ursächlichen Zusammenhang zwischen dieser Erkrankung und der perniziösen Anämie für wahrscheinlich hätte halten müssen. Um einen solchen Zusammenhang mit Fug annehmen zu können, muß man selbstredend die Forderung aufstellen, daß nicht nur die perniziös-anämischen Symptome nach einer gegen die Syphilis gerichteten Behandlung verschwinden, sondern auch, daß eine wahre Dauerheilung der Anämie eintritt. Dieser Forderung entsprechen nun die bisher veröffentlichten Fälle (Fr. Müller, A. Klein, v. Noorden, Grawitz u. a.) in sehr geringem Maße. In vielen von ihnen liegen mehrere Jahre zwischen der vermuteten syphilitischen Ansteckung und dem Erscheinen der schweren Anämie, weshalb es sogar in gewissen Fällen zweifelhaft ist, ob eine Syphilis tatsächlich vorausgegangen ist. Und nur in einigen wenigen Fällen wurde eine perniziöse Anämie bei noch vorhandenen syphilitischen Symptomen beobachtet (Laache, Naegeli und Ausderau, Roth, Labbé, Sabrazés, Blumenthal).

Eine antiluetische Behandlung ist nicht in allen Fällen versucht worden, und manchmal trat unter der Einwirkung einer solchen Behandlung eine offenbare Verschlimmerung ein (Laache, A. Klein), manchmal hinwieder wurde eine gewisse Besserung erzielt.

Wie überaus schwierig es ist, nach einer kurzen Beobachtungszeit Sicheres über den Zusammenhang zwischen Lues und perniziöser Anämie auszusagen, zeigt u. a. ein jüngst von Weichsel beschriebener Fall. In diesem war Lues vorausgegangen; unter Salvarsanbehandlung wurde die Wassermannsche Reaktion negativ. Eine wesentliche Besserung des Zustandes trat zuerst ein, aber bald erfolgte eine Verschlimmerung, die zum Tode führte. Die Sektion ergab perniziöse Anämie.

Bemerkenswert ist unter allen Umständen, daß nur in einem einzigen Fall von Dauerheilung die Rede sein kann. Dies gilt in dem von Naegeli beobachteten Fall, den Ausderau in seiner Dissertation ausführlich beschrieben hat. In diesem Falle lag sowohl eine syphilitische Ansteckung wie eine typische perniziöse Anämie unwidersprechlich vor. Unter Arsenik- und Quecksilberbehandlung wurde der Kranke geheilt und ist, wie Naegeli mitteilt, ganze 19 Jahre rückfallsfrei geblieben. Vorläufig ist es also dieser einzige Fall, der als Beweis für den Zusammenhang zwischen Syphilis und perniziöser Anämie dienen muß. Es ist jedoch hinzuzufügen, daß auch Sahli „einen einwandfreien derartigen Fall" gesehen haben will. Leider liegen aber keine näheren Mitteilungen über denselben vor. Auch Gram gibt an, daß er eine Heilung zu verzeichnen gehabt habe. Dennoch handelt es sich hier um eine Beobachtungszeit von nur 6—7 Jahren. Die Kranke war zuerst ohne Erfolg mit Arsenik behandelt worden, erholte sich aber schnell nach eingeleiteter antisyphilitischer Kur.

Es scheint mithin, als ob die Syphilis, die sonst einen so wichtigen Faktor in der Ätiologie mehrerer Krankheiten darstellt, beim Zustandekommen der perniziösen Anämie eine sehr bescheidene Rolle spiele. Jedenfalls darf man der Syphilis, wie das schon A. Klein hervorhebt, bloß die

Bedeutung eines auslösenden Momentes zuschreiben, „das nur da zur Wirkung kommt, wo eine a priori bestehende Disposition vorhanden ist".

Auch im Anschluß an eine Tuberkulose hat man in einer Anzahl Fälle perniziöse Anämie sich entwickeln sehen. In den meisten hat es sich dabei um eine Lungentuberkulose oder um eine Miliartuberkulose gehandelt, aber es finden sich auch Fälle, wo man eine perniziöse Anämie zusammen mit tuberkulöser Polyserositis, tuberkulöser Karies des Hüftgelenks und Morbus Addisonii beobachtet hat. Soviel man aus den veröffentlichten Krankengeschichten sehen kann, gibt es keinen Anlaß, die Tuberkulose für den Ausbruch der perniziösen Anämie verantwortlich zu machen. Denn in einigen Fällen (Lazarus, E. Bloch, Dieballa) ist eine bedeutende Remission oder sogar vollständige Heilung der Anämie (Rosenqvist) beobachtet worden, trotzdem die Tuberkulose unverändert fortbestanden oder sogar Fortschritte gemacht und zum Tode geführt hat. Besonders erläuternd ist in dieser Hinsicht der von Runeberg in der Gesellschaft finnländischer Ärzte vorgestellte und später von Rosenqvist veröffentlichte Fall. Da ich ihn wiederholt wegen der fortbestehenden Tuberkulose und verschiedener hysterischer Erscheinungen in meiner Klinik behandelt habe, erlaube ich mir, die Krankengeschichte hier in aller Kürze anzuführen.

20jährige Jüdin. Aufgenommen in die medizinische Klinik am 20. 8. 1900. Mehrere ihrer nächsten Verwandten an Tuberkulose gestorben. Selbst seit etwa 6 Jahren àn Husten leidend, wurde sie schon 1895 im städtischen Krankenhause zu Helsingfors wegen Lungentuberkulose behandelt und als gebessert entlassen. Im Winter 1899—1900 hektische Symptome. In letzter Zeit fortschreitender Kräfteverfall, außerdem fast tägliches Erbrechen, Durchfälle, schwere Kopfschmerzen und Ohrensausen. Hat sehr oft das Bett hüten müssen. Vor 2 Monaten Bandwurm im Stuhl.

Schwach gebaut, stark abgemagert. Haut blaß mit einem Stich ins Gelbliche. Schleimhäute außerordentlich blaß. Temperatur gesteigert. Beim Atmen bleibt die rechte Brustkorbhälfte hinter der linken zurück. Über der rechten Spitze gedämpfter Schall mit tympanitischem Beiklang. Atemgeräusch daselbst bronchial mit zahlreichen klingenden Rasselgeräuschen. Auch über der linken Spitze deutliche, obgleich weniger ausgesprochene Veränderungen. Im Auswurf reichlich Tuberkelbazillen. Am Herzen starkes systolisches Sausen. Keine Milzvergrößerung. Schweres Erbrechen. Stühle dünn, bis 35 in 24 Stunden, enthalten Eier von Bothriocephalus latus. Harn ohne Eiweiß und Zucker. Blutbefund: sehr hochgradige Poikilozytose; Megalozyten; Normoblasten, Megaloblasten mit Kernteilungsfiguren. Hämoglobingehalt = 29, Blutkörperchenzahl = 800 000. Die Prognose erschien auf den ersten Blick hin letal. Aber der Kranken wurde gleichwohl ein Bandwurmmittel verordnet, wonach 5 Meter zerfetzter Bothriocephalus latus abgingen. Sie überstand die Kur gut, und ohne daß sie irgendwelche Arsenikpräparate erhalten hatte und trotz der weit vorgeschrittenen Tuberkulose besserte sich ihre Blutbeschaffenheit von Tag zu Tag, so daß die Blutkörperchenzahl bereits 5 Wochen später 3 400 000 und der Hämoglobingehalt 62 betrug. Ende November konnte sie mit einem fast normalen Blutbefund aus der Klinik entlassen werden.

Kann man sich nun in diesem Fall irgendwelche ursächlichen Beziehungen zwischen der Tuberkulose und der perniziösen Anämie denken? Mir scheint es kaum möglich, zumal es sich hier nicht gern um eine einfache Remission der Anämie handeln kann, sondern vielmehr eine tatsächliche Dauerheilung mit großer Wahrscheinlichkeit angenommen werden muß. Es kann eine solche Annahme nicht als unbefugt gestempelt werden, denn während einer Beobachtungszeit von 17 Jahren hatte die Kranke keine Symptome dargeboten, die auf einen Anämierückfall hindeuten könnten. Noch im November 1916 war der Blutbefund normal: die roten Blutkörperchen von gewöhnlicher Form und Größe, deren Zahl = 4 050 000, Hämoglobingehalt = 78%, die Zahl der Weißen 10 860. Dabei war die Tuberkulose noch immer vorhanden und gab sich fortwährend u. a. durch zeitweise auftretende Temperaturerhöhungen und das Vorhandensein von Tuberkelbazillen im Auswurf kund, bis die Patientin im Januar 1917 dieser Krankheit erlag.

Inzwischen mangelt es nicht an Verfassern, die eine Abhängigkeit der perniziösen Anämie von der Tuberkulose im Ernst vermuten. Zu dieser Gruppe gehört u. a. Roth. Er meint, daß die besondere Lokalisation der tuberkulösen Veränderungen hierbei von Bedeutung sei. In seinem Falle fanden sich „in der Milz, vor allem in der nächsten Umgebung der größeren Tuberkel, massenhaft Erythrozytophagen". Demgegenüber muß aber betont werden, daß besonders bei Milztuberkulose ab und zu auch Polyzythämie vorkommt (v. Decastello).

Auch mehrere französische Verfasser glauben an einen Zusammenhang zwischen Tuberkulose und perniziöser Anämie. Grezel, der einen eigenen, sowie mehrere von anderen, meistens französischen Forschern veröffentlichte Fälle zusammengestellt, sagt unumwunden, daß man der Tuberkulose einen Platz in der Ätiologie der perniziösen Anämie vorbehalten müsse. Jedoch erscheint es zweifelhaft, ob die schwere Anämie in allen von Grezel berücksichtigten Fällen den jetzigen Forderungen an eine perniziöse Anämie vollauf entspricht. Und sodann macht es den Eindruck, daß er bei seiner Stellungnahme in der Frage nach den Beziehungen der Tuberkulose zu der perniziösen Anämie sich fast ausschließlich von dem Satze „post hoc ergo propter hoc" hat leiten lassen.

Jedenfalls finde ich es durchaus angebracht, daß man diese Frage ordentlich erörtert.

Es mag erwähnt werden, daß ich bei meinen Bemühungen, das weitere Schicksal meiner von Bothriozephalus - Anämie genesenen Kranken zu erforschen, eine in diesem Zusammenhang nicht ganz belanglose Beobachtung gemacht habe. Ich konnte nachweisen, daß von 13, die kürzere oder längere Zeit nach der Entlassung aus der Klinik gestorben sind, nicht weniger als sechs einer Lungentuberkulose erlegen sind. Und überdies habe ich einen meiner Kranken etwa 24 Jahre nach seiner Genesung von der Bothriozephalus- Anämie wegen Nierentuberkulose behandelt. Auch in v. Dieballas Fall von kryptogenetischer perniziöser Anämie, der ganze 13 Jahre ohne Rückfall blieb, erfolgte der Tod an Tuberkulose.

Eine bestimmte Bedeutung läßt sich diesen Beobachtungen nicht beimessen. Dazu ist ihre Anzahl offenbar zu gering. Aber ganz unbefugt erscheint doch nicht die Annahme, daß Leute, die eine Bothriozephalus - Anämie endgültig durchgemacht haben, mehr Gefahr laufen, eine aktive Tuberkulose zu bekommen, als solche, die noch von einer perniziösen Anämie befallen sind. Denn, soviel ich gesehen habe, ist das gleichzeitige Vorkommen von perniziöser Anämie und Tuberkulose bei einer Person als eine außerordentliche Seltenheit anzusehen.

So fanden sich unter meinen von der hiesigen medizinischen Klinik stammenden Fällen nur vereinzelte, wo Tuberkulose klinisch hatte nachgewiesen werden können. Und unter 66 im hiesigen pathologischen Institut (1889—1919) sezierten Fällen wurden nicht mehr als 2 Fälle von aktiver und 1 Fall von inaktiver Tuberkulose verzeichnet. Auch Lazarus findet es bemerkenswert, daß die perniziöse Anämie so selten der Tuberkulose die Wege zu bahnen scheint, und Gulland und Goodall heben hervor, daß sie die perniziöse Anämie nie mit Tuberkulose verbunden gesehen haben, daß die Krankheit aber zu der geheilten Tuberkulose in einer viel innigeren Beziehung zu stehen scheint. Auch v. Dieballa sagt: „Die große Verbreitung der Tuberkulose und die relative Seltenheit des gemeinsamen Vorkommens der beiden Leiden scheinen eher für Antagonismus als für Verwandtschaft zu sprechen."

Könnte man sich vielleicht denken, daß der erhöhte Blutkörperchenzerfall der Entwicklung der Tuberkulose entgegenwirke?

Es gibt noch eine Reihe von Infektionskrankheiten, die von verschiedenen Seiten als mitwirkende Ursachen bei der Entstehung der perniziösen Anämie herangezogen worden sind. Unter diesen nenne ich vor allem Malaria und Typhus. Selbst habe ich in der Vorgeschichte meiner Kranken die erwähnten Leiden gar nicht so selten gefunden. Aber da oft Jahre und Jahrzehnte zwischen dem Zeitpunkt dieser Krankheiten und dem des Ausbruches der Anämie liegen, läßt sich schwerlich entscheiden, ob ihnen irgendwelche ursächliche Bedeutung zugemessen werden kann. In einem Falle will Andrée gesehen haben, daß sich eine perniziöse Anämie im unmittelbaren Anschluß an einen Typhus abdominalis entwickelte. Auch soll in einigen Fällen eine Influenza dem Ausbruch der Anämie vorausgegangen sein, und Hirschfeld erwähnt, daß er in einem Falle beobachtet habe, wie sich im Anschluß an eine schwere Angina eine perniziöse Anämie akutesten Verlaufes ausbildete.

In den Fällen, wo sich in unmittelbarem Anschluß an eine Malaria die perniziöse Anämie angeblich entwickelt hat (Ewing, da Costa, Schindler, Zeri, Grawitz, Mannaberg, Crébassol u. a.), ist die Stichhaltigkeit der Diagnose mit Recht angezweifelt worden, denn es liegt nahe anzunehmen, daß es sich hier meistens um schwere einfache Anämien gehandelt habe (Naegeli, Türk). Jedoch muß besonders hervorgehoben werden, daß nach Schilling - Torgau im Anschluß an Malaria die „spezifischeste perniziös-megaloblastische" Anämie gelegentlich entstehen kann. Auch nach Sahli ist das Blutbild bei Malaria zuweilen ganz vollständig dasjenige der perniziösen Anämie. Auch aplastische Anämien nach Malaria bzw. Schwarzwasserfieber sind beschrieben worden (Schilling - Torgau, Morawitz, Zilmann).

Sicard und Gutmann teilen einen Fall von perniziöser Anämie im Laufe eines Typhus mit.

Auch bei Kala - Azar, der „Verruga peruviana" und der tropischen Aphthenkrankheit (indische Sprew) soll das Blut mitunter einen perniziös-megaloblastischen Charakter zeigen (Schilling - Torgau), ob aber die in Rede stehenden Anämien auch sonst als perniziöse zu bezeichnen sind, kann ich in Ermangelung eigener Erfahrung über diese Krankheiten nicht beurteilen. Es soll nicht unerwähnt bleiben, daß auch der Gelenkrheumatismus zu jenen Leiden gehört, nach denen eine perniziöse Anämie zur Entwicklung gelangen kann (Gioseffi).

Eine kurze Besprechung verdient in diesem Zusammenhang auch die Sepsis. Man hat ja behauptet, daß bei schweren Formen dieser Krankheit, so in Fällen septischer Endokarditis, das Blutbild zuweilen mit demjenigen bei perniziöser Anämie durchaus übereinstimmend sein könne. Sahli z. B. ist noch immer dieser Meinung, dagegen verhalten sich hierbei andere Verfasser ablehnend. Lenhartz sagt, daß die im Verlauf der Sepsis erscheinende Blutschädigung zuweilen in mancher Hinsicht auffällig mit dem Bilde der progressiven perniziösen Anämie übereinstimme. Er drückt sich also recht vorsichtig aus, und trotzdem hat er in seiner großen Kasuistik u. a. einen Fall, wo am letzten Lebenstage 642 000 rote, 2100 weiße Blutkörperchen bei 15% Hämoglobin gezählt wurden und reichliche kernhaltige rote Zellen, Retinalblutungen sowie Fieber vorhanden waren. Die Sektion ergab fast ausschließlich die charakteristischen Zeichen der perniziösen Anämie (S. 173).

Eine Sonderstellung nimmt in dieser Frage W. Hunter ein. Er vertritt seit Jahren die Ansicht, daß eine septische Infektion eine wichtige Rolle in der Ätiologie der perniziösen (Addisonschen) Anämie spiele. Er meint jedoch nicht, daß die Sepsis die ausschließliche Ursache der Anämie darstelle, sondern vielmehr, daß sie im Körper eine Veränderung herbeiführe, die der spezifischen Infektion Vorschub leiste. Erst dank der zuletzt angeführten Infektion werde das hämolytische Gift gebildet, das die charakteristischen Symptome der Anämie bewirkt. Soviel ich sehe, steht Hunter mit dieser Ansicht ziemlich allein.

Es mag schließlich noch hinzugefügt werden, daß einige Forscher im Blute perniziös-anämischer Personen verschiedenartige Mikroorganismen nachgewiesen haben wollen. Klebs sah Flagellaten, Frankenhaeuser und Petrone Leptothrixformen, Bernheim post mortem einen Bazillus und Hoefer Protozoen, während Mc Caskey Streptokokken aus Blutkulturen gewann. Eine Bestätigung haben diese Beobachtungen jedoch nie gefunden. So konnte z. B. Moffit, der ein Anhänger der Lehre von dem infektiösen Ursprung der perniziösen Anämie zu sein scheint, im zentrifugierten Blut kein protozoenähnliches Gebilde finden. Auch verliefen die kulturelle Prüfung und der Tierversuch bisher negativ.

Trotz dem negativen Ergebnisse sind einige Forscher noch immer geneigt, an ein infektiöses Moment beim Zustandekommen der perniziösen Anämie

zu denken. Vor allem sind es die bei dieser Krankheit vorkommenden Fieber-
bewegungen, die den in Rede stehenden Gedanken aufrecht erhalten helfen
(Hürter), aber außerdem auch „die auffallende Ähnlichkeit der menschlichen
perniziösen Anämie mit der Kala-Azar, für die es gelungen ist, eine protozoische
Ursache zu finden" (G. Klemperer).

Erwähnt sei noch, daß bei Tieren durch Infektion angeblich eine schwere, der Perniziosa ähnliche Anämie hervorgerufen worden ist. Avellani benutzte hierbei einen bei
perniziöser Anämie gewonnenen Stamm von M. tetrogenes und Charleton Kolikulturen.
— Außerdem haben Ellermann und Bang bei Hühnern durch Einspritzung einer Emulsion,
die aus Organen an Leukämie leidender Hühner hergestellt war, in einigen Fällen Leukämie
oder Pseudoleukämie, in anderen wiederum eine schwere Anämie vom Typus der perniziösen
hervorrufen können. Da demnach Anlaß vorhanden wäre, die Leukämie als eine Infektionskrankheit zu betrachten, und da auch beim Menschen zwischen dieser Krankheit und der
perniziösen Anämie eine nicht zu verkennende Verwandtschaft besteht, meint Ellermann,
daß es natürlich sei, auch für die letztgenannte Erkrankung eine ähnliche Ätiologie anzunehmen.

4. Störungen seitens des Verdauungsapparates.

Schon lange hat man bei der perniziösen Anämie sowohl pathologisch-
anatomisch wie auch klinisch im Verdauungsapparat Veränderungen nachgewiesen, denen von einigen Forschern eine ausschlaggebende Bedeutung beim
Zustandekommen der Anämie zugesprochen worden ist.

Die anatomischen Veränderungen beziehen sich vor allem auf die angeblichen atrophischen Erscheinungen in der Magen- und Darmschleimhaut. An dem tatsächlichen Vorhandensein dieser Atrophie hegte man nach
den ersten hierher gehörenden Veröffentlichungen keinen Zweifel, aber seit
einer Reihe von Jahren sind verschiedene Forscher für die Ansicht eingetreten,
daß es sich hierbei lediglich um Erscheinungen handle, die durch Fäulnisvor-
gänge und Leichenmeteorismus entstanden sind. Vor allem gilt dieser Einwand für die Darmatrophie. Die Annahme der Magenveränderungen ist dagegen
besser begründet und wird außerdem durch das unzweifelhafte Vorhandensein
des Salzsäuremangels bzw. der Achylie gewissermaßen gestützt.

Ein schließliches Urteil in dieser Frage ist indessen noch nicht möglich,
aber so viel dürfte feststehen, daß es Fälle gibt, wo man keine atrophischen
und auch keine sonstigen wesentlichen Veränderungen im Darme finden kann
(vgl. den Abschnitt über pathologische Anatomie).

Unter diesen Umständen lohnt es sich, hier fürs erste nur die Bedeutung
der Magenveränderungen zu erörtern. Es muß da sofort hervorgehoben
werden, daß sie keineswegs in allen Fällen gleich entwickelt sind und in einigen
fast ganz fehlen können. Halten wir uns besonders an die klinischen Beobachtungen, so ist nachgewiesen worden, daß in einigen, allerdings seltenen Fällen
ein Salzsäuremangel nicht besteht, und das kommt vor sowohl in Fällen mit
(Schauman, Bard, Rosenqvist) wie ohne Bothriozephalus (Strauß,
Faber und Bloch, Gulland und Goodall, Cabot, Hayem, Nauer,
Menetrier, Aubertin und Bloch, Grawitz, R. Schmidt, Sophie Herzberg, O. Moritz, Schauman). Es folgt hieraus, daß die Magenveränderungen
bzw. der Salzsäuremangel beim Zustandekommen der perniziösen Anämie
nicht unbedingt notwendig sind.

Aber haben sie hierbei überhaupt irgendeine ursächliche Bedeutung?

In einem Teil der Fälle will es scheinen, als ob die Achylie bereits vor
der Anämie bestanden hätte. Darauf habe ich, soweit die Verhältnisse bei
der Bothriozephalus-Anämie in Betracht kommen, bereits von Anfang an
hingewiesen. Ich habe nämlich bei der Untersuchung von Personen, die eine
Bothriozephalus-Anämie durchgemacht haben, gefunden, daß einige

von ihnen kürzere oder längere Zeit nach der Genesung freie Salzsäure im Mageninhalt wieder aufwiesen, während andere, trotzdem Jahre nach der Genesung
verstrichen waren, unverändert eine Achylie darboten. In den ersten Fällen
hat der Salzsäuremangel wahrscheinlich keine größere Bedeutung für das
Zustandekommen der Anämie. Er ist ein vorübergehender Zustand und muß
wohl auf die Anämie oder, da schwere, nicht perniziöse Anämien (Chlorose,
posthämorrhagische Anämie) nicht so oft mit Achylie verbunden sind, lieber
auf die anämieerzeugende Ursache zurückgeführt werden. In den letzten Fällen
ist es möglich, daß dieses selbe Moment zu einer bestehenden Achylie geführt
hat, aber es läßt sich auch denken, daß sie ganz unabhängig von der anämieerzeugenden Ursache entstanden ist. Allein auch wenn der Salzsäuremangel
in diesem letzten Falle dem Ausbruch der Anämie vorausgegangen ist, so ist
es keineswegs gesagt, daß er bei dem Zustandekommen der Anämie mitgewirkt habe.

Jedenfalls kommt man zu der Schlußfolgerung, daß die Achylie nur in
einem Teil der Bothriozephalus-Anämiefälle vor der Anämie bestanden hat
und somit an und für sich keine entscheidende Rolle als ätiologisches
Moment spielt. Die entgegengesetzte Anschauung von Sahli kann ich mithin nicht teilen.

Wenn wir uns den kryptogenetischen Fällen zuwenden, gestaltet sich
die Sache allerdings etwas verwickelter, aber jedenfalls läßt sich nicht ohne
weiteres behaupten, daß der Achylie hierbei eine ursächliche Bedeutung zuzuschreiben sei. Denn prüft man des näheren die Gründe, die zugunsten einer
solchen Ansicht herangezogen worden sind, so stellt es sich heraus, daß sie
recht unhaltbar sind. Faber z. B. stützt sich nur auf die Feststellung, daß
die Achylie in einigen Fällen vor dem Ausbruch der Anämie erwiesenermaßen
aufgetreten ist. Aus eigener Erfahrung kann ich die Richtigkeit dieser Beobachtung bestätigen, aber ich finde die Beweiskraft der in Rede stehenden Tatsache
an und für sich sehr gering. Denn auch die Rückenmarksveränderungen
erscheinen ja zuweilen vor der Anämie, und sogar, wenn sie bei der perniziösen
Anämie ebenso häufig vorkämen wie die Achylie, glaube ich nicht, daß man
berechtigt wäre, ihnen hierbei irgendeine ursächliche Bedeutung zuzusprechen.

Auch die Hypothesen, die man aufgeworfen hat, um zu erklären, in welcher
Weise die Achylie zur Entwicklung der Anämie mitwirke, finde ich überaus
schlecht begründet.

So hat man zuerst vermutet, daß der Anämie eine durch Achylie bewirkte
Ernährungsstörung zugrunde liegen könne. Diese Ansicht ist aber jetzt als
jeder sicheren Unterlage entbehrend allgemein aufgegeben worden.

Stattdessen nahm Grawitz an, daß der Salzsäuremangel auf verschiedenerlei
andere Weise schädlich zu wirken vermöge. Er könne die Entwicklung patho-
gener Bakterien mit hämolytischen Eigenschaften im Darm befördern — eine
Ansicht, die auch Faber nunmehr teilt —, er könne die Bildung giftiger, inter-
mediärer Stoffwechselprodukte veranlassen, und er könne infolge mangelhaften
Abbaues körperfremden Eiweißes „Schädigungen vom Charakter der Anaphylaxie" bewirken. Die letzte Möglichkeit wird auch von Albu herangezogen.

Im Einklang mit der jetzt geschilderten Auffassung steht die Behandlungs-
weise, die Grawitz bei der perniziösen Anämie anwendet. Er empfiehlt namentlich Magen- und Darmspülungen, sowie gewisse diätetische Vorschriften, u. a.
eine möglichst große Beschränkung des tierischen Eiweißes, und er will bei
dieser Behandlung sehr vorzügliche Ergebnisse, sogar Dauerheilungen erzielt
haben! Andere Forscher (Naegeli, Cabot u. a.) waren indessen nicht so
glücklich wie Grawitz, obgleich sie seine Vorschriften genau befolgten. Und
in der Tat kann es sich auch in Grawitz' Fällen nicht gern um Dauerheilungen

handeln. Beträgt doch die Beobachtungsdauer nur einige Jahre, und unter solchen Umständen sind ja Rückfälle nicht ausgeschlossen. Übrigens wäre es recht überraschend, wenn bei der maßgebenden Bedeutung, die der Achylie in ätiologischer Hinsicht nach Grawitz zukommt, eine Dauerheilung einträte. Denn, wie Grawitz selbst hervorhebt, verschwindet in den geheilten Fällen der Salzsäuremangel nicht, sondern bleibt unverändert bestehen. Irgendeine Stütze für die Richtigkeit der Grawitzschen Auffassung über die ursächliche Bedeutung der Achylie gewähren also meines Erachtens diese Behandlungsresultate nicht. Auch Friedenwald spricht sich gegen die Grawitzsche Anschauung aus.

Ebensowenig kann ich mich mit der von Sahli entwickelten Ansicht einverstanden erklären.

Er macht geltend, daß bei der Aufsaugung des Nahrungseisens die Salzsäure des Magensaftes eine Rolle spiele und daß demnach die nächstliegende Ursache der perniziösen Anämie in den Fällen, wo ein Fehlen der Salzsäureabsonderung sich nachweisen läßt, in einer Störung der Eisenresorption zu suchen sei. Die Folge dieser Störung wäre nämlich, daß der Körper ungenügendes Material zur Blutbildung erhalte, und außerdem, daß das Knochenmark eines physiologischen Reizes für die Blutbildung verlustig gehe.

Sahli hat in der letzten Auflage seines bekannten Lehrbuches der klinischen Untersuchungsmethoden (1914) diese seine Ansicht ausführlich begründet. Aber ich muß gestehen, daß ich ihm in seiner Beweisführung nicht folgen kann. Unter anderem leuchtet es mir nicht ein, daß bei der perniziösen Anämie irgendein Eisenmangel vorkäme. Wenigstens zeugen die großen, in den Organen aufgespeicherten Eisenvorräte nicht davon und ebensowenig der erhöhte Färbeindex. Auch kann ich nicht begreifen, wie man bei der Sahlischen Ansicht die bisweilen jahrelangen Remissionen erklären soll, wenn man bedenkt, daß die Achylie bei solchen Verbesserungen nicht verschwindet, sondern bestehen bleibt. Und noch mehr: wie soll man bei der Bothriozephalus-Anämie die Möglichkeit einer Dauerheilung verstehen in den zahlreichen Fällen, wo die Achylie gleichfalls ohne Unterbrechung fortbesteht, wenn man mit Sahli annimmt, daß auch der Bothriozephalus nur „durch das Zwischenglied der Achylie zur perniziösen Anämie führt"? Übrigens gibt es ja auch Fälle von Bothriozephalus-Anämie, wo sich kein Salzsäuremangel findet, und anderseits sieht man ja so häufig Achylie ohne perniziöse Anämie. Schließlich stellt sich Erben vor, daß die bei perniziöser Anämie so oft anzutreffende Magendarmschleimhautatrophie zu einer Funktionsstörung führen könne, die darin bestehe, daß „kein Globulin mehr aus den Verdauungsalbumosen und Peptonen gebildet" werde. „Der Körper verarme infolgedessen progressiv an Globulin und natürlich auch an jenen Zellen, die fast nur aus Globulinen bestehen, den Erythrozyten, also auch an Hämoglobin." Gegen diese Anschauung können indessen etwa ähnliche Einwände erhoben werden wie gegen die eben erörterte Sahlische Ansicht.

Allein, wenn ich auch somit in Abrede stellen möchte, daß das Fehlen der Salzsäure bzw. die Schleimhautatrophie eine so maßgebende ätiologische Rolle spiele, wie die jetzt angeführten Verfasser haben wahrscheinlich machen wollen, so glaube ich nicht, daß dieser Erscheinung jedwede Bedeutung in diesem Zusammenhang abgesprochen werden kann. Ich stelle mir vor, daß die perniziöse Anämie vorzugsweise solche Leute angreift, die mit Achylie behaftet sind oder eine solche unter Einwirkung des Bothriozephalusgiftes oder des unbekannten Giftes, das die kryptogenetische perniziöse Anämie hervorruft, bekommen können.

Dabei mag ausdrücklich hervorgehoben werden, daß eine Achylie bei nichtperniziös-anämischen Bothriozephalusträgern keineswegs häufiger beobachtet wird als bei Leuten, die den breiten Bandwurm nicht in ihrem Darme beherbergen.

So fand ich unter 54 Personen mit Bothriozephalus in 16 Fällen (= 29,6%) keine freie Salzsäure, während unter 335 Fällen ohne Bothriozephalus freie Salzsäure in 93 Fällen (= 27,8%) vermißt wurde. In den Fällen mit Bothriozephalus betrug die Menge freier Salzsäure im Mittel 20,9, in den Fällen ohne Bothriozephalus 22,1, die Gesamtazidität wiederum 43,4 bzw. 43,1. Schließlich war in 10 Fällen die Menge freier Salzsäure im Mittel vor der Wurmabtreibung 21 und die Gesamtazidität 41,9, sowie einige Zeit nach der Wurmkur 20,5 bzw. 43,9.

Diese Zahlen sind wohl nicht groß genug, um ohne weiteres endgültige Schlußfolgerungen zu gestatten, aber die durchgehende Übereinstimmung zwischen den erhaltenen Ergebnissen scheint doch darauf hinzuweisen, daß die Achylie bei der Bothriozephalus-Anämie nicht ausschließlich auf das vermutete Wurmgift zu beziehen ist, sondern daß auch andere Momente hierbei in Betracht kommen müssen. In einigen Fällen besteht, wie bereits angedeutet, die Achylie wahrscheinlich von vornherein und ist vielleicht einfacher konstitutioneller Art. In anderen Fällen wird sie, dank einer besonderen Veranlagung der Magenschleimhaut, durch das Anämiegift ausgelöst und kann dabei in einigen Fällen vor der Anämie auftreten, vermag aber nach der Wurmabtreibung und nach der Heilung der Anämie zurückzugehen.

Bei der kryptogenetischen Anämie liegen die Verhältnisse wohl ähnlich. Nur kann die Achylie hier nicht verschwinden, weil, obschon sie in einigen Fällen durch die anämieerzeugende Ursache bewirkt werden mag, die Ursache ja nicht entfernbar ist.

In den wenigen Fällen von perniziöser Anämie, wo kein Salzsäuremangel besteht, liegt wahrscheinlich keine ausgeprägte Veranlagung zur Achylie vor. Es scheint also, wie ich dies bereits 1904 betont habe, als ob die in Rede stehende Veranlagung der Magenschleimhaut und diejenige, die der Entstehung der Anämie zugrunde liegt, in den meisten Fällen bei einer und derselben Person sich vereint vorfänden, aber es kommen doch, wenngleich selten, auch Ausnahmen von dieser Regel vor.

Ich fasse demnach die Achylie bzw. die Veranlagung zu dieser Anomalie nur als eine Teilerscheinung derjenigen Konstitution, die den Anämiebewerbern eigentümlich ist. Und diese Anschauung, die auch Queckenstedt vertritt, scheint nach ihm dadurch gestützt zu werden, daß die Achylie meistens bei nervösen Personen angetroffen wird, oder mit anderen Worten eben bei solchen, die nach meiner Erfahrung verhältnismäßig häufig von perniziöser Anämie befallen werden.

Ich komme nun dazu, die Veränderungen im Darme, welche man als Ursache der perniziösen Anämie herangezogen hat, zu erörtern.

Schon Biermer meinte, daß die perniziöse Anämie nicht selten nach langandauernden Durchfällen zur Entwicklung gelangen könne, und auch spätere Forscher haben die nämliche Erfahrung gemacht. Indessen scheint es fraglich, ob die Diarrhöen in diesen Fällen wirklich als die Ursache der Anämie bezeichnet werden können. Denn die Durchfälle gehören ja zu den gewöhnlichen Symptomen der vorliegenden Krankheit und treten zuweilen sehr früh auf, weshalb eine Verwechslung von Ursache und Wirkung hier keineswegs ausgeschlossen ist.

Man hat auch in vereinzelten Fällen das Zustandekommen der Anämie mit Dünndarmverengungen in Zusammenhang bringen wollen (K. Faber, Warfvinge und Wallis, Peter F. Holst, Meulengracht, Barker und W. Hunter). Ob die Annahme eines ursächlichen Verhältnisses hier wirklich berechtigt ist, ist schwer zu entscheiden. Trotzdem man in den letzten Jahren sonst unter dem Eindruck gestanden hat, daß bei der perniziösen Anämie keine wesentlichen anatomischen Veränderungen im Darme vorkommen, hat man beim Suchen nach dem vermuteten Gifte doch nicht aufgehört, die Aufmerksamkeit auf dieses Organ zu richten.

Den Ausgangspunkt der in Rede stehenden Untersuchungen bildet die von Korschun und Morgenroth gemachte Beobachtung, daß verschiedene Organe des Körpers, u. a. die Schleimhaut des Magens und Darms, lipoidartige Stoffe enthalten. Als Tallqvist in der Leibessubstanz des breiten Bandwurmes gleichartige Stoffe fand und in ihnen die eigentliche Ursache der Bothriozephalus-Anämie entdeckt zu haben glaubte, lag es nahe anzunehmen, daß auch die kryptogenetische perniziöse Anämie durch die Einwirkung eines Lipoidkörpers zustande komme. Nachdem er die Richtigkeit der von Korschun und Morgenroth gewonnenen Untersuchungsergebnisse bestätigt hatte, stellte er die Hypothese auf, daß in einer Anzahl von Fällen perniziöser Anämie „im Verdauungstraktus qualitative und quantitative Abweichungen bestehen, etwa im Sinne einer pathologischen Absonderung hämolytisch wirkender Lipoidstoffe".

Später kam Tallqvist während seiner in Gemeinschaft mit Faust gemachten Untersuchungen zu der Überzeugung, daß wie die aus dem breiten Bandwurme, so auch die aus der Schleimhaut des Verdauungsapparates stammenden Lipoidstoffe aus Ölsäureverbindungen bestehen.

Eine gewisse Stütze schien die von Tallqvist ausgesprochene Vermutung zu gewinnen, als Berger und Tsuchiya ihre hierher gehörigen Beobachtungen mitteilten. Sie untersuchten Auszüge der Magendarmschleimhaut von zwei Fällen perniziöser Anämie, bei denen sich in der Schleimhaut sowohl des Magens wie des Dünndarms eine reichliche kleinzellige Infiltration erkennen ließ. Bemerkenswert ist, daß sie nicht mehr, statt dessen aber 5—10mal stärker hämolytisch wirkende Lipoide aus diesem Material als aus „normalem" gewannen.

Der Befund von Berger und Tsuchiya ist indessen nicht erhärtet worden. Im Gegenteil haben spätere Untersuchungen zu ganz anderen Ergebnissen geführt. So konnte Hirschfeld unter genauer Einhaltung ihrer Vorschrift in den Dünndarmauszügen von perniziöser Anämie keine höhere hämolytische Kraft nachweisen als in den Auszügen anderen Ursprungs und v. Stejskal keine Vermehrung der Lipoide im Magendarmauszuge gegenüber den Befunden in anderen Fällen. Ewald und Friedberger wiederum konnten in drei Fällen von perniziöser Anämie gar keine hämolytische Wirkung der nach den Angaben von Berger und Tsuchiya hergestellten Auszüge der Darmschleimhaut finden, sei es, daß sie Vollblut oder gewaschene Blutkörperchen bei ihren Versuchen benutzten. Auch bei Zusatz von Komplement blieb die Hämolyse aus.

Die frischen konservierten Därme der beiden von Berger und Tsuchiya benutzten Fälle wurden von Schläpfer histologisch untersucht. Er fand häufiger im Dünn- als im Dickdarm kleine zitronengelbe Plättchen, namentlich in den Darmzotten. In den Kontrollfällen fehlten diese Gebilde, die ihrem chemischen Charakter nach als Lipoidstoffe anzusprechen sein sollten.

Dieser Beobachtung wird indessen von Aschoff keine besondere Bedeutung beigemessen, denn er hat gleichartige Gebilde wiederholt sowohl bei Erwachsenen wie bei Kindern unter verschiedenen Verhältnissen gesehen.

Es seien hier auch einige Untersuchungen von Lüdke und Fejes berührt. Sie isolierten aus gewöhnlichen Darmbakterien hämolytische Stoffe, die sich als Fettsäureverbindungen herausstellten. Kolirassen, aus dem Stuhl von Leuten gezüchtet, die an perniziöser Anämie oder chronischem Darmkatarrh litten, boten oft ein viel stärkeres hämolytisches Vermögen dar als Kolibazillen von Gesunden. Durch Tierexperiment wurde die in vitro festgestellte hämolysierende Wirksamkeit der Äther- und Alkoholextrakte bestätigt. Es gelang bei Affen, Kaninchen und Hunden eine Anämie mit starker Verminderung der roten Blutkörperchen, mit Normo- und Megaloblasten Polychromatophilie und Leukopenie zu erzeugen. Daß es sich hierbei um eine perniziöse Anämie handelte, schlossen die Verfasser auch aus dem histologischen Befund, denn das Knochenmark war megaloblastisch-erythroblastisch umgewandelt.

Man muß sich fragen, ob und wieweit sich diese Ergebnisse auf die menschliche Pathologie übertragen lassen. Kann man sich z. B. denken, daß die fraglichen Bakterien im menschlichen Darme ebenso vollständig aufgelöst werden wie bei ihrer Behandlung mit Alkohol und Äther, und müßte man nicht, wenn das der Fall wäre, bei der perniziösen Anämie eine gesteigerte hämolytische Kraft der Stuhlextrakte erwarten? Inzwischen hat sich eine solche bis jetzt nicht nachweisen lassen (E. Bloch, Berger und Tsuchiya). Und bei diesem Verhalten ist es recht unsicher, ob den Versuchen von Lüdke und Fejes irgendwelche Bedeutung zugesprochen werden kann.

Ein abwartender Standpunkt in dieser Beziehung erscheint um so mehr berechtigt, als Gräfe und Röhmer hämolytische Stoffe im Darminhalt nachgewiesen haben bei Leuten, die keine Zeichen einer perniziösen Anämie darboten. Sie fanden solche Stoffe bei Magendarmgesunden, wenn die Stühle viel Fett enthielten, sowie bei verschiedenen pathologischen Zuständen: Leber- und Gallenwegerkrankungen, Darmtuberkulose, Magengeschwür, Magenkrebs usw.

Von H. Hirschfeld wird übrigens darauf hingewiesen, daß die Extraktion hämolytisch wirkender Substanzen aus irgendwelchen Organen, die doch meist mit sehr eingreifenden Methoden erfolgt, absolut kein Beweis dafür sei, daß diese Hämolysine nun auch im lebenden Organismus präexistieren. Und Türk geht noch weiter, indem er hervorhebt, daß nicht das Vorkommen hämolytisch wirksamer Lipoidkörper in der Schleimhaut oder im Inhalt des Magendarmtraktus, sondern deren erhöhte Resorption oder deren mangelhafte Unschädlichmachung nach der Resorption die Ursache einer gesteigerten Blutkörperchenzerstörung sein könnte. Solange wir über alle diese Verhältnisse keine sicheren Kenntnisse besitzen, müssen wir demnach in unserem Urteil über die Bedeutung der Magendarmlipoide beim Zustandekommen der perniziösen Anämie sehr zurückhaltend sein.

In diesem Zusammenhang soll auch erwähnt werden, daß Kabanow mit Hilfe der Abderhaldenschen Dialysiermethode die Beziehungen der perniziösen Anämie zum Magendarmtraktus zu erforschen versucht hat. Es zeigte sich dabei, daß die Sera von perniziöser Anämie meist nur auf Magen, selten auf Dünndarm reagierten. Irgendwelche weiteren Schlüsse in ätiologischer Hinsicht gestatten diese Untersuchungen wohl nicht.

Zu den hier geschilderten Beobachtungen betreffs eines eventuellen Zusammenhangs zwischen der perniziösen Anämie und den Veränderungen im Verdauungsapparat hat R. Seyderhelm vor kurzem eine Serie Untersuchungen hinzugefügt, deren Ergebnisse, falls sie sich bei weiteren Forschungen bestätigen, einen großen Fortschritt unserer Kenntnisse über die Pathogenese der in Rede stehenden Anämie bezeichnen werden.

Nach derselben Methode, die bei der Darstellung des Bothriozephalins zur Anwendung gekommen ist, erhielt Seyderhelm aus den Fäzes an kryptogenetischer perniziöser Anämie Erkrankter eine in Wasser kolloidal lösliche Fraktion, die wie das Bothriozephalin die roten Blutkörperchen im Reagenzglase nicht auflöst, aber im Tierversuch (Kaninchen) bei intravenöser Injektion zu einer schweren Anämie führt, die in allen Einzelheiten die Kriterien der perniziösen Anämie aufweist, d. h. eine deutliche Anisozytose, Megalozytose, zahlreiche kernhaltige rote Blutkörperchen, darunter nicht wenige Megaloblasten, und Polychromasie. Per os verabreicht, erwies sich die gleiche Fraktion völlig unwirksam. Es stellte sich weiter heraus, daß diese Blutgiftfraktion auch in den Fäzes des gesunden Menschen nachweisbar ist, und schließlich, daß die aus den Fäzes gewonnenen Giftstoffe aus den Darmbakterien stammen.

Daß diese jederzeit im Darm vorhandenen Gifte nicht häufiger eine perniziöse Anämie erzeugen, würde darauf beruhen, daß die normale Darmwand keine Resorption zuließe. Nur in den seltenen Fällen, wo eine abnorme Durchlässigkeit der Darmwand für diese Gifte vorhanden wäre, würden sie ins Blut gelangen und daselbst, sowie durch ihre Einwirkung auf das Knochenmark, die Anämie hervorrufen.

In Übereinstimmung hiermit konnte Seyderhelm bei an perniziöser Anämie Gestorbenen aus den Mesenterialdrüsen einen Stoff mit denselben Eigenschaften wie dieses Bakteriengift isolieren, während er in Mesenterialdrüsen an anderen Krankheiten Gestorbener kein solches nachzuweisen vermochte.

Zugunsten seiner Auffassung, daß die perniziöse Anämie durch eine Resorption von Bakteriengiften aus dem Darme entstehe, führt er weiter das Resultat einiger Versuche mit Kolonausschaltung bei an perniziöser Anämie Erkrankten an. In zwei Fällen trat eine hochgradige Verbesserung nach der Operation ein, und unmittelbar, nachdem der angelegte Anus praeternaturalis geschlossen und die normale Darmpassage wiederhergestellt war, wurde eine schnelle, zum Tode führende Verschlechterung beobachtet.

Auf Grund von Beobachtungen in diesen beiden Fällen und ferner in einem Fall, der allerdings durch die Operation in günstigem Sinn beeinflußt wurde, wo aber bald trotz eines fortgesetzt offenen Anus praeternaturalis eine zum Tode führende Verschlechterung eintrat, und schließlich auf Grund bakteriologischer Untersuchungen an Leichen von Personen, die an perniziöser Anämie gestorben waren, glaubt Seyderhelm großes Gewicht legen zu müssen auf eine bei der perniziösen Anämie, im Gegensatz zu den Verhältnissen bei gesunden Menschen, zu beobachtende Überwucherung des Dünndarms vom Kolon aus mit dichten Bakterienrasen, in denen das Bacterium coli vorherrscht.

Es würde zu weit führen, hier näher auf die ohne Zweifel sehr interessanten Untersuchungen Seyderhelms einzugehen. Wie gesagt, muß es fortgesetzten Untersuchungen vorbehalten bleiben, die Resultate, zu denen er gelangt ist, zu bestätigen oder allenfalls zu desavouieren.

Bereits sind jedoch einige Forscher zu abweichenden Ergebnissen gekommen. So ist es Moses und Warschauer nicht gelungen, bei ihren Versuchstieren perniziosaähnliche Anämien durch nach Seyderhelm hergestellte Stuhlfraktionen hervorzurufen. Auch in den Versuchen von Busson und Kosian war die erzeugte Anämie keineswegs eine typische. Ob sich die abweichenden Resultate auf eine fehlerhafte Technik zurückführen lassen, entzieht sich fürs erste unserer Beurteilung. Daß die Kolonausschaltung nicht immer zu demselben günstigen Resultat wie in den beiden oben angedeuteten Fällen führt (Morawitz), kann nicht ohne weiteres als Beweis gegen die Seyderhelmsche Theorie geltend gemacht werden. Seyderhelm hat ja selbst ebenfalls solche weniger günstigen Fälle gesehen.

Das Versagen der Kolonausschaltung könnte dadurch erklärt werden, daß in den betreffenden Fällen eine Umstimmung der Darmflora nicht mehr erreicht werden konnte. Doch scheinen mir die Resultate Seelands die Bedeutung der Kolonausschaltung stark in Frage zu stellen.

In diesem Zusammenhang verdienen einige andere in der letzten Zeit gemachte Beobachtungen über die Bakterienverhältnisse im Darm bei perniziöser Anämie mit ein paar Worten berührt zu werden.

Die Bedeutung des von Nißle bei unserer Krankheit gefundenen „minderwertigen Koliindex" und der hierdurch angeregten Behandlung mit Mutaflor scheint mir recht fraglich (vgl. Zadek).

Meulengracht fand in einem Fall von perniziöser Anämie und Dünndarmstriktur oberhalb der Striktur eine reiche und bunte Bakterienflora, in der Kolibazillen vorzuherrschen schienen. Er hebt jedoch ausdrücklich hervor, daß er in dieser Bakterienflora nichts für die Krankheit Spezifisches nachweisen konnte, und er ist durchaus nicht überzeugt, daß es sich bei der Entstehung der Krankheit um eine Einwirkung der Bakterien oder ihrer Produkte handelt. „Ebenso nahe", sagt er, „liegt der Gedanke, daß die Darmschleimhaut in den dilatierten, entzündeten und infizierten Darmabschnitten nicht weiter gegen

Resorption von Stoffen schützt, die sonst unter normalen Verhältnissen die Darmschleimhaut nicht passieren, seien es Stoffe, die normalerweise im Darme vorkommen, oder Stoffe, die unter den veränderten Verhältnissen in dem stagnierenden Darminhalt entstehen und deren Quelle ebensowohl die Nahrungsstoffe oder deren Abbauprodukte wie bakterielle Stoffe sein könnten."

Besonders interessant sind die Untersuchungen, die van der Reis mit der von Ganter und ihm benutzten Darmpatronenmethode ausgeführt hat. Er fand bei der Perniziosa „eine bemerkenswerte Änderung der Dünndarmflora, die einerseits in den oberen Partien durch ein üppiges Wuchern der normalen Flora mit Hervortreten der Aerogeneskeime bei 3 Fällen charakterisiert ist, in den mittleren und unteren anderseits durch das zunehmende Auftreten von normalerweise in tieferen Darmabschnitten heimischen Anaeroben, in der Hauptsache von Putrifikus- und Buttersäurearten, die die Milchsäurepilze zurückdrängen. Koli war dagegen nicht vermehrt". Es sei außerdem erwähnt, daß van der Reis durch ähnliche Untersuchungen bei verschiedenen Formen der Achylia gastrica zu der Auffassung gekommen ist, daß dieser Florawechsel nicht wohl durch die Achylie bewirkt sein kann.

Wie man sieht, herrschen zwischen den verschiedenen Befunden recht große Widersprüche. Daß die Veränderungen in der Darmflora, von welcher Art sie auch sein mögen, schon vor der Anämie eingetreten wären, ist übrigens nicht nachgewiesen worden. Wir können also bereits aus diesem Grund nicht entscheiden, in welchem Grade die veränderte Darmflora als eine Folge des ganzen anämischen Zustandes und in welchem Grade sie als eine evtl. Ursache der Krankheit zu betrachten ist. Es ist daher gegenüber der ganzen Frage von der enterogenen Entstehung der perniziösen Anämie vorläufig eine abwartende Haltung geboten.[1])

5. Bösartige Geschwülste.

Schon lange ist es bekannt, daß man in einigen Fällen perniziöse Anämie und bösartige Geschwülste bei ein und derselben Person finden kann.

Nach Pappenheim sollte in 2—3% der Fälle Karzinom mit perniziösanämischem roten Blutbilde einhergehen. Vor allem handelt es sich hierbei um Magenkrebs. In einigen Fällen war die Geschwulst schon von beträchtlicher Ausdehnung und hatte mitunter Metastasen gesetzt, in anderen wiederum war sie von sehr geringer Größe.

In den letztangeführten Fällen wurde fast durchgehends zu Lebzeiten nur die perniziöse Anämie diagnostiziert und die Geschwulst erst bei der Sektion entdeckt. Solche Fälle von kleinem Magenkarzinom haben v. Noorden, A. Lazarus, E. Bloch, Regnault, Nauer, Huber, H. Hirschfeld u. a. mitgeteilt. Es sei auch daran erinnert, daß E. Bloch in einem Fall von perniziöser Anämie bei der Sektion ein kirschgroßes Karzinom der einen Niere und H. Hirschfeld in einem Fall ein kleines stenosierendes Zervixkarzinom fanden. Im letzten Fall war die Geschwulst bereits bei Lebzeiten diagnostiziert worden.

Welche Bedeutung soll man nun diesem gleichzeitigen Vorkommen von perniziöser Anämie und einem kleinen Karzinom zuschreiben oder in welchem Verhältnis stehen die beiden Krankheiten zueinander?

Wenn wir es hier nicht mit einem zufälligen Zusammentreffen zu tun haben, so kann man sich natürlich dreierlei denken: daß die Anämie die Folge der Geschwulst oder umgekehrt, daß diese die Folge der Anämie sei, oder daß die

---

[1]) Die neuesten Beobachtungen Seyderhelms über die Bakterienflora des Magens bei der perniziösen Anämie sowie über den Einfluß beim Hunde experimentell erzeugter Dünndarmstrikturen konnten hier nicht mehr berücksichtigt werden.

Anämie und die Geschwulst nebengeordnete Wirkungen derselben Ursache darstellen.

Die Mehrzahl der Forscher dürfte ein zufälliges Zusammentreffen annehmen. Aber es gibt auch solche, die an ursächliche Beziehungen denken.

So neigen Pappenheim, sowie H. Hirschfeld und Adele Heinrichsdorf, die beide eine kritische Besprechung der hierher gehörenden Fälle veröffentlicht haben, der Ansicht zu, daß die Anämie durch den Magenkrebs hervorgerufen sei, während Lazarus die Möglichkeit in Betracht zieht, daß die Geschwulst auf dem Boden der Anämie erwachsen sei. Gegen die erste dieser zwei Anschauungen muß ich meine ernsten Bedenken aussprechen, denn es hat den Anschein, als ob die Anämie älteren Datums wäre als die Geschwulst.

Lehrreich ist in dieser Hinsicht ein von Ellermann erwähnter Fall. Es war eine 57jährige Frau, die bei der Aufnahme ins Krankenhaus das Bild einer perniziösen Anämie mit Achylie bot. Sie hatte 1 000 000 Blutkörperchen bei sichtlich erhöhtem Färbeindex und Megaloblasten im Blute. Unter Arsenbehandlung stieg die Blutkörperchenzahl im Laufe von 4 Monaten bis auf 3 800 000, während der Färbeindex gesteigert blieb. Sie wurde entlassen, kehrte aber nach 7 Monaten zurück und hatte damals wieder nur 1 000 000 Blutkörperchen. Nun hatte aber das Arsen keine Wirkung, und sie starb 3 Monate später. Die Sektion zeigte außer den gewöhnlichen anämischen Erscheinungen einen Magenkrebs, dessen Größe leider nicht angegeben wird.

Aber auch, wo der Magenkrebs sicher vor der Anämie entstanden ist, kann man sich von meinem Standpunkt aus nicht denken, daß die Krebskrankheit an und für sich die Ursache der Anämie wäre. Höchstens könnte es sich hier um die Rolle eines auslösenden Momentes handeln.

Auch die zweite Ansicht, daß die Anämie die Ursache des Karzinoms wäre, ist nicht besonders ansprechend. Und ich frage mich deshalb, ob es nicht möglich wäre, daß sich die beiden Leiden auf eine gemeinsame Ursache zurückführen ließen. Beide gehören ja vorwiegend dem höheren Alter an, und bei beiden haben wir als eine sehr regelmäßig auftretende Erscheinung die Achylie bzw. gleichartige anatomische Veränderungen der Magenschleimhaut zu verzeichnen. Auf diese letzte Tatsache macht auch Lazarus besonders aufmerksam. Es mag noch erwähnt werden, daß es nach einigen Forschern (Albu, Ley u. a.) „nicht als ein rein zufälliges Geschehen" betrachtet werden kann, wenn man zuweilen einige Zeit „nach Entdeckung einer Achylie ein Karzinom zur Entwicklung kommen sieht". Überdies kann ich hinzufügen, daß unter 17 Bothriozephalus-Anämickranken, die kürzere oder längere Zeit nach eingetretener Genesung von der Anämie anderen Leiden erlegen sind, zwei an Magenkrebs (und eine an Gebärmutterkrebs) gestorben sind.

Daß unter den schweren Anämien, die man bei weit entwickeltem Krebsleiden so oft beobachtet, auch perniziöse Anämien stecken, ist sicherlich eine recht große Seltenheit.

Engel hat schon vor Jahren einen solchen Fall veröffentlicht, und Szeczi konnte einen ähnlichen Fall beobachten. Der letztgenannte Forscher stellte durch wiederholte Untersuchungen fest, daß das anfangs hypochrom-anämische Blutbild langsam einen hyperchromen Charakter annahm und daß sich auch die anderen Symptome des perniziös-anämischen Blutbildes einstellten. Auch Meidner und Hirschfeld haben einen hierher gehörenden Fall beschrieben. Es handelte sich um ein etwa zweifaustgroßes Gallenblasenkarzinom bei einer hochgradig anämischen Frau. Im Blute bestanden die typischen Veränderungen der perniziösen Anämie (außer Leukopenie und erhöhtem Färbeindex, Pessarformen, hämoglobinreiche Megalozyten, sowie auch einige Megaloblasten). Im Knochenmark Megaloblasten und Gigantoblasten. Ferner sind hier zwei Fälle von Zadek zu nennen.

Auch in der französischen Literatur werden mehrere Fälle dieser Art angetroffen. Marconelles hat sie in seiner im Jahre 1910 erschienenen Dissertation, die mir leider nicht zugänglich war, zusammengestellt.

Von den einzelnen französischen Beobachtern nenne ich hier Aubertin, weil seine persönliche Erfahrung eine besonders große ist. Er hat mehrere Fälle gesehen, wo eine Blutkörperchenzahl von etwa 750 000—850 000 festgestellt wurde. Dabei waren der Färbeindex und der Blutkörperchendurchmesser vergrößert. Und es wurden Poikilozytose, Anisozytose, Polychromatophilie, Normo- und Megaloblasten, sowie in einigen der Fälle auch Leukopenie nachgewiesen. In einem Fall war die Zahl der Polymorphkernigen bis auf 49% gesunken, sonst aber befanden sich diese in der Mehrzahl, was er mit einer hinzugekommenen Infektion in Zusammenhang zu stellen geneigt ist.

Soviel man sehen kann, scheint das Blutbild also, wenigstens in einem Teil der Fälle, ein perniziös-anämisches gewesen zu sein.

Es scheint auch erwähnenswert, daß die italienischen Forscher Conti und Rossi bei Untersuchungen von 40 mit Anämie verbundenen Fällen von Magenkrebs in einem Fall eine Blutbeschaffenheit fanden, die auf ein perniziösanämisches Blutbild hindeuten kann, Megaloblasten und einen Index über 1.

Bei Prüfung der übrigen in der Literatur niedergelegten hierher gehörigen Fälle kommt man ohne weiteres zu der Auffassung, daß die Diagnose der perniziösen Anämie in manchen Fällen nicht als sicher begründet hingenommen werden kann.

Es muß noch darauf hingewiesen werden, daß Forscher mit so großer Erfahrung auf diesem Gebiete, wie Osler, Mc Crae, Emerson, Cabot u. a., keine Fälle gesehen haben, wo Karzinom und perniziöse Anämie verbunden gewesen wären. Auch mir selbst ist kein Karzinomfall begegnet, wo ich begründeten Anlaß gehabt hätte, das Vorhandensein einer perniziösen Anämie anzunehmen.

Zum Teil müssen diese so verschiedenen Erfahrungen der Forscher daran liegen, daß die verschiedenen Beobachter nicht dieselben Forderungen an eine perniziöse Anämie stellen. Selbstredend wäre es von besonderer Bedeutung zu wissen, ob sich in den vorliegenden Fällen außer dem perniziös-anämischen Blutbild Zeichen eines erhöhten Blutkörperchenzerfalls (Urobilinurie, Bilirubinämie, Siderose) vorgefunden haben. In der Tat hebt D. Gerhardt hervor, daß er in drei Fällen von Karzinomanämie starke Eisenreaktion in den Organen gefunden habe. In zwei dieser Fälle scheint das Blutbild mit dem bei der perniziösen Anämie fast übereinstimmend gewesen zu sein. Im dritten, einem Fall von Uteruskanzer, war der Blutbefund ein „chlorotischer". Es ist sonst recht überraschend, daß er die Ansicht vertritt, es komme der Hämoglobinmangel in den meisten Fällen von Krebsanämie durch vermehrte Blutzerstörung zustande.

Auch Aubertin hat in der Leber in einem seiner Fälle „une infiltration marquée de pigment ferrique" nachweisen können.

Aber anderseits muß man auch damit rechnen, daß das perniziös-anämische Symptomenbild durch das Karzinom in gewissen Hinsichten beeinflußt werden kann. Sehr interessant ist der Fall von Weinberg, wo das früher typische perniziös-anämische Blutbild mit dem Auftreten eines Karzinoms verdrängt wurde und der volle Symptomenkomplex der sekundären Anämie mit niedrigem Färbeindex entstand. Somit läßt es sich kaum leugnen, daß die Krankheitserscheinungen z. B. durch komplizierende Infektionen und durch Blutungen, welche die Geschwulst vorkommenenfalls hervorgerufen hat, nicht unwesentlich abgeändert werden können.

Es ist einleuchtend, daß man es unter solchen Umständen auch mit einer Zwischenform zwischen einer einfachen und einer perniziösen Anämie zu tun haben könnte.

Daß derartige Mischbilder wirklich beobachtet werden, zeigt u. a. ein von Pappenheim erwähnter Fall von Karzinomanämie. Es wurde bei einem Färbeindex von 0,9 mikroskopisch folgendes festgestellt: „Hochgradigste Anisozytose, Poikilozyten, kleinste Mikrozyten, Schistozyten, auch riesengroße Gigantozyten, Normoblasten und echte Megaloblasten. Die Mehrzahl der Erythrozyten war hypochrom. Einzelne aber, besonders die Mikrozyten, waren nur zum Teil deutlich eingedellt, vielfach aber ausgesprochen hyperchrom."

Wie dem auch sei, ist die Möglichkeit nicht zu verneinen, daß in Ausnahmefällen eine perniziöse Anämie auch bei Personen mit einem weit entwickelten Karzinom auftreten kann. Aber sofern hier überhaupt ein ursächlicher Zusammenhang vorliegt, ist das Karzinom, nach meiner Meinung, nur als ein ätiologischer Teilfaktor, nicht als die alleinige Ursache der perniziösen Anämie zu betrachten. Natürlich könnte man gewissermaßen auch hier an nebengeordnete Wirkungen derselben Ursache denken. Dagegen kann in diesen Fällen nicht davon die Rede sein, daß die Anämie die Ursache des Karzinoms wäre.

Schließlich sei erwähnt, daß man nach anämieerzeugenden Giften im Karzinomgewebe gesucht hat. Wir halten mit Seyderhelm dafür, daß die von zahlreichen Autoren aus Karzinomgewebe dargestellten hämolytischen Substanzen von Lipoidnatur für die Genese der perniziösen Anämie ebensowenig in Betracht kommen wie jene aus dem Botriozephalus oder sonstigen Organen gewonnenen „Lipoide". Seyderhelms eigene Untersuchungen, bei denen er sich seiner oben beschriebenen Methodik bedient hat, haben ein negatives Ergebnis gezeitigt.

6. Blutverluste.

Von verschiedenen Seiten ist behauptet worden, daß eine perniziöse Anämie sich zuweilen auch nach Blutungen entwickeln könne. Namentlich sind es kleinere, im Laufe einer längeren Zeit oft wiederholte Blutverluste, die hierbei in Betracht kommen sollen. Selbst habe ich unter den vielen Fällen, die ich gesehen habe, keinen einzigen getroffen, wo der Ausbruch der perniziösen Anämie mit Blutungen hätte in Zusammenhang gestellt werden können. Und es muß betont werden, daß auch andere Forscher, obschon sie sich auf ein großes Material stützen können (Cabot, Gulland und Goodall, H. Hirschfeld, Naegeli u. a.), hierbei dieselbe Erfahrung wie ich gemacht haben.

Worauf es beruht, daß die Beobachtungen und Meinungen in diesem Punkt so verschieden sind, läßt sich nicht ohne weiteres entscheiden. Dreierlei scheint hier möglich zu sein. Erstens, daß die Blutungen nicht die Ursache, sondern vielmehr ein Symptom der Anämie gewesen sind. Es ist das eine Annahme, die keineswegs unbefugt erscheint, wenn man berücksichtigt, daß Blutungen bereits in einem verhältnismäßig frühen Stadium der Erkrankung gelegentlich auftreten und somit den Eindruck von Vorläufern der schweren Anämie machen können. Zweitens, daß es sich hierbei nicht um wirklich perniziöse Anämien gehandelt hat. Mit dieser Möglichkeit muß gerechnet werden, weil nach dem Dafürhalten einiger Forscher fast jede Anämie, die eine hinreichende Schwere erreicht hat, als eine perniziöse gestempelt werden kann, was selbstverständlich nicht statthaft ist. Drittens, daß Blutungen ausnahmsweise zur Entwicklung einer perniziösen Anämie in der Tat beitragen können und daß demnach eine posthämorrhagische Anämie gewissermaßen in eine perniziöse übergehen könnte.

Experimentell haben Morawitz und Blumenthal gezeigt, daß wiederholte Blutungen einen Zustand von mangelnder Reaktionsfähigkeit des Knochenmarks hervorzurufen vermögen. Und es ist deshalb sehr wohl möglich, daß eine Blutungsanämie in eine aplastische ausgehen kann. Eine andere Frage ist es aber, ob Blutungen die Entstehung einer perniziösen Anämie mit myeloider Reaktion befördern können. Meines Erachtens läßt sich das nicht gänzlich in Abrede stellen, wenn nur die nötige konstitutionelle Disposition zur perniziösen Anämie vorhanden ist. Auch D. Gerhardt will die Möglichkeit theoretisch zugeben, er betont aber ausdrücklich, daß seit der genaueren Präzisierung des Blutbildes der perniziösen Anämie die Beispiele für einen derartigen Übergang mindestens recht selten werden. Allein, mag man über die Bedeutung des Blutverlustes als mitwirkender Ursache beim Zustandekommen der perniziösen

Anämie denken, wie man will, so darf man nicht vergessen, daß, wenn ergiebigere
Blutungen dem Ausbruch einer perniziösen Anämie vorausgegangen sind,
diese das Blutbild und namentlich den Färbeindex in gewissem Grade beeinflussen können. Hat man es ja doch in solchen Fällen mit einer Mischform
von perniziöser und Blutungsanämie zu tun.

7. Einfache Anämie, Chlorose und Leukämie.

Ob eine perniziöse Anämie auf dem Boden einer einfachen Anämie erwachsen
kann, ist eine Frage, die nicht nur im Hinblick auf die eben besprochenen
Blutungsanämien, sondern auch mit Bezug auf sonstige einfache Anämien
vielfach erörtert worden ist.

Es ist selbstverständlich, daß diejenigen Forscher (Quincke, v. Noorden,
Labbé und Salomon u. a.), die zwischen der einfachen und der perniziösen
Anämie hauptsächlich nur Gradunterschiede gelten lassen, ohne Bedenken
einen Übergang der einfachen Anämie in eine perniziöse annehmen. Dagegen
ist die Sache für diejenigen, die in der perniziösen Anämie eine wohlumgrenzte
Krankheit erblicken, nicht so klar. Denn es gibt ja einfache Anämien der
höchsten Stufen, und dessenungeachtet kann man sie nicht als wahre perniziöse
Anämien bezeichnen. Bei einer Karzinomanämie kann der Blutfarbstoffgehalt zuweilen 15—30% betragen, aber diese Anämie pflegt trotzdem nicht
das gewöhnliche Gepräge der perniziösen Anämie zu tragen. Das mikroskopische
Blutbild und auch das allgemeine klinische Bild sind bei dieser Krankheit bis
auf einige seltene Ausnahmen nicht dieselben wie bei der perniziösen Anämie.
Anderseits trifft man gelegentlich Fälle dieser letzten Krankheit, wo die
Anämie eine recht geringgradige ist, wo aber die Symptome sonst so charakteristisch sind, daß ein Zweifel betreffs der Diagnose nicht wohl aufkommen
kann. Persönlich habe ich einen Fall beobachtet und beschrieben, wo der
Hämoglobingehalt 83% war und die Diagnose auf Grund von Wundsein der
Zunge, Achylie und typischem mikroskopischen Blutbild trotzdem ermöglicht
wurde. Gulland und Goodall erwähnen einen fast ganz ähnlichen Fall, wo
der Hämoglobingehalt 82% betrug.

Hiermit will ich aber nicht gesagt haben, daß die perniziöse Anämie in
der Regel mit typischen Symptomen einer solchen anfange, vielmehr möchte
ich ausdrücklich betonen, daß unsere Kenntnisse über die Frühsymptome
der vorliegenden Erkrankung sehr lückenhaft sind. Und vielleicht ist die Ursache
dieses Verhaltens zum Teil eben in dem Umstand zu suchen, daß die Symptome
in vielen Fällen anfangs sehr wenig charakteristisch sind, oder daß die perniziöse
Anämie in der Tat mitunter als eine einfache Anämie anfängt oder aber einer
solchen Anämie sich anschließt (Patek, Lichty), eine Annahme, die gewissermaßen dadurch gestützt wird, daß, soweit man aus der Anamnese schließen
kann, die perniziöse Anämie nicht selten bei von Kindheit an schwächlichen
und blassen Personen auftritt.

Was die Ursache einer solchen Entwicklung sein kann, wissen wir nicht.

Stockman denkt an die in einigen Fällen einfacher Anämie vorkommenden
Blutungen in den inneren Organen als Ursache dieser Veränderung. Eine solche
Erklärung hat jedoch sehr wenig Wahrscheinlichkeit für sich und ist, soviel
ich sehe, allgemein abgelehnt worden.

So schwierig die vorliegende Frage auch ist, kann man vielleicht doch eine
gewisse Vorstellung über die in Betracht kommenden Möglichkeiten gewinnen,
wenn man die Verhältnisse bei der Bothriozephalus-Krankheit etwas näher
ins Auge faßt.

Bereits im obigen ist hervorgehoben worden, daß die Anämie der Träger des breiten Bandwurms meistens die Eigenschaften einer einfachen und nur ausnahmsweise die einer perniziösen Anämie zeigt. Wie sich die zuletzt genannte Anämieform in ihrem ersten Anfang gestaltet, hat sicherlich niemand Gelegenheit gehabt festzustellen. Allein, es scheint recht annehmbar, daß die Erkrankung in Fällen, wo es zur Entwicklung einer perniziösen Bothriozephalus-Anämie kommt, als eine einfache Anämie beginnt und daß erst später die als charakteristisch geltenden Symptome einer perniziösen Anämie erscheinen.

Auch andere Forscher, so z. B. Pappenheim, heben hervor, daß „unter Umständen eine einfache sekundäre Anämie perniziös" werden kann.

Was ist aber die Ursache dazu, daß diese letztgenannte Anämieform zu einem bestimmten Zeitpunkt einsetzt?

Als das Maßgebende muß selbstredend erachtet werden, daß die erforderliche Krankheitsbereitschaft vorhanden ist. Und wahrscheinlich gehört dazu nicht nur eine gewisse ererbte Konstitution, sondern auch gewisse von außen kommende schädliche Einflüsse. Daß auch eine in verschiedenen Fällen verschiedene Stärke der Anämie hierbei mit im Spiele sein kann, soll nicht in Abrede gestellt werden.

Es ist auch behauptet worden, daß eine perniziöse Anämie sich aus einer Chlorose entwickeln könne (Schultze). Persönlich besitze ich hierüber keine Erfahrung, aber von einem wahren Übergang der einen Krankheit in die andere kann wohl nicht die Rede sein, weil ja die Chlorose und die perniziöse Anämie zwei ganz verschiedene Leiden sind. Das hindert jedoch nicht, daß die beiden Krankheiten bei einer und derselben Person erscheinen können, und es läßt sich sogar denken, daß zwischen ihnen etwa eine ähnliche Verwandtschaft bestehe wie zwischen Gicht, Fettsucht und Zuckerkrankheit. In der Tat deuten mehrere Beobachtungen auf diese Möglichkeit. Erstens kommen gar nicht so selten Fälle vor, wo Frauen, die in ihrer Jugend an Chlorose gelitten haben, später von perniziöser Anämie ergriffen werden (H. Müller, Laache, Immermann, Eichhorst, K. Ziegler, Schauman u. a.). Weiter ist gleichzeitiges Auftreten dieser beiden Krankheiten bei einer Person beobachtet worden (Runeberg, Schultze). Und schließlich werden perniziöse Anämie und Chlorose auch bei verschiedenen Mitgliedern derselben Familie angetroffen. Unter anderem habe ich in einer Familie zwei Schwestern wegen einer in jeder Hinsicht klassischen Chlorose und eine wegen einer ebenso unzweideutigen perniziösen Bothriozephalus-Anämie behandelt. Allem Anschein nach hatte auch die letzte in früheren Jahren Chlorose gehabt.

Ich muß in diesem Zusammenhang noch darauf hinweisen, daß während der Remissionsstadien der perniziösen Anämie der Färbeindex in gewissen Fällen nicht unerheblich sinkt und das Blutbild dadurch das Gepräge einer gewöhnlichen einfachen Anämie bzw. einer Chlorose erhalten kann. Es erscheint annehmbar, daß dies vor allem in den Fällen zutrifft, wo vor dem Einsetzen der perniziösen Anämie eine einfache Anämie oder eine Chlorose bestanden hat.

Einen recht bemerkenswerten hierher gehörenden Fall habe ich veröffentlicht. Er betrifft eine 28jährige Frau, die am 8. 3. 1912 in die medizinische Abteilung der hiesigen Diakonissenanstalt aufgenommen wurde. Von Kindheit an blaß und schwächlich, erhielt sie im Alter von 16 Jahren Krankenhauspflege wegen Chlorose. Sie genas recht bald, fing aber im Herbst 1911 an, sich wieder müde zu fühlen, und bot bei der Aufnahme ins Krankenhaus folgendes Bild: Haut hochgradig blaß mit einem Stich ins Gelbliche, Schilddrüse leicht vergrößert, systolisches Sausen über dem Herzen. Zähne recht mangelhaft. Zunge glatt. Nach einem Ewaldschen Probefrühstück HCl = 15, T. A. = 35. Keine Milz- und Lebervergrößerung. Keine Parasiteneier in der Abführung. Harn eiweiß- und zuckerfrei. Mikro-, Makro- und Poikilozyten. Einige rote Blutkörperchen stark, andere recht schwach gefärbt. Einzelne Polychromatophile. Auf 1000 Leukozyten 8 kernhaltige Rote, von ihnen 6 Normo- und 2 typische Megaloblasten.

Die sonstigen Zahlenwerte der Blutuntersuchung.

Datum	H.	E.	F. J.	L.	Neutr.	Myeloz.	Eosinoph.	Basoph.	Gr. Mon.	Lymph.
11. 3. 1912	26	1 484 000	1,00	3 600	55,3%	1,8%	1,6%	0	2,5%	38,8%
25. 3. 1912	45	2 108 000	1,25	4 800	—	—	—	—	—	—
4. 4. 1912	—	—	—	—	62,0%	0	0,6%	0,4	3,6%	33,4%
15. 4. 1912	56	2 720 000	1,23	3 800	55,6%	0	4,0%	0,4	4,2%	35,8%
25. 4. 1912	58	2 800 000	1,22	7 400	70,0%	0	4,4%	1,2	2,4%	22,0%

Obgleich sich bei wiederholten Untersuchungen keine Parasiteneier entdecken ließen, erhielt sie ein Wurmmittel, aber dabei ging kein Wurm ab. Sie wurde sonst nur mit Sol. Fowleri behandelt und erholte sich allmählich. Am 27. 4. wurde sie auf eigenen Wunsch entlassen.

Am 18. 1. 1917, also etwa 5 Jahre nach der Entlassung, erschien sie, um sich von neuem untersuchen zu lassen.

Sie war nach der Heimkehr immer besser geworden und hatte zwei Kinder geboren, das zweite jetzt 4 Monate alt. Die Entbindungen nicht besonders schwer. Bei der zweiten eine gelinde Blutung.

In der letzten Zeit wieder schwächer geworden. Beim Gehen Herzklopfen und Atemnot bekommen. — Die Gesichtsfarbe recht gut, die Lippen dagegen bemerkenswert blaß. Schilddrüse erheblich vergrößert. In den Lungen nichts Abnormes. HCl = 55. Am Herzen, das nicht vergrößert erscheint, ein sausendes Geräusch. In der Abführung keine Wurmeier. Harn ohne Eiweiß und Zucker. Die roten Blutkörperchen blaß und überhaupt ziemlich klein, bieten übrigens keine bedeutenden Abweichungen von der Norm dar. Keine ausgesprochenen Megalozyten. Die Zahl der Blutplättchen auffallend groß. E. = 3 550 000, H. = 42, L. = 7 280, F. J. = 0,65.

13. V. 1921: Kongo-; T. A. 23.

15. XI. 1921: E. = 4 680 000; H. = 68; F. J. = 0,78; L. = 10 760; keine deutlichen Megalozyten [1]).

Es kann wohl kaum geleugnet werden, daß die Kranke bei der ersten Untersuchung das Bild einer perniziösen Anämie zeigte. Bemerkenswert ist nur, erstens, daß etwas freie Salzsäure im Mageninhalt vorhanden war, was man ja aber zuweilen sieht, und zweitens, daß die Remission so lange gedauert hat.

Bei der zweiten Untersuchung, die etwa 5 Jahre nach der ersten vorgenommen wurde, bot die Kranke ebenfalls unzweideutige Zeichen einer Anämie. Allein für die Annahme, daß es sich auch bei dieser Gelegenheit um eine manifeste perniziöse Anämie gehandelt hätte, sind keine Anhaltspunkte vorhanden. Vielmehr spricht das Blutbild entschieden für das Bestehen einer einfachen Anämie oder einer Chlorose, und dazu stimmt auch am besten die große Menge freier Salzsäure im Mageninhalt. Da keine Zeichen eines Organleidens und somit keine greifbare Ursache einer einfachen Anämie nachzuweisen waren, liegt es meines Erachtens am nächsten, hier an eine Chlorose zu denken. Aber das Alter? Kann eine 33jährige Frau an Chlorose leiden? Das Gewöhnliche ist es ja nicht, daß die Krankheit in diesem Alter erscheint, aber es kommt doch gelegentlich vor und besonders, wenn wie hier, in den Entwicklungsjahren ein Anfall von Chlorose vorausgegangen ist (Hayem, v. Noorden, Türk u. a.).

Es erübrigt noch darauf hinzuweisen, daß auch eine Leukämie angeblich in eine perniziöse Anämie übergehen kann. Nach Ellermanns Dafürhalten sollte ein von Preiß veröffentlichter Fall als Beispiel eines solchen Umschlages dienen können. Jedoch fehlt in diesem Fall die Sektion. Und auch wenn man es als sichergestellt ansehen will, daß hier tatsächlich zuerst das Bild einer Leukämie und dann dasjenige der perniziösen Anämie vorgelegen hätte, so

[1]) Der Fall ist später von v. Willebrand ausführlich beschrieben worden (Acta med. scand. Vol. 54).

scheint es mehr als zweifelhaft, ob man von einem wahren Übergang der einen Krankheit in die andere sprechen kann. Eher könnte man meines Erachtens annehmen, daß die beiden Leiden sich nebeneinander vorgefunden haben und daß die leukämischen Erscheinungen aus irgendeiner Ursache zurückgetreten sind und den perniziös-anämischen Symptomen Platz gemacht haben.

Eine wahre Mischform von perniziöser Anämie und Leukämie will v. Leube in einem Fall gefunden haben, und bekanntlich bezeichnet er diese Krankheit mit dem Namen Leukanämie. Mehrere ähnliche Fälle sind später im Lauf der Jahre beschrieben worden, aber die Ansichten über die Deutung dieser Fälle sind sehr geteilt. Viele Forscher meinen mit Naegeli, daß die Leukanämie „nur zwei Symptome verbindet: stark geschädigte Erythropoese und Myelopoese, wie sie zahlreichen, histologisch ganz verschiedenen Affektionen zukommen". Sie wollen daher die Bezeichnung Leukanämie ganz vermeiden (Türk). Anderseits muß aber hervorgehoben werden, daß wir bei Leukämie und perniziöser Anämie eine auffallende Übereinstimmung in der Art der Blutbildung finden (Meyer und Heincke), sowie daß von einigen Verfassern zwischen diesen Leiden eine nahe Verwandtschaft angenommen wird (Strauß - Rohnstein, Senator, Ellermann u. a.).

8. Konstitution.

Es ist im vorhergehenden wiederholt darauf hingewiesen worden, welche große Bedeutung dem konstitutionellen Moment beim Zustandekommen der perniziösen Anämie zugesprochen werden muß. Aber fragen wir uns, was für die Körperverfassung jener Leute, die von perniziöser Anämie befallen werden, das Auszeichnende ist, so müssen wir leider zugeben, daß unsere hierher gehörenden Kenntnisse sehr dürftig sind.

So viel steht immerhin fest, daß die perniziöse Anämie nicht nur schwächliche und zart gebaute, sondern auch äußerlich kräftige Personen ergreift, und es ist keineswegs eine Seltenheit, daß die letztgenannten der Erkrankung zum Opfer fallen.

Man könnte meinen, daß diese Tatsache unserer Annahme über die Wichtigkeit des konstitutionellen Momentes widerspräche, aber bekanntlich sieht man zuweilen eine recht mangelhafte Übereinstimmung zwischen der äußeren und inneren Konstitution. Sogar Menschen mit ausgeprägter Aortenenge können ja herkulisch gebaut sein (Türk).

In vielen Fällen findet man, daß Leute, die von Jugend an blaß und blutarm gewesen sind, später an perniziöser Anämie erkranken. Und recht häufig begegnet man, wie bereits im obigen angedeutet wurde, Personen mit einer nervösen Diathese oder mit einer voll entwickelten Neurose, die zu einem gewissen Zeitpunkt eine perniziöse Anämie bekommen. Ich erinnere mich einer ganzen Reihe, die ich wegen mehr oder weniger hochgradiger nervöser Beschwerden jahrelang persönlich behandelt habe und die dann von der Anämie befallen worden sind. Auch gibt es unter diesen solche, die mehrere Jahre vor dem Ausbruch der Anämie erwiesenermaßen an Achylie gelitten haben. Ich bin aber, wie bereits im vorhergehenden hervorgehoben wurde, geneigt, die Achylie hierbei als eine Teilerscheinung derjenigen Konstitution, die den Anämiebewerbern eigentümlich ist, zu betrachten.

Es sei hier auch erwähnt, daß Leute, die von perniziöser Anämie ergriffen werden, so überaus häufig schlechte Zähne haben. Dieses Übel besteht in vielen Fällen mehrere Jahre vor dem Ausbruch der Anämie. Es kann somit schwerlich als eine Folge der Anämie gestempelt, sondern immer wohl eher als eine konstitutionelle Eigentümlichkeit betrachtet werden.

Nach Türk sind in der Klinik von Neusser mehrere Fälle von perniziöser Anämie bei ausgesprochenem Status lymphaticus beobachtet worden. Auch Stoerk erwähnt denselben Befund. Meiner Ansicht nach eine sehr bemerkenswerte Erfahrung, weil, wie die Untersuchungen von Wiesel und Hedinger ergeben haben, die in Rede stehende Anomalie regelmäßig mit Unterfunktionszuständen chromaffinen Gewebes verbunden ist. Sonst aber scheinen keine Mitteilungen über das Vorhandensein solcher oder anderer Konstitutionsanomalien bei der perniziösen Anämie vorzukommen. Möglicherweise liegt die Ursache dieses Verhaltens darin, daß man weder bei der klinischen noch bei der anatomischen Untersuchung den fraglichen Erscheinungen gebührende Beachtung geschenkt hat.

Selbst habe ich in meiner Klinik wegen schwerer Bothriozephalus-Anämie einen 19-jährigen Jüngling behandelt, der unzweideutige Zeichen einer verspäteten Verknöcherung der Finger der beiden Hände darbot. Vorläufig steht meines Wissens dieser Fall vereinzelt da, aber es ist ja nicht ausgeschlossen, daß man bei folgerichtig durchgeführten Untersuchungen nach dieser Richtung hin derartigen Anomalien öfter begegnen könnte.

In Erwartung eines größeren Tatsachenmaterials auf dem vorliegenden Gebiet müssen wir uns einstweilen mit mehr oder weniger sicher begründeten Vermutungen über die Art des konstitutionellen Momentes begnügen.

Man hat in dieser Beziehung während der letzten Jahre vor allem die Möglichkeit in Betracht gezogen, daß innersekretorische Störungen den Boden darstellten, auf dem die perniziöse Anämie erwachse. Da Türk sich zu dieser Frage am ausführlichsten geäußert hat, mag sein Standpunkt hier zuerst besprochen werden.

Er lenkt die Aufmerksamkeit auf einige aus der letzten Zeit stammende Forschungsergebnisse, die berufen seien, die Bedeutung der Lipoide für die Ätiologie der perniziösen Anämie in ein neues Licht zu stellen.

Ein bestimmter Zusammenhang zwischen diesen verschiedenen Forschungsergebnissen liegt nach Türk allerdings nicht vor, aber sie zeugen nach seinem Dafürhalten immerhin von der wichtigen Rolle, die die Lipoidkörper im inneren Haushalt des Körpers spielen. Er glaubt, daß Störungen in diesem Lipoidstoffwechsel die Unterlage der individuellen Disposition zur perniziösen Anämie, sowie zu anderen hämolytischen Anämien bilden könnten. Gleichwie einige andere Forscher (z. B. D. Gerhardt) ist er geneigt anzunehmen, daß das Blutplasma hierbei seines Vermögens, die Lipoide unschädlich zu machen, verlustig gegangen sei. „An diesem inneren Lipoidstoffwechsel ist", wie Türk betont, „gewiß das System der Drüsen mit innerer Sekretion hervorragend und maßgebend beteiligt, anscheinend allen Organen voran die Nebennierenrinde".

Dabei erinnert er an die von Biedl und S. Fränkel gemachte Beobachtung, daß der Gehalt der Nebennierenrinde an lipoidem Stoff ein überaus großer ist, und weiter an die Darstellung von H. Albrecht und Weltmann, daß eine konstante Beziehung zwischen dem Gehalt des Blutes und der Nebennierenrinde an Lipoiden bestehe. Auch einige andere Beobachtungen findet Türk in diesem Zusammenhang beachtenswert. So die Untersuchungen von Freund und Mohr über das Vorkommen hämolytisch wirkender Lipoide in der Plazenta bei Eklampsie und die Beobachtungen von Joannovicz und Pick über das Vorhandensein ebensolcher Lipoide in der Leber bei experimenteller Toluylendiaminvergiftung. Schließlich weist Türk auf die von Mohr festgestellte Tatsache hin, daß sich aus der Leber bei perniziöser Anämie ein hämolytisch wirksames Lipoid ausziehen läßt, während aus diesem Organ unter normalen Verhältnissen kein derartiger Stoff darstellbar ist.

Soviel ich sehe, ruht diese Hypothese auf der Tatsache, daß hämolytisch wirksame Lipoide unter Umständen in gewissen Organen des Körpers nachgewiesen worden sind. Aber es stellt sich die Frage, welche Bedeutung dem Vorhandensein solcher Stoffe unter den angedeuteten Verhältnissen zuzuschreiben ist. Wenn sie überhaupt irgendwie an dem Entstehen der perniziösen Anämie beteiligt sind, gilt wohl auch hier der von Türk selbst stammende Ausspruch, daß nicht bloß das Vorhandensein hämolytischer Lipoide, sondern auch deren Resorption und deren lückenhafte Unschädlichmachung Faktoren sind, die für die Entwicklung der Anämie maßgebend erscheinen. Besonders

in bezug auf die von der Nebennierenrinde erzeugten Lipoide hebt Biedl ausdrücklich hervor, daß sie „nicht als zur Abfuhr in das Blut bestimmte Sekretions-
produkte betrachtet werden können".

Halten wir uns wiederum an Joannovicz' und Picks Beobachtungen
über das Vorkommen hämolytischer Lipoide in der Leber bei Toluylendiaminvergiftung, sowie an diejenigen Mohrs bei perniziöser Anämie, so müssen wir
hier vor allem entscheiden, ob diese Stoffe die Ursache oder die Folge der
erhöhten Blutkörperchenauflösung sind. Die Leber ist ja ein Organ, das mit
der Blutkörperchenzerstörung zu tun hat, und es liegt daher nahe anzunehmen,
daß es sich hier um eine Folge der gesteigerten Auflösung handelt, da ja die
roten Blutkörperchen Lipoide in nicht unbeträchtlicher Menge enthalten.

Isaac und Handrick heben ausdrücklich hervor, daß sie „die Verfettung der Organe
als etwas in letzter Linie aus der Anämie Resultierendes" aufzufassen geneigt sind und
sich „nicht der Ansicht der neueren Autoren (Mohr) anschließen, welche die Entwicklung
hämolytischer Gifte in „primär" verfetteten Organen als Ursache von Anämien verantwortlich machen".

Wie Türk teilt auch Pappenheim Störungen in der Tätigkeit der Nebennieren
eine bedeutsame Rolle zu, glaubt aber nicht, es seien Stoffe lipoider Natur, sondern
vielmehr Hydroxylamine oder Amidophenole, welche die Anämie hervorrufen. Er geht
bei seinen Betrachtungen von der bekannten Tatsache aus, daß der Fettvorrat des Körpers
bei diesem Leiden in manchen Fällen überraschend reichlich ist, und gründet seine Ansicht
über das Vorkommen endokriner Störungen beim Entstehen der Krankheit auf die Annahme,
daß das gut erhaltene Fettgewebe die Folge eines verlangsamten Stoffwechsels sei. Die
bisher gemachten Untersuchungen über den Stoffwechsel bei der perniziösen Anämie geben
ihm aber keineswegs recht.

Auch wenn somit die Rolle der Lipoide in der Ätiologie der perniziösen
Anämie noch nicht ganz klar ist und der Grund, den Pappenheim zugunsten
seiner Auffassung angeführt hat, zur Zeit nicht als stichhaltig anerkannt werden
kann, darf man die Annahme, es seien innersekretorische Störungen beim
Zustandekommen der perniziösen Anämie mit im Spiele, keineswegs über den
Haufen werfen.

Das erste, was in dieser Beziehung meine Aufmerksamkeit erregt hat, ist
die Tatsache, daß bei der perniziösen Anämie gar nicht so selten eine Addison-
sche Verfärbung der Haut bzw. der Mundschleimhaut beobachtet
worden ist. Es finden sich in der Literatur schon mehrere derartige Fälle
beschrieben, und sie stammen von älteren wie von neueren Verfassern (Immermann, H. Müller, Runeberg, Laache, Byrom-Bramwell, Aitken,
Schleip, Andrée, Boekelman, Henry, Hale White, Moorhead, Rolleston, French, Gulland und Goodall, Cabot, Türk, Mosse, Schucany).
Auch ich selbst habe eine ganz große Anzahl solcher Fälle gesehen. Aber nur
in 4 Fällen war die Verfärbung der Haut eine recht erhebliche, und in einem
dieser Fälle konnte zugleich eine leichte Verfärbung der Mundschleimhaut
wahrgenommen werden. Auch von anderen Seiten wurde die Pigmentation
der Magenschleimhaut erwähnt (H. Müller, Aitken, Hürter, Boekelman,
Moorhead, Hale White, French, Rolleston).

Von den oben genannten Forschern haben einige nur vereinzelte, andere hingegen
eine größere Anzahl Fälle gesehen. So hat Cabot unter 1200 Fällen 38, wo die Haut eine
bräunliche, an Sonnenbrand erinnernde Farbe zeigte, und sowohl Laache wie Gulland
und Goodall heben hervor, daß die Verfärbung nichts Ungewöhnliches bei der perniziösen
Anämie ist. Auch Byrom-Bramwell sowie Boekelman scheinen mehrere Fälle beobachtet
zu haben. In fünf von Bramwells Fällen war die bräunliche Verfärbung dermaßen hochgradig, daß man an das gleichzeitige Vorkommen einer Addisonschen Krankheit und einer
perniziösen Anämie denken konnte.

Es sei noch hinzugefügt, daß einige Forscher (Pepper, Immermann, Sabrazés
und Bonnes, K. Ziegler, sowie Försterling) ein tatsächliches Zusammentreffen der
beiden Krankheiten beobachtet haben wollen.

In den Fällen, wo die Nebennieren Gegenstand näherer Aufmerksamkeit bei der Sektion
gewesen sind, werden sie meistens als normal bezeichnet. Nur in einzelnen Fällen (Stanley,

Broadbent, Eichhorst, K. Ziegler und Schucany) sind Veränderungen angegeben worden, aber man muß, wie es Wiesel gerade in betreff der endokrinen Drüsen tut, beachten, daß „auch für unser Auge normal gebaute Organe funktionell hypoplastisch sein können". Doch scheint eine nähere histologische Untersuchung (Roos, Landau, Fex), soweit sich bisher urteilen läßt, darauf hinzuweisen, daß die Nebennieren tatsächlich in der Regel (immer?) der Sitz bedeutender Abweichungen von der Norm sind.

Es können selbstverständlich gewisse Bedenken gegen die Annahme einer ätiologischen Bedeutung dieser Beobachtungen erhoben werden. Zuerst kann man mit Fug einwenden, daß die Verfärbung schlechthin auf eine mehr oder weniger langdauernde Arsenbehandlung zurückzuführen sei und daß es sich somit einfach um eine sog. Arsenmelanose handle. Demgegenüber muß aber hervorgehoben werden, daß es unter diesen Fällen in der Tat solche gibt, wo gar kein Arsen verabreicht worden ist. Das erhellt unzweifelhaft aus den Mitteilungen von Moorhead, Rolleston, Aitken, Schleip, Byrom-Bramwell, sowie von Gulland und Goodall. Die letzterwähnten Verfasser sagen, daß die Bronzehaut unter Anämischen, die viel Arsen genommen haben, wohl häufiger vorkommt, daß sie aber auch in unbehandelten Fällen, und zwar vom Anfang der Krankheit an beobachtet wird. Außerdem ist es keineswegs ausgemacht, daß die Verfärbung in den Arsenfällen ihre Entstehung ausschließlich der Arsenbehandlung verdankt. Mir erscheint es viel annehmbarer, daß das Arsen nur bei gewissen besonders veranlagten Personen die fragliche Erscheinung hervorruft und demnach bloß als ein auslösendes Moment zu erachten ist. Sonst ließe sich wohl nicht verstehen, warum dieses bei verschiedenen Erkrankungen so allgemein und oft in großen Gaben verwendete Mittel nur selten eine Melanose bewirkt.

Es könnte auch angenommen werden, daß die Verfärbung der Haut durch die Anämie als solche verursacht wäre. Aber auch dann muß man, um eine befriedigende Erklärung der vorliegenden Verhältnisse zu gewinnen, seine Zuflucht zu einer eigentümlichen Reaktionsfähigkeit des Körpers nehmen.

Auf alle Fälle scheint es demnach nicht unwahrscheinlich, daß eine Anzahl der Leute, die an perniziöser Anämie erkranken, mit einer gewissen Minderwertigkeit des chromaffinen Systems ausgestattet ist.

Allein die Verfärbung der Haut ist nicht das einzige Bindeglied zwischen perniziöser Anämie und Morbus Addisonii. Bei beiden Krankheiten treten Magendarmsymptome von fast ganz derselben Art auf. Störungen des Appetits, Übelkeit, Aufstoßen, Erbrechen nach den Mahlzeiten oder auch nüchtern, Leibschmerzen sowie Verstopfung und Durchfälle, bald allein bestehend, bald miteinander abwechselnd, sind Erscheinungen, die bei beiden Leiden das Krankheitsbild oft beherrschen. Auch Fehlen von Salzsäure und Pepsin im Mageninhalt ist bei Morbus Addisonii ein sehr gewöhnliches, wenn auch nicht ganz so regelmäßiges Vorkommnis wie bei perniziöser Anämie.

Vielleicht könnte man auch daran denken, daß in Fällen von perniziöser Anämie, wo trotz verhältnismäßig geringer Blutveränderungen eine bedeutende Ermüdbarkeit und große Teilnahmlosigkeit bestehen, irgendwelche Störungen von seiten der Nebennieren vorhanden seien (Türk).

Es muß ferner an dieser Stelle darauf hingewiesen werden, daß bis jetzt nur in einem Fall von perniziöser Anämie (Parkinson) Zucker im Harn nachgewiesen worden ist.

Auch alimentäre Glykosurie scheint sich nicht so leicht hervorrufen zu lassen. Wenigstens habe ich in einer Menge von Fällen bei Verabreichung von 100—200 g Traubenzucker keine Glykosurie nachweisen können, und dieses Ergebnis habe ich gewonnen bei Untersuchung nicht nur auf der Höhe der Erkrankung, sondern auch während der Remissionen und bei der Bothriozephalus-Anämie sogar nach vollständiger Genesung der Kranken.

Auch andere Forscher: v. Noorden, R. Schmidt, Strauß und Rohnstein, die beiden letztgenannten in je 6 Fällen, erhielten ebenfalls negative Resultate. Niepraschk beobachtete in einem Fall von perniziöser Anämie, daß von 80 g subkutan eingespritzten Traubenzuckers in einer 22stündigen Ausscheidungsperiode 21,8 g wieder abgesondert wurden, während nach 87,5 g auf einmal per os genommenen Rohrzuckers keine Glykosurie auftrat.

Auf meine Veranlassung hat Johnsson nach Bangs Mikromethode die Blutzucker- verhältnisse bei der perniziösen Anämie untersucht und nach Traubenzucker- (100—150 g) bzw. Amylumgaben (170 g Weißbrot) einen der Hauptsache nach normalen Ablauf der Blutzuckerkurve gefunden.

In einem von Hofbauer beschriebenen Fall war nach Genuß von 50 g Galaktose im Harn kein Zucker nachweisbar.

Schließlich sei bemerkt, daß man eine Anschwellung der Schilddrüse bei perniziöser Anämie als eine verhältnismäßig seltene Erscheinung über- haupt und namentlich im Vergleich zu den Befunden bei Chlorose bezeichnen muß.

Können wir nun aus diesen Beobachtungen in bezug auf die Ätiologie und Pathogenese der perniziösen Anämie irgendwelche Schlüsse ziehen?

Meiner Ansicht nach liegt die Möglichkeit vor, daß sich bei dieser Krankheit innersekretorische Störungen geltend machen und daß durch die Annahme solcher Störungen einzelne Symptome und Symptomengruppen eine sehr befriedigende Erklärung erhalten können. Diese Auffassung dürfte um so weniger befremdend wirken, als wir auch bei anderen Krankheiten einen Ein- fluß des endokrinen Apparates auf den Bluthaushalt vermuten können. Hier sei an die Einwirkung der Blutdrüsen und zumal der Schilddrüse auf das weiße Blutbild erinnert, sodann an den Einfluß, den die Ovarien auf die Tätigkeit der blutbildenden Organe ausüben sollen, und an die Bedeutung, die diesem Einfluß für das Zustandekommen der Chlorose beigelegt worden ist, ferner an die anämischen Zustände, die auch bei einigen anderen endokrinen Leiden angetroffen werden: Hypothyreosen, Osteomalazie, Dystrophia adiposo-genitalis, Myotonia atrophica, Pankreaserkrankungen.

Aber über die Ursache der Haupterscheinungen — der eigentümlichen Blutveränderungen — tappen wir nach wie vor im Dunkeln. Man könnte sich fragen, ob ein Wegfall der angeblichen entgiftenden Funktionen der Neben- nierenrinde hierbei eine Rolle spiele, aber selbstredend entzieht sich das vorder- hand jeder Beurteilung.

Nachdem die Milzexstirpation in die Behandlung der perniziösen Anämie eingeführt wurde und die dabei erzielten Resultate sich ziemlich günstig zeigten, hat man beim Fahnden nach den Ursachen des erhöhten Blutkörperchen- zerfalls angefangen, seine Blicke auch auf die Milz zu richten. Eppinger glaubt dabei, daß bei der perniziösen Anämie die blutkörperchenauflösende Funktion dieses Organes gesteigert sei. Er hat bekanntlich durch umfassende Studien über „die Pathologie der Wechselbeziehungen zwischen Milz, Leber und Knochenmark", wobei er ganz besonders den Ablauf des intermediären Hämoglobinstoffwechsels berücksichtigt hat, nachzuweisen versucht, welche dominierende Rolle die Milz und zwar deren Retikulo-Endothelien neben den Kupfferzellen und den Parenchymzellen im Knochenmark bei dem Blutkörper- chenzerfall im Organismus spielen. Und während er hierbei wertvolle Belege für die Lehre von der gesteigerten Hämolyse bei der perniziösen Anämie lieferte, hat er zugleich dartun zu können geglaubt, daß der hämolytische Faktor manch- mal vorwiegend in der Milz lokalisiert sein kann. Andere dagegen (G. Klem- perer und Hirschfeld, Huber, Türk, Meulengracht u. a.) machen geltend, daß die Milz Hormone abgebe, die die Tätigkeit des Knochenmarks in Schran- ken halten, und daß die Rolle der Milz beim Zustandekommen der Anämie demnach bloß darin bestehen würde, daß sie einen hemmenden Einfluß auf die Tätigkeit des Knochenmarks ausübte.

Aber das Knochenmark selbst? Ist nicht anzunehmen, daß auch dieses Organ konstitutionelle Eigentümlichkeiten aufweise?

In der Tat gibt es Forscher, die die perniziöse Anämie zu einer Knochenmarkserkrankung stempeln wollen. Sie suchen ihre Ursache in einer angeborenen Minderwertigkeit des blutbildenden Apparates und nehmen an, daß sich dieses durch seine Tätigkeit vorzeitig aufbrauche und erschöpfe, wie etwa gewisse Faser- und Kernsysteme des Zentralnervensystems. Der Hauptvertreter dieser Anschauung ist E. Bloch. Er geht so weit, daß er sie auch auf die Bothriozephalus-Anämie übertragen und dem Parasiten keine Rolle beim Zustandekommen der Krankheit zuerteilen will.

Wie wir bereits oben gesehen haben, hat man die Vermutung ausgesprochen, daß die Milz eine hemmende Wirkung auf die Tätigkeit des Knochenmarks ausübe, und es läßt sich nicht ausschließen, daß auch andere Organe in mehr oder weniger enger Beziehung zu dem Knochenmark stehen und zur Regelung seiner Tätigkeit beitragen.

Es wäre demnach denkbar, daß, obschon das Organ selbst vollwertig wäre, seine Tätigkeit dank einer gewissen Reizwirkung eine abnorme sein könnte. Aber sehr wahrscheinlich ist es wohl dennoch nicht, daß ein so einseitiger Standpunkt der richtige wäre. Vielmehr bin ich geneigt anzunehmen, entweder daß das Knochenmark in spezifischer Weise von dem angenommenen „Anämiegift" beeinflußt werde oder daß das Organ konstitutionelle Eigentümlichkeiten aufweise. Ob das eine oder das andere der Fall ist, läßt sich natürlich nicht mit Sicherheit entscheiden. Aber der Umstand, daß die perniziöse Anämie eine sehr verschiedene Ätiologie haben kann, scheint mir weniger zugunsten einer spezifischen Gifteinwirkung als für eine konstitutionelle Eigentümlichkeit des Markes zu sprechen (Ehrlich, Lazarus, Naegeli u. a.).

Auch Eppinger, der, wie wir gesehen haben, ein so großes Gewicht auf eine gesteigerte Funktion der Milz legt, ist der Ansicht, daß außer dieser eine Minderwertigkeit der Knochenmarksfunktion eine wichtige Rolle spielen müsse. Er rechnet in der Tat mit der Möglichkeit, daß ein gesteigerter Blutkörperchenzerfall eine viel häufigere Erscheinung ist, als man früher angenommen hat, daß aber der Verlust in der Mehrzahl der Fälle durch ein funktionsfähiges Knochenmark ausgeglichen wird.

Daß die in Rede stehende konstitutionelle Eigentümlichkeit des Knochenmarkes wesentlich darin bestehe, daß das Knochenmark auf die Einwirkung des Anämiegiftes mit einer megaloblastischen Umwandlung antwortet, kann und will ich nicht behaupten. Denn, wie jedermann weiß, ist die Markreaktion von Fall zu Fall eine wechselnde und das Blut dementsprechend nicht immer ein ausgeprägt megaloblastisches, und zwar obgleich das allgemein-klinische Bild in allem ein im großen und ganzen übereinstimmendes ist. Ich kann daher nicht denjenigen Forschern beipflichten, die in der megaloblastischen Umwandlung des Knochenmarks ein für die perniziöse Anämie fast pathognomonisches Symptom erblicken wollen. Die Megaloblasten können bei der perniziösen Anämie vermißt und sie können bei anderen Leiden gelegentlich gefunden werden. Pappenheim z. B. sagt ausdrücklich: „Ob Normoblasten oder Megaloblasten gebildet werden, hängt nur von graduellen Differenzen der individuellen Disposition oder des Reaktionsvermögens ab."

Aber auch wenn man lediglich diejenigen Fälle, wo sich eine deutliche megaloblastische Umwandlung nachweisen läßt, als wirkliche perniziöse Anämie hinstellen will, so scheint es mir doch zweifelhaft, ob man die erwähnte Erscheinung als eigentliche Ursache der Krankheit erachten darf. Denn ich finde es keineswegs ausgemacht, daß die megaloblastische Umwandlung, wie Ehrlich zuerst gelehrt hat, eine Verzögerung der Blutbildung und somit einen unzweck-mäßigen Vorgang bedeutet.

Bereits 1894 habe ich meine Zweifel an der Stichhaltigkeit der Ehrlichschen Ansicht ausgesprochen und 1900 der Anschauung Ausdruck gegeben, daß die megaloblastische Umwandlung bei weitem keine unvorteilhafte, sondern unter den vorhandenen Umständen vielmehr eine zweckmäßige Erscheinung darstelle. Ich bin zu dieser Auffassung vor allem durch die Beobachtung gekommen, daß die Blutkörperchenvermehrung bei der Bothriozephalus-Anämie während der Genesung häufig außerordentlich lebhaft zu sein scheint, und zwar nicht am wenigsten in solchen Fällen, wo Megaloblasten vorhanden sind und das Blutbild ein ausgesprochen megalozytisches ist.

Eine ähnliche Ansicht über die Bedeutung der megaloblastischen Umwandlung ist später auch von anderen Forschern mehr oder weniger bestimmt ver-fochten worden, so von Türk, Pappenheim, Naegeli, Arneth und Brö-samlen.

Wenn aber die megaloblastische Umwandlung nicht als der eigentliche oder wichtigste Ausdruck der konstitutionellen Eigentümlichkeit des Knochen-marks anzusehen ist, so erhebt sich die Frage, ob wir uns überhaupt irgend-eine Vorstellung über die Natur der hier angenommenen Knochenmarksanomalie machen können. Leider müssen wir gestehen, daß wir von ihren anatomischen Merkmalen gar nichts wissen, aber in funktioneller Beziehung könnte man vielleicht sagen, daß die große Ermüdbarkeit und Erschöpfbarkeit des Knochenmarks das augenfälligste Moment darstellt.

Wie erheblich diese in der Tat ist, leuchtet ohne weiteres ein, wenn man die Verhältnisse bei der perniziösen Anämie und diejenigen bei dem hämo-lytischen Ikterus miteinander vergleicht. Bei beiden Krankheiten haben wir es mit einem gesteigerten Blutkörperchenzerfall zu tun, er ist aber bei dem hämolytischen Ikterus viel beträchtlicher als bei der perniziösen Anämie (Eppinger), und dessenungeachtet können Leute mit dieser Erkrankung im allgemeinen nur einige Jahre aushalten, während die Dauer jenes Leidens sich über Jahrzehnte erstrecken kann. Ja, es kommen sogar Fälle vor, wo Kranke mit Ikterus haemolyticus bis zu 70 Jahren und darüber gelebt haben, trotz-dem sie mit dem fraglichen Leiden von Geburt an behaftet gewesen sind.

Diese Ermüdbarkeit des Knochenmarks ist indessen nicht so zu verstehen, daß die Blutbildung vom Anfang der Krankheit an vermindert wäre. Das trifft nur für die Fälle zu, wo das Leiden unaufhaltsam zum Tode führt, also in den rein aplastischen Fällen. In den übrigen aber, wo ja die Anämie mit mehr oder weniger deutlichen Remissionen verläuft, muß die Blutbildung wenigstens zeitweise erhöht sein. Sonst wäre der diskontinuierliche Verlauf der Anämie gar nicht begreiflich.

Wenn man es sonst nicht wüßte, so zeigt die obige Ausführung erst recht, daß unsere Kenntnisse über die Körperverfassung bei der perniziösen Anämie überaus dürftig sind. Nur in Ausnahmefällen stehen uns hierbei direkte Beobachtungen zu Gebote, in den meisten Fällen aber sind wir auf mehr oder weniger wahrscheinliche Mutmaßungen angewiesen. Indessen wäre eine nähere Erforschung der konstitutionellen Verhältnisse bei unserer Krankheit in hohem Grade erwünscht, denn soviel ich sehe, spielen sie beim Zustandekommen der Anämie eine ungemein wichtige Rolle.

Es ist sehr annehmbar, daß innersekretorische Störungen sich hierbei geltend machen, und bei den innigen Beziehungen zwischen den verschiedenen Blut-drüsen müssen wir damit rechnen, daß mehrere Drüsen gleichzeitig ergriffen sein können. Im vorhergehenden wurde auf die Möglichkeit hingewiesen, daß solche Störungen die Ursache sowohl des erhöhten Blutkörperchenzerfalls wie auch der großen Ermüdbarkeit der blutbildenden Organe seien.

Allein nicht nur diese Hauptmomente in der Pathogenese der perniziösen Anämie müssen unsere Aufmerksamkeit hierbei beanspruchen. Auch in betreff solcher Erscheinungen wie des oft erstaunlich guten Ernährungszustandes sowie der nicht unerheblichen Polyurie vieler Kranken kann man sich fragen, ob sie nicht am besten gleichfalls durch die Annahme innersekretorischer Störungen (Hypophyse) zu erklären sind. Ferner sei hier auf die eigenartige Temperatursteigerung, die bei der Perniziosa zeitweilig vorkommt (vgl. Morbus Basedowii), die zuweilen wahrgenommene Herzhypertrophie (vgl. Basedowherz, Strumaherz, Myomherz), den diskontinuierlichen Verlauf und vielleicht noch auf die zuweilen beobachteten zirrhotischen Prozesse hingewiesen.

Jedenfalls können die verschiedenen von außen kommenden Schädlichkeiten, die wir im obigen kennen gelernt haben, nicht die wahre oder eigentliche Ursache der Anämie sein. Sind sie doch sämtlich solche, die, wenn sie überhaupt irgendeine Wirkung auf das Blut ausüben, im allgemeinen nur eine einfache Anämie hervorrufen. Man kann diesen Schädlichkeiten deshalb, wie schon früher hervorgehoben, nur die Bedeutung von Hilfsmomenten oder auslösenden Ursachen zuerkennen. Auch der breite Bandwurm braucht, wie ich das schon vor Jahren betonte, hierbei keine Ausnahme zu bilden. Oder mit anderen Worten, der Wurm gibt nur den letzten Anstoß zum Ausbruch der Krankheit, die Grundbedingung ist aber anderswo zu suchen. Um mit Queckenstedt zu reden, ließe sich denken, daß es nicht der Wurm selbst ist, der die blutschädigenden Gifte enthält oder erzeugt, sondern daß durch seine Einwirkung „der komplexe Chemismus des Körpers Änderungen erleide", die zu einer Giftwirkung führen können.

E. Symptomatologie und Verlauf.

Die perniziöse Anämie entwickelt sich gewöhnlich so schleichend, daß die Kranken fast nie genau sagen können, wann ihr Leiden begonnen hat. Namentlich ist das der Fall, wenn die Krankheit, was so oft vorkommt, bei Leuten, die immer schwächlich waren, zur Entwicklung gelangt. Es ist daher gar nicht befremdend, daß wir über

die Frühsymptome

der Erkrankung recht mangelhaft unterrichtet sind.

Als ein solches muß indessen das periodisch auftretende Gefühl von Wundsein, Brennen oder Schmerz in der Zunge und im Munde, das sich besonders beim Genießen reizender Speisen geltend macht, betrachtet werden. Bereits H. Müller, Quincke und Laache haben dieses Symptom in einigen Fällen auf der Höhe der Erkrankung gesehen, aber erst W. Hunter hat nachdrücklich auf die große Häufigkeit der in Rede stehenden Erscheinung, sowie auf ihre Bedeutung als Frühsymptom der perniziösen Anämie hingewiesen. Selbst habe ich meine Aufmerksamkeit seit mehr als 20 Jahren darauf gerichtet gehalten. Ich habe das Symptom zwar nicht wie Hunter in jedem Fall von perniziöser Anämie, aber doch in der Mehrzahl der Fälle gefunden, und in einem Teil der Fälle habe ich den Eindruck gewonnen, daß es bereits vor der Anämie aufgetreten ist. Auch Cabot gibt an, daß er häufig oder in etwa 42$^0/_0$ seiner Fälle „sore mouth" beobachtet hat. Mehrere seiner Kranken litten an diesem Übel in einem frühen Stadium der Krankheit, „vielleicht bevor irgendein anderes Symptom noch erschienen war".

In einem meiner Fälle, der einen jungen Mann mit kryptogenetischer Anämie betraf, war es ganze 10 Jahre dem Ausbruch der eigentlichen anämischen Symptome vorausgegangen und hatte den Kranken zeitweilig dermaßen belästigt, daß er lediglich deswegen ärztlicherseits behandelt worden war. Auch in anderen Fällen ist Ähnliches vorgekommen. So in dem schon im vorigen von mir erwähnten Fall, wo ich eine kryptogenetische perniziöse Anämie bei einem Hämoglobingehalt von 83% diagnostizieren konnte. Hier bestand das Gefühl des Wundseins seit etwa 3 Jahren und bezog sich nicht nur auf die Zunge, sondern, wie es gelegentlich der Fall ist, auch auf den Gaumen, den Schlund und die Speiseröhre. Die Kranke, eine 55jährige Frau, war von diesem Symptom periodenweise in so hohem Grade gequält worden, daß sie einzig deswegen, nicht aber wegen Müdigkeit oder sonstiger anämischer Symptome um ärztliche Hilfe nachsuchte.

In der Mehrzahl der Fälle dürfte das Übel jedoch nicht so schwer sein. Ja, recht häufig erscheint es so gelinde und tritt mit so langen Zwischenzeiten auf, daß die Kranken sich seiner erst bei eingehender Nachfrage erinnern können.

Auch von einer Anzahl anderer Forscher (Gulland und Goodall, Türk, Lazarus, Matthes, Zabel, Stern) wird der wunde Mund (sore mouth) als ein Frühsymptom betrachtet.

Nicht immer entsprechen diesem Gefühl des Wundseins deutliche objektive Veränderungen. Im allgemeinen sieht man jedoch auf der Zunge, meistens an der Spitze und den Seitenrändern, eine mehr oder weniger starke Röte, mitunter aber beobachtet man auch auf einem großen Teil der übrigen Oberfläche eine Röte, die dann gewöhnlich eine fleckige Verbreitung zeigt. Gelegentlich kann auch die Schleimhaut des Mundes und Gaumens Sitz einer derartigen Röte sein. Auch kleine bläschenartige Gebilde und sogar aphthenähnliche Effloreszenzen kommen in gewissen Fällen vor. Ausnahmsweise können auch wirkliche Geschwüre, wie H. Müller, Cabot u. a. hervorheben, wahrgenommen werden. Die Zunge kann außerdem zuweilen das Bild einer Glossitis dissecans mit Fissuren und Zahneindrücken bieten (Stern).

Hunter will diese Veränderungen mit der von ihm vermuteten, die Anämie erzeugenden Infektion in Verbindung bringen und hat im Innern der Zunge Streptokokken nachweisen können. Dieser Befund ist indessen nicht bestätigt worden. Matthes z. B. hebt ausdrücklich hervor, daß es ihm nicht gelungen ist, die Hunterschen Streptokokken zu finden, und zu einem ähnlichen Ergebnis ist I. Wallgren bei seinen Untersuchungen im hiesigen pathologischen Institut gekommen. Jedenfalls kann man die Anämie als solche nicht für das Zustandekommen der in Rede stehenden Stomatitis verantwortlich machen, denn diese scheint nicht selten bereits vor der Anämie aufzutreten, und eine ganz ähnliche Stomatitis ist, wie G. Becker betont, auch bei einfacher Bothriozephalus-Krankheit ohne Anämie anzutreffen.

Wenn man von der jetzt geschilderten Erscheinung absieht, sind, soviel man nach den anamnestischen Angaben urteilen kann, die Symptome im früheren Stadium der Erkrankung ganz dieselben wie bei einer einfachen Anämie. Die Kranken fangen an, von einer vorher unbekannten Müdigkeit belästigt zu werden. Der Appetit nimmt ab, und Verdauungsstörungen verschiedener Art stellen sich ein. Einige leiden an Durchfall, andere an Verstopfung, wieder andere abwechselnd an Durchfall und Verstopfung. Auch Übelkeit und andere dyspeptische Beschwerden kommen häufig vor. Bald fällt es den Kranken und ihrer Umgebung auf, daß die Gesichtsfarbe blasser geworden ist. Die Kräfte verfallen mehr und mehr. Ohrensausen, Schwindel und Kopfschmerzen treten auf. Bei jeder etwas mehr anstrengenden Bewegung bekommen sie leicht Herzklopfen und Atemnot. Dann und wann werden auch Ödeme beobachtet.

Während bei den einfachen Anämien die Symptome im allgemeinen nur eine mäßige Höhe erreichen, zeigen sie bei der perniziösen Anämie eine unver-

kennbare Neigung, stufenweise an Stärke zuzunehmen. Auch Fieber-
symptome stellen sich öfters ein. Und so kommt es, daß die überhand nehmende
Mattigkeit oder irgendein anderes in den Vordergrund tretendes Symptom
die Kranken schließlich zwingen, ihre Beschäftigung aufzugeben und das Bett
zu hüten.

Es ist selbstverständlich, daß die Anämie zu diesem Zeitpunkt in verschiedenen Fällen verschieden weit gediehen ist. Aber man muß sich oft wundern,
wie lange die Kranken trotz ihrer hochgradigen Anämie sich in einigen Fällen
aufrecht halten und körperlich recht anstrengende Arbeit verrichten können.
So gibt es unter meinen Kranken einen Mann, der bei seiner Ankunft in der
Klinik nur 621 000 rote Blutkörperchen hatte und 5 Tage vorher seinen Obliegen-
heiten als Maschinist einer Dampfsäge nachgekommen war. Nicht ohne Fug
sagt daher Hayem: ,,Un état d'anémie déjà très considérable est donc conciliable
avec une vie assez active.''

Auf dieser Tatsache beruht es wohl auch, daß die Kranken im allgemeinen so spät
ärztliche Hilfe suchen und daß man so selten Gelegenheit hat, die perniziöse Anämie in
ihrem Anfangsstadium zu diagnostizieren. Ich habe im vorhergehenden bereits erwähnt,
daß ich selbst die Diagnose in einem Falle bei einem Hämoglobingehalt von 83% gestellt
habe und Gulland und Goodall in einem Fall bei 82%. Naegeli sah eine unzweideutige
perniziöse Anämie im ersten Anfall mit 90%.

Die höchste Blutkörperchenzahl in Cabots großer Kasuistik beträgt 3 500 000, und
unter seinen Hunderten von Kranken beläuft sich beim ersten Besuch des Arztes die Anzahl
nur in 20 Fällen auf 3 000 000—3 500 000.

In den allermeisten Fällen ist die Anämie, wenn sich die Kranken zum ersten Male beim
Arzt melden, viel hochgradiger. Und in vielen Fällen ist alsdann die Blutkörperchenzahl
auf 1 000 000—1 500 000 und der Hämoglobingehalt 25—35% gesunken.

Die folgende Darstellung bezieht sich nun vorwiegend auf

die Symptomatologie
der voll entwickelten perniziösen Anämie.

In einer großen Anzahl von Fällen, vielleicht sogar in der Mehrzahl, ist
das Aussehen der Kranken so eigenartig, daß der etwas erfahrene Beobachter
recht oft eine Augenblicksdiagnose machen kann. Es ist die Gesichtsfarbe,
die hierbei gewöhnlich ausschlaggebend ist. Sie zeichnet sich durch eine eigentümliche wachsgelbe Blässe aus, die in Verbindung mit der häufig vorhandenen Gedunsenheit des Gesichtes dem Kranken ein charakteristisches
Gepräge verleiht. Gelegentlich ist der gelbe Ton so ausgesprochen, daß die
Kranken von ihrer Umgebung als gelbsüchtig betrachtet werden. Ja, es kommen
sogar Fälle vor, wo die gelbe Farbe dermaßen in den Vordergrund tritt, daß
ärztlicherseits das Vorhandensein eines Ikterus catarrhalis, eines Lebertumors usw.
angenommen wird. Sowohl in der älteren wie in der neueren Literatur sind
übrigens recht viele Fälle von perniziöser Anämie beschrieben worden, wo
die gelbe Farbe so hochgradig war, daß man von einem wahren Ikterus reden
konnte (Laache, Ewald, Fr. Müller, Grawitz, Dieballa u. a.).

Indessen fehlt diese wachsgelbe Blässe in einer ganzen Reihe von Fällen.
Die Farbe ist dann graugelb, grauweiß oder infolge reichlicher Pigmentanhäufung
ins Braune stechend. Nur selten sieht man die reinweiße Blässe, die bei schweren
Nierenleiden so häufig angetroffen wird. Worauf es beruht, daß die wachsgelbe Farbe in einigen Fällen vorhanden ist, in anderen nicht, läßt sich kaum
mit voller Gewißheit entscheiden, aber soviel scheint sicher, daß kein ganz
bestimmter Parallelismus zwischen der Schwere der Anämie und dem Vorkommen der wachsgelben Farbe besteht. Denn es gibt wenig entwickelte Fälle,
wo man diese Farbe sieht, und weit gediehene, wo man sie vermißt. So ließ

sich der gelbe Farbenton in dem schon erwähnten Fall, wo der Hämoglobin-
gehalt 83% betrug, ganz deutlich erkennen, obgleich von einer eigentlichen
Blässe keine Rede war, und anderseits habe ich recht häufig in wirklich schweren
Fällen gar keinen Stich ins Gelbliche entdecken können.

Da die gelbe Farbe wohl darauf zurückgeführt werden muß, daß sich im
Blutserum wegen des erhöhten Blutkörperchenzerfalles Gallenfarbstoff in
vermehrter Menge findet, liegt es am nächsten anzunehmen, daß die Anwesenheit bzw. Abwesenheit des gelben Farbentons durch den jeweiligen
Stand der Blutkörperchenzerstörung bestimmt wird.

Eine Stütze gewährt dieser Ansicht gewissermaßen die Tatsache, daß der
gelbe Ton nach eingeleiteter erfolgreicher Behandlung (z. B. durch Wurmabtreibung) recht schnell verschwindet. Allerdings kann man einwenden, daß
es nicht an Fällen mangelt, wo die gelbe Farbe zurücktritt, wo aber trotzdem
eine deutliche Verbesserung auf sich warten läßt oder ganz ausbleibt. Unter
solchen Umständen ist aber mit der Möglichkeit zu rechnen, daß die Ursache
der verzögerten oder ausgebliebenen Verbesserung weniger in dem erhöhten
Blutkörperchenzerfall als in der unzulänglichen Reaktionsfähigkeit der blutbildenden Organe zu suchen ist.

Auch die Conjunctivae sclerae können oft mehr oder weniger deutlich gelb
erscheinen. Sonst aber macht sich an den sichtbaren Schleimhäuten
eine auffallende Blässe geltend. In den schwersten Fällen zeigen die Lippen,
das Zahnfleisch, der Schlund und die Conjunctivae kaum einen Stich ins Rötliche.

Dieselbe Blässe wie im Gesicht gewahrt man auch auf der Haut anderer
Körperstellen, obwohl der gelbe Ton im allgemeinen nicht so ausgeprägt erscheint
wie im Gesicht.

Von der addisonähnlichen Färbung der Haut und ihrer mutmaßlichen
Bedeutung war schon im vorhergehenden die Rede (vgl. S. 159 und 160). Auch
Vitiligo und Leukodermose können in vereinzelten Fällen vorkommen (Cabot,
Decastello).

Übrigens ist die Haut oft ziemlich trocken und glanzlos. Doch kommen
Schweißausbrüche namentlich bei körperlichen Anstrengungen nicht selten
vor. Die Elastizität ist aber erhalten. Bemerkenswertere Drüsenanschwellungen
oder Exantheme werden nicht angetroffen. Auch nur Furunkel oder akne-
artige Ausschläge habe ich bei an diesem Leiden erkrankten Personen selten
gesehen.

Ödeme werden häufig beobachtet. Selbst fand ich solche in etwa der
Hälfte meiner Fälle. Bei der kryptogenetischen Anämie vielleicht etwas öfter
als bei der Bothriozephalus-Anämie. Cabot wiederum gibt an, daß er Ödeme
in 64% seiner Fälle von kryptogenetischer Anämie gesehen habe, was ja recht
gut mit meiner Erfahrung stimmt.

Oben wurde bereits auf die Gedunsenheit des Gesichts hingewiesen. Meistens
handelt es sich außerdem um leichte Ödeme an den Füßen und Unterschenkeln
oder an den Händen. Nur selten kommt es zur Entwicklung hochgradiger
verbreiteter Anschwellungen. Ich erinnere mich unter meinen Kranken der
letzten Art eines Falles kryptogenetischer perniziöser Anämie, in dem sich die
Kranke trotz der ungemein großen Ödeme sowie des trostlosen Zustandes im
übrigen erholte und noch fast 8 Jahre am Leben blieb. Daß Ödeme bereits
im Frühstadium der Krankheit erscheinen, wird angegeben, dürfte aber nicht
besonders gewöhnlich sein.

Auch Blutungen in der Haut kommen vor. Sie gehören jedoch nach
meiner Erfahrung nicht zu den allzu häufig auftretenden Erscheinungen. Ich
habe sie in kaum 20% meiner Fälle angetroffen, während sie Cabot noch seltener
beobachtet zu haben scheint. Am öftesten sieht man am Rumpf und an den

Gliedmaßen kleine, etwa stecknadelkopf- bis linsengroße Petechien in größerer oder kleinerer Anzahl. Seltener kommen größere Blutungen vor, und nur ausnahmsweise werden erheblichere flächenhafte Blutunterlaufungen (H. Müller) beobachtet.

Die Horngebilde der Haut werden ebenfalls mitunter angegriffen. Eichhorst hebt hervor, daß die Haare des Kopfes spröde und trocken werden und in einigen Fällen zum großen Teil ausfallen. Selbst habe ich in einzelnen Fällen in den Achselhöhlen gar keine Haarbekleidung gefunden. Weniger oft werden Veränderungen an den Nägeln angetroffen. Diese können dick, glanzlos und brüchig erscheinen.

Das Fettpolster ist in vielen Fällen gut, in manchen sogar reichlich entwickelt, in anderen Fällen liegt aber eine mehr oder weniger hochgradige Abmagerung vor. Cabot fand, daß in 728 (= 61%) seiner Fälle kein nennenswerter Gewichtsverlust vorlag, während ein solcher in 454 (= 39%) nachgewiesen war.

Bei Zusammenstellung meines eigenen diesbezüglichen Materials bin ich zu folgenden Ergebnissen gekommen.

Es stehen 219 Fälle zur Verfügung, in denen das Körpergewicht bei der Krankenhausaufnahme verzeichnet worden ist. Die nebenstehende Tabelle gibt über die hierher gehörenden Verhältnisse nähere Auskunft.

Wenn man nun annimmt, daß für Männer ein Gewicht unter 66 kg und für Frauen ein solches unter 56 kg auf Unterernährung hindeutet, so wären demnach 65 (= 68%) von den Männern und 82 (= 64%) von den Frauen unterernährt gewesen.

Daß Fälle von deutlicher Überernährung vorgekommen sind, zeigt die Tabelle unzweideutig.

Ein kachektisches Aussehen kommt, wenn überhaupt, ungemein selten vor.

Tabelle.

Körpergewicht in kg	Männer	Frauen
36—45	3	29
46—55	18	53
56—65	44	35
66—75	24	9
76—85	2	2
	91	128

Was die Ursache des in vielen Fällen verhältnismäßig guten Ernährungszustandes ist, dem schon die älteren Verfasser ihre besondere Aufmerksamkeit geschenkt haben, läßt sich nicht ohne weiteres entscheiden. Lazarus denkt hierbei an den „geringen Stoffverbrauch der Kranken, welche in ihrer Mattigkeit jede überflüssige Bewegung scheuen". Aber man muß in Betracht ziehen, daß auch Kranke, die noch in Bewegung sind und dabei verhältnismäßig wenig essen, nicht selten ein gut entwickeltes Fettpolster darbieten. Nach Isaac und Handrich wäre auch zu erwägen, „ob nicht ganz allgemein der schwer Anämische vorwiegend Kohlenhydrate zur Verbrennung heranzieht, weil letztere weniger Sauerstoff als die Fette gebrauchen".

Kraus äußert: „Wenn anämische Kranke im Laufe des Leidens eine Zunahme des Fettpolsters zeigen, so findet dieselbe eine ausreichende Erklärung in dem hier auch sonst gelegentlich zu beobachtenden Zunehmen der Regenerationsenergie im Gesamtorganismus."

Die bis jetzt vorliegenden Untersuchungen über den respiratorischen Gaswechsel bei der perniziösen Anämie haben keine endgültige Antwort auf diese Frage gegeben. Nach den Versuchen von Kraus sowie von Thiele und Nehring sollten die Oxydationsprozesse sich mit etwa gleicher Stärke wie bei Gesunden vollziehen. Aber es fehlt bei diesen Versuchen, die sich nur auf ganz vereinzelte Fälle beziehen, jeder Vergleich gegenüber den Verhältnissen unter normalen Umständen, und solche sind, wie mehrere Verfasser mit Recht betonen (Magnus-Levy, Riethers, Loewy), doch unbedingt notwendig, weil unter normalen Verhältnissen der respiratorische Gaswechsel bei verschiedenen Menschen recht verschieden sein kann, selbst wenn keine Verschiedenheiten in bezug auf Alter, Geschlecht, Körpergewicht und Länge vorliegen. Dazu kommt noch, daß Eberstadt jüngst bei experimentellen toxischen Anämien eine Herabsetzung der Verbrennung festgestellt haben will. Unter diesen Umständen schien es mir angezeigt, eine Untersuchung in dieser Beziehung an unserem Helsingforser Krankenmaterial vorzunehmen. Sie wurde mit freundlicher Erlaubnis von Prof. R. Tigerstedt in der Respirationskammer des hiesigen physiologischen Instituts von seiner Assistentin Fräulein Olin ausgeführt. Die Patienten wurden aus der Klinik auf Bahren nach dem physiologischen Institut gebracht und hier in ein in der Respirationskammer stehendes Bett übergeführt. Jeder Versuch dauerte 2, ausnahmsweise 1 Stunde, und die Kohlensäureproduktion wurde in einstündigen Perioden bestimmt. Die Patienten wurden ermahnt, während der Versuche vollständige Muskelruhe einzuhalten. Die Ergebnisse sind in folgender Tabelle zusammengestellt.

Stoffwechsel bei liegenden an perniziöser Anämie Erkrankten.

Datum	Diagnose	Alter	Geschlecht	Gewicht	H.	E. (Mill.)	Totale C-Ausscheidung in g			C-Ausscheidung pro Kilogramm und Stunde	Kalorien pro Kilogramm und Stunde
							1. Stunde	2. Stunde	Durchschnittlich		
15. 5. 1914	An. pern. kryptog.	59	w.	38,8	43	1,320	3,50	—	3,50	0,09	0,99
¹) 14. 2. 1916	,, ,, ,,	61	,,	38,5	20	0,890	5,10	4,80	4,95	0,129	1,42
22. 3. 1916	,, ,, ,,	61	,,	40,3	28	0,950	4,00	4,30	4,14	0,103	1,13
21. 3. 1917	,, ,, ,,	53	,,	49,6	30	1,094	5,67	4,41	5,05	0,102	1,12
11. 3. 1914	,, ,, ,,	30	m.	68,7	31	1,110	5,90	7,40	6,65	0,097	1,07
24. 1. 1916	,, ,, ,,	36	w.	50,1	39	1,450	6,20	5,90	6,05	0,121	1,33
¹) 1. 3. 1916	,, ,, ,,	36	,,	53,1	48	1,530	6,80	6,20	6,50	0,122	1,34
29. 5. 1916	,, ,, ,,	36	,,	60,5	75	3,053	6,46	5,65	6,05	0,100	1,10
4. 4. 1917	,, ,, ,,	69	,,	67,8	40	1,610	5,55	4,77	5,16	0,076	0,84
30. 5. 1917	,, ,, ,,	39	m.	46,4	45	1,500	4,90	5,04	4,97	0,107	1,18
15. 2. 1915	,, ,, ,,	36	w.	38,8	50	1,670	6,60	—	6,60	0,170	1,87
15. 3. 1915	,, ,, ,,	48	,,	41,0	56	2,425	6,00	5,00	5,95	0,145	1,60
16. 5. 1916	An. pern. bothrioc.	26	m.	55,9	32	1,158	6,51	7,53	7,02	0,126	1,39
¹){ 20. 4. 1916	,, ,, ,,	47	,,	52,8	33	1,250	6,42	6,74	6,58	0,125	1,37
30. 5. 1916	,, ,, ,,	47	,,	57,9	83	2,300	6,79	6,13	6,47	0,112	1,23
¹){ 15. 2. 1915	,, ,, ,,	20	w.	53,9	37	1,200	4,60	—	4,60	0,085	0,94
26. 3. 1915	,, ,, ,,	20	,,	56,7	85	4,450	5,00	5,60	5,30	0,093	1,02
¹){ 24. 1. 1916	,, ,, ,,	36	m.	64,4	37	1,400	8,80	8,10	8,45	0,131	1,44
2. 3. 1916	,, ,, ,,	36	,,	68,4	77	2,900	8,90	8,30	8,60	1,026	1,39
21. 7. 1917	,, ,, ,,	32	,,	53,6	40	1,500	6,05	5,82	5,94	0,111	1,22
1. 4. 1917	,, ,, ,,	17	,,	51,6	43	1,600	5,95	5,09	5,52	0,107	1,18

Es versteht sich von selbst, daß die Patienten während der Versuche in der Regel keine absolute Muskelruhe beobachteten und daß die gefundenen Werte daher nicht als wirkliche Minima betrachtet werden können. Dagegen können sie gut mit den Werten verglichen werden, zu denen Becker und Hämäläinen im hiesigen physiologischen Institut mit genau derselben Versuchsanordnung bei der Untersuchung gesunder Personen gelangt sind. Sie

¹) Die durch Klammern zusammengefaßten Reihen beziehen sich auf ein und denselben Kranken.

fanden bei Männern eine Kohlensäureproduktion, entsprechend 1,11 bis 1,68 oder im Mittel 1,32 Kalorien pro Kilogramm und Stunde, bei Frauen 1,0 bis 1,45 oder im Mittel 1,24. Diese Zahlen stimmen ja der Hauptsache nach mit den von uns bei den Anämikern erhaltenen Werten so ziemlich überein.

Es ist also jedenfalls bemerkenswert, daß die Verbrennungsvorgänge des Organismus trotz der hochgradigen Herabsetzung des Farbstoffgehaltes und der Blutkörperchenzahl so vollständig sein können. Und man fragt sich, wie so etwas möglich ist. Es stehen dem Organismus zu diesem Zweck verschiedene Ausgleichsvorgänge zur Verfügung. Die Herztätigkeit wird beschleunigt. Die Atemfrequenz steigt und vielleicht auch das Schlagvolumen des Herzens (Kraus, Plesch), sowie die Stromgeschwindigkeit (Weizsäcker). Außerdem wird der Sauerstoff im Blute Anämischer besser ausgenützt als in der Norm (Mohr, Morawitz und Römer). So kann bei schweren Anämien der Sauerstoffgehalt des Blutes bis auf 15% sinken, während das Armvenenblut eines gesunden Menschen noch zu $60-65\%$ mit Sauerstoff gesättigt ist.

Von Bohr wurde außerdem die Möglichkeit in Betracht gezogen, daß das Sauerstoffbindungsvermögen des Hämoglobins im anämischen Blute eine Steigerung erfahren könnte. Indessen haben Untersuchungen von Butterfield, Masing u. a. ergeben, daß die alte Lehre von der Unveränderlichkeit des Hämoglobins noch immer aufrecht zu erhalten ist.

Ob die von Morawitz nachgewiesene erhöhte Sauerstoffzehrung bei den jugendlichen roten Blutkörperchen in diesem Zusammenhang irgendeine Bedeutung habe, lasse ich dahingestellt.

Die Eiweißzersetzung bei der perniziösen Anämie ist schon vor Jahren zum Gegenstand fleißiger Untersuchungen gemacht worden (H. Müller, Eichhorst, Laache, Quincke, Ferrand). Später sind auf diesem Gebiete Moraszewski, Bloch, Strauß und vor allem Rosenqvist tätig gewesen. Der letztgenannte Forscher ist zu dem Resultat gelangt, daß bei der vorliegenden Krankheit Zeiten von vermehrtem Eiweißzerfall mit solchen von deutlichem Stickstoffansatz wechseln. Bei der Bothriozephalus-Anämie konnte Rosenqvist durch seine sorgfältigen und umfassenden Untersuchungen feststellen, daß es bereits vor der Abtreibung des Parasiten und auch ohne irgendeine sonstige differente Behandlung nicht nur zu Stickstoffgleichgewicht, sondern auch häufig zu einem bedeutenden Stickstoffansatz kommt. Und mit Recht schließt Rosenqvist aus dieser Beobachtung, daß der Eiweißzerfall nicht auf die Anämie als solche, sondern vielmehr auf eine Giftwirkung zu beziehen ist. Außerdem fand er, daß die Eiweißverluste häufig zu erheblich sind, um ausschließlich durch die Blutkörperchenzerstörung erklärt werden zu können, weshalb er annimmt, daß außer dem Blute auch andere Gewebe durch das Gift geschädigt werden. Bemerkenswert ist noch, daß der Blutbefund in gewissen Fällen, trotz einem bestehenden erhöhten Eiweißzerfall, verbessert werden kann und daß sich überhaupt keine bestimmte Übereinstimmung zwischen der Stickstoffbilanz und den Veränderungen der Blutbeschaffenheit nachweisen läßt.

Ähnliche Beobachtungen wie bei der Bothriozephalus-Anämie machte Rosenqvist auch bei der kryptogenetischen Form der perniziösen Anämie. Im Gegensatz zu mehreren seiner Vorgänger hat er auch bei dieser Krankheit Zeiten von Eiweißansatz und Eiweißverlust gesehen. Nach Strauß, der die hierher gehörende Literatur in v. Noordens Stoffwechselpathologie zusammengestellt hat, könnten indessen die von Rosenqvist und einigen anderen Forschern nachgewiesenen Schwankungen in der Stickstoffausscheidung bei den Fällen kryptogenetischer perniziöser Anämie auch auf anderem Wege erklärt werden. Man müsse hierbei in Betracht ziehen, daß die in Rede stehenden Unregelmäßigkeiten in der Stickstoffausscheidung sich auf zeitweilige Funktionsstörungen in dem Verdauungsapparat und in der Niere zurückführen ließen. Besonders bei der Aufstellung täglicher Stickstoffbilanzen, wie sie Rosenqvist benutzt habe, müsse hierauf Bedacht genommen werden.

Nun hat aber Rosenqvist nicht nur Tagesbilanzen ausgerechnet, sondern auch die Gesamtergebnisse seiner verschiedenen, recht langen Versuchsreihen mitberücksichtigt. In einem Fall wurden nicht weniger als fünf Versuche ausgeführt. In drei von ihnen war die gesamte Bilanz negativ und in zweien positiv. Im ganzen wurden acht Versuche gemacht, und in 5 fiel die durchschnittliche tägliche Stickstoffbilanz negativ aus. Es scheint

demnach nicht unberechtigt, mit Rosenqvist zu schließen, daß auch bei der kryptogenetischen perniziösen Anämie zeitweise ein pathologisch gesteigerter Eiweißzerfall
stattfindet.

Daß so viele Forscher bei ihren Stoffwechselversuchen an perniziös-anämischen Personen einen Stickstoffansatz erzielt haben, kann vielleicht teilweise
auch darauf beruhen, daß für diese Versuche vorzugsweise solche Fälle gewählt
worden sind, die zur Zeit der Untersuchung keine allzu schweren Symptome
dargeboten und sich somit gewissermaßen in einem Remissionsstadium befunden
haben. Bei einer Krankheit, die einen so wechselvollen Verlauf darbietet wie
die perniziöse Anämie, muß man ja übrigens von vornherein darauf gefaßt
sein, daß die Ergebnisse verschiedener Untersucher sich recht verschieden
gestalten werden, selbst wenn die Versuchstechnik nicht mit Fehlern behaftet
erscheint.

Es darf zuletzt nicht unerwähnt bleiben, daß nach Rosenqvist ein erhöhter
Eiweißansatz bestehen kann, trotzdem die gewöhnliche Ausrechnung eine
positive Bilanz ergibt. In solchen Fällen müssen die eiweißsammelnden Kräfte
des Organismus den an sich abnorm gesteigerten eiweißzerstörenden überlegen sein.

Die Körpertemperatur ist in der überwiegenden Anzahl der Fälle gesteigert. Gulland und Goodall geben an, daß Fieber in $^2/_3$ aller Fälle von
perniziöser Anämie vorkommt. Cabot beobachtete eine Temperaturerhöhung
in etwa 79 %, und ich selbst konnte bei Zusammenstellung von 312 Fällen perniziöser Anämie, worunter 115 ohne und 197 mit Bothriozephalus, eine Temperaturerhöhung in 267 = 85,6 % nachweisen. Irgendeinen Unterschied zwischen
den Temperaturverhältnissen bei der Bothriozephalus-Anämie und der kryptogenetischen Anämie habe ich dabei nicht finden können.

Selbstverständlich sind die angeführten Ziffern Minima. Denn es ist ja
nicht ausgeschlossen, vielmehr sogar wahrscheinlich, daß in einem Teil derjenigen Fälle, wo während der Beobachtungszeit kein Fieber zu erkennen war,
der Kranke in einer früheren Periode des Leidens eine Temperatursteigerung
hat darbieten können. Zu einer solchen Vermutung wird man durch die Tatsache geführt, daß bei der perniziösen Anämie das Fieber, gleichwie mehrere
andere Symptome, periodisch aufzutreten pflegt.

Die Dauer der Fieberperiode und der freien Zwischenzeit ist in den ver-
schiedenen Fällen sehr verschieden. Auch ohne daß es sich um eine wirkliche
Remission im Krankheitsverlauf handelt, können sich die Intervalle über
Wochen und Monate erstrecken.

In einigen Fällen zeigt das Fieber einen remittierenden Typus, bietet aber
meistens keinen bestimmten Charakter dar. Überhaupt ist die Höhe eine mäßige.
Häufig handelt es sich sogar nur um schnell vorübergehende subfebrile Steigerungen.

Die höchste Temperatur bei den verschiedenen mit Fieber behafteten
Kranken lag

in 97 Fällen zwischen 37,5 und 38,0⁰
,, 100   ,,   ,,   38,1 ,, 39,0⁰
,, 56   ,,   ,,   39,1 ,, 40,0⁰
,, 14   ,,   ,,   40,1 ,, 41,9⁰
Summe 267 Fälle.

Ein bestimmtes Verhältnis zwischen der Höhe des Fiebers und derjenigen
der Anämie besteht nicht.

Gewöhnlich sind aber die höheren Temperatursteigerungen mit einer Verschlimmerung des Allgemeinzustandes und der Blutbeschaffenheit verbunden.
In einem Fall sah ich eine Fieberbewegung, während der die Temperatur bis

auf 40,1° stieg und die Kranke in einem komatösen Zustand mit tiefer, beschleu-
nigter Atmung lag. In diesem Fall trat ein fast krisenartiger Umschwung zum
Besseren ein. Ähnliches hat auch Naegeli beobachtet.

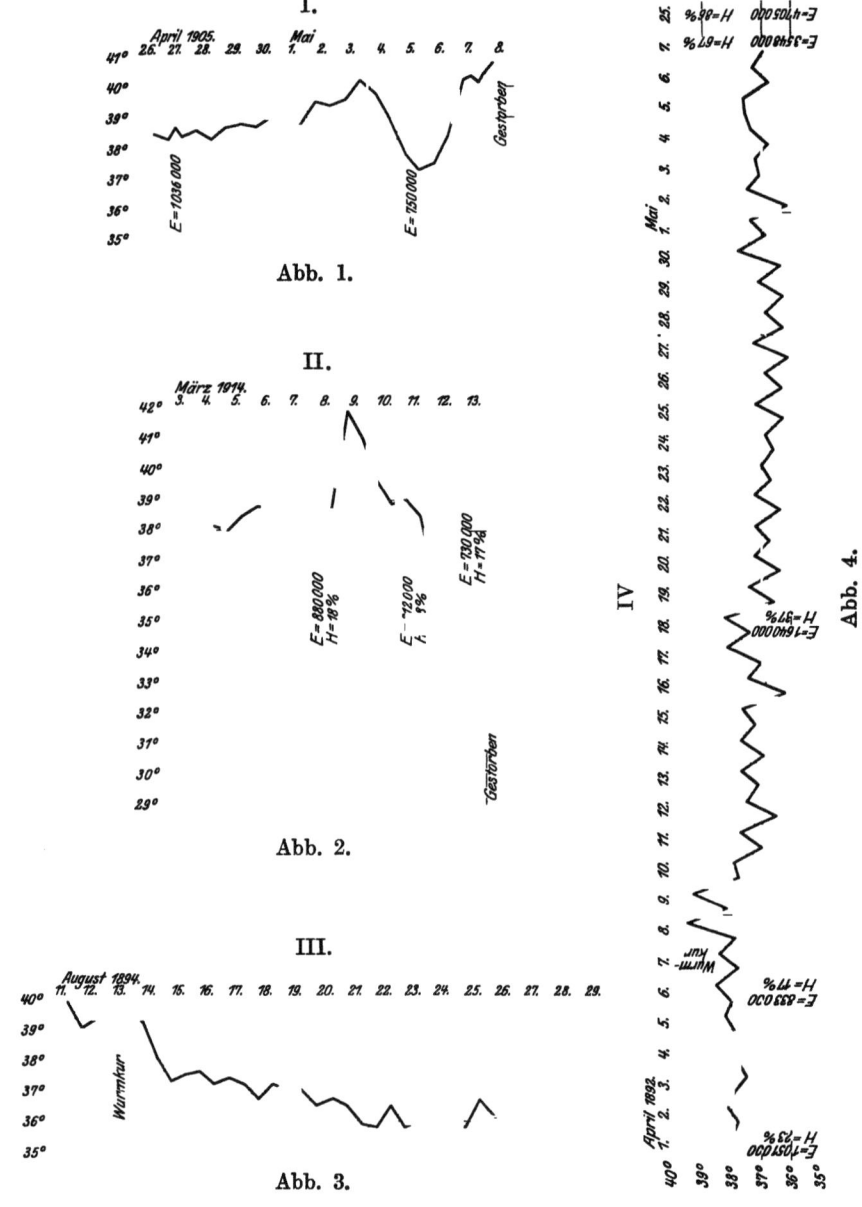

I.

Abb. 1.

II.

Abb. 2.

III.

Abb. 3.

IV

Abb. 4.

Die allerhöchste Temperatur 41,9° beobachtete ich in einem Fall 4 Tage
vor dem Tode.

Es muß ferner bemerkt werden, daß das Fieber in den tödlich verlaufenden
Fällen mitunter bis zum Eintritt des Todes andauert (Kurve I), anderseits

aber, daß die Temperatur nicht selten einige Zeit vor dem Tode unter die Norm sinken kann. Selbst konnte ich in einem Fall $7\frac{1}{2}$ Stunden vor dem tödlichen Ausgang im Mastdarm eine Temperatur von $30,5^0$ C feststellen, in einem anderen $2\frac{1}{2}$ Stunden vor dem Tode 29^0 ebenfalls im Mastdarm (Kurve II), während H. Müller in einem Fall die Temperatur in der Achselhöhle beim Eintritt des Todes bis auf $24,8^0$ sinken sah.

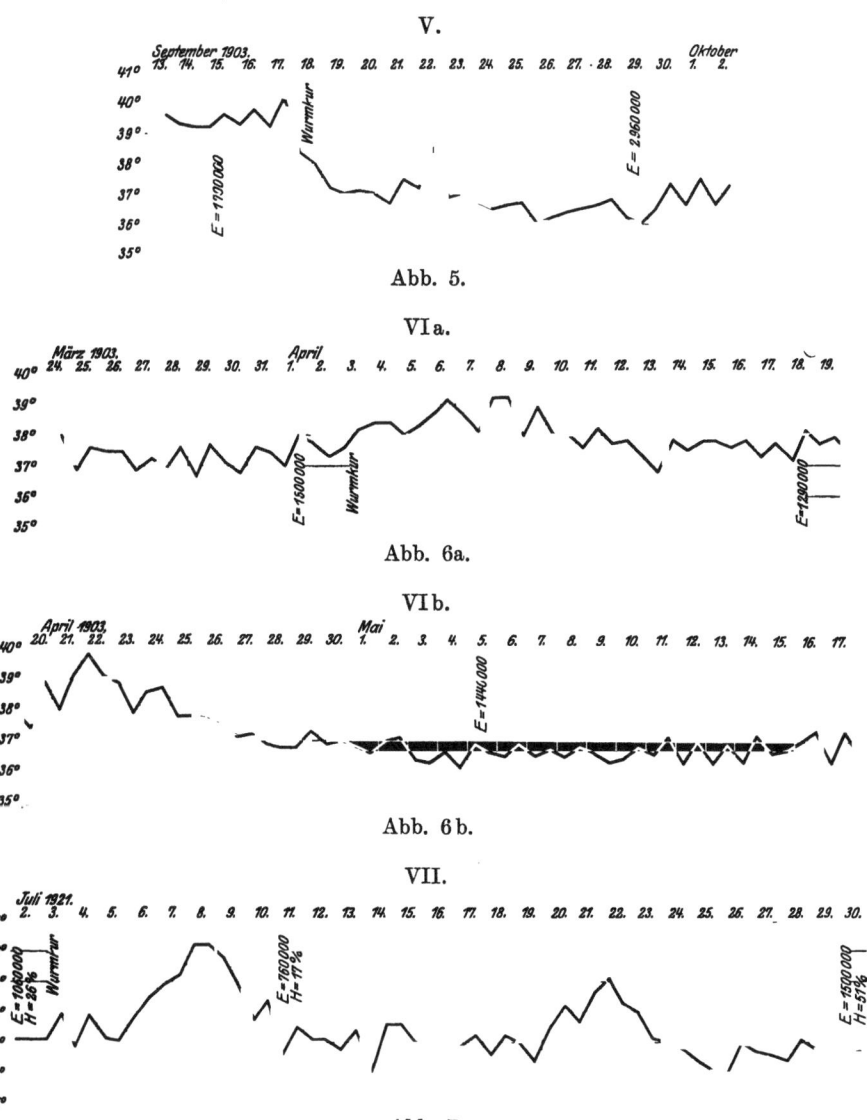

V.

Abb. 5.

VI a.

Abb. 6a.

VI b.

Abb. 6 b.

VII.

Abb. 7.

Besondere Beachtung erheischt das Verhalten des Fiebers bei der Bothriozephalus-Anämie nach der Abtreibung des Parasiten.

Wenn vor der Wurmkur eine Temperaturerhöhung vorhanden ist, verschwindet diese nach der Entfernung des Parasiten zuweilen in recht kurzer Zeit (Kurve III). Häufig kommt es aber vor, daß die Temperatur, obgleich

vor der Abtreibungskur mäßig erhöht, nach dieser bis auf 39⁰ und höher steigt,
um nach einigen Tagen wieder zu fallen (Kurve IV). Manchmal bleibt die
Temperatur sodann normal, manchmal sieht man aber, daß nach einer fieberfreien Periode Temperatursteigerungen, die sich auf keine zufällige Ursache
zurückführen lassen, von neuem erscheinen. Diese Temperaturerhöhungen,

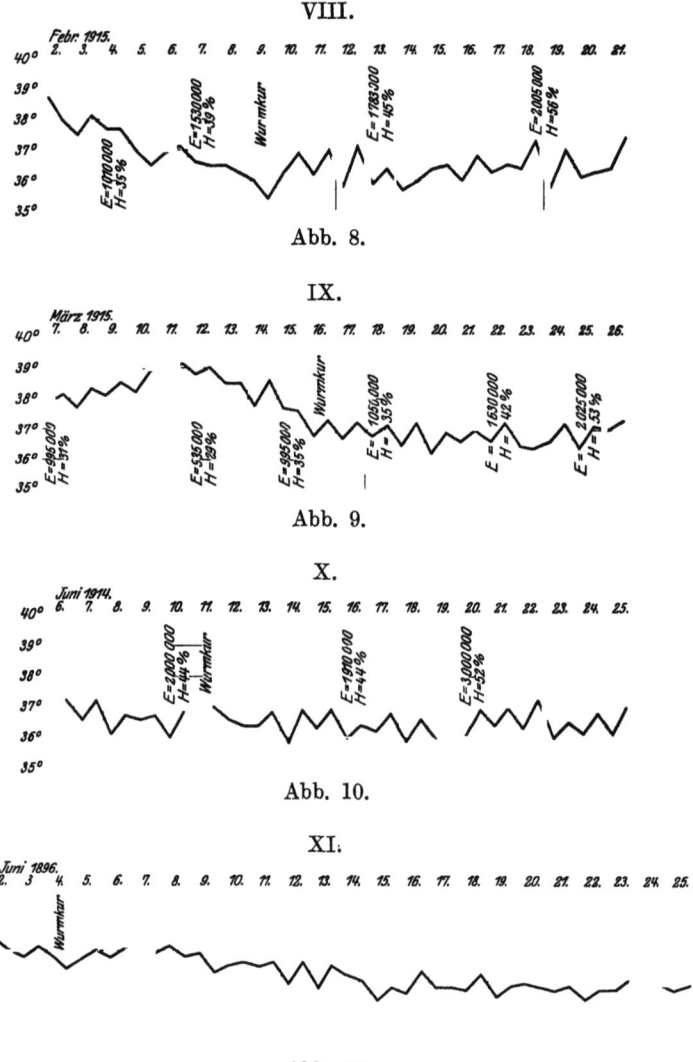

Abb. 8.

Abb. 9.

Abb. 10.

Abb. 11.

die zuweilen sogar einige Wochen nach der Wurmkur einsetzen, sind wohl
meistens sehr unbeträchtlich (Kurve IV und auch V). Aber in vereinzelten
Fällen (Kurve VIa, b und VII) habe ich nach der Abtreibungskur zwei verschiedene Fieberperioden, beide mit hohen Temperaturen beobachtet, ausnahmsweise sogar mehrere, aber solchenfalls zum Teil mit niedrigerer Temperatur.
    Wenn es sich um erheblichere Temperaturerhöhungen handelt, ist der
Allgemeinzustand bei diesen nach der Abtreibungskur auftretenden Fieber-

anfällen meistens schwer angegriffen, und die Blutbeschaffenheit kann sich dabei deutlich verschlechtern.

Der schließliche Ausgang kann sich unter solchen Umständen verschiedenartig gestalten. Er ist jedenfalls nicht immer als günstig zu bezeichnen, wie folgende zwei Beispiele lehren.

In einem Fall mit zwei recht schweren Fieberanfällen nach der Wurmkur wurde die Kranke allerdings von ihrer Bothriozephalus-Anämie hergestellt, bekam aber 12 Jahre später eine schwere idiopathische Anämie (E. = 600 000).

In einem anderen Fall wiederum, wo mehrere Fieberperioden vorkamen, trat der Tod 70 Tage nach der Wurmkur ein.

Es scheint demnach, als ob die Fälle, wo das Fieber noch längere Zeit nach der Wurmkur auftritt, in prognostischer Beziehung mit Vorsicht beurteilt werden müßten.

Man begegnet auch einzelnen Fällen, wo die Temperaturerhöhung sich erst nach der Wurmkur einstellt. Und anderseits solchen, wo das vorhandene Fieber gerade vor der Wurmkur verschwindet (Kurve VIII und IX). Schließlich gibt es eine große Reihe von Fällen, wo sich eine nennenswerte Steigerung der Temperatur weder vor noch nach der Kur erkennen läßt (Kurve X), oder wo sich ein leichtes Fieber vor wie nach der Kur ohne größere Schwankungen vorfand (Kurve XI).

Man bekommt mithin den Eindruck, daß die Abtreibung des Parasiten keinen bestimmten unmittelbaren Einfluß auf die Temperaturverhältnisse ausübt.

Wenn der Kranke sich zur Zeit der Abtreibungskur in der Mitte einer fieberfreien Periode befindet, tritt im direkten Anschluß an die Kur keine Veränderung in den Temperaturverhältnissen ein. Anders aber, wenn zur selben Zeit eine Fieberperiode besteht. Dann fällt oder steigt die Temperatur, je nachdem sie zur Zeit der Verabreichung des Wurmmittels ihren Höhepunkt schon erreicht hat oder noch in Zunahme begriffen ist. Es wäre mit anderen Worten der relabierende Charakter des Fiebers, der für das Verhalten der Temperatur nach der Wurmkur maßgebend ist.

Wie das Zustandekommen des Fiebers bei der perniziösen Anämie zu erklären ist, darüber ist man noch immer im unsichern.

K. Ziegler glaubt, daß „das Fieber nicht zum Typus der perniziösen Anämie gehört" und „seine Entstehung der verminderten Widerstandskraft der Gewebe und dadurch bedingten leichteren Invasion durch Infektionserreger verdankt". Da wir indessen keinen sicheren Anhalt für die Annahme des Vorhandenseins von infektiösen Ursachen haben, müssen wir unsere Blicke zunächst auf das vermutete Anämiegift richten. Rosenqvist will dabei die Temperatursteigerung in direkten Zusammenhang mit diesem Gifte stellen, andere Forscher (vgl. Morawitz) aber vermuten, daß man die Ursache des Fiebers in dem vom Gifte herbeigeführten erhöhten Blutkörperchenzerfall suchen müsse.

Zugunsten der letztangeführten Ansicht läßt sich die Erkenntnis heranziehen, daß die Stromata der Blutkörperchen fiebererzeugende Stoffe enthalten.

Anderseits muß aber hervorgehoben werden, daß die Anämie nicht selten an Intensität zunimmt, obgleich die Temperatur keine Erhöhung zeigt und überdies eine Temperaturerhöhung bei der perniziösen Anämie nicht immer mit einer positiven Urobilin- bzw. Urobilinogenreaktion zusammenfällt, was natürlich für die vorliegende Frage nicht ganz belanglos ist, sofern einer solchen Reaktion überhaupt irgendeine Bedeutung als Zeichen eines gesteigerten Blutkörperchenzerfalls zugemessen werden kann. Auch ist hier auf die Tatsache hinzuweisen, daß bei der Bothriozephalus-Anämie gelindere Temperaturerhöhungen vorkommen können zu einer Zeit, wo die Blutregeneration bereits seit langem im Gang ist und man schwerlich mehr mit dem Vorhandensein irgendeiner gesteigerten Blutkörperchenzerstörung rechnen kann.

Dazu kommt noch, daß nach Rosenqvist die Eiweißzersetzung bei den ohne Fieber verlaufenden Fällen keineswegs geringer erscheint als bei den mit Temperatursteigerung einhergehenden.

Es fragt sich deshalb, ob die Temperatursteigerung, ohne daß man auf die vermehrte Blutkörperchenzerstörung zurückgreift, erklärt werden kann?

Auf diese Frage läßt sich wohl keine endgültige Antwort geben, aber bemerkenswert ist jedenfalls die Tatsache, daß man auch bei der Chlorose, dem Morbus Basedowii und anderen nichtinfektiösen Leiden zuweilen eine Temperatursteigerung sieht, trotzdem keine erhöhte Blutkörperchenzerstörung vorliegt. Unerklärt bleibt hierbei unter allen Umständen, daß das Fieber so oft periodisch auftritt. Man muß vielleicht zur Erklärung dieser Erscheinung die Möglichkeit immunisatorischer Vorgänge in Betracht ziehen. Für die Annahme, daß das Gift zeitweise im Körper nicht vorhanden wäre, gibt es keine triftigen Gründe.

Anatomische Veränderungen in den Atmungsorganen kommen bei Leuten, die an perniziöser Anämie leiden, nicht häufig vor.

Bereits im obigen wurde erwähnt, daß sich die Krankheit gelegentlich mit Lungentuberkulose vergesellschaften kann. Auch Zeichen einer einfachen Bronchitis beobachtet man dann und wann. Dagegen habe ich bei Kranken mit perniziöser Anämie nur in vereinzelten Fällen eine pneumonische Infiltration gesehen, und diese hat meistens tödlich geendet. Noch seltener habe ich eine seröse Pleuritis wahrgenommen. Daß man bei erheblicheren Ödemen zuweilen Transsudate in den Pleurahöhlen finden kann, liegt auf der Hand. Eichhorst hat in einigen Fällen einen hämorrhagischen Hydrothorax beobachtet.

Auch bei Abwesenheit aller Krankheiten in den Atmungsorganen klagen die Patienten häufig über Kurzatmigkeit. Meistens macht sich diese beim Treppensteigen oder anderen, etwas größeren körperlichen Anstrengungen geltend, aber auch bei ganz gewöhnlicher Bewegung auf ebenem Boden und in den schweren Fällen sogar bei Bettruhe stellt sich Atemnot gar nicht selten ein. Wenn die Herabsetzung des Hämoglobingehaltes die höchsten Stufen erreicht, können die Atembeschwerden trotz vollständiger Ruhe zu einer sehr beträchtlichen Höhe steigen. Die Atemfrequenz kann unter solchen Umständen erhöht oder ziemlich normal sein, aber die Inspirationen sind dabei vertieft, und zwar mitunter in überaus hohem Grade.

Da mit dieser vertieften Atmung oft ein mehr oder weniger ausgeprägter Sopor verbunden ist, handelt es sich in solchen Fällen um einen Zustand, welcher der „großen Atmung" im Coma diabeticum sehr ähnlich ist.

Aber auch, wenn es nicht zu diesen außergewöhnlich tiefen Einatmungen kommt, die schon von H. Müller, Senator u. a. erwähnt worden sind, scheint es, als ob die Einatmung manchmal etwas tiefer als unter physiologischen Verhältnissen wäre. Wenigstens gibt es dafür Beispiele in den Beobachtungen von Kraus und anderen Forschern, die das Volumen für den einzelnen Atemzug bestimmt haben.

Eine Zusammenstellung von 74 meiner Fälle zeigt, daß die höchste Atemfrequenz lag:

in 5 Fällen unter 20
,, 39 ,, zwischen 20—30
,, 25 ,, ,, 30—40
,, 5 ,, über 40.

Die niedigste Atemfrequenz kam bei einem 42jährigen Manne mit Bothriozephalus-Anämie vor. In diesem Fall wurde die Atmung kurz vor dem Tode tief und schnarchend, und ihre Frequenz sank bis auf 12, während die Temperatur auf 30,5° (im Mastdarm) sowie die Pulszahl auf 64 herabging. Also ein recht eigenartiger Parallelismus zwischen Atemfrequenz, Temperatur und Pulszahl.

Die allerhöchste Atemfrequenz in meiner Kasuistik beläuft sich auf 54. Es war in einem Fall von schwerer Bothriozephalus-Anämie (E. = 675 000) bei einer 21jährigen Arbeiterin, die trotz vorhandener Orthopnoe und einem sonst überaus angegriffenen Zustand nach der Wurmabtreibung genas. Auch in einem zweiten Fall von schwerer Bothriozephalus-Anämie trat Genesung ein, obgleich die Atemfrequenz über 40 betrug. In den übrigen drei Fällen, wo die Atemfrequenz 40 überstieg, war dagegen der Ausgang tödlich. Von diesen beziehen sich zwei auf eine kryptogenetische (der eine mit kruppöser Pneumonie verbunden) und einer auf eine Bothriozephalus-Anämie.

Überhaupt habe ich den Eindruck gewonnen, daß „die große Atmung" bei der perniziösen Anämie als ein Signum mali ominis gestempelt werden muß.

Nur ganz ausnahmsweise habe ich gesehen, daß Kranke, die diese Atemstörung darboten, sich erholten. Eine hochgradig beschleunigte Atmung ohne besonders starke Vertiefung der Inspiration scheint dagegen nicht so verhängnisvoll zu sein.

Selbstredend ist die Beschleunigung der Atemfrequenz auf die Herabsetzung des Hämoglobingehaltes und zum Teil wohl auch auf die verminderte Herzkraft zurückzuführen. Daß beim Zustandekommen der großen Atmung außerdem eine „Vergiftung" etwa infolge von besonderen Stoffwechselstörungen oder aber irgendein anderes Moment, vielleicht Hirnödem bzw. erhöhter Lumbaldruck, mitwirke, ist nicht unwahrscheinlich.

Wie häufig die große Atmung bei den Kranken gewesen ist, kann ich leider nicht zahlenmäßig angeben, aber als eine besondere Seltenheit möchte ich sie keinesfalls bezeichnen.

Es ist deshalb etwas überraschend, daß Hofbauer keinen Fall von perniziöser Anämie mit dieser Atemstörung beobachtet zu haben scheint, trotzdem er seine Aufmerksamkeit besonders darauf gerichtet hat.

In einem Fall beschreibt er allerdings eigentümliche Veränderungen der Atmung, die sowohl bei gewöhnlicher Inspektion wie bei graphischer Aufnahme sich erkennen ließen, aber diese waren offenbar anderer Art. Einerseits kamen nämlich ziemlich lange dauernde Atemstillstände vor, andererseits verliefen die dazwischen gelegenen Atemzüge bei abnormer Tiefe rasch. Nicht nur bei der klinischen Untersuchung, sondern auch bei der Obduktion fanden sich keinerlei Veränderungen, welche diese Störungen verständlich machten. Auf Grund tierexperimenteller Untersuchungen glaubt Hofbauer, daß die in Rede stehenden Atemstörungen „nicht die Folge der Anämie als solcher, sondern lediglich durch die konkomittierende Erniedrigung des Blutdruckes bedingt" seien.

Anläßlich dieser Ansicht Hofbauers über die Ursache der eben geschilderten Atemstörung kann ich nicht umhin zu bemerken, daß ich vor kurzem in meiner Klinik eine Kranke behandelt habe, die keine solchen Atemstillstände, wie sie Hofbauer beschreibt, darbot, obschon die Anämie sehr ausgeprägt war und der Blutdruck in den letzten Tagen vor dem Tode bis auf 60 mm Hg sank. In diesem Fall bestand nur eine beschleunigte und zugleich vertiefte Atmung.

Es scheint mithin, als ob zur Erzeugung des Hofbauerschen Atemtypus ein hochgradig herabgesetzter Hämoglobingehalt bei niedrigem Blutdruck nicht genügen würde.

Übrigens hebt Hofbauer hervor, daß sich bei sehr ausgesprochenen Anämien oftmals vollkommen normaler Verlauf der Atemkurve vorfindet.

Kreislauforgane. Außer den häufig auftretenden Atembeschwerden, die eben erwähnt wurden, kommt bei der perniziösen Anämie und gemeiniglich in Verbindung mit ihnen ein mehr oder weniger belästigendes Herzklopfen vor. Dies kann sowohl durch körperliche Anstrengung als durch psychische Erregung hervorgerufen werden und gehört bei der vorliegenden Krankheit, wie viele der übrigen Symptome von seiten der Kreislauforgane, zu den gewöhnlichsten Erscheinungen.

In den schwersten Fällen ist der Herzspitzenstoß außerhalb der Mamillarlinie, meistens im 5. Zwischenrippenraum, zu sehen und zu tasten, und man bemerkt außerdem dann und wann auch in den höher gelegenen Interstitien eine deutliche Pulsation. In manchen Fällen lassen sich auch in den Halsgefäßen und gelegentlich sogar im Jugulum sowie im Epigastrium pulsatorische Bewegungen erkennen.

Es kann nicht befremden, daß sich in Fällen, wo solche ausgedehnte Pulsationen beobachtet werden, auch eine Verbreiterung der Herzdämpfung nachweisen läßt. Aber auch in Fällen, wo keine derartigen Pulsationen vorhanden sind, ist die Herzdämpfung zuweilen größer als in der Norm. Häufig findet man die rechte Grenze mehr verschoben.

Die Erweiterung des Herzens kann, wie ich das auch selbst gesehen habe, in den schwersten Fällen so hochgradig werden, daß eine relative Trikuspidalinsuffizienz mit positivem Venenpuls an der Jugularis in die Erscheinung tritt (Eichhorst, Byrom - Bramwell). Da in solchen Fällen auch Zeichen einer Mitralinsuffizienz bestehen, kann der Verdacht des Vorhandenseins eines endokarditischen Mitralfehlers wachgerufen werden. Aber wie v. Leube mit Recht betont, erscheint bei den schweren Anämien die relative Trikuspidalinsuffizienz etwa gleichzeitig mit der relativen Mitralinsuffizienz, „nicht erst, nachdem es, wie bei der endokarditischen Form der Mitralinsuffizienz, zu schweren Kompensationsstörungen und hochgradiger venöser Stauung gekommen ist". Daher vermißt man bei der relativen Trikuspidalinsuffizienz in Fällen von schwerer Anämie ausgesprochene Zyanose und beträchtlichere Ödeme.

Cabot hat in $18^0/_0$ seiner Fälle eine deutliche Vergrößerung des Herzens nachgewiesen und F. Kraus noch viel öfter, denn in 30 seiner 47 Fälle ergab die Perkussion eine Vergrößerung des Herzens, und in mehr als der Hälfte dieser Fälle stellte sie sich als sehr „manifest" heraus. Die in längeren Zeitabständen wiederholte Untersuchung zeigte ihm, wie bereits Eichhorst gefunden hatte, daß das Herz sich im Verlaufe der Krankheit fortschreitend vergrößerte.

In einer Reihe von Fällen konnte F. Kraus außerdem durch Röntgenuntersuchung feststellen, daß das Herz bei der perniziösen Anämie, namentlich in den schwersten Fällen, eine deutliche mitrale Konfiguration darbot.

Selbst habe ich die Richtigkeit dieser Beobachtung in vielen Fällen bestätigen können. Lehrreich für mich war in dieser Beziehung besonders ein Fall, wo sich eine sehr erhebliche Vergrößerung des Herzens vorfand und der Röntgenologe auf Grund der ausgesprochenen mitralen Konfiguration des Herzens das Vorhandensein eines endokarditischen Mitralfehlers vermutete.

Es handelte sich um eine kryptogenetische perniziöse Anämie (H. = $12^0/_0$, E. = 631 000, L. = 2300). Die relative Herzdämpfung links fast bis an die vordere Axillarlinie, rechts zwei Querfinger außerhalb der rechten Sternallinie. Über der ganzen Herzgegend ein nicht besonders lautes systolisches Geräusch. Der zweite Pulmonalton verstärkt, Blutdruck Riva - Rocci 130 mm Hg (A. brach. dextra). Die klinische Diagnose lautete: Anaemia perniciosa, Dilatatio et hypertrophia cordis, und bei der Sektion wurde diese Diagnose vollauf bestätigt. Endokarditische Klappenveränderungen gab es keine.

Weit häufiger als Größenveränderungen werden Geräusche am Herzen beobachtet. Solche ließen sich in $76^0/_0$ meiner Fälle oder in 218 von 287 Fällen vernehmen.

Auch Cabot gibt an, daß Geräusche in $76^0/_0$ aller von ihm geprüften 1123 Fälle, fremder und eigener, vorhanden waren. Die Übereinstimmung ist schlagend, aber es sei bemerkt, daß er in sämtlichen seiner eigenen 342 Fälle Geräusche nachzuweisen vermochte. Er glaubt, daß eine verschiedene Genauigkeit bei der Untersuchung die Schuld dieser verschiedenen Ergebnisse sei. Das ist sicherlich richtig. Und ich glaube, daß auch die von mir eben angegebene Prozentzahl zu niedrig ist, muß aber doch darauf bestehen, daß es unzweifelhaft Fälle gibt, wo trotz der sorgfältigsten Untersuchung keine Geräusche zu hören sind.

Das Geräusch ist bis auf einige Ausnahmen systolischer Natur. Es läßt sich meistens als blasend oder sausend bezeichnen. Verhältnismäßig selten hört man Geräusche, die einen rauheren Charakter besitzen. Die Stärke ist in verschiedenen Fällen sehr verschieden. Zuweilen ist das Geräusch so leise, daß man es eben vernehmen kann, zuweilen so laut, daß es nahe liegt, auf einen organischen Klappenfehler zu schließen. Oft hört man das Geräusch stärker, wenn der Kranke bei der Untersuchung liegt, als wenn er steht oder sitzt.

Daß die Stärke in wenigen Stunden und Tagen wechseln kann, soll nicht bestritten werden, aber soviel ich gefunden habe, ist diese Erscheinung nicht so gewöhnlich, wie vielfach behauptet worden ist. Der systolische Ton läßt sich mitunter neben dem Geräusch hören, wird aber oft vollständig durch dieses ersetzt.

Auch in bezug auf den Sitz des systolischen Geräusches weisen die einzelnen Fälle große Verschiedenheiten auf. In $156 = 71,5\%$ meiner Fälle war es fast über dem ganzen Herzen zu hören, in den übrigen $62 = 28,5\%$ nur an gewissen Ostien. Im letzten Fall beobachtete man es bei 24 Kranken an der Basis, bei 14 an der Pulmonalis, bei 22 an der Spitze und bei 2 am Sternum. Wenn es über mehrere Ostien hörbar war, erschien es in 43 dieser Fälle etwa gleich laut über den verschiedenen Ostien, in den übrigen 113 aber erwies es sich an einem gewissen Ostium am stärksten. Genauer bestimmt war es bei 44 Kranken am lautesten an der Basis, bei 28 an der Pulmonalis, bei 29 an der Spitze und bei 12 am unteren Teil des Brustbeins.

Es sei bemerkt, daß Cabot das Geräusch häufiger an der Spitze als an der Pulmonalis gefunden hat.

Die systolischen Geräusche bei der perniziösen Anämie sind wohl in einigen Fällen auf die Erweiterung des Herzens und somit auf eine relative Insuffizienz zurückzuführen. Öfter aber dürften sie nichts mit einer Störung im Klappenmechanismus zu tun haben und sind mithin als rein akzidentell zu betrachten.

Worauf es beruht, daß Geräusche in einem Teil der Fälle fehlen, läßt sich nicht ohne weiteres entscheiden.

Die Blutbeschaffenheit allein kann nicht ausschlaggebend sein. Denn ich habe Geräusche vermißt sowohl in den schwersten Fällen (in einem z. B., wo sich die Blutkörperchenzahl nur auf 395000 belief), wie auch in solchen, wo die Anämie als eine mäßige zu bezeichnen ist. Man muß deswegen die übrigen Faktoren, die beim Zustandekommen des endokardialen Geräusches mitwirken können, hierbei heranziehen. Vor allem ist vielleicht an die Geschwindigkeit der Blutströmung zu denken. Aber es ist sehr wahrscheinlich, daß hierbei auch andere Möglichkeiten in Betracht kommen müssen.

Ein diastolisches Geräusch ist, wie bereits angedeutet, eine seltene Erscheinung bei der perniziösen Anämie. Cabot hat ein solches in 9 von 857 Fällen beobachtet. Selbst habe ich lediglich in 2 meiner Fälle das Vorhandensein eines derartigen Geräusches feststellen können. Es war in beiden Fällen im dritten Zwischenrippenraume, etwa in der Parasternallinie, zu hören. Und neben diesem diastolischen Geräusch ließ sich über dem ganzen Herzen ein lautes systolisches Geräusch vernehmen. Der eine Kranke hatte etwa 600 000, der andere etwa 800 000 rote Blutkörperchen. Nach Türk werden die diastolischen Geräusche namentlich an der Herzbasis und an der Trikuspidalis wahrgenommen. Nach Eichhorst sind sie in ihrer Lokalisation sehr wechselnd.

Bei der Sektion meiner zwei Fälle konnten keine Veränderungen in den Klappen entdeckt werden. Die gleiche Erfahrung haben auch andere Forscher mehrfach gemacht in Fällen, wo diastolische Geräusche bei der perniziösen Anämie nachgewiesen worden sind.

Über die Entstehung des diastolischen Geräusches bei unserer Krankheit ist vorläufig nichts Sicheres bekannt.

D. Gerhardt gibt an, daß ein protodiastolisches Geräusch an oder nahe bei der Herzspitze ohne das Bestehen einer Mitralstenose bei den stark dilatierten Herzen schwerer Anämien (relative Klappenstenose) vorkommen kann.

Auch über das Auftreten eines präsystolischen Geräusches wird berichtet.

Ein solches wurde in 14 Fällen von Cabot gefunden und war an der Spitze am besten hörbar. In 2 Fällen ergab die Sektion keine Klappenveränderungen. In den übrigen Fällen blieb die Natur des Geräusches dunkel.

Ich möchte hier erwähnen, daß auch ich in einem Fälle perniziöser Anämie ein prä-
systolisches Geräusch an der Spitze wahrgenommen habe. Es war deutlich rollend, und
auch sonst bestanden die gewöhnlichen Zeichen einer Mitralstenose. Die Kranke, eine
38jährige Dienstmagd, litt außerdem an Epilepsie, die sowohl mit großen wie mit kleinen
Anfällen einherging. In der Familie war hochgradiger Alkoholismus, Geisteskrankheit
und Tuberkulose vorgekommen, und überdies war ein Bruder im Alter von 31 Jahren aller
Wahrscheinlichkeit nach an perniziöser Anämie gestorben.

Im Hinblick auf alle diese Tatsachen habe ich mich gefragt, ob es sich in
meinem Fall und möglicherweise in einem Teil der Cabotschen um eine kongenitale Mitralstenose oder die sog. Duroziersche Krankheit handeln könnte.
Hervorgehoben sei, daß Durozier selbst einen Fall von Epilepsie bei kongenitaler Mitralstenose erwähnt und daß nach Pawlinow dieses Leiden in bezug
auf seinen Ursprung der Chlorose und, sofern ich ihn recht verstanden habe,
auch der perniziösen Anämie nahestehen würde, indem alle diese Krankheiten
als die Folge einer mangelhaften Entwicklung zu erachten wären.

Der zweite Pulmonalton erscheint bei der perniziösen Anämie zuweilen
verstärkt. Insbesondere ist das der Fall, wenn eine relative Miltralinsuffizienz
vorhanden ist. Aber auch sonst kann eine Akzentuierung des erwähnten Tones
beobachtet werden. In solchen Fällen ist es möglich, daß die fragliche Erscheinung auf konstitutionelle Eigentümlichkeiten zurückzuführen ist, denn man
beobachtet sie gar nicht selten z. B. bei Leuten mit asthenischem Habitus,
und ein solcher wird ja bei Personen mit perniziöser Anämie nicht selten gesehen.

Auch eine Spaltung des zweiten Tones kommt dann und wann vor.

Die Karotiden findet man in den schweren Fällen manchmal lebhaft hüpfend.

An den peripheren Arterien, wie brachialis, cruralis und zuweilen auch
radialis, kann man in gewissen Fällen bei gelindem Druck mit dem Stethoskop
einen kurzen, mit der Herzsystole gleichzeitigen Ton feststellen.

Ein anhaltendes Sausen über der Jugularis fehlt verhältnismäßig selten.
Im allgemeinen tritt diese Erscheinung nur deutlich hervor, wenn die Kranken
bei der Untersuchung sitzen oder stehen. In einigen Fällen ist das Geräusch
bloß auf der rechten Seite zu vernehmen, in anderen viel stärker auf dieser
Seite als auf der linken. Ein entgegengesetztes Verhalten bemerkt man nur
selten.

Recht oft macht sich das Nonnengeräusch dem aufgelegten Finger als
ein feines Schwirren bemerkbar.

Negativer Venenpuls ist eine häufige Erscheinung (Türk), und wie im
vorhergehenden bereits erwähnt wurde, kann man gelegentlich auch positiven
Venenpuls an der Jugularis wahrnehmen.

Venenthrombosen sind, soviel ich weiß, bei der perniziösen Anämie
äußerst selten angetroffen worden. Nur bei E. Bloch finde ich zwei hierher
gehörige Fälle erwähnt.

Die Herztätigkeit ist im allgemeinen regelmäßig. Wenn sich Arrhythmien
vorfinden, muß mit dem Vorhandensein komplizierender Leiden gerechnet
werden. Dabei können natürlich sowohl nervöse wie organische Krankheiten
in Betracht kommen. In einem meiner Fälle war eine ausgeprägte Sklerose
der Koronararterien vorhanden, in einem anderen handelte es sich offenbar
um nervöse Störungen.

Der Blutdruck ist häufig erniedrigt. Werte von 60—80 mm Hg für
den systolischen Druck bei Anwendung von Riva-Roccis Apparat sind
nach Cabot nichts Ungewöhnliches. Auch ich selbst habe ähnliche Zahlenwerte, besonders einige Tage vor dem Tode, feststellen können, in der Mehrzahl
der Fälle jedoch Werte gefunden, die zwischen 90 und 100 liegen. Die höchste
Zahl, die ich in Fällen, welche nicht mit Arteriosklerose verbunden waren,
beobachtet habe, beläuft sich auf 135. Es war das 3 Tage vor dem Tode in

einem sehr schweren Fall, wo sich bei der Sektion eine erhebliche Dilatation und eine recht bedeutende Hypertrophie des Herzens erkennen ließen, ohne daß irgendeine greifbare Ursache der Hypertrophie zu entdecken war.

Gewöhnlich ist die Herztätigkeit auch bei völliger Ruhe mehr oder weniger beschleunigt. In den meisten meiner Fälle wechselte die Zahl der Pulsschläge zwischen 90 und 100. Kurz vor dem Tode steigt die Frequenz oft bis 140 und vielleicht noch höher. Allein es kommt gelegentlich auch vor, daß sie beträchtlich sinkt. So habe ich in einem Fall $\frac{1}{2}$ Stunde vor dem Tode eine Pulszahl von 36 feststellen können, während H. Müller einen Fall erwähnt, wo die Frequenz am letzten Lebenstage auf 30 gesunken war.

Die Größe der einzelnen Pulsschläge ist in den verschiedenen Fällen sehr verschieden und hängt selbstredend von der jeweiligen Entwicklungsstufe der Krankheit ab.

Nicht selten ist der Puls recht ausgesprochen celer. Auch Doppelschlägigkeit des Pulses kann beobachtet werden (Eichhorst, Byrom - Bramwell u. a.).

Die Verdauungsorgane werden bei der perniziösen Anämie fast regelmäßig in Mitleidenschaft gezogen.

Im vorhergehenden wurde schon darauf hingewiesen, daß die Kranken sehr häufig über ein zeitweise auftretendes Gefühl von Wundsein der Zunge und der Schleimhaut des Mundes, zuweilen auch des Gaumens und der Speiseröhre klagen. Von der anatomischen Grundlage und der diagnostischen Bedeutung dieses Symptoms war ebenfalls bereits die Rede. Hier mag nur erwähnt werden, daß das Übel gegen jede Behandlung eine große Hartnäckigkeit zeigt und dadurch, daß es die Nahrungsaufnahme beschränkt, nicht ganz belanglos ist.

In vereinzelten Fällen ist gesteigerter Speichelfluß verzeichnet worden. Übrigens ist die Zunge in der Regel rein. Mitunter erscheint sie mehr oder weniger gefurcht, Lingua plicata, meistens aber zeigt sie eine glatte, fast spiegelnde Oberfläche, was offenbar damit in Zusammenhang steht, daß die Zungenpapillen so wenig hervortreten.

Bei der perniziösen Bothriozephalus-Anämie pflegt die Zunge nach der Wurmabtreibung und eingetretener Genesung ihr gewöhnliches Aussehen wieder anzunehmen.

Dann und wann ist das Zahnfleisch geschwollen und leicht blutend.

Die Zähne sind in den meisten Fällen schlecht. Auch bei jugendlichen Kranken findet man gar nicht selten die Zähne zum großen Teil ausgefallen. Hunter erblickt in den kariösen Zähnen die Quelle des infektiösen Vorganges, welcher nach seiner Ansicht der perniziösen Anämie zugrunde liegt. Mir scheint es wahrscheinlicher, daß wir es hier mit einer Teilerscheinung jener Konstitutionsanomalie zu tun haben, die bei Personen mit perniziöser Anämie gewöhnlich angetroffen wird.

Der Appetit liegt in der Mehrzahl der Fälle danieder. Mitunter besteht ein ausgeprägter Widerwille nur gegen bestimmte Speisen, z. B. Fleisch, mitunter können die Kranken überhaupt fast keine Nahrung zu sich nehmen. In vereinzelten Fällen vertragen sie nicht einmal den bloßen Anblick des Essens.

Man darf sich jedoch nicht vorstellen, daß der Appetit im Laufe der Krankheit keinen Wandlungen unterworfen sei. Das ist keineswegs der Fall. Im Gegenteil zeigt er wie viele andere Erscheinungen zuweilen ein recht launisches Verhalten. Ja, es kommt sogar vor, daß der Appetitmangel mit wahrem Heißhunger abwechseln kann, und zwar auch dann, wenn es sich nicht um eine Verbesserung des sonstigen Zustandes handelt.

Daß auch der Durst vermehrt ist, beobachtet man gar nicht selten (Byrom - Bramwell, Eichhorst, eigene Erfahrungen).

Ein Gefühl von Druck und Vollsein unter der Brust, Schmerzen daselbst, Aufstoßen und Erbrechen sind gleichfalls Symptome, die uns sehr häufig bei der perniziösen Anämie begegnen. In einigen Fällen beherrschen sie das Krankheitsbild dermaßen, daß der weniger geübte Beobachter leicht in Versuchung gerät, das Vorhandensein eines selbständigen Magenleidens anzunehmen.

Überhaupt tritt das Erbrechen erst in den späteren Krankheitsstadien auf, ist aber dann häufig genug ein schweres und hartnäckiges Symptom. Es stellt sich teils im Anschluß an die Mahlzeiten, teils bei nüchternem Magen ein. Im ersten Fall besteht das Erbrochene meistens aus sehr wenig veränderten Speiseresten, im letzten Fall aus einer gallig gefärbten dünnen Flüssigkeit. Blut ist in dem Erbrochenen nur ausnahmsweise beobachtet worden. In 2 Fällen von H. Müller, wo blutiges Erbrechen bestand, war die Magenwand unversehrt; und nicht einmal Blutaustritte in die Magenschleimhaut ließen sich nachweisen. In einem meiner Fälle, wo die Kranke angeblich eine kaffeesatzähnliche Masse erbrochen hatte, soll ein Arzt die Anwesenheit eines Magenkrebses angenommen haben. Auch Barclay beobachtete in einem Fall kurz vor dem Tode des Kranken Erbrechen dunkler Massen.

Die Funktionsprüfung des Magens ergibt bemerkenswerte Aufschlüsse.

Ich denke dabei insbesondere an die Tatsache, daß sich in den meisten Fällen eine sekretorische Insuffizienz des Magens erkennen läßt. In 94 von meinen Fällen wurde die Magenabsonderung untersucht. In 83 Fällen wurde freie Salzsäure vermißt, und dabei handelte es sich meistens um einen vollständigen Salzsäuremangel. Nur in einer Minderzahl der Fälle waren die Werte für die Gesamtazidität dermaßen hoch, daß man Anlaß gehabt hätte, an das Vorhandensein von gebundener Salzsäure zu glauben. Es ist das ein Verhalten, das auch von anderen Forschern festgestellt worden ist.

Zum Vergleich sei erwähnt, daß Rosenqvist 19 Fälle von Bothriozephalus-Anämie auf die Salzsäuremenge des Mageninhaltes geprüft hat. Die Reaktion auf freie Salzsäure war in 12 Fällen negativ und in 7 positiv.

Es muß jedoch besonders hervorgehoben werden, daß in 4 der zuletzt angeführten Fälle die Untersuchung erst ausgeführt wurde, nachdem sich der Kranke vollständig oder wenigstens in bedeutendem Maße erholt hatte. Diese Fälle müssen selbstredend bei einer Untersuchung über die Sekretionsverhältnisse des Magens bei der Bothriozephalus-Anämie auf der Höhe der Erkrankung ohne weiteres ausgeschieden werden. Denn wenn bei der Bothriozephalus-Anämie Genesung eintritt, kann, wie ich das wiederholt bemerkt habe, die Salzsäureabsonderung wieder in Fluß kommen, trotzdem auf der Höhe der Erkrankung ein vollständiger Salzsäuremangel zu erkennen war.

Indessen hat z. B. H. Strauß bei seiner Zusammenstellung diese Fälle mitgezählt, und deshalb sind die von ihm angeführten Zahlen recht irreführend.

Von 57 von mir zusammengestellten Fällen, die alle auf der Höhe der Krankheit untersucht wurden, zeigten 10 = 17,5% freie Salzsäure im Mageninhalt.

Über das Verhalten der Magensaftsekretion bei der kryptogenetischen perniziösen Anämie findet sich in der Literatur eine große Zahl von Einzelbeobachtungen. Die meisten berichten über Fälle von Salzsäuremangel, aber es sind auch Fälle mitgeteilt worden, wo freie Salzsäure vorhanden war (vgl. S. 14?).

(vgl. S. 14?).

An größeren Beobachtungsreihen herrscht noch großer Mangel. H. Strauß hat unter 8 Fällen zweimal freie Salzsäure gefunden. Cabot meldet, daß unter 79 Fällen, wo er die Magensaftsekretion untersucht hat, sich nur in einem Fall Salzsäure in etwas erheblicher Menge vorfand. Gulland und Goodall wiederum haben unter ihren zahlreichen Kranken nur 3 Fälle gesehen, wo die Salzsäuremenge etwa normal erschien, und Plehn hebt hervor, daß er in jedem einzelnen seiner 55 Fälle Achylie bei Fehlen von Milchsäure festgestellt hat. Unter 42 Fällen habe ich nur in einem freie HCl nachweisen können.

Jedenfalls ergeben die bisherigen Untersuchungen, daß es auch Fälle kryptogenetischer perniziöser Anämie gibt, wo sich freie Salzsäure im Mageninhalt nachweisen läßt.

Auch bei der kryptogenetischen perniziösen Anämie soll bei vorübergehender Besserung eine Steigerung der Salzsäureabsonderung noch möglich sein (Bloch), dies gilt aber nur für Fälle, wo sie nicht vollständig erloschen ist.

Es ist beachtenswert, daß trotz dem Salzsäuremangel Symptome einer Dyspepsie von den Kranken manchmal nicht angegeben werden.

In einem Fall will Ewald Milchsäure nachgewiesen haben. Sonst sind aber organische Säuren bei der perniziösen Anämie im Mageninhalt nicht gefunden worden.

Ab und zu kommt es freilich vor, daß man bei Verwendung der Uffelmannschen Reagenz eine Gelbfärbung bekommt, die sich in nichts von der beim Vorhandensein von Milchsäure gewöhnlichen unterscheidet. Allein da man dies namentlich in Fällen beobachtet, wo der Mageninhalt eine völlig neutrale Reaktion zeigt, kann es sich nicht gern um Milchsäure handeln. Am wahrscheinlichsten ist es wohl, daß es Zuckerarten sind, die die fragliche Farbe veranlassen. Bei Abwesenheit aller Säuren im Mageninhalt müssen ja die Verhältnisse sich für eine ergiebige Ptyalindigestion der Amylacea sehr günstig gestalten.

Die motorische Tätigkeit des Magens dürfte bei unserer Krankheit überaus selten herabgesetzt sein. In der Regel ist sie gut erhalten oder sogar gesteigert.

Selbst habe ich wiederholt feststellen können, daß man bereits etwa $1/_2$ Stunde nach dem Probefrühstück ausheben muß, um überhaupt etwas herausbekommen zu können. Denn schon $3/_4$—1 Stunde nach dem Probefrühstück findet man in vielen Fällen bei vorgenommener Spülung keine Brotreste mehr im Magen. Auch andere Forscher (Naegeli, Türk) betonen das Vorkommen einer Hypermotilität bei der perniziösen Anämie. Bei Verdacht auf Magenkrebs kann diese Erscheinung in differentialdiagnostischer Hinsicht von einem gewissen Gewicht sein.

Vielleicht muß man die erhöhte Motilität des Magens verantwortlich machen für die festen Kontraktionen des Pylorus, die zuweilen bei perniziöser Anämie getastet worden sind und sehr leicht mit einer wahren Geschwulst verwechselt werden können (H. Müller, Quincke, Nauer, A. Lazarus, Naegeli, D. Gerhardt).

Eine Senkung des Magens wird dann und wann beobachtet.

Eine größere Auftreibung durch Gase oder Flüssigkeit gehört nicht zu den gewöhnlichen Symptomen.

Eine ausgesprochene Druckempfindlichkeit ist selten.

Die Darmtätigkeit ist bis auf einige Ausnahmen mehr oder weniger gestört. In einigen Fällen hat man es mit Verstopfung zu tun, in anderen mit längere oder kürzere Zeit andauernden Durchfällen. Recht oft beobachtet man auch abwechselnd Verstopfung und Durchfall. Namentlich bei Nachschüben tritt schwerer Durchfall häufig auf, und mitunter kann ein solcher unstillbarer Art dem Tode unmittelbar vorausgehen. Es soll auch nicht unerwähnt bleiben, daß es Kranke gibt, die vom ersten Anfang ihres Leidens an Durchfälle gehabt haben wollen.

Eine Ursache der Durchfallsattacken ist meistens nicht zu erkennen. Worauf sie aber schließlich beruhen, ist schwer zu sagen. Daß immer nur die Achylie an sich sie verschuldete, scheint keineswegs sicher, wenigstens würde dadurch nicht erklärt werden, daß sie so oft anfallsweise auftreten. v. Noorden denkt an mangelnde Fettresorption. Aber vielleicht befindet sich der Durchfall in direkter Abhängigkeit von der eigentlichen Krankheitsursache.

Der Durchfall kann in gewissen Fällen mit Leibschmerzen verbunden sein. Und auch ohne nachweisbare Störungen in der Darmtätigkeit können solche gelegentlich auftreten.

Der Stuhl erscheint oft auffallend stark gallig gefärbt. v. Noorden
hat in einem Fall den Urobilin- und Eppinger und Charnas in 3 Fällen den
Urobilinogengehalt bestimmt. Sie fanden hierbei viel größere Zahlen als in
der Norm. Der erstgenannte Forscher 0,920 g Urobilin, die zwei zuletzt genannten
abwechselnd zwischen 0,360 g und 0,780 g Urobilinogen gegen 0,130 g in der
Norm. Später hat Eppinger in einer ganzen Reihe von Fällen die tägliche
Farbstoffausscheidung durch den Stuhl quantitativ bestimmt und in sämtlichen Fällen sehr hohe Werte gefunden, bis zu 1,14 g. Auch nach Türk ist die
Sterkobilin- (Urobilin-) Menge gesteigert, und zwar häufig in hohem Grade.
Bei mikroskopischer Untersuchung sieht man keine größeren Mengen unver-
dauter Nahrungsreste. Am häufigsten noch Muskelfasern, gewöhnlich ohne
oder doch nur mit angedeuteter Querstreifung (Türk).

Eine zusammenfassende Betrachtung der Befunde, die bei Stoffwechseluntersuchungen an Kranken mit perniziöser Anämie erhoben worden sind,
lehrt indessen nach Strauß, daß die Stickstoffausfuhr im Kot in einigen Fällen
über das gewöhnliche Maß gesteigert erscheint. Doch sei „die zur Resorption
gelangte Stickstoffmenge in der weitaus überwiegenden Mehrzahl sämtlicher
Fälle so groß, daß sie zur Ernährung der betreffenden Personen vollkommen
ausreiche". Von einer Entstehung der perniziösen Anämie durch eine verminderte Resorption der Nahrung, wie von Eisenlohr, Martius u. a. vermutet wurde, kann daher nach Strauß' Meinung keine Rede sein, zumal auch
die in betreff der Fettausnutzung erhobenen Befunde keineswegs in diesem
Sinne sprechen. Mitunter kommen jedoch wahre Fettstühle vor (v. Noorden,
Isaac und Handrick).

J. Müller hat in einem Fall kryptogenetischer perniziöser Anämie kleine
eigenartige Kristalle gefunden. Am ehesten schienen sie mit den Charcot-
Leydenschen Kristallen verwandt zu sein. Doch unterschieden sie sich von
diesen in vielen Hinsichten, vor allem in bezug auf die Form.

Hinsichtlich der Darmflora sei auf das vorige Kapitel (S. 148—150) hingewiesen.

Blut, auch okkultes, wird in unkomplizierten Fällen regelmäßig vermißt.

Bei der Bothriozephalus - Anämie werden, sofern der Kranke nicht
schon, bevor er unter Beobachtung kam, eine Wurmkur vorgenommen hat,
fast regelmäßig Wurmeier im Stuhle beobachtet. Man muß jedoch wissen,
daß es nicht in jedem Fall gelingt, die Eier bei der ersten Untersuchung nachzuweisen. Mehr als einmal habe ich erlebt, daß man ihr Vorhandensein erst
nach wiederholten Untersuchungen feststellen konnte.

Die Leber kann bei der perniziösen Anämie in wechselndem Grade vergrößert sein. In betreff der Häufigkeit der Lebervergrößerung machen sich
verschiedene Ansichten geltend.

Cabot fand eine solche in 35 % seiner Fälle, während Türk meint, die
Leber sei regelmäßig in geringem Grade vergrößert. Selbst habe ich gleichwie
Gulland und Goodall die Erfahrung gemacht, daß die Lebervergrößerung
zwar nicht ungewöhnlich ist, aber doch verhältnismäßig selten einen bedeutenden Umfang erreicht. Es wird das meistens in den weit entwickelten
Fällen beobachtet, und dabei kann zugleich eine recht erhebliche Druckempfindlichkeit vorhanden sein.

Daß ein mehr oder weniger deutlicher Ikterus öfters im Laufe der Krankheit wahrgenommen wird, habe ich schon früher erwähnt. Er steht offenbar
in Zusammenhang mit der erhöhten Blutkörperchenzerstörung, denn bei Ver-
schlimmerungen der Krankheit erscheint die gelbe Farbe häufig stärker. Der
Farbstoffgehalt der Galle dürfte meistens auf der Höhe der Krankheit hoch
sein (Medak und Pribram, Eppinger u. a.).

Ob Steinbildungen in den Gallenwegen etwas mit der Anämie als solcher zu tun haben oder als Nebenbefunde zu betrachten sind, ist schwer zu sagen. In einem der 3 Fälle von Gallensteinkrankheit, die ich bei Personen mit perniziöser Anämie gesehen habe, bestand das Steinleiden jahrelang, bevor die Anämie zum Ausbruch kam.

Die Milz. Auch betreffs der Größenverhältnisse dieses Organs sind die Meinungen der Forscher geteilt.

Nach Türk gehört eine ganz bescheidene Vergrößerung der Milz zu den häufigsten klinischen Erscheinungen der perniziösen Anämie. Cabot wiederum hat eine geringe Vergrößerung in 27% und eine beträchtliche in 1% seiner Fälle gefunden, während Lazarus sowie Gulland und Goodall meinen, daß die Milz in der großen Mehrzahl der Fälle nicht vergrößert erscheine. Ich selbst habe recht selten bei der klinischen Untersuchung eine deutliche Milzvergrößerung nachweisen können und möchte ganz besonders betonen, daß ich, im Gegensatz zu Cabot, eine Milz, die sich mit ihrem unteren Rande bis in die Nabelhöhe erstreckt hätte, nie gewahrt habe. Ich bin demnach geneigt, mit Eichhorst und mehreren anderen Forschern zu glauben, daß eine erhebliche Milzvergrößerung dem reinen Bilde der perniziösen Anämie fremd ist. — Ich habe in meiner Klinik einen Fall beobachtet, der in diesem Zusammenhang recht bemerkenswert erscheint.

Es handelt sich um einen 32jährigen Mann, der vor 16 Jahren in der hiesigen medizinischen Klinik wegen einer perniziösen Bothriozephalus-Anämie behandelt wurde und Gegenstand eingehender Stoffwechseluntersuchungen von Rosenqvist war. Er bot damals keine Milzvergrößerung dar. Als ich ihn nach seiner Aufnahme in meine Klinik untersuchte, fiel mir sogleich seine gelblich-blasse Hautfarbe auf, und ich dachte zuerst, daß er, trotz der langen Zwischenzeit, wieder von einer perniziösen Anämie befallen sei. Doch bei näherer Untersuchung wurde ich stutzig, denn es stellte sich heraus, daß er eine bis in die Nabelhöhe sich erstreckende Milz hatte. Und anamnestisch ließ sich erheben, daß diese seit 5 Jahren bestand. Ich glaubte nun, daß meine Ansicht betreffs der Nichtzugehörigkeit einer beträchtlichen Milzvergrößerung zum Bilde der perniziösen Anämie unrichtig sei. Aber die weitere Untersuchung belehrte mich bald, daß wir es hier mit keiner perniziösen Anämie, sondern vielmehr mit einem Fall von Ikterus haemolyticus zu tun hatten. Denn die Resistenz der roten Blutkörperchen gegenüber isotonischen Salzlösungen war stark herabgesetzt. Auch bei der 9jährigen Tochter des Kranken, die ich zu untersuchen Gelegenheit hatte, ließen sich unzweideutige Symptome derselben Krankheit erkennen. Sie hatte eine palpatorisch nachweisbare Vergrößerung der Leber und der Milz und zudem noch eine ausgesprochene Herabsetzung der Resistenz der roten Blutkörperchen gegen isotonische Salzlösungen. Übrigens waren auch keine Wurmeier in den Abführungen des Kranken aufzufinden.

In den Fällen, wo die Milz getastet werden kann, zeigt sie sich derb (Eichhorst, Gulland und Goodall).

Das lymphatische System bietet, wenigstens soviel man aus den Ergebnissen der klinischen Untersuchung schließen kann, in den reinen Fällen der perniziösen Anämie keine auffallenden Abweichungen von der Norm dar. Zwar können zuweilen die Tonsillen hyperplastisch und die zervikalen Drüsen, namentlich bei jungen Kranken, etwas geschwollen angetroffen werden, aber diese Befunde sind nicht als direkte Krankheitsäußerungen, sondern vielmehr als konstitutionelle Erscheinungen zu erachten (Türk).

Das Knochensystem läßt in vielen Fällen eine Druckempfindlichkeit von wechselnder Stärke erkennen. Am regelmäßigsten findet man diese Erscheinung am Brustbein und meistens an seinem unteren Ende, weniger oft am Oberarm, am Schienbein und am Oberschenkel.

Die Schilddrüse ist im Gegensatz zu dem, was bei der Chlorose der Fall ist, bei der perniziösen Anämie sehr selten vergrößert. Und das Zusammentreffen dieser Krankheit und des Morbus Basedowii bei ein und derselben Person gehört zu den Ausnahmen. Solche Fälle sind von Neusser, Decastello,

Billings, Gulland und Goodall beobachtet worden. Die zuletzt genannten
Forscher wollen auch im Anschluß an Myxödem eine perniziöse Anämie gesehen
haben.

Jedenfalls ist ein Zusammentreffen der jetzt in Frage stehenden Krankheiten so selten, daß man schwerlich an irgendeinen näheren genetischen
Zusammenhang denken kann [1]).

Der Harn zeigt in bezug auf seine Menge ein recht bemerkenswertes Verhalten. Auf der Höhe der Erkrankung ist sie in verschiedenen Fällen verschieden;
in einigen normal, in anderen herabgesetzt, in anderen wiederum vermehrt.
Nach eingetretener Verbesserung bemerkt man aber in der großen Mehrzahl
der Fälle eine nicht ganz unbeträchtliche Vergrößerung der Harnmenge. Selbst
habe ich in einer längeren Reihe von Fällen feststellen können, daß Mengen
von 2500—3000 ccm in 24 Stunden nichts Ungewöhnliches sind. In vereinzelten
Fällen ist die Menge sogar noch höher gestiegen. So z. B. war sie in einem zur
Heilung gelangten Falle von Bothriozephalus-Anämie, wenn man das Mittel
aus den Gesamtmengen für je 10 Tage nimmt:

I	II	III	IV	V	VI
1895	2669	3710	3250	2720	3480

Es scheint ausgemacht, daß diese erhöhte Harnabsonderung nicht auf die
Resorption etwa vorhandener Ödeme zurückzuführen ist. Denn die Diurese
bleibt fortgesetzt noch lange gesteigert, nachdem alle äußerlich sichtbaren
Ödeme aufgesogen sind, ja häufig nachdem die Blutbeschaffenheit schon zur
Norm zurückgekehrt ist.

Hiermit soll natürlich nicht verneint werden, daß die Verminderung der
Harnmenge, die in einem Teil der Fälle auf der Höhe des Leidens beobachtet
wird, mit Ödembildung in Zusammenhang stehen könnte, sei es, daß diese auf
einer geschwächten Herztätigkeit, auf etwaigen Nierenveränderungen oder
auf der „hydrämischen Blutbeschaffenheit" beruht. Es liegt übrigens auf der
Hand, daß auch Erbrechen und Durchfall in einer Anzahl Fälle die erniedrigte
Harnmenge erklären kann.

Das spezifische Gewicht des Harns bietet auch gewisse Schwankungen
dar. In den Fällen, wo der Harn verhältnismäßig spärlich erscheint, ist es
häufig sehr hoch. In den Fällen mit reichlicherer Absonderung kann es zuweilen
ziemlich normal, zuweilen aber herabgesetzt sein. Ich habe manchmal ein
spezifisches Gewicht von 1,010 und darunter nachweisen können.

Um des näheren zu zeigen, wie sich das spezifische Gewicht in seinem Verhältnis zu
der Harnmenge gestaltet, führe ich einige Beispiele an. Die untenstehenden Werte
sind auch hier die Mittel aus einzelnen während einer 10-Tagesperiode gewonnenen
Zahlen.

---

[1]) Unlängst hat Hansen einen Fall beschrieben, wo er das Erscheinen einer perniziösen
Anämie gesehen hat bei einer Kranken, die wegen Morbus Basedowii mit
Röntgenstrahlen behandelt worden war. Kerppola hat soeben im Anschluß an
diese Beobachtung einen Fall mitgeteilt, in dem sich seiner Meinung nach eine perniziöse
Anämie nach Strumektomie wegen Morbus Basedowii entwickelte. In einem zweiten,
arsenrefraktären Fall sah er eine Besserung nach Verabreichung von Thyreoidin
eintreten. Er vermutet, daß die Hypofunktion der Schilddrüse in einem Teil der
Fälle von perniziöser Anämie eine Rolle bei der Entstehung der Krankheit spielen könne.
Gegen die erste Beobachtung Kerppolas läßt sich indessen einwenden, erstens, daß die
Diagnose perniziöse Anämie nicht über jeden Zweifel erhaben sein dürfte, und zweitens,
daß, gesetzt die Diagnose wäre richtig, die Krankheit, nach der Anamnese zu urteilen,
sich vielleicht schon vor der Operation gezeigt hatte und daß die während einer Remission
vorgenommene Operation somit nicht die Krankheit ausgelöst, sondern höchstens den
Anstoß zu einem erneuten Anfall gegeben hatte. Sowieso dürfte die Frage noch nicht
spruchreif sein.

Fälle zur Heilung gelangter Bothriozephalus - Anämie:

	I	II	III	IV	V	VI	VII
1. Harnmenge . .	1650	1800	2290	2200	1782	—	—
Spez. Gewicht .	1,015	1,014	1,014	1,014	1,016	—	—
2. Harnmenge . .	950	1120	1380	1580	1510	2070	2240
Spez. Gewicht .	1,023	1,025	1,023	1,023	1,022	1,015	1,017

Fall von kryptogenetischer perniziöser Anämie, wo eine gewisse Besserung eintrat:

	I	II	III	IV	V	VI	VII	VIII
Harnmenge . . .	1105	1270	1360	1820	1740	1440	1705	1695
Spez. Gewicht . .	1,013	1,013	1,013	1,014	1,013	1,014	1,014	1,013

Sei es, daß diese Durchschnittswerte kein ganz genaues Bild von den vorliegenden Verhältnissen geben, sie entbehren immerhin nicht jedweder Bedeutung. Auffallend ist u. a., daß das spezifische Gewicht in dem letzten Fall ziemlich niedrig ist und so konstant bleibt, obgleich die Harnmenge gewissen Schwankungen unterliegt. — Vielleicht deutet diese Erscheinung darauf hin, daß die Fähigkeit der Nieren, das Harnwasser zu konzentrieren, herabgesetzt ist. Die Gefrierpunktserniedrigung des Harns ist häufig geringer als bei gesunden Leuten. „Es besteht also oft Hyposthenurie und in einer nicht ganz geringen Anzahl von Fällen direkt molekuläre Oligurie" (A. v. Koranyi, H. Strauß, Christian). Dieses Verhalten scheint jedoch nicht nur für die perniziöse, sondern auch für andere Anämien zu gelten. Saltzman hat in unserer Klinik das Verhalten der perniziösen Anämie studiert und dabei ähnliche Beobachtungen wie die zuletzt erwähnten gemacht, hat aber gefunden, daß der Wasser- und der Konzentrationsversuch in der Remission oder nach der Heilung einer Bothriozephalus-Anämie einen der Hauptsache nach normalen Verlauf zeigen. Er meint, daß man bei der Beurteilung der Harnausscheidung auf der Höhe der Krankheit extrarenalen Einflüssen einen großen Platz einräumen müsse.

Die Reaktion des Harns ist meistens sauer. Genauere Untersuchungen über die Harnazidität bei der perniziösen Anämie sind von R. Schmidt und H. Strauß ausgeführt worden.

Die Farbe ist bisweilen ziemlich hell, häufig aber recht dunkel. Es muß besonders betont werden, daß auch in einigen jener Fälle, wo die Harnmenge erhöht ist, der Harn stärker gefärbt erscheint als in der Norm. Vielleicht liegt dies zum Teil daran, daß der Urobilingehalt oft gesteigert ist (Hayem, Hunter, Taylor, R. Schmidt, E. Grawitz, H. Strauß u. a.).

Die meisten der bisherigen Untersuchungen des Harns auf Urobilin sind qualitativer Art. Nur Hoppe - Seyler und v. Noorden haben quantitative Bestimmungen vorgenommen. Der erstgenannte Forscher fand in einem Fall perniziöser Anämie für die Tagesmenge 0,107 g gegen 0,123 g im Mittel bei Gesunden, der zuletzt genannte wiederum in einem Fall 0,153 g pro die.

Irgendwelche Schlüsse können aus diesen beiden Zahlen eigentlich nicht gezogen werden. Sie zeigen aber doch, daß sich die Verhältnisse nicht in allen Fällen gleichartig gestalten. Zu diesem Ergebnis gelangt man auch an der Hand der bei den qualitativen Untersuchungen erzielten Resultate. Wenigstens geht meine Erfahrung dahin, daß man bei Prüfung verschiedener Fälle in einigen eine stärkere, in anderen eine viel schwächere Reaktion bekommt. Ja, ich habe gleichwie Meyer und Heincke gefunden, daß man in nicht wenigen Fällen gar keine deutliche Urobilin- bzw. Urobilinogenreaktion nachweisen kann, trotzdem es sich um ausgeprägte Fälle der in Rede stehenden Krankheit handelt.

Damit ist jedoch nicht gesagt, daß in diesen Fällen eine Urobilinurie nicht in einer früheren Periode des Leidens hätte vorkommen können. Denn ist man in der Lage, einen Fall während einer längeren Zeit täglich zu verfolgen, so bemerkt man, daß Zeiten von positiver mit solchen von negativer Reaktion wechseln können.

Bei der perniziösen Bothriozephalus-Anämie ist es auffallend, wie die Urobilinreaktion nach der Wurmabtreibung allmählich schwächer wird und schließlich vollständig verschwindet. In einigen dieser Fälle kann jedoch die Reaktion noch positiv ausfallen zu einer Zeit, wo die Blutregeneration schon ziemlich weit fortgeschritten ist.

Welche Bedeutung soll man nun der Urobilinurie zuschreiben?

Gulland und Goodall meinen sogar, daß sie lediglich als eine zufällige Erscheinung betrachtet werden müsse, die ebensogut bei gesunden Personen auftreten könne wie bei Leuten, die an perniziöser Anämie leiden. Soviel ich gesehen habe, ist diese Ansicht nicht stichhaltig. Vielmehr habe ich den Eindruck gewonnen, daß die Urobilinurie bei unserer Krankheit keine belanglose Erscheinung darstellt, denn sie wird nach meiner und auch anderer (vgl. z. B. Schleip) Erfahrung vorwiegend zu Zeiten einer Verschlechterung der Blutbeschaffenheit beobachtet und steht wohl, wie die meisten Forscher glauben, vorwiegend mit einem erhöhten Blutkörperchenzerfall in Zusammenhang.

Erwähnt sei an dieser Stelle, daß Taylor in einem Fall von perniziöser Anämie eine größere Menge von Hämatoporphyrin, Meyer und Heincke dagegen keine erhöhte Ausscheidung dieses Stoffes nachweisen konnten.

R. Schmidt beobachtete in einem Fall eine Hämoglobinurie, die eine Zeitlang bestand.

Nur ausnahmsweise kommt eine Hämaturie vor. Laache und Reckzeh haben je einen derartigen Fall beschrieben, und ich selbst habe auch in einem Fall diese Erscheinung beobachtet.

Eine Albuminurie wird bei unserer Krankheit in recht vielen Fällen angetroffen. Cabot hat sogar in 236 (= 46%) von 506 Fällen Eiweiß nachweisen können, und von Plehns 25 Kranke hatten alle bis auf 2 Eiweiß im Harn. Andere Forscher haben diesen Stoff viel seltener gefunden, ich selbst nur in etwa 20% meiner Fälle.

Die Eiweißmenge ist in den allermeisten Fällen eine sehr geringe und häufig ist die Albuminurie schnell vorübergehender Art. In einigen Fällen werden Zylinder, hyaline oder granulierte, in spärlicher Menge gefunden, zuweilen auch, wenn sich keine Albuminurie erkennen läßt.

Man nahm früher an, daß diese Erscheinung schlechthin auf eine durch die Anämie hervorgerufene Schädigung der Nierenepithelien zurückzuführen wäre. Aber in der letzten Zeit ist die Vermutung ausgesprochen worden, daß sie in tiefer liegenden, anatomischen Veränderungen des Nierengewebes wurzeln könnte. Wie in dem Abschnitt über die pathologische Anatomie des näheren auseinandergesetzt werden wird, sollen solche überaus häufig vorkommen. Dabei können sie in verschiedenen Fällen verschiedener Natur sein (Gulland und Goodall).

Besonders bemerkenswert ist, daß Veränderungen interstitieller Art keine Seltenheit darstellen. Ja, nach Paszkiewicz' Untersuchungen können solche sogar in allen Fällen nachgewiesen werden. Es scheint jedoch mehr als zweifelhaft, daß es sich hierbei um gewöhnliche „interstitielle Nephritiden" handeln würde. Denn soviel man sehen kann, hat Paszkiewicz die stärksten Veränderungen im Marke gefunden, während sie ja bei der Schrumpfniere in der Rinde auftreten. Außerdem werden bei der perniziösen Anämie die Blutdruck-

steigerung und auch die typische Herzhypertrophie — diese belangvollen Begleit-
erscheinungen der interstitiellen Nephritis — meistens vermißt.

Es wäre deshalb sicherlich verfrüht, mit Gulland und Goodall anzunehmen, daß der komatöse Zustand, der uns so oft im Endstadium der
Krankheit begegnet, etwas mit einer chronischen Urämie zu tun habe.

Hiermit soll nicht in Abrede gestellt werden, daß in gewissen Fällen eine
voll ausgebildete Nephritis bei der perniziösen Anämie angetroffen werden
kann. Solche Fälle sind sowohl bei Lebzeiten wie nach dem Tode wahrgenommen worden. Und es sind Fälle nicht nur „interstitieller", sondern auch
„parenchymatöser" Art zur Beobachtung gelangt (Ewian, Labbé und Lortat-
Jacob, Labbé und Salomon, Labbé und Joltrain, Roubier, Widal,
Abraim und Brulé, Bizarié, Schwarzkopf und Gassier).

Es muß bemerkt werden, daß sich bei Plehns zur Sektion gelangten Fällen
ausnahmslos eine mehr oder weniger ausgesprochene Nephritis vorfand.

Ob alle diese mit Nephritis verbundenen Fälle die Anforderungen erfüllen,
die wir jetzt an eine perniziöse Anämie stellen, läßt sich nicht entscheiden.
Jedenfalls ist es mir nicht geläufig, daß die Nephritis, wie mehrere der jetzt
angeführten Forscher geltend machen wollen (vgl. Schwarzkopf), die Ursache
der perniziösen Anämie sein könnte. Mit größerem Recht läßt sie sich als eine
Teilerscheinung derjenigen Konstitution ansprechen, die den Anämiekranken
eigentümlich ist.

Auch kann nicht ohne weiteres behauptet werden, daß die schon erörterte,
in vielen Fällen vorkommende Polyurie durch die von Paszkiewicz festgestellten anatomischen Veränderungen eine befriedigende Erklärung erhalten
könnte. Meines Erachtens ist es vielmehr nicht nur berechtigt, sondern sogar
notwendig, auch die Möglichkeit in Betracht zu ziehen, daß die Polyurie zerebralen (hypophysären) Ursprungs wäre, eine Möglichkeit, deren auch Makarow
gedenkt.

Daß die Polyurie nicht einfach die Folge der anämischen Blutbeschaffenheit
ist, erhellt daraus, daß sie nur in einem Teil der Fälle angetroffen wird, und
außerdem auch daraus, daß sie bei Besserung des Zustandes nicht, wie Makarow
meint, abnimmt, sondern nach meiner Erfahrung im Gegenteil in vielen Fällen
merkbar größer wird.

Leider war ich noch nicht in der Lage, des näheren zu erforschen, ob die
Polyurie bei Personen, die vor längerer Zeit eine Bothriozephalus-Anämie
durchgemacht haben, bestehen geblieben ist. Wäre das der Fall, so müßte
man wohl auch in dieser Erscheinung eine konstitutionelle Eigentümlichkeit
erblicken, einerlei ob die Polyurie als die Folge anatomischer Nierenveränderungen oder als ein zerebrales Symptom zu erachten ist. Jedenfalls haben
wir es hier nicht mit einem für das Zustandekommen der Anämie unbedingt
notwendigen Vorkommnis zu tun, sondern lediglich mit einer Erscheinung,
die in einer Anzahl Fälle neben der eigentlichen anatomischen Grundlage der
Krankheit auftritt, ganz so wie ich das früher in betreff der Achylie ausgeführt
habe.

Nukleoalbuminurie ist vereinzelt beobachtet worden (R. Schmidt).

Albumosen haben Laache und v. Noorden nachgewiesen und Pepton
R. Schmidt.

Zucker wird nach den übereinstimmenden Angaben aller Forscher fast
ausnahmslos im Harn vermißt. Nur Parkinson berichtet über einen Fall
von perniziöser Anämie, der mit einem akut verlaufenden Diabetes mellitus
endigte. Im Pankreas wurden keine Veränderungen angetroffen.

Von der alimentären Glykosurie war schon früher die Rede.

Leuzinähnliche Kugeln fanden H. Müller und Laache einige Male bei unserer Krankheit, und auch v. Noorden machte einmal eine gleichartige Beobachtung. Tyrosin wurde von Laache 3 mal und von v. Noorden 2 mal kurz vor dem Tode gefunden.

Die Purinkörperausscheidung bei der perniziösen Anämie hat Rosenqvist zum Gegenstand eingehender Untersuchungen gemacht.

Er hat sowohl das Harnsäure-N wie das Gesamt-Purin-N geprüft und im Gegensatz zu den Forschern, die sich früher mit Harnsäurebestimmungen abgegeben hatten, dabei den meisten seiner Kranken eine purinfreie Kost verabreicht.

Bei Innehaltung einer solchen Diät wurden von ihm 11 Personen mit perniziöser Bothriozephalus-Anämie und 3 mit kryptogenetischer perniziöser Anämie untersucht. In einer großen Anzahl seiner Fälle von Bothriozephalus-Anämie war die Ausscheidung der endogenen Purinkörper zeitweise hochgradig gesteigert. Nach der Wurmabtreibung zeigte sie sich im allgemeinen niedriger als zur Zeit der Wurmwirkung. Jedoch ließ sich in einigen Fällen nachweisen, daß zu Beginn der Blutregeneration die Purinstickstoffzahlen im Gegensatz zu den sinkenden Gesamtstickstoffzahlen mächtig in die Höhe stiegen, um einige Tage auf dieser zu verbleiben und dann allmählich wieder abzuklingen. Überhaupt waren die Purinkörperwerte bei den einzelnen Personen im Laufe der Untersuchung größeren Schwankungen unterworfen, als man sie bei Gesunden nach Verabreichung purinfreier Kost zu beobachten pflegt. In den meisten Fällen machte das Harnsäure-N den größten Teil des Gesamt-Purin-N aus, aber in einigen betrug die Menge des Harnsäure-N nur die Hälfte oder noch weniger. In bezug auf den Purinstoffwechsel herrscht nach Rosenqvist zwischen der Bothriozephalus-Anämie und der kryptogenetischen Anämie völlige Übereinstimmung.

Es liegt nahe anzunehmen, daß die erhöhte Purinkörperausscheidung in Zusammenhang mit dem regen Zellumsatz stehe, der die perniziöse Anämie auszeichnet. Da dieser Umsatz im selben Fall zu verschiedenen Zeiten und auch in verschiedenen Fällen individuell verschieden groß ist, kann es nicht wundernehmen, daß die Untersuchungen über die Purinkörperausscheidung so wechselnde Resultate ergeben haben.

Kochsalz wird bei der perniziösen Anämie vom Körper bald in größerer, bald in geringerer Menge zurückbehalten. Abnorme Kochsalzabgaben scheinen eine Ausnahme zu bilden. Zu diesem Resultate kommt H. Strauß, wenn er die Ergebnisse der bisherigen Untersuchungen in ihrer Gesamtheit überblickt.

Die Phosphorsäureausscheidung ist von einigen Forschern gesteigert, von anderen vermindert gefunden worden. Strauß meint, daß die Erhöhung der Phosphorsäureausscheidung kaum auf einen Untergang von Knochengewebe, sondern eher auf die Zerstörung stickstoffhaltiger — namentlich nukleinhaltiger — Stoffe zurückzuführen sei. Hierauf deutet wohl auch die von Rosenqvist festgestellte Tatsache, daß die Phosphorsäureausscheidung gleichzeitig mit der Purinkörperausscheidung zu Beginn der Blutregeneration eine bemerkenswerte Steigerung erfährt.

Die Kalkstoffausscheidung ist, soviel ich sehe, recht wenig untersucht worden. v. Moraczewski beobachtete bei perniziöser Anämie in den einzelnen Perioden bald Retention, bald Abgabe, bald Gleichgewicht. Jedoch im allgemeinen einen Kalkverlust, was auch R. Schmidt in einem Fall gesehen hat. v. Steyskal und Erben fanden eine unbeträchtliche Retention.

Eisen soll nach den Untersuchungsergebnissen mehrerer Forscher bei perniziöser Anämie oft in vermehrter Menge im Harn erscheinen (W. Hunter, Damaskin, Hopkins, Hueck u. a.). Aber nach Queckenstedt, der umfassende Untersuchungen über den Eisenstoffwechsel bei unserer Krankheit ausgeführt hat, wären die in Rede stehenden Resultate als nicht stichhaltig zu betrachten, weil meistens eine mangelhafte Methodik zur Anwendung gekommen sei. Von Kennerknecht stamme der einzige, sehr erhöhte Wert, der mit zuverlässiger Methodik erhalten wurde. Aber dieses Ergebnis stehe

gegenüber den vielen anderen und besonders den durchweg von ihm, Queckenstedt selbst gefundenen, so vereinzelt da, daß man an einen Zufall denken
müsse. Queckenstedts Untersuchungen haben ihn dementsprechend zu
der Auffassung geführt, daß eine Steigerung der Eisenausscheidung bei der
perniziösen Anämie nicht erwiesen ist. Auch meint er, daß aus der Bestimmung
des Harneisens kein Aufschluß über die Größe des Blutzerfalls bei dieser Krankheit zu gewinnen ist, da die Eisenausscheidung im Harn sich als weitgehend
unabhängig vom Eisenstoffwechsel des Organismus gezeigt hat. Trotz der
geringen Eisenausscheidung sei also bei der perniziösen Anämie gesteigerter
Blutzerfall möglich.

Das Verhältnis zwischen der Menge des Harnstoff - N und derjenigen des Gesamt - N erscheint bei der perniziösen Anämie in einigen
Fällen recht normal (Taylor, Voges, R. Schmidt, v. Steyskal und Erben),
in anderen ist aber eine Verminderung dieses Wertes nachgewiesen worden
(v. Noorden, Voges).

Der Ammoniakstickstoff war in den untersuchten Fällen etwa in gewöhnlicher Menge vorhanden (R. Schmidt, v. Moraczewski, v. Steyskal und
Erben u. a.).

Der Oxyproteinsäurestickstoff ist leicht vermehrt (Erben).

Ptomaine wurden von Taylor, Strauß, Bloch im Harn nicht mit Sicherheit aufgefunden, während W. Hunter solche (Putresein und Kadaverin)
nachgewiesen haben will.

Indikan hat man recht häufig in vermehrter Menge beobachtet (H. Müller,
Senator, H. Strauß u. a.). Selbst habe ich eine ausgesprochene Indikanreaktion in den meisten Fällen von perniziöser Anämie feststellen können.
Bei der Bothriozephalus-Anämie sah Eckert die Menge des Indikans nach der
Wurmabtreibung abnehmen, und Grawitz gibt an, daß die Indikanausscheidung
schwindet, sobald die Krankheit in Besserung übergeht. Nach meiner Erfahrung
bleibt die Reaktion auch nach der Genesung der Kranken in vielen Fällen
ebenso stark wie vor der Wurmkur.

Die Ausscheidung des Gesamtschwefels ist von v. Moraczewski in
mehreren Versuchen geprüft worden. Er fand bald einen geringen Verlust,
bald einen geringen Ansatz von Schwefel.

Die Bestimmung der Ätherschwefelsäuremenge hat sehr wechselnde
Resultate ergeben. Man hat zuweilen niedrige oder normale, zuweilen erhöhte
Zahlen festgestellt (A. Schmidt, v. Moraczewski, H. Strauß). Im selben
Fall zeigten sich oft erhebliche Schwankungen.

Die Diazoreaktion fällt nach den einstimmigen Erfahrungen mehrerer
Forscher (Ehrlich, Schauman, Lazarus, Naegeli) immer negativ aus.

Azetonkörper sind vereinzelt im Harn nachgewiesen worden (v. Noorden,
v. Jaksch, eigene Erfahrung). Sie haben jedoch wohl nichts mit der Anämie
als solcher zu tun, sondern sind von Hungerzuständen abhängig.

Das Nervensystem ist bei der perniziösen Anämie regelmäßig in Mitleidenschaft gezogen. Die hierbei auftretenden Erscheinungen sind sehr mannigfacher Art. Sie können zerebralen, spinalen oder peripheren Ursprungs sein.

Zu den gewöhnlichsten gehören Ohrensausen und Schwindel. In den weit
vorgeschrittenen Fällen kommt es zu wirklichen Ohnmachtsanwandlungen,
die sich einzustellen pflegen, wenn der Kranke den Versuch macht, eine aufrechte Stellung einzunehmen. Auch Schwere im Kopf, Schlagen und Klopfen
im Kopf und sogar heftige Kopfschmerzen sind häufige Vorkommnisse. Mitunter wird außerdem über Schmerzempfindungen und noch öfter über ein

Gefühl von Taubsein in den Füßen und Beinen, weniger oft in den Händen und Armen geklagt. Zuweilen ist der Schlaf mehr oder weniger gestört.

Bei manchen Kranken findet man Abweichungen von der Norm betreffs der psychischen Funktionen. In gewissen Fällen zeigen sie eine sehr grämliche und mürrische Laune. Alles, was mit ihnen vorgenommen wird, erregt ihre Mißbilligung. Sie sind ständig unzufrieden. Auch schwere Erregungszustände mit Halluzinationen und Delirien, selbst mit Tobsuchtsanfällen werden beobachtet, diese jedoch meistens kurz vor dem Tode. In anderen Fällen wiederum sind die Kranken stumpf und teilnahmlos. Es macht sich dabei mitunter eine große Schwerfälligkeit und Trägheit beim Sprechen geltend. Aber dies scheint schlechthin darauf zu beruhen, daß der Kranke sich der Mühe, die Worte zu bilden, nicht unterziehen will (Gulland und Goodall). Recht oft sieht man, daß die Kranken, wenn der Hämoglobingehalt tief gesunken ist, in einen komatösen Zustand verfallen und in diesem zugrunde gehen. Äußerst selten kommt es vor, daß sie aus einem solchen Koma erwachen und sich sodann wieder erholen. Das war nur bei einem meiner Kranken der Fall.

Im vorhergehenden (S. 120) ist bereits darauf hingewiesen worden, daß die perniziöse Anämie auch von ausgesprochenen Neurosen und sogar von wirklichen Psychosen begleitet sein kann. Sie können bald vor dem Ausbruch, bald im Laufe der perniziösen Anämie erscheinen, ja bei der Bothriozephalus-Anämie können sie selbst nach der Heilung der Anämie auftreten. Gulland und Goodall erwähnen einen Fall, wo die Psychosen- und die Anämieanfälle miteinander förmlich abwechselten. Es ist deshalb annehmbar, daß diese psychischen Störungen von der Anämie als solcher und zum Teil vielleicht auch von dem Gifte, das nach unserer jetzigen Vorstellung die Anämie auslöst, unabhängig sind. Mit größter Wahrscheinlichkeit wurzeln sie in einer ererbten Anlage, und diese ist lediglich als eine Teil- oder Begleiterscheinung der Körperverfassung, auf deren Boden die Anämie erwächst, zu erachten.

Schon Eichhorst hat in seiner Monographie mehrere Fälle gesammelt, wo offenbar zerebrale Lähmungen verschiedener Stärke und Verbreitung beobachtet worden sind. Auch gibt es Fälle, wo Zuckungen sich mit Lähmungen vergesellschafteten, sowie Fälle, wo halbseitige Zuckungen ohne Lähmung auftraten. Schließlich können auch apathische Zustände und Gedächtnisschwäche usw. vorkommen. Als eine Eigentümlichkeit dieser Störungen ist hervorzuheben, daß sie sehr oft schnell vorübergehen. Wie das Zustandekommen dieser vorübergehenden Nervenstörungen zu erklären ist, läßt sich nicht mit Sicherheit entscheiden. Es ist möglich, daß in gewissen Fällen die bei der Sektion oft anzutreffenden Blutungen im Gehirn die Ursache bilden. Aber vielleicht ist auch an ein ungleichmäßig verteiltes Ödem des Gehirns und der Meningen oder aber an flächenhafte intermeningeale Blutungen zu denken.

In einigen Fällen hat man bei der Sektion keine anatomischen Läsionen finden können. So berichtet Türk über einen Fall, wo das Bild einigermaßen einer akuten Urämie ähnelte und wo nach einem Anfall von Jackson-Epilepsie eine deutliche rechtsseitige Parese zurückblieb. In diesem Fall konnten bei der Autopsie nicht einmal kapilläre Blutungen in größerer Zahl nachgewiesen werden. „Anderseits wird hervorgehoben, daß man eine Pachymeningitis haemorrhagica mit größeren und kleineren, frischen und älteren Blutextravasaten und Pseudomembranbildungen" gesehen hat, ohne daß bestimmte klinische Erscheinungen darauf hingewiesen hätten.

Einige persönliche Erfahrungen mögen in diesem Zusammenhang in aller Kürze angeführt werden.

In einem meiner Fälle von Bothriozephalus-Anämie hatte der Kranke — ein 35jähriger Seemann, der Lues und Alkoholmißbrauch verneinte — einen Schlaganfall gehabt, der sich durch Verlust der Sprache und rechtsseitige Lähmung der Extremitäten äußerte. In diesem Falle waren die Symptome nach einigen Stunden verschwunden.

Ganz anders lagen die Verhältnisse im folgenden Fall.

Die Kranke — eine 36jährige Arbeiterfrau — wurde am 15. 11. 1914 wegen einer hochgradigen kryptogenetischen perniziösen Anämie in die II. medizinische Klinik aufgenommen. Sie bekam am 14. 3. 1915 eine subkutane Einspritzung von 0,001 mg Adrenalin und erlag etwa 5 Stunden später einer großen Gehirnblutung. Der Blutdruck war kurz vor der Einspritzung 104 mm Hg (Riva - Rocci), stieg nach dieser bis auf 120 und sank bald wieder auf 110.

Die Kranke hatte kurz vor dem Eintritt in die Klinik eine sehr schwere Nasenblutung gehabt, wegen der sie in der otiatrischen Klinik einer Nasentamponade unterzogen war. Sie war bei der Aufnahme außerordentlich angegriffen und hatte 500 000 rote Blutkörperchen bei einem Hämoglobingehalt von etwa 10% nach Haldane. Das Blut enthielt eine große Menge Megaloblasten sowie ziemlich viel Myelozyten und auch Myeloblasten. Der Zustand besserte sich allmählich, und 2 Tage vor dem Tode war die Blutkörperchenzahl 1 520 000 und der Hämoglobingehalt 47. Die Sektion zeigte die bei der perniziösen Anämie gewöhnlichen Veränderungen und in dem Gehirn eine Blutung.

Besondere Aufmerksamkeit beanspruchen die auf einer sicheren anatomischen Grundlage ruhenden Symptome seitens des Rückenmarkes.

Seit den ersten hierher gehörenden Mitteilungen von Leichtenstern haben mehrere Forscher Beiträge zur Kenntnis dieser Erscheinungen geliefert (Lichtheim, Minnich, Eisenlohr, v. Noorden, Nonne, Taylor, Petrén, Faber und Bloch, Risien Russell, Rothmann, Matthes, Bödeker und Juliusberger u. a.). Den Ausgangspunkt der in Rede stehenden Untersuchungen bildete die Beobachtung, daß tabesähnliche Erscheinungen bei der perniziösen Anämie auftreten können. Es wurden Parästhesien, Erlöschen der Patellarreflexe, reflektorische Pupillenstarre, lanzinierende Schmerzen, Ataxie, gelegentlich sogar Blasen- und Mastdarmstörungen wahrgenommen. Sodann begegnete man auch dem Bilde der spastischen Spinalparalyse (Leyden, Eisenlohr, Brasch). Und schließlich fand man, daß Übergänge von der einen in die andere Form von Rückenmarksleiden vorkommen können. So sind Fälle beschrieben worden, wo die Patellarreflexe zuerst gesteigert waren und später nicht mehr ausgelöst werden konnten, und anderseits, wo sie anfänglich erloschen und nach einiger Zeit wieder zu erzielen waren (Brasch). Auch können Symptome sowohl von Tabes wie von spastischer Spinalparalyse bei einer und derselben Person gleichzeitig beobachtet werden. Im letzten Falle handelt es sich demnach um eine kombinierte Systemerkrankung.

Der Verlauf der Rückenmarkskrankheit ist in vielen Fällen ein recht schneller. Nach Dana tritt der Tod meistenteils nach 6—12 Monaten vom Beginn der Erkrankung ein. Doch finden sich auch Fälle, wo eine Dauer von sogar 3 Jahren verzeichnet worden ist. Überdies ist es sehr beachtenswert, daß weitgehende Remissionen (Henneberg u. a.), wie ja solche in bezug auf die Anämie selbst so oft beobachtet werden, auch betreffs der Rückenmarkssymptome keine sehr große Seltenheit darstellen.

Es verdient besonders erwähnt zu werden, daß die Angaben über die Häufigkeit der Rückenmarkserscheinungen bei den verschiedenen Forschern recht verschieden sind.

Zu denen, die schwere Rückenmarkssymptome bei der perniziösen Anämie als ein keineswegs seltenes Vorkommnis hervorheben, zählt Cabot. Er hat unter seinen 1200 Fällen nicht weniger als 129 mit „important spinal symptoms" gefunden. Von diesen waren 46 vom spastischen Typus und 75 vom tabetischen, während die Symptome in 2 Fällen in der früheren Periode des Leidens vom spastischen und in der späteren vom tabetischen Typus waren. In den übrigen 6 Fällen kamen Symptome vor, die auf eine diffuse Myelitis deuteten.

Nun hat aber Cabot nicht besonders angegeben, wie viele Fälle von Rückenmarkskrankheit sich auf seine eigenen Anämiefälle beziehen und wie viele auf die 543 aus der Literatur gesammelten. Eine solche Angabe wäre indessen von großer Wichtigkeit gewesen, weil sich ja denken läßt, daß die große Häufigkeit der Rückenmarkserkrankungen in der Cabotschen Zusammenstellung auf einer unverhältnismäßig großen Anzahl dieser Krankheiten unter den 543 fremden Fällen beruhen könnte. Jedoch scheint eine derartige Annahme unbegründet, denn Cabot fand in einer früher veröffentlichten Reihe von 110 Fällen, die er alle selbst beobachtet hatte, in 31 Symptome, die auf ein Rückenmarksleiden hinwiesen.

Anderseits verdient hervorgehoben zu werden, daß Türk unter seinen 80 Fällen nur zweimal ausgesprochene Symptome einer Rückenmarkskrankheit nachgewiesen hat. Und persönlich habe ich unter den vielen Fällen dieser Krankheit, die ich gesehen habe, nur in dreien unzweideutige spinale Störungen der obigen Art angetroffen. In einem der in Rede stehenden Fälle war außerdem Lues in der Anamnese vorhanden. Vereinzelte hierher gehörende Symptome, wie eine gewisse Herabsetzung der Sensibilität und Abschwächung der Patellarsehnenreflexe, habe ich in mehreren Fällen beobachtet, niemals aber einen so hohen Grad von allgemeiner Muskelschwäche, „daß die Glieder fast paretisch erschienen", wie Lazarus sich ausdrückt.

Es muß in diesem Zusammenhang besonders hervorgehoben werden, daß sich keine völlige Übereinstimmung zwischen den klinischen und den anatomisch nachweisbaren Erscheinungen seitens des Rückenmarkes vorfindet. Bei einem ziemlich negativen klinischen Befund können recht ausgedehnte anatomische Veränderungen beobachtet werden, und anderseits kann mitunter auch ein entgegengesetztes Verhalten vorkommen.

Auch in einer anderen Hinsicht zeigen die Rückenmarkssymptome bei der perniziösen Anämie ein eigenartiges Verhalten. Sie lassen sich keineswegs, wie man vielleicht erwarten könnte, regelmäßig bloß in den allerschwersten Fällen erkennen. Im Gegenteil sieht man nicht selten, daß die Anämie, trotz ausgeprägter spinaler Erscheinungen, recht wenig ausgesprochen sein kann. Ja, in einer Reihe von Fällen hat man sogar feststellen können, daß die Anämie erst zum Ausbruch kam, nachdem die Rückenmarkssymptome bereits eine Zeitlang bestanden hatten (Leichtenstern, Faber und Bloch, Schleip, Byrom-Bramwell).

Außerdem gibt es Beispiele dafür, daß die spinalen Störungen wesentlich an Stärke abnehmen können, obgleich die Anämie sich in stetem Fortschreiten befindet (Nonne), und umgekehrt, daß die Rückenmarkssymptome unveränderlich bleiben, trotzdem die Anämie abnimmt oder schwindet (Eisenlohr, Nonne).

Mit Recht hat man auf Grund der zuletzt geschilderten Beobachtungen den Schluß gezogen, daß die Anämie an sich nicht als die Ursache des Rückenmarksleidens gestempelt werden kann, sondern daß beide durch dieselbe Schädlichkeit herbeigeführt werden. Wenn aber mit der genannten Schädlichkeit einfach das vermutete Anämiegift gemeint wird, ist die Sache nicht ohne weiteres klar. Denn wie soll man bei dieser Ansicht erklären können, daß nur ein Bruchteil aller von perniziöser Anämie befallenen Personen die Rückenmarkserkrankung bekommt?

Ich möchte glauben, daß ohne die Annahme einer ganz besonderen Krankheitsbereitschaft seitens des Rückenmarkes eine Erklärung kaum möglich ist. Aber auch bei dieser Annahme ist es nicht ohne weiteres verständlich, wie die Anämie in gewissen Fällen zurückgehen kann, trotzdem die Rückenmarkserkrankung fortschreitet und umgekehrt. Es scheint, als ob man zur Erklärung dieses merkwürdigen Verhaltens seine Zuflucht zur Annahme einer eigenartigen Organimmunität oder eher vielleicht zu einer verschiedenen Ausgleichsfähigkeit der blutbildenden Organe und des Rückenmarks nehmen müßte.

Wollte man die Anwesenheit zweier verschiedenen Gifte, eines Blut- und eines Nervengiftes, voraussetzen, so würde sich die Sache gewissermaßen einfacher gestalten. Wie dem auch sei, sind wir aber in diesem Falle nur auf Vermutungen angewiesen.

Auch die bis jetzt vorliegenden Ergebnisse der experimentellen Untersuchungen gewähren uns keinen sicheren Anhalt zur Beurteilung dieser Frage. v. Voß versuchte mit Pyrodin Rückenmarksveränderungen bei Tieren hervorzurufen, kam aber zu einem recht negativen Resultat. Dagegen gelang es Edinger und Halbing, Huber sowie Mosse und Rothmann, mit demselben Gifte tabesähnliche Symptome herbeizuführen. Es muß

jedoch bemerkt werden, daß in Edingers und Halbings Versuchen die Rückenmarksveränderungen sich nur zuwege bringen ließen, wenn die Tiere stark übermüdet wurden,
während Mosse und Rothmann bei genügend langer Lebensdauer der Versuchstiere,
trotzdem diese sich in Ruhe befanden, das Auftreten von Rückenmarkssymptomen feststellen konnten. Nach den letztgenannten Forschern ist es wahrscheinlicher, daß die sich
ausbildende Anämie zu den Rückenmarksveränderungen führt, als daß die Pyrodinvergiftung an sich sie bedingt.

Periphere Neuritiden werden bei der perniziösen Anämie nur ganz
vereinzelt angetroffen. v. Noorden fand in einem Falle mit schweren Rückenmarksveränderungen, im Bereich der Nervi crurales und tibiales Zeichen von
Degeneration ohne deutliche klinische Neuritis.

Gulland und Goodall teilen ganz kurz mit, daß sie gelegentlich eine
„Neuritis" beobachtet haben. Henry hat einen Fall beschrieben, wo eine
durch eine Neuritis hervorgerufene Lähmung der Extensoren der Füße und
Hände zu erkennen war. Die Kranke hatte 3 Wochen Arsenik bekommen,
aber es läßt sich wohl schwerlich annehmen, daß hier eine Arsenneuritis vorlag,
denn bei der Häufigkeit der Arsenmedikation müßte die Neuritis eine viel
gewöhnlichere Erscheinung bei der perniziösen Anämie sein, als sie tatsächlich
ist. Höchstens könnte das Arsen hier ein auslösendes Moment bei einer hochgradig disponierten Person gewesen sein.

Es mag auch erwähnt werden, daß ich über einen Fall kryptogenetischer
perniziöser Anämie verfüge, in dem die Kranke etwa 4 Jahre vor der Aufnahme
in die Klinik wegen einer peripheren Fazialisparese in einem Krankenhaus
behandelt worden war.

In einem meiner Fälle von Bothriozephalus-Anämie waren schubweise
auftretende unfreiwillige Zuckungen im unteren Fazialisgebiet vorhanden.
Sie hatten sich wenige Wochen vor der Aufnahme der Kranken in die Klinik
eingestellt und hörten kurze Zeit nach der Wurmabtreibung auf. In einem
anderen Falle von Bothriozephalus-Anämie sollen, nach Aussage des Kranken,
3 Wochen lang in den Gliedmaßen eigentümliche krampfartige Zuckungen
bestanden haben, über deren Beschaffenheit er keinen näheren Bescheid geben
konnte.

F. Das Blut.

Wie es scheint, ist bei der perniziösen Anämie die Gesamtmenge des
Blutes herabgesetzt, und zwar nicht selten in recht hohem Grade. Diesen
Eindruck gewinnt man schon aus der Schwierigkeit, durch einen Stich in die
Fingerspitze genügend Blut für die klinische Untersuchung zu erhalten, und
bestätigt wird derselbe durch Pleschs Untersuchungen vermittels der CO-
Inhalationsmethode. Etwas Ähnliches bezeugen die bei uns von Hisinger-
Jägerskiöld ausgeführten Kapillaruntersuchungen. Er fand besonders in
hochgradigen Fällen undicht stehende, schmale und schlecht gefüllte Kapillaren,
und zwar ohne daß man mit einer Blutanhäufung an anderer Stelle zu rechnen
hatte. Beachtenswert ist schließlich, daß auch die Beobachtungen am Sektions-
tische den bestimmten Eindruck verminderter totaler Blutmenge hinterlassen.

Wahrscheinlich ist die gesamte Blutmenge im Laufe der Krankheit starken
Schwankungen unterworfen, was auf verschiedene Ursachen zurückzuführen
sein wird. Dasselbe gilt von anderen Eigenschaften des Blutes, wie von seinem
spezifischen Gewicht, von der Menge seiner Trockensubstanz, seinem Eiweißgehalt u. a. Hierüber stehen uns aber vorläufig keine erschöpfenden Angaben
zur Verfügung.

Das spezifische Gewicht des Gesamtblutes, das beim gesunden Mann
ungefähr 1,058 (1,045—1,075) und beim Weibe etwas weniger beträgt, sinkt

bei der perniziösen Anämie bis auf 1,027 (Lyonnet), ja sogar auf 1,021 (Strauß). In 3 Fällen perniziöser Bothriozephalus-Anämie fand Schauman ein spezifisches Gewicht von 1,032 und 1,035 bei einem Hämoglobingehalt von 20—27. Hierzu wie auch zur Abnahme der Trockensubstanz (bis auf 50% des Normalwertes) (v. Jaksch, Grawitz, Erben) trägt in hohem Grade die Verringerung der Blutkörperchenzahl bei. Aber auch im Serum auftretende Erscheinungen wirken in dieser Richtung. So ist die molekuläre Konzentration oft herabgesetzt, wie aus den Gefrierpunktsbestimmungen hervorgeht (Strauß), und auch Bestimmungen der Trockensubstanz im Serum haben niedrige Werte gezeigt. Anderseits fanden Hammerschlag, Grawitz und Dieballa das spezifische Gewicht des Serums auch in schweren Fällen normal oder nur wenig herabgesetzt.

Der Eiweißgehalt des Blutes ist bei der perniziösen Anämie in der Regel bedeutend herabgesetzt. v. Jaksch fand in einem Falle $9,94\%$ statt des Normalwertes von $22,62\%$. Dies scheint in erster Reihe mit der verringerten Blutkörperchenzahl zusammenzuhängen. So ist der Eiweißgehalt des Serums meistens normal, manchmal nur leicht herabgesetzt (Strauß, Naegeli) und derjenige der einzelnen roten Blutkörperchen sogar bis auf das $1^1/_2$fache erhöht (Erben, v. Jaksch, Dunin). Erben fand außerdem das Verhältnis von Globulin zu Albumin zugunsten des letzteren verschoben.

Viele haben die Beobachtung gemacht, daß beim Stich in die Fingerspitze die Blutung zwar oft spärlich ist, aber über die Norm hinaus anhält. Auch andere Beispiele protrahierter Blutungen sind angeführt worden (Lazarus). In seiner Monographie über die sog. Bothriozephalus-Anämie erwähnt Schauman, daß das Blut sehr dünnflüssig erschien und langsam koagulierte. Nach Morawitz ist die Gerinnbarkeit des Blutes herabgesetzt und die Menge des ausgeschiedenen Fibrins gering. Diese verzögerte Koagulation könnte auch eine natürliche Erklärung des auffallend seltenen Vorkommens von Venenthrombosen bei perniziöser Anämie abgeben (Bloch). Hayem dagegen sagt, daß die Gerinnungsfähigkeit des Blutes normal bleibe.

Bekanntlich legt Hayem großes Gewicht auf den Umstand, daß das Blut sich nur langsam oder auch gar nicht in Serum und Blutkuchen scheidet. Wir haben dieses Verhalten des Blutes in vielen Fällen nachweisen können, jedoch bei weitem nicht in allen, d. h. kaum in 30% der untersuchten Fälle. Es handelte sich dabei immer um weit vorgeschrittene Krankheit, aber mehrmals wurden später bedeutende Remissionen beobachtet. Die Bedeutung dieses Symptoms entzieht sich fürs erste unserer Beurteilung.

Schließlich ist das Vorkommen von Bilirubin und Urobilinogen im Blutserum zu betonen. Das Serum hat meistens eine auffallend dunkle bernstein- bis goldgelbe Farbe, die zur Blässe des Gesamtblutes in scheinbarem Gegensatz steht. Mit Recht wird dieser charakteristischen Serumfarbe, die bei den meisten anderen Anämien vermißt wird, von den Sachkundigen eine große diagnostische Bedeutung beigemessen.

Das Gesamtblut nimmt nicht immer auf der Höhe der Erkrankung die blasse fleischwasserähnliche Farbe an. Bei der Bothriozephalus-Anämie hat Schauman und vor ihm Reyher manchmal eine bräunliche und in sehr schweren Fällen eine bernsteingelbe Färbung mit einem Stich ins Rötliche beobachtet. Über ähnliche Erscheinungen bei der kryptogenetischen Form ist wiederholt berichtet worden. Verbleibt der Bluttropfen eine Weile auf dem Finger, so treten manchmal kleine inselförmige, dunkler gefärbte Gebilde in demselben auf.

Ob bei perniziöser Anämie Hämoglobinämie überhaupt vorkommt, ist zweifelhaft (Hirschfeld, v. Stejskal, Roth, Naegeli). Zum typischen Krankheitsbilde gehört sie entschieden nicht.

Weit bedeutsamer als die beschriebenen Veränderungen der physikalischen
und chemischen Eigenschaften des Blutes, und zwar besonders des Serums,
sind die Veränderungen der Blutkörperchen nach Zahl und Beschaffenheit,
oder mit anderen Worten das Blutbild im engeren Sinne. Dieses bildet tatsächlich, trotz der abweichenden Meinung mancher Forscher, den zentralen
Punkt in der Symptomatologie der perniziösen Anämie. Allerdings darf nicht
übersehen werden, daß der Begriff „perniziöse Anämie" schon vor der hämatologischen Ära recht bestimmt und sogar überraschend richtig herausgebildet
war. Das beweist eben nur, wie typisch das allgemeine klinische Bild der Krankheit und wie groß die ihm bei der Beurteilung derselben zukommende Rolle ist.
Die Bedeutung der morphologischen Blutveränderungen wird aber hierdurch
in keiner Weise geschmälert.

In den größeren, um die Zeit nach Biermer erschienenen Monographien (Müller,
Eichhorst, Immermann) sind die Mitteilungen über Blutveränderungen auffallend
spärlich. Nach und nach wird ihnen ein größeres Interesse zuteil; man beobachtet die
wechselnde Form der roten Blutkörperchen, die Poikilozytose (Quincke); man beachtet
das reichliche Auftreten kleiner Erythrozyten, der Mikrozyten und mißt ihnen eine große
Bedeutung zu (Eichhorst); man gibt acht auf die mangelhafte Geldrollenbildung. Noch
bedeutsamer war Hayems Beobachtung, daß der Hämoglobingehalt gewöhnlich nicht
im selben Maße herabgesetzt ist wie die Zahl der roten Blutkörperchen, daß folglich der
Hämoglobinwert des einzelnen Blutkörperchens erhöht ist und man es also mit einer hyperchromen Anämie zu tun hat. Diese Beobachtung wurde von Laache bestätigt, der seinerseits einen wertvollen Beitrag auf diesem Gebiete lieferte, indem er die Megalozytose, d. h.
das Vorkommen abnorm großer Erythrozyten, feststellte. Schließlich kam Ehrlich mit
seinen grundlegenden Untersuchungen, die in methodischer Hinsicht bahnbrechend waren
und in bezug auf die Perniziosa in dem Nachweis des megaloblastischen Blutbildes und
der sog. megaloblastischen Degeneration des Knochenmarks gipfelten. Auf dem in dieser
Weise gelegten Grunde hat die heutige Hämatologie weiter gebaut.

Der Hämoglobingehalt ist in der Regel herabgesetzt, wenngleich in
verschiedenen Fällen und in verschiedenen Stadien der Krankheit in verschiedenem Grade. Auf der Höhe der Krankheit beträgt er gewöhnlich 20
bis 30 % des normalen Wertes, sinkt aber manchmal bis unter 10 %. Die extrem
niedrigen Werte kommen meist zur Zeit jener Verschlimmerung des Zustandes
vor, die dem Tode voranzugehen pflegt. Der augenblickliche Hämoglobingehalt allein läßt aber nicht immer sichere Schlüsse hinsichtlich der Schwere
der Erkrankung zu. Dagegen haben wir in dessen wechselndem Steigen und
Sinken einen recht empfindlichen Indikator eintretender Verschlimmerung oder
Besserung des Zustandes. Daher sind auch fortlaufende Bestimmungen des
Hämoglobingehaltes, die sogar in der außerklinischen Praxis sich leicht
ausführen lassen, für die so wichtige Kontrolle des Krankheitsverlaufs äußerst
wertvoll.

Während das Hämoglobin beim gesunden Menschen so ziemlich gleichmäßig auf die einzelnen Blutkörperchen verteilt ist, herrscht hierin bei der
perniziösen Anämie eine auffallende Unregelmäßigkeit. Sowohl in ungefärbten
wie in gefärbten Präparaten sieht man stark gefärbte sowie blassere Blutkörperchen durcheinander. Diese Unregelmäßigkeit verhält sich einigermaßen, wenn
auch keineswegs völlig parallel der wechselnden Größe der roten Blutkörperchen,
so daß die Megalozyten meistens auffallend hämoglobinreich sind.

Ein normaler Hämoglobingehalt schließt jedoch eine perniziöse
Anämie keineswegs aus. Während der Remissionen zwischen zwei Anfällen
der Krankheit hat man wiederholt normale, ja sogar übernormale Werte vorgefunden, und, was noch mehr Beachtung verdient, es ist mehrmals gelungen,
trotz normalen Hämoglobingehalts schon bei dem ersten Anfall die richtige
Diagnose zu stellen. Zu den schon bekannten derartigen Fällen hat Schauman
vor kurzem einen neuen, äußerst instruktiven Fall hinzugefügt.

Bei einem an doppelseitiger exsudativer Pleuritis, vermutlich tuberkulösen Ursprungs, leidenden Patienten wurde Achylie wahrgenommen, was eine genaue Blutuntersuchung veranlaßte. Diese ergab: 93 % Hämoglobin, 3 960 000 rote und 3660 weiße Blutkörperchen; Färbeindex = 1,17; deutliche Megalozyten. — Bei näherer Befragung ergab sich, daß der Kranke schon vor 5 Jahren etwa 1 Woche lang an Zungenbrennen gelitten und seitdem zu zwei verschiedenen Malen, zuletzt $\frac{1}{2}$ Jahr vor der Untersuchung, Anfälle dieses Übels gehabt hatte. Die Zähne hatte er schon vor Jahren zum größten Teil verloren. — Im Harn wurde eine mäßige Menge Urobilin und im Blutserum eine sehr deutliche Gallenfarbstoff-reaktion nachgewiesen, keine Milzvergrößerung; im Stuhl keine Wurmeier. — Im Laufe des folgenden Monats verschlimmerte sich die Blutbeschaffenheit nach und nach dahin, daß der Hämoglobingehalt sich auf 59 %, die Anzahl der roten Blutkörperchen auf 2 240 000 und die der weißen auf 2000 belief; Färbeindex = 1,32; 4 Megalo- und 6 Normoblasten auf 1000 weiße Blutkörperchen. Unter dem Einfluß einer Arsenbehandlung verbesserte sich der allgemeine Zustand und ebenso das Blutbild.

Der eben geschilderte Fall läßt eine sehr charakteristische und außerordentlich wichtige Eigentümlichkeit des Hämoglobingehalts hervortreten, nämlich den erhöhten Färbeindex. Zwar ist herabgesetzter Hämoglobingehalt ein wichtiges Symptom der perniziösen Anämie, aber diesen hat sie mit allen wirklichen Anämien gemeinsam. Das Verhältnis zwischen dem Hämoglobin-gehalt und der Blutkörperchenzahl, das bei unserer Krankheit so gut wie immer und während der ganzen Dauer der Krankheit (vgl. Kurve XII) zugunsten des

XII.

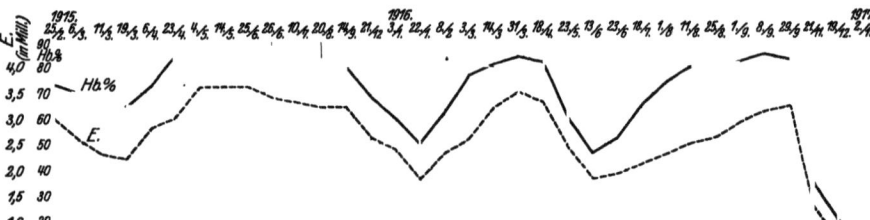

Abb. 12.

Farbstoffgehalts verschoben zu sein pflegt, ist dagegen von großer differential-diagnostischer Bedeutung. Allerdings ist nicht zu leugnen, daß sich der Färbe-index manchmal, und sogar auf der Höhe der Krankheit längere Zeit, ja konstant, etwas unter 1 halten kann (Türk, Schauman). Ein derartiges Verhalten bleibt aber jedenfalls eine Ausnahmeerscheinung. Daß Grawitz anderer Meinung war, wird wohl damit zusammenhängen, daß er die Grenzen der perni-ziösen Anämie anders zog, als üblich ist.

Auch während der Remissionen ist ein herabgesetzter Färbeindex selten (Zadek, v. Willebrand, Lindbom), und Naegeli stellt sogar in Frage, ob er überhaupt anderswo vorkomme als bei beginnender Heilung in Fällen per-niziöser Anämie mit bekannter Ätiologie.

Das seltene Auftreten eines hohen Färbeindex bei anderen Krank-heiten macht dieses Symptom desto wertvoller für die perniziöse Anämie. Bei dieser bewegt er sich meistens zwischen 1,15 und 1,5, sinkt zuweilen bis aufs Normale, kann aber manchmal so hohe Werte wie 1,6 und 1,7 und darüber erreichen.

Indessen teile ich die Auffassung Naegelis, daß man von einem leicht gesteigerten Färbeindex nicht zu viel Aufhebens machen darf, denn ein solcher ist bisweilen unter anderen Verhältnissen zu beachten. Nur ein Index über 1,3 ist im Zusammenhang mit sicheren Megalozyten beweisend (Naegeli).

Was den hohen Färbeindex bedingt, ist nicht mit Sicherheit festgestellt. Es läge nahe, seine Ursache in dem reichlichen Vorrat an Eisen im Organismus zu suchen, allein diese Erklärung ist in überzeugender Weise zurückgewiesen worden, u. a. von Schauman. Er stellt sich vor, „daß nicht die Intensität der Siderosis, sondern in erster Linie die Natur (bzw. die Menge) des Krankheitsgiftes es ist, die für die Höhe des Hämoglobinwertes maßgebend sein sollte". Der Angriffspunkt des Giftes oder sagen wir lieber des die Krankheit bedingenden Agens wäre hier nicht die Peripherie, sondern das Knochenmark. Ein ähnlicher Gedanke scheint in Naegelis Ausspruch zu liegen, daß „fast immer der Satz von der Unabhängigkeit des Färbeindex von peripher in der Zirkulation angreifenden Schädlichkeiten als zu Recht bestehend angenommen werden kann". „Der Färbeindex verrät uns", sagt Naegeli, „die Art und Weise der Blutbildung im Knochenmark". Mit Recht glaubt Naegeli in der Beobachtung, daß der Färbeindex parallel mit dem zunehmenden Blutkörperchenvolumen steigt, eine Stütze für seine Auffassung zu finden.

Hiermit wird nicht geleugnet, daß der reiche Vorrat an Bausteinen des Hämoglobins, der bei perniziöser Anämie besteht, seinesteils die Entstehung eines hohen Färbeindex ermöglicht.

Ich erlaube mir hier ausdrücklich auf die Notwendigkeit hinzuweisen, bei den Bestimmungen des Färbeindex alle nötigen Vorsichtsmaßregeln hinsichtlich der Apparate und der normalen Vergleichswerte wie auch betreffs der technischen Ausführung genau zu beachten. Hiermit soll keineswegs in Frage gestellt werden, daß der geübte Beobachter schon im gewöhnlichen Nativ- oder Trockenpräparat aus der im Verhältnis zur Norm dunkleren Farbe der Erythrozyten auf einen erhöhten Index schließen kann. Sogar noch deutlicher pflegt der Unterschied im gefärbten Präparat hervorzutreten, da die hämoglobinreichen Blutkörperchen mit besonderer Begierde die Eosinfarbe aufnehmen. Jedenfalls aber ist hier besondere Vorsicht im Urteil geboten, da Ungleichmäßigkeiten in der Färbetechnik leicht Unterschiede im Hämoglobingehalt vortäuschen können. Zuverlässige Resultate lassen sich natürlich bloß durch genaue quantitative Bestimmungen erzielen.

Eine etwaige qualitative Veränderung des Blutfarbstoffes bei perniziöser Anämie hat man nicht mit Sicherheit feststellen können.

Die roten Blutkörperchen haben bei der perniziösen Anämie außer den Veränderungen des Farbstoffgehalts verschiedene andere Abweichungen von der Norm aufzuweisen.

Ihre Anzahl pflegt vermindert zu sein, und zwar wie wir sahen, verhältnismäßig mehr als der Hämoglobingehalt. Die Blutkörperchenzahl geht folglich in der Regel bedeutend unter diejenige bei ebenso schweren einfachen Anämien und speziell bei der Chlorose herab. Gewöhnlich wenden sich die Kranken erst an den Arzt, wenn die Blutkörperchenzahl bereits weniger als 2 500 000 pro Kubikmillimeter beträgt. Werte unter 1 000 000 kommen häufig vor, ja werden schließlich von den meisten Patienten erreicht. Die niedrigste Zahl in einem Fall, wo noch eine Besserung eintrat, nämlich 143 000, ist von Quincke beobachtet worden; in einem tödlich verlaufenden Anfall hat Naegeli 138 000 gefunden. Kurz vor dem Tode hat man sogar einen so niedrigen Wert wie 110 000 angetroffen (Ziegler); es handelte sich aber um eine aplastische Anämie.

In umstehenden Kurven ist die Anzahl der roten Blutkörperchen bei der Aufnahme der Kranken in das Krankenhaus graphisch dargestellt.

Es geht aus den Kurven XIII und XIV hervor, daß über 90 % der Fälle mit weniger als $2\frac{1}{2}$ Millionen Erythrozyten in Behandlung kamen und daß reichlich $\frac{3}{4}$ der Fälle eine Erythrozytenzahl unter 2 Mill. aufwiesen.

Eigentümlich ist der Unterschied zwischen der Kurve der Bothriozephalus-Anämie (Kurve XV) und der der kryptogenetischen Perniziosa (Kurve XVI). Über die Bedeutung dieses Unterschiedes würden sich bloß
Vermutungen aussprechen lassen. Doch hat es den Anschein, als wiesen die
Kurven auf einen akuteren Beginn der Botriozephalus-Anämie (einen stärkeren
exogenen Faktor?) hin.

Anzahl der Erythrozyten bei der Aufnahme der Kranken in das Krankenhaus.

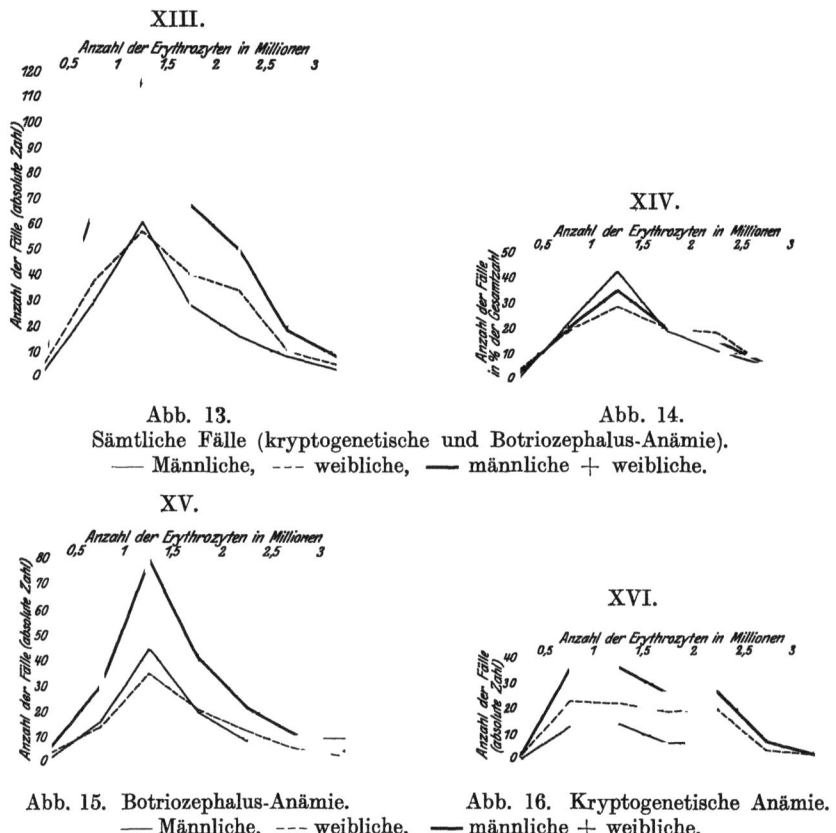

Abb. 13.   Abb. 14.
Sämtliche Fälle (kryptogenetische und Botriozephalus-Anämie).
—— Männliche, --- weibliche, —— männliche + weibliche.

Abb. 15. Botriozephalus-Anämie.   Abb. 16. Kryptogenetische Anämie.
—— Männliche, --- weibliche,   —— männliche + weibliche.

Während der Remissionen kommt es selten zu einer Herstellung der normalen Blutkörperchenzahl, und zwar nicht einmal, wenn der Hämoglobingehalt
die Norm erreicht oder etwa übersteigt.

Ein großer Teil der roten Blutkörperchen zeigt von der Norm abweichende
Formen, es kommen Birnen-, Keulen-, Amboß- u. a. Formen vor. Diese Poikilozytose geht oft parallel mit der Schwere der Anämie, sie kann aber einerseits
in schweren Formen fast völlig ausbleiben, anderseits in leichten Formen
oder Stadien der Krankheit verhältnismäßig ausgesprochen sein. Da sie, wenn
auch weniger ausgeprägt, auch bei schwereren einfachen Anämien vorkommt,
ist ihr keine größere diagnostische Bedeutung beizumessen.

Dagegen ist auf die Größe der roten Blutkörperchen besonderes
Gewicht zu legen.

Heutigestags ist die Auffassung vorherrschend, daß die großen Erythrozyten, die sog. Megalozyten, für perniziöse Anämie besonders charakteristisch sind. Sie fehlen in der Tat äußerst selten, bei der Bothriozephalus-Anämie vielleicht etwas öfter als bei der kryptogenetischen Form (Schauman), und kommen oft massenhaft vor. Schon in gewöhnlichen Trockenpräparaten fallen sie sofort auf. Messungen bestätigen den ersten Eindruck und erweisen außerdem, daß, trotz dem so gut wie steten Vorhandensein von Mikrozyten, die durchschnittliche Größe der Erythrozyten gesteigert ist. Zu demselben Ergebnis kommt man vermittels der Viskositätsuntersuchungen sowie bei

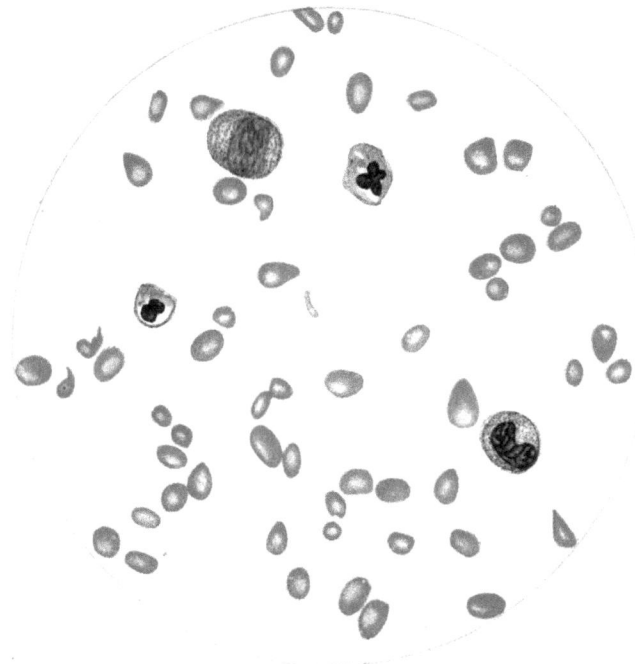

Abb. 17 [1]). Nichtkombiniertes Gesichtsfeld mit Megalo-, Mikro- und Poikilozyten, zwei Erythroblasten, einem Myelozyten mit Azurgranula und einem Metamyelozyten.

Benutzung der Zentrifugier- bzw. Hämokritmethode. Die Megalozyten werden wohl als während der Krankheit entstandene Zellen aufzufassen sein, die ihre Entstehung dem veränderten Regenerationstypus des Knochenmarks verdanken.

Die Definition des Megalozyten und seine Abgrenzung gegen andere rote Blutkörperchen unterliegen noch der Diskussion. Namentlich Naegelis Makrozyt, als etwas Eigenartiges und vom Megalozyten prinzipiell Verschiedenes, hat wenigstens noch nicht vollständig durchgeschlagen. Türk wendet die Bezeichnungen Makro- und Megalozyt als ziemlich synonym an. Die Frage hängt damit zusammen, wie die Normo- und Megaloblasten aufzufassen sind und wie sie voneinander unterschieden werden sollen, eine Frage, die weiter unten berührt werden wird. Unabhängig von dieser Frage überhaupt kann

[1]) Die abgebildeten Präparate sind sämtlich mit May-Grünwald-Giemsa gefärbt. Die Abbildungen sind mit Leitz' apochromat. Obj. 2 m/m, Abb. 17 mit komp. Ok. 4, alle übrigen mit komp. Ok. 8 gezeichnet worden.

man jedoch feststellen, daß bei der perniziösen Anämie zahlreiche rote Blutkörperchen vorkommen, die alle Anforderungen an einen Megalozyten erfüllen:
große, hämoglobinreiche Zellen mit „geringer Deutlichkeit der Delle" und
„plastischem Hervortreten in der Zählkammer". Zwischen den extremen
Formen und den normalen Erythrozyten finden sich alle Übergänge vor, und
hier begegnet man vielen jener jugendlichen Zellformen, die sich u. a. oft durch
polychromatisches Protoplasma, Jollykörper, Chromatinstäubchen, basophile
Punktierung auszeichnen und die mit Naegelis Makrozyten zusammenfallen.

Das Vorkommen von Mikrozyten ist oben schon flüchtig gestreift worden.
Sie werden selten völlig vermißt, kommen aber in sehr wechselnder Anzahl
und oft in der Form von Schizo- bzw. Poikilozyten vor. Es dürfte sich meist

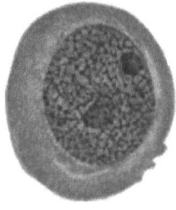 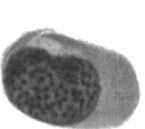 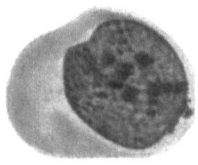

Abb. 18. Jugendlicher (Pro-)   Abb. 19. Typischer Megalo-   Abb. 20. Megaloblast mit
Megaloblast mit typischem,   blast mit ziemlich stark   leicht basophilem Plasma.
allerdings zwei Nukleolen   basophilem Plasma.
enthaltendem Kern und rein
basophilem Plasma.

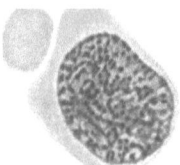 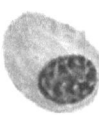 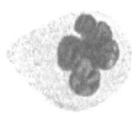

Abb. 21. Typischer großer,   Abb. 22. Erythroblast mit   Abb. 23. Erythroblast mit
orthochromatischer Megalo-   „Normoblastenkern" (Ma-   Rosettenkern und basophil
blast (Gigantoblast) nebst   kronormoblast nach der   punktiertem Plasma.
einem hyperchromen   Terminologie Schaumans).
Erythrozyten.

um Folgen degenerativer Prozesse handeln. Für die Diagnose der perniziösen
Anämie sind sie von untergeordneter Bedeutung, obwohl sie zu der Mannigfaltigkeit der Formen beitragen, die für das Blutbild bei dieser Krankheit so
charakteristisch ist.

Wir kommen somit zu einem der wichtigsten Punkte im perniziös-anämischen
Blutbilde, zu dem Auftreten kernhaltiger roter Blutkörperchen (vgl.
Abb. 18—23).

Über das Vorkommen dieser Zellen, der Normo- und Megaloblasten, gehen
die Ansichten vielfach auseinander. Teilweise dürfte dies darauf beruhen,
daß die verschiedenen Forscher beide Typen verschieden definieren.

Vor allem werden zu den Megaloblasten die typischen, großen „jugendlichen" Zellformen gerechnet. Der charakteristische Megaloblastenkern ist
groß und im gefärbten Präparat verhältnismäßig schwach gefärbt. „Dabei
ist sowohl seine Kernmembran als auch das Gitterwerk seines Chromatinnetzes
zart, letzteres wirklich. wie ein Netz oder Gitter, in dem nur einzelne unscharf

begrenzte Knotenpunkte etwas umfänglichere Chromatinanhäufungen von geringer Färbungsstärke darstellen" (Türk). Das Protoplasma, das oft mehr oder weniger stark basophil ist, ist manchmal gleichsam gefaltet.

Nun meint Naegeli, daß mit steigendem Alter der Megaloblasten eine Verkleinerung und Pyknose des Kernes erfolge, so daß (namentlich bei kleineren Exemplaren) die Unterscheidung von Normoblasten mit älterem Kern nicht mehr sicher möglich sei. Die Größe der Zelle wäre also neben der Struktur ein wichtiges Unterscheidungsmerkmal. Von anderen Forschern werden die großen Erythroblasten mit pyknotischem Kern und hämoglobinreichem Protoplasma als große Normoblasten angesprochen. Dies tat z. B. Schauman. Nur die unreifen mit typischem Kern nannte er Megaloblasten. Einen ungefähr ähnlichen Standpunkt nimmt Türk ein.

Ich muß gestehen, daß Naegeli für seine Einteilung sehr beachtenswerte Gründe anführt. Vom theoretischen Gesichtspunkt aus wäre es natürlich von großer Bedeutung, definitiv feststellen zu können, in welchem Verhältnis die Megaloblasten zu den Normoblasten stehen und welcher Platz den Megalozyten im System eingeräumt werden muß, oder mit anderen Worten ermitteln zu können, ob Megaloblasten und Megalozyten einer- und Normoblasten und Normozyten bzw. Makrozyten anderseits grundsätzlich verschiedene Zellformen sind, und sich über eine einheitliche morphologische Definition dieser Zellformen zu einigen. Für meine Person bin ich nicht gerüstet, in diesen Fragen Stellung zu nehmen. Da jedoch das Schaumansche Material, auf das sich die vorliegende Darstellung stützt, nach der von Schauman angewandten Einteilung bearbeitet worden ist, habe ich derselben folgen zu müssen geglaubt.

Es ist klar, daß sich das numerische Verhältnis der Megalo- und Normoblasten verschieden gestaltet, je nachdem wie diese Zellen definiert werden. Naegeli findet bei der perniziösen Anämie mehr Megaloblasten als Normoblasten. Bei uns haben wir immer ein umgekehrtes Verhältnis gefunden, d. h. mehr Normoblasten als Megaloblasten. In den Fällen, wo ich versucht habe, die Zellen nach Naegeli zu differenzieren, bin ich jedoch zu demselben Resultat gelangt wie er.

Die kernführenden roten Blutkörperchen sind selten sehr zahlreich. Nur bei den sog. Blutkrisen treten sie bekanntlich massenhaft auf; in einem von uns beobachteten Fall stieg deren Anzahl auf 7600 im Kubikmillimeter, in einem zweiten sogar auf 8362, darunter 190 typische Megaloblasten. Doch fehlen Erythroblasten bei perniziöser Anämie sehr selten, und wenn man sich die Zeit nimmt, mehrere Präparate sorgfältig zu durchsuchen, so findet man auch in den meisten Fällen typische unreife Megaloblasten.

Wie wir uns auch zu der zuletzt berührten prinzipiellen Frage stellen, bleibt es doch als unbestreitbare Tatsache bestehen, daß die typischen unreifen Megaloblasten und die großen Zellformen, mögen sie kernführend sein oder nicht, die charakteristischsten und für die Diagnose bedeutungsvollsten Elemente im Blute bei der perniziösen Anämie sind.

Einige Eigentümlichkeiten des Erythroblastenkerns, die uns bei der in Frage stehenden Krankheit begegnen, mögen hier Erwähnung finden. Nicht selten ist der mehr oder weniger pyknotische Kern rosetten- oder kleeblattartig geteilt (vgl. Abb. 23). Diese Fragmentierung führt bisweilen zur völligen Abschnürung einzelner Kernfragmente. Hin und wieder sieht man freie pyknotische Erythroblastenkerne im Blute. Aller Wahrscheinlichkeit nach dürfte es sich hier meistens um Artefakte handeln: Die Kerne sind bei der Anfertigung des Präparats aus dem Zelleib herausgeschlüpft. — Jeder, der sich auch nur einigermaßen eingehend mit der Hämatologie der perniziösen Anämie beschäftigt hat, kann über das Vorkommen von Mitosen in den Erythroblasten berichten (vgl. Abb. 24). Auch wir haben solche gesehen, und zwar in Fällen sowohl mit als ohne Bothriozephalus. Immerhin handelt es sich um eine Seltenheit.

Schon oben ist erwähnt worden, daß Megalozyten nicht ausschließlich bei der perniziösen Anämie vorkommen. Dasselbe gilt vielleicht auch von den Megaloblasten. Sichere eigene Beobachtungen stehen mir in dieser Beziehung leider nicht zur Verfügung. Türk (S. 591) meint aber, daß „das Blutbild all dieser Fälle niemals den morphologischen Charakter der Perniziosa hat, weder in bezug auf die kernlosen Erythrozyten, will sagen die Makrozyten, noch auf die Morphologie der Erythroblasten, indem bei allen diesen Formen die früher beschriebenen eigenartigen Gigantoblasten fehlen". Naegeli findet wahre Megaloblasten außer beim Embryo nur bei perniziöser Anämie. Doch sind sie seiner Meinung nach „diagnostisch nicht allein ausschlaggebend, aber, wenn vorhanden, doch sehr wichtig".

Obgleich die soeben besprochene Einschränkung der diagnostischen Verwertbarkeit der Megalozyten und Megaloblasten mithin keine große praktische Bedeutung hat, können wir doch den Worten Schaumans beistimmen, „daß

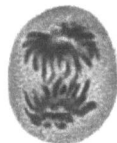

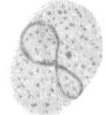

Abb. 24. Erythroblastenmitose.   Abb. 25. Rotes Blutkörperchen mit basophiler Punktierung, Jollykörper und Cabotschem Ringkörper.

die mikroskopische Untersuchung des Blutes, von wie großer Tragweite für die Diagnose der perniziösen Anämie sie in den allermeisten Fällen tatsächlich auch sein mag, doch irreführen kann, falls man seine Folgerungen ausschließlich auf die diesbezüglichen Resultate gründet". Doch betont Pappenheim in „Kraus-Brugsch" entschieden zu stark die Bedeutung des allgemeinklinischen Bildes auf Kosten des Blutbildes, das denn doch das wichtigste Symptom ist. Die noch extremere Auffassung von Grawitz wird heute kaum noch Anhänger haben.

An den roten Blutkörperchen ist bei der perniziösen Anämie noch eine Reihe anderer Veränderungen zu beobachten, die viel dazu beitragen, dem hämolytischen Bilde das bekannte bunte Gepräge zu verleihen, ohne für die Perniziosa streng charakteristisch zu sein. Diese Erscheinungen sind: Die Polychromatophilie, die sich ja keineswegs auf die Erythroblasten beschränkt, die basophile und die azurophile Punktierung, die Jolly-Heinz-Körperchen und die Cabotschen Ringkörper (Abb. 25). Sie kommen in den oben erwähnten Makrozyten Naegelis, aber auch in Mikrozyten sowie in Megalozyten vor; die Polychromatophilie besonders in den großen, die basophile Punktierung mehr in den kleineren Zellen.

Ehe wir die Behandlung der roten Blutkörperchen abschließen, haben wir noch zwei ihrer Eigenschaften zu erwähnen.

Erstens ist es die herabgesetzte Geldrollenbildung. Diese tritt besonders klar in den schweren Stadien der Krankheit hervor. Obwohl sie in schwereren einfachen Anämien keineswegs vermißt wird, ist sie da in der Regel weniger ausgesprochen als bei der Perniziosa. Die Entstehung dieses Symptoms beruht zweifellos auf dem Zusammenwirken mehrerer ursächlicher Momente, so der undichten Lage, der wechselnden Größe und der unregelmäßigen Form der Blutkörperchen, wie auch der physikalisch-chemischen Verhältnisse des Serums sowohl als der Blutkörperchen.

Zweitens die Resistenz der Blutkörperchen. Viele Forscher haben bei der perniziösen Anämie herabgesetzte osmotische Resistenz nachgewiesen (Maragliano, Hamburger, Castellino, Veyrassat, Ehni und Alexejeff u. a.). Nicht selten wird aber auch von normaler Resistenz berichtet, und eine nicht geringe Anzahl Autoren hat sogar erhöhte Resistenz vorgefunden (Ribierre, Aubertin, Jakuszcewsky, Naegeli, Pappenheim und Daumann). Angesichts des wechselnden Verlaufs der perniziösen Anämie ist es gut denkbar, daß man je nach dem Stadium der Krankheit, in dem die Blutuntersuchung vorgenommen wird, verschiedene Resistenzwerte vorfindet. Unter Beachtung dieses Umstandes sagt Jakuszcewsky, daß ihm die gesteigerte Resistenz besonders in Zeiten stärkerer hämolytischer Wirkungen auf das Blut hervorzutreten scheine.

Der Mangel an Übereinstimmung in den Untersuchungsresultaten wird allerdings in nicht geringem Grade dem Umstand zuzuschreiben sein, daß das technische Verfahren ein verschiedenes war. Außerdem legten viele Verfasser der Minimumresistenz das größte Gewicht bei und zollten der Maximumresistenz und der Resistenzbreite weniger Beachtung; schließlich spielt der Umstand mit herein, daß bei weitem nicht alle ihre Methodik durch Resistenzuntersuchungen beim gesunden Menschen geprüft haben. Zur näheren Beleuchtung der Resistenzverhältnisse bei perniziöser Anämie will ich die Resultate anführen, zu denen Appelberg bei seinen Untersuchungen in unserer Klinik gelangt ist.

Da seine Arbeit nur in schwedischer Sprache vorliegt, muß mein Bericht ausführlicher sein, als es sonst nötig wäre.

Sämtliche Proberöhren und Gefäße, deren er sich bediente, waren sterilisiert. Bei der Messung des Blutes gebrauchte er durchgehends eine und dieselbe Pipette. Das Blut wurde vermittels Venenpunktion in der Kubitalbeuge erhalten und unter Beachtung nötiger Vorsicht durch Umschütteln mit Glasperlen defibriniert; die roten Blutkörperchen wurden, wie üblich, wenigstens dreimal in physiologischer Kochsalzlösung gewaschen, bis die überstehende Flüssigkeit wasserklar war. In jedes Proberöhrchen, das 2 ccm hypotonischer Kochsalzlösung enthielt (die Intervalle zwischen den Röhrchen betrugen 0,02%), wurde ein Tropfen 50%iger Blutkörperchenaufschwemmung zugesetzt, die Röhrchen vorsichtig umgeschüttelt, eine Weile stehen gelassen, dann für 18—20 Stunden in den Eisschrank gebracht, worauf schließlich das Resultat abgelesen wurde. Die Maximumresistenz wurde mikroskopisch kontrolliert. — Die Resistenzbestimmungen ergaben bei gesunden Individuen, 9 Männern und 7 Frauen, folgende Werte: die Minimumresistenz im Durchschnitt 0,48, individuelle Variationen 0,46—0,50, für beide Geschlechter gleich; die Maximumresistenz im Durchschnitt 0,26 für beide Geschlechter, individuelle Variationen 0,22—0,30 bei den Frauen, bei 8 Männern betrug der Wert 0,26, bei 1 Manne 0,28.

Appelbergs Untersuchungen in 17 Fällen perniziöser Anämie, 8 ohne und 9 mit Bothriocephalus latus, zeigten folgende Resultate. Die Minimumresistenz stimmte in den meisten Fällen so ziemlich mit den bei gesunden Personen erhaltenen Werten überein. Nur in 4 Fällen war sie deutlich herabgesetzt und bloß in einem Falle etwas erhöht. Die Maximumresistenz dagegen erwies sich in mehr als $^2/_3$ der Fälle mehr oder weniger bedeutend erhöht und die Resistenzbreite, da eine normale Maximumresistenz in Fällen mit deutlich herabgesetzter Minimumresistenz gefunden wurde, in der Regel gesteigert. In den Fällen kryptogenetischer Anämie waren die Abweichungen von der Norm durchschnittlich größer als in den Fällen mit Bothriozephalus. In diesen Fällen war die Anämie durchschnittlich etwas weniger hochgradig als in jenen.

Die Fälle, in denen die Minimumresistenz deutlich herabgesetzt (0,57—0,60) war, befanden sich entweder in einem stabilen Stadium oder in der Besserung; unter den Fällen hinwieder, in denen die Maximumresistenz unzweideutig gesteigert (unter 0,20) war, gab es sowohl solche, die in der Besserung, als auch solche, die in der Verschlimmerung begriffen waren. Eine gesteigerte Resistenzbreite schließlich wurde sowohl im stabilen Stadium als während der Besserung und während der Verschlimmerung im Blutstatus angetroffen. Im allgemeinen war die Resistenzbreite bei weit vorgeschrittener Anämie größer als in den leichteren Fällen; doch waren Ausnahmen mit fast normaler Breite trotz weniger als 1 Mill. roter Blutkörperchen vorhanden. Die mittlere Resistenzbreite bei einer Blutkörperchenzahl unter 1,5 Mill. betrug 0,34, über 1,5 Mill. 0,25.

Viel später und in weit geringerem Grade als das rote Blutbild ist das Verhalten der weißen Blutkörperchen Gegenstand des wissenschaftlichen Interesses geworden.

Bei voll entwickeltem Krankheitsbild finden wir in der Regel als ziemlich steten Befund eine Verminderung der Zahl der weißen Blutkörperchen verzeichnet. In Frühstadien (Türk, Naegeli) und auf der Höhe der Remissionen können manchmal auch normale Werte angetroffen werden, und bekanntlich verlaufen die sog. Blutkrisen manchmal sogar mit Leukozytose. Sonst kann eine in vereinzelten Fällen auftretende Leukozytose in entzündlichen Komplikationen ihre Erklärung finden oder als agonales Symptom aufzufassen sein. Alles dies gilt sowohl von der perniziösen Bothriozephalus-Anämie wie auch von der kryptogenetischen Perniziosa.

Doch geht aus den Untersuchungen Mustelins hervor, daß die Leukopenie bei der Bothriozephalus-Anämie durchschnittlich nicht so extreme Werte erreicht wie bei der kryptogenetischen Form. In der folgenden Tabelle hat er seine Beobachtungen zusammengestellt. Bemerkenswert ist, daß die durchschnittliche Anzahl der weißen Blutkörperchen, wie es scheint, nicht den Schwankungen der Hämoglobinzahl folgt, daß sie aber bei der Bothriozephalus-Anämie nach Abtreibung des Parasiten steigt. Doch hat Mustelin in seinen Fällen keine „Leukozytose mäßigen Grades", wie sie Naegeli nach der Abtreibung gesehen hat, nachweisen können.

Anzahl der weißen Blutkörperchen in den verschiedenen Stadien der Anämie sowie bei der Bothriozephalus-Anämie vor und nach Abtreibung des Parasiten.

Hglb.	Kryptogenetische Anämie		Bothriozephalus-Anämie vor der Abtreibung des Parasiten		Bothriozephalus-Anämie nach der Abtreibung des Parasiten		Bothriozephalus-Anämie	
	Anzahl Zählungen	Durchschnittliche Anzahl der weißen Blutkörperchen	Anzahl Zählungen	Durchschnittliche Anzahl der weißen Blutkörperchen	Anzahl Zählungen	Durchschnittliche Anzahl der weißen Blutkörperchen	Anzahl Zählungen	Durchschnittliche Anzahl der weißen Blutkörperchen
< 20	9	3 741	2	3 350	—	—	2	3 350
20—29	25	3 726	3	4 120	—	—	3	4 120
30—39	39	3 410	6	4 787	—	—	6	4 787
40—49	19	3 672	2	4 435	—	—	2	4 435
50—59	12	3 427	5	4 738	3	5 933	8	5 186
60—69	3	2 147	1	2 360	7	5 890	8	5 249
70—79	2	3 230	3	3 133	5	6 048	8	4 955
80—	1	3 660	—	—	9	7 012	9	7 012

Die größte Anzahl weißer Blutkörperchen, die Mustelin gefunden hat, beträgt bei der kryptogenetischen Perniziosa 8780 (H. = 19%) und 11 170 (unmittelbar vor dem Tode), bei der Bothriozephalus-Anämie 8500 (H. = 83%;

vor der Wurmabtreibung); die kleinste Anzahl wiederum bei der kryptogenetischen 1020 (H. = 55 %) und bei der Bothriozephalus-Anämie 2360 (H. = 68 %).

Ich kann nicht umhin, auf eine Fehlerquelle hinzuweisen, die sich bei
der Zählung der weißen Blutkörperchen geltend macht. Bei der gewöhnlichen
Kammerzählung werden meistens alle kernhaltigen Zellen, also nicht nur die
Weißen, sondern auch die Erythroblasten mitgezählt. Bei der hohen Zahl,
die diese Zellen bisweilen erreichen, könnte der Fehler sehr beträchtlich werden.
Die folgende Tabelle veranschaulicht an 5 Beispielen diese Möglichkeit.

Anzahl der kernhaltigen Zellen im Kubikmillimeter	Darunter weiße Blutkörperchen
7 300	5 800
10 800	8 780
15 600	7 950
11 920	3 560
6 800	2 820

Vielleicht ist die Frage erlaubt, ob nicht die hohen Leukozytenzahlen, die
nicht selten bei den Blutkrisen verzeichnet worden sind, manchmal auf eine
solche Mitzählung der Erythroblasten zurückzuführen wären. Die bei der
Kammerzählung gewonnene Zahl muß selbstverständlich nach im gefärbten
Trockenpräparat erfolgter Differentialzählung einer gebührenden Korrektion
unterzogen werden.

Es wurde jedoch schon früh (Ehrlich) die Beobachtung gemacht, daß sich
die eben erwähnte Verminderung der Zahl nicht gleichmäßig auf alle Formen der
weißen Blutkörperchen verteilt. Zugleich bemerkte man, daß in erster Reihe
die neutrophilen, polymorphkernigen Zellen an Zahl abnehmen,
was eine wenigstens relative Lymphozytose erzeugt. Diese Beobachtungen
sind durch die spätere Forschung bestätigt worden. Die Prozentzahlen der
neutrophilen Leukozyten und Lymphozyten werden von verschiedenen Forschern
etwas verschieden angegeben, und bemerkenswert ist, daß einer und derselbe
Forscher von Fall zu Fall keineswegs die gleichen Werte vorfindet, sondern
daß diese sich im Gegenteil als höchst wechselnd erweisen. So z. B. kommt ein
normales und sogar subnormales Lymphozytenprozent nicht selten vor. Dies
hängt zum Teil mit dem wechselnden Verlauf der Krankheit zusammen. Bei
eintretender Besserung hat man zuweilen eine Verschiebung der Prozentzahl
zugunsten der Neutrophilen vorgefunden (Strauß und Rohnstein, Lazarus).
Konstant ist diese Erscheinung nicht. Bloch und Hirschfeld führen als
Resultat ihrer Erfahrung an, daß dieses „zwar bisweilen zutrifft, aber keineswegs die Regel ist". Mit diesen Daten vor Augen muß man der Aussage Mustelins beistimmen, daß die diagnostische Bedeutung der relativen Lymphozytose
geringer ist, als man anzunehmen geneigt war, und daß dem Zahlenverhältnis
der weißen Blutkörperchen untereinander in prognostischer Hinsicht keine
größere Bedeutung beizumessen sei.

In bezug auf die absolute Zahl gilt die Regel, daß diejenige der Neutrophilen sogar bei hoher Prozentzahl herabgesetzt ist. Hinsichtlich
der Lymphozyten hat man den Eindruck, als halte die Mehrzahl der Forscher
ihre Gesamtzahl für ziemlich normal. Lazarus sagt von den Lymphzellen,
„daß sie in annähernd normaler Zahl produziert werden", und Naegeli meint,
„daß eine wesentliche Verminderung der Lymphozyten bei der Intaktheit
des lymphatischen Apparates gar nicht oder nur durch Komplikationen entsteht". Diese Äußerungen erscheinen jedoch als zu kategorisch. Man bedenke,
daß die Gesamtzahl der weißen Blutkörperchen bei perniziöser Anämie nicht
selten bis auf 2000—1500—1000 pro Kubikmillimeter, ja noch mehr sinkt, daß
sie sich also dem Minimum der Lymphozyten allein bei einem gesunden Menschen

nähert oder sogar unter dasselbe herabgeht (Türk). In diesen Fällen muß also
selbstverständlich auch bei sehr hoher Prozentzahl eine Abnahme der Anzahl
vorliegen. Direkte Angaben über die Verringerung der Lymphozytenzahl
hat Ziegler geliefert. Bei genauer Prüfung der von Lazarus als Beispiel des
weißen Blutbildes angegebenen Zahlen erhält man ein gleiches Resultat. In
seinem ersten Fall, bei der ersten Rechnung, kommt man nämlich zu einer Anzahl
von 525 und in dem zweiten, ebenfalls bei der ersten Rechnung, zu etwas über
200 Lymphozyten (Mustelin). In unserem Material hat Mustelin wiederholt eine niedrige Lymphozytenzahl feststellen können, z. B. 369, 389, 651, 682
und 690. Daß nicht selten eine normale Anzahl Lymphozyten vorkommt, soll
nicht bestritten werden, ja es wird manchmal sogar eine absolute Zunahme beobachtet (Ziegler); zum charakteristischen Blutbild gehört das aber keineswegs.

Über die gegenseitigen Zahlenverhältnisse der Neutrophilen und
Lymphozyten bei perniziöser Bothriozephalus - Anämie liegen verhältnismäßig wenig Angaben vor (Schauman, Strauß und Rohnstein).
Diesen gemäß wäre bei dieser Krankheitsform die Prozentzahl der Neutrophilen
durchschnittlich etwas höher als bei der kryptogenetischen Form. Doch sind
die vorliegenden Daten zu knapp, um bestimmte Schlußfolgerungen zuzulassen,
und jedenfalls wäre es durchaus unberechtigt, hierin einen Ausdruck prinzipieller
Verschiedenheit der beiden Formen perniziöser Anämie sehen zu wollen.

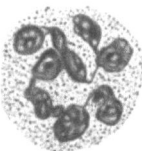

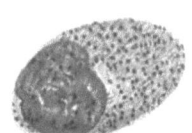

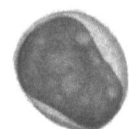

Abb. 26. Riesenneutrophiler
mit stark segmentiertem Kern.

Abb. 27. Azurophil punk-
tierter (neutrophiler)
Myelozyt.

Abb. 28. Typischer
Myeloblast.

Außer den eben erwähnten quantitativen Verschiebungen sind, besonders
hinsichtlich der neutrophilen Leukozyten, gewisse qualitative
Veränderungen zu beachten. Zuerst ist von Arneth und nach ihm von
vielen anderen (Pollitzer, Türk, Naegeli, Pappenheim) eine Verschiebung des neutrophilen Blutbildes nach rechts beobachtet worden.
Pollitzer sah bis 12—14 Kernsegmente. Dabei können diese Zellen eine
bedeutende Größe erreichen (Abb. 26). Neben diesen „alternden" Zellen
werden aber auch jugendliche, unreife Zellformen angetroffen. Myelozyten
und ihnen nahestehende Formen (Abb. 27 u. 17) hat man wiederholt in unkomplizierten Fällen beobachtet (Hirschfeld, Lazarus, Ziegler, Schindler,
Türk, Sisto, Naegeli u. a.). Im allgemeinen scheinen derartige Zellen
spärlich, aber fast in jedem Fall wenigstens vorübergehend vorzukommen
(Mustelin). Strauß und Rohnstein bezeichnen sie geradezu als Selten-
heiten. Naegeli hat in den meisten Fällen nur $\frac{1}{2}$—$1\frac{1}{2}\%$ gefunden, während
Türk 3—5% als einen in schweren Fällen nicht ungewöhnlichen Befund
angibt, ausnahmsweise sind noch höhere Werte verzeichnet worden. Mustelin
findet einmal 13 und einmal sogar 14,4%. Neben voll ausgebildeten Myelozyten
haben Naegeli und Türk in einzelnen Fällen auch Myeloblasten angetroffen.
Bei uns sind in ungefähr 50% der Fälle Myeloblasten nachgewiesen worden,
aber nur auf der Höhe der Krankheit und in ganz geringer Anzahl, die ausnahmsweise bis auf 1% der Weißen steigt. Sie waren alle sozusagen
„normale" Myeloblasten (vgl. Abb. 28). Die von den Leukämien her bekannten

pathologischen Formen waren nicht vertreten (Mustelin). Wir finden also in dem weißen ebenso wie in dem roten Blutbilde Veränderungen, die nicht anders zu erklären sind als durch tiefgreifende Störungen in der Funktion der myeloiden Organe.

Es bleibt uns noch übrig, mit einigen Worten die übrigen Formen der weißen Blutkörperchen zu erwähnen.

Das Verhalten der eosinophilen Zellen ist nicht völlig klargelegt. Ihre Zahl ist oft bedeutend reduziert, und in schweren Fällen werden sie manchmal gänzlich vermißt (Sisto, Naegeli); anderseits können sie recht zahlreich in Fällen vorkommen, in denen andere Knochenmarkszellen niedrige Werte aufweisen (Lazarus, Türk). Dasselbe gilt nach Türk auch von den basophilen Leukozyten, über die sonst nur sehr spärliche Aussagen vorliegen. Recht eigentümlich ist ein Umstand, den wir bei uns oft haben beobachten können, der nämlich, daß die eosinophilen Leukozyten bei den Bothriozephalusträgern gewöhnlich merkbar vermehrt sind (vgl. u. a. Becker), während sie bei der perniziösen Bothriozephalus-Anämie, ähnlich wie bei der kryptogenetischen Form, in der Regel nur spärlich angetroffen werden.

Hinsichtlich der großen mononukleären Zellen liegen dagegen genaue Beobachtungen vor. Diese Zellen, die in dem Material von Strauß und Rohnstein kein gleichmäßiges Verhalten aufweisen (0 bis 13%), sind laut einstimmiger Aussagen von Naegeli, Türk, Sisto und Ziegler nur in geringer Anzahl vertreten und können unter gewissen Umständen völlig aus dem Blute verschwinden. Es scheint, als stehe ihre Zahl in einem gewissen Verhältnis zum Grade der Anämie, und zwar so, daß die Verringerung der Zahl in schweren Krankheitsstadien am größten, bei ausgesprochenen Remissionen dagegen weniger bedeutend ist. Manchmal scheinen auch morphologische Veränderungen der Monozyten vorzukommen, was besonders von dem Kern gilt, der nicht selten einen mehr oder weniger jugendlichen Charakter trägt.

Zu dem typischen hämatologischen Bilde der perniziösen Anämie gehört noch die Armut an Blutplättchen. In diesem Punkt herrscht unter den Forschern völlige Übereinstimmung. In Anbetracht unserer mangelhaften Methodik wäre es vergeblich, die Menge der Blutplättchen in absoluten Zahlen angeben zu wollen. Meist ist ihre Zahl stark herabgesetzt, und manchmal sucht man vergebens nach ihnen. Ausnahmen scheinen jedoch vorzukommen (Bloch und Hirschfeld). Die Armut an Blutplättchen stimmt übrigens mit der herabgesetzten Koagulationsfähigkeit bei der Perniziosa gut überein.

Die obige Schilderung bezieht sich wesentlich auf das typische Blutbild während des Höhenstadiums der Erkrankung. Wiewohl die Veränderungen, die sich bei eintretender Verbesserung bzw. Verschlechterung des Zustandes einzustellen pflegen, und die Züge, durch die sich das Blutbild auf der Höhe der Remission auszeichnet, in dem Gesagten teilweise berührt worden sind, verdienen sie eine nähere Berücksichtigung im Zusammenhang mit einer kurzen Darstellung der Bilder, die man in den Frühstadien beobachtet, und derjenigen, welche man bisweilen in dem hoffnungslosen Endstadium sieht.

Die perniziöse Anämie ist, wie wir wissen, in der Mehrzahl der Fälle und besonders wo eine sachgemäße Behandlung eingreift, keine unaufhaltsam fortschreitende Krankheit. Remissionen gehören zur Regel. Die bei diesen zu erhebenden Blutbefunde sind besonders eingehend von Brösamlen aus der Naegelischen Klinik mitgeteilt worden. Die Remissionen zeigen sich früh, nicht selten bevor eine deutliche Veränderung des subjektiven Befindens hervortritt, durch eine Steigerung des Hämoglobingehaltes und der Zahl der roten und weißen Blutkörperchen. Bisweilen haben wir eine Vermehrung der zuletzt genannten Zellen als erstes Anzeichen der beginnenden Besserung gesehen.

Von Rosenqvist sind Fälle beschrieben worden, in denen die Blutregeneration durch eine Leukozytose (bis 20 000 im Kubikmillimeter) eingeleitet wurde. Allem Anschein nach beziehen sich aber die von Rosenqvist angegebenen Zahlen nicht bloß auf die Weißen, sondern auf sämtliche kernhaltige Zellen.

Hämoglobingehalt und Erythrozytenzahl steigen ungefähr parallel, und der Färbeindex bleibt, wenn er auch ein wenig steigen oder sinken kann, fortwährend hoch. Nur in ganz vereinzelten Fällen hat man, wie schon hervorgehoben wurde, auf der Höhe der Remission einen niedrigen Index gesehen.

Was über den Färbeindex ausgeführt wurde, gilt auch von der Megalozytose. In der Regel bleibt diese, wenn auch oft in etwas gemäßigter Form, bestehen, selbst wenn während der Remission normale Hämoglobinwerte erreicht werden. Mehr als die Megalozytose scheint die Mikro- und Poikilozytose mit fortschreitender Besserung zurückzuweichen und beinahe vollständig verschwinden zu können. Die kernführenden Blutkörperchen vermehren sich bei einsetzender Remission an Zahl und treten zu vereinzelten Malen massenhaft auf; v. Noorden spricht in diesen Fällen von Blutkrisen. Die Vermehrung ist indessen meist von schnell vorübergehender Art. Wenn die Besserung fortdauert, werden die Erythroblasten immer spärlicher, und recht oft ist es bald schwer, sie zu finden. Vor ganz kurzem sah ich schon nach einer Steigerung des Hämoglobingehalts von 27 auf 35 und der Zahl der roten Blutkörperchen von 1 200 000 auf 1 600 000 die Erythroblasten aus dem Blute verschwinden. Doch fanden wir wiederholt zahlreiche Erythroblasten, in erster Linie Normoblasten, noch bei recht hohem Blutfarbstoffgehalt, z. B. 1000 Normoblasten im Kubikmillimeter bei 52 % Hämoglobin, 7 bei 75 %. Megaloblasten sahen wir bei 59 %. Naegeli hat solche noch bei 70 % Hämoglobin angetroffen.

Ich erwähnte, daß eine Vermehrung der Weißen zuweilen ein besonders frühes Zeichen einer eintretenden Besserung sei. Ab und zu soll man bei diesen Gelegenheiten eine wirkliche Leukozytose, mit bis 15 000 Weißen, am häufigsten wohl im Zusammenhang mit einer Blutkrisis finden (vgl. die Bemerkung S. 207). Die Vermehrung der weißen Zellen, die auch in unseren Fällen bei gesteigerter Knochenmarkstätigkeit mitunter beobachtet worden ist, hat aber nicht zu einer wahren Hyperleukozytose geführt, wenn auch die Zahl der Weißen die Durchschnittszahlen bei der perniziösen Anämie bisweilen überstieg. Den größten Anteil an der Vermehrung pflegen die neutrophilen Leukozyten zu haben. Aber auch die Prozentzahl für gewisse andere Formen, wie Eosinophile und Monozyten, steigt gewöhnlich. Auch die Blutplättchen nehmen allmählich an Zahl zu.

In der Frage, ob während einer Remission alle Kennzeichen der perniziösen Anämie verschwinden können, so daß von einer absoluten Remission gesprochen werden könnte, gehen die Ansichten immer noch auseinander. Nach den Mitteilungen Zadeks und besonders Lindboms scheint man jedoch kaum berechtigt zu sein, das Vorkommen solcher Remissionen kategorisch in Abrede zu stellen. Zu den Seltenheiten gehören sie aber jedenfalls.

Bei einer Verschlimmerung des Zustandes stellt sich meist wieder das Vollbild der perniziösen Anämie ein. Insbesondere will ich hervorheben, daß während einer Verschlimmerung nicht selten auch Erythroblasten in gleich großer Zahl wie bei einer einsetzenden Besserung zu finden sind und daß ich hierbei sogar eine an die Blutkrisen erinnernde Erythroblastenzahl gesehen habe. Die S. 203 erwähnten Fälle mit 7600 bzw. 8362 Erythroblasten befanden sich eben in fortschreitender Verschlimmerung, und die eine der Patientinnen starb, ohne daß der Blutbefund sich inzwischen verbessert hätte. Doch ist es nicht ungewöhnlich, daß man bei hochgradiger Anämie mit einer Neigung zu langsamer

Verschlimmerung, die sich nicht durch die üblichen Behandlungsmethoden beeinflussen läßt, diese Zellformen sehr spärlich vertreten, ja ganz und gar verschwunden findet. Eine agonale Steigerung ist mitunter auch in diesen Fällen beobachtet worden.

Früher wurde das charakteristische farbensatte Blutserum beschrieben, das man auf der Höhe der Erkrankung sieht. Mit zunehmender Besserung pflegt das Blutserum immer heller gelb zu werden und nicht selten bei weit gediehener Besserung eine fast normale Farbe anzunehmen. Ich kann nicht umhin, in diesem Zusammenhang die Veränderungen im Urobilingehalt des Harnes zu unterstreichen. Wir lernten die Urobilinurie als ein wichtiges Symptom bei perniziöser Anämie kennen. Im allgemeinen ist dieselbe am hochgradigsten während Perioden der Verschlimmerung, wogegen sie bei Verbesserung des Zustands gewöhnlich abnimmt, um nicht selten ganz zu verschwinden. Indessen habe ich bisweilen eine Steigerung der Urobilinurie einer Periode der Besserung vorausgehen oder eine solche einleiten sehen.

Die Schwankungen in der Farbe des Serums bzw. dem Bilirubingehalt und in der Urobilinurie stehen wohl in Beziehung zu dem Verlauf der hämolytischen Prozesse.

Schließlich einige Worte über die Frühstadien. Schon mehrmals ist die richtige Diagnose im ersten Anfall bei einem Hämoglobingehalt von 82—98 gestellt worden (Schauman, Naegeli). Bemerkenswerterweise fand sich aber bereits, trotz dem hohen Hämoglobingehalt, ein unzweideutiges perniziöses Blutbild vor: hoher Färbeindex, ausgeprägte Megalozytose, Leukopenie, relative Lymphozytose. Wir können also jetzt bestimmt behaupten, daß die Krankheit meistens vom Beginn an, wie auf der Höhe der Remissionen und nicht ausschließlich bei hochgradiger Anämie, eine typische Perniziosa ist.

Die sog. aplastische Anämie wird, wie in der Einleitung erwähnt wurde, in diesem Handbuch von einem anderen Verfasser und in anderem Zusammenhang behandelt werden. Da jedoch die Kenntnis und Auffassung der aplastischen Anämie für die perniziöse Anämie sowohl vom diagnostischen und prognostischen als vom theoretischen Gesichtspunkt aus ein hohes Interesse besitzt, finde ich mich genötigt, sie hier in größter Kürze zu berühren.

Seit der ersten Mitteilung von Ehrlich hat man sich unter aplastischer Anämie eine schwere, meist recht schnell und ohne dazwischenkommende Remissionen tödlich verlaufende und mit einer in der Regel ausgeprägten hämorrhagischen Diathese verbundene Anämie vorgestellt, in deren Blutbild Zeichen einer regenerativen Tätigkeit in den blutbildenden Organen, namentlich dem Knochenmark, wie kernführende Erythrozyten, besonders Megaloblasten sowie polychromatische und basophil punktierte rote Blutkörperchen so gut wie ganz fehlen und bei der man post mortem an Stelle des roten, hyperplastischen Knochenmarks der perniziösen Anämie gelbes Fettmark findet.

Uns interessieren hier zwei Fragen. Erstens die Frage nach der Beziehung der aplastischen oder vielleicht besser aregeneratorischen Anämie zu der perniziösen Anämie und besonders die Frage, ob nicht wenigstens manche Fälle der ersteren Krankheit nur als etwas atypische Erscheinungsformen einer wirklichen perniziösen Anämie aufzufassen sind. Zweitens die Frage bezüglich gewisser differentialdiagnostischer und prognostischer Gesichtspunkte.

In der ersten Frage ist bisher keine Einigkeit erzielt worden.

Einerseits können wir feststellen, daß viele Fälle von aplastischer Anämie keinen anderen für die perniziöse Anämie kennzeichnenden Zug aufweisen als den einer schweren, letal verlaufenden Anämie. Diese Ähnlichkeit genügt natürlich nicht, um in den beiden Anämien nur verschiedene Formen derselben

14*

Krankheit sehen zu können. Hierzu kommt, daß sie sich in sehr wichtigen Hinsichten voneinander unterscheiden. So fehlen bei der aplastischen Anämie außer den Zeichen einer gesteigerten regenerativen Tätigkeit seitens der blutbildenden Organe meistens auch die Zeichen eines gesteigerten Blutkörperchenzerfalls, wie Urobilinurie (und vermehrter Farbstoffgehalt der Galle bzw. der Fäzes), ebenso die für die perniziöse Anämie so charakteristische Megalozytose und der gesteigerte Färbeindex wie auch nicht selten die Achylie.

Anderseits aber wissen wir, daß in manchen Fällen, wo trotz hochgradiger Anämie keine Erythroblasten und keine polychromatischen oder basophil punktierten roten Blutkörperchen im Blute nachzuweisen sind und wo die Blutungen und der schnelle, zum Tode führende Verlauf der Diagnose aplastische Anämie eine weitere Stütze verleihen, viele von den wichtigsten Symptomen der perniziösen Anämie auftreten, wie megalozytisches Blut mit gesteigertem, mitunter in hohem Grade gesteigertem Färbeindex und manchmal gesteigerte Urobilinabsonderung, Achylie und auch Zungenbrennen. Es fällt in solchen Fällen schwer, den Gedanken an eine perniziöse Anämie zurückzuweisen. Allerdings scheint das Knochenmark in manchen der fraglichen Fälle „aplastisch" gewesen zu sein. Aber in einigen von ihnen hat man doch quantitativ zwar unbedeutende, aber wie es scheint, sichere Zeichen einer megaloblastischen Regeneration gefunden. Bei weitem nicht in allen Fällen ist das Knochenmark so genau untersucht worden, daß man eine solche Erscheinung mit Bestimmtheit ausschließen könnte (vgl. Hirschfeld, Krantz, Zeri, Morawitz, Blumenthal, Carslaw und Dunn, Mac Weeney, Ziegler, Massary und Weil, Türk, v. Willebrand, Naegeli u. a.).

Es sei hinzugefügt, daß man in manchen Fällen typischer perniziöser Anämie (typisch auch in bezug auf den Verlauf) bisweilen während gewisser Perioden der Krankheit und vielleicht am öftesten während des letzten Stadiums ein Blutbild antreffen kann, das recht stark an das der aplastischen Anämie erinnert und das den Eindruck einer extremen Erschöpfung der blutbildenden Organe hinterläßt [1]); ferner, daß der Parallelismus zwischen dem klinischen Befund im Blute und · dem Sektionsbefund im Knochenmark, der Ehrlich erlaubte in seinem bekannten Fall den Befund eines aplastischen Knochenmarks vorherzusagen, nicht ganz streng ist; und schließlich, daß bei der aplastischen Anämie die nicht seltenen reichlichen Blutungen einen solchen Einfluß auf das Blutbild ausgeübt haben können, daß die anfangs etwa vorhandenen perniziösanämischen Merkmale mehr oder weniger verwischt worden sind.

Unter Beachtung des oben Ausgeführten scheint es uns, als ob manche Fälle der sog. aplastischen Anämie zur perniziösen Anämie gezählt werden könnten, während andere Fälle höchstwahrscheinlich wenig mit dieser zu tun haben. Der Übergang zwischen den Gruppen ist symptomatologisch fließend und eine sichere Diagnose daher nicht in jedem Fall möglich.

Es ist denkbar, daß Naegeli das Richtige trifft, wenn er die aregenerativen (aplastischen) Anämien lediglich als biologische Varianten beliebiger Anämien betrachtet.

Wir können jedoch hier nicht näher auf diese Frage eingehen, ebensowenig auf Franks Anschauungen über die Beziehung der aplastischen Anämie zu der sog. essentiellen Thrombopenie und auf die Beiträge von Kaznelson, Hirschfeld und Eppinger zur Aufhellung der Frage.

Unabhängig von der Frage nach der Klassifikation der aplastischen Anämieformen besitzt jedoch die Kenntnis dieser Anämien ein bedeutendes praktisches

---

[1]) Tallqvist teilt mit, daß er einen Pat., der früher eine perniziöse BothriozephalusAnämie durchgemacht hatte, unter Symptomen einer aplastischen Anämie hat sterben sehen.

Interesse. Ich denke hier vor allem an die Prognose. Eine ausgeprägte aplastische Anämie erlaubt ja nicht allein quoad vitam eine schlechte Prognose, sondern dazu quoad durationem eine beträchtlich schlechtere als die typische Perniziosa. Ihre Dauer läßt sich ja im allgemeinen nur nach Monaten messen, und wirkliche Remissionen kommen, wie schon erwähnt wurde, nicht vor. Wir können hinzufügen, daß sich die Prognose der perniziösen Anämie im allgemeinen verschlechtert, je mehr „aplastische Züge" in dem Krankheitsbild hervortreten.

G. Diagnose und Differentialdiagnose.

Bei voll entwickelter Krankheit ist die Diagnose meistens leicht und mit Sicherheit zu stellen. In vielen Fällen sind das Aussehen des Kranken, die hochgradige Blässe mit einem Stich ins Gelbe oder wenigstens mit einer leicht subikterischen Färbung der Skleren und ein Ernährungszustand, der in Anbetracht der extremen Blässe nicht selten auffallend gut ist, sowie nicht ganz selten leichte Ödeme, u. a. im Gesicht so charakteristisch, daß man seine Diagnose auf den ersten Blick stellt. Diese wird durch die nähere Untersuchung bestätigt: Die Anamnese spricht von einem schleichenden Anfang, möglicherweise dann von einem früheren Anfall derselben Krankheit, von zunehmender Entkräftung mit allgemeinen anämischen und gastrointestinalen Symptomen und nicht selten von den bekannten Zeichen der Glossitis. Die objektive Untersuchung ermittelt außer den bereits genannten Symptomen fast immer Achylie, Urobilinogen- bzw. Urobilinurie, urobilinreiche Fäzes, oft Druckempfindlichkeit über dem Knochensystem, namentlich dem Sternum, eine glatte atrophische, an den Rändern gerötete Zunge, schlechte Zähne, eine leichte Temperaturerhöhung, eine leichte Herzvergrößerung, akzidentelle Geräusche und retinale Blutungen. Dagegen fehlen Symptome, welche vermuten lassen würden, daß ein organisches Leiden vorliege, welches eine schwere Anämie hervorruft. Schließlich gibt natürlich die Blutuntersuchung den Ausschlag. Schon in einem einfachen ungefärbten Trockenpräparat beobachtet man die wechselnde Größe und Form der Blutkörperchen, vor allem die Megalozytose, den Hämoglobinreichtum der roten Blutkörperchen und die Leukopenie. In gefärbten Präparaten sieht man vor allem einzelne Megaloblasten, sowie im übrigen eine Anzahl Normoblasten, polychromatophile und basophil punktierte Erythrozyten nebst der relativen Lymphozytose und dem spärlichen Vorkommen von Blutplättchen. Die Blutkörperchenzählung und die Hämoglobinbestimmung zeigen uns eine stark herabgesetzte Erythrozytenzahl und Hämoglobinmenge bei einem gesteigerten Färbeindex und bestätigen, daß die Zahl der weißen Blutkörperchen reduziert ist. Zu diesen Beobachtungen kommt schließlich als wichtiger Befund die dunkelgelbe Farbe des Serums.

Nicht immer sind diese Symptome alle vorhanden, aber dennoch ist das Bild, wie gesagt, in der Regel sehr charakteristisch, und welche Krankheit variiert schließlich nicht bedeutend in ihrer Erscheinungsform! Den festesten Punkt stellt das Blutbild dar, das in den meisten Fällen für sich allein eine richtige Diagnose ermöglicht und das unter keinen Umständen übersehen werden darf, wenn man zu einer ganz sicheren Diagnose gelangen will.

Schwierigkeiten können manchmal in ganz frühen Fällen der Krankheit und auf der Höhe einer bedeutenden Remission begegnen, aber auch unter diesen Bedingungen weicht das Blutbild, wenn man es sorgfältig analysiert, nur dem Grade nach, nicht, oder während der Remissionen nur in einzelnen Ausnahmefällen, prinzipiell von dem ausgeprägten perniziösen Typus ab. Es ist Naegeli als großes Verdienst anzurechnen, diese Auffassung, die letzten

Endes in Ehrlichs Untersuchungen über das perniziöse Blutbild wurzelt, betont und durch eine Menge genauer Beobachtungen gestützt zu haben.

Daß die perniziöse Anämie trotz allem nicht ganz selten übersehen wird, beruht zum Teil darauf, daß die Ärzte das Blut zu selten untersuchen. Teils denken sie gar nicht daran, daß eine Blutkrankheit vorliegen könnte, teils geben sie sich mit irgendeiner anderen, scheinbar näherliegenden Diagnose zufrieden.

Welches sind denn nun die Symptome, die namentlich in beginnenden Fällen den Gedanken an eine perniziöse Anämie erwecken müssen? Schauman hat in diesem Zusammenhang die Trias: Achylie, Zungenbrennen und Zahnfäule betont. Er war sogar geneigt zu glauben, daß sie eine Zeichengruppe bilden, die, auch wenn keine deutlichen Blutveränderungen vorhanden sind, mit einer gewissen Wahrscheinlichkeit den Inhaber zu einem Perniziöse-Anämie-Kandidaten stempelt, und hielt dementsprechend dafür, daß die Anwesenheit dieser Zeichengruppe zu sorgfältiger Überwachung der Blutbeschaffenheit ermahnen müsse. Besonderes Gewicht legte er auf das Zungenbrennen. Ja, er riet sogar zur Vorsicht mit der Diagnose „sekundäre Anämie" in Fällen, wo sich eine ausgeprägte Glossitis vorfindet, denn er hatte einen Fall gesehen, in dem das Blutbild anfangs dem bei sekundären Anämien gewöhnlichen entsprach, aber 2 Jahre später alle Zeichen einer typischen perniziösen Anämie erkennen ließ.

Die erwähnte Trias und besonders die Glossitis sind ja bei der perniziösen Anämie durchaus nicht konstant. Wir müssen daher, wenn es gilt Fälle dieser Krankheit aufzuspüren, alle früher erwähnten Symptome vor Augen behalten und außerdem nicht vor einer einfachen Blutuntersuchung zurückschrecken, auch wenn man sie manchmal vergebens ausführen sollte.

Die Krankheit, mit der die perniziöse Anämie in der Praxis am häufigsten verwechselt wird, ist nach unserer und vieler anderer Auffassung das Intestinalkarzinom und vor allem das Magenkarzinom. Wie nahe liegt nicht in der Tat der Verdacht eines solchen Karzinoms bei einem Kranken im Karzinomalter, der an dyspeptischen Beschwerden und allmählich zunehmender Appetitlosigkeit und Entkräftung leidet und bei dem man Achylie, Blässe und leichte Knöchelödeme nachweisen kann! Das Blutbild aber, welches bei Karzinomanämien (mit Ausnahme der Knochenmarksmetastasen) so entschieden von dem der perniziösen Anämie abweicht, erlaubt stets leicht eine sichere Differentialdiagnose. Hierbei wird natürlicherweise nichts durch die Tatsache verändert, daß man vereinzelte Male in einem Fall perniziöser Anämie bei der Sektion ein kleines Karzinom antreffen kann, das während des Lebens keine Symptome gegeben hat. Wir haben es in solchen Fällen ganz einfach garnicht mit einer Karzinomanämie, sondern mit einer perniziösen Anämie plus Karzinom zu tun (vgl. S. 150).

Wegen Durchfälle, meteoristischer Beschwerden, Übelkeit usw. werden viele Fälle lange Zeit als einfache chronische Enterokolitiden aufgefaßt und danach behandelt, ehe das Grundleiden erkannt wird.

Die hin und wieder bei perniziöser Anämie vorkommende leichte Albuminurie und Zylindrurie haben bisweilen, besonders da, wo auch Ödeme vorhanden waren, zu der fälschlichen Annahme einer Nephritis und einer dadurch bedingten sekundären Anämie geführt. Die genaue Beachtung des ganzen klinischen Bildes und vor allem des Blutbildes dürfte leicht vor einem solchen Irrtum schützen können.

Etwas schwieriger kann es mitunter sein eine Sepsis bzw. eine septische Endokarditis auszuschließen. Das Fieber, die Herzvergrößerung, die Herzgeräusche, die hämolytischen Erscheinungen können eine septische Affektion

vortäuschen. Die Leukopenie mit relativer Lymphozytose und der Blutkörperchenmangel sprechen gegen Sepsis. Und wenn diese auch bisweilen eine deutliche Anämie mit Zeichen einer Knochenmarksreizung hervorruft, führt sie
doch nicht zu dem typischen megaloblastisch-megalozytischen Bilde.

Bei alten Individuen begnügt man sich sicher oft mit Diagnosen wie Alters-
schwäche, Arteriosklerose, Marasmus, ohne sich weiter in das Krankheitsbild
zu vertiefen.

Eine andere Gruppe von Krankheiten bilden diejenigen, welche der Diffe-
rentialdiagnostik vielleicht in erster Linie durch gewisse, an die perniziöse
Anämie erinnernde Züge ihres Blutbildes Schwierigkeiten bereiten können.
Dies sind die Leukämien, die sog. Leukanämie, die Anaemia pseudoleucaemica
infantum und die Knochenmarkskarzinose sowie gewissermaßen auch der
hämolytische Ikterus.

Bei den Leukämien kommen nicht selten reichlich große Erythrozyten vor.
Wenn dazu noch der Färbeindex erhöht ist, kann man an eine perniziöse Anämie
denken, dies namentlich in Fällen, wo die Zahl der weißen Blutkörperchen
nicht gesteigert ist. Doch fällt eine nähere Analyse des weißen Blutbildes
meistens den Ausschlag. Daneben spricht ein sehr reichliches Auftreten von
Erythroblasten für Leukämie und gegen eine perniziöse Anämie. Ein bedeutender
Milztumor und Lymphdrüsenhyperplasien sind Leukämiesymptome, und diese
fehlen fast immer bei perniziöser Anämie.

Ob überhaupt eine Krankheit existiert, die den Namen Leukanämie verdient, ist, wie wir früher (S. 157) gesehen haben, mehr als zweifelhaft. In dem
Blutbild, das zur Aufstellung des Begriffes Leukanämie geführt hat, sind es
vor allem die Megalozytose und die Megaloblasten, sowie der gesteigerte Färbeindex, die zu der unrichtigen Diagnose einer perniziösen Anämie führen könnten.
Die an die Leukämien erinnernde Komponente des Blutbildes dürfte in der
Regel vor diesem Irrtum schützen.

Von dem Blutbild bei der Anaemia pseudoleucaemica infantum gilt der
Hauptsache nach das gleiche. Als Abweichung von der perniziösen Anämie
verdient besonders vermerkt zu werden die erhöhte Zahl der weißen Blutkörperchen, die große Menge Erythroblasten und eine wenigstens normale Anzahl
Blutplättchen. Hierzu kommt, daß die Milz bei Anaemia pseudoleucaemica
infantum bedeutend vergrößert zu sein pflegt. Schließlich sei hervorgehoben,
daß die fragliche Krankheit in dem allerfrühesten Kindesalter vorkommt,
wo eine perniziöse Anämie kaum jemals auftritt.

Eine Knochenmarkskarzinose, die zu einem irgendwie an das Blutbild der
perniziösen Anämie erinnernden Blutbefund geführt hätte, haben wir nie gesehen.
Jedenfalls dürften solche Fälle zu den Seltenheiten gehören. Schon die allgemeinen klinischen Symptome, ein nachweisbarer primärer Tumor, direkte
Symptome der Knochenmarksmetastase, der progressive Verlauf, dürften in
den meisten Fällen einer Verwechslung vorbeugen, und das Blutbild scheint,
trotz Zeichen einer mehr oder weniger hochgradigen Alteration der Funktion
des Knochenmarks, nie vollständig mit dem bei perniziöser Anämie überein-
zustimmen.

Der hämolytische Ikterus dagegen bietet vor allem in seiner allgemeinen
klinischen Symptomatologie, aber auch in seinem Blutbild Züge, welche
diagnostische Schwierigkeiten hervorrufen können. Fälle von Ikterus haemolyticus in der Familie sprechen für diese Krankheit. Der Ikterus ist gewöhnlich stärker ausgeprägt als bei perniziöser Anämie; der Milztumor meist hochgradiger. Im Blut wird, trotz eines oft leicht erhöhten Färbeindex, die Megalozytose vermißt, ja das Volumen der roten Blutkörperchen ist in der Regel etwas
vermindert. Vor allem aber ist bei hämolytischem Ikterus die osmotische

Resistenz der roten Blutkörperchen fast immer in hohem Grade herabgesetzt, während sie bei perniziöser Anämie, wenigstens was die minimale Resistenz betrifft — und diese kommt ja hier in erster Linie in Betracht —, meist ziemlich normal und nur ausnahmsweise deutlich vermindert ist, aber auch da kaum in dem Grade wie bei hämolytischem Ikterus. Außerdem ist die Anämie, trotz stark hervortretender „hämolytischer" Symptome, im allgemeinen weniger hochgradig als bei perniziöser Anämie.

Wir haben zuletzt die Schwierigkeiten behandelt, die seitens anderer Krankheiten bei der Diagnosestellung auf perniziöse Anämie begegnen. Wir dürfen jedoch nicht vergessen, daß namentlich das Blutbild der Perniziosa manchmal infolge von Komplikationen weniger typisch erscheinen kann. Als solche können vor allem Blutungen und Infektionen genannt werden.

Starke Blutungen sind allerdings bei der perniziösen Anämie selten, indessen sind Fälle beschrieben worden, wo solche zu einem Blutbild geführt haben, das stark an den bei Blutungsanämien gewöhnlichen sekundären anämischen Typus erinnert. Infektiöse Komplikationen hinwieder können eine Leukozytose auslösen, die sonst bei perniziöser Anämie nicht zur Sache gehört. Auch haben wir gesehen, daß das Blutbild, das früher typisch perniziös gewesen war, unter dem Einfluß eines Karzinoms seinen Charakter im Sinne des bei Karzinom gewöhnlichen hypochromen verändert hat (Weinberg).

Wenn wir also auch beim Stellen unserer Diagnose bisweilen auf Schwierigkeiten stoßen können, dürfen wir doch an der Auffassung festhalten, daß die Diagnose einer perniziösen Anämie in der Regel leicht ist und daß sie in der großen Mehrzahl der Fälle mit großer Sicherheit gestellt werden kann. Wir verneinen hiermit nicht, daß eine sichere Diagnose ausnahmsweise allein auf Grund der klinischen Befunde unmöglich ist. In solchen Fällen ist es mitunter der Sektion vorbehalten, das letzte Wort zu sagen. Und auch in Fällen, wo ein begründeter Zweifel an der Richtigkeit der Diagnose kaum geltend gemacht werden kann, haben wir in dem Sektionsbefund eine Stütze, deren Wert nicht unterschätzt werden darf.

H. Prognose und Verlauf.

Die Prognose gestaltet sich bekanntlich in den kryptogenetischen Fällen und bei der Bothriozephalus-Anämie ganz verschieden. Während die letztere in der überwiegenden Mehrzahl der Fälle nach der Wurmabtreibung in Genesung ausgeht, muß die kryptogenetische perniziöse Anämie bei den therapeutischen Hilfsmitteln, die bisher zu Gebote gestanden haben, nach wie vor als eine unheilbare Krankheit betrachtet werden. Zwar hat die kryptogenetische Anämie verhältnismäßig selten einen schnell progredierenden Verlauf, zwar geht der erste Anfall gewöhnlich vorüber und macht einer zeitweiligen relativen Gesundheit Platz, aber nach einer oder mehreren Remissionen stellt sich schließlich eine Verschlechterung ein, die sich nicht einmal mehr durch die sachkundigste und sorgfältigste Behandlung aufhalten läßt.

Die Zeit des Beginns der Krankheit festzustellen, ist ja fast unmöglich, und die Dauer der Krankheit im einzelnen Fall kann daher nicht genau bestimmt werden. Sicher ist jedoch, daß sie in hohem Grade wechselt: von Wochen (?) oder Monaten bis auf viele Jahre. Die längste Dauer, die mit Sicherheit beobachtet worden ist, dürfte 13 Jahre betragen (Hirschfeld). Tallqvist erwähnt einen Fall, wo die Patientin binnen 6 Jahren 9 mehr oder weniger heftige Anfälle hatte, worauf ein jetzt schon 7 Jahre dauerndes Wohlbefinden folgte. In dem Fall, den ich im folgenden näher beschreibe, starb der Patient

$8^1/_2$ Jahre nach dem Auftreten der ersten sicheren Symptome, aber schon etwa 13 Jahre vor dem Tode hatte er eine Krankheit, die möglicherweise als ein erster Anfall seiner perniziösen Anämie gedeutet werden könnte. Malte hat einen Patienten verfolgt, der ca. 10 Jahre nach dem Beginn der Krankheit starb. Meist pflegt der Tod jedoch früher einzutreten, und zwar 1 bis 3 Jahre nachdem sich die ersten Symptome der Krankheit gezeigt haben.

Auch die Zahl der Anfälle ist sehr wechselnd, von einem in den am akutesten verlaufenden Fällen oder in solchen, wo sich die Krankheit etwas in die Länge zieht, ohne daß eine nennenswerte Besserung eintritt, bis 5, 6 und sogar mehr. In den eben erwähnten Fällen Hirschfelds und Tallqvists wurden 9 Anfälle beobachtet.

Leider ist es nicht möglich, in einem gegebenen Fall den Verlauf der Krankheit vorauszusagen. Schon bei dem ersten Anfall hat der Arzt allen Anlaß, sich mit einer gewissen Vorsicht zur Prognose der nächsten Zukunft zu äußern. Natürlich stellen sich die Aussichten für jeden neuen Anfall und für jedes Jahr, das seit dem Beginn der Krankheit vergangen ist, durchschnittlich ungünstiger. Es ist nichts Ungewöhnliches, daß ein Patient, der bei einem früheren Anfall günstig auf Arsen reagiert hat, sich in einem späteren völlig unempfänglich für diese Behandlung zeigt. Indes kann man bisweilen eine fast entgegengesetzte Beobachtung machen; und insbesondere muß man bedenken, daß es Fälle gibt, in denen sich eine bei einem früheren Anfall erfolgreich angewandte Behandlungsmethode, z. B. Arsenmedikation, machtlos erwiesen hat, wo man aber mit einer anderen, z. B. Blutinjektionen, noch gute Resultate erzielen kann, und dies nicht nur für den Augenblick, sondern sogar auf Jahre hinaus.

Aus dem momentanen Blutbefund und namentlich aus der Blutkörperchenzahl und der Hämoglobinzahl weitergehendere Schlüsse auf die Prognose zu ziehen, ist im allgemeinen nicht tunlich. Wir haben zu wiederholten Malen Patienten mit einem ziemlich guten Allgemeinbefinden, einem recht hohen Hämoglobingehalt und einer nicht übermäßig niedrigen Zahl roter Blutkörperchen zur Behandlung kommen und die Krankheit trotzdem einen ungünstigen Verlauf nehmen sehen. Anderseits kennt man ja Fälle, wo eine weitgehende Besserung eingetreten ist, obwohl die Anämie zu Beginn der Behandlung die extremsten Grade erreicht hatte.

Wir haben oben gesehen, daß eine lebhafte regenerative Tätigkeit des Knochenmarks ein günstiges Zeichen sein kann. Aber wir haben auch gesehen, daß dieses Zeichen nicht eindeutig ist. Es deutet allerdings auf bestehendes Reaktionsvermögen, aber es enthüllt uns nicht den Grad der deletären Einflüsse, die sich gleichzeitig geltend machen und die den reparativen Kräften überlegen sein können.

Ist man in der Lage, den Zustand des Kranken während längerer Zeit zu verfolgen, so liefert ja der Verlauf oft eine Reihe Anhaltspunkte zur Beurteilung der Prognose. Eine kurz nach der Einleitung der Behandlung beginnende Verbesserung des Blutbildes ist natürlicherweise ein gutes Zeichen, wenn man auch nie weiß, wieweit die Verbesserung fortschreitet und wann ein Rückschlag eintreten mag. Anderseits ist eine trotz aller therapeutischen Bemühungen stetig andauernde Verschlechterung selbstverständlich geeignet den Fall in ein sehr ungünstiges Licht zu stellen. Aber auch hier muß man auf Überraschungen vorbereitet sein.

Ein in manchen Beziehungen instruktiver Fall sei hier in Kürze referiert:

Ein 30jähriger Ingenieur litt während des Sommers 1910 an langsam zunehmender Müdigkeit, die nach ein paar Monaten ziemlich schnell verschwand. Im Herbst 1914 wurde bei ihm eine perniziöse Anämie diagnostiziert. Bei Arsenbehandlung bedeutende Besserung. Er fühlte sich gesund und war völlig arbeitsfähig bis zum Juni 1921, wo sich dyspeptische

Beschwerden und Müdigkeit einstellten. Im November desselben Jahres konstatierte der Arzt 40 % Hämoglobin und verschrieb Bettruhe und Arseninjektionen mit der Folge, daß Patient 7 Wochen später subjektiv gesund und mit einem Hämoglobingehalt von 80 % seine Arbeit wieder aufnehmen konnte. Ende März begann er wieder müde zu werden und wurde am 8. April in unsere Klinik geschickt. Hier konnten wir die frühere Diagnose bestätigen. Patient erhielt vom 18. 4.—18. 5. eine regelrechte Arseninjektionskur. Da sich sein Zustand nichtsdestoweniger ununterbrochen verschlechterte, wurden Ende Mai und Anfang Juni Versuche mit Elektroferrol-Injektionen ohne Resultat gemacht. Am 9. und 15. Juni subkutane Blutinjektionen. Da auch diese ergebnislos waren, wurde vorläufig von jeglicher differenter Behandlung Abstand genommen. Während der zweiten Hälfte des Juli war der Zustand des Patienten derartig, daß wir jederzeit den Exitus erwarten zu dürfen glaubten. Indessen setzte um den 1. August, ohne daß Patient eine andere Behandlung als einzelne Koffeininjektionen erhielt, eine schnelle Verbesserung ein. Der Verlauf sei hier durch die fortlaufenden Blutuntersuchungen veranschaulicht:

10. 4.	H. = 72	E. = 2 980 000	L. = 4 300
24. 4.	H. = 62	E. = 2 448 000	L. = 3 200
5. 5.	H. = 49	E. = 2 132 000	L. = 3 000
22. 5.	H. = 43	E. = 1 948 000	L. = 4 600
8. 6.	H. = 37	E. = 1 552 000	L. = 5 800
23. 6.	H. = 22	E. = 1 006 000	L. = 4 300
10. 7.	H. = 19	E. = 820 000	L. = 4 300
18. 7.	H. = 18	E. = 786 000	L. = 3 500
26. 7.	H. = 19	E. = 738 000	L. = 5 300
4. 8.	H. = 38	E. = 1 708 000	L. = 6 100
11. 8.	H. = 52	E. = 2 298 000	L. = 5 400
28. 8.	H. = 57	E. = 2 564 000	L. = 4 600.

Er erhielt vom 30. 8.—10. 9. Sol. Fowleri in großen steigenden Dosen, 30—60 Tropfen täglich.

14. 9.	H. = 61	E. = 2 792 000	L. = 3 400
30. 9.	H. = 67	E. = 2 812 000	L. = 2 900.

Erneuter Arsenstoß, 30—52 Tropfen Sol. Fowleri 3. 10.—11. 10.

11. 10.	H. = 74	E. = 2 976 000	L. = 3 300
22. 11.	H. = 75	E. = 3 300 000	L. = 3 700.

Er fühlte sich nun ziemlich wiederhergestellt und nahm seine Arbeit wieder auf. Gegen Neujahr verschlechterte sich jedoch sein Zustand wieder, und am 19. März erlag er seiner perniziösen Anämie, ohne daß sich eine Komplikation eingestellt hatte.

Neben dem Blutbild tut man gut, auch andere Zeichen eines vermehrten bzw. verminderten Blutkörperchenzerfalls zu beachten. Ich denke vor allem an den Urobilingehalt des Harns. Ein andauernd hoher Urobilingehalt ist im allgemeinen ein ungünstiges Zeichen, wie eine Herabsetzung des Urobilingehalts bzw. Verschwinden des Urobilins aus dem Harn parallel mit einer Verbesserung des Blutstatus als ein günstiges Symptom angesehen werden kann. Auf die Steigerung des Urobilingehalts, die bisweilen bei beginnender Verbesserung zu beobachten ist, habe ich im obigen hingewiesen.

Natürlich gibt das Allgemeinbefinden der Kranken oft einen Fingerzeig über Veränderungen in einer oder der anderen Richtung. Mit Recht hat u. a. Naegeli die Aufmerksamkeit darauf gelenkt, daß eine Verbesserung des Appetits ein erstes Zeichen eintretender Remission sein kann. Schließlich verdient hier wiederholt zu werden, wie eine stärkere Dyspnoe eine unwillkommene Erscheinung darstellt und eine ausgeprägte tiefe Atmung von der Art wie bei Koma diabeticum, die sich mitunter bei hochgradiger Anämie einstellt, als ein „Signum mali ominis" zu betrachten ist.

Ganz anders gestaltet sich, wie gesagt, die Prognose bei der perniziösen Bothriozephalus - Anämie. Allerdings war sie, bevor man die Bedeutung des Parasiten und den Effekt der Wurmabtreibung kennen gelernt hatte, der Hauptsache nach ebenso schlecht wie bei der kryptogenetischen Form. Ja, man hat sogar den Eindruck, daß die Wurmanämien schneller verliefen und daß die Remissionen nicht so gewöhnlich waren. Seitdem aber die Wurmkur bei der Behandlung der Bothriozephalus-Anämie konsequent zur Anwendung gekommen ist, ist die Prognose in den meisten Fällen eine günstige.

Schauman faßt in seiner Monographie über die Bothriozephalus-Anämie seine Beobachtungen über die Prognose „quoad vitam" folgendermaßen zusammen:

„1. Die Prognose ist gut, wenn die Zahl der roten Blutkörperchen mehr als 1 Million beträgt.

2. Dieselbe wird sehr ernst, wenn die Blutkörperchenzahl unter 1 Million sinkt.

3. Gleichwohl wird sie nicht absolut ungünstig, auch wenn die Anzahl der Blutkörperchen bis auf ungefähr ½ Million herabgesetzt ist.

4. Ein komplizierendes Organleiden scheint einen ungünstigen Einfluß auf den Ausgang auszuüben."

Mit der Zeit sind die Todesfälle bei uns immer seltener geworden. Dies hängt wahrscheinlich damit zusammen, daß die Kenntnis des Leidens infolge der regen Beschäftigung mit demselben an der hiesigen Universität Gemeingut der Ärzte geworden ist und sich auch im Publikum recht verbreitet hat und daß die Ärzte somit imstande sind, die Krankheit meistens zu erkennen, bevor die Anämie noch die extremsten Grade erreicht hat. Die Erfahrungen der letzten Zeit haben sonst nichts an den Sätzen Schaumans geändert.

Die niedrigste Blutkörperchenzahl, die Schauman bei einem der Kranken, welche genasen, feststellen konnte, betrug 631 000. Vor kurzem haben wir in unserer Klinik ein 13 jähriges Mädchen behandelt, das geheilt wurde, obwohl es bei der Aufnahme nicht mehr als 482 500 Erythrozyten im Kubikmillimeter hatte.

Da die Bothriozephalus-Anämie einen ziemlich regelmäßigen Verlauf hat und die bei ihrer Entstehung und ihrem weiteren Verlauf wirksamen Kräfte, wenn auch keineswegs vollständig aufgeklärt, doch in einer wichtigen Hinsicht (Bothriozephalus) bis zu einem gewissen Grade bekannt sind, seien hier einige Ziffern eingerückt, welche geeignet sind, den Einfluß des Alters auf die Mortalität, sowie den Einfluß des Alters und der zu Beginn der Behandlung konstatierten Blutbeschaffenheit (Blutkörperchenzahl) auf den Verlauf der nicht letal ausgehenden Fälle zu beleuchten.

Die Sterblichkeit bei der Bothriozephalus-Anämie in verschiedenen Altersklassen.

Alter	Unter 20 Jahren	20—29 Jahre	30—39 Jahre	40—49 Jahre	50—59 Jahre	60 Jahre und darüber	Summe
Anzahl Kranke	52	94	74	67	54	29	370
Anzahl Todesfälle	4	6	9	11	8	9	47
Sterblichkeitsprozent	7,7	6,4	12,2	16,4	14,8	31,0	12,7
„		6,8		14,4		31,0	

Eine vollständig übereinstimmende Tabelle über die Sterblichkeit bei kryptogenetischer perniziöser Anämie läßt sich natürlich nicht beibringen. Alle, die an diesem Leiden erkranken, sterben ja früher oder später. Die folgende Tabelle zeigt jedoch, wieviele Patienten in den verschiedenen Altersgruppen im Krankenhaus gestorben sind.

Die Sterblichkeit bei der kryptogenetischen perniziösen Anämie in den verschiedenen Altersgruppen während des Krankenhausaufenthalts.

Alter	Unter 20 Jahren	20—29 Jahre	30—39 Jahre	40—49 Jahre	50—59 Jahre	60 Jahre und darüber	Summe
Anzahl Kranke	6	28	45	49	47	40	215
Anzahl Todesfälle	5	10	24	17	23	21	100
Sterblichkeitsprozent	83,3	35,7	53,4	34,7	48,9	52,5	46,5

Auffallend ist in der ersten Tabelle (Bothriozephalus-Anämien), daß die Sterblichkeit mit zunehmendem Alter steigt, so daß sie bis 30 Jahre ca. 7 %

beträgt, zwischen 30 und 60 ohne größere Variationen ungefähr doppelt so hoch ist, um sich in der obersten Altersgruppe wieder auf 30 % zu verdoppeln. Eine entsprechende Verschlechterung der Prognose mit steigendem Alter können wir für die kryptogenetische Anämie nicht aus der zweiten Tabelle herauslesen. Bemerkenswert ist vielmehr, daß die Sterblichkeit in der ersten Altersgruppe sich mit all dem Vorbehalt, der durch die kleinen Zahlen geboten erscheint, besonders hoch stellt.

Wie die zunehmende Sterblichkeit bei steigendem Alter bei der Bothriozephalus-Anämie zu erklären ist, läßt sich schwer sagen. Wenn, wie wir früher angedeutet haben, die Disposition für die perniziöse Anämie mit dem Alter zunimmt, könnte man sich vielleicht denken, daß die Widerstandskraft gegenüber der einmal ausgebrochenen Krankheit um so geringer sei, je älter die betreffende Person ist. Aber auch ein anderer Erklärungsmodus wäre denkbar. Wenn die Bothriozephalus-Anämie und die kryptogenetische Anämie, wie wir mit guten Gründen vermuten dürfen, letzten Endes dieselbe Krankheit sind, mag auch das auslösende Moment für die beiden Formen nicht das gleiche sein, so könnte man vielleicht mit der Möglichkeit rechnen, daß einerseits der Einfluß des Bothriocephalus latus auf den Verlauf der Krankheit in den höheren Altersklassen nicht so stark hervorträte wie in den niederen, daß sich aber andererseits die, wenn man so sagen darf, kryptogenetischen Komponenten oder vielleicht richtiger die für beide Formen gemeinsamen Momente bei höherem Alter immer mehr geltend machen würden. Eine Möglichkeit, die in diesem Zusammenhang noch berührt sei, ist die, daß manche der Fälle von Bothriozephalus-Anämie, die zum Tode geführt haben, in Wirklichkeit Fälle kryptogenetischer perniziöser Anämie gewesen sind, die zufällig mit einer Bothriozephalusinfektion kompliziert waren. Wäre dies tatsächlich der Fall, was sich jedoch kaum beweisen läßt und, nebenbei bemerkt, nicht besonders wahrscheinlich erscheint, und beachtet man außerdem das Faktum, daß die Bothriozephalus-Anämie, wie wir gefunden haben, durchschnittlich bei etwas jüngeren Jahren als die kryptogenetische Anämie auftritt, so könnte man sich vielleicht versucht fühlen zu vermuten, daß die größere Sterblichkeit an Bothriozephalus-Anämie bei älteren Individuen darauf beruhe, daß man bei diesen häufiger als bei jüngeren auf Fälle stößt, wo der Bothriozephalus nur eine zufällige Komplikation ohne eingreifende Bedeutung für die Entstehung und den Verlauf der Krankheit wäre. Über diese ziemlich flüchtig hingeworfenen Vermutungen kommt man schwerlich hinaus.

Zur Beleuchtung des Einflusses des Alters und der zu Beginn der Behandlung herrschenden Blutbeschaffenheit auf den Verlauf in den nicht letal endenden Fällen von Bothriozephalus-Anämie seien folgende Ziffern angeführt:

Bothriozephalus-Anämie.

Alter	Unter 20 Jahren	20—29 Jahre	30—39 Jahre	40—49 Jahre	50—59 Jahre	60 Jahre und darüber
Zahl der behandelten Fälle	21	32	19	17	13	5
Dauer der Behandlung, Tage	40,3	46,7	43,9	48,8	44,9	50,7
Blutkörperchen zu Beginn der Behandlung	1 622 000	1 519 000	1 427 000	1 445 000	1 548 000	1 799 000
Blutkörperchenzahl bei Abschluß d. Behandlung	3 826 000	3 826 000	3 537 000	3 843 000	3 586 000	3 435 000
Differenz	2 204 000	2 463 000	2 110 000	2 394 000	2 038 000	1 636 000
Mittel der pro Tag gebildeten roten Blutkörperchen	54 700	52 700	48 000	49 100	45 400	32 300

Bothriozephalus-Anämie.

Intensitätsgrad der Anämie zu Beginn der Behandlung	Unter 1 Mill. r. Blutkörperchen	1—1½ Mill. r. Blutkörperchen	Über 1½ Mill. r. Blutkörperchen
Zahl der behandelten Fälle .	17	46	43
Mittel der pro Tag gebildeten roten Blutkörperchen . .	55 900	55 300	51 800

Diese Zahlen zeigen, daß die Regenerationsgeschwindigkeit mit steigendem Alter der Kranken sinkt. Die von Schauman in seiner Monographie über die Bothriozephalus-Anämie mitgeteilten Zahlen scheinen anzudeuten, daß die Regenerationsgeschwindigkeit größer ist in Fällen, wo die Anämie anfangs hochgradig war, als in den anderen Fällen. Wenn die oben angeführten Zahlen auch auf ein ähnliches Verhalten hinweisen, sind die Unterschiede doch zu gering, um irgendwelche Schlüsse zu gestatten. In betreff der beiden letzten Tabellen muß hervorgehoben werden, daß das Material, auf welches sie sich beziehen, keineswegs gleichförmig ist und daß störende Nebeneinflüsse auf das Resultat nicht ausgeschlossen werden können.

Auf die kryptogenetische perniziöse Anämie können die zuletzt geschilderten Beobachtungen nicht ohne weiteres angewandt werden. Bei dieser Krankheitsform mit ihrem unregelmäßigen Verlauf sind die Verhältnisse übrigens zu wechselnd und kompliziert, um mit dem Material, das uns vorderhand zur Verfügung steht, eine entsprechende statistische Untersuchung zu erlauben.

Wenn eine Bothriozephalus-Anämie geheilt ist und einer normalen Blutbeschaffenheit und im übrigen einer wenigstens anscheinend vollständigen Gesundung Platz gemacht hat, ist damit durchaus nicht gesagt, daß die betreffenden Individuen nach der Genesung völlig Gesunden gleichgestellt werden könnten. Im Gegenteil scheint dies nicht der Fall zu sein. Wir haben gesehen, daß eine wenn auch geringe Anzahl von ihnen später ohne Bothriozephalus einer perniziösen Anämie erliegt (vgl. S. 115), und durch Schaumans Nachuntersuchungen hat sich erwiesen, daß sie nicht ganz selten einer Tuberkulose anheimfallen. Überhaupt scheint die Sterblichkeit unter ihnen größer zu sein, als sie nach der allgemeinen Mortalitätsstatistik bei Personen entsprechenden Alters ist. Ob wir es hier mit den Folgen der Anämie zu tun haben oder ob wir darin eher die Äußerung einer von Haus aus bestehenden Minderwertigkeit sehen dürfen, läßt sich nicht mit Bestimmtheit nachweisen.

J. Behandlung.

Oben ist schon wiederholt darauf aufmerksam gemacht worden, daß Heilung gegenwärtig nur in Fällen möglich ist, wo man die auslösende Ursache kennt und ihre Beseitigung rechtzeitig erzielen kann. In allen übrigen Fällen sind wir darauf angewiesen, uns mit einer vorübergehenden Besserung zu begnügen und auf neue Anfälle des Leidens gefaßt zu sein. Das sind so ungefähr die Grenzen unseres heutigen Könnens. Innerhalb dieser Grenzen aber vermögen wir manches zugunsten unserer Patienten zu tun.

Kausale Behandlung. Das Hauptgebiet der Kausaltherapie ist die Bothriozephalus-Anämie. Die Abtreibung des Parasiten muß hier der Ausgangspunkt jeder Behandlung sein. Die Tatsache, daß eine Bothriozephalus-Anämie ausnahmsweise ohne Abtreibung des Wurms und ohne andere therapeutische Maßregeln als Ruhe in Heilung ausgehen kann (vgl. S. 126), rechtfertigt nicht ein passives Verhalten. Daß mancher angesichts stark angegriffener Patienten mit extremer Anämie vor der Abtreibungskur einen Augenblick zurückschrickt, ist erklärlich. Diese Kur ist ja für einen schwachen Patienten

keine Kleinigkeit, und nicht selten kann man im unmittelbaren Anschluß an
die Kur ein Sinken des Hämoglobingehalts und der Blutkörperchenzahl
beobachten. Aber eben in den schweren Fällen ist rasches Zugreifen vonnöten,
denn es gilt hier die letzte Möglichkeit der Rettung nicht zu versäumen. Zudem
wissen wir, daß Besserung und Heilung nach Abtreibung des Parasiten auch
in sehr vorgeschrittenen Fällen noch möglich ist. Das leitende Prinzip ist also
unbedingt: in jedem Fall unmittelbares Einleiten der Abtreibungskur.

Als Abtreibungsmittel bedienen wir uns vorzugsweise des Extr. Filicis in
keratinierten Kapseln von 0,5 und kommen in der Regel mit 3 g zum Ziele.
Das Mittel wird morgens auf nüchternen Magen verabreicht, nachdem der
Patient in Fällen harten Magens abends vorher ein leichtes Abführungsmittel
erhalten hat. Drei Stunden später folgt ein Glas Bitterwasser und, falls sich
kein wiederholter loser Stuhlgang einstellt, nach weiteren 2 Stunden noch
$^1/_2$—1 Glas. Das Bitterwasser kann durch Rizinusöl oder durch Decoct. sennae
comp., 1 Eßlöffel stündlich bis zur Wirkung, ersetzt werden.

Eine Schwierigkeit, mit der man nicht selten besonders in schweren Fällen
zu kämpfen hat, ist die Neigung der Patienten, das Wurmmittel zu erbrechen
(auch unabhängig von diesem kommt ja Übelkeit und Erbrechen vor). Völliges
Stilliegen und größtmögliche geistige Ruhe sind unter solchen Umständen
notwendig. Ein kaltes, säuerliches Getränk, in kleinen Schlucken genossen,
oder ein Stückchen Eis zum Saugen können von Nutzen sein, ebenso ein Eis-
beutel im Epigastrium. Manchmal kann eine Morphium-Atropin- oder Morphium-
Skopolamin-Injektion in Frage kommen. Schließlich darf der Arzt nicht vergessen, daß er dem Patienten oft durch bloße Suggestion über den schwierigen
Punkt hinweghelfen kann.

Die erfolgreiche Kur führt meistens zu einer oder mehreren Abführungen
mit Abgang des Wurmes in bedeutenden Mengen bis zu 10, 20 bis 50 Meter
oder in kleineren Stücken bzw. in der Form von einzelnen Proglottiden. Manchmal freilich kommt der Wurm trotz mehrerer losen Entleerungen nicht zum
Vorschein, und ein Einlauf wird nötig, um ihn aus der Rektalampulle heraus-
zuholen. Aber nicht selten trifft es ein, daß auch diese Maßregel ohne Erfolg
bleibt, obgleich vorher in den Entleerungen deutliche Wurmeier wahrnehmbar
waren. Manchmal zeigen sich in derartigen Fällen nach der Kur trotz lange
fortgesetzter Beobachtung keine Wurmeier mehr in den Fäzes, und der Patient
erholt sich regelrecht; der Wurm ist in aufgelöstem Zustande abgegangen.
In anderen ähnlichen Fällen wiederum werden Wurmeier auch nach der Kur
vorgefunden, was übrigens auch nach Kuren vorkommt, bei denen ein reichlicher Wurmabgang stattgefunden hat. Dies beweist nicht immer, daß lebens-
fähige Parasiten im Darm zurückgeblieben sind, denn zuweilen verschwinden
die Eier nach einigen Tagen endgültig ohne ein Dazwischentreten ärztlicher
Maßnahmen. Ist das nicht der Fall, so ist natürlich eine erneute Abtreibungskur
angezeigt. Wenn sich der Zustand des Kranken indessen mittlerweile verbessert
hat, was wir unter solchen Umständen mehrmals beobachten konnten, so kann
diese aufgeschoben werden. Bisweilen verschwinden unmittelbar nach der
Kur die Parasiteneier aus den Entleerungen, um nach einiger Zeit wieder
aufzutreten, ohne daß Anlaß vorhanden wäre, eine Reinfektion zu vermuten,
und bleiben erst nach einer zweiten Kur aus.

Im Hinblick auf das Gesagte wollen wir die Bedeutung einer genauen Kontrolle der Entleerungen im Laufe einer geraumen Zeit nach der Wurmkur ganz
besonders betonen.

Nach erfolgreicher Abtreibungskur sind viele unserer Patienten ohne andere
Hilfsmittel als Ruhe und gute abwechselnde Kost schnell genesen. Ähnliche
Erfahrungen sind von allen anderen gemacht worden, die Gelegenheit hatten,

eine größere Anzahl Fälle von Bothriozephalus-Anämie zu beobachten. Bisweilen findet man sich jedoch veranlaßt, gleich von Anfang an oder bei verzögerter Regeneration Arsenbehandlung einzuleiten. Binnen 6—8 Wochen sind die Kranken in der Regel so ziemlich hergestellt. Oben ist schon von den immer seltener werdenden Todesfällen die Rede gewesen.

Bei uns in Finnland, wo der Bothriocephalus latus ein so außerordentlich verbreiteter Parasit ist und wo die Fälle von Bothriozephalus-Anämie einen bedeutenden Teil sämtlicher Perniziosafälle bilden, ist man oft vor die Frage gestellt, ob in Fällen perniziöser Anämie, wo der Kranke im Stuhl nie Bandwurm beobachtet hat und wo keine Parasiteneier in den Fäzes zu finden sind, denn doch eine Abtreibungskur zu versuchen wäre? Solche Versuche sind bei uns einigemal gemacht worden, allein ohne daß je ein Wurm zum Vorschein gekommen wäre. Ebensowenig haben wir in den Gedärmen an perniziöser Anämie Gestorbener, bei denen in den Entleerungen keine Eier vorkamen und die wir deswegen keiner Abtreibungskur unterworfen hatten, bei der Sektion Bothriocephalus latus vorgefunden. Wir halten es daher nicht für notwendig, ein Vermifugum in Fällen vorzuschreiben, in denen weder die Anamnese noch das Resultat der objektiven Untersuchung auf das Vorhandensein des Parasiten hindeuten. Aber die Fäzesuntersuchung muß eben mit größter Sorgfalt ausgeführt werden. Bei negativem Befund muß sie unbedingt wiederholt und das Auffinden der Eier durch Anreicherung (Zentrifugieren einer Fäzesaufschwemmung in Wasser oder in Antiformin und Äther) erleichtert werden.

In den seltenen Fällen, wo man bei Perniziosa-Kranken Taenia oder Askaris findet, ist die Abtreibung der Parasiten vorzunehmen.

Die antiluetische Behandlung der perniziösen Anämie bei Luetikern hat keine großen Erfolge gezeitigt. Der oben (S. 139) erwähnte Fall von Naegeli dürfte der einzige sein, wo man bestimmt behaupten kann, eine perniziöse Anämie sei nach antiluetischer Behandlung geheilt. Über die palliative Wirkung lauten die Berichte verschieden. Schauman hat von der antiluetischen Behandlung nie Nutzen gesehen.

Tritt perniziöse Anämie im Laufe der Gravidität auf, so stellt sich die Frage, ob die Schwangerschaft zu unterbrechen sei. Die Antworten fallen verschieden aus. Lazarus verhält sich gegen jeglichen Eingriff schroff abweisend, wogegen Türk, vielleicht vorwiegend aus theoretischen Gründen, zu aktivem Einschreiten geneigt zu sein scheint. Pappenheim befürwortet kategorisch die Einleitung des Aborts oder der Frühgeburt. Eigene Erfahrungen stehen uns nicht zur Verfügung.

Im übrigen sei in der Frage über Lues und Gravidität auf das Kapitel von den „auslösenden Teilfaktoren" hingewiesen.

Es erübrigt noch einige Behandlungsmethoden zu erwähnen, die in Anbetracht des leitenden Gesichtspunktes, dem sie entsprungen sind und der für die Urheber maßgebend war, den kausalen Methoden zuzurechnen sind.

Seit der Mitte der 90er Jahre haben zahlreiche Forscher Versuche mit Knochenmarkspräparaten unternommen. Die Urteile lauten sehr verschieden. Das Mittel ist nicht zu größerer Anwendung gelangt. In den verhältnismäßig wenigen Fällen, wo wir Knochenmark in Substanz verabreichten, sahen wir keine deutliche Wirkung.

Auch mit Milzpräparaten (Lienin) sind (auch bei uns) Versuche gemacht worden, aber ohne Erfolg.

Größere Beachtung ist der Milzexstirpation als Mittel zur Hebung der perniziösen Anämie zuteil geworden.

Eppinger, der sich vor anderen für die Splenektomie ausgesprochen hat, faßt seine Eindrücke aus 18 Fällen perniziöser Anämie folgendermaßen zu-

sammen: „Die Splenektomie ist sicherlich geeignet, die bedrohlichen Erscheinungen der perniziösen Anämie außerordentlich günstig zu beeinflussen. Kurze
Zeit nach der Operation fühlen sich die Patienten viel wohler. Die Leute bekommen wieder Appetit, das Schwindelgefühl nimmt ab, das subikterische
Kolorit schwindet binnen kürzester Zeit. Die vorher bestandene Urobilinurie
hört auf, und auch das Blutbild ändert sich rasch in günstigem Sinne, d. h.
die Erythrozytenzahl nimmt zu, desgleichen der Hämoglobinwert.... Diese Besserung kann manchmal so weit gehen, daß das Blutbild fast zur Norm zurückkehrt.‟
Die vorläufig noch zu kurze Beobachtungszeit erlaubt kein abschließendes Urteil
über die Resultate. Ich entnehme aber Eppingers Arbeit folgende Tabelle:

	Es überlebten die Operation	Davon starben an		Es leben noch	
		Anämie	Komplikationen	Wohlbefinden	Anämisch
Länger als 4 Jahre	2	1	—	—	1
„ „ 3 „	1	1	—	—	—
„ „ 2 „	5	2	1	2	—
„ „ 1 Jahr	8	2	1	3	2
„ „ 1/2 „	0	—	—	—	—
„ „ 4 Tage	2	—	2	—	—
	18	6	4	5	3

Man kann also jedenfalls, meint Eppinger, sagen, „daß die Splenektomie
in den angeführten 18 Fällen von typischer perniziöser Anämie relativ gute
Resultate zeitigte und daß man in jenen Fällen, wo es durch andere Medikamente
nicht gelingt, Besserung zu erzielen, öfter zur Splenektomie raten sollte, um
so mehr, als die Operation meist leicht und ohne allgemeine Narkose durchgeführt werden kann. Auf jeden Fall will es aber ratsam sein, den Erfolg der
Splenektomie bei perniziöser Anämie nur dem einer Remission des Krankheitsprozesses gleichzustellen. Von einer völligen Heilung der perniziösen Anämie
wird man wohl nie sprechen können.‟

Auch andere Autoren (v. Decastello, Klemperer und Hirschfeld,
Schneider, Robertson, Huber, Türk, Neisse u. a.) berichten über Milzexstirpationen bei der perniziösen Anämie. In manchen Fällen haben sie eine
deutliche Verbesserung gesehen, aber nicht selten auch ein Versagen der Behandlung erlebt. Mancher verhält sich daher der ganzen Operation gegenüber
recht skeptisch und teilt vielleicht die Auffassung, die nach einer Mitteilung
von Brugsch in der II. medizinischen Universitätsklinik zu Berlin herrscht,
daß nämlich die evtl. Wirkung „mit einer so schweren Operation zu teuer erkauft ist‟.

Unsere hiesigen Erfahrungen sind nicht sehr ermunternd, aber auch zu
spärlich, um eine bestimmte Stellungnahme zu erlauben. Der wechselvolle
Verlauf der perniziösen Anämie mit den oft ohne jegliche Behandlung unerwartet einsetzenden Besserungen (vgl. den S. 217 erwähnten Fall) erschwert
übrigens — was nicht zu oft betont werden kann — in hohem Grade die Beurteilung der Wirkungen aller therapeutischen Maßnahmen.

Hinsichtlich der speziellen Indikationen zur Splenektomie sei schließlich
erwähnt, daß aller Wahrscheinlichkeit nach nicht alle Fälle perniziöser Anämie
in derselben Weise auf die Operation reagieren. Will man sich überhaupt auf
die Operation einlassen, so kommen in erster Reihe jene Fälle in Betracht,
in denen einerseits Gründe für die Annahme einer gesteigerten Hämolyse (bedeutende Urobilinurie und hohe Farbstoffwerte in der Galle bzw. im Stuhl)
bestehen und andererseits die Milz deutlich vergrößert ist (Eppinger).

Von der Ölsäuretheorie ausgehend, hat Vetlesen die Behandlung mit Glyzerin, Morgenroth und Reicher die mit Cholesterin empfohlen. Die theoretische Begründung dieser Methoden ist nunmehr als irrtümlich zu betrachten; Nachprüfungen ergaben im wesentlichen ein negatives Resultat.

Versuche, die Krankheit durch Einspritzung hämolytischer Sera und durch Antitoxinbehandlung zu beeinflussen, haben meines Wissens keine größeren Erfolge gezeitigt.

Die Theorie, nach der der perniziösen Anämie eine enterogene Intoxikation zugrunde liegt, spiegelt sich in einer Menge therapeutischer Versuche ab. Da die Resultate dieser Versuche oft in der Diskussion über die Ursache unserer Krankheit herangezogen worden sind, haben wir schon vorhin mehrmals Gelegenheit gehabt, die hier in Frage stehenden Behandlungsmethoden zu berühren und können uns hier verhältnismäßig kurz fassen.

Jürgensens Mitteilung von einer raschen Besserung in einem schweren Fall kryptogenetischer perniziöser Anämie nach gründlicher Reinigung des Darmes mit Extr. filicis und Abführungsmittel, diejenige Dieballas über die Wirkung einer „Desinfektion" des Darmes mit Solol und Sandoz' Bericht über längere Zeit hindurch fortgesetzte Magenspülungen haben bloß historisches Interesse. Grawitz bedient sich, wie bekannt, methodisch täglicher Magenspülungen und hoher Darmspülungen nebst „intensiver Säuberung" der Mundhöhle mit genauen diätetischen Vorschriften. Als Normalmethode für die Behandlung unserer Krankheit ist sie von so erfahrenen Klinikern wie Naegeli, Türk, Cabot, Erich Meyer (Friedrich Müllers Klinik), Lazarus und Morawitz einstimmig zurückgewiesen worden. Hiermit sei der Wert der Darmspülungen besonders bei anhaltenden Diarrhöen oder der Gebrauch von Abführungsmitteln bei Obstipation keineswegs unterschätzt oder verkannt. Kausale Behandlung steht hier aber nicht in Frage. Ob Seyderhelms neueste Untersuchungen und seine Beobachtungen in Fällen, wo er das Anlegen eines Anus praeternaturalis nebst Ausschaltung und Spülungen des Kolons veranlaßte, unsere Therapie in namhaftem Grade beeinflussen werden, läßt sich vorläufig nicht sicher beurteilen. Doch liegen schon Mitteilungen vor, die zu einer gewissen Skepsis auffordern (Morawitz, Seeland).

Hygienisch-diätetische Behandlung. Schon anläßlich der Behandlung der Bothriocephalus-Anämie wurde die Notwendigkeit der Ruhe und einer nahrhaften Diät berührt. Diese Faktoren machen sich selbstverständlich noch mehr geltend in Fällen perniziöser Anämie, wo von einer eigentlichen Kausalbehandlung nicht die Rede sein kann. Abgesehen von möglicher kausaler Therapie muß also als Hauptregel gelten, daß die Patienten, solange der anämische Zustand sich nicht wesentlich verbessert hat, das Bett hüten, sich jeglicher Beschäftigung enthalten und durch keine Aufregungen psychischer Art gestört werden. Genau den Zeitpunkt anzugeben, wann zu einem freieren Regime übergegangen werden kann, ist kaum möglich; hierin muß eben der individualisierenden Behandlung ein weiter Spielraum zugestanden werden. In geeignetem Klima und bei günstiger Witterung können die Kranken mit Vorteil am Tage draußen liegen. Nur unter genauer Kontrolle des Zustandes kann nach und nach größere Bewegungsfreiheit gestattet werden; aber auch während der Remissionen muß der Arzt zusehen, daß der Patient sich genügende Ruhe gönnt. Nur zu häufig kommen nämlich plötzliche und bedeutende Rückschläge im Anschluß an körperliche oder geistige Anstrengungen vor.

Die Diät suchen wir nach Möglichkeit dem Geschmack der Patienten anzupassen. Allgemeine, oft mit verschiedenen wirklichen oder eingebildeten Idiosynkrasien kombinierte Anorexie beansprucht individuelle Rücksichtnahme.

Das leitende Prinzip ist: leicht verdauliche, abwechselnde, gemischte, auf häufige Mahlzeiten verteilte Kost. In bezug auf spezielle Diätformen, wie sie von verschiedenen Seiten befürwortet werden — als lakto-vegetabilische oder überwiegend fleischreiche Diät —, haben wir keine Erfahrungen anzuführen, wenn wir auch manchmal in Fällen, wo sich ausgesprochener Widerwille gegen Fleisch geltend machte, uns veranlaßt fanden, zeitweise Fleisch aus der Diät auszuschalten. Mit fortschreitender Besserung geht man zu gewöhnlicher Kost über. Die oft vorkommenden Magen- und Darmstörungen beanspruchen öfters diätetische Maßnahmen, wobei die meistens vorhandene Achylie nicht außer acht zu lassen ist. Ein vielfach empfohlenes Mittel ist die Kefirmilch oder das Laktobazillin. Mancherorts scheint es prinzipiell so gut wie durchgehend angewandt zu werden.

In leichteren Fällen und während der Remissionen kann es mitunter angezeigt sein, den Patienten einen Aufenthalt in mäßigem Höhenklima mit milder und gleichmäßiger Temperatur zu empfehlen. Einen Aufenthalt im Hochgebirge sollte man nur mit Vorsicht anraten, und ein Aufenthalt an der See oder in heißem Klima scheint von den meisten Patienten nicht gut vertragen zu werden.

Medikamentöse Behandlung. In erster Reihe steht hier unbedingt das Arsenik. Abgesehen von den Abtreibungsmitteln bei Bothriozephalus-Anämie ist das Arsenik unsere wertvollste Waffe im Kampfe gegen die perniziöse Anämie. Es wurde auf diesem Gebiet von Byrom - Bramwell 1877 eingeführt und ist seitdem in Gebrauch. Heilung läßt sich freilich mit Hilfe des Arseniks nicht erzielen, aber sehr oft und besonders bei den ersten Anfällen eine bedeutende und bisweilen lange bestehende Besserung. Den Wert der Arsenbehandlung zahlenmäßig festzustellen, ist nicht gut möglich, da während einer Arsenkur auch spontane, von der Medikation unabhängige Remissionen eintreten können.

Doch dürfte die Besserung, die man so oft im Anschluß an eine Arsenkur beobachtet, kaum in allen oder auch nur in den meisten Fällen als ein okkasionelles Zusammentreffen zu deuten sein. Ein Vergleich der Behandlungsresultate vor und nach der Einführung der Arsenbehandlung scheint auch bestimmt für den günstigen Einfluß des Arsens auf die Krankheit zu sprechen. Im allgemeinen herrscht die Ansicht, daß die Wirkung des Arsens auf eine Anregung der Erythropoese zurückzuführen sei. Bewiesen ist diese Annahme jedoch nicht.

Das Mittel wird entweder per os oder subkutan verabreicht. Wir pflegen oft mit dem ersteren zu beginnen und gehen zu subkutanen Injektionen über, wenn der Patient das Medikament per os nicht verträgt. Leider machen sich die Nebenwirkungen des Arseniks auch bei subkutanem Gebrauch häufig fühlbar. Per os geben wir das Mittel meist in der Form von Sol. Fowleri in langsam steigender Dosis, 3—10 Tropfen dreimal täglich (natürlich nach dem Essen); man fährt mit der höchsten Dosis ein paar oder mehrere Wochen fort und schließt die Kur langsam vermindernd ab. Um ein exaktes Abmessen zu erleichtern, wurde die Lösung mit 1 oder 2 Teilen Aqua amygdalarum oder Aqua menthae piperitae verdünnt.

Naegeli befürwortet warm das Arsazetin. Es ist seit 12 Jahren sein Hauptarsenpräparat, und er gibt es 0,05 3—4mal täglich per os.

Oft wird das Arsen auch in Form von Pillen verordnet.

In letzter Zeit haben wir bei schwereren Rezidiven Neissers Methode versucht: Acid. arsenicosum in Pillen in großer, rasch steigender Dosis, 20, 40, 60, 80, 100, 120 mg täglich, bis der Hämoglobingehalt zuzunehmen beginnt; dann sofortiges Absetzen des Medikaments; fortgesetzte Kontrolle des Hämoglobingehalts und, falls dieser nicht weiter steigt oder gar eine Neigung zum

Sinken zeigt, erneuter kurzer, aber kräftiger Arsenstoß. Vorläufig wäre es unserseits übereilt, ein Urteil über die Methode zu fällen, jedenfalls haben wir in einigen schweren Rezidivfällen recht günstige Resultate beobachtet, obwohl die Behandlung in einem Falle versagte. Einen direkt ungünstigen Einfluß haben wir im Gegensatz zu Stühmer und Klemperer nicht bemerken können. Streibel berichtet über 7 Fälle, von denen 6 keinerlei Beeinflussung der Hämoglobinkurve durch den Arsenstoß zeigten.

Ein Moment, auf das Neisser besonderes Gewicht legt, ist dauernde prophylaktische Nachbehandlung, wo möglich unter Hb-Kontrolle.

Ganz abgesehen von der Form, in der wir das Arsenik verabreichen, liegt Grund genug vor, den Zustand der Patienten auch während der Remission einer genauen Kontrolle zu unterwerfen, um beim ersten Zeichen einer Verschlimmerung und nicht erst, wenn diese weit vorgeschritten ist, mit der Behandlung wieder einzusetzen.

Bei subkutaner Injektion haben wir uns zweier verschiedener Lösungen bedient:

1. 1 g Acid. arsenicosum wird unter 1stündigem Kochen in Aq. dest. gelöst, darauf Zusatz von Aq. dest. bis 100,0 und von 5 ccm Phenol in $^1/_2^0/_0$iger Lösung. Man beginnt mit 0,1 bis 0,3 ccm täglich und steigert die Dosis jeden oder jeden zweiten Tag um 0,1 ccm, bis man 1 oder in hartnäckigen Fällen 1,5 ccm erreicht.

2. 1 g Acid. arsenicosum wird unter Kochen in 5 ccm normaler Natronlauge gelöst, darauf Zusatz destillierten Wassers bis 100 ccm und nach Filtrierung Zusatz von Acid. hydrochloric. bis zu normaler Reaktion. Dosierung ähnlich wie in der erstbeschriebenen Lösung.

Einen irgendwie auffallenden Unterschied in der Wirkung der beiden Lösungen haben wir nicht beobachtet. Naegeli befürwortet die erste, Tallqvist die zweite.

Auch das Arsazetin wird parenteral verabfolgt (Lazarus, Morawitz). Erwähnt sei, daß Naegeli gewöhnlich gleichzeitig zwei Arsenpräparate gibt, meist zuerst Injektionen von Acid. arsenicosum und Arsazetin innerlich. „Später", sagt er, „wechsle ich ab und verordne Fowler, Elarson, Solarson".

Das Salvarsan hat sich nicht als sonderlich anwendbar erwiesen. Kakodylpräparate werden im Vergleich mit den oben angeführten Arsenpräparaten einstimmig als weniger wirksam angesehen. Vom Gebrauch des Atoxyls ist abzuraten.

Gewisse arsenhaltige Quellen, wie Levico und die Türkheimer Maxquelle, können vielleicht manchmal, vorzugsweise während der Remissionen, in Frage kommen. Viel darf man sich jedoch nicht von ihrem Gebrauch versprechen, da ihre Wirkung nicht annähernd derjenigen der vorher beschriebenen Arsenpräparate gleichkommt. Ist doch der Arsengehalt dieser Wasser ein sehr bescheidener.

Im Vergleich mit Arsenik spielen alle übrigen auf eine direkte Beeinflussung der Anämie abgesehenen Medikamente eine durchaus untergeordnete Rolle und sind meist lediglich von historischem Interesse. Dies gilt auch von dem Eisen, wenigstens in den früher gebräuchlichen Formen. Neulich schien die Frage vom Eisen als Mittel gegen perniziöse Anämie wieder aufzuleben. Heintz schlug nämlich intravenöse Injektionen kolloidalen Eisens, des sog. Elektroferrols, vor. Es kamen in der Literatur eine Anzahl günstiger, aber auch manche recht zurückhaltende Urteile vor. Wir versuchten das Mittel in ein paar schweren Rezidivfällen ohne befriedigenden Erfolg.

Neben der direkten Anämiebehandlung verdienen noch einige Heilmittel erwähnt zu werden. Die Ansichten darüber, ob man den Kranken, die ja meistens an Achylie leiden, Salzsäure geben solle, scheinen geteilt zu sein. Bei uns geben wir sie sehr oft, und zwar manchmal mit Pepsin, und wir glauben wenigstens mitunter einen Erfolg davon zu sehen. Eine direkte Wirkung von Pankreaspräparaten haben wir nicht beobachtet. In Fällen mit stark hervortretenden gastrointestinalen Symptomen, besonders in Form beschwerlicher

Gasbildung oder oft wiederkehrender bzw. anhaltender Diarrhöen, ist sicher ein Versuch mit Bolus alba, Tierkohle u. dgl. durchaus am Platz. Inwieweit diese Mittel durch eine mögliche Verminderung der Resorption toxischer Stoffe seitens des Darmes direkter auf die Krankheit einwirken können, bleibe dahingestellt. Bei Appetitlosigkeit soll man nicht unterlassen, die zu Gebote stehenden Stomachika auszuprobieren, und dabei ein Glas guten Weines nicht vergessen.

Bluttherapie. Der erste, der intravenöse Blutinjektionen bei dieser Krankheit (die Diagnose war damals, 1870, etwas unsicher) beschrieb, war Gusserow. Er und eine Anzahl nachfolgender Forscher (Pepper, Habersohn, Chadwick, Ferrand) hatten keine günstigen Resultate zu verzeichnen. 1876 berichtete Quincke, daß er in zwei Fällen nach Anwendung des Mittels „Genesung" eintreten sah. In seiner großen Monographie beschreibt Eichhorst (1878) einen Fall, wo Besserung eintrat. Später ist die Frage, nicht am wenigsten aus dem technischen Gesichtspunkt, von v. Ziemssen behandelt worden, der u. a. subkutane Injektionen defibrinierten Blutes gebrauchte. Es dauerte aber lange, ehe die Bluttherapie größeren Anklang fand. Erst mit den großen Fortschritten, die auf anderen Gebieten in bezug auf die Blutinjektions- und Transfusionstechnik stattfanden (ich denke hier besonders an die Entdeckung und das Studium der Isoagglutinine und Isohämolysine) trat hierin auch auf unserem speziellen Gebiet ein Umschwung ein. Gegenwärtig liegt bereits eine Kasuistik vor, die gewisse Schlußfolgerungen hinsichtlich der Methoden und ihrer Anwendbarkeit zuläßt.

Direkte Bluttransfusion kommt kaum in Frage. Subkutane und intramuskuläre sowie intravenöse Injektionen werden dagegen oft ausgeführt. Bei den letzteren ist eine Prüfung auf Isoagglutinine geboten, bei den ersteren kann sie im Notfall wegbleiben. Eine besondere Prüfung auf Isolysine wird weniger notwendig sein, da es scheint, als habe man, falls Isoagglutinine nicht nachzuweisen sind, auch nicht mit dem Vorhandensein von Isolysinen zu rechnen. Vor jeder Blutüberführung muß selbstverständlich der gelegentliche Blutspender einer genauen Prüfung auf das Vorhandensein irgendeines ansteckenden Leidens unterworfen werden.

Die subkutanen bzw. intramuskulären Injektionen werden entweder mit Vollblut oder mit defibriniertem Blut ausgeführt. Pappenheim entnimmt dem Blutspender aus der Vene mit der Spritze etwa 5 ccm, die er unmittelbar und körperwarm dem Patienten subkutan oder intraglutäal verabfolgt. Oder auch wird das Blut mit einer nicht zu dünnen Punktionsnadel aus der Kubitalvene entnommen, in ein Kölbchen mit Glasperlen aufgefangen, durch Schütteln sofort defibriniert und ist dann nach Filtrierung durch doppeltes Verbandzeug gebrauchsfertig. In unserer Klinik ist diese Methode benutzt worden; 10 bis 20 ccm werden unter die Bauch- oder Brusthaut oder auch in die Pektoralmuskel eingespritzt. Tallqvist injiziert in die Glutäalmuskulatur 30 ccm auf jeder Seite (Savolin).

Bei intravenösen Injektionen hat man sich teils defibrinierten, teils Zitratblutes bedient. Die eingespritzten Mengen wechselten zwischen 5 und mehreren 100 ccm.

Trotz aller Kritik kann man sich nicht des Eindrucks erwehren, daß die intramuskulären Injektionen mitunter, wenn auch keineswegs immer, den Anstoß zu einer bedeutenden Verbesserung geben. Dies hebt ja auch Bürger hervor, obwohl er nicht ohne Ironie sagt, daß „die intraperitoneale oder intramuskuläre Injektion von Blut in das Gebiet der modernen und uferlosen Proteinkörpertherapie zu verweisen ist, in welchem wegen der unendlichen zahlreichen

Wirkungsmöglichkeiten das Gesetzmäßige der in manchen Fällen zweifellos zu beobachtenden therapeutischen Erfolge bis heute trotz zahlreichen Bemühungen nicht erkannt ist". Wir haben also keine direkten Beweise dafür, daß die nächstliegende Annahme, das injizierte Blut wirke wie ein stimulierendes Irritament auf das Knochenmark, richtig ist.

Von einem etwas anderen Gesichtspunkt aus müssen wir die intravenösen Blutinjektionen betrachten. Bei dieser Applikationsform können wir allerdings mit prinzipiell derselben „stimulierenden" Wirkung wie bei der intramuskulären Applikation zu rechnen haben. Aber außerdem muß man wenigstens theoretisch die Möglichkeit in Betracht ziehen, daß das in die Blutbahn überführte Blut und vor allem seine Blutkörperchen in dem Empfänger weiter funktionieren und daß wir es also mit einer „Substitutionstherapie" oder einfach mit einer Transplantation zu tun hätten.

Bürger ist diesen Fragen in einer interessanten Arbeit näher zu Leibe gerückt. Im Hinblick auf die Erfahrungen bei Gewebstransplantationen im allgemeinen darf man bei Transfusion von Verwandtenblut ein besseres Resultat als bei der von Nichtverwandtenblut erwarten. Bürger hat in zahlreichen Fällen nach Transfusion großer Mengen (200—700 ccm) Verwandtenblut keine Zeichen eines gesteigerten Blutkörperchenzerfalls oder einer im Verhältnis zur transfundierten Blutmenge gesteigerten Stickstoffausfuhr beobachten können, hingegen aber ein Ansteigen der Blutkörperchen- und Hämoglobinzahl (sowie eine Verbesserung des übrigen Zustandes) nachgewiesen. Nach der Transfusion von Nichtverwandtenblut ließ sich umgekehrt ein Ansteigen des Bilirubingehaltes des Blutserums feststellen. Es scheint also, als wäre eine vorübergehende Substitution lebenden Blutes durch Verwendung von Verwandtenblut möglich. Inwiefern durch Fremdbluttransfusionen so etwas, wenn auch in bescheidenerem Umfang, erreichbar ist, bleibt unentschieden. Doch steht es fest, daß auch mit Fremdblut gute Resultate erzielt werden können. Angesichts des günstigen Resultats, über die Bürger aus der Schittenhelmschen Klinik berichten kann — es handelt sich um Fälle, wo die „Stimulationstherapie" mit Arsen und kleinen intramuskulären Fremdblutinjektionen nicht zum Ziele geführt hatte — ist es in der Tat verlockend, durch gehäufte große Transfusionen von Verwandtenblut die blutbildenden Organe zu entlasten zu suchen. Eine rationelle Schonungstherapie also, und kein Hetzen eines abgerittenen Rennpferdes?

Über gleich günstige Erfahrungen mit großen Transfusionen berichten u. a. Hansen und Höst.

Einige Details gehen aus folgender Tabelle der Bürgerschen Arbeit hervor:

Fall Nr.	Zahl der Transfusionen	Gesamtmenge des transfundierten Blutes ccm	Dauer der Transfusionsbehandlung in Wochen	Zahl der roten Blutkörperchen vor | nach der Behandlung Millionen		Hämoglobin vor | nach der Behandlung %		Färbeindex vor | nach der Behandlung	
II.	9	2360	9	1,3	4,9	35	80	1,3	0,8
IV.	11	2596	12	1,2	5,6	29	76	1,2	0,7
VII.	5	2360	5	1,1	5,2	22	89	1,0	0,8
VIII.	6	2000	32	2,2	4,2	21	79	2	0,9
IX.	6	2390	7	1,9	4,1	35	75	0,9	0,9
X.	4	1275	—	1,5	3,2	30	50	1,0	0,9
XV.	5	1325	16	1,0	4,5	18	70	1,1	0,8
I.	3	1100	5	1,6	1,7	29	32	0,9	0,9
XVI.	8	3530	6	1,4	3,2	30	63	1,07	0,9

Prof. Schittenhelm teilt mir brieflich mit, daß er die Bluttransfusionen in allen Fällen von perniziöser Anämie macht. „Ich halte es", schreibt er, „für eminent wichtig, und in vielen Fällen sind wir in der Lage, mit Bluttransfusionen die Patienten lange Zeit zu erhalten. Es muß nicht unbedingt Verwandtenblut sein; ich habe z. B. gegenwärtig einen Patienten, der keine Verwandten hat und von Insassen seines Dorfes immer wieder ab und an Blut erhält. Er bleibt dabei in gutem Zustand. Auch einige andere Patienten von mir werden schon einige Jahre damit durchgebracht; freilich verfliegt auch dabei der Effekt gelegentlich rasch, und dann werden diese Patienten eine Plage für ihre Mitmenschen durch den Blutdurst, der sich ihrer bemächtigt." Eine Schwäche der Behandlung mit großen Transfusionen liegt eben bisweilen darin, daß geeignete Blutspender nicht immer zu haben sind.

Schittenhelm benutzt meistens defibriniertes Blut, Tallqvist, in der hiesigen I. med. Klinik, Zitratblut. Die zuletzt erwähnte Methode ist bequemer, aber vielleicht, wenn man auf eine „Transplantation" hinzielt, der ersten doch unterlegen.

Schließlich sei noch hinzugefügt, daß mit Hilfe der Bluttherapie ebensowenig wie mit anderen therapeutischen Eingriffen, soviel man vorläufig weiß, eine definitive Heilung zu erzielen ist, obgleich die Besserung hin und wieder von überraschend langer Dauer sein kann.

In diesem Zusammenhang wären noch zwei „moderne" Behandlungsmethoden zu erwähnen.

Erstens haben wir das Thorium X. Es scheint, als sei diesem Mittel nicht aller Wert abzusprechen. Von vielen Seiten wird über günstige Resultate berichtet und besonders hervorgehoben, daß Thorium X zuweilen in völlig arsenrefraktären Fällen wirksam sei. Eigene Erfahrungen fehlen uns.

Zweitens sei der Röntgenbestrahlung gedacht. Es gibt heutigestags wohl kaum eine Krankheit, bei der nicht die Bestrahlungstherapie versucht wäre. Bei perniziöser Anämie könnte eine Bestrahlung der langen Röhrenknochen mit schwachen Dosen, „Reizdosen", in Frage kommen. Der Eindruck, den man aus der Literatur empfängt, ist nicht besonders ermunternd.

Zum Schluß eine Zusammenfassung der wichtigsten Hilfsmittel, die uns bei der Behandlung der perniziösen Anämie zu Gebote stehen.

Schleunige Wurmkur in allen Fällen, wo eine Bothriozephalusinfektion vorliegt.

In allen Fällen von Bothriozephalus- und kryptogenetischer Anämie allgemein-hygienisch-diätetische Behandlung mit Ruhe als wichtigstem Moment.

In den kryptogenetischen Fällen methodische, intensive Arsenbehandlung von genügend langer Dauer. Fortgesetzte Beobachtung und erneute Behandlung bei wieder eintretender Verschlimmerung. Wo das Arsen versagt, intramuskuläre Blutinjektionen.

Wenn trotz der erwähnten Maßnahmen keine Besserung zu erzielen ist oder gar die Verschlimmerung des Zustandes fortdauert, ist ein Versuch mit großen, oft wiederholten intravenösen Injektionen, am besten mit Verwandtenblut, indiziert.

Neben diesen Methoden können eventuell in einzelnen Fällen in Betracht kommen: Thorium X, Röntgenbestrahlung und Milzexstirpation.

K. Pathologische Anatomie.

Von dem anatomischen Bild der perniziösen Anämie kann man wie von dem klinischen sagen, daß es in den großen Zügen sehr typisch ist und eine Menge charakteristischer Einzelheiten aufweist, daß es uns aber das Wesen der Krankheit nicht klar enthüllt, noch uns eine scharf umgrenzte krankhafte Bildung zeigt, von der wir behaupten könnten: hier liegt das Übel. Vielleicht mit einem gewissen Vorbehalt bezüglich des Knochenmarks finden wir kein pathognomonisches Symptom. Aber auch die negative Seite dieses Befundes hat ihre Bedeutung. Sie zeigt, wie das Resultat der klinischen Untersuchung, daß wir es nicht mit einer jener bekannten Organerkrankungen, Karzinom, Tuberkulose, blutendes Magengeschwür u. a., zu tun haben, von denen wir wissen, daß sie eine einfache Anämie hervorrufen können, die mitunter die extremsten Grade erreicht. Die Ausnahmen von dieser Regel sind oben schon besprochen worden.

Die Leichen an perniziöser Anämie Gestorbener zeigen eine auffallende Blässe, nicht selten mit einer leicht gelben Abschattung. Totenflecken können fehlen oder sind spärlich und hell (Müller, Schauman u. a.), verhältnismäßig selten sind sie reichlich vorhanden und von einigermaßen gewöhnlicher Farbe. In 41 der Obduktionsberichte, über die ich verfüge, ist das Verhalten der Totenflecke erwähnt: sie fehlten in 8 Fällen und waren in 26 Fällen blaß und sehr spärlich; in 7 Fällen ist nur ihr Vorhandensein erwähnt.

Nur in zweien der Fälle habe ich eine Aufzeichnung darüber gefunden, daß das Fettgewebe, welches ja in Rücksicht auf die schwere und langwierige Krankheit oft verhältnismäßig gut erhalten ist, eine auffallend starke gelbe Farbe aufweist.

In Veröffentlichungen älteren Datums (Müller, Bradbury, Schauman) wird nicht selten angeführt, daß die Muskulatur durch ihre frische rotbraune Farbe einen auffallenden Kontrast zu der hochgradigen Blässe der Haut und der inneren Organe bildete. In 9 meiner Fälle wird die Farbe der Muskulatur als hochrot oder braunrot, in 4 Fällen als gewöhnlich beschrieben.

Die inneren Organe imponieren durch ihre außerordentliche Blässe. Die Blutmenge im Herzen und den großen Gefäßen scheint in den meisten Fällen herabgesetzt zu sein. Das Blut ist in geringerem Umfang als gewöhnlich koaguliert. Hypostatische Leichenphänomene treten schwach oder überhaupt nicht hervor. In den meisten, aber nicht in allen Fällen sieht man zerstreute kleine Blutungen in Form von subpleuralen oder subepi- bzw. endokardialen Ekchymosen oder von ähnlichen Blutungen in den Häuten des Gehirns und Rückenmarks. Oft kommen Schleimhautekchymosen im Magen, im Dünn- und Dickdarm, im Nierenbecken, in der Blase vor. Auch im Innern der Organe beobachtet man bisweilen kleine, punktförmige Blutungen. Die Retinalblutungen sind bereits im klinischen Teil erwähnt worden. Größere Blutungen gehören eigentlich nicht zum Bilde der perniziösen Anämie.

Die degenerative Fettinfiltration in inneren Organen, die allerdings nicht konstant ist und die auch bei anderen anämischen Zuständen vorkommt, sticht in den meisten Fällen schon bei einer oberflächlichen Durchmusterung in die Augen und trägt in nicht geringem Maße zu dem typischen anatomischen Bilde bei. Besonders charakteristisch tritt dieses Symptom im Herzen sowie in der Leber hervor.

Weiter verdient in diesem Zusammenhang die Ablagerung von eisenhaltigem Pigment in inneren Organen, die Siderose, Beachtung. Bei wenigen anderen

Krankheiten pflegt man diese Hämosiderose so konstant und so hochgradig
anzutreffen wie eben bei der perniziösen Anämie. In fast allen Organen kann
ein gesteigerter Eisengehalt gelegentlich nachgewiesen werden. Die höchsten
Grade erreicht die Eisenablagerung in der Leber und danach in den übrigen
Organen, die mit der Auflösung der roten Blutkörperchen betraut sind, wie
die Milz, die Lymphdrüsen, das Knochenmark. Bei starkem Eisengehalt gibt
sich die Siderose durch bräunliche Farbe des betreffenden Organs kund. Sicheren
Aufschluß über die Menge und die Verteilung des Eisens gibt erst die quantitative chemische Analyse und die mikroskopische Untersuchung.

Der Eisengehalt der normalen Leber und Milz scheint innerhalb recht weiter
Grenzen schwanken zu können. Stockman fand in der Lebertrockensubstanz
0,35—0,9 und in der Milztrockensubstanz 1,44—4,0 $^0/_{00}$ Eisen. Die gesamte
Eisenmenge betrug in der Leber 100—310 mg und in der Milz 26—294 mg.
Guillemont und Lapique haben 53 Fälle verschiedener Krankheiten,
darunter aber keinen Fall perniziöser Anämie auf den Eisengehalt der Leber
und Milz hin untersucht. Sie fanden zwar sehr wechselnde Werte, besonders
hinsichtlich der Milz, glauben aber den Eisengehalt der gesunden Leber beim
Manne auf etwa 0,20, beim Weibe auf etwa 0,09 $^0/_0$ der feuchten Substanz schätzen
zu können. Mehrere Autoren können über größere Eisenmengen bei der perniziösen Anämie berichten. In nebenstehender Tabelle sind die von Appelberg
bei uns ausgeführten Untersuchungen zusammengestellt. Sie beziehen sich
auf 2 „Normalfälle" und 10 Fälle perniziöser Anämie.

Eisengehalt der Leber und der Milz.

Alter	Geschlecht	Körpergewicht in kg	Diagnose	Leber			Milz		
				$^0/_{00}$ Eisen in der Trockensubstanz	$^0/_{00}$ Eisen in der feuchten Substanz	Gesamteisenmenge der Leber in mg	$^0/_{00}$ Eisen in der Trockensubstanz	$^0/_{00}$ Eisen in der feuchten Substanz	Gesamteisenmenge der Milz in mg
—	Mann	—	„Normalfall"	2,83	0,12	206	0,85	0,02	5
—	Frau	—	„Normalfall"	0,6	0,06	96	1,39	0,14	13
28	,,	41	An. pern. cryptog.	6,00	0,52	793	44,00	2,40	406
46	,,	59	An. pern. cryptog.	5,22	0,43	717	16,57	0,80	137
41	,,	54	An. pern. id. Nephrosclerosis	0,88	0,09	167	1,43	0,11	26
36	,,	41	An. pern. cryptog.	2,50	0,31	529	1,28	0,13	44
78	,,	33	An. pern. id. Arteriosclerosis	3,27	0,17	217	3,41	0,15	23
63	,,	52	An. pern. Stenosis intest. Nephropathia	2,00	0,28	400	1,89	0,24	38
56	Mann	50	An. pern. cryptog.	7,80	0,60	955	4,87	0,12	26
36	,,	54	An. pern. bothrioz.	5,60	0,43	860	8,86	0,72	268
61	Frau	47	An. pern. bothrioz.	10,55	0,50	743	5,14	0,38	80
49	,,	43	An. pern. bothrioz.	4,55	0,25	312	16,40	1,47	131

Aus der Tabelle dürfte hervorgehen, daß wir es mindestens in 8 der 10 Fälle
mit einer Steigerung des Eisengehalts in der Leber und in einigen Fällen mit
einer sehr bedeutenden Steigerung zu tun haben. In keinem Fall handelt es
sich um eine Herabsetzung des Eisengehalts. Auch von den Milzen dürfte man
nicht sagen können, daß ihre Eisenmenge vermindert wäre. In 4 der Fälle
darf man wohl mit einer Steigerung rechnen. Die Zahlen Appelbergs bestätigen
die von Hunter, Stockman u. a. gemachten Beobachtungen, daß der

Eisengehalt der Leber nicht in einem konstanten Verhältnis zu dem der Milz steht. Vergleicht man die von Appelberg gefundenen Eisenmengen in Leber und Milz bei der Perniziosa mit den entsprechenden, von ihm bei der Karzinomanämie erhobenen Befunden, wo die Zahlen fast durchweg sehr niedrig sind, so tritt der Reichtum an Eisen bei der erstgenannten Krankheit noch deutlicher zutage.

Die Entstehung der Siderose ist nicht in allen Einzelheiten aufgeklärt. Allgemein wird der vermehrte Zerfall der Erythrozyten als Ursache der Siderose in erster Linie herangezogen. Inwiefern eine Hemmung der Erythropoese (Ziegler) mit vermindertem Verbrauch von Bausteinen des Hämoglobins oder eine mangelhafte Verarbeitung der Bestandteile der zerfallenen Erythrozyten durch die von der Anämie oder der Ursache der Anämie geschädigten oder von Haus aus minderwertigen Organe hierbei als mitwirkende Ursache in Betracht kommen könnte, läßt sich vorläufig nicht entscheiden.

Bevor wir zur Schilderung der Verhältnisse in den einzelnen Organen bzw. Organsystemen übergehen, verdient noch ein, wie es scheint, fast über den ganzen Organismus verbreitetes Phänomen erwähnt zu werden. Es sind dies die öfters nachgewiesenen zirrhotischen Veränderungen im Bindegewebe.

Bekanntlich ist sehr viel über die Zirrhose der Magenschleimhaut geschrieben worden. Aber auch in den Nieren (Paszkiewicz, Saltzman), in der Leber (Talley, Eppinger, Türk, Roth, K. Ziegler, Schucany, Roccavilla, Schauman), im Pankreas (Försterling, K. Ziegler, Roth) sowie in den Lymphdrüsen (K. Ziegler, Roth) ist eine Bindegewebswucherung mit begleitender Schrumpfung angetroffen worden. Besonders möchte ich auf die Bindegewebsvermehrung hinweisen, die ich in den Nieren und I. Wallgren im ganzen Verdauungskanal gefunden haben. Eine Reihe von Umständen spricht dafür, daß wir es hier nicht mit den Folgen einfacher entzündlicher Prozesse zu tun haben. Ebensowenig dünkt es wahrscheinlich, daß die Bindegewebsvermehrung nur eine Folge der Anämie an sich wäre. In welcher Beziehung sie zu der ganzen Krankheit steht, ist jedoch durchaus noch nicht aufgeklärt. Indes läßt sich der Gedanke nicht ganz von der Hand weisen, daß bei Personen, die an perniziöser Anämie leiden, eine Neigung zur Bindegewebsvermehrung, sagen wir eine Bindegewebsdiathese bestehe.

Bei einer eingehenderen Betrachtung der Verhältnisse in den einzelnen Organen interessieren uns natürlich in erster Linie die blutbildenden Organe.

Das Knochenmark. Wir sehen, daß das gelbe Fettmark der großen röhrenförmigen Knochen in größerem oder kleinerem Umfang durch rotes Mark ersetzt worden ist, das schon in Cohnheims erster Mitteilung treffend als himbeergeleeähnlich beschrieben wurde. Auch in den spongiösen Knochen beobachtet man eine entsprechende Veränderung des Markes. Die wichtigsten, für die perniziöse Anämie kennzeichnenden Veränderungen treten aber erst im mikroskopischen Bilde hervor.

In voller Übereinstimmung mit dem megaloblastischen und megalozytischen Blutbild finden wir im Knochenmark mehr oder weniger reichlich Megaloblasten, und zwar nicht nur große Erythroblasten, sondern Erythroblasten, deren Kerne alle für den Megaloblastenkern kennzeichnenden Eigenschaften besitzen. Auch Megalo- und wahre Gigantozyten kommen in wechselnden Mengen vor. Daneben gibt es meistens auch Normoblasten und gewöhnliche Erythrozyten. Stellenweise kann das rote Mark sogar ein durchaus normales Gepräge tragen, aber an anderen Stellen ist die megaloblastische Umwandlung eine vollständige. Aus dem makroskopischen Bilde kann nicht mit voller Sicherheit auf das mikroskopische geschlossen werden.

Auch hinsichtlich der weißen Zellen lassen sich ausgesprochene Veränderungen nachweisen. Die gereiften, gelapptkernigen Leukozyten sind außerordentlich spärlich vorhanden. Dagegen kommen oft reichlich Myelozyten und, was besonders hervorzuheben ist, Myeloblasten vor. Die letzterwähnte Zellart kann das Bild beherrschen (E. Meyer und Heineke, Naegeli, Ziegler). Über das Vorkommen der Lymphozyten liegen verschiedene Beobachtungen vor. Daß man einer Vermehrung dieser Zellen begegnen kann und daß die Lymphozyten gelegentlich in abgegrenzten, follikulären Bildungen auftreten können (Helly, Ziegler), läßt sich nicht verneinen. Es gibt aber erfahrene Beobachter, die nie so etwas gesehen haben (Meyer und Heineke, Naegeli mit Schatiloff und Fischer), und es dürfte sich also keinesfalls um etwas Konstantes oder für die perniziöse Anämie Typisches handeln.

Megakaryozyten sollen sehr selten gefunden werden (Naegeli und Fischer).

Sehr auffallend ist das zwar nicht·sehr zahlreiche Vorkommen von Makrophagen, großen phagozytierenden Zellen, die oft zahlreiche Erythrozyten und deren Trümmer enthalten.

Das mikroskopische Bild des Knochenmarks bei der Perniziosa ist nicht nur wegen der Mannigfaltigkeit der Veränderungen ein mannigfaltiges, sondern ein sehr wechselndes, weil die Veränderungen in verschiedener Weise miteinander kombiniert sein können. Sie können übrigens in großen Gebieten fehlen oder, wie in den aplastischen Formen, auf die wir aber hier nicht eingehen wollen, gänzlich vermißt werden. Obgleich man aus dem klinischen Bild und besonders aus dem Blutbild gewisse Rückschlüsse auf die Veränderungen im Knochenmark ziehen kann, besteht doch durchaus kein strenger Parallelismus zwischen klinischem Bild und Knochenmarkshistologie.

Es darf hier nicht übersehen werden, daß auch außerhalb des Knochenmarks myeloide Herde auftreten können, und zwar sowohl erythroblastischer als myeloleukozytärer Natur. Diese bestehen entweder aus verschiedenartigen Erythroblasten, sowohl Normo- wie Megaloblasten, oder aus neutrophilen und eosinophilen Myelozyten und Myeloblasten, oder sie werden auch sowohl von Erythroblasten als von myeloleukozytären Zellen gebildet. Doch sind die Erythroblasten durchgehends bedeutend spärlicher vertreten als die Zellen der weißen Reihe.

Meistens kommen diese Herde wohl in der Milz vor, wo sie von der Mehrzahl der Forscher als eine gewöhnliche Erscheinung, von einigen (Ziegler, Decastello und Naegeli) als konstanter Befund bezeichnet werden. Sie sind fast ausschließlich in der Pulpa anzutreffen. In den venösen Sinus der Milz sieht man nicht selten Anhäufungen von Knochenmarkszellen, vor allem von kernhaltigen roten Blutkörperchen; ob diesen aber dieselbe Bedeutung zugeschrieben werden darf wie den Herden im Innern der Pulpa, muß dahingestellt bleiben.

Oft beobachtet man auch in der Leber ähnliche Bildungen wie in der Milz, entweder in den Acini oder in dem periportalen Gewebe. Bemerkenswerterweise hat Pappenheim weder in der Leber noch in der Milz derartige Veränderungen nachweisen können.

Myeloide Bildungen in den Lymphdrüsen sind nach den meisten Beobachtern verhältnismäßig selten. Ziegler hat sie jedoch in den meisten von ihm untersuchten Fällen gesehen.

Die Ansichten über die Entstehungsweise der soeben besprochenen myeloiden Bildungen sind geteilt. So glaubt Ziegler, daß sie alle durch Ablagerung von Blutzellen aus dem strömenden Blut und durch Weiterentwicklung am Orte ihrer Ablagerung zu erklären seien. Pappenheim ist geneigt, wenigstens die Erythroblastenherde der Leber als Ausdruck der direkten Giftwirkung an der Leber anzusehen, während er bei der Besprechung der myeloiden Metaplasien myeloleukozytärer Natur der Milz zur Annahme einer homogenen, gleichmäßigen Veränderung im gesamten hämopoetischen Gewebsapparat neigt. Meyer und Heineke sehen in den beschriebenen Organveränderungen eine Teilerscheinung allgemeiner Kompensationsvorrichtungen des Organismus gegen schwere Blutschädigung und nicht ein Zeichen der Organschädigung. Als eine Stütze für diese Auffassung wird von ihnen u. a. angeführt, daß von Ehrlich, wie bekannt, das Blutbild der perniziösen Anämie und damit der Typus der Blutbildung als fötal bezeichnet wurde und daß die Leber und Milz des menschlichen Embryo zwischen dem 3. und 7. Monat eine außerordentliche Ähnlichkeit mit den entsprechenden Organen bei perniziöser Anämie haben.

Es dünkt in der Tat sehr wahrscheinlich, daß man es hier mit einer Art von Regenerationserscheinungen (Naegeli), nicht nur mit dem Resultat einer einfachen Ablagerung aus dem strömenden Blute zu tun hat. Indes muß die Frage wohl vorläufig offen gelassen werden. Daß die fraglichen Bildungen in nennenswertem Grad zu der effektiven Regeneration von Blutkörperchen und besonders von roten beitragen, kann man sich schwer vorstellen. Dagegen scheint die Annahme Naegelis, daß sie in manchen Fällen ein atypisches Blutbild mit höherer Leukozytenzahl, zahlreichen Myelozyten und vielen Normoblasten erklären könnten, recht plausibel.

Über die Größe der Milz lauten die Berichte etwas verschieden. Mehrere Autoren meinen, ein Milztumor sei dem reinen Bilde der perniziösen Anämie fremd (Eichhorst). Nach Lazarus wird sie entweder normal groß oder kleiner als normal gefunden, und nur in seltenen Fällen wäre eine geringe Vergrößerung konstatiert. Hayem hat sowohl kleine als mäßig vergrößerte Milzen gesehen. Türk sagt, daß die Milz fast ausnahmslos vergrößert sei, ohne daß ihre Schwellung einen besonders hohen Grad zu erreichen pflege; ein Gewicht von 700 bis 800 g stelle schon die obere Grenze des Gewöhnlichen dar. Nach Naegeli ist die Milz meist mäßig vergrößert. Pappenheim spricht schlechthin vom „Milztumor" als von einem regelmäßigen Befund.

Eine sichere Beurteilung der vorliegenden Frage wird dadurch wesentlich erschwert, daß die Angaben über die normale Milzgröße sehr unsicher sind. Nach Schridde lassen sich für die Erwachsenen keine bestimmten Gewichtsangaben machen. Nach Henle ist das normale Gewicht ungefähr 225 g, nach Ziegler 130—250 g, nach Krause 150—250 g, nach Kaufmann 90—120 g. In 27 von unseren Sektionsfällen ist das Gewicht der Milz angegeben. Das Durchschnittsgewicht beträgt 202 g. Nur in 6 Fällen steigt das Gewicht über 210 g. Einzelheiten gehen aus der nebenstehenden Tabelle hervor. In 52 Fällen

Gewicht der Milz in 27 Fällen perniziöser Anämie.

60 g . . . 1 Fall	151—180 g . . . 4 Fälle	330 g . . . 1 Fall
74 g . . . 1 Fall	181—210 g . . . 5 Fälle	450 g . . . 1 Fall
85 g . . . 1 Fall	225 g . . . 1 Fall	480 g . . . 1 Fall
90—120 g . . . 2 Fälle	275 g . . . 1 Fall	610 g . . . 1 Fall
121—150 g . . . 7 Fälle		

ist die Länge und die Breite der Milz angegeben. Diese Maße geben im wesentlichen dasselbe Bild wie die eben angeführten Gewichte. Unsere Zahlen stimmen recht gut mit denen Cabots überein. In seinen Fällen wechselte das Gewicht der Milz zwischen 50 und 500 g.

Die 3 Fälle mit den größten Milzen von 450, 480 und 610 g Gewicht verdienen noch einige Worte. In allen diesen Fällen waren außer der Milz auch andere Organe vergrößert. So wog die Leber 2350, 2500 bzw. 2980 g. In dem zweiten Fall wog die linke Niere 240 g, in dem dritten betrug das Gesamtgewicht der Nieren 380 g. Das Herz wog in diesen beiden Fällen 530 bzw. 490 g, und in ihnen wurde ausgedehntes und namentlich in den unteren Extremitäten etwas reichlicheres Ödem als gewöhnlich beobachtet. In allen drei Fällen fanden sich Ergüsse in serösen Höhlen. Es handelte sich um drei kräftig gebaute, etwas korpulente Schwerarbeiter in mittleren Jahren. Wir haben es in diesen Fällen also nicht mit einem isolierten Milztumor zu tun bzw. mit einem Milztumor, den man in erster Linie in direkten Zusammenhang mit der perniziösen Anämie zu bringen versucht ist. Es ist vielmehr möglich, daß sowohl die Milz als die übrigen Organe schon früher, vielleicht unabhängig von jeglicher Krankheit, groß gewesen sind, und es ist nicht unwahrscheinlich, daß das Gewicht der Organe u. a. weiter durch ein Ödem beeinflußt worden sein kann.

Das Angeführte kann dahin zusammengefaßt werden, daß man bei perniziöser Anämie bisweilen eine kleine, meistens eine in bezug auf die Größe einigermaßen gewöhnliche oder mäßig vergrößerte Milz antrifft, daß aber eine erhebliche Milzvergrößerung nicht zu dem reinen Bild der fraglichen Krankheit gehört. Die Beobachtungen am Sektionstisch stehen also gut mit den früher geschilderten klinischen Beobachtungen in Einklang.

In ihrer Konsistenz weicht die Milz nicht in typischer Weise von der Norm ab. Ihre Farbe ist dunkelrot, meist etwas brauner als gewöhnlich.

Bei mikroskopischer Untersuchung findet man gewisse recht charakteristische Veränderungen. Ein unverkennbarer Blutreichtum unterscheidet die Milz von den meisten übrigen Organen. Die Follikel sind meist klein, gleichsam atrophisch, das Pulpagewebe hingegen hyperplastisch. Fast immer kommen in der Pulpa myeloide Herde vor (s. S. 234). Daneben sieht man Bilder, die als Folgen eines gesteigerten Blutkörperchenzerfalls gedeutet werden: zahlreiche, Erythrozytentrümmer enthaltende Zellen und reichlich eisenhaltiges Pigment.

Eppinger hat sich ganz besonders für das Verhalten der Milzgefäße interessiert und sie an operativ entfernten Milzen eingehend untersucht. Ihm ist dabei die Dicke der Wandungen jener Gefäße aufgefallen, die von den Trabekelarterien gegen die Follikel zu abzweigen; derbe, feste Bindegewebszüge in der Adventitia, Veränderungen an der Elastika, Intimawucherungen, hyaline Umwandlungen, stellenweise Verengerungen des Lumens. Obgleich der Unterschied zwischen den verschiedenen Milzen in dieser Hinsicht recht groß ist, sollen doch Veränderungen an den Gefäßen stets wahrzunehmen sein, und Eppinger will in denselben eine typische Veränderung der Perniziosamilz erkennen. Übrigens weist Eppinger auf die in vielen Beziehungen große Ähnlichkeit mit der Milz bei dem hämolytischen Ikterus hin.

Eppinger mißt den obenerwähnten Veränderungen der Milz eine große Bedeutung für die Beurteilung der Rolle der Milz beim Zustandekommen der perniziösen Anämie zu. Aber da er sich bei der Deutung seiner Befunde, wie er auch selbst ausdrücklich hervorhebt, auf ganz hypothetischem Boden bewegt, müssen wir uns mit diesen Andeutungen begnügen und auf seine eigenen Ausführungen hinweisen.

Die Leber ist meist von normaler Größe. In unserem Material ist unter 29 Lebern für 24 ein Gewicht zwischen 1100 und 1900 g verzeichnet, eine Leber wog 950 g, die 4 übrigen 2000, 2350, 2600 bzw. 2980 g. Hinsichtlich der drei zuletzt erwähnten sei auf die Besprechung der Milzgröße verwiesen. Die Durchschnittsgröße war 1610 g. 34 mal sind die Maße angegeben, und nur einmal sind die von Kaufmann angeführten normalen Maximalzahlen um ein wenig überschritten worden.

Die Leber ist in der Regel blaß, gelblichbraun. In ihr tritt die oben bereits erwähnte Verfettung besonders deutlich hervor, und zwar als zentrale degenerative Fettinfiltration. Vorzugsweise in der Peripherie der Azini treffen wir wiederum die meistens reichliche Ablagerung eisenhaltigen Pigments. Über Eisengehalt sowie über die myeloischen Herde siehe oben (S. 232 und 234).

In fast allen Fällen von perniziöser Anämie hat Eppinger innerhalb der Kupfferzellen Trümmer von Erythrozyten und vielleicht auch ganze rote Blutkörperchen gefunden.

Das Pankreas scheint, abgesehen von den gelegentlich beobachteten zirrhotischen Prozessen, keine bemerkenswerteren Veränderungen darzubieten.

Die Lymphdrüsen sind im allgemeinen nicht vergrößert, doch abgesehen von den Mesenterialdrüsen, die nicht selten eine leichte Anschwellung zeigen. Bemerkenswert ist, daß man in den meisten Fällen Lymphdrüsen von roter oder rötlicher Farbe antrifft. Am regelmäßigsten kommen sie im Mesenterium und im retroperitonealen Gewebe vor, aber auch anderswo können sie angetroffen werden. So haben wir derartige Lymphdrüsen nicht selten am Halse gesehen. Ob diese als wirkliche Hämolymphdrüsen aufzufassen sind oder wie oft die rote Farbe vielleicht durch eine einfache Hyperämie oder sogar mitunter durch Blutungen verursacht sein könnte, will ich nicht entscheiden. Doch dünkt es mich wahrscheinlich, daß diese Drüsen wenigstens in manchen Fällen wirklich den Namen Hämolymphdrüsen verdienen. Nach Splenektomie hat Eppinger sie größer werden sehen. Bei der Erwähnung dieser Befunde nimmt er Bezug auf die Auffassung Schumachers, daß die Lymphdrüsen im embryonalen Organismus immer Hämolymphdrüsen seien. Und Eppinger fährt fort: „Wenn dies der Wahrheit entsprechen sollte, dann hätten wir die Berechtigung anzunehmen, daß erwachsene Menschen, bei denen sich noch Hämolymphdrüsen finden, in der Entwicklung zurückgeblieben sind. Wenn wir vorher den Standpunkt vertreten haben, daß das Knochenmark bei der perniziösen Anämie minderwertig ist, so würde die Behauptung von Schumacher und die Tatsache des Vorkommens von Hämolymphdrüsen mit dieser Annahme gut in Einklang zu bringen sein." Wir können dies auch anders und vielleicht vorsichtiger ausdrücken: Wenn Schumachers Behauptung zu Recht bestünde, hätten wir in den Hämolymphdrüsen bei der perniziösen Anämie ein Analogon zu dem „Umschlag des Regenerationstypus im Knochenmark ins Embryonale".

Der sonstige lymphatische Apparat bietet keine auffallenden Veränderungen. Die häufigste Erscheinung dürfte eine leichte Anschwellung der solitären Follikel sowie der Payerschen Plaques sein. Ein wahrer Lymphatismus gehört eigentlich nicht zum Bilde der perniziösen Anämie, obwohl er gelegentlich angetroffen worden ist.

Die Nieren sind meistens von ziemlich normaler Größe; ihre Konsistenz ist etwas wechselnd. Die Kapsel habe ich nicht selten leicht adhärent gefunden. Die Schnittfläche ist blaß, oft mit einem deutlichen Stich ins Gelbe oder Braune. Die Kortikalis ist in meinen Fällen mitunter, besonders wenn die Größe der Niere nicht ganz die Norm erreichte, etwas schmal und die Streifung oft etwas undeutlich gewesen.

Bei der mikroskopischen Untersuchung habe ich die landläufige Auffassung bestätigen können, daß eine degenerative Fettinfiltration des Epithels eine konstante Erscheinung ist. Doch findet sich das Fett nie in größerer Menge und in der Regel in Form von ganz kleinen Kugeln, die nicht selten so winzig sind, daß sie nicht deutlich als gesonderte Partikelchen hervortreten. Auch andere Zeichen einer Epitheldegeneration kommen vor. Hämosiderose habe ich in allen Fällen, jedoch meistenteils spärlich gefunden. Die Prädilektionsstelle der Hämosiderinablagerung scheinen die Tubuli contorti darzustellen. Glomeruläre Veränderungen treten wenig hervor, ebenso Gefäßveränderungen. Dagegen ist das Bindegewebe in allen Fällen vermehrt (vgl. S. 233).

Schließlich gestatte ich mir, zwei von den 11 Fällen zu erwähnen, die ich einer eingehenden Betrachtung unterworfen habe. In dem einen hatten wir es mit einer Zystenniere und in derselben Niere mit einem kleinen Adenom in der Nierenrinde zu tun. In dem zweiten Fall wurden schon bei der makroskopischen Untersuchung in der einen Niere eine Anzahl kleiner tumorähnlicher Gebilde beobachtet. Beim Mikroskopieren zeigte es sich, daß diese zum Teil aus einem lipomatösen Gewebe, zum Teil aus einem an die Rinde der Nebenniere oder vielleicht richtiger an das Hypernephrom erinnernden und die übrigen und meisten aus einem Gewebe bestanden, welches sie am ehesten als Sarkome oder Fibrosarkome kennzeichnete. In demselben Fall wurden ferner eine Anzahl Divertikel in der Harnblase, eines von ihnen im untersten Teil des Ligamentum umbilicale medium angetroffen.

Das Nierenbecken, die Ureteren und die Harnblase zeigen, von gelegentlich vorkommenden Ekchymosen abgesehen, keine nennenswerten pathologischen Veränderungen.

Über pathologische Veränderungen in der Schilddrüse, dem Thymus, den Geschlechtsdrüsen und der Hypophyse habe ich keine Angaben gesehen.

Die Nebennieren sind im hiesigen pathologischen Institut auf Schaumans Veranlassung soeben Gegenstand eingehender Untersuchung (Roos). Diese ist noch nicht abgeschlossen, aber Roos macht mir folgende vorläufige Mitteilung: „In den 10 Fällen, wo ich die Lipoide untersucht habe, sind diese in hohem Grade, ja oft aufs äußerste reduziert gewesen. Die Menge chromaffiner Substanz hat sich ebenfalls herabgesetzt gezeigt. Außer diesen Veränderungen haben die Nebennieren andere von wechselnder Natur und oft sehr hochgradige erkennen lassen." Diese Resultate stimmen der Hauptsache nach mit denen überein, zu welchen Landau in 1, Fex in 2 Fällen von perniziöser Anämie gekommen sind.

Die anatomischen Veränderungen im Verdauungsapparat haben nach denjenigen in den blutbildenden Organen das Hauptinteresse der Forscher auf sich gezogen.

Das makroskopische Aussehen der Zunge ist schon oben (S. 181) beschrieben worden. Bei der mikroskopischen Untersuchung hat W. Hunter entzündliche Veränderungen bald akuter oder subakuter, bald mehr chronischer Natur nebst degenerativen und atrophischen Prozessen nachgewiesen. In einigen Fällen mit Epitheldefekten sah er Streptokokken im Zungengewebe, und später beschrieb er entzündliche Erscheinungen in den Nerven der Zunge, die nach seiner Ansicht neurotrophische Störungen in der Zungenmuskulatur hervorgerufen haben.

Hunters Bakterienbefund ist von anderen Forschern nicht bestätigt worden (Matthes). Dagegen werden eine subepitheliale Entzündung (Zimmermann) sowie atrophische Prozesse im Epithel und auch im Bindegewebe erwähnt (A. Faber, Zimmermann, Sackheim).

Hinsichtlich des Magens scheint die allgemeine Auffassung die zu sein, daß die Schleimhaut in der Mehrzahl der Fälle entzündliche und atrophische Veränderungen zeigt (Fenwick, Nothnagel, Hansemann, Faber, Ewald, Herzberg, Görnar, Möller [Bothrioc. an.]). Nach Naegeli wird aber eine Atrophie vermißt, und Weinberg glaubt, oft eine Gastritis ausschließen zu können.

In der älteren Literatur wird über allerlei entzündliche sowie atrophische Prozesse im Darm berichtet. Besonders die Darmatrophie galt lange Zeit als ein typischer Befund bei unserer Krankheit. Gegen diese Auffassung traten Faber und Bloch um die Jahrhundertwende auf. Die Veränderungen, welche die Annahme einer Atrophie bzw. Entzündung veranlaßt hatten, werden von ihnen als Leichenerscheinungen aufgefaßt. Wenn man solche nach Möglichkeit zu vermeiden sucht, z. B. durch Injektion von Formollösung in die Bauchhöhle kurz nach dem Tod, gelingt es meistens, einen normalen Darm zu finden: keine Atrophie, kein Rundzelleninfiltrat, keine Anschwellung der Lymphfollikel. Über ähnliche Befunde berichten Boekelmann und Martius. Aber auch gegen die von Faber und Bloch vertretene Auffassung sind Stimmen laut geworden (Ewald, Hansemann, Pappenheim, Strauß, Mosse, Berger und Tzuchiya).

Auf Schaumans Veranlassung hat I. Wallgren im hiesigen pathologischen Institut eine systematische Untersuchung der anatomischen Veränderungen im Verdauungskanal in 16 Fällen perniziöser Anämie, darunter 2 mit Bothriozephalus, unternommen. Aus dieser mit großer Sorgfalt ausgeführten Arbeit sei folgendes erwähnt:

In der Schleimhaut der Zunge, des Ösophagus und des Magensacks kommen entzündliche Prozesse in sämtlichen Fällen, in der Schleimhaut des Dünndarms wenigstens in 75% und in der des Dickdarms wenigstens in 40% der Fälle vor. Außer der Rundzelleninfiltration, die das sicherste Zeichen eines entzündlichen Prozesses ist, werden in allen Teilen des Digestionskanals oft degenerative Veränderungen des Epithels angetroffen.

Intensive entzündliche Prozesse oder Epitheldefekte an der Zunge wie die von Hunter beschriebenen hat Wallgren nicht gesehen. Nur in einem Fall bestand eine Bakterieninvasion in die Gewebe. Besonders erwähnenswert ist die schwache Entwicklung der Papillae filiformes und fungiformes. Oft sind sie fast völlig vernichtet. Die primären Bindegewebspapillen sind hier zu niedrigen, flachen Gebilden reduziert, die kaum merkbar über die Zungenoberfläche hinausragen. Die sekundären Bindegewebszapfen sind in sämtlichen Fällen kürzer, stumpfer und breiter als in den Kontrollpräparaten. Ähnliche Veränderungen konnten auch im Ösophagus nachgewiesen werden. Das Epithel der Zunge und der Speiseröhre ist oft niedriger als normal und zeigt nicht selten an der Zunge eine mangelhafte Verhornung.

Im Magen ist die Schleimhaut gewöhnlich verdünnt.

Im Dünn- und Dickdarm sind die Veränderungen nicht so ausgeprägt wie in den oberen Teilen des Verdauungskanals. In einigen Fällen sah Wallgren auffallende Eigentümlichkeiten im Epithel. Die Zellen, die die Zotten oder im Kolon die Oberfläche der Schleimhaut zwischen den Darmkrypten bekleiden, waren niedriger als normal und führten bisweilen abnorm große Kerne. In einem Fall fand er mehrere Kerne in derselben Zelle. Ein Kutikularsaum war in den Fällen, wo die Veränderungen unbedeutend waren, sichtbar, aber fehlte sogar, wenn das Epithel in höherem Grade verändert war. Eine eigentliche Atrophie der Darmschleimhaut hat er nicht feststellen können.

Sehr auffallend ist die Bindegewebsvermehrung, die schon oben bei der Besprechung der zirrhotischen Prozesse Erwähnung gefunden hat (siehe S. 233). Das Bindegewebe ist locker, dabei feinfaseriger und dichter als normal.

Viele Umstände scheinen darauf zu deuten, daß die Veränderungen im Verdauungskanal wenigstens zum Teil auf eine Minderwertigkeit der Schleimhaut zurückgeführt werden können (Wallgren).

Das Herz ist nach den meisten Beschreibungen von normaler Größe oder etwas kleiner. Kraus fand indessen in der Mehrzahl seiner Fälle eine Herzvergrößerung, und schon Eichhorst spricht von einer leichten Hypertrophie. Daß die Vergrößerung des Herzens, die in den meisten Fällen bei der klinischen Untersuchung nachweisbar ist, zum nicht geringen Teil auf einer Dilatation beruht, ist wohl wahrscheinlich. Eine Dilatation des Herzens, das meistens von ziemlich schlaffer Konsistenz ist, läßt sich auch auf dem Sektionstisch feststellen. Aber die Herzgewichte, die ich bei den Obduktionen gefunden habe, sprechen dafür, daß in zahlreichen Fällen eine wirkliche Substanzvermehrung vorliegt. In 21 unserer Obduktionsfälle ist das Herz gewogen worden, und die diesbezüglichen Resultate sind in der folgenden Tabelle zusammengestellt:

Gewicht des Herzens	Zahl der Fälle	Gewicht des Herzens	Zahl der Fälle
225 g	1	400—450 g	2
250—300 g	3	450—500 g	5
300—350 g	6	590 g	1
350—400 g	3		

Der auffallendste und für die perniziöse Anämie besonders kennzeichnende Herzbefund ist jedoch die Fettdegeneration im Myokard. Sie ist am stärksten in der linken Kammer ausgeprägt, und namentlich die Papillarmuskeln pflegen eine prägnante gelbe, wellige Streifung, die bekannte Tigrierung, aufzuweisen. Nur ausnahmsweise fehlt eine deutliche Fettdegeneration.

Das Endokard und die Klappen sind, von gelegentlichen Ekchymosen abgesehen, so gut wie immer normal, gleichviel ob im Leben Herzgeräusche beobachtet worden sind oder nicht.

Die Gefäße zeigen, abgesehen von einer Verfettung der kleineren Arterien und Kapillaren, keine besonderen Veränderungen.

Die Lungen sind auffallend blaß und blutarm, bieten aber sonst kaum etwas von größerem Interesse. Mitunter sind Zeichen abgelaufener tuberkulöser Prozesse von geringem Umfang anzutreffen. Sehr selten sind die tuberkulösen Veränderungen von der Art und der Ausdehnung, daß man versucht wäre, einen direkten ursächlichen Zusammenhang zwischen der Tuberkulose und der perniziösen Anämie in Erwägung zu ziehen.

Die subpleuralen Ekchymosen wurden bereits erwähnt. Kleinere Transsudate kommen ab und zu in den Pleurahöhlen vor. Eichhorst hat die Flüssigkeit in einigen Fällen leicht blutrot und einmal deutlich ikterisch gefunden.

Die während des Lebens oft auftretenden Symptome von seiten des Nervensystems lassen anatomische Veränderungen daselbst erwarten. Solche sind auch im Gehirn und Rückenmark sowie in deren Häuten, aber nur ausnahmsweise in den peripheren Nerven beobachtet worden.

Teils bestehen diese Veränderungen in zerstreuten kleinen Blutungen, vor allem in den Meningen, aber auch in der Hirn- und, wenngleich weniger oft, in der Rückenmarkssubstanz, Blutungen, die sicher die allgemeine hämorrhagische Diathese, welche die perniziöse Anämie begleitet, zum Ausdruck bringen. Teils werden sie von über das ganze zentrale Nervensystem zerstreuten kleinen degenerativen Herden, nicht selten mit sekundärer Gliaproliferation gebildet. Diese treten stets im Anschluß an ein kleines Gefäß und anscheinend mit Vorliebe in der weißen Substanz des Rückenmarks und da meist in den Hintersträngen auf. Sie scheinen nicht Folgen von Blutungen zu sein, sondern werden im allgemeinen mit einer Giftwirkung in Verbindung gebracht. Im Anschluß an diese Herde hat man sekundäre Degenerationen in den Nervenbahnen beobachtet. Außerdem kommen zerstreute degenerative Veränderungen banaler Art in dem zentralen Nervensystem vor, wie wir sie in allen anderen Organen haben auftreten sehen.

L. Wesen und Pathogenese.

Aus der obigen Schilderung der perniziösen Anämie dürfte mit wünschenswerter Deutlichkeit hervorgehen, daß wir trotz aller Mühe, die auf die Erforschung der Krankheit verwandt worden ist und trotz dem Wissen, das sich uns dabei angesammelt hat, noch sehr mangelhaft über ihre Ursachen und ihre Entstehungsweise unterrichtet sind. Wenn wir aber auch in vielen Hinsichten bloß auf mehr oder weniger wahrscheinliche Vermutungen angewiesen sind, dürfte eine

Zusammenfassung unserer Auffassung von dem Wesen und der Genesis der Krankheit hier doch gerechtfertigt sein.

Alle sind darüber einig, daß die perniziöse Anämie mit größter Wahrscheinlichkeit durch eine Giftwirkung, eine Intoxikation, entsteht, wenn auch das Gift vorderhand nicht bekannt ist.

Diese Gifthypothese stützt sich in erster Linie auf die Beobachtungen bei den experimentellen Giftanämien. Seitdem Silbermann 1886 über seine diesbezüglichen Erfahrungen berichtete, haben eine Menge Forscher (W. Hunter, Stadelmann, Bignami und Dionisi, Battistini und Rovere, von Voß, Tallqvist, Domarus, Handrick, Pappenheim und seine Mitarbeiter u. a.) die Wirkungen verschiedener Blutgifte untersucht und dabei gefunden, daß gewisse Gifte anämische Zustände hervorrufen, die viele und bedeutungsvolle Berührungspunkte mit der perniziösen Anämie aufweisen.

Für die Gifthypothese kann weiter angeführt werden, daß, wie wir gesehen haben, die perniziöse Anämie mitunter im Anschluß an eine Bothriozephalusinfektion oder ausnahmsweise an eine Gravidität oder Lues auftreten kann. In allen drei Fällen liegt es ja nahe, mit dem Vorhandensein eines toxischen Stoffes zu rechnen. Ja, nach Schaumann kann die Bothriozephalus-Anämie mit vollem Recht als Paradigma einer wahren Giftanämie dienen. Im Zusammenhang mit der Bothriozephalus-Anämie verdient noch Erwähnung, wie zahlreiche Autoren mit Rücksicht auf die oft vorkommenden Störungen in den Funktionen des Verdauungsapparates (Achylie, rezidivierende bzw. andauernde Diarrhöen, Darmstrikturen usw.) auch in den kryptogenetischen Fällen die Resorption irgendeines Giftstoffes vom Darm aus in Betracht ziehen.

Daß eine Menge Bakteriengifte schwere anämische Zustände, wenn auch in der Regel anderer Art als die perniziöse Anämie, verursachen können, ist eine bekannte Tatsache, die hier im Vorbeigehen angemerkt sei.

Eine Anzahl Symptome, die bei der perniziösen Anämie auftreten, erhalten durch die Annahme einer Intoxikation auf die einfachste Weise ihre Erklärung. Hierher gehören der gesteigerte Zerfall roter Blutkörperchen und die Hämosiderose in inneren Organen, das Fieber, der zeitweise zu beobachtende oder gesteigerte Eiweißzerfall, die hämorrhagische Diathese, die degenerative Fettinfiltration in Herz, Leber und Nieren, die Degenerationsherde im Rückenmark usw.

Wie oben hervorgehoben wurde, sind jedoch das vermutliche Gift oder die vermutlichen Gifte nicht bekannt. Der Versuch Tallqvists, das wirksame Gift in dem breiten Bandwurm nachzuweisen, ist nicht gelungen. Ebensowenig hat bisher Seyderhelms Bothriozephalin die Probe endgültig bestanden, und dasselbe gilt vorläufig von seinen Kolitoxinen. Recht zahlreiche Versuche sind vorgenommen worden, um dem „Perniziosagift" und vor allem dem Bothriozephalustoxin auf indirektem Wege auf die Spur zu kommen. Aber weder die Untersuchungen mit der Präzipitinreaktion (Isaac und van den Velden sowie Tallqvist) noch die mit Hilfe der Konglutinationsmethode (Becker), der Komplementbindungsreaktion (Meyer, Jerlow, Becker) oder der Sachs-Georgi-Reaktion (Becker) haben Resultate geliefert, die in der einen oder anderen Richtung entscheidend wären.

Wenn wir auch triftige Gründe haben, an die toxische Natur der perniziösen Anämie zu glauben, gestattet uns unsere sichtlich mangelhafte Kenntnis in den hierher gehörigen Fragen doch nicht zu behaupten, daß der toxisch wirkende Stoff, der die Krankheit zunächst auslöst, mit Notwendigkeit ein von außen kommendes Gift wäre. Bei der Bothriozephalus-Anämie hebt Queckenstedt die Möglichkeit hervor, daß es nicht der breite Bandwurm selbst sei, der die blutschädigenden Gifte enthält oder erzeugt, sondern daß durch seinen Ein-

fluß der komplexe Chemismus des Körpers Änderungen erleide, die einer Giftwirkung gleichkommen. Dieser Gedanke hat Schauman viel beschäftigt
und sicher dazu beigetragen, daß seine Aufmerksamkeit auf das endokrine
System als Produktionsort des schließlichen „Giftes" gelenkt wurde.

Wir werden bald auf diese Frage zurückkommen, vorher aber wollen wir
etwas bei dem Problem verweilen, wie das Gift, ohne Rücksicht darauf, woher
es kommt und wo es gebildet wird, seine Wirkung entfaltet.

Rein theoretisch können wir uns denken, daß die Anämie entweder durch
eine gesteigerte Zerstörung roter Blutkörperchen oder durch eine mangelhafte
oder fehlerhafte Blutkörperchenneubildung oder schließlich durch ein Zusammenwirken beider Störungen entstehe.

Daß wir es durchgehends gleichzeitig mit einem gesteigerten Zerfall und
einer herabgesetzten Neubildung zu tun hätten, ist fast undenkbar. Denn
wenn das der Fall wäre, müßte eine perniziöse Anämie in der Regel unaufhaltsam und zwar binnen ziemlich kurzer Zeit zum Tode führen, was aber
bekanntlich meistens nicht zutrifft.

Dagegen dürfte es keinem Zweifel unterliegen, daß ein gegenüber der Norm
gesteigerter Untergang von roten Blutkörperchen wenigstens zeitweise stattfindet. Die Blutkörperchentrümmer, die blutkörperchen- und pigmenthaltigen
Phagozyten, die Siderose, die subikterischen Erscheinungen, namentlich die
durch Anwesenheit von Gallenfarbstoff hervorgerufene gelbe Farbe des Blutserums, die gesteigerte Urobilinogen- bzw. Urobilinausscheidung bezeugen
es, und, was besonders hervorzuheben ist, diese Erscheinungen treten meistens
am stärksten hervor während Perioden der Verschlimmerung des Allgemeinbefindens und des Blutstatus. Doch sollte man nicht glauben, die Blutkörperchenzerstörung sei durchgehends in so hohem Grade gesteigert, wie man sich vieler-
orts vorstellt (vgl. Naegeli).

Ebensowenig kann man bezweifeln, daß während längerer Zeiträume eine
gesteigerte Neubildung von roten Blutkörperchen vor sich geht. Hierfür spricht
die in großem Umfang erfolgende Umwandlung von gelbem Fettmark in rotes,
funktionierendes Knochenmark; ebenso das Auftreten von kernhaltigen roten
Blutkörperchen und anderen jugendlichen Zellformen in dem zirkulierenden
Blut und nicht zuletzt die schnelle Vermehrung der Erythrozyten, die bei
beginnender Remission nicht selten zu beobachten ist. Daß diese Neubildung
auf die Dauer nicht genügt, um den Zerfall aufzuwiegen, ergibt sich aus dem
im großen und ganzen trotz dazwischenkommender Remissionen progressiven
Charakter der Krankheit. Wir haben also auf alle Fälle eine relative Knochen-
marksinsuffizienz vor uns. Indessen ist nicht die Möglichkeit zu leugnen, daß
die Blutkörperchenneubildung zeitweise nicht nur ungenügend im Verhältnis
zu dem Zerfall, sondern gegenüber der Norm sogar verzögert ist. Eine solche
„Ermüdung" des Knochenmarks und der ebenda wirkenden kompensatorischen
Kräfte findet z. B. während der letzten, zum Tode führenden Verschlimmerung,
nach dem Blutbefund zu urteilen, mitunter statt.

Ob die erhöhte Blutkörperchenzerstörung oder die abwegige Tätigkeit des
Knochenmarks den bestimmenden Einfluß auf den Verlauf der perniziösen
Anämie ausübt, kann leider nicht als festgestellt erachtet werden.

Darüber, daß der Blutkörperchenzerfall toxischen Ursprungs ist,
dürften die meisten einig sein, obgleich der nähere Mechanismus und besonders
die Rolle der Milz bei diesem Prozeß nicht endgültig klargelegt ist. Hingegen
sind die regenerativen Prozesse auf verschiedene Weise erklärt worden. In
ihnen nur eine Reaktion gegen den Blutkörperchen- bzw. Hämoglobinmangel
zu sehen, ist jedoch kaum mehr tunlich. Wir kennen sowohl aus der menschlichen als aus der experimentellen Pathologie Beispiele hochgradigen Blut-

körperchenzerfalls, ohne daß die Regeneration dieselbe bemerkenswerte megaloblastische und megalozytische Form annimmt wie bei der perniziösen Anämie.
Wir wissen außerdem von den experimentellen Blutgiftanämien her, daß eine
gesteigerte Erythropoese bei geeigneter Dosierung des Giftes einsetzen kann
ohne vorhergehende Herabsetzung des Hämoglobingehalts oder der Zahl der
roten Blutkörperchen. Es ist daher mehr als wahrscheinlich, daß das vermutete
Perniziosagift die blutbildenden Organe, vor allem das Knochenmark, direkt
beeinflußt und dort den charakteristischen Regenerationsprozeß auslöst. Die
abwegige Tätigkeit des Knochenmarkes würde demnach beim Entstehen des
spezifischen perniziös-anämischen Symptomenkomplexes die führende Rolle
spielen.

Das fragliche Gift würde also sowohl eine erythrozytotoxische als eine myelotoxische Wirkung ausüben. Von diesen wäre jene ihrer Natur nach destruktiv,
diese dagegen regenerativ, doch resultierend in einem ausgeprägt pathologischen,
wenn auch vielleicht unter den gegebenen Verhältnissen sozusagen zweckmäßigen
Regenerationstypus.

Wäre auch festgestellt, daß die perniziöse Anämie eine Giftanämie ist, bei
der der Hämoglobin- und Blutkörperchenmangel zunächst auf den erythro-
zytotoxischen Wirkungen des Giftes, die spezifischen Eigenschaften der Anämie,
besonders das charakteristische Blutbild, auf seinen myelotoxischen Wirkungen
mit oder ohne Mitwirkung einer speziellen Beschaffenheit des Knochenmarks
beruhen, und daß der jeweilige Zustand von dem quantitativen Verhältnis
dieser beiden Faktoren abhängt, so wäre das Wesen und die Genesis der Krankheit damit noch lange nicht klargelegt. Wir haben Anlaß zu der Vermutung,
daß das oder die exogenen Gifte, die die Anämie auslösen, recht allgemein
vorkommen und mithin nur ausnahmsweise die in Rede stehende Krankheit
hervorrufen. Am klarsten liegen die Verhältnisse bei der perniziösen Bothriozephalus-Anämie. Unter der Masse der Bothriozephalusträger erkrankt nur
ein geringer Bruchteil an der Anämie. Indessen haben wir schwerwiegende
Gründe anzunehmen, daß die Mehrzahl der Bothriozephalen, gleichviel ob sie
eine Anämie erzeugen oder nicht, mit ungefähr denselben anämisierenden
Eigenschaften ausgerüstet sind und daß der Stoff, an den diese gebunden sind,
sich frei im Darme oder sogar im Blute auch in allen den Fällen vorfindet, wo
keine perniziöse Anämie entsteht. Es liegt nahe, zu vermuten, daß ähnliche
Verhältnisse auch in der kryptogenetischen Form der perniziösen Anämie
herrschen. Zur Erklärung dieser auffallenden Tatsache wäre es am einfachsten, die Konstitution oder sagen wir die individuelle Reaktionsfähigkeit
des Organismus gegen das Gift heranzuziehen. In der Tat ist dies der Ausgangspunkt von Schaumans Gedanken und Forschungen über die Bedeutung
des konstitutionellen Moments bei der Entstehung der perniziösen Anämie
gewesen. Daß andere, wie Immermann, Runeberg und Laache, sich schon
vor Schauman, wenn auch auf anderer Grundlage, denselben Gedanken
zu eigen gemacht haben, ist früher hervorgehoben worden.

Es ist klar, daß Schauman auf verschiedenen Wegen danach strebte,
eine Stütze für seine Annahme zu finden. So gelang es ihm, in zahlreichen
Fällen das familiäre Vorkommen der Krankheit nachzuweisen. Auch aus der
Literatur konnte er mehrere hierher gehörige Fälle sammeln, und nachdem er
durch seine Mitteilungen die allgemeine Aufmerksamkeit auf die vorliegende
Frage gelenkt, sind mehrere interessante Beobachtungen veröffentlicht worden,
von denen ich besonders die von Meulengracht, Mustelin und Decastello
unterstreichen will. Es ist daher nicht mehr berechtigt, das familiäre Auftreten
der perniziösen Anämie als eine Seltenheit zu betrachten. Vielmehr hat man
Veranlassung, hereditären Einflüssen eine sehr bedeutende Rolle in der Patho-

genese der Krankheit zuzuschreiben. Ja, man hat allen Grund, zu vermuten, daß sich solche Einflüsse auch in vielen (vielleicht in allen?) Fällen geltend machen, wo man sie nicht durch den Nachweis eines familiären Auftretens direkt dokumentieren kann. Wie oft sehen wir nicht auf anderen Gebieten, daß eine Krankheit, die nach allgemeiner Ansicht auf hereditärer Grundlage beruht, in einzelnen Fällen auftritt!

Außer dem familiären Auftreten der Krankheit können noch andere Befunde aus der Familiengeschichte der Kranken als Stütze für die Bedeutung des konstitutionellen Momentes angeführt werden. Ich verweise auf Schaumans Befund von psychischen und nervösen Abnormitäten, von Alkoholismus, von Tuberkulose u. a. in der Familie der Kranken.

Wenn die Auffassung, daß sich die perniziöse Anämie auf dem Boden gewisser konstitutioneller Anomalien entwickelt, Grund für sich haben sollte, könnte man erwarten, daß diese Anomalien sich irgendwie in dem Bild widerspiegelten, das wir bei der objektiven Untersuchung von dem Kranken erhalten. Fragen wir uns aber, was das Kennzeichnende ist für die Körperkonstitution der Leute, die von dem uns beschäftigenden Leiden befallen werden, so bleiben wir immer noch im großen und ganzen die Antwort schuldig. In Verfolgung dieses Gedankengangs hat jedoch Schauman, wie wir sahen, gestützt auf eine Fülle interessanter Beobachtungen, nachdrücklich auf die Möglichkeit hingewiesen, daß das konstitutionelle Moment im Knochenmark sowie in den endokrinen Organen und dabei vielleicht vor allem in den Nebennieren verankert sei.

Auch R. Seyderhelm, der das wirksame Gift bei der Botriozephalus-Anämie sowie bei den meisten sog. kryptogenetischen Perniziosafällen gefunden haben will, meint, daß diese sehr allgemein vorkommenden Gifte nur beim Vorhandensein einer bestimmten Körperverfassung ihre krankheitserzeugende Wirkung entfalten können. Diese Körperverfassung käme aber in einer abnormen Durchlässigkeit der Darmwand und nicht in einer abnormen Reaktionsart des Knochenmarks bzw. anderer innerer Organe zum Ausdruck.

Die Befunde, die I. Wallgren im Darm an perniziöser Anämie Gestorbener erheben konnte, gewähren vielleicht der Auffassung Seyderhelms eine gewisse Stütze. Wie diese Auffassung mit den Ergebnissen der Untersuchungen Beckers und Ragozas über das Blutbild der Botriozephalusträger (S. 133) in Einklang gebracht werden kann, bleibt aber noch abzuwarten.

Gegen die Auffassung, die die wichtigste Bedingung für die Entstehung der perniziösen Anämie in einer ererbten Anlage erblickt, ist u. a. angeführt worden, daß die Krankheit während der früheren Kindheit so außerordentlich selten ist und erst bei höherem Alter häufiger zur Entwicklung kommt, und daß sie auch nicht, wie manche durch eine endogene Anlage bedingten Krankheiten, während einer begrenzten Periode der Entwicklung des menschlichen Organismus auftritt.

Ich kann die Berechtigung dieses Einwandes nicht anerkennen. Wenn die Krankheit sich in der Regel schon während der Kindheit offenbarte oder wenn sie uns, sagen wir nur im Pubertätsalter heimsuchte, so könnte dies natürlicherweise dafür sprechen, daß ein endogenes Moment bei ihrer Entstehung eine wichtige Rolle spielte. Diesen Satz umkehren zu wollen, scheint mir aber nicht richtig. Wir kennen eine Menge Krankheiten und andere Abweichungen von der Norm, die als ihrem Ursprung nach ganz oder teilweise endogen zu betrachten sein dürften und die trotzdem entweder eine an die perniziöse Anämie erinnernde Verteilung auf verschiedene Altersstufen zeigen (z. B. Diabetes mellitus) oder noch ausgeprägter als diese nicht während der Kindheit auftreten, sondern erst später, in manchen Fällen erst bedeutend später (vorzeitig ergrauendes Haar, gewisse Formen von Arteriosklerose bzw. Hypertonie, Gicht usw.), und zwar ohne auf eine physiologisch streng begrenzte Altersklasse beschränkt zu sein. Wir müssen hier selbstverständlich, im Sinne der modernen Erblichkeitslehre, einen bestimmten Unterschied machen zwischen der ererbten Anlage, die natürlicherweise schon bei der Geburt des Individuums vorhanden gewesen ist, und der Krankheit, die sich erst später auf der Basis dieser Anlage entwickelt hat [1]).

---

[1]) Meulengracht hat in seiner letzten, während des Druckes dieser Arbeit erschienenen Veröffentlichung diese Frage in einleuchtender Weise erörtert.

Ich kann diesen Abschnitt nicht besser abschließen als mit folgenden Worten, in denen Schauman seine Ansicht über die Natur der perniziösen Anämie zusammenfaßt:

„Konstitutionelle Anomalien, die sich wahrscheinlich sowohl auf die endokrinen Organe wie auf das Knochenmark beziehen, geben den Boden ab, auf dem die perniziöse Anämie erwächst, während in den äußeren Schädlichkeiten, die ja in vielen Fällen vorkommen, lediglich auslösende Momente zu erblicken sind.

Die individuellen Verschiedenheiten im Krankheitsbilde der perniziösen Anämie sind nicht nur in der wechselnden Beschaffenheit und Stärke dieser äußeren Reize begründet, sondern auch in der wechselnden Art der Konstitution. Wie Martius in vollster Übereinstimmung mit den Grundsätzen der modernen Erblichkeitslehre schon vor Jahren betont hat, ist die Gesamtkonstitution die Summe der Teilkonstitutionen. Bei ein und demselben Leiden ist sie keine einheitliche, sondern wechselt innerhalb recht weiter Grenzen. Es erscheint annehmbar, daß bei der perniziösen Anämie nur die Teilfaktoren, welche die Grundlage der eigenartigen Blutveränderungen bilden, in jedem Falle vorhanden sind, und außerdem, daß diese Faktoren aus inneren oder äußeren Gründen nicht immer eine gleich starke Wirkung ausüben können. Die letztgenannte Vermutung wird dadurch nahegelegt, daß die zwei maßgebenden Momente bei dem Zustandekommen und der weiteren Entwicklung der Anämie, die fehlerhafte Blutbildung und die übermäßige Blutkörperchenzerstörung, in den verschiedenen Fällen sehr verschiedener Stärke zu sein scheinen.

Die Häufigkeit der übrigen Einzelfaktoren kann von Fall zu Fall beträchtlichen Schwankungen unterliegen. Ein Teil von ihnen — so der Faktor, von dem die Achylie abhängig ist — kommt einigermaßen regelmäßig vor, andere dagegen, wie jene, denen das Nierenleiden, die Rückenmarkssymptome, die psychischen Anomalien, die Herzhypertrophie, die abnorme Pigmentierung usw. entspringen, finden sich bloß in einer geringeren Anzahl von Fällen. Kurzum, eine Menge verschiedener Variationen und Kombinationen ist denkbar und kommt auch tatsächlich vor.

So wird es auch verständlich, daß die Achylie nur in einem Teil der Fälle mit einer Anämie einhergeht und daß diese in einigen Fällen perniziöser Art ist, in anderen wiederum das Bild einer einfachen Anämie bietet. Auch die Beobachtung, daß perniziöse Anämie, Chlorose sowie Anämien vom „sekundären" Typus bei verschiedenen Mitgliedern derselben Familie zuweilen angetroffen werden (Schauman), läßt sich unter Zugrundelegung der obigen Betrachtungsweise vielleicht erklären. Ob und inwieweit wirkliche Wechselbeziehungen zwischen gewissen Einzelfaktoren bei der perniziösen Anämie bestehen, bleibt abzuwarten.

Trotz der hier angedeuteten Eigentümlichkeiten in der Natur der perniziösen Anämie scheint es nicht unangebracht, die perniziöse Anämie als eine Krankheit sui generis zu betrachten, und zwar im selben Sinne wie jedes andere Leiden, wo ein inneres Moment die Hauptbedingung für die Entstehung der Erkrankung darstellt und gewisse äußere Schädlichkeiten daneben mit im Spiele sind."

Literatur.

Folgendes Literaturverzeichnis macht keinen Anspruch auf Vollständigkeit. Die Absicht ist, die wichtigeren und die in obiger Darstellung berücksichtigten Veröffentlichungen zu verzeichnen. Mehrere der unten erwähnten Monographien enthalten ausführliche Literaturangaben.

Bei der Zusammenstellung dieses Literaturverzeichnisses ist mir Kollege Dr. E. Ruin in dankenswerter Weise behilflich gewesen. **F. Saltzman.**

Größere Monographien und Handbücher.

Bramwell, Byrom: Anaemia and some of the diseases of the bloodforming organs and ductless glands. Edinburgh and London. 1899. — Brugsch, Th. u. A. Pappenheim: Die Anämien. Spez. Path. u. Ther. von Kraus. u. Brugsch Bd. 8. Berlin und Wien 1920. — Cabot, R. C.: Diseases of the Blood. A system of Medicine von Osler u. Mc. Crae. London 1908. — Ehrlich, P. und A. Lazarus: Die Anämie. Nothnagels spez. Path. u. Ther. Bd. 8. 1898; zweite Auflage von Lazarus und Naegeli. Wien und Leipzig 1909 und 1913. — Eichhorst, H.: Die progressive perniziöse Anämie. Leipzig 1878. — Grawitz, E.: Klinische Pathologie des Blutes. Leipzig 1906. — Gulland, G. L. and A. Goodall: The Blood. Edinburgh 1912. — Hayem, G.: Lecons sur les maladies du sang. Paris 1900. — Hunter, W.: Severest Anaemias. London 1909. — Immermann, H.: Progressive perniziöse Anämie. Handb. d. spez. Path. u. Ther. von Ziemssen. Bd. 13, Leipzig 1875. — Laache, S.: Die Anämie. Christiania 1883; Krankheiten des Blutes. Handb. d. prakt. Med. von Ebstein u. Schwalbe. Stuttgart 1898. — Lazarus, siehe Ehrlich. — Morawitz, P.: Blut und Blutkrankheiten. Handb. d. inn. Med. von Mohr und Staehelin, Bd. 4. Berlin 1912. — Müller, H.: Die progressive perniziöse Anämie. Zürich 1877. — Naegeli, O.: Blutkrankheiten und Blutdiagnostik. 4. Aufl. Berlin 1923 — Pappenheim: siehe Brugsch. — Schauman, O.: Zur Kenntnis der sog. Bothriozephalus-Anämie. Berlin und Helsingfors 1894. — Türk, W.: Vorlesungen über klinische Hämatologie. Wien und Leipzig 1912.

Über das familiäre Auftreten der perniziösen Anämie.

Andree, H.: Dissertation. Göttingen 1912. — Bartlett, C. J.: Family pernicious anaemia. The Journ. of the Americ. med. assoc. 1913, p. 176. — Bramwell, Byrom: siehe oben. — Cabot: siehe oben. — Caccini, M. V.: Trois cas d'anémie pernicieuse essentielle dans une même famille. Riforma mid. 1900. Nach einem Ref. in Semaine médicale. 1900. S. 345. — Decastello, A.: Über familiäre perniziöse Anämie. Wien. klin. Wochenschr. 1923. S. 258. — Gilbert et Weil: L'anémie pernicieuse familiale. Semaine médicale 1910. p. 574. — Gilford, H.: Addison's Anaemia. Lancet 1923. S. 64. — Gram, H. C.: 3 Tilfaelde af achyli med Anaemi af forskellig Type i samme Familie. Ugeskrift for Laeger 1921. S. 646. — Gulland and Goodall: siehe oben. — Heudorfer, E.: Untersuchungen über die Konzentration des Blutserums bei Anämien und Blutkrankheiten. Zeitschr. f. klin. Med. 1914. Bd. 79. — Klein, A.: Zur Ätiologie der sekundären perniziösen Anämie. Wien. klin. Wochenschr. 1891. Nr. 39. — Levine and Ladd: Pernicious anaemia. A clinicale study of one hundred and fifty consecutive cases with special reference to gastric anacidity. Bull. of the John Hopkins Hosp. Vol. 32, p. 254. — Matthes: Über die Huntersche Zungenveränderung bei perniziöser Anämie. Deutsch. Kongr. f. inn. Med. 1913. — Meulengracht, E.: 5 Tilfaelde af perniciös Anaemi i samme Familie. Ugeskrift for Laeger 1920. Nr. 25. (Kongr. Zentralbl. Bd. 14. S. 256); Om Arvelighedslaerens Betydning og Anvendelse ved Erkendelsen af Sygdomsaarsager. (Med. perniciös Anaemi som Paradigma.) Ugeskrift for Laeger 1924. S. 1. — Mustelin, O.: Erblichkeit und perniziöse Anämie. Acta medic. scand. 1922. Bd. 56. — Patek, A. J.: Family pernicious anaemia. The Journ. of the Amer. Med. Assoc. 1911. p. 1315. — Roth, O.: Zur Kenntnis der perniziösen Anämie. Zeitschr. f. klin. Med. 1914. Bd. 79. — Schauman, O.: Welche Rolle spielt das konstitutionelle Moment in der Pathogenese der Bothriozephalus-Anämie? Deutsch. med. Wochenschr. 1910. S. 26; Über das familiäre Auftreten der perniziösen Anämie. Finska läkaresällskapets handlinger 1918. S. 526. (Deutsch.) — Schüpbach: Über perniziöse Anämie in Schwangerschaft und Wochenbett. Korrespondenzbl. f. Schweiz. Ärzte. 1913. S. 1535. — Sinkler and Eshner: Three cases of essential anaemia in one family. Amer. Journ. of med. Science. 1896. p. 287. — Willson, R. L.: The spinal cord in pernicious anaemia with report of an interesting case involvement. The Journ. of the Americ. med. Assoc. 1912. p. 767.

Spezielle Literatur über die Bothriozephalus-Anämie.

Askanazy, S.: Über Bothriozephalus-Anämie und die prognostische Bedeutung der Megaloblasten im anämischen Blut. Zeitschr. f. klin. Med. 1895. Bd. 27. — Bard, L.: L'anémie pernicieuse bothriocéphalique. La semaine méd. 1902. — Becker, G.: Om blodbilden hos botriocephalusbärare. Finska läkaresällskapets handlingar, 1915; Den breda bandmasken såsom orsak till symptom från digestionsapparaten; Om komplementbindning hos botriocephalusbärare. Finska läkaresällskapets handlingar, 1920; Versuche mit der Sachs-Georgi-Reaktion an Bothriozephalusträgern. Acta Medica Scand. 1922. Bd. 56. — Botkin, S.: Klinische Vorlesungen, gesammelt von Sirotinin. Lief. I. S. 59. St. Petersburg. 1885 (russisch). — Bruhn-Fåhraeus, M.: Två fall af bothriocephalusanämi. Hygiea. Bd. 58. 1896. — Dehio, K.: Blutuntersuchungen bei der durch Phthisis pulmonum, Karzinom, Syphilis und Bothriocephalus latus bedingten Anämie. Petersburger med. Wochenschr. 1891. Nr. 1; Ein Fall von schwerer perniziöser Bothriozephalus-Anämie. Petersburger med. Wochenschr. 18. 6. 1892. S. 225. — Eckert, A.: Ein Fall von Bandwurm-Anämie. Petersburger med. Wochenschr. 1893. S. 356. — Ewald, C. A.: Bericht über den Verlauf des am 16. Oktober 1895 vorgestellten Falles von perniziöser Anämie. Berlin. klin. Wochenscr. 1896. Nr. 10. — Faust und Tallqvist: Über die Ursachen der Bothriozephalusanämie. Arch. f. exp. Pathol. u. Pharmakol. 1907. Bd. 57. Suppl. 1908. — Fedoroff: Inaug.-Diss. Paris 1901—1902. — Fleckseder und v. Stejskal: Biologische Reaktionen mit Bandwurmextrakt. Wien. klin. Wochenschr. 1904. Nr. 28. — Herzog, Fr.: Zur Kenntnis der Bothriozephalusanämie. Münch. med. Wochenschr. 1920. S. 1383. — Hoffmann: Vorlesungen über allgemeine Therapie. 1885. — Holst, L. v.: Über perniziöse Anämie. Petersburger med. Wochenschr. 1886. Nr. 41, 42. — Isaac und von den Velden: Eine spezifische Präzipitinreaktion bei Bothriocephalus latus beherbergenden Menschen. Deutsch. med. Wochenschr. 1904. Nr. 27. — Jerlow, Om komplementbindning vid helminthiasis. Hygiea 1919. Nr. 5 und Zeitschr. f. Immunitätsforschung. 1919. Bd. 28. — Kisel, A. A.: Wratsch. 1888. S. 900 (russisch). — Klimenko, W. N.: Untersuchungen über die Verbreitung der Helminthen in Finnland. Dissertation. St. Petersburg 1895 (russisch). — Krantz: Über Bothriozephalusanämie mit aplastischem Knochenmark. Inaug.-Diss. Zürich 1906. — Kroenig: Verhandlungen der Gesellschaft der Charité-Ärzte. Berlin. klin. Wochenschr. 1892. S. 959. — Lichtheim: Zur Kenntnis der perniziösen Anämie. Verhandl. d. Kongr. f. inn. Med. 1887. — Litten und Michaelis: Zur Theorie der perniziösen Anämie. Fortschr. d. Med. 1904. Nr. 36. — Meyer, K.: Versuche über Komplementbindung bei Helminthiasis und über die chemische Natur des Bandwurmantigens. Zeitschr. f. Immunitätsforschung 1911. Bd. 7 u. 8; andere Aufsätze in derselben Zeitschrift, der letzte 1914. Bd. 21. — Meyer: Two Cases of Pernicious Anaemia due to the Dibothriocephalus latus. Med. News 1905. April. — Minnrich, W.: Zur Kenntnis der im Verlaufe der perniziösen Anämie beobachteten Spinalerkrankungen. Zeitschr. f. klin. Med. Bd. 21. S. 25. — Mizkuner: Ein Fall von helminthischer perniziöser Anämie. Petersburger med. Wochenschr. 1886. Nr. 41. — Möller, W.: Studier öfver de histologiska förändringarna i digestionskanalen vid den perniciösa anämin och särskildt vid bothriocephalus-anämien. Helsingfors 1897. — Moritz, O.: Erfahrungen über das Vorkommen und den Verlauf der sog. Blutkrankheiten. Petersburger med. Zeitschr. 1914. Nr. 6. — Müller, Friedrich: Zur Ätiologie der perniziösen Anämie. Charité-Annalen. 1889. S. 255. — Noorden, C. v.: Klinische und mikroskopische Demonstrationen eines Falles von Bothriocephalus latus (Diskussion). Berlin. klin. Wochenschr. 1892. Nr. 38. — Orlowsky: Zur Lehre von der progressiven perniziösen Bothriozephalusanämie und von den sog. anämischen Herzgeräuschen. Fol. haemat. Bd. 1. S. 27. — Pariser: Verhandlungen der Berliner medizinischen Gesellschaft. Berlin. klin. Wochenschr. 1893. Nr. 13. S. 315. — Podwissotsky, Helene: Zur Kasuistik der mit Bothriocephalus latus in Verbindung stehenden Form der progressiven perniziösen Anämie. Jahrb. f. Kinderheilk. Bd. 29. S. 223. — Ragoza: Diss. St. Petersburg. 1913 (Russisch). — Ravaud: Cachexie botriocéphalique (Anémie pernicieuse symptomatique). Thèse de Paris. 1908. — Reyher, G.: Beiträge zur Ätiologie und Heilbarkeit der perniziösen Anämie. Deutsch. Arch. f. klin. Med. Bd. 39. 1886. — Reymond, François: Etude de l'anémie pernicieuse progressive. Thèse Lyon. 1887. p. 45. — Rosenqvist, E.: Über den Eiweißstoffwechsel bei der perniziösen Anämie mit spezieller Berücksichtigung der Bothriozephalus-Anämie. Zeitschr. f. klin. Med. Bd. 49. — Roux: Evacuation de quatrevingt-dix botriocephales en une seule fois. Korresp.-Bl. f. Schweiz. Ärzte. 1887. Nr. 16. — Runeberg, J. W.: Bothriocephalus latus und perniziöse Anämie. Deutsch. Arch. f. klin. Med. Bd. 41. 1887 und Finska läkaresällskapets handlingar. Bd. 29; Diskussion zum Vortrag Runebergs: Tageblatt der 59. Versammlung deutscher Naturforscher und Ärzte zu Berlin. 1886. Nr. 5. S. 147. — Saltzman, Fr.: Die Bedeutung der Wurmauflösung in der Ätiologie der Bothriozephalus-Anämie. 11. nord. med. Kongr. 1923. Acta med. scand. 1924. — Schapiro, H.: Heilung der Biermerschen perniziösen Anämie durch Abtreibung von Bothriocephalus latus. Zeitschr. f. klin. Med. Bd. 13. 1888. — Schauman, O.: Zur Kenntnis der perniziösen Bothriozephalus-Anämie. Berlin 1894; Welche Rolle spielt das konstitutionelle Moment in der Pathogenese der Bothriozephalus-Anämie? Deutsch. med. Wochenschr. 1910. S. 26. — Schauman, O. und J. Grönberg: Utöfvar den breda bandmasken något inflytande på magsaftsekretionen? Hygiea 1904. — Schauman, O. und T. W. Tallqvist: Über die blutkörperchen-auflösenden Eigenschaften des breiten Bandwurms. Deutsch. med. Wochenschrift 1898. Nr. 20. — Schimanski: Russkaja Meditsina. 1889 (russisch). — Sievers: Till kännedomen om förekomsten av intestinalparasiter hos människan i Finland. Finska Läkaresällskapets handlingar. 1906. — Tallqvist, T. W.: Om aktiva substanser i den breda bandmasken. Finska läkaresällskapets handlingr. 1906; Toxikologiske undersögelser over den perniciöse anemi's pathogenese med serligt henblik paa Botriocephalusanemien. Hospitalstidende 1907; Zur Pathogenese der perniziösen Anämie, mit besonderer Berücksichtigung der Bothriozephalus-Anämie. Zeitschr. f. klin. Med. Bd. 61. 1907. — Thompson, W. G.: A case of Dibothriocephalus latus. Infection causing Pernicious Anaemia with complete Recovery. Medical News 1905. — Westphalen, H.: Zur subkutanen Blutinjektion nach der v. Ziemssenschen Methode. Petersburger med. Wochenschr. 1889. Nr. 2; Über Kopfschmerzen gastritischen Ursprungs. Berlin. klin. Wochenschr. 1891. S. 914. — Winiarski, Josef: Blutuntersuchungen bei anämischen und kachektischen Zuständen, insbesondere bei Lepra, Inaug.-Diss. Dorpat 1892. — Wjärjuschki, O. J.: Wratsch 1889. S. 685 (russisch).

Sonstige Literatur.

Ahlfeld: Lehrbuch der Geburtshilfe. Leipzig 1898. — Aitkens, J.: Pernicious anaemia with pigmentation of the skin and buccal mucous membran. Brit. med. journ. 1909. June 5. — Albu, A.: Die verschiedenen Formen der Achylia gastrica, ihre Pathogenese und Behandlung. Therapie d. Gegenw. 1913. Nr. 10. — Andree: Klinischer Beitrag zur Frage der schweren Anämien. Inaug.-Diss. Göttingen 1912. — Appelberg, R.: Om karcinomanemiens natur. Akad. afhandl. Helsingfors. 1919. — Arneth: Diagnose und Therapie der Anämien. Würzburg 1907; Thorium X bei perniziöser Anämie. Berlin. klin. Wochenschr. 1914. S. 153; Die qualitative Blutlehre. Leipzig: Klinkhardt 1920. — Aschoff: Bemerkungen zu Schläpfer: „Histologie des Darmes bei perniziöser Anämie." Dtsch. Arch. f. klin. Med. Bd. 101, S. 417. — Askanazy, S.: Über einen interessanten Blutbefund bei rapid letal verlaufender perniziöser Anämie. Zeitschr. f. klin. Med. Bd. 23, S. 80; Über Bothriozephalusanämie und die prognostische Bedeutung der Megaloblasten im anämischen Blut. Zeitschr. f. klin. Med. Bd. 27. 1895; Über den Wassergehalt des Blutes und Blutserums bei Kreislaufstörungen, Nephritiden, Anämien und Fieber. Dtsch. Arch. f. klin. Med. Bd. 49. 1897. — Aubertin: Les reactions sanguines dans les anémies graves symptomatiques et cryptogenetiques. Thèse de Paris 1905; La retraction du caillot et les hematoblastes dans les anémies. Cpt. rend. des séances de la soc. de biol. 1905. p. 39; Les anémies par anhematopoiese. Semaine méd. 1908. 15 Juillet. — Ausderau: Über die Beziehungen der Syphilis zur perniziösen Anämie. Inaug.-Diss. Zürich 1906. — Barclay: Death from anaemia. Zit. nach Eichhorst. — Bard, L.: De l'hematolyse dans l. liqu. hemorrh. d'orig. cancer. Semaine méd. 1901. Nr. 25. — Barker: (Therapie.) New York med. journ. a. med. record. 1917. p. 1091. — Battistini, F. und L. Rovere: Experimentelle Beobachtungen über Anämien, hervorgebracht durch Vergiftung mit Pyrodin. Acc. di med. di Torino. Seduta del 14 Giugno 1897. Ref. in Zentralbl. f. allg. Pathol. u. pathol. Anat. Bd. 9. 1898. — Becker: Hämatologische Untersuchungen. Dtsch. med. Wochenschr. 1900. Nr. 35; Über die durch Trichocephalus dispar verursachten Krankheitszustände. Dtsch. med. Wochenschr. 1902. Nr. 26. — Bedson, S. Ph.: Lésions des organes à sécrétion interne dans l'intoxication vermineuse. Ann. de l'inst. Pasteur. Tom. 27. — Bennecke: Über unsere Mißerfolge mit der Bluttransfusion bei perniziöser Anämie. Münch. med. Wochenschr. 1912. S. 571; Die Behandlung der perniziösen Anämie. Med. Klinik 1913. Nr. 42. — Berger: Zur Ätiologie der perniziösen Anämie. Münch. med. Wochenschr. 1908. Nr. 50 u. 51. — Berger und Tschuiya: Beiträge zur Pathogenese der perniziösen Anämie. Dtsch. Arch. f. klin. Med. Bd. 96. 1909. — Berliner Hämatologische Gesellschaft: 4.—7. Sitzung, den 2. Mai, den 23. Mai, den 13. Juni, den 4. Juli 1911. Diskussionsthema: Wesen, Definition, Blutbild und hämatologische Differentialdiagnose der perniziösen Anämie. Fol. haematol. Bd. 11, S. 311; 8. Sitzung, den 10. Okt. 1911. Diskussionsthema: Über aplastische Anämie und ihre Beziehung zur perniziösen Anämie. Fol. haematol. Bd. 12, S. 232. — Bernheim: Observations d'anémie pernicieuse progressive puerpérale. Soc. med. de Nancy. Rev. méd. de l'est. 1879. p. 687. — Bertino: Recherches cliniques et hematologiques sur quelques cas d'anémie pernicieuse de la grossesse. Fol. haematol. Tom. 6, p. 106. 1908. — Beyer-Gurowitsch: Über perniziöse Anämie in Gravidität und Puerperium. Inaug.-Diss. Zürich 1912. — Biermer: Naturforscher-Vers. Dresden 1868; Vortrag über eine eigentümliche Form von progressiver, perniziöser Anämie. Korresp.-Blatt f. Schweiz. Ärzte. 1872. Nr. 1. — Biffis: Policlinico 1921. p. 877. — Bignami und Dionisi: Die postmalarischen und die experimentellen, chronischen toxischen Anämien. Zentralb. f. allg. Pathol. u. pathol. Anat. Bd. 5. 1894. — Billings, A.: A report of cases of pernicious anaemia. Americ. journ. of the med. sciences. 1900. — Birch-Hirschfeld: Über schwere anämische Zustände. Kongr. f. inn. Med. 1892. — Bittorf, A.: Die Pathologie der Nebennieren und der M. Addisonii. Jena 1908. — Bloch, E.: Zur Klinik und Pathologie der Biermerschen progressiven Anämie. Dtsch. Arch. f. klin. Med. Bd. 77. 1903; Klinisch-hämatologische Mitteilungen. Dtsch. med. Wochenschr. 1903. Nr. 29; Über die Bedeutung der Megaloblasten und Megalozyten. Beitr. z. pathol. Anat. u. z. allg. Pathol. Bd. 34. 1903; Über die Beziehungen des Traumas zur Biermerschen Anämie. Fol. haematol. 1904. S. 271; Das Verhalten der roten Blutzellen bei der Biermerschen progressiven Anämie. Wochenschr. f. prakt. Ärzte. 1908. Nr. 4. — Blumenthal: Über aplastische Anämie. Dtsch. Arch. f. klin. Med. 1907. S. 132; Arch. des maladies du coeur, des vaisseaux et du sang. 1908. p. 298. — Boeckman und Hansen: Ein Beitrag zur Kenntnis des Stoffwechsels des Eisens bei Anaemia perniciosa. Fol. haematol. Bd. 10, S. 289 und Norsk magaz. f. laegevidenskaben. 1910. Nr. 9. — Boedecker und Juliusburger: Kasuistischer Beitrag zur Kenntnis der anatomischen Befunde bei spinaler Erkrankung mit progressiver Anämie. Arch. f. Psychiatrie u. Nervenkrankh. Bd. 30, H. 2. — Boekelman, W. A.:

Über progressive perniziöse Anämie. Geneesk. bladen. 1907 und Fol. haematol. Suppl. 4, S. 230. — Bonin, H.: Über Veränderungen der Magenschleimhaut bei perniziöser Anämie. Inaug.-Diss. Berlin 1912. — Bouché: Un cas de sclérose combinée subaiguë associée à l'anémie pernicieuse. Fol. haematol. Bd. 9, S. 194. — Boycott, A. E.: The action of oleic acid and its soaps on the blood. Brit. med. journ. 1910. Nov.; Peritoneal blood transfusion. Journ. of pathol. a. bacteriol. Vol. 14. 1910. — Bradbury, J. B.: A case of idiopathic anaemia treated unsuccesfully by phosphorus; death; necropsy. Brit. med. journ. 1876. Aug. 19. — Bramwell, Byrom: Case of pernicious anaemia. Clinical studies. Vol. 7. 1908; Case of subacute combined degeneration of the spinal cord, simulating disseminated sclerosis, with the rapid development of pernicious anaemia shortly before death. Brit. med. journ. 1910. p. 1396; Two cases of pernicious anaemia treated by salvarsan. Brit. med. journ. 1911. p. 547; Remarks on the salvarsan treatment of pernicious anaemia. Brit. med. journ. 1912. June and 1913. p. 1093 and 1256; Pernicious anaemia and spinal degeneration; Further report on the treatment of pernicious anaemia by salvarsan and neosalvarsan. Brit. med. journ. 1915. p. 21 and 406. — Brandes: Über die Beziehungen der perniziösen Anämie zum Magenkarzinom. Med. Klinik. 1921. S. 189. — Brasch: Demonstration von Rückenmarkspräparaten. Verein f. inn. Med. Bd. 17. 1897/98. — Broadbent: Therapeutic uses of phosphorus. Practitioner. 1875. — Broesamlen: Über die Bedeutung der Megalozytenbildung und über die Blutbefunde in den Remissionsstadien der perniziösen Anämie. Dtsch. Arch. f. klin. Med. Bd. 112, S. 83. — Brouwer und Blauwkuip: Über das zentrale Nervensystem bei perniziöser Anämie. Monatsschr. f. Psychiatrie u. Neurol. 1915. Nov. — Brunton, J.: A case of pernicious anaemia showing marked improvement under arsenic and bonemarrow. Lancet. 1905. Jan. — Bunting: The etiology and pathogenesis of pernicious anaemia. Johns Hopkins hosp. bull. 1905. June 16. — Bürger, M.: Über Verwandtenbluttransfusion. Therapeut. Halbmonatsh. 1921. H. 13, S. 386. — Burgerhout und van Londen: Über Rückenmarksveränderungen bei perniziöser Anämie. Nederlandsch tijdschr. v. geneesk. 1908. Nr. 19, S. 1379. — Busson und Kosian: Über Anämie durch Bakterienextrakte. Zeitschr. f. d. ges. exp. Med. Bd. 25, S. 199. 1921. — Cabot: Pernicious anaemia: a Study of Fifty Cases. Boston med. a. surg. journ. 1896; Pernicious anaemia: a Study of one hundred and ten cases. Americ. journ. of the med. sciences. 1900; Journ. of med. research. 1904. p. 980; Ring Bodies in Anaemia Blood. Journ. of med. research. 1905. Febr. p. 15; The diagnosis of Anaemia. Journ. of the Americ. med. assoc. 1907. — Camac and Milne: The spinal cord lesions in two cases of pernicious anaemia. Americ. journ. of the med. sciences. 1910. — Camp, C. D.: Pernicious anaemia causing spinal cord changes and a mental state resembling paresis. Med. record. 1912. — Caruso, F.: Über Anämie in der Schwangerschaft. Volkmanns Vortr. 1904. Aug. Nr. 378. — Castellino: Zit. nach May. — De Castro: Inaug.-Diss. Greifswald 1879. — Ceconi, A.: Considerazioni intorno alla diagnosi differenziale tra anemia perniciosa progressiva e carcinoma gastrico. Rif. med. 1907. — Ceconi, A. et F. Micheli: L'anemia perniciosa progressiva. XXI. Congr. di medicina Intern. Torino. 1911. Ottobre. — Cederberg, A.: Die Pathogenese einiger Anämien mit besonderer Berücksichtigung der kryptogenetischen perniziösen Anämie. Berlin. klin. Wochenschr. 1914. S. 585. — Chalier, J. L., Nové-Josserand et Boulud: A propos do l'hémolyse sidérogène. Documents concernant les anémies pernicieuses et la tuberculose. Cpt. rend. des séances de la soc. de biol. 1913. Nr. 11. — Charlton, G. A.: A study of chronic infection and subinfection by the colon bacillus. Journ. of med. research. Vol. 8. — Charlton, W.: Beitrag zur Erythrozytenresistenzbestimmung gegenüber anisotonischen NaCl-Lösungen. Inaug.-Diss. Berlin 1916. — Chauffard et Troisiér: Contribution à l'étude des hémolysines dans leurs rapports avec les anémies graves. Bull. et mém. de la soc. méd. des hôp. de Paris. 1908. 16 Juillet. — Christian: Renal function in pernicious anemia as determined by dietary renal tests. Arch. of internal med. Vol. 18, p. 429. 1916. — Clarke: The course of pernicious anaemia in older persons. Bristol med.-chirurg. journ. 1913. — Clerk, A. et Gy: Cancer gastrique et anémie pernicieuse. Arch. des maladies du coeur, des vaisseaux et du sang. 1909. Avril. — Cohnheim: Erkrankungen des Knochenmarkes bei perniziöser Anämie. Virchows Arch. f. pathol. Anat. u. Physiol. Bd. 68. 1876. — Conti und Rossi: Hämatologie des unter Form von Anämie verlaufenden Magenkarzinoms. Italienischer Kongr. f. interne Med. Mailand 1909. Ref. Fol. haematol. Bd. 10, II. 1910. — Courmont et Dufour: L'anémie pernicieuse tuberculeuse. Gaz. des hôp. civ. et milit. 1912. p. 211. — Curschmann: Die perniziöse Anämie im Greisenalter. Münch. med. Wochenschr. 1921. S. 172. — Curtin: Nervous shock as a cause of pernicious anaemia. Philadelph. Med. Times. 1885. — Dahl: Om behandlingen av den perniciösa anämien med splenektomi. Hygiea. 1914. H. 8. — Damaskin: Zur Bestimmung des Eisengehaltes des normalen und pathologischen Menschenharnes. Koberts Arbeiten. Bd. 7. 1891. (Zit. nach v. Noorden.) — Daumann, A. und A. Pappenheim: Über die nosologische Stellung und Pathogenese der hämolytischen Ikterusformen und der toxanämischen Bluterkrankungen. Fol. haematol. 1914. — v. Decastello: Über Pigmenthypertrophien und Atrophien der Haut in Verbindung mit perniziöser Anämie. Wien. klin. Wochenschr. 1901. Nr. 52;

Über den Einfluß der Milzexstirpation auf die perniziöse Anämie. Dtsch. med. Wochenschr. 1914. H. 13 u. 14. — Dehio, K.: Über schwere anämische Zustände. Diskussion. Verhandl. d. dtsch. Kongr. f. inn. Med. 1892. — Demme: (Askaridengifte.) Berlin. klin. Wochenschr. 1883. H. 16. — Dieballa: Beitrag zur Therapie der progressiven perniziösen Anämie. Zeitschr. f. klin. Med. Bd. 31. 1897; Von dem weiteren Schicksal einer vor 13 Jahren geheilten perniziösen Anämie. Zeitschr. f. klin. Med. Bd. 71; Anaemia perniciosa mit myeloidèm Milztumor und exzessiver Hydrämie. Fol. haematol. Bd. 4, S. 239. Suppl. 1907. — Dill, J. F. G.: Pernicious anaemia treated by lactobacillin. Proc. of the roy. soc. of med. Vol. 2, Nr. 2. 1908. — Dinkler: Über die Erkrankungen des zentralen Nervensystems im Verlaufe der Biermerschen Anämie. Dtsch. Zeitschr. f. Nervenheilk. Bd. 47 u. 48. Festschrift für v. Strümpell. — Dirksen, E.: Über schwere Anämien durch Taenia solium. Dtsch. med. Wochenschr. 1903. Nr. 39. — Dunin: Über anämische Zustände. Leipzig 1895. Volkmanns Samml. klin. Vortr. N. F. Bd. 135. — Dünner: Die perniziöse Anämie und Karzinom. Berlin. klin. Wochenschr. 1921. S. 386. — Eason, John: Age and sex in pernicious anaemia. Edinburgh med. journ. 1920. p. 389. — Ehni et Alexeieff: Résistance des globules déplasmatises dans l'anémie pernicieuse. Soc. de biol. 1908. — Ehrlich: Über schwere anämische Zustände. Verhandl. d. dtsch. Kongr. f. inn. Med. 1892. — Einhorn, M.: Zur Klinik der Achylia gastrica und der perniziösen Anämie. Arch. f. Verdauungskrankh. Bd. 9. 1903. — Eisenlohr: Blut und Knochenmark bei progressiver perniziöser Anämie und bei Magenkarzinom. Dtsch. Arch. f. klin. Med. Bd. 20. 1877; Über primäre Atrophie der Magen- und Darmschleimhaut und deren Beziehung zu schwerer Anämie und Rückenmarkserkrankung. Dtsch. med. Wochenschr. 1892. Nr. 49, S. 1105. — Ellermann, V.: Über das Wesen der essentiellen perniziösen Anämie. Dtsch. med. Wochenschr. 1912. Nr. 18. — Emerson: The blood of normal young adults. Bull. of Johns Hopkins hosp. 1907; The blood in pernicious anaemia. Bull. of Johns Hopkins hosp. Vol. 17. 1907. Febr. — Engel, C. S.: Über embryonale und pathologische rote Blutkörperchen. Verhandl. d. Vereins f. inn. Med. Berlin. klin. Wochenschr. 1898. Nr. 49; Demonstration embryologischer Blutpräparate zur Veranschaulichung des Kernschwundes. Berlin. klin. Wochenschr. 1899. Nr. 26; Über einen Fall von perniziöser Anämie mit gelbem Knochenmark in den Epiphysen. Zeitschr. f. klin. Med. Bd. 40. 1900; Über histogenetische Beziehungen zwischen schweren Blutkrankheiten und bösartigen Geschwülsten. Zeitschr. f. klin. Med. Bd. 65; Können wir aus der Zusammensetzung des anämischen Blutes einen Schluß auf den Zustand der Blutbildungsorgane ziehen. Münch. med. Wochenschr. 1901. Nr. 4; Über einen Versuch, mit Hilfe des Blutserums eines Anämischen einen therapeutisch verwendbaren spezifischen Antikörper herzustellen. Zeitschr. f. klin. Med. Bd. 54. 1904; Über Rückschlag in die embryonale Blutbildung und Entstehung bösartiger Geschwülste. Berlin. klin. Wochenschr. 1907. Nr. 40; Über Rückschlag in die embryonale Blutbildung. Berlin. klin. Wochenschr. 1908. Nr. 23. — Eppinger, Hans: Zur Pathologie der Milzfunktion. Berlin. klin. Wochenschr. 1913. Nr. 33, 34 u. 52; Die hepato-lienalen Erkrankungen. Enzyklopädie d. klin. Med. 1920. — Eppinger, H. und D. Charnaß: Was lehren uns quantitative Urobilinbestimmungen im Stuhl? Zeitschr. f. klin. Med. Bd. 78. — Eppinger und Ranzi: Über Splenektomie bei Bluterkrankungen. Mitt. a. d. Grenzgeb. d. Med. u. Chirurg. Bd. 27, S. 796. 1914. — Erben: Die chemische Zusammensetzung des Blutes bei perniziöser Anämie. Zeitschr. f. klin. Med. Bd. 40. 1900. — Escherich: Über perniziöse Anämie im Kindesalter. Wien. klin. Wochenschr. 1892. S. 193. — Ewald: Über eine unmittelbar lebensrettende Transfusion bei schwerster chronischer Anämie. Berlin. klin. Wochenschr. 1895. S. 977 und Dtsch. med. Wochenschr. 1902. Nr. 31. Vereinsbeilage; Diskussion. Berlin. klin. Wochenschr. 1907. Nr. 25, S. 786; Diskussion. Dtsch. med. Wochenschr. 1907. S. 1153. — Ewald, A. und E. Friedberger: Zur Pathogenese der perniziösen Anämie. Dtsch. med. Wochenschr. 1913. S. 1293 u. 1440 (gegen Hämolysine). — Ewing: Clinical pathology of the blood. London 1901. — Faber, K.: Et Tilfaelde af perniciös Anaemi med gunstigt Forløb. Hospitalstidende. Bd. 8. 1900; Achylia gastrica mit Anämie. Med. Klinik. 1909. Nr. 35; Anämische Zustände bei der chronischen Achylie. Ugeskrift f. laeger. 1913. Nr. 11; Berlin. klin. Wochenschr. 1913. Nr. 21; Ventrikelns Sygdomme. Lärobok i intern medicin. København 1916. — Faber, K. og C. E. Bloch: De patologiske Forandringer i Fordöjelsekanalen ved den perniciöse Anaemi og den saakaldte Tarmatrofi. Nord. med. Arch. 1899. Nr. 20; Über die pathologischen Veränderungen am Digestionstraktus bei der perniziösen Anämie und über die sogenannte Darmatrophie. Zeitschr. f. klin. Med. Bd. 40. 1900; De patologiske Forandringer i Fordöjelsekanalen ved den perniciöse Anaemi. Hospitalstidende. 1903. Nr. 35, S. 925. — Faber, K. o. G. Lange: Den kroniske Achylia gastrica. Kliniske Undersogelser fra Kgl. Frederiks Hospital. København. 1907 und Zeitschr. f. klin. Med. Bd. 66. 1908. — Faust, E.: Über experimentelle Anämien. Münch. med. Wochenschr. 1909. — Faust und Schmincke: Über chronische Ölsäurenvergiftung. Arch. f. exp. Pathol. u. Pharmakol. Suppl.-Bd. 1908. — Fenwick, W.: Über den Zusammenhang einiger krankhafter Zustände des Magens mit anderen Organerkrankungen. Virchows Arch. f. pathol. Anat. u. Physiol. Bd. 118. 1889. — Fenwick, S.: Lecture on atrophy of the stomach. Lancet. Vol. 2, p. 77. 1877. — Ferraud: Sur un cas

d'anémie grave dite essentielle. Bull. et mém. de la soc. méd. des hôp. de Paris. 1876.
21 nov. — Fex, J.: Chemische und morphologische Studien über das Cholesterin und die
Cholesterinester in normalen und pathologisch veränderten Organen. Biochem. Zeitschr.
Bd. 104. 1920. — Flury, F.: Zur Chemie und Toxikologie der Askariden. Arch. f. exp.
Pathol. u. Pharmakol. Bd. 67, S. 275. — Fortune, J.: Two cases of pernicious anaemia
with unusual features. Brit. med. journ. 1907. Oct. 19. — Frank, Clemens: Über die
Geschichte der Bluttransfusionen im allgemeinen, ihre Anwendung bei perniziöser Anämie
im besonderen und über eine Reihe Transfusionen von geringeren Mengen (5—10 ccm)
defibrinierten Blutes bei pernizöser Anämie. Inaug.-Diss. Gießen 1916. — Franken-
häuser: Über die Ätiologie der perniziösen Anämie. Zentralbl. f. d. med. Wissensch.
1883. — French, H.: Some clinical aspects of pernicious anaemia. Clinical journ. 1909.
May; Sixtyeight cases of pernicious anaemia. Guy's hosp. reports. Vol. 63. 1909. —
Freund und Mohr: Verhandl. d. 83. Vers. d. Ges. dtsch. Naturf. u. Ärzte. 1910. —
Friedeldy: (Taenia.) Ref. Jahrb. f. Kinderheilk. Bd. 43. 1896. — Friedenwald, J.:
Gastrointestinal disturbances in pernicious anaemia. Boston med. a. surg. journ. 1912.
Aug. — Friedenwald, J. and T. Morrison: Gastrointestinal disturbances in pernicious
anaemia. Journ. of the Americ. med. assoc. 1919. Aug. 19. Zit. nach Medical record. 1919.
Aug. 23. — Friedländer, J.: Perniziöse Anämie und Rückenmarksleiden. Dtsch. med.
Wochenschr. 1909. Nr. 44. — Fürbringer: Über schwere anämische Zustände. Diskussion.
Verhandl. d, dtsch. Kongr. f. inn. Med. 1892. — Försterling, W.: Kasuistische Beiträge
zur Kenntnis des M. Addisonii. Inaug.-Diss. Berlin 1898. — Gabritschewsky, G.:
Klinische hämatologische Notizen. Arch. f. exp. Pathol. u. Pharmakol. Bd. 28, S. 83.
— Gerhard, D.: Die Entstehung und Behandlung der sekundären Anämien. Verhandl.
d. dtsch. Kongr. f. inn. Med. 1910; Dtsch. Zeitschr. f. Nervenheilk. Bd. 71, S. 209. 1921.
— Gioseffi: Zur Kenntnis der progressiven perniziösen Anämie. Münch. med. Wochenschr.
1910. S. 2083. — Goenner: Ein durch künstlichen Abort geheilter Fall von perniziöser
Anämie. Korresp.-Blatt f. Schweiz. Ärzte. 1914. S. 417. — Gomess: Ascaris Lumbricoides
and pernicious anaemia. Lancet. 1907. — Gordon, A.: Histological Changes in the Spinal
cord in Pernicious anaemia apropos of a case with diffuse degeneration. New York med.
journ. a. med. record. 1909. — Grafe, E.: Zur Kenntnis des Gesamtstoffwechsels bei
schweren chronischen Anämien des Menschen. Dtsch. Arch. f. klin. Med. Bd. 118. —
Gram: (Plättchenwerte.) Cpt. rend. des séances de la soc. de biol. Tom. 83, p. 714. 1920.
— Guillemont, A. et L. Lapique: Variations pathologiques de la teneur en fer du foie
et de la rate chez l'homme. Cpt. rend. des séances de la soc. de biol. 1896. p. 651. —
Gulland, G. L.: Some remarks on pernicious anaemia. Scott. med. a. surg. journ. 1903;
Anomalous cases of pernicious anaemia. Brit. med. journ. 1907. — Gulland and Goodall:
Pernicious anaemia: A histological study of seventeen cases. Journ. of pathol. a. bacteriol.
1905. — Gusserow: Über hochgradigste Anämie Schwangerer. Arch. f. Gynäkol. 1871.
— Görner, H.: Über die Veränderungen der Magenschleimhaut bei der perniziösen Anämie.
Inaug.-Diss. Leipzig 1914. — Hamburger, H. J.: Osmotischer Druck und Ionenlehre
in den medizinischen Wissenschaften. Wiesbaden 1902—1904. — Handrick, E.: Beein-
flussung der Resistenz der roten Blutkörperchen durch hämatoxische Substanzen. Dtsch.
Arch. f. klin. Med. 1912. S. 107 u. 312. — Hansemann: Diskussion. Berlin. klin. Wochen-
schrift 1898. Nr. 32, S. 716; Dtsch. med. Wochenschr. 1907. S. 1153. — Hansen, Eilor:
Et helbredet Tilfälde af såkaldet „progressiv perniciös Anämie" med nogle epikritiske
Bemärkninger om denne Sygdom. Nordiskt medicinskt arkiv. 1880. S. 1. — Hansen, I.:
Et Tilfaelde af Anaemia perniciosa ved Mb. Basedowi i Tilslutning til Röntgenbehandling.
Ugeskrift f. laeger. 1922. S. 1643. — Hanssen: Bericht über 61 Bluttransfusionen bei
Anämie. Verhandl. d. dtsch. Kongr. f. inn. Med. Bd. 28. 1911. — Heinrichsdorff, A.:
Über die Beziehungen der perniziösen Anämie zum Karzinom. Fol. haematol. Bd. 14.
1912. — Helly: Zur Frage der sogenannten atypischen Fälle in der Hämatologie. Zeitschr.
f. klin. Med. Bd. 62, S. 331; Die hämatopoetischen Organe in ihren Beziehungen zur
Pathologie des Blutes. Zu Nothnagels Handbuch. Wien: Alfred Hölder. — Henneberg:
Die Myelitis und die myelitischen Strangerkrankungen. Handbuch d. Neurologie von
Lewandowski. Berlin 1913. — Henrot, H.: Contribution à l'étude de l'anémie pernicieuse progressive. Assoc. française pour l'avancement des sciences. Nancy 1886. 2. partie.
p. 755. — Henry: Clinical notes of cases of pernicious anaemia. Americ. journ. of the
med. sciences. Vol. 120. 1900. — Henry, F. P. and W. Osler: Atrophie of the stomach
with the clinical features of pernicious anaemia. Americ. journ. of the med. sciences.
1886. — Herzberg, S.: Über Magenveränderungen bei perniziöser Anämie. Virchows
Arch. f. pathol. Anat. u. Physiol. 1911. Bd. 204. — Hirsch: Über subkutane Bluttransfusion nach der v. Ziemssenschen Methode. Berlin. klin. Wochenschr. 1888. S. 790.
— Hirschfeld: Über schwere Anämie ohne Regeneration des Knochenmarkes. Berlin.
klin. Wochenschr. 1906. Nr. 18; Zur Prognose der perniziösen Anämie. Therapie d. Gegenw.
1907. August; Karzinom und perniziöse Anämie. Zeitschr. f. Krebsforsch. 1912. S. 376;
Die frühzeitige Erkennung und moderne Behandlung der Blutkrankheiten. Med. Klinik.
1914. Nr. 2; Über die Rolle der Milz in der Pathogenese der perniziösen Anämie. Zeitschr.

f. klin. Med. Bd. 87. 1919. — Hisinger - Jägerskiöld: Klinische Kapillarstudien bei Blutkrankheiten und Zirkulationsstörungen. Acta med. skandinav. Vol. 58. 1923. — Hoefer: Über einen unbekannten Protozoen im menschlichen Blut bei einem Fall von Anämie. Zentralbl. f. Bakteriol., Parasitenk. u. Infektionskrankh., Abt. I, Orig. 1910. Nr. 55. — Hofbauer: Anämische Atemstörungen. Internist. Kongr. Wiesbaden 1910. Fol. haematol. Bd. 10, S. 274. — Holsti, H.: Perniciös anemi. Finska läkaresällskapets handlinger. Bd. 47. 1905. — Hopkins, J. G.: Phagocytosis of red blood-cells after transfusion. Arch. of internal med. 1910. Sept. — Huber: Über Behandlung schwerer Anämien mit Blutinjektionen. Dtsch. med. Wochenschr. 1910. S. 1077; Über Blutveränderungen bei Icterus haemolyticus. Berlin. klin. Wochenschr. 1913. Nr. 15. — Hueck: Inaug.-Diss. Rostock 1905. — Huerter: Die perniziöse Anämie. Med. Klinik. 1911. Beiheft. — Huestedde, Franz: Erschöpfungsdelirien bei perniziöser Anämie. Inaug.-Diss. Kiel. 1913. — Hunter, W.: The pathology of pernicious anaemia. Lancet. 1888. p. 555 and 608; Leçon sur la physiologie et la pathogénie de la destruction du sang. Gaz. méd. de Paris. 1893; Further observations on pernicious anaemia: A chronic infective disease. Lancet. 1900. p. 221; Further investigations regarding the infective nature and etiology of pernicious anaemia. Lancet. 1903. p. 283; Observations on the urine in pernicious anaemia. Practitioner. Vol. 13. 1889; Brit. med. journ. Vol. 2. 1896; Case of „Addisonian anaemia". Proc. of the roy. soc. of med. Vol. 4. — Hunter and Others: Discussion on pernicious anaemia and allied conditions. Brit. med. journ. 1907. — Hutchinson, R.: Some disorders of the blood and blood-forming organs in early life. Lancet. 1904. Vol. 1, p. 1253. 1323, 1402. — Höst: Zur Technik der Bluttransfusion. Dtsch. med. Wochenschr. 1922. S. 1302. — Immermann: Über progressive perniziöse Anämie. Dtsch. Arch. f. klin. Med. Bd. 13. — Isaac: Über die „Resistenz" der roten Blutkörperchen und die Bedeutung von Resistenzverschiebungen als Grundlage klinischer Bilder. Schmidts Jahrb. d. ges. Med. Bd. 310, S. 113. 1911. — Isaac und Handrick: Über Beziehungen anämischer Zustände zum Kohlehydratstoffwechsel. Dtsch. Arch. f. klin. Med. 1912. — Itami: Ein experimenteller Beitrag zur Lehre von der extramedullären Blutbildung bei Anämien. Arch. f. exp. Pathol. u. Pharmakol. Bd. 60. 1908. — Jacob und Moxter: Über Rückenmarkserkrankungen und -veränderungen bei tödlich verlaufenden Anämien. Arch. f. Psychiatrie u. Nervenkrankh. Bd. 32. 1899. — v. Jaksch: Über die Diagnose und Therapie der Erkrankungen des Blutes. Prager med. Wochenschr. 1890. Nr. 31—33; Über die Zusammensetzung des Blutes gesunder und kranker Menschen. Zeitschr. f. klin. Med. Bd. 23. 1893; Über den Stickstoffgehalt der roten Blutzellen des gesunden und kranken Menschen. Zeitschr. f. klin. Med. Bd. 24. 1894; Azetonurie und Diazeturie. Berlin 1885. (Zit. nach v. Noorden.) — Jakuszewsky: Zit. nach Sattler. — Johnsson, A.: Untersuchungen über die Blutzuckerverhältnisse bei anämischen Zuständen, speziell bei perniziöser Anämie. Acta med. scandinav. Supplementum 3. 1923. — Jores: Über Magenveränderungen bei perniziöser Anämie. Münch. med. Wochenschr. 1911. S. 766. — Joseph: Neuere Anschauungen über Ätiologie und Therapie der progressiven perniziösen Anämie. Inaug.-Diss. Leipzig 1906. — Jungmann: Beiträge zur Kenntnis der Schwangerschaftsanämie. Münch. med. Wochenschr. 1914. S. 414. — Jürgensen: Diskussion zu Lichtheims Vortrag. Verhandl. d. dtsch. Kongr. f. inn. Med. 1887. — Kabanow: Über die Diagnose der Magendarmaffektionen mit Hilfe des Abderhaldenschen Dialysierverfahrens. Münch. med. Wochenschr. 1913. S. 2164. — Karvonen, J. J.: Ascaris lumbricoides anaemia perniciosan syynä. Duodecim 1893 (finnisch). — Kauffmann: Klinischer und anatomischer Beitrag zur Frage der Erkrankungen des Zentralnervensystems bei Anämie. Arch. f. d. ges. Psychol. Bd. 53, S. 23. 1914. — Kemp: Om Anvendelsen af kefir ved Anaemia perniciosa. Ugeskrift f. laeger. 1915. Nr. 41. — Kennerknecht, Klara: Beiträge zur Kenntnis des Eisenstoffwechsels bei perniziöser Anämie und Leukämie. Virchows Arch. f. pathol. Anat. u. Physiol. Bd. 205, H. 1. — Kerppola, W.: Står den perniciösa anemien i något förhållande till sköldkörtelfunktionen? Finska läkaresällskapets handlinger. 1923. S. 330 (schwedisch). — Klebs: Diskussion zum Referat „Über schwere anämische Zustände". 11. Kongr. f. inn. Med. 1892. — Kleeman, A.: Über Pylorushypertrophie bei perniziöser Anämie. Dtsch. Arch. f. klin. Med. Bd. 128, S. 271. — Klein, A.: Zur Ätiologie der sekundären perniziösen Anämie. Wien. klin. Wochenschr. 1891. S. 721. — Klemperer: Zur Behandlung der perniziösen Anämie. Berlin. klin. Wochenschr. 1908. Nr. 52; Demonstration von Präparaten von perniziöser Anämie nach Thorium-X-Behandlung. Berlin. klin. Wochenschr. 1912. Nr. 27; In welchen inneren Krankheiten kommt die operative Entfernung der Milz in Frage? Therapie d. Gegenw. 1914. S. 1—7. — Klemperer und Hirschfeld: Der jetzige Stand der Thorium-X-Therapie mit einigen Beobachtungen bei Leukämie und Anämie. Therapie d. Gegenw. 1912; Milzexstirpation zur Behandlung der perniziösen Anämie. Therapie d. Gegenw. 1913. Nr. 9. — Kolisch und v. Steyskal: Über die durch Blutzerfall bedingten Veränderungen des Harns. Zeitschr. f. klin. Med. 1895. S. 446. — Koren, A.: Tre Tilfaelde af akut forlöbende perniciös Anaemi inden samme Hustand. Norsk magaz. f. laegevidenskaben. 1891. S. 550. — Korschun u. Morgenroth: Über die hämolytischen Eigenschaften von Organextrakten. Berlin. klin. Wochenschr. Bd. 39,

S. 870. 1902. — Kraus: Die klinische Bedeutung der fettigen Degeneration des Herzmuskels schwer anämischer Individuen. Berlin. klin. Wochenschr. Bd. 44a, S. 5. 1905. — Kraus und Chvostek: Über den Einfluß von Krankheiten, besonders von anämischen Zuständen, auf den respiratorischen Gaswechsel. Zeitschr. f. klin. Med. Bd. 22. 1893. — Krumbhaar: Late results of splenectomy in pernicious anaemia. Journ. of the Americ. med. assoc. and Med. record. 1916. July 1. p. 32. — Kurpjuweit: Zur Diagnose von Knochenmarksmetastasen der malignen Tumoren aus dem Blutbefunde. Dtsch. Arch. f. klin. Med. Bd. 77. 1903; Über die Veränderungen der Milz bei perniziöser Anämie und einigen anderen Krankheiten. Dtsch. Arch. f. klin. Med. Bd. 80. 1904; Über letale Anämien im Greisenalter. Dtsch. Arch. f. klin. Med. Bd. 82. 1905. — Kusonoki: Die perniziöse Anämie im frühen Kindesalter. Korresp.-Blatt f. Schweiz. Ärzte. 1914. S. 833. — Labbé: Anémie pernicieuse d'origine syphilitique. Presse méd. 1906. p. 841; A propos de l'observation d'anémie grave rapportée par M. M. Chauffard et Troisier. Bull. et mém. de la soc. méd. des hôp. de Paris. 1908; Anémie pernicieuse et néphrite. Bull. et mém. de la soc. méd. des hôp. de Paris. 1913. p. 673. — Labbé et Agasse - Lafont: Anémie pernicieuse progressive et tuberculose. Bull. et mém. de la soc. méd. des hôp. de Paris. 1908. 19 Juin. — Labbé et Joltrain: Anémie pernicieuse et lésions renales. Arch. des maladies du coeur, des vaisseaux et du sang. 1908. — Labbé et Salomon: Anémie pernicieuse progressive et néphrite chronique. Bull. et mém. de la soc. méd. des hôp. de Paris. 1901. Nr. 4; Les anémies pernicieuses. Cpt. rend. de l'assoc. franç. pour l'avancement des sciences. 1907. — Labendzinski: (Gravidität.) Inaug.-Diss. München 1912. — Lämpe, R.: Zur Behandlung der perniziösen Anämie mit Salvarsan. Med. Klinik. 1916. Nr. 47. — Landau: Die Nebennierenrinde. Jena 1915. — Larrabee, R. C.: The volume index of the red corpuscles. Journ. of med. research. Vol. 24. 1911. — Leichtenstern: Progressive perniziöse Anämie bei Tabikern. Dtsch. med. Wochenschr. 1894. Nr. 52; Askaridengifte. Zit. nach Mosler - Peiper. Tierische Parasiten. 1904. S. 307. — Lenel: Über Rückenmarksdegeneration bei perniziöser Anämie. Inaug.-Diss. Freiburg i. B. 1912. — Lennartz: Einige Beobachtungen über Hautpigmentation bei perniziöser Anämie und ihre diagnostische Bedeutung. Inaug.-Diss. Marburg 1913. — Lequeux: (Diskussion.) Fol. haematol. Bd. 10, S. 273. — Leyden: Über chronische Myelitis und die Systemerkrankungen im Rückenmark. Zeitschr. f. klin. Med. Bd. 21. 1892. — Lichtheim: Zur Kenntnis der perniziösen Anämie. 6. Kongr. f. inn. Med. 1887. — Lichtwitz: Über die Behandlung der perniziösen Anämie mit absorbierenden Stoffen. Dtsch. med. Wochenschr. 1917. Nr. 43. — Lichty: The early or premontory symptoms of pernicious anaemia. Journ. of the Americ. med. assoc. 1907. June 26. — v. Limbeck, R. R.: Grundriß einer klinischen Pathologie des Blutes. Jena 1892. — Lindbom, O.: Über absolute Remissionen bei perniziöser Anämie. XI. Nord. Kongr. f. inn. Med. Kristiania 1923. — v. Lippmann, R.: Zur Frage der Atrophie der Darmschleimhaut bei perniziöser Anämie. Zentralbl. f. inn. Med. 1913. Nr. 45. — Litten u. Michaelis: Zur Theorie der perniziösen Anämie. Fortschr. d. Med. 1904. Nr. 36. — Lortat - Jacob et Gassier: Anémie pernicieuse et néphrite scléreuse. Bull. et mém. de la soc. méd. des hôp. de Paris. 1914. Nr. 39, p. 950. — Lube: Veränderungen des Zentralnervensystems bei perniziöser Anämie. Dtsch. Zeitschr. f. Nervenheilk. Bd. 46, H. 4/5. — Lucy: Transfusion of blood for pernicious anemia. Med. record. 1909. p. 399. — Lüdke und Fejes: Untersuchungen über die Genese der kryptogenetischen perniziösen Anämie. Verhandl. d. dtsch. Kongr. f. inn. Med. Wiesbaden 1912; Untersuchungen über die Genese der kryptogenetischen Anämien. Dtsch. Arch. f. klin. Med. Bd. 109. 1913. — Lyonnet: De la densité du sang. Paris 1892. — Mac Caskey: Pernicious anemia. An embryonic factor in its etiology. New York med. journ. a. med. record. 1913. p. 67. — Mac Crae: Pernicious anaemia: the statistics of a series of forty cases. Journ. of the Americ. med. assoc. Vol. 38, p. 148. 1902. — Mac Phedran und W. Fletcher: (Gegen Ölsäurehypothese.) Journ. of exp. med. 1913. p. 527; Zentralbl. f. inn. Med. Bd. 8, S. 577. — Magnus - Levy: Über den respiratorischen Gaswechsel unter dem Einfluß der Thyreoidea sowie unter verschiedenen pathologischen Zuständen. Berlin. klin. Wochenschrift 1895. Nr. 30, S. 550. — Makarow: Beiträge zur perniziösen Anämie (mit besonderer Berücksichtigung des gehäuften Vorkommens und der Nieren- und Harnbefunde). Inaug.-Diss. Jena 1912. — Mann: Über Behandlung schwerer Anämien mit Blutinjektionen. Wien. med. Wochenschr. 1911. S. 579. — Maragliano: Beitrag zur Pathologie des Blutes. Berlin. klin. Wochenschr. 1892. — Marchand, F.: Halisteresis bei perniziöser Anämie. Versamml. dtsch. Naturf. u. Ärzte. 1911. Pathol. Sektion. Fol. haematol. Bd. 12, S. 121. — Marconelles, A. P.: Anémie et cancer de l'estomac. Thèse de Paris. 1910. Ref. Fol. haematol. Bd. 12, Nr. 2, S. 107. 1911—1912. — Marcus: Psychose bei perniziöser Anämie. Neurol. Zentralbl. 1903. Nr. 22. — Martius, Fr.: Achylia gastrica, ihre Ursachen und ihre Folgen. Leipzig 1897; Pathogenese innerer Krankheiten. Leipzig und Wien 1899; Konstitution und Vererbung. Berlin 1914; Achylia gastrica und perniziöse Anämie. Med. Klinik. 1916. Nr. 18. — Marxer: (Gastrophilus-Larven.(Zeitschr. f. Hyg. u. Infektionskrankh. 1919; Kongr. Zentralbl. Bd. 12, S. 223. 1920. — Matthes: Verhandl. d. dtsch. Kongr. f. inn. Med. 1913; Zungenveränderungen bei perniziöser Anämie. Münch. med.

Wochenschr. 1913. S. 617. — May, Etienne: Etudes sur les résistances globulaires. Thèse de Paris. 1914. — Mayo, W. J.: The results of splenectomy in the anaemias. American surgical association. Med. record. 1919. Aug. 23. p. 352. — Medak und Pribram: Gallenuntersuchungen am Krankenbett. Berlin. klin. Wochenschr. 1915. — Med. Klinik: Umfrage über die Diagnose, Ätiologie und Therapie der perniziösen Anämie. Med. Klinik. 1908. Nr. 41—43. — Melchior: Forandringer i de röde Blodlegemer ved progressive Anaemier. Ugeskrift f. laeger. 1913. Nr. 9. — Ménétrier et Aubertin: Elements de pronostic dans les rechutes de l'anémie pernicieuse. Bull. et mém. de la soc. méd. des hôp. de Paris. 1906. 27 Juillet. — Ménétrier, Aubertin et Bloch: Anémie pernicieuse et opotherapie médullaire. Trib. méd. 1905. 22 avril. — Mensi: Sulla resistenza globulare del neonate normale et itterice. Pediatria. 1909. Vol. 7. — Meulengracht, E.: Darmstriktur und perniziöse Anämie. Arch. f. Verdauungskrankh. Bd. 28, S. 216. 1921; Dünndarmstrikturen und perniziöse Anämie. Darmresektion. Acta med. scandinav. Bd. 56. 1922; To nye Tilfaelde af Tyndtarmstrikturer med perniciös Anaemi. Ugeskrift f. laeger. 1922; Tarmstriktur og perniciös Anaemi. Hospitalstidende. 1922. — Meyer, Erich: Einige Gesichtspunkte zur Therapie der Blutkrankheiten. Therapeut. Monatsh. 1908. Dezember. — Meyer und Heinecke: Über den Färbeindex der roten Blutkörperchen. Münch. med. Wochenschr. 1906. Nr. 17; Über Blutbildung bei schweren Anämien und Leukämien. Dtsch. Arch. f. klin. Med. Bd. 88. 1907. — Michell: On the course of pernicious anaemia in older persons. Bristol. med.-chirurg. journ. Vol. 31. 1913. — Mildenberg: (Frühdiagnose.) Inaug.-Diss. Greifswald 1919. — Minkowski: Milzexstirpation bei perniziöser Anämie. Dtsch. med. Wochenschr. 1919. S. 1037. — Minnich: Zur Kenntnis der im Verlaufe der perniziösen Anämie beobachteten Spinalerkrankungen. Zeitschr. f. klin. Med. Bd. 21 u. 22. 1892/93. — Moffit: Is pernicious anaemia of infectious origin? Americ. journ. of the med. sciences. 1911; Studies in pernicious anaemia. Americ. journ. of the med. sciences. 1914. Nr. 6. — Mohr: Untersuchungen über die Blutzirkulation anämischer Individuen. 22. Kongr. f. inn. Med. 1905. — Monti und Berggrün: Die chronische Anämie im Kindesalter. Leipzig 1892. — Moorhead: Pigmentation of the buccal mucosa in pernicious anaemia. Brit. med. journ. 1910. April 9. — Moosbrugger: Über Trichozephaliasis. Münch. med. Wochenschr. 1895. Nr. 47. — Moraczewski, W. v.: Stoffwechselversuche bei schweren Anämien. Virchows Arch. f. pathol. Anat. u. Physiol. Bd. 159, S. 221. 1900. — Morawitz: Die Behandlung schwerer Anämien mit Bluttransfusionen. Münch. med. Wochenschr. 1907. S. 767; Transfusion und Aderlaß. Dtsch. med. Wochenschr. 1910. S. 249; Über atypische schwere Anämien. Dtsch. Arch. f. klin. Med. Bd. 88; Klinische Untersuchungen über Blutverteilung und Blutmenge bei Gesunden und Kranken. Samml. klin. Vortr. Nr. 462 (Serie 16, H. 12); Die Blutkrankheiten in der Praxis. Klin. Lehrkurse der Münch. med. Wochenschr. 1922. — Morawitz und Itami: Klinische Untersuchungen über Blutregeneration. Dtsch. Arch. f. klin. Med. Bd. 100, H. 1 u. 2. — Morawitz und Röhmer: Klinische Untersuchungen über die Sauerstoffversorgung bei Anämien. Münch. med. Wochenschr. 1908. Nr. 31, S. 1762. — Morgenroth, J. und K. Reicher: Zur Kenntnis der durch Toxolezithide erzeugten Anämie und deren medikamentöser Beeinflussung. Berlin. klin. Wochenschr. 1907. Nr. 38; Weiterer Beitrag zur Kenntnis der durch Toxolezithide erzeugten Anämie und deren medikamentöser Beeinflussung. Charité-Ann. Bd. 33. — Moritz, O.: Erfahrungen über das Vorkommen und den Verlauf der sog. Blutkrankheiten. St. Petersb. med. Zeitschr. 1914. Nr. 6. — Mosse, M.: Zur Lehre der perniziösen Anämie. Berlin. klin. Wochenschr. 1907. Nr. 26, S. 798; Über Hautpigmentierung bei perniziöser Anämie. Arch. f. Dermatol. u. Syphilis. Bd. 113, S. 759. 1912. — Mosse und Rothmann: Über Pyrodinvergiftung bei Hunden. Dtsch. med. Wochenschr. 1906. S. 134. — Mühsam: Die Blutkrankheiten und ihre chirurgische Behandlung (Milzexstirpation). Dtsch. med. Wochenschr. 1914. Nr. 8, S. 377. — Müller, Fr.: Zur Ätiologie der perniziösen Anämie. Charité-Ann. Bd. 14. 1889. — Müller und Jerwell: Transfusion av citratblod ved ett tilfaelde av perniciös anaemie. Norsk magaz. f. laegevidenskaben. 1921. S. 442. — Möller, W.: Studier över de hisologiska förändringarna i digestionskanalen vid den perniciösa anämin och särskilt vid botriocefalusanämin. Akademisk avhandling. Helsingfors 1897. — Naegeli: Über perniziöse Anämie und deren Diagnose. Wien. med. Wochenschr. 1903. Nr. 34; Über Frühstadien der perniziösen Anämie und über die Pathogenese der Krankheit. Dtsch. Arch. f. klin. Med. Bd. 124, S. 221. 1917. — Nauer: Über progressive perniziöse Anämie nach Beobachtungen auf der med. Klinik des Herrn Prof. Dr. H. Eichhorst. Inaug.-Diss. Zürich 1897. — Neisser: Therapie d. Gegenw. 1922. H. 6. — Neusser: Über Anämien mit besonderer Berücksichtigung der Differentialdiagnose. Wien. med. Presse. 1890. Nr. 6; Zur Klinik der perniziösen Anämie. Wien. klin. Wochenschr. 1899. — v. Neusser, E. und J. Wiesel: Die Erkrankungen der Nebennieren. Wien und Leipzig 1910. — Nicol, K.: Wucherung myeloblastenähnlicher Elemente (diffuse Myeloblastose?) in den retroperitonealen Lymphdrüsen in einem Fall von perniziöser Anämie. Dtsch. Arch. f. klin. Med. Bd. 3, H. 5/6. 1913. — Nicolaysen, L.: Lacto-vegetabilisk diaet ved perniciös Anaemi. Norsk magaz. f. laegevidenskaben. 1908. S. 941 und Fol. haematol. Bd. 10, S. 290. —

Niepraschk: Kasuistische Beiträge zu dem Auftreten der alimentären Glykosurie bei verschiedenen Krankheiten. Inaug.-Diss. Berlin 1898. — Nonne: Beiträge zur Kenntnis der im Verlaufe der perniziösen Anämie beobachteten Spinalerkrankungen. Arch. f. Psychiatrie u. Nervenkrankh. Bd. 25. 1893; Über die Befunde im Rückenmark bei letaler Anämie. Münch. med. Wochenschr. 1896, S. 329; Über Rückenmarksuntersuchungen bei letaler Anämie; Vergleichung derselben mit den Rückenmarksveränderungen bei Sepsis und im Senium. Dtsch. med. Wochenschr. 1899. — v. Noorden: Über die Ausnutzung der Nahrung bei Magenkranken. Zeitschr. f. klin. Med. Bd. 17. 1890; Über einige neuere Arbeiten zur Pathologie des Blutes. Berlin. klin. Wochenschr. 1890. S. 453; Untersuchungen über schwere Anämien. Charité-Ann. Bd. 16. 1891 und Bd. 17. 1892; Lehrbuch der Pathologie des Stoffwechsels. Berlin 1893; Untersuchungen über schwere Anämien. Charité-Ann. Bd. 19. 1894; Einfluß des Hungers und der Unterernährung auf das Blut. Handb. d. Pathol. d. Stoffwechsels. 2. Aufl. 1906. S. 509. — Nothnagel, H.: Zirrhotische Verkleinerung des Magens und Schwund der Labdrüsen unter dem klinischen Bilde der perniziösen Anämie. Dtsch. Arch. f. klin. Med. Bd. 24. 1879. — Oehlecker: Bluttransfusion von Vene zu Vene. Arch. f. klin. Chirurg. Bd. 116, S. 705. 1921. — Oestreich und Strauß: Über Vorkommen und Deutung einiger histologischer Veränderungen am Magen-Darmkanal bei perniziöser Anämie. Berlin. klin. Wochenschr. 1907. Nr. 41. — Pappenheim, A.: Siehe Lit.-Verz. in Brugsch und Pappenheim. (Größere Monogr.) — Parkinson, J.: A case of pernicious anaemia terminating in acut diabetes. Lancet. 1910. August 20. — Paskiewicz: Das Verhalten der Nieren bei der perniziösen Anämie. Virchows Arch. f. pathol. Anat. u. Physiol. Bd. 191, S. 324. 1908. — Pater et Rivet: Un cas d'anémie pernicieuse symptomatique au cours de la tuberculose pulmonaire chronique. Trib. médicale. 1905. — Pepper, W.: Progressive pernicious anaemia or anaematosis. Americ. journ. of the med. sciences. 1875; Addisons disease and its relation with anematosis (essential anaemia). Americ. journ. of the med. sciences. 1877. p. 329. — Pepper und Stengel: Der gastrointestinale Ursprung der perniziösen Anämie. Verhandl. d. dtsch. Kongr. f. inn. Med. Bd. 14. 1896. — Pepper und Tyson: Die Beteiligung des Knochenmarkes bei perniziöser Anämie. Virchows Arch. f. pathol. Anat. u. Physiol. Bd. 71. — Petrén, K.: Bidrag till kännedomen om ryggmärgsförändringar vid perniciös anämie. Akademisk afhandling. Stockholm 1895. — Petrone: Sulla natura infettiva dell'anemia perniciosa di Biermer. Lo Sperimentale Vol. 53. 1884; Arch. gén. med. 1907. p. 417. — Peehn: Über perniziöse Anämie. Berl. klin. Wochenschr. 1907. S. 742; Über große Bluttransfusionen. Berl. klin. Wochenschr. 1914. S. 1862 u. 1892. — Plesch, J.: Über die klinische Methode und die Ergebnisse der Blutmengenbestimmungen im lebenden Organismus. Verhandl. des 24. Kongr. f. inn. Med. 1907. S. 585; Fälle von perniziöser Anämie und Leukämie mit Thorium-X behandelt. Berl. klin. Wochenschr. 1912. Nr. 20; Untersuchungen über die Physiologie und Pathologie der Blutmenge. — Plicot: (Gravidität.) Inaug.-Diss. Paris 1895. — Pollizer: Die Arnethsche Veränderung des neutrophilen Blutbildes. Wien. klin. Wochenschr. 1906; Typen der Regeneration und Degeneration des Blutes bei Anämien. Zeitschr. f. klin. Med. Bd. 75, Nr. 5/6, S. 367. — Ponfick: Über die sympathischen Erkrankungen des Knochenmarkes bei inneren Krankheiten. Virchows Arch. f. pathol. Anat. u. Physiol. Bd. 156. 1872; Über Fettherz. Berl. klin. Wochenschrift 1873. Nr. 1 u. 2. — Pontano: Anemia perniciosa da gravidanza. Il Policlinico 1912. Nr. 11. — Preis: Über „atypische" Leukämien. Zeitschr. f. klin. Med. Bd. 57. — Queckenstedt: Die perniziöse Anämie. Dtsch. med. Wochenschr. 1913. Nr. 19. Untersuchungen über den Eisenstoffwechsel bei der perniziösen Anämie mit Bemerkungen über den Eisenstoffwechsel überhaupt. Zeitschr. f. klin. Med. 1913. Bd. 79. — Quincke, H.: Über perniziöse Anämie. Volkmanns Samml. klin. Vortr. 1876. Nr. 100; Zur Pathologie des Blutes. Dtsch. Arch. f. klin. Med. Bd. 25 u. 27. 1880; Weitere Beobachtungen über perniziöse Anämie. Dtsch. Arch. f. klin. Med. Bd. 20 u. 22. 1877; Über Leukämie. Münch. med. Wochenschr. 1890. Nr. 1. — Reckzeh, P.: Über perniziöse Anämien. Berl. klin. Wochenschr. 1902. Nr. 29 u. 30. — Regnault: Anémie pernicieuse et cancer latent de l'estomac. Thèse de Lyon. 1905. — Reicher, K.: Ätiologie und therapeutische Versuche bei perniziöser Anämie. Berl. klin. Wochenschr. 1908. Nr. 40/41. — van der Reis: Über die Bakterienflora des Darms. III. Mitteilung. Die Flora des Dünndarms bei pathologischen Zuständen. Zeitschr. f. d. ges. exp. Med. Bd. 35, S. 296. 1923. — Reuling: Three cases of pernicious anaemia with a description of the pathological changes found in the spinal cord. Americ. journ. 1904. — Ribierre, Paul: De la résistance des globules rouges et ses variations. Fol. haematol. Bd. 2. S. 153. 1905. — Riggs: Some nervous symptoms of pernicious anaemia. Journ. of the Americ. med. assoc. Vol. 61. 1913. — Robertson: A study of the hemolytic activity of the spleen in pernicious anemia. Arch. of internal med. Vol. 16. 1915. — Roccavilla: Il Policlinico. 1. Aug. 1916. Zit. nach Med. rec. 23. Sept. 1916. S. 560. — Rolleston, H. D.: Pigmentation in pernicious anaemia. Brit. med. journ. 16. Okt. 1909. — Rolly, Fr.: Über den respiratorischen Gaswechsel bei chronisch-anämischen Zuständen. Dtsch. Arch. f. klin. Med. Bd. 114, S. 605. — Rosenfeld: Zur Behandlung der perniziösen Anämie. Ref. Berl. klin. Wochenschr. Nr. 43. — Rosenqvist, E.: Über den Eiweißstoffwechsel bei der

perniziösen Anämie, mit spezieller Berücksichtigung der Bothriozephalus-Anämie. Zeitschr.
f. klin. Med. Bd. 49. 1903. — Rossi: (Taenia.) Med. ital. Vol. 52. p. 696. 1913. — Roth,
O.: Zur Pathogenese und Klinik der Hämochromatose. Dtsch. Arch. f. klin. Med. Bd. 1l̃7,
S. 224; Zur Kenntnis der Beziehungen der perniziösen Anämie zur Syphilis. Med. Klink.
1910, Nr. 44; Zur Kenntnis der perniziösen Anämie. Zeitschr. f. klin. Med. Bd. 79, S. 266.
1914. — Rothmann: Die primären kombinierten Strangerkrankungen des Rückenmarkes.
Dtsch. Zeitschr. f. Nervenheilk. Bd. 7. 1895. — Runeberg, J. W.: Zur Kenntnis der sog.
progressiven perniziösen Anämie. Dtsch. Arch. f. klin. Med. Bd 28 und Finska läkaresäll-
skapets handlingar 1880; Umfrage über die Diagnose der perniziösen Anämie. Med. Klinik.
1908. Nr. 43. — Sabrazés: Les taches de sang dans l'anémie pernicieuse progressive. Fol.
Haematol. Bd. 2, S. 330; Bd. 4 Suppl. S. 264. — Sabrazés u. Bonnet: Zit. nach Bittorf.
— Sackheim, J.: Die Glossitis Hunteri bei der perniziösen Anämie. Fol. haematol. 1922.
Bd. 27, Heft 3, S. 264. — Sahli: Korresp.-Blatt f. Schweiz. Ärzte 1894. — Salomon und
Charnass: Über die Differentialdiagnose zwischen Ulkus, Karzinom und Perniziosa auf
Grund der Urobilinogenausscheidung im Stuhl. Dtsch. med. Wochenschr. 1917. Nr. 50. —
Saltzman, Fr.: Njurarnas förhållande vid den perniciösa anemien. Finska läkaresällskapets
handlinger Bd. 61, S. 157. 1919. (Schwedisch mit deutschem Referat) — Sandberg, Lisa:
Über die progressive perniziöse Anämie in der Schwangerschaft. Inaug.-Diss. Zürich 1905. —
Sandler: Trichocephaliasis mit tödlichem Ausgang. Dtsch. med. Wochenschr. 1905. S. 95. —
Sandoz: Beitrag zur Pathologie und Therapie der perniziösen Anämie. Korresp.-Blatt f.
Schweiz. Ärzte 1887. Nr. 17. — Sasaki, M.: Über Veränderungen in den nervösen Apparaten
der Darmwand bei perniziöser Anämie und allgemeiner Atrophie. Virchows Arch. f. pathol.
Anat. u. Physiol. Bd. 96, S. 287. — Sattler, J.: Über experimentell erzeugte allgemeine Re-
sistenzerhöhung der roten Blutkörperchen. Fol. haematol. 1910. Bd. 9. — Savolin, M.: Om
blodinjektioner och blodtransfusioner samt deras betydelse speciellt vid behandlingen af
Biermers anemi. Finska läkaresällskapets handlingar. 1922. S. 591. — Scablin: Chloroanämie infolge von Trichocephalus dispar. Münch. med. Wochenschr. 1913. S. 621. —
Schatiloff, P.: Über die histologischen Veränderungen der blutbildenden Organe bei
perniziöser Anämie. Münch. med. Wochenschr. 1908. S. 1164. — Schauman, O.: Die
perniziöse Anämie im Lichte der modernen Gifthypothese. Volkmanns Sammlung klin. Vorträge 1900. Nr. 287; Über Initialsymptome und Pathogenese der perniziösen Anämie. Dtsch.
med. Wochenschr. 1912. Nr. 26 und Finska läkaresällskapets handlinger. Bd. 53, S. 133.
1911; Den perniciösa anemien och den inre sekretionen. Finska läkaresällskapets handlinger.
Bd. 61, S. 796. 1919; Perniziöse Anämie, Konstitution und innere Sekretion. Zeitschr. f.
Anat. u. Konstitutionslehre. Bd. 6. 1920. — Schauman, O. und Y. Levander: Saltsyre-
brist och perniciös anemi. Finska läkaresällskapets handlinger. Bd. 59. 1917. (Schwedisch
mit deutschem Referat.) — Schauman, O. und E. Rosenqvist: Über die Natur der Blutveränderungen im Höhenklima. Zeitschr. f. klin. Med. Bd. 35. 1896. — Scheby-Busch:
Zur Kasuistik und Literatur der essentiellen Anämie mit tödlichem Ausgange. Dtsch. Arch.
f. klin. Med. Bd. 17. — Scheder: Inaug.-Diss. Freiburg 1919. — Scheel: Inledning till
Diskussion om Behandlingen af den perniciöse Anaemi. Kliniske Meddelelser. III Koben-
havn 1919. — Scheel und Bang: Perniciös Anaemi behandled med transfusion av 900 ccm
citratblod. Norsk magaz. f. laegevidenskaben. Bd. 81, S. 250. — Scheveler: Contribution
a l'étude de l'anémie pernicieuse de la grossesse. Thèse de Nancy 1913. Nr. 1018. — Schilling:
Über Anämie nach Tropenkrankheiten. Med. Klinik 1912. Nr. 32; Über Vorkommen und
Bedeutung aplastischer oder aregenerativer Anämien bei den Tropenkrankheiten. Folia
haematol. Bd. 13, S. 492. 1912. — Schindler, C.: Inaug.-Diss. Bern. 1904; Untersuchungen
über das Auftreten der Myelozyten im Blute. Zeitschr. f. klin. Med. Bd. 54. 1904. —
Schläpfer: Beiträge zur Histologie des Darmes bei perniziöser Anämie. Dtsch. Arch. f.
klin. Med. Bd. 100, H. 5/6. — Schleip: Beobachtungen an zwölf Fällen von progressiver
perniziöser Anämie. Münch. med. Wochenschr. 1909. Nr. 45; Über Ringkörper im Blute
Anämischer. Dtsch. Arch. f. klin. Med. Bd. 91. — Schmidt, A.: Severe anaemia connected
with gastro-intestinal diseases. Americ. Journ. 1914. S. 313. — Schmidt, R.: Über die
„konstitutionelle" Achylie. Med. Klinik 1912. Nr. 15. — Schmincke und Fleury: Über
das Verhalten der Erythrozyten bei chronischer Ölsäurevergiftung. Arch. f. exp. Pathol.
u. Pharmakol. Bd. 64, H. 1 u. 2. — Scholz, H.: Ein Beitrag zur Behandlung der perniziösen
Anämie mit Blutinjektionen. Med. Klinik 1916. Nr. 11. — Schreiber: (Taenia.) Inaug.-
Diss. Zürich. — Schridde: Über Regeneration des Blutes unter normalen und krankhaften
Verhältnissen. Zentralbl. f. allgem. Pathol. Bd. 19, Nr. 21, S. 865. 1908. — Schröder, P.:
Großhirnveränderungen bei perniziöser Anämie. Monatsschr. f. Psychiatrie u. Neurol.
Bd. 35, H. 6. — Schucany: Die Pigmentierungen der Haut bei perniziöser Anämie. Arch.
f. Dermatol. u. Syphilis. Nr. 121, S. 746. — Schultze: Umfrage über die Diagnose der perniziösen Anämie. Med. Klinik 1908. Nr. 42. — Schumann, O.: Über einen Fall progressiver
perniziöser Anämie. Inaug.-Diss. Freiburg/Br. 1875. — Schwarzkopf: Schwere Anämie
nach Nephritis. Prag. med. Wochenschr. 1911. S. 363. — Schweeger: Über Darmgeschwüre
bei perniziöser Anämie. Wien. klin. Wochenschr. 1912. Nr. 15. — Secht, L. v.: Über kryptogenetische Biermersche Anämie im Kindesalter. Zeitschr. f. Kinderheilk. Bd. 18. 1918. —

Seeland, C. M.: Ein Beitrag zur chirurgischen Behandlung der perniziösen Anämie. Therapie d. Gegenw. 1923. S. 311. — Senator: Zur Kenntnis und Behandlung der Anämien. Berl. klin. Wochenschr. 1900. Nr. 30; Berl. klin. Wochenschr. 1895. S. 418; Über lymphadenoide und aplastische Veränderungen des Knochenmarkes. Zeitschr. f. klin. Med. Bd. 54. 1904; Über die lymphadenoide und aplastische Umwandlung des Knochenmarkes. Diskussion. Dtsch. med. Wochenschr. 1904. S. 649. — Seyderhelm, R.: Über die perniziöse Anämie der Pferde. Beitr. z. vergl. Pathol. d. Blutkrankh.; Beitr. z. pathol. Anat. u. z. allgem. Pathol. Bd. 58, S. 285—318; 17. Tagung d. dtsch. Pathol. Ges. 1914; Über die Eigenschaften und Wirkungen des Östrins und seine Beziehung zur perniziösen Anämie der Pferde. Arch. f. exp. Pathol. u. Pharmakol. Bd. 82, S. 253; Zur Pathogenese der perniziösen Anämie. Dtsch. Arch. f. klin. Med. Bd. 126; Die Pathogenese der perniziösen Anämie. Ergebn. d. inn. Med. u. Kinderheilk. Bd. 21. 1922; Therapie d. Gegenw. 1921. S. 241. — Seyderhelm, K. R. und R. Seyderhelm: Experimentelle Untersuchungen über die Ursache der perniziösen Anämie der Pferde. Berl. tierärztl. Wochenschr. 1914. Nr. 34; Wesen, Ursache und Therapie der perniziösen Anämie der Pferde. Arch. wiss. Tierheilk. u. prakt. Bd. 41. 1914; Die Ursache der perniziösen Anämie der Pferde. Arch. f. exp. Pathol. u. Pharmakol. Bd. 76. 1914. — Sicard et Gutmann: Anémie pernicieuse mortelle avec fragilité globulaire au cours d'une fièvre typhoide. Bull. et mém. de la soc. méd. des hôp. de Paris. 1912. p. 10. — Siemerling: Rückenmarkserkrankung und Psychose bei perniziöser Anämie. Arch. f. Psychiatrie u. Nervenheilk. Bd. 45. 1909. — Silbermann, O.: Zur Pathogenese der essentiellen Anämien. Berl. klin. Wochenschr. 1886. Nr. 29 u. 30. — Simon, Hugo: Zur Kasuistik der schweren Anämie. Inaug.-Diss. Leipzig 1904. — Sisto, P.: Richerche sull'anemia pernicicosa progressiva. (Erste Mitteilung: Das Verhalten der weißen Zellen). Policlinico 1913 u. 1914. — Solovtzoff: Contribution à l'étude de l'anémie pernicieuse; statistique des cas observés en six ans à l'hôpital cantonal de Genève. Thèse Genève 1907. — Spiethoff: Lichen planus bei perniziöser Anämie. Arch. f. Dermatol. u. Syphilis. Bd. 105, S. 169. — Stadelmann, E.: Der Ikterus. Stuttgart 1891. — Stanley, D.: An unusual form of anaemia. Brit. med. journ. 16 Febr. 1895. — v. Stejskal: Über den Nachweis und die klinische Bedeutung hämolytischer Erscheinungen. Wien. klin. Wochenschr. 1909. Nr. 49. — Stempelin, Olga: Zur Differentialdiagnose der perniziösen Anämie. Med. Klinik. 1908. S. 797. — Stern, H.: Ein Frühsymptom der perniziösen Anämie. Dtsch. med. Wochenschr. 1914. Nr. 30, S. 1517. — Sternberg: Über perniziöse Anämie. Vortrag in der Versamml. dtsch. Naturforscher und Ärzte. Stuttgart 1906. — Steyrer: Perniziöse Anämie und Salvarsan. Dtsch. med. Wochenschr. 1912. Nr. 3. — Stockman, Ralph: Remarks on the analysis of iron in the liver and spleen in various disseases affecting the blood. Brit. med. journ. 1896. — Stoerk, E. (u. O. Horak): Zur Klinik des Lymphatismus. Wien 1913. — Stone: Blood depletion in pernicious anemia with recovery. Journ. of the Americ. med. assoc. 1908. p. 1245. — Strauß, H.: Verhandl. des Vereins f. inn. Med. in Berlin. Berl. klin. Wochenschr. 1899. Nr. 10; Untersuchungen über die Resorption und den Stoffwechsel bei Apepsia gastrica mit besonderer Berücksichtigung der perniziösen Anämie. Zeitschr. f. klin. Med. 1900. Bd. 41; Zur Frage der Beziehungen zwischen perniziöser Anämie und Magendarmkanal. Berl. klin. Wochenschr. 1902. Nr. 34 u. 35; Zur Frage der enterogenen Anämien. Senator-Festschrift in „Beiträge zur Frage der gastrointestinalen Autointoxikationen". Berlin 1904; „Blutkrankheiten" in von Noorden: Handbuch der Pathologie des Stoffwechsels. — Strauß und Rohnstein: Die Blutzusammensetzung bei den verschiedenen Anämien. Berlin 1901. — Streibel: Über Arsenbehandlung bei perniziöser Anämie. Therapie d. Gegenw. 1923. S. 308. — Stühmer: Therapie d. Gegenw. 1923. — Sudarsky: Ein Fall von progressiver perniziöser Anämie mit schwerer Rückenmarkserkrankung. Inaug.-Diss. Berlin 1912. — Syllaba: Sur la pathogénie de l'anémie pernicieuse (étude clinique et expérimentale). Arch. générales de médecine 1904. — Szecsi, St.: Über Blutbefunde bei Krebskranken. Zentralbl. f. Bakteriologie. Referatenteil. Bd. 54. — Talley, J. E.: The anaemia of hepatic cirrhosis. Journ. of the Americ. med. assoc. 1908. 3. Oct.; Med. rec. 1908. p. 681. — Tallqvist, T. W.: Über experimentelle Blutgiftanämien. Berlin 1900; Anaemia gravis. Finska läkaresällskapets handlinger 1911. Bd. 53; Die perniziöse Anämie. Internationaler Ärztl. Fortbildungskursus 1922. Karlsbader ärztl. Vortr. Bd. 44. — Talma: Die Magenmukosa bei perniziöser Anämie. Med. Klinik. 1909. Nr. 35. — Theodor: (Trichozephalus.) Arch. f. Kinderheilk. Bd. 28. 1900. — v. Thienen, G. J.: Über die perniziöse Anämie als eine selbständige Krankheit usw. Dtsch. Arch. f. klin. Med. 1920. Bd. 131, S. 113. — Thode: Über die im Gefolge der perniziösen Anämie auftretenden psychischen Störungen. Inaug.-Diss. Kiel 1915. — Tièche: Über einen im Hochgebirge (1500 m) mit Blutinjektionen behandelten Fall von (progressiver perniziöser) schwerster Anämie. Korresp.-Blatt f. Schweiz. Ärzte 1911. S. 55. — Tiele und Nehring: Untersuchungen des respiratorischen Gaswechsels unter dem Einflusse von Thyreoideapräparaten und bei anämischen Zuständen des Menschen. Zeitschr. f. klin. Med. 1896. Bd. 30. — Troje: Über schwere anämische Zustände. Diskussion. Verhandl. d. Kongr. f. inn. Med. 1892. S. 52. — Türk: Über den Färbeindex der roten Blutkörperchen. Münch. med. Wochenschr. 1907. Nr. 5; Zentralbl. f. allg. Pathol. u. pathol. Anat. 1908. S. 895; Die

Bedeutung der Milz bei anämischen Zuständen in bezug auf Pathogenese und Therapie. Dtsch. med. Wochenschr. 1914. Nr. 8. — Vaquez et Laubry: Evolution de l'anémie pernicieuse. Anémie progressive et anémie à rémissions. Soc. méd. des hôp. 1906. — Vetlesen: Eine kasuistische Mitteilung zur Beleuchtung der neueren Untersuchungen über perniziöse Anämie. Fol. haematol. Bd. 9, S. 261; Norsk magaz. f. laegevidenskaben 1908. S. 1152; Glyzerin bei perniziöser Anämie. Ref. Münch. med. Wochenschr. 1910. Nr. 7, S. 378. — Veyrassat, A.: De la résistance des hématies dans l'anémie pernicieuse et dans les cancers gastriques. Lyon méd. 22 juin 1902. — Voit: Über Bluttransfusionen. Münch. med. Wochenschr. 1909. S. 1558. — v. Voß, G.: Anatomische und experimentelle Untersuchungen über die Rückenmarksveränderungen bei Anämie. Dtsch. Arch f. klin. Med. 1897. Bd. 58. — Wallgren, Ivar: Über die Veränderungen des Verdauungskanals bei der perniziösen Anämie. Arb. a. d. pathol. Inst. d. Univ. Helsingfors. 1923. — Walsh: Antistreptokokkusserum in pernicious anaemia. Med. Rekord. 1904. Febr. 27. — Walter, E.: Behandlung eines Falles von perniziöser Anämie mit Injektionen polyzythämischen Blutes. Med. Klinik. 1911. Nr. 19. — Warfvringe, F. W.: Tre fall af perniciös progressiv anämi. Sabbatsbergs sjukhus. Hygiea. 1880. p. 356; Om arsenik som läkemedel mot perniziös, progressiv anämi. Hygiea. 1900. Nr. 1 u. 3. — Warfvringe und Wallis: Arsberättelse från Sabbatsbergs sjukhus i Stockholm för 1892 utgifven av Warfvinge. Stockholm 1893. S. 217. — Wasastjerna, O.: Ett fall af progressiv perniciös Anämi. Finska läkaresällskapets handlingar 1876. S. 47. — Weber: Über intravenöse Injektionen kleiner Mengen von Menschenblut bei der Behandlung schwerer Anämien. Münch. med. Wochenschr. 1913. Nr. 24; Über die Behandlung schwerer Anämie mit Menschenbluttransfusionen. Dtsch. Arch. f. klin. Med. Bd. 97, S. 165. 1909; Über parenterale Behandlung schwerer Anämien, insbesondere der perniziösen Anämie mit kolloidaler Eisenlösung. Med. Klinik. 1921. S. 253. — Wechsler: Inaug.-Diss. Würzburg 1918. — Weicksel, J.: Über luetische perniziöse Anämie. Münch. med. Wochenschr. 1913. S. 1143 u. 1663. — Weigert: Perniziöse Anämie mit ausgedehnter Lymphangiekasis. Virchows Arch. f. pathol. Anat. u. Physiol. 1880. S. 391. — Weigl: Ein Fall von perniziöser Anämie. Inaug.-Diss. München 1893. — Weinberg: Achylia gastrica und perniziöse Anämie. Dtsch. Arch. f. klin. Med. Bd. 126, S. 447. 1918; Karzinom und perniziöse Anämie. Zeitschr. f. klin. Med. Bd. 85. 1918; Der Blutbefund bei der konstitutionellen Achylia gastrica. Zeitschr. f. angew. Anat. Bd. 6, S. 289. 1920. — Weiszäcker: Beitrag zur Frage der Blutgeschwindigkeit bei Anämien. Dtsch. Arch. f. klin. Med. Bd. 101. 1910. — Wichern: Ein Fall von totaler Rindenblindheit bei perniziöser Anämie. Münch. med. Wochenschr. 1911. Nr. 43, S. 2307. — Widal, Abrami et Brulé: Anémie grave chez un brightique, azotémique. Formule sanguine d'apparence plastique. Moelle en reviviscence. Hématies granuleuses avec résistance globulaire normale. Société med. des hôp. Nov. 1907; Anémie grave mortelle chez une brightique azotémique. Formule sanguine d'apparence aplastique avec moelle osseuse en activité. Hématies granuleuses avec resistance globulaire normale. Soc. med. des hôp. de Paris. Déc. 1907. — Willebrand, E. A. v.: Zur Kenntnis der Blutveränderungen nach Aderlässen. Berlin 1900; Perniziöse Anämie mit ungewöhnlichem Remissionsstadium. Acta med. scandinav. Vol. 56. 1922. — Wietschur A.: Zur Pathogenese der progressiven perniziösen Anämie. Dtsch. med. Wochenschr. 1893. Nr. 30 u. 31. — Wyssozky, A.: Beiträge zur progressiven perniziösen Anämie. Dissertation. Moskau 1906 (russisch). — Younge, G. Harrison: A case of Addisons disease closely resembling idiopatic anaemia. Brit. med. Journ. 1. Sept. 1883. p. 429. — Zabel, E.: „Brennen auf der Zunge" als Frühsymptom perniziöser Anämie. Wien. klin. Wochenschr. 1913. Nr. 1. (Kongr.-Zentralbl. Bd. 5. 1913.) — Zadek, I.: Beiträge zur Ätiologie, Klinik und Hämatologie der perniziösen Anämie. Berl. klin. Wochenschr. 1917, S. 1253; Trauma des Nervensystems und perniziöse Anämie. Münch. med. Wochenschr. 1920. S. 960; Koliindexbestimmungen und Mutaflorbehandlung bei der perniziösen Anämie. Therapie d. Gegenw. 1921; Remissionsstadien kryptogenetischer perniziöser Anämien. Münch. med. Wochenschr. 1921. S. 1346; Frühstadien kryptogenetischer perniziöser Anämien; Knochenmarkbefunde an Lebenden bei kryptogenetischer perniziöser Anämie, insbesondere im Stadium der Remission. Schweizer med. Wochenschr. 1921; Sektionsbefund einer kryptogenetischen perniziösen Anämie im Stadium vollständiger Remission. Dtsch. med. Wochenschr. 1922. — Zappert: Über das Vorkommen der eosinophilen Zellen im menschlichen Blute. Zeitschr. f. klin. Med. Bd. 23. 1893. — Zeri: Policlinico. Vol. 12. 1905. — Ziegler: Über die Morphologie der Blutbereitung bei perniziöser Anämie. Dtsch. Arch. f. klin. Med. Bd. 99. 1910; Die Behandlung der Anämien. Med. Klin. 1908. Nr. 19. — Ziemann: Berl. Hämatol. Ges. Diskussion. Mai, Juni, Juli 1911. Fol. haematol. Bd. 11, S. 370. 1911. — Zimmermann: Zungenveränderungen und Zungensensationen als Früh- und Begleitsymptome bei perniziöser Anämie. Münch. med. Wochenschr. 1917. Nr. 18, S. 577.

Die Polyzythämie.

Von

H. Hirschfeld - Berlin.

Mit 4 Abbildungen.

Die Leukämien beruhen, wie wir gesehen haben, auf einer generalisierten, vornehmlich aber in den Blutbildungsorganen stattfindenden hyperplastischen Wucherung des Leukoblastengewebes. Die roten Blutkörperchen sind bei den leukämischen Erkrankungen erst in zweiter Linie und dadurch in Mitleidenschaft gezogen, daß ihre Bildungsstätten von den Leukozyten durchwuchert werden und somit eine starke Raumbeengung erfahren. Ja, es kann soweit kommen, daß bei der myeloischen Leukämie z. B. im Knochenmark so gut wie überhaupt keine kernhaltigen roten Blutkörperchen mehr im eigentlichen Markgewebe auffindbar sind. Vielleicht kommt auch bei manchen Leukämien noch eine toxische Komponente in Frage, indem Stoffe gebildet werden, welche eine hämolytische Anämie neben der Leukämie hervorrufen.

Es hat sich nun gezeigt, daß auch der Erythroblastenapparat in eine ähnliche hyperplastische Wucherung geraten kann, wie der Leukoblastenapparat bei den Leukämien. Man findet bei dieser selbständigen Erkrankung, die man am besten mit Türk als Erythrämie bezeichnet, im Blute eine Polyzythämie, verbunden mit einer deutlichen Vermehrung der gesamten Blutmenge und dabei das Knochenmark der kurzen Knochen sowie das der langen Röhrenknochen im Zustand einer starken Hyperplasie, in welchem es makroskopisch dem Mark bei der perniziösen Anämie ähnlich sieht. Diese Wucherung beruht teils auf einer gleichmäßigen Hyperplasie aller Elemente, teils nehmen die roten Blutkörperchen daran hervorragenden Anteil. Auch in der Milz hat man bereits bei dieser Erkrankung, wenn auch nur in geringem Grade, Erythropoese feststellen können. In den Lymphknoten, der Leber und anderen Organen wurden aber nur selten (Minot und Beckman, Petri) hämatopoetische Herde angetroffen. Gelegentlich kann auch bei der Erythrämie der Leukoblastenapparat in Mitleidenschaft gezogen werden.

Dieses selbständige Krankheitsbild der Erythrämie, das in diesem Kapitel ausführlich besprochen werden soll, ist also im wesentlichen gekennzeichnet durch drei Kardinalsymptome: 1. eine Polyglobulie, 2. eine Vermehrung der gesamten Blutmenge, eine Plethora vera, und 3. eine Hyperplasie des gesamten Knochenmarks mit vorzugsweiser Vermehrung der erythroblastischen Anteile desselben.

Das Symptom der Polyzythämie (Polyglobulie, Hyperglobulie) trifft man aber auch sonst unter normalen und pathologischen Zuständen an, ohne daß eine Erythrämie besteht. Diese „symptomatischen Polyzythämien", die man nach dem Vorschlage von H. Hirschfeld als Erythrozytosen bezeichnet, womit die Analogie dieses Zustandes mit der Leukozytose gekennzeichnet sein soll, zerfallen in zwei Gruppen. Die sogenannten relativen Polyzythämien kommen dadurch zustande, daß eine Eindickung des Blutes stattgefunden hat. Sie können auch rein lokalen Charakter tragen, wie z. B. bei künstlicher Stauung oder entzündlichen lokalen Hyperämien. Bei den wahren Erythrozytosen dagegen besteht keine Eindickung des Blutes, sie beruhen vielmehr auf einer wirklich vermehrten Neubildung roter Blutkörperchen im Knochenmark, die ihre Ursache, ebenso wie die Leukozytose, in irgend einer bekannten Reizwirkung hat. Zum Teil sind diese wahren Erythrozytosen, wie z. B. die Höhenpolyglobulie, vorübergehender Natur.

Unsere Kenntnisse von den Polyzythämien sind erst neueren Datums. Zusammenfassende Monographien über diese Krankheitsgruppe stammen von Senator, Parkes Weber, H. Hirschfeld, M. Mosse und Gaisböck.

I. Erythrozytosen.

Relative Polyzythämien sind beim Menschen nach starkem Schwitzen und heftigen Diarrhöen, wie z. B. bei Cholera beobachtet worden (bei Hyperemesis gravidarum von Devraigne). Auch die bei akuter gelber Leberatrophie festgestellte Polyzythämie beruht wohl auf Bluteindickung Umber, Weigeldt), ebenso die Polyzythämie bei Pylorusstenose bei stark verminderter Flüssigkeitsaufnahme. Da in diesen Fällen ein Wasserverlust des Blutes stattfindet, ist die Gesamtblutmenge vermindert, es besteht eine Oligämie. Vielleicht beruht auch die von einigen Seiten in den Tropen festgestellte, allerdings geringgradige Polyzythämie auf der vermehrten Wasserabgabe. Lokale Polyzythämien kommen bei regionären Stauungen vor; z. B. wird eine Polyzythämie der oberen Körperhälfte bei Kompression der Vena cava superior beobachtet. Auch ist behauptet worden, daß bei Hemiplegien auf der gelähmten Körperhälfte höhere Erythrozytenzahlen im Blute gezählt werden als auf der gesunden Seite (Toeniessen).

Wahre symptomatische Polyzythämien oder Erythrozytosen kommen sowohl unter physiologischen wie pathologischen Verhältnissen vor. Neugeborene haben oft hohe Blutkörperchenzahlen (die Angaben der verschiedenen Autoren schwanken zwischen 5 368 000 und 6 291 150, der Hb-Gehalt wurde bis auf 119% erhöht gefunden), die erst allmählich zurückgehen. Der bekannte Ikterus neonatorum wird von manchen Autoren durch den starken Blutkörperchenzerfall in solchen Fällen erklärt. Nach Hammer, Kirch und Schlesinger kommen auch bei Greisen abnorm hohe Erythrozytenwerte vor.

Von Interesse ist die Angabe von Pölzl, daß man in der prämenstruellen Phase gesunder Frauen oft Polyzythämie feststellen könne. Nach Vierordt besteht beim Murmeltier während des Winterschlafs Polyzythämie, nach Senator kann nach reichlichen Mahlzeiten eine Hyperglobulie zustandekommen.

Von großer Wichtigkeit ist die beim Aufenthalt im Hochgebirge oder in verdünnter Luft auftretende Erythrozytose. Wohl alle Physiologen stimmen jetzt darin überein, daß dieselbe auf einer vermehrten Neubildung roter Blutkörperchen beruht. N. Zuntz hat das Knochenmark seiner Versuchstiere im Höhenklima zellreicher gefunden als im Tiefland. Jaquet und Suter haben bei Kaninchen in Davos festgestellt, daß neben der Polyzythämie auch eine Vermehrung der Blutmenge entsteht. Da man auch beim Aufenthalt in verdünnter Luft (pneumatische Kammer) regelmäßig die Entstehung einer

Erythrozytose beobachtet, führt man auch die Höhenpolyglobulie auf den Einfluß der verdünnten Luft zurück. Die verminderte Sauerstoffspannung wirkt offenbar als Reiz auf die Blutbildungsorgane ein. Interessant sind die Versuche von Korányi, der mit seinen Mitarbeitern fand, daß Sauerstoffeinatmung die im Höhenklima erhöhten Erythrozytenwerte herabsetzt. Neuerdings hat man auch bei Ballonfahrten und bei Fliegern (E. Meyer und Seyderhelm) Polyzythämie gefunden. Auch die Kuhnsche Lungensaugmaske, welche die Atmung erschwert, bewirkt Sauerstoffmangel und führt zur Polyzythämie.

Höchstwahrscheinlich beruhen auch die meisten pathologischen Erythrozytosen auf Sauerstoffmangel. Die Polyglobulien bei angeborenen und seltener bei erworbenen Herzfehlern, bei Stenosen der oberen Luftwege, bei Pneumothorax und bei Emphysem erklären sich anstandslos durch Sauerstoffmangel, ebenso die von Glaessner beschriebene Polyzythämie nach Lungenschüssen. In einem Falle von Pulmonalstenose haben Weber und Dorner auch eine Vermehrung der Gesamtblutmenge festgestellt.

Offenbar vermögen aber auch infektiöse und toxische Substanzen der mannigfachsten Natur die Neubildung der roten Blutkörperchen anzuregen und so zur Polyzythämie zu führen. Gaisböck fand bei Influenzaerkrankungen jugendlicher Individuen und bei Miliartuberkulose, Stäubli und da Costa bei Trichinose, Schneider bei Malaria, Türk und Cantley bei chronischer interstieller Nephritis, Pappenheim bei Neurasthenie Polyzythämie. Eine Reihe bekannter Gifte vermögen gleichfalls Erythrozytosen hervorzurufen. Bei Phosphor- (Taussig), Kohlenoxyd-, Benzin- und anderen Vergiftungen hat man wiederholt Polyzythämie beobachtet. Bemerkenswerterweise ist aber gewöhnlich in diesen Fällen nur die Zahl der roten Blutkörperchen vermehrt, während die Hämoglobinwerte vermindert zu sein pflegen. Kleine Mengen löslicher Radiumsalze machen nach Butt und Latiner, offenbar durch Reizwirkung auf das Mark Polyglobulie. Nach Gudzent und Halberstädter, sowie v. Noorden und Falta, wird auch bei Personen die berufsmäßig mit radioaktiven Stoffen zu tun haben, öfter Polyglobulie festgestellt. Diese Beobachtungen sind bekanntlich schon therapeutisch verwertet worden. Nach längerem Gebrauch von Eisen und Arsen, durch Atoxyl und Tuberkulin, bei Antifebrin- und Kantharidin- und Nitrobenzolvergiftungen, nach Quecksilber, nach Einspritzung von Milzsaft sowie von Knochenmarkextrakt, nach Adrenalin, Koffein und Strophantus, ferner bei chronischem Alkoholismus (Tallquist) hat man Polyzythämien feststellen können. Es ist außerordentlich schwer, den Mechanismus der Entstehung dieser Polyzythämien aufzuklären. In einem Teil der Fälle kommt man sicher mit der Annahme am weitesten, daß die betreffenden Gifte das Hämoglobin schädigen und somit Sauerstoffhunger erzeugen, wie z. B. bei Nitrobenzol und Antifebrin, Phosphor, Kohlenoxyd und Benzin. Aber eine direkte Reizwirkung auf das Knochenmark ist nicht auszuschließen. So haben Hertz und Erlich festgestellt, daß kleine Dosen Toluylendiamin Kaninchen in Abständen von einigen Tagen, in Dosen von 0,01 bis 0,02 g pro Kilogramm Tier injiziert, eine deutliche Polyzythämie hervorrufen. So fanden sie in einem Falle in einem Zeitraum von 2 Wochen einen Anstieg von 5 500 000 auf 8 400 000 Erythrozyten. Da kleine Dosen dieses Giftes Erythrozytenzerfall hervorrufen, nehmen die Verfasser an, daß die Zerfallsprodukte derselben auf das Knochenmark reizend einwirken. Daß hämolytisch wirkende Substanzen Polyzythämie hervorrufen können, zeigte auch Cantacuzéne durch Injektion kleinster Dosen von Hämolysin. Auch Antifebrin und Nitrobenzol wirken wohl in ihrer Eigenschaft als Blutgifte in kleinen Dosen anregend auf die Erythropoese. Manche Beobachtungen pathologischer Erythrozytosen sprechen dafür, daß eine Überkompensation nach

Blutzerfall zur Polyglobulie führen kann, so ein Fall Pels von Polyglobulie
bei paroxysmaler Hämoglobinurie, ein Fall Picks von Polyglobulie bei Hämophilie, Albertis bei Skorbut, von Mosse u. a. bei hämolytischem Ikterus.
Ganz anders ist wohl die Wirkung des Adrenalins, Koffeins, des Strophantins
aufzufassen. Hier spielen wohl rein mechanische Momente, die am Herzen
bzw. dem Blutdruck angreifen, eine Rolle. Nach Zondek vermag auch
Thyreoidin in Gaben von 0,1—0,2 g eine allerdings nach etwa 2 Stunden
wieder verschwindende Erythrozytose zu erzeugen.

Man hat ferner bei einigen Erkrankungen der innersekretorischen Drüsen
Hyperglobulie gelegentlich gesehen, so bei Addison (Rombach), bei Tetanie
(Fr. Müller, Kuckein, Fleiner), bei eunuchoidem Fettwuchs (Guggen-
heimer, Falta) und bei Amenorrhoe.

Die Pathogenese der Erythrozytosen ist also jedenfalls nicht einheitlich, und wir
sind noch weit davon entfernt, für alle Formen derselben eine Erklärung zu haben.

Die Hypothese, daß gewisse durch innere Sekretion gebildete Stoffe imstande
sind, die Blutbildung anzuregen und auf diese Weise zu einer Polyglobulie
zu führen, stützt sich auf tatsächliche Beobachtungen. Durch die interessanten
Arbeiten von Carnot und Deflandre (Sur l'activité hémopoetique du sérum
au cours de la régénération du sang. Ac. des sciences, 27. August 1906 und
17. September 1906) ist nachgewiesen worden, daß sich im Blutserum durch
Aderlässe anämisierter Tiere Substanzen nachweisen lassen, welche die Hämatopoese anregen. Das Serum eines Kaninchens, dem 24 Stunden vorher durch
Aderlaß Blut entzogen ist, ruft bei einem anderen Kaninchen eine bedeutende
Hyperglobulie hervor. Die genannten Autoren, ferner Sonneville und Minet,
Deléarde und Parquet, sowie Dufour erzielten bei einer Reihe sekundärer
Anämien durch Injektion derartigen Serums zweifellos Erfolge. Sehr eingehend
hat Gibelli diese Angaben experimentell nachgeprüft. Von 21 Versuchstieren konnte er bei 16 schon 24 Stunden nach der Einspritzung eines solchen
aktiven Serums, von Tieren gewonnen, denen 24 Stunden vorher Blut entzogen worden war, eine Hyperglobulie, die in den nächsten 3—4 Tagen noch
zunahm, hervorrufen. So konnte er bei einem jungen Hunde auf diese Weise
die Zahl der roten Blutkörperchen von 5 600 000 innerhalb von 3 Tagen bis
auf 10 250 000 bringen. In den ersten 6 Stunden nach einer solchen Injektion
besteht eine Hyperleukozytose. Normales Serum bewirkt niemals eine Erythrozytose. Bei vorher anämisierten Tieren ruft aktives Serum nur dann eine
Vermehrung der Erythrozyten hervor, wenn zu einem Zeitpunkte eingespritzt
wird, in welchem schon ein Regenerationsprozeß begonnen hat. Bemerkenswert ist, daß das Serum vorher anämisierter, aber gleichzeitig infizierter Tiere
keine Hyperglobulie hervorruft.

Wir finden bei der Erythrämie und bei den meisten Erythrozytosen eine
Plethora vera. Während in der alten Medizin das Krankheitsbild der
Plethora eine große Rolle spielte, verschwand dieser Begriff aus der modernen
Medizin unter dem Einflusse Cohnheims so gut wie ganz. Dieser berühmte
Pathologe bestritt die Möglichkeit, daß es eine dauernde Polyämie geben könne.
Er stützte sich dabei besonders auf die experimentellen Feststellungen von
Lesser und Worm - Müller, die gezeigt hatten, daß eine künstlich bei Tieren
hervorgerufene Plethora alsbald wieder verschwindet. Vogel, der zuerst den
Begriff der Polyzythämie geprägt hat, unterschied bereits eine relative und
eine absolute Polyzythämie und glaubte, daß letztere dann entstünde, wenn
unter dem Einfluß einer sehr reichlichen Nahrung die Neubildung stärker ist
als der Verbrauch der roten Blutkörperchen. Sehr energisch verfochten wurde
auch die Existenz einer wahren Plethora durch v. Recklinghausen. Auch
er glaubte, daß durch sehr reichliche Nahrungszufuhr wahre Vollblütigkeit

entstehen könne. Er stützt sich auf Sektionsbefunde, bei denen neben einer ungewöhnlich starken Hypertrophie des Herzens und einer sehr großen Weite der arteriellen und venösen Gefäße eine enorme Blutüberfüllung aller Organe festzustellen war, so daß nach dem Herausschneiden des Herzens das Blut wie aus einem nicht versiegenden Quell herausfloß.

Trotz dieser vereinzelten Hinweise in der Literatur besaß aber der Krankheitsbegriff der Plethora vera in der modernen Medizin kein Bürgerrecht. Erst seit der Mitteilung von Vaquez im Jahre 1892 über ein eigentümliches chronisches Krankheitsbild, welches durch Rötung der Haut und Schleimhäute, Milzschwellung und Polyzythämie gekennzeichnet war und als dessen Ursache schon Vaquez eine gesteigerte Tätigkeit der Blutbildungsorgane vermutete, setzte eine neue Ära der Forschungen auf diesem Gebiete ein. Alsbald folgten von verschiedenen Seiten Mitteilungen über Beobachtungen identischer Krankheitsbilder, so von Cabot, Osler, Türk u. a. und man erkannte bald, daß es sich hier um ein neues selbständiges Krankheitsbild handelte, das die alte Plethora vera wieder zu Ehren bringen sollte.

Wenn auch trotz zahlreicher klinischer und anatomischer Mitteilungen über diese interessante Krankheit bis zum heutigen Tage die Ätiologie des Leidens nicht geklärt ist, so sind wir doch über die klinische Symptomatologie und die pathologisch-anatomische Grundlage dieser Affektion gut unterrichtet. Man unterschied bis vor kurzem zwei Formen der Erythrämie, die Vaquezsche Form, die durch einen großen Milztumor charakterisiert ist, und die Gaisböcksche Form, bei welcher der Milztumor fehlt bzw. klinisch nicht nachweisbar ist. Die Gaisböcksche Form ist vornehmlich durch den stark gesteigerten Blutdruck charakterisiert. Zwischen beiden Formen gibt es aber Übergangsbilder, so daß eine scharfe Scheidung nicht möglich ist. Neuerdings hat Mosse noch eine dritte Form aufgestellt, ausgezeichnet durch Urobilinikterus und Leberzirrhose.

II. Die Erythrämie.

1. Die Vaquezsche Polycythaemia megalosplenica oder Erythrämie.

Symptomatologie. Die Krankheit ist vorwiegend bei Individuen im mittleren Lebensalter anzutreffen, sehr selten bei Kindern, bei Männern häufiger als bei Frauen[1]), und hat einen außerordentlich langsamen chronischen Verlauf und eine allmähliche Entwicklung. Die ersten Symptome sind in den meisten Fällen durchaus uncharakteristisch und gewöhnlich nervöser Natur. Schwächegefühl, Kopfschmerzen, unbestimmte Verdauungsstörungen sind die häufigsten Klagen, die man hört. Manche Patienten werden durch unangenehme Sensationen im linken Hypochondrium, verursacht durch den wachsenden Milztumor zum Arzt geführt. Häufig sind auch Klagen über Blutandrang nach dem Kopf, Schwindelanfälle und Blutungen der Haut oder der Schleimhäute.

In einem großen Prozentsatz der Fälle besteht eine auffallende Veränderung der Farbe der Haut und der Schleimhäute, die von den Patienten bzw. ihren Angehörigen bemerkt wird und in einer starken Rötung besteht, die nur in einem

---

[1]) Engelking hat neuerdings eine familiäre und hereditäre Form beschrieben. Großmutter und Mutter litten an Polyzythämie, und von den 13 Kindern der letzteren hatten 7 das Leiden, 4 Knaben und 3 Mädchen. Auch eine zweite Tochter der Großmutter und deren Kind litten daran. Weitere Beobachtungen über familiäres Auftreten des Leidens stammen von Curschmann, Doll und Rotschild, Gutzeit.

Teil der Fälle einen zyanotischen Charakter hat. Meist handelt es sich um eine mehr hellrote Färbung, so daß die Patienten wie echauffiert aussehen. Mehr bläulich-rot sind oft Ohren, Lippen, Nase, Hände und Füße. Vielfach werden diese Kranken fälschlich für Trinker gehalten. Die Rötung erinnert am meisten an diejenige der Schamröte oder diejenige, die nach dem Riechen an Amylnitrit auftritt. Man bezeichnet sie deshalb auch als Rubor oder Erythrose (Senator). Gewöhnlich treten erst nach längerem Bestehen des Leidens die stark gefüllten Venen hervor, doch kann man gleichzeitig auch eine starke Füllung der Arterien feststellen. Der Grad der Rötung, die vorwiegend im Gesicht, besonders an den Ohren und Wangen und der Nase, bisweilen aber auch an den Gelenken ausgesprochen ist, kann im Verlauf des

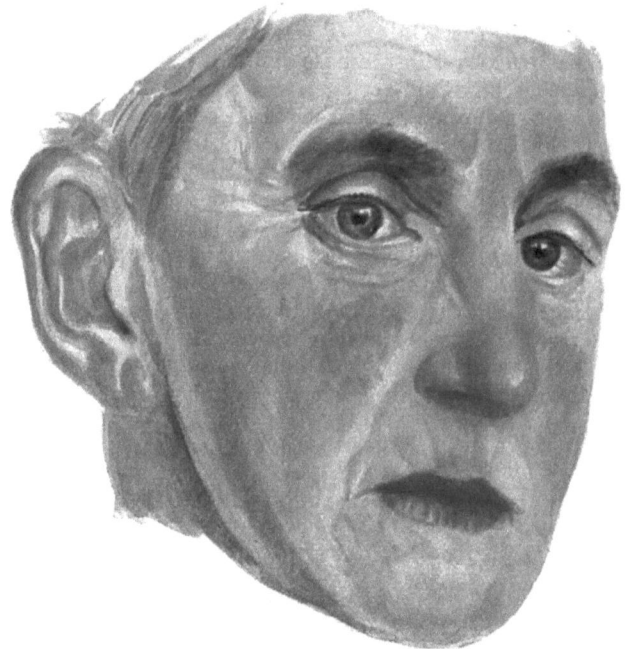

Abb. 1. Vaquezsche Krankheit.

Leidens wechseln. Seelische Erregung, Kälteeinwirkung können den Rubor der Haut stärker hervortreten lassen. Manche Patienten sollen schon von Jugend auf auffällig rote Gesichtsfarbe gehabt haben. In manchen Fällen wird eine Pigmentierung der Haut erwähnt, die höchstwahrscheinlich auf Residuen multipler kleinster Hautblutungen zurückzuführen ist, die auch schon mehrfach beobachtet wurden. Die Schleimhäute zeigen eine purpur- bis kirschrote Farbe. Es gibt auch Fälle, in denen eine auffallende Farbenveränderung der Haut und der Schleimhäute fehlt. Einige Male klagten die Kranken sehr über lästige Schweiße.

Man findet sehr oft eine starke und diffuse Hyperämie der Bindehaut beider Augen, die nach Ascher eine dunkle livide Färbung aufweist. Häufig ziehen von der Übergangsfalte aus zahlreiche stark injizierte Gefäße in die Konjunktiva des Augapfels. Infolge der starken Erweiterung und Anfüllung der Chorioidea mit Blut zeigt die Sklera eine mehr bläuliche Färbung. Oft wird

Asthenopie beobachtet. Der Augenhintergrund ist nach Ascher direkt pathognomonisch, so daß er von einem Fundus polycythaemicus spricht. Aus der Papille treten die Zentralgefäße bis auf das Doppelte ihres Kalibers verbreitert und dunkelrot gefärbt fontänenartig hervor. Zahlreiche sonst nicht sichtbare Gefäße sind wahrzunehmen. Dadurch, daß diese Gefäße, die stark dilatiert und prall gefüllt sind, die Fasern des Sehnerven mechanisch auseinanderdrängen, erzeugen sie das Bild einer Stauungspapille.

Ebenso wie die beschriebene Veränderung der Farbe der Haut und der Schleimhäute beruht auch die Neigung zu Blutungen bei diesen Kranken auf einer zu starken Überfüllung des Gefäßsystems, welcher die Wandungen der kleinsten Gefäße nicht standzuhalten vermögen. Die Ursachen, welche für sonstige hämorrhagische Diathesen in Frage kommen, also Anomalien der Blutgerinnung und toxische Schädigung der Endothelien, spielen wohl für das Zustandekommen der multiplen Blutungen bei der Erythrämie keine Rolle. Am häufigsten sind Blutungen aus der Nase, seltener aus dem Magendarmkanal und der Mund- und Rachenhöhle. Auch beim Einführen der Magensonde hat man Blutungen entstehen sehen. Ferner sind Haut-Lungen-Uterus-Urethralblutungen, schwere Magen- und Darmblutungen, Nierenblutungen, Blutungen in die Pleura- oder Peritonealhöhle und in die Milz, sowie endlich Hirnblutungen beobachtet worden. Gelegentlich können Blutungen nicht nur zu schweren Störungen führen, sondern auch zur Todesursache werden.

Wiederholt sind Venenthrombosen beschrieben worden, wohl Folgeerscheinungen der erhöhten Viskosität und der dadurch bedingten Zirkulationsstörungen.

Die Körpertemperatur, auf die allerdings nur in wenigen Fällen geachtet worden ist, schwankte in diesen Beobachtungen um **36** Grad herum. Sehr viele Patienten mit diesem Leiden werden ausdrücklich als stark abgemagert geschildert. Nur eine kleine Zahl hat denjenigen Habitus, den man als vollblütigen bezeichnet. Gerade bei ausgesprochen fettsüchtigen Menschen scheint das Leiden selten vorzukommen. Auf die starke Überfüllung des Gefäßsystems, die sich bei der Untersuchung schon klinisch vielfach durch die starke Spannung der Blutgefäße bemerkbar macht, ist schon hingewiesen worden. Erhöhter Blutdruck kommt vor (v. Decastello 175 mm, Parkinson 170 mm). Doch ist der Blutdruck in vielen Fällen von Erythrämie mit Milztumor nicht erhöht. Herzhypertrophien sind zwar beschrieben worden, aber keineswegs ein regelmäßiger Befund, ebensowenig arteriosklerotische Veränderungen an den Arterien. Gerade bei sehr starken Polyzythämien können diese Veränderungen fehlen. Von seiten der Atmungsorgane kommen häufiger Bronchitiden vor. Die Stimmbänder erschienen bisweilen im laryngoskopischen Bild als fleischrote Stränge; häufig wird Heiserkeit erwähnt. Daß Lungenblutungen vorkommen können, wurde bereits hervorgehoben. Häufig sind chronische Bronchitiden. Im Röntgenbild der Lungen zeigen die Lungengefäße infolge ihrer starken Füllung oft eine sehr deutliche Zeichnung (Golubinin, Rover, Plehn).

Inkonstant sind auch die Symptome von seiten des Digestionsapparates. Dyspeptische Beschwerden aller Art, Diarrhöen, andererseits Verstopfungen werden beschrieben. Die Neigung zu Blutungen macht sich auch im Digestions-apparat bemerkbar und tödliche Magendarmblutungen sind vorgekommen.

Die Milz steht durch ihre oft beträchtliche Vergrößerung im Vordergrund des klinischen Symptomenkomplexes und kann unter Umständen recht erhebliche Beschwerden verursachen, besonders wenn sich perisplenitische Komplikationen hinzugesellen, wenn sich Infarkte entwickeln oder wenn die Dimensionen des Organs sehr beträchtliche werden. Wiederholt sind schwere Blutungen in das Milzparenchym mit tödlichem Ausgang vorgekommen. Der Milztumor ist glatt, die normalen Milzkonturen sind erhalten, Schmerzhaftigkeit besteht nur bei Komplikationen. Gewöhnlich besteht schon ein deutlicher Milztumor, wenn die Patienten in ärztliche Beobachtung kommen. Doch gibt es Ausnahmen; in einem Falle von Saundby bestand die Zyanose 10 Monate vor Auftreten des Milztumors. Die Größe der Milz kann im Verlauf des Leidens wechseln. Selbst völliges Verschwinden eines vorher vorhanden gewesen Milztumors im Verlauf der Krankheit ohne therapeutische Maßnahmen ist beobachtet worden (Weintraud).

Eine Schwellung der Leber wird häufig erwähnt, kann aber auch fehlen.

Der Urin verhält sich in vielen Fällen vollständig normal. Vielfach wird aber auch Eiweißgehalt und Befund von Zylindern berichtet. Der in einigen Fällen (Abeles, Gordon) erwähnte abnorm gesteigerte Eisengehalt sollte zu weiteren Untersuchungen nach dieser Richtung hin Veranlassung geben. Starke Urobilin- bzw. Urobilinogenausscheidungen werden von Weber und Watson, Türk, Lommel, Loew, Popper und Retzlaff beschrieben, fehlen aber in der Mehrzahl der Beobachtungen.

Eine große Rolle in der Symptomatologie des Leidens spielen die Symptome von seiten des Nervensystems. Auf das Vorkommen von Kopfschmerzen, Schwindelanfällen und Blutandrang wurde schon hingewiesen. Schlafsucht sowie psychische Störungen sind beobachtet worden. Andererseits kommen auch Schlaflosigkeit und Ohnmachtsanfälle vor, sowie das ganze große Heer der neurasthenischen Beschwerden. Böttner fand den Spinaldruck erhöht. Die häufiger vorkommenden Hirnblutungen können die mannigfachsten Symptomenkomplexe auslösen. Wiederholt ist bei der Erythrämie Erythromelalgie beschrieben worden (z. B. Neuda), von Lommel einmal Trommelschlegelfinger. Typische Menièresche Anfälle, Ohrensausen, Geruchsstörungen werden erwähnt. Eine Migraine ophthalmique ist von Köster beschrieben worden. Die von manchen Kranken angegebenen Knochenschmerzen hängen nach Gaisböck mit der Hyperplasie des Knochenmarkes zusammen.

Trunecek hat auf eine eigentümliche Hervorwölbung der Fossae supraclaviculares aufmerksam gemacht, die ich aber in zahlreichen Fällen nie gesehen habe, während ich sie häufig bei Gesunden und an ganz anderen Affektionen Leidenden fand.

Stoffwechsel. Anomalien des Eiweißstoffwechsels sind in den wenigen bisher daraufhin untersuchten Fällen nicht beobachtet worden.

Bemerkenswerte Abweichungen des respiratorischen Gaswechsels sind von Senator gefunden und von Lommel, Tangl, Gordon und v. Bergmann bestätigt worden. Senator fand auffallend hohe Werte sowohl für das Atemvolumen, wie für die gewechselten Gasmengen. Es muß aber hervorgehoben werden, daß auch Fälle bekannt geworden sind, in welchen diese Abweichungen des Gaswechsels nicht nachgewiesen werden konnten. Es hat sich ferner ergeben, daß die Steigerung des Gaswechsels nicht von der Zunahme der roten Blutkörperchen und des Hämoglobins abhängt. Da auch bei einigen physiologischen Zuständen, nämlich während der Verdauung, in der Gravidität und im Höhenklima eine Steigerung des Gaswechsels beobachtet wird, muß man wohl mit Senator annehmen, daß es ein besonderer spezifischer Reiz ist, der, wie bei diesen Zuständen, auch bei der Erythrämie Atemvolumen und respiratorischen Gaswechsel steigert, vermutlich also die Einwirkung der gleichen Schädlichkeit, die überhaupt Ursache der Erkrankung ist.

Das Verhalten des Blutes. Die wichtigsten Veränderungen des Blutes betreffen den Hämoglobingehalt und die roten Blutkörperchen. Die starke Erhöhung des Blutfarbstoffes und der Zahl der roten Blutkörperchen pflegt sich schon makroskopisch bei der bloßen Betrachtung des aus einer Stichwunde herausquellenden Blutstropfens bemerkbar zu machen. Die tief dunkelrote Farbe des Blutes ist sehr auffällig und nur langsam breitet sich der Tropfen unter dem Deckglas aus. Sowohl im frischen Blutpräparat, wie an Blutabstrichen liegen die Erythrozyten außerordentlich nahe beieinander, oft zu mehreren übereinander, und der in der Beurteilung von Blutpräparaten geübte Untersucher gewinnt sofort den Eindruck, daß die Erythrozytenzahl stark erhöht ist. Die höchsten überhaupt in derartigen Fällen gefundenen Zahlen für die roten Blutkörperchen betrugen in einem Falle Jedwabniks 20 000 000, in einem Falle Hnateks 14 100 000 und in einem Falle Kösters 13 600 000. Zahlen unter 6 000 000 sind kaum beweisend für Polyzythämie, wenn sie nicht dauernd festgestellt werden. Findet man aber bei einem Menschen regelmäßig mehr als 6 000 000 rote Blutkörperchen, so kann man die Diagnose Polyzythämie stellen, wenn es sich um Frauen handelt, schon dann, wenn man immer über 5 500 000 feststellt. Am häufigsten findet man Zahlen von 6 000 000—8 000 000. Die Zählresultate schwanken übrigens, wie übereinstimmend berichtet wird, nicht unerheblich im Verlauf des Leidens, ja manchmal von Tag zu Tag. Sie sind aber in verschiedenen Gefäßprovinzen gleich und Gaisböck erhielt durch vergleichende Zählungen von Venen- und Arterienblut durchaus übereinstimmende Resultate.

Auch der Hämoglobingehalt ist stark erhöht, doch immer niedriger als man nach der Erythrozytenzahl erwarten sollte. Es besteht also ein niedriger Färbeindex. Am häufigsten findet man Werte von 120—150% nach Sahli. Die höchste bisher festgestellte Zahl, 240%, wurde in dem erwähnten Falle Kösters gefunden. Wegen dieser hohen Zahlenwerte empfiehlt es sich, bei der Untersuchung besondere Kunstgriffe anzuwenden, also stärkere Verdünnungen des Blutes vorzunehmen.

Morphologische Veränderungen an den roten Blutkörperchen fehlen in manchen Fällen, sind aber in anderen gefunden worden. So wird das gelegentliche Vorkommen von Normoblasten, von Poikilozytose, sowie von Polychromatophilie und Erythrozyten mit Substantia granulo-filamentosa erwähnt.

Die Leukozytenzahl ist in vielen Fällen normal, doch hat man auch, ohne daß irgendwelche Komplikationen bestanden, wiederholt starke Leukozytosen bis zu 30 000 und 54 000 gefunden. Oft besteht eine relative Vermehrung der neutrophilen Elemente und wiederholt wurden Myelozyten, sowie vermehrte Mengen von Eosinophilen und Mastzellen angetroffen. Von großem Interesse und von Wichtigkeit für die Auffassung des ganzen Krankheitsbildes sind gelegentliche Befunde von Leukozytenveränderungen, die geradezu an Leukämie erinnern. So fand R. Blumenthal in einem Falle mit 11 430 000 Roten 16 300 Leukozyten, von denen 36% neutrophile Myelozyten und 9% Mastzellen waren, und P. Krause fand in einem Falle Winters 30% Myelozyten. Sehr merkwürdig ist eine Beobachtung Rosins, der eine Abnahme der Erythrozytenzahlen von 10 000 000 auf 3 500 000, dagegen eine Zunahme der Leukozyten bis auf 48 000 und später 52 000 beobachtete und dabei eine Vermehrung der Eosinophilen auf 12%, der Mastzellen bis auf 4% und das Auftreten von Myelozyten feststellte. Eine ähnliche Beobachtung stammt von E. Meyer.

Herxheimer hat neuerdings in einem jahrelang beobachteten Falle von Polyzythämie mit Milztumor den Übergang in eine Leukämie, und zwar bemerkenswerterweise in eine Myeloblastenleukämie festgestellt [1].

---

[1] Herxheimer: Pathologisch-anatomische Demonstrationen. Verein der Ärzte Wiesbadens, 4. Juni 1913. Berl. klin. Wochenschr. Nr. 31. 1913. Jung: Centralbl. f. Nervenkr. 1915 hat den gleichen Fall ausführlich geschildert.

Freund beschreibt unter dem Titel „Polyzythämie mit Ausgang in perniziöse Anämie" einen Fall:

Ein 45jähriger Mann hatte im Jahre 1912 7,6 Millionen Erythrozyten, $110^0/_0$ Hb und 18 000 Leukozyten. Nach einer Salvarsankur wegen alter Lues sanken die Werte auf 4,8 Millionen Erythrozyten, $70^0/_0$ Hb und 12 000 Leukozyten mit einigen Myelozyten und es fanden sich jetzt Poikilozytose, Anisozytose, Normoblasten und punktierte Erythrozyten. Einige Zeit später fand er $35^0/_0$ Hb, 2,8 Millionen Erythrozyten und 2600 Leukozyten. Wenige Tage darauf Exitus, keine Obduktion.

Hier ist also eine Polyzythämie in eine schwere Anämie (aber nicht eine perniziöse, wie der Autor meint, da der Färbeindex unter 1 war) übergegangen.

Ich selbst habe folgenden Fall beschrieben:

Bei einer 57jährigen, seit 14 Jahren an einem Milztumor leidenden Frau wird 1907 eine Polyzythämie mit $130^0/_0$ Hb und 7 121 000 Erythrozyten festgestellt. Im März 1917 ergab eine Blutuntersuchung nach mehreren Röntgenbestrahlungen $60^0/_0$ Hb, 3 632 000 Erythrozyten, 22 100 Leukozyten, von denen Neutrophile $56,3^0/_0$, Myelozyten $12,1^0/_0$, Eosinophile $2,7^0/_0$, kleine Lymphozyten $13,5^0/_0$, große Lymphozyten $0,9^0/_0$, Monozyten $1,3^0/_0$, Mastzellen $4,8^0/_0$, Mastmyelozyten $6,3^0/_0$ waren. Die letzte Blutuntersuchung ergab: Hb $70^0/_0$, Erythrozyten 3 875 000, Leukozyten 16 700, davon Neutrophile $52^0/_0$, Myelozyten $13^0/_0$, Myeloblasten $7^0/_0$, Eosinophile $2^0/_0$, kleine Lymphozyten $15^0/_0$, Monozyten $6^0/_0$, Mastzellen $5^0/_0$.

Hier war also eine Polyzythämie übergegangen in eine hypochrome Anämie mit ausgesprochen myelämischem Leukozytenbefund. Die Sektion ergab eine ausgedehnte Miliartuberkulose und myeloische Umwandlung der Milz, geringe der Lymphknoten, aber keine myeloischen Herde in anderen Organen. Das von Tuberkeln durchsetzte Knochenmark war sehr zellarm. Die Miliartuberkulose war hier sicherlich nicht Ursache der myelämischen Reaktion, da die letztere schon 12 Jahre vorher im Blute nachgewiesen worden war.

Worauf es beruht, daß in einigen Fällen so starke myelämische Reaktionen auftreten, sei dahingestellt. Ein italienischer Autor — Guglielmo — spricht von „Erythroleucemia". Ghiron beobachtete sogar, daß im Verlauf einer typischen myeloischen Leukämie im 8. Monat der Beobachtung die Erythrozytenzahl auf 7,2 Millionen stieg unter gleichzeitigem Auftreten lebhafter Gesichtsrötung. Er hält den Fall für eine echte Erythroleukämie, die Kombination einer Erythrämie mit myeloischer Leukämie.

Derartige Beobachtungen beweisen mindestens eine enge histogenetische Verwandtschaft zwischen Erythrämie und Leukämie, ebenso der von Herxheimer und Jung beschriebene Übergang einer Polyzythämie in Myeloblastenleukämie.

Systematische Untersuchungen über das Verhalten der Blutplättchen liegen noch nicht vor. In einigen Fällen werden sie als normal angegeben, in anderen vermehrt.

Über die chemische Beschaffenheit des Blutes bei der Erythrämie ist bisher folgendes gefunden worden: Der Eisengehalt, sowie der Gehalt an Lezithin und Phosphorsäure wurde abnorm hoch gefunden. Das Blut war nach Untersuchungen von Jaksch stickstoffreicher als in der Norm, während der Stickstoffgehalt der roten Blutkörperchen gegenüber der Norm herabgesetzt war.

Die physikalischen Untersuchungen haben folgendes ergeben: Das spezifische Gewicht des Gesamtblutes ist stark erhöht, das des Serums etwas niedriger als in der Norm. So betrug das spezifische Gewicht des Blutes in je einem Falle von Senator und Umber 1072, von Glaessner 1083, von Julius Loewy 1086. Der Trockenrückstand des Blutserums ist normal oder leicht herabgesetzt, ein strikter Beweis dafür, daß die Vermehrung der roten Blutkörperchen nicht etwa auf eine Eindickung des Blutes zurückzuführen ist. Der Trockenrückstand des Gesamtblutes ist natürlich entsprechend der Polyglobulie stark erhöht (statt $21,5^0/_0$ wurden Werte bis zu $32,9^0/_0$ [Gordon] gefunden). Ebenso ist natürlich der Eisengehalt des Blutes abnorm hoch. Die Molekularkonzentration des Blutserums ergab teils normale, teils erhöhte Werte. Die Viskosität des Gesamtblutes ist stark erhöht, da sie ja in erster Linie von der Erythrozytenzahl abhängig ist und zwar in so hohem Maße erhöht, daß Heß für sein Viskosimeter eine besonders stark wirkende Saugvorrichtung zur Untersuchung polyzythämischen Blutes angegeben hat. Während die Viskosität des Blutes in der Norm etwa 4,5 mal so groß ist als die des destillierten Wassers, fanden Bence einen 20,9, Münzer 23,0 und Umber 40,6 mal so großen Wert in ihren Beobachtungen. Die Resistenz der Erythrozyten ist nicht verändert. Der Bilirubingehalt des Serums ist nicht erhöht.

Die Sauerstoffkapazität des Blutes ist nicht vermindert, oft sogar stark erhöht, der Gesamtgehalt des Blutes an Sauerstoff überschreitet die Norm. Übereinstimmend geben alle Autoren an, die solche Untersuchungen ausgeführt haben, daß die Gerinnungszeit des Blutes außerordentlich kurz ist. Bisweilen ließen sich Venenpunktionen deshalb nicht ausführen, weil das Blut in der Punktionskanüle gerann. In einem Falle meiner Beobachtung retrahierte sich der Blutkuchen nicht und preßte kein Serum aus (dasselbe beschreibt Gutzeit), obwohl die Zahl der Blutplättchen wie auch in anderen Fällen der Literatur erhöht war (Guglielmo, Bukman and Hathsey).

Wiederholt hat man am Lebenden die Gesamtblutmenge nach der Haldaneschen Methode bestimmt (Parkes Weber, Acland, Hutchinson, Boycott und Douglas, Senator und Loewy, Plesch). Loewy fand in einem Falle Senators, daß die Blutmenge 6,5% des Körpergewichts betrug, statt 5%, wie in der Norm. Morawitz wie Siebeck wiesen die Vermehrung der Gesamtblutmenge plethysmographisch nach. Haldane selbst fand nach seiner Methode in einem Falle von Acland eine Vermehrung der Gesamtblutmenge um das zweieinhalbfache, Boycott in einem Falle um das dreifache. In einigen Fällen wurde aber keine Vermehrung der Gesamtblutmenge festgestellt.

Verlauf. Die Krankheit hat einen exquisit chronischen Verlauf; Fälle von mehr als 10 jähriger Dauer sind bekannt. Jahrelang können die Patienten bei leidlichem Wohlbefinden ihr Leiden mit sich herumtragen und bis zu einem gewissen Grade auch ihrem Beruf nachgehen. In anderen Fällen sind die Symptome schwerere und die Kranken leiden sehr. Wenn nicht andere Komplikationen eintreten, kann der Tod durch Blutungen ins Gehirn, in die serösen Höhlen, in die Milzsubstanz hinein, in den Digestionskanal, aus den Lungen erfolgen.

2. Die Gaisböcksche Form.

Die meisten bekannt gewordenen Fälle von Erythrämie entsprechen der von Vaquez gegebenen Beschreibung. Sie gehen mit einem großen Milztumor einher und der Blutdruck ist meistens normal.

Später erst hat Gaisböck (1905) darauf aufmerksam gemacht, daß es auch Fälle von kryptogenetischer Polyglobulie gibt, die ohne Milztumor einhergehen und als auffälliges Symptom eine starke Erhöhung des Blutdruckes aufweisen und von ihm unter der Bezeichnung „Polycythaemia hypertonica" zusammengefaßt werden. Er hat seinerzeit im ganzen 18 Fälle dieser Krankheit aus der Klinik von Friedrich Müller in München beschrieben.

Das Leiden kommt sowohl bei Männern wie bei Frauen vor, bei letzteren namentlich in der Zeit des Klimakteriums. Am häufigsten ist es jenseits des 40. Lebensjahres, doch werden auch jüngere Leute befallen. Im Gegensatz zur Vaquezschen Form haben die Patienten, die Gaisböck beschreibt,

vielfach den bekannten apoplektischen Habitus. In der Anamnese spielen Geisteskrankheiten und Nervosität der Familie, sowie Gefäßerkrankungen und Schlaganfälle eine erhebliche Rolle. Oft wird aufreibende geistige Überarbeitung
als Ursache angegeben. Die Kranken haben eine auffallend rote Gesichtsfarbe und sowohl die Arterien wie die Venen treten am Kopfe wie an den Händen
stark hervor. Acht seiner Patienten hatten schon Schlaganfälle gehabt. Die
Klagen beziehen sich auf Kopfschmerzen, Blutwallungen nach dem Kopf,
abnormes Hitzegefühl, Schwindel und Schlaflosigkeit.

Im Gegensatz zur Vaquezschen Form ist das Herz fast immer vergrößert,
und zwar hauptsächlich nach links. Arteriosklerotische Veränderungen werden
oft gefunden, der Urin enthält etwa in der Hälfte der Fälle etwas Eiweiß.

Die Blutveränderungen entsprechen im allgemeinen denen der Vaquezschen
Form; die Erythrozytenzahlen schwankten zwischen 5 700 000 und 11 320 000,
der Hämoglobingehalt zwischen 104 und 156 %, die Leukozytenzahl zwischen
6000 und 14 000. Mikroskopische Veränderungen an den roten Blutkörperchen,
wie Polychromatophilie, Poikilozytose, Auftreten kernhaltiger Roter ist nicht
beschrieben worden. Eine Vergrößerung der Leber und Milz fehlt, der Blutdruck ist stark erhöht, vielfach bis über 200 mm. Doch kommen auch Fälle
mit niedrigem Blutdruck vor (Gaisböck, Lommel, Arnstein).

Es sind bisher erst wenig Fälle der Gaisböckschen Form beschrieben worden
und es existieren noch nicht so zahlreiche klinische und pathologisch-anatomische
Untersuchungen über dieselbe, wie bei der Vaquezschen Form. Es ist infolgedessen schwer, schon jetzt zu sagen, ob es sich um identische Krankheitsbilder
handelt, die nur in bezug auf einige Symptome und Folgeerscheinungen voneinander abweichen, also um verschiedene Reaktionsformen des Organismus
auf die gleiche Schädlichkeit, oder ob die Pathogenese beider Formen eine grund-
verschiedene ist. So meint Eppinger, daß es sich bei der Gaisböckschen
Form um Kombinationen von Polyzythämie und arteriosklerotischer Schrumpfniere handelt. Schon vor Gaisböck hat Weintraud die Polyzythämien
in zwei Gruppen eingeteilt, solche mit und solche ohne Milztumor, betonte
aber, daß man der Milzvergrößerung keine allzugroße Rolle für die Pathogenese
der Krankheit zuschreiben dürfe. Verschiedene Autoren, wie z. B. Senator
und Stern glauben daher, daß es Übergänge und Zwischenformen gibt. Auch
bei der Vaquezschen Form wechselt die Größe der Milz und manchmal wurde
erst bei der Sektion festgestellt, daß ein Milztumor bestand. Lommel, Gordon
und Gaisböck haben auch Fälle ohne Milztumor mit normalem oder sogar
erniedrigtem Blutdruck beschrieben.

Das häufige Fehlen eines erhöhten Blutdruckes bei der Vaquezschen Form,
die fast stets vorhandene Steigerung desselben bei der Gaisböckschen hat mich
zu der Hypothese veranlaßt, daß der Milztumor die Ursache für das Ausbleiben
der Blutdruckerhöhung ist. Eine normale Herzkraft vorausgesetzt, ist bei
einer Vermehrung der Gesamtblutmenge das Ausbleiben einer starken Blutdruckerhöhung nur möglich, wenn eine Erweiterung der Strombahn eintritt.
Ein beträchtlicher Milztumor aber bedeutet eine ganz erhebliche Erweiterung
des Kreislaufsystems. ,,Die Verbindungen der Gefäße mit den Bluträumen
der sehr dehnbaren Milz sind eine Art von Notauslaß, der in Tätigkeit treten
kann, wenn das Blut im Gefäßsystem keinen Platz mehr hat, ebenso wie das
Wasser in den Kanälen unserer Städte bei Wolkenbrüchen oder langen Regen-
perioden durch das Infunktiontreten der Notauslaßvorrichtungen gehindert
wird, zu Überschwemmungen zu führen."

Die Polyzythämie mit Milztumor und Urobilinikterus. Unter dieser
Bezeichnung hat zuerst Mosse im Jahre 1914 eine besondere Gruppe von
Polyzythämie abgesondert, die durch das gleichzeitige Vorhandensein eines

Urobilinikterus charakterisiert ist. Ähnliche Beobachtungen sind schon vorher von Guinon, Rist und Simon, von Türk, von Blad, von Hamilton und Morse und schließlich von Chauffard und Troisier bekanntgegeben worden. Pathologisch-anatomisch sind alle diese Fälle dadurch ausgezeichnet, daß sich eine Leberzirrhose nachweisen läßt. Die gemeinsamen Kennzeichen dieser Krankheitsgruppe sind also: Intra vitam Polyzythämie mit Urobilinikterus und Milztumor, bei der Sektion blutreiche Milz, hyperplastisches rotes Knochenmark und in der Leber die Zeichen der Zirrhose.

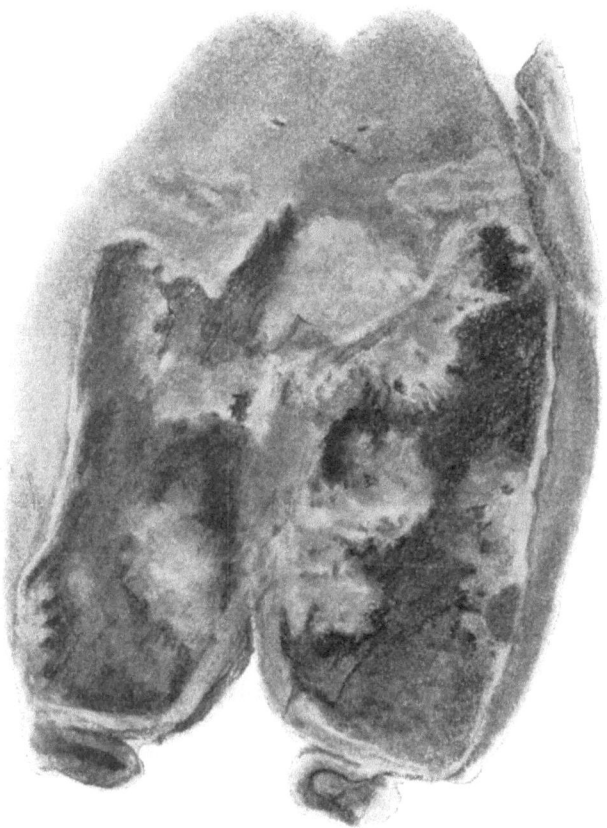

Abb. 2.   Große Milzzyste bei Erythrämie.

Die Zirrhose ist nach Mosse als sekundärer Vorgang aufzufassen, indem die Leber durch die Mehrleistung, die ja durch Verarbeitung von übergroßem, vielleicht auch krankhaftem Material erwächst, geschädigt wird. Talley und Roth haben auch das Auftreten von Leberzirrhose bei perniziöser Anämie beschrieben.

Man könnte auch daran denken, daß es sich in diesen Fällen primär um einen hämolytischen Ikterus gehandelt hat, zu dem dann sekundär, ähnlich wie es bei paroxysmaler Hämoglobinurie gesehen wurde, sich eine reaktive hyperkompensatorische Polyzythämie hinzugesellte. Indessen entspricht der Verlauf dieser Fälle nicht dem bei hämolytischem Ikterus gewöhnlichen mit Exazerbationen und Remissionen. Auch ist niemals eine Resistenzherabsetzung der Erythrozyten festgestellt worden.

Ob diese Form der Polyzythämie sich von den übrigen nur dadurch unterscheidet, daß bei ihr der Blutkörperchenzerfall ein erhöhter ist, wodurch sekundär nach Mosse eine Leberzirrhose entsteht, oder ob in der Pathogenese dieser Abart ganz andere noch unbekannte Faktoren eine Rolle spielen, muß vorläufig dahingestellt bleiben.

Pathologische Anatomie. Es liegen jetzt bereits eine ziemlich große Zahl von Sektionsbefunden vor, so daß wir ein abgerundetes Bild von den pathologisch-anatomischen Veränderungen der Erythrämie zeichnen können. Übereinstimmend geht aus allen Schilderungen hervor, daß die wesentlichste und wichtigste Veränderung, die man an solchen Leichen findet, die enorme Blutfülle aller Organe ist. Aus jedem Schnitt, den man anlegt, quillt das Blut in Strömen hervor, wie aus einem nie versiegenden Quell nach der bezeichnenden Schilderung v. Recklinghausens. Diese auffällige Blutfülle, die uns bei der Obduktion solcher Leichen entgegentritt, ist besonders dort bemerkenswert, wo entweder während des Lebens abundante Blutungen stattgefunden haben, die eigentlich zu einer Anämie hätten führen müssen, oder wo man in den serösen Höhlen oder in inneren Organen, wie z. B. in der Milz, gewaltige Blutungen findet.

Diese Blutungen, die auch in Form kleinerer und multipler Hämorrhagien wie im Leben, so auch an der Leiche gefunden werden, sind nächst der Vermehrung der Blutmenge einer der charakteristischsten Obduktionsbefunde. Auch größere und kleinere Thrombenbildungen, die auf die erhöhte Gerinnungsfähigkeit des Blutes zurückzuführen sind, werden häufiger gefunden, z. B. an den unteren Extremitäten, im Gehirn, in der Milz, wo sie zu Infarkten führen, im Gebiet der Vena portae.

Die Milz ist in Fällen der Gaisböckschen Form gar nicht oder nur wenig vergrößert, während sie bei der Vaquezschen Form oft außerordentlich große Dimensionen erreicht. Die Milzoberfläche ist glatt, die Konsistenz des Organes ist festweich, seine Farbe meist auffällig blaurot bis dunkelrot. Die Schnittfläche der Milz ist meist gleichmäßig dunkel- bis blaurot, Follikel sind gewöhnlich nicht zu erkennen. Perisplenitische Veränderungen, Infarkte, gelegentlich thrombotische Prozesse in den Milzvenen sind Komplikationen, die wiederholt beobachtet worden sind. Eine wichtige mehrfach angetroffene Komplikation sind große hämorrhagische Zysten der Milz, die von Blutungen herrühren, die in das Innere des Organs stattgefunden haben. Die umstehende Abbildung 2 zeigt eine solche Zystenmilz, die von einem selbstbeobachteten Falle herrührt. Theoretisch wäre es denkbar, daß bei peripherem Sitz solcher Zysten und starker Neigung zu Blutungen eine Ruptur eintreten könnte, die aller Wahrscheinlichkeit nach durch Verblutung in die Bauchhöhle zum Tode führen müßte.

In einigen Fällen der Literatur (Rendu et Widal, Moutard - Martin und Lefas, Scharold, Collet, Jedwabnik) ist eine offenbar primäre Tuberkulose der Milz gefunden worden.

Veränderungen von seiten der Lymphknoten außer starker Hyperämie wurden bisher noch nicht beschrieben.

Außerordentlich wichtige und für die Auffassung des ganzen Krankheitsbildes bedeutsame Veränderungen wies das Knochenmark in allen denjenigen Fällen auf, in denen es untersucht worden ist. In den Fällen von Weber und Watson, Türk, H. Hirschfeld, Breuer, Hutchinson und Müller, Glaessner, Lommel, Blumenthal, Westenhöfer und Hirschfeld, Cantley, Goldstein, Schneider, Eppinger, Löw und Popper wurde in den langen Röhrenknochen rotes Mark gefunden, das teils dem lymphoiden Vollmark des kindlichen Organismus, teils dem anämischen Mark, teils infolge seiner tiefdunkelroten Farbe dem Knochenmark der perniziösen Anämien glich.

In den meisten Fällen war diese Umwandlung des Fettmarks in rotes Mark
eine vollständige, selten nur waren noch hier und da Inseln von Fettmark vor-

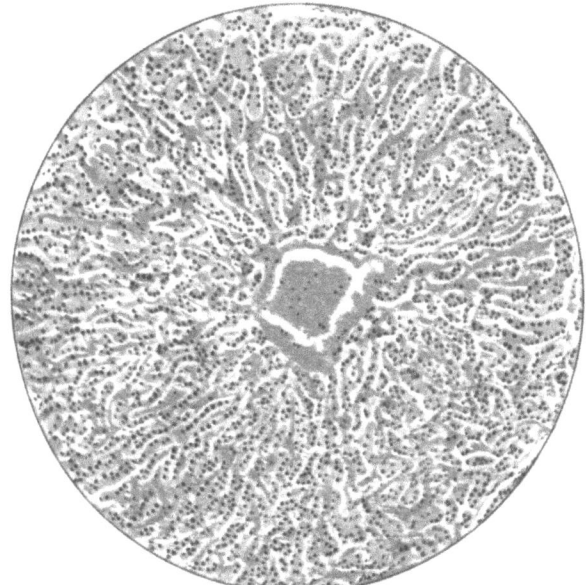

Abb. 3.   Leber bei Polyzythämie.

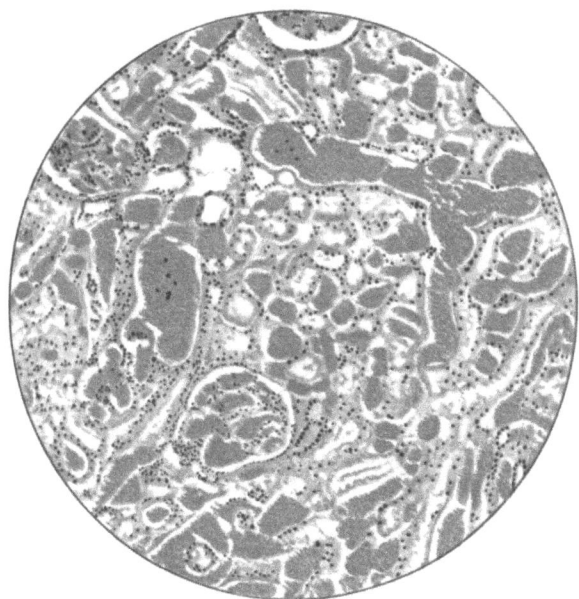

Abb. 4.   Niere bei Polyzythämie.

handen. Nur in dem Falle von Saundby und Russel wird ausdrücklich angegeben, daß das Mark des Femur bei makroskopischer Betrachtung einen
normalen Eindruck machte. Watson-Wemyss hat zweimal durch Knochen-

markpunktion während des Lebens eine vermehrte Erythro- und Leukopoese nachweisen können, ebenso Gibson. Auch bei der Gaisböckschen Form ist das Mark im Zustand lebhafter Tätigkeit angetroffen worden (Sunde).

Alle übrigen Organe zeigen bis auf die bereits erwähnte Blutfülle und gelegentliche leichtere oder schwerere Blutungen in unkomplizierten Fällen keine wesentlichen Veränderungen. Immerhin kommen doch gewisse Anomalien häufiger in diesen Fällen vor.

Auch die Leber ist meistens deutlich vergrößert. Bei der Mosseschen Form besteht Zirrhose. An den Nieren sind wiederholt Zeichen chronischer Nephritis festgestellt worden. Gar nicht selten sind arteriosklerotische Veränderungen, was aber wenig ins Gewicht fällt, da die Mehrzahl dieser Kranken sich in einem Alter befindet, wo Arteriosklerose ohnehin häufig ist. Mehrfach ist eine Hypertrophie des Herzens gefunden worden, die dort, wo sie nicht mit der chronischen Nephritis oder der Arteriosklerose im Zusammenhang stand, wohl auf die infolge der vermehrten Blutmengen erhöhte Inanspruchnahme des Herzens zurückgeführt werden muß.

Die mikroskopische Untersuchung aller Organe zeigt nun auch in deutlicher Weise die gewaltige Vermehrung der Blutmenge. Venen und zum Teil auch noch die kleinen Arterien sind ziemlich gleichmäßig prall mit Blut gefüllt. Die vorstehenden Abbildungen mikroskopischer Schnitte durch Leber und Nieren eines solchen selbstbeobachteten Falles zeigen diese Blutfülle sehr deutlich (Abb. 3 und 4).

In der Milz sieht man zunächst eine ganz enorme Überfüllung der Pulpa mit roten Blutkörperchen, so daß alle farblosen Pulpazellen und die Elemente des Gerüstes außerordentlich spärlich erscheinen. Die Follikel sind verkleinert. In manchen Fällen ist Reichtum an blutkörperchenhaltigen Zellen gefunden worden, in anderen nicht. Eppinger fand in zwei Fällen, daß wesentlich die Venensinus stark mit Blut gefüllt waren, während die Pulpa arm an Erythrozyten erschien. Mehrfach ist ein mäßiger Grad von myeloider Umwandlung nachgewiesen worden, der aber vorwiegend die Myelopoese, seltener die Erythropoese betraf. Ascoli hat einmal die Milz während des Lebens punktiert, aber im Punktat keine kernhaltigen roten Elemente gefunden. In den Lymphdrüsen und der Leber ist myeloide Metaplasie von Minot und Bukman nachgewiesen worden. Hämosiderin ist nach Eppinger nicht in der Milz vermehrt, und in der Leber auch nicht. Dagegen fand er die Lymphknoten reich an Hämosiderin.

Die mikroskopische Untersuchung des Knochenmarks hat ergeben, daß entweder eine gleichmäßige Hyperplasie aller Elemente nachweisbar ist, oder aber eine deutliche Vermehrung des Erythroblastengewebes. Die Erythroblastenhaufen sind sehr zahlreich und groß und man findet in ihnen zahlreiche Zellen mit Kernsprossungen. Eine gesteigerte Erythropoese ist also immer nachweisbar, auch dann, wenn rote und weiße Elemente gleichmäßig vermehrt sind, jedenfalls ist der Gesamtgehalt des Organismus an kernhaltigen roten Zellen gegen die Norm stark vermehrt. Fettlücken sieht man im Knochenmark kaum noch. Die strotzende Blutfülle aller Gefäße ist auch in diesem Organ sehr deutlich.

Pathogenese. Bei der Erythrämie besteht, wie Untersuchungen am Lebenden und Sektionsbefunde zur Genüge bewiesen haben, eine echte Plethora, eine Vermehrung der Gesamtblutmenge und eine Vermehrung der roten und oft auch der weißen Blutkörperchen in der Raumeinheit Blut. Von einer durch Bluteindickung zustande gekommenen relativen Polyzythämie kann sicher nicht die Rede sein. Ist es doch durch eine Reihe von Untersuchungen mit Sicherheit bewiesen, daß keine Bluteindickung besteht, da der Wassergehalt des Blutes normal oder leicht erhöht gefunden worden ist.

Wie die in den meisten pathologisch-anatomisch genau untersuchten Fällen gefundene, mehr oder weniger das gesamte Mark der kurzen und langen Knochen umfassende Umwandlung in rotes Vollmark mit oft besonders zahlreichen Erythroblasten beweist, und wie auch das häufige Auftreten kernhaltiger roter Elemente Zellen mit Substantia granulo-filamentosa und unter Umständen auch unreifer myeloider farbloser Blutkörperchen im Kreislauf zeigt, besteht als pathologisch-anatomische Grundlage der Erythrämie eine erhöhte Aktivität des Knochenmarks, besonders des erythroblastischen Anteils desselben. Die Erythrämie beruht also auf einer vermehrten Neubildung roter Blutkörperchen.

Die Ursache einer wahren Polyglobulie könnte auch ein verminderter Verbrauch von roten Blutkörperchen sein. Normalerweise werden immer soviel rote Blutkörperchen zerstört, wie neugebildet werden, so daß der gesunde Organismus stets einen annähernd gleichen Blutbestand hat. Man könnte sich nun vorstellen, daß infolge irgend einer Störung der Zerfall der Erythrozyten ein verringerter oder verlangsamter wäre, während die Neubildung in gleichem Maße weiter erfolgte. Auch auf diese Weise könnte eine Polyzythämie zustandekommen. Ein solcher verminderter Zerfall könnte zwei verschiedene Ursachen haben. Einmal wäre es denkbar, daß im Knochenmark resistentere, lebenskräftigere Erythrozyten gebildet würden, die nicht so leicht den blutzerstörenden Kräften der Milz anheimfallen. Zweitens aber könnten die blutkörperchenzerstörenden Fähigkeiten der Milz gelitten haben. Für die erstere Hypothese haben wir kaum Anhaltspunkte. Die zweitgenannte dagegen ist an sich sehr einleuchtend und diskutabel. Tatsächlich hat man ja wiederholt nach Exstirpation der Milz eine allerdings meist schnell vorübergehende Polyzythämie beobachtet (Asher und Vogel). Es wäre durchaus möglich, daß auch bei vorhandener Milz, besonders wenn sie pathologische Veränderungen aufweist, die blutkörperchenzerstörenden Eigenschaften gestört sind. Indessen sprechen wichtige Argumente gegen die Richtigkeit dieser Annahme. Bei der Erythrämie kommt sicherlich auch eine starke Vermehrung der Erythrophagie in der Milz vor, wie ich in einer eigenen Beobachtung feststellen konnte. Außerdem muß man annehmen, daß, eine herabgesetzte erythrozytenzerstörende Milzfunktion vorausgesetzt, gerade wie bei der Milzexstirpation andere Organe, besonders Lymphknoten, Knochenmark und Leber, vikariierend für die Zerstörung der roten Blutkörperchen sorgen, wenn man nicht soweit gehen will, den Makrophagen des gesamten Organismus in solchen Fällen die Fähigkeit der Erythrozytenzerstörung abzusprechen.

Nun haben aber experimentelle Untersuchungen gezeigt, daß die Folge einer solchen verminderten oder aufgehobenen Erythrozytenzerstörung eine verminderte Neubildung im Knochenmark ist. Itami konnte an Kaninchen, die von Heß durch wiederholte Injektionen defibrinierten arteigenen Blutes künstlich plethorisch gemacht waren, eine Atrophie des Knochenmarks feststellen, die sich in einer Abnahme der Erythroblasten und der Myelozyten, sowie in einer Zunahme der Myeloblasten äußerte, und die als eine Inaktivitätsatrophie aufzufassen ist. Da man aber bei der menschlichen Erythrämie gerade im Gegenteil eine starke Hyperplasie des Knochenmarks findet, so dürfte wohl der Theorie des verminderten Blutunterganges als pathogenetischer Grundlage der Erythrämie jeder Boden entzogen sein.

Nun hat Eppinger in zwei Fällen zeigen können, daß der Hämosideringehalt der Milz und der Leber ein auffallend geringer war und daß die mit der Duodenalsonde aufgefangene Galle, geradeso wie in einem Falle von Retzlaff, auffallend gallenfarbstoffarm war. Auch andere Autoren fanden keine Vermehrung des Hämosiderins in Milz und Leber. Es scheint also in der Tat, daß wenigstens in einem Teil der Fälle die Blutzerstörung trotz des großen Angebotes von zerstörungsreifem Material, insuffizient ist. Es liegt wohl am nächsten, dieses Verhalten auf eine Art Erschöpfung des blutzerstörenden Organsystems zurückzuführen. In den Fällen von Polyzythämie mit Urobilinikterus besteht offenbar diese Insuffizienz nicht; enthielten doch in dem einen sezierten Fall von Mosse Leber und Milz reichlich Hämosiderin.

Es sei an dieser Stelle auf die alten Versuche von Worm - Müller, Lesser und Panum hingewiesen, die keine dauernde Plethora künstlich erzeugen konnten, so daß später Cohnheim auf Grund der Ergebnisse dieser Forscher die Möglichkeit einer echten dauernden Plethora überhaupt leugnete. Dagegen ist es neuerdings, wie eben erwähnt, Heß gelungen, bei Kaninchen durch wiederholte intravenöse Injektionen defibrinierten Kaninchenblutes eine dauernde Plethora zu erzeugen, und die Zahl der roten Blutkörperchen bis auf 12 000 000 und den Hämoglobingehalt bis auf 180% zu steigern. Gerade wie bei den Sektionen menschlicher Erythrämien wurde auch bei der postmortalen Untersuchung dieser experimentell plethorisch gemachten Kaninchen eine strotzende Blutfülle aller Organe gefunden.

Aber nicht nur auf eine verminderte Blutzerstörung in der Milz, sondern auch auf eine funktionelle Schädigung der Leber hat man versucht, die Erythrämie zurückzuführen. Heß und Saxl, welche diese Hypothese verfochten, konnten zeigen, daß die normale Leber ihr eigenes Hämoglobin unter aseptischer Autolyse in wenigen Tagen völlig zerstört, während die Leber von Tieren, die mit Arsen, Phosphor, Chloroform, Diphtheriegift, Adrenalin, Strychnin oder Morphium vergiftet waren, wochenlang ihr Hämoglobin unzerstört ließen. Diese Substanzen führen, wie man weiß, teils zu schweren anatomischen Leberschädigungen, teils werden sie in der Leber entgiftet. Eine ähnliche Störung der Leberfunktion vermuten die genannten Autoren bei der Erythrämie. Alle diese Hypothesen sind aber dadurch hinfällig geworden, daß die erhöhte Mehrleistung des Knochenmarkes als pathologisch-anatomische Grundlage der Erythrämie nunmehr ja längst erwiesen ist. Immerhin wäre es nicht unmöglich, daß es auch Erythrämien gibt, die einer verminderten Blutkörperchenzerstörung ihre Entstehung verdanken. Bewiesen ist das jedenfalls bis zum heutigen Tage nicht, abgesehen von der passageren Polyzythämie nach der Splenektomie. Es sei aber darauf hingewiesen, daß es Fälle gibt, in denen im Blute Zeichen einer vermehrten Knochenmarkstätigkeit, wie kernhaltige Rote und Leukozytose oder wenigstens Neutrophilie dauernd fehlen. Ist doch in einigen Fällen sogar Leukopenie beschrieben worden. Jedenfalls aber bedarf in Zukunft das Studium der Zeichen vermehrten oder verminderten Blutzerfalls in Milz und Leber ganz besonderer Beachtung.

Wir erwähnten bereits oben, daß im normalen Organismus Blutneubildung und Blutzerstörung stets einander parallel laufen, um den normalen Blutbefund des Körpers aufrecht zu erhalten. Diese Regelmäßigkeit zwischen Verbrauch und Neubildung wird höchstwahrscheinlich durch die Milz aufrecht erhalten, die nach den Untersuchungen von G. Klemperer, Weinert und Hirschfeld ein Regulator der Erythropoese im Knochenmark ist. Funktionsausfall der Milz führt stets zu einer Störung der Erythropoese im Knochenmark, die sich immer in der Ausschwemmung jollykörperhaltiger Erythrozyten äußert und bei manchen Individuen nach den Beobachtungen von Küttner, Cominotti, Lethans, Schupfer, Roughton, Legg und Emmery, sowie von Klemperer und Hirschfeld und neuerdings von Brieger und Forschbach zur Polyzythämie führt, die gleichfalls, gerade wie die wahre Erythrämie auf einer Mehrleistung des Knochenmarks beruhen muß, da in solchen Fällen kernhaltige Rote und jollykörperhaltige Erythrozyten, also Elemente einer vermehrten, ja überstürzten Neubildung im Blute kreisen. Im Falle Brieger-Forschbach war auch der leukoblastische Anteil des Markes ein Zustand erhöhter Tätigkeit (41 000 Leukozyten mit 3% Myelozyten und 8% Mastzellen). Diese Beobachtungen über die regulatorische Beeinflussung des Knochenmarks von seiten der Milz, höchstwahrscheinlich auf einer innersekretorischen Funktion der Milz beruhend, legen es natürlich nahe, dieses ganze Krankheitsbild auf eine derartige Störung der knochenmarksregulierenden Funktion der Milz zurückzuführen. Das ist natürlich nur eine Hypothese, die zu weiteren Untersuchungen anregt und besonders Veranlassung gibt, bei der Erythrämie nach jollykörperhaltigen Erythrozyten zu suchen. Sollten sich diese Elemente mit einer gewissen Regelmäßigkeit nachweisen lassen, so würde diese Hypothese eine starke Stütze erhalten. Das relativ häufige Vorkommen von Polyzythämie bei Milztuberkulose, wo große Partien dieses Organs zerstört und funktionsuntüchtig sind, wäre vielleicht auch in diesem Sinne zu verwerten. Ob vielleicht auch Störungen der endokrinen Drüsen eine Rolle in der Pathogenese der Erythrämie spielen, ist nicht von der Hand zu weisen. Zunächst sei noch einmal hervorgehoben, daß man bei Addison, bei Tetanie, bei eunuchoidem Fettwuchs manchmal deutliche Hyperglobulien gefunden hat und daß auch bei Basedow wiederholt sehr hohe Erythrozytenwerte festgestellt worden sind.

Es ist sehr wahrscheinlich, daß die Schilddrüse einen regulatorischen Einfluß auf die Erythropoese hat. Mansfeld konnte bei Hunden und Kaninchen durch Einspritzen von Schilddrüsensaft eine Polyglobulie bis 8 Millionen hervorrufen, Asher und Dubois konstatieren nach Thyreoidektomie bei Kaninchen Anämie, beim Myxödem besteht gleichfalls in der Regel Anämie, Mansfeld fand ferner, daß bei thyreoidektomierten Kaninchen im Höhenklima keine Polyglobulie auftritt, Zondek sah nach innerlicher Darreichung von 0,1—0,2 g Thyreoidin bei Gesunden und Anämischen eine kurzdauernde Vermehrung der Erythrozyten und des Hämoglobins auftreten.

Wenn auch die Annahme einer Insuffizienz der blutzerstörenden Organe als Grundlage der Erythrämie, wie oben ausgeführt wurde, nicht aufrecht zu erhalten ist, so muß doch zugegeben werden, daß eine relative Insuffizienz von seiten dieser Apparate natürlich bestehen muß. Da ein Überschuß an roten Blutkörperchen vorhanden ist, sollte als Reaktion darauf eine vermehrte Zerstörung stattfinden. Tatsächlich scheint in den Fällen von Polyglobulie mit Urobilinikterus derartiges vorzukommen. Doch sind offenbar die Anforderungen, welche an die blutzerstörenden Organe in den meisten Fällen gestellt werden, zu groß, als daß ihnen voll und ganz entsprochen werden könnte. Vielleicht werden in den ersten Jahren dieser Krankheit durch eine Mehrleistung dieser Organe Kompensationen geschaffen.

Die Vermehrung der roten Blutkörperchenzahl in der Raumeinheit Blut gehört nicht, wenn man rein theoretisch das Problem betrachtet, notwendigerweise zum Begriff der Plethora. Eine Vermehrung der Gesamtblutmenge bei normalbleibenden Werten für die Zahl der roten Blutkörperchen ist durchaus denkbar und auf das Vorkommen solcher Zustände hat neuerdings Plesch hingewiesen. Es erhebt sich daher die Frage, warum wir bei der Erythrämie immer eine Erhöhung der Erythrozytenzahlen in der Raumeinheit Blut finden. Eine sichere Beantwortung dieser Frage ist zur Zeit noch nicht möglich, jedenfalls ist es aber zweckmäßig, daß die Zunahme der Blutflüssigkeit der Zunahme der Blutzellen nicht parallel geht, da wir sonst eine enorme Überdehnung des Gefäßsystems häufiger zustande kommen sähen. Anderseits hat schon Watson darauf aufmerksam gemacht, daß durch eine ausschließliche Polyglobulie, ohne gleichzeitige Volumenzunahme des Plasmas, die Viskosität des Blutes derart steigen würde, daß ein Blutkreislauf unmöglich wäre.

Eine ganze Reihe von Autoren sehen in der Erythrämie eine bloße sekundäre Folgeerscheinung irgend einer funktionellen Schädigung des Organismus, die als Reaktion eine Polyzythämie zur Folge hat, also einen Kompensationsvorgang. Es ist indessen bisher nicht gelungen, irgendeine Ursache festzustellen. Lokale Stauungen, wie sie z. B. Lommel fand, fehlen in allen typischen Fällen. Eine Verschlechterung des Hämoglobins, wie sie von einigen Autoren angenommen wurde, und die in einem verminderten Sauerstoffbindungsvermögen desselben bestehen sollte, hat sich nicht in exakten Untersuchungen feststellen lassen. Das Sauerstoffbindungsvermögen bei der Erythrämie ist völlig normal. Die Polyzythämie ist also nicht ein Kompensationsvorgang für eine verminderte Sauerstoffzufuhr, wie bei der Erythrozytose des Höhenklimas und der Herzfehler, sowie der verschiedenen Arten von Dyspnoe. Ebenso bestehen keine Beweise für die Hypothese von Röver, nach welcher bei der Erythrämie der Sauerstoff im Blute an Substanzen gebunden sein soll, die ihn nur in beschränktem Maße freilassen.

Eine etwaige Feststellung, daß die Erythrämie sekundärer Natur ist und möglicherweise sogar einem Funktionsausfall der Milz ihre Entstehung verdankt, änderte nichts an der Berechtigung, den Wucherungsvorgang des myeloischen Gewebes bei der Erythrämie mit dem bei der Leukämie zu analogisieren. Die Berechtigung hierzu ist besonders von Pappenheim bestritten worden, der auch die Erythrämie für eine Erythrozytose erklärt, die sich von den bekannten sekundären Erythrozytosen anderer Natur nur dadurch unterscheidet, daß sie kryptogenetisch ist. Aber auch die Leukämien sind ja kryptogenetisch. Der Parallelismus zwischen Erythrämie und Leukämie besteht darin, daß wir bei ersterer eine schrankenlose Wucherung des Leukoblastenapparates, bei letzterer eine solche des Erythroblastenapparates vor uns haben. Auch bei der Erythrämie haben wir Ausschwemmung jugendlicher Elemente. Daß dieselben relativ spärlich sind, daß nicht soviel jugendlichere Vorstufen auftreten, wie bei der Leukämie, liegt daran, daß der Formenreichtum der Vorstufen der Leukozyten ein viel reicherer ist als der der Erythroblasten, und daß stärkere Ausschwemmungen letzterer überhaupt eine Seltenheit sind. Daß wir bei den Leukämien mit sehr großer Wahrscheinlichkeit die Lokalisation einer unbekannten, wahrscheinlich infektiösen Noxe im gesamten hämatopoetischen Apparat annehmen müssen, während wir über die Ätiologie der Erythrämie gar nichts wissen, ist kein stichhaltiger Grund gegen die Auffassung der Erythrämie als einer hyperplastischen Erkrankung des Erythroblastenapparates und ihrer Gegenüberstellung und Analogisierung mit der Leukämie. Eine ätiologische Verwandtschaft sollte damit keineswegs ausgedrückt werden, sondern nur eine weitgehende Ähnlichkeit der anatomischen Grundlagen, also eine rein formale Analogie.

Anderseits lassen die oben erwähnten neueren Befunde über myelämische Beschaffenheit des Blutes bei Polyzythämie und das gelegentliche Vorkommen der Umwandlung des Blutbildes in ein anämisches mit gleichzeitiger massenhafter Ausschwemmung unreifer Knochenmarkzellen, so daß ein mindestens als submyelämisch zu bezeichnendes Blutbild besteht, ferner die von Ghiron beobachtete Polyzythämie bei einer myeloischen Leukämie, doch an eine tiefere Verwandtschaft zwischen Erythrämie und myeloische Leukämie denken, eine Auffassung, der Guglielmo durch die Bezeichnung Erythroleukämie Rechnung getragen hat.

Therapie. Die Krankheit ist unheilbar, doch hat man sich mit Erfolg bemüht, die Beschwerden der Kranken zu lindern und in manchen Fällen beträchtliche Remissionen erzielt.

Von großer Wichtigkeit ist für Kranke mit Erythrämie ein den Eigentümlichkeiten des Leidens angepaßtes Verhalten. Nur besonders weit vorgeschrittene und schwere Fälle verlangen vollständige körperliche und geistige Ruhe. Die meisten dieser Kranken sind imstande, in mehr oder weniger weitgehendem Maße ihrer Beschäftigung nachzugehen, wenn dieselbe nicht zu hohe körperliche Anstrengungen erfordert.

Besondere Berücksichtigung verdienen natürlich eintretende Komplikationen, wie namentlich Blutungen, die nach den üblichen Regeln behandelt werden müssen. Schwere körperliche Arbeit verbietet sich wegen der Neigung zu Kongestionen und Schwindelanfällen und bei der Vaquezschen Form wegen der Beschwerden von seiten des Milztumors von selbst. Auch geistige Aufregungen und Überanstrengungen sind natürlich zu vermeiden. Alkohol, Tabak und Kaffee, sowie sportliche Betätigung sind zu untersagen. Ebenso ist der Geschlechtsgenuß in schweren Fällen ganz, in leichteren zum Teil zu untersagen. Alle den Blutdruck steigernden Tätigkeiten können natürlich durch Überdehnung der Gefäßwände zu schweren Folgeerscheinungen führen, die unter Umständen den Tod veranlassen können.

Die Diät muß vorwiegend eine lakto-vegetabile sein. Ehrlich hat vorgeschlagen, eine eisenarme Ernährung durchzuführen, bei der Zucker, Reis, Gersten- und Weizenmehl, Kuhmilch, Birnen, Datteln, Feigen, Pflaumen und Nüsse den Hauptbestandteil der Nahrung bilden. Wegen ihrer Eisenarmut empfiehlt sich besonders die reichliche Zufuhr von Milch. Rosengart hat in einem Falle diese Diät durchgeführt und nach den Bungeschen Tabellen alle diejenigen Nahrungsmittel verboten oder nur in beschränktem Maße erlaubt, die über 6 mg Eisen in 100 g Trockensubstanz enthalten. Ob auf diese Weise wirklich eine Einschränkung der Blutneubildung zu erzielen ist, muß abgewartet werden. Hat doch neuerdings M. B. Schmidt gezeigt, daß Mäuse durch eisenfreie Kost nicht zu anämisieren sind, weil die Milz genügend Eisenvorräte enthält, um den Hämoglobinbestand des Organismus dauernd aufrecht zu erhalten. Beim Menschen können aber diese Dinge möglicherweise anders liegen, besonders bei der Erythrämie, bei der das wichtigste Organ des Eisenstoffwechsels, die Milz erkrankt ist.

Wiederholt hat man beobachtet, daß nach spontanen abundanten Blutungen sich das Befinden dieser Kranken auf längere Zeit hinaus gebessert hat. Daraufhin und auf Grund der Überlegung, daß bei einer krankhaften Vermehrung der Blutmenge häufigere Aderlässe von Nutzen sein müssen, hat man diese Therapie in einer ganzen Reihe von Fällen mit recht gutem, wenn auch nur mit temporärem Erfolge durchgeführt. Vorübergehendes Schwinden der unangenehmsten subjektiven Beschwerden, besonders des Kopfschmerzes, des Schwindels, des Blutandrangs nach dem Kopf und der Schlaflosigkeit hat man wiederholt beobachtet. Man muß aber ziemlich große Mengen entziehen. So gelang es Hörder durch wiederholte Entziehungen von jedesmal 500—700 ccm Blut die Erythrozytenzahl von 10 700 000 allmählich auf 4 700 000 herabzusetzen. Wagner erzielte durch 7 Aderlässe von 300—350 ccm bei seinem Kranken ein Sinken der Erythrozytenzahl von 9 000 000 bis auf 6 000 000. Es sind aber auch Fälle bekannt geworden, wo die Aderlaßtherapie versagt hat.

Da Sauerstoffmangel eine Erhöhung der Erythrozytenzahl hervorruft, nahm man an, daß umgekehrt Überschuß von Sauerstoff in der Einatmungsluft eine Herabsetzung der Erythrozytenzahl zur Folge haben müsse. Senator, Koranyi, Bence und Seufert wollen hiervon günstige Einwirkungen gesehen haben. Koranyis Patient war sogar noch 5 Jahre nach Abschluß der Therapie gesund. Jedwabnik sah in einem Falle unter Sauerstoffatmung Sinken der Erythrozytenzahl von 20 000 000 bis auf 6 000 000 (post hoc oder propter hoc?), in zwei anderen Fällen keine Wirkung. Eine günstige Beeinflussung der subjektiven Beschwerden scheint sicher zu sein. Im Prinzip dasselbe ist es, wenn Winter eine Behandlung der Polyzythämie in zwei Fällen in der pneumatischen Kammer unter erhöhtem Atmosphärendruck versucht hat, ohne übrigens gerade so wie Hungrecker eine sichere Beeinflussung der Zahl der roten Blutkörperchen zu erzielen.

Die Versuche, die Erythrämie auf medikamentösem Wege zu beeinflussen, gingen zum Teil von der Idee aus, daß Blutgifte eine Herabsetzung der Erythrozytenzahl hervorrufen müßten. Von diesem Gesichtspunkte aus hat Türk in einem seiner Fälle große Dosen Arsen gegeben und danach Besserung gesehen. Királyfi hat Benzol verabreicht und gleichfalls damit eine Herabsetzung der Erythrozytenzahl und eine Verkleinerung der Milz erreicht, ebenso Gaisböck in einem Fall. Eppinger machte zunächst einen Versuch mit Toluylendiamin, ging aber dann, da einige Patienten Diarrhöe bekamen, zu subkutanen Injektionen von salzsaurem Phenylhydrazin über. Er beginnt mit 2 ccm einer $1^0/_0$igen Lösung, steigt allmählich auf 5—7 ccm und geht dann zu einer $2^0/_0$igen Lösung über, später zu einer $5^0/_0$igen, von der er bis zu 10 ccm injiziert. Ständige Kontrolle des Blutes ist notwendig. Auf diese Weise gelang es ihm in einem Falle die Erythrozytenzahl von 8,9 bis 3,6 Millionen, den Hb-Gehalt von 150 auf $79^0/_0$ und in einem anderen Falle die Erythrozytenzahl von 10,5 bis auf 4 Millionen, den Hb-Gehalt von 155 auf $78^0/_0$ herabzusetzen.

Leider ist das Phenylhydrazin nicht ganz ungefährlich. Taschenberg sah in einem Fall, der zum zweiten Mal nach einer voraufgegangenen Injektionskur nun das Mittel innerlich bekam, und zwar pro die 0,4 g in Kapseln, nach im ganzen 2,4 g, eine sehr schwere Anämie mit Gangrän einer Zehe eintreten, Erscheinungen, die allerdings zurückgingen. Ähnliche Beobachtungen sind auch von anderen Ärzten gemacht, aber nicht publiziert worden. Es ist daher größte Vorsicht bei Anwendung dieses Mittels notwendig.

Die Darreichung von Jod verfolgte lediglich den Zweck, die stark erhöhte Blutviskosität herabzusetzen und dadurch die Zirkulation zu erleichtern. Die Verabreichung von Jodothyrin (Gaisböck) und von Thyreoidintabletten (Münzer) dürfte kaum eine theoretische Begründung haben, trotzdem sahen beide Autoren danach eine günstige Beeinflussung.

Schließlich hat man, um dem Körper Flüssigkeit zu entziehen, und auf diese Weise die Plethora zu vermindern, neben einer Beschränkung der Flüssigkeitszufuhr auch Marienbader Trinkkuren verordnet. Auch eine strenge Schrothsche Kur (Plesch) hat symptomatisch gute Resultate gezeigt. Gegen die starken nervösen Beschwerden ist die Spinalpunktion empfohlen worden.

Der Vorschlag von Rosengart, die Milz zu exstirpieren, basierte auf der falschen Vorstellung, daß Milztuberkulose immer die anatomische Grundlage bei dieser Krankheit ist, was man längst als irrtümlich erkannt hat. Doch ist tatsächlich in mehreren Fällen die Splenektomie ausgeführt worden. In einem solchen Falle von Schneider wurde tatsächlich eine Herabsetzung der Erythrozytenzahl festgestellt, doch entwickelte sich hier bald nach der Operation eine progressive Lungentuberkulose, die den Rückgang der Erythrozytenzahl einfach erklärt. In einem Fall von Cominotti erfolgte der Tod infolge Sepsis 6 Wochen nach der Operation, in einem Falle von Axelblad infolge einer inneren Blutung. Da nun aber inzwischen festgestellt worden ist, daß infolge des Ausfalles der die Knochenmarkstätigkeit regulierenden Milzfunktion überhaupt in gar nicht seltenen Fällen einer Splenektomie eine Polyzythämie folgen kann, wie die Fälle von Schupfer, Cominotti, Küttner, G. Klemperer und H. Hirschfeld usw. beweisen, kann man jetzt mit aller

Bestimmtheit behaupten, daß die Milzexstirpation bei der Erythrämie direkt kontraindiziert ist.

Auf Grund der guten Erfolge der Röntgentherapie bei der Leukämie lag es natürlich nahe, auch bei der Polyzythämie einen Versuch damit zu machen. In der Tat ist es in einigen Fällen gelungen, auf diese Weise nicht nur eine Verkleinerung des Milztumors, sondern auch eine Herabsetzung der Erythrozytenzahl zu erzielen (Rydgaard). In vielen anderen in der Literatur mitgeteilten Fällen aber, auch in solchen eigener Beobachtung, war die Milzbestrahlung nutzlos. Theoretisch ist sie ja auch insofern eigentlich kontraindiziert, weil eine starke Bestrahlung im Endeffekt ebenso wirken muß wie eine Splenektomie, d. h. anregend auf die Erythropoese im Knochenmark. In der Tat wurde auch in den Fällen von Begg und Lutembacher eine Zunahme der Erythrozytenzahl unter Milzbestrahlung beobachtet. Vielleicht kann man sich aber Erfolg von Reizdosen versprechen, welche die Entstehung derjenigen hypothetischen Hormone der Milz anregen könnten, welche hemmend auf die Erythropoese im Knochenmark einwirken.

Wenn man auf Grund der im ganzen schlechten Erfahrungen von der Röntgenbestrahlung der Milz zurückgekommen ist, so hat man dagegen bemerkenswerte Erfolge von der Knochenbestrahlung gesehen. Schon Parkinson, der außer der Milz auch Tibia und Sternum bestrahlte, hat danach vorübergehend die Zahl der Erythrozyten von 12,5 Millionen auf 7,6 Millionen sinken sehen, während allerdings Curschmann nach Bestrahlung der Milz und der Röhrenknochen keinen Erfolg sah. Tancré konstatierte dagegen eine außerordentlich günstige Wirkung durch Knochenbestrahlung, da in seinem Falle der Hämoglobingehalt von 175 auf 163$^0/_0$, die Erythrozytenzahl von 14 200 000 auf 6 600 000 sank. Luedin hat in drei Fällen von Polyzythämie die Röhrenknochen bestrahlt. In dem einen derselben sank die Erythrozytenzahl von 6 960 000 auf 5 100 000, der Hämoglobingehalt von 140$^0/_0$ auf 105$^0/_0$. Noch $2^1/_2$ Jahre nach der Bestrahlung hielt der Erfolg an. Der zweite Fall war leichterer Art. Hier sank die Erythrozytenzahl von 6 500 000 auf 4 700 000, der Hämoglobingehalt von 105$^0/_0$ auf 88$^0/_0$. Im dritten Falle sank die Erythrozytenzahl von 8 800 000 auf 4 800 000, der Hämoglobingehalt von 140$^0/_0$ auf 73$^0/_0$. Ähnlich günstige Resultate erzielten Guggenheimer, Mönch, Böttner und Forschbach, Mosenthal u. a. Die Bestrahlungen erfolgen mit den modernen Tiefentherapieapparaten und müssen unter Umständen lange fortgesetzt werden. So bekam der eine Patient von Luedin im ganzen 94 Volldosen auf das Knochensystem, der Fall von Forschbach im ganzen 90 Bestrahlungen. Noch nach einem Jahre hielt hier der Erfolg an. Mir ist ein Fall bekannt, der noch im 5. Jahr nach der Bestrahlung trotz bestehen gebliebenen Milztumors kein Rezidiv der Polyglobulie hatte. Alle Patienten fühlten danach eine deutliche Erleichterung ihrer Beschwerden. Es kommt bei dieser Therapie selbstverständlich sehr darauf an, daß durch zu hohe Dosen kein Schaden angerichtet wird. Sowie sich starke Leukopenien einstellen, muß man mit der Bestrahlung aufhören. Bemerkenswert ist, daß der Milztumor in den Fällen von Parkinson und Guggenheimer bedeutend kleiner wurde. Sehr bemerkenswert ist der weitere Verlauf in dem eben erwähnten Falle Forschbachs. Nachdem der Blutbefund hier 4 Monate lang normal geblieben war, entwickelte sich plötzlich das typische Bild einer akuten Myeloblastenleukämie, die zum Tode führte. Wenn auch Forschbach und Brieger, die über diesen Fall ausführlich berichten, den Bestrahlungen nur eine Beschleunigung, vielleicht eine bestimmte Richtunggebung einer bereits vorher vorhanden gewesenen Wachstumstendenz des leukopoetischen Gewebes zuzusprechen geneigt sind, so lehrt der Fall doch, daß man ebenso wie bei der Leukämie auch bei der Erythrämie mit der

Dosierung der Röntgenstrahlen sehr vorsichtig sein muß. Außerdem zeigt aber diese überaus interessante und wichtige Beobachtung, ebenso wie die früher zitierten Fälle mit leukämoidem Blutbild, wie nahe Beziehungen doch zwischen Leukämie und Erythrämie in pathogenetischer Hinsicht bestehen.

Von Radiumbestrahlungen der Knochen berichtet Högler Gutes, ebenso Sachs.

Auch intravenöse Injektionen von Thorium X sind in der Behandlung der Polyzythämie versucht worden. Rosenfeld berichtet von drei Fällen, denen er 40 elektrostatische Einheiten jedesmal injizierte. Die Erfolge waren deutliche, aber nur mäßige. Bei dem einen Patienten sank die Erythrozytenzahl von 9 500 000 auf 7 000 000, im zweiten von 8 000 000 auf 5 500 000, allerdings nachdem im ganzen in 100 Tagen 3400 elektrostatische Einheiten injiziert worden waren. Beim dritten Patienten sanken die Erythrozyten von 11 000 000 auf 9 000 000.

Der jüngst von Gaisböck gemachte Vorschlag, statt das Knochenmark durch Bestrahlung zu schädigen, es durch Entmarkung ganz zu beseitigen, dürfte kaum Erfolg versprechen, da die Beobachtungen von Walterhöfer und Schramm bei der perniziösen Anämie mit dieser Operation gezeigt haben, daß die Regeneration dadurch in höchstem Maße angeregt wird. Die Polyzythämie würde also verschlimmert werden.

Literatur.

Abeles: Das Verhalten des Harneisens bei Hyperglobulie. Zeitschr. f. klin. Med. Bd. 59. — Abrami: Sem. méd. 1912. S. 504. — Acland: Unpublished case of Polycythaemia, quoted by F. P. Weber. Practitioner. London 1908. — J. F. Aldrich and L. Crummer: Polycythaemie. Journ. of the Americ. med. assoc. Vol. 48, Nr. 14, p. 163. 1907. — W. Alexander: Fall von Gehirnthrombose bei Polyzythämie. Hufelandische Ges., 21. Sept. 1911. Berl. klin. Wochenschr. S. 1904. 1911. — L. Amnard et N. Fiessinger: Cyanose congénitale avec polyglobulie vraie sans malformation cardiaque et sans splénomegalie. Arch. de méd. exp. et d'anat. pathol. Mars 1907. Nr. 2. — J. M. Anders: Chronic polycythaemia and cyanosis with enlarged spleen (Vaquez's disease). Americ. Journ. of the med. sciences. Vol. 132, Nr. 6, p. 829. 1907. — Anstoni: La policitemia rubra nel morbo di Addison rientra nel groppo delle iperglobulie tuberculosi. Accad. di Padova. 1910. — Arnsberger: Primäre Polyglobulie. Münch. med. Wochenschr. 1917. S. 814. — Arnstein: Demonstration eines Falles von Polyzythämie ohne Blutdruckerhöhung und ohne Milztumor. Wien. Verein. f. inn. Med., 20. Juni 1912. Wien. klin. Wochenschr. Nr. 20. 1912. — Arnstein: Behandlung der Polycythaemia rubra mit Benzol. Wien. Verein. f. inn. Med., 12. März 1914. — Julius Ascher: Polyzythämie und Auge. Klin. Monatsbl. f. Augenheilk. Sept. 1914. — Ascoli: Intorno alla sindrome in poliglobulia con tumore di milze e cianosi. Rif. med. Nr. 51. 1904. — Aubertin: Les polyglobulies. Arch. des malad. du coeur, des vaisseaux et du sang. 2. Febr. 1913. — Bardachzi: Polycythaemia mit Chorea. Prager med. Wochenschr. Nr. 17. 1909. — Bauer: Ein Fall von Polyglobulie mit seltenem Augenhintergrundsbefund. Inaug.-Diss. Bonn 1913. — Bayer: Über die primäre Tuberkulose der Milz. Mitt. a. d. Grenzgeb. d. Med. u. Chirurg. Bd. 13. — Begg and Bullmore: Chronic cyanosis with polycythaemia and enlarged spleen. Edinburgh med. Journ. 1905. — Behr: Das Wesen der Augenveränderungen bei Polyglobulie. Klin. Monatsbl. f. Augenheilk. 1911. — Beltz: Vorstellung eines Falles von Polyzythämie. Ärztl. Verein Cöln. Münch. med. Wochenschr. Nr. 32. 1913. — Bence: Polyglobulie und Milzgeschwulst. Ärzteverein Budapest, 17. Febr. 1912. — Julius Bence: Drei Fälle von Polyglobulie mit Milztumor. Dtsch. med. Wochenschr. Nr. 36/37. 1906; Zeitschr. f. klin. Med. Bd. 58. — Bender: La tuberculose de la rate. Gaz. des hôp. civ. et milit. 1900. — Bensis: Sur un cas d'erythrémie. Cpt. rend. des séances de la soc. de biol. Tome 82, p. 483. — v. Bergmann: Zwei Fälle von Polyzythämie. Charitéges., 28. Okt. 1909. Berl. klin. Wochenschr. Nr. 8. 1910. — v. Bergmann und Plesch: Über Hyperglobulie. Münch. med. Wochenschr. Nr. 35. 1911. — Bernard, Debré et Porák: Un cas de cyanose avec poly-globulie sans splénomégalie et réaction de la moelle osseuse chez an tuberculeux. Bull. et mém. de la soc. méd. des hôp. de Paris. 4. Juli 1913. — Bic und Maar: Ein Fall von angeborenem Herzfehler mit Zyanose und Polyzythämie. Dtsch. Arch. f. klin. Med. Bd. 99. — Bing: Polyglobulie bei Ulcus juxtapyloricum. Dänisch. ref. nach Gaisböck in Fol. haematol. Bd. 21. H. 1. — Blad: Et Tilfaelde af Polyglobulie med Miltwulsts. Ref.

in Fol. haematol., Orig. Bd. 2. Berlin 1905. — Richard Blumenthál: Les états polycythémiques. Lavorie riviste di chim. e med. clin. I, Nr. 7. 1909. — Richard Blumenthal: Sur l'origine myelogène de la polycythémie vraie. Arch. de méd. exp. et d'anat. pathol. Nr. 5, p. 697—704. Sept. 1907. — Böttner: Zur Röntgentherapie der Polyzythämie usw. Dtsch. med. Wochenschr. Nr. 3. 1920. — Böttner: Über erhöhten Zerebrospinaldruck bei Polyzythämie. Berl. klin. Wochenschr. Nr. 20. 1918. — Böttner: Zur Röntgentherapie der Polyzythämie mit besonderer Berücksichtigung der Frage der Heilung. Dtsch. med. Wochenschr. 1921. Nr. 27; Fortschr. d. Med. 1921. Nr. 13. — Breuer: Polyzythämie mit Milztumor. Wien. Ges. f. inn. Med. 8. Dez. 1903. — Brieger und Forschbach: Zur Pathologie der Erythrämie. Klin. Wochenschr. 1922. Nr. 17. — Brill und Zehner: Über die Wirkung von Injektionen löslicher Radiumsalze auf das Blutbild. Berl. klin. Wochenschrift. Nr. 27. 1912. — Brown and Giffin: Studies of capillaries and blood volume in polycythaemia vera. Americ. journ. of the med. sciences. 1923. p. 84. — Bukman and Hallesey: Journ. of the Americ. med. assoc. 1920. — Cabot: A case of chronic cyanosis without discoverable cause. Boston med. a. surg. Journ. 7. Dez. 1899. — Cabot: A second case of chronic cyanosis without assignable cause. Boston med. a. surg. Journ. 15. März 1900. — Cahn: Ein Beitrag zur Polyzythämie. Inaug.-Diss. Berlin 1912. — Cantacuzène: Sur les variations quant. et qualit. des globules rouges, provoquées chez le lapin par les injections du sérum hémolytique. Ann. de l'inst. Pasteur 1900. p. 378. — Carles: Sur un cas d'erythrémie avec nephrite chronique. 13. Congr. franç. de méd. Okt. 1912. — Paul Carnot: Sur le mécanisme de l'hyperglobulie provoqué par le sérum d'animaux en renovation sanguine. Cpt. rend. des séances de la soc. de biol. T. 61, Nr. 31, p. 344. 3. Nov. 1906. — Cassirer und Bamberger: Ein Fall von Polyzythämie und Zwangsvorstellungen. Dtsch. med. Wochenschr. Nr. 36. 1907. — Castaigne et Heitz: La cyanose tardive avec splénomégalie et hyperglobulie. Journ. méd. franç. 19. Dez. 1911. — E. Cautley: Chronic polycythaemia. Lancet. 25. April 1908. — Chauffard et Jean Troisier: Erythrémie avec syndrome d'obstruction portale. Bull. et mém. de la soc. méd. des hôp. de Paris. 14. März 1913. — Chauffard et Jean Troisier: Erythrémie avec ascite, phlébite de la splénique et thrombose gastroépiploique. Presse méd. 9. August 1913. — L. Cheinisse: La polycythémie splénomegalique. La Semaine méd. Nr. 35, p. 409—411. 29. August 1906. — Christian:. The nervous symptoms of polycythaemia vera. Americ. Journ. of the med. sciences. Vol. 54. 1917. — Clark-Jones: Splenomegalic polycythaemia with cyanosis. Lancet. 16. Dez. 1911. — Clarke: The vare forms of cyanosis: Polycythaemia, Methaemoglobinaemia and sulphhaemoglobinaemia. Med. Rec. 14. Juli 1909. — Cohnheim: Vorlesungen über allgemeine Pathologie. Berlin 1877. — Collet et Gallanardin: Tuberculose massive et primitive de la rate. Arch. de méd. exp. März 1901. — Collins: Chronic cyanosis of the extremities associated with polycythaemia and splenomegaly. Med. Rec. 21. Nov. 1903. — Comesatti: Polycythemia rubra. Accad. Padov. I—II. 1910. — Cominotti: Hyperglobulie und Splenomegalie. Wien. klin. Wochenschr. Nr. 39. 1900. — Courmont et Favre: Sur un cas de cyanose avec hyperglobulie et splénomegalie. Soc. méd. de hôp. de Lyon. 13. Juni 1911. — A. Cova e G. Bono: Contributo allo studio dell' iperglobulia con splenomegalia e cianosi. Il Policlinico, sez. prat. Fasc. 31. 1907. — Curschmann: Med. Klinik 1919. Nr. 2. — Curschmann: Über konstitutionelle und familiäre Hyperglobulie. Med. Klinik 1923. Nr. 15. — v. Decastello: Polyzythämie mit Splenomegalie und Hypertonie. Mitt. d. Ges. f. inn. Med. u. Kinderheilk., Wien. Sitzungsber. Nr. 9. 1912. — G. Desbouis et J. P. Langlois: De l'influence de refroidissement sur la polyglobulie expérimentale. Cpt. rend. des séances de la soc. de biol. T. 63, Nr. 24, p. 30. 6. Juli 1907. — Devraigne: Contribution à l'étude du sang dans les vomissements incoercibles de la grossesse. Obstétrique. Paris 1909. — Dinkler: Sektionsbefund eines Falles von Polycythaemia rubra. Münch. med. Wochenschr. Nr. 24, S. 1331. 1911. — Doll und Rotschild: Familiäres Auftreten von Polycythaemia rubra. Klin. Wochenschr. 1922. Nr. 52. — Douglas und Eisenbrey: Tuberculosis of the spleen... polycythaemia. Americ. Journ. of med. 1914. p. 147. — Duhot et Boes: Polycythémie compensatrice chez un emphysémateux asystolique. Soc. de méd. du Nord. 13. Febr. 1914. — Eiger: Über manche Eigenschaften des Blutes bei Lungenemphysem. Fol. haem., Orig. Bd. 7. — Engelbach und Braun: Polycythaemia. Journ. of the Americ. med. assoc. 1906. — W. Engelbach and O. H. Brown: Polycythaemia. Journ. of the Americ. med. assoc. Vol. 47, Nr. 16, p. 1265. 1906. — Engelking: Über familiäre Polyzythämie und die dabei beobachteten Augenveränderungen. Klin. Monatsbl. f. Augenheilk. Bd. 67 und Dutsch. med. Wochenschr. 1910. Nr. 41. — Eppinger: Die hepato-lienalen Erkrankungen. Berlin: Julius Springer 1920. — Eppinger und Kloß: Therap. Monatsh. 1918. — Epstein: Kongreßzentralbl. Bd. 4. — Erggelet: Ein Frühfall von Polycythaemia rubra mit Nephritis und normalem Augenbefund. Berl. klin. Wochenschr. Nr. 34. 1916. — Fainschmidt: Beitrag zum Symptomenkomplex der Polycythaemia rubra cum cyanosi et splenomegalia. Wratsch. Gaz. Nr. 48. 1907. — Fainschmidt: Über den Symptomenkomplex der Polycythaemia rubra cum cyanosi et splenomegalie. Charkowsky med. Journ. Bd. 3, Nr. 4. 1907. — Fells: Urobilinuria and Polycythaemia. Bristol. med.-chirurg. Journ. 1908. — Fischer: Brit. med. Journ. 23. VII. 1904. — Forschbach: Zur Radiotherapie der Erythrozythämie. Berl. klin. Wochenschr.Nr. 44. 1919. — Förster: Polyzythämie mit Röntgenstrahlen und Bluttransfusion behandelt. Münch. med. Wochenschrift 1920. Nr. 26. — Franke: Experimentelle Untersuchungen über den Einfluß und den Unterschied der Wirkung zwischen Menschen- und Perlsuchttuberkulin auf das Blut und die blutbildenden Organe. Brauers Beitr. z. Tuberkul. Bd. 11. — Freud: Polyzythämie mit Ausgang in perniziöse Anämie. Münch. med. Wochenschr. Nr. 3, S. 84. 1919. — Freund und Redford: Serologische Untersuchungen bei Polyzythämie. Arch. of internal med. März 1916. — Friedmann: A hitherto undescribed form of polycythaemia and its possible relation to duodenal ulcer, chronic pancreatitis, and a disturbance of internal secretions (adrenalin). Med. Rec. 1913 und Arch. f. Verdauungskrankh. 1913. — Gardère: Maladie bleue, abcence de la rate. Lyon méd. 19. April 1908. — Gaisböck: Die Bedeutung der Blutdruckmessung für die Praxis. Dtsch. Arch. f. klin. Med. Bd. 83. — Gaisböck: Die Polyzythämie. Ergebn. d. inn. Med. 1922. — Gaisböck: Diagnose und Therapie der primären Polyzythämie. Klin. Wochenschr. 1923. Nr. 15. — Ghiron: Considerazioni sopra un caso di Eritroleucaemia. Haematologica 1922. H. 2. — Karl Glaeßner: Beitrag zur Pathologie der Polycythaemia rubra. Wien. klin. Wochenschr. Nr. 49. 1906. — Karl Gläßner: Polyzythämie nach Lungenschüssen. Wien. med. Wochenschr. Nr. 31. 1917. — Goldstein: Polyzythämie und Hirnerweichung. Med. Klinik. Nr. 38. 1910. — Golubinin: Dunkelheit des Röntgenbildes der Lunge bei Polyzythämie infolge der erhöhten Erythrozytenzahl. Diskussionsbemerkung zu Senator. 16. internat. Ärztekongr. Budapest 1909. — Gordon: Zur Kenntnis der Erythrämie. Zeitschr. f. klin. Med. Bd. 61, 1 u. 2. — Goriseff: Polycythaemia myelopathica megalosplenica. Journ. de méd. de Kasan. T. 2. 1909. — Grübe: Die Wirkung der Einspritzung von Knochenmarkextrakt auf die Erythrozytose. Russki Wratsch. Nr. 22. 1910. — Guggenheimer: Röntgenbehandlung der Polyzythämie. Zeitschr. f. physik. u. diätet.Therap. Bd. 22. — Guggenheimer: Zur Frage des Dauererfolges der Strahlenbehandlung der Polyzythämie. Zeitschr. f. physikal. u. diätet. Therapie Bd. 24. — Guglielmo: Eritroleucemia e piastronemia. Fol. med. 1920. — Guinon, Rist et Simon: Splénomegalie chez un cholémique avec cyanose et polyglobulie transitoire. Bull. et mém. de la soc. méd. des hôp. de Paris. 1904. — Gutzeit: Über Polyzythämie. Med. Ges. Jena 28. 6. 22. Ref. Klin. Wochenschr. 1922, S. 1925. — Gutzeit: Zur Pathologie und Genese der Polycythaemia rubra. Dtsch. Arch. f. klin. Med. Bd. 141. — Gutzeit: Zur Therapie der Polycythaemia rubra mit besonderer Berücksichtigung der Strahlentherapie. Münch. med. Wochenschr. 1922. Nr. 45. — Haendler: Beiträge zur Lehre von der Polyzythämie. Inaug.-Diss. München 1913. — Hall: Chronic cyanotic polycythaemia. Americ. med. of Philadelphia, 27. Juni 1903. — Hart: Zur Frage der Plethora vera. Dtsch. med. Wochenschr. Nr. 17. 1912. — Hamilton und Morse: Erythrozythämie mit Autopsie. Boston Journ. med. a. surg. 1912. S. 963. — R. G. Haumn: Polycythaemia with enlarged spleen without Cyanosis in a Girl aged 18. Proc. of the roy. soc. of med. I. 4. Febr. 1903. — Hedenius: Beitrag zur Kenntnis der Polyzythämie. Skand. Kongr. f. inn. Med. Lund 1913. — W. P. Herringmam: Erythrocythaemia and Cyanosis. Brit. med. Journ. 9. Mai 1908. — Hertz und Erlich: Über den Einfluß kleiner Dosen von Toluylendiamin auf das Blut, zugleich ein Beitrag zur Entstehung der experimentellen Hypoglobulie. Gaz. lekarska. Nr. 42. 1914. — Heß: Über Hypertonia polycythaemica (Gaisböck). Med. Klinik. Nr. 3. 1905. — Heß und Saxl: Über Hämoglobinzerstörung in der Leber. Dtsch. Arch. f. klin. Med. Bd. 114. — Hans Hirschfeld: Zur pathologischen Anatomie der Plethora vera. Med. Klinik. Nr. 23. 1906. — Hans Hirschfeld: Erythrämie und Erythrozytose. Berl. klin. Wochenschr. Nr. 41. 1907. — Hans Hirschfeld: Polyzythämie und Plethora. Samml. v. Abh. üb. Verdauungs- u. Stoffwechselkrankh. Halle: Marhold 1912. — Hirschlaff: Gibt es eine Fliegerkrankheit? Berl. klin. Wochenschr. Nr. 15. 1918. — Hochhaus: Über einen Fall von Milztumor und Hyperglobulie. Allg. ärztl. Verein zu Köln, 27. Juni 1904. Münch. med. Wochenschr. 1904. — Högler: Ein Beitrag zur Symptomatologie, Pathogenese und Radiumtherapie der Erythrämie. Wien. Arch. f. inn. Med. Bd. 4. — Hollaender: Fall von Polyzythämie mit Gangrän. Ärzteverein Budapest 26. 1. 1924. Ref. Klin. Wochenschr. 1924. S. 760. — Holmes: Polycythaemia disappearing after removal of the appendix. Journ. of the Americ. med. assoc. 9. April 1910. — Hörder: Über Polyzythämie mit besonderer Berücksichtigung größerer Aderlässe. Med. Klinik. Nr. 8. 1911. — Howard: A case of polycythaemia. Journ. of the Americ. med. assoc. 10. Okt. 1908. — Huatek: Polycythaemia myelopathica. Casopis lekaruv ceskych. Nr. 25—27. 1907. — Hungrecker: Zwei Beiträge zur Kasuistik der Polyzythämie mit Milztumor. Inaug.-Diss. Königsberg 1914. — Hurwitz and Falconer: The value of roentgen-rays in the treatment of polycythaemia vera. Journ. of the Americ. med. assoc. Vol. 19. 1918. — Hutchinson: Case of splenomegalic polycythaemia. Transact. of the med. soc. of London. Vol. 31. 1908 und Lancet. März 1906. — Isaacs: Pathologic physiology of polycythaemia vera. Arch. of internal med. 1923. Nr. 31. — Itami: Über Veränderungen der blutbildenden Organe bei experimenteller Polyzythämie. Fol. haematol., Orig. 1908. — v. Jacksch: Chemische Blutuntersuchungen bei Polyzythämie. Fortschr. d. Med. Nr. 13. 1912. — v. Jacksch: Ein Beitrag zur Kenntnis der Vaquez-Oslerschen Erkrankung. Zentralbl. f. inn. Med. Nr. 17. 1912. — Jacobs: Zwei weitere Beiträge zur primären Polyzythämie und deren Genese. Münch. med. Wochenschr. Nr. 44. 1912. — Jedwabnik: Drei Fälle von Polycythaemia rubra megalosplenica. Inaug.-Diss. Berlin 1913. — Kämmerer und Waldmann: Blutmengenbestimmungen nach v. Behring usw. Dtsch. Arch. f. klin. Med. Bd. 109. — Mc Keen: A case of marked cyanosis, difficult to explasie. Boston Journ. med. a. surg. 1901. p. 610. — Kikuchi: Ein Fall von Polyzythämie. Prag. med. Wochenschr. Nr. 38. 1904. — Királyfi: Das Benzol in der Therapie der Polyzythämie. Virchows Arch. f. pathol. Anat. u. Physiol. Bd. 213. — Kirikow: Un cas de polycythémie rouge avec infection généralisée. Russky Wratsch. Nr. 51. 1910. — Klein: Ein Fall von Erythrämie. Polnisch. Ref. Fol. haematol. Bd. 21, S. 395. — v. Kogerer: Ein Beitrag zur Kenntnis der Erythrämie. Wien. klin. Wochenschr. Nr. 5. 1917. — Koranyi: Geheilter Fall von Polyzythämie. Diskussionsbemerkung zu Senator. 16. internat. Ärztekongr. Budapest 1909. — Körmöczy: Polyadenitis tuberculosa mit Polyglobulie. Ref. Fol. haematol., Orig. Bd. 3. S. 400. — Köster: Zur Kasuistik der Polyzythämie, zugleich ein Beitrag zur Frage der Migraine ophthalmique. Münch. med. Wochenschr. Nr. 22 u. 23. 1906. — Kratzeisen: Polyzythämie und Pfortaderthrombose. Virchows Arch. f. pathol. Anat. u. Physiol. Bd. 244. — F. Kraus: Ein Fall von Polyzythämie. Berl. klin. Wochenschr. S. 307. 1905. — Külbs: Über Polyzythämie und Blutkörperzählung. Berl. klin. Wochenschr. 1912. — Kuttner: Zwei Fälle von Polyzythämie. Berl. klin. Wochenschr. Nr. 4. 1912. — Lamson: The role of the liver in acute polycythaemia. Americ. assoc. phys. Washington, Mai 1916. New York. med. Journ. Jan. 1917. — Lange: Zur Kasuistik der Polyzythämie. Med. Klinik. Nr. 23. 1910. — Langlois et Dubouis: CO-Vergiftung. Journ. de physiol. et de pathol. gén. Tome 9, p. 253. — Laquer: Höhenklima und Blutneubildung. Dtsch. Arch. f. klin. Med. Bd. 110. — Lederer: Über Polyzythämie und Geflügeltuberkulose. Wien. Arch. f. inn. Med. Bd. 5. – Lefas: La tuberculose de la rate. Thèse de Paris 1903. — Mc Lester: Journ. of the Americ. med. assoc. 1914. p. 62. — Mc Lester: Benzol in the treatment of polycythaemia rubra. Journ. of the Americ. med. assoc. 1914. — Le Sourd et Pagniez: Les plaquettes sanguines dans certaines polyglobulies. Cpt. rend. des séances de la soc. de biol. T. 68. — Lethans: Diskussionsbemerkung zu Dinkler. Münch. med. Wochenschr. Nr. 24, S. 1331. 1911. — Levi: Sopra un nuova caso di policitemia rubra. Riv. crit. di clin. med. Firenze 1906. — Lipsitz, Fuerth and Cross: Polycythaemia incrossed by tincture of cantharides. Arch. of internal med. Nr. 20. 1917. — Felix Lommel: Über Polyzythämie (Erythrämie). Münch. med. Wochenschr. Nr. 6. 1908. — Felix Lommel: Über Polyzythämie mit Milztumor. Dtsch. Arch. f. klin. Med. Bd. 87, H. 3 u. 4. — Felix Lommel: Über Polyzythämie. Dtsch. Arch. f. klin. Med. Bd. 92, H. 1 u. 2. — Löw und Popper: Beitrag zur Klinik der Polyzythämie. Wien. klin. Wochenschr. 1908. — A. Löwy: Blut und Blutkreislauf in einem Fall von Polycythaemia rubra megalosplenica. Berl. klin. Wochenschr. Nr. 30. 1909. — Julius Loewy: Über Polycythaemia rubra. Med. Klinik. Nr. 36. 1912. — Luce: Über Erythrozytosen. Med. Klinik. 1909. — Luedin: Zur Röntgentherapie der Polycythaemia rubra. Strahlentherapie. Bd. 10 und Zeitschr. f. klin. Med. Bd. 84. — Lutembacher: Caractère de la polyglobulie dans l'erythrémie. Journ. de physiol. et de pathol. gén. 1912. — R. Lutenbacher: L'érythrémie (maladie de Vaquez). Vol. in 8 de 37 pages. (Nr. 76 de l'oeuvre médico-chirurgical); Masson et Cie., Paris 1914 (cf. l'oeuvre par Lutenbacher de 1912; Fol. haematol., Orig. Bd. 14, S. 73). Steinheil éditeur, Paris. — Lutenbacher: Un cas d'érythrémie (maladie de Vaquez) à forme splénomégalique typique. Bull. et mém. de la soc. méd. des hôp. de Paris. 14. März 1913; Fol. haematol., Orig. Bd. 14, S. 72. — Luze: Über Erythrozytosen und ihre Pathogenese. Med. Klinik. Nr. 4/5. 1909. — Mackey: Chronic splenomegalic polycythaemia with report of a case; abstracts of 46 recorded cases; and a critical review of the subject. Birmingham med. Rev. Sept. 1907. — Marsh: A report of 15 cases of polycythaemia. Med. clin. of North America. Nov. 1919. — Mellon: Erythraemia, report of a case. New York med. Journ. 25. Sept. 1915. — Meyer: Neuralgie des Plexus brachialis bei Polyzythämie. Verein wissenschaftl. Heilkunde Königsberg. Ref. Klin. Wochenschr. 1922. S. 294. — E. Meyer und Seyderhelm: Blutuntersuchungen bei Fliegern. Dtsch. med. Wochenschr. 1916. Nr. 41. — Milawski: Zur Pathogenese der Vaquezschen Krankheit. Polnisch. Ref. Fol. haematol. Bd. 21, S. 295. — Miller: Splenomegalic polycythaemia. Proc. of the roy. soc. of med. Vol. 2. 1908. — Minkowski: Perinephrale Nierenkapselzyste neben Polyglobulie mit Milztumor. Münch. med. Wochenschr. S. 2528. 1905. — Minot and Bukman: Erythraemia. Americ. journ of the med. sciences. 1923. p. 469. — Mintz: Betreffs eines Falles von Polycythaemia rubra. Wratsch. Gaz. Nr. 44. 1913. — Moewes: Über Polycythaemia rubra. Dtsch. Arch. f. klin. Med. Bd. 111. — Mohr: Demonstration zweier Fälle von Zyanose bei Polycythaemia hypertonica. Verein. der Ärzte in Halle a. S., 20. März 1907. Münch. med. Wochenschrift Nr. 21, S. 1058. 1907. — Mönch: Ein Erfolg der Strahlenbehandlung in einem Falle von Polyzythämie. Münch. med. Wochenschr. Nr. 10. 1919. — Monro and Teacher: Three cases of polycythaemia. Lancet. 12. April 1913. — Morawitz: Die Polyzythämie und andere Megalosplenien. Münch. med. Wochenschr. 1922. Nr. 48. — Mosenthal: Die Behandlung der Polyglobulie mit Röntgenstrahlen. Med. Klinik 1923. Nr. 33 u. 34. — Mosse: Polyglobulie und Lebererkrankung. Zeitschr. f. klin. Med. Bd. 79. — Mosse: Über Polyzythämie mit Urobilinikterus und Milztumor. Dtsch. med. Wochenschr. Nr. 52. 1907. — Mosse: Die Polyglobulien. Handb. von Kraus-Brugsch. Bd. 8. — Mosse: Hämolytischer Ikterus und Polyglobulie. Berl. med. Ges. Ref. Berl. klin. Wochenschr. 1921. S. 551. — Moutard, Martin et Lefas: Tuberculose primitive et massive de la rate. Bull. et mém. de la soc. méd. des hôp. de Paris. p. 547. 1899. — Müller: Über psychische Störungen bei Polyzythämie. Fol. haematol., Orig. 1910. — Münzer: Über Polyzythämie nebst Beiträgen zur klinischen Blutuntersuchung. Zeitschr. f. exp. Pathol. u. Therap. Bd. 5, H. 3. — Neuda: 3 Fälle von Erythrämie bei Lues. Ges. f. inn. Med. Wien. Ref. Klin. Wochenschr. 1922. S. 1338. — Neuda: Polyzythämie mit Erythromelalgie. Ges. f. inn. Med. Wien. Ref. Klin. Wochenschr. 1924. S. 1134. — S. B. Nichamin: Ein Fall von Erythrämie. Polyglobulia splenomegalica. Med. obosrenje. Nr. 6. 1907. Wratsch. Gaz. Nr. 14. 1907. — Orlowski: Contribution à l'étude de la „polycythémia rubra". Progr. méd. 9. März 1912. — W. Osler: Chronic Polycythaemia with cyanosis and enlarged spleen, a new clinical entity. Americ. Journ. of the med. sciences. August 1903. — Osler: Splenic Polycythaemia with cyanosis. Proc. of the roy. soc. of med. I. 3. Jan. 1908. — Osler: Erythraemia, Polycythaemia, Cyanosis, Maladie de Vaquez. Lancet. 18. Jan. 1908. — Panum: Virchows Arch. f. pathol. Anat. u. Physiol. 1857. — Pagniez, le Sourd et Beaujard: Essai de traitement radiothérapique prolongé dans un cas d'erythrémie. Arch. des malad. du coeur, des vaisseaux et du sang. 1913. — Parkinson: Erythraemia with an account of six cases. Lancet. 23. Nov. 1912. — Pel: Paroxysmale Hämoglobinurie und Hyperglobulose. Kongr. f. inn. Med. 1907. — Pethybridge: A case of splenomegalic polycythaemia. Brit. med. Journ. 1917. — Pfeiffer: Polyzythämie. Berl. klin. Wochenschr. S. 1543. 1912. — Pic, Bonnamour et Crémieu: Sur un cas de maladie de Vaquez. Soc. méd. des hôp. de Lyon, 6. Juni 1911. — W. Pick: Demonstration eines Falles von Vaquezscher Erythrämie mit Milzschwellung, Zyanose und kleinsten Petechien. Ges. d. Ärzte in Wien, 20. Juni 1912. Wien. klin. Wochenschr. Nr. 26. 1912. — Pick: Polyzythämie mit Herzsteckschuß. Wien. klin. Wochenschr. S. 712. 1918. — Piotrowski: Zur Lehre von den Veränderungen des Blutes bei organischen Herzfehlern. Wien. klin. Wochenschr. Nr. 24. 1896. — Plehn: Über einige seltenere Formen von Erkrankungen der blutbereitenden Organe. Dtsch. med. Wochenschr. S. 351. 1913. — Pölzl: Wien. klin. Wochenschr. 1910. Nr. 7. — Preiß: Hyperglobulie und Milztumor. Mitt. a. d. Grenzgeb. d. Med. u. Chirurg. Bd. 13. 1903. — Quisienne: Les polyglobulies. Thèse de Paris. 1902. — v. Recklinghausen: Allgemeine Pathologie des Kreislaufs und der Ernährung. Dtsch. Chirurg. Bd. 1. — Reckzeh: Polyzythämie mit Milztumor und Zyanose. Zeitschr. f. klin. Med. Bd. 57. — Reinhold: Über schwere Anämien als Folge chronischer Kohlenoxydvergiftung. Münch. med. Wochenschr. 1904. — R. Rencki: Polycythaemia myelopathica. Lwoswki tygodnik lekarski. 1906. — Rencki: Weitere Beobachtungen über Polycythaemia rubra myelopathica. Lwowski tygodnik lekarski. Nr. 22—24. 1907. (Polnisch.) — Rendu et Widal: Splenomegalie tuberculeuse sans leucémie avec hyperglobulie et cyanose. Bull. et mém. de la soc. méd. des hôp. de Paris. p. 528. 1899. — Rennen: Über Sepsis tuberculosa gravissima in einem Fall von Polyzythämie. Beitr. z. Klin. d. Tuberkul. Bd. 53. — Retzlaff: Disskussionsbemerkungen. Berl. klin. Wochenschr. 1921. Nr. 29, S. 811. — K. F. Rombach: Morbus Addisonii mit Polyzythämie und Milztumor. Nederlandsch Tijdschr. v. Geneesk. Bd. 1, p. 425. 1907. — Ronaldson: Case of chronic cyanosis with Polycythaemia and enlarged spleen. Edinburgh med. Journ. 1904. — Roque, Cordré et Rebattu: Hyperglobulie coexistante avec une splénomégalie et une lymphadénie. Soc. méd. de hôp. de Lyon. 20. Juni 1911. — Rosenfeld: Zur Behandlung der Polyzythämie. Berl. klin. Wochenschr. Nr. 43. 1917. — Rosengart: Milztumor und Hyperglobulie. Mitt. a. d. Grenzgeb. d. Med. u. Chirurg. Bd. 11. — Rosin: Blutpräparate eines Falles von Polyzythämie. Therap. Rundschau. Nr. 46. 1908. und Fol. haematol., Orig. Bd. 7, S. 197. — J. Ch. Roux et Lutenbacher: Erythrémie (maladie de Vaquez) simulant un néoplasme gastrique. Bull. et mém. de la soc. méd. des hôp. de Paris. 14. März 1913. — Röver: Über Hyperglobulie. Münch. med. Wochenschr. Nr. 52. 1911. — G. R. Rubinstein: Erythrämie und Leukämie. Ein Grundriß der Lehre von der Polycythaemia rubra megalosplenica. Russki Wratsch. Nr. 7, 8, 9. 1908. — J. W. Russell: Splenomegalic polycythaemia. Lancet. Dez. 1906. — J. W. Russell: A case of cyanosis with polycythaemia. Lancet. 7. Juli 1906. John H. Watson. Polycythaemia vera (Vaquez' Oslers disease): A Description of a new clinical entity with a note on a method of estimating the Viscosity of the Blood. Liverpool med.-chirurg. Journ. Juli 1906. —

Rydgaard: Ein Fall von Polyglobulie durch Röntgenbestrahlung der Milz geheilt. Dänisch. Ref. Fol. haematol. Bd. 22, S. 136. — J. Sabrazes, L. Muratet et J. Pajaud: Note sur la toxicité expérimentale des benzines et sur les modifications qu'elles impriment à l'état du sang chez le cobaye, le lapin et le chien. Extrait des Procès verbaux de la Société Linnéenne de Bordeaux. 1907. — Saenger: Demonstration von Polyzythämie mit Milztumor. Ärztl. Verein Hamburg. Münch. med. Wochenschr. Nr. 11. 1913. — Sailor: Polycythaemia treated with radium. New York med. Journ. 9. Dez. 1916. — R. Saundby: Remarks on chronic splenomegalic polycythaemia. Brit. med. Journ. 18. Mai 1907. — Scharold: Ein Fall von substantiver akuter Miliartuberkulose der Milz. Ärztl. Intelligenzblatt, München. Nr. 32. 1883. — Scheiner: Über Polycythaemia hypertonica megalosplenica. Inaug.-Diss. Gießen 1913. — Schlesinger: Experimentelle Untersuchungen über die Wirkung lange Zeit fortgesetzter kleiner Dosen Quecksilber auf Tiere. Arch. f. exp. Pathol. u. Pharmokol. Bd. 13. — Schmidt: Ein Fall von Erythrämie. Wien. klin. Wochenschr. Nr. 17, S. 467. 1918. — Schmilinsky: Blutpräparate eines Falles von Polyzythämie. Ärztl. Verein Hamburg. Münch. med. Wochenschr. Nr. 52. 1906. — N. Schneider: Ein Beitrag zur Frage der Polyglobulie. Aus der med. Klinik zu Bamberg. Wien. klin. Wochenschr. Nr. 14. 1907. — N. Schneider: Über das Verhalten des Blutes im Verlaufe einer krupposen Pneumonie bei einem Kranken mit Polycythaemia myelopathica, bei welchem die Milz früher exstirpiert wurde. Wien. klin. Wochenschr. Nr. 27. 1907. — Schneider: Sektionsbefund bei Polyzythämie. Münch. med. Wochenschr. Nr. 25. S. 689. 1918. — Schöning: Behandlung der Erythrämie mit Röntgenstrahlen. Klin. Wochenschr. 1923. Nr. 4. — Schupfer: Sal mort to del Banti. Giorn. degli osp. 1908. — Senator: Über den Stoffwechsel bei der Erythrocythaemia splenica (Plethora polycythaemic rubra). Versamml. d. Naturforsch. u. Ärzte 1906, Stuttgart, Abt. f. inn. Med. — Senator: Über Erythrozytosis. Polycythaemia rubra megalosplenica. Zeitschr. f. klin. Med. Bd. 60, H. 5 u. 6. — Senator: Polyzythämie und Plethora. Berlin: Hirschwald 1911. — R. Silbermann: Ein Beitrag zur Polyzythämie bei Phosphorvergiftung. (Aus der II. med. Klinik Prag.) Prag. med. Wochenschr. Nr. 14. 1907. — Smide: Über Polyglobulie. Norsk med. Ark. 1912. — Stachelin: Über Polyzythämie. Berl. klin. Wochenschrift Nr. 3. 1911. — Richard Stern: Über Polyzythämie mit und ohne Milztumor. Med. Klinik. Nr. 27. 1908. — Straßburger: Zur Behandlung der Polyzythämie mit Phenylhydrazin. Therap. Halbmonatsh. 1921. S. 777. — Stroc: Polyglobulia splenomegalica. Ref. Fol. haematol., Orig. Bd. 7, S. 133. — Tallquist: Über Erythrozytose und chronischen Alkoholismus. Therap. d. Gegenw. Nr. 7. 1917. — Tancré: Zur Polycythaemia rubra. Dtsch. Arch. f. klin. Med. Bd. 123. — Tandesky: Della poliglobulia con splenomegalia e cianosi. Il Policlinico. Nr. 20. 1910. — Taschenberg: Über die Behandlung der Polyzythämie mit Phenylhydrazin. Dtsch. med. Wochenschr. 1921. Nr. 27. — Taussig: Polyglobulie bei Phosphorvergiftung. Arch. f. exp. Pathol. u. Pharmakol. Bd. 30. — Thompson: Polycythaemia. Proc. of the roy. soc. of med. Vol. 2. 1908. — Troisier: Ictères hémolytiques avec polyglobulie. Cpt. rend. des séances de la soc. de biol. 27. Mai 1911. — Trunecek: Semaine méd. 13. Okt. 1909; Dtsch. med. Wochenschrift Nr. 3. 1916. — Türk: Beitrag zur Kenntnis des Symptomenbildes: Polyzythämie mit Milztumor und „Zyanose". Wien. klin. Wochenschr. Nr. 6 u. 7. 1904. — Umney: Notes on a fatal case of splenomegalic polycythaemia. Lancet. Nr. 4470. 1909. — Vaquez: Hyperglobulie et splénomégalie. Bull. et mém. de la soc. méd. des hôp. de Paris. p. 579. 1899; Cpt. rend. des séances de la soc. de biol. 7. Mai 1892; Bull. et mém. de la soc. méd. des hôp. de Paris. 25. Jan. 1895. — Vaquez: Sur une forme speciale de cyanose s'accompagnant d'hyperglobulie excessive et persistante. Cpt. rend. des séances de la soc. de biol. Paris 1892. A supplementary note (Bull. et mém. de la soc. méd. des hôp. de Paris. Jan. 1895) described the existence of splenomegaly and the absence of cardiac lesion in Vaquez' case. — Vaquez et Laubry: Des symptomes douloureux de l'érythrémie. Soc. méd. des hôp. de Lyon. 13. Juni 1911. — Vogel: Virchows Handb. d. spez. Pathol. u. Therap. S. 377. 1854. — Voorsarger: Compte rendus d'un cas de polycythémie. Journ. de Californie prov. 1912. — Vorschütz: Blutkörperchensenkung bei Polyzythämie. Klin. Wochenschr. 1924. Nr. 7. — Wagner: Ein Beitrag zur Aderlaßtherapie bei der Polyzythämie. Münch. med. Wochenschr. Nr. 8. 1913. — Wagner: Über pathologische Vermehrung der Erythrozyten, insbesondere der Symptomenkomplex der Polyzythämie mit Milztumor und Zyanose. Inaug.-Diss. Jena 1912. — Wakasugi: Zur Pathogenese der Polyzythämie. Dtsch. med. Wochenschr. Nr. 47. 1912. — Waldhausen: Erythrozytose nach Durchfällen. Monatsschr. f. prakt. Tierheilk. 1923. S. 158. — Walter: Behandlung eines Falles von perniziöser Anämie mit Injektionen polyzythämischen Blutes. Med. Klinik. Nr. 19. 1911. — Wasserthal: Un cas de polycythémie rouge avec symptomes dyspeptiques prédominants. Arch. des malad. de l'appar. dig. et de la nutrit. 1911. — Watson: Polycythaemia vera, a pathological entity. Liverpool med.-chirurg. Journ. Juli 1906. — Watson-Wemyss: Erythraemia with notes on two cases. Edinburgh med. Journ. Febr. 1911. — Watson-Wemyes: A case of Vaquez disease. Brit. med. Journ.

5. April 1913. — F. Parkes Weber and Watson: A case of chronic polycythaemia with enlarged spleen, probably a disease of the bone marrow. Clin. soc. trans. Vol. 37. — F. Parkes Weber: A case of splenomegalic or myelopathic polycythaemia with true Plethora and arterial, hypertonia without cyanosis. Med.-chirurg. trans. London. Vol. 88. — F. Parkes Weber: Polycythaemia in diseases of the Heart and Lungs and during Residence at High Altitudes. Practitioner. April 1908. — F. Parkes Weber: Further note to a case of Myelopathie or splenomegalic polycythaemia. Transact. of the med. Soc. London 1907. Fol. haematol., Orig. Bd. 3. — F. Parkes Weber: Further note to a case of Myelopathic or splenomegalic polycythaemia. Lancet. Nr. 24. 1906. — F. Parkes Weber: A case of congenital heart disease with extreme secundary polycythaemia and orthostatic albuminuria. Edinburgh med. Journ. 1909. — Weber und Dorner: Ein Fall von kongenitaler Pulmonalstenose mit besonderer Berücksichtigung der sekundären Blutveränderungen. Dtsch. Arch. f. klin. Med. Bd. 102. — Parkes Weber: Polycythaemica, Erythrocytosis and Erythraemia. London: Lewis & Co. 1921. — Weigeldt: Zur Klinik der akuten gelben Leberatrophie. Dtsch. med. Wochenschr. 1921. Nr. 41. — Weil: Note sur les organes hématopoëtiques et l'hématopoëse dans la cyanose congénitale. Cpt. rend. des séances de la soc. de biol. 29. Juni 1901. — Weintraud: Polyglobulie und Milztumor. Zeitschr. f. klin. Med. Bd. 55. — Westenhöfer: Ein Beitrag zur pathologischen Anatomie der Plethora vera. Dtsch. med. Wochenschrift Nr. 36. 1907. — Westenhöfer-Hirschfeld: Über Plethora vera. Verein f. inn. Med. 15. August 1907. — White: Three cases of erythraemia in one of which the totale volume of blood was estimated. Lancet. 6. Jan. 1912. — Wilkinson: Splenomegaly associated with polycythaemia. Proc. Manch. med. World. 1904. — Winter: Über Polyzythämie mit und ohne Milztumor. Med. Klinik. Nr. 27. 1908. — Winter: Zur Kenntnis der Polyzythämie. Inaug.-Diss. Breslau 1907. — Zadek: Erythromelalgie bei Polycythaemia vera. Berl. klin. Wochenschr. 1918. S. 1193. — Zamfirescu: Über eine spezielle Form von Zyanose begleitet von exzessiver und persistenter Hyperglobulie. Ref. Fol. haematol., Orig. Bd. 1. S. 726. — Zandy: Erythrozytose (Hypoglobulie - Splenomegalie). Münch. med. Wochenschr. Nr. 27. 1904. — Zimlick: A case of Polycythaemia and Cyanosis. New Yok med. Journ. 1905. — Zondek: Einfluß kleiner Thyreoidinmengen auf das Blutbild. Dtsch. med. Wochenschr. 1922. Nr. 31. — Zypkin: Über die Pathogenese der Erythrämie. Virchows Arch. f. pathol. Anat. u. Physiol. Bd. 239.

Die hämorrhagischen Diathesen.

Von

E. Frank - Breslau.

Mit 18 Abbildungen.

Einleitung.

Die Lehre von den hämorrhagischen Diathesen im engeren Sinne (unter welcher Bezeichnung wir die Purpuraerkrankungen, den Morbus maculosus Werlhofii, die „sporadische" Hämophilie und ′den Pseudo-Skorbut begreifen wollen) ist bis in die jüngste Zeit ein Stiefkind der Pathologie geblieben, vom klinischen Standpunkt eines ihrer verwirrendsten, vom theoretischen und therapeutischen eines ihrer unfruchtbarsten Kapitel. Die Neubearbeitung, welche dieses Gebiet in der folgenden Darstellung erfährt, möchte zeigen, daß die klinischen Studien und hämatologischen Untersuchungen der letzten Jahre einen entscheidenden Wandel unserer Anschauungen und zugleich einen Fortschritt der Erkenntnis angebahnt haben, welcher ein so hartes Urteil jetzt nicht mehr gerechtfertigt erscheinen läßt. So ist uns jetzt ein Einblick in die Pathogenese dieser Krankheitszustände gegönnt, wenn wir auch, wie allermeist in der Pathologie, die letzten Hintergründe der Erscheinungen nicht kennen; wir vermögen scharf umschriebene Krankheitstypen aufzustellen, deren differentielle Diagnostik befriedigend entwickelt ist, wir tappen in bezug auf die Prognose des einzelnen Falles nicht mehr im Dunkeln und — last not least — unser therapeutisches Können ist in erfreulichster Weise bereichert.

Ums Jahr 1740 schildert Werlhof eine ihm wohlbekannte Erkrankung, über die bei den medizinischen Schriftstellern wenig verhandelt werde: Er tauft sie nach ihren führenden Symptomen Morbus maculosus haemorrhagicus, „Blutfleckenkrankheit mit heftigen Blutflüssen" und nennt die Prognose trotz der stark anämisierenden Blutverluste günstig.

Etwa 100 Jahre später lehrt Schönlein in seinen Vorlesungen, daß mit dem Morbus Werlhof (der „Purpura haemorrhagica") eine andere Form der Blutfleckenkrankheit nicht verwechselt werden dürfe; dieser seien Blutungen aus den Schleimhäuten fremd, dagegen gehe sie stets mit Schmerzhaftigkeit oder Schwellung der Gelenke einher.

Wir sind heute davon überzeugt, daß der scharfe Blick dieser Männer, gepaart mit der zu jeder schöpferischen Leistung notwendigen Intuition klassische Krankheitstypen geschaffen hat. Morbus Werlhof und Morbus Schönlein sind für uns wesensverschiedene Krankheitsbilder. Dieser Satz bedeutet eine

völlige Abkehr von der unitarischen Auffassung, die im Laufe der letzten
40 Jahre zu immer allgemeinerer Anerkennung gelangt war und in den monographischen Darstellungen Immermanns (in Ziemßens Handbuch, 1879)
und Littens (im Nothnagelschen Werke, 1898) ihre schärfste Ausprägung
gefunden hat. „Ich stehe, sagt Litten, auf Grund meiner eigenen vieljährigen
Beobachtungen ganz strikte auf dem Standpunkt, daß es sich bei den einzelnen
Purpuraerkrankungen nicht um essentielle Unterschiede, sondern lediglich um
graduelle, d. h. um solche in der Intensität der Erkrankung handelt" und an
anderer Stelle betont er nochmals, daß wir die von den Autoren getrennte
Formen der hämorrhagischen Diathese nicht als besondere Spezies, sondern
als eine in jedem einzelnen Falle durch individuelle Verhältnisse hervorgerufene
klinische Varietät des Morbus maculosus zu betrachten haben. Zum Beweise
berufen sich die Verfechter der „Identitätshypothese" also auf die klinische
Erfahrung, welche lehrt, daß die Natur alle erdenklichen Kombinationen verwirklicht und alle Übergänge von der Purpura simplex und rheumatica zum
Morbus maculosus mit heftigen Schleimhautblutungen schafft.

Scheby-Buch z. B. (dessen Arbeit von Litten als besonders beweis-
kräftig zitiert wird) hat 1874 neun sehr genau geführte Journale aus dem Archiv
des Hamburger Allgemeinen Krankenhauses zusammengestellt, in welchen
neben einem bald klein-, bald großfleckigen Purpuraexanthem und multiplen,
meist recht intensiven Gelenkaffektionen „innere" Blutungen (im wesentlichen blutige Darmentleerungen und Blutharnen) sehr deutlich hervortraten.
Er ist fest überzeugt, daß seine Fälle Beispiele von Purpura haemorrhagica
sive Morbus maculosus darstellen und glaubt, den Nachweis erbracht zu haben,
daß entgegen der ausdrücklichen Lehre Schönleins die Purpura haemorrhagica von einer Erkrankung der Gelenke begleitet sein kann, daß also das
wichtigste Unterscheidungsmerkmal der Peliosis rheumatica Schönleins und
des Morbus maculosus hinfällig geworden sei. Sieht man sich nun aber die
Krankengeschichten von Scheby-Buch genauer an, so ist in Wirklichkeit
auch nicht ein einziger Fall von Morbus Werlhof darunter, er hat vielmehr
recht instruktive Paradigmata der im gleichen Jahre von Henoch als eigenartiges Krankheitsbild beschriebenen Purpura abdominalis mitgeteilt. Henoch
(Vorlesungen über Kinderkrankheiten, 1897) hält die Purpura abdominalis
für eine besonders symptomenreiche Form des Morbus Schönlein und zieht
zwischen ihr und dem Morbus Werlhof eine scharfe Grenze: „Von den bisher
erörterten Formen (Peliosis rheumatica und Purpura abdominalis) unterscheidet sich die, für welche ich den Namen Purpura haemorrhagica oder Morbus
maculosus reserviere, durch den Mangel der Schmerzen, der Gelenkschwellung
und der eben geschilderten intestinalen Symptome" (nämlich des galligen
Erbrechens, der heftigen Darmkoliken und der diarrhoischen, mit Blut gemischten Stühle). Henoch hat damit Punkte, auf die es wesentlich ankommt,
hervorgehoben; er hat ebenso wie Schönlein die Sonderart der beiden Typen
instinktiv erfühlt; die Elemente zur richtigen Erfassung ihres Wesenskernes
liegen in seinen Schilderungen parat. Leider ist auch er noch im Deskriptiven
stecken geblieben und hat den fundamentalen Unterschied der beiden „Krankheitswesen" nicht auf eine scharfe und präzise Formel gebracht. Für den aber,
der sich nicht an den Buchstaben hält, sondern an den Geist der Darstellung
Werlhofs, Schönleins, Henochs — dieser drei Väter der Lehre von den
hämorrhagischen Diathese —, und der an einem genügend großen eigenen
Materiale „sehen" gelernt hat, ist diese Formel, die im groben vielleicht Ähnliches, im Wesen Fremdes scheidet, nicht schwer zu finden; sie lautet dahin:
Beim Morbus Werlhof beherrscht die Blutung — und nichts als die reine, unkomplizierte Blutung ins Gewebe und aus dem Gewebe — das Feld; dem

Morbus Schönlein-Henoch hingegen liegt eine transsudativ-exsudative Diathese zugrunde, deren Manifestationen einen hämorrhagischen Charakter annehmen; die Effloreszenz des Morbus Schönlein ist nicht die Petechie oder Ekchymose, sondern die Makula, Papula, Urtika, die eine „blutige" Spur hinterläßt.

Morbus Werlhof und Morbus Schönlein sind Diathesen, d. h. Krankheitsbereitschaften, Reaktionsweisen des Organismus, die nicht minder da sind, auch wenn gerade kein Symptom von ihnen zeugt. Ein Fortschritt der modernen Diagnostik besteht gerade darin, daß man gelernt hat, die stumme Diathese zum Sprechen zu bringen, d. h. willkürlich diejenige endogene Konstellation oder diejenigen äußeren Bedingungen zu setzen, die zur Manifestation der Diathese führen. Gerade solche Studien lehren zur Evidenz, daß die Blutflecken beim Morbus Werlhof und beim Morbus Schönlein die Resultanten und Indikatoren grundverschiedener Vorgänge sind. Wir werden über die Provokation der Symptome bei den hämorrhagischen Diathesen sehr eingehend zu sprechen haben; vorwegnehmend wollen wir nur das Prinzipielle betonen: Für den Morbus Werlhof ist der Erfolg einer mechanischen, für den Morbus Schönlein-Henoch der einer chemischen Reizung charakteristisch. Stumpfe Traumen geringer Stärke führen bei der erstgenannten Krankheit bereits zur großen Ekchymose, zur Sugillation, zum Hämatom; aus minimalen Kontinuitätstrennungen tritt Blutstropfen auf Blutstropfen in unaufhörlicher Folge. Bei der Peliosis rheumatica und der Purpura abdominalis sind mechanische Läsionen ohne Erfolg; wohl aber führt die intrakutane oder subkutane Einverleibung unspezifischer Reizkörper einmal zu stärkster entzündlich-hämorrhagischer Lokalinfiltration und dann zu universellen Fernreaktionen, die Haut, Intestinaltraktus und Nieren betreffen und sich ganz wie ein neuer Schub der Erkrankung ausnehmen.

Umfang und Dauer der Blutextravasation kennzeichnen das eigentümliche Wesen der hämorrhagischen Diathese beim Morbus Werlhof. Wie soll man ihn dann von der Hämophilie unterscheiden, deren Definition sich ja mit der seinen zu decken scheint. In der Tat läßt sich klinisch sehr leicht eine Verwechslung begehen, und nicht wenige Fälle von Werlhofscher Krankheit, in deren Symptomenbilde eine schwer stillbare Blutung an die freie Oberfläche imponierte, sind als sporadische Hämophilie beschrieben worden. In Wirklichkeit gibt es ebensowenig Übergänge des Morbus maculosus zur Hämophilie wie zur Purpura rheumatica. Die Differentialdiagnose, die heute in jedem Falle leicht zu stellen ist, wird eingehend erörtert werden; hier sei nur gesagt, daß die Unterscheidung klinisch und hämatologisch gelingt. Klinisch: Die Mikrohämorrhagie (Petechie) fehlt bei der Hämophilie und das Mikrotrauma (Nadelstich, subkutaner Einstich mit der Kanüle der Pravazspritze, Reiben der Haut mit dem Fingernagel), welches die Blutung beim Morbus Werlhof sofort enthüllt, hat bei der echten Hämophilie im allgemeinen ebensowenig Effekt wie beim Gesunden; erst die „Wunde" oder die Kontusion verrät den unter Umständen katastrophalen Defekt des Bluters. Hämatologisch: Bei der Hämophilie ist die chemische, bei der Purpura haemorrhagica die morphologische Zusammensetzung des Blutes unvollständig.

Damit kommen wir auf diejenige Tatsache zu sprechen, welche als der wichtigste Erkenntnisfortschritt in der Lehre von den hämorrhagischen Diathesen seit der Konzeption der Krankheitsbilder anzusehen ist. Die hämorrhagische Diathese κατ' ἐξοχὴν, die einzige, die im eigentlichsten Wortsinne diese Bezeichnung verdient, die Werlhofsche Blutfleckenkrankheit, ist morphologisch-hämatologisch charakterisiert, ist eine „Blutkrankheit". Dem Blute dieser Kranken fehlt das „dritte Formelement": die sog. Blutplättchen oder Thrombozyten sind entweder ganz verschwunden oder wenigstens außerordent-

lich stark, mindestens auf ein Zehntel der Norm, reduziert, solange die Hämorrhagien spontan auftreten oder künstlich auslösbar sind.

Die Auffindung des Plättchenmangels ist nicht etwa neueren Datums:
1877 hat Hayem die von ihm fälschlich für Vorstufen der roten Blutkörperchen
gehaltenen und als „Hämatoblasten" bezeichneten Plättchen entdeckt und
bereits vier Jahre später bemerkte Brohm an der Heidelberger Kinderklinik
bei zwei akut einsetzenden Fällen von Purpura haemorrhagica das Fehlen der
Plättchen, wie E. Krauß in seiner 1883 erschienenen Dissertation mitteilt.
v. Dusch, der Chef Brohms, hat 1889 in der Deutschen medizinischen Wochenschrift und 1890 in der Festschrift für Henoch nochmals von der merkwürdigen
Beobachtung Brohms Kunde gegeben, aber sie nicht vor der völligen Vergessen-
heit bewahren können, der sie Glanzmann erst vor wenigen Jahren ent-
rissen hat. Auch über die Bedeutung des Fundes sind sich Brohm und Krauß
durchaus nicht im unklaren geblieben; denn Krauß gründet auf das Verhalten der Plättchen bereits eine Scheidung der Purpuraformen und sagt ausdrücklich, der Morbus maculosus sei eine Erkrankung des Blutes, welche sich
an den Hämatoblasten abspiele. Ohne die Leistung Brohms zu kennen, hat
1887 der belgische Pathologe Denys, diesmal bei einem Falle chronischer
Purpura (1889 bei einem zweiten) die außerordentliche Spärlichkeit der Plättchen
von neuem entdeckt und für die Pathogenese auszuwerten gesucht.

Die deutsche Klinik ist an diesen Mitteilungen achtlos vorübergegangen,
ebenso an den Hämatologie und Pathogenese der Purpura haemorrhagica grund-
legend behandelnden, mit lehrreichen Krankengeschichten illustrierten Auf-
sätzen Hayems in den „Leçons sur les maladies du sang" (1900). In dem
Lehrbuch der Blutkrankheiten von Nägeli (a) (1908) und im Kapitel „Hämorrhagische Diathesen" von Morawitz im Handbuch von Mohr - Staehelin
(1912) wird die von Denys, Hayem und seinen Schülern bei manchen Fällen
von Purpura beschriebene Plättchenverminderung zwar flüchtig gestreift,
aber noch fehlt jeder Hinweis auf die Bedeutung dieses Befundes für die nosologische Klassifikation, für die differentielle Diagnostik und die Deutung der
Pathogenese spontaner und traumatischer Blutextravasationen, insbesondere
der heftigen und anhaltenden pseudohämophilen Schleimhautblutungen. Einer
hat allerdings auch in Deutschland schon frühzeitig die Tragweite des von
Denys erhobenen Befundes erkannt, der Neuschöpfer der normalen und pathologischen Zytologie des Blutes. In der morphologischen Einleitung zu den Blutkrankheiten im Nothnagelschen Handbuch schreiben Ehrlich und Lazarus
bei Besprechung der Blutplättchen: „Dem gegenüber (nämlich den Mitteilungen
über Vermehrung der Plättchen bei verschiedenen Krankheiten) steht die
wichtige Beobachtung von Denys, welcher in zwei Fällen von Purpura, bei
der bekanntlich die Gerinnbarkeit des Blutes stark herabgesetzt ist oder sogar
völlig aufgehoben sein kann, als die einzige morphologische Veränderung des
Blutes eine sehr bedeutende Verminderung der Blutplättchen fand. Auch
Ehrlich hatte Gelegenheit, einen entsprechenden Fall zu untersuchen, in dem
die Blutplättchen vollkommen fehlten." Die Bedeutung des Plättchenmangels
für Diagnose und Pathogenese hämorrhagischer Erkrankungen ist dann besonders scharf von dem Amerikaner W. W. Duke betont worden, zunächst
1910 an der Hand von drei Beispielen, dann 1912 bereits auf Grund der Analyse
von etwa 30 Fällen. Ich selbst habe zuerst im Jahre 1915 in einer Abhandlung
von Nolf über die Blutgerinnung davon gelesen, daß bei Purpura haemorrhagica die Blutplättchen vermindert sein sollen. Zufällig konnte ich bald
nachher kurz hintereinander vier Fälle von Blutfleckenkrankheit mit heftigen
Blutverlusten beobachten und stellte bei allen die enorme Spärlichkeit der
Plättchen fest. Es wurde mir damals sofort klar, daß die Neuorientierung

auf dem verworrenen Gebiete der Purpuraerkrankungen von diesem arg vernachlässigten Blutbestandteil auszugehen habe, daß die Thrombopenie (wie
ich das Symptom hochgradiger zahlenmäßiger Verminderung der Plättchen
genannt habe) zum Angelpunkt für eine vertiefte klinische und pathogenetische
Auffassung werden müsse. Ich darf sagen, daß ich erst an der Hand des Plättchen-
status meinen Blick für die essentiellen Unterschiede der verschiedenen Typen
hämorrhagischer Diathese geschärft und vor allem eine ganz andere Einstellung
zu den klinischen Erscheinungsformen gewonnen habe. Diese Einstellung
fordert, daß der Name „Purpura" als Krankheitsbezeichnung ausgemerzt wird
und nur noch in der klinischen Umgangssprache zur provisorischen Kenn-
zeichnung einer Vielheit von Hautblutungen dient, gleichgültig, welcher
Beschaffenheit, welcher Lokalisation und welcher Genese diese sind, gleichgültig also, ob es sich um unkomplizierte Blutaustritte oder um das Residual-
stadium eines hämorrhagischen Exanthems oder um Extravasation bei histologisch nachweislich erkrankter Gefäßwand handelt. „Purpura" als Krankheitsbegriff hatte seine Berechtigung im Stadium der deskriptiven, hat sie
aber nicht mehr auf der Stufe der verstehenden Pathologie. Eine Purpura
ist der individuell-zufällige, nicht etwa ein gesetzmäßiger Ausdruck der Diathese;
die Mehrzahl aller Fälle von Werlhofscher Blutfleckenkrankheit oder „essentieller Thrombopenie" verläuft zwar mit Blutflecken, aber ohne Purpura,
und auch Fälle von Henochs Krankheit sind wohl denkbar, bei denen nur
die Darm- und Nierenaffektion hämorrhagischen Charakter annimmt, während
auf der Haut nur Erythem und Urtikaria bemerkbar wird. Purpura als Ober-
begriff, also etwa „Purpura mit und ohne Thrombopenie" (Katsch) oder eine
Klassifikation in thrombopenische und athrombopenische Purpura (Schultz)
scheint mir verfehlt; wir wollen doch nicht Exantheme einteilen, sondern
„Krankheitswesen" begreifen und würden etwa eine „essentielle Thrombopenie"
(Morbus Werlhof) und eine „hämorrhagische Kapillartoxikose" (Morbus Schönlein-Henoch) unterscheiden.

Wir kehren noch einmal zur Erörterung der Frage zurück, warum die unitarische Auffassung der hämorrhagischen Diathesen das medizinische Denken
so lange beherrscht hat. Wahrscheinlich ist hierfür nicht nur der Nachweis
von „Übergängen", d. h. die Verwechselung äußerlich ähnlicher Krankheitsbilder maßgebend gewesen, sondern auch die Vorstellung, daß hinter der Mannigfaltigkeit der Erscheinungen eine einheitliche bakterielle Ätiologie stehe. Ein
spezifischer Bacillus purpurae zwar, wie ihn Letzerich, Kolb u. a. gezüchtet
haben wollten, hat es nie zu allgemeinerer Anerkennung gebracht und ist
mit Recht längst vergessen, aber daß den verschiedenen Äußerungen der hämorrhagischen Diathese eine sehr verschieden intensive septische Infektion zugrunde
liege, war in der bakteriologischen Ära eine naheliegende Vorstellung, die bis
in die jüngste Zeit von vielen geteilt wurde und in Lehr- und Handbüchern
zum Ausdruck kam. Man sah den Morbus Werlhof unter dem Bilde einer hoch
fieberhaften Allgemeininfektion rasch tödlich enden, züchtete womöglich
Sepsiserreger aus dem Blut und fragte sich, warum die mildere Form, die zwar
im allgemeinen fieberlos ist, aber doch dann und wann einmal Temperatur-
zacken oder febrile Perioden aufweist, nicht eine abgeschwächte septische
Infektion sein solle. Man bemerkte, daß bei der Sepsis oft genug polymorphe
hämorrhagische Exantheme oder auch reine kapilläre Hämorrhagien im Verein
mit schmerzhaften Schwellungen der Gelenke sich ausbildeten und fragte sich,
warum der Morbus Schönlein nicht eine harmlosere Variante dieser schweren
Bilder sein könnte.

Eine genauere Analyse lehrt, daß hinter der Maske Sepsis mit hämorrhagischer Diathese sehr heterogene Dinge sich verbergen, und läßt es ratsam er-

scheinen, nicht die schon bekannten Formen der hämorrhagischen Diathese mit diesen auf den verschwommenen Generalnenner der Sepsis zu bringen, zwingt vielmehr dazu, aus der Sepsisgruppe zwei neue eigenartige Typen hämorrhagischer Krankheiten herauszunehmen, die sich als wohl charakterisierte klinische Formen gleichberechtigt neben Morbus Werlhof und Morbus Schönlein-Henoch stellen.

·Es gibt ein Krankheitsbild, das durch schwere Anämie, hohes Fieber, Blutflecken und schwere Blutungen, tiefgreifende nekrotisierende, (im anatomischen Sinne) diphtheritische Entzündungen, besonders der Mundhöhle, charakterisiert ist. Je nach dem Symptom, das sich besonders in den Vordergrund drängt, ist es als aplastische perniziöse Anämie, als Sepsis mit allen möglichen Erregern, als Skorbut, als bösartige Form des Morbus maculosus Werlhofii beschrieben worden. Ohne hämatologische Untersuchung sind solche Fälle nicht zu klären, diese aber lehrt eindeutig, daß nicht nur die Thrombozyten, sondern auch die Granulozyten fast völlig aus dem Blute verschwunden sind. Ich habe diese auf schwerer toxischer Schädigung des Knochenmarks beruhende Krankheit als Aleukia haemorrhagica bezeichnet; vom praktisch-klinischen Standpunkte könnte man sie auch als maligne Thrombopenie abgrenzen. Die „idiopathische" Aleukie ist ätiologisch unklar; das nämliche Bild kann aber auch durch Gifte hervorgerufen werden, bei schwerstem Verlaufe mancher spezifischer Infektionskrankheiten (z. B. Pocken, Diphtherie, akute Exantheme) entstehen, im Gefolge bestimmter Splenomegalien sich entwickeln und endlich durch hyperplastische Prozesse im Knochenmark (z. B. akute und subakute Leukämien, Tumormetastasierungen) hervorgerufen werden. Wir werden dieses scharf zu umreißende Krankheitsbild, dessen Kenntnis noch wenig verbreitet ist, als eigene Gruppe der hämorrhagischen Diathesen abhandeln. Die Sepsis, die ein sehr häufiger, aber nicht unerläßlicher Bestandteil des Syndroms ist, muß als sekundär, als Folge der ausfallenden Knochenmarksfunktion, gedeutet werden. Wir verfahren also gewissermaßen umgekehrt als es früher üblich war; wir stellen eine Gruppe der Sepsis zu den hämorrhagischen Diathesen, anstatt diese zur Sepsis.

Aus der Masse der septischen Erkrankungen hat Litten eine von ihm als „maligne Endokarditis" bezeichnete Gruppe abgetrennt und als deren Merkmal hervorgehoben, daß den metastatischen Krankheitsherden jede Tendenz zur Vereiterung fehle, daß es sich stets um einfache seröse Gelenkentzündungen, blande Thromben resp. Emboli, glomerulär-tubuläre Nephritiden handele. Das Krankheitsbild, das wir heute „Endocarditis lenta" nennen, hat nach der Entdeckung des Erregers durch Schottmüller vorwiegend bakteriologisches Interesse erregt. Erst neuerdings ist man darauf aufmerksam geworden, daß der von Litten gegenüber dem gewöhnlichen Verlaufe der Sepsis hervorgehobene Unterschied der klinische Ausdruck einer sehr eigenartigen biologischen Reaktion des Organismus ist. Der myeloische Apparat beteiligt sich nämlich an der Abwehr des Erregers gar nicht; diese fällt vielmehr autochthonen histiozytären (retikulo-endothelialen) Elementen zu. Litten betont, daß die maligne Endokarditis sehr häufig von Purpura und Gelenkschwellungen begleitet sei und wendet sich scharf gegen den Mißbrauch, welcher mit der Diagnose Peliosis rheumatica in Anwendung auf solche Fälle von den Nachfahren Schönleins getrieben worden sei. Er ist mit Recht darüber entrüstet, daß durch voreilige Klassifikation nach rein deskriptiven Gesichtspunkten über einem Symptom die ernste Grundkrankheit vernachlässigt oder gar übersehen wurde. Wäre er nicht davon durchdrungen, daß die Erscheinungsform der hämorrhagischen Diathese gleichgültig sei, so hätte er vielleicht nachgeforscht, ob nicht die „Purpura" Schönleins und die Purpura bei seiner Endokarditis sich doch sehr verschieden präsentieren, so daß schon a limine eine Verwechslung des harmlosen Prozesses mit dem ernsten Leiden vermieden wird. Tatsächlich ist nämlich der Purpurafleck bei der Endocarditis lenta eine ganz reine unkomplizierte Hämorrhagie, weder auf der Basis eines Erythems wie beim Morbus Schönlein, noch auf der Basis einer gröberen anatomischen Wanderkrankung wie bei der septischen „metastatischen Dermatose". Die Ursache dieser Hämorrhagien liegt wahrscheinlich in der oben bereits angedeuteten Tendenz des Endothels, sich am Kampfe gegen den Erreger zu beteiligen; es dürfte sich um einen ganz andersartigen Typus von Blutungsbereitschaft handeln, wie bei den bisher besprochenen Formen.

Durch die Erörterungen dieses einleitenden Kapitels ist ein Programm für die Darstellung der hämorrhagischen Diathesen, d. h. der Blutungsbereitschaften bei intaktem Gerinnungschemismus entwickelt. Es werden also folgende Formen abzuhandeln sein:

I. Die benigne (essentielle) Thrombopenie sive Morbus Werlhof;
II. Die maligne Thrombopenie sive Aleukia haemorrhagica zusamt den pathogenetisch verwandten schweren symptomatischen Thrombopenien bei einer Anzahl akuter Infektionskrankheiten bei den hyperplastischen Erkrankungen der hämatopoetischen Organe und bei einer Reihe splenohepatischer Syndrome.
III. Die hämorrhagische Kapillartoxikose sive Morbus Schönlein-Henoch;
IV. Die Endotheliosis haemorrhagica (Endocarditis lenta mit hämorrhagischer Diathese) sive Morbus Litten mit einem Exkurs über die hämorrhagischen Dermatosen bei akuter Sepsis.

Anhangsweise wird das bis jetzt rein klinisch-deskriptive Bild der Purpura fulminans, sowie die ebenfalls noch ziemlich undurchsichtige hämorrhagische Diathese bei schweren Parenchymschädigungen resp. starken Funktionsanomalien der Leber (hepatische Pseudohämophilie) zu besprechen sein. Der Skorbut der Erwachsenen und der Säuglinge findet dank unserer fortgeschrittenen Erkenntnis seiner Ätiologie seine Stellung im System nicht mehr bei den hämorrhagischen Diathesen, sondern in der Gruppe der Avitaminosen, d. h. der durch Mangel hochwertiger qualitativ bedeutsamer Nahrungsbestandteile hervorgerufenen Erkrankungen; immerhin wird bei der Differentialdiagnose der malignen Thrombopenie, mit der er nicht selten verwechselt worden ist, auf seine Symptomatologie sowie auf die Eigenart der ihm zugrunde liegenden Gewebsschädigung kurz einzugehen sein.

I. Die essentielle (benigne) Thrombopenie.

Begriffsbestimmung: Die Werlhofsche Krankheit ist eine im allgemeinen nicht familiäre und nicht hereditäre, entweder aus voller Gesundheit heraus in Attacken auftretende oder chronische, zeitweilig exazerbierende Neigung zu reinen, unkomplizierten Blutungen allerverschiedensten Ausmaßes ins Gewebe und aus dem Gewebe, von der Flohstichhämorrhagie bis zum erschöpfenden Blutverlust aus einem individuellen Locus minoris resistentiae. Das Wesen der Diathese besteht lediglich in einem plötzlich entstehenden und kritisch wieder vergehenden oder einem dauernden Mangel des zirkulierenden Blutes an Thrombozyten bei im übrigen normaler morphologischer und chemischer Zusammensetzung. Die notwendige Folge der Plättchenarmut oder „Thrombopenie" ist eine mächtige Intensivierung jeglichen, auch des minimalsten, aus beliebigem Grunde entstehenden Austrittes roter Blutkörperchen aus der Gefäßbahn.

Ich möchte zunächst idiographisch vorgehen und Zustandsbild und Verlaufsformen des Morbus Werlhof in der Mannigfaltigkeit der individuellen Abläufe darstellen. Die klinische Schilderung sei begonnen mit der Wiedergabe der bis vor kurzem völlig unbekannten klassischen Original-krankengeschichte Werlhofs, die W. Schultz in dankenswerter Weise ans Licht gezogen und in deutscher Übertragung mitgeteilt hat:

„Ein erwachsenes kräftiges Mädchen bekam ohne vorhergegangene ersicht-liche Ursache neulich gegen die Zeit der Menstruation plötzlich ungeheures Nasenbluten. Es floß helles, aber übelriechendes Blut zugleich mit blutigem Speichel von dickem, sehr schwarzem Blut. Dazu kamen sogleich am Hals und an den Armen Flecken, teils schwarz, teils veilchenblau oder purpurrot wie man sie oft bei malignen Blattern sieht. Der rasche Verfall der Kräfte und die mir recht bekannte Art dieser seltenen Fleckenkrankheit mit Blutungen (Morbus maculosus haemorrhagicus) verboten eine Venaesectio. Die zweifache Art der Blutung durch die Nase und den Speichel dauerte ununterbrochen fort. Die Ohnmachten und das Erkalten der Extremitäten, verbunden mit schwachem und sehr schnellem Pulsschlag, verlangten ein ˙wirksames Eingreifen, zumal auch die Zahl der Flecken sich vermehrte, und die ganze Umgebung beider Augen, des Nasenrückens und die Haut um Mund und Kinn mit einer livid schwärzlichen Färbung wie infolge eines Stoßes überzogen war. Allmählich kam das Nasenbluten zum Stehen, der Speichelfluß nahm ab und hörte am folgenden Tage auf; die Ohnmachten kamen nicht wieder. Die Flecken nahmen täglich mehr eine rötliche, dann eine blasse Farbe an, und verschwanden am 7. Tage, an dem auch der Puls seine natürliche Bewegungsweise wiedergefunden hatte. Die Kräfte stellten sich ungefähr in gleichem Schritt mit der Gesundheit wieder her, wenn auch die Menstruation nicht zur regelmäßigen Zeit kam."

Einige eigene Beobachtungen, von denen zumal die erste der Werlhofschen Be-schreibung aufs Haar gleicht, mögen zeigen, daß der scharfe Blick des alten Klini-kers aus der Fülle der mit Blutaustritten einhergehenden Krankheitszustände ein nach Art und Verlauf charakteristisches Krankheitsbild herausgehoben hat.

1. Frau Sp., eine kräftige Person in gutem Ernährungszustande, 26 Jahre alt, die immer gesund gewesen ist und noch vor 9 Monaten eine Entbindung ohne auffälligen Blutverlust durchgemacht hat, bekommt am 9. April 1915 im Anschluß an das Putzen der Nase so heftige und anhaltende Epistaxis, daß sie klinische Hilfe nachsucht. Aus beiden Nasenlöchern, die mit Koagula ausgestopft sind, rinnt unaufhörlich Blutstropfen auf Blutstropfen. Das Lippenrot ist teils mit geronnenem Blut überzogen, teils mit einer dünnen Schicht noch flüssigen Blutes wie bestrichen. An der Schleimhaut der Unterlippe und der Wange sieht man erodierte Stellen, die mit Blutschorfen bedeckt sind, am Zungen-rande zwei erbsengroße Blutblasen. Das Zahnfleisch ist ebenfalls mit Blutborken bedeckt, aber nirgends geschwollen oder gelockert. An der Brusthaut fallen vereinzelte, an Armen und Beinen zahlreiche hirsekorn- bis linsengroße Blutflecken auf, an einzelnen Stellen der Unterschenkel auch größere Ekchymosen. Am linken Oberarm hat sich ein fast faustgroßes Hämatom gebildet, das offenbar von einer Morphininjektion herrührt. Nach kleinem Einstich schwillt die Fingerbeere im Laufe der nächsten Stunden kolbig auf und das ins Gewebe ergossene Blut schimmert bläulich durch die Haut. Es gelingt nicht, die Nasenblutung zum Stehen zu bringen; zeitweise tropft kein Blut aus den Nasenlöchern ab, aber dann läuft es offenbar nach hinten in den Rachen hinunter. Es wird wohl zum Teil verschluckt; denn mitunter erbricht Patientin mit Blut untermischte Speisereste, ebenso entleert sie schwarze Stühle. Im Laufe der nächsten Tage beginnt das Blut auch aus dem Zahnfleisch fortwährend hervorzusickern, und auch diese Blutung läßt sich höch-stens vorübergehend stillen. Von Zeit zu Zeit befördert Patientin aus dem Munde mit Schleim untermischte Blutmassen heraus. Die rechte Tonsille ist blutig imbibiert und offenbar durch Ausbildung eines Hämatoms stark geschwollen. Während der Zeit der Blutung tritt die Periode ein und verläuft durchaus normal. Nach 10 Tagen ist die Pat. durch die un-ausgesetzten Blutverluste hochgradig anämisch geworden (19. April: Erythrozyten 1 000 000; Hämoglobin 30%; zahlreiche Normoblasten, Polynukleose [15 000])[1]. Der Zustand der

---

[1] Über die Blutplättchenbefunde, das Verhalten der Blutungs- und Gerinnungszeit der Fälle wird im Zusammenhang berichtet (S. 316ff.).

Kranken wird allmählich sehr ernst; sie liegt meist apathisch da, wird mitunter ohnmächtig, Sehnenhüpfen und unwillkürliche Zuckungen sind bemerkbar, die Pulsfrequenz ist auf 160 Schläge gestiegen. Da sistiert am 21. April wie mit einem Schlage die Blutung aus Mund und Nase, und von jetzt an erholt sich die fast schon aufgegebene Patientin allmählich, Lippen und Zahnfleischränder reinigen sich, Schlaf und Appetit kehren wieder, nach 4 Wochen ist die Zahl der roten Blutkörperchen bereits $2^1/_2$ Millionen; am 2. Juni kann Patientin, abgesehen von einer mäßigen Blutarmut, als genesen entlassen werden. Ich habe sie nach 6 Jahren wiedergesehen; sie ist seit damals völlig gesund geblieben und die spezielle Untersuchung lehrt, daß auch künstlich, durch Stauungsbinde und stumpfes Trauma oder durch Nadelstich die hämorrhagische und pseudohämophile Diathese selbst nicht spurweise mehr nachweisbar ist.

2. Helene Br., 50 Jahre alt, bei der vor drei Jahren die Menses zessiert hatten, erkrankt am 23. Oktober 1922 plötzlich mit starken Blutungen aus den Genitalien. Gleichzeitig ergießt sich Blut aus Mund und Nase, und an Hals, Händen und Beinen treten Blutflecke auf. Bei der Aufnahme in die Klinik am 24. Oktober ist der Naseneingang mit Blutkrusten bedeckt. In der Haut der Wange finden sich frische Blutunterlaufungen, die Zunge weist mehrere kleine Blutextravasate auf. Das Zahnfleisch blutet bei Druck sehr leicht. Der Stamm des Körpers ist frei, aber die beiden Unterarme und die Unterschenkel sind mit zahlreichen stecknadelkopfgroßen Petechien bedeckt, daneben finden sich mehrere große livide Flecken. Im Stuhl wird chemisch Blut nachgewiesen. Am 27. tritt, nachdem die Blutungen eine Zeitlang nachgelassen hatten, wieder starke Blutausscheidung aus den Genitalien auf. Im linken Auge wird eine subkonjunktivale Blutung bemerkt.

Am 29. klagt Pat. über heftige Schmerzen in der linken Kopfseite; bald danach erbrach sie, und wurde kurze Zeit später, nachdem die Kopfschmerzen offenbar unerträglich geworden waren und in den letzten Stunden vor dem Tode eine deutliche rechtsseitige Lähmung sich ausgebildet hatte, bewußtlos. Mit größter Wahrscheinlichkeit (die Autopsie wurde verweigert) handelte es sich wohl um eine Meningealapoplexie.

Blutbefund: Erythrozyten sinkend von 4 400 000 auf 3 500 000, Hämoglobin von 80% auf 65%. Differentialzählung: Neutrophile 59%, Eosinophile 1%, Monozyten 10%, Lymphozyten 30%.

3. Hans S., ein 12jähriger, körperlich gut entwickelter Schulknabe, fängt am 26. II. ganz unvermittelt an, aufs heftigste aus dem Zahnfleisch zu bluten. Einen Tag später wird bemerkt, daß er stark bluthaltigen Harn entleert. Bei seiner Aufnahme in die Klinik am fünften Tage der Erkrankung wiesen nur noch Blutkrusten auf die ursprünglich schwer stillbare Gingivalhämorrhagie hin. Man findet frische Blutflecken an den Beinen, am Rumpf und eine subkonjunktivale Blutung am linken Auge. Das Blutharnen hielt noch in unvermindertem Maße an; es sieht fast aus, als ob reines Blut entleert würde. Nach Anlegung der Stauungsbinde traten am Unterarm bis zum Handrücken zahlreiche Petechien auf.

Bereits drei Tage später finden sich im hellen Harn nur noch spärliche Erythrozyten, die Blutfleckchen sind überall im Abblassen begriffen, Zahnfleisch vollständig gereinigt. Acht Tage später kann der Knabe geheilt entlassen werden; der Hämoglobingehalt, der auf der Höhe der Blutung bis auf 46% gesunken war, hatte sich bereits wieder auf 58% gehoben. Milz nicht palpabel. Weißes Blutbild: 6700 Leukozyten, Polynukleäre 68%, Lymphozyten 27%, Eosinophile 2%, Monozyten 3%.

4. Dr. J., ein 41jähriger Arzt, erwachte eines Tages (28. Sept. 1919) mit Blutgeschmack im Munde und bemerkte, daß sein Zahnfleisch blutete. Im Laufe des Tages fielen ihm zahlreiche stecknadelkopf- bis linsengroße Blutflecke an beiden Unterschenkeln auf. Nachmittags entleerte er blutigen, dunkelroten Harn, am 29. September morgens typischen Teerstuhl.

Befund bei der Aufnahme in die Klinik: Großer, kräftig gebauter Mann in gutem Ernährungszustande mit blasser Hautfarbe. Die Körpertemperatur bleibt normal während der ganzen Dauer der Beobachtung. An der Stirnhaut einige stecknadelkopfgroße Blutflecke, am Halse zahlreiche, vom Rasieren stammende Blutkrusten. Das Zahnfleisch ist nicht entzündet, jedoch dick mit Blutkrusten bedeckt, unter denen frisches Blut hervorsickert. An der Zunge in der Nähe der Spitze eine etwa erbsengroße Blutblase.

An Rumpf und Gliedmaßen ist die Haut mit zahlreichen frischen und älteren, bis linsengroßen Petechien besät. An manchen Stellen auch größere, fünfmarkstück- bis handtellergroße, bunt verfärbte Hautpartien, die sich derb anfühlen und bis ins Unterhautzellgewebe hinein infiltriert erscheinen.

An Lungen und Herz normale Verhältnisse. Puls etwa 100 in der Minute. Leber nicht vergrößert, Milz nicht zu fühlen. Innervationsstörungen nicht vorhanden. Reflexe normal.

Der Urin dunkelbraunrot, enthält reichlich Blut, keine Zylinder; Tagesmenge 1500 ccm, spezifisches Gewicht 1030. Stuhl dünnbreiig, pechartig schwarz, zweimal am Tage. chemische Blutprobe stark positiv.

Nach Anlegung einer Stauungsbinde treten unterhalb der Kompressionsstelle sehr bald zahlreiche, dicht gedrängte kleine Blutflecken auf.

30. September: Zustand im wesentlichen unverändert, Urin stark blutig.

1. Oktober: Urin noch stark bluthaltig. Zahnfleischblutung geringer.

2. Oktober: Es sind keine neuen Blutungen mehr aufgetreten. Befinden bedeutend besser. Hämoglobingehalt 55%.

3. Oktober: Befinden sehr gut. Urin hell, nur mikroskopisch noch vereinzelte Erythrozyten. Stuhl auf Einlauf braun, nur okkultes Blut nachweisbar.

5. Oktober: Besserung des Allgemeinbefindens macht Fortschritte.

8. Oktober: Im Urin und Stuhl auch mit chemischen Proben kein Blut mehr nachweisbar.

10. Oktober: Befinden gut. Die Blutflecken sind bis auf Spuren geschwunden. Patient steht auf.

12. Oktober: Urin hell, 2500 ccm. Spezifisches Gewicht 1013. Patient wird als geheilt entlassen.

Am 17. September hatte Patient eine Temperaturerhöhung auf 37,8° konstatiert. Wenige Stunden danach waren nacheinander an den Unterschenkeln, den Armen und am Gesäß eine Anzahl von pfennig- bis handtellergroßen, hellroten Flecken aufgetreten, an denen die Haut bis in das Unterhautzellgewebe hinein wie entzündlich infiltriert erschien. Der Zustand besserte sich bis zum 23. September, an welchem Patient wieder vollständig fieberfrei war. Er selbst sowie ein Kollege glaubten, mit Sicherheit annehmen zu dürfen, daß es sich um ein Erythema nodosum gehandelt habe.

Nachuntersuchung am 26. November: Befinden besser als in der letzten Zeit vor Ausbruch der Krankheit. Hämoglobingehalt 92%. Keine Neigung zu Blutungen. — Seitdem ist er, nunmehr fast vier Jahre, vollständig gesund geblieben und mühelos imstande, seinem anstrengenden Beruf nachzugehen.

Die Blutungsattacke muß nicht immer ein einmaliges Ereignis bleiben; nach einem längeren Intervall völliger Genesung, nach Jahr und Tag kann sie unvermittelt von neuem hervortreten. Ich nenne diese Verlaufsform die rezidivierende oder intermittierende und trenne sie streng von dem im eigentlichen Sinne chronischen Morbus Werlhof.

Bei Henoch, dem auf dem Gebiete der hämorrhagischen Diathesen besonders Erfahrenen, finde ich zuerst einen in diese Gruppe gehörigen Fall beschrieben: Ein 12jähriges Mädchen leidet drei Sommer hintereinander an Purpura, Epistaxis, hin und wieder auch an Hämoptysis, während sie im Winter gänzlich frei davon war.

Bensaude und Rivet haben in ihrem Material von „Purpura chronique" einige derartige Fälle — einen, der auch hämatologisch sichergestellt ist, und zwei, bei denen das Rezidiv erst nach acht resp. siebzehn Jahren auftrat.

Ich selbst habe diesen merkwürdigen Verlaufstypus, der zweifellos selten ist (aber noch seltener erscheint, als der Wirklichkeit entspricht, weil der Arzt die Patienten aus dem Auge verliert), bisher dreimal beobachten können und gebe die Geschichte dieser Kranken ausführlich wieder.

5. Guido Sch., 12 Jahre alt, tritt am 27. Februar 1914 zum ersten Male in die Klinik ein. Eltern und Geschwister sind gesund. Patient selbst hat außer Masern keine Krankheit durchgemacht. Er litt öfter an Nasenbluten. 14 Tage vor Eintritt in die Klinik zeigten sich erst kleine, dann größere Blutaustritte an den Beinen und am Unterleib bei etwas erhöhter Körpertemperatur. Gleichzeitig stellte sich leichtes Nasenbluten ein, das sich allmählich zum wahren Blutsturz steigerte, so daß im Laufe weniger Tage mehrfach starke Blutverluste eintraten. In der Klinik wurde das Nasenbluten durch Tamponade gestillt. Das Exanthem bestand noch. Man fand an der Brust und an den unteren Extremitäten mehrere fünfmarkstück- bis handtellergroße Blutungen. Temperatur 37°. Hämoglobingehalt 50%. Sch. wird am 6. März geheilt entlassen.

Bis zum 10. Januar 1915 soll Patient völlig wohl gewesen sein. An diesem Tage erkrankte er mit so heftigem Nasenbluten, daß er schleunigst in die Klinik gebracht wurde. Die diffuse Blutung aus Muscheln und Septum wird durch Koagulenspray und Tamponade zum Stehen gebracht. Etwa gleichzeitig mit der Blutung entwickelte sich ein diffuses Purpuraexanthem über dem ganzen Körper, zum Teil dicht beieinanderliegende, linsengroße Blutflecken, am stärksten an der Brust nahe den Achselfalten, spärlicher an den Armen, vereinzelt auch an der Wangen- und Gaumenschleimhaut, zum Teil größere, flächenhafte Blutextravasate, z. B. im Gesicht unter einem Augenlide. Ferner blutete er aus den Zahnfleischrändern und aus dem Lippenrot. Im Harn finden sich vereinzelte rote Blutkörperchen.

Am 17. Januar klagt Patient gegen Abend über heftige Leibschmerzen, die nach einer $1/_2$ Stunde wieder nachlassen. Bereits vorher hatte er etwas geronnenes Blut erbrochen. Während der Nacht erbricht er noch mehrmals dunkelrote, zum Teil geronnene Blutmassen und ist am anderen Morgen sehr blaß (der Hämoglobingehalt, bei der Aufnahme 85%, ist plötzlich auf 40% herabgesunken).

Durch Koagulen-Kochsalzinfusion, intravenöse Injektion von 5 ccm 10%iger Kochsalzlösung wird die Magenblutung zum Stillstand gebracht. Patient scheint sich zunächst zu erholen, doch wird nach etwa sechs Tagen der immer frequente Puls sehr klein und der Patient verfällt. Er stirbt am 25. Januar. Der Hämoglobingehalt war noch weiter bis auf 16% herabgesunken (offenbar durch Auffüllung des Gefäßsystems mit Gewebsflüssigkeit).

Bis zum Eintritt der Magenblutung war die Körpertemperatur leicht erhöht, zwischen 37,5° und 38°, dann stieg sie höher und erreichte zweimal 39,5°.

Blutbefund: 15. Januar. Zahl der roten Blutkörperchen 3 230 000, Hämoglobingehalt 85% (korrigiert), Zahl der weißen Blutkörperchen 18 200, ganz vorwiegend polynukleäre Formen. In einem kurz vor dem Tode angefertigten Blutpräparat ist die Zahl der weißen Blutkörperchen ganz enorm angestiegen, schätzungsweise auf etwa 40 000. (Auch hier sind fast alle Zellen polynukleäre: maximale posthämorrhagische Leukozytose).

Bei der Autopsie fanden sich in der Magenschleimhaut an fünf bis sechs Stellen kleine Hämorrhagien.

6. Hans Sbt., 20 Jahre alt. Patient ist das einzige Mitglied seiner Familie, das an Purpura und Blutungen leidet. Erste Attacke vor acht Jahren. Blutflecken an beiden Extremitäten, Nasenbluten, Blutungen ins Auge. Nach drei Wochen wurde Patient als geheilt entlassen.

Vor sieben Jahren erstes Rezidiv von vier Wochen Dauer.

Vor sechs Jahren dritter Anfall. Damals traten Blutungen im Innern beider Augen auf (doppelseitige Glaskörperblutungen), eines mußte enukleiert werden, an dem anderen wurde eine Iridektomie vorgenommen.

Vor fünf Jahren vierter Anfall: Beginn mit heftigem Nasenbluten. Sehr bald ist die Haut des ganzen Körpers mit petechialen Blutungen besät. Ferner treten Blutungen am Zahnfleisch und aus dem äußeren Gehörgange auf. Der Stuhl ist von pechschwarzer Farbe und enthält reichlich Blut. Im Harn kein Blut.

Nach 14 Tagen sind alle Erscheinungen abgeklungen.

Vor drei Jahren wurde Patient von einer fünften Attacke befallen, die milde verlief (Nasenbluten, Zahnfleischblutungen, kleinfleckiges Exanthem, vereinzelte flächenhafte Hautblutungen).

Vor vier Monaten wurde er zur Nachuntersuchung und Erhebung des Blutbefundes bestellt. Er fühlte sich ganz beschwerdefrei, wies nirgends auch nur das kleinste Blutfleckchen auf, und auch künstlich ließ sich keine Hämorrhagie provozieren. Unter der Stauungsbinde traten nur ganz vereinzelte Blutpünktchen zutage, die auch bei Kombination mit aktiver Hyperämie im Heißluftkasten nicht an Zahl und Größe zunahmen.

Patient macht jetzt (Juni 1915) seine sechste Attacke durch, wie meist mit zahlreichen Petechien auch in der Mundhöhle, einigen großen Sugillationen, Zahnfleisch-, Darm- und Nierenblutungen. Der Krankheitszustand war wie immer ganz plötzlich mit einem allgemeinen Gefühl der Mattigkeit und Schwäche aufgetreten. Nach einer Woche ließ die Blutungstendenz deutlich nach. Nach etwa 14 Tagen haben die Extravasationen vollständig aufgehört und können auch künstlich nicht mehr hervorgerufen werden. Auf der Höhe der Erkrankung blutete es aus dem Einstich im Finger sehr lange nach, der Arm war nach Stauung mit frischen Blutflecken übersät, während 14 Tage später der Stauungsversuch — selbst mit Zuhilfenahme des Heißluftkastens — negativ ausfällt. Vier Jahre nach dem letzten Rezidiv lag Patient wegen einer Pericarditis sicca in der Klinik. Er hat in der Zwischenzeit nie mehr Blutflecke oder Blutverluste bemerkt und auch die neuerliche Prüfung erweist das Fehlen der hämorrhagischen Diathese, so daß das Leiden schließlich doch zur Ausheilung gekommen zu sein scheint.

7. Frau Paula B., 49 Jahre alte fettleibige Patientin, litt vor zehn Jahren längere Zeit an einer hämorrhagischen Diathese, derart, daß schon bei leichtem Stoß größere Blutflecken auf der Haut entstanden. Auch von selbst schienen sich damals größere und kleinere Ekchymosen zu bilden. Die Periode, die sonst bei ihr in ganz normaler Weise verlief, soll damals auffällig stark gewesen sein. Die Blutungsneigung verlor sich nach einigen Wochen vollkommen.

Jetzt bemerkt Frau B. seit 14 Tagen wieder, daß an Armen und Beinen, auch an den Lippen kleine, flohstichartige Blutungen auftreten; mitunter zeigte ein kurzer Schmerz die Stelle an, an welcher sich nachher eine Petechie oder Ekchymose bildete. Neben den kleineren Flecken bemerkte sie auch größere Blutunterlaufungen, die sie auf leichte Stöße zurückführt. Die Gelenke sind absolut schmerzfrei.

Die Untersuchung zeigt an den Unterschenkeln und Unterarmen eine größere Anzahl von teils schon bräunlich verfärbten kleineren Fleckchen. Am rechten Ellenbogen und in der Mitte des rechten Oberarms je eine große, flächenhafte, aber nicht sehr tief gehende Sugillation. Auf stärkeres Beklopfen mit dem Hammer tritt am Unterarm ein kleines Hämatom auf. ˙

Patientin wird mit Reizbestrahlungen der Knochen behandelt.

Als Patientin sich nach einigen Wochen wieder vorstellt, haben sich die Blutflecken ganz verloren. Leber und Milz sind nicht palpabel. Stuhl und Harn blutfrei. Erythrozyten 4 300 000, Hämoglobin 79%, Leukozyten 6500, Poly. 70%, Lympho. 17%, Eosino. 9%, Monozyten 3%, Baso. 1%.

Bei der Patientin besteht eine Dilatatio cordis mit extrasystolischer Arrhythmie, die wohl thyreogener Natur ist und auf eine im Jahre 1913 durchgemachte Attacke von Basedowscher Krankheit zurückgeht.

In den Intervallen zwischen den Rezidiven sind solche Menschen gesund, nicht nur die Blutungen, auch die Blutungsbereitschaft und — wie wir später zeigen werden — die ihr zugrunde liegende Blutveränderung ist geschwunden. Es ist die Diathese selbst, die sich zuzeiten erneut. Ganz anders bei dem wesentlich häufigeren chronischen Morbus maculosus haemorrhagicus im engeren Sinne des Wortes. Die Krankheit kann manchmal ähnlich verlaufen, mit heftigen Entladungen, die sich in unregelmäßigen, manchmal sogar in ziemlich gleichmäßigen Zwischenräumen wiederholen. Aber hier treten nur die spontanen Manifestationen zurück, die Diathese selbst waltet fort und jene alarmierenden Symptome sind nur die Exazerbationen der latenten, klinisch und hämatologisch leicht zu entlarvenden Blutungstendenz. In anderen Fällen fehlen schärfere Einschnitte: es ist ein ständiges Kommen und Gehen kleinerer und größerer Hauthämorrhagien oder die Kranken bluten fast unaufhörlich, wenn auch nicht allzu heftig, aus einer Schleimhaut.

Aus einem großen Beobachtungsmaterial wähle ich einige Krankengeschichten aus, welche die mannigfachen Erscheinungsweisen der chronischen Form wiederspiegeln.

8. Berta K., 14 Jahre alt, ist bis vor vier Monaten nie ernstlich krank gewesen, befand sich immer in gutem Ernährungszustande und hat sich normal entwickelt. Damals fiel ihr zuerst auf, daß sich große, blaue Flecke am Körper entwickelten, wenn sie sich beim Spiel stieß oder schlug. Bald darauf schloß sich an eine Zahnextraktion eine Blutung von $1\frac{1}{2}$tägiger Dauer an. Wenig später bekam sie Nasenbluten, das sich mehrfach wiederholte, aber zunächst immer leicht zu stillen war. Erst vor drei Wochen setzte starke, fast unstillbare Epistaxis ein mit Erbrechen von Blut, das wohl ursprünglich aus dem Nasen-Rachenraum stammte, und verschluckt worden war. Diese heftige Blutung mit Bluterbrechen wiederholte sich noch zweimal, ist aber seit 14 Tagen nicht mehr aufgetreten. Die Periode ist noch nicht eingetreten.

Hochgradig blasses, schwer anämisches Mädchen. Erythrozyten 2 100 000, Leukozyten 4360, 84% polymorphkernige Zellen; 24% Hämoglobin. Temperatur dauernd zwischen 37 und 39⁰. Unterschenkel und Füße sind mit feinen, bläulich verfärbten, etwa stecknadelkopfgroßen Petechien bedeckt; hier und da findet man auch an Rumpf und Armen kleinste Blutflecken. An den Rändern des Zahnfleisches sind kleine Blutschorfe, auf der Unterlippe und der Schleimhaut der rechten Wange finden sich etwa pfennigstückgroße, erodierte, blutig unterlaufene Stellen, die mit Borken bedeckt sind. Die Schorfe zahlreicher, durch starkes Hautjucken ausgelöster Kratzeffekte sind auffällig blutig. Nach Einstich in den Finger blutet es unaufhörlich, die Stichstellen sind durch Blutimbibitionen bläulich verfärbt. Leichter Schlag mit dem Perkussionshammer auf die Radiusbeinhaut ruft ein kleinpflaumengroßes Hämatom hervor. Nasenbluten besteht zur Zeit nicht. Leber und Milz nicht zu tasten.

Am Tage nach der Aufnahme wird ein Stuhl abgesetzt, der außerordentlich dunkel aussieht und reichlich Blut enthält. In den nächsten Tagen setzt erneutes Nasenbluten ein. Der Hämoglobingehalt ist auf 15% gesunken, die Zahl der Erythrozyten auf 1 350 000. Es besteht eine polymorphkernige Leukozytose (18 300 Leukozyten; Poly. 87%, Lympho. 6,5%, Mono. 6,5%). Unter starker zunehmender Dyspnoe und hochgradiger Tachykardie tritt bei immer kleiner werdendem Pulse, ohne daß neue Blutungen bemerkbar werden, nach 14tägigem Krankenhausaufenthalt der Exitus ein.

9. Erich A., 12 Jahre alt, wird in der Klinik vom 15. September 1922 bis zu seinem Tode am 30. Dezember 1922 beobachtet. Der Knabe wird aus der orthopädischen Abteilung, wo er wegen doppelseitigen Klumpfußes operiert worden war, wegen äußerst heftigen Nasenblutens, das mehrmaliges Blutbrechen im Gefolge hatte, nach der medizinischen Klinik verlegt. Nach Angabe der Mutter ist er bis vor zwei Jahren ganz gesund gewesen; seitdem hat sie öfters blaue Flecken am Körper bemerkt, besonders auch im Laufe des letzten Jahres, in welchem er auch zeitweilig nachts ein wenig aus Mund oder Nase geblutet haben muß, da Blutflecken in den Kissen zu sehen waren.

A. ist ein schwächliches, blaß aussehendes Kind. Blutstatus: Erythrozyten 3 200 000, Leukozyten 9 2000, Polymorphkernige 69%, Lymphozyten 21%, Monozyten 8%, Eosinophile 2%. Das Nasenbluten steht. Stuhl und Harn mikroskopisch und chemisch frei von Blut. Zur Zeit finden sich überhaupt nur einige kleine Petechien an den Oberschenkeln. Die Leber ist nicht zu tasten, die Milz kommt bei der Atmung eben unter dem Rippenbogen mit weichem Rande vor.

Bis zum 9. November, also etwa acht Wochen lang, zeigt Patient keine Symptome, nachdem er an diesem Tage aufgestanden und einige Zeit herumgegangen ist, haben sich beide Unterschenkel reichlich mit Petechien bedeckt.

Am 11. November erwacht der Knabe nachts mit starker Übelkeit und erbricht blutige Massen. Gleichzeitig blutet er heftig aus der Nase. Die Blutung kommt erst nach zwei Stunden zum Stehen. Der Hämoglobingehalt ist einige Zeit danach auf 40% gesunken. Die Temperatur, die immer unter 37° war, ist seit dem 9. November subfebril.

Gleichzeitig mit den Schleimhautblutungen ist am ganzen Körper ein petechiales Exanthem aufgetreten, ebenso Blutblasen an der Zunge und am Lippenrot, auch einige größere, flächenhafte Sugillationen.

Am 13. November beginnt das Nasenbluten von neuem; Patient wird deshalb zur Milzexstirpation nach der chirurgischen Klinik verlegt.

Die Ränder des Hautschnittes sehen wie gequetscht aus und sind blaurot verfärbt. Während der Operation blutet er noch aus der Nase; 25 Minuten nach Entfernung der Milz steht die Blutung.

Die Milz war in situ vergrößert, ihre Maße sind 14,5 : 4,5 : 7.

Blutbefund vom 14. November: Hämoglobin 25%, Erythrozyten 2 040 000, Leukozyten 49 000 (fast ausschließlich polymorphkernige Zellen); auf 100 Leukozyten 39 Normoblasten.

Patient erholt sich nach der Operation gut und ist bis zum 2. Dezember frei von Zeichen der hämorrhagischen Diathese. An diesem Tage blutet er stark aus dem Nasenrachenraum und erbricht Blut. Die Blutung kann nur mit großer Mühe gestillt werden (2 ccm 5%iges Koagulen intravenös, 10 ccm Afenil intravenös, 80 ccm 5%iges Koagulen intramuskulär, Adrenalin-Koagulenspray).

Am 11. November wiederholt sich die heftige Blutung aus dem Nasenrachenraum, nachdem tags zuvor die Temperatur auf 38° gestiegen war. A. erbricht große Mengen von Blut, die offenbar aus dem Nasenrachenraum stammen.

Am 13. Dezember ist dem Erbrochenen kein Blut mehr beigemischt.

Im Augenhintergrund keine Blutungen.

Am 15. Dezember beginnt das Blut wieder an der linken hinteren Rachenwand herunterzurinnen, außerdem befindet sich ein Blutungsherd in der linken Nasenhöhle. Beide Stellen werden mit Clauden getränkten Tupfern tamponiert.

Blutstatus: Hämoglobingehalt 18%, Erythrozyten 1 200 000, Leukozyten 40 000. Mäßig zahlreiche, kernhaltige rote Blutkörperchen.

20. Dezember. Am Augenhintegrund werden heute in der Umgebung des Sehnerveneintritts mehrere streifen- und zungenförmige Blutungsherde beobachtet.

Am 23. Dezember erneute Blutung aus dem linken Nasenloch, ebenso am 24. und 28. Dezember. Der Hämoglobingehalt ist unterdessen auf 10% gesunken. Massenhaft Normoblasten, bis zu fünf in jedem Gesichtsfelde. Die Blutung kann durch lokale und allgemeine Maßnahmen (5 ccm 5%iges Koagulen intravenös, 95 intramuskulär) nur vorübergehend zum Stehen gebracht werden. Über allen Ostien ein systolisches und diastolisches anämisches Geräusch. Unter zunehmender Herzschwäche geht der Kranke am 30. Dezember zugrunde.

10. Ägidius Z., ein 17jähriger Landarbeiter, dessen Familienanamnese ohne Belang ist, leidet seit seinem dritten Lebensjahre an Nasenbluten, das zum ersten Male nach einem Steinwurf gegen die Nase aufgetreten sein soll. Nach seiner Angabe hat er fast ständig Nasenbluten, besonders aus dem rechten Nasenloch, das eigentlich nur dann aufhört, wenn das geronnene Blut die Nasenlöcher verstopft. Besonders stark sind die Blutungen im Sommer, zumal beim Bücken.

Die Epistaxis, die auch während der Beobachtung in der Klinik wiederholt auftrat, ließ sich durch Tamponade ziemlich leicht stillen.

Der blasse, blutarme Mensch ist für sein Alter klein, in der körperlichen Entwicklung zurückgeblieben und wiegt nur 31 kg. Drüsenschwellungen sind nicht vorhanden. Leber und Milz sind nicht vergrößert; Harn und Stuhl, auch bei mikroskopischer resp. chemischer Untersuchung frei von Blut.

Das Zahnfleisch ist intakt, blutet nicht; am Körper sind keine Blutflecken wahrzunehmen; selbst nach Anlegung einer Stauungsbinde treten nur im Heißluftkasten vereinzelte Flohstichblutungen auf. Dagegen blutet es nach kleinem Einstich in die Fingerbeere fast unaufhörlich, und es entwickelt sich ein Hämatom, welches die ganze Volarfläche des Fingerendgliedes einnimmt.

Blutstatus: Hämoglobin $54^0/_0$, Erythrozyten 4600000, Leukozyten 11240, Poly. $74,5^0/_0$, Lympho. $13,5^0/_0$, Eosino. $3^0/_0$, Mono. $8,5^0/_0$, Baso. $0,5^0/_0$.

11. Albert St., 11 Jahre alt, stammt aus einer tuberkulös belasteten Familie und soll selbst vor zwei Jahren eine Bauchfelltuberkulose mit Bauchwassersucht durchgemacht haben und seitdem viel an Husten leiden.

Seit $^1/_2$ Jahre werden bei ihm schubweise auftretende Hautblutungen an den Extremitäten, den Schultern und dem Rücken bemerkt. Es sind entweder kleine, blauviolette Fleckchen oder größere, zusammenhängende Blutunterlaufungen. Vor acht Tagen bildeten sich beiderseits im unteren Augenlid diffuse Blutdurchtränkungen der Haut, die jetzt schon in der Resorption begriffen sind. Er hatte niemals Zahnfleisch- oder Nasenblutungen, nie wurde im Urin oder Stuhl Blut bemerkt.

Bei der Aufnahme bemerkt man zahlreiche, ziemlich große, blaue bis blaugrüne Flecken; nur ganz vereinzelt kleine, punktförmige Blutungen. Als man aber die Stauungsbinde anlegte, entwickelten sich in kurzer Frist zahllose punktförmige Blutungen bis hinunter zum Handrücken. Beim Beklopfen des Sternums und der Ulna bildete sich innerhalb $^1/_2$ Stunde ein deutlich erhabenes, subkutanes Hämatom; jeder Nadelstich ist von einer kleinen Blutimbibition um die Stichstelle gefolgt. Die Zunge zeigt zahlreiche bläuliche, punktförmige Blutextravasate, die auch nach Reiben an den Lippen und dem Zahnfleisch auftreten.

Harn und Stuhl sind blutfrei. Die Milz ist deutlich vergrößert und überragt mit mäßig hartem Rande um einen Querfinger den Rippenbogen.

Blutstatus: Erythrozyten 4200000, Leukozyten 7800, Poly. $66^0/_0$, Lympho. $20^0/_0$, Eosino. $11^0/_0$, Monozyten $3^0/_0$.

Über den Lungen zur Zeit kein krankhafter Befund. Röntgenologisch beiderseits Drüsenschatten im Hilus. Im Sputum keine Tuberkelbazillen.

Nachuntersuchung nach sechs Wochen: Nur vereinzelte, in Resorption begriffene Flecken; beim Schlag geringfügiges Hämatom; Stauungsversuch jetzt negativ.

12. Arthur Ul., 23 Jahre alt, ist der einzige Sohn seiner Eltern, die beide, ebensowenig wie Verwandte, jemals zu Blutungen geneigt haben. Er selbst will nach Verletzungen schon immer stark geblutet haben. Ohne irgendwelche Vorboten trat vor etwa einem Jahre plötzlich eine so starke und anhaltende Blutung aus beiden Nasenlöchern auf, daß er schließlich, als sie nach zwölf Stunden stand, ohnmächtig wurde und ins Lazarett geschafft werden mußte. Wegen der sich immer wiederholenden Blutungen hat er seitdem in verschiedenen Lazaretten gelegen; zu der Epistaxis gesellten sich noch Zahnfleischblutungen; außerdem bemerkte er das Auftreten zahlreicher kleiner Blutflecken am ganzen Körper. Zur Zeit ist die Blutung aus der Nase nur gering, das Zahnfleisch ist blaß, nicht entzündet, trägt nur an einer Stelle noch eine kleine Blutkruste. An der Schleimhaut des harten und weichen Gaumens und an den Wangen sind kleine Blutflecken wahrzunehmen, ebenso an vielen Stellen des Körpers, besonders an den Unterschenkeln und den Streckseiten der Unterarme, nicht besonders auffällige, höchstens stecknadelkopfgroße, teils ältere, teils frische Blutfleckchen. Am linken Oberarm und am rechten Oberschenkel findet sich eine flächenhafte, der Farbe nach bereits in Resorption begriffene Sugillation.

Während einer etwa dreimonatigen Beobachtungszeit ändert sich in dem Zustande kaum etwas; es war ein ständiges Kommen und Gehen kleinster Hautblutungen und geringer Blutungen aus Nase und Zahnfleisch. Stets genügte schon ein etwas unsanftes Zufassen, z. B. Druck auf den Bizeps, um eine ziemlich ausgedehnte Blutinfiltration bis in die Subkutis hervorzurufen; jeder kleine Stoß an Arm und Bein bringt ähnliche flächenhafte Blutungen hervor. Aus dem Einstich in die Fingerbeere quellen 15 Minuten lang große Blutstropfen hervor. Nach Anlegen der Stauungsbinde erscheint der Unterarm fast diffus dunkel gefärbt durch die zahllosen, dicht nebeneinander stehenden Petechien.

Bei der körperlichen Untersuchung wurde im übrigen ein krankhafter Befund nicht erhoben, insbesondere konnte der von anderer Seite geäußerte Verdacht einer leukämischen Erkrankung nicht bestätigt werden; keine Drüsenschwellung, keine Leber- und Milzvergrößerung.

Blutstatus: Erythrozyten 4 600 000, Leukozyten 5000, Poly. 71%, Lympho. 20%, Eosino. 4,5%, Monozyten 4,5%.

13. Else W. Die 21jährige Patientin ist als Kind immer gesund gewesen, ist seit ihrem 15. Lebensjahre, zunächst unregelmäßig, menstruiert, hat in den letzten Jahren nun zwar regelmäßige und beschwerdelose, aber acht Tage dauernde, sehr starke Periode. Am 14. März 1919 sucht sie die Poliklinik auf, weil sie bei der diesmaligen, nun schon zehn Tage anhaltenden Periode abnorm viel Blut verloren habe. Bei der Untersuchung der stark ausgebluteten Patientin wird ein aus dem kleinen Becken aufsteigender, bis in Nabelhöhe reichender Tumor festgestellt. Alle Styptika und die Tamponade versagen, erst auf intrauterine Koaguleninjektion steht die Blutung. Der Hämoglobingehalt, der auf 40% gesunken war, hob sich bis Ende April wieder auf 74%. Ende Mai wird zur Operation des Tumors geschritten, der sich als ein kindskopfgroßer, mit großen Mengen dickflüssigen, schokoladenfarbigen Blutes erfüllter zystischer Ovarialtumor erwies; das linke Ovarium ist ebenfalls in eine hühnereigroße Blutzyste umgewandelt. Der rechtsseitige Tumor wird vollständig entfernt, links ein kleiner Rest des Ovariums zurückgelassen. Die nach der Operation zunächst mäßigen Menstrualblutungen nehmen im Laufe einiger Monate wieder einen gefahrdrohenden Charakter an. Es wurde daher versucht, durch Röntgenbestrahlungen des Ovarialrestes eine Amenorrhöe herbeizuführen; das gelang auch für ein Jahr, dann stellten sich wieder zunehmende, schließlich exorbitante Menstrualblutungen ein, so daß die Tiefenbestrahlung April 1921 wiederholt wurde. Seitdem ist Patientin amenorrhoisch.

Schon im isrealitischen Krankenhause wurde ein positiver Stauungsversuch, eine verlängerte Blutungszeit, Bildung kleiner Hämatome beim Beklopfen der Haut über der knöchernen Unterlage festgestellt. Bei der Nachprüfung im März 1922 erwies sich die Patientin frei von jeder spontanen Hämorrhagie, auf Befragen gab sie an, daß sie gelegentlich einmal sehr große blaue Flecke, hier und da, an ihrem Körper bemerkte und auch schon früher bemerkt habe. Eine Häufung kleinerer Blutflecken ist ihr nie aufgefallen. Unter der Stauungsbinde entstehen diesmal massenhaft Petechien bis zum Handrücken, ebenso ist durch Reiben und Beklopfen der Haut die Blutungstendenz leicht zu erweisen, nicht minder bei der Laesio minima durch Nadelstich.

14. Ida G., 15 Jahre alt. Patientin soll bis zu ihrem elften Lebensjahre gesund gewesen sein. Weder ihre Eltern, noch ihre Geschwister bieten ähnliche Krankheitserscheinungen dar wie die Patientin.

Seit dem zwölften Lebensjahre treten bei dem Mädchen drei- bis viermal im Jahre kleine linsenförmige Blutflecken in großer Zahl, hauptsächlich an den beiden Unterschenkeln auf. Das erste Mal sollen sich große, dunkelblaue Beulen an den Knöcheln gebildet haben, die dann aufgingen und aus denen sich dunkles Blut entleerte. Solche Beulen sind nicht wieder aufgetreten. Ganz geschwunden sind die kleinen Blutflecken eigentlich nie, einige waren stets vorhanden. Bei geringen Schlägen auf Arme oder Beine traten regelmäßig große, dunkelblaue Flecke auf.

Seit zwei Jahren ist Patientin menstruiert, die Periode war von Anfang an außerordentlich stark und pflegte mehr als acht Tage anzuhalten. Sie suchte wegen dieser jedesmal so erheblichen Menstrualblutung die Frauenklinik auf. Dort wurden beiderseits Adnextumoren getastet, von denen der rechte etwa hühnereigroß war.

Bei der Untersuchung fanden sich an beiden Beinen dicht aneinandergereihte, linsenförmige Blutflecken, sonst nur vereinzelte, kleine Blutaustritte am Hals und an der Brustapertur. Aus dem Zahnfleisch blutet es fast stets ein wenig, ebenso ist um die Mundwinkel oft etwas verschmiertes Blut. Der Zahnfleischrand ist nicht entzündet.

Die in der Klinik beobachtete Menstruation dauert neun Tage. Nach Angabe der Patientin war der Blutverlust bei etwa gleicher Dauer früher oft viel stärker. Etwa drei- bis viermal tritt während der Beobachtung in der Klinik spontanes Nasenbluten auf, das niemals größere Dimensionen annimmt.

Eines Tages wird unterhalb des rechten Leistenbandes eine bläulich-rote Sugillation von fast 10 cm Durchmesser festgestellt.

Schon der Schlag mit dem Perkussionshammer auf die Haut über dem Vorderarmknochen ruft blaue Flecke hervor. Durch Anlegung der Stauungsbinde für etwa 10 Minuten am linken Oberarm wird unterhalb der Abklemmungsstelle ein aus zahlreichen linsenförmigen Blutflecken bestehendes Exanthem erzeugt. Bei längerer Dauer der Stauung und gleichzeitiger aktiver Hyperämie im Heißluftapparat werden die Blutaustritte so zahlreich, daß zwischen den massenhaften runden und länglichen Blutflecken kaum mehr kleine, weiße Inselchen zu sehen sind. Vereinzelte Blutpünktchen werden selbst an den Fingern festgestellt (vgl. die beigegebene Abb. S. 313). Dieser Stauungsversuch läßt sich jedesmal mit dem gleichen Effekt wiederholen.

Nach Einstich in den Finger tritt zunächst ein kleines Bluttröpfchen aus, allmählich vergrößert sich dann der Tropfen, und es blutet sehr lange nach. So wurde einmal nach

7 Minuten, während große Tropfen aus dem Finger hervorquellen, die Blutung unterbrochen. Trotzdem es nämlich spontan so lange blutet, wird durch Aufpressen eines Wattebausches oder wenn man nur eine Anzahl von Wattefasern an der Einstichstelle hängen läßt, die Blutung fast momentan gestillt.

Blutbefund: Bei der Aufnahme Zahl der roten Blutkörperchen 4 000 000, Hämoglobingehalt korrigiert 60%, Färbeindex 0,75. Im gefärbten Präparat besteht Anisozytose, aber keine Makrozytose, kernhaltige rote Blutkörperchen werden nicht gefunden.

Bei der Entlassung Zahl der roten Blutkörperchen 3 800 000, Hämoglobingehalt korrigiert 57%. Zahl der weißen Blutkörperchen 5100, darunter

63% Polynukleäre,
29% Lymphozyten,
7% große Mononukleäre,
1% Eosinophile.

15. Marie Cz., ein 23jähriges Hausmädchen, wird am 9. Februar 1922 der Klinik wegen „hämorrhagischer Diathese" unklarer Ursache überwiesen. Sie ist unter sieben Geschwistern die einzige Kranke. Die Regel zeigte sich im 14. Lebensjahre, gleichzeitig mit der Periode hatte sie immer starkes Nasenbluten.

Seit drei Jahren sind die Blutverluste bei der Periode jedesmal auffällig stark; das Nasenbluten macht sich auch in den Zwischenzeiten bemerkbar. Einmal war die Monatsblutung so abundant, daß sie ins Krankenhaus gebracht werden mußte. Im letzten Jahre lag sie wegen andauernder Epistaxis einmal längere Zeit im Krankenhaus. Allmählich bildete sich eine starke Anämie aus, an der sie seit November 1921 mit gutem Erfolg auf der Krankenabteilung der Landesversicherungsanstalt behandelt wurde. Kaum war die Anämie wesentlich gebessert, als erneute heftige Uterus-, bald darauf auch Nasenblutungen den Farbstoffgehalt auf 41% herunterdrückten.

Abgesehen von der erheblichen sekundären Anämie (Hämoglobin 46%) weist die Kranke bei der Aufnahme keinen pathologischen Befund auf. Nirgends Blutflecken; im Harn und Stuhl kein Sanguis. Keine Epistaxis, keine Stomatorrhagie. Milz weder perkutorisch noch palpatorisch vergrößert.

Der Stauungsversuch ist negativ, aus dem Fingereinstich blutet es zehn Minuten.

Die am 13. Februar einsetzende Menstruation ist zwar sehr stark, hört aber nach vier Tagen spontan auf; die nächste Regel ist wieder viel heftiger, auch nach neun Tagen besteht die Menorrhagie fort, gleichzeitig haben sich leichte Blutungen aus dem Zahnfleisch eingestellt; am Zahnfleisch des Unterkiefers bemerkt man rechterseits eine größere Blutblase. Der Stauungsversuch beginnt 20 Minuten nach Anlegung der Binde positiv zu werden, ist nach 80 Minuten sehr stark ausgeprägt. Die Blutungsdauer nach Stichverletzung beträgt 36 Minuten.

Mit Rücksicht auf den chronischen Charakter des Leidens, das immer wieder zu erheblicher Anämie führt, wird bei der Patientin die Milzexstirpation ausgeführt, die schon bei zwei anderen Patienten sich bewährt hatte. Über ihre Wirkung wird später im Zusammenhang berichtet werden.

Blutstatus:

	Vor der Milzexstirpation:	24 Stunden nach der Milzexstirpation:
Hämoglobin	53%	50%
Erythrozyten	3 800 000	3 600 000
Leukozyten	6 300	29 000
Polyn.	60%	89%
Lymphozyten	36%	6%
Mono.	3%	5%
Eosino.	1%	vereinzelte Jollykörperchen.

16[1]). Christiane Sch., 59 Jahre alt, Aufnahme am 24. Juli 1915 zur Stillung starker Epistaxis. Die Patientin ist nie ernstlich krank gewesen, hat früher weder bei der Periode, noch bei zwölf Geburten abnorme Blutverluste gehabt. Die jetzige Krankheit trat im Frühjahr dieses Jahres mit heftigem Nasenbluten auf; manchmal tropfte das Blut tagelang. Vor drei Wochen hat auch das Zahnfleisch geblutet. Seit Ostern treten, wenn sie sich stößt oder schlägt, gleich dunkle Flecken auf, die schnell an Ausdehnung gewinnen. Als sie sich einmal in den Finger stach, trat zwar nicht allzu viel Blut aus, aber es bildete sich eine allmählich sich verfärbende Auftreibung der Fingerkuppe.

Vier Wochen später (etwa ½ Jahr nach Beginn der Erkrankung) kommt Patientin wieder; sie hat drei Tage zuvor sehr viel Blut aus der Nase verloren, an Armen und Beinen waren frische Blutflecken aufgetreten. Es fanden sich an den Unterschenkeln sowie an der Streck-

---

[1]) Über zwei weitere chronische Fälle im höheren Alter, bei denen die Milzexstirpation vorgenommen wurde, siehe die klinischen Notizen zu Tabelle 2 unter „Resultate der Milzexstirpation", S. 376.

seite der Vorderarme frische, höchstens linsenkorngroße Petechien, außerdem Residuen etwas älterer Ekchymosen in Form von wohl markstückgroßen dunklen Flecken.

Im Stuhl wurde chemisch Blut nachgewiesen. Nasenbluten hatte sie nur noch frühmorgens beim Waschen.

Acht Tage später hatte die Blutungsneigung fast ganz aufgehört; die Bindenstauung rief selbst im Verein mit Heißluftapplikation keine neuen Hautblutungen hervor.

Blutstatus: Hämoglobin . .   65%
Erythrozyten . 4 050 000
Leukozyten . .   10 100
Poly. 73%
Lympho. . . .   24,5%
Eosino. 2%
Mono. . . . . .   0,5%.

Eine Sonderstellung nehmen solche Fälle ein, die zwar seit vielen Jahren an der Blutung leiden, bei denen aber doch die Manifestationen der Diathese durch einen tiefen Einschnitt von mehrjähriger Dauer getrennt sind. Die Blutungstendenz verlor sich nach Jahr und Tag allmählich, und die Patienten hielten sich bereits für ganz gesund, da sie sich ungestraft Dinge zumuten konnten, die vorher nicht glimpflich abliefen (Zahnextraktionen, sportliche Betätigung jeder Art mit erheblichen Stürzen). Ganz allmählich oder auch ziemlich unvermittelt stellen sich — wie gesagt nach jahrelanger Pause — die Hämorrhagien wieder ein und bestehen nun seit Monaten oder gar Jahren ziemlich gleichmäßig fort. Da bis jetzt in der symptomlosen Zwischenpause das Blut niemals untersucht worden ist, bleibt es unentschieden, ob hier die Äußerung der Krankheit nur ungewöhnlich lange zurücktrat, oder ob zwischen den chronisch und verschleppt verlaufenden Blutungsperioden doch eine Heilung im hämatologischen Sinne stattgefunden hat. Fast hat letzteres den Anschein; wir würden dann also anzunehmen haben, daß Fälle, die sich durchaus als chronisch präsentieren, doch noch einer spontanen Besserung fähig sind; es besteht aber stets die Rezidivgefahr, und das Rezidiv kann sich dann in Permanenz erklären. In Wirklichkeit ist die „hämatologische Heilung", wie erst später verständlich sein wird, wohl recht unvollständig. Es gibt sicherlich eine Anzahl von Übergangsformen zwischen dem „rezidivierenden" und dem „chronischen" Typ, und man wird solche Fälle am richtigsten als besonders prägnante Beispiele derartiger Zwischenstufen auffassen (vgl. S. 330).

Für das Verständnis des Erfolges der Milzexstirpation sind sie, wie man sie auch deuten mag, sehr wichtig. Ich führe zwei Eigenbeobachtungen an, bei denen die eben skizzierte Anamnese erhoben wurde.

17. Liesel v. Sk., 23 Jahre alt. Im achten Lebensjahre soll sich im Anschluß an die Operation einer Ranula ein ausgesprochener Morbus maculosus Werlhofii entwickelt haben: Haut besät mit blauen Flecken, heftiges Nasenbluten. Die Blutungsneigung zog sich bis zum Beginn der Pubertät hin; noch die ersten Menstruationen sollen auffällig stark gewesen sein. Mit dem Weiterschreiten der körperlichen Entwicklung verschwanden sämtliche Erscheinungen auf mehrere Jahre, so daß sie sich keine Schonung mehr aufzuerlegen brauchte. Vor etwa vier Jahren trat nach einer Zahnextraktion heftiges Nachsickern des Blutes und erneutes Nasenbluten auf, auch nahm die Menstruation wieder ganz erheblich an Stärke zu. Seitdem hat sich die Neigung zu Ekchymosen und Hämatomen bei geringem Stoß oder Schlag nicht mehr verloren. Das Blut konnte vor vier Jahren untersucht werden und wurde jetzt einer neuen Untersuchung unterzogen. Auch während der jetzigen Beobachtungszeit wurden bei ihr an verschiedenen Stellen des Körpers große, blaue Flecke bemerkt. Auffällig ist ferner — und möglicherweise mit Blutextravasaten im Uterus oder Corpus luteum zusammenzubringen —, daß sie zweimal, etwa im dritten Monat der Gravidität, abortiert hat. Schleimhautblutungen fehlen bei ihr jetzt vollkommen; die Milz ist nicht vergrößert. Das rote und weiße Blutbild ist ohne Besonderheiten.

18. Käthe W., jetzt 14 Jahre alt, erkrankte noch in der Rekonvaleszenz einer Grippe, die sie vor drei Jahren durchmachte, nach Angabe der Mutter an der „Blutfleckenkrank-

heit". Die Unterschenkel, Unterarme, die Gegend der oberen Thoraxapertur sollen damals mit stecknadelkopfgroßen, dunklen Fleckchen besät gewesen sein. Außerdem sollen sich vielfach an der Haut teils frische, düster violettrote, teils auch mehr blaue und braune flächenhafte Hautverfärbungen bis zu Fünfmarkstückgröße ausgebildet haben. Solche Flecken, wie die letztgenannten, haben sich in einem Zeitraum von $1^1/_2$ Jahren immer wieder von neuem gezeigt, sobald das Kind sich auch nur die geringste Kontusion zuzog. Sie mußte deswegen z. B. vom Turnunterricht ferngehalten werden. Allmählich aber ließ die Neigung zu Blutunterlaufungen nach, so daß $1^1/_2$ Jahre nach Beginn der Blutfleckenkrankheit das Mädchen für völlig gesund gehalten wurde.

Ein Jahr später (November 1921) trat die erste Periode auf, die ganz auffällig heftig war, 6—8 Tage dauerte und einen starken Blutverlust verursachte. Die zweite Periode, im Mai 1922, war von ähnlicher Heftigkeit, so daß sich das Mädchen von der erheblichen Anämie nur langsam erholte. Die nächsten Perioden waren von normaler Dauer und Stärke, dagegen setzte die Periode, die im Januar 1923 eintrat, wieder so außerordentlich heftig ein und führte bei fast achttägiger Dauer zu einem so hochgradigen Blutverlust, daß eine sehr schwere Anämie resultierte.

Bei der Aufnahme in die Klinik war der Blutbefund folgender: Hämoglobingehalt 32%, Erythrozyten 3 610 000, Leukozyten 8300.

Spontane Blutungen bestehen zur Zeit nicht, doch genügt ein leichter Schlag mit dem Hammer auf das Sternum oder auf den Unterarm, um in kurzer Zeit Beulen von Walnußgröße entstehen zu lassen. Auch blutet es nach Einstich in die Fingerbeere mit sehr großen Tropfen über $1/_4$ Stunde nach. Temperatur ist zeitweilig bis auf $37,3^0$ erhöht. Urin ohne besonderen Befund, Leber und Milz nicht vergrößert.

Die Patientin wird von jetzt ab jedes Mal während der Zeit der Menstruation klinisch beobachtet. Die nächsten drei Perioden verlaufen sowohl der Intensität als der Dauer nach ohne Besonderheiten. Die vierte zog sich zunächst in mäßiger Stärke über 8 Tage hin, um dann ziemlich unvermittelt in eine ganz profuse Blutung überzugehen, die zur Entleerung großer, klumpiger Gerinnsel aus der Scheide führte und den Hämoglobingehalt in zwei Tagen von 50% auf 26% reduzierte. Förmlich unter den Augen des Beobachters entwickelte sich das Bild der Anaemia gravis. Da die Blutung weder durch gynäkologische Styptika und Luteoglandol, noch durch Gelatine und Afenilinjektionen, noch auch endlich durch eine Bluttransfusion gedämpft werden konnte, wird zur Splenektomie geschritten: Noch am Tage der Operation steht die Blutung. Es wird von nun an nur noch einige Tage ein leicht sanguinolenter, wässeriger Ausfluß bemerkt.

Die Patientin ist seit der Operation ohne krankhafte Erscheinungen. Blutstatus Ende Mai 1924: Erythrozyten 4 360 000, Hämoglobin 82%. Stauungsversuch negativ, Blutungszeit $1^1/_2$ Minuten.

Unter der chronischen Verlaufsform des Morbus Werlhof haben wir nicht eigentlich eine über längere Zeiträume sich erstreckende „Krankheit" zu verstehen: es handelt sich vielmehr um eine Art erworbener Konstitutionsanomalie, welche von einem nicht immer scharf zu fixierenden Zeitpunkt den Betroffenen durch sein ferneres Leben begleitet. Als ich vor acht Jahren, angeregt durch einige rasch hintereinander zur Beobachtung gelangende Fälle dem Gegenstande mein Interesse zuwandte, war über die Existenz eines derartigen pathologischen Dauerzustandes in deutschen Lehr- und Handbüchern herzlich wenig zu finden. Und doch hatte bereits im Jahre 1886 Ernst Wagner in einem Aufsatze „Purpura und Erythem" das Bild der „chronischen Purpura haemorrhagica" mit knappen Strichen treffend geschildert. „Die chronischen Formen der hämorrhagischen Purpura charakterisieren sich dadurch, daß sie entweder gleichmäßig jahrelang fortdauern oder daß sie im Laufe der Jahre mehrmals exazerbieren, während sich die Kranken in der Zwischenzeit wohl befinden. Ohne oder mit Vorboten tritt zunächst in der Haut, vorzugsweise der unteren Extremitäten, die Purpura ein. Wenige Tage darauf kommen Blutungen aus Schleimhäuten, bald nur aus einer, am häufigsten der Nase und den weiblichen Genitalien, bald der Reihe nach, selten gleichzeitig aus mehreren, selbst allen Schleimhäuten. Das Zahnfleisch bleibt normal oder blutet gleichfalls. Größere subkutane oder muskuläre Blutungen vom Charakter der skorbutischen fehlen oder lassen sich, wenn sie vorhanden sind, auf ein stattgefundenes Trauma zurückführen."

Henoch kennt, wie aus der Darstellung in seinem Lehrbuch hervorgeht, ebenfalls solche Fälle.

Hayem (a) hat in seinen klinischen Vorlesungen — zuerst im Jahre 1895 — die „Purpura haemorrhagica chronica" an der Hand instruktiver Zustandsbilder mehrmals gründlich behandelt. Er hat sich in die Schicksale seiner Kranken vertieft, hat eine grundlegende hämatologische Charakteristik der Erkrankung gegeben und hat nachdrücklich darauf hingewiesen, daß dieses Leiden, das bis jetzt die Aufmerksamkeit der Ärzte kaum auf sich gezogen habe, durchaus keine rara avis sei. Bensaude und Rivet kommen 1905 ebenfalls zu dem Schlusse, daß die formes chroniques du purpura hémorrhagique alles andere als selten seien; sie stützen sich auf ein im Laufe von zehn Jahren gesammeltes Material von zwölf eigenen Fällen, denen sie etwa ebenso viele im gleichen Zeitraum von anderer Seite in Pariser Krankenhäusern beobachtete anreihen können. Die sechs von ihnen ausführlich veröffentlichten Krankengeschichten sind sehr lehrreiche und lesenswerte Beispiele teils der akut rezidivierenden, teils der chronisch exazerbierenden, teils der kontinuierlichen Form des Morbus Werlhof, sämtlich auch mit hämatologischen Daten versehen. Auf Grund meiner persönlichen Erfahrung muß ich in Übereinstimmung mit den französischen Autoren den Morbus Werlhofii chronicus für ein ziemlich häufiges Vorkommnis halten, habe ich doch, nachdem erst einmal mein Interesse geweckt und mein Blick geschärft war, bis Ende 1922 wohl vierzig Fälle, d. h. pro Jahr etwa fünf bis sechs neue Fälle genauer untersuchen können [1]).

Wie läßt es sich verstehen, daß der chronische Morbus Werlhof so wenig bekannt ist, und die Zugehörigkeit des Einzelfalles zur Werlhofgruppe so oft verkannt wird? Einen Teil der Schuld trägt wohl die unglückliche Nomenklatur, die durch eine fatale Akzentverschiebung im Laufe der Zeit zu einer irrtümlichen Vorstellung von der klinischen Physiognomie der Erkrankung führte. Werlhof hat bei seiner Namengebung auf das Epitheton „haemorrhagicus", auf die „Blutflüsse" den gleichen Nachdruck gelegt wie auf das Vorhandensein der Blutflecken. Dadurch, daß seine Nachfolger seine treffende Bezeichnung spalteten und von einem Morbus maculosus sive Purpura haemorrhagica sprachen, gewöhnte man sich allmählich daran, den Sachverhalt so zu denken, daß die „Purpura" der integrierende Bestandteil des Krankheitsbildes sei, daß der Morbus Werlhof vor allem eine „Fleckenkrankheit" sei, in leichteren Fällen eine Purpura simplex, zu der sich die Blutungen erst bei schwererem Verlaufe gesellten. Davon kann nun, wie die Lektüre unserer typische Erscheinungsformen wiedergebenden Krankengeschichten lehrt, gar nicht die Rede sein. In Fall 10, 13, 15 fehlt eigentlich im spontanen Ablauf der Erkrankung die „Purpura" ganz, im ersten ist sie nicht einmal artefiziell hervorzurufen. Ein großartiges „Purpuraexanthem", d. h. eine plötzlich oder in Schüben vor sich gehende Eruption von Petechien und kleineren Ekchymosen, welche diffus über das ganze Integument verteilt sind, ist schon bei der akuten und rezidivierenden Form durchaus nicht immer, bei den chronischen Fällen ganz gewiß ziemlich selten, nur bei stärkster Exazerbation, anzutreffen. Oft genug wollen die Blutflecken gesucht sein; vereinzelte flächenhafte Sugillationen in allen Stadien der Farbstoffumwandlung, hier und da eine wenig auffällige Gruppe von Flohstichblutungen, an der Wangen- und Gaumenschleimhaut ein paar Blutspritzer, höchstens an den Unterschenkeln eine Häufung stecknadelkopf- bis linsengroßer Flecken; so präsentiert sich die „Purpura". Man hätte die Krankheit viel besser als Morbus haemorrhagicus cum purpura oder cum maculis bezeichnen sollen. Die Blutung dominiert durchaus, in den mildesten Fällen

---

[1]) Neben etwa 10 akuten resp. echt intermittierenden.

die sich immer wiederholende mäßige, in den schwereren die einmalige abundante oder die schwer stillbare Blutergießung an eine oder mehrere freie Oberflächen. Viele dieser Menschen suchen überhaupt keinen Arzt auf; andere bekommt der Spezialist, der Rhinologe, der Zahnarzt, der Frauenarzt, die jüngeren der Pädiater zu sehen, wenn ein heftiger oder ein anhaltender Blutverlust sie selbst oder ihre Angehörigen erschreckt. Tritt dann, wie häufig, die isolierte Blutung aus einem Organ ganz in den Vordergrund, berichten die Kranken selbst nichts von ihren „blauen Flecken" oder werden diese infolge der Unterlassung einer allgemeinen Untersuchung nicht bemerkt, so wird oft an eine konstitutionelle Ursache des Nasenblutens oder der Menorrhagie gar nicht gedacht werden.

Fließen mehrere Quellen der Blutung, kombinieren sich mit der ungewöhn- lich starken und gar nicht endenwollenden Periode Epistaxis und Blutung aus dem Zahnfleisch, fällt die überstarke Blutung aus der kleinsten Wunde auf, wird die Entstehung von Ekchymosen und Hämatomen im Anschluß an geringfügige Traumen bemerkt, so machen die Kranken den Eindruck von „Blutern". Die Anomalie ist zwar weder ererbt noch angeboren, sie betrifft ein weibliches Individuum, aber man beruhigt sich bei der Diagnose einer „sporadischen" Hämophilie, die anderen Gesetzen folge als die erbliche Bluterkrankheit. Manch- mal wird vielleicht auch diese letztere angenommen auf die vage Angabe hin, daß auch die Mutter oder eine Tante immer starke Monatsblutungen gehabt habe oder daß ein männlicher Blutsverwandter aus Schnittwunden immer lange nachgeblutet habe.

So trägt ein äußerlicher Umstand, die zufällige Lokalisation der Blutungen, im Verein mit der weitgehenden Spezialisierung der Medizin, viel dazu bei, daß sich das Material zersplittert, daß insbesondere diejenige Instanz, die berufen wäre, die Fälle von einem einheitlichen Gesichtspunkte zu bearbeiten, die innere Klinik, sie wenig zu Gesicht bekam und weder von ihrer Eigenart, noch von ihrer Häufigkeit Kenntnis hatte.

A. Klinische Analyse des Werlhof-Syndroms.

Das Werlhof-Syndrom läßt sich jedesmal in drei Komponenten auflösen, 1. den Spontan-Symptomenkomplex, 2. die provozierbaren Phänomene, 3. die Anomalie des morphologischen Blutbildes und der Blutgerinnung.

1. **Der Spontansymptomenkomplex** setzt sich zusammen aus Blutungen ins Gewebe der Haut und der Schleimhäute, Blutungen nach außen (Epistaxis, Stomatorrhagie, Hämoptysis, Hämatemesis, Melaena, Meno- und Metrorrhagie, Hämaturie) und Blutungen ins Innere von Organen.

Die Hauthämorrhagien sitzen als feinste, eben sichtbare Blutpünktchen oder Flohstichblutungen im Papillarkörper, sie umscheiden als stecknadelkopf- bis linsengroße „Petechien" die feinsten venösen Gefäßchen im Stratum sub- papillare, sie durchtränken als pfennig- bis fünfmarkstückgroße „Ekchymosen" sämtliche Schichten der Kutis, sie reichen als flächenhafte, bis zum Umfange eines Handtellers ausgebreitete Sugillationen tief ins Subkutangewebe hinein. Man findet ganz frische, schwarzblaue und düster violette Flecke, dann wieder ältere in den verschiedenen Stadien der Farbstoffumwandlung begriffene. Niemals zeigen die Hämorrhagien, auch nicht im allerersten Beginn, einen hyper- ämischen Hof oder eine urtikarielle Beschaffenheit resp. Umwallung.

Auch subkutane Hämatome, kleinere und größere, bläulich durchschimmernde, bald flachere Infiltrationen, bald mehr kugelige Knoten, isoliert oder als Zentren von Sugillationen kommen nicht selten zur Beobachtung.

Was die Lokalisation der Petechien anlangt, so sind im allgemeinen die Haarfollikel frei. Ausgedehnte subkutane Suffusionen, wie beim Skorbut, welche fast die ganze Länge einer Extremität und ihre gesamte Zirkumferenz einnehmen können, kommen nicht (oder höchstens durch den Zufall eines Traumas) vor, ebensowenig die anderen Lieblingslokalisationen des Skorbuts: subfasziale, inter- und intramuskuläre Hämatome.

Fast stets findet man Blutflecken an der Schleimhaut der Wange, des harten und weichen Gaumens und des Rachens, gelegentlich eine subkonjunktivale Blutung; an der Zunge, am Lippenrot kann die oberste Schicht des Epithels durch eine Blutblase abgehoben sein, die natürlich leicht platzt und kleine Erosionen und Rhagaden im Gefolge hat.

Nur in einer kleinen Minderzahl von Fällen — am ehesten noch bei der akuten resp. akut rezidivierenden Form — ist die Haut des Rumpfes und der Extremitäten so mit Blutflecken übersät, daß man sagen könnte, sie sei wie mit einem in Blut getauchten Maurerpinsel angespritzt (Litten) oder gar, sie gleiche einem „Leopardenfell". Meist beschränkt sich die Häufung der Petechien und kleineren Ekchymosen auf die Streckseiten der Unterschenkel oder auf umschriebene Teile des Rumpfes, z. B. auf die Gegend der oberen Thoraxapertur. In anderen Fällen findet man zwar sehr viele, aber allerkleinste und weit auseinander stehende Fleckchen. Am häufigsten ist wohl, wie bereits erwähnt, die Kombination mehrerer großer Ekchymosen und Sugillationen an sehr verschiedenen Partien des Körpers (etwa an einem Unterlid, an der Außenseite des Oberarms, symmetrisch unterhalb des Poupartschen Bandes) mit wenig auffälligen Gruppen von Flohstichblutungen am Rumpf, dichter stehenden Petechien an den Unterschenkeln und den fast niemals fehlenden Blutflecken in der Schleimhaut der Mundhöhle. Irgend eine Gesetzmäßigkeit oder Symmetrie der Anordnung der Hämorrhagien ist nicht ersichtlich.

Die „Blutflüsse" erfolgen meistens mit besonderer Intensität nur aus einem Prädilektionsort, mit dem allerdings ein zweiter alternieren kann. Gar nicht ungewöhnlich ist es aber, daß die profuse Hauptblutung von Blutungen geringeren Grades aus anderen Gebieten begleitet ist. Bei beiden Geschlechtern sind vorzugsweise die leichtverletzliche oder kongestionierte Nasenschleimhaut oder die dünne Gewebsbrücke, die das Zahnfleisch an den Kiefer bindet, welche vielleicht schon vor Erwerbung der Diathese einen Locus minoris resistentiae darstellten und nun zum Quellgebiet des Blutaussickerns werden.

Bei der Frau wird naturgemäß die physiologische Wunde, die ihr allmonatlich durch den Umbau der Uterinschleimhaut geschlagen wird[1]), sehr leicht zum Ausgangspunkt stärkster Blutverluste. Nicht selten ist der Verlauf so, daß die überstarke Periode nach etwa drei Tagen zu versagen scheint, um nach kurzer Pause in verstärktem Maße wieder aufzutreten und nun eine Woche und länger sich hinzuziehen. Auch bei Mädchen, die noch nicht menstruiert sind und bei Frauen, bei denen die Menses schon mehrere Jahre zessiert haben, können starke Blutausscheidungen aus dem Genitale erfolgen. Anderseits kann trotz und während stärkster Blutungen aus anderen Schleimhäuten die Periode eher schwach sein, wahrscheinlich wohl vorwiegend bei Genitalhypoplasie. Demnächst — aber wohl schon mehr beim akuten Morbus Werlhof — figuriert in der Häufigkeitsskala die Schleimhaut der Blase oder der Harnwege als Sitz der Blutung, seltener schon der Magen-Darmkanal. Wird

---

[1]) Nach R. Meyer, Schröder, Labhardt, Seitz schließt sich an den Schleimhaut-Auf- und -Umbau der prämenstruellen Phase während der Periode selbst ein weitgehender Schleimhautzerfall mit temporärer Schaffung einer Wundfläche an: es ist also nicht nur mit Diapedese und der Rhexis strotzend gefüllter Gefäße, sondern direkt mit ihrer Arrosion zu rechnen (cf. Seitz).

mit Blut untermischter Mageninhalt erbrochen, läßt sich Blut in den Fäzes nachweisen, so muß immer bedacht werden, daß sehr viel Blut aus dem Nasen-rachenraum verschluckt sein kann, welches eine Hämatemese oder Melaena vortäuscht. Gelegentlich kann auch aus Hämorrhoidalknoten sehr viel Blut verloren werden. Ist der Sitz des Blutaustrittes zugänglich, so kann man die Blutung nicht eigentlich als schwer stillbar bezeichnen, doch beginnt oft genug nach kurzem Stillstand das Blut immer wieder hervorzuquellen. Obwohl es sich doch fast stets um rein parenchymatöse Extravasationen handelt, also Rhexis- oder Diapedesisblutung lediglich aus einem oder mehreren benach-barten Kapillargebieten, kann die unaufhörliche Folge der Blutstropfen doch im Laufe einiger Tage recht bedenkliche Grade von Anämie im Gefolge haben (Fall 1: nach zehn Tagen nur noch 1 000 000 Erythrozyten!).

Blutungen im Körperinnern, in Organparenchyme und Organhöhlen sind nach meinen Erfahrungen beim Morbus Werlhof, so wie wir ihn umgrenzt haben, recht selten. Ein bis jetzt nicht gewürdigter, vielleicht nicht ganz ungewöhnlicher Befund ist bei weiblichen Individuen mit Menorrhagien die Ausbildung doppelseitiger Hämovarien. d. h. die Umwandlung der Eierstöcke in große, bluterfüllte Zysten, wie sie erstmalig von Berg auf Grund der Autopsia in vivo beschrieben worden ist (Fall 13). Wahrscheinlich lag eine auf intra-parenchymatösen Blutergüssen beruhende Tumorbildung der Ovarien in einem zweiten unserer Fälle vor (vgl. den Befund des Gynäkologen bei Fall 14).

Zu erwägen ist ferner noch, ob nicht gelegentlich durch Blutungen in die Dezidua oder in das Corpus luteum frühzeitiger Abortus eintritt, woran in Fall 17 unserer Beobachtungsreihe zu denken war.

In der älteren Literatur ist oft von Blutungen ins Gehirn und seine Häute bei Purpura haemorrhagica die Rede. Ich habe unter mehr als 50 Fällen nur zweimal Hämorrhagien ins Zentralnervensystem beobachtet. Das eine Mal handelte es sich um eine übrigens restlos sich wieder zurückbildende Hemiplegie bei einem Manne von 62 Jahren während einer subakut verlaufenden Attacke mit massenhaft Blutflecken, Nasen-, Zahnfleisch-, Blasen- und Darmblutungen. Der Kranke hatte aber einen Blutdruck von über 200 mm Hg, war also zweifellos zur Apoplexie disponiert. Die zweite Beobachtung habe ich in der Kasuistik aufgeführt (Fall 2). Nach dem klinischen Bilde ist zu vermuten, daß bei der 50jährigen Frau sich eine unter heftigen Kopfschmerzen einsetzende Meningeal-apoplexie ausbildete, die durch Druck auf die motorischen Zentren der Hirn-rinde zur halbseitigen Lähmung und schließlich durch die allgemeine Erhöhung des Hirndrucks zu Bewußtlosigkeit und Atemlähmung führte.

E. Wagner beschreibt mehrere jüngere Individuen mit Purpura haemorrhagica, bei denen er klinisch zerebrale Symptome beobachtete und autoptisch größere Hirnsubstanz-oder Hirnhautblutungen fand. Es handelt sich um sehr akute, unter dem Bilde des Morbus maculosus haemorrhagicus verlaufende Fälle. Da die Blutuntersuchung fehlt, ist weder die akute Leukämie, noch die akute Aleukie — beides damals unbekannte Krankheits-bilder — mit Sicherheit auszuschließen. In einer seiner Beobachtungen läßt sich sogar die leukämische Infiltration der Organe aus der histologischen Beschreibung deutlich erkennen, in anderen darf wegen des hohen Fiebers, der Anaemia gravissima, der gangrä-nösen Stomatitis eine Aleukie vermutet werden. Ich möchte jedenfalls glauben, daß bei diesen malignen Prozessen, die erst neuerdings mit aller Schärfe charakterisiert werden können, die zerebralen Komplikationen eine viel größere Rolle spielen als beim Morbus Werlhof, wenigstens der jugendlichen Individuen.

Eine besondere Rarität ist wohl die zur Erblindung führende Glaskörper-blutung bei der rezidivierenden Thrombopenie des Falles 6. Was Blutungen im Augenhintergrunde anbetrifft, so erwähnt Henoch, daß er sie stets vermißt habe. Ich habe erst in letzter Zeit auf diesen Punkt geachtet und möchte Henoch durchaus beipflichten, nachdem in drei eigenen Fällen während des Bestehens einer ausgebreiteten hämorrhagischen Diathese der Haut und der

Schleimhäute keine Spur einer Retinalblutung nachgewiesen werden konnte. Bei einem dieser Individuen fanden wir sie später doch, aber erst, als eine allerschwerste Anämie sich ausgebildet hatte, so daß diese mindestens als sehr begünstigendes Moment betrachtet werden muß.

Es wird nicht viele Krankheiten geben, bei welchen die Hervorhebung der nicht vorhandenen Symptome der positiven Charakteristik an Bedeutung so sehr gleichkommt wie bei der hier in Rede stehenden. Es ist auf Grund meiner Studien an einem sehr reichhaltigen Material von Kranken der Werlhofgruppe meine feste Überzeugung, daß niemals eine Entwirrung der hämorrhagischen Diathesen gelingen wird, wenn man nicht die von der älteren Klinik gezogenen Schranken zwischen dem Morbus Werlhof und den anderen hämorrhagischen Krankheiten, welche Immermann, Litten, Heubner u. a. niedergerissen haben, wieder aufrichtet, nunmehr natürlich mit wesentlich schärferer Umreißung der Krankheitsbilder und ganz anderen kritischen Maßstäben als sie Schönlein und seinen Zeitgenossen zur Verfügung standen.

Der „Purpura" Werlhofii fehlt der exanthematische Charakter sensu strictiori, d. h. Hyperämie, papulöse Effloreszenzen, Quaddeln, umschriebene Subkutanödeme — mit den Hämorrhagien vereint oder von ihnen gesondert — sind dem Werlhofschen Komplex absolut fremd; ebensowenig sind die Gelenke im Sinne einer Schmerzhaftigkeit, einer periartikulären Schwellung, eines Ergusses in die Gelenkhöhlen jemals mitaffiziert[1]).

Auch die Blutungen aus inneren Oberflächen vollziehen sich ohne jeden begleitenden Katarrh, im allgemeinen auch ohne jede quälende Kolik. Ich habe ferner das Zahnfleisch wohl dicht mit Blutborken bedeckt, hier und da blutig infiltriert und stellenweise exkoriiert gefunden, niemals aber eine Stomatitis simplex oder ulcerosa wahrgenommen.

2. Die Provokationsphänomene: Reibe- und Klopfversuch, Blutungszeit, Stauungsversuch.

Jedem, der Gelegenheit hat, Menschen, die an der Werlhofschen Krankheit leiden, zu untersuchen, dürfte alsbald auffallen, daß die Örtlichkeiten der Blutungen im einzelnen nicht unweigerlich festgelegt sind, daß vielmehr eine universelle Blutungstendenz gegeben ist, welche durch leichten mechanischen Ein- und Zugriff am Orte der Wahl zur Auswirkung gebracht werden kann. Die Kranken selbst berichten ja nicht selten, daß Kratzstellen oder Rasierschnitte auffällig stark und lange bluten, daß nach einer Zahnextraktion die Blutung aus der Alveole sich erst nach Stunden, ja nach Tagen habe stillen lassen; sie wissen, daß sie nach Stoß und Schlag, ja schon nach unsanftem Anfassen außerordentlich große blaue Flecken oder gar Blutbeulen davonzutragen pflegen.

Schon bei Henoch finden wir diesen Sachverhalt sehr anschaulich beschrieben: „Stärkere Berührungen des Zahnfleisches rufen ebenso leicht Blutungen hervor wie Quetschung der Haut, ja schon das Kratzen derselben mit dem Fingernagel kann schnell einen Blutfleck oder einen roten Streif, welcher auf Druck nicht mehr schwindet, erzeugen. Kleine Nadelstiche, welche wir behufs der Blutuntersuchung machten, bluteten sehr stark; Injektionen mit der Pravazschen Spritze bewirkten fast immer eine ziemlich umfangreiche Blutinfiltration der Haut und des unterliegenden Bindegewebes. In einem Falle erfolgten auch wiederholt Blutungen aus einem Ekzem der Wange."

Hayem betont in seinen Vorlesungen, daß bei manchen Kranken die kleinsten Wunden im Übermaß bluten und daß sich oft genug selbst bei einer einfachen, etwas brüsken Muskelkontraktion schon Ekchymosen bilden. Er schildert sehr eindrucksvoll die Wirkung wiederholter Traumen bei einem Falle chronischer Purpura haemorrhagica, bei dem die Blutungsbereitschaft zur Zeit der Untersuchung schon 15 Jahre lang ununterbrochen fortbestand.

---

[1]) Natürlich kann zufällig eine Pseudohämophilie bei einem Patienten mit chronischem Gelenkrheumatismus sich entwickeln, wie wir dies einmal beobachteten.

Im Alter von zehn Jahren traf den Kranken ein Steinwurf am Bein; $1/4$ Stunde später bemerkte er an der Stelle der Kontusion einen rotvioletten Fleck; da er keine Schmerzen verspürte, fuhr er fort, zu laufen und zu springen mit dem Erfolge, daß am vierten Tage die Verfärbung fast die ganze Oberfläche des Beines einnahm. Mit 15 Jahren stieß er sich beim Treppensteigen mit der rechten Tibiakante gegen das Geländer und bemerkte schon wenige Minuten später den ominösen roten Fleck. Er beeilte sich diesmal das Bein in horizontale Lage zu bringen, aber trotzdem entwickelte sich eine hämorrhagische Manschette, welche die ganze Zirkumferenz des Unterschenkels einnahm. Ein drittes Mal, beim Militär, wurde er gegen einen Schrank gedrängt und stieß sich mit dem Gesäß gegen den Schlüssel. Das unbedeutende Trauma gab Anlaß zur Entstehung einer Suffusion, welche sich an der Hinterseite des Oberschenkels, dem Verlaufe des Hüftnerven entsprechend, weit nach abwärts erstreckte.

Ich habe dieses Beispiel angeführt, um zu zeigen, daß durch die zufällige Artung des Traumas auch sehr ausgedehnte Blutunterlaufungen, die den skorbutischen ähnlich sind, gelegentlich einmal zustande kommen können, doch fehlt auch hier das Übergreifen der Blutergießung auf die tieferen faszialen Schichten und die allgemeine ödematöse Durchtränkung, welche Haut und Muskel fast zu einer Einheit verbinden.

Es ist sehr merkwürdig, daß lange Zeit niemand daran gedacht hat, dieses sich doch sehr aufdrängende Symptom der leichten Auslösbarkeit der Hämorrhagie durch stumpfe oder scharfe Traumen zum Ausbau des klinischen Bildes und vor allem zur Diagnosenstellung bei symptomenarmen Fällen zu benutzen. Erstmalig im Jahre 1910 hat der Amerikaner W. W. Duke es ausgesprochen, daß die gegen die Norm ganz wesentlich verlängerte Dauer der Blutung aus eröffneten Kapillaren ein regelmäßiges Symptom der Werlhofschen Krankheit sei und hat für die Ermittlung dieser differentialdiagnostisch höchst wichtigen Tatsache eine sehr einfache Methode angegeben: Er wies nach, daß es für die bis zum Aufhören der Blutung verfließende Zeit keinen Unterschied macht, ob man durch einen seichteren oder tieferen, schmäleren oder breiteren Einschnitt eine kleinere oder größere Anzahl von Kapillaren lädiert. Duke macht den kleinen Einschnitt ins Ohrläppchen und saugt die hervorquellenden Tropfen in Abständen von $1/2$ Minute in Fließpapier auf. Ob nun der erste Tropfen 1 oder 2 cm im Durchmesser hält, die „Blutungszeit" beträgt normalerweise ein bis drei Minuten. Bei der Beurteilung der Resultate spielt noch eine Rolle die Größe der Tropfen, d. h. die Menge des in der Zeiteinheit ergossenen Blutes und die Besichtigung der Stichstelle: macht man den Einstich (wie ich es vorziehe) in die Fingerbeere, so wird man bei Werlhofscher Krankheit öfters eine je nach dem Grade der Störung an Ausdehnung variierende blutige Imbibition, gelegentlich sogar eine kolbige Auftreibung der Fingerkuppe finden. Beim Morbus Werlhof ist die Blutungszeit fast durchgehend verlängert; sie beträgt meist ein Mehrfaches der normalen, wohl mindestens zehn Minuten. Wir werden die Einzelheiten beim Vergleich der Blutungszeit mit den Plättchenzahlen erörtern.

Dient die Prüfung der Blutungszeit gewissermaßen zum sicheren Nachweis, daß der Morbus maculosus stets ein haemorrhagicus ist, so läßt sich durch den etwa gleichzeitig von A. F. Heß (a) und mir eingeführten **Stauungsversuch**, auch wenn die Blutflecken fehlen, oder wenn sie sparsam vorhanden sind, die „Purpura" künstlich erzeugen und auf diese Weise dartun, daß bei anscheinend nur mit Schleimhautblutungen einhergehenden pseudohämophilen Fällen daneben ein Morbus maculosus besteht. Ich führe entweder nur starke venöse Stauung am Oberarm für 15—20 Minuten durch oder kombiniere mit arterieller Hyperämie, indem ich gleichzeitig den Arm unterhalb der Binde für zehn Minuten in den Heißluftkasten verbringe. Die Entstehung ziemlich spärlicher, feinster Blutpunkte lediglich in der Ellbogenbeuge oder auch ein wenig weiter hinab am Unterarm, das sog. Rumpel-Leedesche Phänomen, ist dabei ohne Belang, da es, wie eine Reihe von Autoren, neuerdings besonders Stephan, nachgewiesen haben, unter sehr verschiedenartigen Umständen vorkommt: beim Morbus Werlhof handelt es sich um etwas ganz anderes, nämlich um die Entstehung gehäufter stecknadelkopf- bis linsengroßer Petechien, nahe der Binde wohl auch kleinerer Ekchymosen. Die Blutflecken sind auch in den distalen Partien des Unterarms noch sehr zahlreich, werden erst am Handrücken spärlicher und ihre letzten Ausläufer reichen bis zu den Fingerspitzen. Bei sehr niedrigen Plättchenzahlen gelingt es sogar meistens, ein großartiges petechiales Exanthem zu erzeugen, das aus runden, zungen- und streifenförmigen, vielfach konfluierenden Blutextravasaten zusammengesetzt ist und zu einer nur noch spärliche weiße Inselchen frei lassenden Blutunterlaufung des gesamten Unterarmes werden kann.

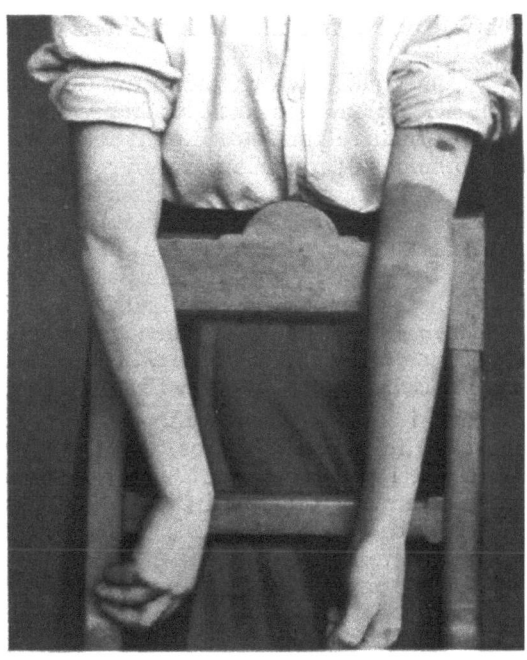

Endlich ist noch hervorzuheben, daß man sich von der Wirkung stumpfer Traumen sehr leicht überzeugen kann. Beklopfen der Haut über der knöchernen Unterlage, z. B. am Unterarm oder über dem Sternum mit dem Perkussionshammer, ruft subkutane Extravasationen hervor, die schon nach wenigen Minuten als flache Leisten tastbar sind und sich allmählich zu bläulich durch die Haut schimmernden Hämatomen recht ansehnlichen Ausmaßes entwickeln können.

Wird die etwas angespannte Haut mit dem Fingernagel gerieben, so bleiben nach Verklingen der Reizhyperämie zahlreiche Flohstichblutungen übrig.

Es wird kaum einen Fall von Morbus Werlhof

Abb. 1. Ausfall des Stauungsversuchs bei Fall 14.

geben, bei dem nicht mindestens eines der drei Phänomene, Blutungszeit, Stauungsversuch oder Klopfversuch, ein durchaus pathologisches Ergebnis liefert.

3. Die hämatologische Formel. Als Ergebnis der Blutuntersuchung bei zwei Fällen der chronischen Verlaufsform des Morbus Werlhof hat Denys im Jahre 1889 folgende, heute wie damals gültigen Sätze aufgestellt: „Das rote und weiße Blutbild ist nicht charakteristisch verändert, die Blutgerinnung im Glase ist nicht verzögert, die Menge des Fibrins normal. Dagegen sind die Blutplättchen ganz außerordentlich spärlich.“

Hayem (a) hat dem noch hinzugefügt, daß die wenigen vorhandenen Plättchen auffällig große Exemplare seien und daß doch eine Anomalie des Gerinnungsvorganges zu konstatieren sei: das geronnene Blut zieht sich nicht von den Wänden des Glases zurück, der Blutkuchen preßt kein Serum aus (irretractilité du caillot).

Diese Unfähigkeit des Blutkuchens, sich zu retrahieren, beruht, wie Hayem selbst, später Le Sourd und Pagniez mit Sicherheit nachweisen konnten, auf dem Fehlen der Plättchen in den Knotenpunkten des Fibrinnetzes: ein sehr plättchenarmes Plasma gerinnt, aber retrahiert sich nicht mehr.

315

Hayem hat ferner mit Nachdruck darauf hingewiesen, daß die Dauer der Koagulation in vitro nicht verwechselt werden dürfe mit dem zeitlichen Ablauf des Prozesses der Hämostase in vivo. Bei der Purpura haemorrhagica sei trotz der Schwierigkeit der Hämostase (Verstärkung und Verlängerung der Blutung) die Gerinnungszeit durchaus in physiologischen Grenzen. Duke hat dieses Faktum durch Einführung seiner einfachen Methode zur Messung der Blutungszeit besonders sinnfällig gemacht, und als Charakteristikum der Purpura haemorrhagica die Formel geprägt: die Blutungszeit ist abnorm verlängert (manchmal auf 60—90 Minuten) bei durchaus regelrechter Gerinnungszeit. Bei der echten Hämophilie hingegen ist die Gerinnungszeit außerordentlich verlängert, mitunter auf mehrere Stunden, während die Blutungszeit normal ist.

Beginn und Ende der Gerinnung des der Ader entnommenen Blutes spielt sich auch nach meinen Erfahrungen allermeist in dem allerdings ziemlich weit gespannten Rahmen der Norm ab (Beginn nach 7—15 Minuten, Ende nach 15—25 Minuten); manchmal ist sogar die Gerinnung in vitro trotz enorm verlängerter Blutungszeit auffällig rasch beendet (Fall 4: Beginn nach wenigen Minuten, Ende nach zwölf Minuten). Anderseits gibt es zweifellos Fälle, bei denen die Gerinnung des Gesamtblutes sich auffällig verzögert. So sahen wir einmal (Fall 2) den Beginn der Gerinnung nach 25 Minuten, das Ende nach 65 Minuten; in einem anderen Fall fanden wir bei wiederholter Prüfung den Beginn nach 19, 25, 27, 39 Minuten, das Ende nach 39 Minuten, 1 Stunde 40 Minuten, mehr als 2 Stunden, hier verwischen sich im Gerinnungsversuch wenigstens bei dieser groben Prüfung die Grenzen zur Hämophilie.

Im übrigen bezieht sich die Angabe über die durchaus normale Gerinnungszeit nur auf die Gerinnung des Gesamtblutes. Schon Hayem wußte, daß plättchenfrei gemachtes Normalplasma, das sich nach der Gerinnung nicht retrahiert, längere Zeit bis zur Gerinnung braucht als normales. Es liegt also nahe, anzunehmen, daß auch die Gerinnungszeit des plättchenarmen Plasmas der Pseudohämophilen verlängert sei. Gram hat in der Tat behauptet, daß dies der Fall sei und daß man die verlangsamte Gerinnung des Plasmas bei Werlhofscher Krankheit mit Hilfe der Methode der Rekalzifikation des Zitratplasmas zur Anschauung bringen könne. So viel mir bekannt ist, hat er nur einen Fall untersucht und bei Plättchenwerten von 4000 und 10000 Koagulationszeiten von 12 und 15$\frac{1}{2}$ Minuten gefunden, während das normale Plasma in 3—6 Minuten zu gerinnen pflege. Gemeinsam mit Horovitz habe ich unsere letzten sechs Thrombopenischen nach dieser Richtung untersucht: Danach liegen die Verhältnisse komplizierter als Gram anzunehmen scheint. Als Gerinnungszeit des rekalzifizierten Plasmas ergab sich uns in Übereinstimmung mit Gram beim Gesunden ein Wert von 3—5,5 Minuten. Bei einem Fall von hereditärer Hämophilie war das Zitratplasma nach Zusatz von 3 Tropfen der 1%igen CaCl$_2$-Lösung erst nach 40 Minuten geronnen (bei Zusatz von 1 oder 2 Tropfen gerann es im Verlaufe von 2 Stunden überhaupt nicht).

Bei Thrombopenie war die Koagulationszeit zweimal noch als normal zu bezeichnen (bei 20000 Plättchen des Nativplasmas 6 Minuten, bei 10000 Plättchen 5 Minuten); dreimal war sie deutlich, wenn auch angesichts des hochgradigen Plättchenmangels, mäßig verlängert: bei 16000 Plättchen auf 8 Minuten[1]); bei 2000 (!) Plättchen auf 9 Minuten; bei 1000 (!) Plättchen auf 10 Minuten; einmal gerann das Plasma auf Kalziumzusatz (bei einer Zahl von 4000 Plättchen) überhaupt nicht, obwohl das Vollblut eine durchaus normale Gerinnungszeit

---

[1]) Es handelt sich merkwürdigerweise um den nämlichen Patienten, dessen Gesamtblut in vitro erst nach zwei Stunden gerann.

zeigte. Wir werden auf die für diese theoretisch wichtigen Verhältnisse bei Besprechung der Genese der Thrombopenie noch zurückkommen.

Bei zwei akuten Fällen Werlhofscher Krankheit hatte, wie oben berichtet, bereits 1880 Brohm das Fehlen der Plättchen (Hämatoblasten) beobachtet und festgestellt, daß mit der Abnahme der Hämorrhagien ihr allmähliches Wiedererscheinen koinzidiert. Hayem sowie Bensaude und Rivet haben diese der klinischen Heilung zugeordnete „crise haemoblastique" des öfteren beobachtet. Das Verhalten der Plättchen bietet die objektive Grundlage für die von mir vorgenommene Sonderung in echt rezidivierende und die eigentlich chronischen Formen des Morbus Werlhof: Bei letzteren verharren die Plättchen dauernd auf den abnorm niedrigen Werten, auch zu Zeiten klinischer Latenz zwischen den Exazerbationen. Bei den erstgenannten wird die Attacke durch eine Plättchenkrise beendet, so daß in den Intervallen die Plättchenzahl der Norm entspricht, bis das Rezidiv wieder mit einem Plättchensturz einsetzt.

Die Entdeckung von Brohm und Denys und ihr Ausbau durch Hayem ist heute an einem sehr großen Material bestätigt und in ihrer Bedeutung allseitig anerkannt. Die neueren Untersucher haben vor allem die *„diminution considerable des plaquettes"* zahlenmäßig zu präzisieren gesucht. Die jetzt am meisten verwendeten Zählmethoden liefern trotz der Verschiedenheit des zugrunde liegenden Prinzips im großen und ganzen befriedigende übereinstimmende Resultate: Man darf danach die Menge der Plättchen beim gesunden Menschen unter Berücksichtigung der individuellen Schwankungen auf 250000—300000 im Kubikmillimeter Gesamtblut normieren. Duke ist auf Grund klinischer und experimenteller Studien zu dem Resultate gelangt, daß abwärts von 60000 Plättchen eine abnorme Blutungstendenz hervortreten kann, daß sie bei Senkungen auf 10 000 stets sehr ausgeprägt ist und bei extrem niedrigen Werten (um 1000 herum) sich in schwerster Form äußert. Nach ausgedehnten eigenen Erfahrungen glaube ich behaupten zu dürfen, daß unter Berücksichtigung der Differenzen der verschiedenen Zählmethoden und ihrer Fehlergrenzen der kritische Wert etwa bei 35 000 Plättchen liegt. Bei Werten zwischen 35 000 und 50 000 ist eine pathologische Blutungsbereitschaft meist kaum mehr zu erkennen und tritt noch am ehesten bei besonderer Disposition (Ulzerationen, Varizen, Arteriosklerose) oder bei Kombination von Plättchenverminderung mit Anomalien des Gerinnungsvorganges (z. B. bei manchen spleno-hepatischen Syndromen) zutage. Unterhalb der Schwelle ist auch nach meinen, übrigens auch nach Kaznelsons (a) Beobachtungen die Intensität der Blutungen, gemessen an der Blutungszeit, und die Neigung zu spontanen Manifestationen bis zu einem gewissen Grade eine Funktion der Plättchenzahl; allerdings kann der Organismus in wirksamer Weise korrigierend eingreifen, worüber im Kapitel „Pathogenese" des näheren zu handeln sein wird.

Was das qualitative Blutplättchenbild anbelangt, so fällt im gefärbten Ausstrich ohne weiteres auf, daß die wenigen, vereinzelt liegenden Exemplare, wie schon Hayem wußte, abnorm große, manchmal mehr längliche als runde Gebilde sind. Die Riesenplättchen können die Größe eines Lymphozyten wohl erreichen und von Unkundigen sogar für einen solchen gehalten werden, falls die Azurgranula zu einer einheitlichen dichten, intensiv gefärbten, einen Kern vortäuschenden Masse verschmolzen sind.

Die Blutplättchen der Säuger wurden eine Zeitlang für kernhaltige Elemente gehalten; sie sind aber nur Zellfragmente, wenn auch in funktioneller Beziehung gleichwertig den Thrombozyten der übrigen Wirbeltiere. Sie werden selbst häufig als Thrombozyten bezeichnet (als Bausteine des Thrombus würden sie, da sie sicher keine Zellnatur besitzen, besser „Thromboblasten" heißen). Das **Symptom der Plättchenverminderung unter den kritischen Wert habe ich Thrombopenie** genannt, gekürzt aus Thrombozytopenie in Analogie zu Leukopenie; zugleich soll dabei das Ausbleiben resp. die Erschwerung der Thrombusbildung anklingen. (Die einfache Verminderung der Plättchen unter den Normalwert wird am besten als Hypothrombozytose bezeichnet.)

Die Thrombopenie kann Symptom einer wohl charakterisierten Grundkrankheit oder Teilerscheinung einer komplizierteren Alteration des morphologischen Blutbildes sein (symptomatische und maligne Thrombopenie). Diesen Formen gegenüber steht der **Morbus Werlhof** als „**essentielle Thrombopenie**", als diejenige Krankheit, in deren Mittelpunkt die temporäre oder dauernde Verminderung der Plättchen unter die kritische Grenze steht, bei der wir eine andere krankhafte Veränderung der Organe und des Blutes bis jetzt nicht wahrzunehmen vermögen.

Es ist selbstverständlich, daß wir je nach der Art der Blutverluste bald das Bild der akuten posthämorrhagischen Anämie im Höhe- oder Reparationsstadium, bald das Bild der chronischen Chloroanämie mittleren Grades finden. Im letzteren Falle tritt an die Stelle der posthämorrhagischen Polynukleose öfters eine leichte Verminderung der Gesamtleukozyten mit relativer Lymphozytose. Die Lymphozytose mag manchmal vielleicht auch ein Stigma constitutionis sein.

Die Thrombopenie ist der Ariadnefaden, mit dessen Hilfe wir uns im Labyrinthe der hämorrhagischen Erkrankungen zurechtfinden. Sie ist in sämtlichen Fällen, die wir oben als Beispiel des Morbus Werlhof beschrieben haben, in ihren verschiedenen Abstufungen — mitsamt den Plättchenkrisen bei der akuten und rezidivierenden Form — aufs deutlichste zu erkennen, wie die folgende Übersicht lehrt. In dieser sind zugleich die Resultate des Stauungsversuchs, des Klopfversuchs und die Blutungszeiten beigefügt. Dadurch wird einmal klar, daß der positive resp. pathologische Ausfall dieser Phänomene mit den Schwankungen der Plättchenzahl Hand in Hand geht, daß sie bei Vermehrungen unterhalb der kritischen Zone sich abschwächen, bei Überschreitung dieser Grenze ganz verschwinden. Anderseits wird aber auch klar, daß im Einzelfalle infolge kompensatorischer Bemühungen des Organismus trotz der Thrombopenie, ja selbst trotz hochgradiger Plättchenarmut eines oder das andere von ihnen keine oder nur geringe Abweichungen von der Norm zeigt.

Fall	Datum	Plättchenzahl	Bemerkungen
1	8. IV. 15	0	Blutungszeit: Nach 15 Minuten bei großen
	10. IV. 15	0	Tropfen abgebrochen. Solange die Blut-
	18. IV. 15	0	flüsse dauern, war bei wiederholter Unter-
	22. IV. 15	Spärliche Plättchen	suchung weder im gewöhnlichen, noch im Magnesuimsulfatpräparat ein Plättchen zu sehen.
	27. IV. 15	156 000	Blutung steht.
	6. V. 15	364 000	
	18. V. 15	612 000	
	1. VI. 21	227 000	
2	24. X. 22	16 500	Im Ausstrich vereinzelte Plättchen.
	26. X. 22	18 000	Blutungszeit: Nach 12 Minuten bei großen Tropfen abgebrochen. Stauungsversuch: Sehr schwach +, nur ganz vereinzelte Blutpünktchen. Gerinnungszeit 25 Min. (Beginn) bis 65 Minuten (Schluß).
	29. X. 22		Exitus.

Fall	Datum	Plättchenzahl	Bemerkungen
3	3. III. 20	30 000	Stauungsversuch + +, Blutungszeit: nach 10 Minuten bei kleiner werdenden Tropfen durch Kompression Stillung. Gerinnungszeit 7—12 Minuten. Harn: Sanguis + + +.
	6. III. 20	42 000	Harn: vereinzelte Erythrozyten.
	9. III. 20	220 000	Blutungszeit 3 Minuten.
	13. III. 20	316 000	Blutungszeit knapp 1 Minute.
4	29. IX. 18	8 000	Blutungszeit 26 Minuten, Blutkuchen retrahiert sich nicht. Stauungsversuch + +.
	1. X. 18	12 000	Harn noch sehr stark bluthaltig.
	3. X. 18	21 000	Harn hell, mikroskopisch Erythrozyten. Stuhl: braun, okkultes Blut nachweisbar.
	5. X. 18	67 000	
	8. X. 18	215 000	Harn und Stuhl mikroskopisch und chemisch frei von Blut.
	12. X. 18	485 000	
	26. XI. 18	158 000	
5	10. I. 15	0	
	17. I. 15	0	
	25. I. 15	0	Bei genauester Durchmusterung des Ausstrichs und Magnesiumsulfatpräparates konnten nur 1—2 Riesenplättchen entdeckt werden. Maximale Leukozytose und Normoblastose.
6	5. III. 15	120 000	Untersuchung im Intervall bei völligem Wohlbefinden. Gute Retraktion des Blutkuchens. Bei Kombination von Stauung und arterieller Hyperämie vereinzelte Flohstichblutungen.
	12. VII. 15	0	Rezidiv.
	15. VII. 15	Ganz spärlich	Stauungsversuch + + +. Im Hirudin-Plasmatropfen ganz wenig Plättchen sichtbar.
	10. VIII. 15	45 000	Stauungsversuch: Nur wenige Flohstichblutungen bis zur Mitte des Unterarms.
	23. VIII. 15	65 000	Stauungsversuch auch im Schwitzkasten negativ.
7	27. XI. 22	6 350 Spitz, 10 000 Fonio	Blutkuchen nicht retrahiert, Blutungszeit 11,5 Minuten.
	13. XII. 22	19 300	Stauungsversuch schwach +. Röntgenbestrahlung.
	15. I. 23	52 000	
	23. III. 22	55 500	Blutungszeit links $3^{1}/_{2}$ Minuten, rechts $1^{1}/_{2}$ Minuten.
8	3. VIII. 17	0	
	10. VIII. 17	8—10 000	Blutungszeit außerordentlich stark verlängert, Stichstellen blutunterlaufen.
9	15. IX. 22	1 000	Stauungsversuch + +. Blutungszeit 16 Minuten. Gerinnungszeit 2—11 Minuten.
	11. X. 22	5 300	
	1. XI. 22	12 600	
	11. XI. 22	7 000	

Fall	Datum	Plättchenzahl	Bemerkungen
10	24. VIII. 17	20 000	Blutungsdauer außerordentlich verlängert, große Tropfen. Hämatom der Fingerbeere, ausgehend von der Einstichstelle. Stauungsversuch fast negativ.
11	7. XI. 22	3 000	Blutungszeit 14 Minuten. Stauungsversuch +. Klopfversuch: Großes Hämatom.
	20. XI. 22	2 000	Blutungszeit 12 Minuten. Keine Retraktion des Blutkuchens. Stauungsversuch ++.
	18. I. 23	34 000	Stauungsversuch auch im Heißluftkasten negativ. Blutungszeit 4 Minuten. Klopfversuch: Andeutung einer Blutimbibition.
12	2. XII. 15	stets außerordentlich spärlich	Bei wiederholten Untersuchungen werden im gefärbten Präparat niemals Blutplättchen gesehen. Ein unverdünnter Hirudin-Plasmatropfen enthält im Gesichtsfeld höchstens 3—4 Plättchen. Der Blutkuchen retrahiert sich nicht. Stauungsversuch stets +++. Blutungszeit: Stillung der Blutung bei großen Tropfen nach 16 Minuten. Es blutet weiter in die Fingerkuppe hinein.
	25. II. 16		
13	März 1922	35 000	Untersuchung im Stadium der latenten Diathese. Stauungsversuch +++. Bei Beklopfen kleines Hämatom.
14	22. II. 15	0	Im gewöhnlichen und im Magnesiumsulfatpräparat bei wiederholten Untersuchungen höchstens 2—4 Riesenblutplättchen mit kompaktem Innenkörper. Selbst im unverdünnten Plasmatropfen sind Plättchen mit Sicherheit nicht zu erkennen. Blutkuchen retrahiert sich nicht. Zum Stauungsversuch vgl. die farbige Abbildung.
15	9. II. 22	49 000	Stauungsversuch negativ. Blutungszeit 10 Minuten, kleine Tropfen.
	13. II. 22	46 000	
	20. II. 22	68 000	Blutungszeit 6½ Minuten.
	15. III. 22	30 000	Blutungszeit 36 Minuten. Stauungsversuch ++.
	24. III. 22		Splenektomie. Weitere Zahlen s. Tabelle 1 im Abschnitt Milzexstirpation.
16	28. VII. 15	Sehr spärlich	Im ganzen Ausstrich 10—15, meist riesige Exemplare.
	3. IX. 15	Immer noch sehr spärlich	Stauungsversuch negativ.
17	3. VIII. 19	35 000	Blutungszeit: Versuch wird nach 15 Min. abgebrochen. Stauungsversuch negativ.
	14. I. 23	16 000	Blutungszeit 3½ Minuten. Keine Retraktilität des Gerinnsels. Röntgenbestrahlung.
	24. I. 23	7 500	Blutungszeit mehr als 35 Minuten.
	15. II. 23	25 000	
	27. III. 23	10 000	

Fall	Datum	Plättchenzahl	Bemerkungen
18	28. II. 23	16 000	Klopfversuch ++. Blutungszeit 17 Min.
	2. III. 23	12 900	
	14. bis 16. III.		Röntgenbestrahlung.
	19. III. 22	26 000	Im August Splenektomie. Die Zahlen nach der Splenektomie siehe im Abschnitt Milzexstirpation.

B. Spezielle diagnostische Methodik.

1. Gerinnungszeit und Retraktilität des Gerinnsels.

a) Bestimmung der Gerinnungszeit des Venenblutes (Methode Sahli-Fonio). 20 Tropfen des mit kleiner, trocken sterilisierter Glasspritze entnommenen Blutes werden in ein mit Alkohol und Äther sorgfältig gereinigtes stäubchenfreies Uhrschälchen gebracht und nun wird in einer feuchten Kammer bei einer möglichst gleichmäßigen Zimmertemperatur von etwa 20° der Verlauf des Gerinnungsvorganges beobachtet. Als Beginn der Gerinnung wird der Moment bezeichnet, an welchem ein durch das Blut hindurchgeführter, am Ende mit einem Knöpfchen versehener Glasfaden ein feinstes Fibrinfädchen nach sich zieht, als Ende der Gerinnung der Augenblick, in welchem man das Uhrschälchen um 90° drehen kann, ohne daß noch Blut herunterfließt oder imstande ist, den Blutkuchen mit dem Glasfaden zu durchschneiden: Beginn der Gerinnung normalerweise nach 5—14 Minuten, Ende nach 12—25 Minuten.

Wöhlisch verlangt für die Prüfung der Gerinnungszeit neben streng konstanter Temperatur, die er durch Konstruktion eines Gerinnungsthermostaten ermöglicht hat, eine exakt definierte Glasoberfläche stets gleicher Größe, die nach seiner Meinung durch die Verwendung konkaver Brillengläser von etwa — 5 Dioptrien gegeben ist.

b) Retraktilität des Gerinnsels. Beobachtet man das im Uhrschälchen geronnene Blut weiter, so findet man, daß nach einiger Zeit Serum ausgepreßt wird und daß sich allmählich der ganze Blutkuchen ablöst und frei im Serum schwimmt; bei Plättchenarmut fehlt dieser Vorgang, der Blutkuchen haftet dauernd fest an den Wänden des Gläschens wie unmittelbar nach vollendeter Gerinnung; nirgends tritt ein Tropfen Serum zutage.

Diese Prüfung muß im Uhrschälchen vorgenommen werden; im Reagenzglase scheint die Serumauspressung öfters auszubleiben (Opitz und Matzdorf u. a.), auch wenn kein Plättchenmangel besteht.

c) Koagulationszeit des rekalzifizierten Zitratplasmas nach Howell-Gram. Das Blut wird mit einer möglichst weiten und dabei recht kurzen (eventuell paraffinierten) Straußschen Kanüle der Vene entnommen. Um jede Beimischung von Gewebssaft zu vermeiden, muß die Vene beim ersten Einstich voll getroffen werden. Das Blut fließt direkt in einen paraffinierten Zylinder, in dem so viel 3%ige Natriumzitratlösung sich befindet, daß diese den zehnten Teil der Gesamtblutmischung ausmacht. Es gelingt, besonders bei Entnahme größerer Blutmengen, leicht, die Abmessung im Zylinder genau vorzunehmen (man nimmt also mindestens 0,5 Zitrat auf 4,5 Blut oder ein Multiplum davon). Durch einmaliges Umschütteln wird Blut und Zitrat gut durchmischt. Das Blut wird im Zylinder der spontanen Sedimentierung überlassen. Nachdem das Plasma sich abgesetzt hat (nach etwa 2—3 Stunden), wird je 0,1 ccm in drei Liliputröhrchen von 8—10 mm lichter Weite abgemessen, dann in das erste neun, in das zweite acht, in das dritte sieben Tropfen physiologischer Kochsalzlösung hinzugegeben. Hierauf werden von einer 1%igen CaCl$_2$-Lösung zum ersten Röhrchen 1, zum zweiten 2 und zum dritten 3 Tropfen hinzugesetzt. Es wird somit von jeder Plasmaprobe bei verschiedenem Ca-Gehalt die Koagulation bestimmt. Die Zeit vom Einfallen des Ca-Tropfens bis zum Eintritt der Gerinnung wird notiert. Die Gerinnung ist dann eingetreten, wenn bei sanftem Schwenken des Gläschens bis zur Horizontalen das Flüssigkeitsniveau sich nicht mehr verschiebt. Die Plasmata werden dieser Probe in Abständen von $1/_2$ Minute unterworfen. In den drei Röhrchen tritt die Gerinnung nicht zur gleichen Zeit ein, da das Optimum das Ca-Gehaltes bald im ersten, bald im zweiten und bald im dritten Gläschen erreicht wird. Die kürzeste Gerinnungszeit wird als die maßgebliche angesehen. Der Vorgang der Gerinnung muß sich bei einer möglichst konstanten Temperatur, die etwa eine Schwankungsbreite von 33—38° haben kann, vollziehen. Zu diesem Zwecke stecken die Liliputröhrchen in weiten Reagenzröhrchen, welche sich in einem auf der genannten Temperatur zu erhaltenden Wasserbade befinden.

Das Plasma gerinnt normalerweise in drei bis sechs Minuten.

2. Blutungszeit nach Duke.

Aus einem Einstich ins Ohrläppchen oder in die Fingerbeere mit der Frankeschen Nadel wird immer nach $1/_2$ Minute, anfangs bei sehr stark hervorquellendem Blut, alle 10—20 Sekunden der gebildete Blutstropfen in Fließpapier aufgesogen. Normalerweise versiegt unter ständigem Kleinerwerden des Tröpfchens die Blutung nach 1—3 Minuten; bei Thrombopenie finden sich Blutungszeiten von 5 Minuten bis zu 1, selbst $1^1/_2$ Stunden. Über den typischen Verlauf bei einem Patienten mit 1000—3000 Plättchen orientiert die abgebildete Tropfenreihe.

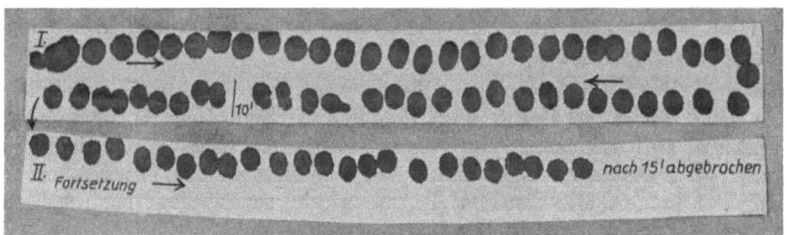

Abb. 2.

Die Prüfung der Blutungszeit ist stets an verschiedenen Orten und zu verschiedenen Zeiten vorzunehmen. Roskam hat kürzlich darauf aufmerksam gemacht, daß man bei der Thrombopenie am Ohrläppchen fast normale, an der Fingerbeere stark verlängerte Blutungszeiten erhalten kann und umgekehrt; die gleiche Differenz kann sich bei der Untersuchung symmetrischer Körperstellen ergeben. Uns ist aufgefallen, daß mitunter eine erste Prüfung keine besonders auffälligen Abweichungen von der Norm ergibt, während eine Wiederholung noch am gleichen oder am nächsten Tage starke Verlängerung erkennen läßt. Als Ort der Stichinzision wählt Krömeke die Innenseite des Endgliedes des Ringfingers, und zwar eine Stelle, die etwa in der Mitte des Endgliedes, und bei Erwachsenen etwa 4—5 mm vom Nagelrand entfernt liegt. Die Stichrichtung verläuft parallel zum Nagelrand und nicht quer dazu. An dieser Stelle ist, wie er sagt, erfahrungsgemäß bei fast allen Menschen die Haut besonders

zart und ohne Schwielen, und es wurden bei Normalpersonen besonders gleichmäßige Blutungszeiten gefunden.

Das aufsaugende Fließpapier darf nur den Blutstropfen, nicht die Ränder
der kleinen Wunde berühren.

Versiegt die Blutung, so ist es gestattet, einmal kräftig zu drücken und
diesen Druck bei erneutem Versiegen noch einmal zu wiederholen. Auf diese
Weise läßt sich beim Gesunden die Blutungszeit höchstens um 1—2 Minuten
verlängern, während beim Thrombopenischen nach Anwendung dieses kleinen
Kunstgriffes mitunter das Blut wieder viele Minuten lang aussickert.

3. Zählung der Blutplättchen.

Man kann die Zahl der Plättchen auf zwei prinzipiell verschiedenen Wegen
ermitteln; entweder man stellt im gefärbten Ausstrich die Relation: Thrombozyten zu Erythrozyten fest oder man geht vor wie bei der Zählung der roten
und weißen Zellen nach Thoma-Zeiß. In letzterem Falle ist wieder die Zählung
im Gesamtblut unter Auslöschung der Erythrozyten (b) und die Zählung im
Plasma (c) zu unterscheiden.

a) Die Zählung im Ausstrich.

Die Methode gründet sich darauf, daß man, wie schon Bizozzero wußte,
in konzentrierter Magnesiumsulfatlösung die Agglutination der Plättchen
vollständig verhindern, also nach Vermischung des austretenden Blutstropfens
mit einem Tröpfchen auf die Haut gebrachten Magnesiumsulfates eine gleichmäßige Verteilung der Plättchen im Ausstrich erzielen kann.

Technik nach Fonio: Man bringe einen Tropfen einer 14 %igen Magnesiumsulfatlösung auf die sorgsam gereinigte Haut der Fingerbeere und sticht durch
diesen Tropfen hindurch, mischt mit dem Objektträger oder einem mit Magne-
siumsulfat benetzten geknöpften Glasfaden rasch Blut und Magnesiumsulfatlösung und streicht in gewohnter Weise aus. Man färbt nach der Original-
vorschrift Fonios nach Giemsa, läßt die Präparate $1^1/_2$ Stunden oder länger
in der Farblösung liegen. Nach unserer Erfahrung gelingt auch die kombinierte
May-Grünwald-Giemsa-Färbung nach Pappenheim und man erhält
eine genügende Durchfärbung der Plättchen bereits nach 10—15 Minuten,
wenn man die Giemsalösung entwas kozentrierter nimmt (20 Tropfen auf
10 ccm Wasser). Die Blutplättchen sind dann ausnahmslos gut konserviert,
tadellos gefärbt und bei gelungenen Präparaten gleichmäßig verteilt, nicht,
wie oft im gewöhnlichen Blutpräparat, zu Häufchen verbacken oder am Rande
des Ausstrichs. Man zählt mit quadratischer Okularblende nach Ehrlich
oder einem aus Pappe zurechtgeschnittenen Ersatz, den man ins Okular ein-
schiebt, 1000—4000 Erythrozyten und die darauf entfallende Zahl von Blutplättchen. Durch gleichzeitige Feststellung der Zahl der roten Blutkörperchen
in der Zählkammer läßt sich dann leicht berechnen, wieviel Blutplättchen im
Kubikmillimeter enthalten sind.

Bei niedrigen Plättchenwerten sind stets 3000—4000 Erythrozyten zu
zählen, am besten aus möglichst verschiedenen Teilen — Rand, Mitte, Beginn
und Ende — des Ausstrichs.

Die Methode gibt bei Einhaltung dieser Regel, wenn das Präparat gut gelungen ist, sehr brauchbare Resultate, ist aber ziemlich zeitraubend.

b) Zählkammermethoden für das Gesamtblut.

Zur Zählung im Gesamtblut der Kapillaren hat sich die Methode von Wright (b) bewährt. Wir ziehen für Zählungen bei Thrombopenie ein Verfahren vor, das sich einer von Kristensen angegebenen Verdünnungsflüssigkeit bedient.

α) Die Methode von Wright.

Erforderliche Lösungen: Lösung 1: Kaliumzyanid (Zyankali), chemisch rein, 1,0, Aqua dest. ad 1400 ccm. Da sich die Lösung nur 10 Tage hält, stellt man nur eine Lösung 0,1/140,0 her.

Lösung 2: Brillant-Kresylblau (Grübler & Co.) 1,0, Aqua dest. ad 300,0. (Es genügt 0,25/75,0.)

Ausführung: Lösung 1 und 2 werden im Verhältnis 3 : 2 ccm gemischt (genau abmessen!) und dann filtriert. Man benutzt ein 3faches Filter vom besten (nicht gehärteten!) Filtrierpapier. Alsdann wird die Lösung nochmals hergestellt und durch das gleiche Filter filtriert. Die ersten 10 Tropfen werden wiederum weggegossen, die übrigen in einem Uhrschälchen aufgefangen. Man saugt mit der Erythrozytenpipette bis zur Marke 1 Blut und bis zur Marke 101 filtrierte Farbmischung auf, schüttelt und läßt 10 Minuten liegen. Gezählt werden in der Thoma-Zeißschen Zählkammer, wenn möglich unter Verwendung des hohlgeschliffenen Deckglases von Zeiß, 25 große Quadrate zu je 0,04 qmm = 1 qmm Fläche. Die in den Grenzzonen liegenden Plättchen bleiben unberücksichtigt. (Je 16 kleine Quadrate zu $1/400$ qmm = $16/400$ qmm = 0,04 qmm.) Da die Zählkammer nur 16 große Quadrate hat, muß sie zweimal gefüllt werden. Da die Verdünnung 1 : 100 und die Kammer $1/10$ mm hoch ist, wird die Summe der Auszählungen mit 1000 multipliziert.

Fehlerquellen: Finden sich störende Niederschläge, so waren die Instrumente schmutzig oder die Farbmischung war schlecht filtriert. Sind die Erythrozyten noch sichtbar, so war die Zyankalilösung zu alt (dann sind auch die Plättchen koaguliert oder das Verhältnis der Mischung 3 : 2 war zugunsten des Zyankalis verschoben. Im umgekehrten Falle sind die Plättchen nicht intensiv genug gefärbt.

Wir lassen oft das Brillantkresylblau fort und finden, daß sich die ungefärbten Plättchen mindestens so gut wie die gefärbten erkennen lassen. Ein Nachteil der Methode ist bei Thrombopenie die 100fache Verdünnung.

β) Zählung mit Hilfe der Lösung von Kristensen.

Kristensen hat eine Verdünnungsflüssigkeit angegeben, welche bei 10facher Verdünnung des Blutes bereits die roten Blutkörperchen so weit hämolysiert, daß sie die Zählung nicht mehr stören. Er selbst benutzt Venenblut und mischt in einer Rekordspritze 1 ccm Blut mit 9 ccm seiner Verdünnungsflüssigkeit.

Benutzt man eine Leukozytenpipette, so läßt sich mit Hilfe der Verdünnungsflüssigkeit von Kristensen eine Plättchenzählung im Kapillarblut bei nur 10facher Verdünnung vornehmen. Die Zusammensetzung der Flüssigkeit ist folgende:

Harnstoff	10,0
Natriumzitrat	**2,5**
Sublimat	0,005
Brillantkresylblau	0,5
Aqua destillata	500,0

Diese Flüssigkeit verhindert die Gerinnung und hält sich einige Monate steril; am besten wird das notwendige Qantum vor dem Gebrauch noch einmal zentrifugiert.

Bei niedrigen Thrombozytenwerten zählt man am besten wie bei Leukozytenzählungen die ganze Kammer aus. (Die Leukozyten sind übrigens so gut mitgefärbt, daß man sie gleichzeitig mitzählen und sogar differenzieren kann.)

Gegen die Bestimmung mittels der Zählpipette wird der Einwand gemacht, daß Plättchen an der Wand des kapillaren Teils der Pipette sowie an dem angrenzenden Teil der Ampulle haften bleiben. Ich möchte nach meinen Erfahrungen diese Fehlerquelle nicht sehr hoch einschätzen und glaube, daß sie fast ganz ausgeschaltet werden kann, wenn man durch Hyperämisierung des Fingers im Handbad und leichtes Frottieren sowie zweimaligen Einstich mit der Frankeschen Nadel ein kräftiges Ausströmen erzeugt und dann möglichst rasch arbeitet.

Durch die aktive Hyperämie wird auch die Berührung der Plättchen mit dem Gewebssaft vermieden und eine fast vollkommene Identität der morphologischen Zusammensetzung von Kapillar- und Venenblut erreicht.

γ) Technik für die Vorbereitung von Venenblut zur Kammerzählung.

Kristensen zieht bei Anwendung seiner Verdünnungsflüssigkeit die Entnahme einer größeren Menge von Venenblut vor und mischt in der Rekordspritze. Er hat zu diesem Zweck an dem Stempel der Spritze drei seitlich vorspringende Marken angebracht, so daß beim Zurückziehen der Stempel am Verschlußstück der Spritze arretiert wird und erst weiterbewegt werden kann, wenn durch Drehen die Marke sich in den Schlitz des Verschlußstückes einstellt. Marke 1 und 2 sind so angebracht, daß, wenn Marke 1 arretiert war und nun der Stempel weiterbewegt wird, bis zu der Arretierung von Marke 2 genau 1 ccm in die Spritze hineingezogen wird. Marke 1 und 2 stehen einander gegenüber. Wird Flüssigkeit bis Marke 3 aufgesaugt, dann faßt die Spritze samt der Kanüle gerade 10 ccm. Die der Arbeit von Kristensen entnommene Abbildung zeigt die höchst einfach anzubringenden Marken an dem Stempel der Spritze.

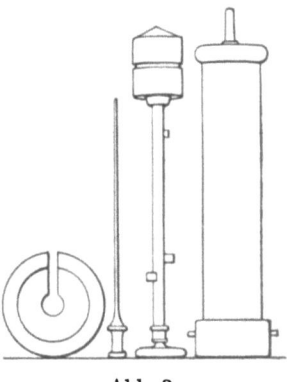

Abb. 3.

Zur Ausführung der Bestimmung wird zunächst die Kanüle und der unterste Teil der Spritze mit höchstens $^3/_4$ ccm einer $4^0/_0$igen Lösung von Olivenöl in Äther geölt. Nachdem der Äther durch Hin- und Herbewegen des Stempels zu rascher Verdunstung gebracht worden ist, wird die Spritze mit der Verdünnungsflüssigkeit gefüllt, bis die Marke 1 an das Verschlußstück anstößt. Darauf wird die Venenpunktion vorgenommen, nachdem zuvor ein kleiner Tropfen der Verdünnungsflüssigkeit an die Stelle der Punktion gebracht worden ist. Wenn die erste Marke gerade in den Schlitz eingestellt war, dann wird oft der Stempel automatisch durch das einströmende Blut so weit herausgetrieben, bis die zweite Marke hemmt. Die Spritze samt der Kanüle wird nun aus der Vene herausgezogen und so lange Verdünnungsflüssigkeit nachgesaugt, bis auch die letzte Marke die Weiterbewegung des Stempels verhindert. Die Spritze und Kanüle sind nun mit 1 ccm Blut und 9 ccm Flüssigkeit gefüllt. Um auch die in der Nadel enthaltene Flüssigkeit in die Spritzenzylinder zu bringen, wird noch etwas Luft nachgesaugt, welche dann auch dazu dienen kann, Blut und Flüssigkeit zu mischen. Diese Mischung ist vollzogen, wenn die Spritze 15 Sekunden möglichst geschwind hin und her bewegt wird.

c) Plättchenzählung im Plasma.

Thomsen hat gezeigt, daß die Plättchen im Zitratplasma stabil suspendiert sind, so daß sie mindestens 6 Stunden lang vollständig gleichmäßig verteilt bleiben. Mischt man also Blut mit der gerinnungshemmenden Zitratlösung in bestimmtem Verhältnis und läßt die Erythrozyten absetzen, so können die Plättchenwerte in der überstehenden Plasmaflüssigkeit, die man unmittelbar vor der Zählung nach Belieben verdünnen kann, leicht in der Zählkammer ermittelt werden. Um die Schwankungen im Einzelfalle zu verfolgen, braucht man eine Umrechnung auf das Gesamtblut gar nicht vorzunehmen; im übrigen hat diese so zu geschehen, daß man die Volumenrelation: Erythrozyten zu Plasma feststellt. An Stelle der direkten Volumenbestimmung kann man auch den Färbeindex, d. h. den durchschnittlichen Hämoglobingehalt des einzelnen Erythrozyten bestimmen. Denn nach Boenniger, Gram und Spitz ist im allgemeinen (abgesehen von der seltenen echten Chlorose) die Färbekraft des Erythrozyten von seinem Volumen abhängig. Man muß sich dazu allerdings eines Hämometers bedienen, das man sich für die Normal-Erythrozytenzahl von 5 Millionen möglichst exakt und in häufigen Wiederholungen eicht. Die Testflüssigkeit von Sahli (zu beziehen von der Firma Büchi in Bern) hält sich zwar nach der Angabe des Autors jahrelang unverändert; die neuerdings wegen des für Deutsche hohen Preises der Schweizer Originalapparatur auftauchenden Nachahmungen sind aber wenig zuverlässig.

α) Methode von Thomsen-Gram.

In ein 5 ccm-Zentrifugenglas, eingeteilt in Zehntelkubikzentimeter, kommen 0,5 ccm 3%iges Natriumzitrat, die mit 4,5 ccm Venenblut gemischt werden, das in raschem Strom durch eine kurze, nicht zu enge Kanüle entnommen wird. Blut und Zitrat werden gemischt und der obere Rand des Glases wird mit Filtrierpapier getrocknet. Nach kürzerem oder längerem Stehen haben die Blutkörperchen sich so weit gesenkt, daß man das blutplättchenhaltige Zitratplasma leicht abpipettieren kann, das, je nach dem Grade der Plättchenverminderung, unverdünnt oder auch bei 10- resp. 20facher Verdünnung zur Zählung benutzt werden kann. Zur Verdünnung benutzt man am einfachsten die Leukozytenpipette und 0,9%ige Kochsalzlösung. Ein Tropfen der Verdünnung wird in die Thoma-Zeißsche Kammer gebracht und nach 10 Minuten werden die Plättchen in einem Multiplum von 5 großen Feldern gezählt. Die Anzahl der Plättchen in 5 großen Feldern ist die Anzahl in Tausenden pro Kubikmillimeter Zitratplasma. Die Zahl der Plättchen per Kubikmillimeter Blut kann ausgerechnet werden, wenn das Zellvolumen bekannt ist. Um letzteres festzustellen, braucht man nur das in dem graduierten Zentrifugengläschen enthaltene Blut scharf zu zentrifugieren, bis die Grenzlinie zwischen Zellschicht und Flüssigkeit konstant geworden ist.

Bezeichnet man das Blut mitsamt der Zitratlösung als Zitratblut, so ist die Plättchenmenge im Zitratplasma unmittelbar bestimmt worden; kennt man das Zellvolumen in dem angewandten Zitratblut, so ist ohne weiteres die Plättchenmenge im Zitratblut zu berechnen, indem man die Plättchenmenge im Zitratplasma mit dem Faktor: (Zitratblut minus Zellvolumen) multipliziert. Man muß nun noch vom Zitratblut aus auf das native Blut übergehen, d. h. berücksichtigen, daß dieses nur $9/10$ des Zitratblutes ausmacht; die errechnete Zahl im Zitratblut muß also noch mit $10/9$ multipliziert werden.

Plättchenzahl im Kubikmillimeter Nativblut =

$$\frac{10}{9} \cdot \text{Plättchenzahl im cmm Zitratplasma} \times (\text{Zitratblut im cbm Zellvolumen}).$$

β) Verfahren von Spitz.

Für häufig zu wiederholende Zählungen hat Spitz folgende brauchbare Methode ausgearbeitet: In Leukozytenpipette aus Fingerbeere bis zur Marke 1 Blut, 1,5%ige Natrium citricum-Lösung bis zur Marke 11 aufsaugen, schütteln, in ein spitz ausgezogenes Zentrifugengläschen spritzen, 2—6 Stunden ruhig

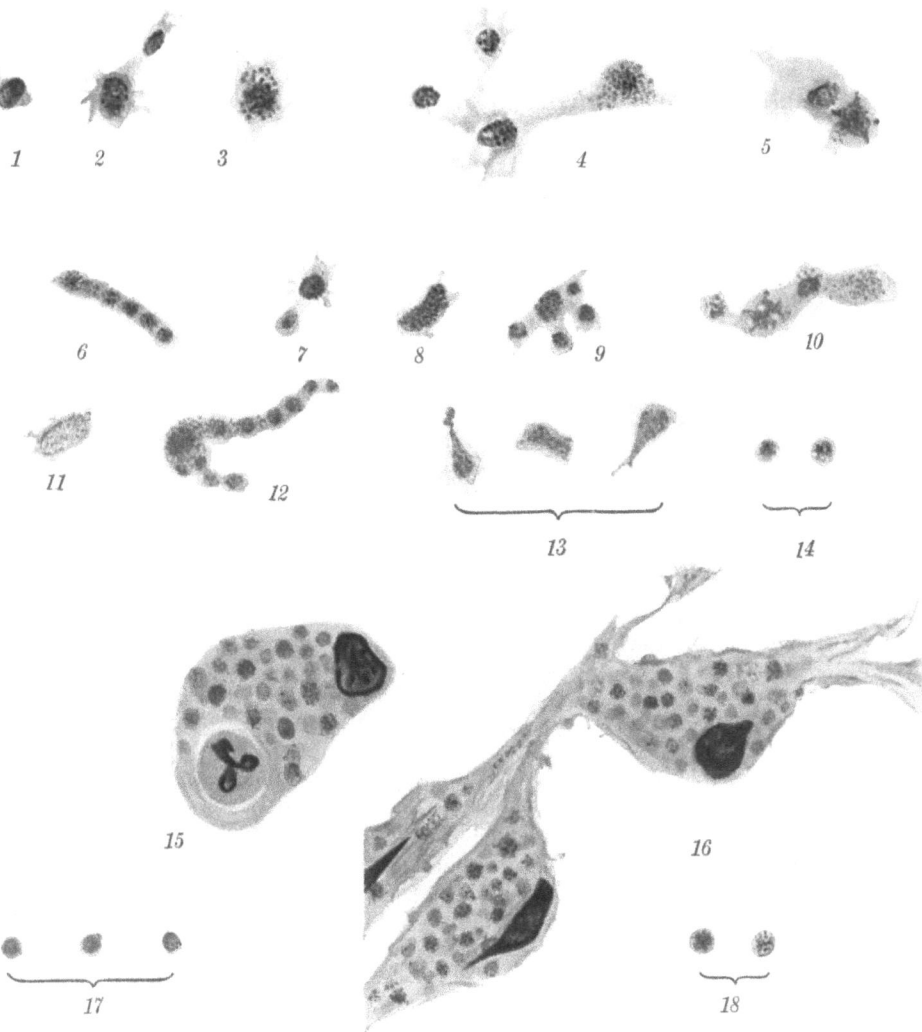

Abb. 4. 1—5 und 7—11: Verschiedene Formen von Riesenplättchen bei Thrombopenie. 13: Artefakte, d. h. beim Ausstreichen deformierte Riesenplättchen. 2, 4, 5, 7, 9, 10: Einzelplättchen noch nicht abgeschnürt, sondern noch im plasmatischen Verbande, zum Teil noch (5 und 10) die Formierung der Schriddeschen Granula erkennen lassend. 6 und 12: Sog. Plättchenschwänze (Ogatasche Perlenketten), d. h. Megakaryozytenfetzen, welche die Gliederung und Aufreihung der zukünftigen Plättchen bereits deutlich hervortreten lassen. 18: Normalplättchen. 14: Desgleichen im thrombopenischen Blut. 17: Einzelplättchen, aus einem Schnittpräparat herausgezeichnet, in welchem sie mitunter als homogene Scheiben sich darstellen. 15 und 16: Bilder von Plättchenphagozytose in der Milz durch (15) einen Makrophagen sowie durch (16) Retikulumzellen der Milzpulpa.

stehen lassen! In dieser Zeit haben sich die. Formelemente (Erythrozyten
und Leukozyten) des Blutes vollkommen abgesetzt, während das Plasma mit
den in gleichmäßiger Suspension befindlichen Thrombozyten oben schwimmt.
In dieses Plasma taucht man die Leukozytenpipette und saugt vorsichtig,
um möglichst keine Erythrozyten und Leukozyten mit anzusaugen, etwas
auf, wovon man einen Tropfen in die Thoma-Zeißsche Zählkammer spritzt,
die sofort mit dem zur Zählkammer gehörigen Deckglas bedeckt wird. Man
wartet 20—30 Minuten und zählt dann 20—30 kleinste Quadrate von $1/_{4000}$ cmm,
woraus dann leicht die Menge im Kubikmillimeter folgt. Diese Zahl multipliziert mit 11 (= Stärke der Verdünnung in der Leukozytenpipette) ergibt
die Anzahl der Thrombozyten im Kubikmillimeter Gesamtblut [1]).

4. Das qualitative Plättchenbild.

In dem nach May-Grünwald-Giemsa gemäß der panoptischen Methode
Pappenheims gefärbten Blutpräparat erkennt man ebenfalls aufs deutlichste
die Spärlichkeit der Plättchen, die sämtlich einzeln liegen und meist auffällig
groß sind.

Bei der kombinierten Färbung zeigen die Plättchen einen ganz matt gefärbten Randsaum, während im Innern eine Anzahl von rotvioletten, mit dem
Azur der Lösung gefärbten Körnchen sichtbar sind. Der Durchmesser eines
Thrombozyten dürfte im Durchschnitt 3 μ betragen und zwischen 1—4 μ schwanken. Größere Formen kommen wohl auch bei gesunden Menschen vor, sind
aber doch im allgemeinen recht selten. Dagegen findet man sie häufiger bei
Anämie, Leukämie, Malaria, Lymphogranulomatose. Bei der Thrombopenie
sind dagegen die vorhandenen Exemplare häufig vorwiegend Riesenplättchen.
Sie haben vielfach runde Formen und können, wenn die Azurgranula besonders
dicht zusammengeballt sind, einem Lymphozyten ähnlich werden. Häufig sieht
man auch längliche, streifenförmige Gebilde, sog. Plättchenschwänze, die aus
mehreren Plättchen zusammengesetzt erscheinen, welche noch von einer einheitlichen Grundmasse umgeben sind. Besonders zahlreich finden sich diese abnormen Exemplare nach der Splenektomie. Abb. 4 enthält, möglichst naturgetreu von Seeliger gezeichnet, die verschiedenartigsten Plättchenformen, die
uns im Blute bei der Thrombopenie vor und nach der Milzexstirpation begegnet sind.

Glanzmann (b) und Stahl (b) behaupten, daß die Riesenplättchen, aber
nicht selten auch kleinere Exemplare, einen basophilen Randsaum besitzen,
während dieser bei normalen Plättchen durchweg neutrophil reif sei und nur
ganz selten einen schwachen bläulichen Schimmer aufweise. Ich selbst stehe,
ebenso wie Seeliger, nach Durchmusterung einer großen Anzahl von Blutpräparaten, die, wie die Tafelabbildungen wohl zeigen, mit vollendeter Technik
angefertigt sind, dem Befund der Basophilie des Zytoplasmas der Plättchen
skeptisch gegenüber.

C. Synthese des Krankheitsbildes der „essentiellen Thrombopenie", Prognose und Differentialdiagnose.

Der Zergliederung des Syndroms und der Schilderung der individuellen
Krankheitsgeschichten, der „einmaligen" Abläufe, lassen wir in kurzen Strichen
den schematischen Aufbau des Krankheitsbildes folgen. Wir unterscheiden

---

[1]) Nicht im Kubikmillimeter Plasma (wie Spitz irrtümlich angibt und ich selbst
in meine Darstellung der hämorrhagischen Diathesen [Band III der Ergebnisse der gesamten Medizin] übernommen habe.)

eine akute resp. in akut einsetzenden Rezidiven verlaufende, also intermittierende, und eine chronische, entweder ganz kontinuierliche oder
aus scheinbarem Schlummer exazerbierende Form. Es handelt sich
allemal darum, daß erblich nicht belastete Menschen, Frauen ebenso wie Männer,
nicht nur Adoleszenten und Erwachsene, auch Kinder in zartester Jugend
und ältere, an der Schwelle des Greisenalters stehende Individuen sich mit
der Neigung zu Haut- und Schleimhautblutungen dem Arzte präsentieren.
Das Prädilektionsalter ist wohl aber doch die präpuberale Zeit und der Beginn
der Pubertät. Der Gesamthabitus des Thrombopenischen ist nicht einheitlich
charakterisiert: Neben vollkräftigen, robusten, durchaus den Normaltyp ihres
Alters und Geschlechts repräsentierenden Individuen findet man schwächliche,
blasse, vasomotorisch-übererregbare, im Wachstum zurückgebliebene oder
hoch aufgeschossene bis hin zum Habitus asthenicus (Stiller-Kraus) und
hypoplasticus mit Genitalinfantilismus und Adipositas [1]).

Bei der akuten oder rezidivierenden Thrombopenie sind sie aus
voller Gesundheit heraus, ohne alle Vorboten, mit einer universellen Blutungstendenz erkrankt, von welcher abundante Blutergießungen aus einem mit der
Außenwelt kommunizierenden Kavum nicht minder wie Sugillationen und
Hämatome, gelegentlich eine Rumpf und Extremitäten mit Petechien und
kleineren Ekchymosen übersäende Purpura beredtes Zeugnis ablegen. Durch
Stich, Stoß oder Stauung kann die Hämorrhagie an beliebiger Körperstelle
erzeugt werden. Durch die Pluralität der Blutungen (aus Nase und Mund,
Magen-Darmkanal, Harnwegen, Genitale, aus der Wand einer kleinen Kaverne)
oder durch den rasch zu schwerster Anämie führenden Blutverlust kann der
Eindruck beängstigend sein; doch pflegt allermeist nach einigen Tagen, spätestens Wochen, mitunter in einem Augenblick, in welchem das Leben nur noch
an einem Faden zu hängen scheint, wahrhaft kritisch ein Umschwung einzutreten, und der Kranke geht rasch der Genesung entgegen. Es kann bei einem
Anfall sein Bewenden haben; vielleicht aber hat der Patient schon eine oder
mehrere solcher Attacken durchgemacht oder aber dies war die erste und nach
einer Periode völliger Gesundheit über Jahr und Tag wird ihn ein heftiges
Rezidiv treffen.

Solange die Blutflüsse fortdauern oder noch neue Flecken sich bilden, sind
aus dem Blute die Plättchen bis auf ganz wenige Riesenexemplare fast vollständig verschwunden; ihre Zahl dürfte kaum mehr als 1000—10 000 im Kubikmillimeter betragen. Der Umschwung im klinischen Bilde fällt mit einer Plättchenkrise zusammen. Im kürzester Frist haben die plötzlich einschießenden
Thrombozyten die „kritische Grenze" von 30 000—35 000 überschritten und
in den nächsten Tagen und Wochen können sie das Blut geradezu überschwemmen
und die Norm weit hinter sich lassen. In Fall 1, 3 und 4 ist der Ablauf der Krise
in seinen einzelnen Phasen zahlenmäßig festgehalten.

Es ist bekannt, daß physiologischerweise auf heftigen Blutverlust Leukozytose und Thrombozytose folgt, und man hat manchmal den Eindruck, daß
bei unseren Kranken die extreme Blutungsänämie schließlich die Plättchenkrise auslöst, ein heroischer Selbstversuch des Organismus, den Defekt zu repa-
rieren. Gerade diejenigen Fälle scheinen — nach zweimaliger Eigenbeobachtung
(vgl. die Fälle 5 und 9) zu schließen — ungünstig auszugehen, bei denen — trotz
Normoblastose und mächtigster Leukozytose, also trotz stärkster Knochenmarksreizung — das „dritte Formelement" sich nicht zeigen will.

---

[1]) Bei chronischer Anämisierung im Kindes- und Pubertätsalter wird es nicht immer
leicht sein, auseinander zu halten, was Folge der Thrombopenie, was konstitutionelles
Terrain ist, das irgendwie mit zum Bedingungskomplex der Anomalie gehört.

In der allgemeinen Blutungsneigung und in dem Verschwinden und Wiederauftauchen der Thrombozyten erschöpft sich das pathologische Geschehen. Vielleicht daß manchmal ganz im Anfange ein allgemeines Unbehagen, auch vage Sensationen in den Gliedern vorübergehend vorhanden sind; während des weiteren Verlaufes der Erkrankung fehlen alle „rheumatischen" Erscheinungen; die Kranken haben kein „Gliederreißen". Die Gelenke sind weder geschwollen, noch schmerzhaft; multiforme Erytheme, Urtikaria, ödematöse Schwellungen kommen nicht vor. Die Interdentalpartien des Zahnfleisches sind weder geschwollen noch entzündet. Die Milz ist nicht vergrößert. Fieber ist kein obligatorisches Symptom und kommt unseres Erachtens dem Krankheitsprozesse an sich nicht zu, wird allerdings während des ganzen Verlaufes oder in einzelnen Abschnitten der Attacke nicht so ganz selten angetroffen. Die Ursache der Temperatursteigerung läßt sich nicht immer aufklären; mitunter ist sie die Folge eines sekundären Infektes, z. B. der bei langdauernder Tamponade des Nasenrachenraumes leicht sich ausbildenden Otitis media, mitunter die Folge der Resorption größerer Blutergüsse oder sich zersetzenden Blutes, mitunter der Ausdruck der bekannten Steigerung des pyrogenetischen Reaktionsvermögens bei zunehmender Anämie.

Ätiologisch bleiben die meisten Fälle unklar. Daß ihnen eine Infektion unmittelbar zugrunde liegt, ist ganz unwahrscheinlich, schon deshalb, weil ja der Krankheitsprozeß an sich fieberlos verläuft. Doch scheint besonders bei Kindern manchmal eine Beziehung zu spezifischen Infektionskrankheiten vorzuliegen; denn Henoch hat das typische Bild mehrfach in der 2.—4. Woche nach der Eruption des Scharlach- resp. Masernexanthems beobachtet und Beispiele in seinem Lehrbuche geschildert. Glanzmann (b) hat vor einigen Jahren einen schweren Fall eines postmorbillösen Morbus maculosus mit Schleimhautblutungen, der in etwa 10 Tagen abklang, bei einem 15 Monate alten Mädchen beobachten und durch Untersuchung mit den modernen hämatologischen Hilfsmitteln sicherstellen können, daß diese auf akute Exantheme folgenden hämorrhagischen Diathesen zur Werlhofgruppe gehören. In diesem Zusammenhange ist es interessant, daß unser Patient Dr. J., der sich als Arzt sachverständig beobachtete, etwa 11 Tage vor dem Erscheinen der Hämorrhagien zweifellos an einem Erythema nodosum mit leichter Temperaturerhöhung erkrankte, das in etwa 5 Tagen abklang.

Französische Autoren (Bensaude und Rivet, Robert) haben Beziehungen zur Tuberkulose zu erweisen gesucht. Die „Thrombopenie" wäre ein prätuberkulöses Symptom wie etwa unter anderen die „orthostatische Albuminurie". Anderseits soll sie auch bei kavernöser Phthise und ganz akut verlaufenden Tuberkulosen vorkommen. Da im Verhältnis zur Häufigkeit manifester Tuberkulose dieses Zusammentreffen zweifellos sehr selten ist (im eigenen Material spielt es gar keine Rolle), könnte es als zufällig bewertet werden. Ob wir in dem prätuberkulösen Stadium oder, wie wir wohl mit Ranke besser sagen, dem sekundären Stadium mit gesteigerter Tuberkulinempfindlichkeit einen begünstigenden Faktor für die Ausbildung einer Thrombopenie erblicken dürfen, scheint mir ebenfalls weder aus meinen eigenen, noch aus den in der Literatur niedergelegten Erfahrungen bereits sicher beantwortet werden zu können. Ich sah nur einen Fall, der solche Beziehungen nahe legte (Fall 11 der Kasuistik). Immerhin wird man doch der Tuberkulose nicht jede Bedeutung absprechen. Degwitz hat gezeigt, daß aktiv Tuberkulöse auf Tuberkulininjektion mit einer Senkung der Plättchenzahl reagieren, die länger als 24 Stunden anhält und sich dann recht langsam wieder ausgleicht, während bei Gesunden nach kurzer Verminderung im Laufe von 24 Stunden der Ausgangswert sogar überschritten wird. Autotuberkulinisierung eines hochempfindlichen Individuums mit

Drüsen- oder Lungentuberkulose oder starke Giftproduktion bei rasch sich ausbreitender exsudativer Erkrankungsform wird wohl nicht die Ursache oder der bestimmende Faktor des Bedingungskomplexes sein, könnte aber sehr wohl den letzten Anstoß abgeben, der die Thrombopenie und ihre Folgen in die Erscheinung treten läßt.

Die Mehrzahl der Fälle von „essentieller Thrombopenie", schätzungsweise 75%, sind der chronischen Form zuzurechnen.

Die Blutungsbereitschaft verliert sich in dem Nebel der Kindheitserinnerungen oder aber tritt erst in der Pubertät, in der Menopause oder in noch höherem Alter hervor. Fast niemals scheint sie kongenital zu sein, überhaupt erst nach Abschluß der Säuglingsperiode bemerkbar zu werden. Die in der Thrombopenie zum Ausdruck kommende Diathese ist stets perpetuell, die Krankheit kann kontinuierlich sein oder sie verläuft in „Stößen". Die Extreme der Krankheit sind gegeben durch die Purpura simplex vera einerseits, die reine Pseudohämophilie anderseits.

Bei der „Purpura simplex vera" findet man entweder regellos über das Integument verteilt, vorzugsweise an den unteren Extremitäten, massenhaft Petechien oder aber wenige, dafür aber räumlich sehr ausgedehnte Ekchymosen und Sugillationen. Diese beiden Typen können sich kombinieren oder einander zeitlich ablösen; fast nie wird man ein „Enanthem", d. h. Blutaustritte an der Zunge, Wange, Tonsille, Rachenschleimhaut vermissen. Im übrigen aber wird eindringendes Befragen eine mindestens temporäre Neigung zu leichtem Nasen- und Zahnfleischbluten doch meist enthüllen, wenn sie auch im Krankheitsbilde sehr zurücktritt.

Ganz anders bei der „reinen Pseudohämophilie": Hier beherrscht die fast unaufhörliche Blutung aus einem Prädilektionsort das Feld; beim geringsten Anlaß pflegt bei dem einen Blut aus der Nase zu tropfen oder in den Rachen hinunter zu fließen, bei dem anderen ist das Zahnfleisch ständig mit dicken Blutkrusten bedeckt, hier und da durch Blutinfiltration geschwollen oder — ähnlich wie mitunter die Zunge — infolge des Platzens der durch Blutblasen abgehobenen Epitheldecke erodiert. Eine genaue Inspektion der Körperoberfläche wird übrigens auch bei diesen Fällen die Beteiligung der Haut erkennen lassen; zum wenigsten hier und da einen „braunen Fleck, d. h. eine verblassende Ekchymose wird man entdecken können.

Häufiger als die kontinuierlich manifeste Form sind zweifellos diejenigen Fälle von chronischer Thrombopenie, bei welchen klinische Symptome für kürzere oder längere Zeit fehlen. Die „schweigsame Diathese" kann aber ohne weiteres durch das Anlegen der Stauungsbinde, durch stumpfe Traumen, durch Bestimmung der Blutungszeit, durch die Plättchenzählung enthüllt werden. Plötzlich ändert sich das Bild. Die Kranken beginnen zu bluten, erst vielleicht wenig, bald aber so stark, wie wir es bei Schilderung der akuten Attacke dargestellt haben. Mehrmals im Jahre mögen sich diese Exazerbationen wiederholen, die man nicht mit den echten Rezidiven verwechseln darf. Nicht die Diathese entsteht hier intermittierend, sondern das Akzidens, welches die Diathese manifest macht. Es gibt Frauen [1]), bei welchen regelmäßig 6—8 Tage vor der Menstruation eine „Purpura" in die Erscheinung tritt, heftiges Nasenbluten gesellt sich hinzu und schließlich entlädt sich dieses unheimliche Wetterleuchten in eine nicht endenwollende Menorrhagie, die jedesmal beängstigende Grade von Anämie im Gefolge haben kann. Häufiger ist der Sachverhalt so (vgl. die von uns beobachteten Fälle 13, 14, 15 und 18), daß die profusen Monatsblutungen in unberechenbarer Weise auf eine kürzere oder längere Reihe gar

---

[1]) Besonders instruktiv ist ein von Charlotte Ehrenberg sehr genau beobachteter Fall dieser Spielart, die schon Hayem durch ein Beispiel kennzeichnet.

nicht oder wenig von der Norm abweichender Menstruationen folgen. Vielleicht ist auch mancher Fall von vikariierender Menstruation, besonders aus ganz ungewöhnlichen Körperteilen (Blase, Darm, Lunge) hierher zu rechnen.

Die Plättchen können bei den kontinuierlichen Thrombopenien ganz so spärlich sein wie bei den akut einsetzenden Formen; sie halten sich aber oft genug dicht an der Grenze, zwischen 25 000 und 35 000 im Kubikmillimeter. Häufig vorgenommene Untersuchungen zeigen dann gelegentlich starke Schwankungen unterhalb des kritischen Bereichs, besonders niedrige Werte bei Spontanmanifestationen, die relativ höchsten bei Blutungsfreiheit.

Einen tastbaren Milztumor habe ich bei den Fällen, die ich selbst beobachten konnte, mit ganz wenigen — drei oder vier — Ausnahmen vermißt; auch von den fünf Patienten, bei denen wir die Splenektomie ausführen ließen, trug nur einer eine (leicht) vergrößerte Milz.

Der echt rezidivierende, mit Plättchensturz und Plättchenkrise verlaufende und der chronische, mit kontinuierlicher Thrombopenie einhergehende Morbus Werlhof sind in den klassischen Fällen scharf gesonderte Typen; doch läßt sich die Natur in kein Schema zwängen, sondern verwirklicht auch hier allerlei Übergänge.

Die Krankheit kann brüsk einsetzen, zu völligem Verschwinden der Thrombozyten führen, allmählich aber beruhigt sie sich; die spontanen Blutungen sistieren, aber der Plättchenmangel bleibt bestehen und nach einer mitunter Monate währenden Latenz verraten neue Blutungen die Scheingenesung. Die Krankheit ließ sich also an wie die akute Verlaufsform, aber die Krise bleibt aus und so entwickelt sich der chronische Typ (vgl. Krankengeschichte Nr. 9).

Anderseits finden wir bei chronischer Thrombopenie nicht nur Schwankungen der Thrombozytenzahl nach unten, sondern auch — zumal in Zeiten völliger Blutungsfreiheit — zeitweilige Anstiege auf 50—80 000, also „Grenzüberschreitungen", die als „kleine Krisen" gedeutet werden können, über kurz oder lang aber wieder von Plättchensenkungen abgelöst werden. So sah R. Stahl (a) in seinem Falle chronischer Thrombopenie einen langsamen Anstieg von 7000 auf 50 000, dem alsbald wieder der Abstieg folgte. Es sind nicht die steilen Kurven von „Rezidiv" und „Krise", sondern flache, dafür häufiger sich aneinander reihende Wellenbewegungen. Richtiger sieht man die Dinge vielleicht umgekehrt an; es handelt sich um chronische Hypothrombozytose, die zeitweilig bis zur Thrombopenie hinabführen. Die bei Fall 15 aufgenommene Plättchenkurve spiegelt einen derartigen Ablauf mit prämenstrueller [1]) Senkung wieder. Wahrscheinlich gehören hierher auch die beiden Beispiele chronischer Thrombopenie (Fall 17 und 18) mit einem mehrjährigen Intervall anscheinend völliger Gesundheit, attestiert durch die Unwirksamkeit auch heftigerer Traumen. Ich nehme an, daß im Intervall eine „suprakritische" Hypothrombozytose bestand, die ausreichend war, um Hämorrhagien zu vermindern, aber doch sehr weit hinter den Werten der Norm zurückblieb.

Endlich haben wir es heute in der Hand, durch den Eingriff der Splenektomie bei fast jedem Falle von chronischem Morbus Werlhof eine Plättchenkrise hervorzurufen und können dadurch erweisen, daß den meisten, auch den hartnäckigsten Thrombopenien die Tendenz zum Plättchenanstieg immanent ist.

Ätiologisch bleibt auch die chronische Form ganz dunkel; die durch die Milzexstirpation erschlossene Rück- und Fernwirkung dieses Organs auf das myeloische Gewebe legt die Vermutung nahe, es könnten manche Formen der

---

[1]) Die Zunahme der Blutungen im Prämenstruum ist offenbar doppelt determiniert, 1. durch einen kapillartoxischen Faktor, 2. durch eine Steigerung der Thrombopenie resp. der Hypothrombozytose bis zur Thrombopenie, welche in einer bereits physiologischen prämenstruellen Plättchenverminderung ihr Vorbild haben.

essentiellen Thrombopenie durch eine abwegige Milzfunktion aus-gelöst sein. Es fehlt aber bis jetzt, auch nach dem histologischen Studium der entfernten Milzen, noch völlig an zwingendem Beweismaterial. Auch die endokrine Stigmatisierung mancher Fälle führt nicht wesentlich über die Ver-mutung einer „endogenen" Komponente hinaus. Für die Bedeutung chronischer Infektionen ergeben sich aus unserem Material wenig Anhaltspunkte. Einmal sahen wir eine chronische Thrombopenie bei einem hereditär luetischen Indi-viduum, das seit Jahren an geschwürig zerfallenen Hautsyphiliden litt, zweimal war die Frage einer latenten Tuberkulose zu erwägen (das eine Mal wegen einer vorausgegangenen Peritonitis tuberculosa, das andere Mal wegen einer Peri-carditis sicca unklarer Genese).

Die **Prognose** seines Morbus maculosus haemorrhagicus hat Werlhof nach den Aufzeichnungen seines Schülers Wichmann als günstig bezeichnet. Er ging dabei wohl von ähnlichen Beobachtungen aus, wie er sie in seiner para-digmatischen Krankheitsbeschreibung niedergelegt hat. Der in kurzer Zeit sich vollziehende Blutverlust bedingt bedrohliche Grade von Hirnanämie und Herzschwäche; die Sachlage ist verzweifelt ernst, da tritt plötzlich die Wendung ad melius ein. Wir haben schon darauf aufmerksam gemacht, daß dieser wirk-lich sehr charakteristische Verlauf wohl kein zufälliger ist, daß vielmehr der Speer, der die Wunde schlug, sie auch wieder heilt. Die hochgradige Anämie ist ein stärkster Anreiz für das plättchenproduzierende Gewebe und führt denn auch die „Plättchenkrise" herbei. Abgesehen davon ist es aber auch eine all-gemeine Erfahrung — man denke an das Ulcus ventriculi —, daß bei akuten Blutverlusten durch das allmähliche Nachlassen der Herzkraft, das Sinken des Blutdrucks, die Verringerung der Blutmenge die Vis a tergo sich abschwächt und die Blutung sistiert. Der Kranke fristet zunächst eine Vita minima, erholt sich aber dann auffällig rasch. Es kommt aber zweifellos — anscheinend am ehesten bei Kindern und Adoleszenten — doch vor, daß der Kranke an der Verblutung zugrunde geht. Ich habe bereits erwähnt, daß ich selbst diesen unglücklichen Ausgang dreimal beobachten konnte; das eine Mal starb der Patient (Fall 5), ein Knabe von 12 Jahren, im Rezidiv einer ein Jahr zuvor gut überstandenen Attacke an einer Hämatemese bei einem Hämoglobingehalt von 16%. Beim zweiten Fall (Nr. 8), einem Mädchen von 14 Jahren, hatte spontanes Nasenbluten 3 Wochen lang mit großer Heftigkeit angehalten, war aber geringer geworden, als die Kranke mit 2 000 000 Erythrozyten und 22% Hämoglobin in die Klinik gebracht wurde. Sie ging an einer Darmblutung zugrunde, durch welche der Farbstoffgehalt auf 15% bei 1,3 Millionen roten Blutkörperchen erniedrigt wurde.

Sicherlich können auch die Exazerbationen lange bestehender chronischer Thrombopenien, insbesondere die Meno- und Metrorrhagien lebensgefährlich werden. Bensaude und Rivet berichten über mehrere solche Ereignisse. Ich selbst habe ausführlich den Fall eines 11jährigen Knaben (Nr. 9) beschrieben, der aus einem Zustand chronischer Anämie nicht herauskam, weil, kaum daß die Blutregeneration eingesetzt hatte, meistens eine neue Blutungsattacke folgte. Nach etwa $^1/_2$jährigem Kranksein war durch die nur für kurze Inter-valle zu stillende Blutungen aus dem Nasenrachenraum der Hämoglobingehalt unter 10% heruntergedrückt, ein Grad von Anämie, der offenbar mit der Fort-dauer des Lebens unvereinbar war.

Gelegentlich wird ferner die Blutung in ein funktionell hochwertiges Organ verhängnisvoll. Ich erinnere an die Erblindung durch Glaskörperblutung bei einem unserer Patienten, an die allerdings seltenen zerebralen und meningealen Apoplexien, die, wie Beobachtung 2 unserer Kasuistik lehrt, tödlich ausgehen können.

Prognostisch bedeutsam ist nicht nur die akute Anaemia gravis, sondern auch die bei chronischem Morbus Werlhof viel häufigere sekundäre Daueranämie von chlorotischem Typus, welche die körperliche Entwicklung des noch wachsenden, die Leistungsfähigkeit des erwachsenen Organismus erheblich beeinträchtigt. Bei vielen dieser an sich schwächlichen und hypoplastischen Individuen werden sich die subjektiven und objektiven Folgen eines dauernd auf die Hälfte reduzierten Blutfarbstoffgehaltes besonders fühlbar machen; es sind chronisch sieche Menschen, zumal die immer und immer wieder sich erneuernden Blutungen gewiß nicht nur als physisches, sondern auch als psychi-sches Trauma wirken.

Es verträgt sich durchaus mit dieser quoad vitam nicht immer günstigen und quoad valetudinem oft genug getrübten Prognose, wenn ich vorschlage, den Morbus Werlhof als ,,benigne" Thrombopenie zu bezeichnen. Die Benignität ist hier in demselben Sinne verstanden wie bei der Beurteilung von Tumoren. Das Epitheton ,,benign" soll besagen, daß im Wesen der Werlhofschen Erkrankung eine Progression zu einem unfehlbar tödlichen Allgemeinleiden nicht liegt; durch die Hervorhebung der Benignität wird die Krankheit in Gegensatz gestellt zu jenen auch als Morbus maculosus haemorrhagicus mit Plättchen-mangel imponierenden schweren Erkrankungen, denen eine irreparable Zer-störung des hämatopoetischen Apparates zugrunde liegt, die deshalb früher oder später tödlich endigen müssen und mit Fug und Recht als ,,maligne" Thrombopenien gekennzeichnet werden können.

Differentialdiagnose. Ich werde hier nur die Unterscheidung der ,,Thrombo-penien" von der Hämophilie und der sehr seltenen Fibrinopenie ausführlich besprechen, die Abgrenzung gegen den Skorbut (die bei den malignen Thrombo-penien viel mehr am Platze ist) nur streifen, die differentielle Diagnostik gegen die übrigen hämorrhagischen Diathesen aber erst jeweils im Anschluß an deren Darstellung erörtern.

Es wurde bereits erwähnt, daß die Ähnlichkeit zwischen Hämophilie und Thrombopenie eigentlich eine recht äußerliche ist; sie ist in der Neigung zu spontanen Blutungen aus inneren Oberflächen, zu traumatischen Hämatomen, lang anhaltenden Wundblutungen gegeben. Sieht man aber genauer zu, so wird man finden, daß stumpfe Traumen und Läsionen, die bei den Thrombopenien schon höchst wirksam sind, dem ,,Bluter" noch nichts anhaben. Dies kommt vor allem darin zum Ausdruck, daß bei der Hämophilie der Stauungsversuch negativ ausfällt, ferner ist die Blutungszeit keineswegs verlängert und weder beim Einstich in die Fingerbeere noch bei der Venen-punktion werden Blutimbibitionen des Gewebes bemerkbar. Alfred F. Heß (a) hat besonders darauf aufmerksam gemacht, daß nach subkutanen Injektionen beim Hämophilen kein Hämatom entsteht, das doch bei der Thrombopenie nie auszubleiben pflege.

Beim Hämophilen ist die Gerinnung des der Vene entnommenen Blutes stark verzögert und es bilden sich schließlich nur schlaffe, locker gesponnene Ge-rinnsel; bei der Thrombopenie erwies sich uns die Gerinnungszeit als regelrecht und es entsteht eine feste Gerinnungsmasse. Es verträgt sich also eine manchmal um Stunden verzögerte Gerinnung in vitro durchaus mit einer prompten Hämo-stase in vivo (sc. bei Minimalläsion!). Die schlaffen Gerinnsel lassen vermuten, daß nicht nur die verlangsamte Gerinnung, sondern auch die Mangelhaftigkeit des Gerinnungsproduktes für die erschwerte Blutstillung und das Nachbluten aus scheinbar schon geschlossener Gefäßwunde haftbar zu machen ist. So kann es beim Hämophilen nach eigener Beobachtung aus dem kleinen Ein-stich ins Ohr, obwohl die Blutungszeit normal ist, nach mehreren Stunden

| Fall | Heredität | Symptome | Gerinnungszeit | | | | Blutungszeit | Plättchenzahl | Bemerkungen |
| | | | des Gesamtblutes | des Zitratplasmas nach Zusatz von 1% CaCl-Lösung | | | | | |
				1 Tropfen	2 Tropfen	3 Tropfen			
I. Georg G.	Zwei Brüder sind Bluter	Epistaxis, Hämarthros genu, Nierenblutungen, Neuralgien	4. III. 15. a) Beginn nach 1 Std. 30 Min.; Ende nach 2 Std. 22 Min. 8. III. 16. b) Beginn nach 32 Minuten; Ende nach 2 Std. 9 Min. (sehr schlaffe Gerinnsel)				3 Minuten	a) Sehr reichlich im Ausstrich b) 332 000	Stauungsversuch negativ. Keine Blutimbibition um die Venenpunktionsstelle
II. Walter Sch.	Ein Bruder der Großmutter mütterlicherseits, 1 Sohn der Schwester dieser Großmutter und 1 Bruder des Pat. sind Bluter gewesen	Häufig wiederholter doppelseitiger Hämarthros genu sowie Blutergüsse ins Ellenbogengelenk mit Neigung zu Versteifung	Beginn nach 3/4 bis 1 1/2 Stunden, Ende nach mehr als 24 Stunden. (Gerinnsel sehr schlaff)	ungeronnen	ungeronnen	40 Min.	Ohrläppchen: Die Blutung steht nach 7 Min.; kleine Tropfen; aber nach 3 Stunden spontane Nachblutung, die schwer zu stillen ist	132 000 bis 350 000	Stauungsversuch negativ. Keine Blutimbibition um die Venenpunktionsstelle

— wohl durch zufälliges Aufreißen der kleinen Wunde — von neuem — und diesmal stark — zu bluten anfangen, während bei der Thrombopenie der Wundkanal, wenn endlich die Blutung steht, fest verschlossen wird. Nichts charakterisiert den Unterschied von Hämophilie und Thrombopenie besser als dieser Gegensatz; bei der Hämophilie: kurze primäre Blutungsdauer, dann aber nach einem Intervall womöglich intensives Nachbluten, bei der Thrombopenie stark verlängerte Blutungszeit, aber endgültiger Stillstand.

Die Thrombozytenzahl entspricht bei der Hämophilie der Norm, ja ist nach Sahli und Fonio sogar überreichlich; ein Blick in den nativen Zitratplasmatropfen oder ins gefärbte Präparat, noch sicherer natürlich die Zählung hilft eigentlich sogleich über diagnostische Schwierigkeiten.

Wie sich die Verhältnisse im konkreten Falle bei der Hämophilie darstellen, mögen zwei eigene Beobachtungen zeigen. (Siehe die Tabelle auf S. 333.)

Die genannten Kriterien dürften zur Differenzierung der biologischen Tatbestände, die sich hinter den klinischen Bildern der Hämophilie und Thrombopenie verbergen, wichtiger sein als für die Differentialdiagnose, denn die hereditäre und familiäre, nur bei männlichen Individuen vorkommende Bluterkrankheit mit ihrer typischen Gelenkkomplikation sollte doch eigentlich nicht verwechselt werden können mit dem Morbus Werlhof, der nicht erblich [1]) ist, nur ein einzelnes Familienmitglied betrifft, Frauen mindestens so häufig wie Männer, und Gelenkaffektionen nicht kennt.

Es ist aber in der Literatur immer noch von sporadischer Hämophilie und von weiblichen Blutern die Rede, und differentialdiagnostische Kriterien sollen hauptsächlich zur Klärung der Frage dienen, was es denn mit diesen Fällen eigentlich für eine Bewandtnis habe. Schon jetzt ist die Gruppe der sporadischen Hämophilie arg zusammengeschmolzen, indem die Mehrzahl der ihr vorher zugerechneten Fälle als kontinuierliche Thrombopenien erkannt sind. Aber es bleibt doch zu entscheiden, ob der Begriff der sporadischen Hämophilie lediglich eine Verlegenheitskonstruktion war, oder ob nicht doch noch eine oder mehrere Sondertypen in dieser Gruppe enthalten sind, die ebensowenig wie die Thrombopenie mit der echten Hämophilie im Wesen etwas gemein haben. Wir dürfen sogar mit Sicherheit annehmen, daß dies der Fall ist; denn neuerdings — bis jetzt allerdings erst in zwei Exemplaren — ist ein Krankheitsbild beschrieben worden, das durchaus als sporadische Hämophilie imponiert und doch weder Hämophilie noch Thrombopenie ist: der totale Fibrinogenmangel oder die **Fibrinopenie,** wie ich diese Anomalie zu nennen vorschlage [2]).

Der Fall von Rabe und Salomon betraf einen zur Zeit der Untersuchung 9jährigen Knaben, der schon 14 Tage nach der Geburt Darmblutungen aufwies, seit frühester Jugend bei leichtesten Stößen große Blutergüsse unter die Haut bekam und meist wie mißhandelt aussah. Er hat aus Wunden stets außerordentlich lange nachgeblutet und von Zeit zu Zeit heftiges Nasen- und Zahnfleischbluten gehabt. Bei der Einlieferung ins Krankenhaus floß Blut aus Mund und Nase; es wurden blutige Massen erbrochen und blutige Stühle entleert; gleichzeitig bestanden zahlreiche Hauthämorrhagien. Plättchenzahl 300 000; Blutungszeit 48 Stunden (!); Gerinnungszeit ∞, d. h. es zeigte sich,

---

[1]) Über die hereditäre hämorrhagische Diathese und ihre Beziehungen zur Thrombopenie siehe S. 383.

[2]) Dieser Satz war schon längere Zeit niedergeschrieben, als ich bei Morawitz (Med. Klin. 1923, Nr. 3) den gleichen Terminus in Vorschlag gebracht fand.

daß das Blut infolge vollständigen Fehlens des Fibrinogens überhaupt nicht gerann; alle anderen Komponenten der Gerinnung waren vorhanden, denn Zusatz von Fibrinogenlösung brachte Plasma und Vollblut alsbald zu fester Gerinnung.

Einen ganz ähnlichen Befund erhoben Opitz und Magda Frei bei einem $8^{1}/_{2}$ Monate alten Säugling, der gleich nach der Geburt an Blutbrechen und Melaena gelitten und später öfter Neigung zu Blutungen aus Wunden und Entzündungsherden zeigte. Bei der Aufnahme hatte das Kind eine Blutinfiltration am linken Oberschenkel, einzelne Flohstichblutungen an der Wangenschleimhaut, am rechten Knie und Unterschenkel. Aus dem Einstich zur Blutentnahme blutete es ununterbrochen nach bis zum Todes des Kindes, der unter Ausbildung extremer Anämie wahrscheinlich durch innere Blutung verursacht war. Plättchenzahl 103 000—114 000.

Auch das Blut dieses Kindes gerann in vitro überhaupt nicht; eine genauere Analyse ergab, daß es kein Fibrinogen enthielt, so daß es nach Zusatz von Fibrinogenlösung ohne weiteres gerann.

Im Tierexperiment gelingt es durch schwerste Leberschädigung (Phosphor- und Chloroformvergiftung) das Blut fibrinogenfrei zu machen, und Whipple und Hurwitz haben bereits darauf hingewiesen, daß bei extremer Reduktion des Fibrinogens (aber nicht bei mäßiger Verminderung!) eine hämorrhagische Diathese mit sehr stark verlängerter Nachblutung aus kleinen Stich- oder Schnittwunden zu finden ist.

Bei sporadischer „Hämophilie" wird also in Zukunft besonders darauf zu achten sein, ob nicht ein kompletter Faserstoffmangel, eine Fibrinopenie, vorliegt. Man wird derartiges vermuten dürfen, wenn einerseits die Thrombozyten keine Verminderung aufweisen, andererseits das Blut in vitro überhaupt nicht gerinnt. Bei der hereditären Hämophilie ist zwar die Gerinnung außerordentlich verlangsamt und unvollständig, aber sie kommt doch schließlich nach einigen Stunden zustande.

Gegen die Verwechslung der Thrombopenie mit dem Skorbut (und der Möller-Barlowschen Krankheit der Säuglinge) schützt schon die eigenartige Lokalisation der Blutungen bei letzterem. Die oberflächlichen Hämorrhagien beim Skorbut sind stets an die Haarbälge gebunden, bei der Thrombopenie dagegen regellos, höchstens auch mit Beteiligung mancher Follikel. Die charakteristischen weit ausgedehnten Suffusionen in der Subkutis, die tiefliegenden Blutergüsse in Faszien und Muskelinterstitien, unter das Periost, allgemeiner die Blutungen ins Stützgewebe sind dem Skorbut wesentlich, der Thrombopenie fremd. Das Vorquellen der schwammigen, düster verfärbten, womöglich ulzerierten Interdentalpapillen ist Eigentümlichkeit des Skorbut; die intensive Stomatorrhagie bei der Thrombopenie erfolgt, wie öfter betont, aus dem Häutchen zwischen Gingiva und Kiefer, das Zahnfleisch ist intakt, höchstens an einer oder der anderen Stelle blutig imbibiert oder durch Blutinfiltration geschwollen. Die Zahnfleischränder sind wohl mit Blutkrusten und -schorfen bedeckt, vielleicht stellenweise erodiert, aber nirgends mit fetzigmembranösen, mißfarbenen Auflagerungen versehen. Beim Skorbut geht Anämie und Kachexie der hämorrhagischen Diathese voraus, bei der Thrombopenie sind beide höchstens Folge erschöpfenden Blutverlustes. Blutplättchenzahl und Blutungsdauer zeigen beim Skorbut keine Abweichung von der Norm, der Stauungsversuch bringt nur perifollikuläre Blutaustritte zuwege.

D. Pathogenese.

1. Entstehung der Hämorrhagien.

a) Die pseudohämophile Komponente.

Der Morbus maculosus haemorrhagicus gehört zu den wenigen Krankheiten, die man deduktiv hätte finden können, d. h. man hätte nach Entdeckung der wichtigen Rolle, welche die Plättchen bei der Thrombose und Hämostase spielen, die Folgen des Plättchenmangels konstruieren und sich dann umtun können, ob nicht durch ein experimentum naturae das Phantasiegebilde längst verwirklicht sei.

Im Jahre 1882 haben Hayem (b) und Bizzozero gleichzeitig und unabhängig voneinander die seither als eine Grundtatsache der allgemeinen Pathologie geltende Entdeckung gemacht, daß der weiße Thrombus ein Plättchenaggregat ist. Die beiden Autoren fanden, daß an jeder lädierten Stelle der Gefäßwand, an jedem ins Gefäßlumen eingeführten Fremdkörper das vorüberströmende Blut sich gewissermaßen morphologisch entmische: Die Plättchen sammeln sich in ungeheuren Mengen an der defekten Wandstelle, an der rauhen Oberfläche des Fremdkörpers, werden klebrig und agglutinieren. Auch wenn man das der Ader entnommene Blut mit einem Stäbchen oder einem Pinsel aus Zwirnsfäden schlägt, so überzieht sich deren Oberfläche zunächst mit einer dicken Schicht von Plättchen.

Hayem (c) konnte weiter nachweisen, daß bei der Hämostase sich ganz ähnliche Vorgänge abspielen. Er setzte an der Jugularis externa von Hunden kleine Schnittwunden und untersuchte nach dem spontanen Stillstand der Blutung den „nagelförmigen Verschlußknopf" der Wunde, dessen Spitze ins Gefäßinnere hineinragte, während der Kopf sich auf der Außenwand der Vene ausbreitete. Die Spitze und auch die zentrale Partie des Nagelkopfes waren grau, zäh, aus einer teils körnigen, teils bereits amorphen Masse zusammengesetzt. Diese ganze Masse stellt nichts anderes dar als eine Unsumme zusammengesinterter Plättchen; in den körnigen Partien sind sie noch wenig geschädigt und lassen sich jedenfalls noch voneinander abgrenzen; bei weitergehender Alteration bilden sie das amorphe Konglomerat. Nur die äußerste Lage des Nagelkopfes durchzieht ein Fibrinnetz, das rote Blutkörperchen einschließt; der eigentliche Verschlußknopf enthält keine roten und nur ganz vereinzelt weiße Blutkörperchen, wird also fast ausschließlich aus Blutplättchen gebildet.

Eberth und Schimmelbusch haben 1886 den spontanen Verschluß von Venenschnitt- und Stichwunden studiert und kommen ebenfalls zu dem Resultat, daß der Wundkanal nicht durch ein Fibringerinnsel, sondern durch einen weißen Thrombus verstopft werde, ein Gebilde also, das lediglich aus Blutplättchen bestehe und keines der anderen Blutelemente einschließe. Ich entlehne ihrer Arbeit eine Figur, die den bei der Hämostase entstehenden „Verschlußknopf" sehr gut wiedergibt. Daß in ihren Versuchen nicht eine „Nagelspitze", sondern eine pilzförmige Kuppe in das Gefäßlumen hineinragt, liegt lediglich daran, daß der geschädigte Gefäßabschnitt, nachdem die Blutung sistiert hatte, noch etwa fünf Minuten vom Blutstrom durchflossen war, ehe er reseziert wurde (Abb. 5).

Den Verschluß von Arterienwunden hat Sophie Lubnitzky verfolgt, indem sie zur Herabsetzung des Ausströmungsdruckes das Gefäß zentral etwas komprimierte und die Wunde alsbald wieder nähte; auch hier überspannte, wie Eberth und Schimmelbusch bestätigen konnten, eine Plättchenbrücke die Lücken in der Gefäßwand.

, Bei Kaltblütern hatte Zahn schon früher den Prozeß der Blutstillung nach
Stichverletzung kleinster Mesenterialgefäße direkt unter dem Mikroskop beobachtet und festgestellt, daß auch hier nicht durch Gerinnung, sondern durch
Anhäufung farbloser zelliger Elemente die Wunde sich schließt. Er hatte diese
Zellen, die nach seinen Untersuchungen auch den weißen Thrombus des Kalt-
blüters am Orte mechanischer oder chemischer Läsionen der Gefäßwand auf-
bauen und sich in Massen an jedem Fremdkörper festsetzen, für Leukozyten
gehalten. Zahn hatte ja durch seine Untersuchungen der Lehre Geltung ver-
schafft, daß der weiße Thrombus
auch der Säugetiere aus Leukozyten sich zusammensetzt.

Nun hatte Hayem (b) bereits
1876 gezeigt, daß im Blute der
oviparen Wirbeltiere, also der Tiere
mit kernhaltigen Erythrozyten, die
Blutplättchen nicht vorkommen
oder vielmehr, daß an Stelle der
winzigen farblosen Scheibchen ziemlich voluminöse kernhaltige Elemente von unzweifelhaft zelliger
Natur sich finden. Bei Wiederholung der Experimente von Zahn
erkannte er (unabhängig von ihm
auch Bizzozero), daß nicht Leukozyten, sondern die „gekernten"
Plättchen den Verschlußknopf kon-
stituieren, in der gleichen Weise
miteinander und den Wandrändern
verkleben, körnig werden und
schließlich homogene, fest verbak-
kene Massen bilden wie die Plättchen beim Warmblüter. Diese Zellen sind also „Thrombozyten" im
strengen Sinne des Wortes; man
hat aber die Bezeichnung wegen
ihrer funktionellen und substan-

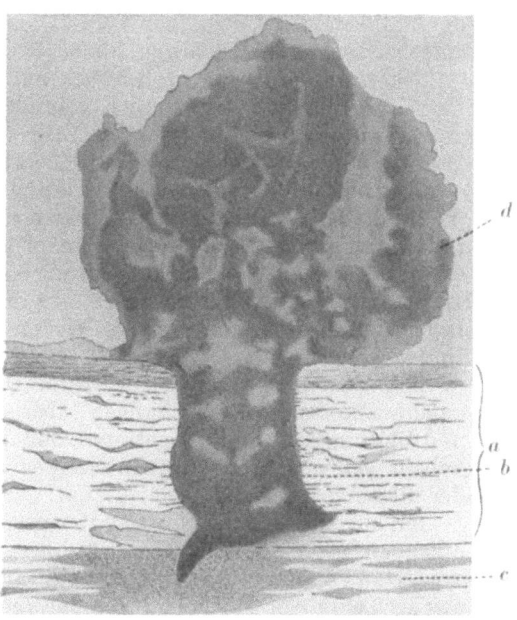

Abb. 5. a Gefäßwand. b Schnittkanal mit
Thrombus. c Äußeres Blutgerinnsel. d Innerer
Blutplättchenpfropf. (Aus Virchows Arch. Bd.
105, 1886. Tafel XII, Fig. 2.)

tiellen Verwandtschaft mit den Plättchen auch auf diese, wie wir heute wissen,
kernlosen Elemente ausgedehnt.

Man kann also sagen: Im allgemeinen gerinnt nur stagnierendes
Blut, im strömenden spielt die Fibringerinnung primär keine
Rolle. Der aus dem eröffneten Gefäß sich ergießende Strom wird dadurch
eingedämmt, daß an den vital geschädigten Rändern des angerissenen, ange-
schnittenen oder angestochenen Gefäßes die Plättchen wie an einem Fremdkörper in Massen haften bleiben, so daß eine Zementschicht formiert wird,
die, durch immer neue Ankömmlinge verstärkt, sich allseitig von den Rändern
nach dem Zentrum vorschiebt. Der endgültige Schluß der Gefäßwunde wird
zweifellos noch dadurch begünstigt, daß die Substanz der Plättchen in ausgezeichneter Weise die Eigenschaft der Retraktilität besitzt, hörten wir doch
schon früher, daß nur solche Blutkoagula von den Wänden eines Glasgefäßes
sich zurückziehen und Serum auspressen, welche in den Knoten des Fibrinnetzes Plättchenhaufen enthalten.

Hayem schließt 1889 in seinem Lehrbuch der Hämatologie die Darstellung
seiner Untersuchungen über die Ursache des spontanen Stillstandes von

Blutungen mit folgenden Worten: ,,Das Blut trägt also in seinem Schoße ein mächtiges hämostatisches Agens und — um meine Vorstellung ganz klar zu machen — ich behaupte, daß, falls es möglich wäre, im normalen Blute alle Plättchen auszuschalten, eine jede Gefäßverletzung eine Blutung im Gefolge haben müßte, welche von allein nicht mehr zum Stehen käme." In den nächsten Jahren überzeugt er sich davon, daß die Möglichkeit, mit der er hier in Gedanken spielt, in der menschlichen Pathologie verwirklicht ist. Angeregt durch die Mitteilungen von Denys stellt er in mehreren Fällen von ,,Purpura haemorrhagica" die Spärlichkeit der Plättchen fest. Es ist naturgemäß für ihn kein Zweifel, daß durch diesen hämatologischen Befund der pseudohämophile Symptomenkomplex eine befriedigende Erklärung findet.

Schon Denys hatte in Hinblick auf die ihm wohlbekannten Forschungen Hayems es leicht verständlich gefunden, daß ein plättchenarmes Blut trotz gut erhaltener Gerinnbarkeit im Falle einer Gefäßverletzung sich stärker ins Gewebe und aus dem Gewebe ergieße als Normalblut. Hayem pflichtet ihm 1895 in einer klinischen Vorlesung durchaus bei, indem er sagt: Es sei evident, daß in diesen Fällen von Purpura haemorrhagica infolge der enormen Reduktion der Thrombozyten der ,,Verschlußknopf" sich nur schwierig wird bilden können; es ergibt sich also eine Erschwerung der Blutstillung, die in Menorrhagien, Epistaxis, starken Blutverlusten aus den unbedeutendsten Wunden, Sugillationen und Hämatomen nach leichten Traumen sehr wohl ihren Ausdruck finden könne.

Besonders nachdrücklich ist später Duke auf Grund seiner klinischen und experimentellen Untersuchungen über die Beziehungen von Plättchenzahl und Blutungszeit dafür eingetreten, daß die Verarmung des Blutes an Plättchen vollauf genüge, auch ohne Interferenz anderer Faktoren Stärke und Dauer der Blutungen zu erklären.

Ich möchte mich, wie die scharf zugespitzten Einleitungssätze dieses Kapitels erkennen lassen, ebenso wie Duke dem klaren und einfachen Gedankengange von Denys und Hayem durchaus anschließen. Die logische Konsequenz aus der Lehre vom Plättchenthrombus und seiner Beteiligung am hämostatischen Effekt kann allerdings nur eine allgemein gehaltene Vorhersage erschwerter Blutstillung bei Plättchenmangel sein; erst die an möglichst zahlreichen Einzelfällen gewonnene Erfahrung vermag den Grad der Plättchenverminderung zahlenmäßig festzulegen, bei welchem die Hämostase notorisch zu versagen beginnt. Auf Grund meiner persönlichen Studien, denen wohl jetzt etwa 100 Fälle von essentiellen und symptomatischen Thrombopenien zugrunde liegen, glaube ich, die folgende Formulierung als gültigen Satz betrachten zu dürfen: Sinkt bei einem Individuum die Thrombozytenzahl unter die kritische Grenze von 30—35 000 im Kubikmillimeter, so ist — bei ungestörten allgemeinen Kreislaufsverhältnissen und gleichbleibender lokaler Einstellung des Gefäßapparates — eine (durch stumpfe oder schneidende Gewalt erzeugte) Rhexisblutung aus Kapillaren und kleinsten Venen zwangsläufig nach Größe und Dauer in erheblichem Maße intensiviert; ist das Blut als praktisch plättchenfrei zu betrachten (bei Thrombozytenzahlen von 1000 bis 5000 im Kubikmillimeter), so ist die Gefahr schwersten Blutverlustes, ja der Verblutung ernstlich zu fürchten. Damit ist nun durchaus nicht gesagt, daß alle diejenigen, welche so niedrige Plättchenzahlen aufweisen, unbedingt stark bluten müssen; neigen sie nicht zu Schleimhautblutungen und wird eine Gefäßverletzung vermieden, so wird die Diathese bei ihnen vielleicht nur durch mächtige Hämatome bei den unvermeidlichen stumpfen Traumen zum Ausdruck kommen (z. B. im Fall 11).

Besonderer Nachdruck ist auf den Passus „bei ungestörten Kreislaufsverhältnissen und bei gleichbleibender lokaler Einstellung des Gefäßapparates" zu legen. Weicht infolge eines Vasomotorenkollapses das Blut aus dem Antlitz, dann kann die bedrohlichste Epistaxis oder Stomatorrhagie alsbald aufhören; sinkt infolge des zunehmenden Blutverlustes, zumal bei nachlassender Herzkraft, der arterielle Druck ab und ist das Gefäßsystem schlecht gefüllt, dann wird trotz fehlender Plättchen die Blutung zum Stehen kommen und sich zunächst nicht wieder erneuern.

Nicht minder bedeutungsvoll ist das Verhalten der Gefäße, insbesondere der Kapillaren, am Orte der Hämorrhagien. Die Kontraktilität der Haargefäße, die heute sichergestellt erscheint, ist ein wichtiger Faktor bei der Hämostase. Wenn nach Krogh die Kapillaren unabhängig von dem Verhalten der Arteriolen ihr Lumen fast vollständig zu schließen vermögen, dann können sie einen Wanddefekt durch Zusammenrücken der Wundränder so verkleinern, daß der „Plättchenpfropf" fast überflüssig wird. Unter solchen Umständen wird naturgemäß auch bei hochgradigem Plättchenmangel die „Blutungszeit" sich der Norm wieder annähern: es ist verständlich, daß aus einem kreideweißen doigt mort bei vasomotorischer Neurose selbst beim Thrombopenischen nach Stichinzision kaum ein Blutstropfen austreten wird. Durch die regionär schon in der Norm sehr verschiedene Blutfülle der Kapillaren erklärt es sich wohl auch — worauf Roskam kürzlich die Aufmerksamkeit gelenkt hat —, daß die vergleichende Prüfung der „Blutungszeit" an Ohrläppchen und Fingern oder selbst an symmetrischen Punkten sehr verschiedene Resultate geben kann. Die Tatsache ferner, daß bei gleicher Plättchenzahl vor und nach der Milzexstirpation die Blutungstendenz eine ganz verschiedene zu sein scheint, wird durch die Berücksichtigung der Eigentätigkeit der Kapillarröhren dem Verständnis näher gebracht.

Umgekehrt wird maximale Erweiterung der Kapillaren natürlich Anlaß geben können, daß an einer leicht lädierbaren Stelle die Thrombopenie in einer besonders profusen Blutergießung sich auswirkt. Wir müssen bedenken, daß nach Krogh in der Ruhe die größte Zahl der Kapillaren eines Organs geschlossen ist und daß maximale Eröffnung von Kapillaren und Erweiterung der geöffneten die Kapazität z. B. eines Muskelkapillargebietes auf das 750fache erhöhen kann. Zweifellos ist das unvermutete Einsetzen einer Schleimhautblutung bei chronischer Thrombopenie, die bei niedrigsten Plättchenzahlen eine Zeitlang symptomlos verlaufen war, häufig genug darauf zurückzuführen, daß an dem Locus minoris resistentiae („der Achillesferse") des betreffenden Individuums durch einen banalen Infekt oder durch das Kreisen einer kapillartoxischen Substanz eine Kongestion, d. h. eine maximale Dilatation der Kapillaren sich etabliert. Ohne Thrombopenie käme es dann unter Umständen auch zu einem kräftigen Blutfluß, etwa zu starkem Nasenbluten, wie es als Initialsymptom mancher Infektionskrankheit bekannt ist; aber die Maßlosigkeit der Parenchymblutung wird doch selbst bei strotzend gefüllten Kapillaren erst durch die Plättchenarmut des ausströmenden Blutes bedingt. So führt z. B. im Prämenstruum, das in dieser Zeit in der Zirkulation befindliche kapillarerschlaffende Agens allein nicht bis zum merklichen Blutaustritt, erst im Verein mit der gerade zu dieser Zeit noch zunehmenden Thrombopenie kommt das Symptom der plötzlich enorm verlängerten Blutungszeit oder des ungestümen Nasenblutens zustande[1]).

---

[1]) E. Weil sah bei thrombopenischen Individuen mit einer Blutungszeit von 10—12 Minuten nach intravenöser (und subkutaner) Injektion von 0,25 Pepton Verlängerungen auf 30 bis 42 Minuten mit Auslösung von Epistaxis und Purpura. Bei der Wirkung des Peptons spielt sicherlich neben einer Steigerung der Thrombopenie und der Gerinnungsverzögerung der „Kapillarfaktor" (cf. Seeliger und Gorke) eine wichtige Rolle.

Ebenso wie das funktionelle Verhalten der Gefäße kann natürlich auch die anatomische Beschaffenheit ihrer Wand Entstehen und Eigenart des Symptoms in maßgebender Weise beeinflussen. Das Zusammentreffen von Arteriosklerose und Thrombopenie kann in dieser Hinsicht besonders deletär sein; so wurde früher hervorgehoben, daß kleinste, vielleicht an sich punktförmige Gehirnhämorrhagien bei älteren Thrombopenischen zu schwerem apoplektischem Insult werden können. Eine besondere Zartheit und Leichtverletzlichkeit der kleinsten Hautgefäße, wie sie als konstitutionelle, in manchen Familien vererbliche Eigentümlichkeit beobachtet wird, muß natürlich bei der Thrombopenie die Entstehung blauer Flecke, die auch vorher dem Betreffenden nicht unbekannt waren, aber doch lange nicht in dieser Mächtigkeit und Häufung auftraten, besonders begünstigen.

Niemand wird also leugnen, daß die „Gefäßwand" für die Manifestation des pseudohämophilen Symptoms wesentliche Bedeutung gewinnen kann, aber dieser Faktor bleibt doch ein durch exogene oder endogene Reize vermitteltes oder auch in der Individualkonstitution begründetes Akzidens: davon war bis jetzt nicht die Rede, daß eine funktionelle Umstellung oder eine materielle Läsion der Kapillaren einen integrierenden Bestandteil der „Diathese", eine unweigerlich von dieser mitgebrachte und der „Thrombopenie" gleich- oder gar übergeordnete Bedingung bilde. Eines wäre allerdings denkbar, daß nämlich die Koinzidenz des Plättchenschwundes mit fluxionärer Überfüllung eines oder mehrerer Kapillarbereiche nicht immer nur zufällig sei; es wäre möglich, und ist nicht einmal unwahrscheinlich, daß — zumal in den ganz akut mit Blutungen aus mehreren inneren Oberflächen und generalisiertem Purpuraexanthem einsetzenden Fällen — die unbekannte Noxe sowohl das Schwinden der Thrombozyten als auch eine temporäre Erschlaffung der Kapillarwände bedingt. Aber dieser, eine noch durchaus physiologische Reiz- oder besser Hemmungswirkung auf die Kapillarwand in Rechnung ziehende Zusammenhang, der sich bei unbefangener Würdigung des klinischen Bildes mitunter aufdrängt, ist es nicht, der gemeint wird, wenn einige Autoren zur Erklärung der Pseudohämophilie ohne die Annahme einer Schädigung der Gefäßwand nicht glauben auskommen zu können.

Keiner dieser Autoren hat zwar bis jetzt die Alteration der Gefäßendothelien, die eine Conditio sine qua non der langen Nachdauer der Blutungen sein soll, nachweisen oder auch nur scharf definieren können; die Existenz dieser Schädigung wird meist angenommen, weil man sie früher als Grundlage einer jeden hämorrhagischen Diathese für selbstverständlich hielt und die radikale Umstellung von der „Gefäßwand" auf den „Gefäßinhalt" als das eigentlich Wesentliche nicht ohne weiteres vollziehen möchte; man sucht deshalb die alte Position dadurch zu retten, daß man mittels klinischer und experimenteller Erfahrungen die numerische Reduktion als belanglos für die Entstehung der Blutungen hinstellen zu können glaubt.

Öfters, so besonders von Klinger und Schultz (b) wird als Argument angeführt, daß die Blutungszeit, wie das Beispiel der Hämophilie lehre, trotz der Anwesenheit zahlreicher Plättchen außerordentlich verlängert sein könne. Wenn die Autoren hier die Blutungszeit im Sinne von Duke meinen, so ist ihr Argument schon deswegen nicht stichhaltig weil die Blutungszeit bei der Hämophilie, wie früher ausführlich gezeigt wurde, durchaus normal ist. Aber es lassen sich andere pathologische Zustände heranziehen, bei denen tatsächlich bei durchaus zureichenden Thrombozytenwerten die Blutungszeit stark verlängert ist. Morawitz (b) berichtet, daß bei der experimentellen Hirudinvergiftung Blutungen, selbst aus kleinen Gefäßen, spontan überhaupt nicht mehr stehen und erwähnt, daß nach Derewenko die Zahl der Plättchen dabei nicht wesentlich herabgesetzt sei. Roskam hat neuerdings, offenbar ohne die Angabe von Morawitz zu kennen, genau den gleichen Befund erhoben. Bei totalem Fibrinogenmangel des Blutes liegen die Verhältnisse ganz ähnlich: im Experiment ist dieser durch Phosphorvergiftung zu erzielen, die bei hohen Plättchenwerten ebenfalls zu Dauerblutungen führt; beim Menschen sind bis jetzt, wie wir früher mitgeteilt haben, zwei Fälle von Fibrinopenie beobachtet, die sich wie schwerste Pseudohämophilie verhielten, ohne daß man die Plättchen-zahl dafür hätte anschuldigen können.

Morawitz sieht in den von ihm angeführten Beispielen abnormer Blutungs-dauer bei normaler Plättchenzahl keinen Beweis gegen, sondern ein wichtiges Argument für die Lehre von der „Thrombopenie". Er weist darauf hin, daß in diesen Fällen das Blut total ungerinnbar sei; im ungerinnbaren Blute aber agglutinieren die Plättchen nicht, bilde sich also auch kein Plättchenthrombus resp. Verschlußpfropf. Es sei prinzipiell völlig dasselbe, ob die zahlreich vorhandenen Plättchen im ungerinnbaren Blute ihre Agglutinabilität verloren hätten oder ob bei gut erhaltener Gerinnbarkeit die Plättchenzahl numerisch außerordentlich reduziert sei; der Endeffekt ist eben das Ausbleiben oder die hochgradige Unvollkommenheit des Gefäßverschlusses. Fälle von pathologischer Blutungszeit bei normalen Plättchenwerten und ungestörter Gerinnbarkeit sind nach Morawitz nicht bekannt.

Dem Gedankengang von Morawitz ist unbedingt beizupflichten; ich brauche nur daran zu erinnern, daß wir uns ja die stundenlange Aufrechterhaltung einer gleichmäßigen Verteilung der Plättchen im Zitrat- oder Oxalatplasma zunutze machen, um sie zu zählen. Es erwächst also die Aufgabe, in Fällen, welche den Aspekt des Morbus Werlhof, aber keine Thrombopenie sensu strictiori zeigen, eine sorgfältige Gerinnungsanalyse vorzunehmen, ehe man mit ihrer Hilfe die Bedeutung des Plättchenmangels für die Genese von Blutungen und für die Entstehung einer verlängerten Blutungszeit zu erschüttern versucht. Diese Gerinnungsanalyse wird sich nicht immer nur mit der einfachen Prüfung der Gerinnungszeit des Venenblutes im gewöhnlichen und paraffinierten Glase begnügen dürfen, sondern stets auch die Gerinnung des rekalzifizierten Zitrat-plasmas zu berücksichtigen haben, gelegentlich sogar Menge und Wirksamkeit der einzelnen, am Gerinnungsvorgang beteiligten Komponenten (Fibrinogen, Serozym, Thrombozym, Antithrombin, Kalzium), am besten nach der Methodik von Bordet, ermitteln müssen. Insbesondere die Tatsache, daß bei manchen spleno-hepatischen Syndromen eine „suprakritische" Thrombopenie von etwa 40—50 000 Plättchen doch mit hämorrhagischer Diathese einhergeht resp. bei Thrombopenien, die sich gerade an der kritischen Grenze halten, auffallend heftige Blutungen erfolgen, wird dann ihre Aufklärung dahin finden, daß eine Kombination von Plättchenminderung und erschwerter Gerinnbarkeit vor-liegt. Ich werde später Beispiele dieser Art anführen.

Es wäre interessant, zu wissen, in welchen Beziehungen die Ungerinnbarkeit des Blutes zur Erhaltung der Stabilität der Plättchensuspension steht. Besteht hier das Verhältnis von Ursache und Folge oder sind es die nämlichen Faktoren resp. Bedingungen, die einerseits als Präliminarien des Gerinnungsvorganges, anderseits als Begünstiger der Plättchenverklebung und -adhärenz wirk-sam werden? Morawitz möchte sich für die erstgenannte Möglichkeit ent-scheiden. Er schreibt: „Und nun die Freiheit des „Kopfes" eines Thrombus von Fibrin! Gewiß, man kann meist in gewissen Teilen des Pfropfes mit der Weigertschen Färbung keine Fibrinfäden sehen, man sieht nur die dicht zusammenliegenden Massen der Blutplättchen. Ich möchte aber glauben, daß es doch feine Fibrinfäden sind, die die Plättchen bei ihrer Agglutination miteinander verbinden, mit anderen Worten, daß die Agglutination nur das der Blutstillung da sind. Ich glaube sogar, daß solche Fälle, nachdem einmal die Lehre von der Thrombopenie fest gegründet ist, die besondere Aufmerksamkeit des Forschers verdienen. Bei der „hereditären Thrombasthenie" Glanzmanns (b), ferner bei der hepatischen Pseudohämophilie, schließlich bei manchen Fällen „sporadischer Hämophilie" werden uns derartige Beispiele begegnen, die vorläufig noch Aufgabe und Rätsel darstellen. Zu ihrer Enträtselung wird sich höchstwahrscheinlich das Prinzip von Morawitz-Roskam, daß der Thrombopenie im Effekt die mangelnde Agglutinabilität der Plättchen gleichzusetzen sei, durchaus fruchtbar erweisen. Aber nur die feinere Analyse des Gerinnungsvorganges und das histologische Studium kleinster Gefäßverletzungen wird der Idee die tatsächliche Grundlage geben können. Roskam ist auf der so gewonnenen Grundlage zu einer neuen Konzeption von der Genese der Blutungen beim Morbus Werlhof gelangt. Er lehnt die „Thrombopenie" als wesentlichen Faktor ab, weil er nachgewiesen zu haben glaubt, daß der Plättchenmangel allein nicht genüge, um eine beträchtliche Verlängerung der Blutungszeit herbeizuführen. Da nun bekanntlich die Gerinnungszeit bei der „essentiellen Thrombopenie" normal ist, bleibt nach seiner Meinung nur die Annahme übrig, daß es sich um eine Abartung der Gefäßendothelien handele. Diese haben beim Morbus Werlhof infolge einer krankhaften Störung (Endotheliitis) die Fähigkeit eingebüßt, sich mit den Opsoninen des Plasmas zu beladen, so daß ein Haftenbleiben der Thrombozyten unmöglich ist. Man würde einer solchen Deutung per exclusionem vielleicht beipflichten, wenn wirklich bewiesen wäre, daß die „Thrombopenie" an sich die Blutungszeit nicht wesentlich verlängert. Das Beweismaterial von Roskam besteht vor allem in einer Versuchsreihe beim Hunde, in welcher es ihm gelungen ist, durch intravenöse Gelatineinjektionen die Thrombozytenzahl stark herabzusetzen, ohne die Gerinnungszeit zu ändern und die Zirkulation zu schwächen. Er nimmt den Durchschnitt der Einzelergebnisse und findet, daß einem Absinken der Plättchenzahl von 411 147 auf 33 501 eine Zunahme der Blutungszeit von 2 Minuten 42 Sekunden auf 9 Minuten 41 Sekunden entspricht.

Ich würde das einen recht erheblichen Einfluß auf die Blutungszeit nennen, der durchaus den klinischen Erfahrungen entspricht: Plättchenzahlen um 30 000 ist auch klinisch eine Blutungszeit von etwa 8—10 Minuten zugeordnet. Zu betonen ist aber vor allen Dingen, daß ja in diesen Tierversuchen das gar nicht verwirklicht ist, was wir „Thrombopenie" im prägnanten Sinne nennen, daß es offenbar nicht gelungen ist, die Plättchen unter die „kritische Grenze" zu treiben oder gar aus dem Blute verschwinden zu lassen. Wirklich interessant und belangreich wäre das Experiment nur dann ausgefallen, wenn bei Plättchenzahlen zwischen 1000 und 20 000 die Blutungszeit nicht — und zwar sehr stark und unstetig — weiter zugenommen hätte.

Auch die spärlichen klinischen Beispiele, die Roskam bringt, können wenig beweisen. In einem Falle betrug bei 35 761 Thrombozyten die Blutungszeit 5 Minuten, was oberhalb der „kritischen Grenze" gar nicht selten beobachtet wird. In einem zweiten Falle waren die relativen Blutungsdauer- und Plättchenwerte folgende:

Thrombozyten	Blutungszeit	
49 929	5 Min. 30 Sek.	⎫
13 321	10 „ — „	⎪
11 017	8 „ — „	⎬ Intervall
22 939	7 „ — „	⎪
11 131	6 „ — „	⎭
8 625	**35** „ **30** „	manifeste Blutungen.

Gerinnungshemmung und mangelnde Opsonierbarkeit der Ränder der Gefäßwunde scheinen übrigens nicht immer durchaus Hand in Hand zu gehen, denn Roskam hat nach Hirudininjektionen bei Hunden beobachten können, daß die Blutungen aus Stich- und Schnittwunden weitergingen, auch wenn das Blut seine Gerinnbarkeit zu einem guten Teil wiedererlangt hatte und normale Thrombozytenzahlen aufwies.

Dieser Befund steht im Gegensatz zu der Angabe von Morawitz, daß beim Fehlen einer Thrombopenie Blutungs- und Gerinnungszeit stets parallel gingen. Ich habe aber schon bei Besprechung der Anschauungen von Morawitz darauf hingewiesen, daß die übliche Gerinnungsprüfung des Venenvollblutes doch ein sehr grobes Verfahren ist, das Schwankungen der Gerinnungsbeendigung zwischen 10 und 25 Minuten noch als physiologischen Spielraum anerkennen muß. Es könnten sehr wohl Störungen des Gerinnungsprozesses vorhanden sein, die bei dieser Art der Prüfung unbemerkt bleiben.

Auch in der klinischen Pathologie sind sehr wohl Fälle denkbar, bei denen — ähnlich wie bei der Hirudineinwirkung — trotz hoher Plättchenzahlen und einer normalen Gerinnungszeit schwere Anomalien

zytose (Aufnahme von Kohleteilchen in Leukozyten) den gleichen Regeln folgt wie die Agglutination der Erythrozyten; Plasma begünstigt sie stärker als Serum, Fibrinogenlösung stärker als Pseudoglobulinlösung und diese wieder stärker als Albuminlösung.

Nun habe ich berichtet, daß nach Govaerts und le Fèvre de Arric der erste Akt der Bakterienphagozytose und der Einhüllung von Bakterien durch Plättchenagglutinate wesensgleiche Vorgänge sind. Beide Male muß eine „Opsonisation" der Bakterien, d. h. eine Konzentrierung von Plasma oder Serum an ihrer Oberfläche vorausgehen. Diese Opsonisierung ist aber auch Vorbedingung, wenn Plättchen an Fremdkörpern, z. B. an kleinsten mineralischen Körnchen, die man in die Zirkulation einführt, haften sollen: Goeverts hat ferner schon darauf hingewiesen, daß gewisse Bakterien und die allerfeinsten, mit den stärksten Vergrößerungen eben wahrnehmbaren Körnchen der chinesischen Tusche offenbar gegen Fibrinogensol ganz besonders empfindlich sind; denn sie flocken im Plasma bereits zu Häufchen, ohne daß Plättchen anwesend zu sein brauchen, während im Serum sich nach Govaerts ein solcher Vorgang überhaupt nicht, nach Roskam jedenfalls in sehr abgeschwächtem Maße, vollzieht.

Die Phagozytose könnte also bereits als verbindendes Glied zwischen Erythrozyten-agglutination (im Sinne von Fahraeus und Höber) und Plättchenagglutination bezeichnet werden.

Wir würden dann zur Deutung der Plättchenagglutination in vivo etwa folgende Auffassung entwickeln: Wundränder oder — allgemeiner gesagt — geschädigte Endothelbeläge sind Fremdkörper, an denen sich eine Opsonisation, d. h. eine Konzentrierung von Globulinen, in unserem Falle vor allem von Fibrinogen, vollziehen kann. Wir denken uns die Plättchen, ebenso wie die Erythrozyten, von einer dünnen Schicht adsorbierten Plasma-eiweißes, von einer „Hülle" umgeben. Werden die Plättchen bei starker Stromverlangsamung oder Wirbelbildung in größeren Mengen an eine „opsonierte" Stelle geschleudert (Wundrand, verätzte, erkrankte Gefäßwand), so ist Gelegenheit zu einer Verdrängung der Albumine aus der Hülle der Plättchen und zu einer relativen Anreicherung dieser Hülle mit Fibrinogen gegeben. Das aber würde eine außerordentlich gesteigerte Flockungstendenz der Hüllschicht und damit der Plättchen selbst, d. h. eine Verklebung untereinander und mit der Gefäßwand bedeuten.

Viele der sog. gerinnungshemmenden Faktoren haben, wie wir oben ausgeführt haben, die Fähigkeit, jene Konzentrierung von Plasmaglobulinen an rauhen Oberflächen, die wir als „Opsonisation" bezeichneten, hintanzuhalten. (Wir wollen hier nicht darauf eingehen, welcher innere Zusammenhang zwischen dieser Leistung und der eigentlichen Gerinnungs-hemmung besteht.) Manche gerinnungshemmenden Mittel wirken vielleicht auch dadurch, daß sie das Fibrinogensol stabilisieren, d. h. in seinem Charakter mehr dem Albumin annähern. Stuber hat z. B. zu zeigen gesucht, daß Oxalat- und Zitratzusatz zum Blut nicht nur durch Kalziumfällung gerinnungshemmend wirkt, sondern auch durch unmittelbare Verbindung mit dem Fibrinogen dieses schwerer fällbar macht.

Fehlt das Fibrinogen vollständig, wie in den Fällen von Rabe und Salomon, sowie Opitz und Magda Frei (und vielleicht fehlen in solchen Fällen auch die am wenigsten stabilen Anteile der Globulinfraktion überhaupt), so ist die mangelnde Agglutinierbarkeit der Plättchen, d. h. das Fehlen des Plättchenthrombus und damit die schwer stillbare Blutung trotz normaler Plättchenzahl zwangsläufig gegeben.

Bildung von Plättchenagglutinaten an Bakterien, Hefen und Fremdkörpern sehr stark beeinträchtigt: in der durch den Einstich gesetzten Gefäßwunde wird sich also in Leitungswasser von 5° der „Verschlußknopf" nur schwierig bilden können, fast so schwierig, als ob die Plättchen nur in minimalen Quantitäten vorhanden wären. Diese „thermischen Versuche", mit deren Hilfe Schultz das Schwergewicht der Betrachtung vom Gefäßinhalt weg auf die Funktion der Gefäßwand verlegen zu können glaubt, sind meines Erachtens eher geeignet, die Bedeutung des Gefäßinhaltes noch mehr ins rechte Licht zu setzen. Die verlängerte Blutungszeit in der Kälte ist eigentlich nur ein spezieller Fall des allgemeinen Satzes, daß alle Faktoren, welche die Gerinnung stark verzögern, gleichzeitig auch die Plättchenagglutination erschweren und deshalb der Blutstillung entgegenwirken.

Ich glaube, am Schlusse dieses Abschnittes noch einmal stark betonen zu müssen, daß durch Änderungen der Kapazität des Kapillargebietes allein weittragende Änderungen der Blutungsdauer nicht hervorzurufen sind, daß Mangelhaftigkeit der Plättchenagglutination immer die wesentliche Rolle spielt, sei es, daß keine Plättchen, die miteinander verklebt werden könnten, da sind, sei es, daß die im Übermaß anwesenden Plättchen infolge besonderer Umstände ihre Suspensionsstabilität bewahren. Es braucht anderseits kaum nochmals hervorgehoben zu werden, daß bei gegebener Thrombopenie das funktionelle Verhalten der Kapillaren für die Gestaltung des Symptoms große Bedeutung erlangen kann.

b) Die Purpura.

Nach Durchprüfung und Wägung aller experimentell-klinischen Einwände und logischen Argumente glauben wir also, den Satz vertreten zu dürfen: Insoweit der Morbus Werlhof als Pseudohämophilie in die Erscheinung tritt, wird ein anderes diathetisches Moment als die Thrombopenie, d. h. die Erniedrigung der Thrombozytenzahl unter die kritische Grenze nicht erfordert: Die Thrombopenie gestaltet im Verein mit dem Trauma und der jeweiligen allgemeinen und lokalen Einstellung und Beschaffenheit der Gefäße das Symptom.

Wir wenden uns nun zu dem zweiten Teilstück des Krankheitsbildes und fragen: Genügt die Thrombopenie als alleiniger Faktor der Diathese, um die „Purpura"-Komponente, d. h. das spontane Aufschießen multipler Petechien und kleinerer Ekchymosen verständlich zu machen? Oder muß in diesem Falle eine Gefäßschädigung als zum Wesen der Diathese gehörig unbedingt supponiert werden? Nicht damit verwechselt werden darf die Gefäßschädigung als akzidenteller Faktor, also die bei zarter Beschaffenheit oder seniler Atrophie der Haut, bei Vasoneurose, Hypertonie, im Prämenstruum und im Klimakterium durch das Rumpel-Leedesche Phänomen nachweisbare Resistenzverminderung der Hautgefäße. Kombiniert sich eine der eben skizzierten angeborenen oder erworbenen Konstitutionsanomalien oder temporäre Dispositionen mit der Thrombopenie (und das wird bei der Häufigkeit des Rumpel-Leedeschen Phänomens nicht so gar selten der Fall sein), dann wird unter Umständen das Purpuraexanthem im Krankheitsbilde besonders dominieren.

Daß die Spärlichkeit der Thrombozyten bei der Entstehung der Purpuraflecke eine entscheidende Bedeutung besitzt, wird durch die klinische Erfahrung hinreichend nahe gelegt. Es gelingt bekanntlich sehr oft, durch venöse Stauung ein imposantes Purpuraexanthem zu erzeugen, das an Großartigkeit in dem Maße einbüßt, in welchem die Plättchen nach ihrem Wiedererscheinen der kritischen Grenze zustreben; wird der Grenzwert von 25—35 000 überschritten, dann fällt oft genug mit einem Schlage der Stauungsversuch negativ aus oder

Es ist gewiß auffällig — und sicherlich selten —, daß bei Thrombozyten-
mengen zwischen 10 000 und 20 000 die Blutungszeit zwischen 6 und 10 Minuten
schwankt, aber es ist wohl nicht nötig, die Gründe, die hierfür maßgebend
sein können, noch einmal breit zu erörtern: es ist genugsam auseinander gesetzt
worden, warum zeitweilig im einzelnen Falle und am einzelnen Orte die Blutungszeit im Verhältnis zu der starken Plättchenreduktion relativ verkürzt
sein mag.

Die Annahme von Roskam, daß die Blutungstendenz bei der Thrombopenie
nur auf der fehlenden Agglutinabilität der Plättchen und diese wiederum auf
einer eigenartigen Störung der Endothelfunktion beruhe, entbehrt meines
Ermessens der tatsächlichen Unterlagen.

Eine andere Frage ist es, ob außer der durchaus dominierenden Spärlichkeit
der Plättchen noch eine mangelhafte Agglutinabilität dieser wenigen mitspielt.
In diesem Sinne ist es auffällig, daß die Senkungsgeschwindigkeit der roten
Blutkörperchen in den sämtlichen fünf von uns darauf untersuchten Fällen
ganz abnorm langsam ist, daß also wahrscheinlich die roten Zellen wenig agglutinieren. Was für die Erythrozyten gilt, könnte auch für die Thrombozyten
zutreffen.

Neuerdings hat sich auch W. Schultz (b) auf den Standpunkt gestellt,
daß diejenigen Theorien abzuweisen seien, welche im Plättchenmangel sowohl
die Ursache der spontanen Blutungen als auch der verlängerten Blutungszeit
erblicken. Soweit er in der Existenz der Hämophilie einen Beweis für die Ent-
behrlichkeit der Thrombozytentheorie sieht, ist bereits das Erforderliche gesagt.
Er stützt sich aber wohl vor allem auf von ihm veranlaßte Versuche von L.
König und W. Schäffer über Beeinflussung der Blutungszeit beim Gesunden.
Die Untersuchungen haben das (in seiner Paradoxie merkwürdigerweise von
den Autoren gar nicht diskutierte) Resultat ergeben, daß durch Kälteeinwirkung
die Blutungszeit bis auf 12 Minuten gedehnt, durch strahlende Wärme sogar
auf Bruchteile einer Minute verkürzt werden konnte. Die Versuche sind meist
so angestellt, daß entweder vor Feststellung der Blutungszeit der Finger zunächst durch Eintauchen in Wasser von abgemessener Temperatur vorbehandelt
wurde oder daß man den Finger nach dem Einstich in verschieden temperiertes
Wasser ausbluten ließ und wenn sichtbar zu erkennen war, daß kein Blut mehr
abfloß, durch Abtupfen mit Fließpapier das Ende der Blutung ermittelte.
Schultz schließt aus diesen Versuchen, daß kapillare Blutungen einer Art
,,Selbststeuerung" unterliegen, wobei unter Selbststeuerung das Zusammenwirken aller vom Gefäßinhalt unabhängigen Kräfte verstanden sein soll, die
in der Gefäßwand und auf die Gefäßwand wirken: Kontraktilität, Verklebungs-
fähigkeit durchschnittener Gefäßenden, Wirkungen der Gewebsspannung,
nervöse Einflüsse und anderes mehr, sowohl im Bereich des kapillaren sowie
des diesem benachbarten Gefäßabschnittes.

Ich muß gestehen, daß mir dieser Schluß nicht zwingend zu sein scheint.
Wenn Kälte, welche doch die kleinen und kleinsten Gefäße kontrahiert, blutungsverlängernd, Wärme, die doch die Gefäßwand
erschlafft, blutungsverkürzend wirkt, liegt doch eigentlich die Frage
nahe, ob nicht am Ende der Temperaturfaktor gerade am Gefäßinhalt sich
geltend macht. Und man wird in dieser Gedankenrichtung noch bestärkt
werden durch den von König und Schäffer erhobenen Befund, daß Hirudin-
zusatz zur Lösung den Einfluß der Wärme fast vollständig paralysiert. Die
Versuche von König und Schäffer sind einer anderen Ausdeutung fähig,
als Schultz annimmt. Ich habe bereits, als ich die neueren Forschungen über
die Bedingungen der Plättchenagglutination referierte, erwähnt, daß nach
Roskam die Kälte (wie andere gerinnungshemmende Faktoren auch) die

allererste Anzeichen der beginnenden Fibrinausscheidung ist. Kann man das Fibrin auch nicht färberisch darstellen, so liegt das vielleicht daran, daß die Fäden zu fein sind. Bei der Phosphorvergiftung erscheint im Blute ein Ferment, das scheinbar lediglich Fibrinogen und Fibrin, nicht aber die anderen Bluteiweißkörper, auch nicht die Blutzellen verdaut. Trotzdem besitzt dieses Ferment die Eigenschaft, schon entstandene Thromben aufzulösen, so daß alte Wunden wieder zu bluten beginnen. Es ist meines Erachtens daraus der Schluß zu ziehen, daß der Kitt, der die agglutinierten Plättchen zusammenhält, doch aus feinen Fibrinfäden besteht. Doch will ich einräumen, daß diese Frage noch weiterer Forschung mit modernen optischen Hilfsmitteln bedarf."

Meines Erachtens spricht diese von Morawitz herangezogene Tatsache durchaus nicht gegen die zweite Alternative, daß nämlich Einleitung der Gerinnung und Plättchenagglutination ein- und derselben Milieuveränderung ihre Entstehung verdanken, so daß sie möglicherweise beide auch wiederum durch ein- und dieselbe Einwirkung rückgängig gemacht werden können. Untersuchungen von Govaerts haben gelehrt, daß die Plättchen nur dann an Fremdkörpern haften, wenn diese vorher mit Plasma oder Serum behandelt, sozusagen „opsonisiert" worden sind. Govaerts und le Fèvre de Arric glauben, direkt nachgewiesen zu haben, daß die Normal- und Immunopsonine des Plasmas und Serums identisch sind mit denjenigen Stoffen, welche Bakterien und benetzbare Fremdkörper so vorbereiten, daß sie nun von Plättchenagglutinaten umschlossen werden.

Roskam denkt sich den Vorgang der Plättchenadhärenz und -agglutination an Fremdkörpern und ebenso auch an den Rändern der Gefäßwunde etwa folgendermaßen: Eine Plättchenemulsion ist ein stabiles Suspensoid, dessen Elemente dispergiert gehalten werden durch Plasmakolloide, die von ihnen, d. h. von jedem einzelnen Plättchen adsorbiert sind und quasi eine Hülle des Plättchens bilden. Kommen die Thrombozyten mit einem opsonierten Fremdkörper in Berührung, so wird das kolloidale Gleichgewicht der Plättchenatmosphäre sofort empfindlich gestört: Die Kolloide dieser Atmosphäre flocken aus, können die Plättchen nicht mehr in Dispersion halten, tragen wohl noch zur Verklebung der sich anhäufenden Plättchen mit der fremden Oberfläche und untereinander bei.

Roskam hat nun neuestens zeigen können, daß eine Reihe von Agenzien und Einwirkungen, welche die Gerinnung hindern, z. B. Kälte, Natriumsalze (Azetat, Tartrat, Sulfat, Chlorid, Nitrat, Oxalat, Zitrat) und Kokain auch die Opsonisation von Fremdkörperpartikeln (chinesische Tusche), Bakterien und Hefen hintanhalten, so daß eine Umhüllung dieser Gebilde mit Plättchenagglutinaten unterbleibt. Sind aber die fremden Oberflächen vorher opsonisiert, so wird die Plättchenadhärenz in der Kälte, in jenem Salzmilieu, durch Kokain nicht mehr beeinträchtigt [1]).

---

[1]) Ich möchte an dieser Stelle darauf hinweisen, daß das Problem der Plättchenadhärenz und -Agglutination eine interessante Beleuchtung erfährt durch die neuerdings von Fahraeus sowie Höber und seinen Mitarbeitern angestellten Untersuchungen über die Ursache jener Agglutination der roten Blutkörperchen, welche die Grundlage ihrer gesteigerten Senkungsgeschwindigkeit im Plasma ist.
Die Agglutination der roten Blutkörperchen hängt nach Höber, Mond, Ley, Kanai durchaus von der Beschaffenheit und dem Mischungsverhältnis der an ihre Oberfläche adsorbierten Eiweißkörper, d. h. von ihrer „Hülle" ab. Die Eiweißkörper der Hüllen erteilen eine in bald stärkerer, bald schwächerer Abstoßung sich äußernde elektrische Ladung, sie erteilen ihnen auch diejenige Flockungstendenz, die sie selber besitzen. Eine Albuminhülle ist am stabilsten; die Globulin-, besonders die Fibrinogenfraktion verschiebt die Ladung gegen den Neutralpunkt und flockt außerdem bedeutend leichter aus. Je mehr also Pseudoglobulin und Fibrinogen das Albumin aus der „Hülle" verdrängen, desto stärker wird die Agglutinationstendenz. Kanai hat nun neuerdings gezeigt, daß die Phago-

man findet nur noch feinste Blutpünktchen, welche anzeigen, daß bei diesem Individuum — unabhängig von der Thrombopenie — das neben jenem gewaltigen Effekt der Stauung allerdings durchaus als Bagatelle anmutende Rumpel-Leedesche Phänomen auslösbar ist. Im klinischen Bilde dürfte nach dem Schema des Stauungsversuchs die für die Mehrzahl der Fälle gültige Beschrän-kung der Petechien auf Unterschenkel und Füße aufzufassen sein, Bevorzugung also derjenigen Körperteile, in welchen das abströmende Blut einen starken hydrostatischen Druck zu überwinden hat, zumal bei Insuffizienz der Venen-klappen und Varikosis.

Was nun die Erklärung universeller Purpuraexantheme angeht, so dürfen wir wohl vermuten, daß der grob mechanischen Abflußbehinderung des Blutes gleichzusetzen sein wird eine erhebliche Verlangsamung der Strömung ledig-lich in den kleinsten Venen und den venösen Schenkeln der Kapillaren, wie sie etwa durch abnorme (nervös oder toxisch) bedingte Erschlaffung dieser Gefäße mit und ohne Spasmen hervorgerufen sein könnte.

Man könnte meinen, daß die Schwankungen der Thrombozytenwerte nur den Indikator einer Gefäßwandschädigung abgeben. Sollte aber wirklich diese Gefäßwandschädigung gerade immer dann, wenn die Plättchenmenge einen ziemlich eng zu umgrenzenden niedrigen Wert erreicht, so hochgradig geworden sein, daß Blutkörperchen durch die Wand hindurchdringen und sollte die Gefäß-schädigung momentan rückgängig werden, wenn der Grenzwert wieder über-schritten wird? Diese hypothetische Gefäßwandalteration hat überdies noch keiner von den Autoren, die sie — ich möchte sagen aus logischen Gründen — hier noch für unerläßlicher halten als bei der Genese der Wundblutungen, näher zu charakterisieren gewußt. Eines ist ganz sicher: die sehr typischen, funktionell oder anatomisch zu begreifenden Schädigungen des Endothelrohres, die uns bei anderen Formen der hämorrhagischen Diathese (Morbus Schönlein-Henoch, Endocarditis lenta) begegnen werden, sind hier sicherlich nicht im Spiele.

Meines Erachtens sollte die Problemstellung zunächst folgende sein: Vermag die durch die Diathese gegebene Bedingung ,,Thrombopenie'' im Verein mit dem akzidentellen Faktor ,,stark erhöhter Druck und außerordentlich ver-mehrte Füllung im venösen Quellgebiet'' das Werden der Petechie verständlich zu machen? Wir erinnern uns aus der allgemeinen Pathologie des bekannten Experimentes von Cohnheim, in welchem durch Ligierung der abführenden Vene die Diapedese der roten Blutkörperchen durch die Kapillaren und kleinsten Venen der Froschzunge und -schwimmhaut zu lebendigster mikroskopischer Anschauung gebracht wird. Und wir fragen uns: Bedeutet nicht Thrombopenie, daß eine Hämorrhagie, die in der Norm von mikroskopischem Ausmaß wäre, sich zur Sichtbarkeit fürs unbewaffnete Auge auswächst?

Es wird zu untersuchen sein, ob unsere Kenntnisse von dem Verhalten der Thrombozyten bei hochgradiger Erschwerung der venösen Zirkulation gestatten, auf diese Frage eine Antwort zu geben.

Wir wissen, daß bei normaler Strömungsgeschwindigkeit die morphologischen Elemente in den größeren Kapillaren und postkapillaren Venulae nicht gleich-mäßig über den Gefäßquerschnitt sich verteilen, sondern den zentralen Anteil des Gefäßinhaltes bilden und durch eine langsamer fließende rein plasmatische Randzone von der Gefäßwand abgetrennt sind. Bei mäßiger Stromverlang-samung, wie sie etwa dem Prozeß der ,,Entzündung'' eigentümlich ist und in dem tief dunkelroten Kolorit des Gewebes zum Ausdruck gelangt, kommt es bekanntlich zur Randstellung der Leukozyten; die weißen Blutkörperchen treten in großen Mengen, oft mehrere Schichten bildend, in die Randzone über. Verlangsamt sich der Blutstrom noch weiter, wie es wohl bei hochgradiger venöser Stauung oder bei maximaler Erschlaffung der Kapillaren und Venen-

wurzelgefäße der Fall ist, dann ändert sich die Szene von neuem: Die Zahl
der Leukozyten in der Randzone nimmt wieder ab; es tritt aber eine andere
Erscheinung auf, die bis zu den klassischen Beobachtungen von Eberth und
Schimmelbusch am Mesenterium kleiner und großer Säuger übersehen worden
war. „Man bemerkt zunächst, wie ab und zu ein Blutplättchen aus dem Achsen-
strom herausfliegt und zwischen den Leukozyten in der plasmatischen Randzone erscheint. Bleibt die Stromenergie gering, so häufen sich die Plättchen
sehr bald in der Randzone an und man erblickt nicht mehr einzelne, sondern
ganze Gruppen derselben, in denen die einzelnen Elemente teils parallel zur
Gefäßwand, teils schräg gestellt, teils flottierend forttreiben. Es kommt also
zu einer völligen Randstellung der Blutplättchen."
    Verbindet sich mit der gehörigen Stromverlangsamung auch nur die gering-
fügigste Schädigung des Endothelrohres, so erfüllen geradezu ungeheure Massen
von Plättchen die Randpartien des Gefäßes und engen das Lumen zunehmend
ein. Wir entnehmen der Arbeit von Eberth und Schimmelbusch zwei
Abbildungen, welche die Austapezierung der Kapillare mit Plättchen aufs
deutlichste erkennen lassen (Abb. 6).
    Die Autoren sind so vorgegangen, daß sie mittels eines mit gelöstem
Ätzmittel befeuchteten Pinsels eine Stelle des Mesenteriums tuschierten und
sie dann mit indifferenter Salzlösung sofort wieder abspülten. Bei der mikroskopischen Betrachtung konnte man dann wahrnehmen, daß nach kurzer
Stase der Blutstrom sich wieder herstellte und nun stundenlang sehr langsam das betroffene Kapillargebiet durchfloß. Diese Experimente sind natürlich keine Paradigmen reiner, ganz unkomplizierter Stauung; es war sicherlich eine, wenn auch milde, Wandschädigung vorhanden; denn die Plättchen
blieben bereits fester an der Wand haften und begannen miteinander zu verkleben. Nur durch dieses Haftenbleiben erklärt sich ja die enorme Überfülle
von Plättchen, die schließlich nur noch ein ganz schmales axiales Strombett
freigeben. Es handelt sich also schon um Übergänge zur Thrombusbildung.
Aber solche Bilder sind gewissermaßen das Extrem, dem sich die Verhältnisse
bei stärkster Stromverlangsamung immer mehr annähern. Je träger die Strömung
wird, um so mehr Plättchen werden ausgesondert; von der arteriellen Seite
werden (besonders wenn man noch durch Heißluft hyperämisiert) immer neue
plättchenreiche Blutmengen in das Kapillargebiet hineingepumpt, welche die
völlige Stillegung des Stromes hintanhalten und so zur Anreicherung mit immer
neuen Plättchenmassen führen. Die Konzentrierung der Plättchen wird noch
weiter gefördert durch die Transsudation des Blutwassers im gestauten Bezirk.
    Wie sollen nun diese die Randzone erfüllenden Thrombozytenscharen der
Diapedese der roten Blutkörperchen hindernd in den Weg treten? Soviel ich
sehe, kann dies nur so geschehen, daß sich vor die weiche, halbflüssige Kittsubstanz zwischen den Endothelzellen, welche für die Erythrozyten durch-
dringbar ist, ein Plättchenwall legt. Nun entsteht aber nach den bis jetzt entwickelten Vorstellungen ein mit der Wand verhaftetes Plättchenagglutinat
erst dann, wenn hochgradige Minderung der Stromgeschwindigkeit mit einer
Schädigung des Endothelbelages zusammentrifft. Das ist gewiß richtig; aber
es wäre zu fragen, ob nicht dem irreversiblen Plättchenaggregat, das wir Thrombus nennen, ein temporärer, reversibler Plättchenkontakt vorangehen kann,
eine ganz lockere Verklebung, die noch keine Strukturänderung der Plättchen
im Gefolge hat, sozusagen mit der Erhaltung ihrer Vitalität noch vereinbar ist.
Es würde sich also um eine Art „Präthrombus" handeln, für dessen Genese
durch weitgehende Abflußbehinderung des Kapillarblutes schon alle Bedingungen
gegeben sein könnten. Wir dürfen uns die Folgen der Absperrung des venösen
Blutstroms nicht zu grob mechanisch vorstellen; seitdem wir durch Krogh

über die weitgehende Selbständigkeit des Kapillarapparates unterrichtet sind, wissen wir auch, daß nicht einmal starke Erhöhung des arteriellen Druckes, geschweige denn der vermehrte Venendruck genügt, um das Kapillarsystem zu öffnen. Wahrscheinlich sind es erst die infolge der erschwerten Abfuhr sich sammelnden Stoffwechselprodukte (H-Ionen, Histamin), welche in ziemlich unregelmäßiger Weise die Venenkapillaren erweitern und gleichzeitig die Durchdringbarkeit der Kapillarwand verändern. So geht nach Krogh und Harrop Vitalrot und Stärke nicht durch die Wand zusammengezogener oder normal weiter Kapillaren, tritt aber ins Gewebe über, wenn diese durch nervöse oder chemische Reizung stark erweitert sind. Das Kapillarendothel eines gestauten Bezirkes ist also in seiner physikalisch-chemischen Beschaffenheit ein anderes als in der Norm und es wäre wohl möglich, daß es in diesem Zustande sich nicht mehr der Opsonierung durch das Plasma erwehren kann, welche nach den früher ge-

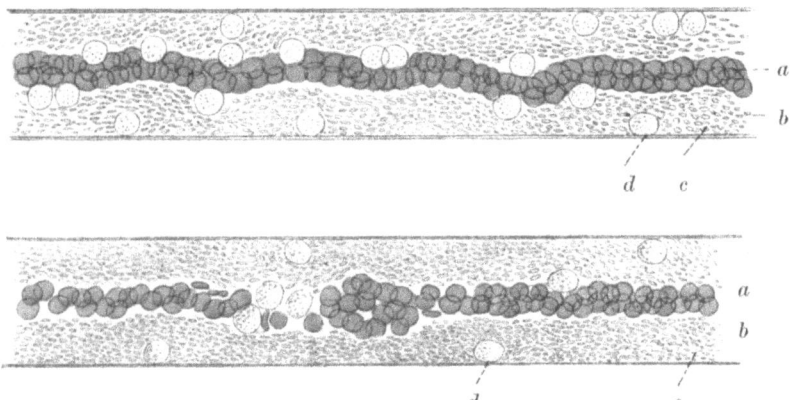

Abb. 6.   a Langsamer Blutstrom.   b Dicke Schicht von Plättchen.   c Einzelne schon veränderte Plättchen. d Leukozyten. (Virchows Arch. f. pathol. Anat. u. Physiol. Bd. 103, Tafel III, Abb. 5 B u. C.)

schilderten Prinzipien eine Plättchenadhärenz und -agglutination begünstigt. Wird nun in einer Kapillare der Seitendruck so stark, daß Erythrozyten durch die Kittsubstanz hindurchgepreßt werden könnten, dann werden natürlich an dieser Stelle zunächst die Plättchen der Randzone zusammengepreßt werden und gehen dabei vielleicht eine Bindung untereinander und mit der Wand ein, schaffen ein wenn auch locker gesponnenes Aggregat, das aber genügen könnte, um die Diapedese in engen Grenzen zu halten: es kommt lediglich zur mikroskopischen Extravasation, höchstens zu den Flohstichblutungen des Rumpel-Leedeschen Phänomens. Dadurch, daß die Thrombozyten fehlen, wird also nicht der Akt der Diapedese gegeben, sondern es wird lediglich die Menge der durchtretenden Erythrozyten erstaunlich vermehrt. Werden die speziellen, zur Diapedese führenden Bedingungen (Stauungen in gröberen, Erschlaffung der feinsten Venen) nicht hergestellt — und bei vielen chronischen Thrombopenien werden sie es niemals — dann wird natürlich trotz völlig plättchenfreien Blutes die spontane Purpura stets vermißt werden müssen. Um es abermals und abermals zu wiederholen: Die Diathese ist noch lange nicht das Symptom, und Thrombopenie erzeugt niemals, sondern intensiviert nur die Blutung, sei sie per rhexin oder diapedesin entstanden. Die große Selbständigkeit der Kapillaren, die „aktive" Rolle, die sie sogar beim Stauungsversuch spielen, macht es auch verständlich, daß nicht allenthalben Blutaustritte erfolgen, sondern nur an solchen — offenbar ganz unregelmäßig angeordneten — Stellen, an welchen die Kapillaren autonom (nicht durch passive Dehnung) ihre Lichtung besonders stark erweitern. Man darf sich also auch nicht die Vorstellung bilden, daß im gestauten Gebiet sämtliche Kapillaren mit Plättchen bedeckt sind: die Bildung des „Präthrombus" beschränkt sich vielmehr auf ganz bestimmte Stellen.

Dem Standpunkt, den wir hier vertreten, steht der andere gegenüber, daß — speziell für die Genese der Purpura — eine Gefäßwandschädigung als integrierender Bestandteil der Diathese angenommen werden müsse und daß die Plättchenverminderung ein wohl konstanter, aber pathogenetisch minder bedeutsamer Faktor sei. Klinger z. B. stellt sich die Sache folgendermaßen vor: Die normale Kapillarwandung besteht aus Endothelien, deren Zwischenräume nicht durch eigentliche Membranen verschlossen, sondern freie, aber sehr feine Lymphspalten sind, welche durch die anliegenden Endothelien so eng gehalten werden, daß die geformten Elemente nicht oder jedenfalls nicht passiv durchtreten können. Bei starker Stauung, entzündlicher und anderer Gefäßlähmung werden die Zwischenzellspalten so erweitert, daß sie jetzt Kolloide mit gröberen Teilchen durchtreten lassen. Solange die Endothelien aber nicht wirklich geschädigt sind, werden die Spalten auch unter diesen Verhältnissen fein genug sein, um Blutzellen den passiven Durchtritt zu verlegen. Gesellt sich aber zu der mechanischen Erweiterung noch eine chemische Schädigung hinzu (eine teilweise Auflockerung oder Lösung der Eiweiß- oder Lipoidstoffe der Zellränder), so werden nunmehr die Spalten so groß sein, daß die kleinen und schmiegsamen Erythrozyten durchtreten können. Daß die Thrombozyten der Schwere der Purpura entsprechend vermindert sind, erklärt sich dadurch, daß diese ebenfalls sehr labilen Bestandteile des Blutes proteolytischen Einflüssen gegenüber ähnlich empfindlich sind wie das Endothelzellenplasma und daher durch Toxine leicht aufgelöst werden können.

Wir wollen einmal ganz davon absehen, daß die spezielle Form, die Klinger seiner Hypothese gegeben hat, nicht glücklich ist. Er nimmt die längst verlassene Lehre von den „Stomata" wieder auf, gegen die schon Cohnheim das treffende Argument vorgebracht hat, es sei angesichts der Eiweißarmut des Stauungstranssudates nicht leicht, einzusehen, warum durch die erweiterten Lücken zwar rote Blutkörperchen, nicht aber die gelösten Eiweißkörper des Plasmas hindurch gelangten. Wir könnten aber an Stelle der von Klinger gewählten die schon von Arnold, ursprünglich einem Verfechter der Stomata, bevorzugte Formulierung setzen, die Kittsubstanz zwischen den Endothelien verflüssige sich durch die Giftwirkung so weit, daß Formelemente durch sie hindurchgepreßt werden können und im Sinne Klingers hinzufügen, daß dieser Erweichungsprozeß auf das Endothelzellenplasma selbst übergreife. Derartige Schädigungen der Substanz des Kapillarrohres kommen vor; nur sind sie unseres Ermessens nicht die Grundlage des Morbus Werlhof, sondern des davon streng zu scheidenden Morbus Schönlein-Henoch, den wir geradezu als hämorrhagische Kapillartoxikose bezeichnen. Sie verraten sich nicht nur durch die Hämorrhagie, sondern auch durch Erythem und Quaddelbildung; die Hämorrhagie ist, wie ich in der Einleitung sagte, gewissermaßen dann nur die blutige Spur, die der flüchtige Krankheitsherd hinterlassen hat. Sie ist in ihrer Größe durch die Ausdehnung des Herdes von vornherein determiniert; die Petechie des Morbus Werlhof hingegen ist zu gleicher Größe erst herangewachsen, sie weist auf einen mikroskopisch kleinen Ursprungsort; sie macht eine Diapedese sinnfällig, die sich normalerweise in einem Erythrozytenhäufchen, höchstens in einer Flohstichblutung erschöpft hätte. Soviel ich sehe, ist die

Gefäßwandschädigung als integrierender Bestandteil der Diathese weder durch positive Befunde gestützt, noch auch ein logisches Postulat; als Gestalterin des Symptoms und seiner Mächtigkeit kann sie natürlich im einzelnen Falle eine große Rolle spielen[1]), aber für die Symptomentstehung ist eine Gefäßwandschädigung entbehrlich; unentbehrlich ist nur eine die äußerste Grenze der funktionellen Möglichkeiten ausschöpfende Erweiterung der Venenkapillaren und der kapillaren Venen.

Wir wollen nicht leugnen, daß bei stürmisch sich entwickelndem Morbus Werlhof die krankhaften Vorgänge, die in der Thrombopenie zum Ausdruck gelangen, auch jene „Kapillarkonstellation" mit hervorrufen können, ohne die das „Symptom" nicht möglich ist. Aber auch hier ist die „Gefäßveränderung" nicht integrierender Bestandteil der Diathese, sondern ein zwar von der Krankheit mitgegebener, aber doch gewissermaßen ein „akzidenteller" Faktor, der nicht in allen Fällen vorhanden zu sein braucht und durch ein von der Krankheit ganz unabhängiges biologisches Geschehen, z. B. die Vorgänge im Prämenstruum, vollwertig ersetzt werden kann. Die Thrombopenie muß von der Krankheitsnoxe auf alle Fälle erzeugt werden, für die Kapillarkonstellation können auch andere Umstände sorgen[2]).

---

[1]) Die Vorstellungen, die Hayem (a) (und auch Denys) von der Entstehung des Purpuraexanthems sich gebildet hat, wollen wir nur anhangsweise erwähnen, da sie wohl sicher irrig ist. Hayem glaubte, daß das Schwinden der Plättchen im peripheren Blut auf einer Agglutination dieser Elemente beruhe, die zur Embolisierung einer Anzahl von Kapillargebieten und zu konsekutiver hämorrhagischer Infarcierung führe. Wir werden auf diese Lehre, die Entstehung der Blutung und Genese der Thrombopenie verknüpft, noch kurz zurückkommen. Hayem hätte wahrscheinlich seine Ansicht erheblich modifiziert, wenn ihm das „Stauungsphänomen" bekannt gewesen wäre.

[2]) Nagy (Zeitschr. f. klin. Med. Bd. 100) hat kürzlich versucht, dem Wesen der Krankheit durch eine „Umkehrung der Frankschen Auffassung", wie er sich ausdrückt, gerecht zu werden. Er sieht die primäre Schädigung beim chronischen Morbus Werlhof in einer im allgemeinen durch Überfunktion der Ovarien hervorgerufenen Zerreißlichkeit der Kapillaren und glaubt, daß das Sinken der Thrombozyten im peripheren Blut überhaupt erst etwas Sekundäres sei, einfach dadurch hervorgerufen, daß diese Formelemente durch das Übertreten in die zahlreichen Petechien und Ekchymosen aus dem Blute verschwinden müßten. Er glaubt, nachgewiesen zu haben, daß im gestauten Armvenenblute bei positivem Rumpel-Leedeschen Phänomen die Zahl der Thrombozyten in der Zeitspanne sich als stark vermindert erweise, in welcher die Petechien sich entwickelten. Ähnlich stellt er sich auch den Thrombozytensturz bei der Werlhofschen Krankheit vor. Gegenüber dieser Auffassung ist von vornherein geltend zu machen, daß vielfach exzessive Thrombopenien bestehen können, ohne daß überhaupt gleichzeitig Petechien oder Hautblutungen vorhanden sind, sei es, daß sich die Krankheit nur durch eine schwere Schleimhautblutung verrät, sei es, daß sie überhaupt klinisch latent ist. Auch haben wir bei unserer Darstellung oft genug hervorgehoben, und wir müssen im Gegensatz zu Nagy durchaus dabei bleiben, daß die hämorrhagische Diathese niemals zu einer Zeit einsetzt, zu welcher die Plättchenzahlen noch über dem kritischen Werte liegen. Des ferneren aber hat Hartmann bei Nachprüfung der Angaben Nagys über das temporäre Schwinden der Plättchen im gestauten Armvenenblut bei positivem Rumpel-Leedeschen Phänomen seine Angaben nicht bestätigen können; im Gegenteil, zu der Zeit, in der die Blutfleckchen entstanden, eher einen Anstieg der Plättchen wahrgenommen. Auch die ovarielle Genese der chronischen Thrombopenie ist vorläufig durchaus hypothetisch. Nagy behauptet, daß die Krankheit sofort sistiere, wenn das Ovarium schlummere. Während der Schwangerschaft z. B. komme die hämorrhagische Diathese zum Stillstand, ihre Symptome zeigten sich nie und die Thrombozytenzahlen bewegten sich zwischen normalen Grenzen. Dem kann ich nach meiner Erfahrung nicht ohne weiteres beipflichten. Wir haben erst kürzlich eine Kranke mit chronischer Thrombopenie beobachten können, die im VII. Monat der Gravidität von außerordentlich heftigem, mehrfach sich wiederholendem Nasenbluten (bei gleichzeitig sich ausbildenden Hautsuggillationen) befallen wurde und während der Beobachtung in der Klinik eine Thrombozytenzahl von etwa 25 000 aufwies. Ich verweise ferner auf Fall 17 der Kasuistik, bei dem wir erörtern mußten, ob nicht die Neigung zum habituellen Abort mit der hämorrhagischen Diathese in engen Zusammenhang zu bringen sei. Die Auffassung Nagys, daß die Thrombopenie die Folge, nicht die Ursache der Blutungen sei, scheint mir vorläufig nicht in zureichender Weise begründet.

2. Die Genese der Thrombopenie.

Wenn ein Formelement des Blutes, dessen Menge unter physiologischen Bedingungen in engen Grenzen schwankt, in erheblich verringerter Zahl in peripheren Kapillaren und Venen angetroffen wird, so liegt entweder eine abnorme Verteilung dieses Elementes in der Blutbahn oder eine Störung der Korrelation von Bildung und Zerstörung vor.

Wir kennen Thrombopenien, die lediglich auf geänderter Verteilung beruhen: Bei der Pepton- und bei der Histaminvergiftung, sowie in dem mit diesen Vergiftungsbildnern symptomatologisch und dem Wesen nach verwandten „anaphylaktischen Schock" schwinden die Plättchen temporär aus dem peripheren Blute und werden, wie noch Gorke und Seeliger kürzlich bei der Peptonvergiftung eingehend studiert haben, in den mächtig erweiterten Kapillargebieten der Lunge, Leber, Milz und anderer Viszeralorgane wiedergefunden. Aber diese „Verschiebungsthrombopenien" sind kurzfristig und gehen mit Zurückhaltung auch der Leukozyten in den genannten Organen einher, so daß zur Thrombopenie durchgängig die Leukopenie sich gesellt. Schon aus diesen Gründen kommen sie für eine Erklärung des lang dauernden und von einer charakteristischen Änderung des weißen Blutbildes nicht begleiteten Thrombozytenschwundes bei der essentiellen Thrombopenie kaum in Betracht.

Eine andere Art abnormer Verteilung wäre dann gegeben, wenn die Plättchen durch Giftwirkung bereits im strömenden Blute agglutiniert werden. Hayem (a) hat nach Injektion primär toxischer Sera (z. B. von Rinderserum bei Hunden) diese Bildung von unzähligen kleinsten Plättchenagglutinaten erzielt und den daraus resultierenden Zustand des Blutes als „état grumeleux" bezeichnet. Er nahm an, daß ein dieser experimentellen Serumintoxikation nahestehender Vorgang auch bei der „Purpura haemorrhagica" im Spiele sei. Er stellte sich vor, daß es auch bei dieser Krankheit, wenn auch natürlich lange nicht in so massiver Weise wie im Experiment, zu Zusammenballungen von Plättchen käme und daß diese Häufchen dann als Emboli in den verschiedensten Kapillargebieten stecken blieben. Auf diese Weise wollte er ja, wie bereits erwähnt wurde, die Entstehung der Petechien erklären, die für ihn (auch für Denys) sozusagen multiple hämorrhagische Mikroinfarkte waren. Irgend einen Beweis für seine Lehre hat Hayem nicht erbracht, und wir dürfen die aus der Analogisierung der Krankheit mit eingreifenden Tierexperimenten geschöpfte Vorstellung als der tatsächlichen Unterlage entbehrend, heute ablehnen.

Für die Entstehung des Plättchenmangels beim Morbus Werlhof kommt wohl lediglich eine Störung im dynamischen Gleichgewicht zwischen Plättchenbildung und Plättchenverbrauch in Betracht. Man muß also Abstammung und Schicksal der Plättchen kennen, um über den speziellen pathologischen Vorgang einigermaßen begründete Vermutungen hegen zu können.

Über wenig Gegenstände der Biologie ist mehr gefabelt worden als über Herkunft und Entstehung des „dritten Formelementes"[1]: des Rätsels Lösung

---

[1] Wer sich über die zahlreichen, heute obsoleten Hypothesen, die über die Entstehung der Plättchen aufgestellt worden sind, informieren will, sei auf die ausführliche historische Darstellung bei Beneke (Handb. der allgem. Pathologie von Krehl-Marchand, Bd. II, 2) und bei Hanser (Virchows Arch. f. pathol. Anat. u. Physiol. Bd. 213) hingewiesen. Ein letzter Ausläufer dieser älteren Hypothesenbildung ist die Anschauung V. Schillings. Der Lehre Wrights gegenüber verteidigt dieser die eigenartige Behauptung, daß die Thrombozyten Erythrozytenkerne seien. Er glaubt, daß die Plättchen im strömenden Blut nicht präexistieren, sondern erst im Moment der Stromverlangsamung oder der Extravasation aus den Erythrozyten herausfallen. Durch eine besondere Art der Fixierung glaubt er die „plättchenkernigen" Roten auch im extravasierten Blut darstellen zu können. Brieger, der auf meine Veranlassung die Befunde Schillings nachprüfte, hat die gleichen, sehr schönen

fand 1906 J. H. Wright (a), der die Plättchen im Knochenmark noch im Zusammenhange mit ihren Mutterzellen, den Megakaryozyten, darstellen konnte. Diese Riesen des Gewebes sind die Väter der Zwerge des Blutes. Die Megakaryozyten sind einerseits ausgezeichnet durch den großen, vielfach gelappten, kranzförmigen Kern, anderseits durch die zuerst von Schridde und Wright (a) beschriebenen azurophilen, d. h. mit dem Azurfarbstoff der Romanowsky-Giemsa-Lösung rötlich-violett sich färbenden Granula, welche das Protoplasma dicht gedrängt erfüllen und nur eine relativ schmale hyaline — schwach bläulich gefärbte — Randzone freilassen. Wright (a) hat nun beobachtet, wie der Megakaryozyt pseudopodienartige Fortsätze aussendet und durch Wandlücken in das Lumen von Knochenmarkskapillaren vorstreckt. Diese Pseudopodien, in welche sich die rötlich-violetten Körnchenmassen des Zelleibes fortsetzen, werden abgeschnürt und zerfallen nun weiter in einzelne Körnchengruppen, die jeweils noch von einem schmalen Saume von Plasma umgeben sind: das Blutplättchen ist fertig. Vielfach haben auch die Plättchen des strömenden Blutes noch die längliche Form des Zellfortsatzes beibehalten.

Ogata (unter Schridde) hat die Schilderung von Wright durchaus bestätigt und insbesondere beschrieben, wie die azurophilen Granula sich in der Peripherie der Zelle zu Gruppen ordnen, welche durch eine homogene — mattblau gefärbte — Substanz getrennt sind. Die Gruppierung der Granula geht der Entsendung der Pseudopodien voraus: diese bestehen dann aus kleinen, unregelmäßigen Häufchen oft stark zusammengeballter Granula, welche noch durch feinste Brücken von Plasma zusammenhängen und das Bild einer Perlenkette bieten.

Seeliger hat im hämatohistologischen Laboratorium unserer Klinik zeigen können, daß bei der Peptonvergiftung des Kaninchens die Ordnung der azurophilen Körnchen zu Gruppen und die daraus resultierende Felderung des Protoplasmas ganz besonders deutlich wird, so daß man die künftigen Plättchen im Inneren des Protoplasmas sozusagen werden sieht und sie noch als Bestandteile des Zelleibes vor sich hat. Seine Präparate zeigen ferner den ausgeprägt amöboiden Habitus des Megakaryozyten: die Zelle streckt bizarr gestaltete Fortsätze aus, in denen die Azurkörnchen noch diffus verteilt sein können oder aber der Felderungsprozeß sich gerade vollzieht. Aus dem Zelleib ragen

Plättchenbilder erhalten wie der Autor, aber die Deutung, daß die an den Erythrozyten haftenden Plättchen als Kerne in ihnen enthalten seien, als subjektiv bezeichnen müssen und ein „Draufgeschobensein" für wahrscheinlicher erklärt als ein „Darinenthaltensein". Ich glaube nicht, daß die Lehre von der Kernnatur der Plättchen haltbar ist, wenngleich Schilling so hartnäckig an ihr festhält wie früher Hayem, daß sie „Hämatoblasten", die physiologischen Bildner der roten Blutkörperchen seien. Über den Parallelismus zwischen Steigerung resp. Hemmung der Erythropoese und Plättchenzahl, den Schilling statuiert, läßt sich meines Erachtens ebenfalls sehr heftig streiten. Kaznelson (d) z. B. hat die Schillingsche Theorie vollständig abgelehnt auf Grund eines Falles von Anaemia gravissima mit normalen Blutplättchenwerten, bei welchem sich autoptisch ein vollkommener Schwund des erythropoetischen Gewebes (nirgends ein Normoblast) fand, während der Gehalt des Markes an Myelozyten und Megakaryozyten noch reichlich war. Aber selbst wenn dieser Parallelismus zu Recht bestünde, könnte er ja doch wohl kein entscheidendes Argument zugunsten der Schillingschen erythrogenen Theorie darstellen. Daß er mit seiner Lehre für die Deutung der „essentiellen Thrombopenie" nichts leisten kann, gibt Schilling selbst zu; hier erkennt er ein Nebeneinander von „normaler Erythropoese" und Plättchenverminderung an; er macht sich wohl die Erklärung dieser Ausnahme von seiner Regel sehr leicht, wenn er einfach eine peripherische Thrombozytolyse ohne jede Störung der Plättchenbildung als Grundlage des Morbus Werlhof behauptet. Gegen die Lehre Schillings haben Rosenthal und Falkenheim auf Grund serologischer Untersuchungen Stellung genommen, nach denen der Rezeptorenapparat der Säugetierplättchen und der Vogelthrombozyten sich von dem der Erythrozyten durchaus unterscheidet (Erythrozytenimmunsera agglutinieren Plättchen und Spindelzellen nicht!).

aber auch an vielen Stellen kleine Buckel und Spitzen hervor, die sich unmittelbar als Plättchen abschnüren; anderseits wird wieder der Zerfall der Pseudopodien in Plättchen resp. die Abspaltung aus Pseudopodien sehr deutlich.

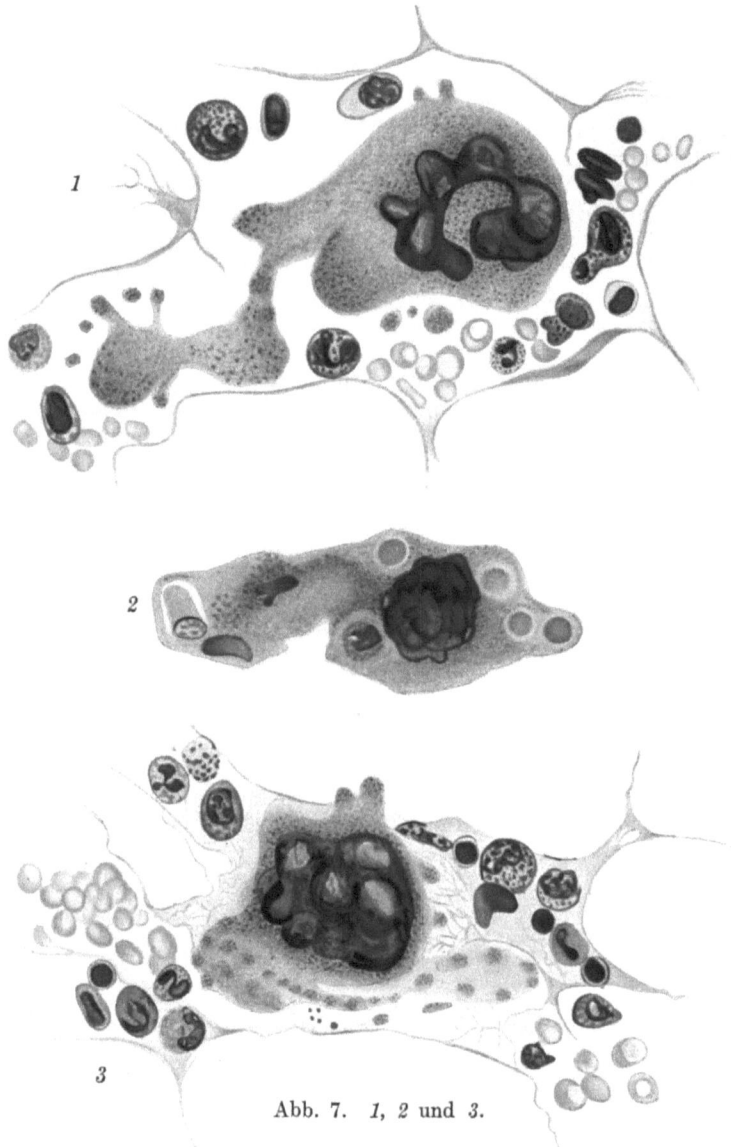

Abb. 7. *1, 2* und *3.*

Ich bringe die von Seeliger nach seinen Präparaten naturgetreu gezeich-
neten Bilder, die er in den Folia haematologica veröffentlicht hat, hier
noch einmal zur Wiedergabe, weil ich glaube, daß sie die Wrightsche Lehre
der Plättchengenese in ganz hervorragendem Maße zu stützen geeignet sind.
Ich selbst rechne, seitdem ich diese Bilder kenne, mit der Entstehung der Plättchen aus den Megakaryozyten als mit einer gesicherten Tatsache.

Mitunter findet man noch im strömenden Blut Pseudopodien, d. h. Plasma-
streifen, in denen die Körnchen zum Teil noch diffus verteilt sind, zum Teil
sich aber aufs deutlichste zu Häufchen und Gruppen zusammengeordnet haben:

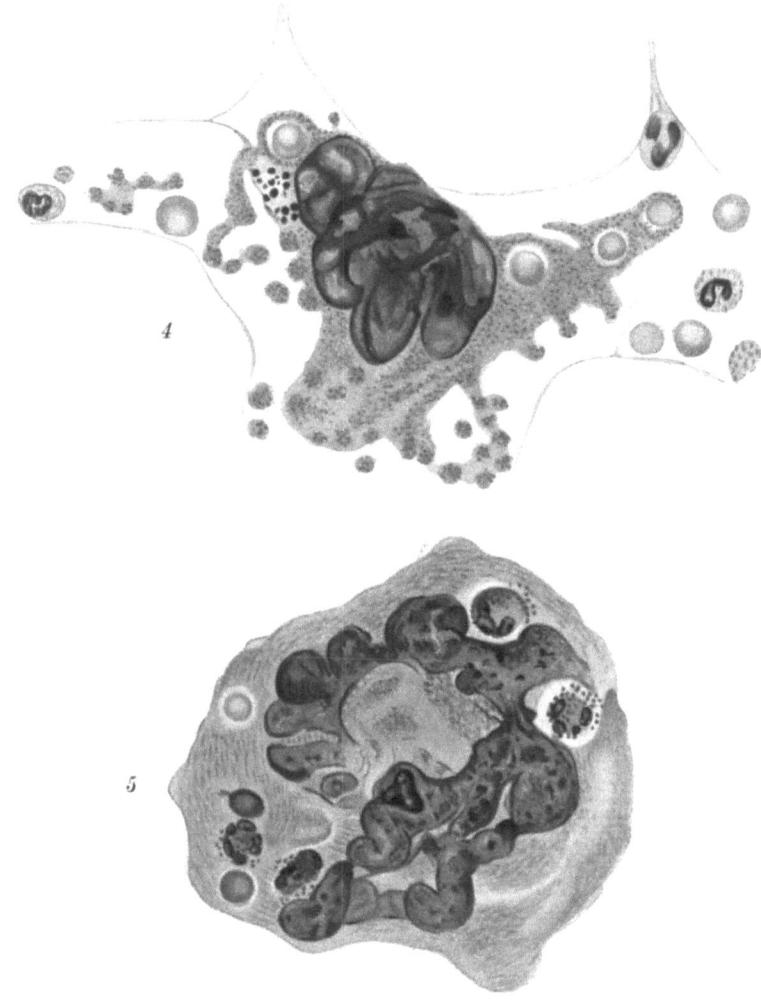

Abb. 7. *4* und *5*.

Abb. 7. *1, 3* und *4*: Beispiele zur Bildung und Abschnürung der Plättchen aus Megakaryo-
zyten. *3* zeigt die fast vollendete Gruppierung der Schriddeschen Granula zu den sog.
Perlenketten Ogatas (vgl. Abb. 4, Fig. 6 und 12). *2* und *5*: Megakaryozyten, die nur als
Makrophagen, nicht als Plättchenbildner tätig sind. *4*: Gleichzeitige Ausübung beider
Funktionen durch einen Megakaryozyten. Man sieht einerseits starke Plättchenproduktion,
anderseits vier Erythrozyten und die Trümmer eines Leukozyten im Plasma der Riesenzelle.

die Plättchen sind eigentlich schon konstituiert, aber ihre Segmentierung
ist unterblieben, so daß sie noch von einer einheitlichen Plasmamasse
umhüllt sind (Ogatas „Perlenketten"). Bei einem Falle von Thrombopenie
habe ich etwa drei Wochen nach der Milzexstirpation fast nur größere

Plasmasegmente mit Granulagruppierung (kaum einzelne Plättchen) gesehen, die ich nach einer Zeichnung von Dr. Seeliger hier wiedergebe (Abb. 8).

Dem Eindruck, daß es sich hier um nachträgliche Agglutination, nicht um ein natives Bild handele, läßt sich schon dadurch begegnen, daß die üblichen Plättchenverklebungen ein ganz anderes Aussehen bieten; er wird dadurch hinfällig, daß man auch im Magnesiumsulfatpräparat und im Zitratplasmatropfen, in welchen die Plättchen isoliert bleiben, fast nur diese einheitlichen Gebilde, die in sich die großen Plättchen bargen, fand.

Kaznelson (c) bildet aus dem Blutausstrich eines Patienten mit hämolytischer Anämie sogar einen gut erhaltenen Megakaryozyten mit typischem Kern ab, dessen Protoplasma die Granulafelderung, d. h. die Umbildung im Plättchen zeigt.

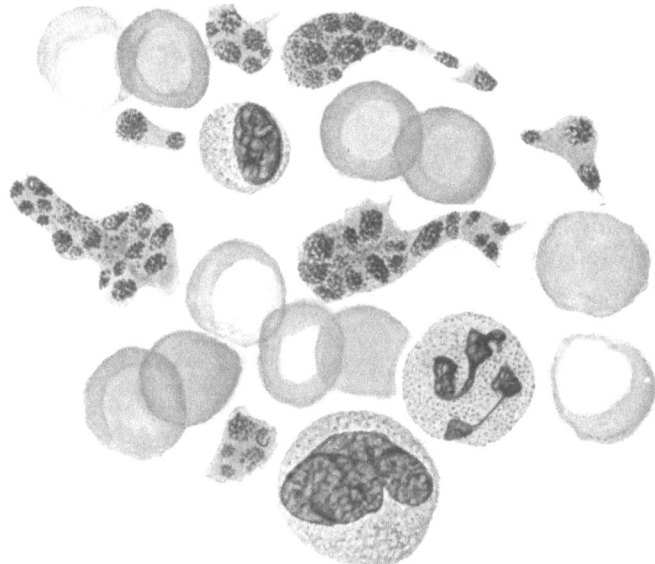

Abb. 8. Nach May - Giemsa gefärbter Blutausstrich von chronischer Thrombopenie, 3 Wochen nach der Milzexstirpation. Aus sechs verschiedenen Gesichtsfeldern zusammengestelltes Bild. Pseudopodienartig gestaltete Megakaryozytenfetzen im strömenden Blut, in welchen die Azurgranula meist bereits zu Plättchen formiert sind, zum geringen Teil noch diffus im Plasma verstreut liegen.

Über Ausmerzung und Abbau der Plättchen können wir uns ganz sichere Vorstellungen noch nicht machen. Wahrscheinlich sind sie ziemlich kurzlebige Gebilde, die — ebenso wie schadhaft gewordene Erythrozyten — in der Milz aus der Zirkulation gezogen und zerstört werden. Bernhardt hat das Schicksal der Plättchen bei akuten Infektionskrankheiten, besonders beim Scharlach, verfolgt. Er fand, daß die Plättchen vorzugsweise in der Milz, aber auch in Leber und Mesenterialdrüsen der Phagozytose anheimfallen. Seeliger und Gorke haben beim Studium der Peptonvergiftung der Plättchenphagozytose ihre volle Aufmerksamkeit gewidmet und die Angaben Bernhardts in den wesentlichen Zügen bestätigt. Es sind in der Milz hauptsächlich die ganz allgemein als Makrophagen tätigen Pulpazellen (in der Leber die Endothelzellen der intraazinösen Kapillarsinus, die als Kupffersche Sternzellen bekannt sind), welche die Plättchen in sich aufnehmen und zunächst die homogene Grundsubstanz, späterhin auch die eine Zeitlang noch sichtbaren Körnchen auflösen. Seeliger und Gorke betonen aber ausdrücklich, daß sie Makrophagen und Kupffersche Zellen, die lediglich Plättchen aufgenommen haben, nie zu Gesicht bekommen hätten; immer fanden sich auch Erythro- und Leukozyten resp. Trümmer dieser Elemente, Granula, Kernreste, phagozytiert. Ob diese Thrombophagozytose die Hauptleistung beim Untergang der Plättchen vollbringt, muß aber noch dahingestellt bleiben. Wir finden oft genug die schönsten Bilder von Erythrophagie, glauben aber doch nicht, daß der physiologische Erythrozytenabbau der Hauptsache nach in den Makrophagen stattfindet, wir sind vielmehr, insbesondere nach den Milzbefunden bei den hämolytischen Anämien, davon überzeugt, daß die physiologische Erythrolyse sich vorwiegend extrazellulär, rein humoral abspielt: das nämliche könnte und wird wohl auch in bezug auf die Thrombolyse gelten.

Die Thrombozyten sind also wie die Erythrozyten und granulierten Leukozyten Blutelemente, deren Wiege im Knochenmark steht, deren Grabstätte die Milz ist.

Verringert sich die Menge eines Knochenmarkselementes im Blute auffällig und für längere Zeit, so pflegt sich die Diskussion über die Ursache dieser Erscheinung immer in den nämlichen Bahnen zu bewegen; auf der einen Seite stehen die Verfechter der gestörten Bildung, welche eine Myelotoxikose annehmen, auf der anderen Seite die Vertreter der gesteigerten Lyse, welche eine primäre Splenopathie für das Wahrscheinlichste halten. Die fortschreitende Erkenntnis führt dann meist zu der Einsicht, daß die Problemstellung in Form einer schroffen Alternative schief ist, daß eine Vereinigung der beiden Standpunkte dem komplexen Naturgeschehen viel angemessener sein dürfte.

In der Frage des Plättchenmangels bei der essentiellen Thrombopenie hat Kaznelson (a) mit besonderem Nachdruck die Ansicht vertreten, daß es sich um eine primäre Splenopathie im Sinne einer primär gesteigerten Thrombozytolyse bei durchaus intakter Knochenmarks- resp. Megakaryozytenbeschaffenheit und -funktion handle, und er hielt seinen Standpunkt für so wahrscheinlich, daß er ihm sogar in der Namengebung („thrombolytische Purpura") Rechnung tragen wollte.

Seine Argumente sind folgende:

1. Er fand in 4 Fällen essentieller Thrombopenie dreimal einen palpablen Milztumor und zitiert aus der Literatur Fälle, welche ebenfalls eine vergrößerte Milz aufwiesen.

2. Bei zwei Fällen schwerer symptomatischer Thrombopenie (Streptokokkensepsis und generalisierte Lymphdrüsentuberkulose) stellte er Anwesenheit von Megakaryozyten in großer Zahl im Mark des Sternums und der Femurepiphyse fest. Er schließt auf denselben Befund bei der essentiellen Thrombopenie aus dem Nachweis von Megakaryozyten in den exstirpierten Milzen, die nach seiner Meinung nicht autochthon entstanden sind, sondern als Riesenzellembolien aus einem übermäßig regenerierenden Mark aufgefaßt werden müssen.

3. In den Ausstrichen der exstirpierten Milzen war die Plättchenzahl größer als dem Blutgehalt der Milz entsprach; insbesondere fand er im Ausstrich des ersten Falles reichlich Thrombozyten bei minimaler Zahl im Blut. (Im Schnitt des zweiten Falles war allerdings die Zahl der Plättchen spärlicher als in einer normalen Milz, in der sie an sich schon recht spärlich sind.) Er nimmt deshalb eine relative Anschoppung der Milz mit Plättchen an. Bei hämorrhagischem Typhus, bei dem die Blutung auf Plättchenmangel beruht, fand er ebenso wie andere reichliche Plättchenphagozytose in der Milz, ferner auch bei den genannten zwei Fällen symptomatischer Thrombopenie (in den Milzausstrichen und -schnitten der Fälle von essentieller Thrombopenie vermißte er allerdings plättchenführende Makrophagen vollständig).

4. Der rasche Anstieg der Thrombozyten nach der Milzexstirpation (im ersten Fall von 300 im Kubikmillimeter auf 600 000 in zwei Tagen) lasse sich nur durch den Wegfall der im Übermaß thrombolytisch wirksamen Milz erklären. Die Verhältnisse seien ganz ähnlich wie beim hämolytischen Ikterus, nur daß das eine Mal die erythrolytische, das andere Mal die thrombolytische Funktion der Milz ins Übermaß sich auswirke.

Im Sinne der Argumentation in Punkt 2 sei noch hinzugefügt, daß unterdessen einige Male das Knochenmark von Kranken mit essentieller Thrombopenie untersucht werden konnte. Förster und Sternberg, neuerdings auch Kaznelson selbst, stellten in ihren Fällen die Anwesenheit der Megakaryozyten im normalen Ausmaße fest; in einem eigenen, gemeinsam mit Seeliger untersuchten Fall, in welchem nach starken Blutverlusten das Gewebe des Femurmarks ganz außerordentlich zellreich war und die Zeichen höchster Aktivität aufwies, war sogar die Zahl der Knochenmarksriesenzellen stark vermehrt[1]).

Meines Erachtens wird durch keinen dieser Beweisgründe die Annahme einer primär gesteigerten Thrombolyse, d. h. einer pathologischen Überfunktion der Milz wirklich zwingend nahegelegt. Einerseits stellen sich die tatsächlichen Unterlagen der Schlüsse doch wesentlich anders dar, wenn man ein größeres Material überblickt, andererseits sind diejenigen Befunde, an deren Tatsächlichkeit nicht gezweifelt werden kann, auch einer anderen Deutung fähig.

Was zunächst den tastbaren Milztumor betrifft, so habe ich schon bei der Schilderung des klinischen Bildes hervorgehoben, daß ich ihn bei der überwiegenden Mehrzahl eines nun doch schon auf etwa 60 Fälle angewachsenen Materials — sowohl bei akutem wie bei chronischem Morbus Werlhof — vermißt habe. Es soll nicht geleugnet werden, daß gelegentlich der untere Milzpol eben dem Finger erreichbar wird und daß bei der Operation sich eine vorher nicht zu tastende Milz als leicht vergrößert erweisen kann; aber die Betrachtung und Ausmessung des freigelegten und aus dem Körper entfernten Organs hat in vier unserer sechs zur Operation gebrachten Fälle zur Evidenz erwiesen, daß die Dimensionen der Milz des thrombopenischen Individuums sich durchaus in den Grenzen der Norm halten. Und gerade in dem Falle, in welchem die Milz wirklich vergrößert war, blieb der Plättchenanstieg ganz aus.

Der Nachweis eines den Rippenbogen um mehrere Querfinger überragenden Milztumors muß meines Erachtens sogar gegen die Diagnose einer einfachen Thrombopenie stutzig machen: Milztumoren mit hämorrhagischer Diathese ex thrombopenia sind mir wohl öfter begegnet, aber dann handelte es sich meist um eine Kombination mit Leukopenie (die manchmal allerdings gegen die Thrombopenie zurücktritt), häufig zugleich um ein hepatisches Syndrom (pseudobantische Zirrhose); ich werde auf solche Fälle noch zurückkommen.

Nun verliert zwar ohne Milztumor die Annahme einer primären thrombolytischen Hypersplenie an Wahrscheinlichkeit (die hämolytische Hypersplenie ist stets an eine Splenomegalie gebunden!), aber sie könnte durch die übrigen Argumente ja doch noch plausibel gemacht werden: Die Tatsache, daß die Zahl der Megakaryozyten normal oder sogar vermehrt ist, beweist allerdings nicht allzu viel; sie ist von vornherein zu erwarten, denn wie soll eine spontane oder durch Milzexstirpation herbeigeführte Plättchenkrise überhaupt möglich sein, wenn nicht Mutterzellen vorhanden sind, die potentiell zur Plättchenbildung fähig sind. Aber es könnte eben sein, daß sie aktuell — zur Zeit des Bestehens der Thrombopenie — die thrombozytoplastische

---

[1]) In dem durch Sternaltrepanation gewonnenen Markausstrich eines zweiten Falles waren sie ebenfalls zahlreich vorhanden.

Tendenz nicht besitzen: nicht auf ihre Zahl, sondern auf ihre Leistung, die sich auch morphologisch in einer Alteration der feinsten Struktur könnte erkennen lassen, kommt es an.

Was nun die unmittelbaren Beweisstücke für gesteigerte Thrombozytolyse in Gestalt von Thrombophagozytose und relativer Anschoppung der Milz mit Plättchen betrifft, so scheint es mir damit folgende Bewandtnis zu haben. Thrombophagozytose ist bei der essentiellen Thrombopenie bis jetzt noch von keinem Untersucher — auch von Kaznelson nicht — in der Milz festgestellt worden; wir haben sie bei eifriger Durchforschung der fünf uns zur Verfügung

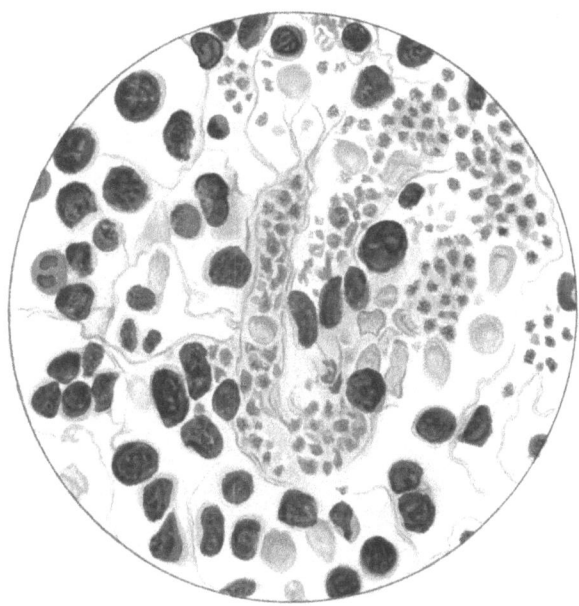

Abb. 9. Gewebsschnitt aus einer wegen chronischer Thrombopenie exstirpierten Milz. Sublimat-Alkoholfixierung, gefärbt mit Giemsas Spezialfärbung für Gewebsschnitte. Gezeichnet bei 800facher Vergrößerung. Der in der Mitte des Bildes deutlich hervortretende Venensinus ist fast ausschließlich mit Plättchen gefüllt; außerdem reichlich Plättchen teilweise in den Sinus, teilweise in der Pulpa.

stehenden Milzen stets vermißt; sie scheidet also als Ursache des Plättchenschwundes von vornherein aus [1]).

Den Plättchengehalt der exstirpierten Milzen haben wir an Ausstrichen und Schnittpräparaten einem gründlichen Studium unterzogen: in drei Fällen waren im Ausstrich und im Schnitt die Plättchen ganz außerordentlich spärlich, in den drei übrigen Fällen hingegen waren sie im Ausstrich recht reichlich zu finden (auch in Agglutinaten und Verbänden)

---

[1]) Im übrigen glaube ich überhaupt nicht recht, daß die Plättchenphagozytose für irgend eine Form der Thrombopenie verantwortlich gemacht werden kann. Bernhardt findet bei Typhus und Scharlach gleichermaßen die mit Plättchen beladenen Makrophagen in der Milz; aber nur der Typhus geht mit Thrombopenie einher, während beim Scharlach normale Plättchenzahlen [Kaznelson, Stahl (b)] beobachtet werden. Niemals findet man wohl großartigere Erythrophagie als beim Typhus, aber der Typhus ist eigentlich kaum durch eine beachtenswerte Anämie ausgezeichnet. Thrombo- und Erythrophagie sind beim Typhus lediglich die Folge davon, daß die Milzpulpa sich makrophagisch umwandelt.

in auffälligem Gegensatz zum Blutpräparat, in dem sie mit Mühe gesucht werden mußten und stets vereinzelt lagen. Das Studium der Schnitte des ersten dieser drei Fälle lehrte, daß das Organ an manchen Stellen große Mengen von Thrombozyten beherbergt, daß Venensinus und Pulpastränge mit Plättchen vollgestopft sind (vgl. die von Seeliger möglichst getreu hergestellten farbigen Zeichnungen, Abb. 9 u. 9a); im zweiten Falle war die Pulpa nicht beteiligt, die Plättchen lagen in größeren Mengen und Verbänden lediglich in einer Anzahl von Venensinus[1]).

Sichtet man die verwertbaren Fälle der Literatur, so zeigt sich ebenfalls das ganz unterschiedliche Verhalten der Milz: in dem ersten Falle von Kaz-

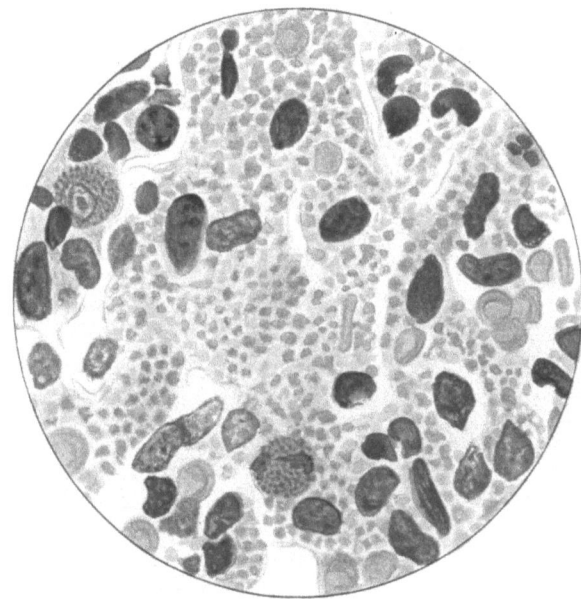

Abb. 9a.   Gewebsschnitt aus einer wegen chronischer Thrombopenie exstirpierten Milz Gleicher Fall, wie Abb. 9; Müller-Formol-Fixierung; Pappenheims May-Giemsa-Färbung.   Mit Plättchenmassen — unterschiedslos in Sinus und Pulpa — enorm überfülltes Milzgewebe.

nelson (a) (in dem allerdings die Schnittfärbung nicht gelang), in den Beobachtungen von Beneke[2]), Cori[3]) scheint die Milz reichlich Plättchen enthalten zu haben, während sie in den beiden anderen Fällen Kaznelsons, im Falle von Steinbrink-Hauke (dessen Ausstriche ich selbst durchsehen konnte), in dem kürzlich von Nägeli (b) mitgeteilten Falle nicht oder nur spärlich zu finden waren.

[1]) In dem dritten Falle zeigte der Schnitt — im Gegensatz zu dem Ausstrich — nur spärlich Plättchen. Durch die Gefäßunterbindungen bei der Operation ist die Milz prall gespannt und sinkt beim Aufschneiden zusammen. Es scheint, daß dabei die Plättchen noch aus den Venensinus und aus dem Pulpagewebe herausgeschwemmt werden können. Auch in den Fällen, in denen wir sie in den Schnitten reichlich fanden, waren es immer nur bestimmte Stellen im Organ, in denen sie in Häufchen zusammenlagen, während große Partien ebenfalls plättchenarm oder ganz plättchenfrei waren.

[2]) Im Ausstrich „zahlreichste" Plättchen, im Schnitt (Geh.-Rat Benda): Im Gewebe reichlich Leukozyten, Lymphozyten, Plättchen.

[3]) Pathologisch-histologischer Befund (Dr. Jaffé, Institut für allgemeine und experimentelle Pathologie Wien): „In manchen Sinus größere Mengen von Blutplättchen."

Es scheint also — nach dem Plättchengehalt der Milz zu urteilen — zwei Typen zu geben und man könnte sich fragen, ob denn überhaupt alle Fälle von chronischem Morbus Werlhof pathogenetisch einheitlich sind; man könnte daran denken, daß in der einen Gruppe tatsächlich das Abfangen und die gesteigerte Zerstörung der Plättchen im Vordergrunde steht, in der anderen eine Minderung der Produktion dominiert. Es muß aber hervorgehoben werden, daß gerade in zwei Fällen, in denen wir die Plättchenanschoppung der Milz konstatierten, der Operationserfolg quoad Thrombozytose am vergänglichsten war — eigentlich das Gegenteil des nach Kaznelson zu Erwartenden. Wir werden später sehen, daß es doch wohl nicht angeht, aus dem allerdings sehr charakteristischen Unterschied im Milzbefunde allzu weitgehende Konsequenzen zu ziehen.

Ich wende mich nun zu dem letzten Punkt, den Kaznelson ins Feld führt und den er, obwohl es sich nur um einen indirekten Beweis handelt, für sehr wichtig hält: Der rapide Thrombozytenanstieg vom 0-Wert zu weit über die Norm hinausschießenden Zahlen im Anschluß an die Milzausrottung ist ihm ohne den Wegfall einer pathologischen Thrombolyse nicht verständlich; er kann sich nicht vorstellen, daß — zumal bei geschädigtem Megakaryozytenapparat — durch die Milzentfernung eine so außerordentlich starke Regeneration in die Wege geleitet werden kann. Das Wiedererscheinen der Thrombozyten, die doch oft monatelang fast vollständig fehlten, vollzieht sich in der Tat — das lehren fast sämtliche genau verfolgte Fälle (vgl. die Tabellen S. 374ff.) — mit einer erstaunlichen Geschwindigkeit. Wir zählten einmal $1/_2$ Stunde nach der Operation 60 000 (vorher 28 000), ein anderes Mal nach $1^1/_2$ Stunden 32 406 (gegen 12 790), Charlotte Ehrenberg $2^1/_2$ Stunden nach beendetem Eingriff 87 000 (vorher 0), Gerty Cori nach 5 Stunden 109 000. Nach 24 Stunden sind mehrfach (auch in unserem Material) Werte von 100 000—200 000 Plättchen ermittelt worden. Der Eindruck aber, den ich bei der Verfolgung dieses Plättchenanstieges gewonnen habe, ist gerade im Gegenteil der des Einschießens, der Überschwemmung, einer plötzlich ganz ungezügelten Produktion; ich kann mir weniger gut vorstellen, daß einfach durch Fortfall der Plättchenlyse, ohne daß sich an Tempo und Ausmaß der Bildung etwas ändert, ein solcher Umschwung Platz greift. Über die Geschwindigkeit, mit welcher die Megakaryozyten sich auf den Prozeß der Plättchenbildung und -abschnürung einstellen können, haben wir bis jetzt keine rechte Vorstellung gehabt. Gegenüber aprioristischen Behauptungen hat hier die Experimentaluntersuchung von Seeliger und Gorke erst den Einblick in das wirkliche Geschehen eröffnet. Die Bilder, an denen ich die Felderung des Megakaryozytenplasmas, die Pseudopodienbildung und die Plättchenabschnürung demonstriert habe, sind von Tieren gewonnen, die 10 Minuten nach intravenöser Einverleibung des Peptons getötet wurden. Während man normalerweise doch nur gelegentlich und an einzelnen Exemplaren des Kaninchenmarkes die Plättchengenese beobachten kann, ist hier durch die Plättchenverdrängung in die inneren Organe und die konsekutive Verarmung des Blutes an ihnen fast momentan an zahlreichen Megakaryozyten der Plättchenbildungsprozeß angeregt worden und befindet sich in kürzester Frist auf seinem Höhepunkte.

Kaznelson steht ganz unter dem Eindruck des Vergleichs mit dem hämolytischen Ikterus: hier kann man allerdings durch das rasche Sinken des Harn- und Stuhlurobilins und des übermäßigen Bilirubingehaltes der Duodenalflüssigkeit das Aufhören der Hämolyse erkennen und wird den Wegfall dieses Faktors als ein wichtiges Moment der Rekonstruktion des roten Blutbildes einzuschätzen haben. Aber die Erythrozytenzahl bleibt dann dauernd auf der schnell erreichten Höhe, während in einem guten Teil der Fälle von Thrombopenie nach relativ

kurz dauernder Normo- und Hyperthrombozytose sich die ursprünglichen
niedrigen oder mindestens wieder unter der kritischen Grenze liegenden Plättchenwerte wieder einstellen (vgl. die Tabelle 2 im Abschnitt „Milzexstirpation"
des Kapitels „Therapie", S. 376).

Für diesen in zwei seiner drei Fälle konstatierten Rückschlag findet Kaznelson die Erklärung, daß die Milz nur ein Teil des retikulo-endothelialen
Apparates sei und daß das vikariierend eintretende splenoide Gewebe, das
in der Leber und den mesenterialen Lymphknoten sich entwickelt, alsbald die
gleiche pathologische Hyperthrombolyse entfalte wie die Milz. Das würde
aber eine wesentliche Abweichung von dem Geschehen beim hämolytischen
Ikterus bedeuten; warum tritt dann bei diesem das retikulo-endotheliale Gewebe
niemals vikariierend ein und vereitelt den Erfolg der Splenektomie? Dies
scheint doch eben gerade das Charakteristikum der echten primären Splenopathien — des kongenitalen und erworbenen hämolytischen Ikterus, des Morbus
Banti und der pseudobantischen Splenomegalien — zu sein, daß nach Entfernung des Organs Dauerheilung eintritt.

Weiter ist hervorzuheben, daß die fortschreitende Erfahrung Ausnahmen
von der „klassischen" Form der Thrombozytenvermehrung nach der Milzexstirpation kennen gelehrt hat. So berichten Hauke-Steinbrink über
einen Fall, in welchem nach dem Eingriff zu keiner Zeit mehr als 18—20 000
Thrombozyten zu finden waren und ich selbst habe kürzlich einen Fall (Nr. 9
der Kasuistik) beobachtet, bei welchem überhaupt nur die Andeutung einer
Reaktion (eine im Ausstrich eben merkliche, quantitativ kaum zu fassende
Zunahme ganz vorübergehender Natur) bemerkt werden konnte.

Die Megakaryozyten bei den mit Pepton behandelten Kaninchen zeigen
übrigens sehr deutlich, welches Postulat erfüllt sein muß, damit eine wesentlich gesteigerte Thrombozytolyse anerkannt werden kann. Es genügt nicht,
daß reichlich Megakaryozyten nachgewiesen werden; es muß auch gezeigt
werden, daß eine Mehrzahl von ihnen in intensiver Plättchenbildung begriffen
ist. Wir selbst hatten bis jetzt nur einmal Gelegenheit, Knochenmarkschnitte
eines schweren Falles von Thrombopenie, eben jenes, der auch nach der Splenektomie den Plättchenanstieg vermissen ließ, zu untersuchen: An keinem der
massenhaft vorhandenen Megakaryozyten war auch nur die Spur eines Plättchen-
bildungsprozesses zu erkennen.

Mein eigener Standpunkt in der Frage nach der Ursache des Thrombozyten-
anstiegs nach Splenektomie ist folgender: Dieser Thrombozytenanstieg ist
nur ein Teilphänomen einer ganz allgemeinen Knochenmarksreaktion, die als
unspezifischer Effekt stets der Entfernung der Milz aus dem korrelativen Gefüge
der am Blutleben beteiligten Organe folgt. Es kann heute keinem Zweifel
mehr unterliegen, daß die Milzexstirpation wohl das wirksamste Mittel ist,
um eine intensivste Reizwirkung aufs Knochenmark, eine überstürzte Proliferation sämtlicher Mutterzellen der geformten Blutelemente herbeizuführen.
Fast unmittelbar auf den Eingriff erscheinen, wie besonders Hirschfeld hervorgehoben hat, schon beim Gesunden, wesentlich verstärkt bei der Perniziosa,
Jolly-Körperchen, d. h. Kernreste bergende Erythrozyten und Normoblasten;
ferner pflegt eine ganz ungewöhnlich starke Polynukleose sich zu entwickeln
und einige Tage nachweisbar zu sein, die auch nach ihrem Abklingen, wie
Rosenow gezeigt hat, noch lange durch leukotaktische Reize in einer den
Normaleffekt weit übersteigenden Weise provoziert werden kann. Die Thrombozytose ist ein weiterer Effekt jeder Milzausrottung, ob sie nun wegen perniziöser Anämie, bantiartiger Splenomegalie oder wegen eines hämolytischen
Ikterus vorgenommen wird. Mit dem Wegfall der physiologischen von
der Milz ausgehenden Hemmung aufs Knochenmark ist dessen Tätigkeit so

entfesselt, daß selbst eine unter toxischen Einflüssen daniederliegende Funktion eines der Elemente des roten oder weißen Markes sich fast momentan zur Norm erholt. An demjenigen Element, das im Blute stark vermindert ist, wird deshalb die Wirkung der Splenektomie immer ganz besonders sinnfällig, also bei der Perniziosa an den roten Blutzellen, bei den Splenomegalien mit Leukopenie an den polymorphkernigen Leukozyten, beim Morbus Werlhof an den Plättchen.

Aber die Milzexstirpation setzt nur einen Iktus: Früher oder später kann der anfangs so heftige Reizzustand des Knochenmarks wieder abklingen, wahrscheinlich weil die Hemmung sich wieder einstellt und jetzt von neugebildetem splenoidem Gewebe in Leber und mesenterialen Lymphdrüsen ausgeübt wird. Dazu kommt noch, daß die aufs Knochenmark wirkende Noxe allmählich wieder die Oberhand gewinnen kann. Anderseits gibt es Fälle (vgl. Tabelle 1 im Abschnitt „Milzexstirpation", S. 374), in welchen zwar die Plättchen nicht auf der in stürmischem Emporklettern erreichten Höhe verbleiben, sich aber doch in monate- oder gar jahrelanger Beobachtung auf Werten halten, die das Individuum jeder Blutungsgefahr entrücken. Offenbar wird durch die Milzexstirpation eine Gleichgewichtsschwankung hervorgerufen, die durch das extrasplenische retikulo-endotheliale System nicht immer ausgeglichen wird, so daß in „glücklichen" Fällen nach der Operation der kritische Grenzwert dauernd weit überschritten bleibt. Es könnte aber wohl sein, daß in manchen Fällen die Noxe, welche auf den Megakaryozytenapparat hemmend einwirkt, mit einer potenzierten physiologischen Hemmungswirkung der Milz identisch ist, so daß in solchen Fällen primärer Splenopathie ohne Splenomegalie wirklich „ätiologische" Therapie getrieben wird.

Ich fasse meine Ansicht über die Hypothese, daß die Thrombopenie auf einer primären Überfunktion der plättchenzerstörenden Apparate beruhe, dahin zusammen, daß sie bis jetzt in keiner Weise bewiesen ist, ja sogar in dieser strengen Fassung als durchaus unwahrscheinlich bezeichnet werden muß. Meines Erachtens kommen wir um die Annahme einer isolierten Megakaryotoxikose nicht herum. Am beweisendsten sind in dieser Hinsicht die drei schwersten Fälle meines Materials, die sämtlich ihren unstillbaren Blutungen erlegen sind, der letzte sogar, trotzdem die Milzentfernung vorangegangen war. Bekanntlich reagiert der Gesunde auf heftige akute Blutverluste mit starker Leukozyten- und Plättchenvermehrung, zum Zeichen, daß durch die Anämisierung nicht nur das erythropoetische, sondern das gesamte blutbildende Markgewebe in stärkste funktionelle Aktivität versetzt wird. Unsere genannten drei Patienten nun (Fall 5, 6, 8) zeigten mächtigst, Leukozytose (bis zu 40—50 000 im Kubikmillimeter), auch reichlich, ja überreichlich Normoblasten, aber die Plättchen blieben nach wie vor vollständig unsichtbar; ich weiß hierfür keine andere Erklärung, als daß ihre Mutterzellen versagten. Das Ausbleiben der posthämorrhagischen Thrombozytose bei stärkster Leukozytose und Normoblastose scheint ein gewichtiges Argument zugunsten der Anschauung, daß bei ungestörter Funktion des erythro- und leukoblastischen Apparates eine isolierte Untätigkeit der Riesenzellen vorkommen kann. In demselben Sinne spricht die Tatsache, daß der eine dieser Kranken selbst auf die Milzexstirpation (trotz enormer Polynukleose und Normoblastose) nicht mehr mit einer zahlenmäßig faßbaren Zunahme der Plättchen, sondern nur noch mit einer ganz vorübergehenden geringfügigen Vermehrung der Riesenexemplare antwortete.

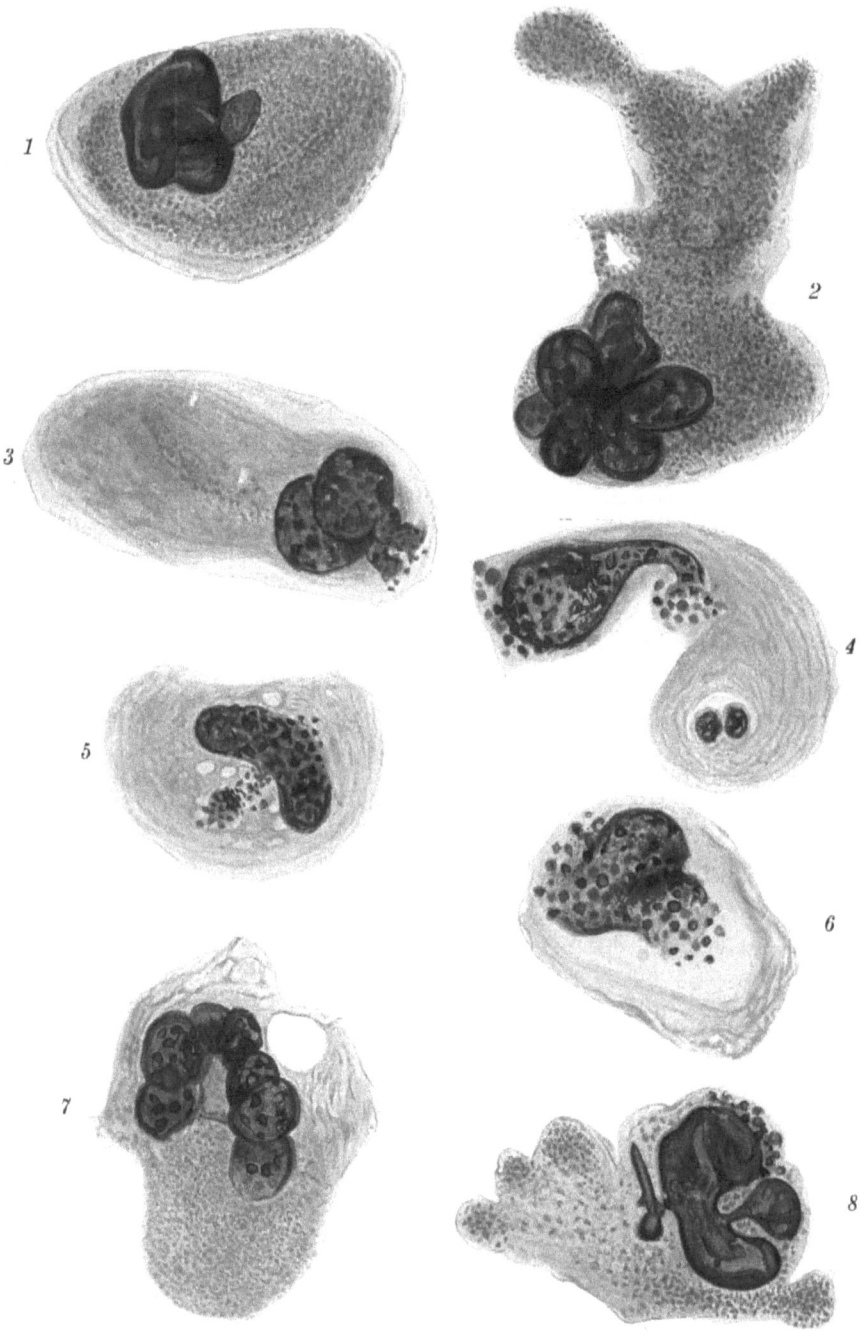

Abb. 10. Fig. *1* und *2*: Normale Megakaryozyten eines 13jährigen Knaben (Femur oberes Drittel). Dichte, staubförmige Granulamassen. (Die S c h r i d d e schen Granula sind beim Menschen bedeutend kleiner als beispielsweise beim Kaninchen.) Ungranulierte Rand- zone. Intakte charakteristische Kerne, gewulstet, ring- und korbförmig. Fig. *3—6* stellen Megakaryozyten dar, wie sie in der überwiegenden Mehrzahl im Knochenmark eines 12jähr. Thrombopenikers (Femur oberes Drittel) gefunden wurden. Fehlen der S c h r i d d e schen Granula. Teils vakuoliges oder hyalines Protoplasma (Fig. *6*), teils Protoplasma von unregelmäßig filamentöser, mitunter konzentrischer Struktur (Fig. *4* und *5*). Fig. *7* und *8*: Knochenmarksriesenzellen, wie sie bei dem gleichen Falle von Thrombopenie nur sehr selten zu finden waren. Azurophile Granula sind in einzelnen Abschnitten des Protoplasmas vorhanden.

Die Untersuchung des unmittelbar post mortem entnommenen Sternum- und Femurmarkes hat nun bei diesem Kranken einen, wie mir scheint, prinzipiell wichtigen Befund ergeben. Es handelt sich — der hochgradigen Anämisierung bei einem 11 jährigen Knaben entsprechend — um ein außerordentlich zellreiches Mark, das von Vorstufen der roten und weißen Blutkörperchen wimmelt und reichlich Megakaryozyten enthält. Aber diese Megakaryozyten weisen wie die Zeichnungen (Abb. 10, Fig. 3—8) lehren, einen eigentümlichen Defekt auf; ihr Protoplasma ist außerordentlich zart, luftig und vakuolär, es entbehrt vollständig der Azurgranula[1]), die sonst für den Habitus des Megakaryozyten so charakteristisch sind. Nicht ein jeder, aber doch die große Mehrzahl der Megakaryozyten, 90%, wiesen dieses „leere" Protoplasma auf[2]); 6% der Zellen waren teilweise granuliert und nur 4% konnte man als fast normal bezeichnen. Außerdem aber befanden sich auch die Kerne in einem deutlichen, mit Bildung kreisrunder Körner einhergehenden Zerfall[3]).

Um Klarheit darüber zu gewinnen, ob es sich um ein vereinzeltes Vorkommnis handelt oder ob dieser eigentümlichen Beschaffenheit der Knochenmarksriesenzellen weiterreichende Bedeutung zukommt, haben wir, als der nächste Fall von chronischer Thrombopenie zu klinischer Beobachtung gelangte, mit Hilfe der kürzlich von C. Seyfarth angegebenen Methode der Sternalpunktion Knochenmark vom Lebenden gewonnen. In Ausstrichen, die aus diesem ganz frischen Material hergestellt werden, lassen sich die Zellen färberisch in gleicher Vollendung darstellen wie im Blutpräparat. Wir untersuchten zunächst einen Sternal- und einen Femurausstrich vom Gesunden und fanden unter 200 Megakaryozyten 92% resp. 76% voll granulierte, 8% resp. 24% mäßig stark granulierte, während granulafreie Megakaryozyten überhaupt nicht vorkamen. Im Gegensatz hierzu zeigte der Sternalausstrich des neuen Falles von chronischer Thrombopenie (Käthe W., Nr. 18 der Kasuistik) unter den wiederum sehr reichlichen Riesenzellen 61% vollständig ungranulierte, 22% mäßig granulierte und nur 17% voll granulierte Exemplare. Wir haben also einen im Prinzip gleichen Befund erhoben; glücklicherweise war er nicht ganz so schwer. Dementsprechend war die Milzexstirpation, die aus vitaler Indikation vorgenommen werden mußte, noch von Erfolg gekrönt, indem eine Plättchenkrise einsetzte und in monatelanger Beobachtung ein hoher Stand der Plättchenzahlen behauptet wurde (vgl. Tabelle I der Resultate der Milzexstirpation, eigener Fall III).

Das vollständige Fehlen der Granula im Megakaryozytenleib ist vielleicht nur der höchste Grad einer komplexen Schädigung dieser Zellen. Eine leichtere

---

[1]) Mikrophotogramme dieser Zellen hat Seeliger in seiner Arbeit: Thrombopenie und Aleukie (Klin. Wochenschr. 1924. Nr. 17) abgebildet.

[2]) Mit Seeliger gemeinsam, dem diese abnorme Beschaffenheit der Riesenzellen sogleich auffiel, habe ich eine Anzahl anderer Knochenmarkspräparate durchgesehen, vor allem vom Femurmark eines etwa gleichalterigen Knaben, das ebenfalls noch lebenswarm entnommen, in allen Einzelheiten des Fixier- und Färbeverfahrens ganz gleichmäßig behandelt worden war (Abb. 10, Fig. 1 und 2). Stets ließ sich die Masse der Azurgranula ohne weiteres nachweisen. Man kann auch nicht einwenden, daß infolge der schweren Anämie die Struktur der Zellen gelitten habe; denn in dem, wie gesagt, in höchster Aktivität befindlichen Mark war z. B. die so schwer darstellbare neutrophile Granulierung gut ausgebildet.

[3]) Neuerdings hat auch Jedlička an den Megakaryozyten eines Falles von Thrombopenie einen pathologischen Befund erhoben, der sich allerdings in wesentlichen Punkten von dem oben beschriebenen zu unterscheiden scheint, aber doch hier angeführt sein mag. Die Ränder des Plasmas der Riesenzellen sind nach seiner Angabe unscharf, wie zerfetzt, die Granula grob, zu Gruppen vereinigt, die sich intensiv dunkelviolett färbten. Neben dem Kern fand sich oft eine umschriebene, nicht färbbare Stelle, die wie eine Vakuole aussah und manchmal mehr als die Hälfte der Zelle einnahm. Der Kern färbte sich intensiv und ließ die feineren Segmentationen vermissen.

Form der Schädigung könnte die sein, daß lediglich die Zusammenordnung der Granula und die Art der Abschnürung Schaden gelitten hat. Wir wissen, daß die wenigen Plättchen, die man bei der Thrombopenie findet, meistens riesige Exemplare sind. Wir können zum Vergleich eine andere Myelotoxikose, die perniziöse Anämie, heranziehen. Bei dieser spielt bekanntlich jene qualitative Alteration der Erythroblastik eine wesentliche Rolle, die man als Rückschlag ins Embryonale, als megaloblastisch-makrozytäre Aberration bezeichnet. Was bei der perniziösen Anämie die Makrozyten, das scheinen bei der Thrombopenie cum grano salis die „Riesenplättchen" zu sein. Es werden nicht mehr zahlreiche kleinste, sondern wenige auffällig große ins Blut abgestoßen. Der Abschnürungs- und Zerteilungsvorgang im Megakaryozytenplasma ist in Unordnung geraten und das kann, wie wir früher gesehen haben (vgl. Abb. 8), sogar so weit gehen, daß zwar die Azurkörnchen sich noch gruppieren, die Segmentierung aber unterbleibt, so daß die Plättchen von einer gemeinsamen Plasmamasse umhüllt bleiben.

Riesenplättchen finden sich häufig, wenn der Megakaryozytenapparat in besonders starker Tätigkeit sich befindet (Anämien, Leukämie, bakterielle Infekte, Malaria, Lymphogranulomatose). Stahl (b) glaubt, daß diese Riesenplättchen ebenso wie bei der Thrombopenie nicht wie in der Norm einen neutrophilen, sondern einen ausgesprochen basophilen Plasmasaum besitzen und schließt daraus nach Analogie mit der Basophilie der roten und weißen Blutzellen auf Unausgereiftheit dieser Gebilde. Gerade dieser (übrigens, wie besprochen, noch keineswegs über jeden Zweifel erhabene) Befund der „basophilen Riesenplättchen" hat bei der Thrombopenie den Gedanken an überstürzte Regeneration bei primär gesteigerter Thrombolyse nahegelegt. Aber wir betrachten heutzutage das Auftreten von polychromatophilen Makrozyten und basophilen Megaloblasten bei der Perniziosa auch nicht mehr ohne weiteres als äußerste regeneratorische Anstrengung bei einer primären, ganz besonders massiven Hämolyse. „Überstürzte Regeneration" und toxische Schädigung der Plättchenbildung können sich gleicherweise in dem Auftreten „unreifer Riesenformen" äußern.

Die Ursache des Granulamangels in den Megakaryozyten ist natürlich noch völlig unklar. Es könnte sich um eine toxisch bedingte degenerative Metamorphose der Zellen handeln, wofür der im Schnitt festgestellte beginnende Kernzerfall sprechen würde. Es läßt sich aber auch die Vermutung nicht von der Hand weisen, daß die Reifung der Knochenmarksriesenzellen toxisch gehemmt wird. Es ist nämlich wichtig zu wissen, daß die Vorstufe des Megakaryozyten, der Megakaryoblast — wie wir in Bestätigung der Angaben Ferratas hervorheben möchten —, ungranuliert ist. Die Giftwirkung auf die Riesenzellen könnte also darin bestehen, daß bei der Entwicklung des Megakaryoblasten zum Megakaryozyten die Ausbildung der Azurgranulierung verhindert wird.

Es ließe sich der Einwand machen, daß in den von uns untersuchten Knochenmarksausstrichen die Mehrzahl der Riesenzellen überhaupt noch Megakaryoblasten gewesen seien. Dem möchten wir durchaus widersprechen; denn wir haben nur reife Knochenmarksriesenzellen mitgezählt, d. h. Zellen mit vielfach gebuchtetem, kranz- oder korbförmigem Kern und breitem, kaum färbbarem Protoplasma, das beim Fehlen der Granula eine feinfädig-netzartige Struktur deutlich erkennen ließ. Der Megakaryoblast hingegen, den wir auch in den Präparaten sahen, ist eine kleinere Zelle mit rundem, höchstens in beginnender Lappung befindlichem Kern, relativ schmalem, tief azurblauen, kaum strukturierten Plasmasaum.

Einen weiteren Hinweis, daß die Megakaryozyten eine besonders empfindliche Zellklasse des Knochenmarks bilden, können wir aus den Erfahrungen entnehmen, die bei dem im nächsten Kapitel zu besprechenden Krankheitsbilde der „hämorrhagischen Aleukie" oder „Panmyelophtisie" gewonnen worden sind. Bei diesen Krankheitszuständen gehen zwar allmählich sämtliche Elemente des Knochenmarks zugrunde, aber im peripheren Blute können anfänglich und für längere Zeit vorzugsweise die Thrombozyten fehlen, während die Alteration des weißen Blutbildes und die progressive Anämie erst viel später in die Erscheinung tritt. Das Benzol, welches bei längerer Einwirkung oder individueller Überempfindlichkeit ebenfalls das Bild der „Panmyelophtisie" hervorrufen kann, erzeugt in leichteren Vergiftungsfällen nach Santesson und Selling nur eine heilbare hämorrhagische Diathese mit Plättchenmangel; im Experiment gelang es Duke, durch vorsichtige Dosierung des Benzols lediglich ein Schwinden der Plättchen bei normal bleibender Leukozytenzahl hervorzurufen. Das Benzol affiziert also offenbar auch zuerst und zunächst isoliert nur den Megakaryozytenapparat.

Die essentielle Thrombopenie wäre somit eine primäre Megakaryotoxikose, welche durch Fehlen oder Mangelhaftigkeit der Azurgranulierung charakterisiert, ist, in weniger schweren Fällen sich vielleicht nur in einer durch Riesenplättchenbildung gekennzeichneten Störung und in einer Hemmung des Plättchenabschnürungsvorganges kundgibt.

Mit dieser Definition ist nun die intrasplenische Thrombolyse als wichtiger Faktor bei der individuellen Gestaltung der Plättchenzahlen im peripheren Blute durchaus nicht abgelehnt: nur die primäre Hypersplenie, eine Hyperthrombolyse als im Wesen der Krankheit liegend, wird für unwahrscheinlich gehalten.

Es ist ja selbst bei der hämolytischen Anämie nicht allgemein anerkannt, daß die gesteigerte Erythrolyse in der Milz das primum movens ist; am ehesten möchte ich die primäre Splenopathie noch beim erworbenen hämolytischen Ikterus anerkennen, bei welchem nach der Milzexstirpation alle Symptome einschließlich der verminderten osmotischen Resistenz schwinden.

Die Thrombolyse in der Milz wird gesteigert sein, weil die Plättchen des kreisenden Blutes zum guten Teil minderwertig sein dürften. Sie sind ja doch nichts als Stückchen und Fetzchen des Megakaryozytenleibes, den wir uns von einer Giftwirkung betroffen dachten; es wäre also wohl zu verstehen, daß sie beim Morbus Werlhof besonders kurzlebig sind und deshalb besonders leicht in den Abbauorganen abgefangen werden. Auch Pfaundler und von Seht meinen, es sei plausibel, daß minderwertige Plättchen in vermehrtem Maße einer physiologischen Plättchenmühle, wie sie die Milz darzustellen scheint, zum Opfer fallen.

Man erinnere sich an die ganz ähnlichen Verhältnisse bei der perniziösen Anämie; zweifellos besteht bei dieser Erkrankung eine gesteigerte — durch die Entfernung der Milz weitgehend einzudämmende — Hämolyse, aber nicht deswegen, weil die Milz primär stärkere blutzerstörende Fähigkeiten gewonnen hätte, sondern weil ihr besonders viel labile und zum Untergange reife Elemente zugeführt werden. Die Fragilität der Erythrozyten bei der Perniziosa aber beruht darauf, daß das erythroblastische Gewebe des Knochenmarks unter der dauernden Einwirkung eines Giftes steht.

Die Milz ist ein Sieb, mit der Fähigkeit begabt, beim Durchpassieren des Blutes alle Elemente, seien es nun Erythrozyten, Leukozyten, Plättchen, auszusondern, welche irgendwie eine Minderung ihrer Vitalität erfahren haben. Die Anschoppung der Milzsinus und der Pulpa mit Plättchen, welche nun schon bei mehreren Fällen chronischer Thrombopenie (bei spärlichster Zahl dieser Elemente im peripheren Blute!) beobachtet ist, spricht durchaus dafür, daß hier untaugliche Gebilde in größerer Menge zurückgehalten werden und daß diese Thrombokatechie, der wahrscheinlich die Zerstörung auf dem Fuße folgt, zur Verarmung des strömenden Blutes an Plättchen beitragen kann.

Diese sekundär gesteigerte Thrombolyse wird sich unseres Erachtens bei sehr vorsichtig angeordneten Versuchen über die Gerinnung des rekalzifizierten Zitratplasmas erschließen lassen. Wir wissen, daß die Schnelligkeit der Gerinnung des Plasmas von der Zahl der Plättchen abhängig ist, daß bei sehr niedrigen Plättchenwerten das Plasma (nicht das Gesamtblut!) oft sehr verlangsamt gerinnt, offenbar deswegen, weil der von den Plättchen zu liefernde Gerinnungsfaktor „Zytozym" in zu geringer Menge zur Verfügung steht. Vergleicht man nun ein durch Zentrifugieren künstlich auf die gleiche niedrige Zahl von Thrombozyten gebrachtes Plasma mit dem spontan diese niedrige Zahl enthaltenden Plasma eines Thrombopenischen, so pflegt dieses häufig wesentlich rascher zu gerinnen als das Normalplasma mit reduzierter Plättchenzahl. Es scheint also, als ob das Thrombopenie-Plasma gelöste Plättchensubstanz (die die Gerinnung ebenso fördert wie der intakte Thrombozyt!) enthalte, die im Normalplasma fehlt oder wenigstens in viel geringerer Menge vorhanden ist.

Die Kolumne 1 der beiden folgenden Tabellen, welche nach den auf meine Veranlassung von Horovitz unternommenen Untersuchungen zusammengestellt sind, mag über diese Verhältnisse orientieren.

Es ist aber auf diesem Wege noch nicht mit Sicherheit erwiesen, daß wirklich gelöste „Plättchen"substanz die Ursache der relativ beschleunigten Gerinnung des Thrombopenieplasmas ist. Wäre dies der Fall, dann dürfte durch Zentrifugieren keine Verkürzung der Gerinnungszeit herbeizuführen sein. A. F. Heß (b) hat in der Tat behauptet, daß — im Gegensatz zum Normalen — auch durch stundenlanges Zentrifugieren die Gerinnungszeit beim Thrombopenischen nicht geändert wird. Die Untersuchungen von Horovitz haben ergeben (Kolumne 2—4 der Tabellen), daß die Plasmata der Thrombopenischen sich durchaus nicht einheitlich verhalten. In zwei Fällen blieb wirklich die Koagulationszeit die gleiche resp. wurde nur wenig verlängert, in drei anderen aber hatte sie nach zweistündigem Zentrifugieren ganz beträchtlich zugenommen. Nur in den beiden erstgenannten Fällen ist die Anwesenheit präformierten Zytozyms wahrscheinlich, nicht in den drei anderen: hier haben entweder die wenigen vorhandenen Riesenplättchen (die ja 5—10 mal so groß sein können wie Normalplättchen) auch als funktionelle Riesen bei der Gerinnungsförderung (ähnlich wie die Makrozyten bei der Perniziosa) gewirkt oder aber die im Nativplasma noch anwesenden Erythrozyten (die sich merkwürdigerweise, wie bereits einmal erwähnt, bei der Thrombopenie auffällig langsam senken) sind vikariierend eingetreten. Daran ist nämlich nach den Untersuchungen von Horovitz kein Zweifel, daß Erythrozyten resp. alkohollösliche Erythrozytensubstanz schon in kleinen Mengen sehr stark gerinnungsbeschleunigend wirkt.

Also nicht die gegenüber einem auf die gleiche niedrige Plättchenzahl gebrachten Normalplasma beschleunigte Gerinnung an sich spricht für Thrombolyse, sondern erst die Unveränderlichkeit der im Nativplasma des Thrombopenischen festgestellten Gerinnungszeit bei länger dauerndem Zentrifugieren gibt einen Hinweis auf gelöste Plättchensubstanz und damit auf gesteigerten Plättchenzerfall im Blute oder in der Milz.

Aus diesen Untersuchungen wird auch klar, warum das der Ader entnommene Gesamtblut des Thrombopenischen bei der üblichen Versuchsanordnung in der gleichen Zeit oder gar rascher gerinnt als Normalblut. Von drei Faktoren können einer oder alle im Einzelfalle vikariierend für den Plättchenmangel eintreten: 1. Die Vermehrung des Plättchenvolumens, 2. gelöste Plättchensubstanz, 3. etwa aus den Erythrozyten frei werdendes Zytozym.

Wir werden die Thrombolyse mit in die Definition der Pathogenese hineinnehmen, indem wir erweiternd formulieren, daß es sich um eine Megakaryotoxikose mit der Bildung abnorm vergänglicher Plättchen handelt.

Von der Art und dem Wirkungsmodus der supponierten Gifte, denen wir elektive Beziehungen zu den Knochenmarksriesenzellen zuschreiben, können wir uns vorläufig keinerlei begründete Vorstellung machen. Ja, wir wissen nicht einmal, ob wir der Noxe mit Recht ein positives Vorzeichen geben, ob nicht vielmehr ein Negatives, der Ausfall einer endokrinen Funktion oder ein nach dem Vorbilde der Avitaminosen zu deutender biochemischer Defekt in Betracht kommt. In dieser Hinsicht interessant sind die Mitteilungen von Cramer, Drew und Mottram, die bei Ratten durch Verfütterung einer an

I. Plasma bei Normalfällen.

Fall	Nativ Plättchenzahl	Nativ Gerinnungszeit des rekalzifizierten Zitratplasmas bei Zusatz von 1% $CaCl_2$-Lösung — 1 Tropfen	2 Tropfen	3 Tropfen	1 Stunde zentrifugiert Plättchenzahl	Gerinnungszeit 1% CaCl-Lösung — 1 Tropfen	2 Tropfen	3 Tropfen	2 Stunden zentrifugiert Plättchenzahl	Gerinnungszeit 1% CaCl-Lösung — 1 Tropfen	2 Tropfen	3 Tropfen	3 Stunden zentrifugiert Plättchenzahl	Gerinnungszeit 1% CaCl-Lösung — 1 Tropfen	2 Tropfen	3 Tropfen
I. Spallek	360 000	5'	5,5'	5,5'	20 000	12'	12,5'	13'	2 200	—¹)	—	—				
II. Bittner	400 000	3'	4'	5'	130 000	14'	15'	14'	5 000	18'	16'	18'				
III. Ulber	33 000		5'	5,5'					3 000	—	—	—				
IV. Schmidt	200 000	4'	4'	5'	40 000	5'	6'	6'	6 000	9'	8'	10'	1 000	24'	15'	—
V. Reichelt	280 000	6'	5'	6'					2 000	24'	55'	20'	1 000	—	—	—
VI. Ludwig	400 000	5,5'	5'	8'	10 000	30'	35'	29'	?²)	—	—	—				
VII. Hartel	270 000	3'	3'	4'									1 000	8'	5'	5'
VIII. Wagner	450 000	3'	4'	5'	35 000	5'	5,5'	6'	1 500	—	—	20' (sehr unvollkommen geronnen)	2 000	6'	7'	7,5'
IX. Nerlich	120 000	10'	5'	9'	2 000	21'	21'	—								

II. Plasma bei Thrombopenie.

Fall	Nativ Plättchenzahl	Nativ Gerinnungszeit des rekalzifizierten Zitratplasmas bei Zusatz von 1% CaCl-Lösung — 1 Tropfen	2 Tropfen	3 Tropfen	1 Stunde zentrifugiert Plättchenzahl	Gerinnungszeit 1% CaCl-Lösung — 1 Tropfen	2 Tropfen	3 Tropfen	2 Stunden zentrifugiert Plättchenzahl	Gerinnungszeit 1% CaCl-Lösung — 1 Tropfen	2 Tropfen	3 Tropfen
I. Paula B. (Fall 7)	4 000	—	—	—	?	—	—	—				
II. Albert St. (Fall 11)	2 000	10,5'	11,5'	9'	?	—	—	—				
III. Erich A. (Fall 9)	1 000	12'	10'	12'	1 200	10'	10'	13'				
IV. Liesel v. Sk. (Fall 17)	20 000	6,5'	6'	7,5'	?	23'	13'	—	1 000	10'	10'	14'
V. Karl H. (Eigener Fall IV der Tabelle II)	16 000	8'	10'	9'	?	8'	18'	—	?	18'	35'	—
VI. Käthe W. (Fall 18)	10 000	6'	5'	8'	?	9'	6'	—	?	5'	6'	5'

¹) — = ungeronnen. — ²) ? = Plättchenzahl verschwindend klein, zahlenmäßig nicht mehr sicher bestimmbar (unter 500).

Vitamin A armen Kost im Laufe der Zeit eine Verminderung der Plättchen von 700000—900000 = auf den dritten Teil beobachten konnten (bei qualitativ und quantitativ unverändertem Leukozytenbilde und einer höchstens ganz geringgradigen Anämie); bei Zulage des Vitamins wurden allmählich die Ausgangswerte wieder erreicht.

Therapie der essentiellen Thrombopenie.

Ätiologische Therapie im Sinne einer Beseitigung der „Diathese" läßt sich mangels unseres Wissens um den Ursachenkomplex dieser Diathese nicht treiben; als ätiologische Therapie im weiteren Sinne aber wird man jeden Versuch bezeichnen dürfen, die Plättchenzahl über den „kritischen" Wert zu erhöhen. Wir stimmen mit Duke vollständig darin überein, daß in Fällen, in welchen die Plättchen „practically absent" sind, schon ein Plus von 10 000 pro Kubikmillimeter die Heftigkeit spontaner Blutungen merklich einschränken, ein ferneres 10 000 die „Blutungszeit" bereits sehr deutlich abkürzen kann, und jenseits einer Zahl von 30—35 000 Thrombozyten pflegt ja nicht nur die Neigung zu Spontanblutungen erloschen zu sein, sondern auch die artefizielle Erzeugung von Hämorrhagien kaum mehr zu gelingen.

Die Voraussetzungen, von denen aus wir eine therapeutische Methode, inaugurieren, erweisen sich nicht selten als einseitig oder gar falsch: die Methode aber ist wirksam. So ist es durchaus nicht unwahrscheinlich, daß Maßnahmen, die ursprünglich lediglich zur Hebung der Plättchenzahl ersonnen wurden, auch noch aus anderen Gründen gute Waffen im Kampfe gegen die Blutungen sind. Von der Bluttransfusion und von der Milzexstirpation dürfen wir dies wohl bereits mit Sicherheit annehmen.

Aus früheren Erörterungen ist klar geworden, daß Intensität und Dauer der Blutungen nicht nur vom „Gefäßinhalt", sondern auch von der „Konstellation des Kapillarsystems" abhängen. Wird eine Kapillarprovinz „gesperrt", indem die Mehrzahl der Haargefäße durch Aufeinanderlegen ihrer Wandungen sich schließt und der Rest neben einer Verengerung des Lumens durch Dichtung der Wand dem Austritt von Erythrozyten sich hindernd in den Weg stellt, so wird trotz Thrombozytenmangels in diesem Gebiet die Blutung ins Gewebe und aus dem Gewebe stark eingeschränkt, vielleicht sogar völlig aufgehoben werden können. Es wird also für den unmittelbaren therapeutischen Erfolg sogar in erster Reihe darauf ankommen, Mittel anzuwenden, von denen wir uns eine Konstriktion und Dichtung der Kapillarwand versprechen.

Drittens wird man diejenigen Maßnahmen heranziehen, durch die eine Gerinnungsbeschleunigung der gesamten Blutmasse erzielt wird. Für die unmittelbare Blutstillung hat dies insofern vielleicht weniger Bedeutung, als ja die intravaskuläre Gerinnung sich erst an die Bildung des Plättchenthrombus anschließt, aber das extravasierte Blut findet doch ebenso wie in vitro wahrscheinlich in der Wunde, zumal wenn es möglich ist, ein fein verteiltes Pulver, welches die Plättchen ersetzt, von außen heranzubringen, die Gelegenheit zur Gerinnung und kann dadurch als eine Art von Damm wirken. Je schneller durch lokale oder auf die gesamte Blutmasse wirkende Verfahren die Gerinnung herbeigeführt wird, um so wirksamer wird naturgemäß dieser Schutz sein. Auch hier werden wir wieder im Auge behalten müssen, daß Mittel, die wir lediglich vom Gesichtspunkt der Gerinnungsbeschleunigung anwenden, noch auf anderem Wege — durch Wirkung auf die Kapillaren oder durch Reizung der Plättchenmutterzellen — sich nützlich erweisen.

1. Methoden zur Steigerung der Plättchenzahl.

a) Die Plättchentransfusion.

Im Zitratblut bleiben die Plättchen intakt und man würde nach Überpflanzung von 500—600 ccm eines plättchenreichen Normalblutes auf mehr als 30 000 Plättchen pro Kubikmillimeter im Empfängerblute, selbst bei extremer Thrombopenie rechnen und schon nach 250—300 cmm eine wesentliche Milderung der pseudohämophilen Diathese erhoffen dürfen. Da die Thrombozyten aber ziemlich rasch zerstört werden, ist mit dem Nachlassen der Blutungen nur für einige Tage zu rechnen, falls nicht unterdessen eine spontane Plättchenkrise einsetzt.

Die relativ einfache Technik der „indirekten" Transfusion ist folgende: Man läßt etwa 250 ccm Blut des Spenders in ein 25 ccm einer 2,5 %igen sterilisierten Natriumzitratlösung enthaltendes Glasgefäß fließen, rührt kräftig um und fügt für je weitere 200 ccm Blut zunächst noch 20 ccm Zitratlösung zu. Das Blut wird dann unmittelbar in die Vene des Empfängers transfundiert, am besten durch eine Nadel mit Dreiwegehahn oder mittels Spritze mit durchbohrtem Stempel und Gebläse nach Korbsch. Die Infusion soll nicht zu rasch vor sich gehen: man rechne auf $1/2$ Liter Blut wenigstens 20 Minuten.

Ist der Patient ganz ausgeblutet, kommt es also nicht nur auf die Einverleibung der Plättchen, sondern auch auf die Überpflanzung von möglichst viel Sauerstoffträgern an, so würde die vitale oder direkte Transfusion in Betracht zu ziehen sein, vorausgesetzt, daß ein die Technik der Gefäßnaht beherrschender Chirurg zur Stelle ist, sowie ein kräftiger Spender, der einen gehörigen Aderlaß verträgt. Coenen hat zur Rettung völlig ausgebluteter Krieger den Spender sein arterielles Blut so lange ins Venensystem des Kranken ergießen lassen, bis jener selber die ersten (übrigens bei vollkräftigen Männern stets ohne Gefährdung vorübergehenden) Zeichen der Anämie in Gestalt von Tachykardie, Erblassen, Atmungsvertiefung, Ohrensausen, Mattigkeit und Gliederschwere zeigte. Unter diesen Umständen wird nicht nur die wunderbar belebende Wirkung der großen, einen Liter und mehr betragenden Blutmenge zur Geltung kommen, sondern es wird auch eine so erhebliche Plättchenmenge eingebracht, daß selbst bei raschem Zerfall dieser Elemente fast eine Woche wohl jede Blutung sistiert.

Die Ansichten darüber, ob man vor der Transfusion Spender- und Empfängerblut auf Isolyse und Isoagglutination prüfen solle, sind geteilt. Eine gefahrbringende intravaskuläre Hämolyse scheint selten beobachtet zu werden; ein Schüttelfrost ist wohl auch, wenn die Vorprüfung befriedigend ausfällt, nicht zu vermeiden und ist vielleicht, wie wir bald noch erörtern werden, als günstige „Nebenwirkung" zu betrachten. Am meisten zu fürchten ist der Kollaps, den das stark geschwächte Herz des ausgebluteten Individuums vielleicht nicht aushält [1]). Mit Rücksicht auf das immerhin mit diesen großen Transfusionen verbundene Risiko scheint mir die Indikation zur Überpflanzung von Blutmengen von $1/2$ Liter und mehr nur gegeben, wenn durch profuse oder anhaltende Blutungen die Anämie selber bis zu einem lebensbedrohenden Grade fortgeschritten ist. Unter

---

[1]) Zur Orientierung über die verschiedenen Methoden der Transfusion, über die Nebenwirkungen und die zu deren Verhütung erteilten Vorschläge verweise ich auf Seifert, Transfusion (Würzburg. Abh. a. d. Gesamtgeb. d. prakt. Med. Bd. 18, H. 3/4, 1919), Klinger und Stierlin (Korrespbl. f. Schweiz. Ärzte 1917, Nr. 14), Opitz (Fortschr. d. Med. Bd. 40, Nr. 26. 1922), K. Meyer und Z. H. Ziskoven (Med. Klinik 1923. Nr. 3), Zielke (Klin. Wochenschr. 1924. Nr. 41) und Schumacher (ebendaselbst Nr. 45), sowie auf die Ausführungen bei der Therapie der Anaemia gravis in diesem Handbuch.

diesen Umständen kann die große Transfusion auch den vorbereitenden Schritt zur Milzexstirpation bilden, die der Chirurg bei Anaemia gravissima und andauernd fortbestehender Blutung nur ungern ausführen würde. Dieser Standpunkt scheint um so gerechtfertigter, als die günstigen Einwirkungen, die man außerdem noch von der Transfusion erwartet — Reiz aufs myeloische Gewebe, unmittelbarer styptischer Effekt auch unabhängig von der Plättchenzahl — schon durch viel kleinere Blutmengen zu erzielen sein dürften.

b) Die künstliche Erzeugung einer Plättchenkrise.
Die Milzexstirpation.

Wir wissen, daß der akute Morbus Werlhof mittels einer spontanen Plättchenkrise in Heilung ausgeht; die klinische Erfahrung lehrt weiter, daß intensive Reizwirkung aufs Knochenmark, wie sie bei diesen akuten Formen durch den starken Blutverlust selbst gegeben ist, den Einstrom der Plättchen ins Blut beschleunigt. Die Eigenart der chronischen Thrombopenie besteht nun gerade darin, daß der Organismus mit seinen eigenen Mitteln eine derartige Plättchenkrise nicht zuwege bringt. Wir dürfen aber heute mit Sicherheit behaupten, daß der Plättchenmangel nicht oder nur in den seltensten Fällen auf einer ihrer Natur nach irreparablen Unfähigkeit des Organismus zur Plättchenbildung beruht: durch die Entfernung der Milz aus dem Körper gelingt es, eine foudroyant einsetzende Plättchenkrise zu erzeugen, solange noch funktionsfähige Megakaryozyten vorhanden sind. Wir verdanken diese Entdeckung Kaznelson in Prag, der im Jahre 1917 den Chirurgen Schloffer veranlaßte, bei einer seit 10 Jahren infolge maximaler Thrombopenie fast unausgesetzt an Blutungen leidenden Frau die in diesem Falle palpable Milz zu exstirpieren. Kaznelson (a) ging, wie wir gehört haben, von der unseres Erachtens nicht mehr in dem ursprünglichen Sinne haltbaren Anschauung aus, daß durch diesen Eingriff der Herd einer übermäßigen Thrombozytenzerstörung ausgeschaltet werde; aber, welches auch das Leitmotiv gewesen sein mag, das den jungen Kollegen zu dem angesichts der möglichen Blutungsgefahr heroisch erscheinenden Plane bewog: er hat, wie eine jetzt schon nicht mehr ganz geringe Kasuistik erweist, eine segensreiche therapeutische Methode inauguriert, die schon manchem durch die dauernden Blutverluste siechen oder wenigstens völlig arbeitsunfähigen Menschen Gesundheit und Lebensfreude wiedergeben konnte. Wir selbst haben bis jetzt sechsmal Gelegenheit gehabt, diese Operation ausführen zu lassen und fünfmal einen ausgezeichneten Erfolg verzeichnen können; eine unserer Beobachtungen lehrt aber, daß es schwerste Formen der Thrombopenie gibt, bei denen auch dieses höchst wirkungsvolle Mittel versagt.

Im Hinblick auf das zahlenmäßige Verhalten der Plättchen nach dem Eingriff lassen sich die mir bekannt gewordenen 18 Fälle [1]) in drei Gruppen einordnen, über welche die auf S. 374—376 folgenden Tabellen unterrichten.

---

[1]) Einen von Sternberg mitgeteilten Fall habe ich in die Tabelle nicht mit aufgenommen, weil 1. die Operation in die Zeit einer spontanen Plättchenkrise fiel und 2. die linsengroßen Blutfleckchen an den unteren Extremitäten bei der 64jährigen Frau, die kurz vor Einsetzen der Hämorrhagien an einem Ileus (?) operiert worden war, meines Erachtens — unabhängig von der Thrombopenie — wohl durch Gefäßschädigungen, Stauungen, bedingt waren. Nach Sternberg war die Operation erfolglos, weil die Blutungen bei 109 000 Plättchen in alter Stärke auftraten; ich würde den Sachverhalt lieber so ausdrücken: Wenn bei (infolge der Splenektomie oder spontan?) sich entwickelnden befriedigenden Plättchenwerten die Blutfleckchen bei Gehversuchen immer wiederkehren, ist es wahrscheinlich, daß keine thrombopenische, sondern eine senile „orthostatische", d. h. angiopathische Purpura vorliegt, die vielleicht durch eine temporäre Thrombopenie zeitweilig stärker ausgesprochen war.

Tabelle 1 enthält Fälle, bei denen die Plättchen in monatelanger Beobachtung nach der Splenektomie sich dauernd auf sehr befriedigender Höhe hielten oder — bei kürzerer Beobachtungszeit — wenigstens 4 Wochen post operationem eine immer steigende Tendenz aufwiesen. Der Verlauf ist im allgemeinen so, daß sie in den ersten Tagen geradezu stürmisch emporklettern, mindestens bis zur Norm, manchmal aber zum Vielfachen (so im Fall Beneke auf fast 1,8 Millionen, im Falle Cori II auf 1 150 000, in einer neuestens kurz mitgeteilten Beobachtung von Nägeli (b) auf 1,6 Millionen); allmählich sinken sie dann wieder bis zum physiologischen Wert oder gar nicht selten auch tiefer, halten sich aber mit nicht immer ganz geringen Schwankungen zwischen 100000 und 200000. Läßt schon dieser Umstand vermuten, daß eine vollständige und dauernde restitutio ad integrum in der Mehrzahl der Fälle nicht erreicht wird, so spricht noch mehr in diesem Sinne die von Kaznelson, Cori und Klemperer gemachte Beobachtung, daß man sich selbst nach einem halben Jahre noch nicht in Sicherheit wiegen darf, sondern daß auch dann noch jederzeit temporäre oder dauernde Stürze vorkommen können (im Falle I von Kaznelson vorübergehendes Absinken auf 47 000 fast 1 Jahr nach der Operation, im Falle I von Cori Senkung auf 23 000 erst nach etwa $^3/_4$ Jahren, also auf einen recht niedrigen Wert, der nun in weiterer $2^1/_2$jähriger Kontrolle dauernd festgehalten wird).

Solche Beobachtungen bilden den Übergang zu der zweiten Gruppe, welche durch einen lediglich temporären Plättchenanstieg gekennzeichnet ist; nach 8—30 Tagen ist die Plättchenzahl wieder unter den kritischen Wert gesunken; nur ein Unterschied scheint gegen die Zeit vor der Entfernung der Milz zu bestehen, nämlich die viel größere Neigung zu Schwankungen, welche die Werte häufig der kritischen Grenze nähert oder auch über sie hinausführt; der Fall wird gewissermaßen in einen Typ umgewandelt, dem wir auch als spontaner Erscheinungsform der Diathese früher begegnet sind (vgl. S. 330) und den wir als eine relativ milde Verlaufsart kennen lernten.

In einer letzten kleinen Gruppe endlich, die wir bereits früher zum Beweise gegen die Lehre von der primären Thrombolyse herangezogen hatten, war die Rückwirkung des Eingriffs auf die Plättchen sehr gering oder gar nur angedeutet. Hauke-Steinbrink sahen in ihrem Falle in den der Operation folgenden Wochen nie mehr als 18—20 000 Plättchen, aber schätzen wohl den Operationserfolg doch etwas zu gering ein; ein Anstieg von 700 Thrombozyten vor der Operation auf etwa 20 000 nachher kann für das Sistieren der Spontanblutungen doch schon viel bedeuten. Wir selbst haben kürzlich einen (nun schon öfters erwähnten) Fall beobachtet, bei dem man wirklich von einem Versagen der Plättchenreaktion nach der Splenektomie sprechen kann. Die Zahlen zeigen hier vor und nach dem Eingriff überhaupt keine Schwankungen; doch waren im Präparat, etwa am 3. Tage nach der Operation, die sonst ganz spärlichen Riesenplättchen wohl sicherlich leicht vermehrt; allerdings schon am nächsten Tag sank die Zahl der Plättchen besonders tief und im Blutausstrich wurden sie vollständig vermißt.

Wir erinnern uns des eigenartigen Befundes an den Megakaryozyten, der den Mißerfolg erklärlich macht und ganz allgemein verstehen läßt, aus welchen Gründen selbst ein so intensiver Stimulus wie die Lösung der Milz aus ihrem korrelativen Verbande trotz schönster Normoblasten- und Leukozytenkrise keine Plättchen mehr ins Blut zaubern kann.

Resümierend dürfen wir also sagen, daß bei chronischer Thrombopenie nach der Milzexstirpation sich allermeist fast momentan ein kritischer Umschwung im Verhalten der Plättchen vollzieht, daß eine Dauerwirkung durchaus

Tabelle I.

Kaznelson Fall I		Beneke		Eigener Fall I (Nr. 15 der Kasuistik)		Eigener Fall II (Erich F.)[1]		Eigener Fall III (Käthe W., Nr. 18 der Kasuistik)	
Datum	Blutplättchen	Datum	Blutplättchen	Datum	Blutplättchen	Datum	Blutplättchen	Datum	Blutplättchen
1. 7.16	200	28.3.17	47891	cf. die Zahlen in Tabelle S. 318		11. 2.21	8 000	cf. die Zahlen in Tabelle S. 317	
15. 7.16	360	26.4.17	38370			19. 2.21	10 000		
25. 7.16	350	18.5.17	38420	16.3.22	44 000	10. a. m.	Splenektomie	10. 4.23	12 000
1.10.16	300	4.7.17	66053	24.3.22	52 000			19. 6.23	40 000
10.10.16	Splenektomie	13.7.17	Splenektomie	—	Splenektomie	6. p. m.	30 000	2. 8.23	21 000
						9. 3.21	225 000	11. 8.23	19 200
12.10.16	660 000	16.7.17	344076	1½ Std p. oper.	80 000	17. 3.21	150 000	13. 8.23	
16.10.16	400 000	28.7.17	1 783 514(!)	6 Std. p. oper.	78 000	24.3.21	190 000	10^{00} V.	15 600
18.10 16	460 000	11.8.17	1 000 000			9. 6.22	258 000	5^{25} N.	11 200
22.10.16	388 000	4.9.17	664 000	25.3.22	200 000			5^{30}–6 N.	Splenektomie (wegen und während lebensgefährdender Menstrual-Blutungen)[2]
24 10.16	200 000	14.9.17	577 800	27.3.22	214 000				
1.11.16	231 000			29.3.22	432 000				
3.11.16	75 000			6.4.22	240 000				
5.11.16	66 000			27.4 22	208 000				
11.11.16	303 000			22.6.22	344 000				
28.11.16	90 000							6^{30} N.	14 400
18.12.16	125 000							10^{00} N.	28 000
16. 5.17	128 000							14. 8.23	
2. 7.17	74 000							8^{00} V.	86 000
7. 9.17	47 000							6^{00} N.	197 000
2.11.17	107 000							15. 8.23	278 000
Dezb.22	249 000							16. 8.23	396 000
								19. 8.23	468 000
								23. 8.23	254 000
								27. 8.23	312 000
								5. 9.23	297 000
								17. 9.23	445 000
								4.10.23	440 000
								29.10.23	246 000
								10.11.23	286 000
								25. 5.24	264 000

möglich ist und nach den bis jetzt vorliegenden Erfahrungen an 18 Fällen mit etwa 60 $^0/_0$ Wahrscheinlichkeit zu erwarten steht, daß wir aber kein Kriterium haben, um die Zugehörigkeit des Einzelfalles zu dieser Kategorie oder zu der Gruppe mit lediglich temporärer Thrombozytose zu erkennen und daß man auch bei scheinbarem Dauererfolg noch nach Jahr und Tag auf Überraschungen gefaßt sein muß.

Die Milzexstirpation hat aber auch unabhängig von der Plättchenreaktion günstige Einwirkungen auf die Blutungstendenz, die bei der Konzeption dieses Eingriffs nicht geahnt wurden, sich mit zunehmender klinisch-hämatologischer Erfahrung über den weiteren Verlauf des Leidens bei den milzlosen Individuen immer deutlicher herausstellten. Die strikte Indikation zur Milzexstirpation werden wir also erst dann herleiten können, wenn wir noch diese in einem folgenden Abschnitt zu besprechenden Operationsfolgen gewürdigt haben.

Röntgenbestrahlung des myeloischen Gewebes.

Guggenheimer und Anneliese Witgenstein haben drei Fälle mitgeteilt, in denen sie angeblich durch eine auf die platten Knochen gerichtete

---

1) 20 jähriger Landwirt mit chronisch exazerbierendem Morbus Werlhof. Seit 3 Wochen fast ununterbrochenes, heftiges Nasenbluten, das unmittelbar vor dem operativen Eingriff zu erheblicher Anämie geführt hatte. Stauungsversuch ++. Blutungszeit 23 Minuten. Erythrozyten 2 300 000, Hämoglobin 30 $^0/_0$, Leukozyten 6500 mit 66 $^0/_0$ Neutrophilen. Bestrahlung der Milz nach Stephan ohne Effekt.
2) Die Milz ist im Hinblick auf das Alter des Mädchens als leicht vergrößert zu betrachten.

Tabelle I.

Cori Fall I (Paula D.)		Cori Fall II (Elischewa R.)		Naegeli		Klemperer		Kaznelson (Fall IV)[4]		Halban[5]	
Datum	Blutplättchen	Datum	Blutplättchen	Datum	Blutplättchen	Datum	Blutplättchen	Datum	Blutplättchen	Datum	Blutplättchen
26.8.20	fehlend	20.10.21	2 750	—	5—10 000	28.11.22	24 000	April 21	30—40000	7. 7.20	im gesamten Blutpräparat 2 Thrombozyten
20.12.20	fehlend	30.10.21	3 500	24. 5. 22	Splenektomie	1.12.22	18 000	—	Splenektomie	20. 9.20	40 000
31.1.21	700	7.11.21	5 000	einige Tage nach d. Operation	1 600 000	4.12.22	14 000	einige Tage nach d. Operation	1 500 000	20. 4.21	5 000
7.2.21	2 200	27.11.21	4 000	Novbr.	500 000	5.12.22	Splenektomie	März 23	200 000	6. 6.21	52000
22.2.21	2 500	—	Splenektomie	(Exitus an Meningokokkenmeningitis)[4]		6.12.22	10 575			10.12.21	Splenektomie
24.2.21	Splenektomie	8 Std. p.oper.	63 750			7.12.22	58 300			13. 12.21	188000
5 Std. p. oper.	109 000	28.11.21	307 000			9.12.22	141 120			19.12.21	180000
25.2.21	254 000	30.11.21	820 000			12.12.22	93 000			8. 2.22	225 000
26.2.21	386 000	3.12.21	862 000			28.12.22	150 000			28. 2.22	176 000
3.3.21	740 000	14.12.21	1 150 000			16.6.23[4]	41 000				
22.4.21	271 000	18.12.21	896 000								
13.6.21	280 000	26.12.21	Exitus infolge eines subphren. Abszesses								
20.10.21	145 000										
17.12.21	23 000										
Febr. 23[3]	20 000										

Reizbestrahlung einen raschen Thrombozytenanstieg herbeiführen konnten. Ihre Beobachtungen sind aber insofern nicht eindeutig, als jedesmal schon vor Einleitung der Röntgentherapie eine Vermehrung der Plättchen zu konstatieren war; es kann also der Einwand gemacht werden, daß die Bestrahlung gerade in den Beginn einer Spontankrise gefallen sei, die einen Erfolg der Therapie vortäuschte. Auch muß auffallen, daß schon eine einzige Bestrahlung der Kopfknochen oder des Sternums genügen soll, um in der kurzen Frist von 48 Stunden starke Plättchenanreicherungen zu bewirken (einmal von 78 000 auf 190 000, ein anderes Mal von 64 000 auf 150 000).

Wir haben bis jetzt fünfmal eine systematische Reizbestrahlung der platten und röhrenförmigen Knochen durchgeführt[6]). In zwei Fällen blieb die Bestrahlung erfolglos; das wird uns bei dem einen, dem oft erwähnten 11jährigen Knaben, bei dem später auch die Splenektomie versagte, nicht wundernehmen. Die andere Patientin ist die nachher durch Milzexstirpation glänzend beeinflußte Marie Cz. (Nr. 15); bei ihr war am 8. Tage nach Abschluß der Be-

---

3) Nach freundlicher Mitteilung von Prof. Knöpfelmacher.
4) Nach persönlicher Mitteilung.
5) 17jähriges Mädchen mit heftigsten Menstrualblutungen; nach der Milzentfernung stets normale Perioden.
6) Die vor und nach den Bestrahlungen erhobenen Plättchenzahlen der ersten vier Kranken sind mit in der Plättchentabelle S. 316ff. enthalten.

Tabelle II.

Kaznelson Fall II		Kaznelson Fall III		Charlotte Ehrenberg		Eigener Fall IV R. W.[1]		Eigener Fall V Karl H.[2]	
Datum	Blutplättchen	Datum	Blutplättchen	Datum	Blutplättchen	Datum	Blutplättchen	Datum	Blutplättchen
27. 1.15	700	11. 6.16	680	25. 5.17	0	14. 9.19	29 000	24. 1.23	15000
31.10.16	330	2.12.16	700	25.5.17	Splenektomie	27. 9.19	34 000	1. 2.23	15440
14.11.16	530	18.12. 12 Uhr	Splenektomie	25.5. 2 Std. post operat.	87 500	1.10.19	14 000	8. 2.23	13990
18.11. 12 Uhr	Splenektomie	18.12. $^1/_4$ Uhr	19 100	26.5. 17	118 425	6.10 19	28 000	20. 2.23	5410
18 11. 2 Uhr	8 800	19.12.16	216 000	28.5. 17	336 200	7.10. $9^1/_4$–10 Uhr	Milzexstirpat.	22.2.23. 7^{45} a. m.	12790
19.11.16	93 000	21.12.16	267 000	30.5. 17	684 700	7.10. $10^1/_4$ Uhr	60 000	10^{15} a. m.	Splenektomie
21.11.16	246 000	23.12.16	58 000	15. 6.17	11 000	9.10 19	75 000	11^{45} a. m.	32406
23.11.16	180 000	25.12.16	13 000	29. 7.17	16 818	12.10.19	100 000	5^{30} p. m.	60000
25.11.16	46 000	27.12.16	4 100			24 10.19	70 000	23. 2.23	76000
27.11.16	17 800	6. 1.17	1 300			27.10 19	100 000		
29.11.16	13 800	12. 1.17	1 700			30.10.19	60 000	24. 2.23	85000
1.12 16	6 000	19. 1.17	2 000			1.11.19	25 800	26. 2.23	158830
3.12.16	26 000	19. 7.17	27 000			7.11.19	21 000	28. 2.23	76000
9.12.16	3 000	2. 8.17	27 900			24.11.19	31 000	6. 3.23	17088
21.12.16	8 500	18.10.17	6 600			30.12.19	47 000	14. 3.23	5708
19. 2.17	33 400	16.11.17	6 400			20 11.20	15 000	20. 8.23	17485
18. 5.17	33 100	1. 4.18	3 400					24. 4.23	17500
30. 7.17	10 100	14. 6.18	2 000						
22.10.17	11 000	4.10.18	700						
14. 1.18	12 800	8.10.18	11 000						
4. 6.18	9 000	4.12.18	3 500						
11.11.18	13 400								
28. 4.19	12 800								
1920—1923	Schwankungen zw. 20000—60000								

[1] R. W., 53jähriger Weichensteller mit chronischer Thrombopenie. Dauernd starke Neigung zu Nasenbluten, die ihn völlig arbeitsunfähig macht. Staungsversuch ++; Blutungszeit 19 Minuten; großes Hämatom nach Beklopfen der Haut. Erythrozyten 2800000, Hämoglobin 51%, Leukozyten 5400.

[2] Karl H., 52jähriger Maurer mit chronischem Gelenkrheumatismus leidet seit einigen Wochen an zwar nicht besonders heftiger, aber sich immer und immer wiederholender Epistaxis. Staungsversuch +++. Erythrozyten 4300000, Hämoglobin 85%. Da sich nur schwer stillen läßt. Da schon beim Auffrichten des Patienten die Nase immer wieder stark zu bluten anfängt, ist Patient, um seine Arbeitsfähigkeit wieder zu erlangen, mit der ihm vorgeschlagenen Milzexstirpation einverstanden.

Tabelle III.

Fall Hauke-Steinbrink		Eigener Fall V (Fall 9 der Kasuistik) Vgl. die Zahlen der Tabelle S. 317.	
Datum	Blutplättchen	Datum	Blutplättchen
25. 8. 21	700	13. 11. 22	—
3. 9. 21	Splenektomie	ante operationem	7 000
post operationem	8 000	4 Std. post operationem	8 000
4. 9. 21	10 000	14 11. 22	6 400
7. 9. 21	16 000	15. 11. 22	6 400
12. 9. 21	20 000	16. 11. 22	8 000
27. 9. 21	4 000	17. 11. 22	1 600
12. 10. 21	15 000	15 11. 22	5 000
13. 11. 21	19 226	1. 12. 22	2 300
4. 12. 21	44 000	4. 12. 22	2 500
5. 2. 22	4 800	5. 12. 22	19 000
		8. 12. 22	16 000
		14. 12. 22	4 000
		18. 12. 22	Plättchen außerordentlich spärlich
		28. 12. 22	Exitus

strahlung (dem Termin der Splenektomie) die Plättchenzahl etwa die gleiche wie zuvor.

In einem dritten Falle (Nr. 17 der Kasuistik) war nach Abschluß der Bestrahlung, die sich etwa 7 Tage hinzog, sogar eher eine Abnahme der Plättchen eingetreten (von 15 000 auf 7 500), an die sich 3 Wochen später eine leichte Zunahme über den Ausgangswert angeschlossen hatte (25 000). Wir werden kaum geneigt sein, in dieser geringen Schwankung einen Erfolg der Strahlentherapie zu sehen; denn wiederum fünf Wochen später zählte man nicht mehr als 10 000 Plättchen.

Im vierten Falle (Krankengeschichte Nr. 7) war bei Beendigung der Bestrahlungsserie, also nach etwa 10 Tagen, ein Effekt noch nicht zu erkennen; als die Patientin sich 5 Wochen später vorstellte, zeigte schon das Ausstrichpräparat die günstige Wendung und die Zählung bestätigte diesen Eindruck (Anstieg von 10 000 Plättchen vor der Bestrahlung auf 55 000). Auch hier könnte aber eine scharfe Kritik den Kausalzusammenhang anzweifeln; diese Patientin hatte ja vor 11 Jahren schon einmal eine Werlhof-Attacke durchgemacht, die damals durch eine Plättchenkrise beendet worden sein muß. Warum soll sich diesmal nicht der gleiche Vorgang abgespielt haben?

Bei einem fünften Patienten endlich waren schon vor Beginn der Bestrahlung keine niedrigen Plättchenzahlen mehr vorhanden, nämlich etwa bei 90 000; ihm war nach Abschluß der etwa 14 Tage während Behandlung ein Anstieg auf 250 000 zu verzeichnen. Da wir ihn früher wiederholt mit Thrombozytenwerten unter 30 000 beobachtet hatten, ist auch hier der Einwand nicht ganz von der Hand zu weisen, daß die therapeutische Aktion mit einer aus inneren Ursachen vor sich gehenden Plättchenschwankung und -regeneration zusammenfiel.

Wir haben uns also nicht mit Sicherheit davon überzeugen können, daß der Reizbestrahlung des myeloischen Gewebes eine thrombozytoplastische Tendenz zukommt. Keinesfalls kann sie an Raschheit und Intensität des Erfolges auch nur im entferntesten mit der Milzexstirpation sich messen.

Die Bestrahlung mit den von Guggenheimer und Witgenstein angegebenen und auch von uns befolgten Dosen ist zweifellos harmlos; aber die
vielfeldrige Röntgentiefentherapie ist heutzutage zu kostspielig, als daß sie
bei der Unsicherheit des Erfolges ohne weiteres empfohlen werden könnte.

Technisch wurde folgendermaßen vorgegangen: Lilienfeldröhre; Haut-
abstand 23 cm; Filter 3 mm Aluminium; Dosis pro Feld $^2/_3$ HED. Bestrahlt
wurden hintereinander die platten und Röhrenknochen, mit Ausnahme des
Schädels. Die Feldgröße betrug teils 6 : 8, teils 10 : 12; pro Sitzung 4 bis
6 Felder.

Die Proteinkörper- und Adrenalintherapie.

Injektionen von Proteinkörpern (Milch, Caseosan oder Yatren-Kasein)
rufen beim Gesunden eine myeloische Reaktion hervor, nämlich neutrophile
Leukozytose und Thrombozytose (Kaznelson, Thum, Stahl [c], Pentimalli). Im Knochenmark fand man zum Zeichen der gesteigerten Aktivität
zahlreiche Mitosen, Vermehrung der Megakaryozyten und reichliche Abschnürung
von Plättchen aus ihrem Protoplasma (Ogata, Bunting u. a.).

Es liegt also der Versuch gewiß nahe, mit Hilfe einer solchen Reiztherapie
den Torpor der Riesenzellen, den wir beim Morbus Werlhof vermuten, zu brechen.

Gram und Cori berichten über günstige Wirkungen der Milchinjektion.

Im Falle von Gram bestand die hämorrhagische Diathese bei Beginn der
Behandlung bereits 4 Monate: Im Anschluß an eine intramuskuläre Milchinjektion
hob sich die Thrombozytenzahl von 4000 in den nächsten Tagen auf 57000;
nach einer zweiten Injektion (2 ccm) stiegen die Plättchen weiter bis auf 190 000;
durch erneute Milchinjektionen wurde das Resultat gefestigt.

In dem ersten Falle von Cori begannen die Thrombozyten nach intramusku-
lärer Injektion von 5 ccm Kuhmilch schon während des Fiebers zu steigen,
von 24000 auf 34000, und setzten in den nächsten Tagen die Aufwärtsbewegung
bis zum Höchstwerte von 86 000 fort, waren aber nach etwa 8 Tagen wieder
auf den Ausgangswert gesunken. Im zweiten Falle von Cori und in einem
eigenen Fall wurde ein nennenswerter Erfolg vermißt. Trotz viermaliger Applikation von je 5 ccm Milch sahen wir keine Vermehrung der Plättchen, während
später durch die Milzexstirpation prompt eine Plättchenkrise ausgelöst wurde.

Nebenbei sei erwähnt, daß der Kranke, bei dem die Milzexstirpation nutzlos
war, sich vorher auf Yatren-Kaseininjektionen vollständig refraktär verhalten
hatte.

Nach diesen wenigen Erfahrungen läßt sich ein abschließendes Urteil über
den Erfolg von Proteinkörperinjektionen durchaus noch nicht gewinnen; doch
scheinen sie bei den hartnäckigen Fällen von chronischer Thrombopenie nicht
imstande, die spezifische Hemmung der Plättchenbildung zu durchbrechen,
ebensowenig wie ein leukotaktischer Reiz auf der Höhe des Typhus die Leukopenie durchbricht.

Ein wichtiges Indikationsgebiet scheint mir hingegen der akut
mit heftigen Schleimhautblutungen einsetzende Morbus Werlhof,
bei dem auf eine spontane Plättchenkrise zu rechnen ist. Hier vermögen wahrscheinlich Reizwirkungen, die auf das myeloische Gewebe ausgeübt
werden, den Eintritt der Krise zu beschleunigen. Die zunehmende Anämie
ist, wie wir hervorgehoben haben, selbst ein solcher Knochenmarksreiz, und
dieser kann vielleicht verstärkt und schon vor Erreichung gefahrdrohender
Grade wirksam gemacht werden durch Kombination mit der Proteinkörper-
wirkung. Diese Kombination wird unbewußt gewiß nicht selten angewendet;
denn die Bluttransfusion ist zweifellos ebenfalls eine Methode der Zufuhr hetero-
genen Proteins. Der Schüttelfrost, der auch nach Einverleibung des Zitrat-

blutes fast stets beobachtet wird, weist zwingend genug darauf hin, daß das Blut eines anderen Menschen — auch nicht des Blutsverwandten oder des Spenders mit dem nämlichen Agglutinationstyp — eben doch nicht identisch mit dem Blute des Empfängers ist[1]). Übt man die Bluttransfusion als Reiz, dann sind sicherlich nicht die großen Mengen nötig, die zur passiven Überpflanzung genügender Plättchenmengen erfordert werden; man mag sich mit der Einverleibung von 100—200 ccm begnügen.

Abgesehen von den Proteinkörpern, kommt als Reizmittel des Knochenmarks das Adrenalin in Betracht, das ja nach anfänglicher Lymphozytose in einer 2. Phase neutrophile Leukozytose und nach Schenk auch Plättchenvermehrung hervorruft. Wir sahen bei zwei chronischen Thrombopenien nach subkutaner Injektion von 1 mg Suprarenin das eine Mal einen Plättchenanstieg von 17 000 auf 90 000, das andere Mal von 24 000 auf 45 000 und konnten durch mehrmals am Tage wiederholte Einspritzung den naturgemäß nur flüchtigen Erfolg festigen und die Erscheinungen der hämorrhagischen Diathese auf diesem Wege kupieren oder wenigstens mildern.

2. Blutstillung durch Einwirkung auf das Kapillarsystem.

In den einleitenden Bemerkungen zur Therapie wurde schon darauf aufmerksam gemacht, daß zur unmittelbaren Blutstillung diejenigen Mittel am geeignetsten sein dürften, welchen eine kapillarkonstriktorische und kapillardichtende Wirkung zukommt. Wenn sich die Mehrzahl der Kapillaren im Blutungsgebiete schließt, dann wird auch das plättchenlose Blut dem Parenchym nicht mehr hemmungslos entströmen. Nach den experimentellen Untersuchungen von Krogh und Harrop müßten die Hypophysenextrakte sich in diesem Sinne als Styptica besonders eignen: nach E. Weil verkürzen sie in der Tat die Blutungszeit bei Thrompobenie unter gleichzeitiger Verkleinerung der Tropfen: Emetin (0,04 g subkutan) soll im gleichen Sinne wirken.

Unseres Erachtens spielt als Blutstillungsmittel durch Kapillarwirkung die wichtigste Rolle die intravenöse Einverleibung von Kalziumchlorid. Nach Untersuchungen von Schenk dürfen 10 ccm der 25%igen Lösung oder 25 ccm der 10%igen Lösung getrost injiziert werden, ohne daß man irgendwelche Nebenwirkung zu fürchten hätte. Die Einspritzung kann täglich, unter Umständen auch 2—3 mal in 24 Stunden wiederholt werden. Wir haben uns oft genug davon überzeugt, daß danach die pseudohämophilen Blutungen aus Nase, Uterus, Magen-Darmkanal wenigstens eine Zeitlang zum Stehen kommen[2]).

Den Seren, Proteinkörpern, Gewebsextrakten, die man häufig wegen ihrer in vitro demonstrablen Gerinnungsbeschleunigung verwendet, kommt wohl

---

[1]) Nach H. Freund werden die Nebenwirkungen bei der Transfusion von Vollblut, Plasma oder Serum durch Substanzen hervorgerufen, die beim Zerfall der Blutplättchen entstehen. Im Zitratblut ist nach ihm der Plättchenzerfall zwar weitgehend gehindert, aber doch nur bei allerschonendster Behandlung des Blutes vollständig aufgehoben. Ganz frisch gewonnenes Zitratblut ist ohne Wirkung auf Körpertemperatur, Herz und Blutdruck; aber schon wenn es einige Minuten in einem Glase an der Luft steht, beginnen sich die differenten Substanzen zu entwickeln, erst recht, wenn es zur Plasmagewinnung zentrifugiert oder mit Glasperlen geschüttelt wird. Schon die Kohlensäureabgabe des Blutes an die Luft, die Alkaliaufnahme bei der Berührung mit Glas, vor allem aber mechanische Erschütterung genügen, um den Plättchenzerfall einzuleiten. Selbst das Blut des Empfängers, in Zitratlösung aufgefangen und ihm selber wieder eingespritzt, wird also unter Umständen Reizwirkungen ausüben können.

[2]) Die Plättchenzahl sinkt nach $CaCl_2$-Injektionen, wie Rösler gezeigt hat, beim Gesunden nicht unerheblich; auch beim Thrombopenischen kann sie nach Cori sich noch vermindern. Wir erblicken angesichts der praktischen Erfolge in diesen Feststellungen keine Kontraindikation.

ebenfalls eine wichtige Kapillargefäßwirkung zu. Nur ist im Einzelfalle nicht immer vorauszusagen, nach welcher Seite das Pendel ausschlagen wird. R. Schmidt rühmt die styptische Wirkung der Milchinjektion, Gram hingegen sah bei seinem Falle von Purpura haemorrhagica unmittelbar nach der ersten Injektion eine geradezu unheimliche Verlängerung der Blutungszeit, welche die Blutstillung nach einem Einschnitt ins Ohr recht schwierig gestaltete.

Kleinere Zitratbluttransfusionen (75—150 ccm) oder intravenöse Injektionen von 25—50 ccm menschlichen Serums (das aber zur Abschwächung seiner unmittelbar nach der Gerinnung hervortretenden „primären" Giftwirkung 12—24 Stunden stehen muß) scheinen ebenfalls nicht selten einen momentanen Stillstand der Blutung herbeizuführen. Ähnlich erklären wir uns die von uns und vielen anderen (Fonio, Ehrenberg, Witgenstein) beobachtete Wirkung des Koagulens (das angeblich ein Plättchenextrakt, nach Klinger aber ein Blut- und Gewebsextrakt ist); wir würden zur Vermeidung einer Kollapsgefahr im allgemeinen intravenös nicht mehr als 3—5 ccm der 5%igen Lösung geben.

Die gar nicht zu entbehrende heilsame Wirkung dieser Maßnahmen ist naturgemäß transitorisch, und es müßte natürlich als außerordentlich erwünscht bezeichnet werden, wenn es gelänge, den Organismus zu einer länger dauernden Umstellung des Kapillarmechanismus zu bewegen, nicht sowohl in dem Sinne, daß die Kapillargebiete nun dauernd über die Norm verengt sind, als vielmehr so, daß sie bei stumpfen und spitzen Traumen höchst empfindlich reagieren und auch auf den Druck der Stauung mit gesteigerter Konstriktion resp. Dichtung ihrer Wandkolloide antworten. Daß eine solche Umstellung im Prinzip möglich ist, lehrt das Eigenverhalten des Organismus bei der chronischen Thrombopenie. Wir stoßen bei genügend langer Beobachtung so manches dieser Patienten, wie ja früher ausführlich erörtert wurde. auf Perioden, in denen, ohne daß sich an der Plättchenzahl Wesentliches ändert, doch die Spontanblutungen sistieren, entweder die Blutungszeit sich verkürzt oder der Stauungsversuch negativ ausfällt oder gar beide klinischen Kriterien uns im Stich lassen, so daß nur noch die Hämatome nach stumpfen Traumen den pathologischen Zustand verraten. Es ist nun ein, wie es scheint, unabweisbares Fazit der Beobachtungen an den splenektomierten Patienten, daß durch die Milzexstirpation nicht nur die Plättchenkrise, sondern auch dieser Eingriff in die Autonomie des kapillariomotorischen Apparates erzwungen werden kann. Es ist gewiß richtig, daß die Plättchen mit außerordentlicher Geschwindigkeit einschießen, aber wenn man genauer zusieht, steht die Blutung mitunter schon, bevor überhaupt noch ein Plättcheneinstrom stattgefunden hat oder jedenfalls zu einer Zeit, wo er noch unzulänglich ist. Wir haben Blutungen aus dem Zahnfleisch, die schon wochenlang dauerten, versiegen sehen, noch bevor der Patient den Operationstisch verließ; das unausgesetzte Aussickern von Blut aus der Schleimhaut des Nasen-Rachenraums hörte bei dem so oft erwähnten Knaben A. (Nr. 9) kurze Zeit nach der Operation auf, obwohl die Plättchenkrise ganz ausblieb. Im Falle Steinbrinks stand ebenfalls die Blutung sofort, obwohl die Plättchenzahlen einige Stunden nach der Operation nur 8000, am folgenden Tage höchstens 10 000 betrugen. Bei Besprechung eines auf seine Veranlassung operierten Falles sagt Klemperer: Theoretisch ist es von höchstem Interesse, daß die Blutung nach der Milzexstirpation momentan steht und die Blutungszeit nach 24 Stunden normal ist, während die Thrombozytenzunahme erst nach 48 Stunden einsetzt.

Des ferneren hat sich in fast allen Fällen mit temporärem oder ungenügendem Plättchenanstieg gezeigt, daß die Patienten nach der Operation dauernd viel besser daran waren als zuvor. Die Heftigkeit der Blutungen bei gleicher

Plättchenzahl, sagen wir bei 10 000 oder 20 000 Plättchen, scheint nach Entfernung der Milz wesentlich gemildert. Die Kranken zeigen wohl, wie schon Kaznelson (a) hervorhebt, noch gelegentlich Manifestation der hämorrhagischen Diathesen, aber die Epistaxis kommt so selten vor oder ist so geringfügig, die Menstruation ist so wenig verlängert und verstärkt, die Petechien sind so unauffällig, die Ekchymosen so vereinzelt, daß sie sich als gesund betrachten. Auch bei der Prüfung der Blutungszeit, der Anstellung des Stauungsversuches macht man die Erfahrung, daß, nachdem die Plättchenzahl von ihrer Höhe zu den präoperativen Werten wieder herabgesunken ist, die Verhältnisse nicht mehr die gleichen sind; so war in zweien unserer Fälle das großartige Exanthem am gestauten Unterarm auf zahlreiche, weit voneinander entfernte Flohstichblutungen reduziert; in einem dritten Falle war die Dauer der Blutung aus der kleinen Stichinzision zweifellos sehr deutlich verkürzt (etwa von 15 auf 5 Minuten); allerdings brauchte man nur einen gelinden Druck auf die Umgebung der Einstichstelle auszuüben und sofort quollen wieder große Tropfen hervor und man konnte die Blutungszeit durch diesen kleinen Kunstgriff doch wieder auf den alten Wert bringen. Im Falle von Steinbrink blieb der Stauungsversuch positiv, die Blutungszeit stark verlängert, aber Haut- und Schleimhautblutungen waren nur noch rudimentär. Die Thrombopenie ist da, die naturnotwendig mit ihr verbundenen Folgen lassen sich wohl noch nachweisen: aber sie ist doch bis zu einem hohen Grade für den Organismus unschädlich gemacht, in zwei Fällen Kaznelsons nun schon in 5—6jähriger, im Falle von Cori in 1½jähriger Beobachtung.

Was wir hier als wichtige Folge der Milzexstirpation abgeleitet haben, ist wohl eine Regel, aber auch sie kennt Ausnahmen. Der Knabe A. erholte sich nach der Operation, da die Blutungen trotz der Unbeeinflußbarkeit der Plättchen aufhörten, zunächst glänzend, aber nach einigen Wochen setzten sie doch wieder in alter Stärke ein und er ist schließlich an einer extremen Anämie (8—10% Hämoglobin) zugrunde gegangen.

Wir können jetzt die Indikationen zur Milzexstirpation präzisieren.

Die Operation kommt bei chronischer Thrombopenie aufs ernstlichste in Frage:

1. Beim Kinde und jugendlichen Individuum, wenn häufige Blutverluste einen Zustand chronischer Anämie und damit eine Minderwertigkeit der Konstitution und ein Zurückbleiben in der Entwicklung bedingen;

2. beim Erwachsenen, wenn die immer und immer (vielleicht gerade bei seiner Beschäftigung, z. B. Feldarbeit) wiederkehrenden Blutungen ihn zum dauernd arbeitsunfähigen, nicht selten auch zum siechen Menschen machen;

3. wenn durch periodisch rezidivierende profuse (also insbesondere menstruelle) Blutungen sich stets von neuem eine Anaemia gravis mit ihren unmittelbaren und mittelbaren Gefahren entwickelt, kaum daß der Kranke von der letzten Attacke sich einigermaßen zu erholen begonnen hatte[1]).

Beim akuten Werlhof würden wir zur Milzexstirpation dann schreiten, wenn es nach einer zunächst erfolgreichen Transfusion wieder zu bluten anfangen sollte und die Gefahr der Verblutung vor dem Einsetzen der Plättchenkrise in greifbare Nähe rückt. Sinkt die Erythrozytenzahl unter 2 000 000,

[1]) Seit Abschluß dieser Arbeit ist noch mehrfach über Dauererfolge durch Milzexstirpation bei chronischer Thrombopenie berichtet worden, so von Vogel (Dtsch. Zeitschr. f. Chirurg. Bd. 180. 1923) [Verlauf der postoperativen Blutplättchenkurve nach dem Schema der Tabelle II], Wild (Grenzgebiete Bd. 37), Engel (Arch. f. klin. Chirurg. Bd. 129. 1924, Fall I), Brill und Rosenthal (Transact. of the assoc. of Americ. physiol. Vol. 38, zit. nach Kongreßzentralblatt Bd. 35).

dann sollte man den Eingriff, der bei Anaemia gravissima vielleicht nicht mehr vertragen wird, nicht lange hinauszögern. [1])

Unter diesen Umständen darf im Hinblick auf das lockende Ziel blühender Gesundheit den Kranken ein Risiko wohl zugemutet werden. Dieses ist nicht in der Blutungsgefahr zu suchen; denn in allen bis jetzt beschriebenen Fällen verlief der Eingriff selbst ohne nennenswerten Blutverlust und ohne Nachblutung. In Betracht kommt vielmehr die infolge der nie vorauszusehenden technischen Schwierigkeiten manches Mal recht lange Dauer der Operation, die Gefahr des akuten schweren Kollapses und die Nachwehen in Gestalt von Eiterungen im Milzbett, Pneumonien des linken Unterlappens, Venenthrombosen. Unter 18 Fällen, bei denen eine Kontraindikation gegen die Operation nicht bestand, ist übrigens bis jetzt nur einer letal verlaufen, ein Fall von Cori, der an einem subphrenischen Abszeß zugrunde ging. Sonst berichtet nur noch Herrmann über einen tödlichen Ausgang; doch ist seine Kranke, die zudem an chronischer Phthise litt, wohl bei hochgradigster Anämie operiert worden und überstand deshalb den Eingriff nicht.

3. Beschleunigung der Gerinnung der gesamten Blutmasse.

Wir benutzen jetzt vorzugsweise die ganz langsame intravenöse Zufuhr

a) einer $10^0/_0$igen NaCl-Lösung (10—30 ccm),

b) des Euphyllins (0,5 g in 10 ccm Wasser),

c) des Koagulens (3—6 ccm der $5^0/_0$igen Lösung) oder die subkutane Injektion von Clauden (10—15 ccm der gebrauchsfertigen Ampullen).

Steht ein Röntgenapparat zur Verfügung, so wäre auch die mit Emphase von Stephan, von anderen weniger gerühmte Reizbestrahlung der Milz zu versuchen (therapeutisch $^1/_3$, prophylaktisch $^1/_4$ der Erythemdosis, Fokusabstand 28 cm).

4. Spezielle Maßnahmen bei bestimmt lokalisierter Blutung.

a) Bei Blutungen in der Nase, im Nasenrachenraum und in der Mundhöhle empfiehlt sich die Tamponade mit in Adrenalin (1 : 1000) oder konzentrierten ($20^0/_0$igen) Aufschwemmungen des Lungengewebsextraktes Clauden getränkter Watte oder Gaze; auch die Einstäubung des Clauden oder die Applikation von $20^0/_0$igen Claudenlösungen mit Hilfe des Sprays hat sich bewährt.

b) Stehen die profusen Menorrhagien im Vordergrund, so wird — abgesehen von den gynäkologischen Stypticis — von Organpräparaten Gebrauch zu machen sein. Wir gehen dabei von dem Gedanken aus, daß die spezielle Lokalisation in der Gebärmutter sich vielleicht als eine an sich schon bestehende Neigung zu überstarken Menstrualblutungen erklären läßt, welche durch die Thrombopenie einen exzessiven Charakter erhält. Starke Menorrhagien — besonders auch die Pubertätsblutungen — scheinen nun nicht selten hypo-

---

[2]) Neuerdings berichtet Engel (Arch. f. klin. Chirurg. Bd. 129. 1924) über 3 Fälle von akutem Werlhof aus der Kieler chirurgischen Klinik, bei denen die Splenektomie vorgenommen worden ist. Der erste dieser Fälle, der 4 Stunden nach der Operation ad exitum kam, muß wohl aus der Betrachtung ausscheiden, da es sich nach dem Sektionsbefund nicht um eine essentielle, sondern um eine symptomatische Form gehandelt hat (ausgedehnte Nekrosen im Knochenmark). Bei dem zweiten Falle trat ebenfalls 6 Stunden nach der Operation der Exitus ein. Hier scheint wiederum eine symptomatische Form bei Lymphdrüsentuberkulose vorgelegen zu haben. Der dritte Fall endlich ging in Heilung aus, indem unmittelbar nach der Operation eine Plättchenkrise einsetzte. Es muß allerdings in diesem Falle gefragt werden, ob es sich nicht um das foudroyante Einsetzen der Erkrankung bei einem an sich der chronischen Gruppe zuzurechnenden Falle gehandelt hat (unstillbare Menstruationsblutung bei einem 17 jährigen Mädchen).

thyreotischer Natur zu sein, jedenfalls ist die übermäßige Monatsblutung ein wichtiges Symptom der Hypothyreose bis hin zum Myxödem, und es ist schon von mehreren Seiten über die günstige Einwirkung der Schilddrüsenpräparate auf starken Monatsfluß berichtet worden. Wir bevorzugen Thyreoidin sicc. Merck und beginnen mit 3 mal täglich 0,1, steigen im Laufe von 10—14 Tagen auf 3 mal 0,2 und setzen diese Therapie unter sorgfältiger Kontrolle des Herz- und Nervenstatus, des Körpergewichts und des Harns (Glykosurie!) je nach der individuellen Reaktion einige Wochen fort. Ferner kommt noch das von den Gynäkologen jetzt vielfach bei Menorrhagien verwendete Luteoglandol in Betracht, das besonders Hannes empfiehlt.

Man wird natürlich auch an die Röntgenbestrahlung der Ovarien denken, die ja bei den hämorrhagischen Metropathien so große Erfolge erzielt. Wird durch Ausschaltung der Hormonquelle die periodische Schwellung und Hyper- ämisierung der Gebärmutterschleimhaut ganz aufgehoben oder jedenfalls stark beschränkt, dann ist der Diathese der Locus minoris resistentiae dieses Indi- viduums entzogen und trotz der Thrombopenie wird die Monatsblutung ver- siegen. Die Bedenken, die gegen die Bestrahlung jugendlicher Individuen vorgebracht sind, teilt Kermauner auf Grund der Erfahrungen der Wertheim- schen Klinik in Wien nicht. Eine dauernde Sterilisierung erfolgt nicht, sondern nach 1—2 Jahren tritt die Menstruation wieder ein. Auch die Besorgnis, daß die bestrahlten Eier degenerieren und daß später vielleicht Mißbildungen ge- boren werden, ist nach Kermauner auf irgend eine beweiskräftige Grundlage nicht gestützt. Im übrigen bleibt manchmal der Bestrahlungserfolg aus, und in den Fällen, in denen später doch wieder die Periode eintritt, ist natürlich die Wiederkehr von Menorrhagien möglich.

Wenn man sich bei profusen und schwere Anämie bedingenden Blutungen zu einem operativen Eingriff entschließt, so würde ich nicht zur Kastration, noch weniger zur Totalexstirpation, sondern zur Milzexstirpation raten, die das Übel an der Wurzel faßt, während durch den gynäkologischen Eingriff womöglich nur die Lokalisation der Blutung verschoben wird.

Zum Schluß sei noch nachdrücklich darauf hingewiesen, daß über den spe- ziellen hier erörterten Maßnahmen die allgemeine, zur Anregung der Blut- bildung übliche Therapie nicht vergessen werden möge: Arsenkuren (keine In- jektionen), auch Eisen, längerer Aufenthalt in günstigen klimatischen Ver- hältnissen: an der See, im Mittelgebirge oder gar in Höhen über 1500 m, eine vitaminreiche Kost, also eine frische Gemüse, Kraut, Salat bevorzugende Er- nährung, zumal bei Kindern, unter Umständen mit Hinzufügung von Rubio, Malzextrakt, Hefe und vor allem dem Vitamin-A-haltigen Lebertran.

ANHANG.

Über hereditäre hämorrhagische Diathese.

Die klassische Hämophilie ist eine so exquisit hereditär-familiäre Anomalie, daß es von Interesse ist, zu fragen: Gibt es überhaupt sporadische Fälle? Die klassische Thrombopenie ist so ausgesprochen sporadisch, daß es umgekehrt reizvoll erscheint, das vorliegende Material daraufhin zu diskutieren, ob über- haupt eine hereditär-familiäre Abart der Krankheit existiert. So viel ich sehe, hat in diesem strengen Sinne, daß nämlich die Thrombopenie sich vererben und bei mehreren Familienmitgliedern angetroffen werden könne, nur A. F.

Heß (a) die Frage bejaht: „Obwohl Purpura (sc. haemorrhagica) nicht erblich zu sein braucht, sondern idiopathisch oder auf Sepsis und viele andere Ursachen zu beziehen ist, gibt es bestimmt eine „hereditäre" Purpura."

Er führt folgende vier Beispiele an:

1. Eduard G., 11 Jahre alt, leidet an heftigem Nasenbluten, blutet stark aus Schnittwunden, hat tagelang nach einer Zahnextraktion geblutet, und hat mehrere dunkle und blaue Flecke am Körper. Von 11 Kindern, darunter einem Mädchen, sind außer diesem noch drei Knaben als „Bluter" zu bezeichnen, welche sämtlich gestorben sind, einer am ersten Lebenstage durch Verblutung aus der Nabelschnur. Der Vater soll seit dem 8. Lebensjahre zu Blutungen neigen (Epistaxis, prekärer Blutverlust nach Zahnextraktion, Ekchymosen).

Hämatologischer Befund: Plättchen 62 500, darunter große Exemplare. Koagulationszeit des Plasmas 8 Minuten, Blutungszeit verlängert.

Fall 2. Morris G., $6^1/_2$ Jahre alt, blutete nach der rituellen Zirkumzision in lebensgefährlicher Weise; mit 2 Jahren nach einem Sturz Blutung aus der Lippe, die ärztliche Hilfe erforderlich machte. Vor 2 Jahren Extraktion eines Vorderzahnes mit tagelangem Nachbluten und erheblichem Blutverlust; neuerlich wieder Lippenblutung nach Sturz, die schließlich nur durch Transfusion gestillt werden konnte.

Ein Bruder hatte alarmierende Blutungen nach der Zirkumzision und nach Zahnexstirpation; der Vater berichtet das gleiche von sich selbst.

Hämatologischer Befund: Plättchenzahl 98 000, Plasmakoagulation 8—10 Minuten (zweimal geprüft), Blutungszeit verlängert.

Fall 3. Liliane P., 18 Jahre alt. Seit dem 12. Jahre häufiges Nasenbluten und Purpuraflecke; erste Menstruation artete zu profuser Blutung aus; Ekchymosen; Blutung in ein Fußgelenk; die weiteren Menstruationen waren immer profus, zweimal bedrohlich. Spontane Gangrän eines Fingers.

Der Vater und viele seiner Verwandten litten an Nasenbluten; die Mutter hatte immer blaue Flecke; ebenso viele Mitglieder ihrer Familie; die Schwester der Mutter und die fünf Kinder leiden häufig an Nasenbluten. Drei Brüder der Patientin zeigen ebenfalls die hämorrhagische Diathese (Nr. 1: Nasenbluten, Nr. 2: Zahnfleischblutung, Nr. 3: Häufung von blauen Flecken).

Hämatologischer Befund: Plättchenzahl 80 000—90 000, Gerinnungszeit des Plasmas 6—10 Minuten; Blutungszeit vermehrt; Stauungsversuch positiv.

Fall 4. Millie W., 4 Jahre alt. Nasen- und Darmblutung; diffuses Purpuraexanthem mit Ekchymosen und kleinen Flohstichblutungen; Schleimhaut des Mundes, der Vagina, der Konjunktiva mit Petechien besät.

Hämatologisch: Positiver Stauungsversuch; Blutungszeit stark verlängert; Gerinnungszeit des Plasmas 13—20 Minuten, Plättchenzahl 76 000.

Der Bruder dieses Kindes, 1 Jahr alt, blutete nach der Zirkumzision 10 Tage, hatte zwei große subkutane Hämorrhagien über dem Knie und an der Stirn; Schmerzhaftigkeit des Kniegelenkes, Blutungszeit leicht verlängert, Koagulationszeit des Plasmas 21 bis 30 Minuten; Plättchenzahl 350 000—400 000. Heß nimmt bei dem Knaben eine Hämophilie, bei dem Mädchen eine Purpura an.

Ich habe die Fälle von Heß (a) ausführlich wiedergegeben, weil sie mir ein interessantes und wichtiges Material für die Forschung auf dem Gebiete der hämorrhagischen Diathesen zu sein scheinen. Nach den Kriterien, die wir für die Diagnose der „Thrombopenie" gefordert haben, kann aber keiner dieser Fälle als echte Thrombopenie anerkannt werden. Heß setzt ganz willkürlich für die Diagnose „Purpura haemorrhagica" als obere Grenze 100 000 Thrombozyten, ja läßt gelegentlich 200 000 als äußersten Wert gelten. Alle seine Fälle haben besonders im Hinblick auf die Schwere der hämorrhagischen Manifestationen mindestens das 10fache der Plättchenzahlen, die wir erwarten müßten. Wir lehnen für diese Fälle die Einbeziehung in die Gruppe des klassischen Werlhof ab und bestreiten, daß sie als Kronzeugen für die Existenz einer hereditären Purpura im Sinne eines „vererblichen Plättchenmangels höheren Grades" angesehen werden dürfen. Ob die Fälle von Heß in bekannte Gruppen einzuordnen sind oder einen neuen nosologischen Typus darstellen, ist schwer zu sagen: Einerseits fehlen im Bericht wichtige klinische Daten (präzise Angaben über die Blutungszeit, Verhalten der Leber, der Milz, der übrige Blutstatus!); andererseits müßte die rein hämatologische Unter-

suchung doch viel eindringlicher durchgeführt werden (sehr häufige Wiederholung der Plättchenzählung, der Gerinnungsanalyse von Gesamtblut und rekal-
zifiziertem Plasma [1]), besonders in Zeiten, die weitab von der letzten stärkeren
Blutung liegen, mit Untersuchung der Einzelkomponenten des Gerinnungsprozesses, insbesondere der Fibrinogenmenge und der Thrombozymwirkung
der Plättchenextrakte.

Nach dem klinisch-anamnestischen Aspekt würde man Fall 1 und 2 für
echte Hämophilie halten; doch ist das unwahrscheinlich, weil der Vater selbst
stark blutete; ferner ist die Koagulationszeit des Plasmas normal, während
die Blutungszeit verlängert sein soll. In Fall 3 und 4 handelt es sich um weibliche Individuen, die ja nach der Nasse-Lossenschen Regel selbst niemals
hämophil sind; die eine (Fall 3) bietet klinisch Züge des echten Bluters (Gelenkblutung, vasomotorisches Gangrän), hat aber normale Gerinnungszeit; die
andere präsentiert sich zwar als „Purpura", hat aber deutlich verlängerte
Koagulationszeit des Plasmas (13—20 Minuten), und bei ihrem Bruder, bei
dem die Gerinnungsverzögerung noch ausgesprochener ist (21—30 Minuten),
möchte Heß „Hämophilie" annehmen. Angesichts der Plättchenzahlen (85 000
und 76 000) kann es sich auch hier nicht um Thrombopenie handeln.

Um nichts zu präjudizieren, wird man diese Fälle von Heß als hereditäre
Pseudohämophilie kennzeichnen; sie bilden mit gewissen sporadischen Fällen
eine vorläufige Gruppe, die der Analyse Schwierigkeiten macht und sich weder
in das Schema der Hämophilie, noch das der Thrombopenie fügt. Ich habe
früher (vgl. S. 344) darauf hingewiesen, daß Experimente und klinische Beobachtungen dazu drängen, dem Problem nachzugehen, ob nicht auch bei
zureichender Plättchenzahl die Aggregation der Plättchen zum Thrombus
gestört sein kann [2]). Übrigens dürften Familien, wie Heß sie beschreibt, recht
selten sein. Da es sich bei seinen Beobachtungen fast durchweg um Kinder
oder Abkömmlinge eingewanderter osteuropäischer Juden handelt, könnte
die Frage aufgeworfen werden, ob hier eine neue rassengebundene degenerative
Anlage aufgedeckt ist wie bei der „amaurotischen Idiotie".

Wie man auch die Fälle von Heß zu deuten haben wird: die von ihm demon-
strierte Tatsache einer vererblichen hämorrhagischen Diathese, die nicht Hämophilie ist, bleibt. Weitere Beiträge zu diesem noch ganz in den Anfängen stehenden Probleme hat Glanzmann (b) geliefert. Auch er verknüpft die Thrombopenie mit der hereditären hämorrhagischen Diathese, sieht aber nicht in dem
Plättchenmangel das eigentlich Vererbliche, sondern in einer strukturell, färberisch und funktionell nachweisbaren Hinfälligkeit der Plättchen, einer Thrombasthenie. Die klinischen Tatsachen und die hämatologischen Befunde, auf
die Glanzmann sich stützt, sind folgende:

Er berichtet über neun Familien, in denen bei mehreren — weiblichen wie
männlichen — Mitgliedern, zum Teil durch drei Generationen verfolgbar, die
Zeichen einer hämorrhagischen Diathese in Gestalt von heftiger Epistaxis,
Menorrhagien, Neigung zu Ekchymosen bei geringfügigen Traumen, starken
Nachblutungen nach Schnittverletzungen hervorgetreten sind. Einige haben
— nach ihren oder ihrer Angehörigen Schilderungen zu urteilen — in der Jugend,
zum Teil im Anschluß an Infektionskrankheiten (Diphtherie), klinisch das

---

[1]) Nach Heß schwankt die Gerinnungszeit des rekalzifizierten Plasmas doch beim
Gesunden recht erheblich (zwischen 3 und 12 Minuten); Gram und wir selbst bekommen
viel gleichmäßigere Werte: 3—6 Minuten. (Wir lassen das Plasma absetzen, ohne zu zentrifugieren und verwendeten Zitrat statt Oxalat.) Schon diese Schwankungsbreite erschwert
natürlich die Beurteilung mancher Zahlen von Heß.

[2]) Thrombo-penie sensu strictissimo ohne Thrombopenie = Thrombocyto-penie im
Sinne des durch mich eingebürgerten klinischen Sprachgebrauchs.

klassische Bild des Morbus maculosus haemorrhagicus mit profusen, in zwei
Fällen sogar tödlichen Schleimhautblutungen geboten; in seiner Familie I
zählt er unter zehn „Blutern" nicht weniger als vier, in Familie II zwei solcher
Fälle von Morbus Werlhof.

Sämtliche dieser Individuen, soweit Glanzmann sie untersuchen konnte,
wiesen normale oder sogar erhöhte Plättchenzahlen auf, abgesehen von einem
der Familie I zugehörigen, 15 Monate alten Kinde, bei welchem im Anschluß
an Masern eine typische akute, durch Plättchenkrise nach 10 Tagen beendete
Thrombopenie mit 18 900 Plättchen auf der Höhe des Krankheitsbildes aufgetreten war. Er vermutet, daß bei den übrigen während der klassischen Werlhof-
attacke ebenfalls die Plättchen unter den kritischen Wert vermindert gewesen
sein dürften und beruft sich auf Hayem (a), der unter seinen Fällen von „Purpura haemorrhagica" mit typischem Plättchenbefund mehrere beschreibt,
die aus einem hereditär-familiären Milieu sich herausheben. Nach seiner Auffassung ist die numerische Reduktion der Plättchen nur die extremste (meist
durch Infekte provozierte) Ausprägung einer vererblichen Minderwertigkeit
dieser Gebilde.

Der Unterschied zwischen den Blutplättchen dieser Patienten mit hereditärer Thrombasthenie und Normalplättchen ist nach Glanzmann folgender:
Man findet einerseits Involutionsformen mit graurötlichem Farbenton des
Plasmas, in welchem entweder Granulolyse oder Granulopyknose eingetreten
ist; anderseits sind Evolutionsformen mit basophilem Plasma häufig, die
ebenfalls vollständig oder fast völlig granulafrei sein sollen. Die Azurgranula,
einer der konstituierenden Bestandteile des Plättchens, sollen also, sei es
infolge von Zerfall der reifen Plättchen, sei es infolge Degeneration der Plättchenmutterzellen zu Verlust gehen.

Des ferneren haben nach Glanzmann die pathologischen Plättchen die
Fähigkeit eingebüßt, die Retraktilität des Blutkuchens zu bewirken. Wir
wissen, daß bei der Thrombopenie der Blutkuchen sich nicht retrahiert, weil
dieser Vorgang an die Anwesenheit der Plättchen geknüpft ist. Hier sind genügend Plättchen da; aber sie taugen nichts, sie enthalten kein „Retraktozym",
wie sich Glanzmann ausdrückt. Den Beweis für seine Behauptung sieht
er darin, daß das Blut seiner Patienten sich im Glase nicht retrahierte und
daß die isolierten Plättchen ein plättchenfreies Normalplasma sehr rasch gerinnen ließen, ohne daß aber das Gerinnsel von den Wänden des Gläschens
sich zurückzog.

Abgesehen von den Veränderungen der Plättchen nimmt Glanzmann
noch einen verminderten Gehalt an Fibrinogen an, weil ihm die Menge des
gebildeten Fibrins relativ gering zu sein scheint.

Man wird die von Glanzmann beschriebenen Anomalien der Plättchen,
des Plasmas und des Gerinnungsvorganges zunächst im wesentlichen als Indikator der Diathese betrachten; ein Versuch mit ihrer Hilfe zu erklären,
warum solche Menschen auch ohne Thrombopenie zu Blutungen neigen, enthält
noch zu viel hypothetische und spekulative Elemente, wie die Argumentationen
Glanzmanns (auf die wir deshalb hier nicht eingehen) klar erkennen lassen.
Am wahrscheinlichsten ist mir, wie gesagt, daß die Plättchen in solchen Fällen
nicht oder nur mangelhaft agglutinieren, also im Endeffekt sich verhalten,
als ob sie fehlten (vgl. S. 344); daneben spielt wohl bei diesen als stark vasomotorisch geschilderten Menschen der Faktor der Instabilität der Kapillaren
für die Manifestation der Diathese eine wesentliche Rolle.

Wichtig ist für uns vor allem die Frage, ob der Tatbestand, an den Glanzmann sich stützt, als gültig anerkannt werden kann. Zurückhaltung im Urteil
ist natürlich geboten, bis auch andere Untersucher die mannigfachen Befunde

bestätigen. Ich möchte betonen, daß Seeliger und mir beim Studium der Plättchen von Thrombopenischen weder vor noch nach der Krise resp. Splenektomie, noch auch sonst bei den verschiedenartigsten Erkrankungen des Blutes jemals das „granulafreie basophile Riesenplättchen" begegnet ist. Wenn die Originalpräparate Glanzmanns den farbigen Tafeln entsprechen, die er seiner Arbeit beigibt, dann ist die Zulässigkeit seiner Schlüsse keineswegs sehr sicher, denn diese Präparate sind zweifellos unterfärbt; man hat den Eindruck, daß möglicherweise der Giemsaeffekt (also gerade die Azurfärbung der Plättchengranula) nicht ordentlich herausgekommen ist; wie dem auch sei, in keinem Falle stehen die Präparate auf der technischen Höhe, die man verlangen muß, wenn jemand wichtige neue zyto-morphologische Details erkannt haben will. Anderseits lehrt ja der Befund des Fehlens der Schriddeschen Granula in den Megakaryozyten bei unserem eigenen Falle schwerster Thrombopenie, daß prinzipiell die Ausstoßung granulafreier Plasmastücke möglich ist, wenn anders solche Fälle überhaupt Pseudopodien abschnüren. Doch möchte ich bis auf weiteres als fraglich bezeichnen, ob gerade bei der im Verhältnis zur ausgeprägten Thrombopenie doch milderen Thrombasthenie derartige schwere Schädigungen der Megakaryozyten zu gewärtigen sind [1]).

Ferner bedarf vor allem die mangelnde Retraktilität einer Nachprüfung, weil bei der von Glanzmann geübten Methode der Prüfung im Reagenzglase auch normales Blut gelegentlich die Retraktion vermissen läßt (Finkelstein, Opitz und Matzdorf, Krömeke). Bei Beobachtung des Gerinnsels im Uhrschälchen, wie ich sie immer geübt habe, fallen die Fehlerquellen fort.

Mir ist bis jetzt nur eine Nachprüfung bekannt geworden, die Krömeke (bei Arneth) an mehreren Mitgliedern einer Familie mit erblicher hämorrhagischer Diathese vorgenommen hat. Merkwürdigerweise ist auch in dieser Familie ein Fall von akuter Thrombopenie mit Plättchenkrise zu verzeichnen, diesmal bei der Großmutter, einer 71jährigen Frau, die eigentlich bis ins hohe Alter außer starken Menorrhagien vor der 26 Jahre zurückliegenden Menopause keine krankhafte Blutungsneigung aufwies. Krömeke, der zur Gerinnungsprüfung das Uhrschälchen in Anwendung brachte, sah, daß in den fünf genauer untersuchten Fällen die Auspressung des Serums zwar rasch begann, die Retraktion des Blutkuchens sich aber dann verlangsamte und unvollständig blieb, indem er noch nach 24 Stunden der Wand an einigen Stellen anhaftete und nicht frei im Serum flottierte. Es würde dieses Verhalten den auch von Glanzmann mehrfach beobachteten milderen Graden der Störung entsprechen.

Was das qualitative Plättchenbild anbetrifft, meint Krömeke, sei dem subjektiven Ermessen ein großer Spielraum gegönnt, immerhin seien doch atypische, in der Norm nicht oder nur spärlich vorhandene Exemplare in größerer Anzahl vorhanden gewesen. Krömeke resümiert sich selbst dahin, daß er in den Grundzügen die Angaben Glanzmanns bestätige. Fassen wir noch einmal die drei wesentlichen Punkte zusammen:

1. Es gibt eine hereditäre hämorrhagische Diathese mit normaler Plättchenzahl, Blutungs- und Gerinnungszeit, welche direkt vererbt und auf Frauen ebenso wie auf Männer übertragen wird (sie scheint öfters mit der echten Bluterkrankheit verwechselt worden zu sein!).

2. Bei einzelnen der von dieser Diathese Betroffenen scheint sich eine temporäre Thrombopenie entwickeln zu können (Hayem, Glanzmann, Krömeke).

3. Trotz der normalen Plättchenzahl scheint eine Erschwerung der Retraktilität des Blutkuchens vorzuliegen. Diese wird auf eine abnorme Beschaffen-

---

[1]) Zur Frage der Plättchenbasophilie habe ich mich bereits im Abschnitt „Spezielle diagnostische Methodik" geäußert und auf Grund eigener Kenntnis diesen Befund als noch keineswegs gesichert bezeichnet.

heit der Plättchen bezogen, welche auch in der qualitativen Zusammensetzung des Plättchenbildes zum Ausdruck kommen soll.

Punkt 1 und 2 dürfen wohl als gesichert gelten, so daß also eine hereditäre Pseudohämophilie anzuerkennen ist, die bei einzelnen Trägern der Diathese zeitweilig in eine Thrombopenie übergehen kann.[1])

Punkt 3 steht noch durchaus zur Diskussion; seine endgültige Beurteilung wird vielleicht auf sich warten lassen, weil solche Familien wenigstens als voll ausgebildete Typen mir und anderen (Pfaundler, Morawitz [a 2], Krömeke) selten zu sein scheinen. Glanzmann rechnet außer seinen Familien noch die vier heredo-familiären Fälle von Heß, drei von Hayem, einen von Austin und Pepper, eine von Kehrer sen. beschriebene „hämophile" Familie hinzu; mit der Familie Krömekes wären das also im ganzen 17 Gruppen. Ich persönlich habe noch keine Gelegenheit gehabt, diese hereditäre Pseudohämophilie kennen zu lernen, obwohl ich bis jetzt nicht weniger als 55 Fälle von essentieller Thrombopenie untersuchen konnte. In keinem dieser Fälle war der mindeste Anhaltspunkt für eine hereditär-familiäre Verankerung gegeben.

Die Menschen mit hereditärer Pseudohämophilie werden meist als asthenisch-neuropathische Individuen geschildert; es scheinen sich — das ist der Eindruck bei Lektüre der Familiengeschichten von Glanzmann — die Grenzen zur konstitutionellen vasomotorischen Übererregbarkeit mit Zartheit und Empfindlichkeit der Gefäße (oder dem Zustande, den man meist so nennt und öfter zu sehen Gelegenheit hat) zu verwischen. Meist sind bei solchen Individuen die „blutigen" Äußerungen der Anomalie so geringfügig, daß von einer eingehenden hämatologischen Untersuchung Abstand genommen wird, also Erfahrungen über Retraktilität, Plättchenbild, Fibrinogengehalt fehlen.

Literatur.

Austin und Pepper: Experim. obs. on the coagulation of oxalat. Plasma with a study of some cases of purpura. Arch. of internal med. 1913. — Aynaud: Le globulin des mammifères et de l'homme. Paris 1909. — Beneke, Elisabeth: Hämorrhagische Diathese (essentielle Thrombopenie), durch Milzexstirpation geheilt. Therap. d. Gegenw. 1917. S. 418. — Bensaude et Rivet: Les formes chroniques du purpura hemorrhagique. Arch. gén. de med. 1905. I. — Bernhardt: Beitr. z. pathol. Anat. u. z. allg. Pathol. 55, 35. — Bizzozero: Über einen neuen Formbestandteil des Blutes usw. Virchows Arch. f. pathol. Anat. u. Physiol. 90. — Boenniger: Bedeutung des Blutkörperchenvolumens für die klinische Blutuntersuchung. Zeitschr. f. klin. Med. 87. — Bordet: Recherches sur la coagulation du sang. Cpt. rend. des séances de la soc. de biol. Tome 83. 1920. The theories of blood coagulation. Bull. of Johns Hopkins hosp. Vol. 32, Nr. 365, p. 213—218. 1921. — Brieger: Zur Blutplättchenfrage. Dtsch. med. Wochenschr. 1920. 38. — Brohm: siehe Kraus. — Coenen: Die lebensrettende Wirkung der Bluttransfusion im Felde. Münch. med. Wochenschr. 1918. 1. — Cohnheim: Vorlesung über allgemeine Pathologie. 1882. I, 154 u. 155. — Cori: Zur Klinik und Therapie (Splenektomie) der „essentiellen Thrombopenie". Zeitschr. f. klin. Med. 1922. 94. — Cramer, Drew und Mottram: Proc. of the royal society series B. Vol. 93, Nr. B 655. 1922. Zit. nach Kongreß-Zentralblatt XXVI, H. 2, S. 91/92. 1923. — Degkwitz: Fol. haematol. Arch. 1920. 25. — Denys: Etudes sur la coagulation du sang dans un cas de purpura avec diminution considérable des plaquettes. La Cellule Tome 3. 1887. Un nouveau cas de purpura etc. La Cellule Tome 5. 1889. — Derewenko: Beitr. z. pathol. Anat. u. z. allg. Pathol. 1920. 48. — Duke: Beziehung der Blutplättchen zur hämorrhagischen Diathese. Journ. of the Americ. med. assoc. 1910. 55. Pathologie der Purpura haemorrhagica mit besonderer Berücksichtigung

---

[1]) Bei künftigen Untersuchungen über die Retraktilität werden die kürzlich mitgeteilten Untersuchungen von Opitz und Schober zu berücksichtigen sein. Danach ist physiologischerweise bei einer Zahl zwischen 70 000 und 100 000 Blutplättchen schon eine Minderung der Retraktilität zu bemerken; von 70 000 Plättchen abwärts nimmt das Retraktilitätsvermögen des Blutkuchens schon sichtlich ab, bei 45 000 Plättchen besteht Irretraktilität. Von pathologischer Retraktilität wird man also nur sprechen können, wenn bei einer Plättchenzahl von über 100 000 der Blutkuchen sich mangelhaft, d. h. verlangsamt und unvollständig, bei Werten zwischen 45 000 und 100 000 sich gar nicht retrahiert.

der Rolle der Blutplättchen. Arch. of internal med. 1912. 10. Blutplättchen und Purpura haemorrhagica. Bull. of Johns Hopkins hosp. 1912. — v. Dusch und Hoche: Dtsch. med. Wochenschr. 1889. Festschr. f. Henoch. Berlin 1890. — Eberth und Schimmelbusch: Experimentelle Untersuchungen über Thrombose. Virchows Arch. f. pathol. Anat. u. Physiol. 1885. 103 u. 1886. 105. — Ehrenberg, Charlotte: Fall von essentieller Thrombopenie und seine Behandlung durch Milzexstirpation. Monatsschr. f. Geburtsh. u. Gynäkol. 1919. 51. — Fahraeus: Biochem. Zeitschr. 1918. 89, 355. — Le Fevre de Arric: Cpt. rend. des séances de la soc. de biol. 1920. 83, 398/400. — Finkelstein: Lehrbuch der Säuglingskrankheiten. 2. Aufl. 1921. — Förster: Zeitschr. f. klin. Med. 92. — Fonio: Mitt. a. d. Grenzgeb. d. Med. u. Chirurg. 27 u. 28 (Coagulen). Dtsch. Zeitschr. f. Chirurg. 117 (Plättchenzählung). — Frank: Die essentielle Thrombopenie. Berl. klin. Wochenschr. 1915. Nr. 18 u. 19. Über hämorrhagische und pseudohämophile Diathese. Ergebn. d. inn. Med. III (Urban und Schwarzenberg). Bemerkungen zu der Arbeit von R. Klinger: Studien über Hämophilie. Zeitschr. f. klin. Med. 88. — Freund, H.: Klin. Wochenschr. 1922. S. 1273. — Glanzmann: a) Beiträge zur Kenntnis der Purpura im Kindesalter. Jahrb. f. Kinderheilk. 1916. 83. b) Hereditäre hämorrhagische Thrombasthenie. Ibid. 1918. 88. — Govaerts: Mehrere Mitteilungen. Cpt. rend. des séances de la soc. de biol. Tome 82. 1919; Tome 83. 1920; Tome 85. 1921; Tome 86. 1922. — Gram: Ein nach wiederholtem Proteinschock geheilter Fall von Werlhofscher Krankheit mit Bemerkungen über die spezielle Blutuntersuchung und Behandlung. Zeitschr. f. klin. Med. Bd. 95. 1922. — Guggenheimer: Dtsch. Monatsschr. f. Zahnheilk. 1920. H. 4. — Hannes: Monatsschr. f. Geburtsh. u. Gynäkol. Bd. 50. 1919. — Hayem: a) Leçons sur les maladies du sang. 1900. Paris: Masson & Co. Vorlesung 5, 6, 36—39. b) Du sang etc. Paris: Masson & Co. 1889. p. 422ff. u. p. 438ff. Daselbst auch das chronologische Verzeichnis seiner Arbeiten zur Thrombozytenfrage. — Henoch: Vorlesungen über Kinderkrankheiten. Berlin: Hirschwald 1897. — Hermann: Letale Genitalblutung bei Purpura haemorrhagica. Zentralbl. f. Gynäkol. 1922. — Heß, A. F.: a) The blood and the blood vessels in hémophilia and other hémorragic diseases. Arch. of internal med. Vol. 17. 1916. b) A consideration of the reduction of blood platelets in purpura. Proc. of the soc. f. exp. biol. a. med. Vol. 14. 1917. — Heubner: Lehrbuch der Kinderheilkunde. 3. Aufl. 1911. — Hirschfeld: Über die Rolle der Milz in der Pathogenese der perniziösen Anämie. Zeitschr. f. klin. Med. Bd. 87, S. 165. — Höber und Kanai: Zur physikalischen Chemie der Phagozytose. Klin. Wochenschr. 1923. S. 209. — Immermann: Hämorrhagische Diathesen in Ziemssens Pathologie und Therapie Bd. 13, Teil 2, S. 676ff. — Jedlička: Casopis lékaču českých (zit. nach Kongreßzentralbl. f. d. ges. inn. Med. 1924). — Kanai: Physikalisch-chemische Untersuchungen über Phagozytose. Pflügers Arch. f. d. ges. Physiol. Bd. 198. 1923. — Katsch: Purpura mit und ohne Thrombopenie. Münch. med. Wochenschr. 1918. Nr. 33. Wien. klin. Wochenschr. 1916. Nr. 46. — Kaznelson: a) Thrombolytische Purpura. Zeitschr. f. klin. Med. Bd. 87 u. 88. 1919. b) Beiträge zur Pathogenese hämorrhagischer Diathese. III. Dtsch. Arch. f. klin. Med. Bd. 128. 1919. c) Ein Beitrag zu Wrights Theorie der Blutplättchenentstehung. Ibid. 1917. 122. d) Über die Abstammung der Blutplättchen. Vorhandl. d. dtsch. Ges. f. inn. Med. 1922. — Kehrer sen.: Hämophilie beim weiblichen Geschlecht. Arch. f. Gynäkol. Bd. 10. 1876. — Kermauner: Über Pubertätsblutungen. Med. Klinik 1920. Nr. 37. — Klemperer: Zur Behandlung der hämorrhagischen Diathese. Therap. d. Gegenw. 1923. H. 1. — Klinger: Studien über Hämophilie. Zeitschr. f. klin. Med. Bd. 85. Zur Entstehung hämorrhagischer Diathesen. Dtsch. Arch. f. klin. Med. Bd. 130. — König: Versuche über Blutstillung. Klin. Wochenschr. 1922. S. 2376. — Korbsch: Zur Technik der Traubenzuckerinfusion. Münch. med. Wochenschrift 1920. Nr. 32, S. 936. — Krauß: Über Purpura. Inaug.-Dissert. Heidelberg 1883. — Kristenson: Acta Medica Scandinav. Vol. 57, Fasc. IV. 1922. A new method for the direct counting of the so-called blood platelets in man. — Krömeke: Zur Frage der hereditären hämorrhagischen Diathesen. Dtsch. med. Wochenschr. 1922. Nr. 33. — Krogh und Harrop: Über den kapillar-motorischen Mechanismus. Journ. of physiol. 1919 u. 1920. Zit. nach Kongreßzentralblatt. — Litten: Hämorrhagische Diathese in Spezielle Pathologie und Therapie von Nothnagel Bd. 8, Teil 3. — Lubnitzky, Sophie: Die Zusammensetzung des Thrombus in Arterienwunden in den ersten fünf Tagen. Arch. f. exp. Pathol. u. Pharmakol. Bd. 19, S. 185. — Minkowski: Hämorrhagische Diathese, Thrombopenie und Milzfunktion. Med. Klinik 1919. Nr. 50 u. 51. — Morawitz: a) Hämorrhagische Diathesen im Handbuch der inneren Medizin von Mohr-Stähelin Bd. IV. 1912. Differentialdiagnose hämorrhagischer Diathesen. Med. Klinik 1923. Nr. 3. b) Blutungs- und Gerinnungszeit, ihre Beziehungen usw. Med. Klinik 1920. Nr. 50. — Naegeli: a) Blutkrankheiten und Blutdiagnostik. 1908. b) Milzexstirpation bei Thrombopenie. Referat in Klin. Wochenschrift 1922. Nr. 43, S. 2166, Vereinsbericht. — Nagy: Zeitschr. f. klin. Med. Bd. 100. — Ogata: Untersuchungen über die Herkunft der Blutplättchen. Beitr. z. pathol. Anat. u. z. allg. Pathol. Bd. 52. — Opitz und Magda Frei: Über eine neue Form der Pseudohämophilie. Jahrb. f. Kinderheilk. Bd. 94. — Opitz und Matzdorf: Eine Fehlquelle bei der

Bestimmung der Retraktilität des Blutkuchens. Dtsch. med. Wochenschr. 1921. Nr. 18.
— Opitz und Schober: Jahrb. f. Kinderheilk. Bd. 103. — Pentimalli: Haematologica.
Bd. 2. 1921. — Pfaundler und v. Seht: Zur Systematik der Blutungsübel im Kindes-
alter. Zeitschr. f. Kinderheilk. Bd. 19. — Rabe und Salomon: Über Faserstoffmangel
im Blute bei einem Falle von Hämophilie. Dtsch. Arch. f. klin. Med. Bd. 132. — Robert:
Purp. hémorrh. et tubercul. chron. Thèse de Paris 1904. — Rösler: Das Blutbild und die
Blutplättchen unter dem Einfluß intravenös injizierten Kalziums. Wien. Arch. f. klin.
Med. Bd. 2. — Rosenthal und Falkenheim: Serologische Untersuchungen über Struktur
und Herkunft der Blutplättchen. Arch. f. exp. Pathol. u. Pharmakol. Bd. 92. 1922. —
Roskam: Contrib. à l'Étude de la Phys. norm. et Path. du globulin. Arch. internat. de
physiol. Vol. 20. Mehrere Mitteilungen in Cpt. rend. des séances de la soc. de biol. Tome
34, 35, 36, 37. 1921/22: Über Plättchenagglutination und über die Beziehungen der Plättchenzahl zur Blutungszeit. — Scheby-Buch: Gelenkaffektionen bei der hämorrhagischen
Erkrankung usw. Dtsch. Arch. f. klin. Med. Bd. 14. 1874. — Schenk und Spitz: Über
Blutplättchenzählmethoden. Med. Klinik 1921. Nr. 13. — Schilling: Die Lösung der
Blutplättchenfrage und ihre Ergebnisse für Klinik und Pathologie. Dtsch. med. Wochenschr.
1918. Nr. 49, S. 1354. Ergänzungen zur Plättchenkerntheorie. Dtsch. med. Wochenschr.
1920. Nr. 46, S. 1274. Über die klinische Verwertung der Blutplättchenbefunde. Dtsch.
med. Wochenschr. 1921. Nr. 30. Die Zelltheorie des Erythrozyten als Grundlage der klinischen Wertung anämischer Blutbefunde. Virchows Arch. f. pathol. Anat. u. Physiol.
Bd. 234, S. 548. — Schilski: Die klinischen Blutplättchenbefunde vom erythrozytären
Standpunkt. Zeitschr. f. klin. Med. Bd. 91. — Schönlein: Spezielle Pathologie und Therapie
herausgegeben von einigen seiner Zuhörer. 1841. 2. Teil. — Schrader: Veränderung
inn. Verh. der Dichte der Kapillarwand usw. Mitt. a. d. Grenzgeb. d. Med. u. Chirurg.
Bd. 34. — Schultz: a) Die Purpuraerkrankungen. Ergebn. d. inn. Med. u. Kinderheilk.
Bd. 16. 1919. b) Pathologie und Therapie von Blutungen bei hämorrhagischer Diathese.
Klin. Wochenschr. 1922. Nr. 40. — Seeliger: Über Plättchenerzeugung und Phagozytose
als Funktion der Knochenmarksriesenzellen. Fol. haematol. — Seeliger und Gorke:
Das Verhalten von Thrombozyten usw. nach intravenöser Zufuhr von Witte-Pepton. Zeit-
schr. f. d. ges. exp. Med. Bd. 24. — Seitz: Heutiger Stand der Menstruationslehre. Med.
Klinik 1922. Nr. 32. — Le Sourd und Pagniez: Cpt. rend. des séances de la soc. de biol.
1906. Tome 2; 1907. 1 u. 2; le serum antiplaquette. Journ. de physiol. et de pathol. gén.
Tome 13. 1911. — Stahl: a) Untersuchung des Blutes, speziell der Thrombose bei Purpura
haemorrhagica und hämorrhagischem Typhus. Dtsch. Arch. f. klin. Med. Bd. 132. 1920.
b) Über die Blutplättchen bei Infektions- und Blutkrankheiten, insbesondere über die
unreifen pathologischen Plättchenformen. Zeitschr. f. klin. Med. Bd. 96. 1923. c) Untersuchungen über das Verhalten der Blutplättchen bei parenteral zugeführten Reizstoffen.
Klin. Wochenschr. 1922. S. 2132. — Steinbrink: Ein Beitrag zur Thrombozytenfrage.
Zeitschr. f. klin. Med. Bd. 94. — Stephan: Über das Endothel-Symptom. Berl. klin.
Wochenschr. 1921. Nr. 14, S. 317. — Sternberg: Über Purpuraerkrankungen. Wien.
Arch. f. inn. Med. Bd. 3. — Stuber: Experimentelle und kolloid-chemische Untersuchungen
über das Wesen der Blutgerinnung. Klin. Wochenschr. 1922. Nr. 24, S. 1232. — Thum:
Über die myeloische Reaktion nach Caseosan-Injektion, geprüft an der Thrombozyten-
und Neutrophilenkurve. Inaug.-Dissert. Breslau 1921. — Wagner: Purpura und Erythem.
Dtsch. Arch. f. klin. Med. Bd. 39. 1886. — Weil, E.: Cpt. rend. des séances de la soc. de
biol. Tome 84 (Beeinflussung der Blutungszeit). — Whipple und Hurwitz: Zit. nach
Duke. — Witgenstein, Anne-Lise: Über hämorrhagische Diathese mit Thrombopenie.
Inaug.-Dissert. Berlin 1919. — Wöhlisch: Untersuchungen über Blutgerinnung. II.
Münch. med. Wochenschr. 1921. Nr. 30. — Wright: a) Die Entstehung der Blutplättchen.
Virchows Arch. f. pathol. Anat. u. Physiol. Bd. 186. 1906. b) Journ. of the Americ. med.
assoc. Vol. 6, p. 1457. 1911. — Zahn: Virchows Arch. f. pathol. Anat. u. Physiol. Bd. 62. 1875.

II. Aleukia haemorrhagica.

(Panmyelophthisie — Maligne Thrombopenie.)

Historische Entwicklung des Krankheitsbegriffes. Die seltene, aber vom
allgemein-pathologischen Standpunkte aus außerordentlich wichtige Krankheit,
die im folgenden behandelt werden soll, bietet einen so charakteristischen
Symptomenkomplex dar, daß die Diagnose im allgemeinen auf keine besonderen
Schwierigkeiten stößt.

Die Komponenten dieses Komplexes, die bei gründlichem Studium fast stets sämtlich gefunden werden, sind: 1. eine Anaemia gravis mit durchaus eigenartiger Blutformel, 2. eine diphtheritische Entzündung im anatomischen Sinne des Wortes mit konsekutiver Sepsis, 3. der Morbus maculosus haemorrhagicus. Meist ist eines dieser Glieder besonders vor- und aufdringlich; daher nimmt es nicht wunder, daß viele Beobachter nur dieses Teilstück sahen oder zwar die anderen bemerkten, aber vernachlässigten und die Krankheit bald als „Perniziosa" oder als sekundäre Anämie mit Markerschöpfung, bald als Sepsis, bald als schwere Verlaufsform des Morbus Werlhof, bald als sporadischen Skorbut beschrieben. Es wurde nicht erkannt, daß hinter der Mannigfaltigkeit der Erscheinungen ein einheitlicher Krankheitsprozeß, ein und dasselbe Ens morbi sich verbirgt. Dieser Prozeß ist, wie wir heute wissen, nichts anderes als eine allerschwerste Myelotoxikose, ein exo- oder endotoxisch bedingtes Dahinschwinden, ja Dahinschmelzen der permanenten Blutbildungsherde im Marke der platten Knochen und der Epiphysen; im engsten Zusammenhange damit steht es, daß gleichzeitig jene Umwandlung des Fettmarkes der Röhrenknochen in myeloisches Gewebe, welche sonst Blutverlusten — seien sie durch Hämorrhagie oder Hämolyse bedingt — auf dem Fuße zu folgen pflegt, im Keime oder jedenfalls nach kurzem Anlauf erstickt wird, nicht minder die extramedulläre Blutbildung.

Die letztgenannte Tatsache, daß nämlich die myelopotenten Zellen des Fettmarkes trotz heftiger Blutverluste jede Regenerationstendenz vermissen lassen, ergab sich Ehrlich im Jahre 1888 aus der hämatologischen Analyse eines Falles von „posthämorrhagischer" Anämie und wurde von ihm autoptisch verifiziert. Er sprach angesichts des Ausbleibens der Entwicklung von Zellmark in den Röhrenknochen von Markaplasie und „aplastischer Anämie".

Die Degeneration und völlige Auflösung des blutbildenden Gewebes der Rippen wurde 12 Jahre später von Engel entdeckt und im Jahre 1906 von Hirschfeld (a) an drei Fällen bestätigt.

Im Hinblick auf die Ausrottung der aktuellen, die Erstickung der potentiellen Bildungsherde des roten und weißen Blutes habe ich vorgeschlagen, von einer Panmyelophthisie zu sprechen.

Daß im klinischen Bilde dieser Fälle außer der „perniziösen" Anämie die hämorrhagische Diathese eine wichtige Rolle spiele, hat zuerst Hirschfeld hervorgehoben; Accolas hat 1910 in seiner auf der Kasuistik der Weltliteratur sich aufbauenden Studie die im Laufe des Leidens an Intensität und Häufigkeit immer zunehmenden Blutungen aus Nase, Zahnfleisch, Magen, Mastdarm, Uterus zum führenden Symptom gemacht. Er stellt fest, daß die Thrombozyten sehr vermindert sind und erwähnt, daß dadurch für einige Autoren die „Irretraktilität des Blutkuchens" sich erkläre, aber mit keinem Worte streift er die von Denys und Hayem gelehrten Beziehungen zwischen Plättchenmangel und Blutungstendenz die gerade ihm als Franzosen bekannt sein dürften. Erst Selling, Duke und Frank haben gezeigt, wie die exzessive Thrombopenie dieser Fälle es ohne weiteres verständlich macht, daß sie so gern die Maske der Werlhofschen Krankheit annehmen. Die Genese des Plättchenmangels ergibt sich unschwer aus der Panmyelophthisie, der auch die Megakaryozyten zum Opfer fallen.

Türk (a) und Helly haben wohl als erste einen Fall von Sepsis mit Verkümmerung des Granulozytenapparates klinisch und autoptisch beschrieben und in der Infektion die zureichende Ursache für die Leuko-Myelophthise erblickt. Seitdem sind mehrfach solche Fälle mitgeteilt und ähnlich gedeutet worden. Ich habe dargelegt, daß hier eine Verwechselung von Ursache und Wirkung vorliegt. Eine nekrotisierende Entzündung — oft mit Bakteriämie und schwerer Allgemeininfektion —, welche einen integrierenden Bestandteil

des Krankheitsbildes ausmacht, ist gesetzmäßige Folge des „aleukozytären"
Zustandes, ist eine Sepsis ex neutropenia.

Lokalisiert sich die Nekrose und Gangrän wie nicht selten am Zahnfleisch
und ist infolge der Thrombopenie die ulzerierende Gingivitis mit starker Blutung
verbunden, so wird das Bild der skorbutischen Mundaffektion vorgetäuscht
und die Diagnose „Skorbut" durch die Kombination mit multiplen Ekchymosen und Sugillationen nahegelegt. Meist genügt schon die Lokalisation
und Ausdehnung des Prozesses in der Mundhöhle zur differentialdiagnostischen
Abgrenzung; im übrigen entscheidet das Blutbild. Ich habe auf diesen „Pseudo-
skorbut", der aus ähnlichen Gründen bei der akuten Leukämie sich entwickelt
und bei dieser schon lange bekannt ist, als auf eine wichtige klinische Erscheinungsform der Panmyelophthisie mehrfach nachdrücklich hingewiesen.

Das progressive Schwinden der Granulozyten und Plättchen im Blute,
ihrer Vorstufen (der Myelozyten und Megakaryozyten) im Marke, habe ich
Aleukie genannt. Die Anaemia gravissima ist oft genug Folge der Aleukie:
sie entsteht aus einer Anämie mittleren Grades durch heftige Blutverluste
ex thrombopenia. Ich ziehe es vor, das klinische Gesamtbild nicht nach dem
sich vordrängenden Symptom der Anämie, sondern nach der in Wirklichkeit
führenden Aleukie zu benennen.

Kasuistik. Zur Schilderung der typischen Erscheinungsweisen der Aleukia
benutze ich einerseits das von Accolas, Hirschfeld (b) und v. Willebrand
gesammelte Material der Weltliteratur, die von Türk (b) in seinen Vorlesungen
über klinische Hämatologie gelieferten Beiträge, die im Anschluß an meine
erste Publikation mitgeteilten Beobachtungen, ferner die im Hinblick auf die
Frage der Hämolyse sehr genau studierten Beispiele der Erkrankung, die Eppinger (a) in seinem Werke über hepato-lienale Erkrankungen gibt; anderseits schöpfe ich aus einer ziemlich reichen eigenen Erfahrung, insofern ich
das relativ große Material von sechs Fällen klinisch genau beobachten und gründlich studieren konnte. Ich gebe zunächst die Krankengeschichten der eigenen
Fälle in extenso wieder; bei allen wurde die Diagnose intra vitam gestellt;
bei vieren, bei denen eine Obduktion vorgenommen werden konnte, ist sie
makroskopisch und histologisch bestätigt; doch ist die Richtigkeit der Diagnose
mir auch bei den beiden anderen nicht zweifelhaft.

I. Helene K., 33 Jahre alt, vor 14 Jahren syphilitisch infiziert, erkrankt Anfang Mai
1915, 3 Monate nach einer Entbindung, scheinbar aus vollem Wohlbefinden heraus an
einer Halsentzündung, die rasch in die Tiefe greift. Fast gleichzeitig treten an Armen und
Beinen Petechien auf. Einige Tage darauf bemerkt die Patientin, daß sie mit dem Stuhlgang Blut verliert. Bei der Aufnahme in die Klinik, die 8 Tage nach Beginn der Erkrankung
erfolgt, ist die Haut des Gesichtes und des gesamten Körpers alabasterartig weiß. Die
Schleimhäute sind sehr blaß. An Armen und Beinen und auch am Rumpf werden in größerer
Zahl ältere, schon dunkelbräunlich aussehende und jüngere, frische rote Petechien festgestellt. Daneben finden sich hier und da ziemlich große, blaurote Sugillationen. Auch
in der Klinik wird täglich aus dem Darm reines Blut entleert. Während der Beobachtungszeit treten immer neue Hautblutungen auf.

Das Zahnfleisch ist gelockert, aufgequollen, mit schmierigem Belag versehen. Die
Tonsillen, besonders rechts, der weiche Gaumen in einer Breite von 1 cm an seinem freien
Rande mitsamt dem Zäpfchen sind ebenfalls schmierig belegt, das Gewebe stößt sich in
Fetzen ab und hinterläßt tiefe Ulzerationen. Es besteht starker Foetor ex ore. Die Temperatur, die zunächst 37,8° betrug, steigt im Laufe der nächsten Tage auf 39,6°. Sechs Tage
nach der Aufnahme, 15 Tage nach Beginn der Erkrankung, tritt unter zunehmender Herzschwäche der Exitus ein. Die Blutuntersuchung hatte folgendes Resultat ergeben:

Zahl der roten Blutkörperchen 1 280 000,
Hämoglobingehalt . . . . . 25% (korr.),
Färbeindex 1,0,
Zahl der weißen Blutkörperchen 1 200,
Polymorphkernige 41%,

Kleine Lymphozyten 56%,
Große Mononukleäre und Über-
gangsformen 3%,
Eosinophile Zellen fehlen.

Die Blutplättchen sind so außerordentlich spärlich, daß eine Zählung sich erübrigt. Kernhaltige rote Blutkörperchen werden nicht gefunden. Es besteht keine Poikilozytose und keine Polychromatophilie. Die Patientin hat in der Zeit vom 11. 3.—1. 4. in Abständen von etwa 8—10 Tagen drei Injektionen von Neosalvarsan, insgesamt 1,65 g erhalten (außerdem im März und April insgesamt 0,52 Oleum cinereum).

II. Fräulein P., 19 Jahre alt, erkrankte vor etwa 3 Wochen mit Zahnfleischblutungen, die allmählich sehr heftig wurden. Bald darauf stellten sich auch starke Schluckbeschwerden ein. Gelegentlich trat Nasenbluten auf. Am Körper zeigten sich Blutflecken. Im Laufe der Zeit verschlimmerte sich der Zustand, die Patientin hatte mehrmals Schüttelfröste. Bei der Untersuchung fiel ihre hochgradige Blässe auf. Das Zahnfleisch befand sich im Zustande starker Entzündung, Tonsillen und Zäpfchen zeigten einen diphtherieähnlichen, stellenweise mißfarbenen Belag.

Die Untersuchung des Blutes ergab folgendes:

Erythrozyten 1 300 000,
Hämoglobin 30%,
Färbeindex 1,15,
Leukozyten (Mittel aus 5 Kammerzählungen) 1 480,
Differentialzählung: Polymorphkernige 15,6%,
Typische kleine Lymphozyten . . 84,4%.

Die Blutplättchen waren außerordentlich spärlich, meist große, vereinzelt liegende Exemplare. Im Präparat fanden sich Makrozyten in mäßiger Zahl, keine kernhaltigen Roten, keine Eosinophilen.

Etwa 4½ Wochen nach Beginn der Erkrankung trat unter dem Bilde schwerster Sepsis und Anämie der Exitus ein.

III. Herr Fl., ein 53jähriger Fleischer, der angeblich immer gesund war, wurde am 9. 6. 1920 in die Klinik aufgenommen. Seit 4 Monaten ist er schwächer und blutärmer geworden. Seit 4 Wochen beobachtete er das Auftreten von Blutflecken am Rumpf und den Extremitäten. Bei kleinen Schnittverletzungen, z. B. beim Rasieren, trat außerordentlich langes Bluten der Wunde auf. Außerdem litt er häufig an Zahnfleisch- und Nasenbluten.

Befund: Gut genährter, kräftig gebauter Mann von leichenblasser Hautfarbe. Schleimhäute völlig anämisch. Am Körper, an den Unterschenkeln und Unterarmen zahlreiche stecknadelkopf- bis linsengroße Blutflecken. An dem entzündlich aufgelockerten Zahnfleisch, an der Zunge und am weichen Gaumen ebenfalls zahlreiche Petechien. Die Zunge zeigt nicht Hunterschen Typ, Tonsillen frei von entzündlichen Veränderungen.

Herz, Lungen, Eingeweide und Nervensystem ohne krankhaften Befund. Milz nicht palpabel, perkutorisch eher verkleinert. Mageninhalt achylisch.

Stuhl: von heller Farbe, im Vergleich zu normalen Stühlen sehr arm an Urobilin, Guajakprobe negativ. Harn stets frei von Urobilinogen und Urobilin.

Blutuntersuchung: Wassermannsche Reaktion negativ. Bilirubin = 1 : 200 000. Blutungszeit äußerst verlängert, mehr als 30 Minuten, Stauungsversuch stark positiv, Retraktion des Blutkuchens fehlt, Gerinnungszeit in vitro normal, Resistenz der Erythrozyten normal. Erythrozyten sehr blaß, allmählich von 910 000 auf 500 000 abnehmend, Färbeindex ca. 1, Hämoglobin sinkt von 20 auf 10%, keine Makrozyten, wenig Mikrozyten, keine Normo- und Megaloblasten, keine Polychromasie. Weiße Blutkörperchen zwischen 2000 und 1500, Neutrophile sehr stark reduziert (zuerst 600, zuletzt nur noch 300 im Kubikmillimeter). Eosinophile fast ganz fehlend. Relative Lymphozytose, die immer mehr zunimmt und zuletzt 79% ausmacht. Blutplättchen dauernd an Zahl abnehmend, zuletzt nur noch ca. 20 000 im Kubikmillimeter; Riesenplättchen.

Am 18. 6. 1920 Splenektomie. Ziemlich starke Blutung bei der Operation. Ein zweimalig aufgenommener Blutstatus ergibt, daß die Erythrozytenzahl weiter abgenommen hat, eine Blutplättchenkrise nicht eingetreten ist, daß sich die Leukozyten auf 5100 vermehrt haben (davon 90% Lymphozyten!).

Am Nachmittag Fieberanstieg, sehr starke Dyspnoe, Tachykardie. 9 Stunden post operationem Exitus letalis.

Obduktionsbefund: Schwerste Anämie der Haut, der Schleimhäute und inneren Organe. Multiple Petechien am Rumpf und den Extremitäten. Epi- und endokardiale Hämorrhagien. Herzmuskel schlaff, von gelblicher Farbe. Zahlreiche subpleurale Blutungen. Hyperplasie des lymphatischen Rachenringes. Kleinste Blutungen in der Ösophagus-, Tracheal- und Bronchialschleimhaut. Operationshöhle von hühnereigroßem Blutkoagulum ausgefüllt. Peritonealüberzug an dieser Stelle blutig durchtränkt. Punktförmige subperitoneale Blutungen. Darmschleimhaut von weißlich-gelber Farbe. Hämorrhagien in den Nierenbecken, desgleichen in der Schleimhaut der Harnblase. Mesenterialdrüsen nicht verändert. Leber verkleinert, von sehr weicher Konsistenz, verwaschener Zeichnung, ockergelber Färbung. Mäßige Hämosiderose. Gallenblase von ganz heller Galle erfüllt.

Knochenmark der Rippen, des Brustbeins und der Wirbel schmutzig-gelb verfärbt, gelatinös aussehend, keine Spur von rotem Mark sichtbar. Gehirn stark anämisch.

Die exstirpierte Milz ist klein, ziemlich derb, blaurot gefärbt.

Der histologische Befund ergab folgendes: Knochenmark der Rippen und des Sternums: Myeloides Gewebe auf ganz kleine Zellinseln beschränkt, Normoblasten fehlen ganz; neutrophile Myelozyten sehr spärlich vorhanden, außerordentlich wenig eosinophile. Relativ zahlreich sind noch kleine Lymphozyten und lymphoide Zellen, doch besteht keine Lymphozytenwucherung. Megakaryozyten nicht vorhanden. Im ganzen ist das völlige Fehlen des bunten Bildes eines normalen Knochenmarkes auffallend.

Milz äußerst follikelarm, Keimzentren nur angedeutet. Die rote Pulpa enthält wenig Erythrozyten, fast gar keine myeloiden Zellen. Blutplättchen nicht nachweisbar. Die Follikelzellen haben den Charakter von kleinen Lymphozyten. Starke Entwicklung des kapsulären und trabekulären Bindegewebes.

Leber: Weitgehende Verfettung der Zentralpartien der Azini. Kupffersche Sternzellen deutlich erkennbar, an Zahl spärlicher als normal. In den Leberzellen nur geringgradige Pigmentablagerung. In den Leberkapillaren Lymphozyten, aber auch Erythrozyten und Granulozyten sichtbar.

Mesenteriale Lymphdrüsen: mäßig atrophisch, Lymphfollikel wenig ausgeprägt, Keimzentren sichtbar. Wenig Mitosen. Sehr wenig Erythrozyten und Granulozyten aufzufinden.

IV. Wilhelm Gr., 60 Jahre alt, erkrankt Anfang September 1922 mit zunehmender Mattigkeit, Kopfschmerzen, Ohrensausen und Appetitlosigkeit und bemerkt alsbald an Rumpf und Extremitäten zahlreiche stecknadelkopf- bis zehnpfennigstückgroße dunkle Flecken. Späterhin fing das Zahnfleisch an zu bluten. Er brachte beim Räuspern blutigen Schleim herauf und entleerte gelegentlich beim Husten Blutgerinnsel. Am 9. 10. wurde der Patient wegen Anaemia gravissima der medizinischen Klinik überwiesen.

Der mittelgroße, 76 kg schwere, in gutem Ernährungszustande befindliche Mann ist wachsbleich, auch jetzt noch sieht man auf der Haut des Rumpfes und der Extremitäten eine Anzahl frischer und älterer Blutungen, teils stecknadelkopfgroße Petechien, teils dunkelblaue Flecke bis zu Pfennigstückgröße. Auch die Schleimhaut der Wangen und des Gaumens weist mehrere kleine und kleinste Bluteinsprengungen auf. Das Zahnfleisch blutet leicht auf Druck, ist aber nirgends entzündet. Auch weicher Gaumen, Tonsillen und Rachenwand scheinen nicht krankhaft verändert zu sein. Beim Husten entleert Patient mit dem spärlichen Auswurf stets etwas geronnenes Blut.

An Herz und Lungen ist ein krankhafter Befund nicht zu erheben.

Die Milz ist nicht zu tasten und auch perkutorisch nicht vergrößert.

Der Magen ist nüchtern leer. Nach Probefrühstück werden 50 ccm nicht sanguinolenten Inhaltes ausgehebert, welcher freie Salzsäure enthält (freie HCl 5, Gesamtazidität 45). Im Stuhl und Urin kein Blut. Der Harn gibt eine schwache Urobilinreaktion. Nervensystem ohne Befund.

Der Stauungsversuch fällt stark positiv aus. Die Blutungszeit ist auf etwa 13 Minuten verlängert, die Gerinnungszeit eher verkürzt, da das Venenblut im Uhrschälchen nach 12 Minuten fest geronnen ist.

Wassermann: negativ.

Die Blutuntersuchung ergibt folgendes:

10. 10.	Erythrozyten	1 300 000,
	Hämoglobingehalt	22%,
	Leukozyten	6 300,
	Polymorphkernige	44%,
	Lymphozyten	54%,
	Monozyten	1%.

Die Blutplättchen sind außerordentlich spärlich, ihre Zahl ist 6300.

13. 10.	Erythrozyten	490 000,
	Leukozyten	4 700,
	Polymorphkernige	51%,
	Lymphozyten	48%,
	Eosinophile	1%.

Unter zunehmender Unruhe und starker Dyspnoe tritt am Nachmittag des 13. 10. der Exitus ein.

Aus dem Sektionsbefunde sei folgendes hervorgehoben:

Die Halsorgane sind ohne besonderen Befund. In der Schleimhaut des Magens zahlreiche punktförmige, zum Teil zusammenfließende Blutungen.

Die Milz ist von normaler Größe, mäßig derb, blaßrot, Pulpatrabekel sind deutlich sichtbar.

Das Mark der Röhrenknochen war reines gelbliches Fettmark.

Der histologische Befund der Femurepiphyse ist in der Abb. 11 S. 404 festgehalten: Hämatopoetisches Gewebe fehlt vollständig.

V. Pauline Sch., 45 Jahre alt, erhielt wegen sekundärer Syphilis von Mitte Januar bis Mitte August 1918 2,85 g Salvarsannatrium bzw. Neosalvarsan und vom 21. 12. 1918 bis 21. 2. 1919 die gleiche Dosis. Nach der ersten Kur, bei der sie außerdem 0,3 Oleum cinereum erhalten hatte, traten als Zeichen einer Quecksilberintoxikation Stomatitis und starke Durchfälle auf, welche die schwer geschwächte Patientin zwei Monate ans Bett fesselten. Wenige Tage nach Abschluß der zweiten Salvarsankur hatte Patientin ungewöhnlich starke und lange andauernde Menses. Am 11. 3. 1919 suchte sie klinische Behandlung auf, da inzwischen an der Mundschleimhaut, an der Oberfläche des Rumpfes und an den unteren Extremitäten zahlreiche Blutflecken aufgetreten waren.

Am 13. 3. wurde sie wegen der hämorrhagischen Diathese in die medizinische Klinik verlegt.

Auffallend war außer den Petechien am Rumpf und den Extremitäten eine leichte Rötung und Auflockerung des Zahnfleisches. Die freien Ränder der Zähne, besonders der Eck- und Schneidezähne, waren mit Blutkrusten bedeckt. Bestreichen mit Wattebäuschchen genügte, um das Zahnfleisch zum Bluten zu bringen. Wenige Tage nach der Aufnahme — 3 Wochen nach der letzten Periode — traten außerordentlich starke Uterinblutungen auf.

Der Rachenring war gerötet und geschwollen. Die rechte Tonsille zeigte einen schmierigen, grau gefärbten Belag mit geschwürigem Untergrund, ebenso erschien die angrenzende Uvula und die andere Tonsille ulzeriert und belegt. Die bakteriologische Untersuchung der Rachenabstriche ergab das Vorhandensein von Kokken, Stäbchen und Spirillen.

Die Zirkulations- und Respirationsorgane, die Eingeweide und das Nervensystem waren ohne wesentlichen Befund.

Im Urin fehlte jede Spur von Urobilin, weder chemisch noch mikroskopisch ließ sich Blut nachweisen.

Der Stuhl war ebenfalls frei von Blut.

Die Temperatur war leicht erhöht (zwischen 37° und 38° C).

Die Blutungszeit war mit mehr als 30 Minuten erheblich verlängert. Der Gerinnungsversuch ergab: Nach 4 Minuten Beginn, nach 35 Minuten Vollendung der Gerinnung.

Die Retraktionsfähigkeit des Blutkuchens war aufgehoben. Die Anlegung einer Stauungsbinde am rechten Unterarm rief nach 7 Minuten zahlreichste flohstichartige Hautblutungen hervor. Reiben und Beklopfen der Haut bewirkte große Blutaustritte in das Unterhautzellgewebe. Der Blutstatus ist aus folgender Tabelle ersichtlich:

Datum	Zahl der roten Blutkörperchen	Hämoglobingehalt	Färbeindex	Zahl der Leukozyten	Polynukleäre		Lymphozyten		Eosinophile		Mononukleäre		Plättchen
					%	absolut	%	absolut	%	absolut	%	absolut	
14. 3.	1 600 000	30	0,97	2800	20	560	75	2100	1	28	4	112	22 000
17. 3.	1 400 000	22	0,8	2100	—	—	—	—	—	—	—	—	16 000
19. 3. früh	1 032 000	15	0,7	1100	12	132	87	957	1	11	—	—	10 000
nachm.	900 000	13	—	600	—	—	—	—	—	—	—	—	—

Im Laufe des 19. 3. ging es der Patientin wesentlich schlechter, die Temperatur stieg auf 39,3° C. Im Urin trat zum ersten Male Urobilin in mäßigen Mengen auf.

Am 20. 3. 1919 erfolgte unter sichtlichem Verfall und Temperaturanstieg auf 40,3° C um 9 Uhr der Exitus.

Die Sektion ergab zahlreiche Hautblutungen, hochgradige Anämie der inneren Organe, erhebliche Verfettung des Herzens und der Leber und multiple kleine Blutungen des Endokards, kleine Milz ohne abnormen Befund.

Das Mark in den Röhrenknochen und im Brustbein war gelblichbraun gefärbt, enthielt nur kleine rote Bezirke. Bei der mikroskopischen Durchmusterung der Knochenmarksschnitte (Sternum und Femurepiphyse) zeigte sich die Zahl der Erythroblasten und vornehmlich der Myelozyten im Vergleich zu normalen Abstrichen erheblich vermindert. Desgleichen vermißte man vollkommen Megakaryozyten, die Mutterzellen der Blutplättchen. Die vorhandenen Zellen waren vorzugsweise kleine Lymphozyten.

VI. Paul Sch., 37jähriger Landarbeiter, soll vor einem Jahre einmal heftiges Nasenbluten gehabt haben, das im Krankenhause gestillt werden mußte. Dieses Jahr erkrankte er zur Erntezeit beim Bücken wiederum mit starkem Nasenbluten; ferner begann das Zahnfleisch zunehmend heftiger zu bluten. Gleichzeitig stellte sich Fieber ein. Da der behandelnde Arzt der Blutung nicht Herr werden konnte, wurde der Kranke der Klinik überwiesen.

Aus den Nasenöffnungen sickerte bei der Aufnahme Blut hervor. An den oberen Extremitäten fanden sich punktförmige Hämorrhagien. Die Schleimhaut des Rachens war zyanotisch verfärbt und geschwollen. Es bestand Foetor ex ore. Die Tonsillen waren ohne besonderen Befund.

Die ophthalmoskopische Untersuchung zeigte, daß auf der linken Netzhaut ausgedehnte Hämorrhagien sich fanden.

Leber und Milz waren nicht vergrößert. Im Stuhl fand sich reichlich Blut. Harn ohne Besonderheiten.

Die Temperatur war dauernd leicht erhöht.

Die Untersuchung der Blutungszeit wurde einmal nach 12, einmal nach 15 Minuten bei großen Tropfen abgebrochen. Unter der Stauungsbinde entwickelten sich zahlreiche Petechien bis zur Mitte des Unterarmes. Die Gerinnungszeit war normal (Beginn nach 7, Ende nach 10 Minuten).

Blutstatus:

Datum	Zahl der rot. Blutkörperchen	Hämoglobingehalt	Färbeindex	Zahl der Leukozyten	Polynukleäre		Lymphozyten		Eosinophile		Mononukleäre		Plättchen
					%	absolut	%	absolut	%	absolut	%	absolut	
10. 9. 23	1 450 000	—	—	3400	35	1190	54	1836	2	68	7	238	24 500
17. 9. 23	1 200 000	20	0,83	2500	33	825	58	1450	—	—	9	225	24 000
29. 9. 23	900 000	16	0,89	2100	62	1202	35	735	—	—	3	63	—
3. 10. 23	480 000	—	—	3200	32	1024	65	2080	—	—	3	96	8 000
5. 10. 23	620 000	11	0,9	3300	—	—	—	—	—	—	—	—	6 000
6. 10. 23	540 000	8	0,8	2200	—	—	—	—	—	—	—	—	—

Bemerkungen. Im roten Blutbild geringe Anisozytose, oftmals keine, gelegentlich ganz vereinzelte Normoblasten, keine Polychromasie. Postvital färbbare Erythrozyten ganz vereinzelt.

Über den Krankheitsverlauf ist zu berichten, daß das Nasenbluten sich zunächst durch Afenil- und hypertonische Kochsalzinjektion stillen ließ. Am 27. 9. wurde eine Sternaltrepanation vorgenommen. (Das Bild des Abstrichs s. S. 405 Abb. 12.) Trotz sorgsamster Behandlung der Wunde war deren Infektion nicht zu verhüten und es entwickelte sich von der Trepanationsstelle ausgehend eine tiefgreifende, gangräneszierende, mit starken Blutungen aus der Wundfläche einhergehende Entzündung [1]. Bei der Sektion erwies sich das Femurmark als reines Fettmark.

Krankheitsbild. Obwohl die Aleukie, wie wir bereits in der Einleitung erwähnten, seltener zu sein scheint, als sie in Wirklichkeit ist, weil viele Fälle unter falscher Flagge segeln, bleibt sie doch eine recht seltene Erkrankung. Aus der Weltliteratur dürften kaum mehr als 70 Beispiele beizubringen sein. Den richtigsten Maßstab gewinnt man wohl, wenn man — über ein eigenes großes Material an Blutkrankheiten verfügend — nach Ablauf einer genügend weit gespannten Zeitperiode die Zahl der beobachteten Aleukien vergleicht mit der Frequenz derjenigen Erkrankungen, mit denen sie der äußeren Ähnlichkeit wegen gern verwechselt wird, der Biermer-Ehrlichschen perniziösen Anämie und der Werlhofschen Krankheit, der benignen oder essentiellen Thrombopenie. Wir sahen in dem Zeitraum von 1915 bis Mitte 1923 nicht weniger als 70 typische perniziöse Anämien und mehr als 50 essentielle Thrombopenien,

---

[1] Während bei essentieller Thrombopenie nach unseren Erfahrungen die Sternalpunktion unbedenklich ist, lehrt der vorliegende Fall, daß bei der Aleukie von diesem die Diagnose sichernden Verfahren doch wohl wegen der Infektionsgefahr wird Abstand genommen werden müssen.

aber nur 6 Aleukien, sogar nur 4, wenn man lediglich die kryptogenetischen Formen zählt.

Die Krankheit, die kaum einen Unterschied zwischen den Geschlechtern macht, scheint vorzugsweise Adoleszenten und jüngere Erwachsene, das Alter zwischen 12 und 35 Jahren, zu befallen. Einen auch autoptisch verifizierten Fall hat Kleinschmidt bei einem $4^1/_2$ jährigen, Spak bei einem $3^3/_4$ jährigen Kinde beschrieben. Jenseits des 5. Dezenniums ist sie wohl besonders selten; doch ist an ihrem Vorkommen im höheren Alter nach den Mitteilungen von Bloch, Zeri, Stones, Caussade und Schäffer und eigenen Erfahrungen nicht zu zweifeln. Von unseren Patienten stand ja der eine im 53., der andere im 60. Lebensjahre.

Kurpjuweit beschreibt als letale Anämie im Greisenalter den Krankheitsfall eines 68 jährigen Mannes mit progressiver Blutarmut, dessen Rippenmark sich post mortem als ganz zellarm und atrophisch erwies. Eppinger erwähnt kurz, daß er zwei ähnliche Fälle gesehen habe, darunter den eines 71 jährigen, die er geneigt ist, als „aplastische" Anämie anzusprechen. Der Fall von Kurpjuweit ist aber streng genommen keine idiopathische, sondern eine symptomatische Panmyelophthisie, da ein mächtiger Milztumor vorhanden war (vgl. den Abschnitt: Splenogene oder splenopathische Myelotoxikose).

Von Zustandsbild und Krankheitsverlauf der Aleukia haemorrhagica läßt sich etwa folgende Schilderung geben:

Die Kranken präsentieren sich dem Arzte mit einer fahlen Blässe des Integuments, die sofort die extreme Blutleere verrät. Manche sind früher sehr gesunde, ja robuste Menschen gewesen, andere waren schon immer asthenisch und anfällig; seit einigen Wochen oder Monaten fühlen sie alle trotz eines manchmal noch recht befriedigenden Ernährungszustandes eine sich ständig steigernde Schwäche und Hinfälligkeit, die sie früher nicht gekannt haben.

Eine geringfügige Epistaxis, Bluten des Zahnfleisches beim Putzen der Zähne, Vermehrung des menstruellen Blutabganges ist ihnen wohl aufgefallen solange das Krankheitsgefühl besteht, hätte sie aber zunächst noch nicht zum Arzte geführt. Erst wenn die Blutverluste sich häufen, wenn hier und da auf der Haut große Blutflecken bemerkbar werden oder ein universelles petechiales Exanthem sich ausbildet, wächst ihre Besorgnis. Während der klinischen Beobachtung drängt sich dann die fast unaufhörliche· Blutung aus einer bestimmten Schleimhaut (Nase, Zahnfleisch, Uterus, Darm) mitunter ganz in den Vordergrund. Jede subkutane Injektion, jeder Schlag auf die Haut über knöcherner Unterlage ruft jetzt umfängliche Blutinfiltrationen hervor. Unter der Stauungsbinde häufen sich die Petechien. Aus dem Einstich in die Fingerbeere mag das Blut wohl eine halbe Stunde, ja noch länger nachsickern. Mitunter eröffnet die profuse Schleimhautblutung die Szene, kündet als erstes Zeichen die sich vorbereitende schwere Bluterkrankung an. Sieht man genauer zu, so erkennt man bald, daß die Blutungen meist nicht aus unveränderter Schleimhaut erfolgen. Das Zahnfleisch ist nicht nur mit Blutkrusten bedeckt, nicht nur hier und da durch das Platzen des abgehobenen Epithels leicht erodiert oder an einzelnen Stellen durch Blutimbibition bläulich verfärbt und geschwollen, es ist vielmehr mindestens diffus aufgelockert, mit Blut und exsudierter Flüssigkeit durchtränkt, ist entzündlich verändert; vielfach aber quellen die Interdentalpapillen schwammig hervor, sie sind morsch, zum Zerfall neigend, mißfarben, mit schmierigen Belägen versehen; kurz, man meint, das Bild der skorbutischen Gingivitis vor sich zu haben.

Sieht man genauer zu, so erweist sich die schwere Affektion des Zahnfleisches nur als die Teilerscheinung einer sehr allgemeinen ulzerösen Stomatitis, indem auch die Wangen, die Zunge, die Tonsillen, die Pharynxwand der Sitz destruierender Prozesse sind. Die Mundhöhlenerkrankung präsentiert sich nicht nur als skorbutoide Gingivitis, sondern zugleich als Plaut-Vincentsche oder diphtheroide Angina mit tiefen Kratern in den Tonsillen, partieller Nekrose des Zäpfchens, mit fetzigen, mißfarbenen membranösen Auflagerungen am weichen Gaumen, an der hinteren Rachenwand, die sich nicht abstreifen lassen, sondern tief im Gewebe verankert sind und nach der Entfernung stark blutende, geschwürig veränderte Flächen zutage treten lassen.

Naturgemäß wechselt von Fall zu Fall Intensität, Ausbreitung und Hauptsitz des nekrotisierenden Prozesses; die Lokalisation am Zahnfleisch tritt zurück und man glaubt am ehesten eine „maligne Diphtherie" vor sich zu haben oder man findet eine nekrotisierende Entzündung der Wangenschleimhaut, die bis zum Kieferperiost vordringt und bis zu Knochensequestrierungen führt, ja selbst in der furchtbaren Gestalt der Noma bis zur äußeren Haut durchdringt.

Manchmal etablieren sich ähnlich bösartige Prozesse in der Schleimhaut der Nase oder ihrer Nebenhöhlen. Die Gewebszerstörung kann vom Schlunde aus sich weit in den Ösophagus hinein erstrecken; hämorrhagisch-fötide Bronchitiden und Lungengangränherde werden beobachtet.

Mund und Rachen (samt den mit ihnen kommunizierenden Höhlen, Röhren und Kanälen) scheinen zwar der bevorzugte Sitz der gewebsdestruierenden Affektionen zu sein, aber die Häufigkeit dieser Lokalisation ist zum Teil vorgetäuscht, weil naturgemäß an verborgeneren Stellen des Körpers sich abspielende Erkrankungen leichter übersehen werden.

Untersucht man die blutigen Ausscheidungen genau, so wird man häufig feststellen können, daß nicht nur in der Mundhöhle Blutung und Entzündung aufs engste verbunden sind. Die häufigen, unter Tenesmen entleerten Stühle enthalten blutigen Schleim, womöglich Schleimhautfetzen; der Harn ist trübe, übelriechend, enthält nicht nur rote Blutkörperchen, sondern massenhaft Bakterien, Epithelhaufen, Sargdeckelkristalle; tritt die Uterinblutung zeitweilig zurück, so bleibt starker, an Lochialsekrete erinnernder Ausfluß bestehen.

Die Autopsie deckt in solchen Fällen schwere „diphtheritische" Entzündungen in der Blasen- und Nierenbeckenschleimhaut, am Endometrium und Dickdarm auf. Gelegentlich ist der Prozeß vorzugsweise an den lymphatischen Apparaten des Ileozökum lokalisiert: Schwellung, Nekrose, Ulzeration der Payerschen Plaques kann dann noch bei der Obduktion eines klinisch dunklen Falles auf die falsche Fährte eines Typhus oder Paratyphus führen [1]).

Es ist fast selbstverständlich, daß sich an so ernste Lokalprozesse sehr leicht und sehr rasch die Allgemeininfektion anschließen kann, mit hoher Kontinua oder Schüttelfrösten, Prostration, zerebraler Intoxikation, zunehmender Schwäche des Kreislaufapparates. Gelingt — wie nicht selten — der Bakteriennachweis im strömenden Blut, so scheint — zumal bei verborgenem Herde — das Bild der kryptogenetischen Sepsis gegeben.

In diesem Komplex von hämorrhagischer Diathese und Infekt hebt sich nun noch als etwas Besonderes die Blutarmut hervor. Auch angesichts der Blutverluste und der anämisierenden Wirkung des Infektes erscheint sie dem unbefangenen klinischen Beobachter als unverhältnismäßig schwer und drängt zu gründlicher Analyse des Blutbildes. Bei den zur Zeit der ärztlichen Beobachtung meist wachsbleichen Kranken fehlt, auch wenn der Farbenton der Haut

---

[1]) Noch kürzlich haben sich Herzog und Roscher (a) in einem sehr typischen Falle, den sie klinisch als hämorrhagische Aleukie erkannten, durch den Obduktionsbefund irreführen lassen. Sie fanden die Payerschen Plaques geschwollen, ulzeriert und im Zökum eine geschwürig zerfallende, kleinhandtellergroße Gewebsnekrose, die bis in die Muskularis hineinreichte. Die Annahme einer typhösen Erkrankung stützte sich (bei steril bleibender Blutkultur!) außer auf diese anatomischen Veränderungen lediglich auf das Vorhandensein massenhafter gramnegativer Stäbchen, von denen es unentschieden blieb, ob es sich um Vertreter der Koli- oder der Milchsäuregruppe handelte.

ins Gelbliche spielt, doch durchaus ein subikterisches Kolorit; die Serumfarbe ist hell und blaß; der Bilirubingehalt des Serums, bestimmt nach Hijmans van den Bergh, normal oder eher vermindert.

Hämatologie. Bei der morphologischen Blutuntersuchung fällt zunächst die hochgradige Verminderung der roten Blutzellen auf; ihre Zahl erreicht häufig noch nicht eine Million im Kubikmillimeter und sinkt während der Beobachtungszeit unaufhörlich weiter. Ebenso ist der Farbstoffgehalt des Blutes ganz außerordentlich niedrig.

Trotz der Verarmung an Erythrozyten springt keines der Merkmale in die Augen, die sonst für erhebliche Grade von Blutarmut charakteristisch sind. Die Größenunterschiede zwischen den einzelnen Zellen halten sich im allgemeinen in den Grenzen der Norm, höchstens daß vereinzelte hyperchrome Makrozyten auffallen. Dementsprechend schwankt der Färbeindex etwa zwischen 0,85 und 1,0. Die Blutkörperchen wahren meistens ihre Form, so daß keine ausgesprochene Poikilozytose besteht. Kernhaltige rote Zellen werden auch bei sorgfältiger Durchmusterung mehrerer Präparate meistens gar nicht oder nur ganz vereinzelt gefunden. Vergeblich sucht man nach Jugendformen, kenntlich an der Polychromatophilie, an der basophilen Punktierung oder endlich an der — durch postvitale Färbung mit Brillantkresylblau darstellbaren — granulären und retikulo-filamentösen Substanz. Die Abwesenheit der letzteren, von Naegeli und Vaquez vermutet, ist zuerst von Minot und Musser dargetan worden.

Ich möchte ausdrücklich hervorheben, daß man sich bei der Diagnose nicht sklavisch an die Symptomatologie der klassischen Fälle — und besonders nicht an ein einzelnes Symptom — klammern darf. Ehrlich hat aus dem Fehlen der Normoblasten das aregeneratorische histologische Bild erschlossen; aber wir wissen heute, daß bei sehr vielen typischen Fällen stärkst regenerierender Perniziosa Normoblasten nicht im Blute auftreten, und umgekehrt scheint es nach den Beobachtungen von Türk (b) (auch eine neuerdings von Sternberg [a] mitgeteilte Beobachtung lehrt ähnliches) Panmyelophthisien zu geben, bei denen kernhaltige Erythrozyten (meist mit pyknotischem Kern) gefunden werden. Türk meint, daß gerade bei schwerer Schädigung des Markgewebes die wenigen Erythroblasten, die doch wohl meist noch im Marke vorhanden sein dürften, besonders leicht ausgeschwemmt werden können. Eine solche „Ausschwemmungsnormoblastose" bei progressiver Markdestruktion braucht nicht irre zu führen, wenn man das gesamte sonstige rote und das weiße Blutbild kritisch würdigt. Ein Färbeindex nahe an 1, das Fehlen von Polychromatophilie, Basophilie und vital färbbarer Substanz wird unter Umständen mehr in die Wagschale fallen als ein paar „gealterte" Normoblasten, die im Frühstadium, aber nach Türk auch in den Endphasen der Erkrankung im Blute kreisen.

Die weißen Blutkörperchen sind außerordentlich spärlich, meist bewegen sich die Werte zwischen 1000 und 2000; ja man hat Senkungen bis zu 600 beobachtet. Bei der Differentialzählung überwiegen mit 60—80 % typische kleine Lymphozyten. Es handelt sich also um eine enorme absolute Neutropenie: 800 — 150 polymorphkernige Zellen im Kubikmillimeter —, das bedeutet eine Reduktion dieser vorherrschenden Zellklasse auf den sechsten bis dreißigsten Teil der Norm, und — was besonders bemerkenswert ist — auch leukotaktische Reize (Adrenalin, Nukleinsäure, Proteinkörper) vermögen an diesem Tiefstand nichts mehr zu ändern (s. Tabelle).

Die dynamische Prüfung des Blutbildes, im vorliegenden Falle also das Versagen der leukozytären (und der bei schwerer Anämie häufig damit verbundenen normoblastischen und thrombozytären) Reaktion dürfte besonders für die Anfangsstadien, in welchen die

Neutropenie — statisch betrachtet — noch mäßigen Grades ist, diagnostisch sehr wertvoll zu sein.

Qualitativ abnorme Elemente der myeloischen Reihe fehlen im Blutbilde durchaus. Die wenigen neutrophilen Zellen zeigen meist die starke Kernsegmentierung gealterter Formen. Eosinophile Leukozyten, deren Fehlen Ehrlich einst mit auf die Fährte der „Knochenmarksaplasie" führte, sind in der Tat oft ganz abwesend und zeigen fast in jedem Falle eine erhebliche absolute Verminderung, selbst wenn sie prozentisch im normalen Mischungsverhältnis gezählt werden.

Die hochgradige relative Lymphozytose muß natürlich bei sehr niedriger Gesamtzahl der Weißen gleichbedeutend sein mit einer Verminderung der normalen Lymphozytenzahl; aber diese absolute Lymphopenie hat eine sehr geringe Bedeutung; an ihre Stelle tritt nicht selten eine Vermehrung der Lymphozyten auf das Doppelte, Vierfache, ja vielleicht Zehnfache der Norm; zur relativen gesellt sich die absolute Lymphozytose. Durch Adrenalin lassen sich solche Lymphozytosen künstlich auslösen oder — anders ausgedrückt — die erste — lymphozytäre — Phase der Adrenalinreaktion ist positiv, mitunter sogar auffällig stark positiv, während die zweite, leukozytäre, ausfällt. Als Beispiel sei das Ergebnis des Adrenalinversuchs in Fall 3 (nach der Arbeit von Gorke [a]) und in Fall 6 angeführt.

Fall 3.

Tag	Zeit	Erythrozyten	Leukozyten	Neutrophile		Davon Monozyten und Eosinophile		Lymphozyten		Plättchen
				%	absolut	%	absolut	%	absolut	
16. 6.	vor der Injektion von 0,001 Adrenalin	550 000	1 500	20	300	5	75	75	1 125	20 000
	30 Minuten später	520 000	11 000	9	990	2	220	89	9 790	24 000
18. 6.	vor Adrenalin	500 500	1 900	16	304	5	95	79	1 501	23 000
	30 Minuten später	520 000	10 200	8	816	1	102	91	9 282	28 000

Fall 6.

Tag	Zeit	Erythrozyten	Leukozyten	Neutrophile		Lymphozyten		Plättchen	Bemerkungen
				%	absolut	%	absolut		
22. 9. 23	Vor der Injektion v. 1 mg Adrenalin	1 200 000	3 200	35	1120	65	2080	8 000	Keine Normoblasten
	5 Min. später		7 500	24	1800	76	5700		
	15 „ „		11 700	20	2340	80	9360	10 000	Im gesamten Ausstrich zwei Normoblasten

Diese spontanen oder provozierten Lymphozytenvermehrungen sind das Zeichen einer sekundären lymphatischen Hyperplasie im Knochenmark, eine Art lymphatischer Reaktion (vgl. ,,pathologische Anatomie").

Die Lymphozyten sind stets die typischen Formen des normalen Blutbildes, also entweder die schmalleibigen kleinen oder die gealterten breitleibigen mit gebuchtetem Kern, deren Protoplasma aber immer schwach färbbar bleibt.

Unreife Lymphozyten, also insbesondere abnorm große Formen, aber auch kleinere mit stärker basophilem Protoplasma oder lockerer gesponnenem Kernchromatin werden nicht beobachtet; ebenso fehlen zerquetschte Lymphozyten und Lymphozytentrümmer, die sog. Gumprechtschen Schatten.

Auf die fast konstante Thrombopenie wurde schon hingewiesen. ,,Die Plättchen sind zu vernachlässigen", ,,man konnte sie nicht zählen", ,,man hatte Mühe, eines zu finden", so etwa lauten die Angaben der Autoren, die früher auf das dritte Formelement bei dieser Krankheit überhaupt geachtet haben. Neuerdings ist die Plättchenarmut natürlich auch zahlenmäßig festgelegt worden, man braucht nur einen Blick auf die aus unseren Krankengeschichten zusammengestellten Plättchenwerte zu werfen, um zu erkennen, daß die Thrombopenie bei der Aleukia haemorrhagica die gleichen exzessiven Grade erreicht wie bei der ,,essentiellen" Form.

Plättchen bei den von uns selbst beobachteten Fällen von Aleukie.

Fall   I: Außerordentlich spärlich.

,,   II: Sehr spärlich, groß, vereinzelt liegend.

,,   III: 20 000, nach Adrenalin kaum vermehrt, große Formen (s. Tabelle auf S. 400).

,,   IV: 6300.

,,   V: Abnehmend von 22 000 auf 10 000 im Laufe weniger Tage.

,,   VI: Abnahme der Plättchen von 24 500 auf 6000 im Laufe von vier Wochen.

Andere Autoren sind zu dem gleichen Resultat gekommen (Beneke, Fall I; Plättchen abnehmend von 20 000 auf 12 000, Fall III: Plättchen abnehmend von 30 000 auf 430, Fall II: Plättchen fast völlig fehlend; Herzog und Roscher [a], Fall II: Plättchen 5760, Fall III: Plättchen 30 000).

Die wenigen Plättchen sind wie bei der essentiellen Thrombopenie meist sehr voluminös.

Atypische und unvollkommen entwickelte Blutbilder. Das Blutbild wurde zunächst so entworfen, wie es sich auf der Höhe der Erkrankung in den klassischen Fällen darstellt. Es ist aber von vornherein wenig wahrscheinlich, daß die Zerstörung des myeloischen Gewebes sich unter allen Umständen auf sämtliche Elemente des Markes gleichmäßig erstrecken wird. Die Empfindlichkeit der drei Gruppen von Stammzellen, der Erythrogonien, der Myeloblasten, der Megakaryozyten wird wohl schon generell eine verschiedene sein und dürfte zudem auch individuellen, konstitutionell bedingten Schwankungen unterliegen. Vielleicht wird auch je nach der Art der einwirkenden Noxe bald mehr die eine, bald mehr die andere Zellrasse geschädigt. So wird manchmal in den Anfangsstadien, manchmal während des gesamten Krankheitsverlaufes die Blutveränderung einen mehr monosymptomatischen Charakter tragen.

Wir werden noch zu erörtern haben, daß die Megakaryozyten gegenüber den Myelotoxinen besonders sensibel zu sein scheinen. Daraus würde folgen, daß manche Fälle längere Zeit hindurch sowohl klinisch als hämatologisch als Morbus maculosus Werlhofii imponieren werden, indem selbst die genauere morphologische Durchforschung des Blutes nicht ohne weiteres den malignen Charakter des Prozesses enthüllt; ich vermute allerdings, daß die ,,dynamische"

Blutuntersuchung, also die myelozytäre Reizung mittels Adrenalin usw., auch
unter solchen Umständen die Insuffizienz des Markes wird erkennen lassen.
Im Verlaufe der Erkrankung wird aber in diesen Fällen immer klarer, daß es
sich nicht um eine isolierte Megakaryotoxikose handelt, sondern daß diese
nur Teilerscheinung einer allgemeinen Schädigung des leukoblastischen und
auch des erythroblastischen Apparates ist.

Anderseits sind von Herz, Schauman, Parkes-Weber, Heubner
Fälle beschrieben worden, bei denen trotz anatomisch nachgewiesener Markatrophie Blutflecken und Blutflüsse ganz fehlten oder wenigstens sehr in den
Hintergrund traten. Nur Parkes-Weber macht Angaben über die Plättchen,
die im Ausstrich stets spärlich gewesen sein sollen. Auch auf die Megakaryozyten ist in diesen Fällen wenig geachtet worden. Es ist deshalb ‹chwer, über
die Ursache des Ausbleibens der Hämorrhagien sich ein Urteil zu bilden. Am
wahrscheinlichsten ist, daß die Thrombozyten sich etwa an der kritischen Grenze
bewegt haben und daß durch Stich, Stoß oder Stauung die latente Diathese
wohl hätte enthüllt werden können. Vielleicht war auch in einzelnen Fällen
die Megakaryozytenschädigung zwar erheblich genug, um eine hochgradige
Hypothrombozytose zu erzeugen, aber doch wiederum nicht so intensiv, daß
eine „Thrombopenie" resultierte.

Das erythroblastische Gewebe scheint am resistentesten zu sein. Diese
Behauptung steht, wie im Abschnitt „Pathogenese" besprochen wird, mit
der Tatsache der Anaemia gravissima nur in scheinbarem Widerspruch. Wir
kennen Fälle, in denen trotz der typischen Markatrophie nur eine Oligozythämie
mittleren Grades vorhanden war (etwa 2 000 000 in den Beobachtungen von
Engel, Bloch, Steinhaus und Stordeur). Ja, gelegentlich kann man
geradezu von einer Dissoziation des erythro- und leukoblastischen Apparates
sprechen, von einer anscheinend auf das leukopoetische Gewebe beschränkten
Schädigung bei relativ intakter Erythropoese. Türk und Helly haben über
den Fall einer 45jährigen Frau berichtet, bei welcher die Neutrophilen fast
ganz aus dem Blute verschwunden waren (940 weiße Blutkörperchen, 93,5%
Lymphozyten, 1,5% Plasmazellen, 4,4% nicht ganz typische Monozyten,
0,6% atypische, äußerst große einkernige Zellen), während die Zahl der roten
Blutkörperchen über 5 000 000 betrug; sie fanden autoptisch in dem sehr zellarmen Mark kaum granulierte Zellen, dagegen schien der Erythroblastenapparat
ziemlich normal zu sein. Mehrere ähnliche Fälle sind neuerdings unter dem
Namen „Agranulozytosen" von W. Schultz und Alice Leon beschrieben worden.

Wahrscheinlich bevorzugt selbst bei dieser Aleukia sensu strictissimo die
Noxe das leukopoetische Gewebe nur relativ. Wenn das Mark im ganzen zellarm war, dürfte die Erythropoese wohl auch gelitten haben. Die hohe Zahl
der Roten im kreisenden Blut ist sicherlich zum guten Teile auf das Konto
der Langlebigkeit der reifen Erythrozyten zu setzen, wobei wahrscheinlich eine
Herabminderung der physiologischen Hämolyse eine nicht zu unterschätzende
Rolle spielt. Selling hat nämlich im Tierexperiment mit Hilfe des Benzols
ganz ähnliche Bilder erzeugt (Schwund der weißen Blutkörperchen auf 220—40
im Kubikmillimeter bei fast ungeschmälerter Zahl der roten); im Knochenmark hatte sich aber zu dieser Zeit bereits eine schwere Atrophie ausgebildet,
welche die Erythroblasten keineswegs verschonte.

Der Fall von Türk (a) und Helly ist schließlich doch wohl nur eine biologische Variante des nämlichen Vorganges, der der „Panmyelophthisie" zugrunde liegt. Auch das andere Extrem scheint vorzukommen, nämlich vorwiegende Erythroaplasie bei relativ intaktem leukoblastischen Apparat. So
hat Kaznelson (a) über einen 58jährigen Mann berichtet, bei dem im Verlaufe von drei Wochen sich eine extreme Anämie entwickelte (552 000 Erythro-

zyten, 13 % Hämoglobin, keine Normoblasten und Polychromatophilen), während die Zahl der Leukozyten bei normaler prozentualer Zusammensetzung fast 5000 betrug und die Blutplättchen nicht vermindert waren. Die Autopsie ergab vorwiegend Fettmark in den Röhrenknochen, blaßgraugelbes bis blaß-graurötliches Mark in den platten Knochen. Schnitt- und Ausstrichpräparate zeigten lediglich Myelozyten und Megakaryozyten, während nirgends auch nur ein kernhaltiges rotes Blutkörperchen zu sehen war.

Die relativ höhere Widerstandsfähigkeit des leukoblastischen Gewebes scheint sich mitunter nur auf die Stammzellen der Granulozyten zu erstrecken, so daß, wie Eppinger hervorhebt, im klinischen Bilde progressive Anämie und schwerste Thrombopenie prävalieren, im Knochenmark vorzugsweise Erythroblasten und Megakaryozyten fehlen, während Myeloidzellen noch in leidlicher Menge zugegen sind. Bei dem Kranken Eppingers nahm die Erythro-zytenzahl in 6 Tagen von 3,7 Millionen auf 0,67 Millionen ab, die Blutplättchen-zahlen von 1000 auf 200, die Gesamtzahl der Leukozyten hingegen betrug etwa 10 000 mit etwa 3500—4000 polymorphkernigen Zellen. Auch in Fall IV unserer Kasuistik tritt die Leukopenie deutlich zurück gegen Erythro- und Thrombopenie.

Die „fehlenden" Symptome. Zur Vervollständigung des Symptomenbildes ist auch bei der Aleukia haemorrhagica die negative Charakteristik sehr wesent-lich. Ich brauche kaum zu betonen, daß die hämatologische im Verein mit der „negativen" Charakteristik alle wichtigen Kriterien zur Abgrenzung gegen die Perniziosa birgt, so daß ich später auf diese Differentialdiagnose nur kurz einzugehen brauche.

Milz, Leber und Lymphdrüsen sind nicht geschwollen; ja, die Milzdämpfung erscheint gelegentlich sogar verkleinert.

Die Huntersche Zunge ist der Aleukie ganz fremd. Der Magensaft braucht keine Abweichungen von der Norm zu zeigen. Bereits Herz und Türk erwähnen die Anwesenheit freier Salzsäure. Eppinger hat bei einem Falle von Aleukie normale Säureverhältnisse notiert (freie HCl 20, Gesamtazidität 45); Stern-berg (b) hat dann besonders nachdrücklich auf das Erhaltenbleiben der Saft-abscheidung hingewiesen.

Auch wir haben in unserem letzten Falle bei schwerster Blutarmut freie Salzsäure, wenn auch in verminderter Menge, nachweisen können und eine relativ hohe Gesamtazidität gefunden (freie HCl 5, Gesamtsäurewert 45). Doch gibt es natürlich auch Ausnahmen; im Falle III unserer Kasuistik war der Mageninhalt achylisch.

Die mittels des Duodenalschlauchs entleerte Galle war in drei Fällen von Eppinger auffällig hell; der Urobilingehalt der Stühle stets sehr niedrig (0,023—0,08; 0,05—0,07; 0,05; 0,04—0,09 gegen 0,13 in der Norm).

Dementsprechend ist Urobilin oder Urobilinogen im Harn, wie die Durch-sicht der Literatur und die Untersuchung unseres eigenen Materials ergibt, ein Zufallsbefund und nur dann zu erwarten, wenn größere oder multiple kleinere Blutungen im Körperinnern stattgefunden haben.

Auf die Farbstoffarmut des Serums wurde bereits hingewiesen; sein Bili-rubingehalt betrug bei Gorke (a) und Eppinger etwa 1 : 180 000. Eppinger macht noch darauf aufmerksam, daß trotz dieser Befunde, die sämtlich zur Ablehnung einer gesteigerten Blutzerstörung drängen, die Eisenausscheidung im Harn recht hoch sein kann.

Die endogene Harnsäureausscheidung erschien schwankend, bald normal, bald aber auch ziemlich stark erhöht.

Die Untersuchung des peripheren und zentralen Nervensystems läßt (falls nicht außerwesentliche Komplikationen vorhanden sind, z. B. eine im Gehirn oder seinen Häuten lokalisierte Blutung) Abweichungen von der Norm nicht erkennen; es gibt bei der aplastischen Anämie keinen spinalen Symptomenkomplex, wie er, zum mindesten rudimentär, bei der Perniziosa ganz gewöhnlich ist.

Pathologische Anatomie und Histologie. Das Verhalten des Knochenmarks ist bereits bei der historischen Entwicklung des Krankheitsbegriffes in großen Zügen geschildert worden. Die Entdeckung Ehrlichs, daß die Umwandlung des Fettmarkes der langen Röhrenknochen in rotes Zellmark ausbleibt, ist immer wieder bestätigt worden. Das Epiphysenmark behält seine schwefelgelbe oder ockergelbe Farbe, weist höchstens einen rötlich-gelben Farbenton auf; doch kann gelegentlich infolge von Blutungen auch ein roter Farbton vorherrschen, dann allerdings wohl eine wesentlich dunklere Nuance, als sie dem aktiven Mark eigentümlich ist.

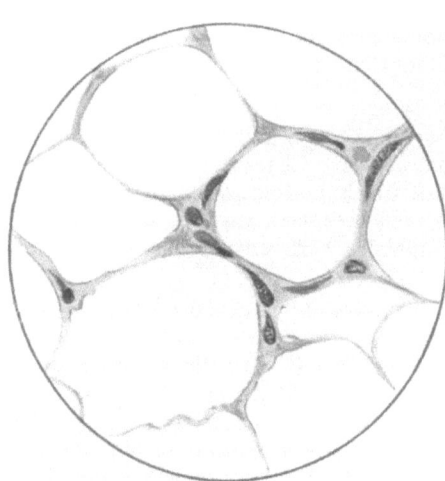

Abb. 11. Knochenmarksschnitt (Femurepiphyse) bei Aleukie.

Nicht minder bedeutsam ist der Fund Engels, daß der Krankheitsprozeß — weit über die Unterdrückung von Regenerationsbestrebungen hinausgehend — auch die dauernd funktionierenden Blutbildungsherde angreift und vollständig vernichten kann; in seinem Falle ließ sich aus den Rippen nicht wie sonst eine dicke, rote Masse ausquetschen, sondern eine schmutzig-graue dünne Flüssigkeit, in welcher unter dem Mikroskop keine einzige Zelle erkannt werden konnte. Nicht immer ist die deletäre Wirkung auf das hämatopoetische Gewebe der platten Knochen zu solcher Höhe gediehen; aber — wie auch der Sektionsbericht unserer Fälle lehrt — an Stelle des saftigen roten Markes des Sternums, der Rippen, der Wirbel findet man einen grau-rötlichen oder schmutzig-gelben Inhalt.

Es ist von vornherein unwahrscheinlich, daß in dem ungeheuren Markareale sich nicht Strecken finden sollten, in denen doch Regenerationsbestrebungen des Organismus zutage treten oder in denen die Vernichtung des funktionierenden Blutbildungsgewebes nicht restlos durchgeführt ist; es werden also nicht gar selten in das Fett der Epiphysen, besonders an den Rändern, rote Inselchen eingesprengt sein, im Sternum oder Wirbelkörper noch rote und trüb-grau fettige Bezirke miteinander abwechseln. Bei Betrachtung des Sternums hat man in manchen dieser Fälle den Eindruck, als ob das Mark der permanenten Blutbildungsherde sich in Fettmark zurückverwandele.

Die histologische Untersuchung der fortgeschrittensten Fälle zeigt in den Epiphysen reinstes Fettmark, wie es von Seeliger nach den Femurpräparaten des V. Falles unserer Kasuistik in der folgenden Abbildung naturgetreu festgehalten ist: Zwischen den Fettinseln finden sich schmale Säume mit vereinzelten länglichen, wohl Endothelien angehörenden Kernen; erythro- und leukoblastische Elemente fehlen gänzlich.

Im Abstrich und Schnitt des Sternalmarkes bemerkt man lediglich ein paar kernlose Erythrozyten und mäßig zahlreiche, klein-lymphozytäre Zellen; Normo- und Megaloblasten, Myelozyten, auch die Eosinophilen sind gar nicht

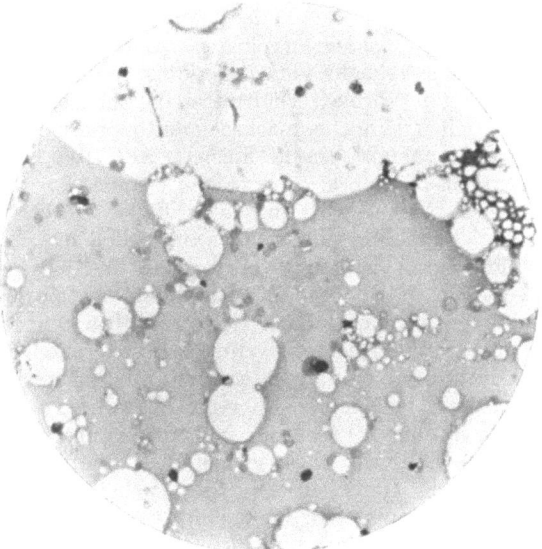

Abb. 12. Sternalausstrich (dick) bei Aleukie.

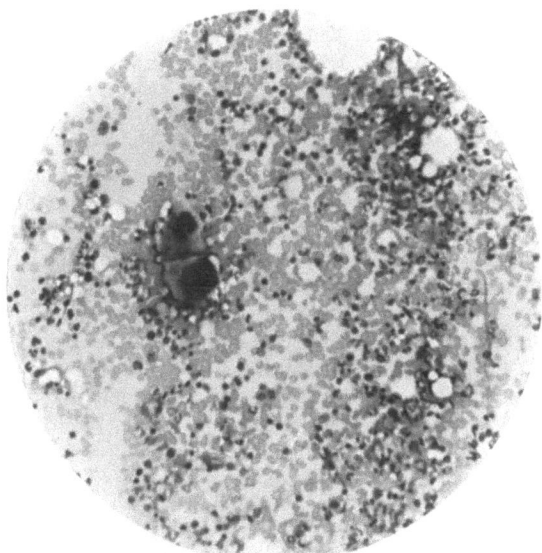

Abb. 13. Dünner Ausstrich von normalem Sternalmark. Zellreiches Mark! Erythrozyten, zwei Megakaryozyten und myeloische Zellen aller Art.

oder ganz spärlich vertreten; insbesondere hat man viele Mühe, einen Mega-karyozyten zu finden. Am ehesten sieht man noch ein paar dem Myeloblasten-typ entsprechende Elemente. Die Gegenüberstellung eines durch Trepanation gewonnenen Sternalmarkausstriches von einem Kranken mit Aleukie (Fall VI) und von einem Gesunden veranschaulicht die Verhältnisse besser als langatmige Beschreibungen (Abb. 12 u. 13). Sicherlich sind die Veränderungen nicht in jedem Falle so hochgradig; jene schon makroskopisch erkennbaren und viele mikroskopische Inselchen zeigen — wenn auch gelichtet — die normale Zusammensetzung des Knochenmarkes, oder auch diffus sind durch den Schnitt oder Abstrich noch Megaloblasten, Myelozyten und Erythroblasten bald mehr vom normoblastischen, bald mehr vom megaloblastischen Typ verteilt; immer aber wird ein Vergleich mit Normalverhältnissen die außerordentliche numerische Reduktion der typischen Knochenmarkselemente erkennen lassen, während doch angesichts der Anaemia gravis höchste Aktivität, ein in energischer Proliferation begriffenes Zellmark zu erwarten stünde.

Die Zellarmut des Markes wird in vielen Fällen durch eine Vermehrung klein-lymphozytärer Elemente ein wenig ausgeglichen. Kleinste Lymphozytenhäufchen sind, wie Askanazy, Hedinger und Öhme betont haben, schon normalerweise im Mark, besonders auch im Fettmark vorhanden, und diese scheinen sich ebenso wie einzelne in der Adventitia kleiner Gefäße lagernde lymphozytäre Elemente zu vermehren, wenn das myeloische Gewebe in größerem Ausmaß der Vernichtung anheimfällt oder wenn im Fettmark die Entwicklung myeloischer Formationen ausbleibt. So fand Hirschfeld (c) in einem Falle von Knochenmarksatrophie in der rein gelben Femurepiphyse kleine Herde von Lymphozyten, welche, wie er ausdrücklich betont, die auch ihm wohlbekannten lymphatischen Herdchen Askanazys bei weitem an Ausdehnung übertrafen. Bei der experimentellen Benzolvergiftung finden sich nach Selling schließlich in dem völlig destruierten Mark nur zahlreiche kleine Lymphozyten und lymphozytäre Plasmazellen, die meist vereinzelt, seltener in Häufchen in der Adventitialschicht der Gefäße liegen. Selling nimmt an, daß diese Zellen, die keinerlei Zeichen von Entartung zeigen, nicht nur die einzigen Überlebenden im Markgewebe sind, sondern höchstwahrscheinlich bereits an Zahl zugenommen haben.

Diese sekundäre „lymphatische Reaktion" des Knochenmarkes, an der sich vielleicht auch die Leber, Milz, die Lymphdrüsen, das ubiquitäre lymphatische Gewebe überhaupt beteiligen kann, dürfte manchmal erhebliche Grade erreichen. Fälle, die diesen Typ repräsentieren, sind mehrfach beschrieben worden. Ich führe zwei prägnante Beispiele an. Blumer berichtet über eine klinisch sehr typische Aleukia haemorrhagica mit gelbem Mark der Röhrenknochen, in welchem nur vereinzelt rötliche Inseln sichtbar waren. Die Abstriche des Wirbelmarkes zeigten reichlichst kleine Lymphozyten, die Schnitte durch Femur und Wirbelkörper ließen deutlich einen gewissen Grad von lymphatischer Hyperplasie bei so gut wie vollständiger Abwesenheit von Erythroblasten und Myelozyten erkennen, während in der Tibia auch mikroskopisch lediglich Fettmark nachzuweisen war. Die Milz bot außer leichter Sklerose keinen anormalen Befund.

Besonders lehrreich ist eine Beobachtung von Decastello; hier war durch immer wiederholte Milzbestrahlungen bei einer banalen myeloischen Leukämie schließlich das schrankenlos wuchernde myeloide Gewebe nicht nur auf den Normalstatus reduziert, sondern fast völlig vernichtet worden; an seiner Stelle fanden sich im Marke der Ober- und Unterschenkelknochen lediglich kleine, rundkernige, schmalrandige Elemente, wie sie von den Zellen einer chronischen Lymphozytenleukämie nicht zu unterscheiden waren. Myeloblasten und Myelozyten waren nur noch in geringer Menge vorhanden, die Megakaryozyten äußerst spärlich. Man konnte fast an die Umwandlung der myeloischen Leukämie in eine lymphatische denken, um so mehr, als auch die 6000 weißen Zellen des Blutes fast sämtlich als typische kleine Lymphozyten anzusprechen waren.

Und doch handelt es sich wohl nur um eine besonders hochgradige sekundäre mikrolymphozytäre Knochenmarksinfiltration. Aber man wird verstehen, daß in solchen Fällen die Grenzen zur lymphatischen Leukämie oder wenigstens zur medullären lymphatischen Pseudoleukämie sich zu verwischen drohen und daß klinisch Verwechslungen von Aleukie und Lymphomatose leicht vorkommen können, wenn die reaktive lymphatische Hyperplasie des Markes auch im Blutbild als absolute Lymphozytose in die Erscheinung tritt. Daß normale oder mäßig erhöhte Gesamtzahlen der Weißen mit 80—95 $\%$ Lymphozyten durchaus nicht gegen die Diagnose der Aleukie sprechen, wurde bereits bei Besprechung des Blutbildes hervorgehoben.

Ebensowenig wie in den Röhrenknochen entwickeln sich extramedulläre Blutbildungsherde. Im Gegenteil: Lymphdrüsen und Milz zeigen eher eine Neigung zur Involution. Gorke (a) fand in einem unserer Fälle die Milz deutlich geschrumpft, das kapsuläre und trabekuläre Bindegewebe vermehrt. Eine Sklerose der Milz, teils mit Verkleinerung, teils mit leichter Vergrößerung einhergehend, ist nach Accolas die Regel. Im mikroskopischen Präparat fand Eppinger die Milzpulpa an lymphoiden Elementen verarmt, die Kupfferschen Sternzellen der Leber besonders spärlich und schmächtig. Gorke hat diesen Befund bestätigt und spricht direkt von einem Untergang des Pulpagewebes. Besonders bemerkenswert ist, daß die Venensinus und die Pulpa nicht mit roten Blutkörperchen angeschoppt sind, diese vielmehr nicht selten ebenfalls nur sparsam in der Milz angetroffen werden, d. h. es fehlt das obligate Begleitsymptom intrasplenischer Hämolyse, die ja auch nach dem klinischen Befunde eher vermindert ist.

Ätiologie. *a) Kritik der älteren Ursachenlehre.* Der Komplex von Bedingungen, durch welche das katastrophale Ereignis einer totalen Vernichtung der Blutbildung Wirklichkeit wird, bleibt auch heute noch für die Mehrzahl der zu klinischer Beobachtung gelangenden Fälle dunkel. Aber insofern ist doch ein wichtiger Schritt nach vorwärts getan, als an Stelle der Spekulationen, mit denen gerade die ,,aplastische Anämie" Ehrlichs reichlich bedacht wurde, tatsächliche Unterlagen getreten sind. Früher glaubte man ,,phanerogenetische Fälle zu kennen, jetzt kennen wir sie wirklich und damit ist einer künftigen Forschung, welche die ,,kryptogenetischen" aufklären will, wenigstens die Richtung gewiesen.

Noch im Jahre 1912 befand man sich mitten in der spekulativen Ära. Damals war die ,,aplastische Anämie" Gegenstand einer Besprechung in der Berliner hämatologischen Gesellschaft, und sowohl der Referent, Hirschfeld (b), als auch Pappenheim in der Aussprache, stellten Thesen auf, die heute als irrig bezeichnet werden dürfen. Die aplastische Anämie ist nach diesen Autoren keine eigene Anämieform, sondern Abart beliebiger hämotoxischer Anämien. Das Primäre ist immer die irgendwie bedingte Vernichtung oder der Verlust reifer Erythrozyten des kreisenden Blutes; das Eigenartige ist lediglich der Umstand, daß mitunter der Organismus jegliche Regenerationsbestrebungen vermissen läßt. Entschieden wird abgelehnt, daß die aplastische Anämie eine primäre Myelopathie sei; auch Hirschfeld, der einen myelotoxischen Faktor anerkennt, stellt sich dessen Wirkung nur so vor, daß er die ,,regenerative Markttätigkeit" hemmt. ,,Natürlich ist es keine primäre, auf die Erythroplastik, sondern eine sekundäre, auf die Erythroregeneration sich beziehende Myelopathie". Immerhin scheint ihn diese Formulierung wohl nicht restlos zu befriedigen. Denn er hat selbst im Tierexperiment durch Injektion abgetöteter Typhusbouillonkultur (Bettmann schon vorher durch Arsen, Isaac und Moeckel später durch Saponin) rotes Kaninchenmark in Fettmark umwandeln können und er hat ja nächst Engel als erster darauf hingewiesen, daß auch

Markpartien, welche de norma der Hämatopoese dienen, in eine strukturlose
Masse verwandelt sein können; aber irgendeine klar ausgesprochene Meinung,
daß der Sachverhalt umgekehrt sei, daß die mangelnde Regeneration einfach
die Folge einer primär myelophthisischen Giftwirkung sei, hat er nirgends zum
Ausdruck gebracht. Er sagt lediglich: „Die Tatsache (der Rippenmarksatrophie)
ist sicher von prinzipieller Wichtigkeit, denn sie beweist, daß es nicht genügt,
für die Mehrzahl dieser Fälle zur Erklärung des Blutbefundes und des deletären
perniziösen Verlaufs eine primäre angeborene oder erworbene asthenische
Beschaffenheit des Knochenmarkes anzunehmen. Vielmehr weist dieser hochgradige Schwund des Markparenchyms wenigstens mit großer Wahrscheinlichkeit auf die Einwirkung irgendwelcher toxischer Schädlichkeiten hin." Wie
er diese „toxische" Einwirkung verstanden wissen will, geht aber sehr deutlich aus einem seiner „Schlußsätze" hervor: „Ich meine also, daß sowohl die
experimentelle wie die klinische Erfahrung uns lehrt, sowohl toxische Einwirkungen wie vielleicht auch Unterernährung und Erschöpfung sowie angeborene
Minderwertigkeit der Blutbildungsorgane können die Regeneration des Blutes
bei Anämien beeinträchtigen bzw. verhindern."

Demgegenüber vertreten wir heute den Standpunkt, daß die „aplastische
Anämie" sive Aleukia haemorrhagica das klassische Beispiel einer schwersten
primären Myelophthisis ist und daß von einem irgendwie gearteten primären Verlust oder einer primären Zerstörung der reifen Formelemente in
der Blutbahn oder den blutverarbeitenden Organen nicht die Rede sein kann.

Für eine pathologisch gesteigerte Blutzerstörung, wie sie den hämolytischen Splenomegalien und der Perniziosa eigentümlich ist, fehlen bei der
Aleukie, soviel wir sehen, alle Anhaltspunkte. Es besteht kein Subikterus,
die Farbe des Serums ist hell, sein Bilirubingehalt noch in physiologischen
Grenzen, im Harn fehlt das Urobilin, die Duodenalgalle ist farbstoffarm. Ja,
aus den Untersuchungen Eppingers (S. 403) darf man folgern, daß eher eine
funktionelle Hyposplenie, eine Herabsetzung der physiologischen Hämolyse anzunehmen ist; denn die quantitative Bestimmung des Stuhlurobilins ergab Werte, die zum Teil ganz erheblich unterhalb der Norm
lagen; ferner war die endogene Harnsäureausscheidung schwankend, häufig
durchaus normal (woraus man vielleicht das Fehlen einer vermehrten Leukolyse
erschließen darf). Der Befund der sklerotischen atrophischen Milz würde
zu der Annahme einer verminderten Blutzellenauslese und -zerstörung durchaus
passen.

Worauf stützten sich nun eigentlich diejenigen Autoren, die von aplastischer
hämolytischer Anämie wie Türk, oder von „sekundär aregeneratorischer Anämie
bei Erythro-Hämotoxikose" wie Pappenheim und Hirschfeld sprachen?
Sie konnten lediglich ins Feld führen, daß in manchen Fällen von aplastischer
Anämie in der Leber eine Hämosiderose anzutreffen sei. Die Beweiskraft dieses
Argumentes, die schon damals von mancher Seite (K. Ziegler) bestritten
wurde, ist heute noch weit stärker im Kurse gesunken. Die Hämosiderose,
d. h. der mikrochemische Nachweis von Eisen (in den retikulo-endothelialen
Zellen der Milz und Leber sowie in den Leberzellen selbst) in einer den geringen
Normalgehalt deutlich übersteigenden Menge kann nicht mehr ohne weiteres
als Maßstab erhöhten Blutzerfalls anerkannt werden. Das „Hämosiderin"
ist nach Biondi und Hueck kein im Abbau begriffenes Hämoglobin, sondern
reines, vielleicht kolloidales Eisen, das höchstens in lockerer Form an Eiweiß
oder Fett gekuppelt ist. Eppinger sagt: „Meiner Ansicht nach ist das in den
Zellen nachweisbare Hämosiderin nicht unbedingt in dem Sinne zu verwerten,
daß, wenn viel mikrochemisch nachweisbares Eisen vorhanden, auch viel Erythrozyten zugrunde gegangen sind, und umgekehrt bei fehlender Hämosiderose eine

gesteigerte Hämolyse auszuschließen wäre. Sowohl eine vermehrte Eisenausscheidung durch die Sekrete als auch die histologisch nachweisbare Hämosiderose ist auch von anderen Faktoren abhängig, als nur von erhöhtem Blutzerfall allein."

. Im Falle der Panmyelophthisie könnte der Eisenvorrat des Körpers, ebenso auch die von Eppinger nachgewiesene starke Eisenausscheidung durch den Harn, darauf beruhen, daß das Eisen infolge des Sistierens der Erythroblastik nicht mehr zur Synthese des Hämoglobins verwendet wird. Daneben mögen Hämorrhagien in inneren Organen eine Rolle spielen. Eppinger möchte sogar in dem gelegentlich nachzuweisenden reichlichen Eisenpigment in den Kupferschen Zellen und den Milzendothelien einen Beweis erblicken für die Miterkrankung dieser Elemente bei der Aleukie, eine Funktionsstörung, sinnfällig durch die Unfähigkeit, gespeichertes Eisen wieder abzugeben.

Für das Dahinschwinden der myeloischen Zellen in den permanenten Blutbildungsherden ist natürlich die Bezeichnung „aregeneratorisch" überhaupt nicht mehr am Platze; hier würde man im Sinne der älteren Auffassung von „degenerativer" Markerschöpfung zu sprechen haben. Wir würden dann unter diesem Terminus verstehen, daß die Mutterzellen des Myeloidgewebes unter der Last dauernd verstärkter Anforderungen schließlich zusammenbrechen, ihre Tätigkeit einstellen, schließlich degenerieren und der Auflösung anheimfallen. So wenig wir nun bezweifeln wollen, daß bei angestrengter Tätigkeit des erythro- und leukoblastischen Apparates ein Torpor des Markes oder auch ein akuter Knochenmarkskollaps mit den Zeichen funktioneller Erschöpfung sich bemerkbar machen kann [1]), so wenig scheint uns anderseits der Beweis erbracht, daß eine anatomische Destruktion, eine völlige Vernichtung des riesigen Blutbildungsareals lediglich die Folge funktioneller Überlastung sein könne. Beim hämolytischen Ikterus, bei dem doch wirklich jahraus, jahrein starke, zeitweilig enorm gesteigerte Ansprüche an die Blutregeneration gestellt werden, ist noch niemals ein Ausgang in Markatrophie beschrieben! Aber

---

[1]) Das Daniederliegen der Marktätigkeit als Folge der Ermüdung oder Erschöpfung, das, wie gesagt, von der Marktoxikose streng getrennt werden sollte, wird von Türk so treffend geschildert, daß ich seine Worte hier zitieren möchte: „Nur auf eines möchte ich noch besonders hinweisen: Der Erschöpfungszustand des Markgewebes, von dessen Vorkommen ich schon früher gesprochen habe und von dem ich später noch mehr werde sprechen müssen, pflegt sich, wenn nicht auf den leukoblastischen Apparat eine ganz andersartige Einwirkung ausgeübt wird, nicht nur in einem Daniederliegen der Erythrozytenregeneration, sondern auch in einer Herabdrückung der Leukozytenbildung zu äußern, ja er tritt im Leukozytenbilde des kreisenden Blutes leichter ersichtlich zutage als an den Erythrozyten. Ich pflege schon seit langen Jahren in bezug auf das Leukozytenbild bei Anämien von einem Erschöpfungsbefunde dann zu sprechen, wenn eine Leukopenie mit absoluter und relativer Verminderung der Elemente des myeloiden Systems, insbesondere also der Neutrophilen, bei normaler Gesamtlymphozytenzahl und dementsprechend bei prozentischer Vermehrung dieser Elemente besteht. Solche Befunde kommen bei allen möglichen lange dauernden, den Körper und das Markgewebe erschöpfenden Anämien zur Beobachtung; bei der Perniziosa sowohl als bei schweren Formen der Chlorose und sehr häufig bei chronischen Blutungsanämien. Mitunter kann man einen solchen Befund auch bei Karzinomanämie beobachten, zumeist aber nicht, weil hier oftmals eine spezielle Reizung des leukoblastischen Apparates vorliegt. . . . Ein leukopenischer Befund sagt also im allgemeinen nichts oder nicht viel über die Art der Anämie, sondern er hängt im wesentlichen von dem augenblicklichen Funktionszustande des Markgewebes ab, kann demnach auch vorübergehend sein und bei Eintritt anderer Bedingungen z. B. ganz leicht wieder in eine myeloide Leukozytose übergehen." Das Kriterium der Erschöpfungsleukopenie ist demnach ihre Labilität. Ich möchte ferner noch ausdrücklich hervorheben, daß Türk wohl nur eine Leukopenie mittleren Grades im Auge hat, wenigstens könnte ich für extreme Neutropenien seine Schlußsätze nicht mehr unterschreiben.

selbst wenn die Möglichkeit eines solchen Geschehens an einem Beispiele aus
der menschlichen Pathologie erwiesen werden könnte, so wäre noch lange nicht
dargetan, daß die „Panmyelophthisie", die dem wohlcharakterisierten Krankheitsbilde der Aleukia haemorrhagica zugrunde liegt, so erklärt werden müßte.
Im Gegenteil! Die klinischen Daten reden eine durchaus andere Sprache.
Hämotoxische Einflüsse sind nicht am Werke; das haben wir genugsam erörtert.
Die heftigen Blutverluste können auch nicht als Ursache der Markerschöpfung
betrachtet werden. Sie setzen erst zu einer Zeit ein, in welcher das als Indikator
der progressiven Markschädigung dienende Blutbild bereits voll ausgebildet
ist; sie sind ja die unmittelbare Folge der Thrombopenie, welche ihrerseits
unzweifelhaft bereits eine stärkste Verminderung eines konstituierenden Elementes des Knochenmarks, nämlich der Riesenzellen, anzeigt.

Für manche Fälle, deren inniger Zusammenhang mit der „aplastischen
Anämie" Ehrlichs allerdings nicht erkannt oder wenigstens nicht betont
wurde, supponierten namhafte Hämatologen doch einen myelotoxischen Faktor;
sie glaubten, daß die septische Infektion, welche ja so oft einen integrierenden Bestandteil des klinischen Bildes ausmacht, durch bakterielle Giftstoffe das Mark schwer schädigen könne; man sprach von einem septischen
Granulozytenschwund.

Ich habe bereits mehrfach zum Ausdruck gebracht, daß mir diese Anschauung
eine Verkehrung des Kausalnexus zu sein scheint. Nicht die Sepsis macht
den Granulozytenschwund, sondern der Granulozytenschwund öffnet den
Sepsiserregern Tür und Tor. Im Abschnitt „Pathogenese" werde ich die Gründe,
die zwingend für diese Auffassung sprechen, darlegen. Hier möchte ich nur
folgendes betonen. Falls wirklich die Leibessubstanzen der verschiedenartigsten
Kokken und Bazillen eine totale Markvernichtung herbeiführen könnten, dann
muß es doch sehr auffallen, daß dieser Zellzerstörung niemals auch nur die
Andeutung einer Reizwirkung voraufgeht. Die nämlichen Erreger rufen doch
im allgemeinen, selbst bei hoher Virulenz, eine reaktive Proliferation des Markgewebes hervor. Nun wissen wir zwar, daß bei schwerster Infektion die Leukozytose ausbleibt, selbst eine Minderung der Neutrophilen eintritt, aber wir
vermissen doch kaum die „Linksverschiebung" des Blutbildes; wir sehen reichlich die nicht segmentierten unreifen Jugendformen, die Metamyelozyten
Pappenheims oder gar die Myelozyten selbst. Es ist bis jetzt in keinem Falle
von Aleukie nachgewiesen, daß der extremen Neutropenie mit relativer oder
gar absoluter Lymphozytose zu irgendeinem Zeitpunkte eine wenigstens prozentische Vermehrung unreifer neutrophiler Zwischenformen zwischen Myelozyten und Polymorphkernigen vorhergeht.

Ich fasse meine Stellungnahme zu der bis zu meinen Arbeiten gelehrten
Auffassung über das Wesen der aplastischen Anämie noch einmal kurz zusammen:
Die Anschauung, daß jegliche durch Blutzerstörung oder Blutverluste hervorgerufene Anämie „aplastisch" verlaufen könne — nämlich infolge Ausbleibens
der regenerativen Metaplasie des Fettmarks und degenerativer Erschöpfung
des permanent blutbildenden Markes —, ist endgültig fallen zu lassen. Die
Blutzerstörung bei der aplastischen Anämie ist wahrscheinlich geringer als
in der Norm; die Blutverluste sind bereits die Folge der Markatrophie, nämlich
des durch den Megakaryozytenschwund naturnotwendig bedingten Plättchenmangels. Schon per exclusionem werden wir also auf eine primäre toxische
Myelopathie geführt. Außerordentlich unwahrscheinlich aber ist es wiederum,
daß die septische Infektion, welcher wir in der Klinik der Panmyelophthisie
begegnen, daß banale bakterielle Giftstoffe die Ursache der schweren Schädigung
des Markes seien; es ist bis jetzt nicht bewiesen, daß es einen septischen Myelo-
zytenschwund gibt.

Die aplastische Anämie sive Aleukia haemorrhagica ist weder
Abart beliebiger Anämien, noch eine besondere Verlaufsform be-
liebiger septischer Infektionen, sondern eine wohlumschriebene
Krankheit sui generis.

b) *Sichergestellte ätiologische Faktoren.* Aleukia benzolica, arsenobenzolica, radiotoxica: Während die Konstruktion ursächlicher Beziehungen
zwischen abnormer Blutzerstörung, gehäuften Blutverlusten, septischen Prozessen einerseits und dem Untergange des Markgewebes anderseits auf einer
falschen Deutung der beobachteten Tatsachen beruht, läßt sich die ätiologische
Bedeutung der jetzt zu betrachtenden Faktoren einwurfsfrei nachweisen. Ebenso
wie wir neben dem Gros der kryptogenetischen Perniziosafälle das gleiche Krankheitsbild durch die Anwesenheit des breiten Bandwurms oder im Gefolge multipler Darmstrikturen oder bei der tropischen Sprue entstehen sehen, ebenso
können wir scharf definierte Potenzen — bestimmte Gifte, eigenartige Erkrankungen der Milz, Strahlenwirkungen, qualitative Nahrungsdefekte — namhaft
machen, welche klassische Beispiele einer klinisch und anatomisch typischen
Markatrophie erzeugen. Das Gros der Fälle zwar bleibt ätiologisch unklar, aber
die erkannten ätiologischen Faktoren stecken wenigstens Grenzen ab, lassen uns
bei einem Versuche, das Rätsel der Aleukie zu lösen, nicht mehr völlig im
Dunkeln tappen. Am eindruckvollsten sind die durch chronische Benzol-
und Arsenobenzol-(Salvarsan-)vergiftung hervorgerufenen Fälle.

Die chronische Benzolvergiftung des Menschen ist zuerst 1897 von
Santesson beschrieben, 1910 von Selling erneut studiert worden. Letzterer
hat zugleich eingehende Experimentaluntersuchungen angestellt, welche an
der mächtigen myelotoxischen Wirkung des chemisch reinen Benzols keinen
Zweifel lassen und Koranyi zur Einführung dieses Mittels in die Therapie
der Leukämie veranlaßt haben. Santesson und Selling beobachteten die
Vergiftung in Fabrikräumen, in welchen der als Lösungsmittel für Kautschuk
verwendete Stoff sich verflüchtigte, so daß die Luft rings um die Erkrankten
mit Benzoldämpfen geschwängert war. Die schweren Erkrankungen betrafen
durchwegs junge Mädchen, welche mindestens drei Wochen, höchstens vier bis
fünf Monate in der Benzolatmosphäre sich befunden hatten. Die Krankheitserscheinungen machten Fortschritte, auch wenn die Kranken sogleich vor jeder
weiteren Berührung mit dem Benzol bewahrt wurden. Ja, der Status gravis,
der die Kranken zum Arzt führte, war manchmal erst einige Wochen nach
dem Ausscheiden der Mädchen aus der Fabrik entwickelt. War also ein bestimmter Grad der Vergiftung erreicht, so schien sich das Fortschreiten der Krankheit nicht mehr aufhalten zu lassen, während andere minder schwer Erkrankte
nach Entfernung aus der gefährlichen Umgebung sich rasch wieder erholten.

Das klinische Bild der chronischen Benzolvergiftung ist, wie gesagt, mit
dem der hämorrhagischen Aleukie unklarer Ätiologie absolut identisch. Die
Krankheitsgeschichte und der autoptische Befund eines von Selling mitgeteilten Falles, mustergültig durch die Sorgfalt der klinischen Beobachtung,
die Vollständigkeit des Blutstatus und die Gründlichkeit der histologischen
Knochenmarksuntersuchung wird das ohne weiteres erkennen lassen.

Ein 14jähriges Mädchen, welches vier Monate in der Fabrik die Benzoldämpfe eingeatmet
hatte, erkrankte einige Zeit, nachdem sie aus derselben ausgeschieden war, mit blauen
Flecken an Armen und Beinen. Bald darauf begann sie aus Mund, Rachen und Nase zu
bluten; ein Anfall von Nasenbluten dauerte zwei Tage. Wenige Tage vor der Aufnahme in
die Klinik, welche einen Monat nach Auftreten der ersten Krankheitserscheinungen erfolgte,
hatte sie einen sehr heftigen Blutsturz aus dem Halse, der nur schwierig durch lokale Mittel
gehemmt werden konnte.

Die Patientin ist ein gut gebautes Mädchen in befriedigendem Ernährungszustande.
Die Haut und die Schleimhäute sind sehr blaß. Über Arme und Beine und in etwas ge-

ringerem Maße auch über den Rumpf verstreut finden sich purpurrote bis blaue Blutfleckchen von 1—3 mm Durchmesser. · Auf dem rechten und linken Unterschenkel befindet sich eine große Ekchymose. Das Zahnfleisch blutet ein wenig. Im Augenhintergrund sind massenhaft kleine Blutungen.

Die Gegend der linken Tonsille und des rechten vorderen Gaumenbogens bis zur Uvula ist in eine dunkelbraune nekrotische Masse umgewandelt.

Die Lymphdrüsen und die Milz sind nicht vergrößert. Der Harn enthielt kein Urobilin.

Während des Aufenthaltes in der Klinik sickerte dauernd Blut aus Mund und Hals, gelegentlich wurde ein Blutgerinnsel herausbefördert. Man bemerkte auch einige frische Blutflecken auf der Haut und am Gaumen. Die Patientin war meist benommen oder bewußtlos, die Atmung war beschleunigt und angestrengt, der Puls rasch und klein. Die Körpertemperatur schwankte zwischen 37,2⁰ und 40,3⁰. Etwa eine Woche nach der Aufnahme starb sie unter zunehmender Schwäche.

Der Blutbefund war folgender:

	Zahl der roten Blutkörperchen	Hämoglobingehalt	Zahl der weißen Blutkörperchen
28. Juni ..	—	28$^0/_0$ (Sahli)	1280
1. Juli . . .	1 090 000	11$^0/_0$,,	480
3. Juli . . .	800 000	—	480
4. Juli . . .	640 000	8$^0/_0$,,	600

Die am 3. Juli vorgenommene Differentialzählung der weißen Zellen ergab folgendes Resultat:

$$\begin{aligned} &\text{Polymorphkernige} \quad \ldots \ldots 43^0/_0, \\ &\text{Lymphozyten} \quad \ldots \ldots \ldots 41^0/_0, \\ &\text{Große Mononukleäre} \quad \ldots \ldots 14^0/_0, \\ &\text{Unbestimmt} \quad \ldots \ldots \ldots 2^0/_0. \end{aligned}$$

In allen frischen Ausstrichen fehlten die Blutplättchen so gut wie vollständig. (Die Gerinnungszeit war dabei ganz normal.)

Die roten Blutkörperchen hatten keine besonders großen oder kleinen Formen. Es bestand keine Poikilozytose. Normoblasten wurden nicht gefunden, dagegen ein Megaloblast.

Bei der Autopsie zeigte das Femurmark eine ockergelbe Farbe. Die mikroskopische Untersuchung lehrte, daß Abstriche dieses Markes sehr wenig zellige Elemente enthielten. Man findet vorwiegend gewöhnliche Erythrozyten. Leukozyten sind außerordentlich spärlich. Sie haben meist den Charakter von Lymphozyten oder Myeloblasten und ihr Kernchromatin ist stark reduziert. Viele Kerne zeigen Vakuolenbildung und das Protoplasma ist schlecht gefärbt. Bei sehr sorgfältiger Durchsuchung des Ausstriches konnte nur ein Megakaryozyt gefunden werden.

Daß trotz ziemlich weit vorgeschrittener Bluterkrankung eine Heilung noch möglich ist, wenn das Gift keine Gelegenheit mehr hat, einzuwirken, ergibt sich aus einem neuerdings von Brücken mitgeteilten Falle. Hier blieb 4 Wochen nach der Entfernung aus der Gummifabrik, in welcher die Kranke Teile von Bällen mit einer Benzol-Kautschuklösung zu bestreichen und zu bekleben hatte, das schwere Krankheitsbild unverändert, schließlich aber trat doch Besserung ein.

Die Kranke hatte sich schon seit einem halben Jahre sehr elend und schwach gefühlt, allmählich wurde die Periode sehr stark, trat verfrüht auf und dauerte 8—10 Tage. Sie bekam, wenn sie sich leicht stieß, große blaue Flecke, das Zahnfleisch blutete dauernd und sie verlor öfters mit dem Stuhlgang größere Mengen Blut. Bei der Untersuchung erwies sich das Zahnfleisch als geschwollen und an mehreren Stellen blutend. Der Blutstatus auf der Höhe der Krankheit und im Verlaufe der Rekonvaleszenz war folgender:

Tag	Hämo-globin (Sahli, korr.) $^0/_0$	Färbe-index	Erythro-zyten	Leuko-zyten	Thrombo-zyten	Eosino-phile $^0/_0$	Neutro-phile $^0/_0$	Lympho-zyten $^0/_0$	Mono-nukleäre $^0/_0$	Blutungszeit
19. I.	26				—		48	42	10	Nach 16 Min. abgebro-chen bei unverminder-ter Tropfengröße
14. II.	32	1,05	1 515 000	2 460	24 240	2	50	36	12	—
1.III.	43	0,96	2 245 000	3 250	78 575					6 Minuten
16.III.	66	1,11	2 970 000	4 616	—					
31.III.	74	1,18	3 130 000	5 516	—	1	69	24	6	—
22. IV.	81	1,02	3 990 000	6 833	165 610					2 Minuten

Die Megakaryozyten scheinen besonders empfindlich gegen das Gift zu sein; denn Santesson und Selling konnten mildere, in Genesung ausgehende Fälle beobachten, die als Purpura simplex verliefen, mit normaler Erythrozytenzahl und einer eben merkbaren Tendenz der Leukozyten zur Verminderung, und neuerdings verzeichnen Teleky und Weiner als ständigen Befund bei leichteren Formen der chronischen Benzolvergiftung neben Blutarmut und Lymphozytose den Blutplättchenmangel.

Ebenso wie bei der kryptogenetischen Form gibt es auch hier eine Spielart, die als Aleukia sensu strictissimo bezeichnet werden darf. Eine Kranke Santessons stirbt bei fast leukozytenfreiem Blut, ist aber noch kaum anämisch (3 870 000 Erythrozyten und 80 % Hämoglobin).

Daß im Anschluß an die Salvarsanbehandlung — glücklicherweise wohl nur in sehr seltenen Ausnahmefällen — das klinische Bild der hämorrhagischen Aleukie sich entwickeln kann, hat Gorke (b) an drei in unserer Klinik beobachteten Beispielen gezeigt. Von Leredde, Kroll, Ziegler, Stranz sind analoge Fälle — im ganzen noch sechs — mitgeteilt worden.

Zwei unserer Fälle habe ich wegen des in klinischer und hämatologischer Hinsicht absolut typischen Status und Dekursus in die Kasuistik aufgenommen (Nr. I und V). In dem einen dieser Fälle konnte die Diagnose auch autoptisch erhärtet werden. Die dritte Patientin, deren Krankengeschichte ich hier noch kurz anfüge, ist nach Aussetzen des Salvarsans wieder genesen:

Eine 19jährige ledige Fabrikarbeiterin hatte sich im November 1918 eine Lues zugezogen und kam Mitte Februar 1919 im Sekundärstadium der Syphilis zur Behandlung in die Hautklinik. Dort wurde sie nur mit Silbersalvarsan (nicht mit Hg) behandelt, sie erhielt in 10 Injektionen zusammen 1,95 g Silbersalvarsan. Nach der 9. Salvarsaninjektion bekam sie starke Kopfschmerzen und Erbrechen.

Am 30. März 1919, drei Tage nach der 10. Injektion von Silbersalvarsan, stieg die Körpertemperatur auf 39,2° C. Es trat bald mäßiges Zahnfleischbluten auf, außerdem zeigte sich eine Gingivitis und eine Angina. Auf der linken Tonsille wurde ein gelblicher, glasig aussehender Belag sichtbar. Im Abstrich fand man Spirillen und grampositive Stäbchen, und später im Hygienischen Institut auch Diphtheriebazillen. In den letzten Tagen der Salvarsankur fiel bei der Kranken die blasse Hautfarbe auf. Auch war mehrere Male Nasenbluten aufgetreten.

Am 2. 4. 1919 erfolgte die Aufnahme in die medizinische Klinik. Die Patientin gab noch an, daß sie als Kind häufig Nasenbluten gehabt hätte; die Periode, die mit 16 Jahren zum ersten Male aufgetreten ist, soll manchmal äußerst stark gewesen sein.

Zuerst bestanden die nekrotisierende Angina und die Neigung zu Zahnfleischblutungen fort. Bei der Blutuntersuchung war der Stauungsversuch immer negativ. Die Zahl der Leukozyten und der Blutplättchen verringerte sich allmählich wesentlich. Die Gerinnungsfähigkeit des Blutes in vitro war normal, die Blutungszeit nicht verlängert, die Retraktilität des Blutkuchens vorhanden, aber ungenügend ausgebildet.

Im Harn erschien niemals Urobilin.

Es wurde folgender Blutstatus erhoben:

Datum	Zahl der roten Blutkörperchen	Hämoglobingehalt	Färbeindex	Zahl der Leukozyten	Polynukleäre %	Lymphozyten %	Eosinophile %	Mononukleare %	Blutplättchen
3. 4.	3 500 000	65	0,9	2700	46	38	2	14	48 000
11. 4.	4 280 000	70	0,8	2600	50	42	1	7	38 000

Im Verlauf der weiteren Krankheit besserte sich bald das Blutbild, besonders zugunsten der Leukozyten- und Plättchenzahl. Die Nekrose an der rechten Tonsille stieß sich allmählich ab. Die Zahnfleischblutungen wurden seltener. Dagegen trat noch mehrere Male Nasenbluten auf.

Am 15. April zeigte die Gingiva noch ein geringes Wundsein, die Rachenabstriche ergaben bakteriologisch keinen krankhaften Befund.

Neue Blutungen traten nicht mehr auf. Am 19. April verließ die Patientin geheilt die Klinik.

Warum bei diesen Kranken das Salvarsan eine so fatale Nebenwirkung
entfaltete, ist nicht recht klar geworden; die angewandten Einzel- und Gesamt-
dosen waren durchaus die bei Frauen üblichen. Als prädisponierender Faktor
könnte bei einer Patientin (Fall V der Kasuistik) eine mit heftigen Durchfällen
verbundene Quecksilberintoxikation in Frage kommen, die zwar bei Einleitung
der Salvarsankur schon mindestens 6 Wochen abgeklungen war, aber eine hochgradige allgemeine Schwäche zurückgelassen hatte. Möglicherweise resultiert die
Markschädigung aus der Kombination von Lues und Salvarsan. Die von Leder
bei der Mehrzahl der mit Salvarsan behandelten Patienten 10—30 Minuten
post injectionem konstatierte, zum Teil erhebliche Hypothrombozytose trägt
zur Aufklärung wenig bei; denn da sie schon nach 5—7 Stunden wieder ausgeglichen ist, kann es sich, wie auch der Autor mutmaßt, wohl nur um einen
Verschiebungseffekt handeln, nicht um eine Knochenmarksschädigung.

Ganz kurz sei noch erwähnt, daß Herzog und Roscher (b) auch die Kollargol-
intoxikation das klinische Bild einer malignen Thrombopenie hervorrufen sahen, die
sich auf schwere Zerstörungen im Knochenmark zurückführen ließ. Sie beschreiben zwei
tödlich endigende Fälle bei Patienten, die an Gonorrhöe und Lues litten und vor dem Beginn
der intravenösen Kollargolkur längere Zeit mit Salvarsan behandelt wurden; bei der Autopsie
fanden sie sowohl im Mark der Rippe als auch in dem neu gebildeten Femurmark ausgedehnte Blutungen und Nekrosen. Das weiße Blutbild war allerdings nicht sehr typisch,
insofern im ersten Falle eine enorme Leukozytose bestand, im zweiten ein langsamer Abfall
von leukozytotischen Werten zu Leukopenie und Lymphozytose sich vollzog.

Der exotoxischen Aleukia benzolica und arsenobenzolica kann man die
Aleukia radiotoxica als durch endogene Gifte bedingt gegenüberstellen.
Daß nämlich die Röntgenstrahlen direkt und unmittelbar das Knochenmark-
gewebe zerstören, ist zwar nach den grundlegenden Tierexperimenten von
Heineke möglich, dürfte aber im Hinblick auf die notwendige Strahlenmenge
und Einwirkungsdauer beim Menschen nur äußerst selten vorkommen [1]). Die
tägliche Praxis der Leukämiebehandlung lehrt vielmehr, daß die Strahlen
auf einem Umwege, durch ein chemisches Zwischenglied, auf das Mark wirken
können. Wie will man es anders als durch humorale Fernwirkung erklären,
daß die isolierte Milzbestrahlung genügt, um bei der myeloischen Leukämie
Normalisierung des Blutbildes und symptomatische Heilung herbeizuführen,
und zwar in einer unverhältnismäßig kräftigeren und nachhaltigeren Weise
herbeizuführen, als es die Bestrahlung der Knochen vermag, die denn auch
neuerdings stark in den Hintergrund gedrängt ist. Schon vor Jahren haben
Kienböck und Decastello aus dieser Erfahrung den Schluß gezogen, daß
die Zellwucherung in dem hyperplastischen Marke und anderen leukämischen
Herden von der Milz aus gehemmt werde, daß unter der Einwirkung der Strahlen
in der Milz ein Leukotoxin entstehe. Ein kleiner Schritt in Gedanken weiter:
sollte nicht durch Überdosierung, durch zu lange fortgesetzte Bestrahlung der
Milz über die Zurückdämmung der leukämischen Hyperplasie hinaus eine
Reduktion der normalen Zellmenge, schließlich eine Markverödung erzeugt
werden können? Dieses Umschlagen der Leukämie in eine Aleukie haben wir
in einem Falle beobachtet, in welchem der Strahlentherapeut durch energische
Behandlung hoffte, mehr als nur den üblichen symptomatischen Erfolg zu
erzielen:

---

[1]) Mir ist nur das unfreiwillige Experiment bekannt, welches der italienische Radiologe
Tiraboschi am eigenen Leibe angestellt hat, indem er 15 Jahre lang, jeden Schutz ver-
schmähend, sich bei seiner Berufsarbeit der Strahlung harter Röhren aussetzte. Gavazzeni
und Minelli berichten, daß eine im Laufe von 3 Jahren immer zunehmende Schwäche
und Blutarmut sein Ableben herbeiführte. Kurz vor dem Tode traten leichte Zahnfleischblutungen auf. Die Autopsie ließ keinen Zweifel, daß eine allerschwerste Anämie vorhanden
war. Normoblasten und die Zellen der myeloischen Reihe waren im Rippenmark ganz
außerordentlich spärlich.

Frau B., 39 Jahre alt, die seit Juni 1914 anfing, sich schwach zu fühlen und das An-
wachsen einer Geschwulst in der linken Oberbauchgegend bemerkte, trat mit einer bis
dahin unbehandelten myeloischen Leukämie am 25. 11. in die Behandlung eines Röntgen-
institutes. Man erhob dort folgenden Blutbefund:

Zahl der roten Blutkörperchen 3 750 000
Hämoglobingehalt .... 70 %,
Zahl der Leukozyten 287 000,

darunter massenhaft Myelozyten. Blutplättchen sind außerordentlich reichlich vorhanden.
Die Bestrahlung der Patientin, die anfangs in 8tägigen, später in 14tägigen Zwischenräumen stattfand, betraf lediglich die in mehrere Felder geteilte Milz. Unter erheblicher
Besserung des Allgemeinbefindens schwoll der große Milztumor rasch ab und am 29. 1. 1915
war der Blutbefund fast ganz normal geworden (5 000 000 Rote, 4600 Weiße). An diesem
Tage und am 16. 2. wurde sie nochmals bestrahlt, um bei so hoher Radiosensibilität womöglich einen mehr als symptomatischen Erfolg zu erzielen.

Ende Februar bekam sie plötzlich für einen ganzen Tag heftiges Nasenbluten und
Bluten aus dem Zahnfleisch. Anfang März traten an Armen und Beinen etwa zehnpfennigstückgroße blaue Flecken auf. Am 2. 4. hatte sie einen heftigen Blutsturz, indem sich
aus Nase und Mund reichlich Blut entleerte, das zum größten Teil aus den tieferen Partien
des Schlundes zu stammen schien. Nach einer Morphiuminjektion entstand damals eine
faustgroße blaurote Beule. Patientin war schwer krank, hatte hohes Fieber und delirierte
zeitweise. Die Blutungen aus Mund und Nase wiederholten sich im Laufe des Monats noch
öfters.

Bei der Aufnahme in die Klinik am 5. 5. hatte die außerordentlich blasse Frau zahlreiche stecknadelkopfgroße, braunrote Pünktchen an Unterarmen und Unterschenkeln.
Am rechten Oberschenkel und am linken Arm war je eine etwa markstückgroße, schwach
grün-blau gefärbte Suffusion zu bemerken. Während des Aufenthaltes in der Klinik treten
noch ab und zu geringe spontane Blutungen aus dem Zahnfleisch und am Gaumen hervor.
Aber nach Einstich in den Finger blutet es stets fast unaufhörlich. Jeder Schlag
auf die Haut ruft große Hämatome hervor, unter der Stauungsbinde entstehen massenhaft Petechien.

Die Milz war nur eben gerade unter dem Rippenbogen zu fühlen. Die Leber ist nicht
vergrößert.

Blutstatus:

	Zahl der roten Blutkörperchen	Hämoglobin-gehalt	Zahl der weißen Blutkörperchen	Zahl der Blutplättchen
15. März	4 400 000	70 %	1400	verschwindend gering
30. April	1 200 000	14 %	3200	12 000
7. Mai	1 800 000	15 %	2600	19 800
15. Mai	1 530 000	30 % (F. I. 1,0)	1100	19 900
26. Mai	2 100 000	35 %	900	—
2. Juni	1 770 000	30 %	840	—
7. Juni	1 750 000	33 %	600	20 000
20. Juli	1 600 000	25 %	550	

Die Differentialzählung ergab:

Am 15. Mai:

Polymorphkernige Leukozyten .... 67 %,
Lymphozyten .... 24 %,
Große Mononukleäre .... 5 %,
Eosinophile .... 4 %.
Myelozyten waren nicht vorhanden.

Am 2. Juni:

Polymorphkernige .... 45 %,
Kleine Lymphozyten .... 35 % (!)
Große Mononukleäre und Übergangsformen . . 10 %,
Eosinophile .... 10 %.

Am 7. Juni:

Polymorphkernige .... 28 %,
Lymphozyten (meist kleine) .... 51 % (!),
Große Mononukleäre und Übergangsformen . . 11 %,
Eosinophile .... 10 %.

Kernhaltige rote Blutkörperchen wurden nie gefunden; die Poikilozytose war manchmal nicht unerheblich.

Faßt man das Wesentliche dieses Falles nochmals kurz zusammen, so ergibt
sich folgendes Bild: Gerade in dem Augenblicke, in welchem unter dem Ein-

flusse der Strahlen ein glänzender Erfolg erreicht zu sein schien, wird die Patientin
von einer schweren hämorrhagischen Diathese befallen, die etwa 5 Wochen
lang mit wenig geminderter Heftigkeit anhält, dann in ihren spontanen Äußerungen zwar stark zurücktritt, durch die Bestimmung der Blutungszeit, das
Stauungsexperiment, die Empfindlichkeit gegen Stoß und Schlag, leichte
Schleimhautblutungen aber noch nach 5 Monaten als fortexistierend erkannt
werden kann. Die Blutplättchen, auf der Höhe der Schleimhautblutungen
völlig fehlend, halten sich dauernd auf ganz niedrigen Werten (zwischen 10 000
und 20 000). Die Leukopenie beim Ausbruch der Purpura haemorrhagica
noch mäßig, steigert sich immer mehr: seit dem 15. Mai ist die Zahl der weißen
Zellen von 1100 im Kubikmillimeter auf 550 gesunken. Dabei hat sich das
Mischungsverhältnis immer mehr zugunsten der kleinen Lymphozyten verschoben, die schließlich 51% aller Zellen ausmachen, bei einer ursprünglich
myeloischen Leukämie gewiß ein außerordentlich frappantes Endergebnis. Auffallend bleibt die hohe relative Zahl der Eosinophilen; doch ist zu bedenken,
daß diese Zellart ja bei der Leukämie weit über das Normalmaß hinaus vermehrt ist.

Von der kryptogenetischen Aleukia haemorrhagica unterscheidet sich dieser
höchst bemerkenswerte Fall lediglich dadurch, daß die Kranke sich monatelang
mit einem weißen Blutbild erhalten hat, dem bei jener der Exitus in kurzer Zeit
zu folgen pflegt. Zwar ist nach dem Aussetzen der Bestrahlung der Prozeß
noch längere Zeit progredient, wie die erst seit diesem Zeitpunkte sich ausbildende lymphozytotische Leukopenie zeigt; aber trotzdem die Zahl der farblosen Zellen sich auf diesen niedrigen Werten hält, muß doch der Zerstörung
des Markgewebes in einem Augenblicke Einhalt getan worden sein, in welchem
noch nicht alles Leben in den Blutbildungsherden erloschen war.

Ein ähnlicher Fall, den v. Decastello beschrieb, kam zur Autopsie. Wir
haben ihn als Paradigma einer ziemlich hochgradigen sekundären lymphatischen
Hyperplasie des Markes, die fast eine Umwandlung in lymphatische Leukämie
vortäuschte, bereits früher zitiert (S. 406).

Übrigens sind auch bei der Benzolbehandlung der Leukämie Umwandlungen in Benzolaleukie beobachtet worden (bei Wirth und Neumann
Sinken der Weißen bis auf 200!).

Leichtere, rasch der Rückbildung fähige Grade eines Rückschlages von
schrankenloser Myeloplastik in zeitweilig myeloische Impotenz unter dem
Einfluß der Röntgenstrahlen sind sicherlich nicht ganz selten. Es gibt besonders
radiosensible Formen, bei denen trotz rechtzeitiger Unterbrechung der Strahlentherapie die Abnahme der farblosen Elemente auf leukopenische und thrombopenische Werte noch eine Zeitlang weiter fortgeht. So wurde bei einem unserer
Patienten die Behandlung ausgesetzt, weil im Laufe von 14 Tagen die Leukozyten von 115 000 auf 19 000 abstürzten; innerhalb der nächsten Wochen
sanken sie aber weiter bis auf 2200; die Myelozyten fehlten und die Lymphozyten stiegen auf 42%. Die Plättchen verminderten sich bis auf 45 000, und
es trat eine leichte Neigung zu Epistaxis und Zahnfleischblutung hervor.

Skorbut und Aleukie. Wir wollen schließlich wie bei der essentiellen Thrombopenie die Frage streifen, ob auch das Gegenteil einer Vergiftung, das Fehlen
eines physiologischen Bestandteils der Nahrung, zur Entstehung einer degenerativen Markschädigung beitragen kann: Gibt es eine Aleukia avitaminosa?

Die hämorrhagische Diathese beim Skorbut und ihre eigentümliche Lokalisation beruht, wie wir mit Aschoff und Koch annehmen möchten, auf einer
Minderwertigkeit der Kittsubstanzen nicht nur des Endothelrohres, sondern
des die Kapillaren tragenden Stützgewebes. Der Skorbut der Säuglinge und

Erwachsenen ist eine allgemeine Gewebs- und Organschädigung, die auch in der Widerstandslosigkeit gegen Infekte und als Kachexie zum Ausdruck kommt. Er zieht wohl stets das blutbereitende Gewebe in Mitleidenschaft und führt bei voller Entwicklung zu ziemlich hochgradiger Anämie, die aber für gewöhnlich den chlorotischen Typ mit normalen oder erhöhten Werten der Weißen und Thrombozyten, beim Säugling wohl auch Übergänge zur Jaksch-Hayemschen Anämie mit zahlreichen Normo-Megaloblasten und vereinzelten Myelozyten erkennen läßt.

Ich führe zwei Beispiele aus eigenem Beobachtungsmaterial an:

Fall 1. Bei einem jungen Mädchen mit Striktur des Ösophagus entwickeln sich nach monatelanger Ernährung durch die Magenfistel mit einseitiger Mehlkost: Gingivitis, Waden-hämatome, leicht und stark blutende schlaffe Granulationen einer nicht heilenden Öso-phagoplastik.

Blutbild:

Erythrozyten 3 100 000,
Hämoglobin . . . . . . 38 %,
Färbeindex . . . . 0,61 %,
Leukozyten 6 600,
Thrombozyten . . . . 179 000.

Fall 2. Bei einem Patienten mit einer Magenfistel, der seit Jahr und Tag nur von Mehlsuppen und Kakao gelebt hatte, war seit einigen Wochen eine Gingivitis mit Zahn-lockerung und Foetor ex ore entstanden, dazu hatten sich punktförmige Hämorrhagien an den Haarbälgen und flächenhafte Suffusionen der Unterschenkel nebst schmerzhafter Schwellung der Wadenmuskulatur gesellt: Die Zahl der Blutplättchen, die Gerinnungs-zeit in vitro, die Blutungsdauer nach Stichverletzung war durchaus normal.

Bierich hat nun aber zeigen können, daß bei den besonders schweren Fällen die Dinge sich ändern; er wählt aus einem großen Epidemiematerial 20 Fälle aus, bei welchen ein der aplastischen Anämie oder Aleukie sehr nahestehendes Blutbild sich entwickelt hat und unter der Behandlung allmählich wieder rück-gängig wird. Er gibt folgende tabellarische Übersicht über das immer nach Verlauf von 10 Tagen festgestellte Blutbild, dessen Zahlen als Durchschnitt jener 20 Fälle zu betrachten sind:

Durchschnittliches Blutbild von 20 schweren Fällen im Verlauf der ersten 7 Wochen (Zählungen nach je 10 Tagen).

10täg. Peri-ode	Hb	Ery.	F.I. %	Leuko.	Poly. %	Mono. %	Lymph. %	Eo. %	Mast. %	Blut-plätt-chen	Path. Formen
I.	27	1 328 000	1,1	3620	48,0	6,5	43,5	0,4	1,6	19 280	Normo. 0 punkt. Er.0
II.	41	2 516 000	0,8	3380	54,0	6,3	37,7	1,7	0,3	24 836	Normo. 0 punkt. Er.0
III.	49	3 260 000	0,75	5320	57,5	8,0	27,5	6,5	0,5	156 280	Normo. 2 punkt. ++
IV.	76	4 443 000	0,86	6040	68,5	4,5	23,6	3,0	0,4	194 120	Normo. 4
V.	84	4 684 000	0,9	8260	72,7	4,0	21,3	1,7	0,3	345 530	Normo. 0

Der Sektionsbefund des schwersten Falles (Erythrozyten 980 000, Hb 21, Leukozyten 3860 mit relativer Lymphozytose, Plättchen 28 650) ergab in den langen Röhrenknochen derbes Fettmark.

Danach scheint es nicht zweifelhaft, daß die skorbutische Avitaminose eine (bei rechtzeitig einsetzender Therapie noch der Restitution zugängliche!) Markzerstörung mit fehlender Metaplasie des Fettmarkes im Gefolge haben kann.

So interessant die Beobachtungen Bierichs sind, sie dürfen doch in ihrer Bedeutung nicht überschätzt werden: im allgemeinen ist die hämatologische

Formel des Skorbuts und der Aleukie, wie wir sehen, grundverschieden. Man darf sich durch jene seltenen Vorkommnisse nicht dazu verleiten lassen, zwischen den Avitaminosen und der kryptogenetischen Aleukie eine Brücke zu schlagen.

Im Gegenteil, man wird vom praktischen Standpunkte aus gut tun, den auch in seiner schwersten Ausprägung noch der Heilung zugänglichen skorbutischen Prozeß und die unaufhaltsame Primärerkrankung der blutbereitenden Organe streng zu trennen. Diese ist zwar wegen der „skorbutoiden" Mundhöhlenaffektion und der hämorrhagischen Diathese häufig genug als Skorbut verkannt worden; aber eigentlich genügt fast stets eine eingehendere Würdigung des klinischen Gesamtaspektes beider Krankheitsformen, um zur richtigen Erkenntnis zu gelangen, noch ehe ein Blick ins Blutpräparat entscheidet. Die Ablehnung des echten Skorbuts wird darauf gegründet werden können, daß bei der Aleukie (und der akuten Leukämie) neben dem schwammig vorquellenden mißfarbenen, zu Blutung und Zerfall neigenden Zahnfleisch auch in anderen Teilen der Mundhöhle sowie im Schlund und Rachen ulzeröse und gangränöse Prozesse nachweisbar werden, während im Falle des Skorbuts auch bei heftigstem Ergriffensein der Gingiva die übrige Schleimhaut der Mundhöhle und des Isthmus faucium sich höchstens durch bläuliche oder dunkelrote Färbung und leichte Schwellung an der Erkrankung beteiligt. Ferner gilt in gleicher Weise wie für die Thrombopenie: die Beschränkung der Petechien auf die Haarfollikel, die ungemein ausgebreiteten Blutdurchtränkungen der tieferen Subkutis und des epi- und subfaszialen Interstitiums, welche Haut und Muskeln fest verlöten, die schmerzhaften Blutungen in die Muskelscheiden und Muskelinterstitien, die periostalen Hämatome sind für den Skorbut charakteristische Lokalisationen, kommen aber bei der Aleukie nicht oder nur ganz zufällig vor. Sollten dennoch diagnostische Schwierigkeiten bestehen, so wird im allgemeinen schon der Plättchenbefund die Entscheidung bringen: Die hämorrhagische Diathese beim Skorbut geht mit normalen oder wenig verminderten Thrombozytenzahlen einher: der Pseudoskorbut basiert in seiner hämorrhagischen Komponente auf der Thrombopenie.

Über die Beziehungen der Aleukie zur essentiellen Thrombopenie und zur Perniziosa. *a) Zur essentiellen Thrombopenie.* In der Arbeit, in welcher ich Begriff und Krankheitswesen der Aleukie abzugrenzen suchte, habe ich enge Beziehungen zur essentiellen Thrombopenie für wahrscheinlich gehalten. Ich stellte mir vor, daß die nämliche Noxe, die bei der isolierten Megakaryotoxikose am Werke ist, bei gesteigerter Intensität oder abnormer individueller Empfindlichkeit auch die übrigen Stamm- und Bildungszellen des Markes angreift. Wie gelegentlich die milde diffuse Hepatose, die wir Ikterus simplex nennen, in akute gelbe Leberatrophie ausgeht, so würde, wenn auch selten, eine Erkrankung, die gewöhnlich die Megakaryozyten nur temporär und reparabel affiziert, in ihrer schwereren Form eine endgültige Megakaryolyse und darüber hinaus allgemeine Zellvernichtung im Marke bewirken können.

Ich ging davon aus, daß die hochgradige Plättchenarmut beidemal im Mittelpunkte des Krankheitsbildes steht und daß die Aleukia haemorrhagica gar nicht so selten als Thrombopenie verläuft. So entsteht der Eindruck, der gewiß kein Beweis ist, daß die Thrombopenie erst allmählich den malignen Charakter annimmt. Stärker ins Gewicht fällt schon der Umstand, daß das Benzol in den leichteren Fällen lediglich die Megakaryozyten zu schädigen scheint, bei genügend langer Einwirkung auf besonders disponierte Personen aber das Mark in seiner Totalität vernichtet. Ein Schluß von der bekannten Ursache auf die verborgene liegt gewiß nahe.

Ich suchte dann weiter zu zeigen, daß es Zwischenformen gibt, die man mit gleichem Rechte noch der Thrombopenie oder bereits der Aleukie zurechnen kann. Schultz hält das Argumentieren mit solchen Zwischen- oder Übergangsformen für wenig glücklich, und ich muß gestehen, daß ich heute die Beweiskraft der damals zitierten Beispiele aus der Literatur und einer später von Elisabeth Beneke als „Übergangsform" rubrizierten Beobachtung selbst ziemlich gering einschätze. Der Fall von Massary und Weil, den ich als Paradigma eines Überganges von Thrombopenie in Markatrophie besonders hoch bewertete, ist doch von Anfang an eine Panmyelophthisie gewesen, einer jener Fälle, bei welchen die Schädigung der Erythroblasten und der Megakaryozyten raschere Fortschritte machte als die Leukophthisie. Im klinischen Bild dominieren dementsprechend die hämorrhagische Diathese und die schwerste aregenerative Anämie, während unter den 5900 Weißen immerhin noch 57 % Polynukleäre waren. Bei der Obduktion wurde im Oberschenkel, Oberarm und in den Rippen gelbes Mark getroffen; auf Schnitten durch das Rippenmark fiel die Armut an geformten Elementen auf, die aber hauptsächlich Myelozyten (neben einigen Megaloblasten) gewesen zu sein scheinen. Im Falle von E. Beneke war es ähnlich: Bei einem 3jährigen Kinde Anaemia gravissima mit Thrombopenie, anfänglich auch hochgradige Neutropenie (2000 Weiße mit 80 % Lymphozyten), aber unter dem Einflusse eines stärksten leukotaktischen Stimulans, nämlich einer Pneumonie, doch noch ein Anschwellen auf 10900 mit 80 % Neutrophilen. Der Oberschenkel enthielt reines Fettmark, im Rippenmark waren offenbar noch leidlich viel Myelozyten (aber nur vereinzelte Normoblasten).

Diese sog. Zwischenformen sind doch wohl niemals „benigne" Thrombopenien gewesen, ihre Malignität ab origine ist nur dadurch verschleiert, daß nicht alle Komponenten des Markgewebes gleichmäßig und in gleichen Zeitabschnitten gleich hochgradig atrophieren; geschädigt aber werden sie alle, d. h. es handelt sich um Panmyelophthisien: sie als „Zwischenformen" zu reklamieren, war eine gekünstelte Konstruktion.

Nicht minder skeptisch betrachte ich heute auf Grund der inzwischen gewonnenen Erfahrung eine andere Gruppe von Fällen, die ich damals als Kronzeugen einer engen Zusammengehörigkeit von essentieller Thrombopenie und hämorrhagischer Aleukie anführen zu können glaubte. Dem Gedankengange, der mich leitete, war an sich die Folgerichtigkeit nicht abzusprechen. Ließe sich zeigen, daß eine intermittierende Thrombopenie im Rezidiv oder eine chronische Thrombopenie ˙nach jahrelangem Verlaufe in Aleukie ausginge, so wäre in der Tat eine starke Stütze für die Anschauung gewonnen, daß die beiden Krankheiten nur verschiedene Grade des gleichen pathologischen Grundvorganges seien. Jene Fälle der Literatur sollten eben die Realität dieses Gedankens erweisen. Die Annahme einer jahrelang bestehenden hämorrhagischen Diathese stützte sich aber bei ihnen nicht auf ärztliche Beobachtung, sondern nur auf anamnestische Angaben von Nasenbluten, Metrorrhagien, traumatische Blutunterlaufungen und lange Nachdauer von Blutungen aus Schnittwunden. In keinem Falle ist eine universelle Blutungsneigung, ist also für strenge Kritik nicht einmal klinisch, geschweige denn hämatologisch dieser präliminarische Zustand als essentielle Thrombopenie sichergestellt. Ich selbst habe an einem doch sehr großen Material von chronischen Thrombopenien, deren Krankheitsgeschichte sich über Jahre erstreckt und die ich zum Teil selbst mehrere Jahre verfolgen konnte, niemals den Ausgang in Aleukie beobachtet und ich habe auch keine Kenntnis von einer in der Literatur niedergelegten Beobachtung, welche eine solche Aufeinanderfolge zwingend beweist. Wenn überhaupt die Fortentwicklung einer echten essentiellen Thrombopenie zu einer Panmyelophthisie

vorkommt, dürfte sie jedenfalls außerordentlich selten sein und Schlüsse auf eine
Gesetzmäßigkeit dieses Vorkommens kaum erlauben.

Der Morbus maculosus Werlhofii (die essentielle oder benigne Thrombopenie) und die hämorrhagische Aleukie haben zwar das Symptom des exzessiven
Plättchenmangels gemeinsam, aber die Bedingungen, die beidemal in
der Thrombopenie schließlich zum Ausdruck gelangen, scheinen
doch ganz verschiedene zu sein. Dafür dürfte nicht zum wenigsten auch
der histologische Befund sprechen. Die Megakaryozyten einer essentiellen
Thrombopenie sind, wie wir beschrieben und abgebildet haben, durch den
Verlust der Azurgranulation (und durch beginnende Veränderungen am Kern)
schwer alteriert, aber ihre Zahl mindert sich selbst nach monatelangem Bestehen der Krankheit nicht, ja kann selbst bei allerschwerster Schädigung der
einzelnen Zelle noch erheblich vermehrt sein. Gerade das Gegenteil ist bei
der Aleukie der Fall. Die Megakaryozyten sind im Mark höchst spärlich geworden, aber die wenigen Riesenzellen, die man findet, sind, wie Seeliger
am frischen Sternalausstrich vom Lebenden und am Femurschnitt gezeigt hat,
qualitativ normal, mit dichter Azurgranulation versehen.

Im Einzelfalle läßt sich die Differentialdiagnose zwischen benigner und
maligner Thrombopenie fast stets ohne besondere Schwierigkeit durchführen.
Im Groben ähnliche Bilder können unter zweierlei Umständen entstehen.

Die akute Verlaufsform des Morbus Werlhof kann durch vehemente
Schleimhautblutungen in kurzer Frist beängstigende Grade von Anämie im
Gefolge haben. Wie soll man mit Sicherheit erkennen, daß eine derartige Kombination von Anaemia gravis mit hämorrhagischer Diathese auf dem Boden
der isolierten Megakaryotoxikose, nicht auf dem der fortschreitenden Myelo-
phthisie entstanden ist. Hier ist hämatologisch der Hauptnachdruck auf
das Verhalten der Weißen zu legen: für die akute benigne Thrombopenie ist
die posthämorrhagische Polynukleose, die zu hohen absoluten Werten (40 000
bis 50 000) führen kann, charakteristisch; im Wesen der Aleukie liegt es, daß
die schwere posthämorrhagische Anämie mit hochgradiger Neutropenie und
Lymphozytose verknüpft ist. Des ferneren ist ja bei der benignen Form der
erythroblastische Apparat höchst anspruchsfähig und man wird Normoblasten,
Polychromatophilie und vital färbbare Substanzen als Zeichen des Einstroms
jugendlicher Erythrozyten kaum vermissen: bei der Aleukie haben wir das
Ausbleiben oder jedenfalls die außerordentliche Spärlichkeit solcher Formen,
selbst im Anschluß an schwerste Blutverluste, gebührend hervorgehoben.

Ernstliche Schwierigkeiten der Abgrenzung bietet die früher S. 403 erwähnte
seltene Spielart der Panmyelophthisie mit vorwiegend Erythroaplasie und
Thrombopenie, bei welcher die Schädigung der Leukoblastik aus dem statischen
Blutbilde nicht ohne weiteres erkennbar ist. Wenn, wie in einem von Sternberg (a) mitgeteilten Falle eine Leukozytose bei zunehmender Anämisierung
ausbleibt, aber Zell- und Mischungsverhältnisse der Weißen sich nicht verändern, und gar noch ausgeschwemmte Residualnormoblasten sich finden,
dann kann die benigne Form trotz des tödlichen Ausganges für wahrscheinlicher gehalten werden. Denkt man unter solchen Umständen an maligne
Thrombopenie, so wird man vor allem bei postvitaler Färbung nach jugendlichen Erythrozyten mit Substantia reticulo-filamentosa fahnden und eine
Leukozytose durch Reizsubstanzen zu erzwingen suchen.

Für die differentielle Diagnostik wegweisend ist weiter vor allem die Tatsache, daß das Wesentliche der essentiellen Thrombopenie die reine unkomplizierte Blutung ist, daß der nekrotisierende Lokalinfekt der Mundhöhle oder
anderer Hohlorgane und Kanalsysteme im Bilde dieser Erkrankung keine
Stätte hat. Wir betonten oftmals: die Blutung erfolgt bei der essentiellen

Thrombopenie aus einer durchaus normalen, jedenfalls nicht aus einer entzündeten Schleimhaut. Hier und da kann eine Interdentalpapille blutig imbibiert sein, aber niemals sind diese sämtlich in düster verfärbte Wülste umgewandelt; das Lippenrot, die Zahnfleisch- und Zungenränder sind wohl mit Blutkrusten bedeckt, an einzelnen Stellen auch durch Platzen einer Blutblase aseptisch erodiert, aber niemals tiefer ulzeriert oder gar mit mißfarbenen, fetzig-membranösen Auflagerungen versehen.

Bei den chronisch verlaufenden Thrombopenien kann sich als konstitutionelles Stigma oder als Erschöpfungssymptom eine Neutropenie mit relativer Lymphozytose finden, die etwa bis zur oberen Grenze der bei Aleukie zu erwartenden Werte absteigt. Meist ist bei diesen Fällen die Anämie nur mittleren Grades, aber wir kennen ja eine Abart der Aleukie, eigentlich die Aleukia sensu strictissimo, welche vor allem durch den Granulozytenschwund ausgezeichnet ist, während die Anämie sich nur langsam fortentwickelt. Differentialdiagnostisch ist vor allem zu bemerken, daß die Blutarmut bei der benignen Thrombopenie eine typische hypochrome chronische Blutungsanämie ist, während für die maligne Form ja ein relativ hoher, um 1,0 schwankender Färbeindex gefunden wird. Vor allem wird es auch hier wieder darauf ankommen, ob ein Versuch, die Neutropenie durch parenterale Reizkörper oder Adrenalin zu durchbrechen und sie temporär in ein normales oder leukozytotisches Blutbild überzuführen, von Erfolg gekrönt ist. Je zäher das weiße Blutbild gegenüber einem solchen Eingriff seine Konstanz zu wahren scheint, desto wahrscheinlicher wird eine anatomisch begründete Insuffizienz des Markes. Im übrigen ist auch in diesen Fällen das Fehlen jedes septischen Einschlages, etwa einer Angina, Stomatitis oder Kiefereiterung, besonders wichtig.

b) Zur Perniziosa. In der Frage der Beziehungen der aplastischen Anämie Ehrlichs, eben derjenigen, die wir Aleukia haemorrhagica nennen, zur Biermer-Ehrlichschen perniziösen Anämie hat sich in den letzten Jahren eine tiefgreifende Wandlung vollzogen. Früher hielt man vielfach die „aplastische" Anämie für eine Abart, eine Variante, einen Endausgang der Perniziosa. Diese Vorstellung konnte aufrecht erhalten werden, solange man glaubte, daß die aplastische Anämie nicht primär myelopathischer Natur sei, sondern lediglich den Bankrott des Knochenmarks, das vollständige Versagen der Regeneration bei primärer Erythrolyse zu erkennen gebe. Warum sollte nicht auch bei der Perniziosa, bei welcher die Blutzerstörung sicherlich eine gewaltige Rolle spielt, gelegentlich die aufgepeitschte Erythroblastik früher oder später erlahmen? Das etwa ist der Standpunkt, den noch 1911 Hirschfeld in seinem Referate vor der Berliner Hämatologischen Gesellschaft vertrat und dem sich Pappenheim in der Diskussion anschloß. Nun haben wir bereits des öfteren betont, daß die Annahme einer primär gesteigerten Hämolyse bei der Aleukia haemorrhagica nicht mehr haltbar ist, im Gegenteil eine Minderung der physiologischen Blutzerstörungsquote die Wahrscheinlichkeit für sich hat. Damit entfällt natürlich ein aplastischer Typ der Biermer-Ehrlichschen Anämie als Ausdruck der Markerschöpfung oder Markasthenie.

Durch das konträre Verhalten der intrasplenischen Erythrolyse scheint überhaupt eine Scheidewand zwischen den beiden Krankheitsbildern aufgerichtet, aber wir dürfen nicht vergessen, daß die Hämolyse nicht das Ganze des hämatologischen Symptomenkomplexes der Perniziosa ausmacht, daß diese nicht nur eine hämolytische Anämie, sondern auch eine Myelotoxikose ist, welche in ·der bekannten megaloblastisch-makrozytären Aberration der Erythroblastik und zugleich in einer Hemmung der Leuko- und Thrombopoëse ihren Ausdruck findet. Besonders der letztgenannte Anteil weist in der

Richtung der Aleukie, handelt es sich doch im Blutbilde stets um Neutropenie mit nicht unerheblicher Lymphozytose und um starke Plättchenverminderung. Wohl ist im allgemeinen die Gesamtzahl der Weißen über 2500, der prozentische Anteil der Lymphozyten höchstens zwischen 40 und 50%; auch die Thrombozyten pflegen sich diesseits der kritischen Grenze zu halten, so daß eine **hämorrhagische Diathese (abgesehen von den Retinalblutungen) bei der überwiegenden Zahl der an Perniziosa Erkrankten nicht zur Beobachtung gelangt.** Aber hin und wieder begegnen uns doch Fälle, die eine stärker ausgesprochene Leukopenie oder eine Thrombopenie aufweisen. Die Kombination beider Symptome allerdings, die doch erst ein der Aleukie entsprechendes weißes Blutbild bedingen würde — also Leukozytenzahlen zwischen 1000 und 1500 mit Plättchenwerten unter 30000 — ist recht selten.

Ich habe in den letzten 8 Jahren, wie erwähnt, ein Material von etwa 70 Perniziosafällen klinisch und hämatologisch genauer verfolgt, aber eigentlich nur zweimal eine wirklich weitgehende Annäherung an die Aleukie konstatiert.

Der erste Fall stellt sich der rückschauenden Betrachtung als eine Episode im Rahmen einer typischen, mit Remissionen verlaufenden Perniziosa dar:

Frau W., 40 Jahre alt, leidet seit einigen Monaten an lange anhaltenden, schwer stillbaren Monatsblutungen, gelegentlich an Zahnfleisch- und Nasenbluten. Die hämatologische Untersuchung der außerordentlich blaß aussehenden Frau ergab folgenden Befund:

24. Juli 1920:

Erythrozyten . . 1200000, keine Normoblasten,
Hämoglobin . .   24%,
Leukozyten . .   1300 (bei normalem Mischungsverhältnis),
Plättchen . . .   26000.

Trotz des Fehlens entzündlich nekrotisierender Erscheinungen in der Mundhöhle entsteht im Hinblick auf die starke Leukopenie und Thrombopenie und den nicht erhöhten Färbeindex der Verdacht einer Aleukie.

Befund am 17. August 1920:

Hämoglobin 30%,
Thrombozyten . . . . 80000.

Polychromatophilie, Megalozytose. Urobilinogen positiv; zur Zeit keine Blutungen. Die Milz ist palpabel; die Blutungen haben aufgehört.

Die Patientin stellt sich 2 Jahre später wiederum vor. Sie hat jetzt eine Schmerzempfindlichkeit der Zunge, deren Papillen deutlich gerötet und geschwellt sind (Huntersche Glossitis).

Blutbefund am 11. September 1922:

Erythrozyten 2060000,
Hämoglobin 43%,
Leukozyten . . . .   7100.

Eine nochmals genau aufgenommene Anamnese ergibt, daß die Erkrankung doch wohl schon 2 Jahre vor der ersten Aufnahme mit heftigen Diarrhöen einsetzte und daß sich von dieser Zeit an die Blutarmut schleichend entwickelte.

Der zweite Fall zeigt, daß das Finale einer Biermer-Ehrlichschen Anämie im klinisch-hämatologischen Gesamtaspekt zahlreiche Berührungspunkte mit der Aleukia haemorrhagica gewinnen kann.

August Sch., 52 Jahre alt, hat angeblich vor 20 Jahren eine Lues akquiriert. Damals Schmierkur, seitdem nicht behandelt. Aufnahme des hochgradig anämischen Patienten in die Hautklinik am 8. 12. 1922.

Befund: Auf der Gesäßbacke und dicht neben und über der Gesäßspalte ein serpiginöses Syphilid. Auch an den Unterschenkeln in Abheilung begriffene serpiginöse Effloreszenzen. Wassermannsche Reaktion im Blute und im Lumbalpunktat positiv. Der Patient wird vom 8. 12.—30. 12. 1922 mit 5 Neosalvarsaninjektionen behandelt (0,15 g pro dosi).

Blutbefund am 18. 12. 1922:

Erythrozyten   940000,
Hämoglobin 22%,
Leukozyten . . . .   2900.

(Neutrophile 44%, Lymphozyten 46%, Monozyten 10%). Im Blutbild zahlreiche Makrozyten, vereinzelte Normoblasten, Thrombozyten außerordentlich spärlich, zum großen Teil Riesenblutplättchen. Urobilin positiv, Huntersche Zunge (bereits seit dem Sommer Schmerzen in der Zunge, die ihm beim Essen sehr hinderlich waren). Freie HCl 0, Gesamtsäure 10.

Aufnahme in die medizinische Klinik 9. 1. 1923.

Blutbefund:

Erythrozyten 940000,
Hämoglobin 18%,
Leukozyten . . . . 900(!)
Thrombozyten . . . . . . 40000.

Ein Normoblast, ein basophil punktierter Erythrozyt.

10. 1. Thrombozyten 28500,
11. 1. Thrombozyten . . . . . . 21000.

Am 11. 1. zeigt sich Trübung des Sensoriums, die allmählich zu tiefer Benommenheit wird. An den seitlichen Thoraxpartien und den oberen Extremitäten treten Petechien und kleinere Ekchymosen hervor. Patient entleert diarrhoische Stühle, die mit Blutkoagula untermischt sind. Er geht im Koma zugrunde.

Bei der Autopsie zeigen sich in der Magenschleimhaut multiple Blutungsherde, ferner ein Bluterguß im Frontalhirn linkerseits, sowie ausgedehnte Blutungen in der Gegend des Pons und im Kleinhirn.

In beiden Fällen war immerhin bereits aus dem Zustandsbild (nicht erst aus der Entwicklung und dem Gesamtverlauf) die Diagnose zu stellen. Im ersten Falle war zwar der Färbeindex nur wenig über 1,0 und Erythroblasten fehlten, aber im Verein mit der nach etwa 14tägiger Beobachtung hervortretenden Makrozytose, Poikilozytose, Polychromatophilie und der auf 80000 sich erhöhenden Plättchenzahl war schon damals die Perniziosa wahrscheinlich, bei der Wiedervorstellung nach 2 Jahren gesichert. Im zweiten Falle blieb das rote Bild bis zum Ende ausgesprochen megalozytisch-hyperchrom.

War nun hier auch im Endstadium Hyperchromie und Makrozytose stark ausgeprägt, so könnten wir uns doch denken, daß unter besonderen Umständen die toxische Einwirkung auf die Bildungszellen der Erythrozyten über die megaloblastische Abartung hinaus bis zur Vernichtung des roten Markes weiterschreitet. Hirschfeld und Naegeli behaupten, je einen solchen Fall klinisch und autoptisch vor sich gehabt zu haben. Hirschfeld (b) berichtet nur kurz, daß einmal unter seinen Augen das hyperchrome megalozytisch-megaloblastische Blutbild sich in das einer schwersten Anämie mit meist hypochromen, gar nicht oder nur wenig vergrößerten Blutzellen und völligem Fehlen kernhaltiger Formen umwandelte; anatomisch fand sich atrophisches Rippenmark fast ohne kernhaltige rote Elemente und im Femur gelbes Mark mit einem erbsengroßen Herdchen von Megalo- und Gigantoblasten. Eva Krantz hat unter Naegelis Leitung einen Fall publiziert, der, von Anfang an als schwerster Morbus maculosus verlaufend und in wenigen Wochen zum Tode führend, im Blutbilde zwar keine Anklänge an die Perniziosa zeigte, aber einen Bothriozephalusträger betraf, und bei anatomisch sehr ausgesprochener Markatrophie in dem zellarmen Rippenmark Myeloblasten und Megaloblasten aufwies.

Der Fall Hirschfelds wäre als Ausgang einer Perniziosa in Panmyelophthisie aufzufassen, der Fall von Krantz-Naegeli als Beispiel dafür anzusehen, daß eine notorisch als Ursache der Perniziosa anerkannte Schädlichkeit, der breite Bandwurm, auch ohne jedes hyperchrome Vorstadium von vornherein eine Aleukia haemorrhagica als biologische Variante der Perniziosa hervorbringen kann.

Beide Beobachtungen bieten der Kritik breite Angriffsflächen. Es sind im Grunde klassische Panmyelophthisien, und es muß sehr ernstlich gefragt werden, ob ein minimales Inselchen aus Megaloblasten oder auch ein paar diffus verteilte ausreichen, um die Diagnose einer aplastischen Perniziosa zu begründen. Wer will sagen, ob die kümmerlichen Reparationsbemühungen bei der Aleukie nicht manchmal in der Produktion vereinzelter Megaloblastenherdchen gipfeln. Wie dem auch sei: Megaloblasten, bald vereinzelt, bald etwas zahlreicher, sind unter den wenigen Myeloidzellen der Schnitte und Ausstriche klassischer Aleukien mehrfach beschrieben worden; diese Fälle lediglich deshalb als aplastische Verlaufsform der echten Perniziosa zu deuten, ist eine Petitio principii, deren Berechtigung mir durchaus zweifelhaft erscheint, ebenso wie ich es für nicht gerechtfertigt halte, aus einer diskreten Beigabe von Makrozyten im Blute solcher Fälle gleich die Verwandtschaft zur perniziösen Anämie herauszulesen, wenn sonst der klinische und blutmorphologische Gesamthabitus ein von dieser ganz abweichender ist.

Im Falle Hirschfeld fehlt jegliche Angabe über das klinische Gesamtbild, über den Verlauf und über die Therapie vor jener höchst erstaunlichen Peripetie. Wenn wirklich hier ursprünglich eine Perniziosa bestanden hat, könnte dann nicht ein neuer Giftfaktor hinzugetreten sein? Wir sprachen eben über die weitgehende Ähnlichkeit mit der Aleukie, die das Blutbild und der klinische Verlauf einer Perniziosa bei einem Luetischen annahm, den man mit Salvarsan behandelte. Wäre es nicht denkbar, daß das Salvarsan (das allerdings meist erst in größerer und protrahierter Dosis Myelophthisis macht) bei der Kombination von Lues und Perniziosa besonders deletär aufs Mark wirkt?

Im Falle Naegeli-Krantz kann ein arger Zufall seine Hand im Spiele gehabt haben: Nach Schaumann beherbergen in Finnland etwa 15—20% der Bewohner den breiten Bandwurm, aber nur ein Bruchteil eines Prozentes dieser Bandwurmträger erkrankt an perniziöser Anämie: Warum sollte nicht zufällig eine kryptogenetische Aleukie einen Menschen befallen, der einen für ihn harmlosen Bothriozephalus trug. Möglich, daß die spärlichen Erythroblasten, die der Toxikose entgingen, gerade des akzidentellen Wurmes wegen, Megaloblasten waren.

Resümierend möchten wir also sagen: Es muß also noch durchaus unsicher bezeichnet werden, ob der für die Entstehung einer Perniziosa verantwortliche Bedingungskomplex als Variante oder als Finale das klinische und anatomische Vollbild der Aleukia haemorrhagica erzeugen kann. Sollte es der Fall sein, so würde es nur für einen geradezu verschwindenden Bruchteil der so häufigen Fälle von Biermer-Ehrlichscher perniziöser Anämie gelten können. Wir haben uns selbst davon überzeugt, daß das weiße Blutbild bei der Perniziosa alle Züge einer weitgetriebenen Leukoaplasie tragen kann; aber wir sind nicht sicher, ob hier wirklich eine Leukatrophie im Knochenmark vorliegt oder ob nicht vielmehr eine mangelnde Differenzierung der myeloischen Stammzellen, von der bei den symptomatischen Aleukien noch zu sprechen sein wird, an dem Schwinden der Granulozyten und Plättchen die Schuld trägt.

Bei dem heutigen Stande unseres Wissens wird man gut tun, Perniziosa und Aleukie für klinisch, hämatologisch und ätiologisch differente Krankheitseinheiten zu halten, die auch im konkreten Falle bei eindringender Würdigung aller Krankheitszeichen wohl stets getrennt werden können.

Aleukie und Konstitution. Das ätiologische Problem der Aleukie wäre ohne Berücksichtigung des konstitutionellen Faktors nicht erschöpft. Ist zum Zustandekommen der Erkrankung eine angeborene Minderwertigkeit des hämatopoetischen Apparates erforderlich? Wir können hier wirklich nur fragen und auf mögliche Zusammenhänge hinweisen, aber keine entscheidende Antwort erteilen und werden es vielleicht auch weiterhin sobald nicht können, da naturgemäß das Blut von Kranken mit Aleukie nur ganz ausnahmsweise in gesunden Tagen oder bei Infekten wird untersucht worden sein. Darauf aber käme es an, nämlich zu wissen, ob solche Menschen ständig ein sog. „degeneratives Blutbild" (Bauer) — Neutropenie mit relativer oder leichter absoluter Lymphozytose — als Stigma eines Status lymphaticus aufweisen und ob sie auf Infekte mit einer sog. „lymphatischen Reaktion", d. h. mit Lympho-Monozytose statt mit Polynukleose antworten.

Türk (c) hat zuerst einen dieser eigenartigen Fälle beschrieben, die man in Unkenntnis des Sachverhaltes geneigt wäre, für akute oder subakute lymphatische Leukämien zu halten, um dann durch den „glimpflichen" Ausgang nicht wenig überrascht zu werden. Die Kranken — meist Kinder, Adoleszenten und jüngere Erwachsene — leiden an ziemlich schweren, dabei sehr protrahiert verlaufenden Anginen, die nicht nur mit regionären, sondern auch mit universellen Lymphdrüsenschwellungen, mit Lebervergrößerung und Milztumor vergesellschaftet sind. Im Blute findet man eine Vermehrung der Gesamtzahl der Weißen auf 10000—30000, an der merkwürdigerweise nicht die Polymorphkernigen, sondern ganz vorwiegend (bis über 80%) kleinere und größere ungranulierte mononukleäre Formen beteiligt sind. Türk und Naegeli (a) sprechen von Lymphoblasten und großen unreifen, atypischen Lymphozyten, letzterer besonders von dem Vorkommen großer, durch das tief basophile Protoplasma ausgezeichneter lymphoblastischer Plasmazellen. Auch Deussing, der die Krankheit an 9 Fällen, darunter 4mal bei Kindern im Spielalter, studieren konnte, hebt die Atypie der „lymphozytären" Elemente, die große Zahl von „Riederformen", von Riesenlymphozyten mit leptochromatischer Kernstruktur und intensiv blau gefärbtem Protoplasma hervor. Schultz und Baader, welche ihre Fälle mit den von Türk beschriebenen identifizieren, sehen in den vermehrt kreisenden Zellen lediglich typische Monozyten und schlagen direkt vor, die Krankheit „Monozytenangina" zu nennen. In einem aus der Breslauer medizinischen Klinik von Sandberg mitgeteilten Falle werden unter 26800 Zellen nur 4% als Monozyten bewertet, dagegen 84% als Lymphozyten, meistens als durchaus pathologische Formen, die mit ihrem tief basophilen Protoplasma den bereits von Naegeli (a) in den Vordergrund gerückten lymphoblastischen Plasmazellen entsprechen.

Türk (c) hat die Ansicht ausgesprochen, daß bei diesen Individuen der Granulozytenapparat sich in einem Zustande der Verkümmerung befände und seine Reaktionsfähigkeit zugunsten der lympho-monozytären Elemente mehr oder minder vollständig eingebüßt habe. Damit wäre eine Konstitutionsanomalie gekennzeichnet, die naturgemäß schon bei Einwirkung auch geringer Dosen markschädigender Gifte, die für Gesunde vielleicht noch harmlos sein könnten, als progredienter Markzellenschwund sich manifestieren könnte.

Ich muß gestehen, daß dieser konstitutionspathologischen Doktrin doch recht viel Unsicheres und Hypothetisches anhaftet. Manche Autoren stellen denn auch nicht die Individualität des Kranken, sondern die des Erregers durchaus in den Vordergrund und leugnen jegliche konstitutionelle Bedingtheit der „lymphatischen Reaktion". Baader führt an, daß der gleiche Patient späterhin, ja schon im unmittelbaren Anschluß an die Monozytenangina auf einen banalen Infekt mit der gehörigen Polynukleose antworten könne. Deussing hat sogar bereits auf dem Höhepunkte des pathologischen Blutbildes durch intravenöse Kollargolinjektion große Mengen von Neutrophilen ins Blut locken können. Also kann wohl kaum von einer Verkümmerung des Granulozytenapparates, ja nicht einmal von einem Torpor des myeloischen Gewebes gesprochen werden.

In der Tat gibt es ja eine ganze Reihe wohlbekannter übertragbarer Krankheiten, die bei allen Betroffenen von vornherein mit (zum Teil recht atypischer!)
Lympho-Monozytose verlaufen (Pocken, Mumps, Rubeolen), bei denen also
diese zelluläre Blutreaktion unmöglich konstitutionell verankert sein kann.
Auch die Neutropenie des Typhus, die so rasch mit Lymphozytose sich kombiniert, muß doch auf die Eigenart des Erregers, nicht des Infizierten, bezogen
werden. Man glaubte, daß bei der lymphatischen Reaktion eine gewöhnliche
Kokkenangina vorliege; aber gerade das kann eine durchaus irrtümliche Annahme sein; diese Angina ist eben der Ausdruck eines besonderen Infektes, der
mit den oben genannten in eine Reihe zu stellen und vielleicht nicht einmal
selten ist, sondern bis jetzt nur wenig beachtet und deshalb für selten gehalten
wurde. Schon der Nachweis einer Häufung solcher Fälle, wie er von Baader
und Deussing geführt ist, fällt gegen die ursprüngliche Annahme einer eigenartigen Reaktion auf banalen pyogenen Infekt in die Wagschale.

Meines Erachtens kann man zur Zeit weder aus dem ,,degenerativen Blutbild" noch aus dieser ,,lymphatischen Reaktion" eine Konstitutionsanomalie
ableiten, die durch mangelnde Entwicklung und mangelnde Ansprechbarkeit
des Granulozytenapparates gekennzeichnet ist. **Damit aber wird auch die
konstitutionelle Basis der Aleukie noch recht unsicher.** Es dürfte
jedoch eine wichtige Aufgabe künftiger Untersucher sein, bei hypoplastischen
und asthenischen Individuen eine ,,dynamische Blutuntersuchung" durchzuführen, d. h. die Reaktion auf starke leukotaktische Reize zu studieren (wozu
Vorarbeiten von Sieß und Stöck sowie Kahler bereits vorliegen). Vielleicht
wird man später einmal erfahren, daß es Menschen gibt, deren Blutbildungsapparat schon auf mäßige Giftreize hin vollständig in sich zusammenstürzt.

Genese der Symptome. Im Interesse der Klarheit der Darstellung wurde
bereits an mehreren Stellen die Genese der Symptome gestreift — insbesondere
in dem die Ätiologie behandelnden Abschnitt —, weil nämlich von vielen für
Ursache der Erkrankung gehalten wird, was unseres Erachtens naturnotwendig Folge der Panmyelophthisie ist. Im folgenden sei diese Auffassung
nicht mehr apodiktisch hingestellt, sondern des näheren begründet. Der Erklärung bedürftig ist die Trias der führenden Symptome: die progressive
Anämie, die hämorrhagische Diathese und der nekrotisierende Lokalinfekt mit
konsekutiver Sepsis.

a) Die progressive Anämie. Bei fortschreitender Vernichtung des Gewebes
der permanenten Blutbildungsherde muß, wenn gleichzeitig die Metaplasie
des Fettmarkes und die extramedulläre Blutbildung ausbleibt, allmählich
die Zahl der zirkulierenden Erythrozyten abnehmen. Zwar vollzieht sich die
physiologische Ausmerzung der abgenutzten Blutkörperchen infolge der Milzatrophie wahrscheinlich besonders langsam, aber nach Verlauf einiger Monate
muß doch wohl, wenn jeder Nachschub aus dem erythropoetischen Gewebe
fehlt, eine nicht unbeträchtliche Anämie resultieren.

Auf diese ,,Abnutzungsquote" pfropft sich nun die posthämorrhagische
Komponente: Beide zusammen ergeben ungezwungen die Anaemia gravissima.
Der Vorgang spielt sich in den klassischen Fällen also wohl etwa
so ab, daß schleichend eine Abnahme der Roten bis etwa zur Hälfte
der Norm stattfindet und daß dann die Hämorrhagien exthrombopenia, besonders die unaufhörlichen Schleimhautblutungen einsetzen, welche nun ziemlich rasch —mitunter in wenigen Tagen —
jene höchstgradige Blutleere im Gefolge haben.

Schon bei der essentiellen Thrombopenie kann schwer stillbares Nasenbluten oder eine profuse Menorrhagie in 14 Tagen die Zahl der Roten von der

Norm auf eine Million sinken lassen; um wieviel rascher muß die niedrige Zahl erreicht sein, wenn schon der Ausgangswert ziemlich tief liegt. Im Falle der benignen Thrombopenie erscheinen bald Normoblasten und polychromatische resp. vital färbbare Jugendformen im Blute und mit Aufhören der Blutungen nimmt die Zahl der roten Zellen (bei wegen der Kleinheit der neugebildeten Elemente lange Zeit niedrigem Färbeindex) in schnellem Tempo wieder zu. Das fehlt natürlich bei der „aplastischen" Anämie: Sie unterscheidet sich eben von der banalen posthämorrhagischen Anämie dadurch, daß die regeneratorische Tätigkeit des Knochenmarkes vollständig versagt (aber nicht infolge angeborener Asthenie oder einer Erschöpfung, zu der wirklich kein Anlaß ist, da ja diese Hämorrhagien die erste Anforderung an das Mark stellen).

Durch den Blutverlust läuft gewissermaßen das Reservoir allmählich leer, ohne daß die geringste Nachfüllung erfolgt. Selbst wenn die Blutungen aufhören, bleibt dauernd derjenige Tiefstand fixiert, der durch die Aufrechterhaltung des Gesamtvolumens der Blutmasse mittels eilig herangezogener Gewebsflüssigkeit herbeigeführt worden ist.

Selbstverständlich wird auch ohne nennenswerte Hämorrhagien eine Anaemia gravissima sich entwickeln können. Was durch die Blutverluste in wenigen Tagen oder Wochen, das muß natürlich durch die Abnutzung allein bewirkt werden können, wenn ihr nur ein genügend langer Spielraum gewährt ist. Kranke mit chronisch-progressiver Anämie suchen erfahrungsgemäß häufig den Arzt erst auf, wenn die Blutarmut schon sehr hochgradig ist; in diesem Zeitpunkte kann der Beginn des Versiegens der Marktätigkeit schon sehr lange zurückliegen. Die Krankheit scheint nur akut zu verlaufen, weil sie von dem Augenblicke, da sie für den Kranken Bedeutung erlangte, rasch ihrem Ende zustrebt.

b) Der Lokalinfekt und die septische Allgemeininfektion. Wir hoben bei der Schilderung des klinischen Bildes die Häufigkeit einer skorbutoiden Gingivitis, einer ulzerösen Stomatitis, einer diphtheroiden Angina gebührend hervor. Wir betonten, daß die Aleukia haemorrhagica manchmal als kryptogenetische Sepsis imponiert, daß aber die Autopsie dann etwa in einem schwer veränderten Endometrium oder Pyelon den Ausgangspunkt der Allgemeininfektion aufdeckt. Vielfach wurde die Sepsis als die Ursache der Blut- und Markschädigung angesehen; ich habe bereits mehrfach im Laufe der Darstellung betont, daß eine solche Auffassung ganz und gar unbewiesen und unseres Erachtens nicht haltbar ist, aber ich habe die umgekehrte Anschauung, daß nämlich der septische Prozeß die naturnotwendige Folge der progressiven Markvernichtung ist, noch nicht im einzelnen begründet.

Ich möchte hier an die Ausführungen erinnern, mit denen ich die Erörterung über die Genese der Blutungen beim Morbus Werlhof eingeleitet habe. Ich sagte dort, daß nach Erkenntnis der Rolle der Blutplättchen beim Aufbau des Thrombus und beim Verschluß blutender Gefäße die hämorrhagische Diathese bei Plättchenmangel eigentlich ein logisches Postulat gewesen sei. Das nämliche gilt meines Erachtens für die Beziehungen der Aleukie zur nekrotisierenden infektiösen Entzündung und zum Eindringen von Krankheitserregern ins Blut. Niemand zweifelt heute daran, daß der leukoblastische Apparat des Knochenmarks eine mächtige Abwehrvorrichtung des Körpers im Kampfe gegen bakterielle Krankheitserreger darstellt. Die Bakteriophagie, welche der neutrophile Leukozyt, der Mikrophage Metschnikoffs, ausübt, ist zum Nutzen des Gesamtorganismus, selbst wenn das inkorporierte Bakterium sich stärker erweist als das weiße Blutkörperchen; die bakteriellen Giftstoffe werden gewissermaßen auf das Corpus vile der eingewanderten Zelle abgelenkt, die

in Myriaden von Exemplaren von dem angestrengtest tätigen Mark nachge-
liefert werden kann und so tritt der Verlust eines ersetzbaren, weil reproduzier-
baren Elementes an die Stelle der Zerstörung unersetzlicher Gewebsstrukturen.
Was also steht zu erwarten, wenn im Blute die polymorphkernigen Leukozyten
fehlen und das Knochenmark sie auch auf Reize nicht mehr zur Verfügung
stellen kann? Dringen Mikroparasiten irgendwo ins Gewebe, dann eilt kein
Schwarm von Zellen herbei, bereit, sich zu opfern und so die Gewebszerstörung
auf ein Mindestmaß zu reduzieren, da bildet sich kein Leukozytenwall, der
die Infektion auf einen „Herd" beschränkt. Es bleibt also nicht bei einer Ober-
flächenentzündung, einem umschriebenen Infiltrat, einem Abszeß, einem sich
reinigenden Ulkus von begrenzten Dimensionen, sondern hemmungslos durch-
setzt der Infekt sämtliche Schichten des Gewebes in Breite und Tiefe und frißt
sich immer weiter: es entwickelt sich das Bild der „diphtheritischen Entzündung"
mit mißfarbenen Belägen, tiefgreifenden Ulzerationen, ausgedehnten Gewebs-
nekrosen. Alle Lokalitäten, in denen stets oder gelegentlich pathogene Mikroben
sich aufhalten (Haut, Nasenhöhlen, Bronchialbaum, Dickdarm, Vagina) können
der Sitz dieser destruierenden Affektionen werden; besonders leicht scheint
aber unter solchen Umständen den Symbionten der Mundhöhle, Spirillen und
fusiformen Bazillen, das Vordringen ins Gerüst der Schleimhaut zu werden.
      Es ist ferner nicht zu vergessen, daß nicht nur morphologische Blutelemente
beim Zugrundegehen des myeloischen Gewebes ausfallen, sondern wahrscheinlich auch antibakterielle und antitoxische Schutzstoffe. Das fällt um so schwerer
ins Gewicht, als anscheinend auch andere Produktionsstätten von Antikörpern,
insbesondere die Milz, sich in fortschreitender Involution und Atrophie befinden.
      Wer diesen Deduktionen noch skeptisch gegenüberstehen sollte, den mögen
die Tatsachen überzeugen, die bei den phanerogenetischen Aleukien leicht zu
beobachten sind. Hier ist ein Gift — das Benzol, das Salvarsan — die Ursache
des Markschwundes oder eine protozoäre Splenopathie führt wie bei der Kala-
azar zur Hemmung der Knochenmarksfunktion. Finden wir also auch bei
diesen Formen den nekrotisierenden Lokalinfekt und die konsekutive allgemeine Sepsis, dann kann es sich ja wohl nur um Folgen des „aleukozytären
Zustandes" handeln, und es ist der Schluß erlaubt, daß auch bei den kryptogenetischen Fällen die Sepsis sich ex neutropenia, nicht die Neutropenie sich
ex sepsi entwickelt. Tatsächlich zeigen nun die Fälle von Benzol-
und Salvarsanaleukie durchweg das Bild der skorbutoiden Gingivitis und der nekrotisierenden Angina (vgl. die Krankengeschichte des
Falles von Selling, die Beschreibungen der von Gorke und mir beobachteten Salvarsanfälle [Nr. 3 und 5 der Kasuistik und S. 413]). Unter 46 Fällen
von Kala-azar hat Rogers nicht weniger als 19mal die scheuß-
lichste Form der ulzerösen Stomatitis, nämlich jene furchtbare
Zerstörung der Weichteile der Wange und der Lippen beobachtet,
die man als Noma oder Cancrum oris bezeichnet, hauptsächlich
bei Kindern, bei welchen er noch nicht einmal 100 neutrophile
Zellen im Kubikmillimeter zählte. Diese Feststellungen lassen
keinen Zweifel, daß die septischen Lokalprozesse und die anschließende Allgemeininfektion — ebenso übrigens bei der akuten
Leukämie — nicht in der Ätiologie, sondern unter den Konsequenzen des Granulozytenschwundes ihren richtigen Platz finden.
      c) Die hämorrhagische Diathese. Über die Genese der universellen Blutungs-
bereitschaft, welche der Krankheit so sehr das Gepräge gibt, daß wir geradezu
von einer malignen Thrombopenie sprechen, können wir uns sehr kurz fassen.
Die Megakaryozyten scheinen, wie erwähnt, eine gegen Knochenmarksgifte
hochempfindliche Zellrasse zu sein und meistens deren erste Opfer zu bilden.

Mit dem Schwund der Riesenzellen ist die Thrombopenie, mit dieser die hämorrhagische Diathese unmittelbar gegeben. Ihren ernsten Charakter, nämlich ihre Abundanz und Unstillbarkeit, verdanken die Blutungen dem Umstande, daß sie für gewöhnlich aus einem schwer erkrankten Schleimhautgebiet erfolgen. Das Blut sickert aus den Gefäßen dort, wo das abgestorbene Gewebe von der bereits stärkst geschädigten Unterlage sich löst; die Wand der aufgerissenen Kapillaren und kleinen Venen ist gelähmt, jeglicher Kontraktilität bar, vielfach bereits nachweislich lädiert, so daß das Fehlen des Plättchenthrombus sich voll auswirken muß. Da es für das vergossene Blut keinen Ersatz gibt, muß die Haemorrhagia ex thrombopenia dem Kranken nicht minder verhängnisvoll werden wie die Sepsis ex neutropenia.

Prognose, therapeutische Versuche. Die infauste Prognose des Leidens ist implicite in unserer Darstellung enthalten. Das vollentwickelte klinisch-hämatologische Bild der Aleukia haemorrhagica ist ja — das ist der Tenor unserer Erörterung — nichts anderes als das Finale der schleichend um sich greifenden Panmyelophthisie. Wenn das Mark in den Knochen dahinschmilzt, dann schwindet die Kraft, Blutungen Einhalt zu gebieten, Blutverluste — und sei es auch nur die physiologische Ausmerzung der Roten — zu ersetzen, Infekten zu widerstehen. In den weit vorgeschrittenen Fällen, mit denen wir es meist zu tun haben, muß auch der mächtigste Stimulus für das Knochenmark versagen: aus dessen Ruinen vermag selbst die Milzexstirpation kein neues Leben erblühen zu lassen. Dazu kommt noch, daß ja die Milz meist schon stark atrophisch ist, also ihre physiologische Hemmungswirkung schon eingebüßt haben dürfte, so daß durch ihre Entfernung aus dem Körper eigentlich kaum mehr viel geändert werden kann. Mühsam, Gorke, Eppinger, Kaznelson (b) berichten denn auch übereinstimmend, daß der geschwächte Organismus dem Eingriff rasch zu erliegen pflegt, ohne daß bis zum tödlichen Ende auch nur eine Andeutung der sonst so schleunigen Folgen der Milzentfernung im Blute merkbar würde: der Anstieg der Polynukleären, der Thrombozyten, der Kerne oder Kernreste bergenden Erythrozyten bleibt aus. In dem von Gorke und mir beobachteten Falle stieg zwar die Zahl der weißen Blutkörperchen von 1500 auf 5000; aber es waren lediglich Lymphozyten, welche die Vermehrung bedingten.

Nichtsdestoweniger wird man den Eingriff, wenn nicht extreme Anämie oder schwere Sepsis sein Gelingen von vornherein in Frage stellen, doch immer wieder als eine wenigstens entfernte Möglichkeit der Rettung in Frage ziehen.

Man wird sich sagen, daß vielleicht doch noch ansehnlichere Reste regenerationsfähigen myeloischen Gewebes da sein können, als Anämie, Neutro- und Thrombopenie vermuten lassen. Bei der Indikationsstellung sollte der Ausfall des leukotaktischen Reizversuches mit Adrenalin oder Milch eine Rolle spielen: bleibt jede Neutrophilen- und Thrombozytenvermehrung aus, so ist die Chance der Operation denkbar gering.

Daß bei den phanerogenetischen Formen, der Benzol-, Salvarsan-, Röntgenaleukie, wenn die Giftwirkung nicht bereits deletär gewesen ist, nach Ausschaltung der Noxe eine Restitutio möglich ist, haben wir jeweils an Beispielen gezeigt; bei den kryptogenetischen Fällen wird der Arzt naturgemäß auf die Beseitigung der ursächlichen Schädigung einen Einfluß nicht nehmen können; aber es liegt immerhin im Bereiche der Möglichkeit, daß bei einem scheinbar schon verlorenen Falle die geheimnisvolle Schädlichkeit zu wirken aufhört und das schwer getroffene Mark sich wieder erholt. Elisabeth Beneke hat einen Fall beschrieben, der diese Deutung zuläßt:

Ein 6jähriger Knabe mit Hautblutungen und blutenden, schmierig belegten Ulzera am Naseneingang und am Zahnfleisch des rechten Unterkiefers weist im Blute 606000 Erythrozyten (mit 10—12% Hämoglobin), 1300 Leukozyten (mit etwa 50% Lymphozyten) und 4000 Plättchen auf: Nach etwa vierwöchigem Kranksein tritt ein Umschwung ein: Sämtliche Blutelemente beginnen wieder zu steigen und bereits 14 Tage später sind Werte von 2 340 000 Erythrozyten, 7000 Leukozyten, 336 891 Plättchen erreicht, während gleichzeitig die Blutfleckchen verblassen und die Ulzera (am Kiefer unter Ausstoßung eines Sequesters) abheilen.

Vielleicht gehört hierher auch ein von Larabee beschriebener Fall, den ich nach Kaznelson (c) zitiere.

Ein 5jähriger Knabe ist seit 6 Wochen krank und zeigt geringe hämorrhagische Diathese, schwere Anämie und unregelmäßiges Fieber. Die Blutuntersuchung ergibt: 790 000 Erythrozyten, Hämoglobingehalt 12 %, Leukozyten 1970, davon nur 173 (8,8 %) Neutrophile, wenig Myelozyten, keine Mastzellen, keine Eosinophilen, 1,6 % Reizungsformen. Erythroblasten ziemlich reichlich (24 im Kubikmillimeter). Der Knabe erholte sich bald, die Zahl der Roten stieg innerhalb ganz kurzer Zeit auf 3 700 000, der Hämoglobingehalt auf 85 %. Nach einigen Monaten erfolgte plötzlich ein Rezidiv mit starker hämorrhagischer Diathese und rasch wieder zunehmender Anämie. Einige Tage vor dem Tode: Erythrozyten 1 500 000, Hämoglobingehalt 25 %, Leukozyten 5030, davon wieder nur 161 Neutrophile (3,2 %), Lymphozyten 90,8 % (4577), wenig Myelozyten, Reizungsformen 5,2 %. Normoblasten sehr spärlich. Auffallend ist die Zunahme der Lymphozyten und Reizungsformen.

Man könnte in diesem Falle auch an lymphatische Aleukämie (subleukämische Lymphomatose) denken, weil die Lymphozyten im Rezidiv auf das Vierfache der Norm stiegen und bei der Autopsie eine „etwas an lymphatische Leukämie erinnernde" Infiltration der Lymphdrüsen und der Leber (jedoch ohne lymphatische Hyperplasie des Knochenmarkes!) gefunden wurde. Wir erinnern uns aber, daß wir sekundären lymphatischen Reaktionen, allerdings meist im Knochenmark, seltener schon in Drüsen, Leber und Milz, bei der Aleukie begegnet sind und daß wir ausdrücklich sagten, es gebe Fälle, bei welchen sich die Grenzen zwischen Aleukie und lymphatischer Aleukämie verwischen.

Nach diesen Beobachtungen von Larabee und Beneke wäre es zuviel gesagt, daß Remissionen, ja Restitutionen bei der kryptogenetischen Aleukie unmöglich sind, aber diese Vorkommnisse sind sicherlich ganz außerordentlich selten und ändern kaum etwas an der Feststellung, daß die kryptogenetische Aleukie als eine unerbittlich und unaufhaltsam vorwärtsdrängende, über kurz oder lang den Faden des Lebens durchschneidende Erkrankung gelten muß, welche leider nur der Erkennung, nicht der Behandlung zugänglich ist.

ANHANG:

Die Aleukie resp. Hypoleukie durch Myelometamorphose.

(Die akute Leukämie und die splenopathische Markhemmung.)

Mit dem im Hauptabschnitt umgrenzten Krankheitswesen haben wir noch nicht das Ganze der Aleukie. Wir bezeichneten mit diesem Terminus dasjenige Mark- und Blutbild (nebst seinen klinischen Korrelaten), das aus einem progressiven Schwinden sämtlicher Elemente des myeloischen Gewebes, einschließlich der gemeinsamen farblosen Urzelle des erythroblastischen und leukoblastischen Anteils resultiert. Wir gingen davon aus, daß dieser Schwund toxisch bedingt sei; aber wir werden auch eine mechanische resp. lokal-toxische Verursachung berücksichtigen müssen: wenn eine dem Knochenmark fremde Zellart als Tumormetastase[1]) zu wuchern beginnt oder das zwar in ihm ent-

---

[1]) Das Blutbild der metastatischen multiplen Knochenmarkskarzinose ist allerdings im allgemeinen ein durchaus anderes als das der Aleukie. Es ist bekanntlich in den klassischen Fällen ausgezeichnet durch Anwesenheit zahlreicher Normoblasten und Myelozyten (meist mit Erhöhung der Gesamtzahl der Weißen). Wahrscheinlich erklärt sich der Blutbefund als Reiz- und Verdrängungssymptom des allmählich in der Markhöhle vordringenden

haltene, aber für gewöhnlich auf kleinste Einsprengungen und Knötchen beschränkte lymphatische Gewebe als Teilkomponente einer allgemeinen lymphatisch-leukämischen Systemerkrankung in überstürzte Proliferation gerät, dann kann über kurz oder lang das blutbildende Gewebe durch Stoffwechselprodukte, die in die Umgebung diffundieren, geschädigt oder mechanisch erdrückt, d. h. durch das neoplastische Gewebe substituiert werden.

Des ferneren ist zu bedenken, daß das Wesentliche und Folgenschwere der Aleukie der Untergang des differenzierten Myeloidgewebes ist. Unter bestimmten Umständen hört die Stammzelle der myeloischen Reihe auf, die Spezialformen des neutrophilen und eosinophilen Myelozyten sowie des Megakaryozyten aus sich hervorzutreiben. Sie vermehrt sich, aber sie veredelt sich nicht mehr. Damit ist trotz zellreichen Markes de facto die Aleukie gegeben. Selbst wenn die bereits ausgebildeten Granulozyten und Riesenzellen sonst keine Schädigung erfahren sollten: einmal werden die ersten sich sämtlich in reife Neutrophile und Eosinophile umgewandelt und das Knochenmark verlassen haben, einmal werden die letzteren im Dienste der Plättchenbildung sich verbrauchen. Aber oft genug dürfte ihr Schwinden noch beschleunigt werden; denn bei schrankenloser Wucherung ihrer Mutterzellen werden sie von diesen ganz so überrannt und erdrückt werden wie von einer lymphatischen Hyperplasie oder einer Tumormetastasierung.

Wir wollen den nicht durch Gifte, sondern durch Entdifferenzierung des Markes (mangelhafte Spezialisierung der Stammzellen oder fehlende Weiterdifferenzierung ihrer Tochterzellen) hervorgerufenen Leukozyten- und Plättchenschwund zu den Aleukien im weiteren Sinne rechnen und ihn als „Aleukie durch Myelometamorphose" der „essentiellen Aleukie" oder „Aleukie durch Myelophthise" gegenüberstellen.

Wir unterscheiden zwei im Wesen verschiedene Formen: die akute Leukämie und die splenopathische Markhemmung.

1. Die akute Leukämie.

Bei der akuten Leukämie im prägnanten Sinne (die wir von der akuten Verlaufsform der myeloiden oder lymphatischen Leukämie trennen) handelt es sich bekanntlich darum, daß die Urzelle des Markes, der große ungranulierte, tiefbasophile Lymphoidozyt Pappenheims, mit dem Verzicht auf jede Höherentwicklung die Fähigkeit zu schrankenloser Fortpflanzung, zur Vervielfachung ins Ungemessene, erkauft. Der Symptomenkomplex, in welchem die diffuse Stammzellenwucherung zu klinischem Ausdruck gelangt, ist mit dem der Aleukia haemorrhagica absolut identisch: Man vergleiche etwa mit dem von uns entworfenen Symptomenbilde die Darstellung, welche die Klinik der akuten Leuk-

---

Tumors, welches sehr lange nachweisbar sein kann, da die einzelnen Knochen, darunter auch die zunächst erst mit rotem Marke sich erfüllenden Röhrenknochen, nacheinander befallen werden: so kann das Blut immer wieder mit kernhaltigen Roten und Myelozyten gespeist werden. Auf die Markvernichtung weist aber gelegentlich eine gleichzeitig sich entwickelnde und in Blutungen sich auswirkende Thrombopenie, wie neuere, autoptisch bestätigte Beobachtungen von Dünner sowie Herzog und Roscher (a) lehren. Entgeht in solchen Fällen der Primärtumor der Beachtung und tritt die Schmerzhaftigkeit der Knochen zurück, so kann bei heftigen Schleimhautblutungen die Diagnose auf „essentielle Thrombopenie" gestellt und die Anämie samt der Normo- und Myelozytose für posthämorrhagisch gehalten werden. Ich selbst sah zweimal den Symptomenkomplex des Morbus Werlhof mit hochgradigem Plättchenmangel (bei im übrigen wenig charakteristischem Blutstatus) sich entwickeln bei Frauen, denen ein oder zwei Jahre zuvor eine karzinomatöse Mamma amputiert worden war und bin geneigt, in diesen Fällen eine symptomatische Thrombopenie durch metastatische Karzinomentwicklung im Knochenmark anzunehmen.

ämie an anderer Stelle dieses Handbuches erfährt. Die ulzerösen, gangränes-
zierenden Prozesse in der Mund- und Rachenhöhle oder in den aboralen Teilen
des Verdauungstraktus und anderen Hohlorganen und Kanalsystemen, die
Neigung zu profusen Blutungen aus den schwer veränderten oder auch anscheinend normalen Schleimhäuten geben im Verein mit der rasch sich entwickelnden Anaemia gravis und der nicht lange ausbleibenden septischen Allgemeininfektion ein uns bereits geläufiges Ensemble. Da die Schwellung der
Lymphdrüsen und der Milztumor — im klinischen Bilde wenigstens — sehr
zurücktritt, ist ohne Blutuntersuchung die differentielle Diagnose von akuter
Leukämie und Aleukie häufig kaum möglich. Die Anwesenheit des Lymphoidozyten, der großen ungranulierten Zelle mit dem basophilen Plasma und dem
großen, feinnetzigen, distinkte Kernkörperchen führenden, kreisrunden oder
bizarr gebuchteten Kern entscheidet, sei es, daß diese unreifen Elemente —
wie meist — das Blut überschwemmen, sei es, daß neben der exzessiven Neutropenie und Thrombopenie relativ wenige Exemplare auf das Geschehen in den
hämatopoetischen Organen hinweisen. Dem Kenner bereiten aber selbst diese
Fälle von „akuter Aleukämie" keine unüberwindlichen Schwierigkeiten, da
im May-Giemsapräparat der Habitus der Stammzelle unverkennbar ist und
selbst bei niedriger Gesamtleukozytenzahl ein qualitativ durchaus abnormes
Blutbild erzeugt. Mitunter allerdings sind nur Mikroformen der Stammzelle
im Blute, die sehr leicht mit Lymphozyten verwechselt werden können, sich
aber durch die eben geschilderte Kernstruktur durchaus unterscheiden. In
solchen Fällen pflegen übrigens späterhin, mitunter erst kurz ante finem, die
großen Lymphoidozyten im Blute zu erscheinen[1]).

2. Die splenopathische Markhemmung.

Schwieriger als bei der akuten Leukämie ist die Deutung der Vorgänge
im Mark bei der splenopathischen Aleukie. Auch hier kann das Mark
schließlich vorwiegend aus ungranulierten Elementen sich zusammensetzen,
ist, wie Naegeli sich ausdrückt, Myeloblastenmark; aber es fehlt jene un-
gezügelte Proliferationstendenz. Es scheint sich vielmehr um eine Hemmung
der myeloplastischen Potenz der Stammzelle zu handeln oder besser um einen
Wechsel der Differenzierungsrichtung: Durch Impulse, die ihr von der Milz
her zufließen, stellt sich die Stammzelle anders ein: sie verzichtet
auf die komplizierte Ausarbeitung der Protoplasmagranulationen

---

[1]) Kürzlich beobachtete ich einen sehr eigentümlichen Fall von akuter „Aleukämie",
der hier kurz angeführt sein möge. Ein kräftiger junger Mann von 24 Jahren erkrankte
aus voller Gesundheit heraus mit profusen Mund- und Nasenblutungen und Zahnfleisch-
schwellungen, ohne Milz- und Drüsenvergrößerung und es entwickelte sich bei ihm im Laufe
von etwa 10 Tagen eine erhebliche Anämie vom leicht hyperchromem Typus (2,3 Millionen
Rote, 50% Hämoglobin) mit reichlich Normoblasten und vereinzelten Megaloblasten.
Gleichzeitig sank die Zahl der Leukozyten erst auf 1680, dann auf 880 Zellen. Die Blutplättchen fehlten ganz. Unter den wenigen Leukozyten machten die neutrophilen Elemente
auf der Höhe der Krankheit nur etwa 20% aus, während mit 30—60% sehr große, durchaus
pathologische Zellen prädominierten, welche am ehesten als „Riederformen" von deutlich
die Oxydasereaktion gebenden Myeloblasten anzusprechen waren. Nachdem etwa 4 Wochen
lang ein außerordentlich schweres Krankheitsbild bestanden hatte, trat ein Umschwung
ein, der schließlich zu voller Rekonvaleszenz führte, so daß nach weiteren 4 Wochen kaum
mehr eine pathologische weiße Zelle, eine reichliche Plättchenzahl und nach etwa 8 Wochen
überhaupt kein abnormer Blutstatus mehr konstatiert werden konnte.
    Nach etwa 2 Monaten völligen Wohlbefindens entwickelte sich ein tödlich verlaufendes
Rezidiv, wieder unter den Erscheinungen schwerster hämorrhagischer Diathese und des
völligen Thrombozytenmangels, diesmal aber mit einer Gesamtvermehrung der Zahl der
weißen Blutkörperchen auf etwa 15—20 000 einhergehend.

und bevorzugt die einfachere Linie der Weiterentwicklung zum Monozyten, Makrophagen, zum „endothelialen Leukozyten" Mallorys.

Die Beziehung zwischen Milz und Knochenmark ist dabei wohl folgendermaßen zu denken: Die Urzelle der myeloischen Reihe ist der unmittelbare Abkömmling des Endothels der sinuösen Knochenmarkskapillare.

Dieses Kapillarsynzytium bildet mit den Venensinusendothelien der Milz, dem Endothelbelag der intraazinösen Leberkapillaren (den Kupfferschen Sternzellen), den Lymphsinusendothelien und den Retikulumzellen der Lymphfollikel ein System, das auf qualitativ besondere zytoplastische Reize gleichsinnig antwortet. Soviel wir sehen, kommen im wesentlichen zwei Reize in Betracht, der myeloplastische und der makrophagenbildende. Unter normalen Verhältnissen ist im voll entwickelten Organismus nur das Knochenmark myeloid umgewandelt; wächst aber die Intensität des myeloplastischen Reizes, so zeigen sich sämtliche Glieder des Systems, die schlummernden sowohl als auch die de norma makrophagisch differenzierten Milzpulpazellen, zum Aufbau einer myeloischen (aus Erythroblasten, Granulozyten und Megakaryozyten zusammengesetzten) Formation befähigt. Normalerweise entwickelt nur das Venensinusendothel und das Retikulum der roten Milzpulpa monozytär-makrophagische Tochtergenerationen, bei genügender Stärke dieses eigenartigen Reizes greift die nämliche Proliferationstendenz auf die übrigen Anteile des Systems über und wir sehen nun das Knochenmark sich gewissermaßen entdifferenzieren und in eine Schar ungranulierter Zellen sich umwandeln, d. h. die Stammzelle schlägt eine andere Entwicklungsrichtung ein; unter dem Einflusse eines neuen dominanten Reizes erscheint die Myeloplastik gehemmt oder aufgehoben. Die Hemmung der Markentwicklung erstreckt sich wahrscheinlich nicht nur auf die Umbildung der Stammzelle, sondern auch auf die weitere artliche Ausreifung der myeloischen Elemente, der Myelozyten und der Megakaryozyten. Es würde demnach die Fortbildung der granulierten Markzelle zur reifen segmentkernigen Blutzelle Schaden leiden; für die Riesenzelle könnte die Hemmung der Weiterentwicklung darin bestehen, daß sich entweder die azurophilen Granula nicht oder nur spärlich bilden oder aber daß sich die Granula zwar bilden, ihre Felderung und Abschnürung aber unterbleibt.

Bei den leichteren Formen der Markhemmung würden wir zwar noch genügend Myelozyten und Riesenzellen finden, aber doch verstehen, daß sich im strömenden Blute Neutropenie und Hypothrombozytose bemerkbar macht.

Es scheint nicht unbedingt nötig zu sein, daß der plastische Reiz an allen Teilen des Systems unmittelbar angreift; vermöge humoraler Korrelationen, die zwischen den Einzelgliedern des Systems bestehen, erwacht die schlummernde Potenz auch, wenn der Reiz sich an einer übergeordneten oder besonders wichtigen Produktionsstätte lokalisiert. Wird unter dem Einfluß eines belebten Virus in der Milz (und den retroperitonealen Lymphdrüsen) eine großartige makrophagische Gewebsformation neugebildet, so wird korrelativ das Knochenmark in ähnliche Bahnen gelenkt. In diesem Sinne sprechen wir bei der indischen Leishmaniose Kala-azar, beim Typhus gravissimus, bei der spleno-meseraischen Form der Lymphogranulomatose von einer splenopathischen Aleukie, ohne leugnen zu wollen, daß direkte Einwirkungen der Noxe mit dem korrelativen Reize zusammenarbeiten, um die myeloplastische Tendenz des Markes zu ersticken oder gar — wie es von Hirschfeld, sowie Kast und Gütig für die Lymphogranulomatose bereits gezeigt ist — eine (wahrscheinlich sekundäre) Vernichtung des Markgewebes herbeizuführen. Wir halten also die splenopathische Aleukie für eine Systemerkrankung des hämatopoetischen Apparates, glauben aber, daß sie diesen Systemcharakter nicht unbedingt durch einen Generalangriff der Noxe erhält, sondern nehmen an — vor allem wegen der fatalen Wirkung der isolierten Milzbestrahlung (vgl. S. 439) und der segensreichen der Milzexstirpation —, daß von einem Punkte aus das ganze System, insbesondere auch seine Knochenmarkskomponente in gleichartige Schwingungen versetzt werden kann.

Die splenopathische Aleukie ist höchstwahrscheinlich nur das Extrem einer lückenlosen Folge von Übergangsbildern, die bis zur Norm hinführen, ja diese eigentlich noch mit einschließen. Wir haben den Erfolg der Milzexstirpation bei der essentiellen Thrombopenie als „Wegfall einer physiologischen Hemmung der Milz aufs Knochenmark" gedeutet. Wir verstehen jetzt, was es mit dieser Vorstellung für eine Bewandtnis haben könnte. Die Milz ist ja selber physiologischerweise ein makrophagisch sich differenzierendes Gewebe wechselnden Umfanges, welches die nämliche Tendenz auf das Knochenmark zu übertragen sucht. Als Kompromiß mit der myeloplastischen Tendenz des Markes resultiert die normale gedämpfte Myeloidentwicklung, die nach Entfernung der Milz sich unmittelbar in der ganzen Großartigkeit des ihr immanenten Wachstumstriebes entfaltet. In dem Maße, in dem nach der Splenektomie eine splenoide Pulpa in Leber und retroperitonealen Lymphdrüsen sich entwickelt, werden dem Mark natürlich wieder die Zügel angelegt.

Die splenopathische Hypoleukie resp. Aleukie ist die Übertreibung und höchste Übersteigerung einer normalen Milzfunktion; schon in der Norm gibt es eine, wenn man will, inkretorische Milztätigkeit, die dauernd im kleinen das leistet, was wir bei den makrophagischen Milztumoren als schwer pathologische Aberration sehen.

Bei den drei vorhin genannten Infektionskrankheiten läßt die Blutuntersuchung eine progressive Neutropenie erkennen, die auch durch schwere „pyogene" Sekundärinfektion nicht mehr durchbrochen werden kann. Den höchsten Grad erreichen diese Blutveränderungen wohl bei der Kala-azar, welche als das klassische Beispiel einer splenogenen Aleukie gelten darf. Diese chronischfieberhafte, häufig letal verlaufende Erkrankung ist gekennzeichnet durch eine immer zunehmende Vergrößerung der Milz, welche schließlich weit unter die Nabelhorizontale reicht. Schon nach einem Monat kann sich nach Rogers die Gesamtzahl der Neutrophilen zwischen 500 und 1000 bewegen; bei Kranken, die mehr als $1/_2$ Jahr an Kala-azar leiden, ist dies das Gewöhnliche; in 20$^0/_0$ der Fälle wurden nicht mehr als durchschnittlich 375 polymorphkernige Zellen gezählt und in 13$^0/_0$ kann man praktisch von einem Fehlen der Granulozyten in der Zirkulation sprechen. Darling teilt mit, daß, nach Blut- und Milzausstrichen zu urteilen, eine sehr auffällige Verminderung der Plättchen zu konstatieren sei.

Es wird nach der Schilderung des Blutbildes nicht wundernehmen, daß der tödliche Ausgang häufig bedingt wird durch septische Prozesse, meistens schwere nekrotisierende Entzündungen der Mundhöhle (Cancrum oris), Skrotalgangrän, Darmwandulzerationen und pneumonische Infiltrationen. Nicht selten entwickeln sich im vorgeschrittenen Stadium Purpuraexantheme an den Beinen und am Rumpfe; dazu gesellen sich dann innere Blutungen: Rogers sah einen tödlichen Bluterguß in die Meningen, Darmblutungen, heftige Blutverluste aus ulzerösen Flächen, und er widerrät wegen der Verblutungsgefahr die aus diagnostischen Gründen geübte Milzpunktion.

Das anatomische Charakteristikum der Krankheit ist die Einlagerung zahlreicher Häufchen außerordentlich großer, mit massenhaft Leishmanschen Körperchen angefüllter Zellen in die stark hyperplastische Milzpulpa oder, anders ausgedrückt, ein im wesentlichen aus potentiellen und aktuellen Makrophagen zusammengesetzter Milztumor.

Was bei der indischen Leishmaniose die Regel — der unaufhaltsame Niedergang der Granulozyten und Plättchen —, ist bei den übrigen nach dem gleichen Schema aufgebauten Milztumoren die seltene Ausnahme und am ehesten noch bei den übrigen subakut-infektiösen Formen (Typhus, abdominelle Lymphogranulamatose) verwirklicht. Schon in der Mehrzahl dieser Fälle, erst recht bei den chronisch-infektiösen (Malaria, Lues) und den durch nicht parasitäre Noxen hervorgerufenen Formen (der Splenomegalie Typ Gaucher, den endophlebitischen Milztumoren und den splenomegalen oder pseudobantischen Leberzirrhosen) ist die Hemmung der Granulo- und Megakaryoplastik minder hochgradig. Wir haben stets makrophagische Pulpahyperplasie (mitunter auch eine Umwandlung der mesenterialen Lymphdrüsen in splenoides Gewebe) mit Neutropenie und Plättchenverminderung vor uns: aber die Blutveränderung ist nicht oder nur in langen Zeiträumen oder zwar rascher, dann aber nur bis zu einem gewissen Grade progressiv. Sie ist vor allem nicht endgiltig: bei Rückbildung des pathologischen Milz- und Drüsengewebes oder nach seiner operativen Entfernung kann das statische und dynamische Blutbild wieder zur Norm zurückkehren. Ich habe vorgeschlagen, diese gemilderte Form der Markhemmung, also das Syndrom „Splenomegalie mit Neutropenie und Hypothrombozytose", das uns in der Klinik in mannigfacher Einkleidung begegnet, als Hypoleukia splenica (spleno-hepatica, spleno-meseraica) zu bezeichnen.

Das Schulbeispiel einer akuten Hypoleukia spleno-meseraica ist der Typhus abdominalis: Über die Leuko- und Neutropenie, die hier eine hochfieberhafte Infektionskrankheit begleitet, selbst schweren Sekundärinfektionen (Pneumonie, Otitis) standhält und mit zunehmender Schwere des Falles zu besonders niedrigen Werten führt (zu Gesamtzahlen der Weißen von 1500—1000, der Neutrophilen von 1000—500), brauchen als über eine allgemein bekannte Tatsache kaum viel Worte verloren zu werden. Wir wissen jetzt auch ganz sicher, daß zur Neutro- und Eosinopenie gesetzmäßig eine ganz bedeutende Hypothrombozytose gehört, die auch in günstig ausgehenden Fällen die „kritische Grenze" streifen oder gar überschreiten kann.

Mit der Thrombopenie ist natürlich die Neigung zu Haut- und Schleimhautblutungen gegeben: Solche Typhen mit hämorrhagischer Diathese müssen nicht immer einen prognostisch besonders ernsten Charakter tragen; nach den neueren Untersuchungen von Herz, Kaznelson (d), Stahl finden sich alle Übergänge zu jener allerschwersten Verlaufsform, die Curschmann als hämorrhagischen Typhus abgrenzt, und die ich als Aleukia splenica typhosa bezeichnen möchte.

Die Fälle Curschmanns sind zwar nicht hämatologisch untersucht, erst recht nicht die der älteren Autoren; aber es ist das wohlbekannte klinische Begleitsyndrom der Aleukie, das Curschmann schildert: „Die ersten Blutungen scheinen aus der Nase zu erfolgen; unmittelbar darauf, zuweilen gleichzeitig, kommen solche aus dem mißfarbenen, aufgelockerten Zahnfleisch; dann treten auf der Haut des Rumpfes zwischen den Roseolen Petechien auf. Nicht wenige Kranke werden von meningealen und Gehirnblutungen befallen; häufiger noch treten Darmblutungen ein; Schwangere abortieren und gehen an unstillbaren Uterusblutungen zugrunde.

Im weiteren Verlaufe können sich zu den Blutungen noch brandige Prozesse gesellen, geschwüriger Zerfall des Zahnfleisches und anderer Stellen der Mundschleimhaut, Lungengangrän und pseudodiphtheritische Veränderungen der Uterus- und Blasenschleimhaut.

Türk (d) hat 1898 zuerst bei einem solchen Falle gezeigt, daß der Blutbefund sich als extreme Neutropenie mit fast vollständigem Plättchenschwund darstellt.

Ich möchte übrigens darauf hinweisen, daß die nekrotisierenden Prozesse, wenn auch in wesentlich gemilderter Form, auch dem gewöhnlichen Typhus zukommen; die Roseola ist nach E. Fränkel nichts als eine umschriebene Nekrose der Hautpapillen; der nämliche Autor hat die charakteristischen mikroskopischen Nekrosen im Knochenmark beschrieben, die sich aber erheblich vergrößern, auf den Knochen selbst fortschreiten und als Spondylitis oder

Rippenkaries in die Erscheinung treten können; vor allem aber ist unter diesem Gesichtswinkel die typische Nekrose der hyperplastischen Plaques im Darm zu betrachten: ohne jede leukozytäre Infiltration verlieren sich Ränder und Grund des Geschwüres in das noch erhaltene Gewebe; häufig genug ist die Muskularis bloßgelegt; kein Wunder, daß der Prozeß auf die Gefäßwände übergreift und durch die Muskulatur bis auf den serösen Überzug sich fortpflanzt. Der nekrotisierende Prozeß ist nicht ubiquitär; er ist lediglich auf die spezifisch typhösen Neubildungen beschränkt; aber daß diese nekrotisch werden, steht wohl mit der mangelnden leukozytären Reaktion in engem Zusammenhang.

Wenn man den Typhus als Sepsis bezeichnet, sollte man daran denken, daß es sich wahrscheinlich um eine Sepsis ex neutropenia handelt, daß der Übertritt der Bazillen ins Blut und der „Status typhosus" erst durch die Ausschaltung des Myeloidgewebes ermöglicht wird.

Fragen wir uns, was sich beim Typhus „hinter den Kulissen" abspielt, d. h. welche gewebliche Reaktion der blutbeherrschenden Organe sich in diesem für eine bakterielle Infektionskrankheit so ungewöhnlichen Blutbilde kundgibt, so darf die Antwort lauten: Der Typhus ist das Paradigma einer abdominellen retikulo-endothelialen Wucherung, welche durch humorale Korrelation die Differenzierungsrichtung der Stammzelle des Knochenmarks entscheidend beeinflußt. Es ist das Werk des Typhusbazillus, aus dem lymphatischen Gewebe der Darmfollikel und Mesenterialdrüsen ein lymphophagisches Gewebe zu machen, d. h. die Lymphozyten gehen zugrunde und an ihre Stelle setzt sich eine homogene Masse großer, zweifellos den Lymphsinusendothelien und den Retikulumzellen entstammender Elemente, welche mit Kernen und Kerntrümmern der Lymphozyten reichlichst beladen sind: Das gesamte lymphatische Gewebe des Abdomens wird sozusagen zu einer riesigen splenoiden Pulpa, und die Schwellung der Milz selbst beruht ebenfalls zum guten Teil auf der Entwicklung zahlreicher, als Erythro-, Leuko-Thrombophagen tätiger Zellen, die letzten Endes von den Venensinusendothelien ihren Ursprung nehmen.[1])

ImKnochenmark finden N a e g e l i (b), S c h u r und L o e w y, K a s t und G ü t i g nur spärlich Myelozyten, vorwiegend kleinere und größere ungranulierte Zellen; L o n g c o p e erhob diesen Befund in 26 Fällen ohne Ausnahme. Das Typhusmark ist also charakterisiert durch eine starke Hemmung der myeloiden Differenzierung.

Als ein weiteres Beispiel einer subakuten spleno-meseraischen Hypoleukie oder Aleukie führe ich kurz die abdominelle Form der Lymphogranulomatose an; es ist sehr bemerkenswert, daß diese Lokalisation des Granuloms mit Leukopenie einhergeht, während der zerviko-bronchialen Form bekanntlich die Polynukleose eigentümlich ist. In zwei solcher Fälle ist, wie ich bereits kurz erwähnte, das Knochenmark genauer untersucht worden: hier war nicht nur die Myelopoese gehemmt, sondern es waren auch die Stammzellen zugrunde gegangen: H i r s c h f e l d fand in seinem Falle aplastisches, gelbes Fettmark und eine dünnflüssige, zellarme Masse in der Markhöhle der Rippen, K a s t und G ü t i g in dem ihren lediglich kleinlymphozytäre Elemente im Markgewebe. Wahrscheinlich hat bei dieser Aleukia splenico-meseraica vera oder myelophthisica nicht nur die humorale Korrelation, sondern auch eine direkte Giftwirkung des Virus der Lymphogranulomatose eine wesentliche Rolle gespielt.

---

[1]) Von der Mächtigkeit dieser Erythrophagenanhäufung in der Pulpa gibt eine lebendige Anschauung der nach einem eigenen Fall von S e e l i g e r angefertigte und gezeichnete Milzschnitt, den wir in unserer gemeinsamen Abhandlung über die Untersuchungsmethoden der hämatopoetischen Organe (A b d e r h a l d e n s Handbuch der biologischen Arbeitsmethoden Abt. IV, Teil 3) abgebildet haben.

Die chronische Hypoleukia splenica kommt entweder vor als isolierte Splenopathie oder in Verbindung mit einem hepatischen Syndrom. Als Beispiel einer isolierten Splenomegalie mit Leukopenie und Hypothrombozytose kann der (sicherlich oft für das erste Stadium des Morbus Banti gehaltene) endophlebitische Milztumor gelten, wobei es durchaus dahingestellt bleiben mag, ob die Milzvenenthrombose das Primum movens und der ausreichende Grund für die Entwicklung des oft so voluminösen Milztumors ist.

Finden sich neben einer Splenomegalie Zeichen gestörter Lebertätigkeit (Subikterus, Urobilinurie, alimentäre Hyperglukosämie, Lävulosurie, Galaktosurie, Gerinnungsverzögerung), so wird häufig eine Leberzirrhose mit ungewöhnlich großer Milz diagnostiziert; das heißt meines Erachtens die selbständige Rolle der Milz im Krankheitsbilde verkennen oder mindestens viel zu wenig betonen. Ebenso gut könnte man von einer „Splenomegalie mit Leberzirrhose" sprechen. Ich ziehe es vor, diejenigen Fälle von neutropenischer Splenomegalie, in denen eine funktionelle Insuffizienz der Leber erweislich ist, als Hypoleukia splenico-hepatica zu bezeichnen. Die Hypoleukia splenica resp. splenicohepatica chronica ist ein wohl charakterisierter und jederzeit sicher zu erkennender nosologischer Typ, offenbar die einheitliche Antwort der Milz (und Leber) auf die Invasion sehr verschiedenartiger Erreger und Gifte. Wir finden sie bei chronischer Malaria, bei hereditärer und akquirierter Lues, als familiäre Erkrankung (Typ Gaucher und Morbus Wilson sive spleno-hepato-subcorticalis); meistens aber ist sie ätiologisch nicht determiniert. In der Hypoleukia splenica resp. spleno-hepatica, die mit einer an Intensität sehr wechselnden Anämie einhergeht, haben wir meines Erachtens den unbestreitbaren Kern des im übrigen legendären Morbus Banti.

Die Histologie dieser Milzen ist zuerst von Gauckler systematisch studiert worden. In den frischeren Stadien der Erkrankung vermehren sich in der Pulpa sehr beträchtlich Zellen mit hellerem, schwer färbbarem Kern, welche Erythrozyten, Leukozyten, Pigmentschollen und Kerntrümmer beherbergen, die „macrophages plasmoidales", die er vom Retikulum ableitet. Auf dem Boden dieser „reaction macrophagique" entwickelt sich dann ganz allmählich junges Bindegewebe, das schließlich faserig wird. Man kann nach Gauckler in gewissen Stadien das Nebeneinander von Makrophagen, Fibroblasten und Faservermehrung beobachten. Den Gesamtprozeß nennt er „sclérose hypertrophique pulpaire". Wir stützen uns auf diese Schilderung Gaucklers, wenn wir bei der chronischen Hypoleukie einen wesensgleichen Vorgang in der Milz zugrunde legen wie bei der Kala-azar und beim Typhus abdominalis. Die „Sklerose" entsteht unseres Erachtens nicht durch Umwandlung der Makrophagen zu Fibroblasten, sondern wir nehmen mit Mallory an, daß überall dort, wo Makrophagen in bindegewebigem Stroma sich vermehren, eine Reizung der Fibroblasten mit Bindegewebsvermehrung resultiert. Solche Milzen zeigen also schließlich eine Fibroadenie; aber diese geht — darin möchten wir Eppinger (b) beistimmen — nicht, wie Banti bei der Darstellung des nach ihm benannten Morbus wollte, von den Follikeln, sondern von der roten Pulpa aus.

Das Knochenmark dieser Fälle ist bis jetzt selten untersucht worden; doch ist eine Entdifferenzierung des Markes aus der Angabe Naegelis (c) zu erschließen, daß bei „Cirrhosis hepatis" Myeloblastenmark angetroffen werde. Wir selbst haben bei einem Kranken mit Milzvenenthrombose (Hämatemesis, Milztumor, hochgradige Leukopenie) durch Sternalpunktion gewonnene Ausstriche des Brustbeinmarkes untersucht und eine im Verhältnis zu den Myelozyten wesentlich größere Zahl von Myeloblasten angetroffen als in der Norm. Ich vermute, daß man wie beim Typhus alle Übergänge finden wird, vom reinen Myeloblastenmark über das reichlich myeloblastenführende Mark zu einem anscheinend normal zusammengesetzten Blutbildungsgewebe, welches eben lediglich „funktionell", vor allem in der Anspruchsfähigkeit auf Reize, gehemmt ist. Der Blutstatus könnte manchmal ein feinerer Indikator der Markhemmung sein als die morphologische Komposition.

Das klinische Bild dieser Splenomegalien läßt sich etwa folgendermaßen entwerfen. Die glatten, derben Milztumoren überragen den Rippenbogen mindestens um einige Querfinger, sie können aber auch bis ins kleine Becken reichen und die Mittellinie überschreiten. Nach Adrenalininjektionen verkleinern sie sich in mäßigem Grade, um so weniger, je mehr die Fibrose bereits an die Stelle der makrophagischen Hyperplasie getreten ist.

Die Gesamtzahl der Weißen dürfte etwa zwischen 800 und 4000 schwanken, sie ist auch beim nämlichen Individuum nicht konstant und sie sinkt vor allem nicht unbedingt stetig weiter ab: auf beängstigende Tiefstände können nach Tagen und Wochen Anstiege erfolgen, welche die Zahl der Neutrophilen aufs drei- und vierfache erhöhen. Eine relative Lymphozytose kann sehr deutlich ausgeprägt sein, ist aber keineswegs obligat. Auch über das Verhalten der Eosinophilen läßt sich eine allgemein gültige Aussage nicht machen. Die Thrombozytenwerte sind stets erheblich unter der untersten Grenze der Norm: sie bewegen sich etwa zwischen 20000 und 80000, wechseln aber auch im einzelnen Falle ziemlich rasch nach oben und unten.

Die Hemmung der Erythroblastik kommt in einer Anämie mittleren Grades zum Ausdruck: Erythrozytenzahlen unter 2000000 dürften selten sein und sind zudem in einem Teil der Fälle auf komplizierende Blutungen zurückzuführen. Die Anämie ist „aregeneratorisch": der Färbeindex ist hoch; auch wo er unter 1,0 bleibt, ist die Anämie nicht ohne weiteres als vom chlorotischen Typus anzusehen, sondern sie spiegelt wohl nur das gleiche Verhältnis von Hämoglobingehalt zu Erythrozytenzahl wieder, das auch in gesunden Tagen bei dem betreffenden Individuum geherrscht hat. Man findet keine Polychromatophilen, keine postvital färbbaren, keine kernhaltigen Erythrozyten. Hämolytische Einflüsse scheinen nicht am Werke zu sein: die osmotische Resistenz ist jedenfalls im allgemeinen nicht vermindert, und Subikterus nebst Urobilinurie erweisen sich durch die gleichzeitige Kohlehydratinsuffizienz der Leber nicht so sehr als Zeichen stark gesteigerten Blutzerfalls, vielmehr als Indikatoren gestörter Leberfunktion bei normalem oder nur mäßig erhöhtem Blutumsatz.

Leukotaktische Reize (Proteinkörper, Adrenalin) oder Infekte lassen die Neutropenie bestehen; häufig genug wird selbst bei hohem Fieber jeder Anstieg der Neutrophilen vermißt, und erst ein besonders virulenter Erreger oder ein heftigster akuter Blutverlust vermag wenigstens eine relative Polynukleose (bei einer die obere Grenze der Norm kaum übersteigenden Gesamtzahl der Weißen) hervorzurufen. Im Symptomenbilde prägt sich die leukoblastische Markhemmung nicht immer scharf aus. Die schweren destruktiven Entzündungen fehlen; aber diese Menschen neigen zu Temperaturerhöhungen, zu universellen Ekzemen, Furunkulosen, Stomatitis, Bronchitis, Nebenhöhlenaffektionen, und ich möchte fast glauben, daß an der Ausbildung und Einnistung derartiger Prozesse die mindere Tüchtigkeit des leukoblastischen Apparates nicht ganz unschuldig ist, daß es sich vielleicht um mildere Äquivalente der nekrotisierenden Entzündungen der Aleukie handelt.

Werden diese Milzen der Röntgenbestrahlung unterworfen, so pflegen nach eigenen Erfahrungen die Neutrophilen rapide zu sinken und können bis auf wenige Hundert im Kubikmillimeter reduziert werden.

Ich entnehme meiner Arbeit über die splenogene Myelotoxikose die folgenden zwei Beispiele:

Emma P., 20 Jahre alt. Körpergewicht 47 kg. Achselbehaarung fehlt. Brüste sind wenig entwickelt. Die Periode ist im 17. Lebensjahre dreimal aufgetreten, seitdem Amenorrhöe. Patientin hat wiederholt Magenblutungen gehabt. Kein Ikterus, zur Zeit keine hämorrhagische Diathese, keine Drüsenschwellungen, kein Fieber. Wassermannsche Reaktion negativ.

Der untere Leberrand ist nur bei tiefer Inspiration am Rippenbogen zu fühlen. Urobilin im Harn nur in Spuren. Nach 100 g Lävulose beträgt die erste Urinportion 25 ccm mit 2,05%, die zweite 35 ccm mit 1,45% linksdrehender Substanz.

Die mächtig vergrößerte glatte Milz reicht mit ihrer unteren Grenze bis 3 Querfinger unter den Rand der Beckenschaufel, sie überragt in Nabelhöhe ganz beträchtlich die Mittellinie.

Blutstatus:

Dat.	Zahl der roten Blutkörperchen	Hämoglobingehalt (korr.) %	Färbeindex	Gesamtzahl der Leukozyten	Polynukleäre %	ab-solut	Lymphozyten %	ab-solut	Eosinophile %	ab-solut	Blutplättchen	Bemerkungen
1916												
23. V.	3 300 000	57,0	0,86	3900	60	2340	32	1248	2	78	37 000	1.Bestrahlung:
31. V.	3 500 000	70,0	0,85	2900	68	1972	29	841	2	58	—	25. V. bis 15.
15. VI.	3 100 000	67,5	1,17	2100	61	1281	30	630	4	84	—	VI., 23 Felder, jed. Feld
19. VI.	3 100 000	62,7	1,0	1900	69	1311	15	285	6	114	—	2 mal 10 X.
2. VII.	3 300 000	62,7	0,97	1700	70	1190	17	289	5	85	—	
10. VII.	3 500 000	62,7	0,93	1300	68	884	22	286	8	104	42 000	2.Bestrahlung:
17. VII.	3 800 000	70,0	0,95	1200	67	804	22	264	9	108	40 000	11.VII. bis 25. VII., 14 Felder, pro Feld
24. VII.	4 200 000	87,5	1,07	640	52	333	30	192	13	83	39 000	10 X.
16. IX.	4 000 000	80,0	1,0	1000	55	550	32	320	8	80	56 000	
1. XI.	—	—	—	1200	—	—	—	—	—	—		

Theodor W., 24 Jahre alt, soll im Anfang des Jahres 1915 eine fieberhafte Erkrankung durchgemacht haben und nach der Entfieberung für längere Zeit ikterisch gewesen sein; gleichzeitig habe geringer Aszites bestanden. Seitdem kränkelt er und ist öfter wegen Anschwellung des Leibes in ärztlicher Behandlung gewesen. Er wird am 17. 6. 1916 in die Klinik aufgenommen.

Status: Blaß aussehender Mann, der über großes Schwächegefühl klagt. Zur Zeit kein Ikterus, kein Aszites. Keine hämorrhagische Diathese, keine Drüsenschwellungen. Wassermannsche Reaktion negativ. Mitunter steigt die Temperatur ohne erkennbare Ursache für einige Tage über 38°.

Die Leber ist nicht vergrößert. Im Harn stets sehr reichlich Urobilin und Urobilinogen. Nach Einnahme von 100 g Lävulose 2,085 g Lävulose in 310 ccm Harn. Prüfung der osmotischen Resistenz der roten Blutkörperchen: Beginn der Hämolyse bei 0,51%. Komplette Hämolyse bei 0,226%.

Die Milz überragt als glatter, harter Tumor den Rippenbogen um 3 Querfinger.

Blutstatus:

Dat.	Zahl der roten Blutkörperchen	Hämoglobingehalt (korrig.) %)	Färbeindex	Gesamtzahl der Leukozyten	Polynukleäre %	ab-solut	Lymphozyten %	ab-solut	Eosinophile %	ab-solut	Blutplättchen	Bemerkungen
1916												
11. VII.	4 700 000	93,7	1,0	1900	60	1140	31	589	6	114	66 000	Bestrahlung:
20. VII.	4 600 000	91,0	0,96	975	47	458	44	429	5	48	22000!	12.bis 15.VII. 12 Felder, pro
28. VII.	4 500 000	92,6	0,95	860	49	421	39	335	11	95	—	Feld 10 X.
20. IX.	4 800 000	93,7	0,97	800	52	416	35	280	13	104	46 000	(Filter: 3 mm Aluminium, Haut - Focus-distanz:20cm).

Die Bestrahlung der Milz wandelt also die Hypoleukie erst in eine Aleukie und dürfte alle Gefahren heraufbeschwören, die mit dieser verknüpft sind. Der eigen-

artige Einfluß der Strahlen ist im Grunde nicht sehr verwunderlich. Wir wissen
durch die Untersuchungen von Heineke, daß die Strahlen vor allem die Lymphozyten der Follikel zerstören, während die Retikulumzellen als Makrophagen die
Lymphozytentrümmer aufnehmen und in Wucherung geraten, so daß das
Knötchen, welches seine Form wahrt, sehr bald aus großen, epitheloiden Zellen
in konzentrischer Schichtung zusammengesetzt ist. Zu der bereits bestehenden
und vielleicht noch geförderten Pulpahyperplasie gesellt sich also die Retikulum-
hyperplasie, und diese Wucherung des gesamten retikulo-endothelialen Apparates
der Milz dürfte die korrelative Umwandlung des Knochemarkes in makrophagi-
sches Gewebe („Myeloblastenmark") erheblich beschleunigen.

Im Rahmen einer Abhandlung über die hämorrhagischen Diathesen werden uns naturgemäß besonders diejenigen Fälle interessieren, bei welchen die Thrombozyten zeitweilig oder dauernd
unter den kritischen Grenzwert absinken. Im allgemeinen begegnen wir
solchem Verhalten erst in den späteren Stadien der splenomegalen Zirrhosen.
Mitunter macht sich, — im Blutbilde wenigstens — ein dissoziiertes Verhalten
der Granulozyten und Plättchen geltend: der Thrombopenie entspricht durchaus nicht immer eine besonders weit getriebene Neutro- und Eosinopenie,
wie auch umgekehrt bei hochgradiger Verarmung an Neutrophilen die Plättchenzahlen relativ hoch bleiben können. Die Diskrepanz zwischen Plättchen
und Granulozyten erklärt sich zum Teil vielleicht daraus, daß Leuko- und
Thrombophagie in der Milz auf die Zahl der kreisenden Elemente nicht ohne
Einfluß sind, und daß aus nicht ohne weiteres durchsichtigen Gründen die
Makrophagen bald mehr mit Leukozyten, bald mehr mit Plättchen sich beladen
dürften. Wir möchten aber betonen, daß die Entfernung von Plättchen aus der
Blutbahn durch Phagozytose allein nicht ausreichen würde, um eine Thrombopenie hervorzurufen: Besteht aber an sich eine verminderte Plättchenbildung
und bleibt vor allem infolge der splenopathischen Markhemmung der Anreiz,
den physiologischerweise ein übernormaler Plättchenverlust bedeutet, wirkungslos, dann wird natürlich die Thrombophagie durchaus ins Gewicht fallen, und
gerade die raschen Schwankungen der Plättchenzahl, die wir bei diesen Splenopathien wahrnehmen, werden zum Teil durch wechselnde Tätigkeit der Makrophagen zu erklären sein; zu einem anderen Teil dürften sie vielleicht darauf
beruhen, daß die intakt bleibenden Megakaryozyten sich an gesteigerten Bedarf durch stärkere Abschnürungstätigkeit allmählich besser anpassen. Ich führe
im folgenden zwei Beispiele solcher splenopathischer Thrombopenien [1]
oder solcher Milztumoren mit dem rudimentären oder voll ausgebildeten Symptomenkomplex des Morbus Werlhof an.

Else G., 12 Jahre alt, ist bereits seit etwa 6 Jahren in wechselndem Maße ikterisch.
Vor 2 Jahren entleerte sie 8 Tage lang unter Hustenstößen größere Blutmengen. Einige
Zeit darauf schloß sich an eine Zahnextraktion eine heftige Blutung an, die erst nach ein
paar Tagen vollständig stand. Wenig später zeigten sich zum ersten Male Zahnfleisch-

---

[1] Von diesen splenopathischen Thrombopenien sind zu unterscheiden die essentiellen Thrombopenien mit Milzschwellung. Es wurde früher ausgeführt, daß
Kaznelson die Milzvergrößerung für ein Attribut der essentiellen Thrombopenie hält,
während wir selbst dem nicht zustimmen können. Immerhin kommen Milzschwellungen,
die im allgemeinen im Volumen höchstens die geringsten Grade der hier in Frage stehenden
Splenopathien erreichen, in einzelnen Fällen des echten Morbus Werlhof vor. Abgesehen
von der geringen Vergrößerung der Milz ist der Hauptunterschied darin gegeben, daß es
sich um eine isolierte Megakaryotoxikose handelt, daß der leukoblastische Apparat intakt
ist. Dabei könnte allerdings der Umstand Verwirrung stiften, daß bei chronischer Thrombopenie geringe Neutropenie mit relativer Lymphozytose als konstitutionelles Stigma oder
als Erschöpfungssymptom vorkommt. Doch dürfte diese Neutropenie durch leukotaktische
Reize leicht durchbrochen werden.

entzündung und Zahnfleischblutung, die seitdem nicht mehr gewichen sind. Bei der Untersuchung ergab sich folgendes:

Das 12jährige Mädchen von normaler Körperlänge und Körperentwicklung hat eine ausgesprochen gelbliche Hautfärbung, während die Verfärbung der Skleren nur angedeutet ist. Auf Stirn und Nasenrücken besteht ein ekzematöser Ausschlag. Das Zahnfleisch ist besonders im Unterkiefer sehr locker, stark geschwollen und blaurot verfärbt, quillt zwischen den Zähnen hervor und ist bis weit nach hinten entzündet und schmerzhaft; es blutet fortwährend. Im Oberkiefer ist die Gingiva nur im Bereich der Schneidezähne entzündet. Wangenschleimhaut und Rachen sind o. B. An Unter- und Oberschenkeln sieht man das Hautniveau etwas überragende, livid gefärbte, zum Teil von Hämorrhagien durchsetzte Streifen, welche die halbe Zirkumferenz der Extremität einnehmen, in späteren Stadien rotbraun sich färben und schließlich weiße, an Striae erinnernde Narben hinterlassen.

Stauungsexperiment: Unmittelbar unter der Stauungsbinde flohstichartige, aber auch stecknadelkopfgroße Hämorrhagien, ganz dicht gesät, etwa handbreit; weiter abwärts am ganzen Unterarm vorn und hinten bis auf den Handrücken noch sehr zahlreiche flohstichartige Blutungen.

Die Leber überragt mit hartem, deutlich fühlbarem Rande den Rippenbogen um zwei Querfinger.

Die Milz, von mäßig derber Konsistenz, erreicht mit deutlich abgrenzbarem medialen Rande die Mittellinie, während der untere Rand etwa in Höhe der Nabelhorizontale verläuft. Aszites und Meteorismus nicht vorhanden.

Im Harn findet sich dauernd sehr reichlich Urobilin, nie Gallenfarbstoff, kein Eiweiß, kein Zucker.

Zur Funktionsprüfung der Leber werden 100 g Lävulose verabreicht. Nach 2 Stunden werden 30 ccm Harn mit $2,8\%/_0 = 0,84$ g, nach 4 Stunden 30 ccm mit $1,5\%/_0 = 0,45$ g linksdrehender Substanz ausgeschieden.

Wassermannsche Reaktion negativ.

Blutstatus.

Datum	Zahl der roten Blutkörperchen	Hämo-globin-gehalt	Zahl der Leuko-zyten	Poly-nukle-äre	Lym-pho-zyten	Eo-sino-phile	Blut-plättchen	Bemerkungen
14. VII. 1917	4 500 000	64%	3600	63%	26%	—	24—28 000	Mikroskopisch an den roten Blutkörperchen keine Veränderungen
Splenektomie.								
15. VII. 1917 8 Std. post operation.	3 670 000	57%	12 000	—	—	4%	Sehr reichlich	
15. VII. 13 Std. post operation.	—	58%	12 600	77,5%	18,5%	—	100 000	Temperatur 37,5. Beginn der Pneumonie.
16. VII.	—	—	17500	—	—	—	145 000	Temperatur 39,7. Pneumonie des linken U. L.
19. VII.	—	54%	14000	—	—	—	—	
22. VII.	—	55%	18400	61,5%	27,5%	1%	360 000	Auffallende Aniso-zytose, (Makro-zyten) spärliche Erythrozyten mit Jollykörperchen
29. VII.	3 600 000	56%	8870	55%	32%	—	95 000	Jollykörperchen + +
7. VIII.	—	53%	—	44%	36,5%	—	—	
9. VIII.	—	—	11500	—	—	—	ca. 100 000	
20. VIII.	4 400 000	70%	10640	59,5%	23%	3%	40 000	

Blutgerinnung: Beginn nach 17,5 Minuten,
                   Ende   ,,   27   ,,
Der Blutkuchen retrahiert sich.
Osmotische Resistenz: Minimal 0,4%,
                      Maximal 0,17%.
Blutstatus: Leukopenie und Thrombopenie (vgl. Tabelle S. 441).
Diagnose: Splenomegale (Pseudo-Bantische) Zirrhose (Hypoleukia spleno-hepatica).
Bei der Patientin wird die Splenektomie ausgeführt.
Die Blutungen aus dem Zahnfleisch stehen sofort, die Entzündung und die Stomatitis
bildet sich auffallend rasch zurück, ebenso der ekzematöse Ausschlag auf der Stirn; der
Ikterus schwindet fast ganz. Über die Veränderungen des Blutstatus, insbesondere den
raschen Plättchenanstieg nach der Operation, s. die Tabelle.
Eine postoperative Pneumonie wird gut überstanden und danach erholt sich die Patientin
wesentlich und fühlt sich viel frischer als in den letzten zwei Jahren. Die Besserung ist
aber nur von kurzer Dauer, denn etwa 6 Wochen nach der Operation hat sich die Gelb-
sucht wieder eingestellt, ebenso der Ausschlag auf der Stirn. Der Urin ist wieder außerordentlich dunkel. Die Zahl der Plättchen ist auf 40 000 gesunken. Die Patientin fühlt
sich wieder sehr matt. Sie ist einige Monate später, nachdem sich noch ein Aszites ausgebildet hatte, zugrunde gegangen.

Wilhelm W. wird wegen eines großen Milztumors der Klinik zur Begutachtung überwiesen und seitdem ständig klinisch beobachtet. Bei der Untersuchung des Nervensystems
stellt sich heraus, daß er zweifellos an einer progressiven Linsenkerndegeneration
(Morbus Wilson) vom Typ der Pseudosklerose leidet. Auf den nervösen Symptomenkomplex soll hier nicht näher eingegangen werden, es sei nur betont, daß die Diagnose
sichergestellt ist 1. durch den Nachweis eines breiten Kaiser-Fleischerschen kornealen
Pigmentringes, 2. durch die Darstellung der typischen, gleichmäßig grobhöckerigen Leber
mit Hilfe des Pneumoperitoneums.
W. zeigte keine Spur von Subikterus, auch im Blut keine Vermehrung des Bilirubins
Osmotische Resistenz der roten Blutkörperchen: minimal 0,34, maximal 0,23. Im Harn
monatelang kein Urobilin, später häufig positive Urobilin- und Urobilinogenreaktion.
Die Lävuloseprobe und Galaktoseprobe fiel bei mehrfacher Prüfung stets negativ aus.
Die Leber ist eben unter dem Rippenbogen erreichbar. Über ihre abnorme Beschaffen-
heit hat, wie erwähnt, das Pneumoperitoneum Aufschluß gegeben.
Die Milz ist ein großer, ziemlich harter Tumor, der bei der ersten Untersuchung nach
rechts bis zur Mittellinie, abwärts bis zur Nabelhorizontale reicht. Er vergrößert sich im
Laufe der nächsten Monate noch weiter und reicht jetzt bis ins große Becken.
Die Zahl der Erythrozyten hält zu dauernd bei etwa 3,5 Millionen, der Hämoglobin-
gehalt bei 60%. Ständig findet sich eine im Laufe der Monate immer mehr zunehmende
Leukopenie. Die Thrombozytenzahlen schwanken, erreichen gelegentlich thrombopenische
Werte. Wenn dies der Fall ist, beginnt Pat. aus den Zähnen und aus der Nase zu bluten
und der Stauungsversuch fällt positiv aus, während beim Wiederansteigen der Plättchen die

Datum	Leukozyten	Thrombozyten	Bemerkungen
16. IX. 1922	2100	—	Stets relative Lymphozytose von etwa 40%; stets eine Monozytose von etwa 10%, die nach einer Adrenalininjektion bis auf 36% steigt, mit einer Zunahme der Leukozyten von 2400 auf 4900
20. X.	2600	160 000	
31. X.	1400	—	
17. XI.	2200	26 000	Nasen- und Zahnfleischbluten
21. XI.	—	31 000	„ „ „ „
1. XII.	—	22 000	„ „ „ „
8. II. 1923	1100	22 000	Zahnfleischbluten beim Putzen der Zähne
9. V.	900	—	
2. VI.	1200	80 000	
29. VI.	2800	30 000	
17. VIII.	1800	22 500	Nasenbluten

hämorrhagische Diathese schwindet. Über das Verhalten der Leukozyten und Thrombo-zyten orientiert kurz die Tabelle auf S. 442.

Der erste Fall ist besonders lehrreich, weil er zeigt, wie durch die Milzexstir-pation mit einem Schlage das Knochenmark seine volle Entfaltungsfreiheit wiedergewinnt.

Eine ganz ähnliche Erfahrung haben wir bei einem anderen Patienten mit Hypoleukia splenica gemacht, bei dem, nachdem die Bestrahlung der Milz sich als blutschädigend erwiesen hatte, zur Splenektomie geschritten wurde.

Datum	Zahl der roten Blut-körper-chen	Hämo-globin-gehalt (korri-giert) %	Färbe-index	Zahl der Leuko-zyten	Poly-nukleäre %	ab-solut	Lympho-zyten %	ab-solut	Eosino-phile %	ab-solut	Blut-plättchen	Bemerkungen
1916												
19. IV.	2 805 000	50,0	0,9	1130	27	305	65	734	4	55	62 000	Bestrahlung: 9.—13. V. 10 Felder, pro Feld 10 X
17. V.	2 499 999	50,0	1,04	860	23	198	74	636	1	9	66 000	
18. V.	—	—	—	840	—	—	—	—	—	—		
19. V.	2 400 000	44,0	0,9	760	—	—	—	—	—	—		
3. VI.	2 400 000	43,0	0,9	599	32	192	65	390	1	6	68 000	

16. VI. 1916: Milzexstirpation.

Datum	Zahl der roten Blut-körper-chen	Hämo-globin-gehalt (korri-giert) %	Färbe-index	Zahl der Leuko-zyten	Poly-nukleäre %	ab-solut	Lympho-zyten %	ab-solut	Eosino-phile %	ab-solut	Blut-plättchen
16. VI. (6 Stunden nach der Operation)	2 100 000	33,7	0,8	3100	85	2635	13	403	2	62	—
17. VI.	—	—	—	2900	79	2291	12	348	—	—	—
19. VI.	—	—	—	3300	75	2475	16	528	5	165	—
21. VI.	2 800 000	35,0	0,6	3100	72	2132	20	620	4	124	450 000 (!)
1. VII.	3 600 000	57,0	0,8	3300	43	1419	45	1485	6	198	—
7. VII.	4 300 000	63,7	0,74	3500	40	1440	53	1855	3	105	76 000
15. XII.	4 700 000	72,0	0,76	4200	46	1932	49	2058	2	84	—

Auf Grund dieser Resultate haben wir uns die eingangs dieses Kapitels auseinandergesetzte Vorstellung gebildet, daß das Knochenmark nicht oder jedenfalls nicht nur einer direkten Einwirkung der Krankheitsnoxe unterliegt, sondern daß humoral-korrelative Einflüsse, die von der Milz ausgehen, eine bedeutsame Rolle spielen. Der deletäre Effekt isolierter Milzbestrahlung, welcher die Milz erst recht makrophagisch umwandelt, war dazu angetan, uns in diesem Gedankengange zu bestärken. Wenn bei „Morbus Banti" oder „splenomegalen Zirrhosen" zur Milzexstirpation geraten wird, so möchten wir einen wesentlichen Teil des Erfolges, den dieser Eingriff haben kann, auf das Konto der Verbesserung der Blutmischung, die sich ja auch auf das rote Blut erstreckt, setzen.

Ob durch die Splenektomie das Fortschreiten des krankhaften Prozesses in der Leber aufgehalten werden kann, steht an dieser Stelle nicht zur Diskussion; wir möchten nur darauf verweisen, daß bei Else G. zwar vorübergehend der Ikterus schwand, das Leberleiden aber offenbar doch weiterschritt.

Es muß übrigens bemerkt werden, daß über kurz oder lang die myeloischen Elemente sich doch wieder stark unter die Norm vermindern können (vgl. Else G.: Thrombozyten 40 000 einen Monat post operationem, Neutrophile aber noch hochnormal!); wahrscheinlich liegt das daran, daß in Nebenmilzen oder in mesenterialen Lymphdrüsen sich eine „splenoide Pulpa" entwickelt, die, ähnlich wie beim Typhus, an der Hemmungswirkung aufs Knochenmark sehr wesentlich mitbeteiligt sein kann.

In dem zweiten oben beschriebenen Falle (Wilhelm W.: Morbus spleno-hepato-subcorticalis) haben wir das Sternalmark vom Lebenden im Ausstrich untersucht und bei der Auszählung der in normaler Zahl vorhandenen Mega-karyozyten folgende durchaus von der Norm abweichende Formel gefunden: 35 % voll granulierte, 56 % spärlich granulierte und 9 % ganz un-granulierte. Es handelt sich also im wesentlichen um ähnliche, wenn auch lange nicht so stark ausgeprägte Verhältnisse wie bei den Thrombopenien (vgl. S. 365). Es werden sich aus diesem einen Falle noch keine weittragenden Schlüsse ziehen lassen; aber zur Erklärung der splenopathischen Hypothrombo-zytose und Thrombopenie trägt er unseres Erachtens bei: Nicht die Bildung der Riesenzellen aus der Stammzelle ist gehemmt, sondern die weitere artliche Differenzierung der Megakaryozyten, die Ausbildung der spezifisch azurophilen Granulation hat Schaden gelitten. Vielleicht werden in Zukunft diese erst-malig bei einer Splenopathie erhobenen Knochenmarksbefunde auch zum Verständnis der Pathogenese der essentiellen Thrombopenie beitragen können; vorläufig ist die Betonung der Tatsachen wichtiger als der Versuch, Brücken zu schlagen.

Literatur.

Accolas: L'anaemie pernicieuse aplastique. Thèse de Lyon 1910. — Aschoff und Koch: Skorbut. Veröff. a. d. Geb. d. Kriegs- u. Konstitutions-Pathol. Jena 1909; siehe auch Salle und Rosenberg: Über Skorbut. Ergebn. d. inn. Med. Bd. 19. — Askanazy: Die Lymphfollikel im menschlichen Knochenmark. Virchows Arch. f. pathol. Anat. u. Physiol. Bd. 220. — Bader: Die Monozyten-Angina. Dtsch. Arch. f. klin. Med. Bd. 140. — Bauer: Konstitutionelle Disposition zu inneren Krankheiten 1917. S. 185ff. — Beneke, Elisabeth: Über hämorrhagische Diathese mit Blutplättchenschwund und Knochenmarksaplasie bei Jugendlichen. Fol. haematol. Arch. Bd. 21. 1917. — Bettmann: Beitr. z. pathol. Anat. u. z. allg. Pathol. Bd. 23. 1898. — Bierich: Dtsch. Arch. f. klin. Med. Bd. 130. — Bloch: Beitr. z. pathol. Anat. u. z. allg. Pathol. Bd. 34. 1903. — Blumer: Bull. of John Hopkins hosp. 1905. April. p. 127; zit. bei Accolas: Observ. XVI. — Brücken: Dtsch. med. Wochenschr. 1923. S. 1120. — Caussade et Schäffer: Bull. et mém. de la soc. méd. des hôp. de Paris 29. mai 1908; zit. bei Accolas: Observ. XXXI. — Curschmann: Der Unterleibstyphus. Nothnagels Handbuch der speziellen Pathologie und Therapie. Bd. 3, 1. Teil. Wien 1898. — Decastello: Über Leukopenie und kleinlymphozytäre Umwandlungen des Knochenmarks bei chronisch-myeloischer Leukämie. Fol. haematol. Arch. Bd. 13. — Deußing: Jahrb. f. Kinderheilk. Bd. 88. — Dünner: Zur Ätiologie der Thrombopenie. Berl. klin. Wochenschr. 1921. Nr. 37. — Ehrlich: Über einen Fall von Anämie mit Bemerkungen über regenerative Veränderungen des Knochenmarkes. Charité-Ann. Bd. 13. 1888. — Engel: Über einen Fall von perniziöser Anämie mit gelbem Knochenmark in den Epiphysen. Zeitschr. f. klin. Med. Bd. 40. 1900. — Eppinger: a) Die hepato-lienalen Erkrankungen. Berlin: Julius Springer 1920; Kapitel: Die aplastische Anämie. S. 290ff. b) Die hepatolienalen Erkrankungen. S. 437ff. — Frank: Aleukia haemorrhagica I und II. Berl. klin. Wochenschr. 1915. Nr. 37 und 41; Aleukia splenica (splenogene Leuko-Myelotoxikose) I und II. Berl. klin. Wochenschr. 1916. Nr. 21 und 1917. Nr. 24. — Gauckler: Journ. de physiol. et de pathol. gén. 6, Bd. 31. 1904. — Thèse de Paris 1905 (Dtsch. med. Wochenschr. 1904. Nr. 11). — Arch. des malad. du coeur, des vaisseaux et du sang. T. 2, p. 401. 1908. — Gavazzeni und Minelli: Strahlentherapie. Bd. 5, H. 1. — Gorke: a) Verhalten der Milz und des Knochenmarks und die Aussichten der Splenektomie bei der aplastischen Anämie. Dtsch. Arch. f. klin. Med. Bd. 136. b) Auf-treten aplastischer Anämie nach Salvarsan. Münch. med. Wochenschr. 1920. — Hedinger: Frankfurt. Zeitschr. f. Pathol. Bd. 1. — Heineke: Grenzgeb. d. Med. u. Chirurg. Bd. 14. 1905. — Helly: Zentralbl. f. Physiol. Bd. 20, Nr. 26. 1907 und Prager med. Wochenschr. 1908. — Henke: Zeitschr. f. klin. Med. Bd. 91. — Herz: a) Zur Kenntnis der aplastischen Anämie. Wien klin. Wochenschr. 1908. b) Wien. klin. Wochenschr. 1917. Nr. 22. — Herzog und Roscher: Beitrag zur Pathologie der Thrombopenie. a) Virchows Arch. f. path. Anat. u. Physiol. Bd. 233. 1921. b) Virchows Arch. f. path. Anat. u. Physiol. Bd. 236. 1922. — Heubner: Fol. haematol. Bd. 19. — Hirschfeld: a) Über schwere Anämie ohne Regeneration des Knochenmarkes. Berl. klin. Wochenschr. Nr. 18. 1906. b) Referat über aplastische Anämie. Fol. haematol. Bd. 12. 1911. c) Über einen Fall schwerer hämorrhagischer Diathese mit Knochenmarksatrophie. Fol. haematol. Bd. 3. 1906. — Hueck: Aufnahme und Aus-scheidung des Eisens. Inaug.-Diss. Rostock 1905. — Isaac und Möckel: Experimentelle schwere Anämie durch Saponinsubstanzen. Verhandl. d. 27. dtsch. Kongr. f. inn. Med.

1910. — Kahler: Zeitschr. f. angew. Anat. u. Konstit. Bd. 1. 1913/14. — Kast und Gütig: Dtsch. Arch. f. klin. Med. Bd. 80. 1904. — Kaznelson: a) Verhandl. d. 34. dtsch. Kongr. f. inn. Med. 1922. b) Über die Indikationen der Splenektomie usw. Wien. Arch. f. inn. Med. c) Akute Aleukie. Zeitschr. f. klin. Med. Bd. 83. d) Dtsch. med. Wochenschr. 1918. Nr. 5. — Kleinschmidt: Jahrb. f. Kinderheilk. Bd. 81. 1915. — Krantz, Eva: Über Botriozephalusanämie mit aplastischen Knochenmark. Inaug.-Diss. Zürich 1906. — Kurpjuweit: Über letale Anämie im Greisenalter. Dtsch. Arch. f. klin. Med. Bd. 82. 1905. — Larabee: Americ. Journ. of the med. sciences 1911. — Leder: Med. Klinik. 1922. Nr. 41. — Leredde: Ann. de dermatol. et de syphiligr. T. 7. 1919. — Longcope: Fol. haematol., 1905. S. 690. — Massary und Weil: Bull. et mém. de la soc. méd. des hôp. de Paris 1908. Zit. nach Accolas: Observ. XVIII. — Minot: Studies on a case of idiopathic purpura hemorrhagica. Americ. Journ. of the med. sciences Vol. 152, p. 48. 2. Juli 1916. — Musser: Study on a case of aplastic anemia. Arch. of internal med. Vol. 12, p. 275. 1914. — Mühsam: zit. nach Gorke a). — Nägeli: a) Blutkrankheiten und Blutdiagnostik. Kapitel: Lymphatische Reaktion. Berlin: Julius Springer 1923. S. 422. b) Blutkrankheiten und Blutdiagnostik. 1923. S. 497. c) Blutkrankheiten und Blutdiagnostik. 1923. S. 211. — Oehme: Münch. med. Wochenschr. 1909. Nr. 9. — Pappenheim: Fol. haematol. Bd. 12. Referatenteil S. 235. — Parkes-Weber: Fol. haematol. Bd. 19. — Rogers: Fevers in the Tropics. Oxford med. Publ. London 1908. — Sandberg: Das Türksche Krankheitsbild der lymphatischen Reaktion. Inaug.-Diss. Breslau 1920. — Santesson: Arch. f. Hyg. Bd. 31. — Schaumann: Volkmanns klin. Vortr. 1901. — Schultz: Ergebn. d. inn. Med. Bd. 16, S. 32. 1919. — Schur und Loewy: Zeitschr. f. klin. Med. Bd. 40. 1900. — Selling: Experimentelle Benzolvergiftung. Bull. of Johns Hopkins hosp. Bd. 21; Beitr. z. pathol. Anat. u. z. allg. Pathol. 1911. Bd. 51. — Sieß und Störk: Wien. med. Wochenschr. 1913. Nr. 18. — Stahl: Dtsch. Arch. f. klin. Med. Bd. 132. 1920 und Zeitschr. f. klin. Med. Bd. 96, S. 189. 1923. — Steinhaus und Stordeur: Arch. de méd. exp. 1908; cf. bei Accolas: Observ. XI und XII. — Sternberg: a) Dtsch. med. Wochenschr. 1923. Nr. 5. b) Über Purpuraerkrankung. Wien. Arch. f. inn. Med. Bd. 3. 1922. — Stones: Ohio State med. Journ. Nov. 1907. Zit. bei Accolas: Observ. XXVII. — Stranz: zit. nach Leder: Persönliche Mitteilung. — Teleky und Weiner: Klin. Wochenschr. 1924. Bd. 1. — Türk: a) Wien. klin. Wochenschr. 1907. Nr. 6. b) Vorlesung über klinische Hämatologie. II. Teil, 2. Hälfte, 42. Vorles., S. 739 ff. c) Vorlesungen über klinische Hämatologie. I. Teil, 1. Hälfte, 20. Vorles., S. 260, siehe auch Wien. klin. Wochenschr. 1907. Nr. 6. d) Untersuchungen des Blutes bei Infektionskrankheiten. Wien 1898. — v. Willebrand: Zur Kenntnis der aplastischen Anämien. Finska läkaresällskapets handlinger. Helsingfors. Bd. 60. 1918. — Zeri: Policlinico. Bd. 12, H. 7; zit. bei Accolas: Observ. XXIV. — Ziegler, zit nach Leder: Persönliche Mitteilung.

Pseudohaemophilia hepatica.

Es ist seit langem bekannt, daß schwerere Schädigungen des Gesamtparenchyms der Leber — akute gelbe Atrophie, Phosphor- und Chloroformvergiftung, die Spirochäteninfekte der Weilschen Krankheit und des Gelbfiebers, die hypertrophischen (splenomegalen, pseudo-bantischen) Zirrhosen, seltener die Endstadien der atrophischen Zirrhose, endlich langdauernde Gallengangsverschlüsse — von einer hämorrhagischen Diathese begleitet sein können, welche in ihrem klinischen Aspekt bald mehr dem Morbus Werlhof, bald mehr der Hämophilie ähnelt. Manchmal entwickelt sich der von der Thrombopenie her bekannte Symptomenkomplex multipler Ekchymosen mit „Blutflüssen" aus einer oder mehreren Schleimhäuten; unter der Stauungsbinde entstehen reichlich Petechien, beim Beklopfen Hämatome; aus den blutig unterlaufenen Einstichstellen sickert das Blut lange nach: Bekannt sind die Hämatemesis und Melaena gravis bei akuter Leberatrophie (ohne Pfortaderstauung!). Viele dieser Kranken aber bluten überhaupt nicht spontan; Blutungen und Nachblutungen aus Wunden sind jedoch wie bei den echten Blutern ganz außerordentlich heftig und äußerst schwer zu stillen. So setzte bei einem unserer Kranken mit akuter Leberatrophie, dem beim Versuche, den krampfhaft geschlossenen Mund mit dem Sperrer zu öffnen, ein Zahn ausgebrochen wurde, sofort eine starke Blutung aus der Alveolarwunde ein, und das Blut ergoß sich nun unaufhörlich; trotz aller Bemühungen gelang es nicht, die Blutung bis zu dem etwa 12 Stunden später erfolgenden Exitus zum Stehen zu bringen. Ich erinnere ferner an die von den Chirurgen sehr gefürchteten cholämischen Blutungen aus dem Operationsgebiet, die besonders bei Fällen von chronischem Obstruktionsikterus durch Tumoren vorzukommen scheinen.

Über die Häufigkeit einer ernster zu nehmenden hämorrhagischen Diathese unterrichtet eine Statistik von Eppinger:

	Totaler mechanischer Stauungsikterus		Partieller Stauungsikterus (Metastasen)	Ikterus catarrhalis	Atrophische Leberzirrhosen		Hypertrophische Leberzirrhosen	Akute gelbe Leberatrophie
	Karzinom	Stein			nicht ikterisch	stark ikterisch		
Zahl der berücksichtigten Fälle	21	16	14	58	21	10	22	10
Hoher Grad von hämorrhagischer Diathese	$3 = 14\%$	—	—	—	$4 = 19\%$	$4 = 40\%$	$8 = 35\%$	$4 = 40\%$

Zur Erklärung der Blutungsneigung, insbesondere der cholämischen Blutungen, hat man gern auf die Schwergerinnbarkeit des Blutes rekurriert, die sich sowohl im Experiment, als in der Klinik bei ausgedehnten Schädigungen der Leber nachweisen läßt. Bevor wir die Berechtigung dieses Gedankenganges einer Kritik unterziehen, wollen wir uns seine tatsächlichen Unterlagen vergegenwärtigen.

Aus den vielfachen Untersuchungen über die Gerinnung in vitro bei Leberkranken und Ikterischen ergibt sich zunächst eindeutig, daß der zeitliche Ablauf der Gerinnung sowohl bei den leichteren Graden diffuser Leberzellschädigung (z. B. beim Ikterus simplex), als auch bei der Mehrzahl der Fälle von Stauungsikterus, selbst wenn die Überladung der Säfte mit den Bestandteilen der Galle wochen- und monatelang dauert, durchaus der Norm entspricht. Je länger sich der Abschluß der Gallengänge hinzieht, um so mehr kann allerdings nach den Untersuchungen und Zusammenstellungen Petréns eine deutliche Verlängerung der Gerinnungszeit hervortreten. Zweifelsohne haben aber die in vitro gerinnungshemmenden Gallensäuren an dieser Gerinnungsverzögerung in vivo keinen Anteil; denn wie Morawitz und Bierich sowie Petrén betonen, wird im strömenden Blute wohl niemals die im Reagenzglasversuch benötigte Minimalkonzentration von 0,2—0,5% erreicht. Es spricht sich vielmehr in der zunehmenden Verzögerung der Gerinnung nicht die „Cholämie", sondern die zunehmende Störung der Leberfunktion aus. Das geht mit Sicherheit schon daraus hervor, daß Fälle mit Subikterus (mit Bilirubinämie ohne Bilirubinurie) die nämliche Gerinnungsverzögerung aufweisen; nach meinen Erfahrungen kommen vor allem die im vorigen Abschnitt besprochenen Fälle von Hypoleukia spleno-hepatica (die meist als splenomegale Zirrhosen geführt werden) in Betracht; bei Kranken dieser Art, bei denen die funktionelle Minderwertigkeit der Leber durch stärkste Urobilinurie, kräftige Lävulosurie und Galaktosurie sich kundgibt, habe ich mehrfach eine Verspätung von Beginn und Ende der Gerinnung des Venenblutes gefunden, welche auch sehr weit gesteckte Grenzen der Norm (Beginn 15 Minuten, Ende 28—30 Minuten) noch erheblich hinter sich läßt (z. B. in einem Falle: Beginn 25 Minuten, Ende 56 Minuten).

Ein solcher Wert unterscheidet sich kaum mehr von denjenigen, die bei höchstgradiger hepatischer Insuffizienz, man könnte sagen, kurz vor dem Zusammenbruch der Leberfunktion, meist bei Individuen, deren Leben nur noch nach Stunden oder Tagen bemessen war, ermittelt worden sind.

In vier Fällen von akuter gelber Leberatrophie, die Schultz und Scheffer mit des ersteren „Hohlperlenmethode" untersuchten, war die Gerinnung des venösen Gesamtblutes erst nach 45—60 Minuten beendet, während 20 Minuten den Autoren als äußerste Grenze der Norm gelten. Zwei Fälle von Morawitz und Bierich betrafen „hypertrophische Leberzirrhosen" im klinischen Endstadium; auch hier war die Gerinnungszeit des der Ader entnommenen Blutes etwa auf eine Stunde, d. h. auf das Dreifache des bei Gesunden erhaltenen höchsten Normalwertes verlängert. In einer dritten Gruppe endlich, die einen Fall von Morawitz und Bierich und zwei Beobachtungen von Petrén umfaßt, handelt es sich um weitgehende Beeinträchtigung der Leberzelltätigkeit durch chronischen Obstruktionsikterus bei Karzinom der gröberen oder kleinen Gallenkanäle. Petrén, der ebenfalls Venenblut verwendet, konnte in seinen Fällen die Entwicklung der Gerinnungshemmung verfolgen: so hatte sich das eine Mal die Gerinnungszeit, die bei der ersten Prüfung noch normal gewesen war, in einem Zeitraum von fünf Tagen verdoppelt, wiederum nach Ablauf der gleichen Zeit vervierfacht.

Morawitz und Bierich sowie Petrén haben noch in einer anderen, recht interessanten Weise die schwere Störung des Gerinnungsmechanismus dargetan: die erstgenannten konnten zeigen, daß Zusatz kleinster Mengen von Hirudin (3 Tropfen einer $1\,^0/_{00}$igen Lösung zu 5 ccm Blut) die Gerinnungszeit von Normalblut kaum beeinflußte, die Gerinnung des Blutes ihrer Kranken aber um mehrere Stunden hinauszögerte. Petrén wies nach, daß der prozentische Gehalt an gallensauren Alkalien, der eben für die totale Gerinnungshemmung von Blut Normaler oder Ikterischer benötigt wurde, bei mit Leberinsuffizienz einhergehendem Ikterus um ein Viertel, ja um die Hälfte erniedrigt werden kann.

Es unterliegt demnach keinem Zweifel, daß akute und chronische Leberdegenerationen, sofern sie genügend weit fortgeschritten werden, eine bedeutende Verlangsamung der Blutgerinnung im Gefolge haben können. Es muß aber sogleich hervorgehoben werden, daß es sich nicht um ein gesetzmäßiges Attribut der schweren Leberinsuffizienz handelt. Diese Dinge sind anscheinend unberechenbar; gleich schwere Erkrankungen, die in dem einen Falle die Gerinnungsverzögerung aufweisen, lassen sie in anderen vermissen, so haben wir in unserem Material von akuter Leberatrophie (6 Fälle) durchaus der Norm entsprechende, ja nicht einmal der Grenze sich nähernde Gerinnungszeiten festgestellt. Von unseren splenomegalen Zirrhosen, die — an der Störung der Urobilinfixation und des Kohlehydratstoffwechsels gemessen — etwa die nämliche, jedenfalls eine erhebliche Mangelhaftigkeit der Leberfunktion aufwiesen, boten einige normale Gerinnungsverhältnisse, während andere, wie erwähnt, eine sehr deutliche Hemmung erkennen ließen.

Worauf die Gerinnungsverzögerung beruht, ist noch wenig durchsichtig. Im Tierexperiment gelingt es durch diejenigen Gifte, welche eine besondere Affinität zur Leberzelle haben, vor allem durch Phosphor und Chloroform, dann aber auch durch Ausschaltung der Leber aus der Zirkulation, das Blut vollständig ungerinnbar zu machen. Die Ursache der Ungerinnbarkeit ist hier das Schwinden des Fibrinogens, teils durch mangelnde Bildung, teils durch gesteigerte Zerstörung. Diese Tierexperimente scheinen kein Analogon in der menschlichen Leberpathologie zu haben; Fibrinogenmangel scheint auch bei den stärksten hepatogenen Gerinnungshemmungen keine besondere Rolle zu spielen. Das geht, wie Morawitz und Bierich mit Recht betonen, schon daraus hervor, daß das schließlich sich bildende Gerinnungsprodukt derb und fest ist; ferner konnten diese Autoren zeigen, daß das spontan sehr langsam gerinnende Blut durch Zusatz von Gewebssaft in wenigen Minuten koaguliert wird. Auch nach Schultz und Scheffer scheint es kaum möglich, bei denjenigen Fällen von akuter Leberatrophie, die stark verzögerte Gerinnung aufweisen, Fibrinogenmangel als Ursache anzuschuldigen.

Nicht von der Hand zu weisen ist es, daß gerinnungshemmende Stoffe in vermehrter Menge im Blute kreisen; die Gallensäuren zwar haben wir als Antithrombine in vivo abgelehnt, es könnte aber wohl sein, daß die kranke Leberzelle Substanzen abgibt, welche die Eigenschaft haben, die Bildung oder die Wirkung des Thrombins hintanzuhalten. Diese Vermutung stützt sich darauf, daß nach Nolf die gesunde Leberzelle auf gewisse Reize hin, z. B. nach intravenöser Peptoninjektion oder im anaphylaktischen Schock, ,,physiologische" Antithrombine sezerniert. Vielleicht vermag die schwer geschädigte Leberzelle diese in ihrem Leibe aufgestapelten Körper nicht mehr zurückzuhalten, welche normalerweise nur bei Verschiebungen der Kolloidstabilität dem Bedarf entsprechend abgegeben werden.

Vergleichen wir das Verhalten der Gerinnung bei der hepatischen Pseudohämophilie und der echten hereditären Hämophilie, so darf wohl die Störung des Gerinnungsvorganges bei letzterer als die ungleich schwerere bezeichnet werden. Das einmal gebildete Gerinnsel ist bei der hepatischen Form derb und fest, während gerade das qualitativ minderwertige, schlaffe und locker gesponnene Gerinnungsprodukt für die Bluterkrankheit bezeichnend ist. Was den zeitlichen Ablauf anlangt, so ist es kaum zu viel gesagt, daß im allgemeinen das Maximum der Verzögerung bei Leberinsuffizienz etwa dem Minimum bei Hämophilen entspricht. Bei den echten Blutern, die wir beobachteten (vgl. S. 333), waren zu der Zeit, zu welcher bei schwerster Lebererkrankung die Gerinnung abgeschlossen zu sein pflegt, noch nicht einmal die ersten Fäden zu bemerken. Eppinger erwähnt allerdings, daß einmal das kurz ante exitum entnommene Aderlaß-Blut eines Kranken mit akuter Atrophie auch am nächsten Tage noch flüssig war.

An den Vergleich mit der Hämophilie läßt sich sehr gut zur Erörterung der Frage anknüpfen, ob die hämorrhagischen Phänomene, die bei Leberkranken zur Beobachtung gelangen, durch die Gerinnungshemmung erklärt werden können. Wir haben bei der Scheidung von Thrombopenie und Hämophilie den Satz begründet, daß das Mikrotrauma (Einstich mit der Nadelspitze oder Pravazkanüle, Schlag mit dem Perkussionshammer) ebensowenig wie die venöse Stauung hinreicht, um beim Hämophilen Blutextravasationen hervorzurufen; erst die grobe Kontusion oder die Kontinuitätstrennung der Gewebe durch Schnitt oder Quetschung gibt im allgemeinen den Anlaß zu der anhaltenden Blutung. Daraus folgt, daß die spontan und artifiziell sich äußernde hämorrhagische Diathese der Leberkranken, soweit sie vom Charakter des Morbus Werlhof ist, aus der Anomalie der Gerinnung allein nicht begriffen werden kann.

Angesichts der Tatsache, daß die Gerinnungsverzögerung wesentlich geringer, die Beschaffenheit des Gerinnungsproduktes wesentlich besser ist als beim Bluter, wird auch der Zweifel rege, ob die traumatischen Hämorrhagien, z. B. die tödlichen cholämischen Blutungen aus dem Operationsgebiete bei Ikterus chronicus oder die unstillbaren Hämorrhagien aus akzidentellen Wunden bei akuter Leberatrophie, lediglich die Folge der verlangsamten Gerinnung sein können. Dieser Zweifel wird dadurch gestärkt, daß nach Petrén die fatale postoperative Blutung auch erfolgen kann, wenn die Gerinnungszeit wieder normal geworden ist und daß in unserem Falle unbeherrschbarer Wundblutung bei akuter Atrophie die Gerinnungszeit sich nicht als verlängert erwies. Es hat danach den Anschein, daß die Gerinnungshemmung da, wo sie vorhanden ist, nur den Indikator einer Störung der vitalen Blutstillung abgibt, die auch — ohne daß die grobe Gerinnungsanalyse wenigstens einen Ausschlag gibt — vorkonmen kann.

Ich glaube, daß wir auch zum Verständnis der hepatogenen Blutextravationen erst gelangen, wenn wir das Eingreifen der Plättchen und des Plättchenthrombus in den Prozeß der Hämostase berücksichtigen. Nun ist es zwar nach eigenen Untersuchungen sicher, daß die Zahl der Plättchen sowohl bei der akuten Leberatrophie als auch bei langwierigem Stauungsikterus durch Karzinom nicht oder nicht beachtenswert verringert ist; aber wir wissen, daß auch ein reichlich thrombozytenführendes Blut sich verhalten kann wie ein thrombopenisches, indem nämlich die Adhärenz und Agglutination der Plättchen, ihre Verklebung mit den Rändern der Gefäßwunde und untereinander aufgehoben sein kann. Ich habe dieses Vorkommnis bei den Erwägungen über die Pathogenese der thrombopenischen Blutungen ausführlich besprochen (S. 343ff.) und dort auseinandergesetzt, daß die Bildung des Plättchenthrombus gesetzmäßig immer dann ausbleibt, wenn das Blut total ungerinnbar ist. Ich verweise auf das dort Gesagte und möchte hier nur daran erinnern, daß die sog. gerinnungshemmenden Faktoren eben nicht nur die Gerinnung hemmen, sondern auch die „Opsonisation" von Fremdkörpern und rauhen Oberflächen hintanhalten, d. h. die Adsorption und Konzentration bestimmter Plasmakolloide an diesen Oberflächen, welche die Conditio sine qua non des Haftenbleibens der Plättchen ist, hemmen.

Ich habe ferner dargelegt, daß Gerinnungshemmung und Konservierung der Plättchensuspension nicht immer Hand in Hand geht.

Roskam hat gezeigt, daß nach Hirudininjektionen das Blut seine Gerinnungsfähigkeit weitgehend wieder erlangt haben kann, während doch die Wunden (trotz normaler Plättchenzahl!) weiter bluten, die Plättchen also nicht agglutinieren und nicht an den Endothelien der Gefäßwundränder haften. Ich stelle mir nun vor, daß auch bei schwerer Leberinsuffizienz die Gerinnungsverzögerung lediglich der Indikator eines Vorganges ist, der auch die Bildung des Plättchenthrombus hindert und daß manchmal, wie im Experiment von Roskam, eine Gerinnungsanomalie kaum erweislich ist, während das Plättchenaggregat nicht zustande kommt.

Der Mechanismus der Hämorrhagie ist also bei der hepatischen Pseudohämophilie ähnlich wie bei der Thrombopenie: Er beruht auf dem Fehlen oder wenigstens auf dem allzu lockeren Gefüge des Plättchenthrombus. Es handelt sich also um eine *Thrombopenie im eigentlichsten Wortsinne*; da aber der Name Thrombopenie bereits für die Thrombozytopenie vergeben ist, möchte ich das Ausbleiben der Thrombusbildung bei numerisch ausreichender Plättchenzahl als *Athrombie* bezeichnen.

Naturgemäß wird es sich nicht immer um eine komplette Athrombie handeln. Ist die Neigung zur Agglutination nicht vollständig aufgehoben, so dürfte die Störung der Blutstillung um so schwerer sein, je geringer die Zahl der Plättchen ist. Diese Kombination von Hypothrombie und Thrombopenie begegnet uns bei den mit splenopathischer Markhemmung vergesellschafteten Leberzirrhosen, also den pseudobantischen Formen im Sinne Naunyns oder der Hypoleukia spleno-hepatica. In diesen Fällen scheint der „kritische Wert" nicht wie bei der essentiellen Thrombopenie bei etwa 30 000 Plättchen, sondern etwas höher zu liegen: wenigstens weisen sie spontane Blutextravasationen bereits bei 40 000 — 50 000 Plättchen auf und zeigen bei 25 000 — 30 000 Plättchen manchmal schon recht heftige und anhaltende Schleimhautblutungen (vgl. Fall Else G., S. 440). Wahrscheinlich beruht es auf dem Zusammentreffen von Hypothrombie und Thrombopenie resp. starker Hypothrombozytose, daß von allen Lebererkrankungen die „hypertrophische Zirrhose" der älteren Autoren am häufigsten die Symptome der hämorrhagischen Diathese aufweist. Es kommt aber zweifellos, wie wir uns erst kürzlich überzeugen konnten, auch vor, daß bei befriedigend hohen Plättchenwerten eine hypertrophische Leberzirrhose den ausgeprägtesten Symptomenkomplex des Morbus Werlhof darbietet. Wir waren geneigt, in unserem Falle eine vollständige Athrombie (bei übrigens nicht verlängerter Gerinnungszeit!) anzunehmen. Diese Fälle bieten noch viel Problematisches. Man wird in Zukunft versuchen müssen, durch histologische Untersuchungen angestochener Hautgefäßchen das Fehlen des aus Plättchen bestehenden Verschlußpfropfes trotz befriedigender Plättchenzahl direkt nachzuweisen.

Es sei schließlich betont, daß, wenn wir auch der Blutbeschaffenheit die wesentliche Rolle in der Genese der hepatischen Pseudohämophilie zuschreiben, das Verhalten der Gefäße keineswegs gleichgültig sein dürfte. Da bei der hepatischen Autointoxikation möglicherweise auch Kapillargifte in den Kreislauf gelangen, so wird sicherlich die pathologische Einstellung der Kapillaren Gestaltung und Lokalisation der Symptome im Einzelfalle beeinflussen können. Es sei aber nochmals darauf hingewiesen, daß nach unserer Auffassung bei intakter Plättchenzahl und Plättchenfunktion auch durch maximale Kapillardilatation ein pseudohämophiles Bild nicht hervorgerufen, sondern nur ein in dem Fehlen der Plättchenagglutinate begründetes modifiziert werden kann; so wäre es sehr wohl möglich, daß bei der akuten Leberatrophie die massiven Blutungen mit Vorliebe aus dem Magendarmkanal deshalb erfolgen, weil die toxische Kapillarlähmung vorzugsweise im Bereich der Baucheingeweide Platz greift und dementsprechend die Wände des Verdauungstraktes strotzend mit Blut angefüllt sind. Die abdominelle Kapillarlähmung werden wir bei der Purpura Henoch auch antreffen, ohne daß jedoch die Blutextravasationen im Magendarmkanal jenen alarmierenden Charakter tragen wie bei der akuten Leberatrophie.

Literatur.

Eppinger: Allgemeine und spezielle Pathologie des Ikterus. Handbuch von Kraus-Brugsch, Bd. 6, 2, S. 161—163 u. S. 246—247. — Morawitz und Bierich: Über die Pathogenese der cholämischen Blutungen. Arch. f. exp. Pathol. u. Pharmakol. Bd. 56. 1907. — Nolf: Ergebn. d. inn. Med. Bd. 12. — Petrén: Untersuchungen über die Blutgerinnung bei Ikterus. Bruns Beitr. z. klin. Chirurg. Bd. 120. 1920. — Roskam: Contribution à l'étude de la physiologie normale et pathol. du globulie. Arch. internat. de physiol. Vol. 20, p. 71ff. 1923. — Schulz: Über Ikterus, Hämorrhagien und Blutkoagulation. Berl. klin. Wochenschr. 1921, Nr. 29.

Durch unsere Erörterungen über den Morbus Werlhof zog sich wie ein Leitmotiv der Gedanke, daß das Wesen der Diathese in einer Änderung der morphologischen Blutmischung begründet sei, während eine — häufig genug nur lokale — Alteration der Gefäßwand irgendwelcher Art lediglich ein „Accidens" sei, notwendig zur Manifestierung des klinischen Symptoms, aber kein integrierender Bestandteil der Diathese selbst. Den Thrombopenien essentiellen und symptomatischen Charakters lassen sich nun Formen der hämorrhagischen Diathese gegenüberstellen, die einheitlich dadurch charakterisiert sind, daß *nicht der „Inhalt"*, sondern die *„Wand"* der Gefäße im Mittelpunkt des krankhaften Geschehens steht. Zum Begriff der Diathese gehört eine allgemeine Disposition des Organismus, diese war bei der Thrombopenie in dem überall hindringenden „Blut ohne Plättchen" gegeben. Bei den jetzt zu betrachtenden Krankheitsgruppen ist es die universelle — nicht etwa auf den Ort der spontanen Mani-

festation beschränkte — Schädigung der Kapillaren, die das Anrecht
auf die Bezeichnung Diathese gewährt.

Im übrigen ist mit der universellen Gefäßwandalteration nur ein sehr loses
Band gegeben; denn im einzelnen lassen sich zwei wesensverschiedene Typen
unterscheiden: 1. *eine toxische Lähmung der Kapillarfunktion*, 2. *eine Beteiligung der Gefäßendothelzelle an einer allgemeinen Endothelreaktion gegen
Krankheitserreger.* Die „Angiopathien" gehören streng genommen nicht in
eine Darstellung der Blutkrankheiten, doch ist es aus allgemein-pathologischen
und differentialdiagnostischen Gründen unerläßlich, sie — wenn auch in ge-
drängter Form — den „Hämopathien" gegenüberzustellen.

III. Die hämorrhagische Kapillartoxikose.

Das Krankheitsbild, historisch entwickelt. Schönlein hat in seinen Vorlesungen zuerst eine Blutfleckenkrankheit beschrieben, die zugleich mit
Spontan- und Druckschmerzhaftigkeit mehrerer Gelenke und
ödematöser Schwellung der Gelenkumgebung verbunden sei. Er
betont, daß die Eruption der höchstens linsengroßen, anfangs hellroten,
Fleckchen stoßweise erfolge und daß nach freien Intervallen durch Wochen
immer neue Schübe des Exanthems und der Gelenkaffektion auftreten können.
Er weiß bereits, daß durch Verlassen der horizontalen Lage und Umhergehen
ein solcher Schub an den unteren Extremitäten leicht provoziert werden kann.
Sehr bald hat man wohl bemerkt, daß die Flecken auch größer sein können
und nicht nur auf die Unterschenkel beschränkt sind, wie Schönlein wollte;
man hat ferner beobachtet, daß Blutflecken nicht die einzigen Hauterscheinungen
sind, daß daneben noch Urtikariaquaddeln und umschriebene Erytheme vorhanden sein können, daß die Hämorrhagien häufig von einem roten
Hof umgeben sind oder das Zentrum einer urtikariellen Effloreszenz bilden, ja,
daß nicht selten hämorrhagische Knötchen das Hautniveau überragen.
Auch flüchtige Schwellungen der Glieder an Stellen, die vorher oder nachher
besonders schmerzen, und vorübergehende oder länger andauernde Ödeme
der Handrücken, der Füße, der Augenlider, des Gesichts sind sicherlich bald manchem Beobachter aufgefallen. Weiter ergab sich wohl zwanglos,
daß der „Rheumatismus" auch in ziehenden Periostalschmerzen, Myalgien
und Neuralgien sich äußern kann.

Eine wesentliche Bereicherung erfuhr das Krankheitsbild durch die übrigens
bereits von Schönlein angedeuteten, aber ausführlich erst etwa gleichzeitig von
Scheby-Buch und Henoch 1874 beschriebenen Erscheinungen von seiten
des Magen-Darmkanals. Henoch (a) kennzeichnet die abdominellen Erscheinungen durch die Schlagworte: Erbrechen, Kolik und Darmblutung.
Nach der ausgezeichneten Schilderung von v. Dusch und Hoche in der Festschrift für Henoch klagen die Kranken (meistens Kinder und Adoleszenten)
über heftige kolikartige Schmerzen im Leibe, die namentlich in der Nabel-
gegend ihren Sitz haben und häufig so stark werden, daß die davon Befallenen,
in sich zusammengekrümmt, laut jammernd im Bette liegen. Das Abdomen
ist dabei eingezogen und diffus druckempfindlich, der Stuhl ist zunächst angehalten. Gesteigert werden die Beschwerden durch ein höchst hartnäckiges
Erbrechen, welches gallige Massen, häufig mit Blut gemischt, zutage fördert.
Die Verstopfung weicht bald einer Entleerung dünner, gelber, oft mit Blut gemischter Stühle, die manchmal mit dem Ende der Schmerzanfälle zusammenfällt.
Die innere Zusammengehörigkeit dieser heftigen intestinalen Reizerscheinungen mit der Purpuraeruption und den Gliederschmerzen geht nach Henoch

daraus hervor, daß sie ebenfalls in Schüben mit mehrtägiger oder mehr-wöchiger Pause auftreten, so daß sich die Krankheit monatelang hinziehen kann. Henoch hat endlich noch darauf hingewiesen, daß außer Erbrechen und blutigen Stühlen auch eine hämorrhagische Nephritis die Purpura mit Gelenkerscheinungen nicht selten kompliziert. Nehmen wir noch hinzu, daß mäßige Fiebersteigerungen oder wenigstens subfebrile Temperaturen, aller-dings nicht regelmäßig, aber doch nicht gerade selten, die einzelnen Schübe begleiten, so ist ein symptomenreiches Ensemble gegeben.

Kasuistik. Die Schilderung einiger selbst beobachteter Fälle, die wohl als klassische Paradigmata gelten dürfen, mag dartun, daß zwar in der Ver-wirklichung des konkreten Falles dieser oder jener prägnante Einzelzug fehlen kann oder nur angedeutet ist, daß aber der Typus Schönlein-Henoch tat-sächlich, um mit Pfaundler und v. Seht zu sprechen, eine recht homogene Gruppe darstellt.

1. Paul S., 17 Jahre alt, erkrankte um Weihnachten 1918 plötzlich, indem sich zahl-reiche rote Flecken an beiden Beinen bildeten. Der anfangs juckende Ausschlag hielt einige Tage an. Der Stuhl war zunächst verstopft; daran schlossen sich krampfartige Schmerzen im Leibe, die als Bleikolik gedeutet wurden. Er entleerte einmal einen schleimigen Stuhl-gang. Die Koliken dauerten mit Unterbrechung bis zum Februar; in dieser Zeit trat ge-legentlich noch ein spannendes Gefühl in manchen Gelenken auf. Im Februar 1919 wurde dann noch eine Nierenentzündung festgestellt.

Gegen Ende des Jahres 1919 traten die roten, anfangs juckenden Flecken an beiden Beinen wieder auf, blaßten rasch ab, waren aber am 22. Januar, dem Tage des Eintritts in die Klinik, wieder von neuem erschienen. Patient klagte außerdem noch über geringe Muskelschmerzen in beiden Beinen.

Befund: Guter Ernährungszustand, Temperatur während der Beobachtungszeit nicht erhöht. Herz ohne krankhafte Zeichen.

Blut: Rote Blutkörperchen 5 000 000, Hämoglobin 54%, weiße Blutkörperchen 7300, Neutrophile 65%, Lymphozyten 28%, Eosinophile 3%, Monozyten 4%, Plättchen 240 000. Blutungszeit nicht verlängert (4 Minuten), Gerinnungszeit normal (Beginn nach 5, Ende nach 14 Minuten).

An beiden Beinen, in sehr geringem Maße auch an den Armen, besonders an den Streck-seiten der Gelenke, ein Exanthem aus kleinen roten Fleckchen, die auf Druck nicht ver-schwinden. Es handelt sich offenbar um hyperämische Stellen mit Hämorrhagien. Einige der Effloreszenzen sind von einem hellen, ödematösen Saum umgeben, einzelne müssen, da sie über das Hautniveau prominent sind, als hämorrhagische Papelchen bezeichnet werden. Es besteht auch geringes Ödem des Fußrückens. Die Gelenke sind zur Zeit nicht schmerzhaft und ihre Beweglichkeit nicht beeinträchtigt.

Während des Aufenthaltes in der Klinik bestehen keine Leibschmerzen. Stuhlgang regelmäßig, geformt.

Der Harn enthält etwas Eiweiß, Sanguis, im Sediment Erythrozyten, spärlich hyaline Zylinder und Leukozyten.

5. Februar: Das Exanthem hat sich zunächst braunrot verfärbt und beginnt allmählich zu verschwinden, die Erhabenheiten sind zurückgegangen. Gelegentlich treten aber doch noch an den Streckseiten der Gelenke kleine, hämorrhagische Fleckchen auf. Im Urin Eiweiß und morphologische Bestandteile nicht mehr nachzuweisen.

2. Käthe Gr., 13 Jahre alte Schülerin. Das Mädchen, das früher stets gesund gewesen sein soll, hat seit 5 Wochen einen kleinfleckigen Ausschlag an den Beinen. Anfangs waren auch Schmerzen und Schwellung des linken Handgelenks vorhanden. Sie soll die ganze Zeit oft über Leibschmerzen geklagt haben. Der Stuhl war wechselnd, teils durchfällig, teils angehalten. Wegen der Druckschmerzhaftigkeit und Spannung in der Oberbauch-gegend wurde an tuberkulöse Bauchfellentzündung gedacht. Aufnahme in die Klinik am 19. Januar 1920.

Befund: Schwächlich gebautes, in dürftigem Ernährungszustande befindliches Mädchen. Blutbild: 5600 Leukozyten, Neutrophile 63%, Lymphozyten 30%, Monozyten 6%, Eosinophile 1%, Blutplättchen 100 000.

Die Haut der oberen und unteren Extremitäten, besonders an den Streckseiten, auch auf dem Gesäß und dem rechten Schulterblatt mit zahlreichen kleinen Petechien und kleinen linsen- bis erbsengroßen, hyperämisch-hämorrhagischen Papelchen bedeckt. Der Fuß-rücken ist gerötet und ödematös geschwollen. An der Wangenschleimhaut befinden sich ebenfalls einige kleine Petechien.

An Lungen und Herz ist ein krankhafter Befund nicht festzustellen.

Leber und Milz sind nicht vergrößert. Das Abdomen ist leicht gespannt, der Darm etwas aufgetrieben. Druckempfindlichkeit zur Zeit gering. Patientin klagt über heftige spontane Leibschmerzen.

Im Harn finden sich 1—4⁰/₀₀ Eiweiß, reichlich rote Blutkörperchen, auch Blutkörperchen-zylinder, daneben Leukozyten, hyaline und granulierte Zylinder.

23. Januar. Heftigste Leibschmerzen und Erbrechen. Im Stuhl wird bei mehrfacher Untersuchung kein Blut gefunden.

Am 30. Januar wird eine intrakutane Tuberkulininjektion von $^1/_{10}$ ccm einer Lösung Alttuberkulin 1 : 1000 am proximalen Ende des rechten Unterarms vorgenommen. Schon nach einer Stunde beginnt eine deutliche Reaktion in Gestalt starker Rötung und nach 3 Stunden ist bereits ein etwa taubenei-großes Infiltrat entstanden. Am Unterarm und Handrücken treten Petechien und kleine, harte, stecknadelkopfgroße Papeln hervor. Nach 5 Stunden hat sich das Infiltrat auf den halben Unterarm und auf den distalen Teil des Ober-arms erstreckt und ist sehr schmerzhaft geworden. Auch die Bewegung im Ellbogengelenk ist schmerzhaft. Im Zentrum des Infiltrats an der Einstich-stelle hat sich ein etwa pfennigstückgroßes Hämatom gebildet. Die Petechien am Arm nehmen zu und auch an den Beinen bilden sich zahlreiche Blut-fleckchen.

31. Januar. Das zentrale Hämatom hat noch zugenommen und ist jetzt etwazwei-markstückgroß. Arme und Beine sind plötzlich wieder mit zahlreichen frischen Petechien bedeckt.

5. Februar. Das Infiltrat und das Hämatom haben sich langsam zurückgebildet, doch ist im Zentrum des Infiltrates im Bereich des Hämatoms Nekrose eingetreten. Temperatur 38,2⁰. Im Harn 3⁰/₀₀ Albumen, im Sediment reichlich Erythrozyten, einige hyaline und granulierte Zylinder, Leukozyten.

17. Februar. Injektion von 1 ccm Caseosan subkutan in den proximalen Teil des linken Oberarms. Heftige Reaktion: Nach 3 Stunden ist der ganze Unterarm, das Ellbogengelenk und der untere Teil des Oberarms stark ge-schwollen und schmerzhaft.

18. Februar. Wiederum treten viele frische Purpuraflecken an den Unter-armen und Beinen auf, während die Schwellung des linken Armes allmählich abnimmt. Am nächsten Tage ist das Purpuraexanthem noch stärker ge-worden.

23.—27. Februar erfolgt ein neuer Schub von Purpura. Im Harn nach wie vor Eiweiß, reichlich Erythrozyten. Im Stuhl wird mit der Benzidinprobe etwas Blut nachgewiesen.

Am 5. März wird die Patientin, die 4,5 kg zugenommen hat und sehr wohl aussieht, auf eigenen Wunsch fieberfrei nach Hause entlassen.

3. Elfriede G., 13 Jahre alt, begann am 29. VII. 1922 plötzlich über heftige Leibschmerzen zu klagen. Am gleichen Tag schwollen die Füße an und bald darauf zeigten sich Flecke auf dem Fußrücken, im Verlauf der nächsten Tage auch an den Händen und Armen sowie am Gesäß. Mehrere Gelenke wurden um diese Zeit sehr schmerzempfindlich und ihre Um-gebung zeigte sichtliche Schwellung. Ein Teil der Flecken sowie die Gelenkschwellungen gingen rasch zurück. Da aber die Patientin am 4. VIII. ca. 200 ccm einer braun verfärbten Flüssigkeit erbrach, wurde sie der Klinik überwiesen.

Befund. Zartes Mädchen mit schlecht entwickeltem Fettpolster. Über allen Herz-ostien systolisches Geräusch; beide zweite Töne an der Basis etwas akzentuiert. An den Lungen wird ein krankhafter Befund nicht erhoben. Leber und Milz nicht zu tasten.

Der Leib ist weich, leicht eindrückbar, die Oberbauchgegend in querer Richtung, offenbar dem Verlaufe des Querkolons entsprechend, stark druckempfindlich. Auch in der Klinik erbricht Patientin noch zweimal mit dunkelrotem, teils geronnenem Blut untermischte Massen. Auf dem Stuhl, der gut geformt entleert wird, bemerkt man einige Blutstreifen. Der Harn ist frei von Eiweiß; im Sediment weder Erythrozyten noch Leukozyten und Zylinder.

Die Temperatur erreicht nur einmal 37,3⁰.

Blutbefund: Erythrozyten 4 400 000, Hämoglobin 48⁰/₀, Leukozyten 6600, Poly-morphkernige 82⁰/₀, Lymphozyten 16⁰/₀, Monozyten 2⁰/₀. Blutplättchen: 460 000. Blutungszeit: 1 Minute. Gerinnungszeit: Beginn nach 6¹/₂ Minuten, Ende nach 14 Minuten.

Das Exanthem zeigt folgendes Aussehen: An der linken Wange fallen mehrere konflu-ierende, beim Betasten leicht erhabene Effloreszenzen auf, deren jede eine etwa stecknadel-kopfgroße Blutung, umgeben von einem geröteten Hofe zeigt. Gesicht, Rücken, Brust und Bauch sind frei von Effloreszenzen. Diese finden sich aber in außerordentlich großer Zahl auf beiden Nates. Es handelt sich hier um größere einzelstehende, papulöse Erhaben-heiten, die von einem entzündlich geröteten Hofe umgeben sind und auf ihrer Spitze eine mit [hämorrhagischer Flüssigkeit erfüllte, meist bereits geplatzte und im Eintrocknen begriffene Blase tragen. Von kleinsten, eben sicht- und fühlbaren Papelchen finden sich alle Übergänge zu den großen durch Blutblasen ausgezeichneten. Daneben sieht man zahlreiche bräunliche Pigmentflecke. Vereinzelte Effloreszenzen ähnlicher Art finden sich an den Beugeseiten beider Ober- und Unterschenkel und an den Fußsohlen; dagegen ist die Streckseite der Unterschenkel und besonders der Fußrücken sehr erheblich beteiligt. Hier bemerkt man, abgesehen von den beschriebenen Papelchen, reichlich teils strichförmige, teils auch ringförmig angeordnete Hämorrhagien, daneben auch einige bereits eingetrocknete, von Blasen herrührende Schorfe. An den Streckseiten der Arme fallen neben papulösen Effloreszenzen mit entzündlichem Hof, die zum großen Teil keinen hämorrhagischen Charakter tragen, zahlreiche braune Flecke auf. Der Ausschlag scheint nach Angabe der Pat. wenig zu jucken, doch sind am Gesäß stellenweise Kratzeffekte zu sehen.

Während der Beobachtung in der Klinik sind ödematöse Schwellungen und Gelenkaffektionen nicht mehr nachzuweisen.

Am 10. VIII. verläßt die Patientin, bei der die Effloreszenzen abgeblaßt waren, zum ersten Male das Bett und bemerkt nach wenigen Minuten juckende Parästhesien an den Beinen. Bei der kurze Zeit darauf vorgenommenen Untersuchung bemerkt man an den Streckseiten beider Beine einen frischen Schub von Effloreszenzen, von dem 1 Stunde zuvor noch nichts nachzuweisen gewesen war. Es handelt sich um zahlreiche quaddelartige Erhebungen von $1/2$—1 cm Durchmesser, in deren Mitte ein hellroter, nur stellenweise hämorrhagischer Fleck sich befindet. Am Nachmittage sind die Quaddeln verschwunden, während die erythematösen Flecke noch bestehen bleiben.

Provokationsversuche: 11. VIII. 0,1 ccm Alttuberkulin 1 : 1000 intrakutan am linken Unterarm: Es entwickelt sich bis zum nächsten Tage ein großes, erhabenes, entzündlich gerötetes, nicht hämorrhagisches Infiltrat.

An einer anderen Stelle 0,1 ccm Alttuberkulin 1 : 10000 intrakutan: An der Impfstelle ist eine etwa 2 cm im Durchmesser haltende, deutlich erhabene Infiltration entstanden, deren Mitte dem Stichkanal entsprechend hämorrhagisch ist.

Am 31. VIII. wird Patientin, nachdem sie 14 Tage vollständig beschwerdefrei gewesen ist, entlassen.

4. Otto R., Fleischermeister, 46 Jahre alt, erkrankte am 3. V. 1923 mit heftigem Gliederreißen. Gleichzeitig bemerkte er rote Flecke an den Beinen. Fußgelenke und Ellbogengelenke schwollen an und auch noch zahlreiche andere Gelenke waren schmerzhaft. Er fühlte sich im ganzen recht elend. Er suchte zunächst die Hautklinik auf, welche ihn mit der Diagnose Purpura rheumatica der Medizinischen Klinik überwies. Bei der Aufnahme wurde folgender Befund erhoben:

Ellbogen-, Hand- und Fingergrundgelenke sind geschwollen und schmerzhaft; sehr druckempfindlich sind auch die Schultergelenke sowie Hüfte und Knie.

Die Haut der Streckseiten der unteren Extremitäten zeigt zahlreiche, gelblich verfärbte, offenbar bereits abblassende Hämorrhagien; frischere Herde sind an beiden Schultern und der Lendengegend nachzuweisen. Hier handelt es sich um stecknadelkopf- bis pfennigstückgroße, leicht erhabene, hämorrhagisch-urtikarielle Effloreszenzen.

Herz und Lungen sind ohne krankhaften Befund.

Der Unterleib ist meteoristisch aufgetrieben. Der Stuhl ist durchfällig, aber ohne blutige Beimengungen. Der Harn ist frei von Eiweiß und morphologischen Bestandteilen.

Die Temperatur ist leicht erhöht, maximal 37,8°.

Blutstatus: Erythrozyten 4,9 Millionen, Hämoglobin 80%. Leukozyten 19 200, mit 86% Neutrophilen. Blutplättchen: 460000. Blutungszeit: $1^1/_2$ Minuten, Gerinnungszeit: Ende der Gerinnung nach 9 Minuten.

In den nächsten Tagen stellen sich außerordentlich heftige Durchfälle ein, die etwa 14 Tage anhalten, schwer zu beeinflussen sind und den Kranken sehr schwächen. Es handelt sich um dünnbreiige bis flüssige Stühle mit Schleim- und Blutbeimengungen. In demselben Zeitraum muß Patient des öfteren erbrechen. Es entwickelt sich eine Stomatitis mit Schwellung und bläulicher Verfärbung des leicht blutenden Zahnfleisches und Lockerung des Zähne. Es besteht starker Foetor ex ore. An den Extremitäten entstehen fortgesetzt Flecke der beschriebenen Art; durch die andauernde Schmerzhaftigkeit zahlreicher Gelenke, darunter auch mehrerer Zwischenwirbelgelenke, ist Patient, der den Eindruck eines recht kranken Menschen macht, schwer beweglich und hilflos.

Nach etwa dreiwöchigem Krankenhausaufenthalt bildet sich in der stark geschwollenen, hämorrhagisch infiltrierten Schleimhaut der Oberlippe am Übergang zum Kiefer ein etwa zehnpfennigstückgroßes Ulkus, das schmierig belegt ist und leicht blutet. An den Oberarmen entwickelt sich wahrscheinlich im Bereich einer Injektionsstelle eine etwa kirschgroße, hämorrhagisch-entzündliche Infiltration, die oberflächlich nekrotisch wird. An beiden Ohrmuscheln entstehen erbsengroße Infiltrate, die hämorrhagisch werden, sehr druckschmerzhaft sind und schließlich zu einer seichten Ulzeration führen. Die Durchfälle halten immer noch an, ebenso treten immer neue urtikariell-hämorrhagische Effloreszenzen auf.

Erst 6 Wochen nach Beginn des Krankenhausaufenthaltes tritt eine entschiedene Wendung zum Besseren ein, indem die Gelenkschmerzen allmählich nachlassen, die Effloreszenzen verblassen, die Durchfälle sistieren und das Ulkus in der Mundhöhle abheilt.

Beim ersten Versuch des Patienten, aufzustehen, schwellen die Beine ödematös an und es bilden sich an den Unterschenkeln nach etwa 2 Stunden von neuem hämorrhagische Effloreszenzen, die deutlich die Entstehung aus Erythemflecken und Quaddeln erkennen lassen. Erst am 18. VII. kann der Patient als wesentlich gebessert entlassen werden.

13. VI. Bindenstauung am linken Oberarm: Es treten am Unterarm hellrote, erbsengroße Papelchen auf, die sekundär hämorrhagisch werden.

Am 6. VII. 5 ccm Milch intramuskulär an der Außenseite des Oberschenkels: Es entwickelt sich eine schmerzhafte, ziemlich derbe Durchtränkung des Unterhautzellgewebes von etwa 10 cm im Durchmesser.

Am nächsten Tage sind an den Armen eine Reihe von erythematös-hämorrhagischen Herdchen entstanden.

Analyse des Syndroms. Ich habe diese Krankheitsverläufe ausführlich wiedergegeben, weil sie mir zur Stütze der Behauptung dienen sollen, daß der „Hämorrhagie" die zentrale Stellung, die man ihr bis jetzt in diesem Symptomenkomplex eingeräumt hat, nicht zukommt. Fasziniert durch das vordringliche und affektiv überaus wirksame Ereignis multipler Blutextravasationen hat man die übrigen Krankheitserscheinungen viel zu nebensächlich bewertet. Meines Erachtens muß die bisherige Rangordnung der Symptome, wie sie auch in der Krankheitsbezeichnung „Purpura rheumatica" oder „Purpura abdominalis" zum Ausdruck gelangt, geradezu umgekehrt werden; nicht die „Purpura" ist das Wesentliche, sondern der durchaus einheitliche Grundvorgang, der sich in dem „Rheumatismus", in den „abdominellen Symptomen", in den Ödemen, in den polymorphen Hauterscheinungen zu erkennen gibt. Die Purpura ist Sekundärsymptom, so wenig wesentlich, daß sie fortgedacht werden kann, ohne daß das Krankheitsbild sofort in sich zusammenstürzt.

Der Morbus Werlhof steht und fällt mit der Blutung. Sofern er in der Variante des Morbus maculosus auftritt, verleiht eine Vielheit reiner, unkomplizierter Kapillarhämorrhagien ihm pseudoexanthematischen Charakter. Beim Morbus Schönlein-Henoch entwickelt sich primär stets ein echtes Exanthem, das hämorrhagischen Charakter annimmt. Die Flecken des Morbus Werlhof sind Blutflecken im eigentlichen Wortsinne, die Flecken des Morbus Schönlein-Henoch sind erythematöse, urtikarielle, papulöse Effloreszenzen, welche hämorrhagisch werden. Auch dort, wo man eine reine Hämorrhagie zu treffen glaubt, handelt es sich um die „blutige Spur", welche eine flüchtige Primäreffloreszenz hinterlassen hat. Hat man Gelegenheit, die Eruption zu beobachten, so bemerkt man, wie Schönlein ausdrücklich hervorhebt, daß die Fleckchen zunächst hellrot, also lediglich hyperämischer Natur sind; rasch nimmt ihre Farbintensität zu, sie werden dunkel-blaurot und lassen sich nur noch schwer oder gar nicht mehr wegdrücken. Man ist leicht geneigt, sie in diesem Stadium bereits sämtlich für Hämorrhagien zu halten, während doch der Blutaustritt vielfach eben erst beginnt. Es handelt sich vielmehr darum, daß anfänglich nur der arterielle Schenkel der Papillenkapillarschlinge erweitert war, nun aber auch der venöse Schenkel[1]) und die subpapillären kapillaren Venen erschlaffen, so daß das Blut langsam strömt, stellenweise wohl auch stagniert.

Inspiziert man die „Purpura" auf ihrem Höhepunkt, so wird man überraschend häufig die erythematös-urtikarielle Beschaffenheit einer großen Anzahl

---

[1]) O. Müller gibt in seinem Werke: „Über die Kapillaren der menschlichen Körperoberfläche" auf Tafel VIII, Fig. 5 und 6 mit dem Kapillarmikroskop gewonnene Bilder vom Nagelrand bei Purpura, die eine lebendige Anschauung vom Verhalten der Kapillaren gewähren.

der nunmehr sicherlich bereits hämorrhagischen Herdchen bemerken. Aber auch späterhin verraten die Hämorrhagien noch oft durch ihre Ringform, daß sie ursprünglich den „Saum" einer urtikariellen Primäreffloreszenz bilden, daß sie „Residuen" sind.

Soviel ich sehe, nehmen die Flecke bei ihrer Rückbildung einen viel stärker bräunlichen Ton an als beim Morbus Werlhof; wahrscheinlich wohl, weil nicht nur das Farbenspiel der Abbaustufen des Hämoglobins, sondern auch eine starke Pigmentanhäufung in der Farbenumwandlung beteiligt ist.

Die Grundlage der krankhaften Erscheinungen an Haut, Gelenkkapseln (Sehnenscheiden, Periost, Muskelinterstitien), am Magen-Darmkanal und an den Nieren ist eine universelle Affektion der Kapillaren, welche symptomatologisch alle Übergänge von Hyperämie und Ödem zu echt entzündlichen Prozessen in lückenloser Folge erstehen läßt. Der Morbus Schönlein-Henoch ist nicht eine hämorrhagische, sondern eine transsudativ-exsudative Diathese mit fakultativ-hämorrhagischem Charakter. Gerade das macht seine Eigenart aus, daß beim einzelnen Symptom die Grenze zwischen rein funktioneller und bereits entzündlicher Reizerscheinung, also z. B. zwischen Erbrechen und Gastritis, Kolospasmus und Kolitis sich verwischt. Man findet dementsprechend an der Haut eine kontinuierliche Stufenfolge von flüchtigen Hyperämien, Quaddelbildungen, Subkutanödemen hin zu stabileren Erythemen und serösen Durchtränkungen, oft um zentrale Infiltrationen, die meist als Papelchen, aber auch als größere Knoten oder flache Ausbreitungen in der Subkutis sich darstellen. Sehr ausgesprochen ist häufig der Juckreiz. Man darf im Grunde von einem Erythema exsudativum multiforme sprechen, dessen Einzeleffloreszenzen und Manifestationen vielfach hämorrhagisch werden. Die entzündlichen Prozesse können in seltenen Fällen bis zur Blasenbildung und bis zur Ulzeration der Haut- und Schleimhautinfiltrate vorschreiten.

Niemals wird man beim Morbus Schönlein-Henoch eine reine Hämaturie finden, stets eine hämorrhagische Nephritis, niemals eine Darmblutung, sondern stets eine Kolitis mit blutigen Beimengungen zu den schleimig-durchfälligen Exkreten, niemals eine Hämatemesis oder Stomatorhagie, wohl aber nicht so selten eine hämorrhagische Gastritis und gelegentlich eine leicht blutende Schwellung des Zahnfleisches. Die Blutung ist stets begrenzt, auf der Haut nicht ausgedehnter als der primäre Herd, beim Austritt an freie Oberflächen mit dem Grade der Hyperämisierung oder gar entzündlichen Gefäßveränderung an Stärke wechselnd, aber niemals unaufhörlich und abundant.

Die aus der Analyse der Spontanmanifestationen sich ergebende Auffassung erfährt eine willkommene Bestätigung durch das Provokationsexperiment. Niemals gelingt es, durch mechanischen Eingriff wie Stich oder Stoß Hämatome zu erzeugen oder durch Stauung in wenigen Minuten die „Purpura" künstlich hervorzurufen; wohl aber sind durch chemische Reize Lokal- und Fernreaktionen auszulösen (vgl. Fall 2—4). Der Erfolg der intrakutanen Applikation eines Proteinkörpers (Tuberkulin, Kasein) besteht in einer mitunter weit um sich greifenden hämorrhagischen Infiltration, die bis zur Nekrose des blutig infarcierten Zentrums führen kann. Die Folge subkutaner Einverleibung kann eine mächtig sich ausbreitende, recht schmerzhafte, entzündliche Schwellung sein.

Die Fernreaktion ist zu charakterisieren als ein künstlich ausgelöster, neuer Schub der Erkrankung.

Wenn gesagt wurde, daß der Stauungsversuch negativ ausfällt, so ist dies cum grano salis zu verstehen. Die Bindenstauung oder die aufrechte Körperhaltung führt nicht unmittelbar und grob mechanisch zu Blutaustritten wie bei der Thrombopenie; die Stauung kann aber in den ihr unterworfenen Kapillargebieten eine Anhäufung von Stoffwechselprodukten, vielleicht auch der hypothetischen, ätiologisch bedeutsamen Gifte bedingen, welche nun durch chemische Reizung der Kapillarwand zu erneuter Manifestation der Diathese beitragen. So kann es kommen, daß im Gefolge der Bindenstauung sich juckende Quaddeln mit hämorrhagischem Einschlag neben scheinbar primären Blutflecken zeigen. Sehr gewöhnlich ist deshalb auch eine „orthostatische" Wiedererweckung der typischen Krankheitsprozesse an den unteren Extremitäten. Manchmal neben diffusem Ödem, manchmal ohne dieses entwickelt sich beim Umhergehen sehr rasch meist unter juckenden Mißempfindungen eine Aussaat hyperämischer Herdchen, die sehr schnell hämorrhagisch werden und, falls sie erst nach Abklingen der Hyperämie zur Beobachtung gelangen, für eine reine Purpura gehalten werden können.

Das Blutbild bietet beim Morbus Schönlein-Henoch sowohl nach meinen eigenen Erfahrungen, als nach denen von Glanzmann sowie Pfaundler und von Seht weder in seinem roten noch in seinem weißen Anteil eine irgendwie charakteristische Besonderheit, etwa eine ausgeprägte Linksverschiebung, Eosinophilie oder Lymphozytose. Die Zahl der Blutplättchen ist meist normal, eher vermehrt, gelegentlich wohl auch leicht vermindert, aber stets hoch über dem kritischen Wert, der uns bei der Pathogenese der Thrombopenie so wichtig erscheint. Blutungszeit und Gerinnungszeit entsprechen durchaus der Norm.

Pathogenese. Erythem, Urtikaria und umschriebenes Ödem, Schmerz und Schwellung der Gelenke, Erbrechen und Durchfall, Albuminurie und Fieber weisen auf die Erscheinungen bei der Serumkrankheit, d. h. bei der zweiten Einverleibung eines primär ungiftigen Eiweißes, und ich habe deshalb die Krankheit früher als anaphylaktoide Purpura bezeichnet. Durch die Prägung „anaphylaktoid" soll die Wesensverwandtschaft des pathologisch-physiologischen Geschehens in beiden Fällen, nicht die Gleichheit der speziellen Ätiologie, zum Ausdruck gebracht werden [sonst hätte ich „anaphylaktische Purpura"[1]) gesagt]. Die Serumkrankheit oder der anaphylaktische Vorgang bei Reinjektionen eines an sich unschädlichen, artfremden Eiweißes ist ja auch nur ein Beispiel einer durch sehr verschiedene Mittel und Wege zu erreichenden Lähmung der Kapillarfunktion mit Aufhebung des Kapillartonus. Giftwirkung auf die Kapillaren kommt jedem frisch gewonnenen (nicht dem gelagerten) Serum, auch dem arteigenen, zu (Fibrinfermentintoxikation der älteren Autoren); als Kapillargifte bekannt sind Arsen, Antimon, die Goldsalze; die wichtigste, weil wahrscheinlich physio-pathologisch bedeutsamste und zugleich die beststudierte Substanz mit spezifischer Affinität zu den Kapillaren ist die Aminobase Histamin (β-Imidazolyläthylamin), welche durch bakterielle Kohlensäureabspaltung aus dem Eiweißbaustein Histidin, z. B. auch im Darmkanal des Menschen, sehr wohl entstehen kann.

Unter „Kapillarfunktion" können wir dreierlei durch mechanische, thermische, chemische Reize meist gleichzeitig und gleichsinnig beeinflußte Leistungen verstehen. Die Kapillare kann sich aktiv verengern und erweitern, sie kann nach Art einer Drüse sezernieren, sie kann die Kolloide ihrer Zellen verfestigen und auflockern. Dieses Eigenleben der Kapillarwand, das sich eigentlich dem klinischen Beobachter auf Schritt und Tritt aufdrängt, ist seit Stricker von manchen Physiologen behauptet worden, scheint aber zu allgemeiner An-

---

[1]) Glanzmann, der den Namen „anaphylaktoide Purpura" aus meiner Arbeit über die „essentielle Thrombopenie" entnommen hat, setzt in spekulativen Erörterungen tatsächlich Anaphylaxie-Reaktion und Morbus Schönlein-Henoch gleich, wogegen Bessau meines Erachtens durchaus mit Recht Verwahrung einlegt.

erkennung erst durch die neuen Untersuchungen von Krogh und Dale zu gelangen [1]).

Krogh hat durch direkte Beobachtung des Kapillargebiets nicht nur in durchsichtigen Membranen, sondern auch im Muskel des Frosches und Säugetieres gezeigt, daß in dem ruhenden Muskel nur wenige Kapillaren offen sind, daß dagegen im arbeitenden zahlreiche neue Wege des Blutstromes sichtbar werden, während die dauernd durchströmten sich stark erweitern. So kommt es, daß bei maximaler Erweiterung aller Kapillaren der Blutgehalt des Muskels 750 mal so groß ist als in der Ruhe.

Dale hat nachgewiesen, daß das Histamin (und es ist mit diesem Körper wohl das wirksame Prinzip des bei partieller Spaltung des Eiweißes erhaltenen Gemisches, z. B. des Witte-Peptons, gefunden), die Arteriolen unweigerlich verengt und trotzdem den arteriellen Blutdruck mächtig senkt. Und beim Studium einzelner Gefäßprovinzen ergab sich ihm, daß trotz Konstriktion der zuführenden Arterien das Organ mit Blut überfüllt war. Aus diesen Befunden ist zu erschließen, daß die Substanz Arterien und Kapillaren gegensätzlich beeinflußt, daß sie eine mächtige, spezifisch kapillardilatierende Wirkung hat. Dabei lassen sich zwei Stadien unterscheiden: Bei mittlerer Erweiterung der Kapillaren entströmt hellrotes Blut in beschleunigtem Laufe der abführenden Vene, bei stärkster Erschlaffung wird hingegen das Blut immer dunkler, tropft immer langsamer, häuft sich im Organ an und stagniert schließlich wie in einem Morast. An einem entnervten Gliede ist die Wirkung des Histamins nur zu demonstrieren, wenn, abgesehen von reichlicher Sauerstoffversorgung, zugleich Adrenalin appliziert ist. Durch die Entnervung ist gewissermaßen dem Histamin die Arbeit schon vorweggenommen: insofern das sympathiko-mimetische Adrenalin die Anspruchsfähigkeit der Kapillare für Histamin wieder herstellt, darf angenommen werden, daß der physiologische Kapillartonus durch den Sympathikus aufrecht erhalten wird.

Derjenige vitale Vorgang in der Endothelzelle, der sich als Wechsel des Lumens der Kapillare kundgibt, scheint zwangsläufig verknüpft zu sein mit einer Änderung der aus der Gefäßwand transsudierenden Flüssigkeitsmenge. Die Endothelsekretion läßt nach, wenn durch Adrenalin- oder Sympathikusreiz die Kapillare sich kontrahiert; sie kann gewaltig zunehmen, wenn durch Nachlaß des Sympathikustonus oder durch Histamin das Gefäß sich dilatiert. Bringt man, wie Eppinger und Gutmann fanden, etwas Histamin in eine oberflächliche Skarifikation oder injiziert man, wie es Spors unter meiner Leitung getan hat, 0,1 mg intrakutan, so entwickelt sich inmitten eines 4 bis 5 cm breiten, roten Hofes eine mächtige Urtikariaquaddel; bei subkutaner Injektion entsteht ein umschriebenes Ödem, bei Einträufeln ins Auge Konjunktivalhyperämie und Chemosis. Bei starker Allgemeinvergiftung fanden Dale und Laidlaw, daß in wenigen Minuten fast die Hälfte der Blutflüssigkeit das Gefäßsystem verläßt.

Mit dem Nachlassen des Kapillartonus ist nun endlich noch eine Änderung der physikalisch-chemischen Beschaffenheit der Kolloide verknüpft, in der Art, daß der Zellinhalt aus einem zähen, viskösen Zustand in einen mehr aufgelockerten übergeht, so daß nunmehr unter Druck auch korpuskuläre Elemente in die Wand hinein und durch diese hindurchgepreßt werden können.

Krogh und Harrop haben neuerdings die Durchlässigkeit für gewisse kolloidale Partikelchen bei normalem Kontraktionszustand und starker Erweiterung der Kapillaren geprüft und stellten dabei fest, daß Vitalrot und

---

[1]) Zur Orientierung über die neueren Forschungen zum Kapillarproblem seien genannt: E. Kylin: Klinische und experimentelle Studien über die Hypertoniekrankheiten. Stockholm 1923, und Ebbecke: Klin. Wochenschr. 1923, Nr. 29 u. 37/38.

Stärke durch dilatierte Kapillarwände hindurchdrangen, bei normalem Kapillartonus aber zurückgehalten wurden. Die Veränderung der Durchdringbarkeit war unabhängig von der Art des kapillar-dilatatorischen Reizes und konnte z. B. auch durch Reizung kapillarerweiternder Nerven, die nach Krogh und Langley in den hinteren Wurzeln verlaufen, erzeugt werden. Es wird so verständlich, daß bei hochgradiger Wanderschlaffung auch rote Blutkörperchen ins Gewebe übertreten.

Solche spontane kapilläre Hämorrhagien finden sich bei der experimentellen Kapillartoxikose vorzugsweise in dem häufig ganz enorm hyperämischen Gebiet des Magen-Darmkanals und sind besonders bei der Vergiftung mit Goldsalzen von Heubner beschrieben; die Tiere bieten dann klinisch symptomatologisch Nausea, Erbrechen, Durchfälle mit blutiger Untermischung der entleerten Massen. Da die Gifte vom Histamincharakter gleichzeitig stark kontrahierend auf die glatte Muskulatur des Darmes wirken, so sind mit heftigem Schmerz verbundene Darmspasmen als Komplikation der genannten Erscheinungen von seiten des Magen-Darmkanals leicht denkbar und das speziell von Henoch geschilderte Syndrom der Purpura abdominalis würde in das klinische Bild einer anaphylaktoiden Purpura sich gut einfügen.

Vielleicht wird man diese Deduktionen plausibel finden, aber nicht umhin können, den Einwand zu machen, daß doch im klinischen Bilde der Serumkrankheit, der Urtikaria, des Quinckeschen Ödems, abgesehen von seltenen Ausnahmen, die Hämorrhagien nicht vorkommen. Man kann sich zwar an jeder Flohstichquaddel mit leichter Mühe davon überzeugen, daß die geringste Reibung zahlreiche Blutpünktchen erscheinen läßt, aber die spontane Hämorrhagie fehlt eben fast stets. Darauf mag folgendes erwidert werden: Zum Zustandekommen der Hämorrhagie muß die Kapillarlähmung maximal sein; es muß jenes Stadium erreicht sein, das Ricker und Natus in ihren höchst beachtenswerten Studien als prästatischen Zustand bezeichneten und das Dale bei heftiger Histaminvergiftung angetroffen hat. Der Blutstrom ist infolge der ungeheuren Erweiterung des Strombettes, insbesondere der venösen Kapillarschenkel und der Venenanfänge stark verlangsamt, ja bei den höchsten Graden der Vergiftung kann man fast von Stagnation reden. Was stagniert, ist aber ein durch Flüssigkeitstranssudation konzentriertes Blut, fast ein Blutkörperchenbrei. Sind nun die arteriellen Kapillarschenkel, womöglich gar die präkapillaren Arteriolen, ebenfalls abnorm weit, so kann pulsatorisch in der träge strömenden Masse eine solche Drucksteigerung erfolgen, daß Blutkörperchen durch die veränderte Wand hindurchgepreßt werden.

Der wesentlichste Faktor ist aber wohl der, daß diese Veränderung der Kapillarwand, die wir oben als Kolloidauflockerung bezeichneten, infolge der Intensität der Giftwirkung weitere Fortschritte macht, so zwar, daß sich derjenige halbvitale Zustand herstellt, den wir die „spezifisch-entzündliche" Alteration der Kapillarwand nennen können, d. h. es wird diejenige Grenze überschritten, bis zu welcher die Kolloidauflockerung (zusamt der Wanderschlaffung und Wanddurchlässigkeit) noch durch den Reiz des Sympathikus oder des Adrenalins unmittelbar reversibel ist. Aus der transsudativen Diathese ist dann eben eine exsudative geworden. Analysiert man die Produkte dieser „multiplen hämorrhagischen Entzündungen" — die perivaskulären Infiltrationen und sanguinolenten Ausschwitzungen ins Gelenkkavum oder in das Lumen von Kanalsystemen —, so wird man einen leukozytären Einschlag nie vermissen. Wie noch kürzlich Seeliger und Gorke am Beispiel der Peptonvergiftung gezeigt haben, häufen sich in den stark erweiterten und langsam durchströmten Venenkapillaren reichlichst Leukozyten an, die naturgemäß in um so größeren Scharen „auswandern", je stärker die Kapillarwand lädiert ist.

So wird auch vom pathogenetischen Standpunkt klar, daß die Hämorrhagien nur eine unter vielen Folgeerscheinungen der Kapillarvergiftung sind; es erscheint berechtigt, dem in der Namengebung Rechnung zu tragen, indem wir das Wesentliche des Krankheitsprozesses in den Mittelpunkt stellen, dasjenige Symptom aber, das klinisch besonders hervorsticht und solange Anlaß zur Verwechslung und Verwirrung gegeben hat, andererseits nicht ganz vernachlässigen. Die Krankheitsbezeichnung „hämorrhagische Kapillartoxikose", die wir gewählt haben, scheint uns geeignet, die Stelle der „Purpura rheumatica" und „abdominalis" einzunehmen.

Ätiologie. Was die Ursache des Morbus Schönlein-Henoch angeht, so ließe sich darauf hinweisen, daß Purpuraflecke, Erytheme, Urtikaria, Ödeme, Gelenkschwellungen im Verlaufe septischer Erkrankungen nichts Seltenes seien und daß deshalb die hämorrhagische Kapillartoxikose als eine milde Sepsis wohl aufgefaßt werden könne. Es ist derselbe Gedankengang, der auch beim akuten Gelenkrheumatismus herkömmlich entwickelt wird, aber auch dasselbe Gedankenspiel, da eben der fragliche Erreger noch nie gefunden werden konnte. Vorerst müssen wir die Benennung „infektiöse Purpura" für den Morbus Schönlein-Henoch ablehnen, und auch seine Beziehungen zu chronischen Infektionskrankheiten, vor allem zur Tuberkulose, sollten recht kritisch betrachtet werden. Eine starke Reaktion auf Tuberkulin ist schon mehreren Autoren aufgefallen, doch scheint der Schluß, daß der Morbus Schönlein-Henoch sich häufig auf dem Boden einer latenten Tuberkulose entwickle, nicht zwingend. Der Nachweis höchstgradiger, ja geradezu ungeheuerlicher Tuberkulinempfindlichkeit, selbst einer allgemeinen Purpuraeruption nach der Tuberkulinisierung beweist nicht so sehr die latente Tuberkulose, als vielmehr die latente Kapillartoxikose, die, wie wir gesehen haben, durch parenteral einverleibte Proteine leicht zu aktivieren ist. Wir haben in den imponierenden Produkten der Tuberkulinimpfung offenbar besonders schöne Beispiele für unspezifische Lokal- und Herdreaktionen im Sinne von R. Schmidt vor uns. Selbst der Nachweis einer Parenchym- oder Drüsentuberkulose kann nicht zu der Ansicht zwingen, daß die Tuberkulose für die Purpura verantwortlich zu machen ist, sondern lehrt wohl nichts anderes, als daß Autotuberkulinisierung die Manifestation der Diathese begünstigt.

Am meisten Wahrscheinlichkeit hat die Ansicht für sich, daß dem Morbus Schönlein-Henoch eine Autointoxikation durch Gifte von der Art des Histamins zugrunde liegt und daß die Produktion solcher Gifte, mitunter wenigstens, der Einwirkung einer bestimmten Darmflora auf Bausteine des Eiweißes im Sinne einer Bildung toxischer Aminobasen zuzuschreiben ist.

Therapie. Ein Mittel, um das Auftreten neuer Schübe mit Sicherheit zu verhüten, ist nicht bekannt. Es wird sich empfehlen, nach gründlichem Abführen 20—30 g Tierkohle einige Tage lang zu verabreichen, um dadurch eine etwa im Darm befindliche Giftquelle auszuschalten. In hartnäckigen Fällen kommt eine „Auswaschung" des Organismus mittels intravenöser Infusion von 1 Liter Normosal-Lösung in Betracht.

Das gegebene Mittel, um die Schädigung der Kapillarwand zu paralysieren, scheint das Kalzium zu sein. Per os muß man große Dosen, 10—15 g Calc. lact., verabreichen und kann doch nicht auf eine sichere Wirkung rechnen; deswegen sollte man sich bald zur intravenösen Kalziumtherapie entschließen (täglich 1—2mal 25 ccm 10%ige Chlorkalziumlösung). Zur Bekämpfung der abdominellen Koliken könnte allerdings die Kalziummedikation per os schon in kleineren Dosen nützlich sein.

Von mancher Seite wird gerade beim Morbus Schönlein-Henoch die Protein-körpertherapie empfohlen. Die Erfahrungen, die wir bei der klinisch-experi-mentellen Anwendung von Tuberkulin und Kasein gemacht haben, mahnen zur Vorsicht. Immerhin könnte es sein, daß an das Stadium heftiger Steigerung aller Symptome eine Remission oder selbst die Heilung sich anschließt. In Fall 2 unserer Kasuistik konnte man beinahe diesen Eindruck gewinnen. — Geratener erscheint der Versuch einer Desensibilisierung mit Hilfe von Ver-dünnungen der Proteinkörper, die an oder unter der reizenden Schwelle sich halten. Wir pflegen deshalb durch 10-, 100- oder 1000fache Verdünnung die kleinste Dosis von Tuberkulin (Stammlösung 1 : 1000), Yatren-Kasein oder Milch zu ermitteln, die intrakutan (zu 0,1 ccm) oder subkutan (zu 1,0 ccm) noch eine deutliche Lokalreaktion hervorruft und von dieser ausgehend in langsamem Ansteigen mit intra- oder subkutaner Applikation des Reizkörpers zu behandeln. Als milde wirkendes Präparat empfiehlt sich vielleicht auch gelagertes tierisches Serum (das im Handel befindliche Pferde- oder Hammel-serum), subkutan in Mengen von 10—20 ccm.

Rautenberg nimmt an, daß zentrale trophoneurotische Einflüsse, deren Sitz in den untersten Rückenmarksabschnitten oder der Cauda equina zu suchen sei, die Störungen in den peripherischen Gefäßnerven der Haut und die entzünd-lichen Erscheinungen der Gelenke hervorrufen. Von diesem Gesichtspunkte aus ist er zur Lumbalanästhesie bei Kranken mit Peliosis rheumatica geschritten und versichert, daß an einmalige intralumbale Injektion von 4 ccm Novokain-Kochsalzlösung (mit 0,02 g = 0,05 % Novokain) sofortige vollständige und andauernde Beschwerdefreiheit nebst auffällig raschem Verblassen der Purpura-flecke sich anschließe. Bei 5 von 23 auf diese Weise behandelten Fällen trat ein Rezidiv ein, das in gleicher Weise beseitigt wurde. Das Verfahren, über das mir eigene Erfahrungen noch nicht zu Gebote stehen, scheint jedenfalls des Versuches wert.

Es ist nicht unwahrscheinlich, daß man sich auch den entzündungswidrigen Effekt des Atophans, besonders in der neuen Form intravenös injizierbarer Präparate, bei der Behandlung des Morbus Schönlein-Henoch zunutze machen kann. Man würde etwa zweimal täglich 5 ccm „Atophan zur Injektion" (= 0,5 Atophannatrium) oder Atophanyl (0,5 Atophannatrium + 0,5 Natr. salicyl.) intravenös darreichen (bei stärkerer Nierenbeteiligung aber vorsichtig und tastend!).

IV. Die Endotheliosis haemorrhagica.

In den letzten Jahren hat sich die als Sepsis oder Endocarditis lenta be-zeichnete Erkrankung, wie bereits von mehreren Seiten (Becher, Jungmann, Morawitz) hervorgehoben worden ist, auffällig gehäuft. Dem einzelnen kli-nischen Beobachter ist dadurch Gelegenheit gegeben, diese Krankheit an einem größeren eigenen Material zu studieren und dabei festzustellen, daß außer den bereits bekannten Symptomen einige bis jetzt noch gar nicht oder nur bei-läufig erwähnte zu der Geschlossenheit des klinischen Bildes beitragen. Ja, diese neuen Symptome scheinen sogar — im Verein mit experimentell-patho-logischen Untersuchungen der letzten Zeit — einen Weg zum Verständnis der Pathogenese zu weisen. Die Sepsis lenta ist bekanntlich eine schleichend sich entwickelnde, chronisch-fieberhafte Erkrankung, die schließlich nach Verlauf mehrerer Monate, seltener erst nach 1—2 Jahren tödlich endet. Neben der Endokarditis, die vorzugsweise an den Aortenklappen lokalisiert zu sein pflegt, tritt der große, ziemlich harte Milztumor, die progressive Anämie und die hämorrhagische Nephritis besonders hervor. Schmerzen in den Gliedern, Schwellungen eines oder mehrerer Gelenke sind nicht selten; durch Jungmann haben wir ein merkwürdigerweise zuvor unbemerkt gebliebenes, auch nach meinen Erfahrungen sehr charakteristisches Symptom in den fast stets nachzuweisenden Trommelschlägelfingern kennen gelernt.

Der Krankheit ist eigentlich das besondere Interesse der Klinik erst zugewendet worden, nachdem Schottmüller 1903 gezeigt hatte, daß sich bereits intra vitam ein autoptisch in den Krankheitsherden, besonders im Klappenendokard und dessen Auflagerungen nachweisbarer Streptokokkus aus dem Blute züchten läßt, welcher auf der Blutplatte keine Hämolyse, sondern nur eine grünliche Verfärbung des Blutfarbstoffes erkennen läßt. Das Krankheitsbild war aber vorher durchaus nicht unbekannt; vielmehr hat es Litten (a) bereits einige Jahre zuvor als maligne Endokarditis von der eigentlichen akuten Sepsis abgetrennt und als unterscheidendes Merkmal besonders hervorgehoben, daß den metastatischen Krankheitsherden bei der malignen Endokarditis die Tendenz zur Vereiterung fehle, daß es sich z. B. stets um einfach seröse Gelenkentzündungen, blande Thromben resp. Emboli, glomerulo-tubuläre Nephritiden handle. Das Fehlen der Eiterung ist allerdings von hervorragender Bedeutung; wir möchten daraus schließen, daß der myeloische Apparat sich bei dieser eigenartigen Form der Sepsis ebensowenig wie beim Typhus beteiligt, und ebenso wie bei diesem kommt dies in dem zwar wohl bereits von manchen Autoren (Jungmann, Bittorf) erwähnten, aber doch wohl nicht als fundamental erkannten Symptom der Neutropenie (oft mit relativer Lymphozytose) zum Ausdruck. Es scheint demnach fast, als ob eine hemmende Einwirkung auf das Knochenmark ausgeübt wird, zumal man bei hohem Fieber selbst extreme Neutropenie (1500—2500 Gesamtleukozyten mit 30—40% Lymphozyten) zu sehen bekommt. Durch Komplikationen und therapeutische Maßnahmen kann allerdings — ähnlich, aber wohl leichter als beim Typhus — das charakteristische Blutbild im Sinne einer Polynukleose verschoben sein, und dadurch erklärt es sich vielleicht, daß die typische Gestaltung des Leukozytenbildes übersehen werden konnte, zumal ja selbst gute Kenner der Krankheit bis zu ihrer jetzigen Häufung nur über begrenzte Erfahrungen verfügten.

Die Abwehr der Streptokokken wird in diesen Fällen nicht vom leukoblastischen Apparat durch die Bereitstellung neutrophiler Elemente besorgt, sondern, wie die Experimentalstudien von Kuczinski und Wolf lehren, durch die Leistung endothelialer Elemente des Endokards, der Milz, der Niere. Es würde an dieser Stelle zu weit führen, auseinander zu setzen, daß der Organismus im Kampfe gegen Mikroparasiten entweder die Abkömmlinge des leukoblastischen Markgewebes (die Mikrophagen) an den Ort des Kampfes wirft oder sich autochthoner Zellelemente, des sog. retikulo-endothelialen (makrophagischen) Apparates bedient. Wir wollen auch zunächst nicht untersuchen, warum in dem einen Falle dieser, in dem anderen jener Modus der Abwehr gewählt wird, sondern wir möchten nur die Tatsache hervorheben, daß bei der akuten Sepsis und bakteriellen Infektion das myeloische Gewebe in intensivem Reizzustande sich befindet und immer neue Scharen von zum Teil noch nicht ganz ausgereifter Zellen durch das Blut nach dem Krankheitsherde sendet, daß aber bei der chronischen Streptokokkeninfektion das Endothel proliferiert und den Kampf mit dem Erreger aufnimmt, und zwar nicht nur das Endothel in bestimmten Organen, etwa das der Milzvenensinus und intraazinösen Leberkapillaren oder das der greifbaren Krankheitslokalisationen, sondern das Gesamtendothel aller Kapillargebiete. Das scheint mir hervorzugehen aus bereits früher vereinzelt mitgeteilten, aber erst neuerdings eingehend von Schilling, Bittorf und Heß gewürdigten Befunden von zahlreichen großen endothelialen Makrophagen im Blute von Kranken mit Sepsis lenta[1]).

Bittorf schildert sie als eigenartige, sehr große Zellen mit großen, rundlichen, ovalen, länglichen, angedeutet gelappten bzw. komplizierteren Kernen, in deren Protoplasma Vakuolen und größere und kleinere, zum Teil stark lichtbrechende Einschlüsse lagen, die zum Teil offenbar Kernreste phagozytierter Zellen darstellen. Von solchen Einschlüssen fanden sich oft mehrere in einer Zelle. Mehrfach traten Verbände von 5 und mehr Zellen auf. Es handelte sich also unzweifelhaft um Endothelien; die Form der Zellen war meist rundlich, aber auch länglich, spindelig, sternförmig und völlig unregelmäßig durch Fortsätze und Ausläufer. Im gefärbten Präparat fanden sich in diesen Zellen wiederum sehr deutlich größere und kleinere Vakuolen, daneben alle möglichen Einschlüsse: rote Blutkörperchen, Lymphozyten, Leukozyten, noch typisch erkennbar, kleine pyknotische Kerne und Chromatinreste; außerdem sah man darin azurophile Granula, die nach ihrer Anordnung deutlich Reste phagozytierter Zellen darstellten, deren Kern bereits aufgelöst war. Vielfach lagen Kerne und Kernreste in größerer Zahl in einer Zelle.

Bittorf hat durch vergleichende Untersuchungen des Venenblutes und des am Ohrläppchen entnommenen Kapillarblutes den (von Heß bestätigten) Beweis erbracht, daß diese einzeln und in Verbänden auftretenden Zellen sich erst im Gewebe dem aussickernden Blute, besonders nach Reibung, beimischen, daß also eine abnorme Lockerung der zelligen Bausteine des Kapillarrohres angenommen werden muß.

Indem die Endothelzelle der Kapillare eine neue Aufgabe übernimmt und zum Makrophagen wird, vernachlässigt sie ihre eigentliche Rolle im Dienste der Kapillarfunktion. Die allgemeine Endothelreaktion dürfte daher wichtige Beziehungen zu demjenigen Symptom der Sepsis lenta gewinnen, um dessentwillen wir diese überhaupt in den Kreis unserer Betrachtungen ziehen: zur hämorrhagischen Diathese. Litten hat unter Anführung mehrerer charakteristischer Beispiele auf die häufige Koinzidenz seiner malignen Endokarditis mit der Eruption von Blutflecken hingewiesen und ich möchte nach eigenen Erfahrungen die Neigung zu Hämorrhagien als eine nicht seltene Begleiterscheinung der Endocarditis lenta bezeichnen. Zum mindesten an Nasenbluten leiden diese Kranken früher oder später alle; viele präsentieren sich mit Petechien an den Unterschenkeln und betonen selbst, daß diese beim Liegen verschwinden, beim Umhergehen alsbald wieder auftauchen. Seltener schon sind die Pünktchen und Flecken an den unteren Extremitäten besonders dicht gesät oder sie schießen auch am Rumpf und den oberen Extremitäten ziemlich reichlich auf; doch kam es vor, daß die Kranken, die bei geringem Fieber häufig noch auffällig lange ihrem Berufe nachgehen, sich lediglich wegen des Purpuraexanthems und der Epistaxis dem Arzte vorstellten.

Durch den Stauungsversuch lassen sich fast stets an der Volarfläche der Vorderarme zahlreiche Blutpunkte und -fleckchen erzeugen, die in ihrer Totalität zwar lange nicht an das großartige Bild bei der schweren Thrombopenie heranreichen, aber doch auch wieder meist über das hinausgehen, was man wohl im allgemeinen ein positives Rumpel-Leedesches Phänomen nennt. Schon das Resultat des Stauungsversuches ebenso wie der „orthostatische" Charakter der spontan auftretenden Petechien lehren, daß eine embolische Entstehung nicht in Frage kommen kann. Es handelt sich um reine Blutung, wie beim Morbus Werlhof, nicht, wie beim Morbus Schönlein, um Kombination mit Rötung, Quaddel- und Ödembildung. Offenbar ist die oben geschilderte Lockerung des Gefüges der Endothelien schuld an der Entstehung der Blutaustritte; bei der Lösung von Endothelien aus dem Zellverbande folgt ein Übertritt von Erythro-

---

[1]) Schilling hat neuerdings empfohlen, statt des üblichen Blutausstriches den „dicken Tropfen" zu benutzen, weil dadurch in viel mehr Fällen von Endocarditis lenta der Nachweis der sich loslösenden Endothelien erbracht werden könne.

zyten ins Gewebe, wie er sich physiologischerweise durch die nicht
vollkommen geschlossenen Wände der Kapillarsinus in Milz und
Leber dauernd vollzieht.

Da die Plättchenzahlen bei der Sepsis lenta im allgemeinen keine oder nur
eine mäßige Verminderung erkennen lassen, so sind größere Sugillationen oder
heftigere Schleimhautblutungen selten. Man hat es aber gelegentlich doch mit
schwer stillbarer Epistaxis zu tun; dann dürfte wohl meist eine durch Embolisierung oder sekundäre Infektion entstehende Gewebsnekrose vorliegen; bei
einem unserer Fälle, der an fortgesetztem, trotz der Anwendung der verschiedensten Mittel immer wieder hervorbrechendem Nasenbluten ziemlich viel Blut
verlor, haben wir zwar den Herd in der Nase nicht gefunden, aber gleichzeitig
eine Blutung aus der linken Tonsille beobachtet, die aus deren nekrotisierendem
oberen Pole erfolgte. Es braucht kaum betont zu werden, daß wir die hämorrhagische Nephritis dieser Kranken nicht für eine Teilerscheinung der hämorrhagischen Diathese, sondern für eine Folge multipler kapillarer Embolien
halten, die von den thrombotischen Auflagerungen der Aorten-, seltener der
Mitralklappen, ihren Ursprung nehmen. Auch Hautembolien, die ein hämorrhagisches Gepräge tragen, kommen gelegentlich vor.

ANHANG:

1. Bemerkungen über die Hämorrhagien bei septischer Allgemeininfektion.

Wir wollen die Beziehungen von Sepsis und hämorrhagischer Diathese an
dieser Stelle noch einmal kurz im Zusammenhange erörtern. Wie wir gesehen
haben, ruft die bakterielle Allgemeininfektion kaum jemals eine schwere Thrombopenie hervor. Wenn trotzdem Sepsis und Thrombopenie gelegentlich vergesellschaftet sind, so ist der Kausalnexus, wie wir ausführlich erörtert haben, ein
umgekehrter; nicht die Sepsis erzeugt den Plättchenschwund, sondern diejenige Myelotoxikose, die zur Thrombopenie führt, hat zugleich auch die Aleukie
im Gefolge, d. h. das Versagen der Fähigkeit des Organismus, seine wichtigsten
Kampftruppen gegen bakterielle Invasionen zur Verfügung zu stellen.

Ich erinnere daran, daß diese Fälle von Sepsis ex neutropenia, die meist
von der Mundhöhle ihren Ausgang nehmen, daran zu erkennen sind, daß die
an Gesamtzahl außerordentlich reduzierten weißen Blutkörperchen zu mehr
als 75% aus kleinen Lymphozyten bestehen. Zur Verwechslung mit der Aleukie
können diejenigen schwer anämischen Fälle von echter primärer Sepsis lenta
führen, die mit hochgradiger Leukopenie — selbst auf der Höhe des Fiebers —
einhergehen. Nach unserer Erfahrung ist wohl fast immer durch das klinische
Bild (Vitium aorticum, Milztumor, Trommelschlägelfinger), jedenfalls aber
dadurch die Unterscheidung ermöglicht, daß die Anämie stets den chloro-
anämischen Charakter (also niedrigen Färbeindex) zeigt, daß 40% Lymphozyten wohl das Maximum der relativen Lmyphozytose darstellen, daß durch
leukotaktische Reize noch eine neutrophile Reaktion hervorgerufen werden
kann und daß endlich die Plättchenzahlen keine oder höchstens eine mäßige
Verminderung (kaum auf tiefere Werte als 75 000—80 000) erfahren. Übrigens
beruht die starke Leukopenie nicht nur darauf, daß der Infekt keine Tendenz
zur Leukozytose zeigt, sondern rührt wohl auch daher, daß von dem sich allmählich entwickelnden, mitunter recht großen und harten Milztumor ähnlich
wie bei Typhus, Kala-azar und splenohepatischen Syndromen hemmende
Einwirkungen aufs Knochenmark ausgehen; es wäre danach sogar denkbar

— und wir glauben, es in Gestalt einer Tonsillarnekrose bereits beobachtet zu haben —, daß zu der Sepsis lenta infolge der Neutropenie sich sekundär noch eine orale Sepsis hinzugesellt.

Wenn wir die Thrombopenie als Ursache der bei bakterieller Allgemein-infektion so häufig auftretenden Purpuraflecken ablehnen, so bleiben drei Möglichkeiten: die (Strepto-, Gono-, Meningokokken-) Sepsis führt durch Zerfall der Bakterien oder des Gewebes direkt oder auf dem Umwege einer Sensibili-sierung zur Produktion von Kapillargiften und ahmt so die anaphylaktoide Purpura nach; oder sie ruft die von uns als Endotheliosis bezeichnete, mit Lockerung des Zellverbandes einhergehende Endothelreaktion hervor; drittens endlich läßt sie durch Embolisierung von Arteriolen resp. Ansiedelung von Bakterien in der Wand kleinster Gefäße Effloreszenzen entstehen, welche für das unbewaffnete Auge wie unkomplizierte Blutaustritte aussehen können; Die mikroskopische Untersuchung deckt aber den infizierten Embolus und die dadurch bedingte Gefäß- und Gewebsschädigung auf. Diese braucht aller-dings nach E. Fraenkel gerade bei Streptokokkensepsis nicht mit einer ent-zündlichen Reaktion einherzugehen, sondern erschöpft sich in einer Nekrobiose des Papillarkörpers und einer Loslösung der Epidermis. In anderen Fällen ist der Befund im Bereiche der Blutungen viel ausgeprägter; bei der Meningo-kokkensepsis fehlt nach Fraenkel und Pick nie die perivaskuläre Infiltration, mitunter erscheint die Arteriolenwand nekrotisch. Es handelt sich also um eine „Pseudopurpura", insofern ja zu dem Begriffe der echten Purpura der Blut-austritt bei histologisch intaktem Gefäß-Bindegewebsapparat gehört. Die Pseudopurpura ist nur ein Spezialfall der metastatischen Dermatose (Fraenkel) oder septischen Hautmetastase. Es wird sich daher nicht selten (Leschke) ein polymorphes Bild finden: Außer Blutflecken, blutig-seröse Bläschen, tiefer liegende, bläulich durchscheinende, schmerzhafte Infiltrate, die an Erythema nodosum erinnern, ferner Roseolen, Erytheme, Quaddeln, schließlich pem-phigusartige oder papulo-pustulöse Effloreszenzen.

2. Purpura fulminans und Purpura variolosa.

Am Schlusse der Gesamtdarstellung gehe ich noch kurz auf den von Henoch (b) aufgestellten Typus der Purpura fulminans ein. Wir stehen hier noch ganz in der deskriptiven Phase: Soviel ich sehe, ist ein klassischer Fall der Erkrankung nach den jetzt für die Beurteilung hämorrhagischer Diathesen gültigen Gesichts-punkten noch nicht untersucht worden. Leider ist auch die „Deskription" keine recht vollständige, so daß es schwierig ist, zu diesem Krankheitsbegriff Stellung zu nehmen, um so schwieriger, als ich selbst ein Beispiel dieser sehr seltenen Erkrankung aus eigener Anschauung bis jetzt nicht kennen gelernt habe.

Den Ausgangspunkt darf natürlich nicht, wie z. B. bei Glanzmann, das-jenige bilden, was der einzelne Autor sich unter fulminant verlaufender Pur-pura denkt, sondern dasjenige, was Henoch darunter verstanden wissen wollte.

„Alle diese Fälle haben das Gemeinsame, daß Blutungen aus den Schleim-häuten absolut fehlen, daß aber mit enormer Schnelligkeit ausgedehnte Ekchy-mosen zustande kommen, welche binnen wenigen Stunden ganze Extremitäten blau- und schwarz-rot färben und eine derbe Blutinfiltration der Kutis dar-stellen. Auch zur Bildung blutig-seröser Blasen auf der Haut kam es in zwei Fällen, niemals aber zur Gangrän. Der Verlauf ist enorm schnell; kaum 24 Stun-den vergingen von der Bildung der ersten Blutflecken an bis zum Tode; die längste Dauer betrug 4 Tage. Dabei fehlt jede Komplikation, und die Sektionen ergeben mit Ausnahme allgemeiner Anämie ein durchaus negatives Resultat, insbesondere keine Spur von embolischen oder thrombotischen Prozessen.

Ich möchte diese Form vorläufig von den anderen Formen der Purpura trennen, und zwar nicht wegen ihres fulminanten, letalen Verlaufs, sondern auch auf Grund des Mangels aller inneren und Schleimhautblutungen."

Besser als Worte es vermögen, geben die folgenden Skizzen, welche Risel seinem 1905 mitgeteilten, sehr charakteristischen Falle beigegeben hat, Kunde von der unerhörten Geschwindigkeit, mit welcher die Flecken entstehen, sich ausbreiten und zu mächtigen Blutunterlaufungen zusammenfließen.

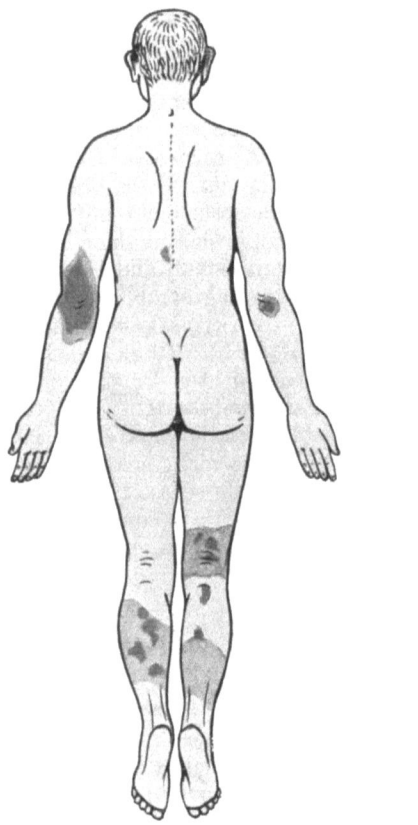
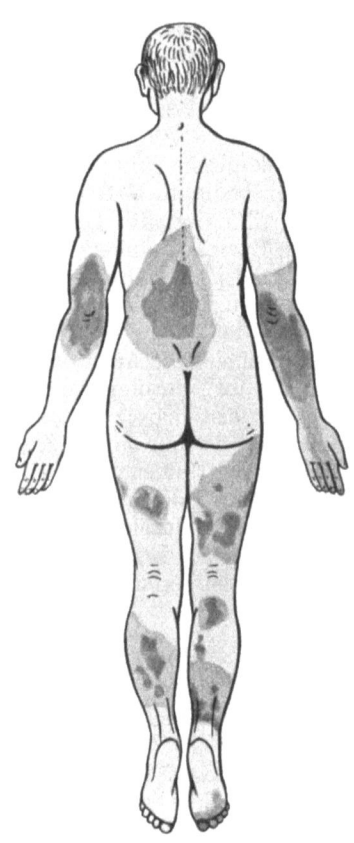

Abb. 14. Ausdehnung der Blutung bei   Abb. 15. Nach 12 Stunden.
         der Aufnahme.

Risel schildert eine ausgedehnte Sugillation an der Streckseite des linken Ellbogengelenkes folgendermaßen: Haut in einer Ausdehnung von 12,5 : 11,0 cm in den größten Durchmessern dunkel schwarzblau verfärbt. Diese Verfärbung ist fast gleichmäßig tief und nur an wenigen Stellen nach der Peripherie hin von mehr dunkelroten Stellen durchbrochen. Sie ist ziemlich scharf von einem unregelmäßig zackigen Rand begrenzt, dem sich peripher ein $1^{1}/_{2}$ cm breiter, hellroter Hof anschließt. Dieser setzt sich ziemlich scharf gegen die gesunde Haut ab, seine helle Grundfarbe zeigt einzelne, mehr dunkelblaurote Stellen. Im Bezirk der Verfärbung ist die Haut derb und prall infiltriert, ihre Temperatur ist gegen die der gesunden Haut weder deutlich erhöht noch erniedrigt. Fluktuation ist nicht nachweisbar. Die befallenen Stellen ragen nicht über das Niveau der Umgebung hervor. Die Epidermis ist glatt, leicht glänzend, ohne Blasenbildung. Die ganze Gelenkgegend erscheint gegen die gesunde Seite erheblich geschwollen und ist gegen Druck und Bewegungsversuche schmerzhaft.

Risel hat auch in seinem Falle eine eingehende histologische Untersuchung der Haut vorgenommen und sagt über deren Ergebnis:

Alle Schnitte zeigen die Lymphspalten des subkutanen Fettgewebes, sowie des Korium bis zum Papillarkörper von Blut gefüllt. Die der Faszie zu gelegenen sind lockerer mit roten Blutkörperchen infiltriert, zum Teil besteht auch nur Auseinanderdrängung der Bindegewebsfasern durch Ödem. Nach dem Korium zu nimmt die Anhäufung des Blutes

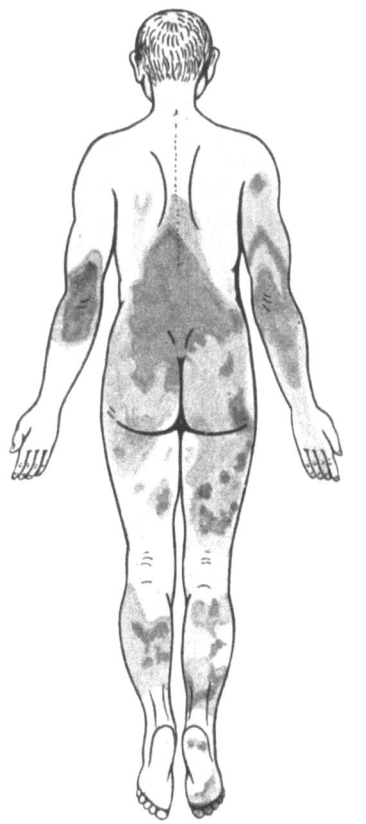
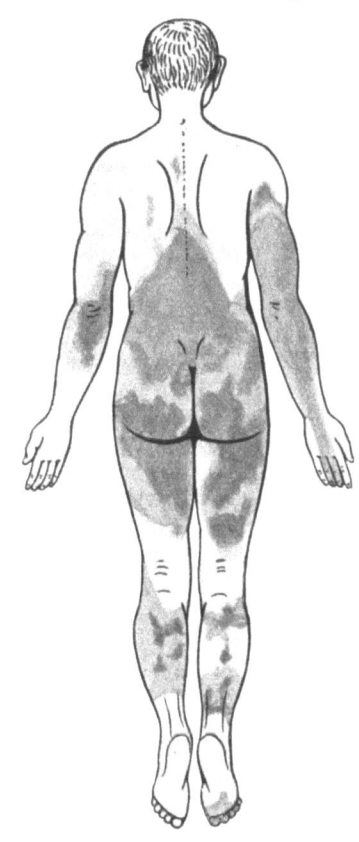

Abb. 16. Nach 24 Stunden.   Abb. 17. Nach 34 Stunden.

zu, die Fasern sind stärker durch dieselbe auseinandergedrängt, die roten Blutkörperchen liegen dicht aneinander gepreßt und so eine fast homogene Masse bildend zusammen. Im Korium nimmt diese Infiltration wieder ab, der Papillarkörper ist ganz frei von Blutungen. Wo die Blutanhäufung locker ist, sind an den roten Blutkörperchen keine Veränderungen zu erkennen. Die weißen Blutkörperchen, zum größten Teil polynukleäre Leukozyten, sind einerseits gleichmäßig in den Blutaustritten verteilt, anderseits bilden sie auch noch an den von Blutungen freien Stellen des Gewebes kleinzellige, zum Teil sehr dichte Infiltrate, zum Teil ohne bestimmte Lokalisierung, zum Teil um die Gefäße herum, um die Haarbälge und um die Balgdrüsen. In den Spalten des subkutanen Fettgewebes fortkriechend, reichen die Blutergüsse weit über die Stellen hinaus, die solche auch im Korium zeigen und makroskopisch blaurot verfärbt waren.

Nur in den vom linken Ellbogen stammenden Hautstücken zeigt auch der Papillarkörper Veränderungen. Unter ihm befinden sich zahlreiche, doch durchgehend nur geringe Exsudate, welche ihn abflachen oder abheben, an einer Stelle ist es bereits zur Blasenbildung gekommen. Im Exsudat liegen neben Gerinnungsmassen rote und weiße Blutkörperchen.

30*

Die Gefäße sind an den Stellen der frischen Blutungen stark kontrahiert und fast leer. Die Gefäßwände sind intakt. In der Haut des linken Ellbogens sind sie stark dilatiert und prall mit Blut gefüllt, im einzelnen ist es zur Thrombenbildung gekommen.

Die Erkrankung ist, wie gesagt, außerordentlich selten; in dem Zeitraum von 1888 (dem Jahre der Publikation Henochs) bis 1905 sind nach einer Zusammenstellung Risels kaum mehr als 12 Fälle mitgeteilt worden, auf welche die Beschreibung Henochs streng genommen paßt. Seitdem scheint die Kasuistik ganz zu versiegen.

Sowohl die Fälle Henochs, als auch die später beobachteten betreffen sämtlich junge Kinder im Alter von 3 Monaten bis 5 Jahren. Ob die Purpura fulminans beim Erwachsenen überhaupt vorkommt, erscheint mir trotz einer Beobachtung Littens (b) nicht sicher. Dieser identifiziert eine schwerste hämorrhagische Erkrankung, die er bei einem 28jährigen Manne sah, mit dem von Henoch entworfenen Bilde, aber meines Erachtens zu unrecht.

Es finden sich zwar bei dem Kranken von Litten allenthalben zahlreiche Ekchymosen, die sich auffällig rasch zu umfänglichen Sugillationen vergrößern, aber die beigegebene farbige Tafel zeigt nirgends jene einheitliche Blutimbibition großer Abschnitte der Extremitäten und des Rumpfes, von der Henoch spricht und die sich auf den Bildern Risels so deutlich darstellt. Henoch betont ferner, daß es niemals zur Gangrän komme; Litten erwähnt aber mehrere markstückgroße, mit schwärzlichem Schorf bedeckte Geschwüre am Unterschenkel und Fußrücken und schildert eine blutige Suffusion der Oberlippenschleimhaut, die einen dicken Borkenbelag aufweist und nach dessen Entfernung den mißfarbenen Grund eines oberflächlichen Geschwüres erkennen läßt. Dazu kommt noch als ganz atypischer Befund, daß der Patient mit Schüttelfrost erkrankte, immer zwischen 41 und 42^0 fieberte und von Anfang an tief benommen war.

Manche Autoren (Hutinel, Glanzmann) sondern Henochs Symptomenkomplex nicht scharf von den „Purpuras infectieux suraigus", d. h. den ausgebreiteten hämorrhagischen Exanthemen, welche schwerste, rasch tödlich endigende Formen bakterieller Allgemeininfektion begleiten können. Besonders die Meningokokkensepsis, gerade auch beim jungen Kinde, kann hinter der Maske einer Purpura sich verbergen, welche einerseits die Aufmerksamkeit von den oft genug spärlichen oder vieldeutigen Meningealsymptomen ablenkt, andererseits durch Konfluenz der hämorrhagischen Herde lebhaft an das von Henoch entworfene Bild erinnert. So sah Gruber die an Rumpf und Gliedern aufschießenden Purpuraflecke sich peripher vergrößern und über den Streckseiten der Gelenke, der Hände, der Knie vielfach zu handtellergroßen Flächen zusammenfließen. Er spricht nach dem histologischen Bilde geradezu von einer Apoplexie der Haut. Vertieft man sich aber in die Beschreibungen, welche Gruber, Herzog, Rößle und Pick von dem klinischen resp. histologischen Aspekt geben, so springt der Unterschied gegen die Purpura fulminans, wie sie Henoch definiert, alsbald in die Augen. Fast stets kam es zu ausgedehnter Nekrose und zu Zerfall der Epidermis, des Papillarkörpers und der oberen Koriumschichten, oft zur Entwicklung von Pusteln und kleinen Abszeßchen, während Henoch gerade das Fehlen der Nekrosen für charakteristisch hält und die Bildung vereinzelter blutig-seröser Blasen schon als den höchsten Grad der Schädigung betrachtet. Thrombosen der kleinsten Hautgefäße, schwere Wandveränderungen der präkapillaren Arteriolen und der postkapillaren Venchen spielen eine wichtige Rolle im histologischen Bilde, während doch Henoch das Fehlen einer materiellen Gefäßschädigung hervorhebt. Aus dem oben wiedergegebenen pathologisch-anatomischen Befunde Risels geht ebenfalls die Geringfügigkeit gröberer Gewebs- und Gefäßalterationen hervor. Eine entzündliche Infiltration des Papillarkörpers mit kolliquativer Nekrose des Rete Malpighi bildet geradezu die Ausnahme; an den meisten Stellen ist der Papillarkörper sogar frei von Blutungen, die in den tieferen Partien des Koriums und in der Subkutis lokalisiert sind. Um ganz reine Hämorrhagien handelt es sich allerdings auch nicht, da an den von erythrozytären Einlagerungen freien Stellen des Gewebes zum Teil ziemlich dichte Ansammlungen weißer Blutkörperchen vorhanden waren. Außerdem scheint nach der Schilderung des klinischen Bildes ein peripherer hyperämischer Hof die Sugillationen zu umgeben.

Ich bin der Meinung, daß die Purpura fulminans von den hämorrhagischen Dermatosen bei einer durch den Erregernachweis charakterisierten Sepsis streng getrennt werden sollte und möchte glauben, daß bei gründlicher Analyse des klinischen Bildes und sorgfältiger bakteriologischer Untersuchung des Blutes und der Effloreszenzen die richtige Zuordnung des einzelnen Falles wohl erfolgen kann.. Verwechslungen sind gewiß öfters vorgekommen.

So ist es wohl möglich, daß der hochfieberhafte Patient Littens mit andauernd tiefer Benommenheit an einer Meningitis litt; der nekrotische Zerfall von Haut- und Schleimhautsugillationen könnte wohl dafür sprechen, ebenso der Nachweis von massenhaft Kokken

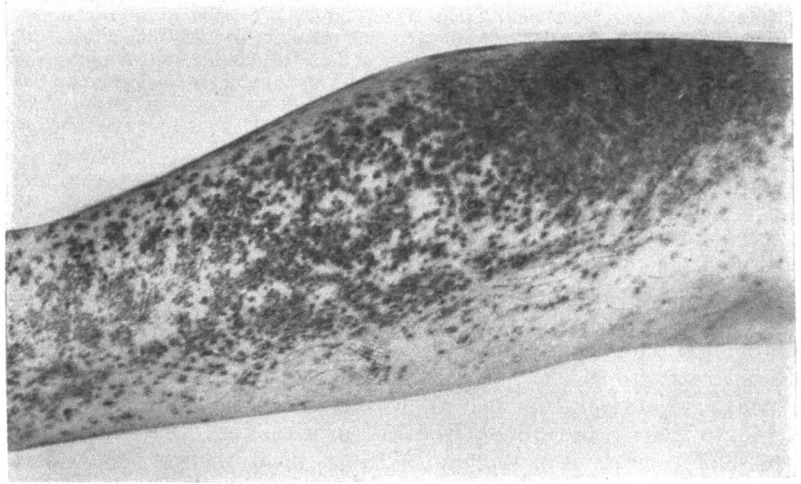

Abb. 18. Mächtige hämorrhagische Infiltrationen von Wade und Kniekehle bei Purpura variolosa. (Nach Arndt: Ergebn. d. inn. Med. Bd. 20, S. 523,↑Abb. 2.)

in kleinen Auflagerungen auf der Mitralklappe und in den Glomerulis (Litten spricht sie als Streptokokken an, doch war im Jahre 1878 eine feinere Differenzierung ja noch nicht möglich). Leider fehlt über das Gehirn und seine Häute in dem Sektionsprotokoll jede Notiz.

Über das Wesen der Purpura fulminans lassen sich naturgemäß nur Vermutungen aussprechen, die als Richtlinien für die Untersuchung künftig zur Beobachtung gelangender Fälle bewertet werden mögen. Um gleich meine These vorwegzunehmen, so glaube ich, daß es sich um das Zusammentreffen von Kapillartoxikose und Thrombopenie handelt. Ein solches Zusammentreffen ist nicht unbekannt; wir finden es bei einer Krankheit, die mit der Purpura fulminans die rapide sich ausbreitende Blutimbibition der äußeren Bedeckungen gemein hat, aber dadurch noch furchtbarer wird, daß das Blut in Strömen auch aus allen inneren Oberflächen sich ergießt. Ich meine jene entsetzliche Verlaufsform der Variola, die als Purpura variolosa [1] zu Tode führt, noch ehe die „Pocken" sich ausbilden konnten. Das flammend krebsrote

[1] Klinik und Hämatologie der Purpura variolosa ist neuerdings von Arndt dargestellt worden; eine ältere klassische Beschreibung stammt von Zülzer.

oder düsterrote initiale skarlatiniforme Exanthem wird hier durch maximale Thrombopenie gewissermaßen „blutig" fixiert, die Kombination von Kapillartoxikose und Plättchenmangel schafft ein „hämorrhagisches Kontinuum": es blutet sozusagen unstillbar unter die Haut, der Gewebswiderstand kann nicht mehr verhindern, daß allmählich sämtliche Schichten des Koriums und der Subkutis sich blutig durchtränken und den Körper mit einer wahrhaft in Blut getauchten Hülle umgeben.

Bei den schweren Pockenerkrankungen, nach Arndt insbesondere bei den hämorrhagischen Formen, verrät das Blutbild eine stärkste Schädigung des leukoblastischen Apparates; die Neutrophilen treten ganz zurück, Lymphozyten und Plasmazellen dominieren, auffällig zahlreich sind Myelozyten und Normoblasten als Indizes einer eigenartigen Myelotoxikose. Bei der Purpura variolosa sind diese Verschiebungen des Blutbildes am stärksten ausgeprägt; bei ihr kommt noch, wie ich mich selbst an den Blutpräparaten mehrerer Fälle Arndts überzeugt habe, eine extreme Thrombopenie hinzu. Diese ist schon aus dem klinischen Befunde des gleichen Autors zu erraten, daß an den Stellen subkutaner Injektionen sich bald Hämatome bis zur Größe einer Faust entwickelten und daß es aus kleinsten Nadelstichen noch stundenlang nachblutete.

Entsprechend der versagenden Marktätigkeit handelt es sich klinisch um das Bild der malignen Thrombopenie oder symptomatischen Aleukie; die Blutungen erfolgen meist nicht aus unveränderter Schleimhaut, sondern aus dem Grunde ulzerierten und gangränzierenden Gewebes. Der von Riedel, Rumpel und Arndt geführte Nachweis von Pneumokokken und Streptokokken im Blut demonstriert die Sepsis ex neutropenia, nicht, wie diese Autoren glauben, eine für die Purpura variolosa ätiologisch mitverantwortliche Mischinfektion.

Ähnlich wie bei der Purpura variolosa ist wohl der Zusammenhang der Dinge bei jenen hochtoxischen und stets letal ausgehenden Formen des Scharlachs und der Masern, bei denen sich zur „Eruption" die Symptome des Morbus Werlhof gesellen, in der Art, daß Hand in Hand mit multiplen Schleimhautblutungen die Exantheme in ausgedehntem Maße sich hämorrhagisch umwandeln.

Um nun auf die Purpura fulminans zurückzukommen, so ist die Koinzidenz von Kapillarvergiftungen und Thrombopenie zum mindesten für diejenigen Fälle wahrscheinlich, die sich als Nachkrankheit einer Skarlatina, etwa 14—16 Tage nach deren Beginn, entwickelten. Das sind aber unter den von Risel zusammengestellten 12 Fällen nicht weniger als 3 (darunter gerade die wichtigsten, nämlich einer der Fälle Henochs und der von Risel selbst beobachtete). Daß am Ende der zweiten Woche des Scharlachs die Hautgefäße besonders empfindlich sind, bedarf kaum einer besonderen Begründung; sie sind nach Abblassen des Exanthems noch längst nicht zur normalen Verfassung zurückgekehrt, wie jüngst Niekau auch kapillar-mikroskopisch nachweisen konnte, der das Kapillarnetz noch bis zum 40. Tag stark gefüllt und besonders die venösen Kapillarschenkel erweitert fand. Dazu kommt nun noch das „zweite Kranksein" oder die „anaphylaktoide Phase". Was wir Scharlachnephritis nennen, ist doch nur die allzu lokalistische Bezeichnung für eine nicht von der Niere abhängige, sondern die Glomeruluskapillaren mit einbeziehende Affektion der kleinsten Gefäße, insbesondere der Haargefäße; ich erinnere daran, daß die Ödemtendenz bereits vor den ersten Zeichen der Nierenerkrankung, ja überhaupt ohne diese sich bemerkbar machen kann und füge hinzu, daß nach den Messungen Kylins bei manchen Scharlachfällen am Ende der zweiten Woche der Kapillardruck ansteigt, ohne daß jemals oder jedenfalls bevor Eiweiß und Zylinder im Harn erscheinen.

Wir haben aber auch direkte Anhaltspunkte für eine Beteiligung der Gefäße bei der postskarlatinösen Purpura fulminans. Nach der Schilderung Risels wenigstens scheint es, als ob die Hyperämie der Extravasation vorausginge und die in den Hautschnitten von ihm vielfach angetroffenen Leukozytenansammlungen weisen direkt auf eine entzündliche Veränderung, die an den Stellen der Blutblasen auch höhere Grade erreicht. (Daß im Schnitt die Gefäße vielfach geradezu eng angetroffen werden, erklärt sich zwanglos als sekundäre, durch denDruck des extravasierten Blutes bedingte Erscheinung.)

Die Mächtigkeit der Blutinfiltration wiederum ist meines Ermessens nur durch die Gefäßkomponente, ohne die Annahme einer Thrombopenie, kaum zu erklären. Risel hat beim Studium der Blutpräparate seines Falles, die übrigens nur starke neutrophile Leukozytose zeigten, zufällig auch auf die Plättchen geachtet und macht folgende Angabe: Die Blutplättchen sind ziemlich gleichmäßig groß, einzeln liegend und nicht wesentlich vermehrt.

Schultz hält dadurch den Beweis erbracht, daß man die Purpura fulminans dem athrombopenischen Symptomenkomplex unterordnen kann. Ich glaube, daß man auch das Entgegengesetzte herauslesen kann; ich messe dem Urteil: die Plättchen sind nicht wesentlich vermehrt, weniger Bedeutung bei als der Tatsachenbeschreibung: sie sind ziemlich gleichmäßig groß und vereinzelt liegend. Bei normalen Plättchenzahlen sind sie bekanntlich sehr ungleich groß und stets in Häufchen liegend; wenn sie einzeln liegen, haben sie entweder ihre Agglutinationsfähigkeit verloren oder sind sehr erheblich vermindert; gleich groß sind sie meist nur bei Thrombopenie, weil sie dann fast sämtlich Riesenexemplare sind. Ich will damit die Thrombopenie im Falle Risels nicht als erwiesen ansehen, aber gegen die Thrombopenie-Hypothese kann man den Fall sicherlich nicht ins Feld führen.

Für die Thrombopenie bei den postskarlatinösen Fällen von Purpura fulminans spricht ganz allgemein der Umstand, daß der Morbus Werlhof — gerade auch nach den Erfahrungen Henochs — in der zweiten bis vierten Woche nach Scharlach gelegentlich vorkommt; ich habe diese Beziehungen zum Scharlach bei Erörterung der Ursachen des akuten Morbus maculosus Werlhofii als eine der wenigen sichergestellten ätiologischen Erkenntnisse bezeichnet.

Das von Henoch so stark betonte Fehlen der Schleimhautblutungen könnte damit zusammenhängen, daß vorzugsweise das Kapillarsystem der Haut geschädigt ist und daß bei einer nicht maximalen Thrombopenie die hämorrhagischen Erscheinungen nur am Locus minoris resistentiae hervortreten. Anderseits habe ich bereits im Kapitel „essentielle Thrombopenie" darauf aufmerksam gemacht, daß ein individueller Faktor nicht zu vernachlässigen ist, indem bei gleich niedrigen Plättchenzahlen die einen fast ausschließlich aus Mund und Nase bluten, während die anderen nur Sugillationen und Hämatome aufweisen. Ganz auf die Haut beschränkt ist übrigens die Purpura fulminans nicht; im Falle Risels begann die Erkrankung mit Nasenbluten und sub finem vitae zeigten sich auch Blutungen in der Schleimhaut der Unterlippe und der Wangen.

Nachdem für die Purpura variolosa die Extensität der Hautblutungen als Folge der gemeinsamen Wirkung von Angiopathie und Hämopathie erwiesen ist, dürfte bei der Purpura fulminans eine ähnliche Pathogenese kaum von der Hand zu weisen sein.

Literatur.

Arndt: Die Pocken-Epidemie in Dresden 1918/19. Ergebn. d. inn. Med. Bd. 20. — Becher: Über Kriegsendokarditis. Münch. med. Wochenschr. 1921. Nr. 9. — Bittorf: Über Endothelien im strömenden Blut und ihre Beziehungen zu hämorrhagischer Diathese. Dtsch. Arch. f. klin. Med. Bd. 83. — Dale: Capillary poisons and Shok. Bull. of Johns Hopkins hosp. Vol. 31. 1920. — Dale und Laislaw: Histamine Shok. Journ. of physiol. Vol. 52. 1919. — v. Dusch: Dtsch. med. Wochenschr. 1889. — v. Dusch und Hoche: Die Henochsche Purpura. Festschrift für Henoch. Berlin 1890. — Eppinger und Gutmann: Zeitschr. f. klin. Med. Bd. 78, S. 399. 1913. — Glanzmann: Jahrb. f. Kinderheilk. Bd. 83, I. Anaphylaktoide Purpura. — Gruber: Münch. med. Wochenschr. 1915. Nr. 23,

S. 787 und Nr. 30, S. 1014. — Henoch: a) Über eine eigentümliche Form von Purpura. Berl. klin. Wochenschr. 1874. Nr. 51 und Lehrbuch 1897. S. 822ff. b) Berl. klin. Wochenschr. 1887 und Lehrbuch 1897. — Herzog: Münch. med. Wochenschr. 1915. Nr. 32, S. 1087. — Heß: Dtsch. Arch. f. klin. Med. Bd. 138, S. 330. — Heubner: Über Vergiftung der Blutkapillaren. Arch. f. exp. Pathol. u. Pharmakol. Bd. 56. — Hutinel: Maladies des enfants II. Paris 1909. — Jungmann: Zur Klinik und Pathogenese der Streptokokken-endokarditis. Dtsch. med. Wochenschr. 1921. Nr. 18. — Krogh: Studien zur Physiologie der Kapillaren. Journ. of physic. Chem. Nr. 52, 53, 55. — Krogh and Harrop: Journ. of physic. Chem. Nr. 54. — Kuczinski und Wolf: Verhandl. d. dtsch. pathol. Ges. 1921. — Kylin: Zentralbl. f. inn. Med. Bd. 41, Nr. 29, S. 510. — Litten: a) Die hämorrhagischen Diathesen. Bd. 8, Teil 3 der speziellen Pathologie und Therapie von Nothnagel 1898. S. 365. b) Ibid. S. 372ff. — Morawitz: Klinische Beobachtungen bei Endocarditis lenta. Münch. med. Wochenschr. 1921. S. 1478. — Niekau: Dtsch. Arch. f. klin. Med. Bd. 132. — Pick: Histologische und histologisch-bakteriologische Befunde beim petechialen Exanthem der epidemischen Genickstarre. Dtsch. med. Wochenschr. 1916. Nr. 33. — Pfaundler und Seht: Zur Systematik der Blutungsübel im Kindesalter. Zeitschr. f. Kinderheilk. Bd. 19, 1919. — Rautenberg: Dtsch. med. Wochenschr. 1923. Nr. 4. — Riedel: Berl. klin. Wochenschr. 1917. Nr. 35. — Risel: Zeitschr. f. klin. Med. Bd. 58. 1905. — Rößle: Münch. med. Wochenschr. 1916. Nr. 18. — Ricker und Natus: Virchows Arch. f. pathol. Anat. u. Physiol. Bd. 199. — Scheby-Buch: Gelenkaffektionen bei den hämorrhagischen Erkrankungen. Dtsch. Arch. f. klin. Med. Bd. 14. — Schilling: Über hochgradige Monozytose mit Makrophagen bei Endocarditis ulcerosa. Zeitschr. f. klin. Med. Bd. 88. — Schönlein: Spezielle Pathologie und Therapie, herausgegeben von seinen Zuhörern. 1841. 5. Aufl. 2. Teil, S. 41: Peliosis rheumatica. — Schottmüller: Endocarditis lenta. Münch. med. Wochenschr. 1910. — Schultz: Ergebn. d. inn. Med. Bd. 16, S. 71. — Seeliger und Gorke: Zeitschr. f. d. ges. exp. Med. Bd. 24, H. 5/6. — Spors: Untersuchungen über den Angriffspunkt des Histamins. Inaug.-Dissert. Breslau 1920. — Zülzer: Berl. klin. Wochenschr. 1872. Nr. 51.

Das retikulo-endotheliale System.

I. Morphologie des retikulo - endothelialen Systems.

Von

L. Aschoff - Freiburg i. Br.

A. Historische Übersicht.

Als Landau und ich im Jahre 1913 den Vorschlag machten, eine bestimmte im Organismus der Säugetiere weit verbreitete Zellart zu einem System, dem retikulo-endothelialen Zellapparat, zusammenzufassen, zogen wir nur die Schlußfolgerung aus einer großen Summe von Einzelbeobachtungen früherer Forscher, über deren Wert und Wichtigkeit wir uns durch eigene Untersuchungen genügend hatten unterrichten können.

Beschränken wir unsere Ausführungen auf den Menschen und die bekannten Versuchstiere, so hatten schon seit längerer Zeit die von Ranvier (1890) als Klasmatozyten beschriebenen Zellen des lockeren Bindegewebes, besonders des Netzes, die Aufmerksamkeit der Forscher auf sich gezogen. Er beschreibt sie als vielfach verästelte Zellen mit ovalem Kern und feingekörntem Protoplasma. Teile der Fortsätze können sich von der Zelle lösen und finden sich zerstreut in den Maschen des Bindegewebes. Freilich leugnet er noch ihre histoide Natur und glaubt an ihre Abstammung von den aus den Gefäßen auswandernden Leukozyten (Lymphozyten), wie sie sich auch bei entzündlicher Reizung wieder in Leukozyten zurückverwandeln können. Die lymphozytären Wanderzellen sind nach Ranvier nicht bloß Phagozyten, sondern Träger von Nährsubstanz, die sie an bestimmten Stellen, besonders unter dem Einfluß der Entzündung durch Selbstzerfall preisgeben.

Während Ranvier seine Klasmatozyten nur als ein Umwandlungsprodukt der Leukozyten ansah, machte Marchand[1] (1897) die wichtige und für alle Zeiten grundlegende Entdeckung, daß es sich hier nicht um ausgewanderte Blutzellen, sondern um Zellen des Bindegewebes, und zwar in erster Linie des adventitiellen Bindegewebes handelt. Diese Zellen werden besonders bei entzündlicher Reizung zu den schon von Metschnikoff beschriebenen Makrophagen. Sie können sich anderseits in lymphozytenähnliche, ja vielleicht in leukozytenähnliche Elemente, d. h. in alle Arten von Blutzellen umwandeln und sich durch Einwanderung in die Gefäße an der Bildung der Blutzellen beteiligen. Er nennt sie deswegen leukozytoide Zellen und leitet sie von Saxers primären Wanderzellen ab.

Die Herkunft dieser Zellen ist immer wieder lebhaft diskutiert worden. In den Mitteilungen von Dominici, Renaut (1907), Maximow, Weidenreich wurde die Streitfrage immer von neuem aufgegriffen. Es handelt sich um eine besondere Zellart des Bindegewebes, welche genetisch von mesenchymalen

---

[1] Wir verdanken Marchand auch das beste Referat über das ganze uns beschäftigende Zellenproblem (Dtsch. Pathol. Ges. 1913).

Wanderzellen abzuleiten ist und sich zu mehr oder weniger seßhaften Zellen des Bindegewebes, besonders der Gefäßadventitien umbildet (Renauts rhagio-krine Zellen, Dominicis Cellules lympho-conjunctives, Maximows Poly-blasten, Weidenreichs polymorphe histiogene Wanderzelle). Strittig blieb die Frage, ob sie sich aus sich selbst vermehren oder nur aus ursprünglich aus-gewanderten Lymphozyten entstehen können (Maximow). Sie ist vorläufig im Sinne Marchands entschieden worden. Es handelt sich um eine von An-fang an mesenchymale, auch später histiogene und nicht hämatogene, zur Wanderung befähigte Zellart. Ebenso umstritten war ihre weitere Umwand-lungsfähigkeit. Konnte sie sich zu fixen Bindegewebszellen, zu gewöhnlichen weißen Blutkörperchen (Lymphozyten, Leukozyten), zu Plasmazellen, typischen Mastzellen umwandeln? Damit hing aber die Frage der Spezifität dieser Zellen, ihre Zusammenfassung zu einem System aufs engste zusammen.

Ehe wir uns dieser Frage zuwenden, muß noch die der Ausbreitung dieser Zellart kurz berührt werden. Schon Ranvier, ebenso Marchand und alle anderen Untersucher weisen auf die weite Verbreitung dieser Zellen im Binde-gewebe hin. Freilich betonen sie die stärkere Anhäufung an bestimmten Stellen, so in den Ranvierschen Taches laiteuses des Netzes, in den adventitiellen Scheiden der Gefäße. Überall wird ihre Beziehung zu den Makrophagen Metschnikoffs hervorgehoben. Sie werden teilweise mit diesen identifiziert. Im V. Kapitel seines bekannten Werkes über die Immunität, in welchem er seine vergleichende Entzündungslehre vom Jahre 1892 kurz zusammenfaßt, bespricht Metschnikoff eingehend die Makrophagen. Für mich ist dieses Kapitel immer eines der wichtigsten in der ganzen Lehre der Defensio — oder entzündlichen Re-aktionsprozesse besonderen Charakters — gewesen. Dort unterscheidet Metschnikoff scharf die beweglichen amöboiden Zellen des Blutes von den fixen amöboiden Zellen des übrigen Körpers. Er schreibt den letzteren, trotz ihrer Fixierung im Bindegewebe, die Fähigkeit der amöboiden Gestaltsveränderung und der Aufnahme fremder und körpereigener Elemente zu. Zu ihnen rechnet er: die Nervenzellen, die großen Zellen der Milzpulpa und der Lymphknoten, bestimmte endotheliale Zellen, die Zellen der Neuroglia und endlich gewisse Zellen des Bindegewebes überhaupt. Alle diese Zellen können — und das ist ihr Haupt-merkmal — phagozytieren [1]). Mit Ausnahme der Nervenzellen gehören alle anderen Zellen dem Mesoblast an. Daß die Ganglienzellen als Phagozyten dienen können, beweist er an der Aufnahme der Leprabazillen durch dieselben. Er diskutiert dort auch die Zugehörigkeit der sogenannten Staubzellen der Lunge und der Kupfferschen Sternzellen zu den Makrophagen. Er betont dabei besonders, daß nicht alle jungen beweglichen Zellen ohne weiteres phagozytieren. Er schließt hier bereits die beweglichen Lymphozyten aus-drücklich von diesen Zellarten aus. Ich habe das unter Hinweis auf diese Stelle mehrfach betont. Nur die großen Mononukleären des Blutes und der Lymphe sind nach Metschnikoff mit den übrigen Makrophagen in Beziehung zu setzen. Wir sehen also, daß Metschnikoff der erste ist, welcher — wenn auch nicht ausdrücklich — so doch im Grunde von einem System im Körper zerstreuter Zellen spricht. Er nennt dasselbe das System der Makrophagen. Ob die von Metschnikoff hier genannten Zellen wirklich funktionell zusammengehören, ist die zweite wichtige Frage, die Frage nach der Anlage eines Systems. Sie hängt auf das innigste mit derjenigen nach der Spezifität zusammen. Denn nur auf Grund ganz bestimmter morphologischer oder physiologischer Eigenschaften wird man Zellen zu einem System zusammenfassen dürfen.

---

[1]) Das Phänomen der Phagozytose ist erst neuerdings von Nicolle und Césari in seinen Einzelheiten zergliedert worden. Für uns kommen diese Einzelfragen hier nicht in Betracht.

Ist wirklich die Phagozytose gröberer Fremdkörper (Parasiten, Zellen, Zellprodukte) das charakteristische Merkmal? Wir lassen hier die beweglichen Mikrophagen, die Leukozyten, ganz außer Betracht. Daß gelegentlich alle möglichen Zellen gröbere Fremdkörper in sich aufnehmen, d. h. als Makrophagen erscheinen können, ist bekannt (Ribbert). So werden rote Blutkörperchen von den Leberzellen phagozytiert (Rößle), die absterbenden Nierenepithelien von den noch gesunden, die schollingen Zerfallsprodukte der Muskelfasern von den Myoklasten, die Bestandteile der degenerierenden Nerven von den Schwannschen Zellen, diejenigen einer Gehirnerweichung von den Gliazellen. Es gibt kaum eine fixe Zelle des tierischen Organismus, welche nicht imstande wäre, unter Umständen andere Zellen, Fremdkörper, Parasiten, in sich aufzunehmen und zu verdauen. Sind sie deswegen funktionell gleichwertig? Nicht im geringsten. Es handelt sich hier nur um eine allen Zellen zukommende Teilfunktion, die der Verdauung. Also muß man nach anderen Merkmalen suchen. Die Phagozytose ist nur eine bei den uns hier beschäftigenden Zellen ganz besonders stark ausgeprägte Eigenschaft. Die Intensität, die Häufigkeit der Phagozytose ist hier das entscheidende. Deshalb bringt schon Metschnikoff die Kupfferschen Sternzellen mit den Pulpazellen der Milz, den Zellen der Lymphknoten und des großen Netzes in nahe Beziehung, weil sie alle so häufig weiße und rote Blutkörperchen in sich schließen. Allerdings hält Metschnikoff die Kupfferschen Sternzellen noch größtenteils für in die Leber eingewanderte Makrophagen der Bauchhöhle. Er weist bereits darauf hin, daß sie in die großen Gefäße eindringen und schließlich im Herzblut gefunden werden können. Auf Grund seiner Versuche behauptet Metschnikoff auch das Vorkommen dieser Makrophagen in dem subkutanen Bindegewebe. Damit wäre, wenn man noch die Retikulumzellen des Knochenmarkes hinzunimmt, ein Kreis von Zellen umschlossen, deren besondere Aufgabe es ist, schon physiologischerweise, erst recht unter pathologischen Verhältnissen, die im Körper zugrunde gehenden weißen und roten Blutkörperchen in sich aufzunehmen und sie zu verarbeiten. Man könnte, wie es Metschnikoff andeutet, von einem Verdauungs- oder Abbausystem für die Blutzellen, von einem Blutabbausystem gegenüber dem Blutbildungssystem sprechen. Daß sich dieser Abbau auch auf die Blutplättchen erstreckt, ist durch spätere Untersuchungen gezeigt worden.

Besondere Wichtigkeit gewann aber das Makrophagensystem dadurch, daß Metschnikoff es mit der Schutzkörperbildung und der Antikörperbildung, besonders der Hämolysinbildung in engste Beziehungen setzte. Von den Arbeiten von Pfeiffer und Marx, sowie M. A. Wassermann ausgehend, glaubt Metschnikoff, daß die verschiedenen Schutzkörper gegen bakterielle und andere Infektionen von den Makrophagen der verschiedenen Organe (Milz, Lymphdrüsen, Knochenmark, Thymus) gebildet werden. Für denjenigen, der die Arbeiten von Metschnikoff und seinen Schülern genau kennt, stellen somit die neueren Untersuchungen über die Beteiligung des retikulo-endothelialen Systems an den immunisatorischen Reaktionsprozessen nichts grundsätzlich Neues dar. Metschnikoff erörtert eingehend, welche verschiedenen Schutzkörper von dem System der Makrophagen gebildet werden und rechnet hierzu vor allem die Makrozytase, die Fixatoren (Ambozeptoren Ehrlichs), die Hämolysine, die Agglutinine und Koaguline. Ich habe die darauf bezügliche ältere Literatur in meinem Referat über Ehrlichs Seitenkettentheorie (1902) zusammengestellt. Wichtiger erscheint mir der Hinweis, daß bereits Levaditi bei Tieren, die mit Hämolysinen behandelt worden sind, die enorme Anhäufung und Verdauung der Erythrozyten in der Milz nachweisen konnte. Er sieht darin einen Beweis für die Vermutung Sawtschenkos, daß die Fixatoren

nicht nur an die roten Blutkörperchen verankert, sondern auch von den Milzzellen absorbiert und diese dadurch zur höheren Tätigkeit angeregt werden.
Wir finden hier also die verschiedensten Hinweise auf die antigenbindende
und antikörpererzeugende Tätigkeit des Makrophagensystems. Die Arbeiten
dieser Frühperiode in der Lehre vom retikulo-endothelialen System gründen
sich dabei auf die durch alle möglichen Experimente bewiesene Tatsache, daß
dem Tierkörper einverleibte Mikroorganismen und Zellen bald von den Mikrophagen, bald von den Makrophagen aufgenommen werden und im letzteren
Falle an dem Ort der Aufnahme und Verdauung auch die stärkste Schutzkörperbildung nachgewiesen werden konnte.

Jedoch war die Beschreibung dieser Zellen mit dieser Blutabbaufunktion und der Antikörperbildung nicht genügend erschöpft. Ganz abgesehen
davon, daß die eine oder die andere Gruppe, wie z. B. die der Makrophagen
der Haut, des Netzes, mancher Lymphknoten nur unter pathologischen Bedingungen die Blutabbaufunktion ausübten und die Beteiligung an der Schutz-
und Gegenkörperbildung im einzelnen schwer zu beweisen war. Man mußte
daher weiter nach einem gemeinsamen, für alle Zellen gültigen und leicht auf-
zuweisenden Merkmal suchen. Hier sollte nun die vitale Färbung die weiteren
Hilfsmittel an die Hand geben.

B. Das retikulo-endotheliale System im Lichte der vitalen Färbung.

Schon Ranvier hat versucht, seine Klasmatozyten färberisch darzustellen.
Doch ist seine Methode keine sehr glückliche und die Verwechslungen mit den
Mastzellen des Bindegewebes liegen zu nahe und sind auch ihm zweifellos unterlaufen. Der erste, der diese Zellen durch intravitale Färbung vor allen anderen
heraushob und ihre weite Verbreitung im Bindegewebe betonte, war Ribbert.
Er wandte zu ihrem Nachweis die Lithionkarminmethode an. Er konnte bereits
zeigen, daß außer Nieren und Leber keine anderen Drüsen mit äußerer Sekretion
den Farbstoff speichern. Auch die Muskelfasern, Ganglienzellen, Gliazellen
bleiben ungefärbt. Die Gefäßendothelien verhalten sich in der Regel ablehnend.
Positive Resultate erhält man nur in der Leber (Kupffersche Sternzellen),
Milz, Knochenmark und in der Nebenniere. Außerdem speichern die Zellen
der Milzpulpa, die Sinusendothelien der Lymphknoten, die Retikulumzellen
des Thymus. Außer den genannten Endothelien und den Retikulumzellen fand
sich der Farbstoff, und zwar in ähnlicher Anordnung, noch in bestimmten Zellen
des Bindegewebes. Ribbert schließt seine Betrachtungen über die Karmin-
färbung gesunder Tiere mit den Worten: ,,Soviel über die Lokalisation der
Karminablagerung, an der vor allem von Interesse ist, daß der Farbstoff durchaus nicht in allen Teilen des Körpers, sondern nur in ganz bestimmten
wieder erscheint, denen danach eine besonders innige Beziehung zum Karmin
zukommt.''

Auch weist Ribbert auf die Wichtigkeit dieser Beobachtung für die Physiologie und Pathologie hin. Denn diese Zellen sind die gleichen, welche sich isoliert
mit Hämosiderin und mit Fetten beladen können, also zum Blutstoffwechsel
Beziehung haben. Daß er auch die Bindung des Diphtherietoxins durch diese
Zellen ganz im Sinne Metschnikoffs betont, sei kurz erwähnt.

Mit Ribbert ist der erste grundlegende Schritt zur genaueren Charakterisierung des Systems getan. Alle Zellen dieses Systems sind durch eine bestimmte
körnige Färbung mit dem Lithionkarmin, durch ihre mehr oder weniger verästelte Form ausgezeichnet. Besonders wichtig für uns ist aber Ribberts

Hinweis auf die Speicherungsfähigkeit dieser Elemente gegenüber den im Blut gelösten Stoffen überhaupt, nicht nur dem Karmin, sondern auch dem Eisen, dem Fett usw. gegenüber. Mit der künstlichen Speicherung dieser Zellen rückte auch ihre natürliche in eine ganz andere Beleuchtung. Gewiß war schon vor Ribbert für einen Teil dieser Zellen, besonders für die Kupferschen Stern-zellen, das Speicherungsvermögen sowohl korpuskulären wie gelösten Stoffen gegenüber nachgewiesen. Ich erinnere nur an die weit zurückliegenden Versuche von Recklinghausen und von Ponfick über die Speicherung des Zinnobers. Übrigens hat Ponfick schon daraufhin die später von Metschnikoff als Makrophagen bezeichneten Elemente gleichgestellt. Was aber fehlte, war eine strengere Scheidung zwischen der eigentlichen Phagozytose korpuskulärer Elemente und der körnigen Niederschlagsbildung gelöster Farbstoffe. Karminkörnchen werden auch von Leukozyten phagozytiert, während das gelöste Karmin niemals von ihnen aufgenommen wird. Das Bemerkenswerteste war also die gleichmäßige körnige Niederschlagsbildung eines gelösten Farbstoffes, der intra vitam in die Zellen eindringen konnte, ohne dieselben irgend wie ernstlich zu schädigen.

Reichte nun diese intravitale feinkörnige Speicherung eines gelösten Farbstoffes wie des Karmins für die Charakterisierung dieser Zellen aus? Vielleicht dann, wenn man die Betonung auf das Wort „gelöster Farbstoff" legt. Es war damit aber nur gesagt, daß diese Zellen auch Flüssigkeiten mit feindispersen Phasen gegenüber ein starkes Anziehungsvermögen zeigen, aber nicht, daß sie es ebenso korpuskulären Elementen gegenüber aufweisen, kurz, daß es nichts gab, was sie nicht aufzunehmen vermöchten. Man mußte also diese „Speicherung" zur „Phagozytose" in Beziehung setzen. Ribbert hat diesen Vergleich seiner Zellen mit den Makrophagen Metschnikoffs nicht ausdrücklich gezogen und nicht weiter diskutiert.

Erst mit der Einführung neuer Farbstoffe in die Therapie durch Ehrlich gewann das Studium dieser Zellen erneute Bedeutung. Daß auch die Farbstoffe der Benzidinreihe diese Zellen färben, wurde zuerst von Bouffard gezeigt. Derjenige jedoch, der ihre färberische Sonderstellung wieder ganz besonders hervorhob und sie endgültig mit Ranviers Klasmatozyten identifiziere, war Goldmann. Damit hat sich Goldmann um die weitere Erforschung des ganzen Systems das größte Verdienst erworben. Denn dadurch war auch die Gleichheit mit den leukozytoiden Zellen Marchands, Cellules rhagiocrines Renauts, gewissen Polyblastenformen Maximows ausgesprochen und wurde auch von Goldmann besonders betont. Er hebt dabei ausdrücklich die Übereinstimmung seiner Bilder mit denen, die Ribbert mit der Lithiokarminmethode gewonnen, hervor.

So hatte also die von Ribbert systematisch angewandte vitale Färbung, die von Goldmann auch auf die neu entdeckten Farbstoffe ausgedehnt wurde, ein neues Mittel an die Hand gegeben, das schon von Metschnikoff beschriebene System der Makrophagen viel übersichtlicher und leichter zu studieren. An sich brachten diese Untersuchungen bezüglich der feineren Histologie oder Einteilung dieser Zellen nichts Neues. Die sorgfältigen Beschreibungen Marchands, Renauts, Weidenreichs, Maximows konnten nur bestätigt werden. Auch mit der Funktion dieser Zellen kam man zunächst nicht über die Vorstellungen Metschnikoffs, Ranviers und Renauts heraus. Während Metschnikoff in ihnen wichtige Glieder im Verdauungsapparat sah, Träger und Ausscheider von Verdauungsfermenten, Ranvier ihnen die Schlepperdienste für die Verteilung der Nahrungsstoffe zuschob, sprach Renaut diesen im Bindegewebe so verbreiteten Zellen mit ihrem deutlichen Speicherungsvermögen eine Art Sekretion zu. Er glaubte, daß sie sich in fixe Bindegewebs-

zellen umwandeln und dabei ihre sekretorische Fähigkeit verlieren, um sich
bei entzündlicher Reizung wieder in bewegliche Zellen mit einem förmlich
glandulären Charakter umzuwandeln. Goldmann fühlt sich deswegen im Anschluß an Renaut berechtigt, von einer „inneren Sekretion" des Bindegewebes
zu sprechen. Er beruft sich dabei auf die Beobachtungen Arnolds über
Glykogenbildung, Fettsynthese, exogene und endogene Siderose, sowie auf die
Untersuchungen Schultzes über die Oxydasefermente in den Zellen. Dazu
ist zu bemerken, daß Arnold diese Speicherungsvorgänge für alle möglichen
Zellen (Leukozyten, eosinophile Zellen, myelozytoide Zellen, Bindegewebszellen) beschrieben, aber sie nirgends einer besonderen Zellart vorbehalten,
auch nirgendswo die hier in Betracht kommenden Zellsysteme ausdrücklich
hervorgehoben hat. Man kann also aus seinen Beobachtungen keine Stütze
für eine besondere Funktion der Bindegewebszellen oder bindegewebigen Wanderzellen im Sinne einer inneren Sekretion herauslesen. Ebensowenig sind die
Angaben von Schultze hier zu verwenden. Auch er spricht nirgends von den
Makrophagen Metschnikoffs. Also gilt die Bezugnahme Goldmanns auf
die Arbeiten von Arnold und Schultze nur dann, wenn man Makrophagen
und Bindegewebszellen zusammenwirft und womöglich die ganzen Blutzellen
hinzunimmt. Das war gewissermaßen eine Schwäche der Goldmannschen
Ausführungen, daß er in der Fülle der ihn förmlich berauschenden Bilder vital
gefärbter Objekte die schärfere Abgrenzung der „Pyrrolzelle" von der eigentlichen Bindegewebszelle unterließ und der Pyrrolzelle selbst eine schrankenlose
Wanderungsfähigkeit zuschrieb. Goldmann hielt (Neue Untersuchungen
S. 181) die Umbildung der gewöhnlichen Bindegewebszellen, speziell der jugendlichen Fibroblasten in „Pyrrolzellen" für möglich, wie er umgekehrt die Pyrrolzellen zur echten Bindegewebszelle werden läßt. Dagegen trennt er sie, wie
alle übrigen Histologen, scharf von den Mastzellen und Plasmazellen. Merkwürdigerweise schrieb er den Lymphozyten starke phagozytäre Eigenschaften,
den Pulpazellen sehr geringe zu, ein Irrtum, der gerade umgekehrt zur Wahrheit
wird. Noch weniger gesichert sind die Schlußfolgerungen Goldmanns in bezug
auf die Wanderungsfähigkeit der Pyrrolzellen, der „histogenen Wanderzellen",
wie er sie in seiner zweiten Arbeit (S. 94) bezeichnet. Sie sollen bei entzündlichen
Prozessen von der Bauchhöhle (z. B. bei der Hühnertuberkulose) nicht nur
in großen Scharen auf dem Lymphwege in die Leber, Milz und Lunge einwandern,
sondern auch die Bazillen mit sich schleppen. Sie sind die eigentlichen Träger
der Metastasierungen. In dem Lymphstrom, wo sie sich oft reichlich finden, sind
sie ebenfalls nur „Durchreisende", keine Ortsansässigen oder Dortgeborenen.
In der Schleimhaut des Verdauungskanals sind sie an der periodischen Tätigkeit desselben durch massenhafte Zuwanderung zu den Schleimhautzotten und
-falten und Abwanderung beteiligt. Sie geben dabei allerlei Stoffe an das
Lumen ab. Auch sollen sie als Fermentträger in Betracht kommen, da sie
die positive Oxydasereaktion geben. Letzteres sind wohl Zufallsbefunde,
von phagozytierten Leukozyten hervorgerufen. Doch kommt gelegentlich auch
an den Retikuloendothelien selbst positive Oxydasereaktion, aber nur labile,
vor (Katsunuma).

    Daß diese ganze Auffassung Goldmanns von der großartigen Zu- und
Abwanderung der „Pyrrolzellen" von der angeblichen Bildungsstätte im Netz
aus in die Darmschleimhaut und von dort in Lymphknoten und Milz oder von
der Bauchhöhle direkt in die Milz und umgekehrt auf irrtümlichen Deutungen
seiner sonst so instruktiven Bilder beruht, hat Kuczynski, dem wir eine
weitgesponnene Variation zu dem von Goldmann angeschlagenen Thema
verdanken, für die Darmschleimhaut überzeugend dargetan. Ebensowenig
konnte Kuczynski die von Goldmann so stark betonte Fluktuation der

histologischen Bilder in Milz und Lymphknoten in Abhängigkeit von der jeweiligen Verdauungsperiode bestätigen, wohl aber ihre Abhängigkeit von der Art der Dauernahrung wahrscheinlich machen. Die großen Gegensätze, die hier zwischen Kuczynski und Goldmann bestehen, treten in der zusammenfassenden Darstellung nicht klar genug hervor. Ebensowenig konnten die Angaben Goldmanns über die Einwanderung der Pyrrolzellen aus der Bauchhöhle und aus dem Netz in die Leber und Milz bestätigt werden (Seifert). Daß die Geflügeltuberkelbazillen nicht, wie Goldmann behauptet, durch die Pyrrolzellen verschleppt werden, sondern im freien Zustande in die Lymphknoten und von dort durch das Blut in die Leber gebracht werden, hat Occhino gezeigt.

Trotz aller dieser Irrtümer bleibt es Goldmanns großes Verdienst, auf die besondere Färbbarkeit der Ranvierschen Klasmatozyten, d. h. der Metschnikoffschen Makrophagen hingewiesen und ihre scharfe Trennung als histiogene Wanderzellen von den hämatogenen, sowie ihre Beziehung zum Glykogen- und Fettstoffwechsel erneut betont zu haben, obwohl seine Beispiele, besonders die von der Plazenta hergenommenen, nicht ohne weiteres auf die Pyrrolzellen übertragbar sind.

Aber was soll man nun als Makrophagen oder histiogene Wanderzellen bezeichnen, wenn Goldmann selbst den „großen Lymphozyten" der Lymphknoten in hervorragendem Maße phagozytäre Eigenschaften zuschreibt, sie aber trotzdem von den Retikulumzellen trennt, da nur die letzteren vitale Färbung angenommen hätten; wenn er die Pulpazellen Blutpigment speichern läßt, aber ihre Beteiligung an der vitalen Färbung nur sehr gering achtet und sie daher nicht zu seinen Pyrrolzellen rechnet, sondern nur die Retikulumzellen der Milz. Gehören die Bindegewebszellen, zu denen sich die Pyrrolzellen nach seiner Meinung umwandeln, noch zu dem Makrophagensystem oder nicht mehr? Sind die fertigen Lymphozyten als eine Art indifferenter Mutterzellen im Sinne Maximows noch fähig, jederzeit neue Pyrrolzellen oder Makrophagen zu bilden? Wie weit erstreckt sich das System der „inneren Sekretion" und woran erkennt man es?

Wollte man alle diese Fragen zur Entscheidung bringen, so mußte eine sehr genaue Untersuchung mit möglichst wechselnden Methoden an allen Organen durchgeführt werden. Die Wiederaufnahme der Nierenfunktionsprüfung mit Hilfe des schon von Ribbert erfolgreich angewandten Lithionkarmins durch Suzuki gab Veranlassung, den von Goldmann angeregten Fragen der Unterscheidung histiogener und hämatogener Wanderzellen unter Beteiligung der einzelnen Zellart am normalen und pathologischen Gewebsaufbau von neuem nachzugehen. Es geschah das durch Kiyono. Auch von Schulemann, Evans, Tschaschin wurden mit Hilfe der Goldmannschen Färbung neue wichtige Beiträge geliefert. Endlich hat Kiyono durch seine Schüler das ganze hier zur Erörterung stehende Zellsystem auch vergleichend histologisch durcharbeiten lassen. Zusammenfassende Untersuchungen mit Vitalfärbungen liegen endlich von Cappell und Ciminata vor.

C. Einteilung des retikulo-endothelialen Systems.

Auf Grund des vorliegenden Materials läßt sich folgendes Ergebnis feststellen:
Die intravitale Färbung mit Lithionkarmin, Pyrrolblau, Trypanblau usw. läßt an bestimmten Zellen der Bindegewebsreihe eine Körnelung auftreten, durch welche sich dieselben ohne weiteres von den meisten Parenchymzellen, von den gewöhnlichen Blutzellen sowohl der myeloischen wie der lymphatischen Reihe, von den Lymphozyten der Lymphknoten, von den Plasmazellen und

Mastzellen unterscheiden lassen. Diese Körnelung ist verschieden grob und verschieden stark. Nach der Feinheit und der Dichte der Körner geordnet läßt sich eine aufsteigende Reihe farbstoffspeichernder mesenchymaler Elemente darstellen:

1. Die Endothelien der Blut- und Lymphgefäße; sie speichern nur bei besonders hochgetriebener Färbung und nur in Gestalt allerfeinster Körnchen.

2. Die Fibrozyten oder die gewöhnlichen Bindegewebszellen; sie speichern bei genügend starker Färbung in wechselnder Stärke, aber auch ziemlich feinkörnig, sind jedoch leichter zu färben, als die Endothelien.

3. Die Retikulumzellen der Milzpulpa, der Rindenknötchen und der Markstränge der Lymphknoten und schließlich des sonstigen lymphatischen Gewebes. Sie speichern relativ leicht und stärker wie die Bindegewebszellen, bleiben aber an Schnelligkeit und Stärke der Speicherung noch deutlich gegenüber den folgenden Gruppen zurück.

4. Die Retikuloendothelien der Lymphsinus der Lymphknoten, der Blutsinus der Milz, der Kapillaren der Leberläppchen (Kupffersche Sternzellen), der Kapillaren des Knochenmarks, der Nebennierenrinde, der Hypophyse.

5. Die Histiozyten, wie wir die beweglichen Bewohner des Bindegewebes, die Klasmatozyten Ranviers usw. im Gegensatz zu den Bildnern des Bindegewebes (den Fibroblasten bzw. Fibrozyten)[1] bezeichnet haben. Sie speichern fast ebenso leicht wie die Gruppe 4, zumal wenn sie sich in einem besonderen Tätigkeitszustand befinden.

6. Die Splenozyten und farbstoffspeichernden Monozyten (Endothelioleukozyten, Bluthistiozyten), welche von den Histiozyten (Gruppe 5) und den Retikuloendothelien (Gruppe 4) ihren Ursprung nehmen.

(Marginal bracket labels: Retikulo-endotheliales System im weiteren Sinne; Retikulo-endotheliales System im engeren Sinne)

Wie sollte man nun diese so nahe verwandten Zellarten zusammenfassen? Wir schlugen seinerzeit vor, die Gruppe 1 und 2, die sich entweder gar nicht oder nur sehr schwach färben und die sich auch, wie wir noch sehen werden, funktionell anders verhalten als die übrigen Gruppen, ganz auszuschalten.

Diese Zellen sind auch die relativ unbeweglichsten, am meisten fixierten.

Dagegen schien es wünschenswert, die Gruppe 3 und 4 wegen ihrer gleichartigen Funktion als Retikularbildner und Bekleider sinuöser Lymph- und Bluträume unter einem Begriff, nämlich dem des retikulo - endothelialen Systems zusammenzufassen. Dies war um so nötiger, als dieselbe Zelle auskleidende Endothelzelle und gleichzeitig Bildner des Retikulum sein kann, wie bei den Sinusendothelien der Lymphknoten und bei den Kupfferschen Sternzellen, welche man ja als Quelle der Gitterfasern bezeichnet. Die neueren Auffassungen über die synzytiale Natur des Mesenchyms, über die Differenzierung der verschiedenen Fasersysteme (Gitterfasern, Bindegewebsfasern, elastische Fasern) innerhalb des Synzytiums, aus welchem sich die weniger differenzierten Teile (Nukleus und perinukleäres Protoplasma) als freiwerdende Zelle auslösen können (ich verweise auf die Arbeiten von Weidenreich, Downey, O. Ranke, Hueck), lassen die Annahme solcher, mehrfache Funktionen ausübender Retikuloendothelien durchaus berechtigt erscheinen.

---

[1] Von Schaffer als Inoblasten, Inozyten bezeichnet. Siehe dort auch über den Begriff „Endothel". (Ergebnisse der Anatomie XXIII, 1921.)

Schema der Blutentwicklung bei den höheren Wirbeltieren.

Tabellen über die Entwicklung der Blutzellen nach den gemeinsamen Untersuchungen von Kiyono und Nakanoin und den eigenen Untersuchungen von Seizo Katsunuma.

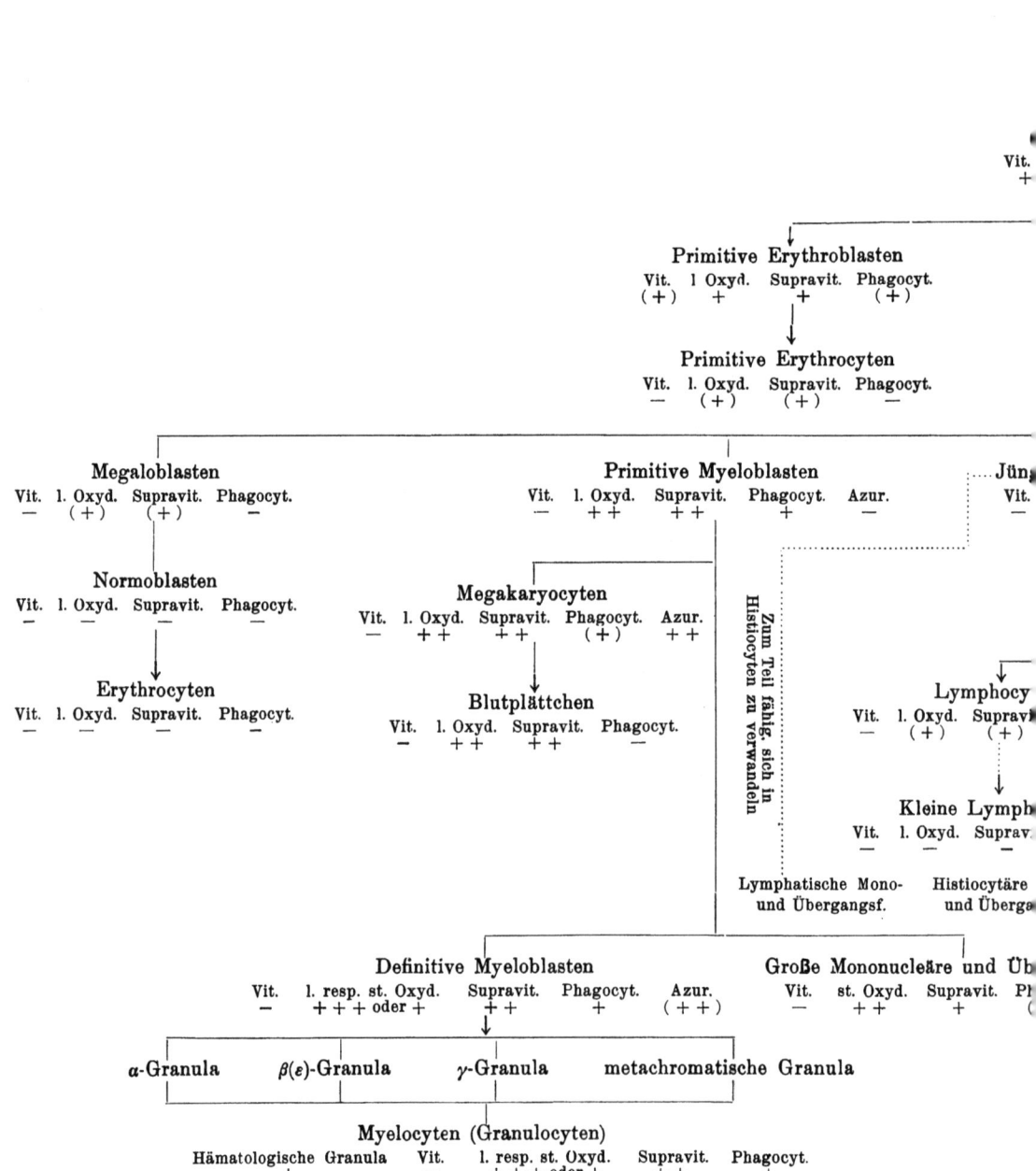

Mesenchymzellen
Mesenchymzellen im Embryo
(Mesenchymatöses Mesoblast des Dottersacks)
Vit.   l. Oxyd.   Supravit.   Phagocyt.
++   ++   ++   ++

n und ihre Zellkomplexe ←················→ Zellstrang der Blut- und Endothelzellenanlage
Supravit.   Phagocyt.
++   ++

Äußere Zone
(Adventitiazellen ←——→ Innere Zone ←——————→ Intermediäre Zone)
Substanzinsel   Primitive Blutzellen   Wandzellen
Vit.   l. Oxyd.   Supravit.   Phagocyt.
++   ++   ++   ++

e Zellen ←················→ Histioide Zellen ←············→ Primitive Endothelien
Leukocyten)   (Histioide Leukocyten)   Vit.   l. Oxyd.   Supravit.   Phagocyt.
upravit.   Phagocyt.   Vit.   l. Oxyd.   Supravit.   Phagocyt.   ++   +   (+)   ++
+   +   ++   +   (+)   ++

durch direkte Metaplasie

r Lymphocyten   Histiocyten ←················ Reticulumzellen ←——→ Histiocytäre Endothelien ←——→ Ge
ravit.   Phagocyt.   Vit.   l. Oxyd.   Supravit.   Phagocyt.   Vit.   l. Oxyd.   Phagocyt.   Vit.   l. Oxyd.   Phagocyt.   (+
+   (+)   +++   (+)   —   +++   + oder ++   (+)   ++ oder +   +++   (+)   +++

Histiocytäre Riesenzellen
Vit.   l. Oxyd.   Phagocytose
++ oder +   (+)   ++ oder +++

Thymusrindenzellen
Vit.   l. Oxyd.   Supravit.   Phagocyt.
—   +   (+)   —

——————— = Hauptast
··············· = Nebenast oder Übergang
— = negativ
(+) = schwach positiv oder unbestimmt
+ = positiv
++ = stark positiv
+++ = sehr stark positiv

Vit. =
l. Oxyd
st. Oxy
Suprav
Phagoc
Azur. =
Hämato
Me

Tafel I.

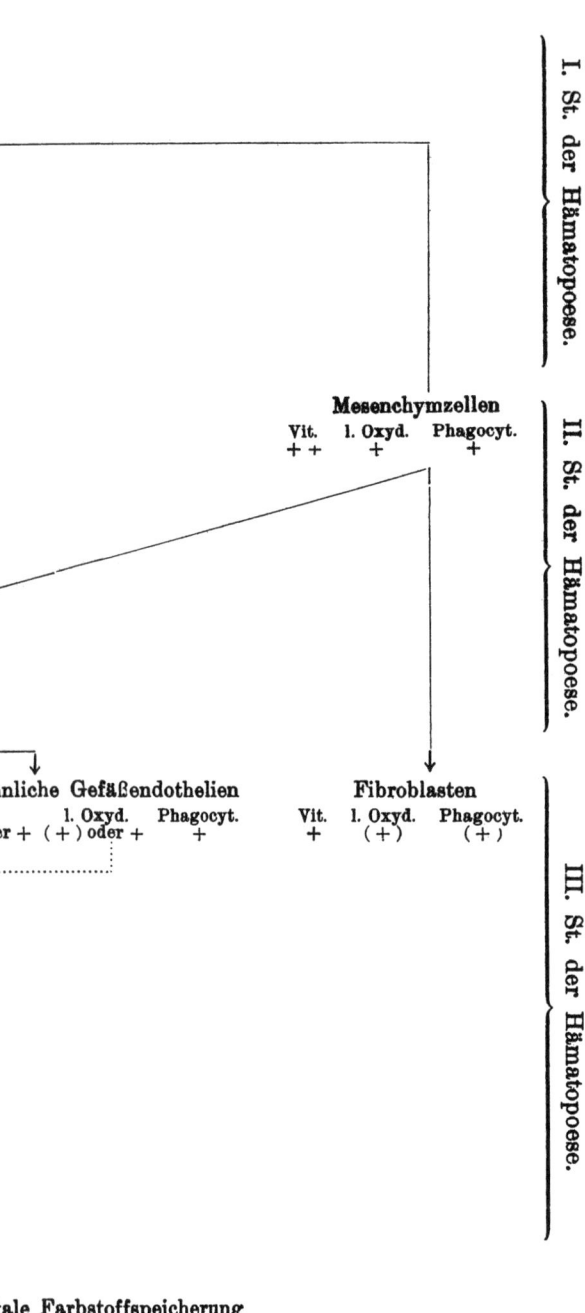

I. St. der Hämatopoese.

II. St. der Hämatopoese.

III. St. der Hämatopoese.

Mesenchymzellen
Vit.   l. Oxyd.   Phagocyt.
+ +   +   +

...nliche Gefäßendothelien
   l. Oxyd.   Phagocyt.
...er + (+) oder +   +

Fibroblasten
Vit.   l. Oxyd.   Phagocyt.
+   (+)   (+)

...tale Farbstoffspeicherung
= labile Oxydase
= stabile Oxydase
= supravitale Färbung mit basischen Farbstoffen
..se = Cytophagie
...Azurgranula
...ische Granula = postvital durch hämatologische
...de färbbare Granulation

Verlag von Julius Springer in Berlin.

Kiyono hat die retikulo-endothelialen Zellen auch als Histioblasten bezeichnet, weil aus ihnen sehr leicht bewegliche Zellen, die ganz den Histiozyten des Bindegewebes gleichen, hervorgehen können.

Die Gruppe 5 und 6 wurde nämlich von Kiyono unter dem Namen der histiozytären Elemente zusammengefaßt. Ihnen gehörten die Histiozyten des Bindegewebes (Gewebshistiozyten, Klasmatozyten Ranviers), Splenozyten und die Bluthistiozyten an. Letztere entstehen aus beweglich gewordenen, in das Blut abgestoßenen oder in das Blut eingewanderten Retikuloendothelien, Splenozyten und Gewebshistiozyten.

Kiyono beschreibt die Histiozyten folgendermaßen: „Der Kern derselben ist rundlich-oval oder nierenförmig, kleiner als der der Fibroblasten. Das ganze Kerngerüst ist aber dichter und dicker formiert, hin und wieder mit größeren nukleolenähnlichen Körnern ausgestattet, infolgedessen auch dunkler. Das Protoplasma liegt in den Gewebespalten und sendet überall Ausläufer aus. Es hat eine feine retikuläre Struktur, ist dunkler gefärbt und die Umrisse des Zelleibes sind viel schärfer begrenzt als die Umrisse der Fibroblasten. Die Grundform dieser Zellen ist gewöhnlich rundlich und sie sind kleiner als die Fibroblasten, trotzdem die Größe der Klasmatozyten oft sehr stark varriiert. Sie liegen vereinzelt zwischen den Gefügen der kollagenen Fasern, insbesondere sind sie zahlreich in der Adventitia der Gefäße, wo sie zumeist ihre rundliche Form bewahrt haben."

Er hebt dabei hervor, daß besonders im Netz gelegentlich Zellen vorkommen, die wegen der Feinheit ihrer Farbstoffgranula, wegen des zarteren Chromatinnetzes ihrer Kerne, wegen ihres großen, mit vielen Ausläufern versehenen Zellleibes eine Zwischenstellung zwischen den Klasmatozyten und den Fibroblasten einnehmen. Man könnte daraus schließen, daß, wie auch Marchand, Maximow u. a. annehmen, eine Umwandlung der Histiozyten in Fibrozyten möglich wäre. Die Explantationsversuche von Carrel sprechen allerdings nicht dafür. Gräff hat die Retikuloendothelien (also die Gruppe 3 und 4) auch als Ortshistiozyten der Gruppe 5 und 6, d. h. den Wanderhistiozyten gegenübergestellt.

Wenn wir hier solche Zusammenfassung vornehmen, so soll damit nicht gesagt sein, daß etwa die Kupfferschen Sternzellen und die Sinusendothelien der Milz völlig gleiche Elemente wären. Schon die Gestalt, die Anordnung, die verschieden schnelle Speicherung spricht dagegen. Es handelt sich nur um eine gewisse grundsätzliche Ähnlichkeit in bezug auf Phagozytose und Speicherung. Aber das sind Ähnlichkeiten und keine Gleichheiten. Wenn man so in das einzelne geht, wäre überhaupt keine Möglichkeit gegeben, von einem System oder auch nur einem Teilsystem zu sprechen. Das ist sicher. Es wird auch die Aufgabe der Zukunft sein, diese Differenzierung noch sorgfältiger durchzuführen. Aber so gut wir die Nierenepithelien als etwas Zusammengehöriges ansehen, obwohl wir auch hier von der Notwendigkeit weitgehender Gliederung überzeugt sind, so dürfen wir auch hier vorläufig von einer besonderen Zellgruppe sprechen. Auch der Ausdruck „Milzgewebe der Leber" für die Kupfferschen Sternzellen ist nur mit dieser Einschränkung zu verstehen. Besonders bemerkenswert ist die Beziehung der Gewebshistiozyten (adventitiellen Zellen) zu den Endothelien. Während in den genannten Organen, z. B. der Leber, Endothelien und adventitielle Zellen sozusagen ein und dasselbe sind, liegen im gewöhnlichen Bindegewebe den Kapillaren außen Zellen an, die sich so verhalten, wie die Endothelien der genannten Organe. Diese sind sozusagen nach außen gerückt. Man könnte auch sagen, den Leberkapillaren, den Milzsinus, den Lymphsinus fehlen die gewöhnlichen Endothelien. Die Bluträume oder Sinus liegen hier nackt im retikulären Gewebe. Die Kapillaren haben hier keine besondere Hülle erhalten. Man könnte sie als Kapillaren I. Ordnung bezeichnen, die gewöhnlichen Kapillaren als solche II. Ordnung. Die nach außen gerückten histiozytären Elemente, die adventitiellen Zellen, zerstreuen sich im übrigen Bindegewebe, bilden dort große Anhäufungen, z. B. im Netz usw. Hier sei nur bemerkt, daß zwischen der endothelialen Form und der retikulären Form bei den sog. Retikuloendothelien fließende Übergänge bestehen.

Es würde einer besonderen Abhandlung bedürfen, wenn wir hier die ganzen Streitfragen über die Natur und die Morphologie der einzelnen im retikulo-endothelialen System verknüpften Zellarten aufrollen wollten. Endothelzellen und Retikulumzellen, Retikulumzellen- und Retikulumbildung, Retikulumzellen- und Pulpagewebe, offene oder geschlossene Leberkapillaren, offene oder geschlossene Milzsinus, alle diese Probleme haben noch keine endgültige Lösung gefunden. Über die Kupfferschen Sternzellen findet man alles Wissenswerte bei Schilling, über die Retikuloendothelien der Lymphknoten bei Downey und Heudorfer, über die Milz bei Weidenreich, Mollier, Neubert, Thoma.

Jedenfalls ist die Frage, wieweit die sog. Sinusendothelien der Lymphknoten gleichzeitig Bildner des Retikulums der Sinus sind, bei Anwendung der modernen Retikulumfärbung dahin entschieden worden, daß in der Tat „Endothel-" und „Retikulumzellen" ein und dasselbe sind. Ich stimme hier mit Downey, der diese Frage erst neuerdings sehr sorgfältig geprüft hat, vollkommen überein. Wenn er aber meint, daß Fibroblasten, Retikuloendothelien und Lymphozyten je nach den Bedingungen, unter denen sie sich befinden, funktionell gleichartige Bilder aufweisen können, so möchte ich dem nicht folgen. Lewis und Webster sahen in Plasmakulturen menschlicher Lymphdrüsen schon nach 2—3 Stunden lebhaft phagozytierende Elemente auftreten. Sie leiten sie von den Retikuloendothelien, nicht von den Lymphozyten, ab. Die später auftretenden Fibroblasten sind an der Phagozytose unbeteiligt. Über die intrazelluläre Entstehung und Lagerung des Retikulums der Lymphknoten und die Beteiligung der Endothelien an der Bildung desselben berichtet auch sehr anschaulich Orsos (Dtsch. Pathol. Ges. 1925 Würzburg).

Bei den Knochenmarksendothelien ist die Doppelnatur ebenfalls wahrscheinlich. H. Braß gibt eine Schilderung der physiologischen Pigmentierungen der Retikuloendothelien des Knochenmarks bei den Haustieren. Für die Sinusendothelien der Milz ist allerdings eine Beziehung zum Retikulum noch nicht von allen Autoren anerkannt (Weidenreich), doch von Mollier wahrscheinlich gemacht. Sicher gilt das für die Retikulumzellen der Pulpa, in deren Maschen die Pulpazellen liegen und für die Retikulumzellen der lymphatischen Stränge der Lymphknoten, von deren Maschen die ganz anders gearteten Lymphozyten eingeschlossen sind.

Ich möchte hervorheben, daß die selbständige Kapillarwandung, die einen geschlossenen Kreislauf ermöglicht, in Stauungslebern mit erweiterten perikapillären Lymphräumen sehr gut zu erkennen ist. Anderseits müssen die normalerweise der Kapillarwand außen anliegenden Sternzellen sehr leicht ein Teil der Wand selbst werden können oder vorübergehend sein. Sonst wäre die fast sofort einsetzende starke Speicherung gröberer Partikelchen durch dieselben und der schnelle Übertritt derselben in das Blut selbst gar nicht zu verstehen. Und umgekehrt stehen die Zellen mit den interzellulären Spalträumen der Leberzellen in Verbindung, reichen bis an die Gallenkapillarwand heran, so daß förmlich direkte protoplasmatische Verbindungen zwischen Gallenkapillaren und Blutkapillaren durch die Kupfferschen Sternzellen hergestellt zu sein scheinen. Daß einem solchen Zellsystem ganz andere Aufgaben als den gewöhnlichen Endothelien zufallen müssen, ist wahrscheinlich. Sie können sich nicht in der Bildung der Kapillarwand und der Gitterfasern erschöpfen, falls letztere überhaupt von den Kupfferschen Sternzellen abstammen, was aber wahrscheinlich ist. Der von Schilling geprägte Name „Schutzorgane" der Leber ist zu einseitig. Welchen besonderen Schutz diese Zellen den Leberzellen gewähren, ist nicht gesagt. Das Auffangen von Eisen, roten Blutkörperchen, Hämoglobin usw. braucht jedenfalls einen solchen nicht zu bedeuten, vielleicht das Gegenteil, nämlich beschleunigte oder verstärkte Zufuhr zu den Leberzellen. Bei der Phagozytose von Parasiten handelt es sich mehr um Schutz für den Gesamtorganismus als um einen solchen für die Leberzellen. Es scheint mir daher kein glücklicher Gedanke von Rosenthal, den Begriff des „Schutzorgans" in der Leber wieder zu Ehren bringen zu wollen, zumal Schilling selbst die Eingliederung der Kupfferschen Sternzellen in den umfassenden Begriff des R.E.S. vollzogen und für die Bedeutung des letzteren in Hinblick auf den Gesamtorganismus (Blutbildung, defensive Reaktionen) wertvolle Beispiele gebracht hat. Auf die Frage, wieweit Pigment und Bilirubingehalt stets als reine Fremdkörperphagozytose im Sinne einer Schutzeinrichtung für den übrigen Körper, wieweit als Ergebnisse lokaler Spaltungs- und Umbildungsvorgänge zu betrachten sind, komme ich an anderer Stelle zurück.

Eher könnte man von einem besonderen Stoffaustauschorgan der Leber sprechen. Jedenfalls sind die Kupfferschen Sternzellen nicht nur Absorbenten der im Blut befindlichen gelösten Stoffe, die sie gegebenenfalls der Leberzelle zuführen können, wenn ich dafür auch keinen Beweis erhalten habe, sondern auch Absorbenten für Stoffe, die in der Galle gelöst sind, oder für die gestaute Galle selbst.

Daß das Fettgewebe Beziehungen zu dem histiozytären System hat, wird durch allerlei experimentelle Untersuchungen über die Neubildung desselben wahrscheinlich gemacht (s. Herzog, F. Wassermann).

Die sog. Rougetschen Zellen, die neuerdings von Vimtrup eine besondere Bearbeitung erfahren haben, sollen besondere kontraktile Elemente der Kapillarwand sein. Soweit eigene Beobachtungen an einem von Herrn Dr. Yekizo Ohno untersuchten Material ein Urteil gestatten, sind diese Zellen nichts anderes als die adventitiellen Zellen Marchands. Auch Marchand hat die gleiche Ansicht geäußert.

Was die Deckzellen der serösen Häute anbetrifft, so sind sie nach den Speicherungsbildern durchaus von den Histiozyten und Fibrozyten zu trennen. Sie beteiligen sich auch wenigstens nach unserer und Kiyonos Untersuchung (neuerdings von Kamiya bestätigt) nur in sehr beschränktem Maße an der Phagozytose. Trotzdem wird die enge Zusammengehörigkeit zwischen Deckzellen (Mesothel) und Mesenchym von vielen Forschern betont, auch die Fähigkeit zur Bindegewebsbildung den Mesothelien zugesprochen (Marchand, Herzog). Die nahen Beziehungen der Mesenchymzellen zum Mesothel konnte Lewis in Gewebskulturen vom embryonalen Hühnerherz aufweisen. Damit ist aber noch nicht gesagt, daß auch beim Erwachsenen die Serosaepithelien den Bindegewebszellen in allen Punkten gleichzustellen sind und aus letzteren hervorgehen.

Lubarsch hat den Vorschlag gemacht, die perivaskulären Spindelzellen des Hodenzwischengewebes, die perivaskulären Zellen der Grenzschicht der Nebenniere, die perivaskulären Zellen in der Grenzschicht der Niere, das Retikulum des Thymus, das Retikulum der Bauchspeicheldrüse, ebenso wie eisentragende Zellen an der nervösen Zentren des Großhirns (Globus pallidus usw.) zum retikulo-endothelialen System hinzuzurechnen. Was die perivaskulären Elemente anbetrifft, so gehören sie ohne weiteres zu dem retikulo-endothelialen System hinzu. Wegen der Thymusretikulumzellen verweise ich auf das Folgende. Das Retikulum der Bauchspeicheldrüse kann wohl zu dem retikulo-endothelialen System im weiteren Sinne, aber nicht zu dem retikulo-endothelialen System im engeren Sinne gerechnet werden. Die teils gliozytären, teils gangliozytären eisenspeichernden Elemente der striären Zentren im Gehirn gehören aber nicht zum retikulo-endothelialen System, auch nicht im weiteren Sinne. Ich stimme hier mit Askanazy vollkommen überein und verweise auf die Diskussion in der Dtsch. Pathol. Ges. in Würzburg 1925.

Umstritten ist heute die Stellung der sog. Zwischenzellen des Hodens, mit denen die Zellen der Theca interna der Eierstocksfollikel verglichen werden können. Die Ergebnisse der vitalen Färbungen lassen zweifellos reichlich Histiozyten im Zwischengewebe des Hodens hervortreten (Goldmann). Zweifelhaft bleibt nur, ob es sich dabei um die echten Zwischenzellen handelt. Es wird das von verschiedenen Autoren bestritten. So weist Katsunuma auf das Vorkommen von Oxydasegranula in den echten Zwischenzellen hin, während die farbstoffspeichernden Histiozyten des Hodenbindegewebes keine solche enthalten. Daß die vitale Färbung der Zwischenzellen des Hodens im Gegensatz zu der relativ leichten Färbung der histiozytären Elemente im Hodenbindegewebe nur schwer gelingt, betont auch Takamori. Dagegen steht fest, daß sich die Zwischenzellen des Hodens in ganz ähnlicher Weise wie sonst das retikulo-endotheliale System an der Speicherung lipoider Substanzen beteiligen. Eingehende Untersuchungen darüber verdanken wir Leupold. Bekannt ist der Streit über die Bedeutung dieser Lipoide für die Samenzellenbildung. Stellen die Zwischenzellen selbständige Organe dar mit besonderer Funktion (Pubertätsdrüse?), oder sind es nur trophische Organe (Auf- und Abbauorgane) des spezifischen Samenbildnergewebes? Alle Beobachtungen neuerer Zeit sprechen gegen die erste, für die letztere Annahme (K. Sternberg, Stieve). Auf die Beziehungen der lipoidspeichernden Zwischenzellen zur lipoidspeichernden Nebennierenrinde weist Leupold hin. Über die Speicherung im Eierstock (Ribbert, Goldmann) liegen neuere Untersuchungen von Borell vor. Dabei zeigte sich, daß die Verhältnisse bei den verschiedenen Tieren (Maus, Kaninchen, Ratte) verschieden liegen. So erklären sich wohl auch widersprechende Befunde (Bela Eisler). Auch die Dauer und die Stärke der Färbung bedingen Unterschiede. Immerhin muß man zugeben, daß von einem besonderen Speicherungsvermögen der Theca-interna-Zellen gegenüber vitalen Farbstoffen keine Rede ist. Wohl aber speichern sie bei allen Tieren Lipoide. Daß auch echte Blastombildungen auf die Zwischenzellen zurückgeführt werden und gegebenenfalls zu den histiozytären Blastomen gerechnet werden müssen, ist bekannt. Sie sind auch bei Tieren beobachtet (Poll).

Über die Stellung der Retikulumzellen des Thymus, besonders der Thymusrinde, müssen wir eine Entscheidung aufschieben. Sie fallen jedenfalls genetisch — wenn ihre epitheliale Natur auch nur des Rindenretikulum feststeht — aus dem Rahmen heraus, müssen aber nach ihrer färberisch funktionellen Eigenschaft hierher gestellt werden.

Sie bilden sozusagen den Übergang zu einer weiteren besonderen Zellklasse, den Gliazellen. Bezüglich der feineren Histologie der Abraumzellen des Gehirns muß ich auf Spielmeyer, Jakob und Spatz verweisen. Sie entsprechen — trotz epithelialer Abkunft — ganz den Retikulumzellen anderer Organe, insofern sie neben dem Aufbau der Gerüstsubstanz als Abraumzellen besonders wichtig werden. Sie werden aber intravital von der Blutbahn aus nicht gespeichert, weil der Gliarandsaum undurchlässig für den Farbstoff erscheint. Spritzt man direkt in das Gehirn, so bekommt man ganz schöne Färbungen der Gliazellen. Trotzdem sollten die Gliazellen wegen ihrer Sonderstellung in färberischer Hinsicht nicht zu dem retikulo-endothelialen Apparat gestellt werden. Dagegen heben Schulemann und Goldmann, sowie Rachmanow die vitale Speicherung der Pigmentzellen der Neurohypophyse hervor. Rachmanow betont auch die vitale Färbbarkeit der Zellen des Tuber cinereum. Daß es außer den Gliazellen innerhalb der Nervensubstanz noch eine wahrscheinlich mesodermale Speicherungszelle gibt, die dem retikulo-endothelialen System näher stehen würde, ist durch neuere Untersuchungen wahrscheinlich gemacht (Ramon y Cajal, Herzog, Spatz).

Es muß hier ausdrücklich hervorgehoben werden, daß die Phagozytose allein kein entscheidendes Merkmal für die Zugehörigkeit zum retikulo-endothelialen System ist. Denn außer den Gerüstzellen epithelialer Abkunft (Thymus-Retikulumzellen, Gliazellen), über deren Zuordnung zum retikulo-endothelialen System man noch streiten kann, gibt es auch epitheliale Parenchymzellen, die phagozytieren (Dottersackepithelien, Epithel der Eihäute, Lungenalveolarepithelien, Leberzellen, Nierenepithelien usw.). Man findet Genaueres bei Ernst (Krehl - Marchand, Handbuch). Alle diese gehören aber nicht zum retikulo-endothelialen System, weil die Phagozytose und Speicherung sozusagen nur eine gelegentliche oder eine Nebenfunktion oder eine auf bestimmte Abschnitte der Entwicklung beschränkte ist. Marchand hat schon davor gewarnt, den Ausdruck Makrophagen als spezifisch für diese Zellen zu benützen.

Die geringfügige Beteiligung der epithelialen Zellen an der Speicherung (Nierenzellen, Leberzellen, Nebennierenzellen, Plexusepithel) wird von allen Untersuchern betont. Eine besondere Stelle nehmen, wie schon erwähnt, die Deckzellen der serösen Höhlen ein, welche auch die Farbstoffe, allerdings in sehr feiner Form speichern (Kiyono). Doch ließ sich zeigen, daß die Zellen zwar der entzündlichen Desquamation verfallen, aber sich niemals in echte histiozytäre Elemente umwandeln. Ebenso wurde es mit Hilfe der vitalen Färbung möglich, den etwaigen Anteil der Deckzellen an der Bildung bindegewebiger Membranen klarer zu stellen. Wir kommen später auf diese Frage zurück.

Die Alveolarepithelien der Lunge werden von den meisten Autoren als Phagozyten angesehen. Sie haben aber mit dem retikulo-endothelialen System nichts zu tun. Ob die bei entzündlichen Reizungen der Lunge intraalveolär auftretenden Zellen, besonders bei der käsigen Pneumonie Alveolarepithelien oder ausgewanderte Histiozyten sind, wird heiß umstritten (Sakamato, Westhues). Die von Goldmann beschriebene Auswanderung der Pyrrolzellen in die Bronchien konnte von Kiyono nicht bestätigt werden. Neuere Untersuchungen von Sacks im Freiburger Pathol. Institut haben gezeigt, daß bei gleichzeitiger Vitalfärbung und intratrachealer Einführung disperser Lipoidlösungen nur die Alveolarepithelien an der Lipoidspeicherung beteiligt sind, dagegen nicht die histiozytären Elemente des Lungenbindegewebes. Auch die Schnelligkeit, mit welcher die Speicherung verschiedenartigsten Materials seitens der Alveolarepithelien im Experiment erfolgt, spricht dafür, daß in der Regel die im Alveolarlumen auftretenden speichernden Elemente epithelialer Abkunft sind. Damit soll natürlich nicht bestritten sein, daß bei chronischen Reizzuständen auch histiozytäre Elemente in das Alveolarlumen übertreten können. Jedenfalls gehören die Alveolarepithelien zu den wichtigsten Makrophagen, die wir kennen, aber doch nicht zum retikulo-endothelialen System.

Noch eine Zellart, deren Natur viel umstritten ist, sei hier erwähnt. Das sind die Chromatophoren der Haut. Da diese Karminkörnchen speichern, die Epithelien selbst aber nicht, so liegt der Schluß nahe, daß es sich um histiozytäre Elemente handelt, die entweder selbst Pigment bilden oder von dem Hautepithel abgegebenes Pigment speichern. Doch betont Kiyono, daß man nicht wissen könnte, ob nicht die Epithelien, falls sie sich zu beweglichen Chromatophoren umwandeln sollten, Farbstoffe speichern würden. Askanazy betont, daß die Riesenzellen lupöser Tuberkel Melanin führen können, was für histiogene Abstammung derselben spräche.

D. Vergleichende Histologie [des retikulo--endothelialen Systems.

Es wäre erwünscht, auch eine vergleichende Embryologie, Ortho- und Pathohistologie des retikulo-endothelialen Systems geben zu können. Es liegen schon allerhand Vorarbeiten vor. Ich verweise hier vor allem auf die Arbeiten Kiyonos und seiner Schüler.

Kiyono selbst hat die Ergebnisse derselben in einem Referat in der Japanischen Pathologischen Gesellschaft (Tokio 1918) niedergelegt. Ich gebe die Hauptsätze daraus wieder, da die japanischen Originalarbeiten schwer zugänglich, zum Teil für uns nicht lesbar sind:

Die histiozytären Zellen sind in der ganzen Reihe der Wirbeltiere im postembryonalen Stadium als eine präexistierende Mesenchymzellart des Bindegewebes, sowie auch der hämatopoetischen Gewebe vorhanden. In ihrem gesamten morphologischen Habitus und in ihrem biologischen Verhalten stellen die Zellen durchaus eine ganz bestimmte Zellform dar. Sie kommen entweder in isoliertem Zustand vor, oder sie bilden im Synzytium spezifische Retikuloendothelien. Im Bindegewebe existieren die Zellen als Klasmatozyten und sind in großer Menge in der Gefäßadventitia zu finden. In den Taches laiteuses des serösen Gewebes entwickeln sie sich sehr mächtig. In der Lymphdrüse und der Blutlymphdrüse der Säugetiere bestehen diese Zellen aus den Sinusendothelien und den Retikulumzellen. Bei den niederen Vertebraten existieren ebenfalls Retikulumzellen im lymphatischen Gewebe. Sowohl in den Mengenverhältnissen der lymphatischen und der histiozytären Zellen, als auch in der Gewebsanordnung der beiden Zellarten zeigt das lymphatische Gewebe in der Phylogenie der Wirbeltiere dem Gewebe der Taches laiteuses gegenüber einen graduellen Unterschied.

Die Leberkapillaren sind bei allen Vertebraten von histiozytären Endothelien umsäumt, die unter dem Namen Sternzellen bekannt sind. Bei den Vögeln gibt es außerdem zahlreiche Histiozyten in der Adventitia der Leberkapillaren, welche bei den Amphibien und Reptilien, auch bei den Fischen im Protoplasma massenhaft Melaninpigment enthalten.

In der Milz bestehen die histiozytären Zellen aus den Sinusendothelien, den Retikulumzellen der Pulpa und des Follikels und den daraus isolierten Splenozyten. Bei den Reptilien, Amphibien und Fischen wird eine minimale Entwicklung des Milzfollikels konstatiert. Dazu kommt bei den Fischen eine schwache Entwicklung des pulpösen Milzgewebes vor. Infolgedessen besteht die primitive Milz der Zyklostomen hauptsächlich aus den erweiterten Venensinus, wo die Splenozyten fast ausschließlich in den Venensinus liegen bleiben.

Im Knochenmark bestehen die histiozytären Zellen aus den Retikuloendothelien, während sie im Knochenmark der Anuren sich nur schwach entwickeln. Bei den Urodelen und den Fischen fehlen die Retikuloendothelien des Knochenmarks vollständig.

Außerdem findet man mächtig entwickeltes hämatopoetisches Gewebe in den Kopfnieren der Fische. Die Retikuloendothelien werden auch in der Wand der Portalkapillaren der Niere konstatiert. In der Wand der feinen Nebennierengefäße bei den Säugetieren und in den Gefäßsinus der Kiemenfalten bei den Zyklostomen beobachtet man wieder die histiozytären Endothelien, in der Thymusrinde die histiozytären Retikulumzellen.

Aus den oben erwähnten Befunden geht hervor, daß die histiozytären Endothelien in bestimmten Abschnitten der Blutgefäße als selbständige Endothelzellen Bluträume umsäumen, wobei man andere Leukozytenformen nicht zahlreich anzutreffen pflegt. Hierzu gehören in der ganzen Reihe der Vertebraten die Sternzellen der Leber, bei den Säugetieren die Kapillarendothelien der Nebenniere und bei den Zyklostomen die Sinusendothelien der Kiemengefäße. In den übrigen Organen begleiten die histiozytären Zellen stets eine mächtige Entwicklung bald der lymphatischen, bald der myeloischen Zellen. Zur ersteren Art des Gewebes rechne ich die Taches laiteuses des serösen Gewebes und die lymphatischen Gewebe bzw. die Lymphdrüsen, zur letzteren Art das Knochenmark und die Kopfniere der Fische. In der Milz existieren die Granulozyten und die Lymphozyten mit den histiozytären Zellen zusammen. In allen Fällen stehen die histiozytären Zellen in Form der Retikuloendothelien sowohl zu den Granulozyten als auch zu den Lymphozyten in inniger Beziehung. Da die Granulopoese im lymphatischen Gewebe der niederen Wirbeltiere stets gewissermaßen mit den Lymphozyten zusammen auftritt, so ist eine scharfe Abgrenzung der myeloischen Gewebe von den lymphatischen unmöglich.

Diese Tatsachen sprechen also dafür, daß die Existenz der histiozytären Zellen meistens notwendigerweise das Vorhandensein lymphatischer oder myeloischer Zellen voraussetzt. Bei einigen Organen erleidet diese Regel jedoch eine Ausnahme. Die Erklärung dafür folgt in den nächsten Kapiteln.

Wir halten die Spezifität der histiozytären Zellen aufrecht, da diese Zellen von gleichartiger morphologischer Beschaffenheit in der ganzen Reihe der Wirbeltiere, vom Menschen hinunter bis zu den Zyklostomen, in gleichartiger Verteilung im Bindegewebe, zahlreicher aber in den blutbildenden Organen konstant vorkommen. Zweifellos stellen die histiozytären Zellen keine den lymphatischen oder den myeloischen Zellen zugehörige Zellart dar. Diese Zellen sind vielmehr den beiden letzteren Zellen gegenüber in Parallele zu stellen; denn die histiozytären Zellen verteilen sich in bezug auf Gewebsanordnung in den lymphopoetischen Geweben und in den granulopoetischen stets gleich.

Die histiozytären Zellen, welche im 3. Stadium der Hämatopoese in den Wirbeltieren existieren, sind schon eine differenzierte Zellart mit spezifischen biologischen Eigenschaften. Eine postembryonale Umwandlung der Histiozyten in andere Zellformen ist bisher von mir noch nicht festgestellt worden.

Was die gewöhnlichen Endothelien der Blut- und Lymphgefäße anbelangt, so zeigte sich, daß diese sich unter verschiedenen pathologischen und physiologischen Bedingungen bei

den Säugetieren in Histiozyten verwandeln. Die Endothelien der Lymphgefäße, insbesondere
diejenigen der Fische, produzieren die Histiozyten leichter, als es die Endothel-Zellen der
höheren Wirbeltiere tun.

Die Farbstoffspeicherung der myeloischen Zellen untersuchten bei der experimentellen
myeloischen Metaplasie des Kaninchens Jo und Takamori, bei den experimentellen
Knochenverletzungen Hayashi und Tanaka. Die myeloischen Zellen werden dabei nicht
von den histiozytären Zellen erzeugt und die Myeloblasten, in denen stabile Oxydase nachzuweisen ist, verwandeln sich dabei nicht in histiozytäre Zellen. Ob die Myeloblasten,
welche ausschließlich labile Oxydase enthalten, unter Umständen nicht in histiozytäre
Zellen übergehen können, ist zur Zeit noch nicht von der Hand zu weisen.

Die Histiozyten vermehren sich entweder durch Mitose der einzelnen Histiozyten oder
durch Abrundung und Loslösung der synzytialen Retikuloendothelien.

Die Histiozyten werden nur selten im zirkulierenden Blut der Vögel und der Säugetiere
nachgewiesen. Da nach der Farbstoffspeicherung stets eine Vermehrung der Bluthistiozyten
zu konstatieren ist, so konnte ich nur aus dem Vorhandensein von Bluthistiozyten in wenig
gespeicherten, sonst gesunden Tieren auf die Existenz von Bluthistiozyten im allgemeinen
schließen. Die Anzahl der Bluthistiozyten scheint beim gesunden erwachsenen Kaninchen
$0,2^0/_0$ der gesamten Leukozytenzahl nicht zu überschreiten. Das embryonale Blut der
Vögel enthält schon nach einer schwachen Farbstoffspeicherung mit Trypanblau die Histiozyten zahlreicher als das der erwachsenen Vögel. Dasselbe ist der Fall beim embryonalen
Blut der Amphibien, der Reptilien und der Fische. Doch auch hier machen die Bluthistiozyten höchstens $0,5^0/_0$ der gesamten Leukozytenzahl aus. Merkwürdig ist aber, daß sich
die Histiozyten im strömenden embryonalen Blut der Vögel mitotisch vermehren, wie das
bei den übrigen Blutzellformen der Fall ist. Diese Art der Teilung der Bluthistiozyten
sistiert natürlich bei den erwachsenen Vertebraten. Außerdem gibt es, wie Kiyono schon
gesehen hat, im zirkulierenden Blut der niederen Wirbeltiere eine funktionelle Abart der
Histiozyten, die melaninhaltigen Leukozyten.

Im allgemeinen sind die histiozytären Zellen, welche direkt mit dem zirkulierenden
Blut in Berührung kommen, die Wächter oder Regulatoren des Blutes. Zu dieser Gruppe
gehören in der ganzen Vertebratenreihe die histiozytären Zellen der Leber und Milz, bei
den Säugetieren, Vögeln und Anuren die Zellen des Knochenmarks, bei den Fischen die
Zellen der Niere, bei den Säugetieren die Zellen der Nebennieren, bei den Zyklostomen
die Zellen des Kiemengefäßes und schließlich die der Blutlymphdrüsen bei den Säugetieren. Dagegen sind die Retikuloendothelien der Lymphdrüsen und des lymphatischen
Gewebes und die Klasmatozyten des Bindegewebes bei allen Vertebraten nur Wächter oder
Regulatoren der Lymphflüssigkeit. Die gewöhnlichen Endothelien der Blut- und Lymphgefäße und die Fibroblasten spielen dabei nur eine nebensächliche Rolle, ausgenommen
die Lymphgefäßendothelien der Herzwand, des subkutanen Bindegewebes und der Darmschleimhaut bei den Fischen. Merkwürdig ist auch, daß das Lumen der Blut- und Lymphgefäße in allen Fällen, wo sich stark phagozytierende Endothelien vorfinden, sinusartig
eingebuchtet ist, was eine Verlangsamung der Flüssigkeitsströmung an den betreffenden
Stellen zur Folge hat.

Eine große Rolle spielen die Histiozyten bei der Ausscheidung und Resorption verschiedener Substanzen. Die Herzfehlerzellen im Sputum sind nach der experimentellen
Untersuchung von Iwao Histiozyten, so auch die Staubzellen (Hayashi und Yuki). Bei
der Lungentuberkulose treten nach Murata und Sakamoto zahlreiche bazillenhaltige
Histiozyten in das Sputum ein. Außerdem beobachtete Iwao bei der experimentellen
Siderose des Kaninchens eisenhaltige Histiozyten im Sputum, welche mit den Herzfehler-
zellen identisch sind. Bei ihren experimentellen Versuchen mit Eigelbfütterung fanden
Kawamura und Nakanoin beim Hunde eine intensive Cholesterinausscheidung in den
Epithelzellen der Bronchiolen, während sie beim Kaninchen nicht deutlich zutage trat.
Bei beiden Tierarten aber konstatierten sie die Ausscheidung zahlreicher cholesterinhaltiger
Histiozyten im Sputum. Bei den melaninhaltigen Zellen der Dickdarmmelanose handelt
es sich nach Hattori um Histiozyten, welche z. T. in die Kotmasse übergehen sollen. Iwao
berichtet bei der Eisenausscheidung des Kaninchens, Sawai und Okubo schilderten nach
den intravenösen Injektionen von Kolloidalsilber und Kolloidalwismut, daß die metall-
haltigen Histiozyten durch die Darmschleimhaut hindurch in das Lumen übergehen. Bei
dem Goldfisch ist es nach Kokitsu sehr auffallend, daß das Tier in einem gewissen Ent-
wicklungsstadium farblos wird. Dabei gehen zahlreiche melaninhaltige Histiozyten durch
die Haut- und Darmschleimhaut ins Freie fort. Nach den experimentellen Untersuchungen
von Koso spielen die Histiozyten bei der Resorption verschiedener Substanzen in der
Tubenschleimhaut eine Rolle. Über eine wichtige Funktion der Darmschleimhaut wurde
neuerdings von Kawamura und Nakanoin bei der Fett- und Lipoidresorption genau
berichtet. Komura fand ebenfalls nach der lokalen Injektion einer Lithionkarminlösung
in die Nasenschleimhaut, daß die Histiozyten im menschlichen Nasenschleim vorkommen.

Aus dem allen erhellt, daß die Lokomobilisierung der Histiozyten ein wichtiger Faktor der Stoffresorption und der Stoffausscheidung ist.

Das fertige retikulo-endotheliale System verhält sich bei den verschiedenen Warmblütern sehr verschieden. Schon bei Metschnikoff finden wir Hinweise darauf. Für uns ist wichtig, zu wissen, daß die grobe Verteilung bei den gewöhnlichen Experimentiertieren (Vögeln und Säugetieren) insofern Unterschiede zeigt, als bei Vögeln die Hauptmasse des retikulo-endothelialen Systems in der Leber, dagegen nur kleine Abschnitte in der Milz und im Knochenmark angehäuft sind, während bei den Säugern die Milz Hauptträgerin des Makrophagensystems ist. Freilich bestehen da auch noch Unterschiede. Jedes Tier (Hund, Maus, Ratte, Katze, Kaninchen, Meerschweinchen) hat da seine Eigentümlichkeiten. Bis jetzt liegen irgendwelche auch nur annähernd verwertbare Zahlen über die quantitative Verteilung bei den einzelnen Tieren nicht vor, sind auch wegen der Durchmengung mit anderen Geweben schwer zu erzielen. Aber nicht nur die quantitative Verteilung wechselt nach der Tierart, sondern auch die Anspruchsfähigkeit des ganzen Systems oder seiner einzelnen Provinzen. Bei manchen Tieren (z. B. den Vögeln) tritt schon normalerweise eine lebhafte Beteiligung der retikulo-endothelialen Zellen, besonders der Leber, an dem intrazellulären Abbau roter Blutkörperchen, z. B. des Hämoglobins, hervor. Bei anderen Tieren ist unter gewöhnlichen Verhältnissen kaum etwas davon zu finden, so daß es zweifelhaft erscheint, ob hier überhaupt eine Beziehung besteht. Bei manchen Tieren (Ratte, Maus) reagiert das retikulo-endotheliale System der Leber sehr lebhaft auf Milzexstirpation (Bittner, M. B. Schmidt, Lepehne, Kuczynski), bei anderen sehr wenig (Kaninchen, Meerschweinchen); dagegen sollen die Kupfferschen Sternzellen der Leber beim Pferd wieder sehr reaktionsfähig sein (R. H. Jaffé). Beim Hund (Winigradow) und bei der Maus läßt sich nach Milzexstirpation eine besonders lebhafte Phagozytose roter Blutkörperchen in den retikulo-endothelialen Zellen der mesenterialen und retroperitonealen Lymphknoten nachweisen.

Damit ist das, was über die Morphologie zu sagen wäre, gesagt.

Es ergibt sich also für das Gesamtsystem folgendes Schema:

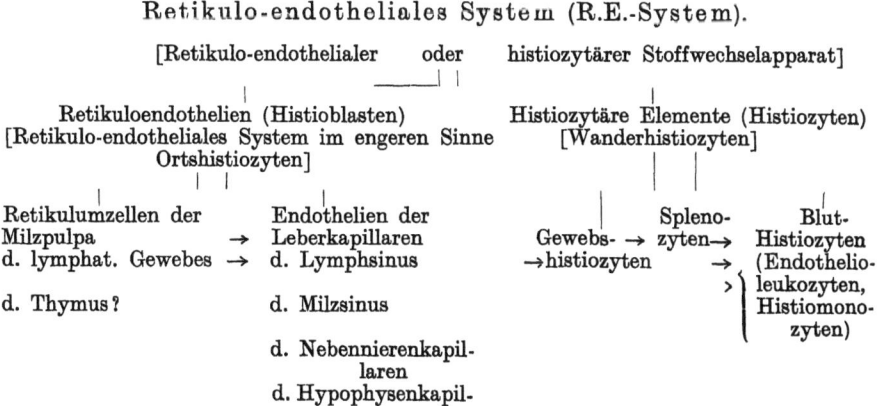

Retikulo-endotheliales System (R.E.-System).

[Retikulo-endothelialer   oder   histiozytärer Stoffwechselapparat]

Retikuloendothelien (Histioblasten)   Histiozytäre Elemente (Histiozyten)
[Retikulo-endotheliales System im engeren Sinne   [Wanderhistiozyten]
        Ortshistiozyten]

Retikulumzellen der   Spleno-   Blut-
Milzpulpa   →   Endothelien der   Gewebs- → zyten→   Histiozyten
d. lymphat. Gewebes →   Leberkapillaren   →histiozyten   →   (Endothelio-
                                d. Lymphsinus   leukozyten,
d. Thymus?   >   Histiomono-
                                d. Milzsinus   zyten)

                                d. Nebennierenkapil-
                                        laren
                                d. Hypophysenkapil-
                                        laren

E. Übertritt der Retikuloendothelien in das Blut.
Histio-Monozyten.

Wir wenden uns jetzt der Frage der Beziehungen des retikulo-endothelialen Systems zum Blute zu. Wir haben bereits kurz erwähnt, daß dasselbe Blutzellen zu bilden vermag.

Sowohl die histiozytären Endothelien oder Retikulumendothelien wie die adventitiellen Zellen (histiozytäre Zellen des Bindegewebes) können in die Blutund Lymphbahn eintreten (Endothelial-Leukozyten, Histioleukozyten), desgleichen auch die Splenozyten, deren Abstammung aus den Retikulumzellen oder den Retikuloendothelien der Milzpulpa wohl als sicher anzunehmen ist. Daß solcher Übertritt vorkommt, ist von allen früheren Autoren, von Ranvier an, vermutet oder wahrscheinlich gemacht worden. Wegen ihrer nahen Beziehungen zur Blutbahn und ihrer verwandtschaftlichen Stellung zu den übrigen Blutzellen nannte Mallory sie auch „Endothelial leucocytes". Für ihn war das ganze endotheliale System der Blut- und Lymphgefäße sowie die Endothelien der Spalträume des Bindegewebes Quelle der „Endothelial leucocytes". Sie wandern bei entzündlichen Reizen ähnlich den übrigen weißen Blutkörperchen aus den Gefäßen aus. Die Bedeutung der Gewebshistiozyten tritt im ganzen etwas zurück. Trotzdem kann man die Endothelialleukozyten Mallorys mit den Makrophagen Metschnikoffs identifizieren und von einem endothelialleukozytären Apparat sprechen.

Den genauen Nachweis ihrer Ausbreitung im Blute erbrachte erst Kiyono. Er konnte zeigen, daß die venösen Abfuhrwege des Netzes, der Milz, der Leber (gewiß auch des Knochenmarkes) verhältnismäßig reich an farbstoffgespeicherten Zellen sind, die ihrem ganzen Aussehen nach nur von den Retikuloendothelien oder den Gewebshistiozyten bzw. Splenozyten abstammen konnten. Sie lassen sich bis zur Lunge, wo sie größtenteils zugrunde gehen, ja zum Teil bis in die Lungenvenen verfolgen, um dann im linken Herzen einen weiteren Untergang zu finden. Denn das periphere arterielle Blut enthält nur sehr wenige derartige Elemente. Damit gewinnt das retikulo-endotheliale System die nächsten Beziehungen zum Blute selbst. Ein Teil der retikulo-endothelialen Zellen oder Bluthistiozyten passiert Lunge und Herz und kommt in die allgemeine Blutbahn. Ist der Beitrag zu den morphologischen Elementen auch noch so gering, so ist er doch vorhanden und darf nicht unberücksichtigt bleiben.

Welche Bedeutung hat das Übertreten der Histiozyten in das Blut? Zunächst ist es für uns ein Hinweis darauf, daß es sich bei dem retikulo-endothelialen System nicht um ein starres, sondern um ein in dauernder Abnutzung und Wiedergeburt befindliches System handelt. Das muß bei allen Versuchen, dieses System irgendwie (durch Blockierung verschiedenster Art) auszuschalten, immer berücksichtigt werden. Eine solche Blockierung ist nur für ganz kurze Zeit denkbar; wir kommen darauf noch zurück. Da sich der Übertritt in das Blut hauptsächlich in den Bauchorganen vollzieht und die Auflösung schon in der Lunge, zum Teil erst im linken Herzen oder in der arteriellen Blutbahn stattfindet, so besteht hier eine schon physiologisch bemerkenswerte Beziehung von Bauchorganen zu Brustorganen, insbesondere zwischen Leber und Lunge. Auf solche Beziehungen hat, allerdings in ganz anderem Sinne, Goldmann hingewiesen. Er fand bei intravital gefärbten Tieren, deren Leber heller gefärbt war, besonders stark gefärbte Lungen und umgekehrt. Dabei waren dann in der Lunge auffallend viel „Pyrrolzellen" im peribronchialen Gewebe gefärbt.

Von den intravaskulären Vorgängen erwähnt Goldmann nichts. Auch vermochte er keine Erklärung für diese Gegensätzlichkeit von Leber und Lunge zu geben. Über den von uns hier behandelten Zelltransport von Leber zur Lunge läßt sich nur so viel sagen, daß dabei irgendwelche Stoffe, die im retikuloendothelialen System gespeichert worden sind, in der Lunge wieder frei werden. Ob die Lunge dabei eine besondere Rolle als Verdauungsorgan spielt, ob gewisse Belastungen und Störungen des Lungenkapillarkreislaufes durch Lebererkrankung denkbar sind, muß vorläufig unbeantwortet bleiben.

Thorne und Evans konnten bei Anwendung der Vitalfärbung zeigen, daß die im Blut auftretenden Monozyten nicht aus dem Ductus thoracicus stammen konnten, dessen Gehalt an derartigen Zellen keine erheblichen Schwankungen aufwies.

Man hat von anderer Seite behauptet, daß auch die myeloischen Zellen, insbesondere die Leukozyten, Farbstoff speichern, daß daher diese Methode ganz ungeeignet für die Differenzierung der Blutzellen wäre. Jedoch konnten die Beobachtungen von Downey und Jounkin von Reitano nicht bestätigt werden. Schon Kiyono weist auf die Irrtümer hin, die Downey unterlaufen sein müssen. Es kommt bei der von ihm angewandten Injektionsmethode leicht zu korpuskulären Niederschlägen, die dann natürlich von Leukozyten aufgenommen werden. Sehr viel hängt hier von der Geschwindigkeit ab, mit welcher die Injektion erfolgt.

Man hat gegen das Vorkommen der histiogenen Monozyten als regelmäßige Bestandkörper des Blutes eingewandt, daß es sich nur um alternde Formen handelt, die in der Blutbahn schnell zugrunde gehen, jedenfalls in dem peripheren Blut nicht zu finden sind (Naegeli). Dem ist entgegenzuhalten, daß alle Blutkörperchen alternde Formen sind, daß sie alle — in der Regel wenigstens — innerhalb der Blutbahn, außerhalb oder innerhalb der Organe (Lunge, Milz, Leber usw.) zugrunde gehen. Es besteht zwischen den verschiedenen Blutkörperchen nur ein zeitlicher, aber kein prinzipieller Unterschied des Zerfalles. Selbst wenn die histiogenen Monozyten nur auf Teilstrecken der Blutbahn vorkämen, so wären sie doch physiologische Bestandteile des Blutes. Das Blut ist aber nicht überall gleichmäßig zusammengesetzt, obwohl es eine Flüssigkeit ist (siehe die Verschiebungsleukozytose von Gräff). Im übrigen soll gerne zugestanden werden, daß es schwierig ist, beim lebenden Menschen diese Zellen im peripheren Blut zu erkennen, und daß sie für das periphere Blut keine große Rolle spielen. Eppinger und Stolz fanden sie aber bei Kranken, die mit Ferrum saccharatum intravenös behandelt waren. Kiyono fand in nicht gespeicherten Tieren schon normalerweise Zellen, die ganz den histiozytären Monozyten glichen. Auch der andere Einwand, daß es sich nur um pathologische Zustände, um Folgen des durch die Speicherung gesetzten Reizes handelt, trifft nicht zu. Konnte doch Wentzlaff wenigstens beim Kaltblüter zeigen, daß auch bei nichtgespeicherten Tieren die retikulo-endothelialen Zellen in die Blutbahn übertreten und ihre Zirkulation in der freigelegten Lunge beim lebenden Tier mikroskopisch beobachtet werden kann.

Diese im Blut der Kaltblüter auftretenden Melaninleukozyten, die schon von früheren Autoren beschrieben worden sind (Friedson), speichern nach Kiyono Karmin, aber nur dann, wenn sie nicht zu stark mit Pigmentkörnchen beladen sind. Sie gehören also in der Tat zu den Endothelioleukozyten.

Sie sind hier an ihren physiologischen Pigmentierungen leicht zu erkennen. Dabei ließ sich auch feststellen, daß ihre Zahl gar nicht so gering ist, um sie, wie es noch in modernen Lehrbüchern der Hämatologie geschieht, ganz vernachlässigen zu dürfen. Selbstverständlich soll zugegeben werden, daß bei intravitalen Färbungen eine das physiologische Maß überschreitende Anzahl der retikulo-endothelialen Zellen in das Blut übertritt.

In sehr interessanten Versuchen haben Mori und Zakai es verstanden, den Nachweis des normalen Vorhandenseins von Histiozyten im peripheren Blut zu erbringen. Sie erzeugten durch Verletzung einer Vene einen Thrombus und injizierten kurz danach dem Tier eine

Tuscheaufschwemmung und wieder später (einige Stunden) eine Lithionkarminlösung. Während die Tusche sich um den Thrombus herum niedergeschlagen hatte, war die Karminlösung in ihn eingedrungen und ließ durch typische Färbung einige Histiozyten in ihm hervortreten. Nach der ganzen Versuchsanordnung mußten diese vor der Bildung des Thrombus in dem Blute vorhanden gewesen sein.

Eine weitere Frage ist: Sind alle Monozyten histiozytärer Natur? Kiyono hat mit Hilfe der supravitalen Tolidinblaufärbung diese Frage zu lösen gesucht. Er konnte nachweisen, daß es mindestens drei Arten mononukleärer Zellen im Blute gibt:

1. Die Bluthistiozyten — intravital färbbar (histiogene Monozyten).

2. Die wahrscheinlich zur myeloischen Reihe gehörigen, mit hellgefärbtem, blasen- oder bohnenförmigem Kern versehenen Übergangsformen Ehrlichs — supravital färbbar (myeloische Verwandtschaft aufweisende Monozyten).

3. Rund- und buchtkernige Mononukleäre, die auch in den Lymphgefäßen vorkommen, wahrscheinlich lymphatischer Herkunft. Weder intravital noch supravital färbbar (lymphogene Monozyten).

Kiyono nimmt dabei kritische Stellung zu den verschiedenen Theorien über die Abstammung der Monozyten. Hier, wo es sich nur um die Beteiligung des retikulo-endothelialen Systems am gewöhnlichen monozytären Blutbilde handelt, ist ein Eingehen auf diese Frage wegen der geringen Zahl der Monozyten überflüssig. Wir kommen in der Pathologie noch einmal auf die Frage zurück. Nur muß vor jeder Einseitigkeit gewarnt werden. Kiyono betont ausdrücklich, daß es neben den histiozytären Monozyten noch andere Arten von Monozyten gibt. Er hebt dabei hervor, daß die endotheliale Abstammung der Monozyten schon von Patella vertreten worden ist. Doch glaubt Patella, daß es sich nur um degenerierende Endothelien handelt, läßt auch alle Endothelien an der Monozytenbildung beteiligt sein.

Ich möchte hier ausdrücklich hervorheben, daß die Abstammung bestimmter Monozyten von den Endothelien der Blut- und Lymphgefäße von Patella schon vor 18 Jahren behauptet und auf Grund seiner Beobachtungen über Phagozytose dieser Zellen bei Malaria so gut wie sicher gestellt worden ist. Patella beschwert sich bitter, daß wir die Priorität des Nachweises solcher endothelialer Monozyten für uns in Anspruch nehmen wollten. Das ist uns schon deswegen nicht eingefallen, weil schon vor Patella der Nachweis makrophager Elemente im Blute durch Metschnikoff geführt worden war. Auch hat Kiyono ausdrücklich erklärt, daß seine Befunde eine Stütze für Patellas Anschauungen bringen. Neu ist nur der exaktere Nachweis der Herkunft dieser Elemente von bestimmten Endothelien (nicht von allen) und die genaue Verteilung im Blut. Allerdings wird von anderen Autoren, vor allem von Foot, auch heute noch eine Abstammung der Bluthistiozyten von den gewöhnlichen Endothelien behauptet. Auch Wollenberg läßt neben der retikulo-endothelialen eine rein endotheliale Abstammung der Blutmonozyten zu.

Naegeli hält die Monozyten für eine besondere Zellreihe, die weder mit der leukozytären noch mit der lymphozytären Zellreihe etwas zu tun hat, ihre eigene Granulation besitzt, die Oxydasereaktion aufweist. Es handelt sich um die oben an zweiter Stelle genannten sog. myeloischen Monozyten.

Über die Morphologie der Monozyten, d. h. der eigentlichen Monozyten i. S. Naegelis, über die Altersveränderungen ihrer Kernform, über das Auftreten der spezifischen Granulationen berichtet Alder.

Während Naegeli für seine Monozyten trotz aller Selbständigkeit einen gewissen Parallelismus zum myeloischen System anerkennt, glaubt Schilling in ihnen ein, nur eigenen Gesetzen folgendes, drittes System von weißen Blutzellen sehen zu müssen. Er hat für diese Anschauung auch klinische Befunde (die leukämische Retikuloendotheliose) verwertet. Schilling und seine Mitarbeiter sind nach Aufstellung des R.E.S.-Begriffs mit aller Entschiedenheit für eine Abstammung aller Monozyten (von den großen Lymphozyten abgesehen) von den Retikuloendothelien eingetreten. Damit ist der von Kiyono aufgestellte Gegensatz von Histiomonozyten und Naegelischen Monozyten gefallen. Von amerikanischer Seite sind für diese Auffassung gemeinsamer Abstammung aller Monozyten von dem R.E.S. auch experimentelle Beweise erbracht worden. So konnte M. Simpson feststellen, daß bei Reizung des R.E.S. durch Farbstoffspeicherung nicht nur die farbstoffgespeicherten Monozyten, sondern auch die nichtgespeicherten Formen vermehrt werden. Da die von Naegeli für seine Monozyten angegebene Oxydasereaktion von anderen Forschern (Schilling und Reschad, Schlenner) geleugnet wird, so fällt auch dieser Unterschied zwischen Histiomonozyten und Naegelis Monozyten dahin. Nach Adler ist auch die Azurgranulation nur ein Reifungsprozeß, der sich noch im Blute vollzieht. Das Fehlen dieser Granulationen in den farbstoffspeichernden Histiomonozyten würde also nicht gegen ihre Verwandtschaft mit Naegelis Monozyten sprechen. Auch Fl. R. Sabin glaubt, auf Grund von Supravitalfärbungen mit Janusgrün und Neutralrot die Identität aller Monozyten bewiesen und den Gegensatz zwischen Histiomonozyten und Naegelis Monozyten aufgehoben zu haben. Diese experimentellen Arbeiten bilden eine wertvolle Stütze für die aus klinisch-hämatologischen Beobachtungen gewonnene Anschauung von Schilling über die retikuloendotheliale Abkunft aller Monozyten. Sabins Experimente würden, falls sie zutreffend gedeutet sind, die Monozytenfrage endgültig entscheiden. Wir hätten dann nur histiozytäre Monozyten und große Lymphozyten in der Gruppe der großen Mononukleären zu trennen. Es gäbe also keinen Trialismus der Mononukleären, wie Kiyono angenommen, sondern nur einen Dualismus.

Nun glauben aber Cunningham, Sabin und Doan (Contributions to Embryology Nr. 82—84; Extracted from Publ. 361 of the Carnegie Institution of Washington) die früheren Angaben Sabins zurücknehmen zu müssen. Bei Anwendung der supravitalen Janusgrün-Neutralrot-Färbung kommen sie zu der Überzeugung, daß doch drei Arten großer Mononukleären bestehen: 1. die großen Lymphozyten, 2. die Monozyten Naegelis, welche nur spärlich den Farbstoff speichern, eine besondere Anordnung der Mitochondrien besitzen und von den Retikulumzellen abgeleitet werden; 3. die Klasmatozyten (histiozytäre Monozyten Kiyonos), die sehr reichlich speichern, keine charakteristische Anordnung der Mitochondrien zeigen und von den Endothelien abstammen.

Man sieht ohne weiteres, daß Cunningham und seine Mitarbeiter das R.E.S., auch im engeren Sinne, noch weiter auflösen. Sie unterscheiden noch schärfer als wir die unter 3. und 4. unserer Einteilung getrennt aufgezählten Retikulumzellen einerseits, Retikuloendothelien andererseits, die wir unter dem Begriff des engeren R.E.S. zusammenfassen zu dürfen glaubten. Ob die Anschauung Cunninghams, die mit der von Kiyono mehr oder weniger zusammenfällt, das richtige trifft, müssen Nachuntersuchungen zeigen. Jedenfalls ist die Frage der Monozyten noch ganz und gar nicht geklärt.

II. Normale und pathologische Physiologie des retikulo-endothelialen Systems.

Von

Alfred Schittenhelm - Kiel.

Mit 15 Abbildungen.

Das retikulo-endotheliale System hat in der letzten Zeit immer größere praktische Bedeutung gewonnen. Es ist vor allem das große Verdienst von Aschoff, durch die eingehenden Forschungen, die von ihm selbst und auf seine Anregung hin von seinen Schülern durchgeführt wurden, auf die funktionelle Zusammengehörigkeit der das retikulo-endotheliale System zusammensetzenden Zellverbände des mesenchymalen Gewebes der verschiedensten Organe des Körpers hingewiesen zu haben. Allerhand Anfänge auf dem Wege dieser Erkenntnis waren schon durch die Forschungen von Metschnikoff, Ehrlich, Goldmann, Renaut, Marchand u. a. gegeben, aber die Vielseitigkeit des Systems und seine Bedeutung für die Physiologie und Pathologie ist erst durch Aschoff ins hellste Licht gerückt worden. Nicht nur das retikulo-endotheliale System, sondern das ganze Mesenchym muß heute von der Klinik in den Kreis ihrer Betrachtungen gezogen werden. Besonders wertvoll für die Beleuchtung der grundlegenden Funktion des Bindegewebes, auch im erwachsenen Organismus, ist die Arbeit von Hueck. v. Möllendorff, Herzog, Siegmund u. a. haben in letzter Zeit wichtige Beiträge geliefert. Die Beziehungen des Mesenchyms und besonders des retikulo-endothelialen Apparates zu allerhand Stoffwechselvorgängen, wozu auch die Abwehr aller parenteral zur Wirkung kommender körperfremder Substanzen gerechnet werden muß, seine Fähigkeit, auf die verschiedensten Reize durch lebhafte Neubildungen von Zellen zu reagieren, welche gegen die durch die Reize drohenden Schädigungen eingesetzt werden, und seine mannigfachen Beziehungen zum Blut und dessen Zusammensetzung sind für die Klinik ein zwingender Grund, sich eingehend mit ihm zu beschäftigen. Es stellt ganz allgemein einen wichtigen konstitutionellen Faktor dar dadurch, daß seine Tätigkeit in vieler Beziehung direkt oder indirekt in die gesamten Funktionen des gesunden und kranken Körpers eingreift und für diese entscheidend sein kann. Man kann mit Hueck von einer „schlaffen und straffen Konstitution" reden, die auf der „schlafferen" oder „strafferen" Beschaffenheit des mesenchymalen Netzes beruht. Die Konstitutionsforschung muß sich in Zukunft besonders mit dem Mesenchym beschäftigen. So weist z. B. auch Gigon neuerdings mit Recht darauf hin, daß die Asthenie unter anderem am Bindegewebe lokalisiert sein kann, z. B. die mangelnde Lipophilie des Unterhautzellgewebes, und spricht folgerichtig von „Bindegewebsasthenikern". Es liegt heute schon so viel Material vor, daß man diese Zusammenhänge weitgehend ausführen könnte; freilich ist noch vieles — man kann fast sagen alles — in diesen Fragen im Fluß. Bei der grundlegenden Bedeutung des mesenchymalen Gewebes und besonders des retikulo-endothelialen Apparates für die Blutbildung und deren vielseitigen Beziehungen zum zirkulierenden Blut und dessen Morphologie, von denen die Monozytenfrage wegen ihres besonders engen Zusammenhanges mit dem retikulo-endothelialen System in ihrer klinischen Auswirkung eine eingehendere Berücksichtigung erfährt, erscheint es notwendig, einen kurzen Überblick über

den heutigen Stand unserer Kenntnisse zu geben, auf den sie durch die Forschungen, an denen sich die Anatomie, Physiologie, pathologische Anatomie
und die Klinik beteiligten, gebracht worden sind.

1. Vitale Speicherung des retikulo-endothelialen Systems.

Die Methode der Vitalfärbung des retikulo-endothelialen Systems durch
allerhand kolloidale Farbstoffe und deren Speicherung in den Zellen ist der
Ausgangspunkt für zahlreiche Untersuchungen, welche die Erforschung der
Funktion zum Ziele haben. Man muß sich also zunächst mit den Vorgängen
der vitalen Färbung und Speicherung näher beschäftigen.

Goldmann hat bereits in Übereinstimmung mit früheren Versuchen
von Schlecht über vitale Karmininjektionen festgestellt, daß bei Farbstoffspeicherung zwar das Blutserum sich intensiv färbt und diese Färbung mehr
oder weniger lange behält, daß aber weder Erythrozyten noch Leukozyten
die Farbe aufnehmen, ganz besonders aber Granulafärbung an ihnen vermißt
wird. ,,Anders dürfte es sich freilich verhalten, wenn körniges Karmin im Blute
zirkuliert, da dann die phagozytäre Fähigkeit der Leukozyten in Frage käme.
Die abweichenden vereinzelten Befunde von gefärbten Leukozyten dürften
auf die intravaskuläre körnige Ausscheidung des Karmins zurückzuführen sein"
(Schlecht). Durch Goldmanns Untersuchungen wurde gezeigt, ,,daß wir
vermittels der blauen Farbstoffe mit größter Elektivität am Bindegewebe
des gesamten Organismus eine granulierende Zelle nachweisen können,
welche allenthalben zu finden ist, wo wichtige Stoffwechsel-
prozesse sich abspielen. Diese Zelle erscheint unabhängig von der Gefäßbahn in allen Spalträumen des Bindegewebes, vermag sogar in Epithelverbände
einzudringen und selbst diese zu durchdringen. Ihre nähere Beziehung zu den
Bindegewebsbildnern, ja selbst zur fixen Bindegewebszelle, wird nicht allein
durch ihre örtliche Verteilung am Bindegewebe dargetan, sondern vor allem
auch durch die gleiche Reaktion ihres Granuloplasmas den vitalen Farbstoffen
gegenüber. Es ist sicher nicht bedeutungslos, daß ihr ähnlich sich Zellen verhalten, wie die Sternzellen der Leber, die interstitiellen Hodenzellen, das Retikulum des gesamten Blut- und Lymphdrüsenapparates, endlich auch dasjenige
des Knochenmarks, alles Gebilde, die ontogenetisch jener Zelle sehr verwandt
sind. Gemeinschaftlich dieser ganzen Gruppe ist das Vermögen,
gelöste Substanzen des Blutes in ihren Granulis zu binden und
sie außerordentlich lange darin zu fixieren". Goldmann weist dann
darauf hin, daß diese Bindegewebszellen, die schon unter normalen Verhältnissen eine so bedeutungsvolle Rolle spielen, sie erst recht unter pathologischen
Verhältnissen haben müssen. Dabei ist der ,,hämatogenen" und ,,histiogenen"
Wanderzelle eine besondere Aufmerksamkeit zu schenken. Aus seinen Untersuchungen leitet er die wichtige Tatsache ab, daß die Bindesubstanzen die wunder-
bare Fähigkeit besitzen, aus sich selbst Zellen hervortreten zu lassen, welche
gleich den granulierten Elementen der Blutbahn auf chemotaktische Reize
mit größter Sicherheit reagieren und in hohem Maße wanderungsfähig sind.

Von besonderer Bedeutung ist die Feststellung Goldmanns, daß die
,,Pyrrholzellen" sich stark häufen in den Zitzen der graviden Maus oder Ratte,
wo jede oberflächliche Läsion der Haut zu einer starken Ansammlung derselben
führen kann. Am intensivsten geschieht diese Vermehrung der Pyrrholzellen
an Hautstellen, die zu einer Tumorimpfung verwandt wurden. Die stärkere
Blaufärbung der Haut über solchen Impftumoren verdankt ihre Entstehung
der Häufung solcher Pyrrholzellen. Auch für die Wundheilung und Entzündung, deren histologische Aufklärungen wir besonders Marchand, Ziegler,

Maximow u. a. verdanken, sowie für die von tierischen Parasiten erzeugten pathologischen Veränderungen erbrachte er den Nachweis der Anhäufung seiner Pyrrholzellen. Er untersuchte das Verhalten der chinesischen Tusche, des Terpentins und des pulverisierten Karmins in ihrem Einfluß auf die Bindegewebszellen der verschiedensten Organe. Unter Benutzung nachgelassener Präparate von Goldmann, welche die zellulären Vorgänge im Gefolge des Verdauungsprozesses zum Ziele hatten, und auf Grund eigener Versuche kam Kuczynski zu dem Resultat, daß eine Zotte im Hungerzustand nur eine geringfügige vitale Anfärbung erkennen läßt, während sie sofort intensive vitale Färbung aufweist, wenn das Stroma in gesteigertem Maße funktionell beansprucht, d. h. gereizt wird. Aus allem geht hervor, daß **mannigfache Stoffwechselsteigerungen die Speicherung innerhalb der Zelle vermehren.** Es gibt nicht Phagozyten schlechthin, weder Mikro- noch Makrophagen, sondern mannigfache Körperzellen werden ingestiv tätig im Sinne der Aufnahme geformter Bestandteile in ihrem Leib, wenn ihre besondere Umgebung dazu Veranlassung gibt (Kuczynski).

v. Möllendorff hält es für unbewiesen, daß die Erscheinung stärkerer Farbstoffspeicherung als eine besondere Aktivität der an der Speicherung beteiligten Zellen aufzufassen ist, ein Schluß, den Kuczynski aus dem wechselnden Bilde zieht, das man häufig erhält, besonders, wenn ausgiebig Farbstoff einverleibt worden ist. Dann liegen stets alle möglichen Grade von Farbstoffspeicherungen in sonst gleichwertig zu erachtenden Zellen vor, woraus nun auf verschiedene Tätigkeitsgrade geschlossen wird. Wenn man für langsame Farbeinwirkung sorgt und die ersten Grade der Speicherung untersucht, ist die Gleichartigkeit der Speicherung in analog gelagerten Systemen gerade das Charakteristische. Die **Ungleichartigkeit entsteht immer als Folge einer Überladung des Speichergewebes,** das zu der so viel erörterten **Ablösung** einzelner „Zellen" und Ergänzung derselben durch Kern- und Zytoplasmavermehrung führt. Die neugebildeten Teile fangen nun an zu speichern, stehen aber den älteren nach. Die stärkere Speicherung an Orten erhöhten Stoffwechsels erklärt sich durch die Steigerung des Blutumlaufes und die wahrscheinlich erhöhte Gefäßdurchlässigkeit. Die Verteilung der Farbstoffe im vielzelligen Organismus ist unzweifelhaft als ein hochkompliziertes physiologisches Problem anzusehen. Es ist ganz sicher verfrüht, aus den gegenwärtig bekannten Ergebnissen auf besondere Zelleigenschaften zu schließen und aus der Färbbarkeit bzw. Nichtfärbbarkeit gewisser Zellen weittragende Hypothesen aufzubauen (v. Möllendorff).

Mit diesen Vorstellungen stimmen neuere Experimente von Anitschkow und seinen Schülern Kusnetzowsky, Rogowitsch und Sjawtzillo gut überein, welche zeigen, daß lokale arterielle Hyperämie, die entweder durch Wärmeapplikation oder durch Nervendurchschneidung bzw. -Reizung (N. lingualis) hervorgerufen wird, von einer stärkeren Färbung der hyperämisierten Partien begleitet ist, wenn man gleichzeitig Indigkarmin intravenös verabreicht. Der Farbstoff häuft sich in großen Massen vorerst diffus im Bindegewebe, dann wird er allmählich in den Bindegewebszellen gespeichert. Auf diese Weise ist es möglich, eine atypische Verteilung des Farbstoffes im Organismus zu erzeugen, und zwar mit vorwiegender Lokalisation an den hyperämisierten bzw. gereizten Stellen.

Verfolgt man die Vorgänge bei intravenöser Applikation von Kolloidfarbstoffen, so kann man mit Anitschkow und Okuneff zwei Stadien unterscheiden: Im ersten Stadium geht die Abwanderung der in die Blutbahn injizierten Blutfarbstoffe aus diesem so schnell vor sich, daß kaum anzunehmen ist, daß die Gesamtmenge der Farbstoffe sich in so kurzer Zeit nur in den retikulo-endothelialen Zellen anhäuft. Es müssen, wie direkte mikroskopische Beobachtungen an lebenden Tieren ohne weiteres zeigen, beträchtliche Mengen der Vitalfarbstoffe die Kapillarwände passieren und im Bindegewebe erscheinen, das mit ihnen diffus imbibiert wird. Das Eindringen einiger Kolloidfarbstoffe findet auch durch die Wandungen größerer Blutgefäße statt, und zwar zum Teil direkt von dem Lumen her (Petroff). In der Gefäßwand selbst werden größere Mengen der Farbstoffe adsorbiert und häufen sich hier in der Zwischensubstanz an der Oberfläche der elastischen Fasern an. Die Fähigkeit der Gefäßwände, größere Mengen der im Blute kreisenden Substanzen zu adsorbieren, stellt wahrscheinlich ein Analogon zu der Erscheinung dar, daß bei manchen Infektionen bzw. Intoxikationen gerade die Gefäßwandungen am schwersten geschädigt werden. Es wird also nur ein gewisser Teil des Farbstoffes zunächst in körniger Form in den retikulo-endothelialen Zellen abgelagert, ein anderer, wohl größerer Teil, häuft sich in diffuser Form in den Gefäßwandungen und überall im Bindegewebe an. Das ist das erste Stadium der Wanderung des kolloidalen Farbstoffes, die primäre Verteilung Anitschkows, die so lange dauert, bis der Farbstoff aus der Blutbahn verschwunden ist. Freilich wird gleichzeitig ein Teil des Farbstoffes durch die Nieren entfernt, jedoch verhältnismäßig wenig. Okuneff konnte zeigen, daß durch Nierenexstirpation die Abwanderung des Farbstoffes aus dem Blute nicht verlangsamt, sondern gar beschleunigt wird. Die diffuse Durchtränkung des Bindegewebes, vor allem der Zwischensubstanz mit dem Farbstoff, bleibt nicht lange bestehen. Er verschwindet aus dem Bindegewebe sowie aus den Gefäßwänden viel schneller als aus den histiozytären bzw. retikulo-endothelialen Zellen (Petrof). Das Verschwinden des Farbstoffes geht dabei in zwei Richtungen vor sich: 1. wird ein Teil in den histiozytären Zellen des Bindegewebes in körniger Form abgeschieden, ein anderer gelangt allmählich in die Gefäßbahn zurück und wird durch die Nieren entfernt. Dieses Stadium bezeichnet Anitschkow als die sekundäre Wanderung des Farbstoffes. Man kann diesen Ausführungen ohne weiteres beistimmen. Eigene Untersuchungen mit den verschiedensten kolloidalen Farbstoffen und anderen Substanzen führten mich zu den gleichen Anschauungen.

Die Erklärung der Farbstoffaufnahme in die Zellen ist noch strittig.

Nach v. Möllendorf ist die Farbstoffaufnahme — auch für lipoidunlösliche Stoffe — offenbar die Regel; dagegen existieren bestimmte Gebiete der lebenden Masse, in die unter den gegebenen Organisationsbedingungen kein Farbstoff eindringt. Diese Unterschiede, die noch aufgeklärt werden müssen, liegen wohl einmal in sekundären Veränderungen der betreffenden Geweboberfläche begründet (Basalmembran, Kutikula u. a.), ferner in der Art der Einordnung der betreffenden Gewebe in die Zirkulation der Körpersäfte. Der Organismus ist eben nicht einfach ein Konglomerat von Zellen. Die Organisation besteht zu einem sehr wesentlichen Teil in der Ausbildung von Grenzmembranen, die für die Regulation der Flüssigkeitsströmung, für Diffusionen usw. von der größten Bedeutung sind (v. Möllendorff).

Nach de Haan wird je nach der Richtung, in der sich der Zellstoffwechsel bewegt, je nach der Stellung, welche eine Zellart im Gefüge des Organismus einnimmt, die Struktur einer Zelle und infolgedessen auch die Struktur der äußeren Zellbegrenzung eine verschiedene sein und verschiedene Permeabilitätsverhältnisse aufweisen. Ja, selbst bei ein und derselben Zelle wird während der aufeinanderfolgenden Phasen des Stoffwechsels die Zellhülle sich fortwährend ändern; so ist Höbers „physiologische Permeabilität" zu verstehen, der er die „physikalische" gegenüberstellt, um damit die Tatsache zu erklären, daß die Zellen für Substanzen, die infolge ihrer Lipoidunlöslichkeit in diese nicht hineingehen dürfen, dennoch durchgängig sind. Höber stellt sich damit in Gegensatz zu v. Möllendorff. Während die Speicherung basischer Farbstoffe von ihrer Lipoidlöslichkeit abhängig ist (Nierenstein), handelt es sich bei der Speicherung saurer Farbstoffe um ein anderes Phänomen. Hier kommt es zu einer allmählichen Ausflockung des Farbstoffes, wobei die Farbstoffkörnchen in keiner näheren Beziehung zu bestimmten Strukturgebilden der Zelle stehen (Schulemann). Der Dispersitätsgrad der Lösung ist für die Aufnahme entscheidend (v. Möllendorff). Höber denkt sich den ganzen Vorgang als eine Art Phagozytose. In de Haans Versuchen ließ sich nachweisen, daß im allgemeinen für diese Verankerung von indifferenten Partikeln und deren Aufnahme in die Zelle die Anwesenheit von Serumstoffen fast ausnahmslos eine notwendige Vorbedingung ist, wenigstens insofern man es mit der Phagozytose von höheren Tieren zu tun hat. An der Phagozytose von Reiskörnern durch Leukozyten ließ sich nachweisen, daß die Partikel im allgemeinen nur dann phagozytiert, d. h. adsorbiert werden, wenn sie sich mit einer eiweißartigen Hülle umgeben haben, was durch vorheriges Schütteln der Reiskörner mit Serum erreicht wird. De Haan meint also, daß die Phagozytose und Speicherung des Säurefarbstoffes eine sekundäre Nebenerscheinung des normalen Zellstoffwechsels ist, wobei er bemerkt, daß die polymorphkernigen Zellen deshalb keine stärkere Speicherung zeigen, weil diese Zellen nur eine sehr kurze Lebensdauer haben.

Zu Speicherungsversuchen wurden außer den Farbstoffen noch aller-hand andere kolloidale Substanzen herangezogen, wie Tuschelösungen, Eisenpräparate (Elektroferrol, Ferrum saccharatum oxydatum), Kollargol u. a. m. Es hat sich dabei gezeigt, daß die verschiedenen Substanzen verschieden rasch und verschieden intensiv speichern, und daß auch die einzelnen Zellgruppen in besonderer Weise darauf reagieren. Boerner-Patzelt, die sich auf Ver-anlassung von H. Pfeiffer damit besonders beschäftigte, führt die verschie-dene Speicherung der einzelnen Elemente des retikulo-endothelialen Systems auf zwei Momente zurück: 1. auf die spezifische Eigenschaft der Zell-art und die dadurch hervorgerufene differente Affinität den eingebrachten Stoffen gegenüber und 2. auf die Art und Weise, wie der Stoff den Tieren beigebracht wird (intravenös, subkutan, intraperitoneal). Schon Schulemann wies darauf hin, daß ein großer Unterschied in der Speicherung besteht, je nachdem die Injektionsflüssigkeit auf dem Blut- oder Lymphwege weiterverbreitet wird, da sich nur jene Zellen mit den injizierten Substanzen beladen, die mit ihr ausgiebig in Berührung kommen. Ähnlich äußert sich Siegmund.

Die vergleichenden Untersuchungen von Boerner-Patzelt sind mit sieben verschie-denen kolloidalen Stoffen angestellt (Farbe, Tusche, Eisenpräparate). Tusche verhält sich, was die Weiterverbreitung anbelangt, in vielen Punkten ähnlich wie Eisen, d. h. es steht ihm in staffelungsfähigen Quantitäten nur der Blutweg offen. Intraperitoneal und subkutan eingebracht, wird die größte Menge an Ort und Stelle ausgeflockt und nur die Elemente in der nächsten Umgebung der Einstichstelle stapeln. Wie schon Nissen hervor-hob, besteht eine ungleiche Vorliebe der verschiedenen retikulo-endothelialen Zellen für Tusche. Es haben immer zuerst vorwiegend die Zellen von Knochenmark und Milz gespeichert. Demgegenüber ist die Aufnahmefähigkeit der Sternzellen etwas schwächer als beim Pyrrholblau und Eisen. Auch die Korrelation zwischen Leber und Lunge ist gerade eine umgekehrte wie beim Eisen, d. h. die Leber gibt ihre Tusche im Laufe der Zeit zugunsten der Lunge ab; ein weiterer Unterschied besteht in der mangelnden Tusche-speicherung in den Kapillarendothelien der Lunge und Niere bei einmaliger Injektion. Die Sternzellen der Nebenniere weichen von der Norm nicht ab. Die verschiedene Speiche-rung in einzelnen Organen für differente Stoffe zeigt folgende Zusammenstellung Nissens:

	Elektro-kollargol	Elektro-ferrol	kolloidales FeAs-Gemisch
Milz	++	++	++
Knochenmark	++	++	++
Leber	+	++	+
Lunge	++	+	+
Lymphdrüsen	(+)	++	+

Die Verschiedenheit, die sich bei den einzelnen Teilen des retikulo-endothe-lialen Systems und ihrer Speicherung der sieben eingebrachten Substanzen ergibt, zeigt, daß es sich hier um Zellen handelt, welche, wenn sie auch in vielen Fällen auf Reize gemeinsam reagieren, doch eine weitgehende Selbständigkeit besitzen. Auch andere Beobachtungen dürften diese Anschauungen bestätigen. Besonders deutlich werden derlei Differenzen, wenn man mit mehreren Sub-stanzen gleichzeitig speichert, etwa mit Tusche und einem Farbstoff. Man erkennt dann sehr deutlich, wie verschieden sich die Aufnahme des einzelnen kolloidalen Farbstoffes vollzieht. Man findet Zellen, welche nur den einen aufnehmen neben solchen, die beide nebeneinander stapeln. Ich habe zu-sammen mit Erhardt viele derartige Bilder verfolgt und versucht, das Spiegelbild der zellulären Organreaktionen im Blutbild wiederzufinden. Ich werde darauf später zurückkommen. Hier muß aber noch angeführt werden, daß Seiffert über Beobachtungen berichtet, wo die retikulo-endothelialen Zellen blauen Farbstoff und Kollargol nebeneinander speicherten und daneben sich noch an der Verarbeitung der Erythrozytenzerfallstoffe aktiv beteiligten.

Schon Kiyono berichtete über Doppelspeicherung mit Lithionkarmin und Trypan-blau. Nissen versuchte aufeinanderfolgende Injektion zweier kolloidaler Lösungen. Er sah nebeneinander liegend elektroferrol- und karmingespeicherte Retikuloendothelien, aber so gut wie keine Doppelspeicherung der einzelnen Zellen. Ein Teil ist durch die vorausgegangene Injektion von Elektroferrol so stark gespeichert, daß in ihnen für die nachfolgende Injektion keine Möglichkeit weiterer Aufnahme besteht. Auch nach Migai ist Doppelspeicherung der einzelnen Zelle mit Fe und Karmin selten. In Versuchen über die Phagozyten der Lunge konnte Westhues dadurch, daß er bei Kaninchen Tusche intravenös und Karminlösung intratracheal injizierte, neben karmingespeicherten Alveolarepithelien in den Alveolen, die keinen Ruß aufnehmen, doppeltgespeicherte Histiozyten in Blutgefäßen angesammelt finden.

Es geht aus diesen Versuchen mit Sicherheit hervor, daß durch die „Blockierung" mit einem Kolloid die Aufnahmefähigkeit für ein anderes nicht oder nicht völlig unterdrückt werden kann.

Auch Petrof, der nach vorheriger „Blockierung" des retikulo-endothelialen Systems mit Tusche, Vitalfarbstoff oder kolloidalem Eisen nach nunmehr verabreichter Kollargolinjektion die Menge des in der bereits gestapelten Leber sich ablagernden Silbers bestimmte, stellte fest, daß die Menge des abgelagerten Silbers im Verhältnis zur eingespritzten Menge nur als etwas kleiner sich erweist als beim normalen nicht blokkierten Tier. Die Silberteilchen lagern sich elektiv in den Kupfferschen Sternzellen der Leber ab und diese Ablagerung ist von einer starken Volumzunahme der Zellen begleitet, die nach wiederholten Silberinjektionen eintritt und entsprechend der injizierten Menge zunimmt. Die stark ausgeprägte Fähigkeit dieser Zellen zu Hypertrophie ist nach Petrof der Grund für die Unmöglichkeit, die weitere Aufnahmefähigkeit zu unterdrücken. Hierzu ist der Einwand zu machen, daß Petrof die vermehrte Ablagerung von Silber in den Leberzellen selbst nicht berücksichtigte (Aschoff).

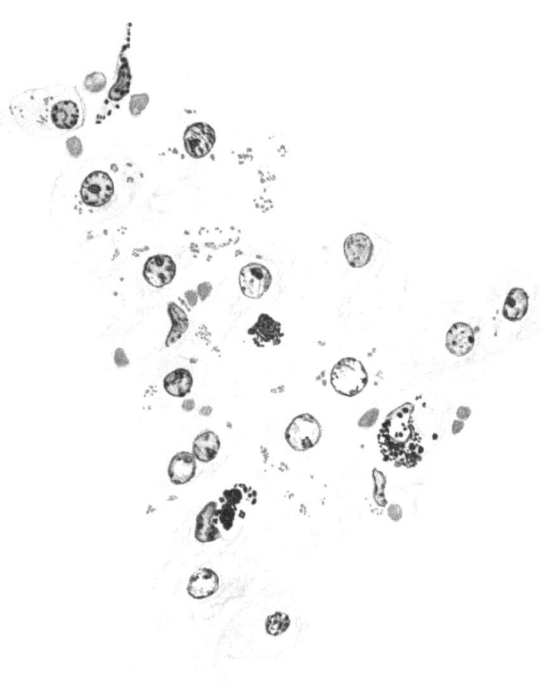

Abb. 1. Tier erhielt 8 ccm Tusche 1 : 10, 5 ccm 2%igo Karminsodalösung. 10 ccm Tusche 1 : 10, 5 ccm Karminsoda, 15 ccm Tusche, 5 ccm Karminsoda, 10 ccm Tusche in die Ohrvene je mit 1 Tag Abstand. Leber bei der Sektion schwarz, enthält im Abstrichpräparat massenhaft Tusche in Zellen und freiliegend. Karmin nur schlecht zu erkennen. Mäßig grobtropfige Verfettung der Leberzellen. Alle Kupfferschen Sternzellen mit Tusche, eine mit Tusche und Karmin gespeichert. Der größte Teil der Leberzellen zeigt starke Karminspeicherung, keine Tusche.

Alle diese Resultate sind wichtig für die Beurteilung der Frage, ob es gelingt, durch die Speicherung die Zellen des retikulo-endothelialen Systems so zu blockieren, daß man ihre Funktion wenigstens vorübergehend ausschalten kann, wie es von Lepehne u. a. versucht wurde. Auf diese Weise suchte man herauszubekommen, ob gewisse Funktionen, deren Vorhandensein allerhand pathologisch-anatomische und klinische Erfahrungen nahelegten, wirklich dem retikulo-endothelialen System zukommen.

Die Frage der „Blockierung" des retikulo-endothelialen Systems ist noch keineswegs klargestellt. Vieles spricht dafür, daß es bei diesem Zellsystem ebenso geht wie bei allen Reizen lebender Substanz, wonach sie zunächst mindestens bis zu einem gewissen Grade funktionssteigernd wirken. Erst hochgetriebene Speicherung kann vielleicht einen Ausfall herbeiführen. Eine scharfe Grenze läßt sich, wie v. Möllendorff hervorhebt, dort nicht ziehen, wo durch die Farbstoffeinwirkung sicher eine Schädigung erzielt wird, die man an der Diffusfärbung der ganzen Zelle oder eines Teiles derselben erkennt (Nekrose); hier findet man alle Übergänge von unzweifelhaft lebenden, geschädigten bis zu den Zellen, bei denen eine nicht wieder rückgängig zu

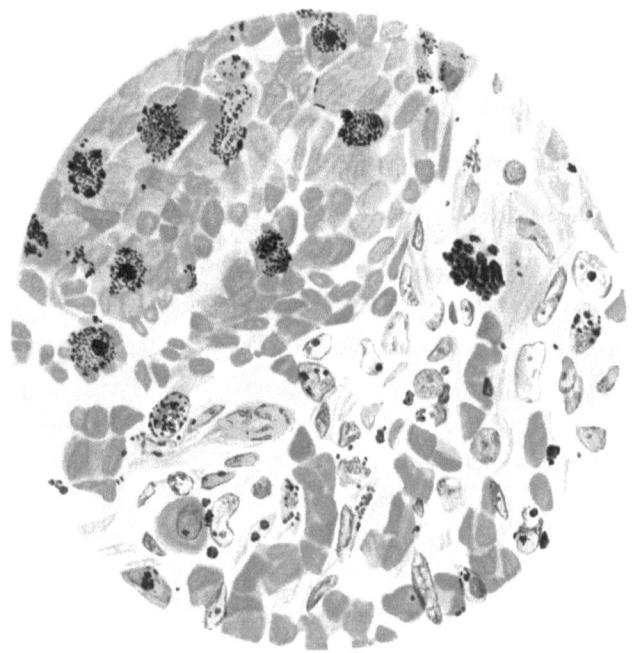

Abb. 2. Tier erhielt: 4 × 5 ccm Tusche 1 : 10, 3 × 5 ccm Karminsoda 2⁰/₀, 3 × 10 ccm Tusche 1 : 10. Lunge bei der Sektion grauschwarz, zeigt im Abstrichpräparat zahlreiche große Zellen mit runden und gelappten Kernen und teilweise riesengroßem Protoplasma mit Tusche gespeichert, einzelne Doppelspeicherungen, ziemlich viel freie Tusche. Stark vollgeblutete Alveole, darin gespeicherte Tuschezellen. Im ganzen sehr große Zellen mit starker Speicherung; vereinzelt Doppelspeicherung. Spärliche Speicherung in Wandzellen von Kapillaren, vereinzelt freie Tuschekörnchen.

machende Veränderung ihrer Eigenschaften den Zelltod anzeigt. Darin liegt auch nach v. Möllendorff die Schwierigkeit, zu definieren, was man als vital bezeichnen soll.

Es läßt sich durchaus verstehen, daß Speicherung einer Zelle mit Farbstoff, Tusche, Eisen usw. noch lange nicht gleichbedeutend mit Funktionsausfall ist, wenn man sich die Vorstellungen v. Möllendorffs zu eigen macht, wonach saure Farbstoffe nicht in den lebenswichtigen Plasmaanteilen des Retikuloendotheliums, sondern zwischen ihnen in Saftkanälchen gespeichert werden, die alle ohne trennende Zellhaut unmittelbar mit dem Säftestrom außerhalb der Zelle verbunden sind. In erst entstehenden Vakuolen fällt hier das Kolloid, teils durch Zunahme seiner Konzentration, teils durch Elektrolytfällung aus. Die vorgebildeten natürlichen Granula solcher Zellen sind den künstlich erzeugten sauren Kolloidkörnchen gleichzusetzen. Die Speicherung betrifft also nicht funktionell wichtige Anteile der Zelle.

Die Speicherung kann sogar einen Reiz ausüben, welcher, wie bereits bemerkt, die funktionelle Aktivität der Zelle steigert; dafür liegen allerhand experimentelle Beweise vor.

Ich erwähne hier nur die Erfahrungen von Kuczynski, wonach Überfüllung der retikulo-endothelialen Zellen mit bestimmten Substanzen ihre Fähigkeit der weiteren Aufnahme für andere nicht vermindert, im Gegenteil sogar erhöhen kann. Zu ähnlichen Anschauungen sind auch Pfeiffer und Standenath bei ihren Versuchen gekommen. Anderseits berichtet Paschkis, daß Tiere, welche mit Streptokokkenvakzine vorbehandelt sind, eine viel geringere Karminspeicherung zeigen als normale Tiere; bei gleichzeitiger Verabreichung sind die Unterschiede geringer. Er kommt zu dem Ergebnis, daß eine Funktionsausschaltung des Retikuloendotheliums tatsächlich möglich ist; in vielen Fällen liegt dabei keine mechanische Verstopfung, auch keine Lähmung durch Überfunktion, sondern eine Vergiftung vor.

Kodama zeigt, daß bei mit Phenylhydrazin vergifteten Tauben durch Kollargolspeicherung des retikulo-endothelialen Systems die Aufnahme und Weiterverarbeitung der geschädigten Erythrozyten und des Hämoglobins sichtlich gehemmt und die Bildung eisenführender Granula in den genannten Zellen verringert ist. Er sieht mit Aschoff, in dessen Institut die Arbeit ausgeführt ist, darin den Beweis für eine gelungene Blockierung. Durch Kollargolspeicherung des R. E.-Systems beim Hunde gelang es, das Auftreten der Bilirubinreaktion nach Toluylendiaminvergiftung zu beschleunigen, ein Beweis für eine Reizung des R. E.-Systems (s. darüber auch im Abschnitt 7).

Eine kurze Erwähnung verdient endlich die Frage, inwieweit die Größenverhältnisse der zu speichernden Substanzen Berücksichtigung verdienen. Dazu ist mit Aschoff u. a. zu sagen, daß Speicherung mit feindispersen Phasen die Speicherung mit grobdispersen Phasen nicht aufhebt und umgekehrt, daß es aber auch hierbei Ausnahmen geben kann.

Wir werden uns mit der Frage der Blockierung und Funktionssteigerung noch mehr beschäftigen müssen. Hier sei nur so viel bemerkt, daß sich nach dem Speicherungsvermögen kein Schluß auf die anderen Zelleistungen ziehen läßt. Das Speicherungsvermögen einer Zelle kann ganz gut sein, wenn auch andere Zellfunktionen daniederliegen. Ob die Beobachtungen von Eppinger und Stöhr an moribunden Menschen, wonach bei Speicherung mit Ferrum sacch. oxyd. die Zellen verfetteter Lebern weniger speichern als normale, ein Zeichen geschädigter Funktion bedeutet, muß noch dahingestellt bleiben. Die Zahl der retikulo-endothelialen Zellen, welche speicherungsfähig sind, wird um so größer, je mehr die Speicherung in die Höhe getrieben wird. Es liegt hier eine funktionelle Anpassung vor, welche im Rahmen der Leistungsfähigkeit zu erhöhter Leistung führt. Eine Erschöpfung ließe sich vorstellen durch Überspannung der Leistungsfähigkeit der einzelnen Zelle oder dadurch, daß ihr Ersatz durch Neubildung aus irgendwelchen Gründen mangelhaft ist. Auch die Vergiftung im Sinne von Paschkis ist sicher ein wesentlicher Grund.

Der Reiz, der eine intensive funktionelle Mehrbeanspruchung des retikulo-endothelialen Apparates zur Folge hat, kann eine ausgiebige Neubildung von Zellen auslösen. Dadurch erweitert sich das aktive mesenchymale Gewebe. Wie Hueck hervorhebt, hat ganz besonders das retikuläre Bindegewebe sich einen dem fötalen Zustand ähnlichen Charakter bewahrt, das uns förmlich als ein junges, noch nicht völlig ausgereiftes Keimgewebe erscheint. Dadurch ist es zur Zellneubildung besonders befähigt. Diese Befähigung betrifft nicht nur Zellen gleichen (Ortshistiozyten, Wanderhistiozyten, Bluthistiozyten), sondern auch andersartigen Charakters (Neubildung von lymphozytoidem und myeloidem Charakter, polyblastische Stammzelle). In besonders schöner Weise tritt diese

Eigenschaft in der Gefäßwand in Erscheinung, vor allem in der fast rein zelligen Netzstruktur der kapillären Adventitia, aus der nach Marchand und Herzog bei der Entzündung alle Arten von Blutzellen entstehen.

2. Ernährung und retikulo-endotheliales System.

Eine lebhafte zelluläre Reaktion tritt nach den Untersuchungen von Goldmann und vor allem von Kuczynski über den Einfluß verschieden-artiger Ernährung bei Mäusen und Ratten schon unter den physiologischen Verhältnissen der Ernährung ein. Diese spielt sich nicht nur in der Darmwand ab, sondern kann auf andere Organe, vor allem die Leber und die Milz übergreifen, wo sie von Kuczynski aufs genaueste verfolgt und eingehend beschrieben sind.

Was die Leber, welche die klarsten Bilder zeigt, anbelangt, so führt Kuczynski aus, daß zellige Wucherungen, sei es in der Adventitia der größeren Gefäße oder intrakapillar um so seltener sind, je mehr die Kost einer normalen entspricht. Kostformen, welche cholesterinreich sind wie Eigelb oder Cholesterinolivenöl, bewirken in der Leber Sternzellenwucherungen, die diffus sein können, aber auch knötchenförmig umschrieben beobachtet werden, ganz entsprechend den zwiebelschalenartigen „Pseudotuberkeln", die in der Milzpulpa zuweilen in solchen Fällen anzutreffen sind. Auch Käsefütterung ruft manchmal das Bild hervor. Die Eiweißüberschwemmung führt im wesentlichen zu einer lymphoblastischen Reaktion; dazu gesellen sich Lymphzellen mit wechselnd starker Ausbildung des Protoplasmas, in viel geringerer Menge meist unreife leukozytäre Zellen. Dort, wo die Herde größeren Umfang annehmen, mischen sich ihnen häufig gestreckte Zellen zu, die im Habitus den Retikulumzellen entsprechen und auch durch Speicherung von Hämosiderin und Farbstoff diese Gruppierung rechtfertigen. Gerade diese Zellen fallen häufig durch ihre besonders starke natürliche und künstlich bewirkte Pigmentierung vor allen anderen auf.

Es würde zu weit führen, hier auf die Einzelheiten der von Kuczynski beschriebenen Befunde, die auch eine weitgehende Beziehung zur extramedullären Blutbildung haben, näher einzugehen. Es erübrigt sich um so mehr, als zwar bemerkenswerte Resultate vorliegen, aber doch noch keine vollkommene Klärung darüber erreicht ist, ob der einzelne Nahrungsstoff tatsächlich eine vollkommen spezifische Reaktion auslöst. Ob eine spezifische Reaktion überhaupt nachzuweisen sein wird, erscheint fraglich, denn Kuczynski bemerkt mit Recht, daß jede Veränderung im Eiweißstoffwechsel notwendig auf den Umsatz der Fette und Kohlenhydrate übergreife und umgekehrt, jedenfalls in beträchtlichem Maße dann, wenn die Grenzen der Norm überschritten werden. Gesichert erscheint nur der Zusammenhang zwischen Nahrung und Resorption einerseits, den zellulären Reaktionen anderseits. Interessant ist der Hinweis Kuczynskis, daß die embryonale Blutbildung ungefähr den Orten des Nährstromes folgt.

Das Auftreten mehr oder weniger intensiver zellulärer Reaktionen in Leber und Milz, speziell im Retikuloendothel als histiozytär-endotheliale Reaktion, aber auch in anders gerichteter zelliger Form vom Typus des Blutbildungsgewebes und damit auch des Knochenmarks unter sozusagen physiologischen Verhältnissen, erscheint von größter Wichtigkeit. Man wird Kuczynski beipflichten müssen, wenn er meint, daß diese Reaktion ausgelöst werde durch den Übertritt von im Darm nicht genügend abgebautem und damit nicht ohne weiteres anpassungsfähigem Nährmaterial in den Blut- und Lymphstrom, der sie zu den Organen (Leber, Milz) führt. Hier wirken sie sich in deren Mesenchym aus, dessen große Bedeutung als Durchgangs-, Umschalte- und Regulationsstelle für den Organstoffwechsel wir immer mehr erkennen lernen, eine Funktion, auf die auch von Hueck besonders eindringlich hingewiesen wurde.

Hier liegt die Verbindung einerseits zu den Reaktionen, wie sie z. B. bei der parenteralen Reiztherapie bewußt hervorgerufen, und den pathologischen Störungen anderseits, wie sie als Infektion, Anaphylaxie, Idiosynkrasie

u. a. m. beobachtet oder durch pathologische Steigerung der physiologischen Verhältnisse hervorgerufen werden. Individuelle Besonderheiten der Konstitution werden nach den verschiedensten Richtungen mitwirken. Kuczynski weist auf Beziehungen hin, die auf diese Weise z. B. zur Bantischen Krankheit und zur Leberzirrhose hinführen, in deren Frühstadium ähnliche Prozesse, besonders interazinäre retikuläre Wucherungen eine Rolle spielen und deren Entstehung mit enteral alimentären Störungen erwiesen scheint. Er spinnt auch Fäden zu dem Status lymphaticus des abnormen Kindes und Jugendlichen, wobei Czerny einen Zusammenhang der lymphatischen Hyperplasien, insbesondere auch des Milztumors und der Größe der Thymus mit fortgesetzt reichlicher, unzweckmäßiger Ernährung besonders hervorhebt, und zu der Leukämie und perniziösen Anämie. Insonderheit gehören sicherlich viele der von Eppinger als hepatolienale Erkrankungen zusammengefaßte Affektionen hierher. Vielleicht verbindet auch das Amyloid gewisse Beziehungen mit dem retikulo-endothelialen Apparat. Schon Kuczynski hat die Möglichkeit der experimentellen Erzeugung von Amyloid durch enterale und parenterale Verabreichung von Eiweiß bei Mäusen bewiesen. Domagk hat diesen Weg weiter beschritten und gefunden, daß ein ununterbrochener Weg über vermehrte Phagozytose von eiweißhaltigen Schlacken bis zur Entstehung des Amyloids führt. Da die Gefäßwandzellen und das ganze retikulo-endotheliale System besondere phagozytäre Eigenschaften zeigen, so erklärt sich die Lokalisation des Amyloids und die Prädisposition der Gefäßwand.

3. Milzexstirpation und retikulo-endotheliales System.

Die zelluläre Reaktion hat defensiven Charakter im Sinne Aschoffs und ist gewissermaßen eine Abwehraktion des Organismus gegen parenteral wirkende Schädigungen der verschiedensten Art, die sich natürlich auch in verschiedener Weise auswirken müssen, je nach der Einstellung der Gesamtkonstitution, nach der Reaktionsfähigkeit des Mesenchyms, nach der Art des einwirkenden Stoffes und seiner mehr oder weniger spezifischen Wirkung auf bestimmte Zellgruppen im Mesenchym, zu deren Funktion er in Beziehung steht.

Die Pathologie gibt hier — abgesehen von den bereits genannten Affektionen — zahlreiche Beispiele. Daß Einengung des retikulo-endothelialen Systems an einer Stelle, wie sie durch die Milzexstirpation oder den Ausfall von Milzgewebe zustande kommt, zu einer Vermehrung der retikulo-endothelialen Zellen andernorts führt, ist sichergestellt.

M. B. Schmidt hat zuerst an weißen Mäusen die Wirkung von Milzexstirpation auf die Leber untersucht. Nach kurzer Zeit bilden sich Zellwucherungen in der Leber, die bald — sicher nach 4—5 Wochen — zu kleinen Knötchen werden, deren morphologische Übereinstimmung mit Milzpulpage erkennbar ist. Sie liegen an den Gefäßen, vor allem in Pfortader und auch den Zentralnervenästen und nehmen zum Teil von den Kapillaren, d. h. den Kupfferschen Sternzellen, ihren Ausgang. M. B. Schmidt hat ferner gezeigt, daß dieses neue Gewebe den Abbau der roten Blutkörperchen an Stelle der Milz mindestens qualitativ besorgt, aber etwas träger wie das normale Milzgewebe.

M. B. Schmidt schließt aus diesen Versuchen, daß die Speicherungsfähigkeit des neuentstandenen Gewebes innerhalb der untersuchten Zeiträume beschränkter sei als in der Milz. Diese Befunde konnten von Lepehne u. a. vollauf bestätigt werden.

Seifert hat unter Beobachtung der Versuchsanordnung von M. B. Schmidt die Funktion der in dem neugebildeten Milzgewebe vor allem vorhandenen retikulo-endothelialen Zellen geprüft, besonders ihre Speicherungsfähigkeit an sich. In Versuchen, in denen er Meerschweinchen subkutan oder intraperitoneal Isaminblau einspritzte und während der Speicherung die Milz exstirpierte, zeigte sich, daß in der Leber zunächst ausschließlich die Kupfferschen Sternzellen den Farbstoff aufnahmen, daß jedoch nach der Milzexstirpation auch die durch sie hervorgerufenen intrahepatischen Sternzellwucherungen sich an der Speicherung beteiligten. Diese steht jedoch quantitativ demjenigen der normalen Leberkapillarendothelien nach. Dasselbe Resultat erhielt er mit Kollargol und auch bei Hämolyseversuchen durch subkutane Injektion von Toluylendiamin beteiligten sich die neuen Zellwucherungen qualitativ richtig, quantitativ aber beschränkt.

M. B. Schmidt hat ferner zwei Fälle untersucht, in denen die Milz wegen perniziöser Anämie entfernt worden war. Im einen Fall hatte sich das Blutbild nicht gebessert und nach 8 Wochen war der Exitus eingetreten; im anderen Falle wurde der Blutbefund normal und er überlebte die Operation 6¹/₄ Jahre. Bei beiden Fällen war in der Leber eine starke Vergrößerung der Sternzellen nachweisbar, aber keine nennenswerte Vermehrung. Ziemlich verbreitet war die Aufnahme von Erythrozyten in Zellen der Kapillarwand und besonders Einlagerungen von braunem eisenhaltigem Pigment. Verglichen mit Lebern von Fällen ohne Milzexstirpation, wiesen die Sternzellen hier keine deutliche Mehrleistung in der Verarbeitung von Erythrozyten auf. Die starke Vergrößerung der Sternzellen ist aber als Folge der Splenektomie anzusehen; sonstige Zeichen kompensatorischer Milzgewebeneubildung, wie sie von anderen Autoren im Netz usw. gesehen waren, fehlten. Auch Knochenmark und Lymphdrüsen boten keinen anderen Befund als man ihn bei nichtoperierten Fällen feststellen kann. Kuczynski berichtet, daß er bei seinen Mäusen die auffälligen Zellneubildungen in der Leber in großartiger Ausbildung nach Milzexstirpation bei gleichzeitigem Ernährungsreiz gesehen habe; sie seien aber auch ohne diesen operativen Eingriff manchmal mit ebenso starker Intensität aufgetreten. Endlich ist noch zu erwähnen, daß auch Domagk in ausgiebigen Untersuchungen an Ratten 5—7 Tage nach der Splenektomie eine auffällige Wucherung der Leberendothelien mit starker Phagozytose roter Blutkörperchen feststellt und eine diffuse Blaufärbung der vergrößerten Kupfferschen Sternzellen bei der Eisenreaktion findet.

Die Kupfferschen Sternzellen der Leber übernehmen, also die Funktionen der Milz, wobei sie eine mehr oder weniger große Wucherung zeigen.

4. Parabiose und retikulo-endotheliales System.

Eine Überleitung zu pathologischen Zuständen stellt gewissermaßen der Parabioseversuch von Sauerbruch dar. Zwischen den beiden Parabiosepartnern bildet sich gesetzmäßig ein gegenseitiger Abwehrkampf, eine wechselseitige Vergiftung heraus. Innerhalb dieses zellulären Lebenskampfes wuchert im lebenskräftigeren der beiden Tiere das lymphatische Zellgewebe und bildet viele Plasmazellen. Verbunden mit solchen Proliferationsvorgängen haben sich besonders bei langdauernden Parabiosen weitere Veränderungen im mesenchymalen Zellapparat, zumal der Leber, gefunden. In der Leber des reaktionsfähigen Parabionten wurden mehrfach Bilder von erheblicher Neubildung der retikulo-endothelialen Zellelemente in Gestalt von knötchenartiger Wucherung der Sternzellen beobachtet. Daraus geht hervor, daß Funktionssteigerung und Hyperplasie der mesenchymalen Zellen einen allgemeinen Abwehrversuch bedeuten. Diese Untersuchungen sind nach Sauerbruch wichtig für die Auffassung, daß die Anlage und die Lebenskraft des Mesenchyms Grundlagen körperlicher Konstitution und Disposition sind.

5. Geschwülste, Infektionen, Entzündungen und retikulo-endotheliales System.

Bei Mäusetumoren hat bereits Goldmann darauf aufmerksam gemacht, daß in der Umgebung der Impfgeschwulst sich mit ihrer zunehmenden Entwicklung vital gefärbte granulierte Makrophagen in geradezu stupender Menge ansammeln. Bei zustandegekommener Immunität fand er eine intensive zelluläre Reaktion auch in Leber und Milz. Er vergleicht das Bild einer solchen Leber mit der eines neugeborenen Tieres, bei dem noch eine ausgesprochene hämatopoetische Funktion vorliegt. Kuczynski zeigte in

Versuchen, in denen Mäuse mit wenig virulenten Streptokokken gespritzt wurden, daß zwischen den zellulären Befunden bei der Verimpfung karzinomatösen Materials in der Maus und der Kokkenabwehr prinzipielle Parallelen bestehen. Bei der Geschwulstabwehr erkennt man ein Wandern der endothelialen Abwehrleistungen. Zunächst spielt sich die zelluläre Reaktion in der Umgebung der Geschwulstniederlassung ab, dann greift der örtliche Reiz durch Vermittlung des Kreislaufs (Abbauprodukte) auf entferntere Gebiete, vor allem die Milz und die Leber über. Bei seinen Streptokokkenversuchen ergab sich ebenso eine Proliferation der schon wenige Minuten nach der intravenösen Injektion der Keime phagozytierenden Retikuloendothelien der Milz und der Leber. Auch das Endothel von Lunge und Knochenmark phagozytiert die Bakterien. Er sieht in der zellulären Reaktion den Ausdruck einer erheblichen Resistenzsteigerung, denn die Einverleibung vollvirulenter Streptokokken nach mehrfachen Injektionen von abgeschwächten zeigt, daß die vorbehandelten Tiere einen nicht unbeträchtlichen Schutz genießen. Je nach dem Resistenzgrad findet man gar keine, oder die eben geschilderten Reaktionen, oder endlich echte eitrige Prozesse (Abszeßniere).

Auch Dieckmann fand bei einem Pankreaskarzinom eine Wucherung der endotheliogenen Zellelemente in der Milz. Bei experimentellen Versuchen mit intravenöser Proteusvakzination an Kaninchen werden von ihm in der Milz Schwellung und Wucherung endothelialer Zellen, später Auftreten großer, freier endotheliogener Elemente im Sinuslumen festgestellt und die Anzeichen intensiver phagozytärer Tätigkeit von einfachen Erythrophagien bis zur dichten Ladung der stark geschwollenen Zellen mit roten Blutkörperchen, Leukozyten und ihren Zerfallsprodukten beobachtet. Diese sinuösen Wucherungen können besonders bei splenektomierten Tieren auf die Leber übergreifen, wo sich auch die adventitiellen Zellen im Interstitium an Reizung und Proliferation beteiligen. Auch thrombotische Veränderungen können gelegentlich beobachtet werden; das Knochenmark beteiligt sich nur ganz unwesentlich an der Reaktion. Auch Dieckmann weist darauf hin, daß als gemeinsames Moment in der Ätiologie der endothelialen Reizzustände ganz allgemein Prozesse angenommen werden dürften, denen eine Inanspruchnahme des makrophagen Apparates zugeschrieben werden kann, gleichgültig, ob die resorptiv-phagozytäre Tätigkeit sich auf Abbauprodukte körpereigener Zellen erstreckt, die morphologisch erkennbar sein können, aber wohl kaum immer erkennbar sein werden, oder ob es sich um Resorption oder Phagozytose körperfremder Substanzen handelt.

In derselben Richtung bewegen sich Veränderungen, welche bei Typhus und Tuberkulose festgestellt werden können und an deren Aufklärung wiederum besonders Aschoff und seine Schule beteiligt sind. Abgesehen von den charakteristischen, schon von Virchow, C. E. E. Hoffmann, Marchand u. a. mitgeteilten histologischen Befunden am Darm wurden von E. Wagner, C. E. E. Hoffmann, Fränkel und Simons, Mallory u. a. typische Knötchen in der Leber beschrieben, die von M. B. Schmidt als Folge einer Wucherung der Kupfferschen Sternzellen mit gleichzeitiger Atrophie der Leberzellen aufgeklärt wurden. An dieses erste Stadium schließt sich eine herdförmige Nekrose an, in die weiterhin polymorphkernige Leukozyten einwandern. Für die Niere bzw. für die Milz und das Knochenmark wurden ähnliche Knötchen beschrieben und die Roseolen dürften wohl auch hierher gehören. Gräff hat diese typhösen Knötchen einer eingehenden Untersuchung unterzogen.

Er zeigt, daß der erfolgreich eindringende Bazillus eine histiozytäre Reaktion veranlaßt. Das seltene Vorkommen des Verursachers dieser Histiozytenansammlungen in ihnen spricht dafür, daß den Histiozyten eine große Fähigkeit zukommt, den Typhusbazillus durch irgendwelche Zellprodukte (Alexine Jürgens?) zu vernichten, ohne daß es jedoch zur Phagozytose der Bazillen kommt. Von seiten der Histiozyten erfolgt die Abräumung des toten Materials, aber auch sie sind der Giftwirkung ausgesetzt und verfallen nekrobiotischen Veränderungen. Gelingt es dem Organismus nicht, das schädigende Agens zu beseitigen, so tritt die völlige Umwandlung der Nekrobiose in Nekrose ein. Sind aber die defensiven Maßnahmen auf Grund histiozytärer Reaktion und immunisatorischer Kräfte des Blutes erfolgreich, so kann an Stelle der Degeneration bzw. statt des völligen Gewebstodes eine frühzeitige Restitution eintreten. Die Pathogenese der histologischen Veränderungen am Darm, an den mesenterialen Lymphknoten, an der Milz, der Leber und dem Knochenmark kann in einheitlicher Weise aufgefaßt werden; die spezifische Reaktion wird einerseits ausgelöst durch den spezifischen Erreger, den Typhusbazillus, andererseits formal bestimmt durch spezifisch ablaufende Gewebsveränderungen. Das Ergebnis ist die Bildung der typhösen Knötchens. Eine Beobachtung von Askanazy, wo 4 Tage nach der ersten Typhusschutzimpfung bei einem 22jährigen Mann aus anderer Ursache der Exitus auftrat, ergab bei der mikroskopischen Untersuchung eine starke Schwellung und Vermehrung der Sinusendothelien und Retikulumzellen in einem geschwollenen Lymphknoten der Achselhöhle; während die Lymphozyten Zerfall zeigten, fehlten an den Endothelzellen (Histiozyten) völlig die mannigfaltigen degenerativen Veränderungen. Es lag hier also eine defensive histiozytäre Reaktion im Sinne Aschoffs vor. Gräff hat recht, wenn er in dieser gleichartigen Abwehrmaßnahme des Organismus, die serologisch in der Bildung von Antikörpern ihr entsprechendes Äquivalent hat, eine auffällige Beziehung von Abwehrvorgängen zellulärer und humoraler Natur, Histiozyten und Immunkörper sieht, die zudem aller Wahrscheinlichkeit nach am selben Ort in denselben Organen zur Bildung gelangt. — Das histologische Bild der typhösen Knötchen in Leber, Milz und Knochenmark ist auch von H. Faber sorgfältig untersucht und auch er erweist die besondere Beteiligung der Histiozyten an deren Aufbau.

Gräff betont weiterhin, daß dem typhösen Knötchen und seiner zellulären Zusammensetzung und seiner Umwandlung der phthisische Tuberkel entspreche (Joest, Emshoff, Kiyono, Aschoff u. a.). Bei der Typhussepsis finden sich keine oder so geringe anatomische Veränderungen spezifischer Art am Darm oder an anderen Organen, daß das klinische Bild aus dem formalen Befund sich nicht erklären läßt.

Die Vorstellungen über den Ablauf der typhösen Erkrankung, welche Gräff aus seinen pathologisch-anatomischen Studien gewonnen hatte, wurden besonders eingehend weitergeführt durch Untersuchungen von Oeller. Wie Gräff so hat auch er bei Fällen von sog. Typhussepsis, die sich klinisch kaum von den besonders schwer verlaufenden Fällen der „gewöhnlichen Typhusform" unterscheiden, auffallend geringe lokale entzündliche Veränderungen im Darm und auch völliges Fehlen derselben trotz reichlichem Vorhandensein von Bakterien im Blut gefunden. Auch die Leber-, Milz- und Drüsenveränderungen fehlen bei den Fällen von Typhussepsis vollkommen. Solche Beobachtungen, bei denen die Schwere des klinischen Verlaufes durchaus im Gegensatz zu den pathologisch-anatomischen Veränderungen steht, habe ich selbst mehrfach gesehen und wird wohl jeder kennen, der über ein größeres Typhusmaterial verfügt (s. a. Schottmüller, Jürgens u. a.). In diesem Fehlen ausgiebiger zellulärer Reaktionserscheinungen sieht Oeller wohl mit Recht den Grund für den ungünstigen Verlauf. Die lokalen zellulären Abwehrmaßnahmen reichen nicht aus, die Schädlichkeit zu beseitigen; die Krankheitskeime vermehren sich und der Organismus ist nun auch nicht mehr in der Lage, die löslichen Bakterienzerfallsgifte durch Verdauung zu entgiften. Die den allgemeinen Kreislauf jetzt überschwemmenden Gifte vergiften weiterhin die bei der Abwehr, bei der Giftspeicherung und Giftverdauung sonst tätigen Zellen, so daß eine weitgehende Funktionsbehinderung eintreten muß. Die Zellen sind endlich infolge der schweren Giftwirkung nicht einmal in der Lage, die Keime, die in der Blutbahn kreisen, an sich zu reißen,

seßhaft zu machen und sie auf diese Weise zu lokalem Kampfe zu zwingen.
Aus der zellulären Unfähigkeit heraus entsteht dann auch Unfähigkeit zur lokalen
Entzündung, wie sie bei den ausgesprochenen Fällen von Septikämie, speziell
beim Typhus, aber auch bei den Streptokokken- und Staphylokokkenerkran-
kungen zu finden ist. Bei den günstiger liegenden Fällen kommt es zu
einer intensiven zellulären Reaktion mit all ihren Vorteilen für die Abwehr,
bei den leichtesten Fällen geht die Beseitigung der eingedrungenen Bakterien
ohne besonders sichtbare zelluläre Reaktion vor sich, indem hier die normalerweise vorhandenen Abwehrvorrichtungen zur Beseitigung der eingedrungenen
ausreichen. Wir sehen also hier die Vorstellungen, wie sie namentlich von Ranke für die
Tuberkulose entwickelt und als Allergie und positive und negative Anergie
bezeichnet wurden, gewissermaßen auf die Vorgänge bei der typhösen Erkrankung übertragen, und man wird wohl sagen können, daß diese Vorstellungen mehr oder weniger für jede Infektion und für die Abwehr artfremder
Stoffe verschiedensten Ursprungs, die parenteral zur Wirkung kommen, herangezogen werden können. Für Oeller ist das wichtigste Moment die Haftung der in der Blutbahn kreisenden Krankheitserreger, welche
durch eine aktive Leistung bestimmter Zellen veranlaßt wird. Für diese
Haftung glaubt er vor allem die Funktionen der Gefäßwandzellen verantwortlich machen zu können, da diese Zellen am ersten und intensivsten
mit dem Fremdmaterial in Berührung kommen und bei den eben beginnenden
reaktiv entzündlichen Prozessen die Wucherung der Gefäßwandzellen besonders
beobachtet werden kann. Er verweist auf die Untersuchungen über die Phagozytose der Gefäßwandzellen, namentlich der Endothelien, wie sie schon lange
vorliegen und wie er sie selbst in ausgedehntem Maße mit pathogenen und
apathogenen Bakterien angestellt hat, um den fein abgestimmten Phagozytose-
und intrazellulären Verdauungsmechanismus der Endothelien zu erkennen.
Die Inkubation ist für Oeller die Zeit, wo der Organismus die Fähigkeit, zur
Unterstützung der einen allein nicht mehr fertig werdenden Zelle neue Zellen
durch lokale Neubildung heranzuziehen, noch nicht genügend ausgebildet
hat; erst allmählich kommt es zur kräftigen lokalen zellulären Reaktion. Diese
Resultate stimmen auch mit denen von Siegmund u. a. überein und andern-
seits mit der bekannten Tatsache, daß die Allergie erst allmählich sich entwickelt. Die Haftung geht besonders intensiv in den Endothelzellen
der Milz und Leber, vor allem aber auch nach Oeller in den Endothelzellen
der Lunge vor sich, denen er eine besonders wichtige Rolle bei der Bekämpfung
der Infektion zuschreibt.

Ob sich die Oellerschen Ansichten über das Haften in den Lungenendothelien in vollem
Umfange halten lassen, ist fraglich. Es bestehen gewisse Differenzen gegenüber den Anschauungen von Aschoff und seiner Schule.

Es sei hier auf eine Arbeit von Westhues aus dem Aschoffschen Institut verwiesen,
welche die Herkunft der Phagozyten in der Lunge betrifft. Er zitiert ältere Untersuchungen von Charlton Briscoe, welche die große Freßtätigkeit der Alveolarepithelien beweisen sollten, und von Foot, der dasselbe für die Gefäßendothelien der
Lunge erweist. In eigenen Versuchen an Kaninchen mit Doppelspeicherung, wie sie Foot
benutzte, wobei er chinesische Tusche intravenös, Lithionkarminlösung subkutan oder
intratracheal injizierte, stellte er fest, daß die Hauptmasse der phagozytierenden Zellen
von den Lungenalveolarepithelien abstammt und nicht von eingewanderten Histiozyten
oder Gefäßendothelien dargestellt wird. Die Lungenalveolarepithelien speichern viel rascher
als die Histiozyten. Das zarte Gefäßendothel nimmt an der Phagozytose keinen Anteil.
In der Lunge sind die Histiozyten zahlreicher vorhanden, als man gemeinhin annimmt.
Ihre schlechte vitale Färbbarkeit liegt daran, daß das Speicherungsmaterial infolge ihrer
exponierten Lage nicht in genügender Konzentration zugeführt werden kann.

Ich habe mich hier so eingehend mit dem Typhus beschäftigt, weil diese
Infektionskrankheit besonders ausgiebig von Pathologen und Klinikern studiert

und vor allem in den Auswirkungen auf den retikulo-endothelialen Apparat klargestellt ist. Ich hätte auch die Tuberkulose wählen können, deren Verlauf und verschiedene Reaktionsform sich danach richten, ob die Tuberkulose einen unberührten, sensibilisierten oder immunisierten Organsimus trifft (Ranke, Aschoff). Dabei ist der Tuberkel ein Zeichen der bereits eingetretenen Resistenzerhöhung, an dessen Aufbau vornehmlich oder allein Histiozyten, und zwar gewucherte Ortshistiozyten, und in der Leber Kupffersche Sternzellen (Schilling) beteiligt sind. Zu den histiozytären Granulomen oder infektiösen Histiozytomen (Aschoff) gehören außer den tuberkulösen und typhösen die Lepraknötchen, das Sporotrichom, das Rhinosklerom, die sog. rheumatischen Knötchen u. a. Auch beim malignen Granulom Sternbergs sind die Riesenzellen wahrscheinlich histiozytäre Elemente (Aschoff).

Besonders wichtig sind eingehende Untersuchungen von Domagk über die Bedeutung der Endothelien für die Abwehr von Infektionserregern, in denen die überragende Bedeutung dieser Zellen in der Phagozytose in Verarbeitung von Kokken gezeigt wird, namentlich der Endothelien von Leber, Milz und Lungen, die mit den weiterhin erwähnten Oellerschen Befunden gut übereinstimmen. Die Phagozytose von Kokken setzt beim vorbehandelten Tier wesentlich rascher ein und der Verarbeitungsprozeß verläuft schneller als beim nicht vorbehandelten Tier; er findet beim vorbehandelten Tier nach intravenöser Reinjektion von Staphylokokken in sämtlichen Endothelzellen, namentlich der Leber, enorm zahlreich phagozytierte Kokken, oft 20—30 in einer Zelle. Dabei schwellen die Endothelzellen an und diese Schwellung der Endothelien auch in der Lunge ist, namentlich beim sensibilisierten Tier, oft so hochgradig, daß es dadurch bisweilen zum Verschluß vieler Kapillargebiete kommt. Dadurch erfolgt bei Mäusen, wenn auch nur selten, nach Reinjektion der Tod im Schock. Der Abbau der Kokken, welche direkt in die Blutbahn gelangt sind, erfolgt in den Endothelien der Milz, Leber und Lungen unvergleichlich schneller als der Abbau der Kokken, die im Gewebe hängen geblieben sind.

So kommt also dem retikulo-endothelialem System bei vielen Infektionen eine besondere Rolle zu und es ist zu begrüßen, daß es neuerdings ein beliebter Gegenstand der Forschung geworden ist, seine Funktion wie die Funktion des mesenchymatischen Gewebes überhaupt zu untersuchen. Man kann heute wohl sagen, daß die Intensität der zellulären Reaktionen am retikulo-endothelialen Gewebe einen gewissen Maßstab für die Stärke der Abwehr abgeben. Wo der retikulo-endotheliale Apparat infolge irgendwelcher Ursachen, die verschiedener Art sein können (Konstitution, Intoxikation usw.), minderwertig oder geschwächt ist, kann die Infektion mehr oder weniger hemmungslos sich ausbreiten. So wichtig nun sicherlich die zellulären Reaktionen am retikulo-endothelialen System bei Überwindung der Infektion sind, so sehr muß man sich immer bewußt bleiben, daß Infektionsabwehr einen weit komplizierteren Vorgang darstellt. Wenn ich hier die retikulo-endothelialen Reaktionen vornehmlich bespreche, so geschieht dies wesentlich im Hinblick auf die Frage der Bluthistiozyten resp. Monozyten, deren Beziehungen zum retikulo-endothelialen System dann klarer hervortreten.

Bei der Entzündung, bei der Bildung von Granulationen und ähnlichen Prozessen spielen die Histiozyten bekanntermaßen eine wichtige Rolle; Aschoff betont immer wieder die überragende Stellung des retikulo-endothelialen Gewebes. Marchand, Herzog, Rößle u. a. vertreten den Standpunkt, daß bei entzündlichen Reizungen des Gefäßbindegewebes den Gefäßendothelien eine besonders große Bedeutung bei der Bildung von Histiozyten zukommt. Zu dieser Frage der Umwandlung der Gefäßendothelien in Histiozyten nimmt Aschoff keine ausgesprochene Stellung ein.

Die Abhängigkeit der progressiven Veränderungen der Gewebszellen, die hauptsächlich und in erster Linie die Elemente der Stütz- und Zwischensubstanzen betreffen, von dem akuten Prozeß und damit auch von der Zirkulationsstörung hält Marchand für sicher insofern, als sie sich erst im Anschluß an diese entwickeln; anderseits bezeichnet er es aber als ebenso sicher, daß gerade sie zum großen Teil auf die Einwirkung der Entzündungserreger auf die zelligen Elemente zurückzuführen sind. In der Bildung der Fremdkörper-Riesenzellen sieht er den Beweis für die Existenz derartiger Reizwirkungen. Für das gesteigerte Wachstum des Protoplasmas — also die zelluläre und nukleäre Reaktion — erkennt Marchand die Annahme von erregenden Stoffen an, wie sie auch von Clemenziewicz und besonders Bier betont wurden. Er verweist auf die interessanten Untersuchungen Haberlands, dem der Nachweis von Wundhormonen bei den Pflanzen in Form von Zerfallsprodukten der Zellen (Gewebebrei) gelungen ist. So sicher ein großer Teil der entzündlichen Exsudatzellen (polymorphkernige Leukozyten, Lymphozyten, Mastzellen, eosinophile Leukozyten und Mononukleäre) aus dem Blut auswandert, so sicher beteiligen sich das mesenchymale Gewebe, die Epithelzellen der Schleim- und serösen Häute, der Lungenalveolen an der Bildung der zelligen Elemente des Exsudates. Marchand hebt ganz besonders hervor, daß die Gefäßwandzellen sich dabei in viel höherem Grade beteiligen, als man früher annahm. Er meint, daß alle die bei der Entzündung in und an den Gefäßen auftretenden Zellen mit Ausnahme der ursprünglich aus dem Mesenchym stammenden Wanderzellen des Bindegewebes (indifferente Zellen) aus Blut-Gefäßwandzellen hervorgehen, also wesentlich Elemente der vaskulären Reaktion darstellen. Die Untersuchungen von Domagk an entmilzten Ratten führten zu ähnlichen Vorstellungen. Er findet in der Leber von den Kapillaren ausgehende Zellwucherungen in Form von kleinen Knötchen. In diesen finden sich Übergänge von Endothelzellen zu großen Mononukleären mit rundem Kern, dann folgender Einschnürung bis zu polymorphkernigen Leukozyten. Es sind durch die Reizung der Endothelzellen nach Domagk Blutbildungsherde in der Leber entstanden und ähnliche Bilder sah er auch in der Lunge, wo die vorhandenen Endothelien eine lebhafte Phagozytose mit Bildung großer mononukleärer Übergangsformen und polymorphkerniger Leukozyten zeigen. Der oft deutlich zu beobachtende synzytiale Zusammenhang dieser Zellen mit den Endothelien beweist, daß wenigstens ein Teil aus der Kapillarwand selbst entstanden ist. Wie sich Aschoff auf Grund seiner und seiner Schüler, besonders Kiyonos Arbeiten zu dieser Frage verhält, hat er selbst bereits vorne auseinandergesetzt.

Überblickt man die vielseitige Rolle des retikulo-endothelialen Systems bei den verschiedensten physiologischen und pathologischen Vorgängen, wobei wohl das nahe verwandte Gefäßendothel, besonders des Kapillargebiets, in die Betrachtungen einbezogen werden muß, so ist es von vornherein klar, daß die Schutzwirkungen, die von da ausgehen, mannigfacher Art sein werden.   ·

In erster Linie ist es seit den Versuchen von Metschnikoff, Wyssokowitsch u. a. die Phagozytose, der eine wichtige Rolle zugeschrieben werden muß. Kyes, Manwaring und Coe, W. Rosenthal u. a. haben sich in neuerer Zeit besonders mit der phagozytierenden Funktion der retikulo-endothelialen Zellen bzw. der Gefäßendothelien beschäftigt. Es scheint so, als ob die Aufnahme von Bakterien unter denselben Bedingungen verläuft wie die Aufnahme kolloidaler Farbstoffe und anderer Kolloidsubstanzen. Auch die Reizwirkungen auf die Zelle sind wohl dieselben; es ist

nur die Frage, wie weit der Kreis der phagozytierenden Zellen gezogen wird.
Bartelatt, Ozoki, Hopkins und Parker und in jüngster Zeit ganz besonders Oeller, schreiben den Kapillarendothelien der Lunge eine besonders wichtige Rolle bei der Phagozytose zu.

Oeller hat bei Meerschweinchen den zeitlichen Ablauf und die Art der zellulären Reaktionen, die einer intravenösen Hühnerblutinjektion folgen, studiert. Infizierte er unvorbehan-
delten Meerschweinchen Hühnerblut, so zeigte sich, daß das Fremdmaterial in gleicher Weise
wie Bakterien durch Gefäßwandzellen, jedoch fast nur in der Milz und der Leber phygozy-
tiert wurde, während die Endothelien der Lungen sich nicht beteiligten. Die Phagozytose
erreicht nach 4 Stunden einen gewissen Höhepunkt, die intrazelluläre Verdauung der in
den Zellen eingeschlossenen Hühnerblutkörperchen geht ebenfalls langsam vor sich, so daß
nach 20 Stunden oft noch Resteinschlüsse des fremden Blutes in den Gefäßwandzellen
der Milz und Leber zu finden sind. Prinzipiell anders verläuft der Prozeß bei Tieren, die
schon ein oder mehrere Male vorbehandelt waren, also eine hohe Immunität gegenüber
Hühnerblut besaßen. Die Zellen haben an die Blutbahn Stoffe abgegeben, die das ein-
gespritzte Fremdblut jetzt fast momentan auflösen können. Vor allem aber kommt das
Hühnerblut beim Immuntier schon am Ort der ersten Haftungsmöglichkeit zur Haftung
und zwar in den Lungen, die das Hühnerblut bei intravenöser Verabreichung zuerst passieren muß. Schon nach 3 Minuten fressen arbeitsbereite und geübte Zellen der Lungenkapillaren die Hühnerblutreste, namentlich die Kerne auf und gleichzeitig verwandeln
sich diese Phagozyten in Zellen leukozytären Typs (siehe andersartige Resultate der
Aschoffschen Schule).

Ebenso wie die Hühnerblutreste, meint Oeller, nehmen die Gefäßwandzellen auch die gelösten Gifte durch Speicherung in sich auf und versuchen
sie durch Verdauung unschädlich zu machen. Im allgemeinen erkennt auch
er an, daß die Funktion der Gefäßwandzellen von vornherein sicherlich nicht überall gleichwertig ausgebildet ist; am besten wird sie
in Milz und Leber geübt, wo die Zellen schon physiologischerweise die Funktion
der Beseitigung von Abfallstoffen erfüllen. Die Gefäßwandzellen anderer
Stromgebiete aber treten erst im Falle der Gefahr oder im Falle besonderer spezifischer Arbeitsübung in diese Tätigkeit ein, die schon im
Normalzustand angelegt, aber erst auf bestimmte Reize hin in stärkerem Maße
anspricht. Ganz ähnliche Gedanken äußert Domagk. Die phagozytierende
Funktion der Gefäßwandzellen speziell in den Lungen ist noch nicht allgemein
anerkannt. Es werden daher weitere Untersuchungen abzuwarten sein.

Immerhin scheint mir die Oellersche Annahme der Erweiterung des phagozytierenden Zellgebietes bei mehrmaliger Injektion des Antigens zweifellos
recht interessant zu sein. Es lohnt sich, diesen Vorgängen auch bei andersartigen Kolloidstoffen nachzugehen. Auch nach Oeller scheint den Kapillarendothelien der Lunge die Speicherungsfähigkeit nicht von vornherein zuzu-
kommen. Erst die Sensibilisierung des Organismus weckt diese Funktion
und bringt sie zu ihrer hohen Bedeutung.

Experimentelle Untersuchungen von Domagk tragen ganz besonders zur
Klärung der überragenden Bedeutung der Endothelien für die Abwehr von
Infektionserregern durch Phagozytose und Verarbeitung eingespritzter Kokken
bei und zeigen, daß sich daran namentlich die Endothelien der Leber, Milz
und Lunge beteiligen. Beim vorbehandelten Tier (Maus) setzt die Phagozytose wesentlich rascher ein und der Verarbeitungsprozeß verläuft schneller wie beim nicht vorbehandelten. Die Schwellung der Endothelien auch in der Lunge, besonders beim vorbehandelten Tier, ist oft so
hochgradig, daß es dadurch bisweilen zum Verschluß vieler Kapillargebiete
kommt, und, wenn auch bei Mäusen relativ selten, bei Reinjektionen der Tod
im Schock erfolgt. Und endlich konnte ich mit Ehrhardt zeigen, daß beim
mit Serum vorbehandelten Kaninchen eine viel intensivere Speicherung
von Tusche, Karmin usw. im gesamten retikulo-endothelialen System statt-

findet wie beim Normaltier. Besonders fallen dabei die zahlreichen gespeicherten großen Endothelzellen in der Lunge auf.

Es besteht also eine gute Übereinstimmung der Befunde. Die Sensibilisierung führt zu einer vermehrten Funktion des retikulo-endothelialen Systems, das sich erweitert. Die vermehrte Speicherung und Phagozytose ist der sichtbare Ausdruck der Funktionssteigerung. Auch in anderem Sinne äußert sich die Bedeutung des retikulo-endothelialen Apparates, nämlich in der Möglichkeit, durch seine Blockierung die Auslösung des anaphylaktischen Schocks bei sensibilisierten Tieren zu verhindern. Aus Versuchen von Ehrhardt und mir geht hervor, daß bei einem Teil der mit Pferdeserum sensibilisierten Kaninchen und Meerschweinchen die Vitalspeicherung die Auslösung des anaphylaktischen Schocks durch die Reinjektion verhindert. Gleichzeitige Milzexstirpation steigert bei Kaninchen diesen Effekt. Bei Hunden gelang es noch nicht, dieselbe Wirkung zu beobachten. Aber die Milzexstirpation kann in diesem Sinne wirken (Mautner). Beim Meerschweinchen scheint nur die intraperitoneale, nicht die intravenöse Speicherung wirksam zu sein. Die Erklärung ist vorerst noch nicht mit Sicherheit zu geben. Daß aber die Funktion des retikulo-endothelialen Apparates in irgend einer Weise für sie in Betracht kommt, ist nicht zu bezweifeln.

6. Antikörperbildung und retikulo-endotheliales System.

Von Wichtigkeit ist weiter die Frage, inwieweit das retikulo-endotheliale System sich an der Bildung der Antikörper beteiligt; hierüber liegt schon eine größere Zahl von Arbeiten vor. Seit den grundlegenden Arbeiten von Pfeiffer und Marx ist es bekannt, daß als Bildungsstätte von Antikörpern in erster Linie die Lymphdrüsen, die Milz und das Knochenmark in Betracht kommen; jedoch beteiligen sich auch andere Organe des Körpers, wenn auch in geringerem Maße. Wassermann und Citron wie Römer und v. Dungern fanden die Ansammlung von Antikörpern besonders an den Stellen, an denen die natürliche oder künstliche Infektion erfolgte. Die Bildung der Schutzstoffe geht hier lokal vor sich; man spricht dann von einer immunisatorischen Umstimmung der Zellen, die mit einer erhöhten spezifischen Reaktionsfähigkeit ausgestattet sind und zu einer lokalen aktiven Immunität führen. Hierher wurde auch von jeher die erhöhte Fähigkeit der Zellen, die Bakterien zu fressen, im Sinne der Metschnikoffschen Phagozytose-Theorie gerechnet.

Seit man die große Verbreitung der retikulo-endothelialen Zellen und ihre vielseitige Reaktionsfähigkeit, vor allem durch die Speicherungsversuche kennt, hat man systematische Untersuchungen angestellt, wobei man den Einfluß mehr oder weniger hoch getriebener Speicherung mit den verschiedensten kolloidalen Stoffen auf die Produktion gewisser Antikörper verfolgte. Auch hier schwebte zunächst die Idee einer Blockierung vor, wodurch die Antikörperbildung gehindert würde.

Vannucci konnte bei karmingespeicherten Tieren eine Verminderung der Agglutininbildung gegen Typhusvakzine feststellen und sah darin einen Beweis dafür, daß die Agglutininbildung im retikulo-endothelialen System vor sich geht. Besonders eingehend beschäftigt sich Standenath mit der Frage, inwieweit es gelingt, die Präzipitinbildung bei Kaninchen zu beeinflussen, welche mit Rinderserum intravenös behandelt wurden und deren retikulo-endotheliales System durch Stapelung mit Tusche einerseits geschädigt und durch Milzexstirpation anderseits eingeengt wurde. Es zeigte sich, daß die vor der Immunisierung vorgenommene Entmilzung einen stark abschwächenden Einfluß auf die Präzipitinbildung ausübt. Entmilzte und dann mit Tusche infizierte Tiere reagieren dagegen auf nachträgliche Immunisierung sogar mit intensiverer Präzipitinbildung als die Kontrolltiere. Auch Tuschebehandlung allein veranlaßt eine Erhöhung der Präzipitinbildung.

Entmilzte Tiere, die auf die Immunisierung hin nur geringe Präzipitinbildung geben, werden nach Tuschebehandlung zu kräftigen Präzipitinbildnern. Parallel mit den Schwankungen der Präzipitinbildung geht auch der antitryptische Titer.

Aus den Versuchen geht hervor, daß dem retikulo-endothelialen Apparat bei der Präzipitinbildung eine hervorragende Rolle zukommt; die Ausschaltung der Milz veranlaßt zunächst auch einen Ausfall an Präzipitin, er veranlaßt aber das Retikuloendothel der anderen Organe zu erhöhter Tätigkeit, besonders, wenn es durch Tuschestapelung gereizt wird. Vermutlich sind die zahlreichen Beobachtungen über die Steigerung der Antikörperproduktion durch Reizkörper aller Art, speziell durch unspezifische Eiweißkörper (Weichardt und Schrader, Conradie und Bieling, Lüttke u. a.), wie sie von H. Löhr ganz besonders eingehend studiert sind, in ihrem Entstehungsmechanismus auf gleiche Weise zu erklären.

Siegmund hat bei blockiertem retikulo-endothelialen System des Kaninchens, besonders bei gleichzeitiger Milzexstirpation, die Bildung spezifischer Immunkörper gehemmt resp. aufgehoben (Hämolysine und Hämagglutinine) und sieht darin einen Beweis dafür, daß die zur spezifischen Antikörperproduktion führenden biologischen Vorgänge sich zum wesentlichen Teil im retikulo-endothelialen Apparat abspielen. Bieling und Isaac haben die Hämolysinbildung bei Mäusen studiert, denen Hammelblut intravenös eingespritzt wurde. Sie stellten fest, daß Eisen-Zuckerinjektionen allein ebensowenig die Bildung von Immunhämolysin hemmt wie die Milzexstirpation allein. Eisen-Zuckerinjektionen bei Mäusen, welchen vorher die Milz herausgenommen worden war, verhinderten dagegen die Bildung von Immunhämolysin auf einmaligen Reiz hin völlig. Aus diesen Versuchen ergibt sich die Bedeutung der Intaktheit des retikulo-endothelialen Systems für die Bildung des Hämolysins. Rosenthal, Moses und Petzal fanden dagegen beim milzexstirpierten Kaninchen trotz protrahierter, massiger intravenöser Eisenbehandlung und trotz histologisch gesicherter Eisenstapelung der Retikuloendothelien niemals eine Abschwächung, in manchen Versuchen sogar eine gesteigerte Hämolysinbildung, ähnlich wie Standenath. Hier scheint also durch die Blockierung ein funktioneller Reiz ausgelöst zu sein.

Vielleicht geben die Untersuchungen von Pfeiffer und Standenath eine teilweise Erklärung für die oft noch widersprechenden Angaben über die Wirkung der Stapelung auf die Antikörperbildung. Sie zeigen, in Versuchen mit kolloidalen Eisen-Zuckerlösungen, daß diese je nach der Art ihrer Zubereitung sehr weitgehende Unterschiede in ihrem Dispersitätsgrade haben und daß die wechselnde biologische Wirkung der einzelnen Eisen-Zuckerlösungen durch diesen wechselnden Dispersitätsgrad ihre Erklärung findet. Es tritt so eine Verschiedenheit der Stapelung ein. Mit abnehmender Stabilität des injizierten Präparates steigt über ein Höchstmaß der Bauchhöhlenstapelung hinweg die Speicherung der Lungen, vermindert sich gleichfalls die der Leber, erlischt jene des Netzes und Gekröses. Je nach dem Zustand der Lösung kann verschieden sein die Beschaffenheit der gestapelten Eisenkörnchen (grob- und feinkörnig), sowie ihre Verteilung in ein und demselben Organ (z. B. gleichmäßige, feinkörnige Speicherung der Retikuloendothelien der ganzen Läppchen, grobkörnige nur in der Rindenzone). Boerner-Patzelt ergänzt diese Feststellungen und weist darauf hin, daß die Verschiedenheit im Stapelungsvermögen nicht mit jenen Unterschieden verwechselt werden darf, die sich dadurch ergeben, daß die einzelnen Substanzen auf verschiedenen Wegen gespeichert werden. Feindisperse Lösungen scheinen am Lymphwege besser gestapelt zu werden und Nissen gibt als durchaus plausiblen Grund an, daß hier der Strom der Flüssigkeit ein langsamer sei. Dadurch wird die Aufnahme in die Zellen, die bei feiner disperser Phase an und für sich schwerer ist, erleichtert. Gröber disperse Stoffe wie Tusche und Eisen werden nur am Blutwege weitergeführt.

Aus allen diesen Versuchen geht mit Sicherheit hervor, daß dem retikulo-endothelialen System eine wichtige Rolle bei der Bildung der Antikörper zuzuschreiben ist, und die klinischen Erfahrungen sind damit durchaus in Einklang zu bringen. Man wird aber bei weiteren Versuchen, in denen die Speicherung benutzt wird, um eine Herabsetzung oder eine Reizung dieser Funktion zu erreichen, in erheblichem Maße neben anderen wichtigen Erfahrungen (verschiedene Injektionswege usw.) auch der physikalisch-chemischen Beschaffenheit der Lösungen selbst eine größere Bedeutung beimessen müssen.

7. Stoffwechsel und retikulo-endotheliales System [1]).

Das retikulo-endotheliale System greift auch noch in andere Stoffwechselvorgänge ein. So ist von erheblichem Interesse die Beobachtung von Pfeiffer und Standenath, daß durch wirksame Präparate von Tusche, Ferrum sacchar. und Pyrrholblau gegen eine nachfolgende intraperitoneale Vergiftung mit Trypsin und Rinderserum ein Schutz erzielt werden kann, der an die Kolloidstapelung der Histiozyten des Netzes und Bauchfells gebunden ist, gleichgültig, ob die Speicherung von der Blutbahn, von der Bauchhöhle oder von der Unterhaut aus erreicht worden war. Dort, wo diese Speicherung des Netzes und Bauchfells ausbleibt, fehlt der Schutz selbst dann, wenn die übrigen Teile des Speicherzellenapparates geladen sind. Die Stapelung der übrigen Anteile des retikulo-endothelialen System kommt für die Art des Schutzes nicht in Betracht, gleichgültig ob von der Bauchhöhle oder von der Unterhaut aus vergiftet wurde. Beim Schutz gegen Trypsin ist offenbar die Stapelung der Makrophagen der Bauchhöhle mit einer bestimmten Art von Granulis Vorbedingung der Schutzwirkung. Auch hier zeigt sich der biologische Unterschied der angewandten Lösungen je nach ihrem Dispersitätsgrad.

Es würde zu weit führen, hier auf alle Arbeiten, welche sich mit dem Zusammenhang des retikulo-endothelialen Systems mit Stoffwechselvorgängen beschäftigen, einzugehen; einmal liegen die Verhältnisse noch keineswegs klar und dann sind auch die Beziehungen zu der Frage, die uns hier speziell interessiert, nämlich der Klinik des Blutes, wesentlich geringere wie bei den bereits besprochenen Vorgängen.

Es sei nur erwähnt, daß Saxl und Donath neuerdings gefunden zu haben meinen, daß das retikulo-endotheliale System in innigem Zusammenhang mit dem Wasserhaushalt stehe, das mächtige Abfangungs- und Stapelungsvermögen des retikulo-endothelialen Systems zweifellos sich auch im Wasserhaushalt hervorragend geltend mache. Die Wirkung wird vom retikulo-endothelialen System nach beiden Seiten entfaltet. Sowohl die Wasseraufnahme aus dem Blut kann von hier aus reguliert werden, als auch das Wasserangebot des für die Ausscheidung bestimmten Wassers.

Kotake, Masai und Mori untersuchten das Verhalten der Aminosäuren in vitalgefärbten Tieren und sprechen nach ihren Befunden dem retikulo-endothelialen System bei der oxydativen Desaminierung der Aminosäuren eine wichtige Rolle zu.

Weit mehr erforscht ist die Bedeutung des retikulo-endothelialen Apparats für den Cholesterinstoffwechsel, vor allem durch die Arbeiten von Anitschkow und seinen Schülern und durch die grundlegenden Arbeiten von Landau und Mc. Nee, welche Aschoff und Landau dazu führten, den Begriff des „retikulo-endothelialen Stoffwechselapparates" aufzustellen. Bei den Herbivoren kommt es zu einer Anreicherung des Cholesterins in der Leber (Anitschkow und Chalatow, Waltmann und Blach), während beim

---

[1]) Siehe auch Abschnitt III, Kapitel Gauchersche Krankheit u. a.

Menschen die Leber nach den Untersuchungen von Landau ein prompt funktionierendes Cholesterinfilter darstellt, durch das größere Cholesterinmengen passieren, ohne dort zurückgehalten zu werden. Der Gesamtcholeringehalt der Leber steht in Parallele zum allgemeinen Fettgehalt des Organs und steigt mit dessen Zunahme, ist aber prozentual relativ gering und ist unabhängig vom Grade der Cholesterinämie und der Cholesteatose der Nebennieren. Die menschliche Leber ist also Ausscheidungsorgan des Cholesterins, vielleicht auch ein Umschaltungsorgan. Demgegenüber liegen bei verschiedenen Tierarten weitgehende graduelle Unterschiede vor. Diese Differenzen können durch Verschiedenheiten des allgemeinen Lipoidstoffwechsels vorgetäuscht sein oder dadurch, daß sie durch die Funktion eines schon vor die Leber geschalteten Apparates bedingt sind. Die Cholesterinfütterungsversuche der russischen Autoren (Anitschkow, Chalatow) bei Tieren, die normalerweise darauf nicht eingestellt sind (Kaninchen, Meerschweinchen), verursachen nicht nur eine Atheromatose der Aorta (infiltrativ hyperplastischer Prozeß) und eine Cholesterinanreicherung in den Nebennieren, sondern auch eine starke Cholesterinablagerung besonders in den Endothelien und Parenchymzellen der Leber, in den Milzendothelien, den Endothelien der Lymphknoten, des Knochenmarks und der Nebennierenrinde. Versuche von Anitschkow haben fernerhin ergeben, daß die Makrophagen des Bindegewebes (die Histiozyten von Aschoff und Kiyono) eine wesentliche Rolle bei der Cholesterinaufnahme spielen. Landau erinnert daran, daß bei starker Lipämie sich die Endothelien der Milz, Leber usw. mit Lipoid beladen (Lipoidsteatose der Kupfferschen Sternzellen und des Milzendothels bei Diabetikern) und ferner daran, daß ein Teil der speichernden Organe zu gleichzeitiger Erkrankung neigen (Leberzirrhose, Bantische Krankheit, perniziöse Anämie, hämolytischer Ikterus, Splenomegalie Gaucher u. a. m.). Die letzteren Krankheiten hat Eppinger, der sich besonders eingehend mit diesen Dingen befaßte, bekanntlich als „hepato-lienale Erkrankungen" zusammengefaßt. Bei allem spielt das retikulo-endotheliale System und dessen mannigfache Funktionen — vor allem die der Speicherung — eine große Rolle, welche ja auch durch die gierige Aufnahme der Vital-Farbstoffe, des Eisens u. a. m. gekennzeichnet ist. Landau nimmt daher an, daß für den Cholesterinstoffwechsel für die Aufnahme, Umschaltung, Retention des Cholesterins außer der Leber (Parenchym und Gallengangsepithel) auch noch das dieser vorgeschaltete Organ des „endothelialen Stoffwechselapparates" in Betracht kommt. Auch andere Organe, wie Darm, Haut, Unterhautfettgewebe, laktierende Mamma und das an Cholesterin so reiche zerebrospinale Nervensystem spielen im Cholesterinstoffwechsel eine große Rolle und auch hier sind es wohl wesentlich die retikulären Zellen, die den Stoffwechsel steuern. Ich beschränke mich auf diese kurzen Andeutungen.

Wie schon bemerkt, hat das retikulo-endotheliale System im Eisenstoffwechsel eine große Bedeutung als Speicherungsorgan. Am wichtigsten ist hier die Milz, deren überragende Rolle heute allgemein anerkannt ist. Aschoff hat sich in seiner Abhandlung eingehend mit diesen Verhältnissen beschäftigt und ich verweise auf diese. Hier soll nur soviel gesagt sein, daß neben der Milz auch das retikulo-endotheliale System der Leber, der Lymphknoten und des Knochenmarks für die intermediäre Eisenspeicherung wichtig ist, was schon daraus hervorgeht, daß die Milzexstirpation zu einem kompensatorischen Eintreten der anderen Teile des retikulo-endothelialen Systems führt. Darüber geben Versuche von Asher, Eppinger, Bayer, Lepehne u. a. zahlreiche Beweise. Es liegen hier ähnliche Verhältnisse vor wie beim Cholesterin. Nach

Chevalier hat Blockierung der Makrophagen mit Trypanblau eine schwere Insuffizienz der Assimilation des Eisens zur Folge.

Die hervorragende Rolle der Milz bei der Blutzerstörung, die im übrigen auch eine Funktion des gesamten retikulo-endothelialen System darstellt, wobei aber bei gut funktionierender Milz der andere Teil des retikulären Systems wesentlich zurücktritt, ist in der letzten Zeit besonders eingehend studiert und bewiesen worden. Sie besteht — wie ja schon aus meinen früheren Ausführungen hervorgeht — in der Phagozytose der roten und weißen Blutkörperchen und der Blutplättchen, wobei die von den retikulo-endothelialen Zellen aufgenommenen Blutbestandteile verdaut und für den weiteren Stoffwechsel vorbereitet werden. Sie besteht aber auch in der Abgabe von Blutkörperchen zerstörenden Produkten (Hämolysin usw.), welche schon außerhalb der Zellen auf die Blutkörperchen einwirken und sie evtl. zur Auflösung bringen können. Aschoff, der sich in seiner Abhandlung eingehend mit den Beziehungen des retikulo-endothelialen Systems zum Blutabbau beschäftigt, meint, daß, wenn irgendwo, hier der Satz gilt, daß jede Tierart, fast möchte man sagen, jedes Tier, seine besondere Methode des Blutabbaus hat. Vieles ist hier noch ungeklärt.

Ich möchte dazu nur die Untersuchungen von Bieling und Isaac anführen, welche die Bedeutung der Milz für die Aufnahme zellulärer Antigene, vor allem auch der Blutkörperchen, die Frage ihrer Aufstapelung für längere Zeit und die Bedeutung der Milz für die Antikörperbildung eingehend untersuchten und zu bemerkenswerten Resultaten kamen. Dort, wo es sich um die Aufgabe handelt, in kurzer Zeit reichliche Mengen von Mikroorganismen, artfremden Zellen oder geschädigten arteigenen Zellen aus dem Blutkreislauf zu entfernen, kommt es zu einer Ansammlung der zu eliminierenden Körperchen in den Maschen der roten Milzpulpa (Milzschwellung), die bei Bakterien durch reaktive Hyperämie vermehrt wird. Die antigenen Körperchen kommen evtl. bereits beladen mit fertigen Normalantikörpern in die erweiterten und nur langsam durchströmten Lakunen der Milzpulpa, in denen die Antikörper zur Wirkung kommen (z. B. intravitale Hämolyse in der Milz). Die Milz ist also Abbaustätte; bei hochvirulenten Keimen freilich genügt ihre Funktion nicht, um diese zu vernichten. In weniger ausgeprägtem Maße kommen diese Funktionen auch dem retikulären Gewebe anderer Organe — vor allem der Leber — zu. Die zweite Funktion ist die Phagozytose; Bieling weist mit Recht darauf hin, daß die Anzahl der zur Aufnahme anderer Zellen und Zellpartikelchen geeigneten Milzzellen viel kleiner ist, als z. B. die Menge der Blutkörperchen, welche bei der intravitalen Hämolyse in wenigen Stunden in den Milzsinus aufgelöst werden. Diese Aufnahme braucht zu ihrer Ausbildung Stunden und so kann die Ausscheidung einer größeren Menge in die Blutbahn eingebrachter artfremder Zellen praktisch bereits beendet sein, ehe sich die Phagozytose entwickelt. Das phagozytierte Antigen hält sich aber tagelang, ohne seine Antigeneigenschaft zu verlieren, in den Zellen, was vielleicht für die Intensität der in der Milz einsetzenden Antikörperbildung und -Sekretion (Agglutinine, Hämolysine) von Bedeutung ist. In Übereinstimmung mit allen anderen Untersuchern wird diese Antikörperproduktion in die Retikuloendothelien verlegt und hervorgehoben, daß auch die Retikuloendothelien anderer Organe dieselbe Tätigkeit entfalten, was vor allem bei der Milzexstirpation eklatant wird. Auch flüssige Antigene (Toxine) vermag die Milz zu speichern, wobei sie ihre Wirksamkeit jedoch keineswegs rasch zu verlieren brauchen (s. a. die Versuche von Hahn und v. Skramlik). Wie es mit der Antitoxinproduktion des Retikuloendotheliums steht, ist noch nicht entschieden.

Die vorne angeführten Versuche von Oeller u. a. mit Vogelblutinjektionen

gehen in derselben Richtung. Oeller spricht von Haftung der Blutkörperchen, der dann die Hämolyse und die Phagozytose folgt. Auch hier spielt
also die Produktion von Antikörpern eine Rolle. Im sensibilisierten Organismus erweitern sich die Stromgebiete, in denen die Haftung
zustande kommt. Dabei handelt es sich nicht nur um eine erhöhte funktionelle und zelluläre Reaktion, sondern auch um eine raschere und intensivere
humorale Vorbereitung der Antigene durch Beladung mit Antikörpern. Aschoff
führt eine Beobachtung von Kusama an, wonach es zu einer enormen Fixierung
eingebrachter Bakterien durch kapilläre Thromben in Lunge, Milz, Leber und
Knochenmark kommt. Es ist wohl anzunehmen, daß hier wesensgleiche Dinge
vorliegen.

Im engstem Zusammenhang mit dem Blutabbau steht die Frage der Gallenfarbstoffbildung, bei der Aschoff und seine Schüler, vor allem Lepehne,
das Retikuloendothelium, besonders die Kupfferschen Sternzellen als Bildungsstätte ansehen, von wo aus sie an die Leberzellen abgegeben werden. Es hat
sich über diese Frage eine große Literatur entwickelt, welche von Aschoff
in seiner Abhandlung weitgehend diskutiert wird und es haben sich Stimmen
für und gegen diese Anschauungen erhoben, welche für die Erklärung des
hämolytischen Ikterus, des Ikterus neonatorum und anderer Ikterusformen von
Wichtigkeit sind. Es kann als sichergestellt angesehen werden, daß die Blockade
des Retikuloendothels und gleichzeitige Einengung durch Milzexstirpation
nicht imstande sind, die Ausbildung des Ikterus und die Art des ihn gegebenenfalls begleitenden Blutzerfalls abzuändern (Rosenthal und Mitarbeiter,
Bieling und Isaac u. a.), was Aschoff auch durchaus anerkennt. Freilich
hat neuerdings auch Elek bei der Nachprüfung der Frage, ob durch Blockierung
der Kupfferschen Sternzellen die Bilirubinbildung beeinflußt werden kann,
festgestellt, daß es gelingt, durch die Blockierung mit Ferrum saccharatum
oxydat. die Bilirubinausscheidung mit der Galle herabzudrücken, wobei individuelle Verschiedenheiten eine große Rolle spielen. Aschoff meint, daß
alle Einwände gegen die bilirubinbildende Tätigkeit des retikulo-endothelialen
Systems, die man auf die morphologischen Bilder gründen will, solange hinfällig sind, als man nicht gleichzeitig morphologische Beweise für die bilirubinbildende Tätigkeit der Leberzellen beibringen kann. Auch Rosenthal, Moses
und Petzal bemerken, daß ihre negativen Resultate mit Speicherung und
Milzexstirpation noch kein endgültiger Beweis dafür seien, daß das Primat
der Gallenfarbstoffbildung auch unter den pathologischen Bedingungen des
schweren Blutzerfalls der Leberzelle gehöre, da es ja durchaus möglich sei,
daß auch die intensivste Speicherung nicht imstande sei, die physiologischen
und pathologischen Funktionen des retikulo-endothelialen Systems völlig auf-
zuheben und zudem die schon mehrfach besprochene starke Neigung zu kompensatorischer Neubildung des Retikuloendotheliums beachtet werden muß.

Seit der Niederschrift dieses Kapitels ist die Frage der extrahepatischen
Gallenfarbstoffbildung weiter geklärt worden. Es liegen vor allem neue Untersuchungen aus dem Aschoffschen Institut vor, welche Aschoff selbst zu einer
eingehenden kritischen Besprechung veranlaßten, die besonders auch die bereits
zitierten Arbeiten von Rosenthal und Melchior, Rosenthal und Fischer,
sowie Bieling und Isaac betrifft. Er kommt zu dem Schluß, daß die von diesen
Autoren gewonnenen Versuchsresultate nicht gegen die Theorie der Beteiligung
der Retikuloendothelien an der Gallenfarbstoffbildung zu verwenden seien.
Die Beteiligung dieser Zellen an dem Hämoglobinabbau könne eine sehr verschiedenartige sein. Bald kann das Hämoglobin, wie bei den Tauben, von
diesen Zellen direkt aufgenommen und weiter umgewandelt werden, bald können

die Zellen irgend ein Ferment an das Blut abgeben, welches die Weiterverarbeitung des Hämoglobins im Blute ermöglicht, so daß humorale Prozesse für gewisse Tiere, z. B. Kaninchen, angenommen werden müssen. Auch die Art der Hämoglobinaufnahme, ob in Form der roten Blutkörperchen selbst oder in gelöstem Zustande, kann noch von Tierart zu Tierart wechseln. Bei einer solchen verwickelten Lage der Dinge ist es nach Aschoff durchaus zu begreifen, daß eine relativ so rohe Methode der Zellbeeinflussung, wie sie die Speicherung darstellt, ebenso gut zu Lähmungen wie zu Reizungen der Zellen führen kann, ja, daß für die verschiedenen Funktionen derselben Zelle Lähmung und Reizung nebeneinander bestehen kann. Es ist so denkbar, daß durch die Speicherung die phagozytäre Eigenschaft für korpuskuläre Elemente gelähmt, dagegen die Ausscheidung wirksamer Fermente erhöht wird.

Aschoff weist darauf hin, daß bereits Minkowski und Naunyn die Gallenfarbstoffbildung aus Hämoglobin in den Kupfferschen Sternzellen für sicher und bewiesen hielten, daß sie aber die Gallenfarbstoffbildung in den Leberzellen nur für wahrscheinlich erklärten. Als einzigen Grund dafür, daß die Kupfferschen Sternzellen nicht die alleinigen Produzenten des Gallenfarbstoffes sind, führen sie an, daß ihrer Meinung nach die Zahl der blutkörperchen-phagozytierenden Zellen, d. h. damit auch der gallen- und eisenhaltigen Zellen, in der Leber zu gering wäre, um damit die Menge der gebildeten Galle erklären zu können. Sie glaubten um so mehr an die unzureichende Tätigkeit dieser Zellen, als sie weder in der Milz noch im Knochenmark Gallenfarbstoffbildung in den auch dort auftretenden blutkörperchenhaltigen Zellen nachweisen konnten.

Die neuen Untersuchungen von Kodama und Makino bespricht Aschoff ausführlich und faßt schließlich die Versuchsergebnisse zusammen: Beim Hunde tritt nach Choledochusunterbindung zunächst verzögert reagierendes Bilirubin (Reaktion nach Hijmans van den Bergh), dann prompt reagierendes auf (Bestätigung der Angaben von Lepehne und Retzlaff). Letzteres ist erst nachweisbar, wenn sich auch histologisch die ersten Zeichen der Verstopfung der Gallenkapillaren (beim Kaninchen Leberzellnekrosen) nachweisen lassen (Kodama). Bei Toluylendiaminvergiftung des Hundes läßt sich ein die verzögerte Reaktion gebendes Bilirubin bereits zu einer Zeit im Blute nachweisen, wo von einer irgendwie erkennbaren Schädigung der Leberzellen, welche einen parapedetischen Übertritt der Galle in die Blutbahn erklären könnte, keine Rede ist; wohl aber lassen sich um diese Zeit schon sehr bemerkenswerte Veränderungen der Kupfferschen Sternzellen erkennen (Kodama). Bei leberausgeschalteten oder leberlosen Hunden tritt nach Hämoglobininjektion oder spontan ein verzögert reagierender Gallenfarbstoff in nahezu der gleichen Zeit auf wie bei leberhaltigen Tieren (Makino). Der nach Hämoglobininjektion bei leberlosen Hunden auftretende, sicher anhepatozellulär gebildete Gallenfarbstoff ist deswegen nicht auf Resorption aus dem Darm zurückzuführen, weil sich die gleiche Gallenfarbstoffbildung nach Hämoglobininjektion bei normalen Tieren auch nach Unterbindung der Pfortader und Durchschneidung des Ductus thoracicus einstellt (Makino). Hiernach ist es sicher, daß beim Hunde unabhängig von der Leber und ohne Mitbeteiligung des im Darm befindlichen Gallenfarbstoffes im Blute Gallenfarbstoff gebildet wird, und zwar in einer so beträchtlichen Stärke, daß sich daraus die täglich mit der Galle ausgeschiedene Menge derselben wohl erklären läßt; und so nimmt also Aschoff an, daß die wesentliche Bildungsstätte des Gallenfarbstoffes beim Hunde außerhalb der Leber liegt.

Schon Whipple und Hooper haben in ausgedehnten experimentellen Untersuchungen, die an normalen Tieren, an Tieren mit Eckscher Fistel und

an Tieren, denen Leber, Milz und Eingeweide ausgeschaltet oder weggenommen
waren, angestellt wurden, gefunden, daß die Veränderung von Hämoglobin
im Leberpigment ebenso und in ungefähr der gleichen Zeit unter diesen verschiedenen experimentellen Bedingungen vor sich geht, in welchen der Kreislauf
der Leber von normal zu null gesunken ist. Sie schlossen, daß Hämoglobin
rasch in Gallenpigment im zirkulierenden Blut, ohne Beteiligung
der Leber, verändert werden kann. Ihre Schlüsse sind nicht allgemein
angenommen worden. In jüngster Zeit haben die bekannten Untersuchungen
von Mann und Magath an hepatektomierten Tieren eine volle Bestätigung
ergeben; sie kommen zu dem Schluß, daß das Bilirubin von einem Organ
oder Gewebe ohne Mithilfe der Leber im Hundeorganismus gebildet
wird. Da es auch bei Tieren im Plasma erscheint, bei welchen sowohl die Milz
wie die Leber entfernt worden sind, so ist auch das erstere Organ nicht zu seiner
Bildung notwendig. Es erscheint auch, wenn kein Blut in der Peritoneal- oder
in anderen serösen Höhlen vorhanden ist, so daß die diese Höhlen begrenzenden
Zellen auch nicht zu ihrer Erzeugung notwendig sind. Auch Bickel kommt
mit Hilfe der Hepatektomie nach Mann und Magath zu dem Schlusse, daß
beim Hunde mindestens ein großer Teil des Gallenfarbstoffs außerhalb der Leber gebildet wird.

Es besteht also eine weitgehende Übereinstimmung zwischen diesen Versuchen und den im Aschoffschen Institut angestellten. Es erscheint auch mir
danach als sicher bewiesen, daß für den Hund die extrahepatische
Gallenfarbstoffbildung als sicher angenommen werden muß.

8. Proteinkörpertherapie und retikulo-endotheliales System.

Die vielseitigen Leistungen des retikulo-endothelialen Systems geben uns
ein klares Bild auch von allerhand therapeutischen Maßnahmen. Vieles
geht schon aus den vorhergehenden Ausführungen klar hervor und braucht
nicht nochmals wiederholt zu werden. Die unspezifische Resistenzerhöhung
gegenüber einer bakteriellen Infektion wurde schon mehrfach in Arbeiten aus
der Kochschen Schule diskutiert. Die Proteinkörpertherapie und der von
Weichardt aufgestellte Begriff der „Protoplasmaaktivierung" haben in
den letzten Jahren zu zahlreichen Untersuchungen und therapeutischen Beobachtungen Veranlassung gegeben.

Eine Zusammenfassung habe ich auf dem Würzburger Mikrobiologentag
1922 gegeben, in der ich auf die Vielseitigkeit der Wirkungen hinwies und
vor allem auch darauf, daß dabei besonders die zytoplastischen Reize im Sinne
Verworns von Bedeutung sind. Heute ist man unter dem Eindruck der wichtigen
Erkenntnisse von der Funktion der mesenchymatischen Gewebe, besonders
der Retikuloendothelien geneigt, in ihnen die besondere Quelle der Reizkörper-
wirkung zu suchen. Die Beobachtungen, daß die mannigfachen Funktionen
durch die verschiedensten kolloidalen Stoffe, sei es, daß sie antigenen Charakter haben, sei es, daß sie von ganz anderer Art sind (Metalle, Tusche usw.),
infolge der durch sie ausgeübten Reize eine Steigerung erfahren können, die
durch eine erhöhte Funktion der einzelnen Zelle oder durch die Neu-
einstellung weiterer funktionierender Zellen herbeigeführt wird, leitet ohne
weiteres darauf hin, daß dieser Mechanismus auch die Quelle der Protein-
körperwirkung ist. Die v. Mikulicz sche Beobachtung von der schützenden
Wirkung der intraperitonealen Verabreichung von Nukleinsäure gegenüber
möglichen Infektionen des Peritoneums und andere ähnliche Beobachtungen
gehen in derselben Richtung. Siegmund hat bereits ähnliche Gedanken geäußert. Man darf jedoch nicht vergessen, daß zwar bei der Reizkörpertherapie

sicherlich diesem rein zellulären Geschehen eine wichtige, vielleicht die wichtigste Rolle zuzuschreiben ist, daß aber doch eine Vielheit von Reaktionen vor sich geht, deren Einwirkung auf eine Änderung der Konstitution nicht zu unterschätzen ist und somit bei der Beurteilung des Heileffektes immer in Betracht gezogen werden muß. Die humoralen Änderungen, die Änderung der physikalisch-chemischen Struktur des Blutes, sind sicherlich sekundäre Erscheinungen der zellulären Reaktionen, wie überhaupt das morphologische, chemische und physikalisch-chemische Verhalten des Blutes und der Gewebsflüssigkeiten in weitem Maße ein Spiegelbild der Zellfunktionen darstellt, über dessen Zustandekommen wir jedoch im einzelnen noch lange nicht vollkommen aufgeklärt sind. Dazu kommen die Einflüsse auf die nervösen Organe, welche wiederum in der Lage sind, entweder direkt oder auf dem Wege über die Organe mit innerer Sekretion ihre mannigfachen Wirkungen zu entfalten. Ich muß daher nach wie vor betonen, daß die chemische Struktur der zur Wirkung kommenden Körper ebenso wie der physikalisch-chemische Zustand derselben für ihre Reaktion wesentlich in Betracht kommen werden, wenn auch Teilwirkungen derselben im großen und ganzen gleichartig zu sein scheinen. Die Reizschwelle im Sinne Zimmers dürfte im Einzelfall das Produkt eines sehr komplizierten Vorganges darstellen, dessen Analyse für den einzelnen Reaktionskörper große Schwierigkeiten bringt. Immerhin dürfte dem retikulo-endothelialen System und der durch die Reizkörper herbeigeführten Steigerung seiner Funktion eine äußerst wichtige Rolle zufallen.

9. Trypanozide Stoffe des menschlichen Serums und retikulo-endotheliales System.

Die interessante Arbeit von Rosenthal über die trypanoziden Stoffe des menschlichen Serums, ihre biologische und klinische Bedeutung wirft ein weiteres Schlaglicht auf die komplizierte Tätigkeit der mesenchymatischen Organe. Es ist von Laveran gefunden worden, daß das menschliche Serum und das Serum des höheren Affen im infizierten Tierkörper (Maus) eine trypanosomentötende Wirkung entfaltet, die ihm aber im Reagenzglas nicht zukommt. Diese Eigenschaft beruht nicht auf einem Gehalt an Immunkörpern (Braun und Teichmann), sondern erscheint eng an die Funktionstüchtigkeit der menschlichen Leber gebunden, worauf als erste Ehrlich und Wechsberg die Aufmerksamkeit lenkten. Rosenthal hat durch allerhand klinische und experimentelle Untersuchungen, die durch Leberschädigung die trypanozide Kraft des Serums herabzusetzen suchten, die Abhängigkeit der schützenden Eigenschaft von der intakten Leberfunktion klar erwiesen und darauf aufmerksam gemacht, daß die schon von Laveran und dann von ihm mit Kleemann und Nossen festgestellte Tatsache der oft hochgradigen Armut des Neugeborenenserums an trypanoziden Stoffen darauf hinweist, daß die Leber des Menschen zur Zeit der Geburt ein noch nicht ausgereiftes funktionell unterwertiges Organ darstellt, welches die physiologischen Aufgaben als Bildungsstätte der trypanoziden Serumkörper im normalen Umfang noch nicht leistet. Untersuchungen von Leichtentritt und Zielaskowski zeigen, daß bei Kindern mit Möller-Barlowscher Krankheit und ihr verwandten Krankheitszuständen im akuten Stadium eine Verminderung, in der Rekonvaleszenz wieder ein Anstieg des trypanoziden Serumtiters festgestellt werden kann. Als die Ursache sehen sie eine Abnahme der Abwehrleistungen des Körpers an und bringen die Verringerung der trypanoziden Substanzen mit der von der Aschoffschen Schule beim Barlow angenommenen Schädigung des retikuloendothelialen Apparates in Beziehung. Rosenthal hat mit Spitzer eine hochgradige Verminderung, oft sogar eine völlige Aufhebung der trypanoziden Heilwirkung des Menschenserums nach Milzexstirpation und gleichzeitiger Eisenstapelung des Retikuloendotheliums festgestellt. Auch Eisenstapelung allein oder Splenektomie allein machen häufig eine Beeinträchtigung der Serumtrypanozidie bemerkbar. Es gehen daraus neue Funktionen des retikuloendothelialen Systems im intermediären Stoffwechsel hervor. Das Menschenserum, das im Reagenzglas keine Wirkung entfaltet, sondern erst im Tierkörper wirksam wird, muß also wohl einer Umformung unterliegen und diese Umformung zum Heilmittel geschieht offensichtlich im retikuloendothelialen Apparat, von dessen Funktionstüchtigkeit sie abhängig ist.

10. Die Beziehungen der Monozyten[1]) und der weißen Blutzellen überhaupt zum retikulo-endothelialen System und zu den Gefäßwandzellen.

Die Frage des Übertritts histiozytärer Elemente ins Blut und ihre Beziehungen zu den großen Mononukleären und Übergangsformen Ehrlichs hat bereits Aschoff in seinem einleitenden Kapitel kurz besprochen und seinen Standpunkt zu der Frage festgelegt. Auf Grund der Untersuchungen von Kiyono ist danach sehr wohl anzunehmen, daß wenigstens ein Teil der im Blute kreisenden Monozyten histiozytären Ursprungs ist. In der klinischen Blutliteratur stehen sich heute zwei Ansichten schroff gegenüber. Auf der einen Seite steht Naegeli, der, wie er ja vorne selbst ausführte, für die myeloische Genese der Monozyten sich ausspricht, Pappenheim und auch Arneth treten für ihre Abstammung von den Lymphozyten ein. Auf der anderen Seite vertritt Schilling in Übereinstimmung mit früheren Ansichten von Rieux, Banti und Patella den Standpunkt, daß alle Monozyten aus dem retikulo-endothelialen System stammen und dieser Auffassung traten neuerdings auch andere bei (Kaznelson, Kohn). Schilling hat den wichtigsten Hinweis für eine Sonderstellung der Monozyten als Abkömmlinge des retikulo-endothelialen Systems in der Beobachtung und dem histologischen Befund der von ihm beschriebenen Monozytenleukämie gesehen, deren Vorkommen auch durch andere inzwischen mitgeteilte ähnliche Fälle größere Wahrscheinlichkeit gewonnen zu haben scheint. Eine ganze Anzahl von Erkrankungsfällen, die meist infektiöser Natur sind und durch Übertragung von Person zu Person gelegentlich ein endemisches Auftreten zeigen, sind mit hochgradigen Monozytosen verbunden, welche die übrigen weißen Blutzellen aus dem peripheren Blut fast völlig verdrängen können. Es handelt sich hierbei wohl um symptomatische Monozytosen. Man hat in solchen Fällen, von denen auch ich eine ganze Anzahl beobachten und untersuchen konnte, entschieden den Eindruck, als ob hier ein gesondertes System in überragender Weise zur Reaktion käme.

Die Methode der Vitalfärbung hat uns die Möglichkeit gegeben, der Frage der Abstammung der Blutmonozyten experimentell näherzutreten, ein Weg, der bereits von Kiyono, hernach auch von anderen beschritten wurde. Gemeinsam mit Erhardt habe auch ich versucht, mit der Methode der Speicherung in Kombination mit Reizung ein Urteil darüber zu gewinnen.

Es kann keinem Zweifel unterliegen, daß bei Tieren, denen Vitalfarbstoffe (Karmin, Trypanblau, Pyrrol usw.) oder Tusche oder Ferrum saccharat. oxyd.

---

[1]) Ich verstehe im folgenden unter Monozyten nur die großen Mononukleären und Übergangszellen Ehrlichs und die Histiozyten, nicht die Lymphozyten.

injiziert wurden, gespeicherte Zellen in mehr oder weniger großer Menge im Blut zu finden sind. Darüber haben alle Untersucher berichtet. Ebenso sicher ist es aber, daß nur ein gewisser Teil der Blutmonozyten — und zwar der kleinere — gespeichert erscheint, während der größere, resp. der größte Teil ungespeichert ist, selbst dann, wenn die Speicherung so hochgetrieben wird, daß sogar einzelne polymorphkernige Leukozyten, die sonst an der Speicherung nicht teilnehmen, geringe Einschlüsse der zur Speicherung benutzten kolloidalen Substanz zeigen. Ferner muß von vornherein zugegeben werden, daß die gespeicherten Zellen, wenn man mit der Speicherung aufhört, relativ schnell wieder aus dem Blut verschwinden. Das letztere ist nicht überraschend. Man wird wohl annehmen dürfen, daß diese Zellen ein größeres Haftungsvermögen im Sinne Oellers und Bielings zeigen und darum schnell in den Filterapparaten (Milz, Leber, Lunge usw.) zurückgehalten und abgebaut werden. Die wichtigste Frage ist natürlich die, ob die ungespeicherten Monozyten dieselbe Genese haben wie die gespeicherten oder ob man für sie eine andere Genese annehmen muß. Es wird also notwendig sein, zunächst auf die experimentellen Untersuchungen einzugehen.

Aus den letzten Jahren liegen eingehende experimentelle Untersuchungen vor, vor allem von Nissen, Rösler, Dieckmann, Domagk und besonders Simpson.

Rösler hat das Blutbild von Kaninchen nach einmaligen, eventuell wiederholten Tuscheinjektionen, über die er aber keine genaueren Angaben macht, untersucht. Er berücksichtigt dabei nur das rote Blutbild, die Lympho- und die Granulozyten. Nach einer kurzen Periode von Leukopenie kommt es zu einer länger anhaltenden Leukozytose. Während er die Leukopenie als Verschiebungsleukopenie im Sinne Gräffs deutet durch Abwanderung der Leukozyten in die Organe und eventuelle mechanische Behinderung der Ausfuhr von Knochenmarkselementen unter der Einwirkung der Speicherung, betrachtet er die Leukozytose, bei der eine starke Neutrophilie bzw. Pseudoeosinophilie auftrat, als Ausdruck einer Knochenmarksreizung, also als myelogen bedingt. Dafür spricht auch der Umstand, daß er nach 24 Stunden öfter blutkrisenartig sehr viele unreife rote Blutkörperchen polychromatische, basophil-gekörnte (oft 4—5 im Gesichtsfeld) und kernhaltige rote auftreten sah (auf 500 Leukozyten 50—80 kernhaltige rote). In der ersten leukopenischen Phase können die Granulozyten nach wiederholten Injektionen im peripheren Blut bis auf $0,4\%$ herabsinken, während die Lymphozyten bis $99,4\%$ ansteigen. Das Verschwinden der Granulozyten wäre durch eine vorübergehende Blockierung des Knochenmarks zu erklären, während die Lymphozytose ein Freibleiben der Lymphdrüsen und der Lymphwege anzeige. Über die Monozyten äußert er sich merkwürdigerweise nicht.

Nissen hat Kollargol (Heyden), Elektroferrol (Heyden) und Schutzkolloid (Heyden), das ein nicht näher bekanntes Eiweißabbauprodukt war, injiziert. Auch er hat im wesentlichen die Erythrozyten, die Lymphozyten und die Granulozyten berücksichtigt. Er findet nach mehrmaligen intravenösen Injektionen von kolloidalem Eisen eine vorwiegend polymorphkernige Leukozytose, aber auch Vermehrung der Erythrozyten, also ähnlich wie Rösler eine Reizung des myeloiden Apparates und eine Mehrproduktion des erythroplastischen. Mehrfache intravenöse Injektionen von Eiweißschutzstoffen führten zu einer ausgesprochenen Lymphozytose des strömenden Blutes und exquisiter Reizung des lymphatischen Gewebes unter den Zeichen starker plasma-zellulärer Reaktion in Milz, Lymphdrüsen und Knochenmark und Vermehrung (Reizung) der Megakariozyten des Knochenmarks. Die von dem Dispersitätsgrad der kolloidalen Metallösung abhängige Speicherung des retikulo-endothelialen Apparates war offenkundig. Auch er hat die Blutmonozyten nicht besonders besprochen, wenn er auch einmal kurz deren Vermehrung erwähnt. Aus seinen Tabellen geht jedenfalls hervor, daß die Monozyten in drei zahlenmäßig angeführten Versuchen im Laufe der Speicherung erheblich an Zahl zunahmen. Bei Tier 1 (Elektrokollargol) von 17% auf 26%, dann wieder abfallend auf 12%, bei Tier 2 (Elektroferrol) von 12% auf 18% und bei Tier 4 (Schutzkolloid) von 9% auf 18%. Man kann also wohl sagen, daß in allen Versuchen eine durch die Injektion veranlaßte recht erhebliche Monozytose vorgelegen hat.

Dieckmann sah bei Kaninchen nach intravenöser Injektion einer Proteusvakzine, wenn sie einige Tage fortgesetzt wurde, unter den leukozytären, teils wie unreifen Zellen, ebenso unter den großen Mononukleären häufig wiederkehrend Exemplare, die Einschlüsse zeigten, welche mit Sicherheit als phagozytierte Erythrozyten, Hämoglobinscheiben und Produkte ihrer intrazellulären Verarbeitung anzusprechen waren. Dieser häufige Befund war nur bei jungen Tieren zu erheben, ältere versagten völlig oder zeigten nur vereinzelte Erythrophagien in den großen Mononukleären. Er trat gewöhnlich nach der 2.—3. Vakzination ein, manchmal eingeleitet durch ein vorausgehendes Ansteigen der Monozytenzahl. Die Einschlüsse fanden sich nur in einer gewissen Prozentzahl der Gesamtleukozyten (meist $3-5^0/_0$, nie über $8^0/_0$). Häufig fanden sich Zellen mit mehr oder weniger vakuolisiertem Protoplasma; außer Zellen mit einer oder mehr Vakuolen von der Größe eines roten Blutkörperchens waren andere zu sehen, die ein fein vakuoläres Protoplasma besaßen, wie es an großen Mononukleären schon lange bekannt ist. Histologisch fanden sich in der Milz früh (am 2. Versuchstag) eingegangener Tiere „thrombotische" Veränderungen innerhalb der maximal erweiterten sinuösen Pulpavenen; dazu kommt Schwellung und Wucherung endothelialer Zellen, später Auftreten großer, freier endotheliogener Elemente im Sinuslumen, welche intensive phagozytäre Tätigkeit und einen durch die phagozytierten Elemente stark geschwollenen Zelleib zeigen. Diese Veränderungen sind besonders stark bei splenektomierten Tieren und die sinuösen Wucherungen greifen hier auf die Leber über, wo sich auch die adventitiellen Zellen im Interstitium an Reizung und Proliferation beteiligen. Dieckmann weist bei diesen Befunden darauf hin, daß ähnliche Einschlüsse mit Beschränkung auf die Mononukleären bei der perniziösen Anämie bekannt sind, er weist

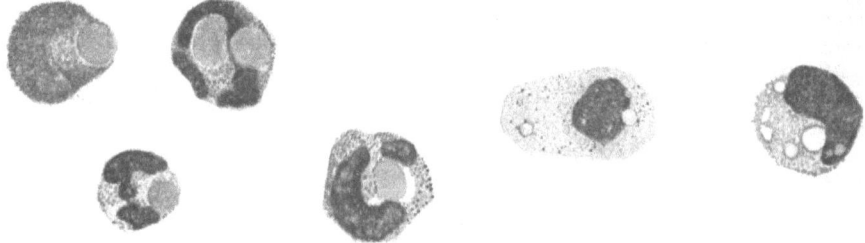

Abb. 3. Erythrophagozytose in Mononukleären, reifen und unreifen Blutleukozyten (Kaninchen, Pappenheimsche panoptische Methode). (Nach Dieckmann.)

Abb. 4. Mononukleäre mit Vakuolen, von denen eine einen zarten Rand resorbierten Hämoglobins erkennen läßt. (Nach Dieckmann.)

Abb. 5. Übergangsform mit grob vakuolärem Plasma. (Nach Dieckmann.)

ferner auf die Befunde von makrophagozytären Blutzellen im strömenden Blut bei Endocarditis ulcerosa hin, wie sie von Schilling beschrieben sind und als ausgeschwemmte Endothelien der Milzkapillaren aufgefaßt werden. Hierin liege eine wichtige Stütze für die Theorie der endotheliogenen Abstammung der großen Mononukleären. Wichtig ist ferner die histologische Beobachtung, daß in Milzausstrichen phagozytäre Einschlüsse in Mononukleären regelmäßig, in granulierten Zellen nie gefunden wurden. Das gleiche gilt bei großer zahlenmäßiger Differenz für Leberabstriche. In Ausstrichen des Knochenmarks waren sogar in Elementen, die als mononukleäre, Retikulum- oder Endothelzellen anzusprechen waren, solche Befunde äußerst selten zu erheben. Die Annahme einer makrophagozytären Betätigung granulierter Zellen fand also in den Organausstrichen keine Stütze. Dieckmann diskutiert darum die Frage, ob nicht die makrophagen weißen Blutzellen Abkömmlinge des Makrophagensystems, im besonderen der Milzendothelien, sein könnten, die ihre phagozytären Einschlüsse oder die durch sie verursachten Änderungen ihrer plasmatischen Struktur (Vakuolen) gewissermaßen als Zeichen ihrer Abstammung mit sich tragen. Unter Anführung der Anschauungen von Herzog und Ferrata scheint ihm diese Möglichkeit keineswegs abzulehnen zu sein, besonders wenn man die Neigung zu proliferativen Prozessen des makrophagen Retikuloendotheliums unter Reizung bedenkt. Versuche, die Frage mit Hilfe der Vitalfärbung zu klären (Karminspeicherung), zeigten ihm, daß hier die Speicherung in den Blutzellen eine spärliche war und nicht die schönen Bilder lieferte, wie man sie in den Leberabstrichen sah. Er faßt seine Meinung nochmals dahin zusammen, daß unter den gegebenen Bedingungen des Experiments zunächst eine starke Reizung des retikulo-endothelialen Systems erfolge, die in eine Wucherung, besonders der makrophagen Milzendothelien mit Schaffung einer Generation freier, aus dem Gewebsverband gelöster Zellen ausläuft. Diese Zellen gelangen aus den sinuösen Räumen der Milz in das periphere Blut, eine granuläre Weiterdifferenzierung dieser Elemente würde der Theorie der indirekten Myelometaplasie aus Endothelzellen entsprechen. Seine experimentellen Resultate finden in dieser Theorie eine zwanglose Erklärung.

Von besonderer Wichtigkeit ist eine Arbeit von M. Simpson, welche eine exakte Trennung der verschiedenen Monozyten versucht und dazu die Reizung des retikulo-endothelialen Systems durch verschiedene kolloidale Lösungen (Tusche, Lithionkarmin, Niagarablau, Gelatine, Gold usw.) benutzt. Aschoff führt sie ausführlich in seiner Abhandlung in den Ergebnissen an. Simpson konnte wie die anderen zeigen, daß die Reizung in Abhängigkeit von der physikalischen Struktur und nicht von dem chemischen Aufbau des kolloidalen Gemisches stehe. Sie findet die Histiomonozyten immer nur für gewisse Zeit nach der Injektion im Blut; je nach der Art der angewandten Lösung werden sie schon nach Stunden oder erst nach Tagen im Blut sichtbar. Die Dauer der Histiomonozytose wechselte je nach der Art des physikalischen Agens. Eine erneute Injektion löste oft das Übertreten von Histiomonozyten in die Blutbahn als förmlicher „Schauer" aus. Auffallend war anderseits das oft plötzliche Verschwinden der Histiomonozyten. Ein Zerfall im Blut selbst oder eine Niederschlagsbildung kam kaum in Frage; es mußte sich um schnell einsetzende Arretierung der frisch gebildeten Histiomonozyten in den Milz- und Leberkapillaren handeln. Der Reiz der kolloidalen Lösungen wirkte selbst dann noch nach, wenn schon längst das ganze Material gespeichert war; immer noch gelangten neue Histiomonozyten in die Blutbahn, die aber immer weniger Farbstoff und schließlich gar nichts mehr enthielten. Die Unterscheidung von Histiomonozyten und echten Monozyten gestaltete sich dann immer schwieriger. Im allgemeinen hat sie bei den Reizungen des retikulo-endothelialen Systems fast immer eine gleichartige Vermehrung der ungespeicherten Monozyten neben dem vermehrten Auftreten von gespeicherten Histiomonozyten beobachtet,

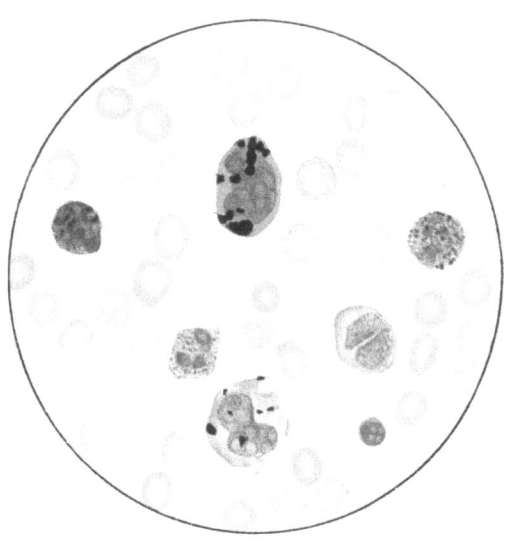

Abb. 6. Übersichtsbild des Blutausstriches eines tuschegespeicherten Kaninchens, zwei tuschegespeicherte Monozyten.

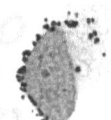

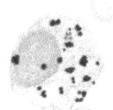

Abb. 7. Kaninchen: Trypanblauspeicherung in einem Mononukleären aus dem strömenden Blut. Färbung: Pappenheim.

Abb. 8. Kaninchen: Doppelspeicherung. Tusche-Karmin in einem Mononukleären aus dem strömenden Blut. Färbung nach Pappenheim.

Abb. 9. Kaninchen: Doppelspeicherung. Eisen-Karmin (Berlinerblaureaktion) in einem Mononukleären aus dem strömenden Blut.

während die lymphozytären Elemente keine nachweisbare Veränderung ihrer Zahl aufwiesen. Es bestehen also Beziehungen zwischen gewöhnlichen Monozyten und Histiomonozyten. Da durch die kolloiden Substanzen neben dem retikulo-endothelialen System auch das myeloische und paramyeloische System gereizt werden, aus denen die Monozyten herstammen könnten, so würde natürlich möglich sein, daß aus beiden Systemen gleichzeitig Monozyten ins Blut gelangen. Da aber Simpson zeigen konnte, daß die Monozyten oft den Histiomonozyten in ihrem Erscheinen vorausgehen oder nachfolgen, ferner, daß ungefärbte Monozyten bei nochmaliger Farbinjektion sofort speichern, endlich, daß das Auftreten der Monozyten in ebenso eigenartigen Perioden erfolgt wie dasjenige der Histiomonozyten, so liegt der Gedanke außerordentlich nahe, daß die eine Zellart in die andere übergehen kann und daß es sich nur um verschiedene Funktionszustände ein und derselben Zellart handelt (Aschoff).

Gemeinsam mit Erhardt habe ich selbst, ohne die Simpsonsche Arbeit zu kennen, eingehende Untersuchungen über die Frage der Herkunft der Blut-monozyten unter Verwendung der Methode der vitalen Speicherung bei Ka-ninchen und Hunden angestellt. Wir studierten zunächst den Einfluß der Speicherung allein und stellten fest, daß regelmäßig die Zahl der Monozyten im peripheren Blut sich intensiv vermehrte. Beim Hund haben wir z. B. unter dem Einfluß einer kombinierten Tusche- und Karminspeicherung die Zahl der Monozyten von 5% auf 18,3% in die Höhe gehen sehen. Beim Kaninchen waren die Steigerungen ebenso intensiv; es finden sich z. B. Werte, wo die Zahl der Mononukleären von 0,7% bei kom-binierter Anwendung von Karmin und Tusche auf 8,7% anstieg und noch höher getrieben werden konnte bis auf 14,0% durch Injektion von Kolivakzine. Gleichzeitig kam es zu einem mehr oder weniger gehäuften Auftreten von gespeicherten Monozyten im strömenden Blute, so daß einmal 28% sämtlicher Monozyten gespeichert waren, später traten auch ge-speicherte polymorphkernige Leukozyten in größerer Zahl auf. In anderen Fällen verlief der Versuch ganz ähnlich; Steigerungen der Monozyten von 3% auf 12%, von 1,3% auf 11%, von 0,7% auf 8%, von 2,3% auf 9,3% usw. wurden beobachtet. Zuweilen zeigten auch die Mastzellen einen gleich-zeitigen intensiven Anstieg; einmal unter dem Einfluß einer Vakzineinjektion von 6% auf 22%. Die Zahl der Leukozyten verschob sich, wie es schon von anderen her bekannt ist, es wechselten Leukopenien sofort nach der Injektion mit späteren Leukozytosen. Häufig, besonders zahlreich nach Fe-Injektionen, fanden sich kernhaltige Erythrozyten. Adrenalininjektionen hatten neben der von W. Frey beschriebenen Lymphozytenreaktion meist den Effekt, daß die Monozytenzahl zunächst sich verringerte, um dann allmählich wieder auf die alte Höhe zu steigen (Retentionserscheinung durch Kontraktion der Prä-kapillaren?). Von den weiteren Befunden ist zu bemerken, daß die Monozyten sowohl des Kaninchens wie des Hundes nur vereinzelt Azurgranula zeigten, wie sie Naegeli als regelmäßigen Befund beschreibt. Diese Azur-granula wurden dann auch in den gespeicherten Zellen gefunden. Die Kerne der Zellen waren von formaler Gleichheit, einerlei ob sie gespeichert oder un-gespeichert waren und hatten durchweg das Aussehen und die Variations-breite der Zellen, wie sie Naegeli vorne abbildet. Es fanden sich auch zuweilen zweigeteilte Kerne. Der Protoplasmasaum war bald breit, bald schmal, besonders beim Kaninchen. Die gespeicherten Histiozyten, welche wir in Milz-und Leberausstrichen fanden, hatten zu einem Teil genau dieselbe Form und dasselbe Aussehen wie die Bluthistiozyten. Die Oxydasereaktion war nur an einem Teil der Zellen positiv; sie unterschied sich aber scharf von der Oxydase-reaktion der Leukozyten dadurch, daß die Granula viel kleiner und zarter und auch weniger zahlreich waren wie bei den neutrophilen Zellen. Eine der-artig angedeutete Oxydasereaktion fand sich sowohl in gespeicherten wie in ungespeicherten Zellen, so daß wir einen Unterschied im Verhalten nicht fest-stellen konnten.

Es ist also heute mit Sicherheit zu sagen, daß unter dem Einfluß zahl-reicher kolloider Substanzen eine intensive zelluläre Reaktion vor sich geht, an der das retikulo-endotheliale System eine große Beteiligung hat. Es treten mehr oder weniger massenhaft ge-speicherte histiozytäre Elemente in das Blut über, die dann als ge-speicherte Monozyten im peripheren Blut neben ungespeicherten Monozyten zu finden sind. Ihr Auftreten geht häufig schubweise vor sich und ebenso rasch kann ihre Zahl sich wieder vermindern. Daneben finden sich ungespeicherte Monozyten, die genau gleichen Charakter und gleiche Eigenschaften zeigen. Anwendung eines weiteren Reizes bei bereits gespeicherten Tieren, wie z. B. die intravenöse Injektion einer Vakzine, führt öfter zu einer erneuten akuten Vermehrung der Zahl der gespeicherten Zellen im peripheren Blute. Vereinzelt findet man auch Monozyten, die Erythrozyten phagozytiert haben.

Neben den typischen Monozyten (Mononukleäre und Übergangsformen) findet man gelegentlich auch Endothelzellen, die einen völlig anderen Kern zeigen und sofort als andersartige Zellformen in die Augen fallen; sie sind jedoch im peripheren Blut nicht häufig.

Einen besonders intensiven Reiz für das Auftreten vermehrter Monozyten im Blut kann die Milzexstirpation darstellen. Die Stärke der Reaktion hängt natürlich in weitem Maße von dem Zustand des operierten Kranken und dessen zellulärer Reaktionsfähigkeit überhaupt ab, und so braucht man sich nicht zu wundern, daß sie bei den einzelnen Fällen verschieden ist.

Einen instruktiven Fall möchte ich hier kurz anführen:

17jährige Schneiderin aus gesunder Familie. Früher nie krank. Bekommt im Anschluß resp. während der Periode, welche nach den ersten normal verlaufenden 6 Tagen sehr stark wurde, eine thrombopenische hämorrhagische Diathese, die zu einer rasch fortschreitenden Anämie führte. Die Thrombozytenzahl betrug nach wenigen Tagen 14 900, Hb 23, E. 1 240 00, L. 8 400. F.I. 0,96; vereinzelt Normoblasten. Auszählung der Weißen: Neutro. 64,9%, Lympho. 22%, Eo. 2%, Mono. (Mononukleäre und Übergangszellen) 7%. Es wurde deshalb am 22. April 1923 die Milzexstirpation in der Chirurgischen Klinik vorgenommen unter anschließender Transfusion von 800 ccm Blut von der Mutter. Die Tabelle zeigt den Verlauf des Blutbefundes:

	Hb	Erythro-zyten	Leuko-zyten	Thrombo-zyten	Neutro. %	Lympho %	Eos. %	Mono. %
18. 4. 1923	57	3 100 000	2 800	110 900	64	26	1	9
21. 4. 1923	26	1 260 000	3 800	14 400	69	22	2	7

22. 4. 1923 Milzexstirpation.

	Hb	Erythro-zyten	Leuko-zyten	Thrombo-zyten	Neutro. %	Lympho %	Eos. %	Mono. %
23. 4. 1923	30	2 520 000	9 800	29 000	68	26	3	3
24. 4. 1923	33	3 990 000	10 600	12 294	73	13,5	3	7,5
25. 4. 1923	36	3 940 000	7 500	114 260	69,5	12,5	3,5	13,5
11. 5. 1923	40	3 980 000	5 100	123 380	74	11,5	2,5	12,5
12. 5. 1923	37	3 920 000	5 200	105 840	60	20	5	15
15. 5. 1923	40	3 840 000	4 900	106 000	59	19	5	17
19. 5. 1923	54	3 990 000	4 800	110 900	50	22	2	26
24. 5. 1923	55	4 220 000	4 100	122 000	46	28	6	20
9. 6. 1923	64	4 700 000	7 400	178 000	37	31	13	19
18. 6. 1923	66	8 120 000	10 400	259 000	38	38	4	20
7. 7. 1923	62	6 100 000	8 700	286 000	47	40	3	9

Derartige Beobachtungen könnte ich noch mehrere anführen. Z. B. einen 63jährigen Patienten mit typischer perniziöser Anämie und folgendem Blutbefund: Hb 37, E. 2 200 000, L. 5800, Thrombozyten 70000, F.I. 1,2; Ausstrich der Leukozyten: Neutro. 52%, Lympho. 43%, Eos. 2,5%, Mono. 2%. Bei diesem Blutbild wurde eine Milzexstirpation gemacht. Danach zunächst ein geringes Zurückgehen der Zahl der Erythrozyten und des Hämoglobins, Auftreten einer leichten neutrophilen Leukozytose, während die Monozyten sich zwischen 0,3 und 1% hielten. Erst $1\frac{1}{2}$ Monate später trat eine Änderung ein, die zu einem leichten Anstieg führte, so daß folgender Blutbefund zustandekam: Hb 46, E. 2 500 000, L. 7900, N. 60%, Lympho. 33%, Eos. 0,6%, Mono. 6,3%. Bei gleichbleibendem rotem Blutbild ging die Monozytenzahl bis auf

$10^0/_0$ in die Höhe ($2^1/_2$ Monate nach der Operation). Nach 7 Monaten war der Blutbefund folgender: Hb 63, E. 3 000 000. Die Auszählung ergab Neutro. $38^0/_0$, Lympho. $54^0/_0$, Eos. $2^0/_0$, Mono. $5^0/_0$

Beobachtungen über Vermehrung von Monozyten im Blute nach Milzexstirpation liegen von den verschiedensten Seiten vor (Küttner, Paulicek u. a.), Naegeli führt sie an und berichtet über eigene Erfahrungen. Einen ganz besonders instruktiven Fall, bei dem zahlreiche erythrophage Histiozyten nach Milzexstirpation im peripheren Blut auftraten, führt Domagk an. Er bezeichnet sie als Endothelien mit Kernen, die eine große Vielgestaltigkeit (rund, gelappt, mit Vakuolen) und die verschiedensten Einschlüsse (Erythrozyten, Leukozyten sowie Blutplättchen) zeigen. Die Abgrenzung zwischen Endothelien und großen Mononukleären scheint ihm bisweilen etwas schwierig zu sein.

Experimentelle Untersuchungen haben gleichfalls erwiesen, daß die Milzexstirpation zu einer Vermehrung der Monozyten und zum Auftreten von endothelartigen Zellen führt (s. Abschnitt 5). Naegeli zitiert Azurini und Massart, welche nach Splenektomie eine Vermehrung der Monozyten und Eosinophilen schon nach 24 Stunden feststellten, und Gruber, der die gleiche Beobachtung machte. Domagk hat umfangreiche Versuche an Ratten angestellt und fand nach Splenektomie zahlreiche große Monozyten im Blut, die meist mit Erythrozyten beladen waren. Die Auszählung der Monozyten (Übergangszellen + gr. Mononukleäre + Splenozyten) ergab in den meisten Versuchen hohe Zahlen am Ende des Versuchs, in einem Versuch (Ratte VII) $34^0/_0$. Blutkörperchenhaltige Zellen nach Milzexstirpation bei Ratten hat auch Lepehne beschrieben.

Die experimentellen Versuche bestätigen also die Beobachtungen an splenektomierten Menschen und zeigen, daß die auf den Reiz der Milzexstirpation im gesamten retikulo-endothelialen System einsetzende zelluläre Reaktion genau so wie die Injektion kolloidaler Präparate zu einer vermehrten Loslösung von histiozytären Monozyten und zu deren Abwanderung in die Blutbahn führt.

Die Erfahrungen mit der Vitalspeicherung haben schon Aschoff und Kiyono darauf hingewiesen, daß trotz der großen Zahl der gespeicherten Zellen, die man in dem retikulo-endothelialen System bei histologischer Untersuchung der Gewebe findet, auffallenderweise nur relativ wenig zahlreiche gespeicherte Bluthistiozyten in der Zirkulation sich finden. Es ergab sich in den Kiyonoschen Versuchen als Ursache, daß in den venösen Abflußwegen, vor allem der abdominalen Organe und im Blut des rechten Herzens, zahlreiche gespeicherte Histiozyten sich fanden, die beim Durchfließen des Blutes durch die Lunge in den Lungenkapillaren hängen blieben und dort abgebaut und aufgenommen wurden. Die Lunge stellt also gewissermaßen ein Filter für die gespeicherten Histiozyten dar.

In meinen mit Ehrhardt durchgeführten Versuchen habe ich die Angaben von Aschoff und Kiyono durchaus bestätigt gefunden. Die Menge der in dem venösen Blute gefundenen gespeicherten Zellen hängt offenbar von der Intensität der Speicherung und dem Zustand des Tieres ab. Bei einem Kaninchen, das mit Trypanblau durch viermalige Injektion gespeichert war, das aber noch keine gespeicherten Monozyten im peripheren Blut (Ohrvene) aufwies, fanden sich in der Vena cava und in der Vena portae nur spärliche gespeicherte Histiozyten, obwohl die Organe selbst gute Speicherung aufwiesen. Bei einem anderen aber, welches längere Zeit doppelt gespeichert war und bei dem im peripheren Blut mehr oder weniger reichlich gespeicherte Monozyten sich fanden, konnten wir auch in der Vena cava unterhalb der Leber zahlreiche gespeicherte Histiozyten feststellen. Wir fanden ferner in der Vena portae, im rechten, weniger im linken Ventrikel eine Anzahl gespeicherter Zellen. Bei einem dritten Tier, bei dem eine Doppelspeicherung mit Eisen und Karmin eingeleitet war, fanden wir in der Vena portae einige große eisengespeicherte Zellen neben viel freiliegendem Eisen; in der Vena cava inferior, vor der Leber, viel eisengespeicherte Zellen, vereinzelt auch Zellen, die Eisen und Karmin gespeichert hatten. Nach der Leber fanden sich die gespeicherten Histiozyten, und zwar solche, die nur Eisen, solche, die nur Karmin und solche, die beides hatten, in reicher Zahl; dasselbe gilt für die Milzvene. Im Blut des rechten und linken Herzens fanden sich gleichfalls gespeicherte Histiozyten, aber in geringerer Zahl. Es waren also in dem venösen Blut der Bauchorgane und der Vena cava die gespeicherten Zellen zweifellos viel zahlreicher wie in dem der Ohrvene entnommenen Blut. Unsere Feststellungen stehen mit denen von Kiyono in guter Übereinstimmung, der die höchste Zahl der Histiomonozyten in den Lebervenen fand. Simpson, die gleichfalls die Verteilung der gespeicherten Histiozyten in dem Venensystem verfolgte, konnte die meisten in der Milzvene finden, dann in abnehmender Zahl in der Lebervene, Femoralvene und endlich im rechten und linken Ventrikel.

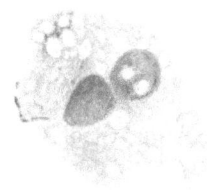

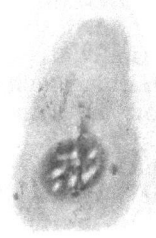

Abb. 10. Kaninchen: Abnorm große Endothelzelle mit Vakuolen aus dem Lungenabstrich eines trypanblau gespeicherten Tieres ohne Speicherung. Färbung: Pappenheim.

Abb. 11. Kaninchen: Karminspeicherung in einer Endothelzelle aus dem Milzvenenblut. Präparat gefärbt mit Hämalaun.

Die rasche Verminderung der Zahl der gespeicherten Monozyten hat ihren Grund zweifellos darin, daß sie in den verschiedenen Kapillarsystemen, zunächst einmal — wie Aschoff und Kiyono annehmen — in der Lunge, dann aber sicherlich auch in anderen Kapillargebieten abfiltriert werden, sei es dadurch, daß die Kapillarendothelien eine vermehrte Haftung im Sinne Oellers herbeiführen oder daß die infolge der Speicherung meist in ihrem Volum vergrößerten Monozyten mechanisch zurückgehalten und dann verändert werden.

Einen interessanten Einblick in diese Verhältnisse geben die experimentellen Untersuchungen von Domagk, der in der Lunge und in den Kapillaren der Extremitäten große mononukleäre Zellen fand, die das Lumen zum Teil verstopften. Durch den embolischen Verschluß lebenswichtiger Kapillargebiete kann sogar bald der Tod herbeigeführt werden. In einem Versuch fand sich in der Lunge ein älterer kleiner Infarktherd, von dem Domagk annimmt, daß er wahrscheinlich von einer Embolie durch losgelöste Endothelien oder vom Gefäßverschluß durch gewucherte Endothelien herkommt. Die ins Blut, vor allem aus der Leber, welche nach der Entmilzung eine auffallende Wucherung der Kupfferschen Sternzellen zeigt, verschleppten Makrophagen bleiben zum Teil in den Lungenkapillaren stecken, zum Teil passieren sie diese, gelangen in den großen Kreislauf und bleiben hier besonders in den feinen Kapillaren der Haut hängen. Domagk erwähnt ferner den Befund kleiner Nekrosen in der Leber, der besonders auffällig war, da in diesen Gebieten eine lebhafte Wucherung der Endothelien der Kapillaren erfolgt war. Er meint, daß die Nekrosen vielleicht durch Absperrung der Blutzufuhr infolge Verschlusses von Gefäßen durch gewucherte, zum Teil abgelöste Endothelien, die zu embolischem Gefäßverschluß führten, bedingt sei. Bei dem Patienten, dessen Blut er nach der Splenektomie untersucht hatte, trat im Anschluß an die Splenektomie ein Lungeninfarkt auf und es wurden im Urin rote Blutkörperchen festgestellt. Er meint, daß es sich auch bei diesen postoperativen Komplikationen vielleicht um derartige Gefäßverschlüsse gehandelt haben könnte.

Im sensibilisierten Organismus kommt es zu einer gesteigerten Funktion des retikulo-endothelialen Apparates, deren histologisch greifbare Auswirkungen in den einzelnen Organen von Domagk, von Oeller und von Erhardt und mir studiert wurden (siehe S. 496 u. ff.). Es sind aber auch Veränderungen des Blutbildes festzustellen. Nach Domagk, der mit Mäusen experimentierte, denen er Kokken injizierte, zeigen die vorbehandelten Tiere im ganzen mehr weiße Blutkörperchen als das Normaltier und eine etwas höhere Zahl von Leukozyten im Verhältnis zu den Lymphozyten, ferner gegenüber dem Normalblutbild eine vermehrte Zahl von Übergangsformen und großen Mononukleären. Nach der Injektion von Kokken erfolgt sowohl beim vorbehandelten als beim nicht vorbehandelten Tier ein ganz enormer Leukozytensturz; zwei Minuten nach der Einspritzung sind zum Teil so wenig weiße Blutkörperchen vorhanden (im Halsblut), daß ein Auszählen unmöglich ist. Neben Leukozyten und Endothelzellen beteiligen sich große Mononukleäre an der Phagozytose der Kokken. Unter den Leukozyten finden sich namentlich bei den sensibilisierten Tieren nach der intravenösen Einspritzung abnorm große Formen; während beim nicht sensibilisierten reichlich kleine Lymphozyten vorhanden sind, finden sich beim sensibilisierten große Mononukleäre. Bei den letzteren sieht man häufig Durchschnürung des Kernes in völlig gleich große runde Kerne. Das Hervorgehen gelapptkerniger Leukozyten nicht nur aus kleinen Blutbildungsherden, welche in Milz und Leber auftreten, sondern auch aus den Endothelien der Lunge ist deutlich, so daß man wenigstens bei so hochgradiger Beanspruchung des leukopoetischen Systems die Bildungsmöglichkeit von Leukozyten und besonders großer Mononukleärer und Übergangsformen aus den Endothelien der Leber, Milz und Lunge nach Domagk zugeben muß.

Meine mit Erhardt zusammen ausgeführten Untersuchungen über Vitalspeicherung bei mit Serum vorbehandelten Tieren führten zu den folgenden Ergebnissen:

Bei vorbehandelten Hunden — im ganzen wurden fünf Hunde benutzt — fällt eine schnellere und gleichmäßigere Vermehrung der Monozyten im strömenden Blut, sowie ein sich gleichmäßiger steigerndes Auftreten von gespeicherten Monozyten von der dritten bis vierten Farbstoffinjektion an als bei nicht vorbehandelten Normaltieren auf. Etwa nach der sechsten bis achten Injektion erschienen — meist gespeicherte — große Endothelzellen. Beim Normaltier geht die Monozytenvermehrung langsamer vor sich und unterliegt anscheinend einem größeren Wechsel, die gespeicherten Zellen treten in vermehrter Zahl erst nach der vierten bis fünften Farbstoffinjektion auf. Gespeicherte Endothelzellen erscheinen dabei nur bei ganz hochgetriebener Speicherung. Die Speicherung der Tusche ist bei vorbehandelten Tieren im allgemeinen feinkörniger. Bei beiden Arten (vorbehandelte und nicht vorbehandelte Hunde) ist eine Auswirkung der Speicherung auf die Gesamtleukozytenzahl nicht zu bemerken, im Blutausstrich besteht stets eine neutrophile Leukozytose. Die Milzexstirpation bewirkt bei beiden ein vermehrtes Auftreten von

Monozyten, teilweise auch der gespeicherten Formen. Ein deutlicher Unterschied in der Speicherung der Organe besteht nicht.

Bei Kaninchen — mit 4 Vergleichstieren, im ganzen 22 Versuchstiere — fand sich schon im strömenden Blut ein ganz deutlicher Unterschied zwischen vorbehandeltem und nicht vorbehandeltem Tier. Beim ersteren tritt meist nach der ersten Farbstoffinjektion eine Vermehrung der Monozyten auf, nach der zweiten und dritten Injektion bereits ein Erscheinen gespeicherter Formen. Sowohl die Zahl der Gesamtmonozyten wie die der gespeicherten steigt schnell im Verhältnis der Speicherung, während beim Normaltier die Vermehrung der Monozyten viel langsamer vor sich geht und die ersten gespeicherten Zellen nach der dritten

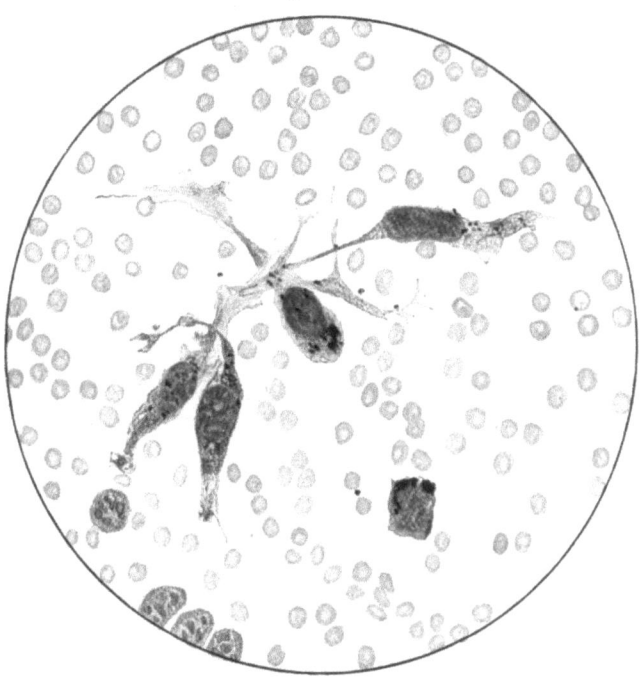

Abb. 12. Gespeicherte Endothelzellen aus dem peripheren und sensibilisierten Blut eines tuschegespeicherten Kaninchens. Ein gespeicherter Monozyt. Vergr. 980fach.

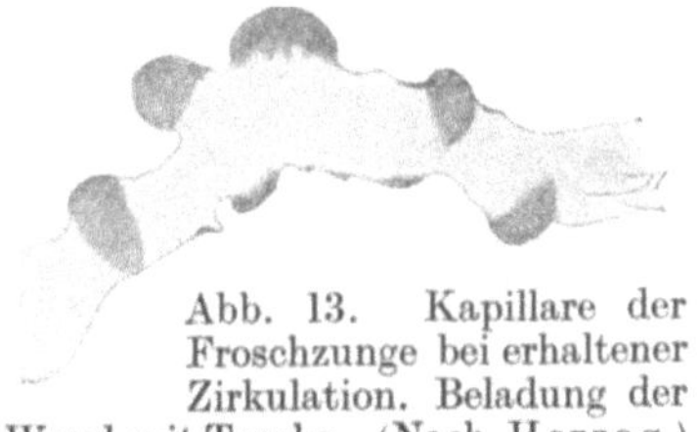

bis vierten Injektion auftreten. Bei hochgetriebener Speicherung erscheinen beim vorbehandelten Tier große, gespeicherte Endothelzellen in ganzen Verbänden (Abb. 12), wie wir sie beim Normaltier nie gesehen haben. Nur bei ganz hochgetriebener Speicherung zeigten sich beim Normaltier vereinzelte, meist gespeicherte Endothelzellen im strömenden Blut. Die zuerst auftretende Speicherung ist besonders bei Tuscheinjektionen beim vorbehandelten Tier durchweg feinkörniger. Außerdem tritt beim vorbehandelten Tier eine mit dem Grad der Speicherung zunehmende Lymphozytose sehr deutlich hervor. Ein Unterschied in der Gesamtleukozytenzahl besteht nicht. Die bei der

Abb. 13.   Kapillare der Froschzunge bei erhaltener Zirkulation. Beladung der Wand mit Tusche. (Nach Herzog.)

Speicherung des Normaltieres uns schon bekannte zeitweise Vermehrung der Mastzellen kommt beim vorbehandelten Tier in gleicher Weise vor. Die Milzexstirpation bewirkt beim vorbehandelten Tier eine noch stärkere Ausschwemmung von Monozyten wie beim Normaltier.

Alle diese Beobachtungen zeigen, daß die in den Organen ablaufenden zellulären Reaktionen ihr Spiegelbild im Blute finden und daß

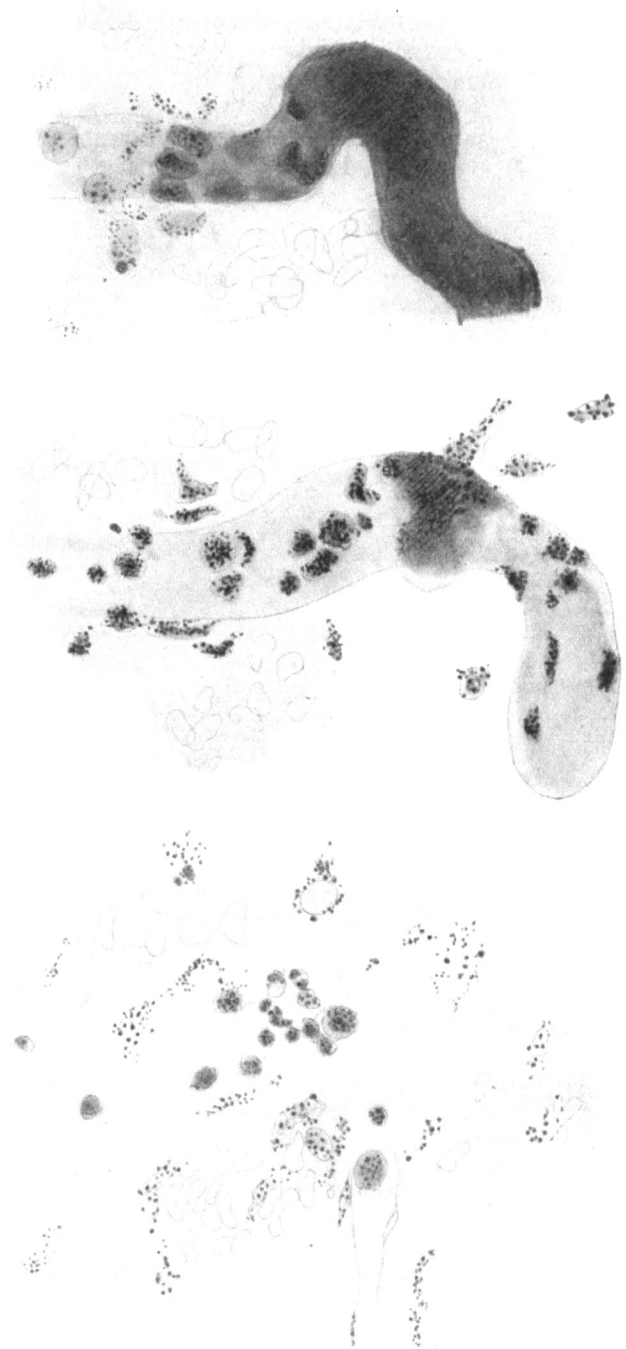

Abb. 14. 1. Stark mit Tusche beladene Gefäßstrecke. Abwanderungen von tuschehaltigen
Zellen an einer Seite (16. Januar). 2. Das gleiche Gefäß am 19. Januar. Die Tusche ist
zum größten Teil abtransportiert. 3. 21. Januar: Das Gefäß selbst nicht mehr erkennbar,
zahlreiche tuschehaltige Zellen in der Umgebung. Eine Zelle enthält ein rotes Blutkörperchen.
Die roten Blutzellen, die durch Diapedese ins Gewebe gelangt sind, sind durch Umriß-
linien angedeutet. (Versuche an der Froschzunge nach Herzog.)

bei sehr heftigem Verlauf dieser Reaktionen und bei Überschwemmung des Blutes mit histiozytären Elementen, besonders wenn sie gespeichert haben, die Haftung der gespeicherten Monozyten in den Kapillargebieten eine sehr intensive ist und sogar zu Schädigungen zu führen vermag. Der Organismus ist aber bestrebt, so rasch wie möglich normale Verhältnisse herzustellen und dieses Bestreben kann in allen Versuchen immer wieder verfolgt werden.

Der Umstand, daß nicht alle Monozyten Speicherung zeigen, sondern nur ein kleinerer Teil, ist nicht weiter erstaunlich. Wie ja schon vorne ausgeführt

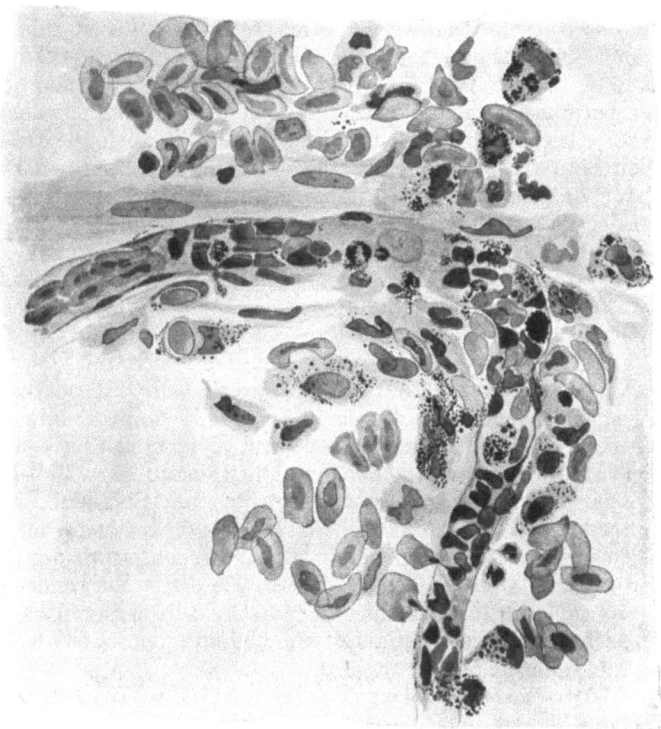

Abb. 15. Entspricht der in Abb. 14 wiedergegebenen Gefäßstrecke im Schnitt. Diapedese von roten Blutzellen. Zahlreiche tuschebeladene Zellen im Gewebe, zum Teil mit phagozytierten roten Blutzellen. Einzelne typische Leukozyten. Die Kapillare selbst ist in einen Zellstrang umgewandelt. (Häm. Eos. [Seifert, Ölimmers., 1/12, Ok. 0].) (Nach Herzog.)

wurde, beteiligen sich an der Speicherung keineswegs sämtliche Gebiete des Retikuloendothelsystems gleichmäßig und dann sind auch nicht sämtliche Zellen eines Gebietes gespeichert. Der Reiz der Speicherung, ebenso wie der der Milzexstirpation, führt zu einer raschen Neubildung junger Zellen, vor allem für die gespeicherten Zellen, welche sich aus dem Verband lösen und weiterwandern. Bei der Milzexstirpation gibt die Entfernung des wichtigsten Organs für die Blutmauserung zunächst vielleicht Anlaß dazu, daß eine über das Normalmaß hinausgehende Anzahl zum Untergang bestimmter Erythrozyten im Blute kreist, die, wenn die Kupfferschen Sternzellen ihre Umstellung zur Milzfunktion beendet haben, nun plötzlich eine rege zelluläre Reaktion in dem retikulären Gewebe der Leber veranlaßt (Domagk), so daß es dann zu ähnlichen Erscheinungen kommt, wie wenn kolloide Stoffe injiziert worden wären.

Über **Endothelien** im Blute ist mannigfach geschrieben worden. Ich habe schon oben erwähnt, daß man zweifellos im Blute Endothelien finden kann, welche mit den Histiozyten und Monozyten nichts gemeinsam haben (Fr. Kraus u. a.). Ich muß aber mit Domagk und Suderhelm daran zweifeln, daß die Bittorfsche Ansicht, der auch Heß beitrat, wonach Reiben des Ohrs zu einer Ablösung von Endothelien der Ohrkapillaren und damit zu einer Vermehrung führen könnte, eine richtige Vorstellung ist. Schilling, Lucey, Wollenberg beschrieben gleichfalls derartige Beobachtungen. Aber auch Schilling spricht die Ansicht aus, daß es sich hierbei um Anschoppung kreisender Monozyten in den kühlen und stagnierenden Ohrgefäßen handelt, die dann beim Reiben und Drücken weiterbefördert werden. Ich selbst konnte in zahlreichen Versuchen niemals eine erheblichere Vermehrung der Monozyten durch Reiben nachweisen und konnte mich auch wie Schilling nicht davon überzeugen, daß in den peripheren Gefäßgebieten histologisch Endothelwucherungen zu finden waren. Alle experimentellen Erfahrungen, vor allem die Domagkschen histologischen Befunde, die ungleiche Verteilung in den einzelnen Blutgebieten, sprechen dafür, daß die Monozyten unter Umständen sich in gewissen Kapillargebieten vorübergehend oder definitiv ansammeln können. Auf diese Weise wird eine Vermehrung evtl. vorgetäuscht.

Interessant sind die Untersuchungen von F. Herzog, der zeigen konnte, daß beim Frosch nicht nur die Retikuloendothelien der Milz und Leber, sondern auch andere Endothelien phagozytäre Eigenschaften haben. An den Kapillaren der Froschzunge sieht man die Endothelien sich mit Tusche beladen. Sie lösen sich ab und gehen in die Blutbahn, wo sie zum Teil sogar in Verbänden nachweisbar sind. Daneben erfolgt nach längerer Zeit auch eine Abwanderung der gespeicherten Endothelien ins Gewebe und es läßt sich nachweisen, daß es sich dabei nicht um Adventitiazellen handelt (hierzu Abb. 13—15).

Daß ähnliche Verhältnisse, also Speicherung von Gefäßendothelien weiter peripherer Bezirke auch für das höhere Tier gelten, scheint mir nicht sehr wahrscheinlich zu sein. In Versuchen mit Erhardt suchten wir durch Quetschen und Massieren der Ohren hochgespeicherter Tiere die Zusammensetzung des Blutpräparates zu beeinflussen. Einen Unterschied in der Zahl der Monozyten und der gespeicherten Formen konnten wir nicht finden. Vor allem sahen wir danach nie Endothelzellen im Präparat.

Was die Rolle der Gefäßwandzellen bei der Bildung von Blutzellen anbelangt, so sei ganz besonders auf die wichtige Arbeit von Herzog hingewiesen. Auch er betont die Bedeutung der verschiedenen funktionellen Reize, die unter verschiedenen ursächlichen Einwirkungen aus den Gefäßzellen, vorzüglich den Gefäßwandzellen verschiedene, mehr oder weniger für die betreffende Ursache charakteristische Zellformen hervorgehen läßt. Die Gefäßwandzellen bilden nach ihm ein Gewebssystem, das normalerweise und bei entzündlichen Vorgängen je nach den Umständen verschiedene Zellformen zu liefern imstande ist. Er macht keinen genetischen prinzipiellen Unterschied zwischen einem im Gewebe gebildeten Spezialgranulozyten und einem aus dem Knochenmark stammenden. Sie sind durchaus artgleich. Die Tatsache der histiogenen Granulozyten und Histiozyten im Blut schließt die Auswanderung von solchen Leukozyten aus dem Blut keineswegs aus. Die Leukozyten werden im Blut keineswegs lediglich transportiert und bei entzündlichen Prozessen veranlaßt nicht nur der Ausfall der auswandernden Leukozyten das Neuhereintreten von Leukozyten ins Blut, vielmehr werden die aus dem lokalen entzündlichen Prozesse in die Lymph- und Blutbahn und damit in die blutbildenden Organe gelangenden toxischen und andersartigen

Stoffe hier eine reaktive Neubildung von Leukozyten und eine reaktive Neueinschwemmung von solchen ins Blut nach sich ziehen. Durch Vermittlung der blutbereitenden Stätten vermag auf in das Blut eingedrungene schädliche Stoffe auch das Blut selbst zu reagieren und zeigt den verschiedenen Ursachen entsprechend eine unterschiedliche Zusammensetzung. Herzog geht sogar so weit, anzunehmen, daß man in der Ausgestaltung der Zellen bei näherem Vertrautsein mit den Formen nicht selten eine zweifache Funktionswirkung zu erkennen vermag. So mögen zur Entstehung der kleinen Granulozyten mit lymphozytenartigen Kernen Reize, wie sie die danebenliegenden kleinen Lymphozyten der rundzelligen Infiltrate hervorbringen, sich mit solchen, die die Entwicklung von Granulozyten hervorrufen, zu kombinieren.

Herzog denkt dabei besonders an die kleinen Eosinophilen um Zystizerken herum. Hierher gehört in gewissem Sinne auch die Entwicklung von Spezialgranula in einkernigen Bindegewebswanderzellen oder in großen Elementen mit Kernen vom Endotheltypus. Bei einem durch große Kollargoldosen vergifteten Kaninchen sah er im regenerierenden Knochenmark große einkernige Markzellen, deren Protoplasma teilweise Kollargol gespeichert, teilweise Granula entwickelt hatte. Auch Phagozytose von Fremdkörpern oder Zellresten und Granulabildung kann sich unter Umständen in einer Zelle vergesellschaften. Bei seinen Kieselgurversuchen fielen ihm nicht selten ein- und mehrkernige Zellen auf, die phagozytiert hatten und außerdem so hochgradig basophil waren wie die benachbarten Plasmazellen und ihre Vorstufen.

Die Gefäßwandzellen bedeuten also nach Herzog ein überall im Körper vorhandenes Gewebssystem, das, ausgestattet mit den Fähigkeiten eines pluripotenten Keimgewebes, für Entwicklung und Wachstum zellige Gewebe aller Art zu liefern und bei der Abwehr von Schädlichkeiten mit der Produktion verschiedener, für die betreffende Noxe mehr oder weniger charakteristischer Elemente zu reagieren imstande ist, Erkrankungen allgemeiner Art vielfach gerade an seinen krankhaften Leistungen erkennen läßt und schließlich Geschwülste bilden kann, die ihrer Struktur nach alle normaliter möglichen Abkömmlingsgewebe in verzerrter Weise und oft miteinander vermischt wiedergeben (hierher gehören auch die Leukämien usw.). Soweit Herzog.

Die Annahme eines pluripotenten Keimgewebes, das sich aus der frühembryonalen Zeit im Organismus erhalten hat, ist der wichtigste Punkt für die Erklärung zellulärer Kompensationen bei gesteigerten physiologischen oder pathologischen Vorgängen. Bei der Blutbildung, die normalerweise in den bekannten Bahnen vor sich geht und bei der die Stätte der Bildung der einzelnen Blutformen eine begrenzte ist, wird das schlummernde Keimgewebe ein wichtiger Faktor, sobald außergewöhnliche Ansprüche an den Organismus herantreten, welche zu ihrer Bewältigung eine rasche Vermehrung gewisser Zellformen erfordern. Wie sehr dieser Gedanke allerorts aufgenommen wird, habe ich schon oftmals hervorgehoben (siehe auch Abschnitt 5).

Zuweilen kommt es zu einem vermehrten Wachstum einzelner Zellsysteme, bei denen dann die Kolonisation besonders deutlich hervortritt. Dahin gehören die bekannten Leukämien und Aleukämien des lymphatischen und myeloiden Systems, ferner die von Schilling als gesonderte Form aufgestellten Monozytenleukämien. An Hand eines autoptisch sehr genau untersuchten Falles von Endothelhyperplasie als Systemerkrankung weisen Goldschmidt und Isaac darauf hin, daß bei diesem eine gewisse Analogie zur Gaucher-Schlagenhauferschen Erkrankung bestehe mit dem Unterschied, daß bei dieser eine Proliferation der retikulären Zellen der blutbildenden Organe eingetreten ist, bei der von ihnen beschriebenen Krankheit aber eine solche der Endothelien. Das von Ewald als leukämische Retikuloendotheliose beschriebene Krankheitsbild geht in derselben Richtung. Die genauere Kenntnis dieser verschiedenen Systeme wird in Zukunft sicherlich dazu führen, daß die bis jetzt vorliegenden vereinzelten Beobachtungen ein festeres Gefüge erhalten.

Das Blut gibt in jeder Beziehung das Spiegelbild der Zelltätigkeit. Seine Zusammensetzung wird stets von seinen Ursprungsstätten her bestimmt, die besonders unter gesteigerten physiologischen und pathologischen Verhältnissen wesentlich weiter gefaßt werden müssen als man in der Klinik seither annahm. Man hat der sog. physikalisch-chemischen Struktur des Blutes neuerdings große Aufmerksamkeit geschenkt. Sie ist in mancher Beziehung, z. B. für die Diagnose, sicherlich von großem Interesse. Wichtiger aber wäre die Erkenntnis der Vorgänge in der Organzelle, welche die jeweilige physikalisch-chemische Struktur bestimmen. Die Verschiebungen des weißen Blutbildes und deren genaue Analyse müssen in der Klinik weitgehendst Berücksichtigung finden, weil sie die Möglichkeit geben, wichtige diagnostische und prognostische Schlüsse zu ziehen. Aber auch hier gewinnen wir nur ein klares Bild, wenn wir die Quellen, aus denen die einzelnen Zellarten fließen, kennen und befähigt sind, aus der eigenartigen Verschiebung jeweils die richtigen Schlüsse auf die dahinter stehende Zelltätigkeit zu ziehen. Hier ist noch vieles unklar, weil die Quellen noch nicht genügend erforscht sind.

11. Blutbildung, speziell Bildung von Monozyten und Phagozytose, in der Carellschen Gewebskultur.

Daß die Monozyten aus den Retikuloendothelien abstammen können, erscheint nach den zahlreichen neueren Untersuchungen von Marchand, Aschoff, Kiyono, Herzog, Maximow u. a. sehr wahrscheinlich, wenn nicht sicher. Ich brauche mich hier nicht damit zu beschäftigen, nachdem sich Aschoff schon im ersten Kapitel darüber geäußert hat. Ich möchte hier nur ganz kurz die neueren Veröffentlichungen über Gewebskulturen streifen, wie sie zur Aufklärung der Abstammung der Blutbestandteile vor allem von Carrel und Ebeling und von Maximow angestellt wurden.

Maximow prüfte das Verhalten des lymphoiden Gewebes im Explantat durch die Gewebskultur. Dabei fand er in den frühesten Stadien des Lebens des lymphoiden Gewebes außerhalb des Organismus in demselben mit großer Klarheit und Schärfe drei distinkte Zellarten hervortreten — Fibroblasten, Retikuloendothelien, Lymphozyten. Beifügung von Knochenmarksextrakt zum Nährmedium stimuliert stark die Entwicklung aller dieser Zellarten. Die Fibroblasten hypertrophieren, fangen am zweiten Tage zu wuchern an und dringen in radiärer Richtung als spindel- oder spießförmige Zellen ins Nährmedium; mit ihrem dichten und lockeren netzartigen Geflecht bilden sie die Grundlage der sich allmählich verbreiternden wachsenden Zone des neugebildeten Gewebes.

Die Retikulumzellen verwandeln sich in polyblastenähnliche, große amöboide Zellen, in phagozytäre Makrophagen, die ebenfalls mitotisch wuchern und zum Teil in großen Mengen ins Nährmedium emigrieren, zum Teil im Gewebe bleiben und hier besonders stark hypertrophieren. In vielen Fällen bilden sie infolge besonders energischer Vermehrung große Reinkulturen schwebender amöboider Zellen in der das Explantat aus dem Fibringerinnsel bedeckenden Flüssigkeit.

Die Lymphozyten sind die am wenigsten widerstandsfähige Zellart, von denen die ins Nährmedium auswandernden Exemplare stets zugrunde gehen. In den mit gewöhnlichem Plasma bereiteten Kulturen machen sie im Explantat keine besonderen Veränderungen durch; in Kulturen mit Knochenmarksextrakt aber offenbaren sie im wachsenden Gewebe eine hohe Lebensfähigkeit, vermehren und entwickeln sich progressiv und können sich zusammen mit freien schwebenden Retikulumzellen in erweiterten Gefäßen, Sinusteilen oder in der das Explantat bedeckenden Flüssigkeit anhäufen.

Unter bestimmten Versuchsbedingungen sterben die Retikulumzellen und die Lymphozyten aus und es bleibt eine Reinkultur von Fibroblasten übrig. Unter anderen Versuchsbedingungen entwickeln sich außer den Fibroblasten auch die Retikulumzellen und auch die Lymphozyten bleiben am Leben.

Maximow verweist auf die Anschauung von Marchand, daß das retikuläre Bindegewebe die Bedeutung eines auf jugendlicher Stufe stehenden Mesenchymgewebes habe, welches jederzeit fähig ist, neue junge indifferente Zellen zu produzieren. Auf diesem Standpunkte stehen bekanntlich auch Hueck, Herzog u. a. Damit stimmen weitere Versuche von Maximow gut überein. Danach entstehen im Explantat des lymphoiden Gewebes unter den Augen des Beobachters Fibroblasten und Retikulumzellen aus dem unscheinbaren hellkernigen Zellsynzytium des retikulären Stromas, das also die gemeinsame indifferente Quelle sowohl für echte Fibroblasten als auch für mobile phagozytische polyblastische Retikulumzellen darstellt. Es ist ein mesenchymales Synzytium mit großer mannigfacher prospektiver Entwicklungspotenz, das von embryonalen Zeiten her bis in den erwachsenen Organismus seinen primitiven indifferenten Charakter bewahrt. In normalen und noch viel mehr unter anormalen Reizen, z. B. bei Entzündung, vermag es je nach Bedürfnis fixe und freie Retikulumzellen in größerer oder geringerer Menge abzuspalten. Die in vitro einmal entstandenen typischen Fibroblasten sind am Ende ihrer Entwicklung angelangt und nicht mehr reversibel; anders die Retikulumzellen, die den größten Teil ihrer ursprünglichen Entwicklungspotenzen ungeschmälert erhalten, so daß aus ihnen sehr verschiedenartige Entwicklungsprodukte entstehen können. Sie entfalten in den Kulturen mit gewöhnlichem Plasma eine deutlich aktive Tätigkeit, wandern sehr früh in das Plasma in großen Mengen aus und können sich weit im Gerinnsel verirren. Im Gegensatz zu den Lymphozyten bleiben sie vollkommen lebenskräftig und teilen sich mitotisch. Sie sind also imstande, im isolierten Zustand außerhalb des Gewebes im Nährmedium zu existieren. Sie verwandeln sich in amöboide, phagozytierende, oft epitheloide Polyblasten oder Makrophagen; bei Zusatz von Knochenmarkextrakt geht diese Entwicklung viel üppiger vor sich. Aber auch die Lymphozyten können sich nach Maximow sowohl bei aseptischer Entzündung wie bei Knochenmarkzusatz zur Kultur weiterentwickeln zu großen amöboiden phagozytischen Zellen — sog. Polyblasten (Makrophagen) —. Sie müssen besonders intensiven formativen Reizen ausgesetzt sein, um diese Entwicklung zu nehmen, was im Organismus dadurch geschieht, daß sie zuerst ins Blut gelangen, durch dessen Milieu sie gewissermaßen sensibilisiert werden. Sie gewinnen dabei die Eigenschaft, Karmin zu speichern, immer mehr. Maximow gelangt also im Gegensatz zu den Angaben von Aschoff und Kiyono in Übereinstimmung mit Downey zu dem Schluß, daß die farbstoffspeichernden Elemente des lymphoiden Gewebes, die Retikulumzellen, mit den vital nicht oder nur zum Teil färbbaren lymphoiden Zellen, den großen und kleinen Lymphozyten und Monozyten, in sehr engen und mannigfachen verwandtschaftlichen Beziehungen stehen. Es mag noch angeführt werden, daß Maximow in Kulturen lymphoiden Gewebes bei Zusatz von Knochenmarkextrakt zuweilen auch die Entwicklung von Pseudoeosinophilen und eosinophilen Myelozyten, in seltenen Fällen auch die von Megakariozyten gesehen haben will, welche aus den großen typischen Lymphozyten und in seltenen Fällen auch aus Retikulumzellen entstehen sollen. Er kann dann alle Entwicklungsstufen bis zum typischen granulareichen Myelozyten mit

hufeisenförmigem Kern verfolgen. Zur Bildung reifer polymorphkerniger Leukozyten kommt es wohl infolge der beschränkten Lebensdauer der Kulturen nicht.
Maximow sieht in diesen Kulturresultaten einen Beweis für die unitarische
Auffassung der Blutbildung. Auch Busse sah in Gewebskulturen Lymphozyten
und myeloide Zellen aus einer Stammzelle hervorgehen.

Es muß hier sofort gesagt werden, daß Großmann auf Grund seiner Erfahrungen mit Knochenmarkskulturen die Metamorphose bestreitet und sich der
Ansicht Aschoffs anschließt, daß der positive Beweis eines Übergangs von
Lymphozyten in Histiozyten nirgends erbracht sei. Die Wirkung typischer
histiozytärer Wanderzellen kann dagegen beobachtet werden. Auch Erdmann
kritisiert auf Grund ihrer eigenen Erfahrungen an Kulturen stark die Maximow-
schen Resultate und meint, daß eine Nachprüfung unbedingt notwendig sei. Dagegen erkennt sie an, daß von allen Beobachtern (Maximow, Erdmann und
Großmann) gezeigt worden sei, daß das erwachsene Knochenmark, nachdem die Blutzellen verschwunden sind, alle Zellen aus sich hervorbringen
könne, die man sonst aus dem Mesenchymgewebe entstehen läßt.
Diese Zellarten sind sog. echte Endothelzellen, phagozytierende Retikulumzellen und Fibroblasten selbst. Dabei ist es erwachsenes Gewebe, aus dem diese
Formen entstehen. Das Grundgewebe ist also ein echtes Keimgewebe.

Von Interesse sind weiter die Reinkulturen von großen mononukleären Zellen, welche Carrel und Ebeling gezüchtet haben. Auch sie
arbeiten wie Maximow mit wachstumsfördernden Stoffen, die sie „Trephone“
nennen. Es sind das von Zellen ausgeschiedene Substanzen, die auch in Extrakten
von embryonalem Gewebe, von Drüsengewebe und von Leukozyten der erwachsenen Tiere gefunden und aus ihnen dargestellt werden können. Sie ver-
mochten ferner eine Reinkultur von großen mononukleären Zellen aus dem
strömenden Blut anzulegen, und dasselbe gelang ihnen mit Lymphozyten.

Die Methode der Gewebskultur, die von Carrel eingeführt wurde und die
Entdeckung der Trephone durch Carrel, Ebeling und Fischer sind zweifellos
geeignet, auf dem so viel umstrittenen Gebiete der Frage der Blutbildung eine
Entscheidung herbeizuführen. Alles drängt dahin, diese Frage einer erneuten
Revision zu unterziehen. Die histologischen Untersuchungen der normalen und
pathologischen Anatomie haben immer mehr die vielseitige Tätigkeit und
Entwicklungsfähigkeit der mesenchymalen Gewebe gezeigt und ihre
Wandlungsfähigkeit bei funktioneller Anpassung in physiologischen und pathologischen Zuständen. Wir sind heute in der Lage, vor
allem die Vorgänge, die sich im retikulo-endothelialen System und an den sich
ihm eng anschließenden Gefäßwandzellen abspielen, einigermaßen zu verfolgen.

In einer soeben erschienenen Arbeit weist Lubarsch auf Beobachtungen
über Vorkommen von phagozytären Vorgängen in Gewebskulturen hin,
wie sie allerdings spärlich von amerikanischen Forschern, von Maximow,
sowie von anderen russischen Untersuchern vorliegen. Lubarsch hat selbst
Versuche in dieser Richtung angestellt. Wenn man Farbstoffe dem Nährboden
zusetzt oder Spaltpilze, wie Tuberkelbazillen, so kann man eine Aufnahme
dieser Teile nur in wachsende Zellen beobachten, besonders in die büschelförmig
oder garbenartig aussprossenden Stützgewebszellen, aber auch gelegentlich in
Epithelzellen; ja es kommt sogar zur Bildung gleichartiger Fremdkörperriesen-
zellen, wie man sie in den mit dem Körper in Zusammenhang stehenden Geweben antrifft. Mitunter findet man auch mal Zerfallsprodukte (Fasern usw.)
der im Nährboden zugrunde gehenden Teile des überpflanzten Gewebsstücks
in wachsende Zellen eingeschlossen. Unter Berücksichtigung der Versuche
Marchands über die Fremdkörperentzündung und anderer Beobachtungen
kommt Lubarsch zu der Ansicht, daß ein überwältigendes Tatsachenmaterial

vorhanden sei, das beweise, daß die Phagozytose seßhafter Gewebszellen vorwiegend in dem Zustand erfolge, in dem sie eben nicht ganz seßhaft, sondern
in Bewegung begriffen sind. Phagozyten sind keine besondere Klasse von
Zellen, sondern stellen nur Tätigkeitszustände solcher aus besonderen Anlässen
dar. Es gibt keine Zellart (die Ganglienzellen und Knochenkörperchen ausgenommen), die nicht gelegentlich als Phagozyten auftreten kann. Voraussetzung ist nach Lubarsch eine gewisse Lockerung des Zellverbandes, der den
Zellen gestattet, sich freier zu bewegen. Daher phagozytieren die Zellen, die
nicht in festen Zellverbänden leben, wie die hämatogenen und histiogenen Wanderzellen (Endothel- und Adventitiazellen), in erster Linie („obligate Phagozyten"), während die in festen Verbänden lebenden Zellen (die seßhaften fixen
Gewebszellen) nur als „fakultative Phagozyten" zu bezeichnen sind. Den
Vorgang der Phagozytose betrachtet Lubarsch zum mindesten in der überwiegenden Mehrzahl der Fälle als einen aktiven Vorgang.

III. Klinik des retikulo-endothelialen Systems.

Von

Alfred Schittenhelm-Kiel.

Mit 7 Abbildungen.

1. Symptomatische Monozytosen.

Auf das Auftreten symptomatischer Monozytosen hat man früher kein
besonderes Augenmerk gerichtet. Man wußte wohl, daß bei einzelnen Krankheitszuständen die großen Mononukleären und Übergangsformen sich mehr
oder weniger vermehrten. Da man diese aber genetisch bald mit den Granulozyten, bald mit den Lymphozyten in Zusammenhang brachte und sie auch
von diesem Zusammenhang aus betrachtete, da überhaupt ihre Herkunft unklar
war, so war das Interesse an ihnen nicht groß. Seit aber die Frage ihrer Abstammung aus dem retikulo-endothelialen Gewebe resp. den Gefäßwandzellen stark
in den Vordergrund rückt, sind sie auch Objekte vermehrten Studiums und
werden vielleicht allmählich eine andere Bedeutung gewinnen. Es ist vor allem
Schilling, der mit besonderer Schärfe die Abstammung der Monozyten von dem
retikulo-endothelialen System betont und die Monozyten gewissermaßen als
dritte Form der weißen Blutzellen gesondert neben die Lymphozyten und
Granulozyten stellt. Seine Auffassung, der von Naegeli widersprochen wird,
hat Anhänger gefunden (Wollenberg, Schlenner, Kohn u. a.). Auch Heß
äußert sich gelegentlich seiner Untersuchungen über Suprarenin und weißes
Blutbild, wobei Lymphozyten, Polymorphkernige und Monozyten gesonderte,
voneinander unabhängige Schwankungen zeigen, dahin, daß hierin ein gewisser
Beweis für die Annahme eines eigenen Systems auch für die Monozyten gesehen
werden könne. Daß eine übermäßige Monozytenreaktion auf eine Überproduktion mesenchymaler Zellen zurückzuführen sei, glaubt auch Hofmann
auf Grund seiner klinischen Beobachtungen. Ich selbst neige gleichfalls stark
zu dieser Auffassung, zu der mich einmal das eingehende Studium des ganzen
Gebietes, wie ich es soeben dargestellt habe, anderseits meine eigenen mit
Erhardt unternommenen experimentellen Untersuchungen und endlich auch
eine große Anzahl klinischer Beobachtungen geführt hat. Der lückenlose Beweis
für die gleichartige Abstammung aller Monozyten des Blutes ist freilich noch
nicht erbracht. Manches spricht dafür, manches scheint jedoch anderseits darauf
hinzuweisen, daß das, was wir als Monozyten bezeichnen, aus verschiedenen
Quellgebieten (Retikuloendothel, myeloides Gewebe, lymphatisches Gewebe)
herkommt. Hier wird nur unermüdliche Forschung weiter bringen.

Naegeli hat bereits in dem einleitenden Kapitel über Blutmorphologie die Monozyten genügend charakterisiert. Ich kann dem völlig beitreten, was er über Protoplasma und Kernform sagt. Die feinkernige Granulation, welche Naegeli als spezifisch nur den Monozyten eigen beschreibt (Monozytengranulation), konnte auch ich finden. In meinen gemeinsam mit Erhardt durchgeführten Untersuchungen zeigte sich, daß diese Granulation offenbar kein ganz regelmäßiger Befund ist, sondern daß es in ein und demselben gefärbten Blutpräparat Monozyten mit und Monozyten ohne Granulation gibt. Auf den Wechsel der Granulationen in den Zellen weist ja auch Herzog hin, der ihn besonders dann feststellen konnte, wenn es sich um eine gesteigerte zelluläre Reaktion infolge irgendwelcher Reize handelte.

Was die Oxydasereaktion anbelangt, so habe ich mich bereits dahin geäußert, daß man sie in den einen Monozyten finden kann, in den anderen nicht, und zwar unterscheidet sich die Oxydasereaktion der Monozyten ganz entschieden von der der Leukozyten dadurch, daß sie viel weniger intensiv und viel feinkörniger auftritt und daß manchmal nur wenige Granula zur Darstellung kommen. Es verhält sich also die Oxydasereaktion ähnlich wie die Granulation. Ich kann mich also weder auf den Standpunkt Naegelis stellen, daß sämtliche Monozyten die Oxydasereaktion und dadurch den Beweis ihrer engen Verwandtschaft mit den Granulozyten geben, noch kann ich der Ansicht Schillings und seiner Schüler Bansi und Schlenner völlig beipflichten, daß es sich bei den Oxydasegranula, die auch sie zuweilen in Monozyten (nach Schilling und Bansi in älteren Formen) finden, um solche handelt, die durch Aufnahme exogener oxydasepositiver Zellbestandteile oder freier Oxydase zustande gekommen sind, wenn ich auch zugebe, daß man bei der Phagozytennatur der Monozyten mit derartigen Möglichkeiten rechnen muß. Die Oxydasereaktion der Monozyten nach der Methode von Rosenthal zeitigt nach Baader entweder keine oder sehr zart blaugefärbte, zum Teil nur spärlich vorhandene Granula, die sich deutlich von den oxydasepositiven Granulis der neutrophilen und eosinophilen Leukozyten unterscheiden, während die Lymphozyten negativ bleiben. Schlenner gibt an, daß höchstens jeder 10. Monozyt einige blaue Körnchen in seiner Kernbuchtung um die helle Sphärenstelle herum zeige. Er meint, daß hierbei nicht nur aus der Nachbarschaft aufgenommene Oxydase von Granulozyten in Betracht käme, sondern eventuell auch flüchtige Oxydase nach v. Gierke und Ikeda. Die echten Gewebshistiozyten besitzen sicher ebensowenig Granula wie die Endothelzellen. Darauf haben bereits Kiyono u. a. hingewiesen. Wenn man sich aber auf den Standpunkt stellt, daß aus einer retikulären oder Endothelzelle unter verschiedenartigen Reizen exogener und endogener Natur (Trephone Carrels, wozu wohl auch der Knochenmarksextrakt von Maximow gehört, bakterielle Produkte u. a. m.) die verschiedenartigsten Zellen (Monozyten, Granulozyten, Lymphozyten) entstehen können, und wenn man ferner Herzogs Annahme der zweifachen Funktionswirkung und ihrer Folgen für die entstehende Zelle sich zu eigen macht, dann könnte man auch derartige Differenzen ein und desselben Zelltyps verstehen. Alle diese Fragen harren noch der endgültigen Lösung.

Daß die Lymphozyten sicher oxydasenegativ bei der Indophenolblausynthese reagieren, geben alle Untersucher zu.

Naegeli betont die volle Selbständigkeit der Monozyten, welche sich bei Verschiebungen des Blutbildes weder den Leukozyten noch den Lymphozyten anzuschließen brauchen, sondern oft genug eine völlig eigene Kurve zeigen. Schilling hat sich mit diesem Problem besonders beschäftigt, namentlich soweit die Infektionskrankheiten in Betracht kommen. Im gleichen Sinne spricht sich Wollenberg aus. Ich kann dieser Ansicht voll und ganz beitreten.

Die Monozyten nehmen zweifellos eine selbständige Stellung ein und es kommt ganz unabhängig von den anderen Blutzellen bald zu ihrer Vermehrung, bald zu ihrer Verminderung. Gerade diese Selbständigkeit ist einer der Punkte, welche für ihre gesonderte Genese sprechen. Kiyono hat drei verschiedene Quellen angenommen, aus denen die Monozyten hervorgehen können, zum Teil deshalb, weil bei den vitalen Speicherungsversuchen nur ein kleiner Teil der Monozyten gespeichert ist. Ich habe schon vorne darauf hingewiesen, daß sich dafür allerhand Gründe anführen lassen. Der wichtigste ist zweifellos der, daß die gespeicherten Zellen so rasch wie möglich aus dem Blute sich wieder entfernen, indem sie in den verschiedensten Kapillargebieten festgehalten werden. Die phagozytierten Substanzen, besonders wenn sie antigenen Charakter haben, machen wohl die Monozyten zu vermehrter Haftung in den Kapillargebieten befähigt, vornehmlich dann, wenn bereits eine gewisse Sensibilisierung im Organismus im Sinne Oellers eingetreten ist. Die phagozytierte Substanz ist sehr wohl befähigt, auch innerhalb der Zelle noch ihre Wirkung auf die Umgebung zu entfalten. Dieser Vorgang ist verständlich, wenn man sich einerseits die v. Möllendorffsche Vorstellung der Zellstruktur überhaupt zu eigen macht und wenn man anderseits die Resultate der Versuche von Hahn und v. Skramlik in Betracht zieht, in denen ja gezeigt ist, daß im Durchblutungsversuch an die Organzelle adsorbiertes Toxin (Tetanolysin usw.) seine spezifischen Eigenschaften noch intensiv entwickeln kann. So kommt es, daß gerade die gespeicherten Zellen rasch wieder verschwinden und darum einen wechselnden und überhaupt nur einen kleineren Teil der Gesamtmonozyten darstellen.

Man hat behauptet, daß die Blutmonozyten absterbendes oder totes Zellmaterial seien. Gegen diese Ansicht sprechen die Carrelschen Versuche von der Weiterzüchtbarkeit der Blutmonozyten in der Kultur. Auch Domagk bringt Gegenbeweise. Bei dieser Voraussetzung scheint es allerdings merkwürdig, daß sie im Blute ihre phagozytierende Eigenschaft nicht entfalten, wenigstens nicht den Farbstoffen gegenüber; sonst müßten in der Zeit, welche auf die Injektion folgt, doch schließlich sämtliche Monozyten gespeichert haben. Hier liegen also Widersprüche vor, die noch ihrer Erklärung harren. So mit kann man die Frage der Blutmonozyten keineswegs als vollkommen geklärt ansehen.

Dasselbe gilt von den Beziehungen der Monozyten zu den Endothelien. Es ist sicher, daß die Retikulumzellen und die Endothelzellen der Kapillargebiete eng verwandt sind. Beide entwickeln phagozytierende Eigenschaften, wenn diese auch von vornherein den Retikulumzellen in höherem Maße eigen sind. Die Wanderhistiozyten und Endothelzellen vermögen im peripheren Blut gefunden zu werden. Die Histiozyten können dann vollkommen den Monozyten gleichsehen, was die gespeicherten Formen beweisen. Für die Endothelzellen mancher Kapillargebiete gilt wohl dasselbe, vielleicht sogar überhaupt für alle. Anderseits aber können die Endothelzellen in so charakteristischer Form im Blute auftreten, daß man sie ohne weiteres von den Monozyten unterscheidet. Die Frage der Umwandlung der Endothelien in monozytäre Formen ist noch besonders wenig geklärt.

a) Adrenalin.

Es lag nahe, die Frage zu prüfen, ob die Monozyten ähnliche Schwankungen zeigen, wie sie W. Frey als charakteristisch für die Lymphozyten nach Adrenalinverabreichung angab. Heß hat bei seinen Untersuchungen besonders darauf geachtet; er stellt fest, daß die Monozyten ihre höchste Zahl zwischen den nacheinander auftretenden Gipfeln der Lymphozyten und Polymorphkernigen erreichen, sie fallen dann steil ab, zeigen aber öfter auch später noch geringe Zunahme, die nicht mit den Schwankungen der Polymorphkernigen parallel geht. Gleichzeitig mit der Zunahme der Mononukleären sieht man gelegentlich größere Zellen, die an Endothelien erinnern und dieses besonders bei Erkrankungen, bei denen Endothelien auch sonst im Blut nachweisbar sind. Wie schon oben erwähnt, führt diese weder mit den Lymphozyten noch Polymorphkernigen parallel gehende Vermehrung der Monozyten Heß zu dem Wahrscheinlichkeitsschluß, daß darin ein gewisser Beweis für die Annahme eines eigenen Systems auch für die Monozyten zu sehen sei. Oehme findet ein durchaus regelloses Schwanken der Monozyten bei der Adrenalinprobe. Aus den Hittmairschen Tabellen kann man manchmal eine deutliche Vermehrung, manchmal eine ebenso deutliche Senkung der Monozytenwerte bei der Adrenalinprobe ablesen. Sehr auffallend ist z. B. der $2^1/_2$ Stunden nach der Adrenalininjektion verzeichnete Anstieg der Monozytenwerte von 1,6 % auf 9,6 % bei einer perniziösen Anämie mit Milzschwellung, zu einer Zeit, wo die Lymphozyten und die Neutrophilen längst wieder auf die Normalwerte zurückgekehrt sind. Bei einer zweiten Patientin mit perniziöser Anämie ist der Anstieg am höchsten nach 10 Minuten (von 2 % auf 10 %); bei einer sekundären Anämie sinken die Monozytenwerte von 11 % auf 6 % ab, bei hämolytischem Ikterus von 10,4 % auf 4,8 %, bei einem zweiten von 8,8 % auf 4,6 % (nach einer Stunde), bei einer sublymphämischen Lymphadenose von 7,2 % auf 2,6 % (nach 30 Minuten).

Ich habe selbst eine Reihe von Versuchen angestellt; wie Heß finde ich zuweilen zunächst einen geringen Anstieg, dann einen tieferen Abfall (z. B. bei einem abgeheilten Paratyphus, bei einer Tuberkulose). Bei einem Basedow steigt die Monozytenzahl im Verlauf von 1 Stunde von 3,5 % auf 6,5 %. In einzelnen Fällen findet sich überhaupt so gut wie kein Ausschlag. Bei einer schweren Endocarditis lenta mit positivem Streptokokkenbefund im Blut, Gelenkschwellungen, großem Milztumor und Neigung zu Hautblutungen nimmt der Adrenalinversuch folgenden Verlauf.

Adrenalinversuch am 4. 9. 1924. $^3/_4$ mg Adrenalin subkutan.

	vor der Injektion	nach 20 Minuten	nach 40 Minuten	Nach 2 Stunden	Nach 3 Stunden
Leukozyten . . .	7 700	7 500	7 400	6 400	6 000
Neutrophile . . .	75,6 %	79,0 %	67,3 %	76,3 %	71,3 %
Lymphozyten . .	15,0 %	19,3 %	21,6 %	15,0 %	20,0 %
Monozyten u. Übg.	6,3 %	7,9 %	10,8 %	8,3 %	5,0 %
Mastzellen . . .	1,0 %	0,3 %	0,3 %	—	—
Myelozyten . . .	0,3 %	—	—	—	—
Eosinophile . . .	1,6 %	0,3 % 2 Plasmazellen	0,3 %	—	—

In meinen experimentellen Untersuchungen mit Erhardt an gespeicherten Kaninchen ergibt sich häufig auf die Adrenalinreaktion ein tiefes Absinken, dem dann ein Anstieg evtl. über den Normalwert folgt. Ich habe darüber schon vorne berichtet und die Erklärung für das Absinken in einer mechanischen Behinderung und Zurückhaltung der Monozyten durch die Kontraktion der Präkapillaren gesehen. Nach Aufhören dieser Wirkung kommen sie dann vermehrt in den Kreislauf.

b) Seruminjektion.

Einige Tastversuche, durch Injektion von 10 resp. 20 ccm Serum bei Kranken den Einfluß auf die Monozyten zu erkennen, zeigte ein leichtes Ansteigen. In den Schlechtschen Versuchen finde ich einen, wo bei einem Patienten mit Poliomyelitis an den Tagen nach einer Seruminjektion ein langsames Ansteigen von 200 auf 576 Mononukleäre verzeichnet ist, wobei diese höchste Zahl zusammenfällt mit der Höchstzahl der Eosinophilen. Nach Abklingen des Serumexanthems fallen beide gleichmäßig wieder ab. Aus Tierversuchen (Meerschweinchen) geht ein ähnliches Verhalten der Mononukleären hervor; besonders zwei Tiere, die dann zum Exitus kamen, zeigen sehr intensive Reaktionen (von 131 auf 1072 und von 60 auf 1120 große Mononukleäre). Es lohnt sich wohl, diese vereinzelten Beobachtungen weiter zu verfolgen.

Ein Analogon hierzu ist die Beobachtung von Pentimalli, der bei Tieren, die er längere Zeit mit roher Milch intravenös behandelte, im strömenden Blut ähnlich wie Nissen bei seinen Versuchen eine auffällige Vermehrung der Lymphozyten und Monozyten feststellen konnte. Diese Lympho- und Monozytose dauerte bemerkenswert lange und war noch 5 Monate nach dem Aufhören der Behandlung festzustellen.

c) Milzexstirpation.

Daß auf die Milzexstirpation nach einiger Zeit eine Monozytose folgt, habe ich schon ausführlicher beschrieben und auch auf die experimentelle Bestätigung dieser am Menschen gefundenen Tatsache hingewiesen. Ich brauche daher hier nicht weiter darauf eingehen (s. Abschnitt 5 und 10).

d) Infektionskrankheiten.

Daß bei allen möglichen Infektionen die Monozyten sich vermehrt finden, ist eine längst anerkannte Tatsache. Man hat aber darauf früher keinen besonderen Wert gelegt.

Schilling hat bei Durchführung des Hämogramms einen Grundtypus aller infektiösen Leukozytenbewegungen festgestellt. Nach uncharakteristischen Vorschwankungen tritt eine leukozytäre Hauptreaktion oder Kampfphase (starke Kernverschiebung der Neutrophilen, gleichgültig ob Leukozytose oder Leukopenie) auf, darauf folgt eine mit immunisatorischen Vorgängen verknüpfte monozytäre Abwehrphase (relative Monozytose) und endlich eine lymphozytäre (eosinophile) Heilphase. Bei ganz kurz ablaufenden und bei den neutropenischen Infektionen wird die erste neutroleukozytäre Phase durch die folgenden früh überlagert, bleibt aber in der erheblichen Kernverschiebung der Neutrophilen erkennbar. Bei ungünstig verlaufenden neutroleukozytären Infektionen überlagert umgekehrt die erste Phase die folgenden, so daß dauernde Neutrophilie mit hoher Kernverschiebung bleibt, bei langsamer ablaufenden Fällen und Abwehrkrisen mit deutlicher Monozytose. Für chronische Infektionskrankheiten ist das Nebeneinander der drei Phasen charakteristisch, wobei in maligneren Fällen zur Kernverschiebung der Neutrophilen noch eine erheblichere Monoleukozytose tritt, bei wenig virulenten Fällen neben ersterer die lymphozytäre (eosinophile) Heilphase vorherrscht.

Es hat also Schilling der monozytären Reaktion eine bestimmte Stellung im Blutbild der Infektionen zugesprochen. Nach meinen Erfahrungen dürften die Leitsätze von Schilling im wesentlichen stimmen. Wenn man berücksichtigt, daß bei der Sensibilisierung des Organismus und überhaupt bei dem Eindringen artfremder mehr oder weniger kolloidaler Substanzen eine intensive zelluläre Reaktion, besonders am Retikuloendothel und dem Endothel des Kapillarnetzes vor sich geht, die allmählich an Stärke zunimmt, so kann man auch ähnlich wie im Experiment erwarten, daß bei den menschlichen Infektionen die Dinge gleich verlaufen. Dabei beobachtet man ebenso wie im Experiment, daß die Zahl und der Charakter der in Erscheinung tretenden monozytären Formen verschieden sein kann, was auf eine Verschiedenheit der zellulären Reaktion selbst, wie ja vorne in eingehendster Weise dargelegt wurde, zurückzuführen ist. Es ist daher nicht zu verwundern, daß die mannigfachen

Infektionen ein unterschiedliches Bild geben, da ja die Infektionserreger selbst und ihre Toxine eine differente Wirkung entfalten, die noch mehr modifiziert wird durch die Massigkeit der Infektion und durch konstitutionelle Eigenheiten des betroffenen Individuums.   So sehen wir tatsächlich die infektiösen Monozytosen, soweit bis jetzt auf sie geachtet wurde, verschieden ablaufen; bald sind sie nur geringgradig, bald erreichen die Monozytenwerte außerordentlich hohe Zahlen.

Ich will hier nicht in eingehendster Weise die Einzelheiten der Monozytosen bei den einzelnen Infektionen durchsprechen, um so weniger, als ja Hirschfeld in diesem Buch bereits unter den symptomatischen Blutveränderungen die

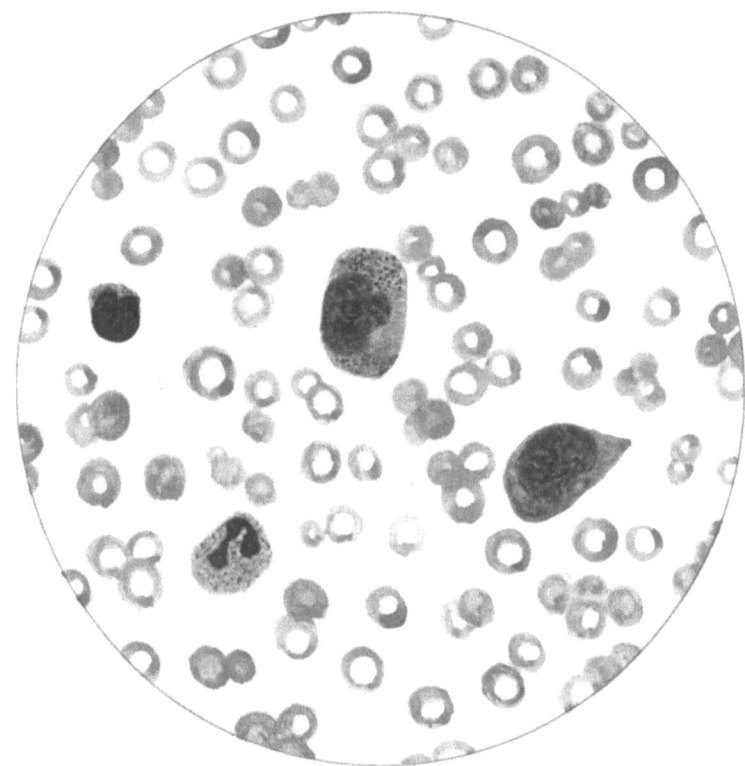

Abb. 1. Blutbild bei Monozytenangina.

Verschiebungen der einzelnen Zellen ausgiebig gewürdigt hat. Ich will nur auf einige besondere Fälle hinweisen, von denen die Einzelheiten etwas ausführlicher bekannt sind:

Monozytenangina.

Der Begriff der Monozytenangina wurde von W. Schultz aufgestellt. Er faßt unter diesem Namen eine Gruppe von gutartig verlaufenden diphtherieähnlichen, aber diphtherienegativen, oberflächlich nekrotisierenden oder pseudomembranösen Anginen zusammen.   Sie sind gekennzeichnet durch generalisierte Drüsenschwellungen mit Beteiligung seltener befallener Drüsen, einer langen Fieberdauer, Milz- und Leberschwellung und insbesondere durch eine starke Vermehrung der Monozyten bei normaler oder nur leicht erhöhter Gesamtleukozytenzahl.   Teilweise nehmen auch die Lymphozyten an der Vermehrung teil. E. Baader hat eine Reihe solcher Krankheitsfälle von W. Schultz ausführlicher beschrieben. In einem Fall fand sich neben 33% Polymorphkernigen, 7,5% Lymphozyten, 0,5 Eosinophilen und 0,5 Basophilen eine Zahl von 68,5% Monozyten; in einem zweiten Fall 27%, in einem dritten 56% Monozyten. Die Fälle verliefen alle günstig. Kohn beschreibt einen einschlägigen Fall, bei dem der Blutbefund folgender war: Gesamtleukozyten 4190; davon Mono. 74%, L. 23%, Myeloz. 0,7%, Jungkernige 0,3%, Stabkernige 1,3%, Segmentk. 0,3%, eos. Mastz. 0,3%. 1% der Monozyten waren Makrophagen mit phagozytierten Thrombozyten und Leukozyten. Auch

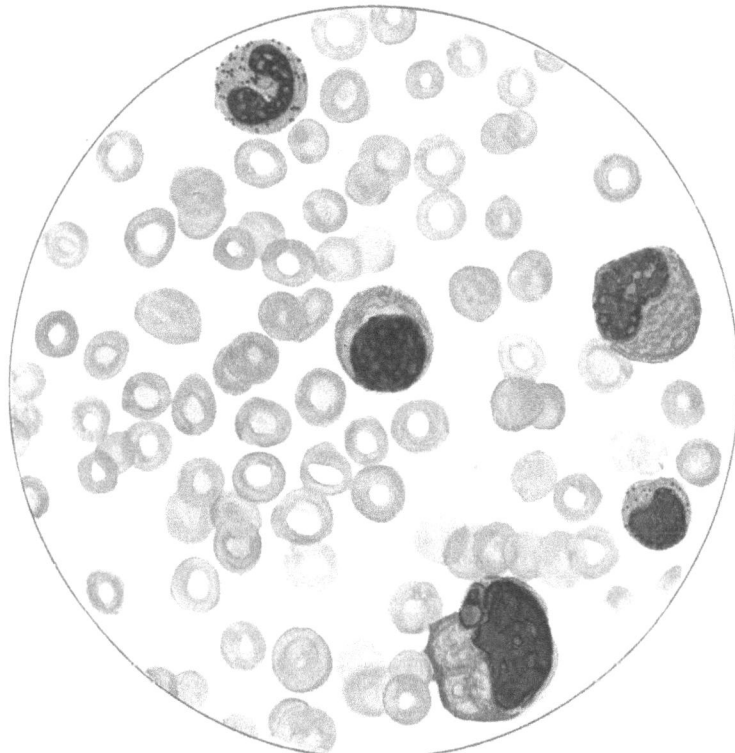

Abb. 2. Blutbild bei Monozytenangina.

in diesem Fall rasche Besserung des Zustandes mit Rückgang des Fiebers, der Milz- und Leberschwellung, Ausgang in Heilung. Kohn meint, daß in seinem Fall die monozytäre Reaktion hervorgerufen sei durch eine spezifische Infektion resp. ein entsprechendes Toxin.

Ich selbst verfüge über eine ganze Reihe derartiger Fälle, bei denen mehr oder minder hochgradige Monozyten vorlagen, von denen ich zwei wegen ihres besonderen Verlaufes ausführlicher beschreibe:

Der erste Fall war ein 28 jähriger Student, der zum größten Teil ambulant behandelt wurde. Er hatte zunächst eine leichte fieberhafte Angina, bei der aber auffiel, daß das Fieber durch beinahe 14 Tage hindurch auf einer Höhe von 39° blieb, um dann langsam abzufallen; gleichzeitig starke Milzschwellung, sonst kein besonderer Befund. Auch bakteriologisch negativ. Dagegen war der Blutbefund insofern merkwürdig, als sehr wenig neutrophile Leukozyten da waren, dafür aber sehr viele Lymphozyten und Monozyten bei einer normalen Eosinophilenzahl. Die Zahl der Leukozyten stieg einmal auf 65 000.

Erst in der letzten Zeit seiner Behandlung wurde er in die Klinik aufgenommen und lag hier zusammen mit einem 21 jährigen Landwirt (zweiter Fall), der wegen Darmbeschwerden zur Beobachtung in die Klinik gekommen war und nun erst erkrankte. Der Blutbefund dieses Patienten war folgender: Hb. 77. E. 4 800 000, L. 10 000; davon N. 68%, Ly. 26,6%, Mono. 3,9%, Eo. 0,6, Mastz. 0,6%. Ein besonderer Organbefund konnte bei ihm nicht erhoben werden. Temperatur normal. Am 8. Tage des Zusammenliegens mit dem Studenten ging die Temperatur langsam in die Höhe, wobei Allgemeinbeschwerden wie Kopfschmerzen usw. geklagt wurden. Die Tonsillen waren leicht gerötet. Am 11. Tage 39,4° Temp. Diazoreaktion schwach positiv. Am 13. Tage Blutbefund: L. 11 600; Auszählung: N. 26,6%, Ly. 53,6%, Mono 19,3%, Mastz. 0,3%, Türksche Reizformen 2%. Am 15. Tage deutlich palpable harte Milz, Widal negativ. Der Blutbefund zeigte eine Leukozytose von 12 400; die Auszählung ergab: N. 9,6%, Ly. 11,5%, Mono. 78,2%. Die meisten Zellen hatten deutliche Granula, in anderen wurden sie weniger deutlich gesehen. Der Kern dieser Zellen, die durch ihre abnorme Größe auffielen, war vielgestaltig, bald mehr oval, bald mehr unregelmäßig geformt, oft mit ein bis zwei hilusartigen Einkerbungen. In manchen Kernen konnte man auch Vakuolen sehen. Die Peroxydasereaktion nach Kreibich fiel negativ aus, die Oxydasereaktion ließ zwar die Monozytengranula gut hervortreten, aber doch wesentlich schwächer als bei den Neutrophilen, deren Granula tiefblau gefärbt wurden. Am 17. Fiebertag ein ähnliches Krankheitsbild mit 52,9% Monozyten. Die Zellen waren nicht mehr so leicht lädierbar; im Kern noch Vakuolen. Nach weiteren 6 Tagen, als die Temperatur schon wieder normal war, ergab die Auszählung folgende Werte: N. 36,6%, Ly. 53,6%, Mono. 8,3%. Auf eine an diesem Tage vorgenommene Adrenalininjektion stiegen die Monozyten auf 15,5% an. In den folgenden Tagen sinken die Monozyten zu Normalwerten ab, während eine relative und absolute Lymphozytose fortbesteht. Am Tage der Entlassung 2,9% Monozyten.

Es war also hier eine Infektion übertragen worden, die in exquisiter Weise zu einer Monozytose führte. Das Krankheitsbild entsprach dem der als Monozytenangina beschriebenen Fälle, ohne daß allerdings eine wesentliche Angina vorgelegen hätte.

Von weiteren Fällen, die ich sah, ist z. B. eine Angina vom Typus der Plaut-Vinzentschen mit Monozytenwerten bis zu 40% erwähnenswert, ein anderer Fall zeigte 19—20%.

Aus der Literatur füge ich noch zwei Veröffentlichungen der letzten Zeit an: die eine von Longcope berichtet über 10 Fälle mit infektiöser Mononukleose, die als „Drüsenfieber" bezeichnet wurden. Alle Patienten (2 männliche und 8 weibliche) waren unter 30 Jahren. Beginn meist subakut. Kopfschmerzen in 3, Fieber in 9, Halsentzündungen in 5, Husten in 3, Schweiße in 3, Bauchschmerzen und Erbrechen in 2 Fällen. In allen Fällen — wenn auch nicht immer sofort — entwickelte sich eine ziemlich ausgedehnte Vergrößerung der oberflächlichen Lymphdrüsen und während dieser Zeit entstand unregelmäßiges intermittierendes Fieber; Fieberdauer 3 Tage bis ca. 3 Wochen. In 7 Fällen 2 bis 3 Wochen anhaltend. Achtmal war die Milz palpabel und zuweilen schmerzhaft, einmal war die Leber fühlbar. Lymphdrüsenschwellungen waren in einigen Fällen noch 1 bis 2 Monate später zu finden. Alle Fälle heilten. In der ersten Krankheitswoche und zur Zeit der Lymphdrüsenschwellungen trat eine absolute und relative Vermehrung der einkernigen Zellen des Blutes auf. Gesamtleukozytenzahl normal oder vermehrt bis maximal 26 200, granulierte Zellen absolut vermindert, außer typischen Lymphozyten und Monozyten fand sich ein stärker vorherrschender einkerniger Zelltypus, der etwas größer als kleine Lymphozyten war. Er enthielt einen ovalen nierenförmigen, leicht gelappten oder riederförmigen Kern, der sich intensiv färbte, meist keine Nukleosen aufwies und oft exzentrisch gelagert war. Oxydasereaktion negativ. Die mikroskopische Untersuchung einer herausgeschnittenen Lymphdrüse zeigte ausgeprägte lymphoide Hyperplasie der Keimzentren, deren Zellen karyorhektische und karyokinetische Kerne zeigen. Daneben besteht aktive Proliferation epitheloider Retikulumzellen mit gelegentlicher Bildung großer, einkerniger Zellen von beinahe Riesenzellengröße.

Tidy, Letheby und Daniel berichten gleichfalls über eine Epidemie von infektiöser Mononukleose (Drüsenfieber). Die Epidemie trat in einer Knabenschule (Alter der Kinder 8—13 Jahre) auf. Die Infektion ging von dem 23jährigen Lehrer aus, der an einer Halsentzündung mit linksseitiger Halsdrüsenschwellung ohne Belag mit wenig Allgemeinerscheinungen erkrankte. Die gesamte Krankenzahl war 24. Sie zeigten Hals-, Achsel- und Abdominaldrüsenschwellungen. In einigen Fällen Klagen über Halsschmerzen, nie Belag. Milzschwellung einmal. Nasenbluten achtmal. Gesamtleukozytenzahl entweder normal oder erhöht, relative Mononukleose bis 65%; von diesen waren oft viele schwer zu klassifizieren. Der Protoplasmaleib war vielfach größer und stärker gefärbt als bei kleinen Lymphozyten, der Kern riederförmig und exzentrisch.

Bei der letzteren Epidemie ist es nicht recht klar, ob die Monozytose Lymphozyten oder echte Monozyten waren. Anginöse Affektionen mit vornehmlich lymphozytärer Reaktion haben Marchand, Türk u. a. beschrieben und auch der Fall von Hopmann, bei dem es zu 83% einkerniger Zellen im Blut kam, scheint dahin zu gehören. Letzterer bezeichnet seinen Fall als akute infektiöse Stammzellenvermehrung und rechnet ihn der Monozytenangina zu. Er sagt aber, daß die Charaktere der Zellen zwischen Myeloblasten, Monozyten und Lymphozytenblasten schwanken. Eine Oxydasereaktion ist nicht angestellt.

Die Frage, wie in solchen Fällen die eigenartige zelluläre Reaktion zustande kommt, beschäftigt naturgemäß alle, welche darüber berichten. Türk spricht von einer Funktionsanomalie, die sich in einer funktionellen Schwäche des Granulozytenapparates offenbare. Für den mangelhaft reagierenden Granulozytenapparat sei der durch die von den Tonsillen ausgehende Allgemeininfektion schwer gereizte und toxisch geschädigte Lymphozytenapparat förmlich in die Lücke getreten. Diese auch von Stursberg vertretene Ansicht wird von Marchand bekämpft. Nach seiner Ansicht handelt es sich um eine Toxinwirkung ähnlich wie beim Abdominaltyphus, die zu einer Schädigung der Leukozytenbildungsstätten führe und eine Reizwirkung auf die lymphatischen Apparate ausübe. Dabei hält er spezielle Eigentümlichkeiten des infizierenden Bakterienstammes für wahrscheinlich, indem er ausführt, daß unter den Streptokokkenstämmen es solche gebe, die besonders leicht eine Myelozytose veranlassen (Sternberg), ebenso wie offenbar solche, die eine entgegengesetzte Schädigung des Knochenmarks herbeiführen, anderseits das lymphatische Gewebe bevorzugen und zu besonderer Tätigkeit anregen. Diese Reaktionsänderung kann lange Zeit anhalten, so daß sich gewissermaßen der ganze Habitus ändert und eine sogenannte Konstitutionsänderung zustande kommt (Status lymphaticus).

Das Extrem einer derartigen Toxinwirkung sind die Zustände, welche W. Schultz als „Agranulozytosen" bezeichnet hat, wobei es sich häufig auch, ausgehend von einer schweren Angina, um eine durch eigenartigen Infekt bewirkte tiefgreifende Schädigung des Knochenmarks im Bereich des Granulozytensystems handelt, in deren Zusammenhang eine deletäre Widerstandsunfähigkeit wichtiger Schleimhautbezirke gegenüber bakteriellen und sonstigen Schädlichkeiten manifest wird. Die Fälle sind von Leon ausführlicher veröffentlicht; aus der tabellarischen Zusammenstellung eines Blutbefundes geht hervor, daß die Leukozyten zwischen 7 und 900 (Gesamtzahl) schwanken. Bei der Auszählung fanden sich zwischen 10% und 30% N., zwischen 40% und 60% Ly., zwischen 13%—38% Monozyten, daneben 4—6 Reizungsformen. Die mikroskopische Untersuchung ergab in der Milzpulpa gequollene Endothelzellen und vereinzelte große Riesenzellen mit riesigen Kernen vom Typus der Knochenmarksriesenzellen. Die Leber zeigte nichts Besonderes. In Knochenmarkabstrichen waren die vorhandenen Zellen lymphoid, d. h. basophil und ungranuliert; darunter einzelne Zellen mit stark tingiertem Protoplasma und einem etwas dichteren Kern. Von den kleineren lymphoiden Elementen ist dem Kerncharakter nach vielfach eine Unterscheidung von lymphozytären Elementen nicht zu treffen. Keine Granulozyten, keine Myelozyten. Erythroblasten nicht sehr zahlreich, aber vorhanden. Megakariozyten normal, aber vermindert. Eine Oxydasereaktion ist offenbar nicht angestellt worden.

Man kann also alle möglichen Wirkungen von bakteriellen Infekten auf die blutbildenden Organe feststellen. Solche, welche das myeloide Gewebe aufs schwerste schädigen und eine Überproduktion von Lymphozyten und Monozyten veranlassen, solche, welche das myeloide System reizen und zu einer vorherrschenden Überproduktion von Granulozyten führen und endlich solche, welche speziell eine Reizwirkung auf den retikulo-endothelialen Apparat und auf das Endothelsystem der Kapillargebiete überhaupt im Sinne der Versuche von Oeller, von Domagk, von Erhardt und mir am sensibilisierten Tier darstellen. Inwieweit hier eine elektive Wirkung der bakteriellen Noxe vorliegt, inwieweit individuelle Reaktionsfähigkeit der mesenchymalen Gewebe wesentlich sind, kann heute noch nicht übersehen werden.

In experimentellen Versuchen am Kaninchen konnte ich mit Erhardt durch hochgetriebene Speicherung mit verschiedenerlei kolloidalen Substanzen (Farbstoffe, Karmin, Eisen usw.) feststellen, daß es unter Umständen gelingt, ein Krankheitsbild hervorzurufen, das der infektiösen Agranulozytose sehr nahe kommt. Bei einem Tier, das mit Trypanblau intensiv gespeichert war, sank die zunächst hohe Leukozytenzahl langsam immer mehr und mehr ab, bis sie schließlich ante exitum unter 10 % lag. Dagegen waren die Lymphozyten und vor allem auch die Monozyten die vorherrschenden Blutzellen im Blutbild. Trotz intensivster Speicherung gelangten in diesem agranulozytären Stadium keine gespeicherten Monozyten mehr in die Peripherie. Die Vermehrung der Monozyten war ausschließlich durch ungespeicherte Formen herbeigeführt. Die Gesamtzahl der Leukozyten war gegen früher erheblich herabgesetzt. Bei anderen Tieren, die mit Karmin und Eisenzuckerlösung gespeichert waren, blieben die Granulozyten und auch die Mononukleären hoch. **Wir konnten also experimentell verschiedenerlei Einwirkungen verschiedener Reize verfolgen und ähnliche Variationen des Blutbildes hervorrufen, wie sie in der Klinik beobachtet sind.**

Endokarditis.

Es liegt eine ganze Anzahl von Beobachtungen vor, die bei septischer Endokarditis über Auftreten von Endothelzellen und mehr oder weniger hochgradige Monozytosen berichten. Eine besonders eingehende Untersuchung hat Schilling an einigen Fällen durchgeführt. Ich führe einen Fall als Beispiel an:

35jähriger Bierfahrer. Endocarditis ulcerosa valvulae aortae mit allgemeiner Sepsis. Stark vergrößerte Leber und Milz. Albuminurie. Remittierendes Fieber zwischen 37° und 39°. Blutkulturen ergeben sehr kleine Diplokokken (Diplococcus crassus). Im weiteren Verlauf plötzliche Milzschmerzen und -schwellung, Nierenschmerzen, Seitenschmerzen (Infarkte?), später kollapsartige Anfälle mit Herzdekompensation, Durchfalle, plötzlich kollapsartiger Exitus.

Sektionsergebnis: Thromboendocarditis ulcerosa valvulae aortae. Allgemeine Sepsis. Septische Milz- und Leberschwellung, beginnende Stauung. Septische Infarkte verschiedenen Alters in Milz und Lunge. Alte peritoneale Verklebungen. Nephritis parenchymatosa et interstitiales chronica. Enteritis acuta. Anämie.

Blutbefunde.

Datum	Zahl der Leukozyten	Basophile	Eosinophile	Neutrophile				Lympho-zyten	Monozyten			Plasmazellen	Reizformen	Gesamt-monozyten
				Myelozyten	Jugendliche	Stabkernige	Segment-kernige		Große Mono-nukleäre	Atypische	Makrophagen			
16. 1. 1919	hoch	0,4	2	0	0	4,7	39,9	21,6	4,7	26,7	0	0,5	0,5	**31,4**
29. 1. 1919	sehr hoch	0,3	1,9	0	0	2,8	24,0	18,3	13,9	31,3	7,5	1	0,5	**52,7**
30. 1. 1919	42 666	0,3	0,9	0	2	3,2	24,2	18,2	9,9	35,2	6,1	1	1,5	**57,2**
2. 2. 1919	27 800	0,3	0,7	0	0	4,3	39,1	20,2	6,1	25,0	4,3	1	1,5	**35,4**
4. 2. 1919	hoch	0,8	0,4	0	1,2	6,6	29,7	23,1	15,4	18,9	3,9	0	0	**38,2**

Plasmazellen und Reizformen berechnet a. H.

Die als atypisch bezeichneten Monozyten, die ohne feste Grenzen sowohl in die normalen wie in die makrophagischen Monozyten übergehen, waren runde und langgestreckte, meist relativ große und sehr große Zellen mit mächtigem, feinnetzigem, schwach basischem Protoplasma, das bei stärkerer Giemsafärbung die charakteristische feine azurophile Bestäubung der Monozyten zeigte. Die Kerne waren zart strukturiert, feinfädig, mit größeren, oft dreieckigen, wenig dunkleren Flecken und 4—6 blassen, kleinen Nukleolen mit chromatischem Hofe. In augenscheinlich jüngeren Zellen waren diese Nukleolen größer, spärlicher, 1—2 sehr deutlich blau gefärbt und azurophil gehöft (Abb. 4, 1—3, 6 u. 7). Die Kreuzform durchlief alle Grade vom scharfrandigen länglichen Oval über den mehr oder weniger vollkommenen Kreis bis zur starken Polymorphie und zur breiten Hufeisenform (Abb. 4, 1—7). Auch ganz bizarre doppelte, selbst dreifache Kerne kamen in besonders großen Zellen zur Beobachtung (Abb. 5, 2, 3 u. 5). Das Protoplasma konnte sehr deutlich in Ekto- und

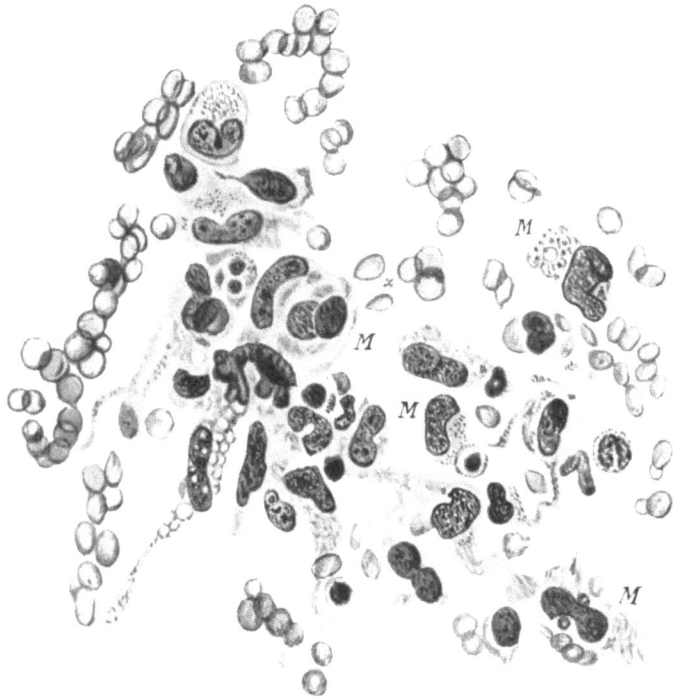

Abb. 3. Übersichtsbild im Blutausstrich. Zellgruppe vom Rand eines Präparates vom 29. Januar. Geschwänzte Formen und Makrophagen (M). Rechts oben: Phagozytose von Blutplättchen; Mitte: gefressener Monozyt. Apochrom. 2 mm C. Okk. 4; nicht künstlich gruppiert. (Nach Schilling.)

Endoplasma getrennt werden. Spindelige und selbst drei- und viergeschwänzte Formen (Abb. 4, 1 u. 2; Abb. 5, 2 u. 4) waren sowohl in den Ausstrichen wie im dicken Tropfen recht häufig. Einige schöne Mitosen wurden gefunden (Abb. 5, 6). Die makrophagen Monozyten enthielten frisch aufgenommene Neutrophile (Abb. 5, 3), Eosinophile, Lymphozyten, selbst Monozyten (Abb. 3, Mitte) und kleine Makrophagen, vereinzelt auch einen oder mehrere Erythrozyten (Abb. 4, 5) oder Haufen von Blutplättchen. Besonders interessant war der häufige Nachweis von phagozytierten Zellen, die im Blutbilde frei fehlten und die aus den inneren Organen verschleppt sein mußten wie Myelozyten (Abb. 5, 2) Normoblasten (Abb. 5, 1) und von galligem Pigment oder Zelldetritus der Milzpulpa. Die Einschlüsse wurden augenscheinlich intrazellulär verdaut bis zu kleinen geschrumpften blaßfärbbaren Resten, bis zu einfachen leeren Vakuolen. Die Oxydasereaktion war negativ. In geringerer Zahl kamen gleiche kleinere Zellen von ebenso atypischem Aussehen zur Beobachtung, auch endotheloide Typen, die kaum größer als mittlere Lymphozyten waren.

Histologisches. Ausstriche von Leber, Milz und Knochenmark zeigten sehr reichlich die großen Makrophagen, beladen mit allerlei Einschlüssen. Es wurden viel größere,

Formen als im Blut beobachtet neben anderen, die durchaus den Blutmakrophagen glichen. Im Knochenmark waren nur wenige, in Milz und Leber außerordentlich viele Monozyten aller Typen. Im Herzblut kamen ganze Haufen agglomerierter Monozyten vor, daneben auch augenscheinlich natürlich zusammenhängende Fetzen recht jugendlicher Endothelzellen.

In Milzschnitten fanden sich deutliche Follikel, die regelrecht aus Lymphoblasten, großen und kleinen Lymphozyten zusammengesetzt waren. In den blutreichen Milzsinus Erythrozyten oder angereicherte Granulozyten, überall Monozyten und Makrophagen mit Einschlüssen. Im eigentlichen Pulpagewebe herdartige Anreicherungen von Granulozyten

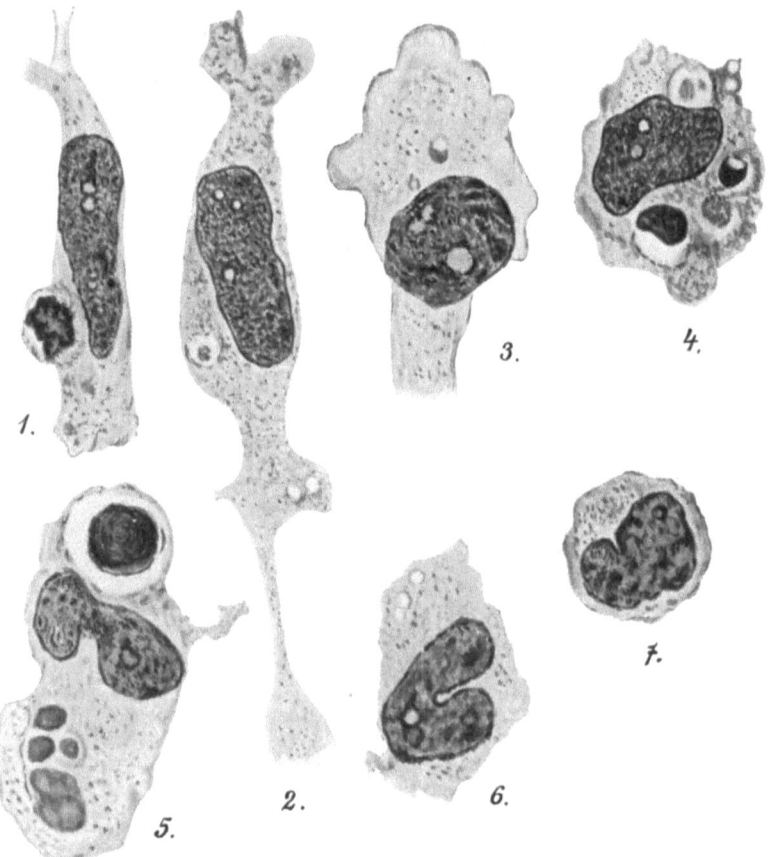

Abb. 4. Kernformen vom endothelialen Oval bis zur Polymorphie der „Übergangsformen", phagozytierter Lymphozyt (1), verdaute Zellreste (4), phagozytierter Lymphozyt und Erythrozytengruppe (5), Apochrom. 2 mm C. Okk. 8. (Nach Schilling.)

und vielen kleinen Plasmazellen. An anderen Stellen fast ausschließlich die Monozyten in großen Mengen. Im ganzen Milzgewebe starke Vermehrung der endotheloiden Elemente. Oval oder polymorphkernig, auch mehrkernig bildeten sie strichweise ein wirres Maschenwerk von anastomisierenden Elementen, aus deren Verbande sich vielfach einzelne Zellen abrundeten und ablösten mit und ohne Phagozytose. Proliferation, vorspringend in das Lumen, und Phagozytose war an den Endothelien der Sinus deutlich zu sehen, dagegen keine sichere Bildung freier Zellen.

Im Leberschnitt fielen die sehr vermehrten Sternzellen auf, besonders in der Peripherie der Azini wurde das sonst gut erhaltene Lebergewebe durch die hohe Zahl der hellen, großen Endothelkerne geradezu unübersichtlich, zumal auch das Protoplasma Aussehen und Dichte der Leberzellen erreichen konnte. Eine Trennung zwischen intrakapillaren und endothelialen Elementen, die genau gleichen Charakter zeigen, war oft sehr schwer, denn die Monozyten und Makrophagen bildeten dichte Reihen in den Kapillaren und schmiegten

sich den Wandungen in jeder Wcise an. Die fixen Zellen zeigten Phagozytose. An vielen
Stellen ließ sich die Abrundung und Loslösung von Sternzellen aus dem Verbande sehr
klar erkennen. Es gelang, genau das gleiche grobe gallige Pigment wie in den Endothelien
auch in den freien Blutmonozyten des Ausstriches zu finden. Im Lebertupfpräparat wurden
zudem ganze zusammenhängende Verbände endothelialer Zellen gesehen, die mit den endothelialen Blutmonozyten jugendlichster Form absolut identisch schienen. Im Lumen der
großen Venenquerschnitte Monozyten.

Der Fall wurde von mir ausführlich angeführt, weil er vorzüglich durch-
gearbeitet ist und den Vergleich des histologischen Organbefundes mit dem
Blutbefund enthält. Schilling berichtet anschließend über einen zweiten ganz

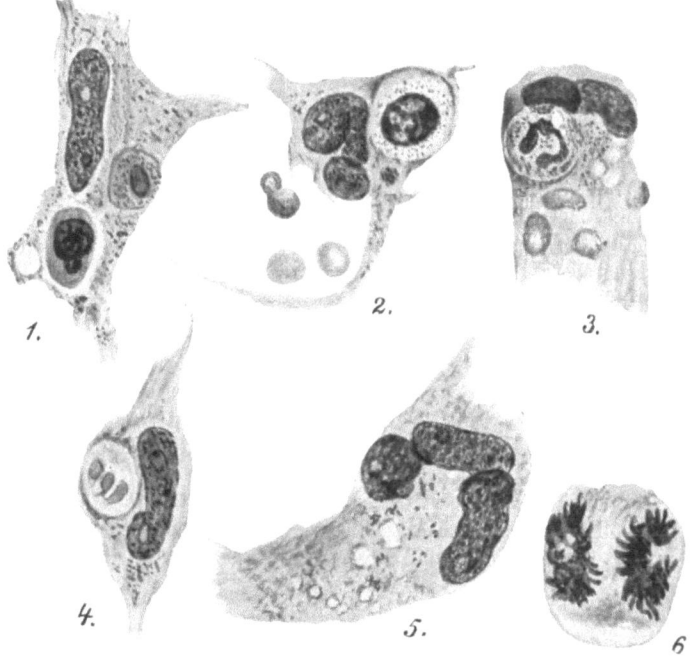

Abb. 5. Seltenere Formen. 1. Phagozytierter Normoblast und neutrophiler Zellrest.
2. Phagozytierter neutrophiler Myelozyt in mehrzipfliger Zelle. 3. Phagozytierter Neutrophiler in doppelkernigem Monozyten. 4. Halbverdauter Neutrophiler. 5. Dreikerniger
Monozyt. 6. Mitose. Apochrom. 2 mm C. Okk. 8. (Nach Schilling.)

ähnlichen Fall und stellt auch noch aus der Literatur weitere Fälle zusammen.
Er ist der Ansicht, daß der lang dauernde Reiz die Überschwemmung der Blutbahn mit untergehenden Zellelementen, vielleicht auch die Eigenheit der zeitweise sicher im Blute kreisenden, wenig virulenten aber durch großes Gärungs-
vermögen ausgezeichneten Erreger eine ständige Beanspruchung des retikulo-
endothelialen Schutzapparates bewirkten, der daher in ungewöhnlichem Maße
proliferierte und die Blutbahn mit abgelösten Monozyten überschwemmte.
Wahrscheinlich wurde die Ausschwemmung der großen Elemente durch die
Stauung infolge des Aortenfehlers begünstigt.

Es liegt hier zweifellos ein besonders instruktiver Fall vor, der in
stärkster Ausbildung die zelluläre Abwehrreaktion zeigt. Viele
Fälle in der Literatur, welche über Endothelien im Blut berichten (Kraus,
Heß, Kaznelson, Bittorf, Netousek, Patella, Leede, Rowley u. a.),
sind mehr oder weniger ausgesprochene Typen desselben Vorganges. Bei

septikämischen Prozessen aller Art wurden im peripheren Blut endotheloide Zellen festgestellt. In der letzten Zeit wurde namentlich auf das häufige Vorkommen bei Endocarditis lenta hingewiesen. Ich selbst habe immer auf derartige Zellen geachtet, habe sie aber nur ganz vereinzelt bei der Endokarditis gefunden. Eine Zusammenstellung von 12 Fällen von Endokarditis aus meiner Klinik zeigt Monozytenwerte, die zwischen 1 und 8% schwanken. Man kann also nicht sagen, daß es sich hier um einen regelmäßigen Befund handelt. Was das Auftreten einer so intensiven Reaktion veranlaßt, ist noch nicht sicher zu entscheiden.

Malaria.

Hierbei ist die starke Vermehrung der Monozyten auf der Höhe des Fiebers und kurz nach dem Anfall sowie im Intervall eine bekannte Erscheinung, die von den allerverschiedensten Autoren berichtet wird. Die Monozytosen können 12, 15, ja 20 bis 30% ausmachen. Sie entspricht, wie Schilling mit Recht hervorhebt, der Vermehrung großer einkerniger Zellen in der Milzpulpa, in der Leber und anderen Organen, wie sie histologisch bei Malaria beschrieben sind, und ihr Zusammenhang mit der Proliferation des Retikuloendothel ist daher als sicher anzunehmen. Diese Monozytose ist diagnostisch ganz wertvoll, wobei man aber bedenken muß, daß sie auch bei den verschiedensten anderen Infektionskrankheiten in ähnlicher Weise auftritt. Bei latenter Infektion bleibt die Monozytose evtl. bestehen, beim Abheilen verschwindet sie.

Kala-Azar.

Die Monozyten sind, wie aus der Zusammenstellung Schillings hervorgeht, stark vermehrt. Bei der Auszählung des leukopenischen Blutbildes fand Knowles 6 bis 40%, im Mittel 19,4% Monozyten; auch Donovan gibt 23 bis 24% an, Rogers fand in 31% der Fälle unter 12%, in 69% der Fälle über 12% Monozyten. Dabei wird der diagnostische Wert dieser Monozytose gegenüber dem Typhus im Anfang als recht wichtig bezeichnet (Rogers); Knowles betont die diagnostische Brauchbarkeit der Monozytose sogar gegenüber den niedrigen Werten bei Malaria. Die Träger der Parasiten sind nach Donovan hauptsächlich endotheliale Elemente, die nur teilweise mit Monozyten des Blutes identisch sind. Schilling meint, daß zur Erklärung dieser schweren Blutveränderungen nichts anderes übrig bleibe als eine indirekte, vermutlich toxische Einwirkung der Parasiten auf die hämatopoetischen Organe, in denen sie massenhaft zu finden sind. Der Hauptsitz der Parasiten sind Milz und Leberendothelien (Christophers), die dann häufig als große Mononukleäre frei werden; ähnlich könnte es im Knochenmark sein.

Variola.

Hierbei finden sich schon in der Inkubationszeit und vor allem ausgesprochen mit der Vesikulation große einkernige Zellen, welche Naegeli zu den großen Mononukleären und Übergangsformen rechnet. Schilling hat sich besonders eingehend damit beschäftigt und schließt sich der Naegelischen Ansicht an. Die große Mononukleose sieht er als eine selbständige Zellreaktion sehr ausgeprägten Grades an, mit Auftreten jüngerer Formen eine „Verschiebung nach links im Monozytensystem", die von Lymphozytose und Myelozytose ganz zu trennen ist. Da man gleichzeitig Myelozyten im Blute findet, so muß man mit Schilling annehmen, daß neben akuter hochgradiger myeloider Metaplasie der Pulpa eine Wucherung des Retikuloendothel bezw. verwandter endothelialer Elemente einhergeht. Weitere histologische Klärung dieser Frage ist dringend erwünscht.

Varizellen.

In einer kleinen Varizellenendemie, bei der mehrere Fälle in meine Klinik kamen, konnte gleichfalls eine Mononukleose festgestellt werden, die noch längere Zeit in die Rekonvaleszenzperiode hinein bestehen blieb. Sehr instruktiv gibt folgender Fall die Verhältnisse wieder:

4 jähriges Kind kommt mit einem leichten Scharlach in die Klinik; die Temperatur ist schon nach 2 Tagen auf die Norm zurückgegangen, das Exanthem blaßt rasch ab. Nach 8 Tagen erneuter rascher Temperaturanstieg auf 39⁰ und dann auf 40⁰, am 4. und den folgenden Tagen langsames Absinken. Mit dem Anstieg des Fiebers Auftreten des Exanthems, das zunächst mehr makulo-papulös ist, sich dann langsam in ein Bläschen-exanthem umwandelt, bis es am 4. Tag sich in einer erneuten Aussaat rasch in großer Dichtigkeit über den ganzen Körper, besonders aber im Gesicht ausbreitet; am 6. Tag Abfall des Fiebers und Eintrocknung der Bläschen. Genaueres zeigt die beigegebene Tabelle:

Datum	Lympho-zyten	Neutro-phile	Eosino-phile	Mono-zyten	Bemerkungen
5. 12.	54	26	20	20	Leichter Scharlach.
6. 12.	60	27	1	12	
7. 12.	55	24	2	19	
8. 12.	49	35	3	13	
9. 12.	55	31	9	5	
10. 12.	51	39	7	3	
11. 12.	51	34	9	6	
12. 12.	41	35	14	10	
13. 12.	50	34	10	6	Fieberanstieg auf 39⁰, makulo-papulöses Exanthem mit einigen Bläschen, über den ganzen Körper zerstreut.
14. 12.	36.	50	7	7	Temperatur 40⁰, Umwandlung des makulo-papulösen Exanthems in Bläschen. Gesicht frei.
15. 12.	56	28	2	14	Temperatur 40⁰, Vesikulation in vollstem Gang, auch im Gesicht dichte Bläscheneruptionen.
17. 12.	52	30	3	15	Abfall des Fiebers auf 38,3⁰, Eintrocknen der Bläschen.
18. 12.	52	36	6	6	
19. 12.	68	18	4	10	
20. 12.	61	26	3	10	

Scharlach.

Wie die soeben angeführte Tabelle zeigt, geht Scharlach immer mit sehr zahlreichen Monozyten einher. Diese Scharlachmonozytose ist etwas durchaus Bekanntes, wie auch von Naegeli betont wird.

Auch bei Masern sind nach Naegeli die Monozyten zur Zeit des Enanthems und Exanthems vermehrt und können 10% und mehr erreichen; in der Literatur finden sich ähnliche Angaben (Klein, Türk u. a.). Meine Erfahrungen stimmen damit überein.

Typhus.

Beim Typhus ist bereits von Ziegler und Schlecht angegeben worden, daß im Verlauf der zweiten Krankheitswoche zur Zeit des Absinkens der Granulozytenkurve die großen Mononukleären an Zahl über die Norm zunehmen. Mallory erkannte in seiner Arbeit über die Histiogenese des Typhus dessen Wesen in einer primären Hyperplasie aller jetzt von Aschoff Histiozyten genannten Elemente, und beschreibt den Übertritt der damals sogenannten „großen Typhuszellen" in den allgemeinen Kreislauf. Gräff meint, das veränderte Blutbild stelle beim Typhus in abgeschwächtem Maße das Spiegelbild der allgemeinen zellulären Reaktion dar; eine Beteiligung der Bluthistiozyten, d. h. der großen Mononukleären und Übergangsformen an der Neubildung fehlt im allgemeinen und diese Zellform ist im Blut nur wenig vermehrt, obwohl die histiozytären Makrophagen sicherlich zu einem geringen Teil über den Ductus thoracicus und durch unmittelbare Aufnahme aus den Venen am Orte der herdförmigen Veränderungen in die Blutbahn hineinkommen. Den Grund für die geringe Vermehrung sieht er darin, daß die Makrophagen schnell wieder aus dem Blut verschwinden und in der Milz, Leber und Knochenmark sowie in den Lungen zurückgehalten werden. Die Haftung dieser Zellen im Sinne Oellers ist hier vielleicht infolge der eintretenden guten Sensibilisierung besonders intensiv.

Andere Infektionen.

Monozytosen sind noch beobachtet worden bei der Lues im III. Stadium (Mittelwert 14,1% nach Hauck), bei Pneumonie, bei der Trichinose im Stadium der Besserung, bei Purpuraerkrankungen, bei eitrigen Infektionen, vor allem auch bei Karzinomen, bei denen sie so gut wie regelmäßig vermehrt sind. Die Ursache dafür kann man sicherlich in den zellulären Reaktionen am Retikuloendothel sehen, wie sie vorne ausführlich von mir beschrieben wurden. Auch beim Ikterus finden sich häufig Monozytosen (Wollenberg). Endlich muß noch die Tuberkulose erwähnt werden, bei der wir in manchen Fällen eine Vermehrung der Monozyten nachweisen können. Schilling bringt dafür eine ganze Anzahl Belege und auch Wollenberg weist auf ihr gelegentliches Vorkommen bei chronischen tuberkulösen Erkrankungen hin. Besonders bei Fällen mit Lymphdrüsentuberkulose ist sie öfter beschrieben (Frehse u. a.).

Zum Schluß möchte ich noch einen eigenartigen Blutbefund anführen, den ich bei einer 65jährigen Frau, die schon lange Zeit wegen perniziöser Anämie in meiner Behandlung war, erheben konnte. Sie wurde durch Transfusionen von Verwandtenblut das erstemal vorzüglich gebessert; die Besserung hielt Monate hindurch an. Dann trat wieder eine Verschlechterung auf und sie bekam deswegen erneut zweimal einige 100 ccm Verwandtenblut intravenös. Im Anschluß daran trat eine rasche Besserung des Blutbefundes auf; es stellte sich aber ein allmählich an Intensität zunehmender Ikterus ein, der sehr stark wurde und mehrere Wochen dauerte. Dabei zeitweise acholischer Stuhl. Als der Ikterus bereits langsam im Abklingen war, verschlimmerte sich der Allgemeinzustand plötzlich, es trat völlige Appetitlosigkeit ein, hochgradige Schwäche und rascher Verfall, der in etwa 10—14 Tagen zum Exitus führte, ohne daß ein wesentlicher neuer Befund festgestellt werden konnte. Nur das Blutbild zeigte eine eigentümliche Kurve, indem die Neutrophilen auf 5 und 6% absanken, die Lymphozyten auf 64—71% anstiegen und gleichzeitig eine Monozytose auftrat, die schließlich 24% erreichte. Die beifolgende Tabelle demonstriert diese Verhältnisse.

	17. 7. 1924	19. 7.	22. 7.	24. 7.	26. 7.	31. 7.
Bilirubin im Serum . . .	dir. ++ indir. 0,181°/₀₀					
Hgb	68 = 97%	77 =110%	79 = 113%	74 = 106%	78 = 111%	78 = 107%
Erythrozyten .	3 600 000	4 240 000	4 320 000	4 080 000	4 600 000	4 640 000
Färbeindex . .	1,07	1,04	1,04	1,04	0,90	0,92
Leukozyten .	4700	4100	4000	4900	10 000	16 600
Neutrophile .	6%	5%	16%	44%	67%	82,3%
Lymphozyten	64%	71%	59,5%	43,5%	17,6%	11,6%
Eosinophile .	13%	—	0,5%	4%	2,3%	0,3%
Mononukleäre	16%	19%	24%	9%	12%	5,3%
Mastzellen . .	2%	—	—	0,5%	1%	0,3%
				3 Plasmazellen	3 Plasmazellen	
Thrombozyten	—	326 400	—	293 760	326 600	519 680

Die Sektionsdiagnose (Privatdozent Dr. Schultz) lautete: Eitrige Bronchitis, Milzschwellung, rotes Mark im Femur, geringer Ikterus, braune Atrophie des Herzens und der Leber, Hämosiderose der Leber, Zwerchfellfurchen der Leber, Dilatation der abführenden Gallenwege, sog. Apoplexia uteri, Arteriosklerose geringen Grades, allgemeiner Marasmus.

Der mikroskopische Befund, den ich Herrn Privatdozent Dr. Schultz verdanke, zeigte in der Leber sehr ausgedehnte Speicherung von Eisen in den Kupfferschen Sternzellen und in den histiozytären Elementen des portalen Bindegewebes, kleine nicht verkäsende miliare Tuberkel. Milz: Ziemlich blutreiche Pulpa, geringe Ablagerung von Eisenpigment in den Pulpazellen, hyaline Degeneration der Milzfollikel. Knochenmark: Sehr zahlreiche kernhaltige rote Blutkörperchen, zum Teil mit zerfallenen Kernen. Zahlreiche, ziemlich kleine einkernige Zellformen mit ungranuliertem Protoplasma und meist runden, zum Teil auch eingekerbten Kernen. Auffallend wenig neutrophil gekörnte, reichlich eosinophile Myelozyten. Relativ zahlreiche Lymphozyten. Sehr große retikuläre Zellen mit blassen, oft zahlreichen Kernen und phagozytierten Blutzellen. Ziemlich geringe Eisenspeicherung in kleinen retikulären Zellen. Wenig Megakariozyten. Nieren: Kleinste, riesenzellenhaltige Tuberkel, sonst o. B. Lymphdrüsen: Ein retroperitonealer Lymphknoten zeigt keinerlei Besonderheiten. Herzmuskel: Mäßig starke Verfettung, reichliche Ablagerungen von Abnutzungspigment.

Man könnte daran denken, daß hier ein Einbruch der Tuberkelbazillen, die zu den frischen Tuberkeln in Leber und Niere führten, die akute Änderung des Krankheitsbildes herbeiführte und die Ursache für das eigentümliche Blutbild der letzten Zeit war. Dabei wirkten der Ikterus und der diesem zugrunde liegende vermehrte Blutzerfall als unterstützende Noxen im Sinne einer gehäuften Speicherung. Die Erklärung wäre dann nach den Prinzipien, wie sie bei der Monozytenangina auseinandergesetzt wurden, zu gestalten.

2. Monozytenleukämie. Leukämische Retikuloendotheliose. Endothelhyperplasie als Systemerkrankung.

Der Begriff der Monozytenleukämie als Ausdruck der Erkrankung eines eigenen Systems, nämlich des retikulo-endothelialen Apparates, in Analogie zu der lymphatischen und myeloiden Leukämie wurde von Schilling aufgestellt. Der Fall, auf den er sich stützt, ist von ihm und Reschat ausführlich beschrieben:

33jähriger Maurer. Beginn der Erkrankung vor 6 Wochen mit Zahnfleischentzündung, großer Mattigkeit und Appetitlosigkeit. Nach 19 Wochen Flecken am ganzen Körper. Vor 6 Tagen Schüttelfrost, Fieber, und am nächsten Tage nur durch Tamponade stillbares Nasenbluten.

Befund: Wachsartige Blässe, überall kleine Blutungen, Zahnfleisch blaß, ulzeriert, leicht blutend. Nasenbluten. Durchfälle. Temperatur 38,6°. Innere Organe o. B. Urin: 1°/₀₀ Albumen, zahlreiche granulierte Zylinder. Wa.R.: negativ. Blutbild:

Basophile		
Eosinophile		
Myelozyten	$0,2\%$	
Jugendliche	$2,4\%$	
Stabkernige	$2,2\%$	Neutrophile $15,4\%$
Segmentkernige	$10,6\%$	
Reizformen	$4,0\%$	
Lymphozyten	$12,0\%$	
Rundkernige Gr.		
Mononukleäre	$7,4\%$	Monozyten $71,8\%$.
Polymorphkernige Monozyten . .	$64,4\%$	

Die Gesamtzahl der Leukozyten nahm mehr und mehr zu: Auf 20 000, dann auf 43 000 und schließlich auf 56 000, die Zahl der Erythrozyten ab auf 1 200 000, dann 920 000 bei F.I. = 1,0. Fühlbare Milzschwellung. Der Blutbefund blieb gleich; zum Schluß waren die vereinigten Neutrophilen 14,6%, die Lymphozyten 10,4% und die vereinigten Monozyten 74%. Es waren viele atypische, sehr ungleich große, oft bizarr gelappte große Mononukleäre und Übergangsformen, deren Protoplasma durchschnittlich viel basophiler, teilweise auch schmal geworden war, zu finden. Naegeli und Pappenheim, denen die Blutpräparate vorlagen, erkannten die Auslegung als große Monozyten an.

Sektionsbefund: Auf der Haut der oberen Extremitäten, von Brust und Bauch zahlreiche prominierende, etwas derb anzufühlende Verdickungen bis Linsengröße. Hautblutungen. Knochenmark des Oberschenkels teils fettartig, teils braunrot. Rippenmark grau-rötlich breiig. Milz: Vergrößert, weich, braunrot, Follikel nicht erkennbar. Nebennieren vergrößert. Darm: Auf der Schleimhaut des Dickdarmes vielfach klein bis erbsengroße, runde und ovale Geschwüre mit glattem Rand und starker Pigmentierung der Umgebung; im Dünndarm nur ein derartiges Geschwür (ulzerierte Hämorrhagien?). Leber etwas vergrößert, sehr starke Eisenreaktion.

Histologische Untersuchung. Haut: Die Infiltrate bestehen aus großen einkernigen Zellen mit teilweisen polymorphen Kernen im Anschluß an die Gefäße. Protoplasma schwach basophil, keine Körnchen zu erkennen. Knochenmark: Im Oberschenkel beginnende Neubildung zu myeloischem Gewebe mit auffallend wenig Erythropoese; in den Gefäßen überall die großen Mononukleären und Übergangsformen. Oxydasereaktion des Knochenmarks stark positiv, die großen Einkernigen stets negativ. Rippenmark: Größtenteils normales normoblastenarmes myeloisches Mark. Milz: Ausstriche bestehen fast rein aus den großen Zellen vom Typus der Splenozyten mit negativer Oxydasereaktion. Im Schnitt Follikel noch erkennbar. Reste bestehen aus normalen Lymphozyten. Pulpa vollgepfropft mit Erythrophagen, großen Herden von Plasmazellen und außerordentlichen Mengen der großen Einkernigen. Erythropoese fehlt. Schwärzliche Mesenterialdrüsen. Spuren von Erythrophagozytose reichlich. Normales Lymphgewebe auf Randpartien zurückgedrängt. Das interfollikuläre Gewebe ist in normales myeloisches Gewebe mit stärkster Oxydasereaktion umgewandelt. An den Blutgefäßen und davon ausgehend in dem umgebenden Fettgewebe Ansammlungen der großen Einkernigen mit negativer Oxydasereaktion. Keine Übergänge zu den myeloischen Zellen. Leber: Keine myeloischen Herde. In den Gefäßen massenhaft große, gut erhaltene Splenozyten mit negativer Oxydasereaktion.

Dem Blutbefund mit seiner hochgradigen Mononukleose entsprach also ein histologischer Befund der Organe, in dem eine herdweise einfache myeloische Umwandlung im Anschluß an Erythrophagozytose, eine ubiquitäre selbständige, auf die Blutzirkulation hauptsächlich lokalisierte Wucherung von großen Einzelligen, teilweise von infiltrativem Typus, das Charakteristische war. Schilling hielt sich auf Grund dieser Befunde für berechtigt, daraus auf das Vorhandensein einer neuen Systemerkrankung, der Monozytenleukämie, zu schließen.

Naegeli hält die Monozytenleukämie für eine oft nur temporäre initiale Variante der Myeloblastenleukämie, in welche sie übergeht, wenn das Leben genügend lange erhalten bleibt. Man könnte sie nach ihm zunächst als Monozytenleukozytose deuten, weil es sich ja um reife Zellen und nicht, wie bei Leukämien, um unreife und Vorstufen handelt, wogegen aber die histologische Untersuchung, welche eine ausgedehnte Systemaffektion zeigt, spricht.

Ein ähnlicher Fall wurde von Fleischmann beschrieben, bei dem Milz- und Drüsenschwellungen fehlten und die Blutuntersuchung bei einer Gesamtzahl von 9000 Leukozyten die Hauptmenge derselben als große mononukleäre Zellen (46—65 %) feststellte. Eine Knochenmarkspunktion förderte vorwiegend myeloische Zellen zutage, die zunächst nicht im Blut zum Vorschein kamen. Tod unter den Erscheinungen der akuten Leukämie. Bei der Sektion fanden sich eine myeloische Aplasie aller Organe, im myeloischen Gewebe überall Monozyten. Die Monozyten dieses Falles ergaben eine positive Oxydasereaktion. Auch Hirschfeld erwähnt einen Krankheitsfall mit 60—70 % Monozyten im Blut und ziemlich viel Myelozyten, den er nachträglich den Monozytenleukämien zuzählt.

Und endlich hat Bingel eine Monozytenleukämie beschrieben, wobei die Monozytenzahl über 44 % betrug bei einer Gesamtzahl der Leukozyten von 16 500. Die Mehrzahl der weißen waren große Zellen mit großem plumpem, meist stark gelapptem Kern. Das Protoplasma zeigte staubförmige, sehr reichlich feinste Granulation, so daß Mononukleäre bzw. Übergangsformen anzunehmen waren. Dieser Fall ist allerdings kompliziert dadurch, daß bei der Autopsie frischere und ältere Darmgeschwüre mit Infiltrationen der Geschwürsränder gefunden wurden, die für ein Typhusrezidiv sprachen. Außerdem eine Tuberkulose der Halslymphdrüsen und tuberkulöse Kehlkopfgeschwüre. Der histologische Befund zeigte eigentümliche lymphoide Zellinfiltrate der Haut, Knochenmark rein myeloisch, in der Leber Anhäufungen von kleinen Rundzellen wie in den kleinen Typhusknötchen; sie unterschieden sich aber davon, daß sie meist nicht rundliche, sondern streifenförmige, ausgesprochen perivaskuläre Gebilde darstellten. Die Hyperplasien schienen sich nicht aus vorhandenen lymphatischen Bildungen zu entwickeln, sondern adventitiellen Ursprungs zu sein. Die Milzfollikel waren nicht hypertrophisch, sondern im Gegenteil von einem aus der Pulpa vordrängenden Gewebe komprimiert und unregelmäßig gestaltet. Es waren keine Zwischenformen zwischen Follikeln und großen Pulpazellen zu finden. Die Oxydasereaktion in den Gewebsschnitten fiel negativ aus (W. H. Schultze).

Bingel läßt selbst die Frage offen, ob es sich hier um eine starke monozytäre Reaktion oder um eine Monozytenleukämie handelte. Ich glaube, daß dieser Fall, in dem ja Typhus und Tuberkulose vorgelegen hatten, mehr in das Gebiet der Monozytosen gehört und als eine exquisit starke zelluläre Reaktion am Retikuloendothel im Sinne von Gräff zu deuten ist, wobei die zahlreichen neugebildeten Wanderhistiozyten ins Blut abwanderten.

Weiterhin wären noch zwei Fälle von Rectano zu erwähnen, bei denen bei mäßig vermehrter Leukozytenzahl ganz vereinzelte Lymphozyten, Eosinophile, Neutrophile und fast nur Monozyten gefunden wurden.

Unter der Bezeichnung „Leukämische Retikulo-Endotheliose" hat O. Ewald einen Fall mitgeteilt, der ähnlich wie der von Reschat und Schilling als akute Leukämie verlief und auch sonst weitgehende Übereinstimmung mit diesem zeigt:

Ein 60jähriger Landwirt erkrankte an Zahnfleischblutungen, denen ein Zahnwurzelabszeß vorausgegangen war, der zu einer Stomatitis geführt hatte. Pat. wurde matt und appetitlos.

Hochgradige Blässe, leichte Benommenheit, starke ulzerierende Gingivitis am linken Oberkiefer mit teilweise eitrig schmierig, teilweise blutig belegten Geschwürsflächen. Lunge und Herz o. B. Leber nicht vergrößert. Milz weich und vergrößert, deutlich palpabel. Temperatur dauernd erhöht, zwischen 38 und 39°. Blutkulturen steril. Leichte Albuminurie. Acht Tage nach klinischer Aufnahme Exitus. Durchschnittswerte der mehrfach vorgenommenen Blutuntersuchung (Panchrompräparate) waren folgende: Hb 22% (nach Sahli), E. 1 250 000, F.I. 0,9, L. 15 000; darunter: N. 1%, Ly. 4%, Mono. 0,5%, pathologische Stammzellen 94,75%. Auf 100 Leukozyten etwa 2 kernhaltige Rote.

Die pathologischen Zellen des weißen Blutbildes waren in ihrer Größe sehr verschiedenartig; der doppelte bis achtfache Durchmesser der Normozyten kommt vor. Der Plasmaleib ist groß, meist oval oder polygonal, schwach basophil, bei vielen Zellen mit einem Stich ins Rötliche. Perinukleäre, hellere Zone manchmal noch angedeutet. Der Kern ist relativ groß, selten rund, meist polygonal oder gelappt. Öfter liegen auch zwei Kerne in einer Zelle. Der Kern zeigt eine undeutliche Struktur, die zum Teil an die Lymphoidozytenkernstruktur erinnert, aber lange nicht so regelmäßig und gleichmäßig wie bei den gewöhnlichen Stammzellen ist. Gemeinsam ist allen Zellen das Vorhandensein von deutlichen Nukleolen (1—5); sie fehlen bei keiner Zelle. Alle Zellen sind ausnahmslos mit einer sehr deutlichen Azurgranulation übersät, die teilweise so ausgesprochen ist, daß die ganze Zelle dunkel erscheint und kaum mehr eine Grenze zwischen Kern und Plasma zu erkennen ist.

Aus dem Sektionsbefund ist zu erwähnen: Großer Milztumor mit brauner Pulpa, graubraunes Knochenmark, leichte Vergrößerung der Leber mit schwach bräunlicher Schnittfärbung, blasse Nieren mit Blutungen. Blutungen des Epikards und Endokards mit Nekrosen in der Muskulatur, kleine hyaline Knoten in der rechten Lunge.

Bei der histologischen Untersuchung fand sich eine starke Vermehrung der sog. Stammzellen in den verschiedensten Organen. Die Zellen zeigen meist einen runden oder ovalen Kern, oft auch bohnenförmig oder gelappt mit wechselnd starkem Chromatingehalt und ziemlich reichlichem Protoplasma. Granulationen fehlen. Bei der Oxydasereaktion sind diese Zellen annähernd gleichmäßig ziemlich stark granuliert; bemerkenswert ist hierbei, daß auch ein Teil der Kupfferschen Sternzellen gleich stark positiv reagiert. Starke Stammzellenansammlung zeigt die Milz, geringere

Herzmuskel und Niere (in Glomerulis 30—70); noch geringer Nebenniere und Hoden. In der Leber finden sich einzelne periportale Stammzelleninfiltrate. Im Speckhautgerinnsel sind die Stammzellen vermehrt, in Leber und Milz intrazellulär bräunliches Pigment. Das Knochenmark ist dicht ausgefüllt mit kernhaltigen Zellen, die ebenfalls die Struktur der Stammzellen zeigen.

Die weitere histologische Untersuchung zeigt, daß das lymphatische Gewebe der Milz fast ganz verschwunden ist, und nur noch in der Umgebung der kleinen Arterien sich findet. Die Pulpa ist ganz erfüllt mit den großen Zellen mit breitem basophilen Protoplasmaleib und hellem großem runden bis einfach gebuchtetem Kern. Ein Teil dieser Zellen ist noch polygonal und zeigt an seinen Enden Protoplasmafortsätze, die mit dem Retikulum direkt zusammenhängen. Ganz vereinzelt Kolonien von Plasmazellen. Keine Mitosen, keine Erythroblastenherde, fast keine Granulozyten. Das Bild der Leber wird beherrscht von einer ausgesprochenen zentralen Nekrose, die fast durchweg über die Mitte der Läppchen hinausreicht. Zwischen den Leberbälkchen Anhäufungen von großen Zellen gleich denen der Milz. Zum Teil sieht man deutlich, wie sich diese Zellen aus dem Endothel heraus entwickeln, einzelne hängen sogar durch Protoplasmafortsätze direkt mit Kupfferschen Sternzellen zusammen. Keine Erythroblastenherde, nur wenig Granulozyten. Im Knochenmark finden sich die für gewöhnliches blutbildendes Knochenmark charakteristischen Zellen nur ganz vereinzelt; die ganzen Räume zwischen den Retikulummaschen sind außer mit Erythrozyten angefüllt mit dicht aneinandergelagerten großen, gleichmäßig gebauten Zellen, gleich denen der Milz und Leber. Die Abstammung dieser Zellen vom Retikulum ist hier besonders deutlich zu sehen. Man sieht überall, wie sich diese Zellen (Rα) wie Knospen von den Retikulumsträngen ablösen. Die Übergänge der reinen Retikulumzellen (R) bis zu den isolierten Stammzellen (St) sind so zahlreich, daß man an der Abstammung dieser Zellen im vorliegenden Fall keinen Zweifel hegen kann.

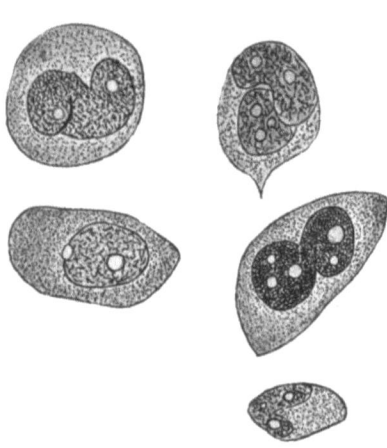

Abb. 6. Retikuloendothelialzellen im Blutausstrich. Zeiß-Apochromat. 2 mm, 1,3, Comp. Okular 8. (Nach Ewald).

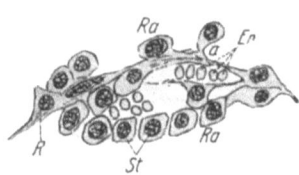

Abb. 7. Knochenmark. Zeiß ¹/₇ Immersion. Bi 7 ×. R Retikulumzelle, Ra Retikulumzelle in Abschnürung, St Stammzellen, Er Erythrozyten. (Nach Ewald).

Diese Beobachtung ist sicher sehr wichtig, weil sie, wie Ewald mit Recht bemerkt, ein weiterer Beweis für das Vorkommen einer retikulo-endothelialen Systemerkrankung darstellt, welche zur Ausschwemmung zahlreicher, noch nicht vollkommen bis zu den Endstadien entwickelter Zellen Veranlassung gibt. Es liegen hier gegenüber dem Fall von Reschat und Schilling wohl nur graduelle Unterschiede der Entwicklung vor, die vielleicht durch die Verschiedenheit des Reizes im Sinne Herzogs ausgelöst sind. Die fertigen Monozyten wären dann schließlich das Endprodukt. Die Fälle beweisen jedenfalls, daß das gesamte retikuläre System bei hochgradigen Reaktionen sehr wohl imstande ist, im Blute eine vollkommene Beherrschung dessen zelliger Elemente durch die von ihm abgegebenen Zellen zu erreichen.

Eine weitere, von Goldschmid und Isaac mitgeteilte Einzelbeobachtung gestattet einen noch tieferen Einblick in diese ganzen Verhältnisse. Sie ist unter dem Namen „Endothelhyperplasie als Systemerkrankung des hämotopoetischen Apparats" veröffentlicht:

Eine 54jährige Frau erkrankt plötzlich mit Schüttelfrost; darauf Fieber und Milzschwellung. Nach 4 Wochen wieder Besserung. Ein Jahr darauf Schmerzen im linken Unterleib, Appetitlosigkeit und Schwäche, deshalb klinische Aufnahme.

Hochgradige Blässe, leichte Bronchitis, Herz o. B., Leber überragt den Rippenbogen etwa handbreit, ist von mittlerer Härte. Starke Milzvergrößerung (26 : 10 cm). Urin frei. Blutuntersuchung: Hb. 50 (Sahli), E.2 860 000, F. I. 1, L. 9000, davon N. $80^0/_0$, Eo. 0, Mastz. $0,5^0/_{-0}$, Ly. $16^0/_0$, Mono. $1,5^0/_0$, Myelozyten $2^0/_0$. Auf 200 rote 3 Normoblasten und 3 basophil punktierte E. Sieben Röntgenbestrahlungen der Milz besserten den Befund etwas. Ein Jahr darauf erneute Verschlechterung; erhebliche Beschwerden infolge des großen Milztumors. Blutbefund: Hb 35, E. 2 900 000, L. 2 700; davon N. $65,8^0/_0$, Ly. $28,2^0/_0$, Eo. $2,4^0/_0$, Mono. $3,3^0/_0$. Blutplättchen 292 000. Neben reichlich Normoblasten vereinzelte Myelozyten sowie Megaloblasten. Plötzlich unter rapider Verschlechterung des Befindens bei mäßigem Fieber Exitus.

Sektion: Großer roter Milztumor, Leberschwellung, rotes Knochenmark, Anämie.

Milz: Histologische Untersuchung: Struktur verwischt, keine Follikel. Die Milz macht den Eindruck eines großen Gefäßschwammes. Da Follikel nicht vorhanden sind, so sieht man in der Pulpa im wesentlichen Blutgefäße und -Räume, welche von kernhaltigen Zellen ausgefüllt und von ihnen umgeben sind. Unter diesen Zellen fallen schon bei schwacher Vergrößerung Riesenzellen ins Auge, welche stellenweise das Gesamtbild völlig beherrschen. So werden in einem Gesichtsfeld 54 Riesenzellen gezählt. Bei mittlerer Vergrößerung wird in längsgetroffenen Venen das Lumen etwa zur Hälfte von einkernigen Zellen eingenommen, der Rest von roten Blutkörperchen. Weiter finden sich überall Haufen und Stränge von mittelgroßen einkernigen Zellen, welche die Biluräume ausfüllen und stellenweise zusammenhängende Beläge bilden. Bei starker Vergrößerung haben diese Zellen einen schmalen Protoplasmasaum, der sich mit den benachbarten Zellen abplattet und oft epithelartig mit dem Nachbarn zusammenhängt. Der Kern ist groß, chromatinreich, nur selten mit Kernkörperchen versehen. Diese Zellen scheinen die Hauptmasse der Pulpa zu bilden. Dazwischen finden sich außer roten Blutkörperchen kleine lymphozytenartige Elemente und die oben beschriebenen Riesenzellen. Die Oxydasereaktion zeigt nur ganz vereinzelt positiven Ausfall. Leber: Zeigt auffallenden Zellreichtum; das bindegewebige Retikulum ist überall deutlich erkennbar, die Leberzellbalken sind herdweise verschmälert, die zugehörigen Kapillaren zum Teil entsprechend erweitert. Bei mittlerer Vergrößerung fällt besonders die große Anzahl von Riesenzellen mit ungewöhnlich großen Kernen auf. Bei starker Vergrößerung finden sich Kapillaren mit Endothel von gewöhnlichem Verhalten, im Lumen rote Blutkörperchen, Leukozyten und große einkernige Zellen gleich denen der Milz. Daneben riesenzellenartige Gebilde verschiedener Größe mit verschieden gestaltetem Protoplasmaleib und mit allen Arten bizarr gestalteter Riesenkerne sowie pyknotischen Kernkonglomeraten. Bei Ölimmersion finden sich in den Kapillaren im Bereich der Kupfferschen Sternzellen auffallende Bildungen; so zeigt sich z. B. eine Kapillare mit zwei typischen, aneinander anschließenden Kupfferzellen auf einer Seite ihnen gegenüber ein auffallendes Gebilde. Dieses erscheint wie eine bizarr vergrößerte, mehrkernige Sternzelle. Auch in anderen Kapillaren finden sich derartige Bilder. Gelegentlich erinnern diese Gebilde an die Megakariozyten des Knochenmarks. Offenbar handelt es sich in den Leberkapillaren um hochgradige Veränderungen der Kupfferschen Sternzellen. Auch im Knochenmark überwiegen die Riesenzellen, die denselben Typus wie in Milz und Leber zeigen, d. h. es finden sich verschiedene Arten sehr großer, protoplasmareicher Zellen mit vielgestaltigen oder sehr zahlreichen Kernen, die mit den bekannten Typen von Riesenzellen (Sternberg, Langhans, Megakariozyten) nichts gemein haben. In den Lymphgefäßen finden sich zuweilen Massen großer Endothelzellen sehr ähnlich den in Leber und Milz beschriebenen Zellen. Lunge o. B.

Das Ergebnis der mikroskopischen Untersuchung fassen Goldschmid und Isaac dahin zusammen, daß es sich um eine hochgradige Zellwucherung in der Milz, den Leberkapillaren und dem Knochenmark handelt. Die Zellen sind Abkömmlinge des Kapillarenendothels, bzw. gewucherte Endothelien. Die ganze Erkrankung nimmt also ihren Ausgang vom Endothel. Es besteht demnach zweifellos die histologisch belegte Berechtigung, hier von einer Systemerkrankung der Endothelien des hämatopoetischen Apparates zu sprechen.

Goldschmid und Isaac weisen mit Recht darauf hin, daß hier ein Analogon zur Gaucher-Schlagenhauferschen Erkrankung vorliege. Während aber bei der Gaucherschen Krankheit eine Proliferation der retikulären Zellen der blutbildenden Organe eingetreten ist, wobei sich große helle Zellen mit kleinem Kern, die bei bestimmten Färbemethoden einen deutlichen Zusammenhang mit den Retikulumfasern zeigen, sowie völliges Fehlen von Riesenzellen findet, handelt es sich bei dem Fall von Goldschmid und Isaac nur um eine Proliferation der Endothelien. Bei der Gaucherschen Krankheit aber finden sich im allgemeinen keine Veränderungen der Kapillarendothelien und der Endothelien des venösen Sinus. Es ergibt sich also der von Goldschmid und Isaac gezogene Schluß, daß Endothel- und Retikulumzellen die Möglichkeit haben, auf Reize zu reagieren, und zwar ein jeder für sich.

Bemerkenswert ist an dem Krankheitsfall von Goldschmid und Isaac, daß trotz hochgradigster Endothelveränderungen diese Prozesse im Blutbild durch Ausschwemmung solcher Zellen nicht zum Ausdruck kamen, wie wir es bei den anderen hyperplastischen Systemerkrankungen des Retikuloendothels gesehen haben. Es ergibt sich aber ferner ein weiterer Einblick in die große Variationsmöglichkeit der Erkrankungsformen des Retukuloendothels, wobei Retikulumzellen und Endothel an sich getrennte aber verwandte Systeme darstellen, welche gemeinsam oder jedes einzelne für sich reagieren können.

3. Amyloid, Gauchersche Krankheit, L. Picks lipoidzellige Splenomegalie (Typus Niemann), Xanthelasma u. ä.

Die zunehmende Erkenntnis funktionell zusammenhängender und ineinandergreifender Organ- und Zellsysteme hat dazu geführt, daß in deren pathologisches Geschehen immer helleres Licht fällt. Besonders fruchtbar hat in dieser Beziehung die Feststellung gewirkt, daß das über die Organe zerstreute retikulo-endotheliale System gewissermaßen als funktionelle Einheit anzusehen ist, dem andere verwandte Systeme, wie die Endothelien der Gefäße, anzugliedern sind. Die große Bedeutung dieser Zellkomplexe als intermediäres Stoffwechselorgan, das die gierig phagozytierten Stoffe und Produkte des eigenen Zellebens ebenso wie die von außen eindringenden fremdartigen beseitigt und durch ihre Fermente aufarbeitet und so zum wichtigen Schutzorgan des Körpers wird, bringt es mit sich, daß auch nach dieser Richtung krankhafte Vorgänge sich bemerkbar machen und Krankheitsbilder zustande kommen, deren Zusammenhänge nunmehr klarer werden.

a) Amyloid.

Im Verfolge seiner Untersuchungen an Mäusen über die zelluläre Reaktion bei Überfütterung mit Lipoid-Eiweißgemischen oder parenteraler Einverleibung von Nutrosekaseinnatrium hat bereits Kuszynski auf deren Speicherung in dem retikulo-endothelialen Gewebe hingewiesen und die Beobachtung gemacht, daß bei diesen Versuchen sich bei einem Teil der Tiere typisches Amyloid bilde und ablagere. Domagk ist diesen Zusammenhängen bei seinen Untersuchungen über die Bedeutung des retikulo-endothelialen Systems für die Vernichtung von Infektionserregern, auf die ich schon mehrfach hinwies, weiter nachgegangen. Es zeigte sich ein bisher für unmöglich gehaltenes rasches Auftreten von Amyloid bei einer durch Kokkeninjektionen sensibilisierten Maus bereits 2 Minuten nach der Reinjektion. In diesem Fall war zum Teil die nadelförmige Struktur des ganz jungen Amyloids in der Leber sehr deutlich. Bei einer nicht vorbehandelten Maus wurde Amyloidbildung ebenfalls schon nach 10 Minuten beobachtet.

Nach Kuszynski bedarf die Entstehung des Amyloids einer größeren Inkubationszeit, in der es zu einer allgemeinen Sättigung der Säfte mit den Spaltprodukten des ganz ungeheuerlich gesteigerten Eiweißstoffwechsels kommt. An den Orten der Dissimilation fallen die schwer löslichen Abbauprodukte in dem Augenblick aus, in dem ihre Löslichkeit überschritten ist. Aus Domagks Versuchen ergibt sich, daß das Amyloid keineswegs als chronische Erkrankung aufzufassen ist. Schon wenige Minuten nach der Staphylokokkeninjektion tritt ein deutliches perinoduläres Amyloid der Milz auf. Die Organe, in denen sich Amyloid zeigt, lassen gleichzeitig eine hochgradig gesteigerte Zelltätigkeit, namentlich der Endothelien, erkennen, die sich durch eine hochgradige Phagozytose dieser Zellen kennzeichnet; sie geht mit deutlicher Vergrößerung dieser Gebilde einher, in deren Protoplasma und Kern später zahlreiche Vakuolen beobachtet werden. Das Amyloid tritt nicht auf in der Zeit der hochgradigsten Phagozytose, sondern wird gefunden nach Ablauf des Verarbeitungsprozesses der Kokken in den Endothelien. Kurz nach der Kokkenreinjektion beobachtete Domagk im Blutbild analog den früheren Untersuchern des Blutbildes bei Reinjektion sensibilisierter Tiere einen hochgradigen Leukozytensturz. Die Reste der untergehenden Zellen fand er in der Milzpulpa, wo auch diese Trümmer weiter verarbeitet werden. Vermutlich liefern also nicht nur die untergehenden Kokken, sondern auch das untergehende Körpergewebe das Material für das Amyloid. Das wesentliche Moment für die rasche Entstehung des Amyloids schien Domagk die ganz akute Überschwemmung des Blutes mit Eiweißschlacken und Abbauprodukten zu sein.

Auch beim chronisch erzeugten Amyloid führt nach Domagk ein ununterbrochener Weg über vermehrte Phagozytose von eiweiß-haltigen Schlacken bis zur Entstehung des Amyloids. Da nun die Gefäßwandzellen und das ganze retikulo-endotheliale System besondere phagozytäre Eigenschaften haben, so erklärt sich daraus die Lokalisation des Amyloids und die Prädisposition der Gefäßwand. Daraus erklärt sich weiter die besondere Beteiligung der Milz an der amyloiden Degeneration. Wenn man auch die Phagozytose kleinster Eiweißpartikelchen nicht immer mit dem Auge verfolgen kann, so dürfte nach Domagk das Auftreten von Amyloid in anderen Organen dennoch gleichfalls an die Anwesenheit hochgradig phagozytär tätiger Zellen geknüpft sein (Zunahme der Größe der Zellen, Vakuolenbildung usw.).

Erste Bedingung für die Entstehung des Amyloids ist also nach Domagk das Vorhandensein von eiweißabbauenden Zellen, in deren Umgebung unter gegebenen Bedingungen es zur Ausfällung der entstehenden Spaltprodukte kommt, entweder weil es teilweise nicht bis zum Abbau zu leicht löslichen Aminosäuren infolge Überangebots und Zellschädigung kommt, oder weil Fermente in der Richtung tätig sind, daß sie lösliches Eiweiß in unlösliches, also aus dem Sol- in den Gel-Zustand überführen.

So interessant und wichtig die Domagkschen Feststellungen sind, so scheint mir die Beweisführung noch keine lückenlose zu sein, und es wird noch weiterer Untersuchungen bedürfen, um in die Entstehung des Amyloids völlige Klarheit zu bringen.

b) Gauchersche Krankheit.

Während beim Amyloid nach Domagk eine hochgradig gesteigerte Funktion des Retikuloendothels und der Gefäßendothelien zu einer Überschwemmung der Umgebung mit Eiweißabkömmlingen führt, aus denen es sich bildet, ist die Gauchersche Krankheit ein weiterer Ausdruck isolierter Erkrankung des retikulo-endothelialen Systems.

Im Vordergrund des Krankheitsbildes steht der mächtige Milztumor, eine starke Vergrößerung der Leber und eine Anämie, die mehr oder weniger hochgradig ist.

Die Krankheit ist in einem Teil der Fälle ausgesprochen familiär, so daß mehrere Angehörige derselben befallen werden. Nach L. Pick[1]), der 32 Fälle aus der Literatur zusammenstellte, findet sie sich in 34%. Der Beginn ist schleichend und meist wird bei irgendeiner Untersuchung im Kindesalter der Milztumor als erstes Krankheitszeichen festgestellt, der dann langsam wächst und später von der Lebervergrößerung begleitet wird. In seltenen Fällen stellen sich leichte Schwellungen der äußeren Lymphdrüsen bis Erbsen- und Bohnengröße ein. Die Haut zeigt häufig schon frühzeitig eine eigentümliche gelblichbraune bis ockerfarbene, zuweilen auch bronzefarbene oder subikterische Verfärbung. Sie findet sich meist nur an den dem Licht ausgesetzten Hautpartien, läßt die Schleimhäute frei und ist der Ausdruck der allgemeinen Hämochromatose, welche die Krankheit immer begleitet. An der Konjunktiva kann sich im Bereich der Lidspalte eine bräunlichgelbe keilförmige Verdickung mit der Basis zum Kornealrand hin bilden, nasal und später auch temporal. Die Blutuntersuchung ergibt frühzeitig eine Leukopenie, bei der bald die Neutrophilen, bald die Lymphozyten vorherrschen. Sie ist nur selten hochgradig. Hämoglobinmenge und Zahl der roten Blutkörperchen vermindern sich, so daß eine Anämie vom Typus der sekundären zustande kommt. Gaucherzellen wurden bis jetzt im Blute nicht gefunden. In späteren Stadien kommt es zu einer Thrombopenie. Es treten auch Zeichen einer sich entwickelnden hämorrhagischen Diathese ein (Nasenbluten, Zahnfleischblutungen, Blutungen aus dem Mund, Rachen und Magen, Blutstühle usw.) Zuweilen werden Schmerzhaftigkeit der Knochen geklagt und Schmerzen im Leib, wohl als Ausdruck der bei der Milzvergrößerung eintretenden Kapselspannung. In anderen Fällen ist es auffallend, wie gering die abdominellen Beschwerden trotz enorm vergrößerter Milz sind. Todesursache sind meist interkurrente Erkrankungen, nur selten die mit dem Morbus Gaucher einhergehende Kachexie oder eine rapide progressive Anämie.

Die Differentialdiagnose ist meist schwierig. Als wichtiges Hilfsmittel kann die Untersuchung exstirpierter Lymphdrüsen oder nach Bernstein, Reuber und H. Lippmann des Milzpunktates auf die großen Gaucherzellen dienen.

Bei der Autopsie findet sich die Milz bedeutend, oft enorm vergrößert. Pick berechnet für 21 Fälle das Durchschnittsgewicht bei Erwachsenen auf 3200 g, Brill-Mandlebaum-Libman sahen eine Milz von 8100 g Gewicht. Die Konsistenz ist derb, die Kapsel bietet die Zeichen alter abgelaufener Perisplenitis. Die Schnittfläche ist je nach der Intensität der hämatochromatischen Pigmentierung rötlichgrau, blaßziegelrot, auch violett (Gaucher) oder bräunlichrot und es finden sich als makroskopischer Ausdruck der Anhäufungen von Gaucherzellen stets dicht gesprengt marmoriert oder „wie bestäubt" zahllose regellos verteilte, feine, grauweiße, graugelbe oder auch grauroßa Fleckchen und Streifchen (L. Pick). Es finden sich in der veränderten Milzsubstanz nach Pick gröbere herdförmige Einlagerungen, die, abgesehen von Blutungen, entweder Infarkten oder nekrotischen Gaucherzellgebieten oder käsig-trockenen Konglomerattuberkeln oder Kavernomen (besonders von E. J. Kraus als kirschkerngroße, undeutlich begrenzte knotige Herde beschrieben, die aus zahlreichen, verschieden dicht stehenden, dunkelroten Bluträumen bestehen, die durch ein faserig scheinendes weißliches Gewebe getrennt sind) oder derbfibrösen soliden Knoten entsprechen.

Die Lebervergrößerung entspricht nicht der Milz. Die Konsistenz ist derb, die Oberfläche zeigt Reste einer abgelaufenen Perihepatitis. Die Läppchenzeichnung ist undeutlich. Die Schnittfläche ist bei jugendlichen Individuen gelblichrosarot, bei älteren Fällen bräunlichrosa bis bräunlichrot, zuweilen mehr gelb (Gaucher) oder wie die Milz schokoladenbraun (Brill-Mandlebaum-Libman); sie wird durchzogen von feinen grauweißen Streifen, bei deren stärkerer Ausbildung es zu breiter verästelten weißen Zeichnungen kommt, die der Schnittfläche eine Art Granulierung geben (Einlagerung von Gaucherzellen).

---

[1]) Auf die ausgezeichnete Darstellung von L. Pick sei besonders hingewiesen. Sie scheint mir sehr zur Klärung beizutragen und ich habe daher weitgehend auf sie bezug genommen.

Auch in Lymphknoten, von denen die intraabdominellen und die intrathorakalen im Gegensatz zu den oberflächlichen stets vergrößert sind, und im Knochenmark finden sich die Gaucherzelleneinlagerungen als ebensolche netzförmige weißgraue Streifen.

Regelmäßig findet sich bei den fortgeschrittenen Fällen an der Haut und an den inneren Organen eine allgemeine Hämochromatose, ferner als Ausdruck der hämorrhagischen Diathese frischere oder ältere Blutungen.

Im histologischen Bild sind der wichtigste Befund die Gaucherzellen, die, im Wasser frisch untersucht, einen gleichmäßig opaken Zelleib haben, der in seinem eigentümlichen matthyalinen Glanz an eine amyloide Scholle erinnert und beim Zerdrücken den Eindruck eines halbfesten hyalinen Materials macht (Marchand). An den gefärbten Schnitten ist der im ganzen blasse, helle, blasige Plasmaleib von spinnwebartig feinsten linienartigen Fibrillen durchzogen, die bei allgemeiner Neigung zu welliger Parallelität durch seitliche Verbindungen ein zartes Netzwerk unregelmäßiger Maschen oder „Inseln" umgrenzen. So kommt ein eigentümlich zerknittertes, runzliges, „knittrigwolkiges" oder auch undeutlich gestreiftes Aussehen der Zelle zustande. Längere Formen der Gaucherzellen sind entsprechend feinfibrillär längsgestreift oder gestrichelt. Mehr oder minder zentral gestellte Kerne können auch von etwa konzentrischen Linien umgeben sein. Durchschnitte der zarten Fibrillen bilden feine reihenweise Pünktchen und lassen den Zelleib granuliert oder punktiert erscheinen. Auch diese Punktreihen zeigen die Neigung zu paralleler Richtung. Große Zellen eines solchen eigenartigen Plasmatypus gibt es bei keiner anderen Affektion (L. Pick). Im frischen gefärbten Ausstrich der splenektomierten Milz oder im Milzpunktat erscheinen die großen epithelartigen, regelmäßig begrenzten Zellen von mehr oder minder rundlicher Form; auch die Kerne, die in der Einzahl oder Mehrzahl vorhanden sind, sind rund und ziemlich groß. Vielkernige Riesengaucherzellen treten öfter besonders hervor. Pick fand den Zelldurchmesser im frischen Milzpunktat im Durchschnitt = 84 μ. Die Gaucherzellen hängen in den Nestern untereinander und mit dem umgebenden Gewebe fest zusammen. Sie enthalten meist Pigment (Hämosiderin), vereinzelt auch phagozytierte rote Blutkörperchen.

Das strukturelle Charakteristikum der Gaucherschen Krankheit ist also die besondere Gestaltung der Gaucherzelle, die als spezifisch angesehen werden muß, sowohl wegen der Eigenart ihrer Plasmastruktur als wegen des in den Zelleib eingelagerten mikrochemisch indifferenten Körpers. Ein weiteres Charakteristikum ist der Umstand, daß das Auftreten der Gaucherzelle beschränkt ist auf bestimmte Organe, die Milz, die Leber, die Lymphdrüsen und das Knochenmark. Eine weitere Ausbreitung hat sich bisher nicht gefunden.

Es handelt sich also um eine eigentümliche Systemerkrankung des retikulären Apparates ohne wesentliche Beteiligung der Endothelien, wobei die Größe der Zellen, worauf vor allem Marchand und Risel hinwiesen, durch Einlagerungen einer fremdartigen Substanz hervorgerufen wird.

Über die Natur der eingelagerten Substanz besteht noch keine absolute Einigkeit. Vielleicht ist sie nicht einheitlich. Nach Eppinger spielt beim Morbus Gaucher die Cholesterinämie eine große Rolle, was von anderen bestritten wird (L. Pick). Die eingelagerte Substanz wird entweder als Lipoid aufgefaßt (Siegmund, Wahl und Richardson u. a.) oder als ein Eiweißkörper, der mit dem Hyalin oder Amyloid entfernt verwandt ist (Risel).

Die Gaucher-Krankheit gehört nach Wahl und Richardson in die Gruppe des Xanthelasmas, welches sich durch Speicherung von Fett in den Retikularzellen bzw. in den Fibroblasten charakterisiert. Es würden also gewisse Beziehungen zum Xanthom bestehen, bei dem es sich um Einlagerungen von doppeltbrechenden fettähnlichen Massen in Bindegewebszellen handelt, die sich als Cholesterinfettsäureester (Anitschkow) erwiesen haben. Die fetthaltigen Zellen des Xanthoms werden von den Bindegewebszellen abgeleitet und sind als embryonale Fettzellen aufgefaßt worden. Es tritt als generalisiertes Xanthom bei gleichzeitig bestehendem Ikterus auf, ferner beim Zuckerkranken (Xanthoma diabeticorum). Der Auffassung, daß es sich bei der Gaucherschen Krankheit um Einschlüsse von Lipoidsubstanzen handelt, stehen die Untersuchungen von Epstein gegenüber, der annimmt, daß es sich wohl kaum um Lipoidsubstanzen, sondern etwa um eine Abartung von Eiweiß handeln dürfte. Aiello hat bei der Aminosäurenaufarbeitung der Eiweiß-körper in der Gaucher-Milz Besonderheiten gefunden, welche diese Ansicht stützen können. Epstein faßte seine Untersuchungen über die Gaucher-Milz vor kurzem zusammen. Danach ist der als Gaucher-Substanz bezeichnete Komplex keineswegs eine Einheit im chemischen Sinne, sondern ein aus ver-schiedenen Komponenten zusammengesetzter Körper. Er erkennt den Befund Aiellos an, der darauf hindeute, daß eine Veränderung der Eiweißsubstanz in der Gaucher-Milz eine Rolle spiele, die mit einer Stickstoffverarmung und Kohlehydratzunahme einhergeht. Es erscheint unwahrscheinlich, daß ätherlösliche Phosphatide in größerer Menge an der Zusammensetzung des die Gaucher-Substanz bildenden Komplexes beteiligt sind. Sehr wahrscheinlich scheint es aber, daß ein Körper, der mit dem zu den Sphingogalaktosiden gehörigen Zerebrin Kossels und Freytags möglicherweise identisch ist, einen wichtigen Bestandteil der Gaucher-Substanz bildet. Zweifellos steht nach ihm fest, daß der als Gauchersubstanz bezeichnete Zellinhalt eine keineswegs einheitliche, sondern sicher recht komplizierte Zusammensetzung besitzt, die sich wohl durch die omnivore phagozytische Tätigkeit der Gaucherzellen leicht erklären läßt, welche nicht nur verschiedenartige morphologische Elemente, sondern auch chemische Substanzen aller Art wahllos speichern, so daß man sich nicht wundern kann, daß die verschiedenartigsten Schlackenbestandteile des Zell-stoffwechsels in den Gaucher-Zellen eingelagert werden, welche hier wiederum unter Umständen zu verschiedenartig zusammengesetzten Komplexen auf-zubauen vermögen. Es könnte aber auch sein, daß schon durch den patho-logischen Zellstoffwechsel vorgebildete Stoffkomplexe in fertigem Zustand den Zellen zugeführt werden. Es muß also nach Epstein zugegeben werden, daß die eigenartige, intraprotoplasmatisch abgelagerte Substanz in den Gaucher-Zellen nicht in allen Fällen der Gaucherschen Krankheit vollkommen einheitlich aufgebaut sein muß.

L. Pick untersucht sehr eingehend die Frage, ob die Gaucherzellen nur dem Retikulo-endothel oder auch den Endothelzellen eigen sind, und kommt zum Schluß, daß nur die ersteren in Betracht kommen. Für Milz und Lymphdrüsen ist nach ihm die Histio-genese der Gaucherzellen aus retikulären Histiozyten endgültig festgelegt, für das Knochenmark wahrscheinlich, für die Leber kommen als gesicherte Matrix der Gaucherzellen zunächst allein die Adventitia- und Periadventitiazellen der Zentral-venen in Betracht. Auch an den Arteriolen der Milz können adventitielle und periadventitielle Histiozyten in manchen Fällen die Quelle von Gaucherzellen abgeben. Die endotheliale Abstammung der Gaucherzellen bleibt nach wie vor unbewiesen, sowohl für die venösen Sinus der Milz wie für die Sinus der Lymphdrüsen, die Lymphgefäße des Knochen-marks und die Kapillaren der Leberläppchen. Der Morbus Gaucher kann nach Pick nicht schlechthin zu den Krankheiten des retikulo-endothelialen Systems gerechnet werden, denn in Leber und Milz sind auch Klasmatozyten (Bindegewebshistiozyten, adventitielle und periadventitielle Histiozyten) Mutterelemente von Gaucherzellen. Man muß ihn viel-mehr anatomisch-histologisch nach Pick in die allgemeine Gruppe der Histiozyten- oder Makrophagenkrankheiten (Krompecher) setzen und gegenüber den Ergebnissen der tier-experimentellen Speicherungen die gesetzmäßig elektive Beteiligung bestimmter Histio-zytenformen, vorwiegend der Retikulumzellen, in zweiter Linie auch der Klasmatozyten unter Ausschluß der Endothelien hervorheben.

Was die **Pathogenese** der Gaucherschen Krankheit anbelangt, so stehen sich zwei Auffassungen gegenüber. Mandlebaum-Downey sprechen von einer primären Stoffwechselstörung, L. Pick von einer kongenitalen und familiären, konstitutionell bedingten Abweichung des Stoff-wechsels und zählt die Gauchersche Krankheit wie die lipoidzellige Spleno-hepatomegalie Typus Niemann zur Gruppe der kongenitalen familiären Stoffwechselanomalien (Alkaptonurie, Zystinurie). Die Auffassung der Art der Stoffwechselabweichung (intermediäre Störung?, Abzweig von der

Norm?) hängt nach Pick von der noch zu sichernden chemischen Natur der Gauchersubstanz ab, die aus dem Blut von den Retikulumzellen und gewissen Klasmatozyten (in Leber und Milz) aufgenommen und gespeichert werden, ob in der Art einfacher Ablagerung oder intrazellulären Aufbaues, bleibt noch festzustellen.

Ebstein nimmt eine schwere Störung des intermediären Stoffwechsels an, bei der beträchtliche Mengen fremdartiger Stoffe entstehen, die im Blute zirkulieren und die defensive Reaktion im Histiozytensystem auslösen, wie bei den experimentellen Überfütterungen mit Cholesterin oder Lipoideiweißgemischen oder den intravitalen Färbungen. Der Morbus Gaucher ist also ein Speicherungsexperiment der Natur am Menschen mit sehr vollkommenem Resultat. Die Speicherungskraft der Histiozyten wird durch den dauernd zirkulierenden fremdartigen Stoff angefacht, die Speicherung anderer Substanzen durch seine Aufnahme nicht etwa blockiert, sondern sogar angefacht. Die Gaucherzelle wird omnivor und speichert wahllos chemische Substanzen aller Art, so daß die abgelagerte Substanz, wie bereits angeführt, keineswegs in allen Gaucherfällen einheitlich zu sein braucht.

Kraus endlich hält die Gauchersche Krankheit für eine elektive Erkrankung des retikulären Apparates der lymphatischen und blutbildenden Organe im Sinne einer krankhaften Funktionssteigerung. Die Störungen des Eiweiß-, Eisen- und Pigmentstoffwechsels sind als sekundär zu betrachten. Die Milz als wichtigster Teil des Retikuloendothels hat an dessen krankhafter Funktionsstörung den größten Anteil. Es besteht gewissermaßen ein Hypersplenismus. Daher ist die Milzexstirpation geboten, die in seinem Fall zu einem klaren Erfolg führte.

Es scheint mir heute noch verfrüht, zu den angeführten Theorien endgültig Stellung zu nehmen. Eine primäre Stoffwechselstörung im Sinne der Alkaptonurie oder Zystinurie müßte erst durch chemische Aufklärung des Blutes sowohl, wie des Urins und der abgelagerten Substanz bewiesen werden; vorerst scheinen mir die Unterlagen für die Annahme der primären Stoffwechselstörung zu gering zu sein. Anderseits hat meines Erachtens eine primäre Störung der Tätigkeit des Retikuloendothels manches für sich. Ob es sich freilich dabei um eine Funktionssteigerung handelt im Sinne von Kraus oder von Epstein, oder um eine Funktionshemmung, so daß die eiweißartigen phagozytierten Substanzen liegen bleiben, anstatt verarbeitet und weitergegeben zu werden, bedarf gleichfalls noch der Klärung. Jedenfalls scheint das Retikuloendothel eine ausschlaggebende Rolle bei der Entstehung der Krankheit zu spielen.

c) L. Picks lipoidzellige Splenomegalie (Typus Niemann).
Diabetische Xanthomatose.

L. Pick trennt aus dem in der Literatur niedergelegten Material von Gaucherscher Krankheit vier Fälle ab, die er als selbständiges Krankheitsbild ansieht, so daß sie fälschlicherweise mit der Diagnose Gauchersche Krankheit belegt wurden. Die Fälle sind von A. Niemann (1), Knox, Wahl und Schmeißer (2) und von Siegmund (1) beschrieben.

Es handelt sich um eine Erkrankung des frühesten Kindesalters. Die Kinder starben im Alter von 9, 11, 15 und 18 Monaten. Schon in den ersten Lebensmonaten fällt die Anschwellung des Leibes auf, die stetig zunimmt. Sie ist bedingt durch eine Vergrößerung von Milz und Leber, die enorm werden kann. Dazu kommen leichter Aszites und Stauungssymptome wie Ödem der Füße, Stauungskatarrh der Lunge, Lidödem. Der Urin ist frei von pathologischen Bestandteilen. Die Haut nimmt, ähnlich wie bei der Gaucherschen Krankheit, in den belichteten Teilen eine auffallend blaßbräunliche und graugelbe Farbe an. Die äußeren Lymphdrüsen schwellen mäßig an. Im Blut findet sich eine relative Lymphozytose. Der Tod erfolgt unter zunehmender Kachexie durch Erschöpfung oder durch andere Ursachen (Pneumonie, Durchfälle).

Die Autopsie zeigt eine sehr vergrößerte Milz, die derb und hart ist. Die Schnittfläche ist entweder fleckig-bunt, rot, gelb und grau in verschiedenen Tönen und Kombinationen, oder diffus graugelblich-rot mit rötlichen Höfen um die sichtbaren Follikel.

Die Leber ist ebenfalls stark vergrößert. Die Schnittfläche ist gelb oder graugelb, bei Niemann der Fettleber gleichend. Die Konsistenz wechselt.

Die äußeren Lymphknoten können erheblich geschwollen sein, die Vergrößerung kann eine allgemeine sein (Knox, Wahl und Schmeißer), besonders intensiv an den abdominalen Drüsen, welche sich in förmlichen Paketen um das Pankreas, am Leber- und Milzhilus finden. Sie sind weich oder derber mit graugelber, mehr oder weniger fettgelber oder zitronengelber Ober- und Schnittfläche. Sowohl von der Schnittfläche der Leber wie der Lymphknoten, auch vom Milzschnitt an den gelblichen Stellen läßt sich ein zäher gelblicher Saft von der Konsistenz „kondensierter Milch" abstreifen.

Das Knochenmark ist stark hyperplastisch.

Die Nebennieren sind auffallend vergrößert.

Mikroskopisch ergibt sich nach der Zusammenfassung von L. Pick als Grundlage der grob sichtbaren Veränderungen in Milz, Leber, Lymphdrüsen und Knochenmark, Thymus und Nebennierenmark in allerweitester Ausdehnung, aber überhaupt auch in makroskopisch unveränderten Organen eine Einlagerung von großen, blassen, teilweise auffallend hellen Zellen, die ihr besonderes Aussehen einem ausnahmslos nachweisbaren Einschluß von Neutralfett oder vermutlich von Lipoiden verdanken. Im frischen Präparat (Siegmund) erscheinen die großen Zellkörper eigentümlich transparent, „wachsartig", im mikroskopischen Schnitt gehärteten Materials von runden Vakuolen erfüllt, die homogenen Tropfen entsprechen, wabig oder schaumig mit azidophilen Plasmaresten. Die Zellform ist rund, oval oder polyedrisch, unregelmäßig. Die Kerne sind klein, rund, in der Ein- oder Zweizahl, selten zu dreien.

In der Milz liegen die Zellen zwischen den Sinus in Säulen oder Haufen oder im Maschenwerk feiner Retikulumfasern, oder sie erscheinen in den an Zahl verminderten Malpighischen Körperchen, oder sie durch- und ersetzen das ganze Milzgewebe bis auf geringe Reste der normalen Zellen; auch im Arterienlumen werden sie sichtbar. Sie gehen hervor aus Retikulumzellen (Niemann, Siegmund) und Pulpazellen (Siegmund), aber auch aus vergrößerten Sinusendothelien.

Auch in der Leber können die Zellen das Gewebe so sehr ersetzen, daß kaum mehr normale Leberzellen zu finden sind. Die Zellen entstehen hier teils aus den Kapillarendothelien (Kupferschen Sternzellen), teils aus den Leberzellen selbst.

In den Lymphdrüsen entstehen sie aus den Retikulumzellen und den Endothelien der Bluträume und Lymphsinus. Sie sind gruppenweise ins lymphadenoide Gewebe eingesprengt und ersetzen es völlig. Auch hier findet sich zuweilen Erythrophagie und Einschluß von Leukozyten und Kernfragmenten wie in Milz und Leber. Ähnlich verhält es sich mit der Thymus und dem Knochenmark. Auch in allen übrigen Organen finden sich die typischen Zellen (in Nebenniere, Niere, in den lymphatischen Herden des Magen-Darmtraktus, im Pankreas usw.).

Mikrochemisch erklärt Niemann die in den Zellen eingelagerte Substanz für „Lipoide", Siegmund für Phosphatide, Knox, Wahl und Schmeißer für ein dem Lezithin nachestehendes Lipoid. Auch die chemische Analyse der Milz stimmt mit der Annahme eines Lipoids überein.

Im Gegensatz zum Morbus Gaucher greift bei der Pickschen lipoidzelligen Splenomegalie die Lipoidzellgenese in weitestem Umfang über das retikulo-endotheliale oder überhaupt das Histiozytensystem hinaus weit in die spezifischen Parenchyme hinein. Pick meint daher mit Recht, daß wohl am einleuchtendsten alle Lipoidzelleinlagerungen genetisch von einem gemeinsamen Gesichtspunkte aus erklärt werden, nämlich dem der primären Überlastung des Blutes und der Gewebssäfte mit lipoidem Material, als deren Ursache eine primäre Stoffwechselstörung anzusehen ist. Für seine Genese ist die diabetische Lipämie mit ihren prinzipiell gleichen Zellveränderungen das gegebene Beispiel. Die Speicherung der fremdartigen

Stoffkomplexe erfolgt in erster Linie durch die Histiozyten, vor allem in Milz, Leber, Lymphdrüsen und Knochenmark. Die weite Verbreitung des Makrophagensystems und seine große Speicherungstendenz besonders im Säuglingsalter läßt die Lipoidspeicherung in zahlreichen Organen auftreten, bis schließlich nach völliger Übersättigung dieser Zellkategorie auch die Parenchymzellen (Epithelien, Herzmuskelzellen) zur Speicherung gelangen, deren Beteiligung durch den Exzeß des Angebotes gleichsam erzwungen wird (Pick).

Es liegt hier also ein ähnlicher Vorgang vor, wie man ihn bei sehr hochgetriebener Speicherung, besonders Doppelspeicherung (Tusche und Karmin) im Tierexperiment sieht, wo zunächst nur das Retikuloendothel speichert, später aber auch die Parenchymzellen der Organe sich an der Speicherung beteiligen. Man sieht dann Karminspeicherung in den Leberzellen. Die Picksche Deutung des Krankheitsbildes wird also sicherlich das Richtige treffen.

Bei der **diabetischen Lipämie** liegen ähnliche Verhältnisse vor. Hierbei kann die Speicherung von Neutralfett und Lipoiden in verschiedener Weise zutage treten. Entweder macht sie ähnliche Veränderungen der inneren Organe wie die Picksche lipoidzellige Splenomegalie (Fahr und Stamm). Pick bezeichnet diese Ablagerung als „innere" diabetische Xanthomatose (Lokalisation in den lymphatisch-hämatopoetischen Organen). Oder aber es können sich Xanthelasmen Aschoffs äußerlich sichtbar entwickeln als multiple resp. generalisierte Xanthome der Haut, wobei sich Cholesterinfettsäureester als doppeltbrechende fettähnliche Massen in die Retikulumzellen der Kutis einlagern. Auch die Einlagerung komplizierter Fettgemische aus Cholesterinestern und Neutralfetten in die Hauptstücke der Niere gehört hierher. Warum beim Zuckerkranken bald die eine, bald die andere Form der Ablagerung bevorzugt wird, ist noch völlig unklar.

Hier interessiert vornehmlich die „innere" diabetische Xanthomatose, wie sie vor allem W. H. Schultze, Fahr und Stamm u. a. beschrieben haben. Sie kann mit oder auch ohne evidente Lipämie in der Milz, der Leber, den Lymphdrüsen und dem Knochenmark auftreten und führt zu einer Speicherung von fett- oder lipoidartigen Substanzen in den retikulo-endothelialen Elementen (Retikulumzellen, Sinusendothelien der Milz, Kupferschen Sternzellen) dieser Organe. Auch im Knochenmark findet sie sich (Versé). Sie geht aber auch über das retikulo-endotheliale System hinaus und greift auf die Intima der Lungenarterien und die Aorta (Lutz) sowie die Nebennieren (Williams-Dresbach) über. Jedenfalls tritt auch hier wieder die besondere Rolle des Retikuloendothels als Stoffwechselorgan unter pathologischen Bedingungen scharf hervor, wobei sich jedoch der krankhafte Speicherungsvorgang noch andere Depots eröffnet. Diese Erweiterung der speichernden Zellkomplexe durch Angliederung verwandter mesenchymaler Zellgruppen (Lubarschs „Histioblasten" im weitesten Sinn) ist uns von der experimentellen Untersuchungen her durchaus geläufig und läßt sich daher leicht erklären.

Es müßten hier noch allerhand andere pathologische Speicherungszustände (Fe, Cholesterin usw.) besprochen werden, die bereits im physiologischen und pathologisch-physiologischen Teil Erwähnung fanden. Da sie jedoch zu den Blutkrankheiten keine nähere Beziehung haben, so erübrigt sich ein weiteres Eingehen darauf.

Literatur.

Aiello: Über die Chemie der Gaucher-Milz. Biochem. Zeitschr. Bd. 124, S. 228. 1921. — Anitschkow: Über experimentell erzeugte Ablagerungen von anisotropen Lipoidsubstanzen in der Milz und im Knochenmark. Beitr. z. pathol. Anat. u. z. allg. Pathol. Bd. 57, S. 201. 1914. — Derselbe: Die experimentelle Atherosklerose der Aorta beim Meerschweinchen. Beitr. z. pathol. Anat. u. z. allg. Pathol. Bd. 70. 1922. — Derselbe: Zur Frage der Verteilung intravenös eingeführter Kolloidsubstanzen. Klin. Wochenschr. 1924. Nr. 38, S. 1729. — Arneth und Albrecht: Über das qualitative Verhalten sämtlicher Blutzellenarten bei der Pneumonie. Zeitschr. f. klin. Med. Bd. 99, S. 337. 1924. — Aschoff: Die Ehrlichsche Seitenkettentheorie. Jena: Fischer 1902. — Derselbe: Das retikulo-endotheliale System. Ergebn. d. inn. Med. u. Kinderheilk. Bd. 26, S. 1. 1924. — Aschoff, L.: Über den Ort der Gallenfarbstoffbildung. Klin. Wochenschr. 1924. Nr. 22, S. 960. — Baader: Die Monozytenangina. Dtsch. Arch. f. klin. Med. Bd. 140, S. 227. 1922. — Bechhold: Tierexperimentelle Studien über Kolloidtherapie. Münch. med. Wochenschr. 1922. Nr. 41, S. 1447. — Betanges: Einige Feststellungen über die Morphogenese der Blutzellen. Cpt. rend. hebdom. des séances de l'acad. des sciences. T. 175, p. 1002. 1922. — Bieling und Isaac:

Experimentelle Untersuchungen über intravitale Hämolyse. Zeitschr. f. d. ges. exp. Med. Bd. 28, S. 154 u. 180. 1922. — Bieling: Die Bedeutung der Milz für die Wirkung der Antikörper. Zeitschr. f. Immunitätsforsch. u. exp. Therapie, Orig. B. 38, S. 193. 1923. — Bingel: Monozytenleukämie. Dtsch. med. Wochenschr. 1916. Nr. 49, S. 1503. — Bittorf: Endothelien im strömenden Blut. Dtsch. Arch. f. klin. Med. Bd. 133, S. 64. 1920. — Boerner-Patzelt: Zur Kenntnis der intravitalen Speicherungsvorgänge im retikulo-endothelialen Apparat. Zeitschr. f. d. ges. exp. Med. Bd. 24, S. 336. — Busse: Gewebskulturen. Virchows Arch. f. pathol. Anat. u. Physiol. Bd. 239. 1922. — Carrel: Wachstumbefördernde Eigenschaften der Leukozyten. Ebenda Bd. 34. 1922. — Derselbe: Wirkung des Serums auf das Wachstum der Fibroblasten. Journ. of exp. Med. Vol. 37. 1923. — Derselbe: Leukozytentrephone. Journ. of the Americ. med. assoc. Vol. 82, Nr. 4. 1924. — Carrel und Ebeling: Wirkung des Blutserums auf Leukozyten. Cpt. rend. des séances de la soc. de biol. T. 89. 1923. — Chevalier: Die Milzfunktionen. Presse méd. 1923. S. 691. — Dieckmann: Histologische und experimentelle Untersuchungen über extrameduläre Blutbildung. Virchows Arch. f. pathol. Anat. u. Physiol. Bd. 239, S. 451. 1922. — Domagk: Über das Auftreten von Endothelien im Blut nach Splenektomie. Virchows Arch. f. pathol. Anat. u. Physiol. Bd. 249, S. 83. 1924. — Domagk, G.: Untersuchungen über die Bedeutung des retikulo-endothelialen Systems für die Vernichtung von Infektionserregern und für die Entstehung des Amyloids. Virchows Arch. f. pathol. Anat. u. Physiol. Bd. 253, S. 594. 1924. — Downey: Histiozyten und Makrophagen. Anat. record. Vol. 11. 1917. — Elek: Experimentelle Untersuchungen über das retikulo-endotheliale System. Klin. Wochenschr. 1924. S. 173. — Eppinger: Die hepato-lienalen Erkrankungen. Enzyklopädie d. klin. Med. Berlin: Julius Springer 1920. — Derselbe: Das retikulo-endotheliale System. Wien. klin. Wochenschr. 1922. S. 333. — Eppinger und Stöhr: Zur Pathologie des retikulo-endothelialen Systems. Klin. Wochenschr. 1922. Nr. 31, S. 1543. — Epstein: Beitrag zur Chemie der Gaucherschen Krankheit. Biochem. Zeitschr. Bd. 145, S. 398. 1924. — Erdmann: Die Eigenschaften des Grundgewebes nach seinem Verhalten in der in vitro-Kultur. Naturwissenschaften. 1924. H. 31, S. 27. — Evans: Die Makrophagen der Säugetiere. Americ. journ. of physiol. Vol. 37. 1915. — Ewald: Die leukämische Retikulo-Endotheliose. Dtsch. Arch. f. klin. Med. Bd. 142, S. 222. 1923. — Faber, H.: Die typhösen Knötchen in Leber, Milz und Knochenmark. Beitr. z. pathol. Anat. u. z. allg. Pathol. Bd. 68, S. 458. 1921. — Ferringa: Die Ursachen der Emigration der Leukozyten. III. Die Herkunft der Exsudatleukozyten. Pflügers Arch. f. d. ges. Physiol. Bd. 200, S. 159. 1923. — Fleischmann: Monozytenleukämie. Berlin. klin. Wochenschr. 1914. Nr. 7, S. 332. — Fränkel und Grunenberg: Experimentelle Untersuchungen über die Rolle der Leber und des retikulo-endothelialen Apparats. Zeitschr. f. d. ges. exp. Med. Bd. 41, S. 581. 1924. — Frehse: Beobachtungen über Monozyten. Fol. haematol. Bd. 28, S. 1. 1922. — Friedemann: Über Angina agranulocytica. Med. Klinik. 1923. S. 1357. — Gaucher: Über das Endotheliom der Milz. Thèses de Paris. 1882. — Gigon: Über Konstitution und Konstitutionsmerkmale. Zeitschr. f. ges. Anat., Abt. 2: Zeitschr. f. Konstitutionslehre. Bd. 9, S. 385. 1923. — Goldmann: Äußere und innere Sekretion des gesunden Organismus im Lichte der „vitalen Färbung". Tübingen 1909. — Derselbe: Neuere Untersuchungen über die innere und äußere Sekretion usw. Tübingen 1912. — Goldschmid und Isaac: Endothelhyperplasie als Systemerkrankung. Dtsch. Arch. f. klin. Med. Bd. 138, S. 291. 1922. — Gräff: Pathologisch-anatomische Beiträge zur Pathologie des Typhus abdominalis. Bd. 125, S. 352 und Bd. 126, S. 1. 1918. — Derselbe: Typhus abdominalis. Handbuch d. ärztl. Erfahrungen im Weltkrieg. Bd. 8, S. 77. 1921. — Großmann: Über Knochenmark in vitro. Beitr. z. pathol. Anat. u. z. allg. Pathol. Bd. 72. 1923. — de Haan: Speicherung saurer Vitalfarbstoffe in den Zellen usw. Pflügers Arch. f. d. ges. Physiol. Bd. 201, S. 393. 1923. — Hahn und v. Skramlik: Serologische Versuche mit Antigenen und Antikörpern an der überlebenden künstlich durchströmten Leber. II. Mitt. und Milz III. Mitt. Biochem. Zeitschr. Bd. 112, S. 151 und Bd. 131, S. 215. 1920. — Herzog: Über die Bedeutung der Gefäßwandzellen in der Pathologie. Klin. Wochenschr. 1923. S. 684. — Herzog, F.: Endothelien der Froschzunge als Phagozyten und Wanderzellen. Zeitschr. f. d. ges. exp. Med. Bd. 43, S. 79. 1924. — Heß: Suprarenin und weißes Blutbild. Dtsch. Arch. f. klin. Med. Bd. 141, S. 151. — Derselbe: Zur Herkunft der im strömenden Blut bei Endocarditis lenta vorkommenden Endothelien. Dtsch. Arch. f. klin. Med. Bd. 138, S. 330. 1922. — Hittmair: Das Adrenalinbild der Erkrankungen der hämopoetischen Organe. Zeitschr. f. klin. Med. Bd. 95. 1922. — Hopmann: Akute infektiöse Stammzellenvermehrung (Beitrag zur Monozytenangina). Dtsch. Arch. f. klin. Med. Bd. 141, S. 197. 1923. — Hueck: Über das Mesenchym. Beitr. z. pathol. Anat. u. z. allg. Pathol. Bd. 66, S. 330. 1920. — Kauer: Über die Rolle der Kupfferschen Sternzellen beim Ikterus. Klin. Wochenschr. 1924. Nr. 3, S. 108. — Kaznelson: Seltene Zellformen des strömenden Blutes. Dtsch. Arch. f. klin. Med. Bd. 128, S. 131. 1919. — Kiyono: Die vitale Karminspeicherung. Jena 1914. — Kodama, M.: Beiträge zur Pathogenese des Ikterus. Beitr.

z. pathol. Anat. u. z. allg. Pathol. Bd. 73, S. 187. 1925. — Kohn: Über monozytäre Reaktion. Wien. Arch. f. inn. Med. Bd. 7, S. 123. 1923. — Kotake, Masai und Mori: Über das Verhalten der Aminosäuren in vital gefärbten Tieren. 1. Mitt. Zeitschr. f. physiol. Chem. Bd. 122, S. 211. 1922. — Kraus, Fr.: Ein Fall von Splenomegalie. Berlin. klin. Wochenschr. 1913. Nr. 31, S. 1420. — Kuczinski: Vergleichende Untersuchungen zur Pathologie der Abwehrleistung. Virchows Arch. f. pathol. Anat. u. Physiol. Bd. 234, S. 300. 1921. — Derselbe: E. Goldmanns Untersuchungen über zelluläre Vorgänge usw. Virchows Arch. f. pathol. Anat. u. Physiol. Bd. 239, S. 285. — Landau und Mc Nee: Zur Physiologie des Cholesterinstoffwechsels. Beitr. z. pathol. Anat. u. z. allg. Pathol. Bd. 58, S. 667. 1914. — Leon: Über gangräneszierende Prozesse mit Defekt des Granulozytensystems (a. Granulozytosen). Dtsch. Arch. f. klin. Med. Bd. 143, S. 118. 1923. — Lepehne: Milz und Leber. Beitr. z. pathol. Anat. u. z. allg. Pathol. Bd. 64, S. 55. 1918. — Derselbe: Pathogenese des Ikterus. Ergebn. d. inn. Med. u. Kinderheilk. Bd. 20, S. 221. 1921. — Löhr, H.: Die Beeinflussung des Agglutinintiters bei Typhus abdominalis durch unspezifische Reize. Zeitschr. f. d. ges. exp. Med. Bd. 24, S. 57. 1921 und Dtsch. med. Wochenschr. 1924, Nr. 17, S. 536. — Longcope: Infektiöse Mononukleose (Drüsenfieber). Americ. journ. of the med. sciences. Vol. 164, p. 781. 1922. — O. Lubarsch: Über Phagozytose und Phagozyten. Klin. Wochenschr. Nr. 26. S. 1248. 1925. — Mallory: Histologische Studien über Typhus. Journ. of exp. med. Vol. 3. 1898. — Mann, F. C. und Th. E. Magath: Die Wirkungen der totalen Leberexstirpation. Ergebn. d. Physiol. Bd. 23, I. Abt., S. 212. 1924. — Marchand, F.: Idiopathische Splenomegalie. Münch. med. Wochenschr. 1907. S. 1102. — Derselbe: Über den Entzündungsbegriff. Virchows Arch. f. pathol. Anat. u. Physiol. Bd. 234, S. 245. 1921. — Derselbe: Über ungewöhnlich starke Lymphozytose usw. Dtsch. Arch. f. klin. Med. Bd. 110, S. 359. 1913. — Derselbe: Ein neuer Fall von Asthma bronchiale mit anatomischer Untersuchung. Dtsch. Arch. f. klin. Med. Bd. 127, S. 184. 1918. — Mautner: Über die Bedeutung der Milz für das Zustandekommen des anaphylaktischen Shocks beim Hunde. Arch. f. exper. Pathol. u. Pharmak. Bd. 82. S. 116. 1917. — Maximow: Untersuchungen über Blut und Bindegewebe. Arch. f. mikr. Anat. Bd. 96. 1922. Bd. 97. 1923. — Metschnikoff: Die natürlichen Heilkräfte des Organismus gegen Infektionskrankheiten. Naturwissenschaftliche Vorträge und Schriften. H. 2. Verlag Teubner 1909. — Morawitz: Blut und Blutkrankheiten. Handbuch d. inn. Med. von Mohr-Staehelin. 1. Aufl. Bd. 4, S. 92. 1912. — v. Möllendorf: Vitale Färbung an tierischen Zellen. Ergebn. d. Physiol. von Asher und Spiro. Jg. 18. 1920. — Derselbe: Vitale Färbung der Tierzellen. Abderhaldens Handb. d. biologischen Arbeitsmethoden. Abt. V, Teil II, H. 2. S. 97. 1921. — Derselbe: Farbenanalytische Untersuchungen. Die Zelle in ihrer Umwelt. Oppenheimers Handbuch f. Biochemie. 2. Aufl. 1924. S. 273. — Naegeli: Blutkrankheiten und Blutdiagnostik. 4. Aufl. Springer 1923 Nissen: Der Einfluß kolloidal gelöster Metalle auf die blutbereitenden Organe mit besonderer Berücksichtigung des retikulo-endothelialen Systems. Klin. Wochenschr. 1922. S. 1987. — Derselbe: Pathologisch-anatomisches zur Parabiosevergiftung usw. Zeitschr. f. d. ges. exp. Med. Bd. 35, S. 251. 1923. — Oehme: Über die diagnostische Verwendung von Adrenalin, besonders bei Milztumoren. Dtsch. Arch. f. klin. Med. Bd. 122, S. 101. 1917. — Oeller: Zur Immunbiologie des Typhus. Zeitschr. f. klin. Med. Bd. 94, S. 49. 1922. — Derselbe: Über die nosologische Stellung des Typhus im Rahmen der septischen Erkrankungen. Zeitschr. f. klin. Med. Bd. 95, S. 328. 1922. — Derselbe: Über die Bedeutung der Zellfunktionen bei Immunitätsvorgängen. Dtsch. med. Wochenschr. 1923. Nr. 41, S. 1287. — Pappenheim und Hirschfeld: Morphologische Hämatologie. Leipzig 1919. — Paschkis: Zur Biologie des retikulo-endothelialen Apparates (Vorl. Mitt.). Wien. klin. Wochenschr. 1922. Nr. 35, S. 839. — Derselbe: Zur Biologie des retikulo-endothelialen Apparates. Zeitschr. f. d. ges. exp. Med. Bd. 43, S. 175. 1924. — Pentimalli: Blutveränderungen bei Milchinjektionen. Haematologica. Arch. ital. di emat. e sierol. Bd. 2, S. 9. — Petroff: Untersuchungen über Ablagerung der Kolloidsubstanz in der Leber. Zeitschr. f. d. ges. exp. Med. Bd. 35, S. 219. 1923. — Pfeiffer und Standenath: Über biologische Wirkung und Folgen der Speicherung der Retikuloendothelien. Zeitschr. f. d. ges. exp. Med. Bd. 37, S. 184. 1923. — Pick, L.: Über den Morbus Gaucher, seine Klinik, pathologische Anatomie und histio-pathogenetische Umgrenzung. Med. Klinik 1924. Nr. 40, S. 1399, 1433, 1526, 1561, 1774, 1812. — Rectano: Monozytenleukämie. Hämatologica. Bd. 3, S. 524. 1922. — Reschat und Schilling: Über eine neue Leukämie durch echte Übergangsformen. Münch. med. Wochenschr. 1913. Nr. 36, S. 1981. — Rosenthal: Die trypanoziden Stoffe des menschlichen Serums usw. Klin. Wochenschr. 1924. Nr. 37. — Rosenthal, Moses, und Petzal: Weitere Untersuchungen zur Frage der Blockade des retikuloendothelialen Apparates. Zeitschr. f. d. ges. exp. Med. Bd. 41, S. 405. 1924. — Rösler: Das periphere Blutbild unter dem Einfluß der Tuschestapelung. Klin. Wochenschr. 1923. S. 401. — Sabrazès und Massias: Die Morphologie des Blutes bei Variola. Arch. des maladies du coeur, des vaisseaux et du sang. 1923. p. 777. — Sauerbruch: Zelluläre Abwehrvorgänge und ihr Ausdruck im Parabiosevers. Münch. med.

Wochenschr. 1923. S. 866. — Saxl und Donath: Wasserhaushalt und retikulo-endotheliale System. Klin. Wochenschr. 1924. Nr. 31. — Schilling: Über das Leuko-zytenbild bei Variola. Münch. med. Wochenschr. 1916. S. 156. — Derselbe: Über hochgradige Monozytose bei makrophager Endocarditis ulcerosa usw. Zeitschr. f. klin. Med. Bd. 88, S. 377. 1919. — Derselbe: Das Hämogramm in der Poliklinik. I. Zeitschr. f. klin. Med. Bd. 99, 2. 232. 1923. — Schilling und Bansi: Verhalten der Exsudat-monozyten zur Oxydasereaktion. Zeitschr. f. klin. Med. Bd. 99, S. 248. 1923. — Schilling: Angewandte Blutlehre für die Tropenkrankheiten. In Mense, Handbuch der Tropen-krankheiten. 3. Aufl. Bd. 1. S. 470. 1924. — Derselbe: Das Blutbild und seine klinische Verwertung. Jena: Fischer 1924. — Derselbe: Leukozyten, Leukozytose und Infek-tionskrankheiten. Ergebn. d. ges. Med. Bd. 3, S. 358. — Schittenhelm und Erhardt: Aktive Anaphylaxie und retikulo-endotheliales System. Zeitschr. f. d. ges. exp. Med. Bd. 45, S. 75. 1925. — Dieselben: Untersuchungen über die Beziehungen des retikulo-endothelialen Systems zu den großen Monozyten des Blutes mit Hilfe der Vitalspeiche-rung. Zeitschr. f. d. ges. exp. Med. Bd. 46. 1925. — Schlagenhaufer: Familiär vor-kommende Splenomegalie. Virchows Arch. f. pathol. Anat. u. Physiol. Bd. 187, S. 520. 1907. — Schlecht: Über die Einwirkung von Seruminjektionen auf die Eosinophilen usw. Dtsch. Arch. f. klin. Med. Bd. 98, S. 308. 1910. — Schlenner: Über Technik der Oxydasereaktion und ihr Verhalten an Monozyten. Dtsch. med. Wochenschr. 1921, Nr. 1, S. 6. — Schmidt, M. B.: Das Verhalten der Leber nach Milzexstirpation beim Menschen. Zeitschr. f. Geburtsh. u. Gyn. Bd. 87, S. 261. 1924. — Schulemann: Vitale Färbung usw. Biochem. Zeitschr. Bd. 80, S. 1. 1917. — Schultz: Monozytenangina. Klin. Wochenschr. 1922. Nr. 35, S. 1762. — Seifert: Experimentelle Beiträge zur Frage der Milzausschaltung. Klin. Wochenschr. 1922, Nr. 48, S. 2374. — Siegmund: Speicherung der Retikuloendothelien. Zelluläre Reaktion und Immunität. Klin. Wochenschr. 1922. Nr. 52. — Derselbe: Reiz-körpertherapie und aktives mesenchymatisches Gewebe. Münch. med. Wochenschr. 1923. Nr. 1, S. 5. — Derselbe: Lipoidhyperplasie der Milz und Splenomegalie Gaucher. Zentralbl. f. allg. Pathol. u. pathol. Anat. Bd. 31, S. 59. 1923. — v. Skramlik und Hühnermann: Überlebende künstlich durchströmte Leber im histologischen Bild. Zeitschr. f. d. ges. exp. Med. Bd. 11, S. 349. 1920. — Standenath: Untersuchungen über die Bildungsstätte der Präzipitine. Zeitschr. f. Immunitätsforsch. u. exp. Therapie, Orig. Bd. 38, S. 19. 1923. — Tidy, Letheby und Daniel: Drüsenfieber und infektiöse Mononukleose. Lancet. Bd. 205, S. 9. 1923. — Tschaschin: Über ruhende Wanderzellen. Fol. haematol. Arch. Bd. 17. 1913. — Velardi: Veränderungen des retikulo-endothelialen Apparates beim Kaninchen im Zustand der Anaphylaxie. Rif. med. 1923. Jg. 39, S. 1161. — Vannuci: Der retikulo-endotheliale Apparat und die Agglutininbildung. Sperimentale. Jahrg. 78, S. 23. 1924. — Westhues, H.: Herkunft der Phagozyten in der Lunge. Beitr. z. pathol. Anat. u. z. allg. Pathol. Bd. 70, S. 223. 1922. — Whipple, G. H. und C. W. Hooper: Ikterus. A rapid change of hemoglobulin to bile pigment in the circulation autside the liver. Journ. of exp. med. Vol. 17, p. 393. 1913. — Wollenberg: Beiträge zur Monozytenfrage. Zeitschr. f. klin. Med. 1922. Bd. 95, S. 321.

Die Hämophilie.

Von

E. Wöhlisch · Würzburg.

Mit 1 Abbildung.

A. Definition. Vererbungsgesetz. Allgemeines.

Der Name Hämophilie bezeichnet dem Sinne nach nichts anderes als eine Krankheit mit der Neigung zu Blutungen und er könnte somit eigentlich generell auf die ganze Klasse der hämorrhagischen Diathesen angewendet werden. Man versteht indes unter diesem Namen ein von den hämorrhagischen Diathesen im engeren Sinne scharf zu trennendes, seit langem bekanntes Krankheitsbiid, nämlich eine fast nur das männliche Geschlecht befallende, häufig familiär auftretende und ein eigenartiges Vererbungsgesetz befolgende Konstitutionsanomalie, die gekennzeichnet ist durch eine starke Neigung zu spontanen Blutungen sowie durch eine hochgradige Schwerstillbarkeit traumatischer Blutungen, und bei der sich stets eine mehr oder minder starke Verlangsamung des Blutgerinnungsvorganges, nicht jedoch eine völlige Ungerinnbarkeit des Blutes nachweisen läßt.

Seinen Namen erhielt das Krankheitsbild von Schönlein, der es bereits ausführlich beschrieb. Bekannt war die Hämophilie indes schon vor Schönlein, denn 1784 berichtete Fordyce in Amerika über Bluterfamilien unter Betonung des familiären und hereditären Momentes der Krankheit.

Lange Zeit hat denn auch vor allem das eigenartige **Vererbungsgesetz** im Vordergrunde des Interesses der Kliniker gestanden. Grandidier hat in einer grundlegenden Monographie die Vererbungsgesetze der Hämophilie an einem großen Material studiert, das 200 Bluterfamilien mit 609 männlichen und 48 weiblichen Blutern umfaßt. Er hat aus diesen Untersuchungen die folgenden Hauptsätze über die Vererbung der Hämophilie abgeleitet:

1. Männer aus Bluterfamilien, die selbst Bluter sind, erzeugen mit Frauen, die nicht aus Bluterfamilien stammen, bei weitem nicht immer hämophile Kinder; im Gegenteil sind in diesem Fall die Kinder häufig gesund und nicht hämophil. Umgekehrt scheinen dagegen unter den Kindern von Frauen, die selbst Bluterinnen sind, sich ganz regelmäßig auch wieder hämophile zu finden.

2. Männer, die aus Bluterfamilien stammen, ohne selbst Bluter zu sein, erzeugen mit Frauen aus anderen Familien so gut wie niemals hämophile Kinder. Dagegen finden sich unter den Kindern von Frauen, die Bluterfamilien angehören, ohne selbst zu bluten, dennoch fast ausnahmslos solche, die an ausgesprochener Hämophilie leiden.

Kurz: In allen Bluterfamilien sind so gut wie ausschließlich die Männer
Bluter, ohne die Fähigkeit zur weiteren Vererbung der Krankheit zu besitzen;
dagegen bleiben die aus Bluterfamilien stammenden Frauen fast ausnahmslos
von der Krankheit verschont, sie können diese aber auf ihre Söhne übertragen
und auch ihren gesund bleibenden Töchtern die Fähigkeit zur Weitervererbung
des Leidens mitteilen. Für die gesund bleibenden, aber das Leiden vererbenden
Frauen der Bluterfamilien ist der Name „Konduktoren" gebräuchlich.

Das gleiche Vererbungsgesetz wie bei der Hämophilie finden wir übrigens
bei der Hemeralopie und dem Daltonismus (Farbenblindheit).

Interessant sind diese Verhältnisse besonders vom Standpunkt der Mendelschen Vererbungslehre, denn es hat sich zeigen lassen, daß für die Übertragung
der Hämophilie die Mendelschen Regeln Geltung haben, wenn man die Bluter-
anlage als das dominierende, die Nichtbluteranlage als das rezessive Merkmal
betrachtet. Außerdem beweist das Vererbungsgesetz der Hämophilie und der
beiden Sehstörungen, daß sich das Geschlecht nach Mendel vererbt, und zwar
ist der Mann heterozygotisch (siehe hierzu Riebold).

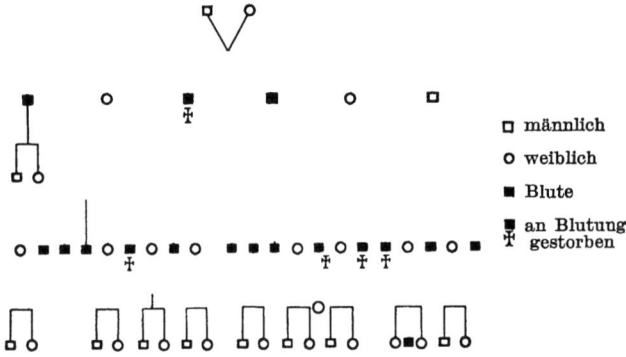

□ männlich
○ weiblich
■ Blute
⚜ an Blutung
  gestorben

Abb. 1. Stammbaum der Bluterfamilie Mampel (nach Lossen).

Das von Grandidier aufgestellte Vererbungsgesetz der Hämophilie ist
später an einer ganzen Reihe gründlich studierter Stammbäume bestätigt
worden. Am bekanntesten ist wohl der von Lossen zusammengestellte der
Familie Mampel, den ich hier wiedergebe.

Es muß hier erwähnt werden, daß der Satz, die Hämophilie könne auch
beim Weibe vorkommen, nicht unbestritten ist. C. Bukura hat zur Entscheidung der Frage 200 Fälle angeblicher **weiblicher Hämophilie** einer Kritik
unterzogen, nach der keiner der Fälle als sicher beweisend angesehen werden kann.

Nicht bei allen Fällen von Hämophilie läßt sich die Vererbung der Krankheit nachweisen, vielmehr sehen wir gar nicht so selten Fälle von sog. „sporadischer Hämophilie". Das erstmalige, sporadische Auftreten der Hämophilie in einer Familie wird öfters bei mehreren Geschwistern gleichzeitig beobachtet. Soweit bisher bekannt, können die Schwestern der sporadisch hämophilen Männer die Eigenschaften von Konduktoren aufweisen.

Als Ursache für das Auftreten der Hämophilie hat man die Verwandtenehe
anschuldigen wollen, doch handelt es sich hierbei lediglich um bisher unbe-
wiesene Vermutungen.

Die Hämophilie ist eine anscheinend in allen Ländern der Erde bekannte
Erkrankung, jedoch ist die Häufigkeit ihres Vorkommens nicht überall die
gleiche. In Deutschland scheint die Krankheit ganz besonders verbreitet zu
sein, wenn man der Statistik Grandidiers Glauben schenken darf und nicht

annehmen will, daß die Hämophilie bei uns lediglich dem Arzte häufiger zu
Gesicht kommt und als solche erkannt wird. Ich gebe die Zusammenstellung
Grandidiers hier wieder.

Land	Bluterfamilien	Einzelne Bluter	Männliche Bluter	Weibliche Bluter
Deutschland	93	258	236	22
England	40	141	134	7
Frankreich	20	80	75	5
Nordamerika. . . .	15	61	60	1
Rußland	7	11	7	4
Schweiz	5	48	48	—
Schweden-Norwegen	3	9	6	3
Holland	2	9	7	2
Belgien	1	4	4	—
Dänemark	1	3	2	1
Ostindien	1	6	5	1
Summe	194	630	584 = 92,6%	46 = 7,4%

Interessant ist, daß auch im Auslande, z. B. in Amerika, die Krankheit
häufiger Deutsche als Angehörige anderer Völker befallen soll, und daß ferner
das Auftreten hämophiler Blutungen bei der Beschneidung häufiger bei den
deutschen Juden als bei denen in anderen Ländern beobachtet werden soll.

B. Symptomatologie.

Wie schon eingangs erwähnt, sind die Schwierigkeit der Stillung traumatischer Blutungen und das Auftreten schwer stillbarer Blutungen, spontan
oder nach ganz geringfügigen Verletzungen, die Hauptsymptome des Krankheitsbildes.

Die Durchtrennung der Nabelschnur, die rituelle Beschneidung, eine Phi-
mosenoperation, aber auch jede andere zufällige Verletzung kann bei dem
hämophilen Kinde zu einer profusen lebensbedrohenden Blutung führen, und
ein großer Prozentsatz der Kranken erliegt denn auch dem Leiden bereits in
den ersten Lebensjahren. Schwere Gefahren erwachsen dem hämophilen Kinde
zur Zeit der ersten Dentition, wie überhaupt die Blutungen nach Zahnextraktion
bei den Hämophilen besonders gefürchtet sind. Es braucht übrigens durchaus
nicht der Verlust eines jeden Milchzahnes zu einer schweren Blutung zu führen,
wenn nur mit der Entfernung des Zahnes bis zum äußersten gewartet wird,
d. h. bis zur fast völligen Überhäutung des Zahnfleisches. Mir gelang durch
die Beobachtung dieser Maßnahme die Entfernung eines Milchzahnes in einem
Falle schwerer erblicher Hämophilie ohne die geringste Blutung.

Nach leichten Verletzungen durch Fall oder Stoß sehen wir beim Hämophilen
oft erhebliche subkutane oder noch tiefer gelegene — intramuskuläre oder
intraartikuläre — Blutungen auftreten. Besonders die Muskel- und die Gelenkblutungen können äußerst schmerzhaft sein und unter Umständen mit hohem
Fieber einhergehen.

Von besonders merkwürdigen Anlässen für das Auftreten tödlicher traumatischer Blutungen finden wir in der Kasuistik der Hämophilie: Bisse auf
die Zunge, Verletzungen der Tränenkarunkel, Zerreißungen des Hymens, Platzen
der Konjunktiva nach Umklappen des Augenlides zu diagnostischen Zwecken
u. a. m.

Sehr gefährlich sind dem Hämophilen außer dem Zahnziehen alle diejenigen sonst harmlosen ärztlichen Eingriffe, bei denen geringfügige Verletzungen
leicht vorkommen können, wie z. B. das Katheterisieren. Ein Stich mit der
Frankeschen Nadel ins Ohrläppchen, zum Zwecke der Hämoglobinbestimmung

vorgenommen, kann beim Hämophilen tagelang nachbluten und sollte grundsätzlich durch die Punktion der Fingerkuppe ersetzt werden, da hier die derbere
Haut einen elastischen Verschluß der Wunde bewirkt, weshalb an dieser Stelle
Blutungen weit weniger oft zu beobachten sind. Bisweilen kann man es allerdings erleben, daß sich an der Fingerkuppe infolge der kleinen Stichverletzung
ein subkutanes Hämatom bildet, das schließlich durchbricht.

Anscheinend gänzlich ungefährlich sind dem Hämophilen Venenpunktionen mit einer feinen scharfen Nadel. Verletzungen der Vene
mit gröberen oder stumpfen Nadeln bringen natürlich eher die Gefahr einer
direkten Blutung der Wunde nach außen oder aus der Vene in das Unterhautzellgewebe. Es ist behauptet worden, daß auffälligerweise kleinere Wunden
oft zu schwereren Blutungen Anlaß geben sollen als größere, vom Chirurgen
planmäßig angelegte. Fordyce will eine hämophile Blutung aus einer kleinen
Wunde durch Erweiterung derselben mittels des Messers zum Stehen gebracht
haben. Diese Angabe dürfte indeß mit größter Vorsicht aufzunehmen sein.

Wohl in den allermeisten Fällen echter Hämophilie findet man neben den
starken Blutungen nach Traumen auch das mehr oder minder häufige Auftreten spontaner oder anscheinend spontaner Blutungen. Wir finden hier Blutungen der verschiedensten Schleimhäute, so besonders der Nase, des Mundes
und der Blase, Blutungen ins Unterhautzellgewebe, in die Muskulatur, in die
Gelenke, in das Parenchym der verschiedensten Organe, ja selbst Blutungen
unter die Dura mit Auftreten epileptischer Krämpfe. Ein Teil dieser anscheinend
spontanen Blutungen mag immerhin auf unbemerkt gebliebene leichte Traumen
zurückzuführen sein, für andere ist das jedoch mit Sicherheit auszuschließen,
wie z. B. durch das gleichzeitige Auftreten mehrerer spontaner Blutungen
an verschiedenen Körperstellen bewiesen wird. Recht häufig scheinen spontane
Nierenblutungen zu sein. Hier kann es bereits im Nierenbecken zu einer Gerinnung des Blutes kommen, und das den Ureter passierende Gerinnsel verursacht dann dem Kranken heftige Schmerzen.

Bei „hämophilen" Frauen soll die menstruelle Blutung von abnormer Heftigkeit und langer Dauer sein. Bei „hämophilen" Mädchen soll es schon vor der
Zeit der Geschlechtsreife zu heftigen, unter Umständen sogar tödlich verlaufenden
genitalen Blutungen kommen. Die Schwangerschaft muß die hämophile Frau
natürlich aufs äußerste gefährden. Ob es aber eine echte Hämophilie beim
Weibe überhaupt gibt, muß, wie gesagt, einstweilen dahingestellt bleiben.
Ich halte es für wahrscheinlich, daß wir bei den in der Literatur
beschriebenen Fällen weiblicher Hämophilie bei dem heutigen
Stande der Diagnostik wohl meist eine hämorrhagische Diathese
diagnostizieren würden.

Man kann beim Hämophilen häufig die Beobachtung machen, daß Perioden
völliger Beschwerdefreiheit mit solchen abwechseln, in denen monatelang
eine schmerzhafte Spontanblutung die andere ablöst, so daß die Kranken lange
Zeit hindurch arbeitsunfähig sind oder nur mit Aufbietung aller Energie und
unter hochgradigen Beschwerden ihrer Berufsbeschäftigung nachgehen können.
Man kann sich leicht vorstellen, daß die Kranken durch derartige häufige und
langdauernde Attacken ihres quälenden Leidens in eine geradezu verzweifelte
Gemütsverfassung gebracht werden können.

Über die Ursachen für das Auftreten von Spontanblutungen wissen wir
zur Zeit so gut wie nichts. Man könnte daran denken, ob nicht vielleicht kli-
matische Einflüsse oder solche der Ernährung oder sonstigen Lebensweise es
zeitweise zu einer pathologischen Steigerung der Durchlässigkeit der Gefäße
kommen lassen. Zwei meiner Hämophiliepatienten, die sich selbst sehr gut

beobachteten, gaben an, daß sie nach alkoholischen Exzessen ein Auftreten von spontanen Blutungen öfters bemerkt hätten.

Meine Beobachtungen (1) über das Auftreten einer schweren hämorrhagischen Diathese während einer Salvarsankur bei dem einen der beiden hämophilen Brüder möchte ich hier ausführlicher wiedergeben, da dies der einzige in der Literatur bekannte Fall dieser Art ist, der zugleich die Möglichkeit beweist, daß hämophile „Spontanblutungen" durch exogene Faktoren ausgelöst werden können.

Der Patient hatte sich Anfang April 1920 luetisch infiziert. Er begab sich nach Auftreten des Primäraffektes Mitte April in Behandlung eines Spezialarztes, der eine Neosalvarsan- und Quecksilberinjektionskur einleitete. Die Wassermannsche Reaktion soll damals zweifelhaft gewesen sein. Er erhielt bis Ende April zwei Neosalvarsan- und zwei Hg-Spritzen. Am 30. 4. setzte eine starke Blutung aus dem Zahnfleisch der linken Mundseite ein, wegen deren Patient am 8. 5. die Klinik aufsuchte. Es wurde eine Milzbestrahlung nach Stephan vorgenommen, 36 Stunden später kam die Blutung zum Stehen. Als einen Erfolg der Bestrahlung möchte ich das Sistieren der Blutung nicht aufgefaßt wissen.

Da wir annahmen, daß die Zahnfleischblutung auf die Hg-Kur zurückzuführen sei, wurde von der Anwendung dieses Mittels Abstand genommen und eine reine Neosalvarsankur eingeleitet.

20. 5. 0,15 Neosalvarsan intravenös.
26. 5. 0,3 ,, ,,
29. 5. 0,45 ,, ,,
3. 6. 0,45 ,, ,,

Hierauf mußte Patient einer Reise wegen die Behandlung unterbrechen. Am 16. 6. suchte er die Klinik wieder auf mit einer seit mehreren Tagen bestehenden Nierenblutung mäßiger Stärke.

17. 6. Therapeutische Bestrahlung der Milz.
21. 6. Unverändertes Fortbestehen der Blutung.
23. 6. Die Blutung steht.
30. 6. 0,45 Neosalvarsan.
2. 7. Auftreten einer Zahnfleischblutung von geringerer Stärke als die erste.
4. 7. Die Zahnfleischblutung kommt heute zum Stehen. Auftreten eines stark schmerzenden Blutergusses im linken Kniegelenk. Therapie: Ruhigstellung, Eisblase, Morphium.
5. 7. 0,45 Neosalvarsan.
7. 7. Erneutes Einsetzen einer mittelstarken Zahnfleischblutung.
8. 7. Zahnfleischblutung besteht fort. Auftreten einer subkutanen Blutung an einer Fingerkuppe aus einer vor 10. Tagen mittels Frankescher Nadel gesetzten Stichwunde.
10. 7. Zahnfleischblutung kommt zum Stehen.
14. 7. 0,45 Neosalvarsan.
16. 7. Erneute Zahnfleischblutung im rechten Unterkiefer.
17. 7. Die Zahnfleischblutung steht. Auftreten eines subkutanen Blutergusses an der linken Wade.
19. 7. Die Zahnfleischblutung tritt wieder auf.
20. 7. Die Zahnfleischblutung wird stärker.
21. 7. Die Blutung steht.
22. 7. 0,45 Neosalvarsan. Auftreten rheumaartiger Schmerzen in der Muskulatur des Nackens (intramuskuläre Blutung?).
23. 7. Auftreten eines subkutanen Blutergusses am rechten Handrücken. Die Muskelschmerzen haben an Ausdehnung zugenommen und betreffen jetzt Hals-, Nacken- und Schultermuskulatur.
30. 7. 0,3 Neosalvarsan.
7. 8. Auftreten von Blutergüssen am linken Handrücken sowie am linken Ober- und Unterarm.
16. 8. Bluterguß im Grundgelenk des rechten Zeigefingers.

Ein ätiologischer Zusammenhang zwischen der Salvarsanbehandlung und der hämorrhagischen Diathese erschien ganz unzweifelhaft; auch der sehr intelligente Patient hatte die Überzeugung, daß diese nur durch das Salvarsan hervorgerufen würde, da er nie ein derart gehäuftes Auftreten von Blutungen an den verschiedensten Körperstellen bei sich beobachtet und insbesondere in den letzten fünf Jahren keine spontanen Zahnfleischblutungen mehr aufzuweisen hatte. Besonders beweisend erscheint der Umstand, daß mit dem

Aussetzen der Salvarsanbedandlung auch die Blutungen verschwanden.
Eine Erklärung für die Salvarsanschädigung in unserem Falle bieten uns vielleicht die Tierversuche von Ricker und Knape über die stase- und hämor-
rhagieerzeugende Wirkung des Salvarsans.

Eine eingehende Besprechung verlangen noch die sog. **Blutergelenke,** die
ja eines der wichtigsten und bekanntesten Symptome der Bluterkrankheit
vorstellen. Das Auftreten von Blutungen in den Gelenken kann nach Traumen
sowie auch spontan vorkommen; ergriffen werden kann jedes Gelenk der Extremitäten, wobei die Knie- und Ellenbogengelenke bevorzugt sind. Das Auftreten einer Blutung äußert sich durch schmerzhafte Schwellung des betroffenen
Gelenkes, unter Umständen findet sich auch Fieber, so daß die Krankheit
ganz das Bild eines akuten Gelenkrheumatismus bietet, mit dem
sie daher auch vom Arzte verwechselt werden kann, falls diesem die
hämophile Anlage des Patienten nicht bekannt ist. Unter Ruhigstellung des
Gelenkes kann der einzelne Anfall nach einiger Zeit wieder abklingen, ohne
irgendwelche Beschwerden oder Funktionsstörungen zu hinterlassen. Sehr
häufig aber kommt es zu einem chronischen Verlauf; die Blutung rezidiviert
immer wieder in demselben Gelenk, der Kranke schont sich nicht mehr und
benutzt das Gelenk trotz seiner Beschwerden, und so kommt es schließlich
zu partiellen Ankylosen, unter Umständen sogar zur partiellen Zerstörung des Gelenkes mit Deformitäten und Kontrakturen.

Franz König unterscheidet drei Stadien des Blutergelenkes: das des einfachen Blutergusses, sodann ein entzündliches, das anatomisch und klinisch
viel Ähnlichkeit mit der Gelenktuberkulose hat (Tumor albus-artige Form des
Blutergelenkes) und endlich das Stadium der Verödung des Gelenkes infolge
regressiver Metamorphosen mit Verwachsungen, Verschiebung der Gelenk-
flächen und Deformitäten der Gelenkenden.

Den Spontanblutungen der Hämophilen sollen bisweilen Prodrome in Gestalt
von Übelkeit, Herzklopfen, Blutandrang nach dem Kopfe oder Ohrensausen
vorausgehen.

Immer wieder finden wir in der Literatur die Angabe, die ich nach eigener
Beobachtung bestätigen kann, daß sich Hämophile von schweren Blutverlusten auffallend schnell erholen.

Noch ein paar Worte über den in allen zusammenfassenden Arbeiten über
die Hämophilie zitierten berühmten Fall von Senator, der bei einem 19 jährigen
Mädchen die Diagnose einer lediglich auf die rechte Niere beschränkten lokalen
Hämophilie stellte. Das Mädchen stammte aus einer Familie, in der Blutungen
häufig auftraten, ohne daß jedoch das typische Vererbungsgesetz der Hämophilie nachzuweisen gewesen wäre. Die blutende Niere wurde exstirpiert und
wies keinerlei anatomische Veränderungen auf. Meines Erachtens spricht
die Tatsache, daß in dem Senatorschen Fall aus der Operationswunde nicht
die geringste Nachblutung auftrat, mit absoluter Sicherheit gegen die Diagnose
Hämophilie.   Leider liegt eine Untersuchung der Gerinnungsfähigkeit des
Blutes in dem Senatorschen Falle nicht vor.

Noch einige Worte über den Verlauf der Hämophilie. Die erste hämophile Blutung tritt in ca. 75% der Fälle bereits in den ersten beiden Lebensjahren auf. Als spätester Termin für die erste hämophile Blutung gilt im allgemeinen das 22. Lebensjahr, nur ganz selten ist noch später das Auftreten
einer erstmaligen Blutung beobachtet worden. Die meisten Hämophilen erliegen ihrem Leiden bereits in den ersten Lebensjahren oder doch schon vor
der Pubertät. Ist diese Zeit einmal überstanden, so scheinen sich die Aussichten
betreffs Erreichung eines höheren Lebensalters zu verbessern, da anscheinend

die hämophile Veranlagung mit den Jahren immer mehr und mehr schwindet. Eine vermehrte Blutungsneigung will man zu Zeiten der beiden Dentitionen, in der Pubertät und bei Frauen im Klimakterium beobachtet haben.

C. Das Wesen des Gerinnungsvorganges[1]).

Einer Darstellung des hämophilen Gerinnungssystemes wollen wir zwecks besseren Verständnisses eine kurze Besprechung der wesentlichsten Tatsachen und wichtigsten Theorien des Vorganges der Blutgerinnung vorausschicken.

Das Blut geht bekanntlich nach Verlassen der Gefäße bald in einen festen Zustand über, es gerinnt. Die Gerinnung wird bewirkt durch die Umwandlung eines im Nativblut gelöst enthaltenen, zu den Globulinen gehörigen Eiweißkörpers, des Fibrinogens, in den unlöslichen Faserstoff, das Fibrin. Der Vorgang der Gerinnung wird stark beschleunigt u. a. durch Erhöhung der Temperatur, umgekehrt kann durch starke Abkühlung des Blutes die Gerinnung enorm verzögert, ja verhindert werden. Eine Verzögerung oder Aufhebung der Gerinnung ist ohne eingreifende Maßnahmen auch möglich durch Auffangen des Blutes in Gefäßen, deren Wände mit Paraffin oder Vaselin ausgegossen sind.

Das geronnene Blut zeigt nach einiger Zeit eine weitere Veränderung, indem eine Trennung in ein festes Gerinnsel, den Blutkuchen, und eine klare bernsteingelbe Flüssigkeit, das Blutserum, erfolgt. Das Gerinnsel hat die Fähigkeit, sich zu kontrahieren und dabei das Serum auszupressen. Der Blutkuchen besteht aus Fibrin und den von diesem eingeschlossenen zelligen Elementen des Blutes, das Serum enthält Salze und gelöste Eiweißkörper, so das Serumalbumin, das Serumglobulin und das Fibringlobulin.

Durch Zusatz verschiedener Reagenzien kann man die Gerinnung verhindern, so durch Hirudin, einen Extrakt aus den Mundwerkzeugen des Blutegels, oder durch Neutralsalze in größeren Konzentrationen. Eine besondere Rolle spielen die Oxalate, die Zitrate und Fluoride, die schon in kleinen Konzentrationen die Gerinnung verhindern.

Zentrifugiert man ein ungerinnbar gemachtes Blut, so setzen sich die zelligen Elemente ab, zuunterst die roten, darüber die weißen Blutkörperchen und über diesen die leichtesten und kleinsten Formbestandteile des Blutes, die Thrombozyten.

Die über den Zellen stehende Flüssigkeit, das Plasma, unterscheidet sich also vom Serum u. a. dadurch, daß sie das Fibrinogen noch enthält.

Beruht die Ungerinnbarkeit eines Blutes oder Plasmas auf dem Zusatz von Oxalat, Zitrat oder Fluorid, so kann man durch Hinzufügen einer geeigneten Menge von Kalksalzen den Eintritt der Gerinnung bewirken. Bis vor kurzem sah man allgemein den Grund für die Verhinderung der Gerinnung durch diese Salze in einer Ausfällung bzw. Entionisierung der Kalksalze des Blutes, denn Oxalate und Fluoride bilden ja bekanntlich sehr schwer lösliche Kalksalze und das Kalziumzitrat ist ein zwar leicht lösliches, aber nur ganz schwach dissoziiertes Salz. Man schrieb daher dem ionisierten Kalzium eine spezifische Rolle beim Zustandekommen der Gerinnung zu.

Die Gerinnung eines spontan nicht gerinnenden Plasmas kann man aber noch auf eine andere Weise bewirken, nämlich dadurch, daß man dem Plasma

---

[1]) Eine ausführliche Darstellung der Lehre von der Blutgerinnung in ihrer Entwicklung bis zum Jahre 1905 findet sich in der vorzüglichen Monographie von Morawitz (1) über die Chemie der Blutgerinnung, über die Fortschritte bis zum Jahre 1923 unterrichtet eine weitere zusammenfassende Darstellung desselben Autors in Oppenheimers Handbuch der Biochemie II. Auflage, Bd. IV. S. 44. Ein kritisches Referat von Wöhlisch erscheint in der Deutschen med. Wochenschrift 1925.

eine genügende Menge Serum zusetzt. Diese Funktion des Serums, eine Gerinnung des Plasmas oder einer Fibrinogenlösung zu bewirken, schrieb man einer besonderen Substanz, dem Thrombin Alexander Schmidts zu. Diese wird bei der Gerinnung im Überschuß gebildet und ihr ist auch sicherlich die Gerinnung des Nativblutes zu verdanken. Der Vorgang der Thrombinbildung ist es nun, wie vor allem Pekelharing und Hammarsten zeigten, der durch Oxalate, Fluoride und Zitrate verhindert wird. Bei der Einwirkung des einmal gebildeten Thrombins auf das Fibrinogen stören die drei Anionen nicht sonderlich. Man nahm daher mit Hammarsten und Pekelharing an, daß die Anwesenheit gelöster — nach Sabbarani ionisierter — Kalksalze für die Entstehung des Thrombins unbedingt erforderlich sei, daß dagegen die Einwirkung des fertigen Thrombins auch ohne Anwesenheit von Ca-Ionen zur Bildung des Fibrins führen könne.

Indessen führten Untersuchungen aus jüngster Zeit von Vines (1), der das Verhalten des Ca, der Oxalate, Zitrate und Fluoride bei der Gerinnung mit einer eigenartigen, gerinnungsphysiologischen Methodik quantitativ zu verfolgen suchte, diesen Autor zu der Auffassung, daß nicht die Entionisierung der Kalksalze, sondern vielmehr die Bindung der betreffenden Anionen an bestimmte Vorstufen des Thrombins das gerinnungsverhindernde Moment sei. Da gerade der Kalk mit den in Rede stehenden drei Anionen sehr schwach dissoziierte Verbindungen bildet, so habe er die Fähigkeit, diese ihrer organischen Bindung zu entreißen und so die Wiedergerinnbarkeit des Blutes oder Plasmas zu bewirken. Im Gegensatz zu der „klassischen" Auffassung teilt Vines gerade dem nicht ionisierten, organisch gebundenen Kalk eine wichtige Rolle bei der Gerinnung des Blutes zu.

Durch die Untersuchungen von Wöhlisch und Paschkis dürfte indessen die Kalkfrage, welche die Gerinnungsphysiologie nun schon so lange beschäftigt, endgültig zugunsten der Hammarstenschen Auffassung entschieden sein. Die Autoren konnten zeigen, daß in einem Serum, dem ein Teil seines Kalks durch Dialyse entzogen ist, ebenso wie unter Oxalateinwirkung keine Thrombinbildung unter dem Einflusse von Organextrakten möglich ist, während nach Ersatz des heraus dialysierten Kalks durch Zusatz von $CaCl_2$ die Thrombinbildung genau wie im frischen Serum erfolgt.

Über die Natur und die Wirkungsweise des Thrombins gehen die Ansichten heute noch weit auseinander. Was die Entstehung des Thrombins anbelangt, so herrscht zwischen den meisten Theorien insofern eine gewisse formale Übereinstimmung, als angenommen wird, daß dabei zwei verschiedene organische Substanzen als Vorstufen beteiligt sind. Nach der älteren Auffassung, die von Alexander Schmidt begründet und vor allem von Morawitz sowie Fuld und Spiro (1) weiter ausgebaut worden ist, hat man in dem Thrombin ein Ferment zu erblicken, während neuere Autoren dem Thrombin den Fermentcharakter absprechen wollen.

Einige der wichtigsten Theorien des Gerinnungsvorganges sollen nun im folgenden kurz besprochen werden.

Nach der Morawitzschen und Fuld-Spiroschen Auffassung läßt sich der Gerinnungsvorgang in großen Zügen etwa folgendermaßen darstellen: Im Plasma gelöst findet sich eine Vorstufe des Thrombins, das Prothrombin oder Thrombogen. In den zelligen Elementen, vor allem in den Thrombozyten, ist eine weitere, für die Entstehung des Thrombins erforderliche Substanz, die Thrombokinase, enthalten. Diese ist nach Morawitz (2, 3) ein allgemeines Protoplasmaprodukt und läßt sich besonders gut aus zellreichen Organen, z. B. aus der Leber oder der Niere gewinnen. Die Thrombokinase soll von

den Zellen des Blutes nach dem Verlassen der Gefäße durch den Reiz der Berührung mit Fremdkörpern an die Blutflüssigkeit abgegeben werden. Durch
ihre Einwirkung auf das Thrombogen — in Gegenwart von ionisierten Kalksalzen — kommt es zur Thrombinbildung und durch Einwirkung des Thrombins
auf das Fibrinogen zur Entstehung des Fibrins.

Aber nicht nur um die Zellen zur Abgabe ihrer gerinnungsaktiven Substanzen zu veranlassen, ist die Berührung mit benetzbaren Fremdkörpern
erforderlich, sondern auch der Vorgang der Thrombinbildung aus dem Thrombogen und der von den Blutzellen bereits abgegebenen Vorstufe bedarf nach
den wichtigen Untersuchungen von Bordet und Gengou der Mitwirkung
eines benetzbaren Fremdkörpers. Daher gerinnt ein zellfreies Oxalatplasma,
dem man genügend Kalk zugesetzt hat und das alle zur Thrombinbildung
nötigen Bestandteile enthält, in einem Glasgefäß stets nur von der Glaswand
aus, in einem Gefäß aus dem nicht benetzbaren Paraffin dagegen überhaupt
nicht oder doch nur sehr langsam.

Die aus zelligen Organen nach Morawitz extrahierbare Thrombokinase
bedarf dagegen nach meinen Erfahrungen, um Thrombinbildung zu veranlassen,
keineswegs der Mitwirkung eines weiteren Fremdkörpers, wie z. B. der Glaswand. Sie ist in einem Paraffingefäße ebenso wirksam wie in einem Glasgefäß.
Sie kann also nicht mit der von den Zellen des Blutes bei der normalen Gerinnung
gelieferten Vorstufe ganz identisch sein. Diese Frage bedarf noch weiterer
Untersuchung.

Schärfer herausgearbeitet wird dieser Punkt in der Gerinnungstheorie
von J. Nolf. Nach diesem Autor ist die Gerinnung ein Prozeß der gegenseitigen
Fällung mehrerer Kolloide, die sich im Plasma im Lösungsgleichgewicht befinden. Die zur Gerinnung unbedingt erforderlichen Substanzen sind das
Fibrinogen, das Thrombogen und das von den zelligen Elementen gelieferte,
jedoch nach Nolf ebenfalls frei im Plasma zirkulierende „Thrombozym",
das nicht identisch sein soll mit der Thrombokinase von Morawitz. Bestimmte, von Nolf als „thromboplastisch" bezeichnete Einwirkungen sollen
imstande sein, das Lösungsgleichgewicht — in Gegenwart von ionisierten Kalksalzen — zu stören und dadurch Gerinnung herbeizuführen. Derartige Einwirkungen sind nach Nolf z. B. die Berührung mit benetzbaren Fremdkörpern,
Verdünnung mit Wasser oder Zusatz von Organextrakten. Die Organextrakte
insbesondere — also das, was Morawitz als Thrombokinase bezeichnet —
sollen nach Nolf thromboplastische und Thrombozymwirkung miteinander
vereinigen. Das Thrombin wird von Nolf merkwürdigerweise nicht als der
eigentliche, die Gerinnung auslösende Faktor, sondern als ein Nebenprodukt
der Gerinnung angesehen. Gerade dieser Punkt der Nolfschen Lehre ist befremdend und meines Erachtens nicht genügend begründet. Nolf scheint
denn auch mit seiner Auffassung des Thrombins keine Schule gemacht zu haben.
Der Hauptfortschritt der Lehre von Nolf scheint mir die scharfe begriffliche
Trennung zwischen Thrombozym und Thrombokinase zu sein.

Als das wirksame Prinzip der Thrombokinase sehen Zak sowie Bordet
und Delange den Lipoidgehalt der Organextrakte an, nach Zunz und La
Barre ist es insbesondere das Kephalin und Lezithin.

Ebenso wie Nolf unterscheidet auch die neuere Gerinnungstheorie von
Herzfeld und Klinger das Thrombozym von den thromboplastischen Substanzen. Das wirksame Prinzip, das Thrombin, geht nach diesen Autoren
durch proteolytische Spaltungen aus höheren Eiweißabbauprodukten, den
Prothrombinen, und Bindung der entstandenen Spaltprodukte an Ca-Salze
hervor. Diese Proteolyse soll begünstigt werden durch gewisse andere Abbauprodukte (Aktivatoren = Thrombozym). Herzfeld und Klinger nehmen

an, daß durch das Thrombin dem Fibrinogen eine dessen Stabilität bedingende Adsorptionshülle auf dem Wege der Adsorptionsverdrängung entzogen werde, wodurch es zur Ausflockung des Fibrinogens komme.

Es sei mir an dieser Stelle gestattet, kurz auf die Auffassung hinzuweisen, die ich mir auf Grund eigener Versuche über die physikalische Chemie der Gerinnung des Fibrinogens durch das Thrombin gebildet habe (2,3).

Das Fibrinogen ist ein Globulin, dessen isoelektrischen Punkt ich bei $p_H = 4,9$ fand. Für das aus dem Fibrinogen durch Thrombineinwirkung entstehende Fibrin fand sich dagegen ein isoelektrischer Punkt bei $p_H = $ ca. 6,0. Durch das Thrombin wird also eine partielle elektrische Entladung des Fibrinogens bewirkt. Der entladene Eiweißkörper ist weniger stabil und koaguliert bezw. gerinnt daher. Ich unterscheide also bei der Gerinnung des Fibrinogens durch das Thrombin mit Hammarsten zwei streng voneinander zu trennende Phasen: eine Entladungsphase und eine Koagulationsphase. Da auch bei der Hitzedenaturation des Fibrinogens — ebenso wie bei der des Albumins — eine Verlagerung des isoelektrischen Punktes nach dem Neutralem zu erfolgt, so läßt sich vielleicht das Thrombin als ein Katalysator der Denaturation definieren, eines Vorganges der auch bei gewöhnlicher Temperatur, jedoch mit außerordentlicher Langsamkeit spontan abläuft. Diese Befunde ebenso wie der von Morawitz' Schüler Barkan erbrachte Nachweis, daß ein in Natronlauge gelöstes Fibrin durch Schmidtsches Thrombin nicht zur Gerinnung zu bringen ist, widerlegen die in den Arbeiten von Hekma verfochtene These von der Reversibilität der Fibringerinnung.

Man sieht, die Entwicklung der Lehre von der normalen Blutgerinnung ist noch stark im Fluß, erst recht gilt dies daher von den Fragen nach dem Wesen der pathologischen Blutgerinnung, insbesondere der Hämophilie, der wir uns nunmehr wieder zuwenden.

D. Das Gerinnungssystem des Hämophilen.

1. Die Geschwindigkeit der hämophilen Blutgerinnung.

Erst seit den grundlegenden Untersuchungen Sahlis (1) wissen wir mit Sicherheit, daß eine mehr oder minder hochgradige Verzögerung des Gerinnungsvorganges für die Hämophilie charakteristisch ist. Die früher über diesen wichtigen Punkt herrschende Unklarheit ist wohl zum Teil auf mangelhafte Untersuchungsmethoden, zum anderen Teil aber nach Sahlis Meinung auch darauf zurückzuführen, daß bei manchen Blutern die Gerinnungszeit des Blutes bei längerem Fortbestehen einer Blutung normale Werte, ja selbst kürzere Werte, als der Norm entspricht, annehmen kann. Ein konstanter Befund bei der hämophilen Blutung scheint dieses Verhalten übrigens nicht zu sein.

Unter den zeitlichen Daten, die als Maßzahlen für den Ablauf des Gerinnungsvorganges dienen, wollen wir mit Fonio (1) folgende Unterscheidungen machen:

1. Als „Reaktionszeit" (RZ) bezeichnen wir die Zeit von der Blutentnahme bis zum Auftreten des ersten Fibrinniederschlages.

2. Als „Gerinnungszeit" (GZ) bezeichnen wir die Zeit von der Entnahme des Blutes bis zur Vollendung der Gerinnung.

Die von verschiedenen Autoren aufgestellten zeitlichen Gerinnungsdaten können natürlich nicht ohne weiteres miteinander verglichen werden, da sie vor allem von der angewendeten Methode, aber auch bei Verwendung der gleichen Methode unter Umständen von Kleinigkeiten in der Ausführung des

Versuches stark abhängig sind. Genaueres über diese Dinge findet sich in einer Studie des Verfassers (4). Wir können daher vorläufig nur die von ein- und demselben Autor bei Hämophilen und beim Normalen gefundenen Werte streng miteinander vergleichen.

Ich gebe hier einige Daten wieder, die Schlößmann in 7 Fällen von Hämophilie erhalten hat. Er arbeitete mit der Methode von Bürker, bei welcher ein in einer feuchten Kammer befindlicher Blutstropfen von Zeit zu Zeit mittels eines hindurchgeführten feinen Glasstäbchens auf seinen Gerinnungszustand geprüft wird. Die RZ ist gekennzeichnet durch das Auftreten des ersten feinen Fibrinfädchens. Zur Bestimmung der GZ ist die Methode weniger geeignet und auch von ihrem Erfinder nicht für diesen Zweck bestimmt.

Als normale RZ bei der von ihm angewandten Temperatur von 25^0 rechnet Schlößmann den Wert von 5 Minuten.

Name des Patienten	Hämophilieform	RZ	GZ
1. Hugo Sch.	sporadisch	25	41
2. Heinrich Sp. . . .	„	$7^1/_2$	$10^1/_2$
3. Richard Sp.. . . .	„	$7^1/_2$	$11^1/_2$
4. Hans W.	„	$6^1/_2$	$9^1/_2$
5. Christian B.. . . .	erblich	20	45
6. Franz Fr.	„	6 ?	—
7. Emil Fr.	„	$6^1/_2$	—

In 4 Fällen von Hämophilie, die ich zu untersuchen Gelegenheit hatte (5) waren die Abweichungen von der Norm ungefähr wie in den Fällen 1 und 5 Schlößmanns, es lag also eine sehr starke Verzögerung des Gerinnungsablaufes vor. Auch bei den von Sahli untersuchten Hämophilen waren die Abweichungen von der Norm sehr starke, etwa den Fällen 1 und 5 Schlößmanns entsprechend.

Es ist hier die Frage berechtigt, ob denn die Fälle der Schlößmannschen Tabelle mit relativ sehr kurzen Gerinnungszeiten auch wirklich als echte Hämophilie anzusprechen sind. Das ist nun bei Fall 6 und 7 wegen der ganz charakteristischen Familienanamnese, die das typische Vererbungsgesetz ergibt, außer Zweifel; aber auch in den beiden sporadischen Fällen 2 und 3 der Geschwister Heinrich und Richard Sp. spricht die Familienanamnese sehr für echte Hämophilie, denn von den 5 Kindern der Mutter sind 2 Mädchen blutgesund, während alle 3 Söhne, darunter der älteste aus erster Ehe, Bluter sind.

Wir lernen hieraus, daß es Fälle von echter erblicher und sporadischer Hämophilie zu geben scheint, die in ihren zeitlichen Gerinnungsdaten nur eine sehr geringe Abweichung von der Norm im Sinne einer Verzögerung des Gerinnungsvorganges aufweisen.

Es erhebt sich hier die weitere wichtige Frage, ob denn so geringe Verzögerungen überhaupt eine hinreichende Erklärung für die lange Dauer der Blutungen bilden, die ja auch in diesen Fällen wochenlang anhalten können.

Schlößmann selbst ist zwar der Ansicht, daß ein deutlicher Parallelismus zwischen der Länge der Gerinnungszeit und der Schwere des betreffenden hämophilen Krankheitsbildes zu erkennen sei. Mir scheint indes, daß hier die Verhältnisse doch etwas komplizierter liegen, und zwar möchte ich Schlößmanns eigene Daten gegen seine Auffassung ins Feld führen: Es handelt sich um den Fall 6 Franz Fr., der wegen einer paranephritischen Eiterung operiert werden mußte und an der unstillbaren Nachblutung ad exitum kam. In diesem Falle sank nämlich durch eine Bluttransfusion die RZ auf den subnormalen Wert von $3^1/_2$ Minuten, die Blutung stand dann für einige Stunden, setzte aber wieder von neuem ein, während die RZ noch den völlig normalen Wert von $5^1/_2$ Minuten aufwies, und führte zur Verblutung,

obwohl eine überaus gründliche Versorgung der Wunde vorgenommen war!

Der Schlößmannsche Fall ist ein Analogon zu der Beobachtung Sahlis,
in der zu der Zeit, da bei dem Kranken eine unstillbare Blutung aus einer
Fingerwunde bestand, sowohl das aus dieser Wunde fließende wie das an einer
anderen Stelle entnommene Blut eine gegenüber der Norm gesteigerte Gerinnungsfähigkeit aufwies. Man muß meines Erachtens bei unbefangener Betrachtung dieser Tatsachen zu dem Schluß kommen: Man kann nicht in
allen Fällen von Hämophilie aus der Gerinnungszeit auf die
Schwere der Erkrankung sichere Schlüsse ziehen; die Prüfung
der Gerinnungszeit ist kein sicheres Prognostikon für die Aussichten des Hämophilen, eine Blutung zu überstehen, und man
sollte sich hüten, im Vertrauen auf die geringe Abweichung der
Gerinnungsdaten von der Norm einem Hämophilen zu einer ver-
meidbaren Operation zu raten.

Die Möglichkeit einer Erklärung des besprochenen paradoxen Verhaltens
bietet vielleicht eine Beobachtung Schlößmanns, der bei seinen sämtlichen
Hämophiliefällen eine qualitative Minderwertigkeit des Gerinnsels festgestellt
haben will. Der Blutkuchen soll — auch bei den Fällen mit geringer Verzögerung
der Gerinnung — zu Zerfall in mehrere Gerinnungsinseln neigen.

Mit größerer Wahrscheinlichkeit trifft wohl die Ansicht Sahlis das richtige,
nach welcher die Gefäße selbst beim Hämophilen in irgend einer
vorläufig nicht näher definierbaren Weise alteriert sind; hierfür
spricht unbedingt auch das Auftreten der Spontanblutungen, für
die ja die Verzögerung der Gerinnung kein zureichender Grund ist.

2. Die Faktoren des hämophilen Gerinnungssystems.

Es herrscht Übereinstimmung in den Angaben sämtlicher Untersucher,
daß das Fibrin bzw. dessen Vorstufe, das Fibrinogen, beim Hämophilen in normaler Menge vorhanden ist. So fand Heyland 0,5%,
Otte 0,43% (zitiert nach Litten), Sahli 0,35—0,66% und Verf. 0,42% (5).

In jüngster Zeit sind zwei sehr interessante Fälle einer hämorrhagischen
Diathese beschrieben worden, bei denen sich ein völliger Fibrinogenmangel fand.

Der Patient von Rabe und Salomon war ein 9 jähriger Knabe, in dessen
Familie Fälle von Bluterkrankheit nicht vorgekommen waren, auch seine
Geschwister, ein Knabe und ein Mädchen sind gesund. Der Knabe wies schon
14 Tage nach der Geburt Darmblutungen auf. Nach leichten Stoßverletzungen
bildeten sich große Blutergüsse unter der Haut. Nach jeder kleinen Haut-
verletzung blutete es lange und heftig aus der Wunde. Es fand sich bei ihm
auch ein periodenweises Auftreten starker Spontanblutungen. Im Blute waren
die Thrombozyten in normaler Zahl (300 000 im Kubikmillimeter) vorhanden.

Das aus der Vene entnommene Blut gerann überhaupt nicht, auch nicht
auf Zusatz von frischem Serum, von Gewebsextrakten oder von normalen
Thrombozyten. Durch Aussalzung und Hitzekoagulation war im Plasma kein
Fibrinogen nachweisbar, während die Albumin- und Globulinfraktion anscheinend
unverändert war. Interessanterweise bildete das Blut des Patienten dagegen
Thrombin, denn Zusatz des Blutes oder Plasmas zu einer Fibrinogenlösung
bewirkte deren Gerinnung.

Mit demselben Krankheitsbild haben wir es offenbar in dem Fall von Opitz
und Frei zu tun. Es handelte sich um ein 8 Monate altes Mädchen aus gesunder
Familie, bei dem sich die Zeichen einer schweren hämorrhagischen Diathese
fanden. Das Kind verblutete sich aus einer mit dem Frankeschen Schnepper

gesetzten Fingerstichwunde. In dem unmittelbar post mortem durch Punktion gewonnenen Herzblut fand sich kein Fibrinogen.

Es wäre meines Erachtens verfehlt, dies durch den groben chemischen Defekt des völligen Fibrinogenmangels von der echten Hämophilie sich unterscheidende Krankheitsbild ebenfalls der Hämophilie zuzurechnen.

Die Angaben, die wir in der Literatur über die übrigen Faktoren des hämophilen Gerinnungssystemes finden, sind nun leider zum größten Teil außerordentlich widerspruchsvoll. Es sollen die wichtigsten Befunde anderer Autoren und ihre Deutung hier kurz besprochen und die eigenen Resultate an geeigneter Stelle eingeflochten werden.

Von Weil (1 und 2) wurde behauptet, daß im Serum erblich Hämophiler kein Thrombin nachzuweisen sei, daß vielmehr Zusatz von hämophilem Serum zu einem gerinnenden Normalblute bei diesem eine Gerinnungsverzögerung bewirke, während normales Serum eine starke Gerinnungsbeschleunigung hervorruft. Weil glaubte deshalb, die erbliche Hämophilie durch die Anwesenheit gerinnungshemmender Stoffe im Blute erklären zu können. Bei spontaner Hämophilie konnte Weil das gerinnungsverzögernde Verhalten des Serums nicht nachweisen, und auf Grund dieser Befunde suchte er sogar einen Unterschied zwischen den beiden Formen der Hämophilie zu konstruieren.

Keiner der späteren Untersucher hat die Weilschen Angaben bestätigen können. Es wurde vielmehr stets eine deutliche Beschleunigung der Blutgerinnung durch den Zusatz von Serum sowohl erblich wie spontan Hämophiler erzielt (Sahli, Schlößmann, Verf.).

Es ist nun von Klinger mit Recht darauf hingewiesen worden, daß diese Gerinnungsbeschleunigung keineswegs auf das im Serum fertig vorhandene Thrombin bezogen werden müsse, sondern auch durch im Serum noch anwesendes Prothrombin hervorgerufen werden könne. Der eigentliche Thrombingehalt kann nur durch Prüfung der Wirkung des Serums auf ein spontan nicht gerinnungsfähiges Plasma (Oxalat-, Zitrat- oder Magnesiumsulfatplasma) oder auf eine reine Fibrinogenlösung festgestellt werden.

Einem derartigen Reagens gegenüber stellte Klinger in einem Fall schwerer spontaner Hämophilie eine sehr geringe Wirksamkeit des Serums im Vergleich zu Normalserum fest, woraus er einen Mangel an Prothrombin als ursächliche Störung des hämophilen Gerinnungssystemes glaubte ableiten zu dürfen. (Zu derselben Schlußfolgerung kommt übrigens auch Howell in Untersuchungen, die mir im Original leider nicht zugänglich waren. Über seine Methodik habe ich keine Angaben finden können.) Dieser Befund Klingers stellt nach meinen Erfahrungen zum mindesten keine allgemeine Regel, wahrscheinlich sogar eine direkte Ausnahme von der Regel fest.

Meine Untersuchungen (6) über den Thrombingehalt im Serum bei drei spontan Hämophilen mit sehr starker Gerinnungsverzögerung, den Brüdern W. W. und K. W. und dem Patienten L. Sch., hatten folgende Ergebnisse; Entnimmt man das hämophile und das zur Kontrolle dienende normale Blut zur gleichen Zeit, läßt beide Blutsorten einige Stunden — bis zur völligen Beendigung der Gerinnung im Hämophilieblut — unter gleichen Bedingungen stehen und prüft die jetzt durch Zentrifugieren gewonnenen beiden Sera gegen ein Zitratplasma auf ihren Thrombingehalt, so findet sich regelmäßig eine starke Überlegenheit des Hämophilieserums.

Diese Überlegenheit kann jedoch eine scheinbare sein, darauf beruhend, daß in jedem Serum der Thrombinspiegel seinen höchsten Stand unmittelbar nach beendigter Gerinnung aufweist, um dann ziemlich schnell abzufallen. Für das Hämophilieserum ist nun bei der geschilderten Art der Untersuchung die zeitliche Differenz zwischen beendigter Gerinnung und Untersuchung auf

Thrombingehalt wegen der längeren Gerinnungszeit des Hämophilieblutes eine viel kleinere als für das Normalserum. Für die Deutung einer nur scheinbaren Überlegenheit des Hämophilieserums sprach der Umstand, daß die Unterschiede zwischen Hämophilie- und Normalserum um so kleiner wurden, je später nach der Blutentnahme die eigentlichen Versuche angestellt wurden.

In zwei Versuchen wurde diesem Einwande Rechnung getragen und die Sera eines Normalen und eines Hämophilen zu ungefähr gleichen Zeiten nach Beendigung der Gerinnung der betreffenden Blutsorte auf ihren Thrombingehalt untersucht. Der eine Versuch ergab jetzt gleiche Werte des Thrombingehaltes beim Hämophilen und Normalen, im anderen Versuch fand sich aber auch unter diesen Bedingungen eine bedeutende Überlegenheit des hämophilen Serums.

Der von Weil aufgerollten Frage nach der Anwesenheit gerinnungshemmender Stoffe im hämophilen Serum waren auch einige Versuche von Morawitz und Lossen gewidmet. Auch diese Autoren fanden, daß ein hämophiles Serum gegen eine Fibrinogenlösung eine stärkere Wirkung ausübt als ein „unter möglichst gleichen Bedingungen gewonnenes normales Serum". Auf Grund eines weiteren Versuches kamen die Autoren zu dem Schluß, daß sich im hämophilen Serum sogar weniger hemmende Substanzen finden als im Normalserum. **Jedenfalls wird man zusammenfassend sagen können, daß sich im hämophilen Serum im allgemeinen zum mindesten keine Abschwächung der Thrombinfunktion nachweisen läßt, daß dagegen in manchen Fällen eher ein Plus von Thrombin vorhanden zu sein scheint.** Darauf, daß dieser Befund keineswegs im Widerspruch zu der Tatsache der verlangsamten Gerinnung des hämophilen Blutes steht, wird weiter unten noch hingewiesen werden.

Von der interessanten Fragestellung ausgehend, ob denn vielleicht das hämophile Fibrinogen aus irgendwelchen Gründen zur Ausfällung größerer Thrombinmengen bedürfe als ein normales Fibrinogen, untersuchte Klinger (l. c.) die Einwirkung einer Thrombinlösung vergleichend auf hämophiles und normales Oxalatblut bzw. Plasma. Er konnte keinen Unterschied in der Fällbarkeit des hämophilen und normalen Fibrinogens nachweisen. Ein eigener gleich angelegter Versuch (6) führte zu einer Bestätigung des Klingerschen Resultates.

Fassen wir das Ergebnis der bisher besprochenen Untersuchungen kurz zusammen, so können wir sagen: **Die Verlangsamung der Blutgerinnung bei der Hämophilie beruht mit größter Wahrscheinlichkeit nicht auf einer Störung der zweiten Phase des Gerinnungsvorganges, d. h. der Einwirkung des Thrombins auf das Fibrinogen. Die gesamte bei der hämophilen Blutgerinnung gebildete Thrombinmenge ist ferner der Norm gegenüber meist nicht verringert, das gleiche dürfte also auch für den Prothrombingehalt des Hämophilieblutes gelten. Da nun trotz normaler Prothrombin- und Thrombingesamtmenge die ursächliche Störung sicherlich in der ersten Phase des Gerinnungsvorganges, beim Prozeß der Thrombinentstehung, zu suchen ist, so müssen wir wohl mit ziemlicher Sicherheit schließen, daß eine Verringerung der in der Zeiteinheit gebildeten Thrombinmenge, d. h. eine zu kleine Thrombinbildungsgeschwindigkeit, als Ursache für die Verzögerung des gesamten Gerinnungsvorganges anzusprechen ist.**

Worauf kann denn nun diese Verringerung der Thrombinbildungsgeschwindigkeit beruhen?

Hier ist zuerst von Sahli (l. c.) auf Grund eines ziemlich komplizierten Gedankenganges die Ansicht geäußert worden, daß es sich bei der Hämophilie vielleicht um die allgemeine vererbbare fehlerhafte Eigenschaft der Zellen handelt, nicht genügend Thrombokinase — im Sinne von Morawitz — liefern zu können. Sahli schlug deshalb vor, bei Gelegenheit die Organe verstorbener Hämophiler auf ihren Thrombokinasegehalt zu untersuchen.

Von Morawitz und Lossen (l. c.) und von Kottmann und Lidsky wurde dann gezeigt, daß tatsächlich Zusatz von Thrombokinase, d. h. von wässerigen Extrakten aus zelligen Organen, die Gerinnungszeit eines hämophilen Blutes außerordentlich abkürzt. In dem Versuche von Morawitz und Lossen gerann Hämophilieblut und normales Blut, denen man gleiche Mengen Thrombokinase zusetzte, gleich schnell. Auch Schlößmann (l. c.) wies die enorme Gerinnungsabkürzung (durch Strumapreßsaft) in einem seiner Hämophiliefälle nach, und Verfasser kann die Angaben der erwähnten Autoren bestätigen. Eine Ausnahme bildet wieder der Hämophiliefall H. von Klinger, dessen Blut auf Thrombokinasezusatz zwar schneller als ohne diesen, aber doch immer noch hochgradig verzögert gerann, denn die Gerinnung war auch nach 2 bis 3 Stunden noch nicht vollständig.

Da wir nun hier mit Nolf und Herzfeld und Klinger an einem Unterschied zwischen Thrombozym und thromboplastischen Substanzen festhalten wollen, so wird man vielleicht mit einiger Reserve den Schluß ziehen können, daß es dem Blut des Hämophilen möglicherweise an Thrombozym fehlen dürfte. Als ein direkter Beweis für diese Annahme kann der Versuch natürlich nicht gelten.

Da das Thrombozym von den Blutzellen, insbesondere von den Thrombozyten, geliefert werden soll, werden wir in erster Linie an eine Minderwertigkeit der Zellen des hämophilen Blutes zu denken haben. Einen allgemeinen Thrombokinasemangel braucht man nicht anzunehmen, und tatsächlich konnte Gressot zeigen, daß die Extrakte aus den Organen einer Hämophilieleiche große Mengen von Thrombokinase enthielten.

Der erste Versuch, einen direkten Nachweis der Insuffizienz der zelligen Elemente des Hämophilieblutes zu erbringen, stammt von Sahli (2). Er untersuchte den Einfluß, den eine aus hämophilem Oxalatblut durch Zentrifugieren und Auswaschen gewonnene Blutkörperchenaufschwemmung auf die Gerinnung eines hämophilen Blutes ausübt und verglich sie mit der Wirkung einer Aufschwemmung normaler Blutzellen auf dasselbe hämophile Blut. Es zeigte sich nun, daß die Aufschwemmung normaler Blutkörperchen eine sehr deutliche Gerinnungsbeschleunigung ausübte, während die hämophilen Blutkörperchen eine viel geringere Wirkung hatten. Es gerann nämlich das Hämophilieblut mit Zusatz normaler Blutkörperchen bereits nach einer halben Stunde vollständig, während die hämophilen Blutkörperchen denselben Effekt erst nach Ablauf von $2^1/_2$ Stunden hervorbrachten. Das Hämophilieblut ohne Zusatz gerann erst am folgenden Tage. Die von Sahli geplante Untersuchung darüber, welche der verschiedenen Blutzellen denn nun gerinnungsphysiologisch insuffizient wären, hat dieser Autor nicht ausgeführt. Untersuchungen über diesen wichtigen Punkt wurden zum erstenmale von Fonio und sodann vom Verfasser angestellt, worüber jetzt berichtet werden soll.

Fonio (1, 2) isolierte aus dem in Magnesiumsulfatlösung aufgefangenen Blute eines hereditär Hämophilen und zum Vergleiche eines Normalen die Blutplättchen durch fraktionierte Zentrifugierung und stellte sich durch Aufnehmen der Plättchen in physiologischer Kochsalzlösung Blutplättchensuspensionen oder durch Lösen der Plättchen in destilliertem Wasser „Thrombozymlösungen" her. Die Plättchenzahl im Blute der beiden Versuchspersonen war vorher bestimmt worden. Unter Berücksichtigung dieser Werte wurden von den Emulsionen solche Mengen, in denen die gleiche Anzahl Plättchen enthalten sein mußte, einem hämophilen Blute als Indikator zugesetzt. Sowohl die

normalen wie die hämophilen Plättchen bewirkten eine Beschleunigung der
Gerinnung des Hämophilieblutes, jedoch waren die Plättchen des Hämophilen
weit weniger wirksam, wie durch die von Fonio erhaltenen Daten, die ich in
Tabellenform hier zusammenfasse, belegt werden möge: Es bedeutet
RZ (Reaktionszeit) = Zeit bis zum Beginn der Gerinnung   }   in
GZ (Gerinnungszeit) = Zeit bis zur Beendigung der Gerinnung }   Minuten.
    Als Indikator diente Hämophilieblut.

Zusatz	RZ	GZ	Zusatz	RZ	GZ
Hämoph. Plättchensusp.	13	65	Hämoph. Thrombozymlösung	22	>88
Normale Plättchensusp.	16	42	Normale Thrombozymlösung	22	48

Bei Verwendung normalen Blutes als Indikator konnte Fonio unter
Benutzung von mit destilliertem Wasser hergestellten Plättchenextrakten
nur einen schwachen Unterschied zuungunsten der hämophilen Plättchen
nachweisen, während sich die mit physiologischer Kochsalzlösung hergestellten
Emulsionen merkwürdigerweise sogar gleich verhielten.
    Das Wesen der Hämophilie besteht nach diesem Autor in einem zu geringen
Thrombozymgehalt der hämophilen Blutplättchen.
    Klinger hat die Theorie Fonios angegriffen, ohne indessen — wie ihm
Fonio (3) in seiner Antikritik mit Recht vorhält — den wichtigen Fonioschen
Thrombozytenversuch mit Hämophilieblut als Indikator einer Nachprüfung
unterzogen zu haben. Die Bedeutung des Fonioschen Versuches für eine
Theorie der Hämophilie ist meines Erachtens durch die Klingerschen Aus-
lassungen in keiner Weise herabvermindert worden, insbesondere kann ich
mich Klinger nicht anschließen, wenn er meint, die von Fonio gefundenen
Unterschiede lägen innerhalb der Fehlergrenzen derartiger Versuche. Auf die
wahren Schwierigkeiten, die sich der erwähnten Fonioschen Deutung seines
Befundes für eine Theorie der Hämophilie entgegenstellen, ist dagegen weder
von Fonio noch von Klinger noch meines Wissens bisher überhaupt hingewiesen worden. Hierauf wird weiter unten näher einzugehen sein.
    Ich habe eine Nachprüfung (6) des Fonioschen Thrombozytenversuches
bei 3 Fällen von Hämophilie vorgenommen, wobei ich mich genau an die Angaben Fonios hielt.
    Die Untersuchungen mit den Plättchenemulsionen der beiden sporadisch
hämophilen Brüder W. W. und K. W. erbrachten — ganz entgegen meinen
Erwartungen — eine fast völlige Bestätigung der Resultate Fonios. Es fand
sich bei Verwendung von Hämophilieblut als Indikator eine deutliche, meines
Erachtens sicher außerhalb der Fehlergrenze liegende Minderwirksamkeit
der hämophilen Plättchen. Zur größeren Sicherheit wurde das Blut eines jeden
der beiden Brüder in drei voneinander unabhängigen Versuchen mit den Plättchen von vier verschiedenen Normalpersonen verglichen. Die Ergebnisse sind
in der folgenden Tabelle zusammengefaßt.
    Indikator: Hämophilieblut.

Versuch-Nr.	Spender der Thrombozyten	RZ	GZ	Versuch-Nr.	Spender der Thrombozyten	RZ	GZ
1	Hämophiler K. W.	2	93	3	Hämophiler W. W.	18,5	290
	Normalperson	2	49		Hämophiler K. W.	15,5	290
2	Hämophiler W. W.	10	80		Normalperson I	13,5	184
	Normalperson	9	45		Normalperson II	9,5	84

Bei Verwendung von Normalblut als Indikator waren die Versuche weniger eindeutig, und zwar erhielt ich in einem Versuch keinen Unterschied, in einem anderen einen geringen und in dem dritten Versuch einen sehr deutlichen Unterschied zuungunsten der hämophilen Thrombozyten bei dem Patienten K. W., während der Wert der Plättchen von W. W. in diesem Versuche — sicherlich infolge eines Versuchsfehlers — völlig aus der Reihe herausfiel. Bei dem dritten Fall, Patient L. Sch., der leider aus äußeren Gründen nur einmal untersucht werden konnte, ließ sich dagegen keine Minderwertigkeit der hämophilen Thrombozytenemulsion feststellen. Ich halte es jedoch für möglich, daß dieses Versuchsresultat durch störende Umstände vorgetäuscht worden ist, wobei ich besonders an eine zur Zeit der Untersuchung bestehende ziemlich starke Leukozytose im Blute des Patienten denke, die mit der Resorption eines Gelenkergusses in Zusammenhang stand.

Was lehren uns nun die bisher in der Literatur vorliegenden Versuche, durch die anscheinend bei der Hämophilie ein Defekt der zelligen Elemente des Blutes nachgewiesen worden ist?

Zunächst sind meines Erachtens die positiv ausgefallenen Versuche gegenüber dem einen mit negativem Ergebnis (Fall L. Sch.) noch nicht zahlreich genug, als daß man von einer gerinnungsphysiologischen Insuffizienz einer der Blutzellenarten — speziell der Thrombozyten — als konstantem Befund bei der Hämophilie sprechen könnte; ich halte deshalb den definitiven Aufbau einer Lehre vom Wesen der Hämophilie auf Grund des vorliegenden experimentellen Materials für verfrüht.

Die Versuche zeigen aber sicherlich, daß weitere Untersuchungen in der von Sahli, Fonio und vom Verfasser eingeschlagenen Richtung aussichtsreich und durchaus notwendig sind zur Entscheidung der Frage, ob es sich bisher lediglich um Zufallsbefunde handelt oder um solche, die mit dem Wesen der Bluterkrankheit in Zusammenhang stehen.

Sollte sich nun bei derartigen Untersuchungen die letztere Möglichkeit als die richtige herausstellen, so würden sich allerdings, wie oben bereits kurz erwähnt, bei der Deutung der Befunde die folgenden, nicht unerheblichen, bisher meines Wissens übersehenen Schwierigkeiten ergeben: Will man mit Fonio annehmen, daß die oft enorme Verzögerung des Gerinnungsvorganges bei der Hämophilie in ursächlichem Zusammenhang steht mit einer chemischen Insuffizienz der Thrombozyten, so müssen wir folgern, daß diese Bestandteile des Blutes zur Aufrechterhaltung der normalen Gerinnungsgeschwindigkeit des Blutes von ausschlaggebender Bedeutung sind. Nun gibt es aber ein Krankheitsbild, bei dem dies durchaus nicht der Fall zu sein scheint, nämlich die thrombopenische Purpura. Bei dieser Erkrankung kommt bekanntlich eine sehr starke Herabsetzung der Thrombozytenzahl, ja selbst ein völliges Verschwinden der Plättchen im Blute vor, ohne daß dadurch eine Verlängerung der Gerinnungszeiten herbeigeführt würde. Verfasser selbst hatte Gelegenheit, zwei Fälle von thrombopenischer Purpura zu untersuchen, bei denen sich in verschiedenen Blutausstrichen nicht ein einziger Thrombozyt auffinden ließ, und die beide einen völlig normalen Wert der Blutgerinnungszeit aufwiesen.

Läßt sich dieser Befund nun mit unseren Befunden bei der Hämophilie — deren Richtigkeit vorausgesetzt — irgendwie in Einklang bringen oder besteht hier nach unseren heutigen Kenntnissen vom Wesen des Gerinnungsvorganges ein unauflösbarer Widerspruch?

Ich sehe nur einen Ausweg, und das wäre die Annahme, daß die Reduktion der Plättchenzahl bei der Purpura nicht auf einer verminderten Produktion dieser Zellen, sondern auf einem vermehrten Zerfall derselben beruhe, und weiterhin, daß das aus den zerfallenen Zellen stammende Thrombozym in gerinnungsphysiologisch wirksamer Form im Blute kreisend erhalten bleibt.

Quantitative Untersuchungen über den Thrombozymspiegel des Normalblutes, des Purpurablutes und des Hämophilieblutes sind daher meines Erachtens unerläßlich, um uns einen tieferen Einblick in das Wesen der hämorrhagischen Diathese und der Hämophilie zu verschaffen. Die Methodik derartiger Untersuchungen müßte allerdings erst ausgearbeitet werden.

Anhangsweise müssen hier noch einige Untersuchungen besprochen werden, die erst nach Abschluß der vorliegenden Arbeit zu meiner Kenntnis gelangten.

Feißly kommt zu dem Ergebnis, das hämophile Plasma verdanke seine Stabilität der Anwesenheit eines Körpers, der thrombinbildungshemmende Eigenschaften besitzt. Der Nachweis dieses Hemmungskörpers wurde derartig geführt, daß das hämophile Plasma mit Trikalziumphosphat ausgeschüttelt wurde, wobei der Hemmungskörper adsorbiert werden soll. Beim Auswaschen des Phosphats geht es wieder in Lösung. Setzt man von dieser Lösung genügende Mengen einem rekalzifizierten Zitratblut zu, so wird dessen Gerinnung verhindert. Das ausgeschüttelte Plasma ist frei von dem Hemmungskörper. Aus normalem Plasma läßt er sich nicht darstellen. Feißly folgt der Bordetschen Blutgerinnungslehre, die bisher bei uns wenig bekannt geworden ist. Nach Bordets Terminologie geht das Thrombin aus einer im Plasma vorhandenen Vorstufe, dem Proserozym, hervor, das dem Thrombogen oder Prothrombin der deutschen Nomenklatur entspricht. Erst nach einer vorläufig unbekannten, wahrscheinlich physikalisch-chemischen Umwandlung wird das Proserozym fähig mit dem Zytozym (Thrombokinase) und den Ca-Ionen das Thrombin zu bilden. Diese Umwandlung soll nun nach Feißly in Hämophilieblut durch die Anwesenheit eines Hemmungskörpers erschwert werden.

In einer weiteren Mitteilung befassen sich Feißly und Fried auch mit der Blutplättchenfrage. Auch sie kommen zu dem Ergebnis, daß hämophile Blutplättchen eine geringere gerinnungsbeschleunigende Wirkung auf Hämophilieblut ausüben als normale, daß sich dagegen hämophile Plättchen und normale Plättchen in ihrer Wirkung auf normales Blut nicht unterscheiden. Der Grund hierfür ist nun nach den Autoren nicht etwa eine Minderwertigkeit der hämophilen Plättchen, vielmehr glauben sie aus ihren anscheinend sehr gründlichen Untersuchungen folgern zu dürfen, daß es sich hier lediglich um Adsorptionsvorgänge handele: mit den normalen Blutplättchen werde aus dem Plasma adsorbiertes vollwertiges Proserozym übertragen, mit den hämophilen Plättchen dagegen das geschädigte Proserozym des hämophilen Plasmas.

Sollten sich die recht plausiblen Anschauungen der Autoren bestätigen lassen, so wäre damit, wie mir scheint, eine besonders einfache Erklärung für das Verhalten des hämophilen Blutes gefunden, die zudem frei wäre von den oben besprochenen Schwierigkeiten, die sich der Fonioschen Auffassung der Hämophilie entgegenstellen.

Endlich sind noch die Untersuchungen von Opitz zu erwähnen, die ebenfalls zu einer Bestätigung der Fonioschen Angaben über das Verhalten der hämophilen Thrombozyten kommen. Opitz schließt aus seinen Untersuchungen, daß die Gerinnungsverzögerung bei der Hämophilie nicht auf einem Mangel an Thrombokinase oder einem anderen Gerinnungsfaktor in den Zellen beruhe, vielmehr nimmt er an, dem hämophilen Blute fehle ein die Zellaufschließung fördernder Faktor. Ferner sind die von Opitz untersuchten Hämophilen ebenso wie deren Mütter durch Resistenzerhöhung der Erythrozyten, vermehrten Chlorgehalt des Blutes und fehlende Trypanozidie charakterisiert. Die Opitzschen Befunde über den Cl-Gehalt des Blutes bestätigen die Annahme Ragnar

Bergs, der auf Grund von Stoffwechselversuchen zu dem Resultat kam, daß beim Hämophilen wenigstens zeitweise eine Chlorretention statthaben müsse.

Wie aus der vorstehenden Darstellung zu ersehen ist, müssen wir einstweilen noch die interessante Frage nach dem Wesen der hämophilen Blutgerinnung als ungelöst betrachten.

E. Differentialdiagnose.

In den ausgesprochenen Fällen, die schon von Kindheit an häufige Blutungen aufweisen, wird die Diagnose Hämophilie meist leicht sein, besonders natürlich wenn es sich um hereditäre Hämophilie handelt.

In Fällen sporadischer Hämophilie mit nicht sehr charakteristischem Verlauf kann dagegen unter Umständen die Unterscheidung des Leidens von einigen hämorrhagischen Diathesen, nämlich dem chronischen Morbus maculosus Werlhofii und der essentiellen Thrombopenie Franks gewisse Schwierigkeiten machen, da diese Krankheiten ganz ähnliche Erscheinungen bieten können wie die Hämophilie.

Die Hämophilie hat mit diesen Krankheiten die verlängerte Blutungszeit [1] gemeinsam; Blutungszeit und Gerinnungszeit brauchen nun aber nicht parallel zu gehen, sie tun dies zwar bei der Hämophilie, nicht dagegen bei den hämorrhagischen Diathesen, bei denen, wie erwähnt, die Gerinnungszeit meist normal ist. Deshalb wird eine Unterscheidung in den bei weitem meisten Fällen bereits auf Grund einer einfachen Bestimmung der Gerinnungszeit des Blutes möglich sein. Nur die wahrscheinlich recht seltenen sporadischen Hämophiliefälle mit nur sehr geringer Verzögerung der Blutgerinnung — siehe die Fälle 2, 3 und 4 von Schlößmann auf S. 577 — könnten danach noch diagnostische Schwierigkeiten bereiten, denn eine geringe Verzögerung der Blutgerinnung soll auch bei manchen Fällen von hämorrhagischer Diathese zu beobachten sein. Hier ist zum wenigsten eine Unterscheidung von der Thrombopenie auf Grund des Blutbildes mit Sicherheit zu ermöglichen; der Hämophile hat normale oder sogar erhöhte Thrombozytenwerte, während bei der essentiellen Thrombopenie eine enorme Verringerung der Thrombozytenzahl, ja sogar ein völliges Fehlen der Blutplättchen beobachtet wird.

Ein nur für die Hämophilie charakteristisches Blutbild gibt es dagegen nicht, denn der von Sahli in einigen Fällen erhobene Befund einer relativen Lymphozytose und Eosinophilie wird in vielen Fällen vermißt.

Des weiteren kann noch das Rumpel - Leedesche Phänomen, d. h. das Auftreten petechialer Hautblutungen nach Anlegen einer venösen Stauung an einer Extremität, diagnostische Verwendung finden: der Rumpel - Leedesche Versuch fällt nämlich beim Hämophilen regelmäßig negativ aus, im Gegensatz wohl zu den meisten Fällen von hämorrhagischer Diathese.

Bei Berücksichtigung der Anamnese, des klinischen Krankheitsbildes und der soeben besprochenen speziellen differentialdiagnostischen Hilfsmittel dürfte sich wohl in jedem Falle eine sichere Abtrennung der Hämophilie von den hämorrhagischen Diathesen ermöglichen lassen.

---

[1] Der Begriff der Blutungszeit ist von Duke eingeführt worden. Man bestimmt die Blutungszeit, indem man mit der Frankeschen Nadel eine kleine Stichwunde in der Fingerkuppe setzt und den Patienten die blutende Stelle alle $\frac{1}{2}$ Minute auf ein Fließpapier abdrücken läßt. Beim Normalen versiegt die Blutung nach wenigen Minuten, während Kranke mit verlängerter Blutungszeit noch nach $\frac{1}{2}$ Stunde einen blutigen Fingerabdruck liefern können.

F. Die Behandlung der Hämophilie.

Die Bekämpfung einer hämophilen Blutung ist unter Umständen eine der schwersten Aufgaben, vor die der Arzt gestellt werden kann. Von vornherein sei erwähnt, daß wir ein sicheres Mittel zur Stillung hämophiler Blutungen zur Zeit noch nicht kennen. Man ist somit noch bei jedem einzelnen Fall aufs Probieren angewiesen.

Die Zahl der zur Behandlung der Hämophilie vorgeschlagenen Methoden ist Legion. Wohl jedem der im folgenden zu besprechenden Mittel ist von irgend einem Autor ein guter Erfolg nachgerühmt worden, während dasselbe Mittel in anderen Fällen vollständig versagte. Den Schluß „post hoc, ergo propter hoc" hat man, wie mir scheint, auf dem Gebiete der Hämophiliebekämpfung recht häufig ohne die nötige Kritik gezogen, denn schließlich kommt ein großer Teil der hämophilen Blutungen endlich doch spontan zum Stehen.

Die Methoden zur Bekämpfung der Hämophilie lassen sich einteilen in allgemeine Maßnahmen und lokale Maßnahmen. Bei den ersteren haben wir eigentlich wieder zu unterscheiden zwischen solchen, die in mehr unbestimmter Weise auf eine allgemeine Änderung der hämophilen Konstitution hinzielen und solchen, die direkt eine Verkürzung der Gerinnungszeit des hämophilen Blutes durch eine Einwirkung auf den gesamten Organismus, das Gesamtblut oder bestimmte Organe erreichen wollen. Diese Methoden, die durch eine Verkürzung der Gerinnungszeit des Gesamtblutes einen Effekt an der blutenden Stelle erzielen sollen, bezeichnet von den Velden (1) als „telehämostyptische".

1. Allgemeine Maßnahmen zur Bekämpfung der Hämophilie.

Es hat von jeher wundergenommen, daß die Frauen von der Hämophilie fast — vielleicht sogar ganz — verschont bleiben, und so kam man auf den Gedanken, durch **Zufuhr von Extrakten der weiblichen Sexualorgane** eine **Besserung der hämophilen Konstitution** zu versuchen. Bereits 1904 berichtete Grant über angebliche Heilerfolge bei einem hämophilen Knaben durch Verabfolgung von Ovarialextrakt.

Heyter versuchte das Mittel in Form der Merkschen Ovarialtabletten, die 0,07 g Ovarialextrakt und 0,5 g frische Ovarialsubstanz enthalten sollen. Gegeben wurde dreimal täglich eine Tablette, steigend bis zu 8 Tabletten täglich. Heyter behandelte drei Fälle; bei zweien sah er keinen Erfolg, während in dem dritten beschriebenen Falle die Koinzidenz der Zeiten, in denen das Präparat genommen wurde, mit den Zeiten der Blutungsfreiheit allerdings auffallend ist.

Ein etwas merkwürdiger Vorschlag zur Besserung der hämophilen Konstitution liegt von Sahli vor. Sahli hatte beobachtet, daß in manchen Fällen von Hämophilie sich während einer Blutung die Gerinnungszeit immer mehr dem normalen Verhalten annähert. Er hält es daher für möglich, daß auch durch häufige Entziehung kleiner Blutmengen bei der Hämophilie eine andauernde Verkürzung der Gerinnungszeit erzielt werden könnte. Die Unwahrscheinlichkeit der Sahlischen Vermutung ist aber so groß, daß, soweit ich sehe, eine experimentelle Prüfung derselben noch nicht vorgenommen wurde.

Vielleicht die bekannteste aller Behandlungsmethoden der Hämophilie ist die 1905 von R. Weil (3) inaugurierte intravenöse oder subkutane, wiederholt ausgeführte **Seruminjektion.** Weil injiziert 15 ccm möglichst frisches Serum intravenös oder 30 ccm subkutan. Menschen-, Pferde- und Kaninchenserum soll gleich gut geeignet sein. Die günstige Serumwirkung soll nach 48 Stunden beginnen und etwa einen Monat anhalten. Für die Praxis empfiehlt er das überall erhältliche Diphtherieserum. Weil setzt die Behandlung Jahre hindurch fort, er hat bis zu 30 Injektionen in 6 Jahren gegeben und will gute, zum Teil sogar ausgezeichnete Dauererfolge gesehen haben. E'mile-Weil berichtet über einen Hämophilen aus einer Bluterfamilie in Tenna, der als 7jähriger Knabe mit schweren klinischen Symptomen in seine Behandlung kam und eine Gerinnungszeit von $3^1/_2$ Stunden aufwies. Der Autor verabfolgte im Laufe von 15 Monaten 6 Injektionen von Pferdeserum und erzielte dadurch eine Verkürzung der Gerinnungszeit bis auf $^1/_4-^1/_2$ Stunde. Eine Zahnoperation wurde ohne die geringste Nachblutung vertragen. Die Injektionen wurden in einem zeitlichen Abstande von 4 Monaten 3 Jahre hindurch fortgesetzt, dann blieb der Patient $6^1/_2$ Jahre hindurch ohne Behandlung, da er keine Symptome seines Leidens mehr aufwies. Nach dieser Zeit hatte die Gerinnungszeit einen Wert von nur 15 Minuten, die Blutungszeit von $2^1/_2$ Minuten.

Mit der Weilschen Serumbehandlung will auch unter anderen Challier gute Erfolge gesehen haben. Dagegen haben gerade experimentelle und klinische Nachprüfungen von deutscher Seite bisher ein nichts weniger als ermutigendes Resultat ergeben.

So hat z. B. Schlößmann ausgedehnte Versuche über die Wirkung von Serum angestellt. Er fand zunächst, daß Diphtherieserum, einem gerinnenden Blute in vitro zugesetzt, stets eine Verlängerung der Gerinnungszeit bewirkt und er zeigte ferner im Tierversuch, daß überraschenderweise direkt ins Blut injiziertes frisches Serum jedesmal eine Gerinnungsverlangsamung statt der erwarteten Gerinnungsbeschleunigung erzeugte, während er bei subkutanen Injektionen keine sicheren Ausschläge erhielt. Schlößmann injizierte sodann in 4 Fällen von Hämophilie $30-85$ ccm frisches Menschenserum subkutan und konnte in keinem Falle eine Beschleunigung der Gerinnung feststellen, ebenso war es mit intravenösen Seruminjektionen. Mit Ausnahme eines Falles, der zweimal 24 Stunden hindurch nach der ersten Injektion auf seine Gerinnungsfähigkeit kontrolliert wurde, hat Schlößmann seine Kontrolle allerdings nur bis spätestens 24 Stunden post injectionem ausgeführt, während nach Weil die günstige Wirkung erst nach 48 Stunden einsetzen soll. Jedoch hat Schlößmann von seinen Seruminjektionen auch keinerlei therapeutischen Erfolg gesehen und schließt sich deshalb den Autoren an, die sich über die Serumbehandlung der Hämophilie entweder sehr zurückhaltend äußern (Sahli, Baum) oder gar nur von völligen Mißerfolgen berichten, wie Dahlgreen. Im Gegensatz zu Schlößmann hat von den Velden (2) in einem Falle von leichter Hämophilie durch subkutane Injektionen von Streptokokkenserum sowie von frischem Menschenserum eine deutliche Verkürzung der Gerinnungszeit erhalten.

Eine meines Wissens noch nicht nachgeprüfte Modifikation der Serumtherapie ist in neuester Zeit von Vines (2) in Vorschlag gebracht worden. Vines ruft durch zweimalige Injektion von Pferdeserum eine Anaphylaxie hervor; die zweite anaphylaktische Injektion gibt er in kleiner Dosis und intrakutan, wodurch es lediglich zu einer lokalen Reaktion kommen soll. Das beim gewöhnlichen anaphylaktischen Schock zu beobachtende Verhalten, nämlich eine zuerst gesteigerte, dann verringerte Gerinnbarkeit, soll durch diese Methode so abgeändert werden, daß nur das erste Stadium zur Ausbildung gelangt. Der Gerinnungsvorgang soll nach Vines durch den anaphylaktischen Anreiz annähernd normal werden, die Anaphylaxie soll 29 bis 40 Tage vorhalten.

Auf Grund der vorliegenden Erfahrungen kann man, wie mir scheint, über die Serumbehandlung in der Weilschen Form heute ein einigermaßen abschließendes Urteil abgeben, dahingehend, daß in den meisten Fällen ausge-

sprochener Hämophilie die Serumbehandlung nicht viel aus-
richten wird. Eine Erklärung für den trotzdem anscheinend eklatanten
Erfolg in einigen wenigen Ausnahmefällen haben wir noch nicht.

Die — problematische — Wirkung der Serumbehandlung hat man wohl
nicht auf das zugeführte fertige Thrombin des Serums zu beziehen, sondern
eher im Sinne der unspezifischen Proteinkörpertherapie aufzufassen. Der
Serumbehandlung der Hämophilie wesensverwandt ist daher wohl auch die
Anwendung anderer Eiweißkörper oder ihrer Abbauprodukte, so die der Gelatine
oder des Witte - Peptons. Das Witte-Pepton ist vor allem von Nolf und
Hervy als Ersatz für Seruminjektionen empfohlen worden, desgleichen von
Nobécourt und Tixier, welche 10 ccm einer 5%igen Lösung subkutan injizieren. Auch von Radovici und Jagnov sind Versuche mit Witte-Pepton
angestellt worden, diese Autoren wollen nur bei subkutaner, nicht aber bei
intravenöser Einverleibung des Präparates eine Verkürzung der Gerinnungszeit gesehen haben. Einen therapeutischen Erfolg konnten sie nicht feststellen.
Wir sind also mit dem Witte - Pepton der Hämophilie gegenüber
wohl kaum besser daran als mit der Serumbehandlung.

Die Gelatine, von der es lange Zeit überhaupt zweifelhaft war, ob sie in
gerinnungsphysiologischer Beziehung wirksam ist, bietet noch weniger Aussichten auf Erzielung eines Erfolges; ich erwähne dies Mittel nur der Vollständigkeit halber.

Präparate mit „Thrombokinase"-Wirkung. Von der Erwägung ausgehend,
daß wahrscheinlich Mangel an „Thrombokinase" den Fehler in der Zusammensetzung des hämophilen Blutes bedinge, hat man versucht, dem hämophilen
Organismus die fehlende Substanz in Form verschiedener Extrakte aus Geweben oder Blutzellen zuzuführen. Daß die theoretischen Grundlagen einer
derartigen Therapie mangelhaft sind, dürfte aus dem Abschnitt über das Wesen
des Gerinnungsvorganges, in welchem speziell der Unterschied zwischen Thrombozym und Thrombokinase präzisiert ist, wohl zu ersehen sein.

Wichtig für die Anwendung dieser Präparate ist die Kenntnis der Tatsache,
daß es gelingt, durch intravenöse Injektion von Thrombokinase in der Blutbahn selbst Gerinnungen hervorzurufen.

Unter den hier zu erwähnenden Mitteln ist das bekannteste das Koagulen
von Kocher und Fonio (4, 5), das als Trockenpulver und in sterilen Ampullen
gelöst im Handel erhältlich ist. Das Präparat soll einen Extrakt aus Säugetier-
thrombozyten vorstellen. Fonio empfiehlt sowohl die subkutane wie intravenöse Injektion von 100 ccm 5%igem Koagulen; auch Kausch empfiehlt
dieselbe Verwendungsart und will selbst nach Anwendung großer Dosen Thrombosen nicht gesehen haben. Ganz ungefährlich ist das Präparat offenbar jedoch
nicht, denn ich kann aus den Krankengeschichten unserer Klinik über eine
intravenöse Koaguleninjektion berichten, die zu einem akuten lebensbedrohenden
Kollaps führte, allerdings gleichzeitig den gewünschten Erfolg, den Stillstand
der hämophilen Blutung, erreichte. Ich persönlich habe von dem Koagulen
noch nichts Gutes gesehen, denn die Präparate, die ich untersuchte, waren
in vitro wirkungslos bzw. ihr Zusatz zum Blute bewirkte sogar eine Gerinnungsverzögerung. Man muß sich also, wenn man das Präparat überhaupt anwenden
will, gleichgültig ob lokal, subkutan oder intravenös, erst durch einen Vor-
versuch mit frischem Blut von der Gerinnungsaktivität des Mittels überzeugen.
Zur intravenösen Injektion eines hochwirksamen Präparates würde ich nur
im alleräußersten Notfall greifen. Das gleiche gilt für das Präparat „Clauden"
von Fischl, das aus Lungengewebe hergestellt wird. H. Elving, dem wir
vergleichende Untersuchungen über die gerinnungsfördernde Kraft verschiedener

neuerer Hämostyptika verdanken, verwandte das Koagulen zweimal intravenös erfolglos gegen innere Blutungen, bei Einverleibung zu experimentellen Zwecken wurde nur in einem Falle eine hochgradige Beschleunigung der Gerinnung erzielt, in den übrigen dagegen keine oder nur eine ziemlich schwache Reaktion.

Ich möchte an dieser Stelle noch auf die für unsere Frage prinzipiell wichtigen Erfahrungen Schlößmanns mit Strumapreßsaft, also auch einem Thrombokinasepräparat, eingehen.

Die intravenöse Injektion des unverdünnten Saftes führte bei Tieren den sofortigen Exitus durch innere Gerinnungen herbei; Injektion des verdünnten Saftes wurde von dem größeren Teil der Tiere überlebt, es fand sich aber merkwürdigerweise eine Neigung des Blutes zu verlangsamter Gerinnung, die in den tödlich verlaufenden Fällen zu einer Verdoppelung oder Verdreifachung der normalen Gerinnungszeit führte. Interessanterweise ließ sich in einem Falle in dem kurzen Zeitraum zwischen Injektion und postmortaler Gerinnungsverzögerung ein Stadium hochgradiger Gerinnungsbeschleunigung nachweisen, das zeitlich mit dem den Eintritt der inneren Thrombosen kennzeichnenden schweren Kollaps zusammenfiel.

Intravenöse Injektionen verdünnten Strumapreßsaftes beim hämophilen Menschen führten zu einer deutlichen Verlangsamung der Gerinnung und außerdem zu sehr unangenehmen allgemeinen Reaktionserscheinungen. An Stelle des erhofften therapeutischen Erfolges traten in zwei Fällen akute hämorrhagische Gelenkergüsse im Anschluß an die Injektion auf.

Übrigens war die reaktive Herabsetzung der Gerinnungsfähigkeit des Blutes nach Injektion von Thrombin oder Zellbrei bereits dem Altmeister der Gerinnungslehre, Alexander Schmidt, und seinen Schülern bekannt.

Die nicht lokale „Thrombokinasebehandlung" der Hämophilie steht also, auch was die experimentellen Grundlagen anbelangt, auf recht schwachen Füßen. Sie ist als eine absolut unphysiologische Therapie zu bezeichnen, insofern sie dem Blute Stoffe zuführt, die bei der normalen Gerinnung desselben im Blute niemals auftreten, nämlich feinst verteilte Stoffe mit der Wirkung eines benetzbaren und daher zur Thrombinbildung führenden Fremdkörpers. Die Bildung großer Thrombinmengen in der Blutbahn, wie sie von den Thrombokinasepräparaten bewirkt wird, ist ein durchaus abnormer Vorgang, und es kann uns nicht wundernehmen, wenn sich der Körper gegen eine derartige schwere Störung des Gleichgewichtes der Plasmakolloide mit allen Mitteln zur Wehr setzt.

Den Namen einer wirklich physiologischen Therapie verdient dagegen im höchsten Maße die nunmehr zu besprechende Behandlung hämophiler Blutungen mittels **Bluttransfusion.** Man geht hierbei von dem naheliegenden Gedanken aus, eine möglichst weitgehende Substitution des hämophilen Blutes durch Blut mit normaler Gerinnungsfähigkeit herbeizuführen. Man hat dabei noch den Vorteil einer gleichzeitigen wirksamen Bekämpfung der Anämie. Man wird natürlich kein defibriniertes Blut anwenden, denn dieses stellt ja im wesentlichen nichts anderes vor als eine Suspension von roten Blutkörperchen in Serum, d. h. in einer Thrombinlösung. Wir wollen aber gerade die gerinnungsphysiologisch wahrscheinlich wichtigen weißen Zellen und die Thrombozyten, die vermutlichen Bildner der Vorstufen des Thrombins zuführen. Wir werden also die direkte Bluttransfusion von Vene zu Vene oder die Transfusion von Zitratblut wählen.

Leider liegen über die Erfolge der Transfusion bei der Hämophilie erst recht spärliche Erfahrungen vor. Schlößmann erzielte in einem Falle von schwerer hämophiler Blutung durch die Transfusion ein vorübergehendes Sistieren der

Blutung und eine deutliche Abkürzung der Gerinnungszeit, er verlor aber den Patienten trotzdem an der erneut einsetzenden Blutung.

F. Herzog berichtet über eine schwere Blutung nach einer Ohrenoperation in einem Fall familiärer Hämophilie, bei dem er durch eine Transfusion von 200 ccm $4^0/_{00}$igen Zitratblutes ein Sistieren der Blutung erreichte. Einen Einfluß auf die Gerinnungszeit will er merkwürdigerweise nicht beobachtet haben.

Einen sehr schönen und besonders überzeugenden Erfolg hat Klinger gesehen. Die bis dahin starke und jeder anderen Behandlung trotzende hämophile Alveolarblutung stand nach der Transfusion fast momentan.

Ich selbst wandte die Transfusion (150 ccm $4^0/_{00}$iges Zitratblut) bei dem einen meiner beiden Hämophilen wegen einer Nierenblutung an. Der Einfluß dieser relativ kleinen Blutmenge auf die Gerinnungsfähigkeit war sehr ausgesprochen. Während 20 Tropfen vor der Transfusion entnommenen Venenblutes bei Zimmertemperatur nach 10 Stunden noch nicht völlig erstarrt waren, gerann eine gleich große $^3/_4$ Stunden nach der Transfusion entnommene Blutmenge bereits in 4 Stunden zu einem festen Koagulum. Die Nierenblutung kam am Tage nach der Transfusion zum Stillstand, ob infolge der Transfusion, läßt sich allerdings nicht beweisen.

Als Methoden der Transfusion kommen in Betracht die von Lewisohn empfohlene Infusion von Zitratblut. $^9/_{10}$ Venenblut werden in $^1/_{10}$ steriler $2^0/_{00}$- oder besser $4^0/_{00}$iger Natriumzitratlösung aufgefangen. Das Blut muß in möglichst gutem Strahle am besten direkt in das vorgelegte Zitrat fließen, damit nicht an der Glaswand gebildetes Thrombin, das durch das Zitrat nicht unwirksam gemacht wird, zu partiellen Gerinnungen führt. Man rührt während des Auffangens des Blutes mit einem sterilen Glasstab gut durch, läßt das Zitratblut dann am besten eine längere Zeit bei Zimmertemperatur steril zugedeckt stehen und filtriert es vor dem Gebrauch durch mehrere Schichten steriler Gaze.

Sehr bequem ist auch die direkte Transfusion von Vene zu Vene mittels der Oehleckerschen Apparatur, die mittels einer eingeschalteten Spritze die genaue Abmessung der transfundierten Blutmenge erlaubt oder noch einfacher mittels der neuen Apparatur von A. Beck, der eine rotierende Blutpumpe verwendet.

Man sollte es nicht unterlassen, vor der Transfusion das Blut des Spenders und des Empfängers auf gegenseitige Indifferenz bezüglich Agglutination und Hämolyse zu untersuchen oder wenigstens als biologische Vorprobe dem Empfänger zunächst einmal eine kleine Menge, etwa 5—10 ccm des Spenderblutes, langsam intravenös zu injizieren und erst wenn diese anstandslos vertragen werden, die eigentliche Transfusion folgen zu lassen.

Es wären nunmehr noch drei neuere „telehämostyptische" Methoden zu besprechen, nämlich die von von den Velden (3, 4, 5) empfohlenen intravenösen Injektionen von hypertonischen Lösungen anorganischer Salze, ferner die von R. Stephan inaugurierte Röntgenbestrahlung der Milz und endlich die Injektionen von Euphyllin, wie sie Nonnenbruch und Szyszka angegeben haben.

Bei der von den Veldenschen Methode beruht die Wirkung wohl auf einem durch das osmotische Gefälle hervorgerufenen Einstrom von gerinnungsbefördernden Substanzen in die Blutbahn. Elving, der auch diese Methode nachprüfte, hält die Injektion von 20 ccm einer $15^0/_0$igen $CaCl_2$-Lösung für das beste und sicherste der von ihm untersuchten Mittel zur Beförderung der Blutgerinnung. Über Erfolge bei der Hämophilie scheinen noch keine Erfahrungen vorzuliegen. Wir haben das Mittel bei einer hämophilen Nierenblutung mehrmals gespritzt, ohne den geringsten Einfluß auf die Blutung feststellen zu können.

Die Röntgenisierung der Milz wirkt entweder — wie Stephan selbst dies auffaßt — durch Anreiz auf das retikulo-endotheliale System der Milz, in dem dieser Autor eines der Hauptzentra des Gerinnungssystemes erblickt, oder wie andere Autoren (Szenes, Neuffer) meinen, einfach durch das Freiwerden gerinnungsaktiver Substanzen aus den zerfallenden Lymphozyten. Über günstige Erfolge mit der Stephanschen Methode bei der Alveolarblutung eines Hämophilen mit mäßiger Verzögerung der Gerinnung berichtet Neuffer, bei schwereren Störungen des Gerinnungsablaufes verspricht er sich nicht viel von der Milzbestrahlung.

Bei einem meiner beiden Hämophiliefälle (5) sah ich keinen sicheren Einfluß der Milzbestrahlung auf den Verlauf einer Alveolarblutung (vgl. S. 571), es ließ sich jedoch zeigen, daß sich das Gerinnungssystem des Hämophilen nach einer Milzbestrahlung prinzipiell ebenso verhält wie das des Normalen, da auch beim Hämophilen ein Absinken der Gerinnungszeit — in einem der Fälle von 240 auf 160 Minuten — sowie eine Vermehrung der im Serum nachweisbaren Thrombinmenge zu verzeichnen ist. Elving hält die Wirkung der Röntgenbestrahlung für unsicher.

Über Euphyllinwirkung bei Hämophilie liegen noch keine Erfahrungen vor; Versuche mit diesem Mittel sollten jedenfalls auch angestellt werden, da die Wirkung auch nach den Erfahrungen Elvings eine recht prompte ist.

2. Lokale Maßnahmen.

Diese bestehen in erster Linie darin, daß man auf die blutende Stelle gerinnungsphysiologisch hoch wirksame Stoffe, also etwa frisches Serum oder besser Präparate mit Thrombokinasewirkung wie Koagulen oder Clauden, von deren Brauchbarkeit man sich vorher überzeugt hat (siehe S. 588) appliziert. Falls man kein fertiges wirksames Präparat zur Verfügung hat, kann die Herstellung eines frischen sterilen Organpräparates in Betracht kommen. Zu diesem Zwecke zerschneidet man steril entnommene Kaninchen- oder Meerschweinchenorgane (Nieren, Leber, Lungen) unter aseptischen Kautelen in feinste Stückchen, zerquetscht diese und schwemmt den Organbrei mit etwas destilliertem Wasser auf. Derartige Extrakte dürften sogar stets viel wirksamer sein, als selbst das beste käufliche Präparat. Das betreffende Mittel wird man am besten durch einen Tampon auf die blutende Stelle bringen und dort je nach der Art der Verletzung in irgend einer Weise fixieren. Versucht werden müßte meines Erachtens auch die Umspritzung der ganzen Wunde mit einem Gemisch von Adrenalin und Thrombokinase.

Trotz wirksamster Präparate wird man es dennoch bei einer schweren Hämophilie immer wieder erleben, daß zwar das ausströmende Blut in Berührung mit dem Mittel sofort gerinnt, aber die Blutung in unverminderter Stärke fortbesteht. So sieht man, daß der Kranke bei einer hämophilen Alveolarblutung nicht etwa flüssiges Blut, sondern dicke Gerinnsel ausspuckt, die unter der Einwirkung des auch beim Hämophilen stark gerinnungsaktiven Speichels zustande gekommen sind. Trotzdem kann die Blutung viele Tage lang fortbestehen.

Für die Behandlung der gefürchteten Alveolarblutungen möchte ich das erstmalig von Thoring bei einem meiner Fälle angewandte Anlegen einer Kautschukbrücke, die einen mit einem Hämostyptikum getränkten Tampon dauernd fest auf die Wunde drückt, warm empfehlen. In unserem Falle wurde die Brücke am sechsten Tage der sonst durch kein Mittel zu stillenden Blutung angelegt. Die vorher sehr starke und lebensbedrohende Blutung (Hgb 28!) wurde hierdurch vorzüglich eingedämmt und kam nach vier weiteren Tagen, in denen der Blutverlust minimal war, zum Stehen. Ich hatte den Eindruck, daß wir durch das Thoringsche Verfahren dem Kranken viel Blut gespart, ja vielleicht sogar lebensrettend gewirkt haben.

Empfohlen worden ist bei hämophilen Blutungen auch die Anwendung des Thermokauters.

Bei Gelenkblutungen lagert man das befallene Glied hoch und macht kalte Umschläge oder Eispackungen, die von den Kranken sehr angenehm empfunden werden. In vielen Fällen ist in den ersten Tagen der Gelenkblutung die Morphiuminjektion das einzige Mittel, das dem Patienten Linderung bringt. Als Nachbehandlung der Gelenkblutungen zur Prophylaxe gegen die drohende Versteifung empfiehlt sich die Diathermie und unter Umständen eine vorsichtige orthopädische Behandlung.

Unsere Erfahrungen über die Therapie der lebensbedrohenden hämophilen Blutung möchte ich zum Schluß dieses Kapitels der besseren Übersicht halber in ein paar kurzen Leitsätzen zusammenfassen:

1. Energische lokale Behandlung der blutenden Stelle mit wirklich hoch wirksamen Organextrakten (Präparate mit Thrombokinasewirkung).

2. Als bestes Telehämostyptikum so bald wie irgend möglich eine ausgiebige Bluttransfusion (Zitratblut oder frisches Venenblut nach der Oehleckerschen bezw. Beckschen Methode). Wenn nötig Wiederholung der Transfusion. Als unterstützende Therapie können versucht werden: hypertonische Salzlösungen intravenös, Euphyllin intravenös, Serum intravenös oder intramuskulär, ferner Röntgenbestrahlung der Milz. Nur im äußersten Notfall intravenöse Injektion einer stark verdünnten Lösung eines hochwirksamen Thrombokinasepräparates (Koagulen, Clauden, steriler Strumapreßsaft).

G. Prophylaxe der Hämophilie.

Allgemeine Prophylaxe: Wegen der exquisiten Erblichkeit der Hämophilie ist der Versuch naheliegend, durch geeignete Eheverbote die Krankheit in einer Familie zum Aussterben zu bringen; ich gebe die hierfür von Litten auf Grund der Vererbungsregeln der Hämophilie aufgestellten Grundsätze nach Nothnagels Spezieller Pathologie und Therapie, Band 8, wieder:

1. Allen weiblichen Mitgliedern von Bluterfamilien, gleichgültig ob sie selbst Bluter sind oder nicht, ist die Ehe zu widerraten.

2. Allen männlichen Mitgliedern, die nicht selbst Bluter sind, ist die Ehe unbedingt zu gestatten.

3. Einem Bluter männlichen Geschlechts ist nur dann die Ehe zu widerraten, wenn nachgewiesen ist, daß in seiner Familie auch hämophile Männer hämophile Kinder erzeugt haben, vorausgesetzt, daß die betreffenden Männer gesunde Töchter aus gesunden Familien geheiratet haben.

Individuelle Prophylaxe: Sobald die Diagnose „Hämophilie" bei einem Kinde feststeht, haben die Bestrebungen der Eltern dahin abzuzielen, nach Möglichkeit jede, auch die kleinste Verletzung von dem Kinde fernzuhalten. Auch der geringfügigste operative Eingriff darf nur im äußersten Notfalle ausgeführt werden. Bei Juden hat die rituelle Zirkumzision zu unterbleiben. Die Impfung ist mit großer Vorsicht auszuführen. Es ist darauf zu achten, daß hämophile Kinder kein Spielzeug, mit dem leicht Verletzungen vorkommen können, in die Hände bekommen.

Züchtigungen hämophiler Kinder sind zu unterlassen. Die Lehrer und nach Möglichkeit auch die Spielgefährten und Schulkameraden der Kinder sind über die Natur des Leidens aufzuklären, und Vorsicht im Umgange mit dem Kranken ist ihnen einzuschärfen. Vom Turnunterricht ist das Kind zu befreien. Ferner sind Bluter vom Militärdienst auszuschließen. Den Studierenden ist das Fechten und die Mensur zu untersagen. Auch eine Betätigung in den allermeisten Sportarten ist dem Bluter unbedingt zu widerraten. Ich nenne hier: Reiten, Radfahren, Rudern, Fußball, Golf, Hockey, Tennis, Schlittschuhlaufen und Skifahren.

Um Zahnextraktionen zu vermeiden, sollten die Bluter ihrer Zahnpflege ganz besondere Beachtung schenken und ihr Gebiß vom Zahnarzte häufig kontrollieren und instandsetzen lassen. Auch bei der Wahl des Berufes muß der Bluter natürlich auf sein Leiden Rücksicht nehmen und sich von Berufen fernhalten, in denen er größeren körperlichen Anstrengungen und der Gefahr von Verletzungen ausgesetzt ist.

Literatur.

Zusammenfassende Darstellungen:
Litten in Nothnagels Spezieller Pathologie und Therapie. Bd. 8. — Rosin in Kraus-Brugsch, Spezielle Pathologie und Therapie innerer Krankheiten. Bd. 8, S. 871. — Morawitz in Mohr-Staehelins Handbuch der inneren Medizin. I. Aufl. Bd. 4, S. 312 Berlin. 1912.

Barkan: Biochem. Zeitschr. Bd. 136, S. 411. 1923. — Barkan und Gaspar: Ebendort. Bd. 139, S. 291. 1923. — Baum: Mitt. a. d. Grenzgeb. d. Med. u. Chirurg. Bd. 20, S. 1. 1909. — Beck: Klin. Wochenschr. Bd. 3, S. 1999. 1924. — Berg: Zeitschr. f. klin. Med. Bd. 92, S. 281. 1921. — Bordet: Ann. de l'inst. Pasteur. Tome 34. 1920. — Bordet und Delange: Arch. f. exp. Pathol. u. Pharmakol. Bd. 71, S. 293. 1913. — Bordet und Gengou: Ann. de l'inst. Pasteur. Tome 17, p. 822. — Bukura: Über Hämophilie beim Weibe. Wien-Leipzig: Hölder 1920. — Bürker: Pflügers Arch. f. d. ges. Physiol. Bd. 102, S. 36; Bd. 118, S. 452. — Challier: Rev. de méd. 1919. Nr. 5. — Dahlgreen: Bruns' Beitr. z. klin. Chirurg. Bd. 61, S. 645. — Elving: Finska läkaresällskapets handlinger. Vol. 63, S. 551. 1921. — Emile-Weil: Bull. et mém. de la soc. méd. des hôp. de Paris. Jg. 37. 24. 1. 1911. — Feißly: Compt. rend. des séances de la soc. de biol. Tome 87. 1922. — Feißly und Fried: Klin. Wochenschr. Bd. 3, S. 831. 1924. — Fischl (1): Med. Klinik 1916. Nr. 11. — Derselbe (2): Münch. med. Wochenschr. 1917. Nr. 7. — Derselbe (3): Arch. f. Kinderheilk. Bd. 65, H. 3/4. — Fonio (1): Korresp.-Blatt f. Schweiz. Ärzte. Bd. 45, S. 1505. 1915. — Derselbe (2): Mitt. a. d. Grenzgeb. d. Med. u. Chirurg. Bd. 28, S. 313. 1915. — Derselbe (3): Zeitschr. f. klin. Med. Bd. 89, S. 77. 1920. — Derselbe (4): Korresp.-Blatt f. Schweiz. Ärzte 1913. — Derselbe (5): Mitt. a. d. Grenzgeb. d. Med. u. Chirurg. Bd. 27, S. 642. 1914. — Fordyce: Zitiert nach Rosin in Kraus-Brugsch, Spez. Pathol. u. Therap. inn. Krankh. Bd. 8, S. 871. — Fuld und Spiro: Hofmeisters Beitr. z. chem. Physiol. u. Pathol. Bd. 5, S. 171. 1904. — Fuld: Zentralbl. f. Physiol. Bd. 17, S. 529. 1904. — Grandidier: Die Hämophilie oder die Bluterkrankheit. Leipzig 1877. — Grant: Lancet. Nov. 1904. — Gressot: Zeitschr. f. klin. Med. Bd. 76, S. 194. 1912. — Hammarsten: Zeitschr. f. physiol. Chem. Bd. 22, S. 333. 1896 und Bd. 28, S. 98. 1899. — Hekma: Biochem. Zeitschr. Bd. 62, S. 161. 1914; Bd. 63, S. 184, 204. 1914; Bd. 64, S. 86. 1914; Bd. 73, S. 370, 428. 1916; Bd. 74, S. 43, 219. 1916; Bd. 77, S. 256, 275, 299. 1916. — Herzfeld und Klinger: Biochem. Zeitschr. Bd. 71, S. 391. 1915; Bd. 75, S. 145. 1916; Bd. 82, S. 289. 1917. — Herzog: Münch. med. Wochenschr. Bd. 68, Nr. 41. 1921. — Heyter: Dissert. Kiel 1913. — Howell: Arch. of internal med. Vol. 13. 1914. — Kausch: Dtsch. med. Wochenschr. Bd. 40, Nr. 15. 1914. — Klinger: Zeitschr. f. klin. Med. Bd. 85, S. 335. 1918. — König, F.: Samml. klin. Vortr. Nr. 36. — Kottmann und Lidsky: Münch. med. Wochenschr. 1910. S. 13. — Lewisohn: Münch. med. Wochenschr. 1915. S. 708. — Lossen: Die Bluterfamilie Mampel. Dtsch. Zeitschr. f. Chirurg. Bd. 76. 1905. — Morawitz (1): Die Chemie der Blutgerinnung. In Asher-Spiro, Ergebn. d. Physiol. Jg. 4. 1905. — Derselbe (2): Dtsch. Arch. f. klin. Med. Bd. 79, S. 1. 1903. — Derselbe (3): Hofmeisters Beitr. Bd. 5, S. 133. 1904. — Morawitz und Lossen: Dtsch. Arch. f. klin. Med. Bd. 94, S. 110. 1908. — Neuffer: Münch. med. Wochenschr. 1921. Nr. 2. — Nobécourt et Tixier: Soc. des méd. des hôp. Okt. 1910. — Nolf: Ergebn. d. inn. Med. Bd. 10, S. 275. 1913. — Nolf und Hervy: Rev. de méd. 1909 u. 1910. — Nonnenbruch und Szyszka: Dtsch. Arch.

f. klin. Med. Bd. 134, H. 3/4. 1920. — Oehlecker: Zentralbl. f. Chirurg. Bd. 46, Nr. 2. 1919. — Opitz und Frei: Jahrb. f. Kinderheilk. III. Folge, Bd. 44, H. 6. 1921. — Pekelharing: Über die Bedeutung der Kalksalze für die Gerinnung des Blutes. Internat. Beitr. f. Rud. Virchows Festschr. Bd. 1. 1891. — Rabe und Salomon: Dtsch. Arch. f. klin. Med. Bd. 132, S. 244. 1920. — Radovici et Jagnov: Paris méd. Jg. 11, Nr. 9. 1921. — Ricker und Knape: Med. Klinik 1912. Nr. 31. — Riebold: Med. Klinik 1913. Nr. 17. — Sabbatani (1): Il Policlinico. Vol. 9, p. 15. 1902. — Derselbe (2): Arch. ital. di biol. Vol. 39. 1903. — Sahli (1): Zeitschr. f. klin. Med. Bd. 56, S. 264. 1905. — Derselbe (2): Arch. f. klin. Med. Bd. 99, S. 514. 1910. — Schlößmann: Bruns' Beitr. z. klin. Chirurg. Bd. 79, S. 503. 1912. — Schmidt, A.: Neue Untersuchungen über die Faserstoffgerinnung. Pflügers Arch. f. d. ges. Physiol. Bd. 6, S. 445. 1872. — Senator: Berl. klin.Wochenschr. 1891. — Stephan: Münch. med. Wochenschr. 1920. Nr. 11. — Szenes: Münch. med. Wochenschr. 1920. Nr. 27. — Thoring: Zahnärztl. Rundschau 1920. Nr. 51. — Tixier et Nobécourt: Gaz. des hôp. 1911. — Vines (1): Journ. of physiol. Vol. 55, p. 86. 1921. — Derselbe (2): Quart. journ. of med. April 1920. — Von den Velden (1): Dtsch. Arch. f. klin. Med. Bd. 114, S. 249. 1914. — Derselbe (2): Dtsch. Arch. f. klin. Med. Bd. 114, S. 298. 1914. — Derselbe (3): Dtsch. med. Wochenschr. 1909. Nr. 5. — Derselbe (4): Zeitschr. f. exp. Pathol. u. Therap. Bd. 7, S. 290. 1910. — Derselbe (5): Biochem. Zeitschr. Bd. 43, S. 212. 1912. — Weil (1): Cpt. rend. hebdom. des séances de l'acad. des sciences. Tome 23. 1905. — Derselbe (2): Sem. méd. 1905, 1906, 1907. — Derselbe (3): L'Hémophilie, Pathogénie et Sérotherapie. Presse méd. 1905. — Wöhlisch (1): Münch. med. Wochenschr. 1921. Nr. 30. — Derselbe (2): Klin. Wochenschr. Bd. 2, S. 1073 u. 1802. 1923 — Derselbe (3): Zeitschr. f. d. ges. exp. Med. Bd. 40. S. 137. 1924. — Derselbe (4): Zeitschr. f. d. ges. exp. Med. Bd. 27, S. 61. 1922. — Derselbe (5): Münch. med. Wochenschr. 1921. H. 43. — Derselbe (6): Zeitschr. f. d. ges. exp. Med. Bd. 36, S. 3. 1923. — Wöhlisch und Paschkis: Klin. Wochenschr. Bd. 2, S. 1930. 1923. — Dieselben: Zeitschr. f. physiol. Chem. Im Druck 1924. — Zak: Arch. f. exp. Pathol. u. Pharmakol. Bd. 70, S. 27. 1912. — Zunz und la Barre: Cpt. rend. des séances de la soc. de biol. Tome 85, p. 1107.

Die paroxysmalen Hämoglobinurien.

Von

Fritz Schellong-Kiel.

Unter Hämoglobinurie versteht man die Ausscheidung eines Urins, der gelösten Blutfarbstoff enthält, im Gegensatz zur Hämaturie, bei der die roten Blutkörperchen unversehrt im Harn erscheinen. Schon vor $2^1/_2$ Jahrhunderten war den Ärzten, die sich mit Tierbluttransfusionen beschäftigten, als häufige Begleiterscheinung der Bluteinspritzung eine dunkelrote bis schwarze Verfärbung des Urins aufgefallen, die damals noch nicht als Hämoglobinurie erkannt wurde. Denn die uns heute ganz geläufige Unterscheidung dieses Symptoms von der Hämaturie blieb erst den Forschern in der zweiten Hälfte des vorigen Jahrhunderts vorbehalten. Es sind vor allem Lichtheim und Ponfick, denen wir Klarstellung auf diesem Gebiete zu verdanken haben. Ponfick war es, der die Hämoglobinurie richtig deutete und von der Hämaturie abtrennte und der weiterhin mit Nachdruck darauf hinwies, daß die Hämoglobinurie sekundärer Natur, nämlich eine Folgeerscheinung der Hämoglobinämie sei, freilich diejenige, die am meisten ins Auge fällt. E. Meyer bezeichnet das Blutharnen, das infolge des Freiwerdens des Hämoglobins im Blute selbst entsteht, als „echte" Hämoglobinurie und stellt dieser Form die „unechte" Hämoglobinurie gegenüber, bei der der Zerfall der Erythrozyten erst im Harne stattfindet, wie es etwa bei der Ausscheidung hämolytisch wirkender Streptokokken und bei gleichzeitiger Nierenblutung öfters zur Beobachtung kommt. Bei der paroxysmalen Hämoglobinurie haben wir es, wie wir später sehen werden, mit der echten Form der Hämoglobinurie zu tun; sie beruht auf Hämoglobinämie.

Bei dem Zustandekommen der echten Hämoglobinurie werden somit zwei wohl zu unterscheidende Etappen durchschritten: erstens die, in welcher durch irgend eine Ursache der Blutkörperchenzerfall zustande kommt, so daß Hämoglobin frei wird und im Blute kreist. Die zweite Etappe zeigt uns die Reaktion, die der Körper auf die Hämolyse zeigt, und die uns bereits Ponfick vor Augen geführt hat.

Ponfick hat gezeigt, daß zunächst die Tätigkeit der Leber beginnt, die das freie Hämoglobin zu Gallenfarbstoff verarbeitet und große Mengen davon bewältigen kann. Nach Schurig geschieht die Verarbeitung auch zum kleinen Teil in Milz, Knochenmark und Nierenrinde, wo das Hämoglobin zu Hämosiderin umgewandelt wird. Erst wenn über ein Sechzigstel des gesamten Körperhämoglobins ins Blut übergetreten ist, wird die Toleranz der Leber überschritten; da sie den Abbau nicht mehr zu bewerkstelligen vermag, beginnen die Nieren sich an der Ausscheidung zu beteiligen: es kommt jetzt zur Hämoglobinurie. Die Eliminierung des Farbstoffes durch die Nieren, die jenseits der erwähnten Grenze einsetzt, geschieht durch die Epithelien der Tubuli contorti und der Henleschen Schleifen. Übertritt infolge einfacher Filtration durch die Glomeruli findet nach Miller nicht statt.

Die funktionierende Nierensubstanz befindet sich während dieses Stadiums in einem „Zustand hochgradiger Empfindlichkeit" (Ponfick), die klinisch in Ausscheidung von gelöstem Eiweiß, hyalinen Zylindern und stark eiweißhaltigem Sediment ihren Ausdruck findet. Überdeckt wird der Ausdruck dieser Nierenreizung aber durch den Blutfarbstoff, der dem Urin und dessen Sediment alle Farbtöne vom hellen Rot bis zum tiefen ·Schwarz verleihen kann. Die durch den Hämoglobindurchtritt gesetzte Nierenschädigung würde es auch erklären, daß der Eiweißgehalt des Harnes bei der Hämoglobinurie oft höher ist, als dem Blutgehalt des Urins entspricht (E. Meyer).

Die echte Hämoglobinurie kommt bei einer ganzen Reihe von Krankheitsbildern vor, die nur gestreift werden können. Einer Menge von Arzeneikörpern wohnt diese „kythämolytische Fähigkeit" (Ponfick) inne. Es sind Arsenwasserstoff, Schwefelwasserstoff, chlorsaures Kalium, Saponin u. a. m., dann eine Reihe von Alkaloiden, wie Rizin, Abrin; ferner die Gifte der Morchel und des Knollenblätterschwammes, die bei toxischen Dosen Hämoglobinurie hervorrufen. Von Infektionskrankheiten ist die Malaria bekannt, bei der es durch Chiningebrauch zum „Schwarzwasserfieber" kommen kann, ferner sehen wir Hämoglobinurie gelegentlich bei septischen Zuständen, bei Scharlach, Typhus, Erysipel, wie es von einzelnen Autoren beschrieben ist. Daß nach Bluttransfusionen Hämoglobinurie auftreten kann, ist schon erwähnt, ebenso ist es im Tierversuch der Fall nach intravenöser Injektion von Wasser oder Glyzerin; schließlich ist die Hämoglobinurie häufig eine Folge von Verbrennungen.

Eine Sonderstellung gegenüber diesen Formen nimmt die paroxysmale Hämoglobinurie ein. Sie ist gekennzeichnet durch ihren anfallartigen Charakter, mit dem sie aus vollem Wohlbefinden heraus einsetzt, ausgelöst durch eine äußere Ursache: so haben wir als wichtigste Formen die Kältehämoglobinurie und die Marschhämoglobinurie. Bei jener durch Abkühlung, bei dieser durch längeres oder kürzeres Gehen wird ein mehr oder weniger heftiger Paroxysmus mit Blutharnen hervorgerufen, nach welchem bald wieder das frühere Wohlbefinden sich einstellt.

A. Die Kältehämoglobinurie.

Die durch Kälte ausgelöste Hämoglobinurie ist zuerst 1854 von Dreßler beschrieben worden. Seitdem kam eine verhältnismäßig große Anzahl solcher Fälle zur Beobachtung und genauen Untersuchung, so daß das klinische Bild und die wichtigsten Punkte der Pathogenese uns jetzt wohlbekannt sind.

1. Das klinische Bild der Kältehämoglobinurie.

Nach einer Abkühlung, etwa nach einem Spaziergang bei kaltem, feuchtem Wetter beginnt der Kranke zu frösteln; alsbald tritt ein heftiger Schüttelfrost ein, der eine halbe Stunde und länger dauern kann, und bei dem die Temperatur mehr oder weniger rasch bis 39 oder 40° steigt. Auf der Höhe des Fiebers oder später entleert der Patient dann zunächst geringe Mengen eines trüben, dunkelbraunroten bis schwärzlichen Urins. Die hohe Temperatur hält meist nicht lange an, sondern fällt, eventuell unter Schweißausbruch, alsbald zur Norm ab. Die nächsten Urinportionen sind dann reichlicher, der Urin wird etwas klarer und heller, schließlich hat er nur noch einen rötlichen, fleischwasserähnlichen Farbton und in 12 bis 24 Stunden ist der Anfall abgeklungen. Solche Anfälle sind das wichtigste Symptom der Kältehämoglobinurie. Sie kehren bei demselben Kranken bei jedem neuen Anlaß wieder und verraten je nach ihrer Intensität und Häufigkeit die Schwere der Erkrankung.

Die subjektiven Beschwerden können dabei recht verschieden sein. Es bestehen Klagen über intensives Kältegefühl in Händen oder Füßen, es treten Kopfschmerzen, Übelkeit, ja Erbrechen auf; Schmerzen in der Rückenmuskulatur, im Kreuz, in der Nierengegend sind meist vorhanden, bisweilen auch in den Gliedmaßen. Häufig klagen die Kranken über starke Müdigkeit oder beginnen heftig zu gähnen. Vor der Entleerung des blutigen Urins stellt sich gelegentlich Harndrang und leichtes Brennen in der Harnröhre ein. Nach dem Anfall sind die Kranken ermattet und haben meist ein äußerst lebhaftes Durstgefühl.

Objektiv findet man im Anfall verhältnismäßig wenig. Es ist das Auftreten von zirkumskripten Hautrötungen an den Extremitäten beschrieben, ferner Beobachtungen von urtikariaähnlichen Quaddeln und Ausschlägen, wie sie z. B. Moro und Noda fanden. Donath und Landsteiner haben in einem Falle fleckenhafte blaurote Verfärbungen an den der Kälte ausgesetzten Beinen beobachtet.

Es soll hier gleich erwähnt werden, daß die an paroxysmaler Hämoglobinurie Leidenden durchweg Vasomotoriker sind; es finden sich demnach auch außerhalb der Anfälle die hierher gehörigen Anzeichen in allen Gradabstufungen: Neigung zum Erröten und Erblassen, zur Nesselsucht, Dermographismus, lokale Gefäßstörungen werden von allen Autoren übereinstimmend angeführt. Wie wir sehen werden, ist dies für die Pathogenese des Leidens von Wichtigkeit.

Der **Puls** ist im Anfall dem Fieber entsprechend beschleunigt, es ist aber auch bei einem besonders schweren, kollapsähnlichen Paroxysmus ein Sinken der Pulszahl beschrieben (Rosenbach). Einige Stunden nach dem Anfall findet sich eine merkbare Schwellung von Leber und Milz, die der Schwere der Blutzerstörung parallel zu gehen pflegt; ein gleichfalls dem Blutzerfall entsprechender Ikterus tritt auf.

Über das Verhalten des **Blutdrucks** im Anfall sind die Ansichten geteilt. Krokiewicz, Weinberg sahen den Blutdruck im Anfall steigen, E. Meyer und Emmerich sowie Lindbom konstatierten bei ihren Fällen zuerst ein Steigen, dann aber ein Absinken. Demgegenüber fanden aber Widal, Abrami und Brissaud, Lankhaut u. a., daß der Blutdruck im Anfall deutlich abnimmt, ohne daß vorher ein Anstieg bemerkbar ist.

Der **Urin** ist, wie schon gesagt, auf der Höhe des Anfalls von trübem, dunkelbraunrotem bis schwärzlichem Aussehen („wie Porterbier") und wird nur in sehr geringen Mengen entleert. Eiweißproben und chemische Blutproben fallen sehr stark positiv aus. Bei der Kochprobe erstarrt der Urin förmlich zu einer dicken Masse. Im zentrifugierten Harn läßt sich der gelöste Blutfarbstoff spektroskopisch nachweisen, bei Undurchsichtigkeit in entsprechender Verdünnung. Man erkennt die Streifen des Oxyhämoglobins oder den des Methämoglobins, in das sich das Oxyhämoglobin beim Stehen an der Luft schnell umwandelt.

Ein sehr charakteristisches Aussehen bietet das Sediment dar. Das Gesichtsfeld ist übersät von gelben und braunen Detritusmassen, die sich stellenweise in dicken Haufen zusammenlagern. Stets finden sich diese gelben Massen auch in zylinderartiger Anordnung. Die Gelbfärbung dieser Gebilde rührt von ihrem Hämoglobingehalt her. Nach Rosin sind es Erythrozyten, die nur „körnigen Zerfall" eingegangen sind; Schurig sieht sie als hämoglobingefärbte Eiweißniederschläge an.

Infolge der Dichte des Hämoglobinsedimentes lassen sich andere korpuskuläre Elemente schwer erkennen; doch finden sich an dünneren Stellen auch außer den Hämoglobinzylindern hyaline und granulierte Zylinder, einige Leukozyten, selten sogar vereinzelte ausgelaugte Erythrozyten und Epithelien.

Wird der Urin im Verlauf des Anfalls reichlicher, heller und klarer, so nimmt das Sediment ab: Die Hämoglobinzylinder schwinden allmählich, die gelben Haufen und Klumpen lockern sich auf. Parallel damit geht der chemisch nachweisbare Blut- und Eiweißgehalt des Urins zurück, statt dessen tritt jetzt eine dem Blutzerfall entsprechende Ausscheidung von Urobilin und Urobilinogen auf, so daß der Harn eine grünlich schillernde Farbe annehmen kann. Schließlich läßt sich Hämoglobin weder spektroskopisch noch chemisch mehr nachweisen, während die Eiweißproben noch positiv ausfallen. Das Sediment in diesem Stadium hat neuerdings Bürger (2) genauer verfolgt: er fand noch vereinzelte Körnchen als Reste des gelben Detritus. Diese geben, wie Schellong bei der Marschhämoglobinurie nachwies, im Filter zurückgehalten, bei genügender Quantität positive Benzidinproben. Auch nachdem dann noch zum Schluß die Eiweißproben negativ ausgefallen sind, finden sich diese gelben Körnchen noch lange vor und zeigen damit im Mikroskop das letzte Abklingen der Hämoglobinurie an, die durch keine chemische oder spektroskopische Methode mehr nachgewiesen werden kann.

Im Blut findet sich gelöster Blutfarbstoff vor. Diese Hämoglobinämie ist zuerst von Küßner nachgewiesen worden, der im Anfall durch Schröpfköpfe Blut entnahm und das Serum rötlich gefärbt fand. Wenn sich auch einige Forscher, so Choroschilow und besonders eindringlich Rosin, neuerdings noch Silvestri, gegen das Bestehen einer Hämoglobinämie geäußert haben, da sie sie bei sorgfältiger Untersuchung nicht erkennen konnten, so sind die positiven Befunde doch anderseits so häufig, daß an dem Vorhandensein von gelöstem Blutfarbstoff im Blut während des Anfalls nicht mehr gezweifelt werden kann. Wir können heute mit Sicherheit die Hämoglobinämie als unmittelbare Ursache der Paroxysmen der Kältehämoglobinurie ansprechen.

Der Abbau des freien Hämoglobins im Blut zu Bilirubin vollzieht sich sehr rasch. Kaznelson fand das Maximum des Bilirubinspiegels sehr bald, nachdem das freie Hämoglobin seinen Höhepunkt erreicht hatte. Am nächsten Tage — also in etwa 20 Stunden — ist der Bilirubinwert dann wieder zu seinem Ausgangspunkt abgesunken. Jones kommt zu ähnlichen Resultaten.

Über das zytologische Verhalten des Blutes stimmen die Angaben der Autoren nicht ganz miteinander überein. Nach Meyer und Emmerich, Lindbom, Hover und Stone steigt die Gesamtzahl der Leukozyten im Anfall; im Gegensatz hierzu fanden Widal, Abrami und Brissaud und in ihrer Bestätigung Schiassi eine Leukopenie. Glaeßner und Pick ermittelten eine relative Lymphozytose, während die Untersuchungen von Meyer und Emmerich, ferner Linbom, Widal, Abrami und Brissaud, Benjamin, Krokiewicz ergaben, daß eine oft sehr weitgehende Verringerung der Lymphozyten während des Anfalles stattzufinden pflegt. Weinberg, der zu dem gleichen Resultate kam, hat gleichzeitig das Auftreten von Myelozyten beobachtet.

Eine Aufklärung dieser Widersprüche suchte Uchida durch seine Untersuchungen an 12 Hämoglobinurikern zu geben. Er meint, sie kämen daher, daß die verschiedenen Autoren zu verschiedenen Zeitpunkten des künstlichen Anfalles ihre Untersuchungen vorgenommen hätten und stellte seinerseits fest, daß das weiße Blutbild verschiedene Phasen erkennen lasse. Zunächst trete kurz nach der Kälteaussetzung oft eine geringe Leukozytenzunahme im peripheren Blute ein, die durch den Einfluß der Kälte zu erklären sei. Anschließend an den ersten Nachweis der Hämoglobinämie folgten nun zwei Phasen: in der ersten sei immer ein Leukozytensturz, Absinken der neutrophilen und großen mononukleären Zellen nebst einer relativen Lymphozytose nachweisbar. Diesem Wellentale folgend setze dann meist innerhalb zwei Stunden nach dem Hämoglobinämieeintritt ein Gipfel der Welle ein, das ist Leukozytose, Neutrophilie und relativer Lymphozytensturz.

Weiter bestätigt Uchida den Befund von Linbom, Weinberg, Meyer und Emmerich, daß die Eosinophilen während des Anfalles dauernd vermindert sind. In der anfallsfreien Zeit ist nach den letztgenannten Autoren eine gewisse Eosinophilie deutlich.

Die Zahl der Erythrozyten geht, der Schwere des Blutzerfalls entsprechend, während des Anfalls zurück, durchschnittlich um $1/2$ Million. Auffallend rasch erfolgt die Regeneration; in Weinbergs Fall z. B. haben die roten Blutzellen nach 17 Stunden schon um 1 Million zugenommen. Treten aber die Paroxysmen gehäuft auf, so kann sich bald eine doch beträchtliche Anämie entwickeln.

Erwähnung muß noch die Veränderung in der Gerinnungszeit des Blutes finden, die nach Widal, Abrami und Brissaud im Anfall verkürzt ist. H. Pribram sowie Schiassi haben diese Befunde gleichfalls erhoben.

In ihren subjektiven Erscheinungen und objektiven Symptomen verlaufen nun nicht alle Anfälle so typisch. Es sind eine ganze Reihe „frustraner" Anfälle beschrieben, die einen abortiven Verlauf nehmen. Sie kommen bei Kranken vor, die sonst an schweren Anfällen leiden, wenn die Abkühlung, denen sie ausgesetzt sind, geringgradiger ist, ferner im Verlauf einer eingeleiteten Therapie. Dabei pflegt der Schüttelfrost weniger heftig zu sein oder sogar gänzlich auszubleiben, es wird nur Frösteln und Unbehagen empfunden, die Temperatur steigt nicht oder nur wenig und langsam an. Leber- und Milzschwellung sind leichter Art. Der Urin verhält sich dann so, wie in den letzten Stadien eines abgeklungenen typischen Anfalls: es ist chemisch kein oder nur Spuren von Blutfarbstoff nachweisbar, während die Probe auf Eiweiß positiv ausfällt. Ob das Sediment Hämoglobinniederschläge zeigt, ist nirgends besonders erwähnt, aber analog der Marschhämoglobinurie sehr wohl möglich.

Dagegen ist das Vorkommen von Urobilin und Urobilinogen häufiger beobachtet, ebenso wie oft eine ikterische Verfärbung der Skleren zu finden ist. Kaznelson beschreibt einen abortiv verlaufenden Kälteikterus mit Kältehyperbilirubinämie, bei dem der Bilirubinämie eine nachweisbare Hämolyse vorausging. Dieser Nachweis einer Hämoglobinämie bei fehlender Hämoglobinurie im frustranen Anfall gelang auch Kumagai und Inoue in einem Fall, sowie H. Pribram, während M. Bürger (1) das Serum bernsteingelb und nicht hämoglobinhaltig fand, aber trotzdem — wie auch die anderen Autoren — infolge des starken Urobilingehaltes des Harnes auf einen stärkeren Blutzerfall schloß.

Von besonderer Wichtigkeit ist die Tatsache, daß nach einer Beobachtung von Lindbom sich während eines abortiven Anfalles die gleichen Veränderungen des Blutbildes vorfinden wie bei ausgebildeter Hämoglobinurie, nämlich Lymphozytensturz und Abnahme der Eosinophilen. Das kann — worauf E. Meyer hinweist — von weitgehender diagnostischer Bedeutung sein. Das gleiche Phänomen beobachtete Schiassi.

2. Ätiologie und Vorkommen.

In der Ätiologie der paroxysmalen Kältehämoglobinurie spielt zweifellos die Lues eine Rolle. Es finden sich häufig anamnestische oder klinische Anzeichen einer hereditären oder überstandenen Syphilis. So scheint es sich in 7 der von Matsuo beschriebenen 11 japanischen Fälle (in Japan ist die Krankheit relativ häufig) um hereditäre Lues zu handeln. Nach Burmeister (1), der das bis dahin veröffentlichte Material statistisch verwertet, liegt in etwa $30\,\%$ der Fälle eine luetische Ätiologie vor. Die Wassermannsche Reaktion

fällt allerdings viel häufiger positiv aus, nämlich nach Burmeister in 95%,
nach Cooke in 90%. Wir werden aber noch sehen, daß der Wassermann-
Reaktion bei der Kältehämoglobinurie aus gewissen Gründen nur ein beschränkter
diagnostischer Wert in bezug auf die Lues zukommt.

Interessant ist das gelegentliche familiäre Vorkommen des Leidens. In
einem Falle Matsuos litten sowohl der Vater als seine Tochter, in einem anderen
Falle vier Blutsverwandte (der Kranke, eine Schwester, ein Vetter und eine
Kusine) an paroxysmaler Hämoglobinurie. In beiden Fällen ist bei den Eltern
der Kranken Lues vorhanden.

Kein Lebensalter wird von der Erkrankung bevorzugt. Nach Zusammenstellungen von Burmeister tritt sie in allen Dezennien auf. Beim männlichen
Geschlecht ist sie etwas häufiger als beim weiblichen, aber im ganzen überhaupt
nur selten. Aus der gesamten Literatur konnte Burmeister 207 Fälle zu-
sammentragen.

3. Die Pathogenese der Kältehämoglobinurie.

Die Erklärung der Anfälle der Kältehämoglobinurie blieb lange Zeit ganz
unbefriedigend. Einen Schritt vorwärts bedeutete es, als Rosenbach zeigen
konnte, daß auch ein Anfall zum Ausbruch kam, als er einem Patienten ein
kaltes Fußbad von 15° R von dreiviertelstündiger Dauer verabfolgte. Seitdem konnte das Rosenbachsche Experiment zur willkürlichen Auslösung
von Attacken bei Hämoglobinurikern benützt werden, um in ihnen die Verhältnisse des Anfalles zu studieren. Man macht es gewöhnlich so, daß der Kranke
10 bis 20 Minuten lang die Hände oder Füße in kaltes Wasser steckt; das genügt
meist zur Provokation eines Anfalls oder dessen Äquivalents.

Ehrlich konnte dann zeigen, daß in den abgekühlten Körperteilen selbst
die Hämolyse erfolgt, und zwar durch folgenden Versuch: Man umschnürt
einen Finger am Grundglied mit einer Gummibinde, um die Blutzirkulation
zu unterbinden und läßt den Patienten den Finger $1/_4$ Stunde in Eiswasser,
dann ebenso lange in laues Wasser halten; wird hierauf vom Finger eine Blutprobe entnommen, so zeigt es sich, daß das Serum rotgefärbt ist, also Hämoglobin enthält, während das Serum anderer Körperteile — z. B. eines anderen
Fingers — normale Farbe zeigt. Chvostek glaubte diesen Effekt nur auf die
Stauung infolge Umschnürung, nicht auf den Kältereiz zurückführen zu müssen,
auch Hannema und Rytma fanden den Chvostek-Versuch (ohne Abkühlung) positiv. Indessen zeigte Burckhardt, daß die Hämolyse ausbleibt,
wenn der abgeschnürte Finger gleichzeitig auf 37° erwärmt wird. Auch Krokiewicz konnte lediglich durch Abbinden einer Extremität einen Anfall nicht
auslösen. Das Kältemoment war als lokale Hämolyse verursachender Faktor
somit gesichert.

Als Ursache der Hämolyse nahm Ehrlich zunächst eine herabgesetzte
Resistenz der Erythrozyten an, später aber vermutete er die Anwesenheit
hämolytisch wirkender Serumstoffe. Er konnte nämlich zeigen, daß das Serum
der Kranken gelegentlich imstande war, zugesetzte rote Blutkörperchen bei
Bruttemperatur zu lösen, doch gelangen diese, auch von anderen Autoren
angestellten Versuche häufig nicht. Erst 1904 konnten Donath und Landsteiner (2, 3) das Vorhandensein eines spezifischen Hämolysins im Blute der
Hämoglobinuriker einwandfrei nachweisen und damit unsere Kenntnisse
über die Pathogenese der Erkrankung wesentlich fördern.

a) Das Kältehämolysin.

Donath und Landsteiner bedienten sich einer Methode, die eine Nach-
ahmung der Verhältnisse des Anfalls in vitro darstellen sollte.

Es wurde durch oxalsaures Kalium flüssig erhaltenes Blut eines Hämoglobinurikers (oder eine Mischung von Blutserum aus dem anfallsfreien Intervall mit einer Blutkörperchenaufschwemmung desselben Individuums zusammen) zunächst in Eiswasser abgekühlt und dann im Brutschrank auf 37^0 erwärmt: Stets zeigte sich bei diesem Versuche eine intensive Hämolyse. Diese trat nicht ein, wenn die in der gleichen Weise hergestellten Mischungen bei niedriger oder hoher, aber konstanter Temperatur gehalten wurden. Das Zustandekommen der Hämolyse ist lediglich durch die Beschaffenheit des Serums des Kranken bedingt, denn die Blutkörperchen der Hämoglobinuriker konnten auch durch die normaler Menschen ersetzt werden.

Das so nachgewiesene Hämolysin ist komplexer Natur. Denn wurde das Serum vor dem Versuch durch Erwärmung auf 56^0 inaktiviert, so blieb die Hämolyse aus. Sie trat dann aber ein, wenn nach erfolgter Abkühlung und Erwärmung wieder normales Serum hinzugesetzt wurde. Damit war eine thermostabile (Ambozeptor) und eine thermolabile (Komplement) Komponente des Hämolysins erwiesen. Die wesentlichste Eigenschaft des Ambozeptors ist die, daß er sich nur in der Kälte an die Erythrozyten bindet.

Zu den gleichen Resultaten wie Donath und Landsteiner kam unabhängig davon Eason. Eine Reihe von Autoren bestätigte nun die Angaben von Donath und Landsteiner, aber es blieben trotzdem Fälle bestehen, in denen das Hämolysin auf diese Weise nicht nachgewiesen werden konnte, wo der anscheinend so leicht auszuführende Versuch negativ ausfiel (Choroschilow, Czernecki). Es zeigte sich dann, daß die Beachtung einer Reihe von Kautelen für einen positiven Ausfall der Donath-Landsteinerschen Reaktion notwendig war.

Zunächst ergab es sich, daß die quantitativen Verhältnisse bei der Anstellung der Versuche nicht gleichgültig waren. Meyer und Emmerich fanden, daß ein Überschuß von Blutkörperchenmenge die Hämolyse hemmte. Auch die Dauer der Abkühlung war von Wichtigkeit: Nach Yorke und Macfie war die Hämolyse bei $5-7^1/_2$ Minuten langer Abkühlung auf 0^0 zehnmal stärker als bei der Dauer von $1/_2$ bis 1 Stunde.

In einigen Fällen ist es nicht notwendig, die Abkühlung bei Eiswasser vorzunehmen. Donath und Landsteiner wiesen darauf hin, daß die Sensibilisierung der roten Blutzellen durch das Hämoglobinuriker-Serum zuweilen auch bei höherer Temperatur, z. B. bei $+ 10^0$ erfolgt. Moro und Noda fanden dann bei einem Versuch, daß die geringfügige Abkühlung des Blutes bei der Gewinnung der Erythrozyten (Waschen mit physiologischer NaCl-Lösung bei ca. 17^0 R) schon ausreichte, um eine relativ feste Bindung des hämolytischen Zwischenkörpers an die roten Blutkörperchen zu bewerkstelligen. Es ergibt sich daraus die Notwendigkeit, die Präparationen bei Körpertemperatur durchzuführen, worauf auch Widal, Abrami und Brissaud hinweisen.

Die Bindung des Ambozeptors an die roten Blutzellen, die in der Kälte erfolgt ist, läßt sich anderseits wieder lösen, sofern durch Anwesenheit des Komplements nicht schon Hämolyse erfolgt ist. Diese Tatsache haben Moro und Noda aufgedeckt. Wurden die in der Kälte sensibilisierten Erythrozyten mit warmer Kochsalzlösung ausgewaschen, so blieb der nachträgliche Komplementzusatz wirkungslos: eine Dissoziation der Zwischenkörper von den Erythrozyten war eingetreten; die roten Blutzellen bleiben nach dieser Trennung ungeschädigt. Meyer und Emmerich prüften dann, ob die Ambozeptoren in diesem Falle in der zum Waschen verwandten warmen NaCl-Lösung enthalten seien: Dann mußte diese NaCl-Lösung, wenn sie die vermuteten Ambozeptoren enthielt, mit normalen Blutkörperchen und normalem Komplement versetzt, beim Kälte-Wärmeversuch Hämolyse geben. Dieser Versuch gelang nur zweimal, indessen kann das — worauf Meyer und Emmerich hinweisen — an verschiedenen Faktoren der Versuchsanordnung gelegen haben. Neuerdings hat Burmeister (1) bei einem ähnlich angestellten Versuch Ambozeptoren in der Waschflüssigkeit nachgewiesen.

Über das Verhalten des Komplements wurden folgende Erfahrungen gesammelt. Durch Grafe und Müller ist erkannt worden, daß das Serum der Kranken bisweilen sehr arm an Komplement sein kann. Bei ihrem Kranken war auf der Höhe eines besonders schweren Anfalls zwar der Ambozeptor von den roten Blutkörperchen in genügender Menge schon gebunden, aber infolge Fehlen des Komplements konnte eine Auflösung noch nicht eintreten. Dieser Komplementmangel ist nach Meyer und Emmerich meist in der Zeit nach den Anfällen vorhanden, aber auch in der Zwischenzeit treten oft ohne Grund ganz plötzliche und unerklärliche Schwankungen des Komplementgehalts auf. Jedlička sah in seinem Falle das Komplement gleichfalls im Anschluß an den Anfall verschwinden und erst nach 8 Tagen wiederkehren.

Daß das Komplement lokal im abgekühlten Bezirke verbraucht wird, zeigte neuerdings Bürger (2) durch folgenden Versuch: es wurde ein Arm eines Hämoglobinurikers gestaut und, während die Stauungsbinde lag, eine halbe Stunde lang in ein Wasserbad von 8° versenkt. Nach Ablauf dieser Zeit wurde, noch während die Binde lag, aus beiden Armen Blut entnommen und das Blutserum mit Hilfe eines zweiten hämolytischen Systems auf die Anwesenheit von Komplement untersucht. Es fand sich, daß das Blut des abgekühlten Armes komplementfrei, das des anderen nicht gekühlten Armes dagegen komplementhaltig war. Es war also in dem abgestauten Bezirk unter der Einwirkung der Kälte die Bindung des Kältehämolysins an die Blutkörperchen unter Komplementverbrauch erfolgt, während in dem nicht gekühlten Blute des übrigen Körpers keine Bindung des Ambozeptors an die Erythrozyten vor sich gegangen war.

Es kann also durch den temporären Komplementmangel zunächst sehr wohl eine negative Donath-Landsteinersche Reaktion vorgetäuscht werden. Meyer und Emmerich fügten in diesem Falle dem System normales Serum als Komplement hinzu und fanden dann prompte Hämolyse.

Da aber auch Fälle vorkamen, in denen trotz Zusatz normalen (Menschen- oder Meerschweinchen-) Serums die Donath-Landsteinersche Reaktion negativ blieb, konnte das nur auf irgend einer hämolysehemmenden Wirkung beruhen, entweder auf der Hemmung der Bindung des Ambozeptors an die roten Blutkörperchen oder auf einer antikomplementären Wirkung des Serums. Kumagai und Inoue stellten das letztere fest. Sie entfernten nach der Bindung der Ambozeptoren in vitro das Serum durch mehrmaliges Waschen mit eiskalter Kochsalzlösung; setzten sie dann frisches Menschenserum hinzu, so erfolgte prompte Hämolyse. Auch Lüdke konnte auf diese Weise stets Autolysine nachweisen.

Auf der anderen Seite lag bei den in vitro-Versuchen die Gefahr nahe, daß bei positiver Reaktion Isolysine, die im etwa hinzugesetzten Normalserum enthalten waren, die Hämolyse verursachten. Jedoch wirken die Isolysine auch ohne Abkühlung, so daß man durch entsprechende Versuche derartige Fehlerquellen ausschalten kann. Interessant ist in diesem Zusammenhang die Beobachtung, daß das Serum der Hämoglobinuriker selbst nicht selten Isolysin enthält, nach Matsuo in 45 %; es ist in seinen Eigenschaften den Isolysinen andersartiger Kranker gleich. Daß aber das Autolysin des Hämoglobinurikers nicht etwa mit dem Isolysin identisch ist, hat Moß gezeigt. Nach seinen Untersuchungen kann der Autoambozeptor aus dem Serum absorbiert werden, während der Isoambozeptor zurückbleibt und umgekehrt: es sind also zwei verschiedene Körper. Bürger (1), der eine große Anzahl andersartiger Kranker (322 nach Tabelle I) unter Ausschluß von Paralytikern (s. u.) auf Hämolysine untersuchte, fand mit Ausnahme von 3 Fällen von paroxysmaler Hämoglobinurie nur Isolysine.

Bei der Anstellung des Donath-Landsteinerschen Versuchs ist also eine große Reihe von Kautelen zu beachten. E. Meyer empfiehlt deshalb folgendes Verfahren:

Man entnimmt durch Venenpunktion etwa 10 ccm Blut, läßt einen Teil sofort in ein auf 37° erwärmtes, in warmem Wasser gehaltenes Zentrifugenröhrchen (I) fließen, einen anderen kleineren Teil in ein Kölbchen (II) mit Glasperlen, das ebenfalls auf ungefähr 37° gehalten wird. I dient zur Gewinnung des Serums, II zur Gewinnung der Erythrozyten.

I wird zur Absetzung des Serums in den Brutschrank gestellt und nach erfolgter Abscheidung des Serums rasch zentrifugiert. Sodann wird das Serum abpipettiert und getrennt aufbewahrt. Das Blut aus Kölbchen II wird sofort nach dem Defibrinieren und Filtrieren zentrifugiert, das Serum getrennt und für eventuelle weitere Versuche aufgehoben, die Blutkörperchen werden nun dreimal mit auf 37° erwärmter physiologischer Kochsalzlösung gewaschen. Von den Blutkörperchen stellt man sich eine 10%ige Emulsion in NaCl-Lösung her.

Einen Teil des Serums wird man zweckmäßig durch einstündiges Erwärmen auf 56° komplementfrei machen. Zur Komplettierung des Systems ist es zweckmäßig, wie auch sonst bei Hämolyseversuchen, $^1/_{10}$ Meerschweinchenserum zu verwenden. Gleichzeitig soll man Kontrollen mit Serum und roten Blutkörperchen eines normalen Menschen anstellen. Auch die Mengenverhältnisse, in denen Serum und Blutkörperchen gehalten werden, sind zu berücksichtigen. Man versetzt 0,2 ccm Serum mit 0,1 ccm physiologischer NaCl-Lösung und 0,1 ccm Blutkörperchenaufschwemmung. Bei Verwendung inaktivierten Serums nimmt man zur Komplettierung statt 0,1 ccm NaCl-Lösung ebensoviel Normalserum resp. Meerschweinchenkomplement. Man untersucht dann, ob das Hämoglobinurikerserum eigene oder fremde rote Blutkörperchen löst, nachdem die Mischung 5 Minuten bis $^1/_2$ Stunde in Eiswasser gestanden und 1 bis 2 Stunden im Brutschrank aufbewahrt worden ist. Die beste zeitliche Bedingung für die Bindung des Ambozeptors an die Erythrozyten muß in jedem Falle ausprobiert werden. Vor Verwechslung mit Isohämolysinen muß man sich bei der Verwendung fremder artgleicher Erythrozyten hüten.

E. Meyer kommt zu der Auffassung, daß bei den echten Fällen von Kältehämoglobinurie bei richtiger Versuchsanordnung das Hämolysin immer nachweisbar ist. Bei den Hämoglobinurien anderer Genese ist es bisher nie gefunden, so daß man mit Sicherheit sagen kann, daß es für die durch Kälte auslösbare Form spezifisch ist.

Aber nun machten bereits Donath und Landsteiner eine bemerkenswerte Beobachtung: nämlich daß Kranke mit tertiärer oder Metasyphilis häufig Träger von Kälte-Autolysinen waren, ohne daß sie an hämoglobinurischen Anfällen litten. Sie fanden in 6 von 65 Fällen von Paralyse die Kälte-Wärmereaktion positiv, während sie bei 195 Fällen nichtluetischer Erkrankungen stets negativ ausfiel. Bei 2 der 6 Paralytiker führten Donath und Landsteiner den Ehrlichschen Versuch aus, der in beiden Fällen positiv verlief. Kumagai und Inoue untersuchten das Blut von 35 nichthämoglobinurischen Syphilitikern auf die Donath-Landsteinersche Reaktion. Sie fanden sie 7 mal positiv, bei allen 7 führte der Ehrlichsche Versuch zur Blutkörperchenauflösung. Einer von diesen 7 reagierte auf den Rosenbachschen Versuch mit einem typischen Anfall von Hämoglobinurie, 3 mit Albuminurie.

Es kommt also einerseits bei Luetikern gar nicht so selten eine „latente Hämoglobinurie" vor. Da anderseits die Lues in der Anamnese der Kältehämoglobinurie eine Rolle spielt und da fernerhin die Wassermann-Reaktion in 90—95% der Hämoglobinuriefälle positiv gefunden wurde, entstand die Frage, ob das Autohämolysin in einer serologischen Beziehung steht zu den Reaginen, die die Wassermann-Reaktion bedingen.

Die Frage ist zuerst von Moro und Noda dahin beantwortet worden, daß die an der Syphilisreaktion beteiligten Serumstoffe mit dem hämolytischen Zwischenkörper des Hämoglobinurikerserums nichts zu tun haben. Sie behandelten ein nachweisbar ambozeptorenarmes Hämoglobinurikerserum in der Kälte nacheinander mit 8 stets erneuten Blutkörperchenportionen, um den Rest der Ambozeptoren zu binden, so daß das Serum sich schließlich als gänzlich ambozeptorenfrei erwies. Mit diesem Serum erhielten sie aber noch eine deutlich positive Wassermann-Reaktion. Dieses Ergebnis ist von Matsuo bestätigt.

Schon Bürger (1) aber äußerte dagegen Bedenken, doch konnte er zu einem eindeutigen anderen Resultat nicht gelangen. In neuester Zeit hat dann Burmeister (1) diese Frage wieder aufgegriffen und genaue Untersuchungen angestellt.

Mit dem Blute eines an paroxysmaler Kältehämoglobinurie leidenden Patienten, der klinisch kein Zeichen von Lues bot, aber einen positiven Wassermann aufwies, führte Burmeister den Moro-Nodaschen Versuch bis zur Konsequenz durch, indem er aber ambozeptorhaltiges Serum, nur in steigenden Verdünnungen zur Donath-Landsteinerschen und Wassermann-Reaktion benutzte. Dabei fand sich zunächst, daß die Kälteambozeptoren noch in starker Verdünnung (3;12%) durch den Donath-Landsteinerschen Versuch nachweisbar waren; die Wassermann-Reaktion war bis zur Konzentration 0,09% und 0,045% positiv. Wurden jetzt aber diese letzten beiden Verdünnungen mit Erythrozyten (unter Berücksichtigung der Konzentration) zusammengebracht, eine Stunde lang in Eiswasser abgekühlt und dadurch die Kälteambozeptoren aus dem Serum entfernt, so wurde die vorher positive Wassermann-Reaktion jetzt negativ. Die einfachste Erklärung dieser Tatsache schien Burmeister die, daß eben die Kälteambozeptoren es waren, die den positiven Ausfall hervorgerufen hatten.

Im Gegenversuch zeigte Burmeister auch, daß die Kältehämolysine allein imstande sind, eine positive Wassermann-Reaktion hervorzurufen: Durch Waschen mit warmer physiologischer NaCl-Lösung dissoziierte er vorher sensibilisierte Erythrozyten von den Ambozeptoren (s. o.). Die jetzt ambozeptorhaltige Kochsalzlösung gab eine stark positive Wassermann-Reaktion. Kontrollversuche wurden in beiden Fällen ausgeführt.

Eine „Bestätigung in vivo" seiner Versuche nennt Burmeister eine Beobachtung Jedličkas in seinem oben erwähnten Fall: Bei diesem Patienten war die vorher positive Wassermann-Reaktion nach einem Anfall negativ, wurde aber mit Regeneration des Ambozeptors wieder positiv.

Nach den Versuchen von Burmeister hätten also die Kälteambozeptoren an sich die Fähigkeit, eine positive Wassermann-Reaktion hervorzurufen. Wir würden damit eine Erklärung haben für den auffallend hohen Prozentsatz an positiven Wassermann-Reaktionen bei Kältehämoglobinurikern, auch bei solchen, die anamnestisch und klinisch keine Anzeichen von Lues erkennen lassen. Die Wassermann-Reaktion ist vielleicht nur „eine viel feinere Reaktion auf dieselben Bestandteile des Serums als die Donath-Landsteinersche Reaktion".

Damit ist natürlich die Wichtigkeit der syphilitischen Ätiologie der Kältehämoglobinurie nicht berührt; es ist auch nicht gesagt, daß nicht — besonders in Fällen von paroxysmaler Hämoglobinurie mit klinisch luetischen Symptomen — nebenher noch Syphilisreagine im Blute vorhanden sein können. Und schließlich harrt noch, worauf Burmeister hinweist, die wichtige Frage der Entscheidung: ob nämlich die Kälteambozeptoren selbst luetischen Ursprungs sind. Denn über die eigentliche Natur des Kältehämolysins sind wir heute noch nicht im klaren.

b) Die Resistenz der Erythrozyten.

Während das Vorkommen des Autohämolysins bei der echten Kältehämoglobinurie sichergestellt ist, führten zahlreiche Untersuchungen über eine andere
beim Zustandekommen des Anfalls etwa mitwirkende Komponente bisher zu
keinem eindeutigen Resultat: über die Resistenz der Erythrozyten gegenüber
verschiedenen Einflüssen.

Eine Resistenzverminderung gegen Kälte glaubte Choroschilow zu bemerken; Meyer und Emmerich konnten diesen Befund indessen nicht bestätigen, dagegen fanden sie, daß die roten Blutkörperchen der Hämoglobinuriker gegen Temperaturschwankungen empfindlicher seien. Pringsheim
stimmte diesen Autoren zu, dagegen konnten Lindbom sowie Weinberg
dieses Verhalten nicht konstatieren.

Ebenso widerspruchsvoll sind die Angaben über die Widerstandsfähigkeit
gegen hypotonische Salzlösungen: Choroschilow, Moß fanden sie eher erhöht,
Péhu und Contamin vermindert, in den Versuchen von Chvostek, Moro
und Noda sowie H. Pribram war keine Abweichung vom Normalen erkennbar.
Chvostek und Donath fanden Resistenzverminderung gegenüber mechanischen
Insulten.

Interessant ist das Verhalten gegen Saponin. Meyer und Emmerich
fanden geringe Resistenz gegenüber Saponinlösungen (von H. Pribram bestätigt). Wurden die Erythrozyten aber mit Ambozeptoren beladen, so zeigten
sie deutlich erhöhte Widerstandsfähigkeit, die sie nach Entfernung der Ambozeptoren wieder verloren. Pringsheim, Weinberg konnten keinerlei Abweichung bei Behandlung mit Saponin feststellen.

Schließlich ist noch das Verhalten gegenüber Kohlensäure erwähnenswert.
Schon Donath (1) fand bei seinen Versuchen Resistenzverminderung; besonders
großen Wert legt auf diesen Befund Hijmans van den Bergh und diejenigen
Autoren, die sich seiner hierauf basierenden Theorie (s. u.) anschließen, z. B.
Hannema und Rytma. Hijmans van den Bergh erhielt bereits bei geringer
Abkühlung unter 37° Hämolyse, wenn er defibriniertes Blut eines Hämoglobin-
urikers in eine Kohlensäureatmosphäre setzte, bei Normalblutkörperchen
dagegen nicht.

Die Resultate sind also noch widerspruchsvoll. E. Meyer hält aber die
positiv ausgefallenen Versuche nicht unbedingt für beweisend. Er macht darauf
aufmerksam, daß die Art, wie die roten Blutkörperchen gewonnen und vorbehandelt werden, von größter Bedeutung für ihre Resistenz sei. Abgesehen
von ihrem Gehalt an Ambozeptoren sei die Temperatur, bei der die Erythrozyten gewaschen werden, von Einfluß, kurz eine Reihe von verschiedenartigen
Momenten könne eine Resistenzveränderung vortäuschen.

c) Untersuchungen über Opsonine (Hämotropine).

Nachdem schon Ehrlich sowie Eason Phagozytose im zirkulierenden
Blute des Hämoglobinurikers beobachtet hatten, studierten Meyer und Emmerich diese Erscheinung genauer. Sie fanden, daß das Hämoglobinurikerblut
opsonische Eigenschaften gegenüber roten Blutkörperchen entwickelt, und
zwar trat die Phagozytose auch dann auf, wenn man Hämoglobinurikerserum
mit den Zellen eines normalen Menschen im Brutschrank stehen ließ. Es
handelte sich um Opsonine, die die Erythrozyten zum Phagozytiertwerden
präparieren, nicht um Stimuline, die auf die Leukozyten im Sinne der ursprünglichen Metschnikoffschen Anschauung reizend wirken. Unter normalen
Verhältnissen fehlen im Blute diese Stoffe. Die Erythrozytophagozytose findet

auch ohne Kälteaussetzung statt, ist aber geringer als nach einer solchen (Kitamura, Benjamin). Dies erklärt Uchida dadurch, daß — da in der Kälte
ja das Hämolysin in Tätigkeit tritt — die Erythrozyten durch dieses geschädigt
und daher leichter von den Leukozyten gefressen werden.

Nach Ehrlich, Benjamin geschieht die Phagozytose vorwiegend durch
die polynukleären Neutrophilen; Meyer und Emmerich, Kitamura, Uchida
stimmen aber darin überein, daß hauptsächlich die großen mononukleären
Zellen und Übergangsformen beteiligt sind.

Über das Wesen des Hämotropins, das die roten Blutkörperchen verändert,
stellte Uchida Untersuchungen an. Er fand, daß das Autohämotropin spezifisch
für den Kältehämoglobinuriker ist. Es ist trennbar vom Isohämotropin, denn
beide Substanzen des Hämoglobinurikerblutes können unabhängig voneinander
auf die gegen sie spezifisch angepaßten Erythrozyten wirken. Ferner ist das
Autohämotropin auch nicht identisch mit dem Autolysin: letzteres entfaltet
seine Wirkung nur in der Kälte, ersteres aber nicht.

d) Der Mechanismus der Anfälle und die Theorie der Kältehämoglobinurie.

Das konstante Vorkommen sowie die Wirkungsweise des Donath-Landsteinerschen Hämolysins bei allen Fällen von paroxysmaler Kältehämoglobinurie lassen es als sicher erscheinen, daß dieses Hämolysin in der ersten Etappe
des Krankheitsbildes, beim Zustandekommen der Hämolyse, eine wichtige,
wenn nicht die ausschlaggebende Rolle spielt. Der Vorgang der Hämolyse
in vivo würde sich also nach den in den beschriebenen Versuchen gewonnenen
Resultaten so abspielen, daß der im Blute kreisende Ambozeptor sich
in den der Abkühlung ausgesetzten Körperteilen an die roten Blutkörperchen bindet; während der im weiteren Kreislauf offenbar
sogleich wieder erfolgenden Erwärmung tritt das Komplement
in Aktion, wodurch die Hämolyse erfolgt.

Diese Auffassung wird noch durch andere direkte experimentelle Versuche
gestützt. Zunächst hat Pringsheim auf der Höhe der Anfälle Blut entnommen
und die Erythrozyten ohne vorherige Abkühlung mit einem komplement-
haltigen Serum bei Bruttemperatur versetzt. Es trat hierbei Hämolyse ein,
wodurch bewiesen wurde, daß in der Tat die im Körper kreisenden Erythrozyten während des Anfalls den Ambozeptor an sich binden.

Daß diese Bindung sich in den abgekühlten Körperpartien selbst abspielen
muß, ist durch den Ehrlichschen Versuch erwiesen. Meyer und Emmerich
konnten durch genaue Versuchsanordnung speziell zeigen, daß nicht nur die
Ambozeptorbindung, sondern auch die Entstehung der anderen hämolytischen
Komponente, des Komplements, nur lokal bei Abkühlung erfolgt, daß aber
die Hämolyse erst bei Körpertemperatur vor sich geht.

Auch viele klinische Beobachtungen sprechen dafür, daß die Wirkung des
Hämolysins von peripheren abgekühlten Gefäßgebieten ihren Ausgang nimmt.
Bisweilen geben die Patienten selbst mit Bestimmtheit als Ursache der Anfälle
Abkühlung der Hände oder Füße an. Der Kranke Lindboms hatte Anfälle,
wenn er im Winter ohne Handschuhe ging; die eine Patientin Rosins war
Waschfrau. Dazu kommen die objektiven Wahrnehmungen von vasomo-
torischer Insuffizienz, wie sie etwa Donath und Landsteiner in ihrem
zweiten Fall machten: blaurote Verfärbung der Füße, Hände und Ohren.

Dieses abnorme Verhalten des Gefäßnervensystems ist es, das
nach allgemeiner Anschauung eine Disposition für das Wirksam-
werden des Hämolysins schafft. Denn da, wie wir oben gesehen haben,
eine Anzahl Menschen das Hämolysin im Blute trägt, ohne an manifesten

Anfällen zu leiden, da ferner eine Reihe Hämoglobinuriker gelegentlich nur mit frustranen Anfällen reagiert, so muß noch eine Ursache vorhanden sein, die das Zustandekommen der Anfälle begünstigt. In der Tat läßt sich bei der überwiegenden Mehrzahl der Kranken ein abnorm erregbarer Zustand des Vasomotorensystems feststellen und es ist von den Autoren immer wieder darauf hingewiesen worden. Man braucht deswegen noch nicht soweit zu gehen wie Thompson, der in einer schweren Neurose, die besonders das vasomotorische System betrifft, das eigentliche Wesen der Erkrankung sieht. Donath und Landsteiner stellen sich den Mechanismus so vor, daß es erst infolge Gefäßinnervationsstörungen zu einer für die Wirkung des Lysins genügenden Herabsetzung der Temperatur und Zirkulation in den abgekühlten Teilen kommen kann. Meyer und Emmerich schließen sich dieser Auffassung an; Lindbom betont, daß die Temperaturherabsetzung sehr erheblich sein kann. Nach E. Meyer erscheint es danach auch verständlich, daß die Abkühlung eines einzelnen Gliedes gelegentlich viel intensiver wirkt als eine vorübergehende Abkühlung des ganzen Körpers im kalten Bad.

Rosin, der gleichfalls auf die Vasomotorenschwäche hinweist, stellt sich nun den Mechanismus etwas komplizierter vor. Nach seinen Überlegungen kann die Hämoglobinämie nicht die Ursache der Hämoglobinurie sein. Er verlegt den Vorgang der Hämolyse in die Nieren: Dort werden die durch Hämolysinverankerung in der Kälte geschädigten Erythrozyten abgefangen; ein Teil geht in Lösung, ein anderer Teil geht nur körnigen Zerfall ein und in dieser Gestalt in den Urin über. In seiner Anschauung, zu der er hauptsächlich dadurch geführt wird, daß er nie gelöstes Hämoglobin im Serum hat feststellen können, greift Rosin die alte Nierentheorie wieder auf, die zuerst Rosenbach aufstellte. Und es ist wohl kein Zufall, daß diese Theorie hauptsächlich von den Autoren vertreten wurde, die sich von einer Hämoglobinämie während des Anfalls nicht überzeugen konnten (Choroschilow, Silvestri) und die deshalb einen Blutzerfall innerhalb der Körpergefäße bestritten. An sich brauchte das Vorhandensein einer Hämoglobinämie der Annahme eines Blutkörperchenzerfalls in den Nieren nicht im Wege zu stehen, aber abgesehen davon, daß wir es auf Grund immer wiederkehrender Befunde doch für gesichert halten müssen, daß eine Hämoglobinämie zu dem Bild des hämoglobinurischen Anfalls gehört, liegen auch so viel exakte experimentelle Beweise für die Möglichkeit eines Blutzerfalls außerhalb der Nieren vor, daß wir an der Tatsache nicht mehr zweifeln dürfen, daß der Blutkörperchenzerfall im ganzen Körper bei der Kältehämoglobinurie möglich ist. Wenigstens dürfen dagegen jetzt keine prinzipiellen Bedenken mehr erhoben werden, wie es 1910 Rosin tat. Die Begründung, daß die im Urinsediment vorhandenen „körnig zerfallenen" Erythrozyten doch nicht im Blut zirkuliert haben können, erscheint nicht berechtigt, da diese Körnchen und Schollen, wie ich es für wahrscheinlich halten möchte, als hämoglobingefärbte Produkte der sezernierenden Nierenepithelien anzusprechen sind.

Nach alledem darf man über den Mechanismus der Anfälle heute wohl annehmen, daß primär die Hämoglobinämie von abgekühlten peripheren Gefäßgebieten ihren Ausgang nimmt; sie wird verursacht durch das Kältehämolysin, für dessen Wirksamkeit eine vasomotorische Insuffizienz offenbar günstige Bedingungen schafft. Der Niere ist eine primäre Rolle beim Zustandekommen der Hämoglobinämie und Hämoglobinurie nicht zuzuerkennen.

Dagegen ist es wahrscheinlich, daß dieses Organ sekundär in Mitleidenschaft gezogen wird. Es ist schon darauf hingewiesen worden, daß der Eiweißgehalt des Hämoglobinurieharnes höher ist, als es seinem Blutgehalte entspricht. Im larvierten Anfalle ist chemisch nur Albumen, kein Hämoglobin nachweisbar.

Eigene Untersuchungen haben ergeben, daß in den braunen Sedimentkörnchen der Anteil des Hämoglobins geringer ist als der des übrigen Eiweißes. Die Harnmenge ist bekanntlich während des Anfalles eventuell bis zur Anurie vermindert und macht erst nach dessen Beendigung einer Harnflut Platz.

In diesen Beobachtungen darf man wohl den Ausdruck einer Nierenschädigung erblicken. Es fragt sich, auf welchem Wege sie zustande kommt.

Ponfick, nach ihm Schurig, Levy u. a. nehmen an, daß das gelöste Hämoglobin bei seinem Durchtritt durch die Nieren diese in einen hochgradigen Reizzustand versetze. Die geringe Harnmenge wird auf mehr mechanische Hindernisse zurückgeführt, welche durch die Infarzierung der Harnkanälchen mit den Zylindern und körnigen Massen gegeben sind. Für eine solche schädigende Wirkung des Hämoglobins sprachen anscheinend Tierversuche, in welchen bei künstlich hervorgerufener Hämoglobinurie die gleichen Anzeichen der Nierenalteration gefunden wurden.

Dagegen machte Schmidt geltend, daß in diesen Versuchen teils Blutkörperchen auflösende Substanzen, teils artfremdes, lackfarben gemachtes Blut, teils mehr oder minder reine Hämoglobinlösungen zur Injektion verwandt wurden. Es läßt sich dabei nicht absehen, wie weit etwaige Nierenschädigungen schon durch die Einbringung von Giften selbst oder durch die Fremdartigkeit des benutzten Blutes hervorgerufen werden. Schmidt hat dann selbst arteigenes, unter besonderen Kautelen lackfarben gemachtes Blut injiziert und fand selbst nach mehrmaligem Durchtritt keinerlei Nierenschädigung. In eigenen Versuchen konnte ich gleichfalls trotz starker Hämoglobinurie keine klinischen Symptome der Nierenreizung hervorrufen. Der schädigende Einfluß des arteigenen Hämoglobins erscheint demnach noch nicht erwiesen.

Zweitens besteht die Möglichkeit, daß die gleiche Noxe, die zur Hämoglobinämie führt, auch die Nieren — etwa im Sinne einer veränderten Durchblutung — beeinflußt. Hier geben Versuche Anhaltspunkte, die neuerdings Bürger (3) in der Kieler Klinik ausführte: Gesunden Probanden wurde am Unterschenkel eine Stauungsbinde angelegt und das gestaute Bein für 20 Minuten einem Kühlbad von einer Temperatur zwischen 0 und 5° ausgesetzt. Durch laufende Zufuhr von Flüssigkeit wurde die Möglichkeit einer gleichmäßigen Diurese geschaffen. Es zeigte sich, daß bereits während der Dauer der Abkühlung in wenigen Fällen sichere Veränderungen der Nierenfunktion in Erscheinung traten. Sobald aber die Staubinde gelöst wurde und das rückgestaute Blut wieder in die Zirkulation eintrat, wurde in fast allen Fällen ein steiles Absinken der Harnsekretionskurve festgestellt, welches zwar nur vorübergehend, aber doch mit solcher Regelmäßigkeit eintrat, daß man an einen ursächlichen Zusammenhang zwischen Stauung und Abkühlung einerseits und den Änderungen der Nierenfunktion anderseits glauben mußte. In 4 von 15 untersuchten Fällen trat in der ersten Halbstundenportion des Urins eine leichte Albuminurie auf.

Zur Erklärung erörtert Bürger zwei Möglichkeiten: Einmal könne es sich um einen kutorenalen Reflex handeln, der auf dem Wege über die Vasomotoren die Nierenfunktion im Sinne einer Oligurie und Albuminurie beeinflusse. Die zweite Möglichkeit sei darin gegeben, daß durch Stauung und Abkühlung Veränderungen des Blutes im abgekühlten Bezirk bewirkt werden, welche sekundär bei der Passage des veränderten Blutes durch die Nieren deren Funktion beeinflussen können.

Die Bedeutung der Bürgerschen Versuche für die Frage der Nierenschädigung bei der Kältehämoglobinurie liegt auf der Hand, namentlich im Hinblick auf das besondere vasomotorische Verhalten dieser Kranken: Reflektorisch ausgelöste renale Zirkulationsstörungen sind hier wohl denkbar. Durch sie wird die überwiegende Eiweißausscheidung ebenso wie die Oligurie bei dem Anfall der Kältehämoglobinurie erklärt.

Die Rolle der Niere im Rahmen des hämoglobinurischen Anfalles scheint somit ziemlich klar zu sein. Aus dem Gesagten geht hervor, daß sie bei der Blutkörperchenauflösung nicht irgendwie wesentlich beteiligt ist.

Es bleibt noch zu erwähnen, daß französische Autoren (Gilbert und Bénard, Andraud) ebenso wie den Nieren auch der Leber und Milz eine ursächliche Rolle bei der Hämolyse zuerkennen (spleno-hepato-renale Theorie). Auch dieser Theorie gegenüber wird zunächst das gelten müssen, was über die ,,Nierentheorie'' gesagt worden ist: Der Ehrlichsche Versuch erweist, daß zum Zustandekommen der Hämolyse bei der Kältehämoglobinurie die Mitwirkung innerer Organe nicht notwendig ist. Vermutlich spielen Milz und Leber bei der Kältehämoglobinurie keine andere Rolle, als wie bei jedem intravaskulären Blutzerfall.

Es erübrigt nun, noch einige besondere Anschauungen zu besprechen, die sich offenbar mit der im vorstehenden dargestellten Theorie der Kältehämoglobinurie vereinigen lassen und vielleicht geeignet sind, tieferen Einblick in Einzelvorgänge zu geben.

Auf Grund seiner Versuche über die verminderte Resistenz der Erythrozyten gegenüber CO_2 macht sich Hijmans van den Bergh eine abweichende Vorstellung über den Mechanismus bei der Kältehämoglobinurie. Er erklärt die Anfälle so, daß es beim Hämoglobinuriker infolge Abkühlung eines Körperteils zu vasomotorischen Störungen und dadurch zu einer Stauung komme, die eine CO_2-Überladung verursache. Dadurch wird das ,,Kohlensäure-Hämolysin'' aktiviert. Dieser Anschauung sind Krokiewicz und in neuester Zeit Hannema und Rytma beigetreten.

Auf gewisse Zusammenhänge weist eine Theorie hin, die von Widal und seinen Mitarbeitern aufgestellt ist. Widal erinnert an die große Ähnlichkeit zwischen dem klinischen Bilde des Hämoglobinurie-Anfalles und des anaphylaktischen Schocks. Er fand im Hämoglobinurie-Anfall Leukopenie, Blutdrucksenkung und Gerinnungsbeschleunigung des Blutes. Widal nimmt nun an, daß der Komplex Komplement, Ambozeptor und Antihämolysin, der normalerweise im Blutplasma im Gleichgewicht steht, bei der paroxysmalen Hämoglobinurie durch die Kälte dissoziiert wird, dadurch würde ein autoanaphylaktischer Zustand geschaffen, der neben den klinischen Symptomen der hämoklasischen Krise noch eine Hämoglobinämie zur Folge habe. Den anaphylaktischen Schock fassen die Autoren auf als eine Störung im kolloidalen Gleichgewicht des Plasmas (,,Kolloidoklasie''; Schock a frigore: ,,Auto kolloidoklasie'').

Würde man diese Zusammenhänge weiter verfolgen, so könnte man wieder auf Beziehungen in dem Verhalten der Gefäßnerven hinweisen. Abnorme Reaktion der Hautgefäße ist bei den Hämoglobinurikern eine häufige und bedeutsame Erscheinung, wie schon mehrfach betont wurde. Günther (1) mißt z. B. der ,,Reactio alba'', einer Form der Dermographie, eine besondere Bedeutung für die paroxysmale Hämoglobinurie zu. Und gerade die Kapillaren sind es, denen neuerdings eine besondere Bedeutung beim Zustandekommen des anaphylaktischen Schocks zugeschrieben wird: Ebbecke zieht Parallelen zwischen dem Überempfindlichkeitsschock und der anaphylaktischen Quaddel und Urtikaria: bei diesen lassen sich dieselben kapillären Erscheinungen im kleinen Maßstab erkennen, welche im Bilde des Schocks im größten Maßstab wiederkehren. Hier werden sich in Zukunft möglicherweise Berührungspunkte aufdecken lassen. Vorerst steht aber der Auffassung des Hämoglobinurie-Anfalls als hämoklasische Krise — die im Anschluß an Widal noch Schiassi

sowie Montagnani hervorgehoben haben — noch die mangelnde Übereinstimmung der Angaben über das Verhalten der Leukozyten und des Blutdruckes
entgegen. Nach den Angaben von Uchida zeigt wenigstens das weiße Blutbild im Verlaufe des Anfalles gesetzmäßige Schwankungen, so daß zur Klärung
der Frage fortlaufende Untersuchungen während eines Anfalles notwendig
zu sein scheinen.

E. Meyer und Emmerich ziehen eine andere Parallele für den hämoglobinurischen Anfall heran: die Ähnlichkeit mit rasch auftretenden und abklingenden Infektionen. Sie stellen sich vor, daß vielleicht die Substanzen der
zerfallenen Erythrozyten als Antigene in Wirkung treten; die Erscheinungen
des Anfalls sowie die Veränderungen im Blut wären dann als Abwehrreaktion
aufzufassen. Die von ihnen sowie von anderen Autoren beobachtete Phagozytose fassen Meyer und Emmerich als ein weiteres wichtiges Moment
dafür auf, daß das Hämoglobinurikerblut Immuneigenschaften gegen eigene
Erythrozyten besitzt.

Während nach der Theorie von Widal, Abrami und Brissaud die kolloidchemischen Veränderungen bei der Kältehämoglobinurie sich im Plasma abspielen sollen, werden diese Vorgänge von Burmeister (1) gerade in die Erythrozyten verlegt. Burmeister griff auf einen Versuch von Pringsheim zurück,
welcher zeigte, daß die Hämolyse im Donath-Landsteinerschen Versuch
ausblieb, wenn vorher Cholesterin dem Serum zugesetzt wurde. Pringsheim verlegte die Cholesterinwirkung in die erste Phase der Hämolyse: die
Sensibilisierung der Erythrozyten würde verhindert.

Burmeister suchte die Vorgänge bei dieser Hämolysehemmung des Hämoglobinurikerblutes aufzuklären. Er führte den gleichen Versuch mit Lezithin,
mit Luesleber und mit cholesterinisiertem Herzextrakt aus und wies nach,
daß die Bindung der Ambozeptoren an die Erythrozyten deswegen nicht zustande komme, weil sie sich an die zugesetzten Lipoide verankerten; die Erklärung der hämolysehemmenden Cholesterinwirkung wäre damit durch eine
Ambozeptorablenkung gegeben.

Weiterhin konnte Burmeister aber auch zeigen — und das war das Wichtige —, daß die für die Kältehämoglobinurie spezifischen Ambozeptoren sich
auch in der Wärme an diese Lipoide binden lassen. Deshalb hält er es für
wahrscheinlich, daß im Hämoglobinurikerblut nicht der im Plasma befindliche Ambozeptor es ist, der durch die Kälte so verändert wird, daß er zur
Bindung an die Lipoide der Erythrozyten befähigt wird, sondern daß umgekehrt die Lipoide der roten Blutkörperchen erst durch Abkühlung derart
umgewandelt werden müssen, daß sie als Rezeptoren für die Ambozeptoren
wirken können. Nun ist es eine von vielen Autoren bestätigte Tatsache, daß
im Kälte-Wärmeversuch nicht nur die Erythrozyten der Hämoglobinuriker,
sondern auch die normaler Menschen durch das Kältehämolysin aufgelöst
werden. Das würde dann bedeuten, daß nicht nur die Blutkörperchen Hämoglobinurischer, sondern auch alle normalen roten Blutzellen in der Kälte solche
Veränderungen erleiden, daß sie von den Ambozeptoren angegriffen werden
können. Den Ausdruck „Kälte"-Ambozeptor hält Burmeister deswegen
für unklar und irreführend.

Auch neue Aufschlüsse über Kältewirkung auf den Organismus überhaupt
sucht Burmeister von diesen Gesichtspunkten aus zu erlangen. Schon Fr.
v. Müller machte auf die mögliche Bedeutung der paroxysmalen Hämoglobinurie für die Lehre von den Erkältungskrankheiten aufmerksam. Mit Burmeister könnte man sich nun vorstellen, daß die durch Kälte veränderten
menschlichen Erythrozyten — oder andere Zellen des Organismus — nun nicht
nur für diese Ambozeptoren, sondern auch für andere Toxine angreifbar sind.

Auf diese Weise könnte man sich die plötzliche, durch eine Abkühlung ausgelöste Wirkung von Infektionserregern erklären, die vor der Erkältung für den Körper nicht pathogen gewesen sind.

Burmeisters Arbeit bedeutet einen Versuch, die inneren Vorgänge bei dem Anfall der Kältehämoglobinurie physikalisch-chemisch zu fassen. Vieles bleibt aber noch unklar; so auch der Mechanismus, der die Beendigung eines Anfalls herbeiführt. Grafe und Müller dachten daran, die Komplementverarmung, die während eines Anfalls eintritt, als Schutzwirkung des Organismus zu deuten. Meyer und Emmerich konnten aber bei einem Kranken, bei dem gerade kein Komplement nachweisbar war, trotzdem einen typischen Anfall auslösen, sprechen dem Komplementmangel also keine kräftigere Schutzwirkung zu. Eher könnten dafür die von Kumagai und Inoue näher untersuchten antikomplementären Stoffe verantwortlich gemacht werden. Hierhin gehört auch die Beobachtung von Kaznelson, daß die Intensität des Anfalls mit der Konzentration des Hämolysins im Serum zusammenhängt, und daß diese Konzentration durch einen Anfall vermindert werden kann. Jedlička (2) fand im Anfall eine Cholesterinvermehrung des Blutes. Er stellt sich vor, daß das Cholesterin der zerfallenen Erythrozyten das Komplement fixiert und dadurch den Anfall zum Stehen bringt. Die Cholesterinwirkung würde dann hiernach im Gegensatz zu Burmeister nicht in einer Ablenkung des Ambozeptors, sondern in einer Fixation des Komplements bestehen.

Eine kurze Besprechung erfordern noch die Verhältnisse, die bei einem sogenannten frustranen Anfall vorliegen, also wenn nur Albuminurie mit oder ohne Schüttelfrost auf eine Abkühlung hin eintritt. Es bestand die Frage, ob dabei eine Hämolyse stattfindet. Kumagai und Inoue fanden in einem ihrer derartigen Versuche bei einem „latenten Hämoglobinuriker" rötlich gefärbtes Serum und stellten dadurch die Hämoglobinämie sicher. In einer Anzahl anderer Untersuchungen von Kumagai und Inoue und von anderen Autoren wurde gelöster Blutfarbstoff allerdings nicht nachgewiesen. Es ist dabei aber zu bedenken, daß bei einem nur geringen Blutzerfall, wie er bei dem abortiven Anfall erfolgt, die Zeit, in der das freie Hämoglobin nachweisbar bleibt, sehr kurz sein muß. Wir wissen, daß das Hämoglobin sich sehr rasch in Bilirubin umwandelt. Kaznelson hält deshalb auch den Nachweis einer Bilirubinämie bei abortiven Anfällen für einen voraufgegangenen Blutzerfall für beweisend, ebenso ist die Urobilinausscheidung im Urin zu bewerten, wie es Bürger tut. Wir können also wohl sagen — da die serologischen Verhältnisse bei dem abortiven Anfall, wie oben erwähnt, die gleichen sind wie beim ausgebildeten Anfall —, daß die Kältealbuminurie bei Hämoglobinurikern auf demselben inneren Mechanismus beruht wie die Hämoglobinurie. Vielleicht handelt es sich sogar bei dieser „Albuminurie" um eine wirkliche Hämoglobinurie, die analog der Marsch-„Albuminurie" Blutfarbstoff im Urinsediment erkennen läßt. Die Eiweißausscheidung überwiegt aber, wie im ausgebildeten Anfall. Das Wichtige ist die Feststellung, daß Hämolyse jedenfalls auch im larvierten Anfall zustande kommt, wenn auch in geringerem Grade; dadurch wird auch die nur geringe Temperaturerhöhung, das eventuelle Fehlen eines Schüttelfrostes erklärlich: je stärker die Hämolyse, desto mehr treten diese Reaktionen in Erscheinung.

4. Diagnose.

Die Diagnose der Kältehämoglobinurie wird im allgemeinen nicht schwer sein. Schon die Anamnesen pflegen meist typisch zu sein. Im ausgebildeten

Anfall sichert der Urinbefund die Diagnose. Bei der „unechten" Hämoglobinurie, bei welcher die Auflösung der Erythrozyten erst im Urin erfolgt, pflegt
stets ein größerer Teil der roten Blutkörperchen intakt zu bleiben. Ferner
kommt differentialdiagnostisch in Frage, daß bei Nierensteinkoliken, die mit
Schüttelfrost und Fieber einhergehen, die Schmerzen stets im Vordergrund
stehen. Bei der paroxysmalen Hämoglobinurie sind zwar Schmerzen im Kreuz
und in der Nierengegend vorhanden, ihnen fehlt aber stets der kolikartige Charakter; das gelegentlich vorhandene Brennen in der Urethra beim Harnlassen
ist von den ausstrahlenden Schmerzen der Nierenkoliken wohl zu unterscheiden.

Kommt der Kranke außerhalb eines Anfalls, so ist auf Ikterus, Milz- und
Leberschwellung, im Urin auf Urobilin, Urobilinogen, eventuell auf Albumen,
ferner auf die gelben Sedimentkörnchen zu fahnden. Die Diagnose wird
gesichert durch den positiven Ausfall der Donath-Landsteinerschen Reaktion,
eventuell durch die Provokation eines Anfalls im Rosenbachschen Versuch
(Blutbild!). Durch den Wärme-Kälteversuch werden auch die Fälle sichergestellt, in denen es nach Abkühlung nur zur Albuminurie kommt, bei denen
es sich also um eine „latente Hämoglobinurie" handelt. Ferner sei in diesem
Zusammenhang auf den Begriff der „hämolytischen Diathese" hingewiesen
(Umber), den Bürger auf einen Fall anwendet, der bei positiv ausfallendem
Kälte-Wärmeversuch an häufigen Lungenblutungen litt, ohne daß ein Krank-
heitsprozeß in den Lungen klinisch nachweisbar war.

5. Therapie.

Therapeutisch hat man der Kältehämoglobinurie auf verschiedenen Wegen
beizukommen versucht, hat aber überall nur zweifelhafte Resultate erzielt.
Entsprechend dem Zusammenhang mit der Lues ist häufig eine antiluetische
Kur durchgeführt worden. Reiß, Weinberg sahen davon eine deutliche
Besserung, Matsuo dagegen von Salvarsan nicht; allerdings hat er anscheinend
nur in jedem Fall ein- bis zweimal injiziert.

Von per os verabreichten Dosen Kochsalz (Mohr) oder Calcium chloratum
(Neilson und Terrey, zit. nach Lindbom) sahen Meyer und Emmerich
sowie Torday keine Erfolge. Bondy und Strisower injizierten hypertonische
Salzlösungen (3% NaCl und 3% Dinatriumphosphat, 80—170 ccm in Abständen von Tagen und Wochen) und konnten bei zwei Patienten die Anfälle
dadurch teils unterdrücken, teils abschwächen. Sie stellen sich vor, daß durch
hypertonische Lösungen eine Auswahl resistenter Erythrozyten bewirkt wird,
indem die alten widerstandsunfähigen zugrunde gehen. Die zurückgebliebenen
zeigen erhöhte osmotische Resistenz. Burmeister (2) schließt auf Grund
seiner Versuche, daß nicht die durch Auslese erfolgte Resistenzerhöhung der
Erythrozyten, sondern die durch Salzanwesenheit hervorgerufene Lipoidfestig-
keit die Ursache sei: Eine Ambozeptor- und Komplementbindung könne infolge
des veränderten Quellungszustandes nicht erfolgen. Kaznelson sah von
dieser Behandlung keinen therapeutischen Effekt.

Auf Grund der hämolysehemmenden Eigenschaften des Cholesterins
gab Pringsheim eine Therapie an: Er nahm mehrere intramuskuläre Injektionen von 0,5 g Cholesterin in 10%iger Aufschwemmung in physiologischer NaCl-
Lösung vor. Er erreichte dadurch in einem Fall, daß dieselbe Kältewirkung,
die vorher zu einem schweren Anfall geführt hatte, nach der Behandlung nur
einen abortiv verlaufenden Anfall auslöste. Über Besserung berichten auch
Lindbom, Reiß, Burmeister, während Torday in einem Fall deutliche
Verschlechterung sah. Die theoretischen Grundlagen für eine Cholesterin-

therapie scheinen jedenfalls gegenüber denen anderer Behandlungsmethoden die bestfundiertesten zu sein [s. Burmeister (1), Jedlička (2), Pribram (2)].

Widal, Abrami und Brissaud wurden, entsprechend ihrer Auffassung der Kältehämoglobinurie als Autoanaphylaxie, zu einer Autoserotherapie geführt. Sie nahmen wiederholte Injektionen von 20—60 ccm Eigenserum in Abständen von mehreren Tagen vor und sahen davon Erfolge. Durch die Injektion mit dem eigenen, sich anormal verhaltenden Serum wollen sie die Stabilität des Komplexes Ambozeptor-Komplement-Antihämolysin festigen. Auch von Lankhaut wird diese Therapie empfohlen; in einem Fall von E. Meyer war sie dagegen vollkommen erfolglos.

Nolf injizierte Propepton, mit dem er bei der Behandlung der Hämophilie Erfolge gehabt hatte, und erreichte vorübergehende Besserung. Gläßner und Pick konnten nach der Injektion von normalem Serum Anfälle auf gewöhnlicher Weise nicht mehr auslösen.

Zu Erfolgen hat eine aktive Therapie also nur in vereinzelten Fällen geführt. Die beste Therapie ist die Prophylaxe; die Kranken pflegen die zu Anfällen führenden Ursachen meist selbst genau zu kennen und können sich vor ihnen hüten. Möglich ist es, daß durch einen lange durchgeführten Selbstschutz eine gewisse Widerstandsfähigkeit den Kälteeinflüssen gegenüber erreicht wird, doch fehlen darüber sichere Beobachtungen. Die Bereitschaft zu Anfällen bleibt jedenfalls viele Jahre lang bestehen.

Die Prognose quoad vitam ist nicht ungünstig. Ist durch fortgesetzte Anfälle die Anämie nicht zu hochgradig geworden, so besteht in dieser Hinsicht keine Gefahr. Todesfälle im Anfall sind nicht bekannt.

B. Die Marschhämoglobinurie.

Im Jahre 1881 beschrieb Fleischer einen Fall von paroxysmaler Hämoglobinurie, bei dem die Anfälle nur durch Gehen ausgelöst wurden. Es handelte sich um einen Soldaten, der nach $1\frac{1}{2}$—3 stündigem Marschieren plötzlich einen typisch hämoglobinurischen Urin ausschied. Eine Reihe weiterer gut beobachteter typischer Fälle dieser „Marschhämoglobinurie" geben uns Einblick in das klinische Bild und die auslösenden Momente dieser äußerst seltenen Erkrankung.

1. Das klinische Bild der Marschhämoglobinurie.

Der Anfall unterscheidet sich von vornherein von dem der Kältehämoglobinurie, daß bei ihm irgendwie erhebliche Allgemeinerscheinungen fehlen. Insbesondere ist bei typischen Fällen nie Schüttelfrost oder Temperaturerhöhung zu beobachten. Der Kranke empfindet während oder nach einem Marsch etwas Harndrang und entleert Urin, der sich von dem der Kältehämoglobinurie durch nichts unterscheidet. Die Harnmenge ist gleichfalls zuerst vermindert und erhöht sich, wenn der Patient zu Bett gegangen ist. Die einzigen Beschwerden bestehen in Schmerzen in der Lendenmuskulatur und in der Nierengegend, die nach einigen Angaben bis in die Oberschenkel ausstrahlen. Auffallend ist, daß eine Milzschwellung so gut wie nie nachweisbar ist; desgleichen pflegt Lebervergrößerung erst nach gehäuften Anfällen deutlich zu werden, wie in dem Fall von Porges und Strisower. Auch leichter Ikterus wird sehr selten angetroffen. Ein Teil der an Marschhämoglobinurie Leidenden scheint vasomotorisch leicht erregbar zu sein, jedoch ist dieses Symptom anscheinend nicht so ausgesprochen wie bei der Kältehämoglobinurie.

Über die Ursachen, die einen Anfall auslösen können, sind interessante Tatsachen aufgedeckt. Schon Fleischer wies nach, daß bei seinem Patienten andersartige Muskelanstrengungen, wie Zuckerstoßen, Holzsägen, keinen Erfolg hatten, und dieser negative Einfluß aller erdenklichen Freiübungen ist für typische Fälle von Marschhämoglobinurie auch weiterhin sichergestellt. Nur aufrechtes Gehen führte zur Hämoglobinurie. Porges und Strisower haben dann nachgewiesen, daß das Auftreten der Hämoglobinurie von der Körperhaltung abhängig ist. Ihr Patient bekam nämlich nur dann einen Anfall, wenn er in lordotischer Haltung ging. Wurde er in kyphotischer Haltung in ein Korsett eingegipst, so kam es selbst nach stundenlangem Gehen nicht zur Hämoglobinurie. Dieser bedeutsame Einfluß der Lordose ist für fast alle nach Porges und Strisower veröffentlichten Fälle bestätigt. Bei einem Kinde, das Jehle beobachtete, wurde sogar lediglich durch eine passive ortholordotische Lage ohne Gehen ein hämoglobinurischer Anfall ausgelöst. Nur Förster konnte sich davon nicht überzeugen: Der Anfall trat bei kyphotischem und lordotischem Gehen unverändert in Erscheinung.

Lichtwitz erhielt durch Stehen in lordotischer Haltung Albuminurie, ebenso E. Meyer. Hierbei handelt es sich offenbar um „larvierte Anfälle". Denn ähnlich wie bei der Kältehämoglobinurie spielt die Eiweißausscheidung bei der Marschhämoglobinurie eine Rolle. Kast stellte fest, daß bei kürzerem Gehen Albuminurie einsetzte und erst nach $^1/_4$ bis $^1/_2$ Stunde der Urin Blut enthielt. Übereinstimmend damit beobachteten Koelman sowie Rosenthal, daß die hämoglobinurischen Anfälle durch Albuminurie eingeleitet und beschlossen werden. In dem oben erwähnten Fall Jehles führte der Lordoseversuch später nur zur Albuminurie, nicht zur Hämoglobinurie. Klein entnimmt der Anamnese seines Patienten, daß er schon vor dem Auftreten des ersten hämoglobinurischen Anfalls an Eiweißausscheidung gelitten habe. Rein objektiv ist es aber noch nicht sichergestellt, ob dem ersten, bei einem Individuum überhaupt auftretenden Anfall eine kürzere oder längere Periode von durch Gehen ausgelösten larvierten Anfällen vorausgeht. Denn da hierdurch weder Beschwerden noch auffällige Symptome verursacht werden, entziehen sie sich der Kenntnis des Patienten. Stets ist es erst die alarmierende Erscheinung des Blutharnens, die die Kranken zum Arzt führt.

Als sicher steht für die typische Marschhämoglobinurie fest, daß Kälteeinflüsse keinerlei Einwirkung haben.

Der Urinbefund bei der Marschhämoglobinurie entspricht genau dem der Kältehämoglobinurie. Erfolgt im larvierten Anfall nur Albuminurie, so läßt sich gelegentlich der durch Essigsäure fällbare Eiweißkörper finden (Lichtwitz, Schellong), der bei der orthostatischen Albuminurie eine gewisse Rolle spielt [s. Jehle (2)]. Sodann konnte ich zeigen, daß das Sediment auch bei dem larvierten Anfall die charakteristischen gelben hämoglobingefärbten Eiweißkörnchen enthielt. Ihr Auftreten ging der chemisch nachweisbaren Albuminurie voraus. Damit war erwiesen, daß die „Albuminurie" in Wirklichkeit hämoglobinurisch verläuft; nur ist Nichthämoglobineiweiß in größerer Menge als Hämoglobineiweiß im Urin vorhanden; deshalb fällt bei einer langsamen Entwicklung des Anfalls die Eiweißprobe im Urin früher positiv aus als die chemische Blutprobe.

Die Frage, ob während eines Hämoglobinurie-Anfalles gelöstes Hämoglobin im Blut vorhanden ist, ist lange strittig gewesen. Die älteren Untersucher hatten negative Befunde, von Rosenthal, Klein, E. Meyer wird aber hervorgehoben, daß das Anfallserum im Gegensatz zum Serum außerhalb des Anfalls rötlich sei und die Streifen des Oxyhämoglobins erkennen lasse. Auch in dem von mir beschriebenen Falle ließ sich der einwandfreie spektroskopische

Nachweis einer Hämoglobinämie erbringen, und zwar bemerkenswerterweise in einem Stadium der Erkrankung, in dem sie bereits im Rückgang begriffen war und in dem infolgedessen ein voll ausgebildeter Anfall nicht mehr zustande kam. Durch die positiven Befunde ist die Hämoglobinämie als Ursache auch der Marschhämoglobinurie sichergestellt.

Der Bilirubinspiegel des Blutserums steigt auch im larvierten Anfall schnell an (Schellong).

Eine verminderte Resistenz der Erythrozyten ist im Versuch nicht sicher nachgewiesen. Beobachtungen, die Porges und Strisower sowie Schellong über eine vielleicht vorhandene geringere Widerstandsfähigkeit der Anfalls-Erythrozyten gegen mechanische Einflüsse (Zentrifugieren) gemacht haben, sind nicht eindeutig und müssen noch weiter geklärt werden. Eine im Anfall stattfindende Schädigung der Erythrozyten glaubten Porges und Strisower jedenfalls infolge der eigentümlichen Schrumpfung annehmen zu müssen, die die während des Anfalls entnommenen roten Blutkörperchen in der Zählkammer erkennen ließen.

Über Veränderungen des Blutbilds liegen nur drei Angaben vor (Lichtwitz, Klein, Schellong). Konstant scheint eine Zunahme der Gesamtleukozyten im Anfall zu sein.

Seit dem durch Donath und Landsteiner geführten Nachweis des **Auto-hämolysins** der Kältehämoglobinurie sind die meisten publizierten Fälle auch in dieser Hinsicht untersucht. Nie hat sich bei der Marschhämoglobinurie ein ähnlicher Körper auffinden lassen.

Die Marschhämoglobinurie ist bisher — außer dem ersten Fall von Jehle, der ein weibliches Kind betraf — nur bei Männern beobachtet; bevorzugt wird entschieden das zweite Dezennium. Das Leiden ist äußerst selten; Rosenthal hat 1908 die bis dahin bekannt gewordenen 11 Fälle zusammengestellt. Diese eingerechnet, sind bis heute nicht mehr als 25 typische Marschhämoglobinurien beschrieben.

Für die Ätiologie haben sich keinerlei Anhaltspunkte ergeben. Die Syphilis hat keinen Einfluß. Die Kranken von Bollinger und Roberts litten früher an Malaria.

Der Verlauf ist stets günstig. Die Zeit der schweren Anfälle dauert nie länger als einige Monate; die Paroxysmen pflegen dann von selbst schwächer zu werden und schließlich aufzuhören. Die kürzeste Dauer (9 Tage) hatte der eine Fall von Koelman. Der von mir beobachtete Patient ist nach einem Jahre (Juli 1923) nachuntersucht worden. Erst nach fünfstündigem Gehen konnte ich ein Urinsediment erhalten, das noch Hämoglobinniederschläge in geringer Menge aufwies. Im filtrierten Harn waren die Eiweißproben positiv, gelöstes Hämoglobin war darin nicht nachzuweisen.

Therapeutische Versuche mit Injektionen von Eigenserum (Lichtwitz), Kalzium haben den Verlauf nicht beeinflußt. Es wird sich zur Vermeidung von Anfällen nur um eine für den speziellen Fall auszuprobierende Prophylaxe handeln müssen; schon Vermeidung der lordotischen Haltung beim Gehen dürfte nach dem Gesagten Einfluß haben. Eventuell kommt für die Dauer der Erkrankung eine Änderung in der Ausübung des Berufes in Frage.

2. Die Pathogenese der Marschhämoglobinurie.

Über das Zustandekommen der Marschhämoglobinurie standen sich zwei ältere Anschauungen gegenüber. Die eine, die durch Fleischer, Kast, Bastianelli, Bollinger vertreten wurde, nahm primär eine verminderte Widerstandsfähigkeit der Erythrozyten an, welche dann durch die Wirkung irgendwelcher, beim Gehen entstehender „Ermüdungsprodukte" in der Blutbahn zerstört werden sollten. Andere Autoren, wie Robin, Chvostek, Koelman, verlegten aber angesichts der von ihnen noch nicht nachgewiesenen Hämoglobinämie die primäre Schädigung in die Nieren, die etwa durch mechanische Insulte oder durch abnorme Stoffwechselprodukte beim Gehen entstehen soll; die Autoren verlangen aber auch eine herabgesetzte Resistenz der roten Blutelemente. Ihre Auffassung als primäre Nierenschädigung gründen sie weiterhin auf das Vorkommen einer Albuminurie ohne Hämoglobinurie.

Dieser letzte Einwand würde zwar nach den von mir gemachten Beobachtungen fortfallen, da auch bei abortiven Formen der Urin blutfarbstoffhaltig ist. Aber dieser Befund kann ebenso wie das jetzt sicher nachgewiesene Bestehen einer Hämoglobinämie nicht gegen einen Blutzerfall innerhalb der Nieren sprechen, der den Anfällen in der Tat zugrunde zu liegen scheint, wie noch weiter unten zu erörtern sein wird.

Man kann sich den Mechanismus am wahrscheinlichsten so vorstellen: Die Lordose verursacht auf mechanischem oder reflektorischem Wege eine Zirkulationsstörung in den Nieren, welche hierselbst zum Blutzerfall führt; von da aus geht der Blutfarbstoff einerseits in den Harn, anderseits in das Blut über. Den überwiegenden Eiweißgehalt des Harns (gelöst und im Sediment) kann man hier, ebenso wie bei der Kältehämoglobinurie, als Ausdruck der Störung der Nierenzirkulation auffassen. Die auffallende Erscheinung, daß bei der Marschhämoglobinurie kein Schüttelfrost entsteht und daß nur ganz vereinzelt Ikterus und Milzschwellung beobachtet ist, spricht wohl dafür, daß der Blutzerfall im Gegensatz zur Kältehämoglobinurie nicht im zirkulierenden Blut vor sich geht, ferner auch dafür, daß die Hämolyse im ganzen nur geringer ist oder sich nicht so plötzlich vollzieht wie bei der Kältehämoglobinurie. So sehen wir denn bei sehr intensivem Blutzerfall auch bei der Marschhämoglobinurie gelegentlich doch einen Schüttelfrost auftreten, wie etwa in dem ersten der von Jehle beschriebenen Fälle.

Über die inneren Ursachen aber, die zum Blutzerfall in den Nieren führen, sind wir noch im unklaren. Ein dem Donath-Landsteinerschen Hämolysin ähnlicher Körper kommt offenbar nicht in Frage. Am wahrscheinlichsten ist noch die Annahme, daß es sich um eine Resistenzschwäche der Erythrozyten handelt, wenn diese durch die üblichen Resistenzprüfungen bisher auch nicht eindeutig nachgewiesen werden konnte. Die widerstandsunfähigen Blutkörperchen verfallen dann an dem Orte der gestörten Blutzirkulation (Niere) der Auflösung.

Einen abnormen, durch die Lordose ausgelösten vasomotorischen Reflex in der Milz nehmen Porges und Strisower an. Er soll die Milzdurchblutung derart beeinflussen, daß dieses Organ eine übergroße Menge der an sich weniger resistenten roten Blutkörperchen einschmilzt. Abgesehen davon, daß man sich einen durch Lordose entstehenden abnormen Reflex in den Milzgefäßen nicht leicht vorstellen kann, möchte man meinen, daß gerade in einem in dieser Hinsicht so empfindlichen Organ Zirkulationsstörungen sich durch Volumenzunahme offenbaren würden, was aber auch bei dem Kranken von Porges und Strisower nicht der Fall ist.

In Gegensatz zu diesen Anschauungen setzt sich Förster. Er verweist auf einen — noch weiter unten zu beschreibenden — einzig dastehenden Fall, den Meyer-Betz veröffentlicht hat, und auf die seit Versuchen von Camus in diesem Zusammenhang erörterte Theorie der „muskulären Hämoglobinurie". Camus injizierte Hunden ausgepreßten Muskelfarbstoff und fand, daß dieser die Nieren viel leichter passiert als Blutfarbstoff; auch wenn die Farbe des

Blutserums noch nicht verändert ist, zeigt sich die Hämoglobinurie. Camus glaubt nun, daß bei der Marschhämoglobinurie bei vorhandener persönlicher Disposition starke Ermüdung die Muskelfasern schädigen und zur Abgabe ihres Farbstoffes veranlassen kann. Für den Fall von Meyer - Betz kann, wie wir sehen werden, diese Theorie zutreffen, für die Marschhämoglobinurie aber wahrscheinlich nicht. Wenn Förster starke Schmerzen und „leichte Schwellung" der Lendenmuskulatur als Ausdruck einer Muskelschädigung deuten will, so ist zu betonen, daß diese Beschwerden auch bei der Kältehämoglobinurie angetroffen werden und auf eine Nierenreizung zurückzuführen sind. Es ist wenigstens meiner Auffassung nach aus den in der Literatur niedergelegten Fällen nicht ersichtlich, daß die Schmerzen und Muskelaffektionen bei der Marschhämoglobinurie eine wesentlich größere Rolle spielen als bei der Kältehämoglobinurie. (Den entgegengesetzten Standpunkt vertritt auch Günther, der ebenso wie Förster die Auffassung der Marschhämoglobinurie als „Myoglobinurie" erwägt.) Mein Patient gab seine Beschwerden nur auf direktes Befragen zu. Bei einer Hämoglobinurie im Anschluß an eine Bluttransfusion, die ich kürzlich beobachten konnte, wurde dagegen spontan über die heftigsten Schmerzen im Kreuz und in der Nierengegend geklagt — also in einem Falle, wo es sich sicher lediglich um Zerfall von Erythrozyten handelte. Ferner ist die bei dem Fall von Meyer - Betz betroffene Muskelmasse unvergleichlich viel größer. Und schließlich wäre es, worauf Rosenthal hinweist, nicht einzusehen, warum nur das Gehen oder Laufen diese Muskelhämoglobinurie verursacht, niemals andere Körperbewegungen, selbst solche der unteren Gliedmaßen nicht.

Förster führt zugunsten seiner Anschauung an, daß bei Sportsleuten nach starken Anstrengungen gelegentlich das Auftreten einer „physiologischen Hämoglobinurie" gefunden wird. Feigl sowie Feigl und Querner sahen nämlich bei einer Anzahl von Teilnehmern eines Armeegepäckmarsches Hämoglobinämie und auch Hämoglobinurie; letztere soll auch nach Angaben von Dickinson schon 1894 in englischen Sportskreisen nichts Unbekanntes gewesen sein. Von Jundell und Trier liegen gleichlautende Angaben vor. Es ist demnach nicht daran zu zweifeln, daß es nach maximalen Anstrengungen zu geringem Blutzerfall kommen kann, und daß hier Beziehungen zur typischen Marschhämoglobinurie bestehen. Aber diese Beziehungen scheinen mir gerade auf die Nieren hinzuweisen: Die so häufig beobachtete „Anstrengungsalbuminurie" wird allgemein auf Zirkulationsstörungen in den Nieren zurückgeführt; Albu z. B. nimmt einen akuten Reizzustand des Nierenparenchyms infolge venöser Stauung als Ursache an. Ich zweifle nicht daran, daß zwischen „Anstrengungsalbuminurie", „physiologischer Hämoglobinurie" und „Marschhämoglobinurie" Unterschiede lediglich gradueller Art bestehen, die von der noch ungeklärten Disposition des Einzelindividuums abhängig sind; ich möchte sogar glauben, daß bei Beachtung von Serumfärbung und Sediment sich vielleicht mancher solcher Fälle als Hämoglobinurie herausstellen wird, der bisher als reine Albuminurie aufgefaßt ist. Aber gerade die Betrachtungsweise von der reinen Anstrengungsalbuminurie aus — an deren renaler Genese wir nach allen unseren Kenntnissen festhalten müssen — muß dazu führen, der Niere einen primären Einfluß auf das Zustandekommen der „physiologischen" und „Marsch"-Hämoglobinurien aller Gradabstufungen zuzuerkennen. Vielleicht führt diejenige Ursache (Lordose), die bei dem einen eine mehr mechanische Zirkulationsstörung zur Folge hat, bei einem Vasomotoriker zu reflektorisch ausgelösten Gefäßfunktionsänderungen, die die Hämolyse begünstigen. Es wird ja besonders von neueren Forschern das vasomotorische Moment auch bei der Marschhämoglobinurie betont (Porges und Strisower, Lichtwitz); aber dieses hilft auch nicht über die Unkenntnis derjenigen Ursachen hinweg, die die Bereitschaft zum Blutzerfall herstellen. Vielleicht ist diese „Disposition" in einer besonderen Beschaffenheit der Blutkörperchen, vielleicht des Blutplasmas zu suchen: hier harren noch ungeklärte Fragen der Beantwortung.

Klein hat neuerdings auf die Ähnlichkeiten hingewiesen, die in dem klinischen Bild der Kälte-, der Marschhämoglobinurie und orthostatischen Albuminurie bestehen. Bindeglieder sind einerseits die Eiweißausscheidung in den larvierten Anfällen der Kältehämoglobinurie und Marschhämoglobinurie und anderseits die Lordose in ihrer Bedeutung für die Marschhämoglobinurie und orthostatische Albuminurie.

Nachdem für abortive Formen der Kältehämoglobinurie von Kumagai und Inoue, der Marschhämoglobinurie durch mich Hämoglobinämie nachgewiesen ist, müssen wir die Bezeichnung „Albuminurie", um Mißverständnisse zu vermeiden, für diese Fälle fallen lassen. Denn für einen Blutzerfall spricht auch, wie von mehreren Autoren (s. o.) betont wurde, das Auftreten von Urobilin im Harn, sowie das Erscheinen des hämoglobinhaltigen Sedimentes.

Bei der orthostatischen Albuminurie dagegen sind Anzeichen eines Blutzerfalls im Urin noch nie nachgewiesen, auch Ikterus ist nie beobachtet [Jehle (2)]. Hier handelt es sich offenbar um eine andere Genese: Nach neueren Anschauungen nicht um eine Stauung in beiden Nieren, sondern um eine durch die anatomische Lage bedingte Abknickung der linken Vena renalis (Sonne, Neukirch und Rottmann). Darin unterscheidet sie sich auch von der Anstrengungsalbuminurie. Marschhämoglobinurie und orthostatische Albuminurie haben nach unseren heutigen Kenntnissen nur die auslösende Ursache, die Lordose gemein.

Nicht so klar scheinen die Verhältnisse zwischen der Kältehämoglobinurie und Marschhämoglobinurie zu liegen. Man stößt immer wieder auf Fälle, die als „Übergänge" angesprochen werden, wo sich Anfälle nur durch „Gehen in der Kälte" erzeugen ließen (Prior, Fejes und Kentzler). Aber wie E. Meyer betont, sind beide Krankheitsbilder auf Grund ihrer Unterschiede in Ätiologie, Symptomen und Verlauf doch wohl scharf voneinander zu trennen. Man wird bei näherer Betrachtung wohl stets wesentliche Faktoren auffinden, die eine Differenzierung ermöglichen. Eine sichere Unterscheidung gestattet die Anstellung der Donath-Landsteinerschen Reaktion. Da diese in einem Fall von Fejes und Kentzler z. B. positiv ausfiel, wird man ihn entgegen Kleins Auffassung zur Kältehämoglobinurie rechnen müssen. Das Vorkommen von derartigen Übergangsfällen ist noch nicht erwiesen.

C. Paroxysmale Myoglobinurie.

Meyer-Betz beschrieb 1910 einen Fall, der vorher und nachher in der menschlichen Pathologie ohne Analogie geblieben ist, und der noch kurz erwähnt werden soll.

Es handelte sich um einen 13jährigen Jungen, bei dem als auffälligstes Symptom eine außerordentliche Muskelschwäche vorhanden war und der in seinem Krankheitsbild in hohem Maße an die progressive Muskelatrophie erinnerte. Das Merkwürdige war nun, daß diese eigentümlichen Muskelveränderungen sich sehr schnell während plötzlich einsetzender Anfälle von paroxysmaler Hämoglobinurie ausbildeten, aber nicht „progressiv" waren, sondern sich nach dem Aufhören der Hämoglobinurie-Anfälle langsam und allmählich besserten.

Meyer - Betz weist auf ein ähnliches Krankheitsbild hin, das bei Pferden als „schwarze Harnwinde" bekannt ist und das schon Bollinger zitierte: Es besteht in einer plötzlich einsetzenden Allgemeinerkrankung mit Lähmungen der Extremitäten und Hämoglobinurie. Bei der Sektion finden sich hochgradige Muskelveränderungen, sie sind blaß, „wie Fischfleisch". Die Beobachtung von Meyer - Betz zeigte auffallende Parallelen mit den Symptomen der Harnwinde. Kältehämoglobinurie konnte ausgeschlossen werden; der DonathLandsteinersche Versuch verlief negativ. Meyer - Betz faßt seinen Fall auf als eine Kombination von Blutzerfall und Muskelhämoglobinaustritt.

Günther (2) hat die Bezeichnungen „Myoglobinämie" und „Myoglobinurie" für die Hämoglobinurieformen dieser Genese vorgeschlagen, da sie den tatsächlichen Verhältnissen besser entsprechen dürften. Er selbst konnte einen ähnlichen Fall beobachten, eine Myositis mit fast völligem Verlust der roten Farbe der erkrankten Muskeln und Ausscheidung der Myoglobinderivate im Urin.

Kürzlich hat noch Paul einen ähnlichen Fall beschrieben, der deswegen interessant ist, weil er genau anatomisch untersucht wurde. Klinisch handelte es sich um eine sehr rasch verlaufende, innerhalb 14 Tagen zum Exitus führende Erkrankung, bei der neben der Hämoglobinurie ausgesprochene Muskelerscheinungen — heftige Schmerzen, Herabsetzung der groben Kraft, schließlich Bewegungsunfähigkeit — im Vordergrunde standen. Bei der Autopsie fand sich hochgradige wachsartige (Zenkersche) Degeneration fast aller Muskeln, wobei beide Körperseiten ziemlich gleichmäßig betroffen waren. Die histologische Untersuchung der Nieren ergab im Lumen fast aller Tubuli contorti und recti lebhaft eosin gefärbte grobkörnige Schollen, die zum Teil zu Zylindern konfluiert waren und sich als Hämoglobinschollen identifizieren ließen.

Literatur.

NB. Es sind nur die im Text erwähnten Schriften angegeben; eingehende Literaturangaben finden sich für die Kältehämoglobinurie: bei Burmeister, Lindbom, E. Meyer; für die Marschhämoglobinurie: bei Rosenthal, Schellong.

Albu: Beiträge zur Pathologie des Sports. Zeitschr. f. klin. Med. Bd. 78, S. 151. 1913. — Andraud: Le rein dans l'hémoglobinurie paroxystique. Dissert. Paris 1913. Ref. Kongreß-Zentralbl. Bd. 11, S. 627. — Bastianelli: Sull'emoglobinuria in segnito in mare. Zit. nach Rosenthal. — Benjamin: In Moro und Noda. — Bollinger: Über paroxysmale Hämoglobinurie durch Gehen. Ärztl. Intelligenzbl. 1885. S. 623. — Bondy und Strisower: Über die Beeinflussung der Kältehämoglobinurie durch hypertonische Salzlösungen. Wien. Arch. f. inn. Med. Bd. 2, S. 141. 1920. — Burckhardt: Über paroxysmale Hämoglobinurie. Jahrb. f. Kinderheilk. 1903. S. 621. — Bürger, M. (1): Über Iso und Autohämolysine im menschlichen Blutserum. Zeitschr. f. exp. Pathol. u. Therap. Bd. 10, 1912. — Derselbe (2): Typischer Fall von Kältehämoglobinurie. Klin. Wochenschr. 1924. S. 555. — Derselbe (3): Beziehungen zwischen Haut und Nierenfunktion. Med. Ges. z. Kiel. 6. 11. 1924. — Burmeister, J. (1): Über paroxysmale Hämoglobinurie und Syphilis. Zeitschr. f. klin. Med. Bd. 92, S. 19. 1921. — Derselbe (2): Zur Beeinflussung der Kältehämoglobinurie durch unspezifisch wirkende Salzlösungen. Daselbst S. 134. — Camus: Les hémoglobinuries. Dissert. Paris 1903. Zit. nach Rosenthal. — Choroschilow: Zeitschr. f. klin. Med. 1907. S. 64. — Chvostek: Über das Wesen der paroxysmalen Hämoglobinurie. Leipzig und Wien 1894. — Cooke: Americ. journ. of the med. sciences Vol. 144, p. 203. 1912. Zit. nach Lindbom. — Czernecki: Hämoglobinurie und Hämolyse. Wien. klin. Wochenschr. 1908. S. 1435. — Dickinson: Haemoglobinuria from muscular exertion. Transact. of the clin. soc. of London. Vol. 27, p. 230. 1894. Zit. nach Rosenthal. —. Donath (1): Zeitschr. f. klin. Med. Bd. 52. 1904. — Donath und Landsteiner (2): Über paroxysmale Hämoglobinurie. Münch. med. Wochenschr. 1904. S. 1590. — Dieselben (3): Zeitschr. f. klin. Med. Bd. 58, S. 173. 1906. — Dreßler: Zit. nach Senator. Eulenbergs Realenzyklopädie 1909. — Eason: Edinburgh med. journ. Vol. 6. 1906. Zit. nach Meyer und Emmerich. — Ebbecke: Kapillarerweiterung, Urtikaria und Schock.

Klin. Wochenschr. 1923. S. 1725. — Ehrlich: Über paroxysmale Hämoglobinurie. Dtsch. med. Wochenschr. 1881. S. 224. — Feigl: Chemische Blutuntersuchungen an den Teilnehmern eines Armeegepäckmarsches. Biochem. Zeitschr. Bd. 76, S. 88. 1916. — Feigl und Querner: Zeitschr. f. klin. Med. Bd. 83. 1916. — Fejes und Kentzler: Beiträge zur Pathologie der paroxysmalen Hämoglobinurie. Zeitschr. f. klin. Med. Bd. 71, S. 194. 1910. — Fleischer: Über eine neue Form der Hämoglobinurie beim Menschen. Berl. klin. Wochenschr. 1881. S. 691. — Förster: Über Marschhämoglobinurie. Münch. med. Wochenschr. 1919. S. 554. — Frenkel - Tissot: Zur Frage der sportlichen Albuminurie, besonders bei Skifahrern. Zeitschr. f. klin. Med. Bd. 54. 1920. — Gilbert und Bénard: Sur la pathogénie de l'hémoglobinuria paroxystique. Presse méd. Tome 20, p. 1001. 1912. Ref. Kongreß-Zentralbl. Bd. 4, S. 580. — Gläßner und Pick: Serotherapeutische Beobachtungen bei paroxysmaler Hämoglobinurie. Zeitschr. f. exp. Pathol. u. Therap. Bd. 9, S. 581. 1911. — Grafe und Müller: Beiträge zur Kenntnis der paroxysmalen Hämoglobinurie. Arch. f. exp. Pathol. u. Pharmakol. Bd. 59, S. 97. 1908. — Günther (1): Die mechanische Erregbarkeit der Hautmuskeln und Hautgefäße. Ergebn. d. inn. Med. Bd. 15, S. 620. 1917. — Derselbe (2): Über den Muskelfarbstoff. Virchows Arch. f. pathol. Anat. u. Physiol. Bd. 230, S. 146. 1921. — Derselbe (3): Myositis myoglobinurica. Münch. med. Wochenschr. 1923. S. 517. — Hannema und Rytma: Some investigations into a case of paroxysmal haemoglobinuria. Lancet. Vol. 203, p. 1217. 1922. Ref. Kongreß-Zentralbl. Bd. 26, S. 525. — Hijmans van den Bergh: Untersuchungen über die Hämolyse bei paroxysmaler Hämoglobinurie. Berl. klin. Wochenschr. 1909. I. Nr. 27; II. Nr. 35. — Hover and Stone: Paroxysmal Haemoglobinuria, account cf two cases. Arch. of internal med. Vol. 2. 1908. — Jedlička: Časopis lékařův českých. Jg. 59, p. 141. 1920. Ref. Kongreß-Zentralbl. Bd. 13, S. 449. — Derselbe (2): Sborník lékařský. Jg. 22, p. 1. 1921. Ref. Kongreß-Zentralbl. Bd. 22, S. 228. — Jehle (1): Beitrag zur sog. „Marschhämoglobinurie". Wien. klin. Wochenschr. 1913. S. 325. — Derselbe (2): Die orthostatische Albuminurie. Kraus-Brugsch, Spez. Pathol. u. Therap. inn. Krankh. Berlin und Wien 1920. — Jones: A study of the bile pigments... in a case of paroxysmal haemoglobinuria. Med. clin. of North America, Boston. Nr. 5, p. 1421. 1922. Ref. Kongreß-Zentralbl. Bd. 24, S. 183. — Jundell und Trier: Die Anstrengungsalbuminurie. Nor. med. Arch. Bd. 44, S. 154. 1911/12. Ref. Kongreß-Zentralbl. Bd. 2, S. 414. — Kast: Über paroxysmale Hämoglobinurie durch Gehen. Dtsch. med. Wochenschr. 1884. S. 840. — Kaznelson: Beobachtungen über Kältehämoglobinurie und Kälteikterus. Dtsch. Arch. f. klin. Med. Bd. 138, S. 46. 1922. — Kitamura: Med. Zeitschr. d. med. Fakult. d. kais. Univers. Fukuoka. Bd. 6, S. 1. 1911. — Klein: Beitrag zur Klinik und Pathogenese der Marschhämoglobinurie. Berl. klin. Wochenschr. 1920. S. 974. — Koelman: Zur Kenntnis der paroxysmalen Hämoglobinurie durch Gehen. Dissert. Breslau 1896. — Krokiewicz: Über paroxysmale Hämoglobinurie. Wien. klin. Wochenschr. 1911. S. 487. — Küßner: Berl. klin. Wochenschr. 1879. Nr. 37. Zit. nach Rosenbach. — Kumagai und Inoue: Beiträge zur Kenntnis der paroxysmalen Hämoglobinurie. Dtsch. med. Wochenschr. 1912. S. 361. — Lankhaut: Zwei Fälle von paroxysmaler Hämoglobinurie. Nederlandsch tijdschr. v. geneesk. 1916. p. 856. Ref. Zentralbl. f. inn. Med. 1917. S. 339. — Lichtheim: Über periodische Hämoglobinurie. Volkmanns Samml. klin. Vortr. 1878. S. 1147. — Lichtwitz: Über Marschhämoglobinurie. Berl. klin. Wochenschr. 1916. S. 1233. — Lindbom: Klinische und serologische Studien bei einem Fall von paroxysmaler Hämoglobinurie. Zeitschr. f. klin. Med. Bd. 79, S. 147. 1914. — Lüdke: Klinische und experimentelle Untersuchungen über paroxysmale Hämoglobinurie und über Autolysine. Dtsch. med. Wochenschr. 1924. S. 103. — Matsuo: Über klinische und serologische Untersuchungen der paroxysmalen Hämoglobinurie. Dtsch. Arch. f. klin. Med. Bd. 107, S. 335. 1912. — Meyer, E.: Die paroxysmale Hämoglobinurie. Kraus-Brugsch, Spez. Pathol. u. Therap. inn. Krankh. Berlin und Wien 1920. — Meyer, E. und Emmerich: Über paroxysmale Hämoglobinurie. Dtsch. Arch. f. klin. Med. Bd. 96, S. 287. 1909. — Meyer - Betz: Beobachtungen an einem eigenartigen, mit Muskellähmungen verbundenen Fall von Hämoglobinurie. Dtsch. Arch. f. klin. Med. Bd. 100, S. 85. 1910 und Bd. 103, S. 150. 1910. — Miller: Über Hämoglobinurie. Berl. klin. Wochenschr. 1912. Nr. 41. — Mohr: Ein Fall von Hämoglobinurie. Berl. klin. Wochenschr. 1908. S. 331. — Montagnani: Crise hémoclasique et hémoglobinurie paroxystique. Presse méd. 1921. p. 917. Ref. Kongreß-Zentralbl. Bd. 22, S. 475. — Moro und Noda: Paroxysmale Hämoglobinurie und Hämolyse in vitro. Münch. med. Wochenschr. 1909. S. 545. — Moß: Paroxysmal haemoglobinuria. Fol. serol. Bd. 7. 1911. — v. Müller, Fr.: Berl. klin. Wochenschr. 1909. S. 232. — Neukirch und Rottmann: Lordotische zyklische Albuminurie bei tuberkulösem Gibbus. Klin. Wochenschr. 1922. S. 523. — Nolf: Les hémolysines au point de vue expérimentale. Sem. méd. 1911. p. 522. — Paul: Über einen Fall von paralytischer Hämoglobinurie beim Menschen. Wien. Arch. f. inn. Med. Bd. 9, S. 531. 1924. — Péhu et Contamin: Hémoglobinurie paroxystique chez un enfent. . . . Lyon. méd. Tome 129, p. 574. 1920. Ref. Kongreß-Zentralbl. Bd. 14, S. 332. — Ponfick: Über Hämoglobinämie und ihre Folgen. Berl. klin. Wochenschr. 1883. S. 389. — Porges und Strisower: Über Marschhämoglobinurie. Dtsch. Arch. f. klin. Med. Bd. 117, S. 13. 1915. — Pribram, H. (1): Fall von paroxysmaler Hämoglobinurie. Wien. klin. Wochenschr. 1914. S. 403. — Pribram (2): Über paroxysmale Hämoglobinurie. Wien. klin. Wochenschr. 1915. S. 1401. — Pringsheim: Über die Beeinflussung des hämoglobinurischen Anfalls durch Cholesterin. Münch. med. Wochenschr. 1912. S. 1757 und Med. Klinik 1912. S. 254. — Prior: Beitrag zur Lehre von der paroxysmalen Hämoglobinurie. Münch. med. Wochenschr. 1888. Nr. 30/32. — Reiß: Beiträge zur Pathologie und Therapie der Haemoglobinuria paroxysmalis. Jahrb. f. Kinderheilk. Bd. 78, S. 723. 1913. — Robert: Paroxysmal haemoglobinuria. Brit. med. journ. 1915. Ref. Zentralbl. f. inn. Med. 1918. S. 95. — Robin: De l'hémoglobinurie paroxystique provoquée par la marche. Bull. et mém. de la soc. méd. des hôp. de Paris 1888. p. 181. — Rößle: Berl. klin. Wochenschr. 1909. S. 232. — Rosenbach: Beitrag zur Lehre von der paroxysmalen Hämoglobinurie. Berl. klin. Wochenschr. 1880. S. 132. — Rosenthal: Über paroxysmale Hämoglobinurie nach Gehen. Dtsch. militärärztl. Zeitschr. 1908. S. 585. — Rosin: Verh. d. 27. Kongr. f. inn. Med. 1910. S. 454. — Schellong, F.: Untersuchungen über Marschhämoglobinurie; ihre Beziehungen zur Kältehämoglobinurie und orthostatischen Albuminurie. Zeitschr. f. d. ges. exp. Med. Bd. 34, S. 82. 1923. — Schiassi: L'auto-anafilassi à frigore nell'emoglobinuria parossistica. Policlinico, sez. med. 1920. p. 346. Ref. Kongreß-Zentralbl. Bd. 16, S. 347. — Schmidt: Dtsch. Arch. f. klin. Med. Bd. 91. 1907. — Schurig: Über die Schicksale des Hämoglobins im Organismus. Arch. f. exp. Pathol. u. Pharmakol. Bd. 41, S. 29. 1898. — Silvestri: Del fattore renale in certi casi di emoglobinuria parossistica. Policlinico, sez. prat. 1921. p. 1203. Ref. Kongreß-Zentralbl. Bd. 20, S. 314. — Sonne: Beitrag zur Ätiologie der lordotischen Albuminurie. Zeitschr. f. klin. Med. Bd. 90, S. 1. 1920. — Thompson: Paroxysmal Haematinuria. Americ. med. News. 1903. Ref. Jahresber. üb. d. ges. Med. Bd. 2, S. 281. 1903. — Torday: Ein Fall von paroxysmaler Hämoglobinurie. Pester med.-chirurg. Presse 1913. p. 183. — Uchida: Über Erythrophagozytose der Leukozyten, besonders bei der paroxysmalen Hämoglobinurie, und das numerische Verhalten der Leukozyten des Hämoglobinurikerblutes beim künstlichen Anfall. Mitt. a. d. med. Fakultät d. Kais. Univers. Tokyo. Bd. 26, S. 503. 1921. — Umber: Verh. d. Kongr. f. inn. Med. Wiesbaden 1911. — Weinberg: Untersuchungen bei der paroxysmalen Hämoglobinurie. Münch. med. Wochenschr. 1921. S. 422. — Widal, Abrami und Brissaud (1): L'autoanaphylaxie. Son rôle dans l'hémoglobinurie paroxystique. Sem. méd. 1913. p. 613. — Dieselben (2): Cpt. rend. hebdom. des séances de la soc. de biol. Tome 75, p. 429. 1913. Ref. Kongreß-Zentralbl. Bd. 9, S. 337. — Dieselben (3): Recherches expérimentales sur l'autocolloidoclasie à frigore. Cpt. rend. hebdom. de séances de l'acad. de sciences. Tome 173, p. 207. 1921. Ref. Kongreß-Zentralbl. Bd. 20, S. 566. — Yorke und Macfie: The mechanism of autolysin in paroxysmal haemoglobinuria. Brit. journ. of exp. pathol. Vol. 2, p. 115. 1921. Ref. Kongreß-Zentralbl. Bd. 20, S. 558. — Young: Paroxysmal Haemoglobinuria with report of a case. Journ. of the Americ. med. assoc. Vol. 62. Nr. 50. 1914.

Hämatoporphyrie.

Von

Hans Günther-Leipzig.

Mit 16 Abbildungen.

Unter dem Begriff „Blutkrankheiten" werden in der Medizin pathologische Zustände zusammengefaßt, welche schon allein durch den zytologischen qualitativen und quantitativen Blutbefund als Zeichen einer wesentlichen Erkrankung des hämopoetischen Systems charakterisiert sind. Auch andere Krankheiten können hämatologische Veränderungen zeigen, die aber nur als sekundäre Symptome Bedeutung haben. Dieser Begriff der Blutkrankheiten schließt Zustände aus, welche lediglich als Konstitutionsanomalien zu deuten sind. Altem Herkommen nach wird z. B. die Hämophilie oft noch als „Blutkrankheit" bezeichnet, obwohl sie an sich eine Anomalie der physikalischen Beschaffenheit des Blutes darstellt. Physiologische Anomalien des Blutes werden sich noch in mancher Hinsicht ergeben. In engem Zusammenhange mit dem Problem der Blutbildung steht die Frage nach der Bildung des Blutfarbstoffes und den Anomalien der Hämoglobinogenese. Diese Frage führt zu dem schwierigen Forschungsgebiete der Anomalien des Pigmentmetabolismus, dessen Erschließung sich in den ersten Anfängen befindet.

A. Bedeutung der Hämatoporphyrine im normalen und anormalen Pigmentmetabolismus.

Mannigfache Zellen der Organismen kommen als Pigmentbildungsstätten in Frage. Der Pigmentstoffwechsel hält sich an bestimmte Hauptbahnen, welche in dem Schema der Abb. 1 für die Pigmente, über die wir einige Kenntnisse besitzen, skizziert sind.

Das meiste Interesse hat dabei der Hämoglobinmetabolismus, der in dem Schema in groben Zügen hervorgehoben ist; in Wirklichkeit sind ja die Vorgänge viel komplizierter (z. B. die Bedeutung der Milz wurde nicht berücksichtigt). Als Vorstufen des Hämoglobin kommen Hämatoporphyrine [1]) in Frage, die wieder in den Pigmentbildungsstätten aus Pyrrolkörpern aufgebaut werden. Die Pyrrole können als Stoffwechselspaltprodukte aus Proteinen der Nahrung stammen, aber auch im inneren Zirkel des Hb.-Metabolismus aus funktionsausgeschaltetem Hb. hervorgegangen sein. Die Hämatoporphyrine

---

[1]) Abbrev.: Hp. = Hämatoporphyrin, Hpurie = Hp. - Ausscheidung im Urin, Hpyrie = Hämatoporphyrie, Uhp. = Urohämatoporphyrin, Ehp. = Enterohämatoporphyrin, Up. = Uroporphyrin, Hb. = Hämoglobin, Ht. = Hämatin, Hchrg. = Hämochromogen.

wurden ja zunächst als Spaltprodukte des Hämoglobins bekannt (Hp. arti-
ficiale). Je nach der chemischen Darstellung zeigen sie gewisse Unterschiede.
Es läßt sich nicht absolut ausschließen, daß auch gewisse Körperzellen oder
Fermente die Fähigkeit haben, das Hb. in der Form zu spalten, daß Hämatoporphyrine in größeren Mengen im Körper entstehen.

Immer mehr gewinnt die von Günther schon seit 1911 vertretene Meinung
an Bedeutung, daß bei anormaler Häufung von Hämatoporphyrinen im Organismus Abwegigkeiten in der Farbstoff-Synthese angenommen werden können.
Es läßt sich nur die Vermutung aussprechen, daß entweder die Hp.-Bildung
in einem solchen Überschuß erfolgt, daß zum weiteren Aufbau des Hb. (dessen
Masse im Körper ziemlich konstant gehalten wird), oder des Muskelfarbstoffes
nicht alles Hp. benötigt wird, oder daß diese scheinbar überschüssigen Hämato-

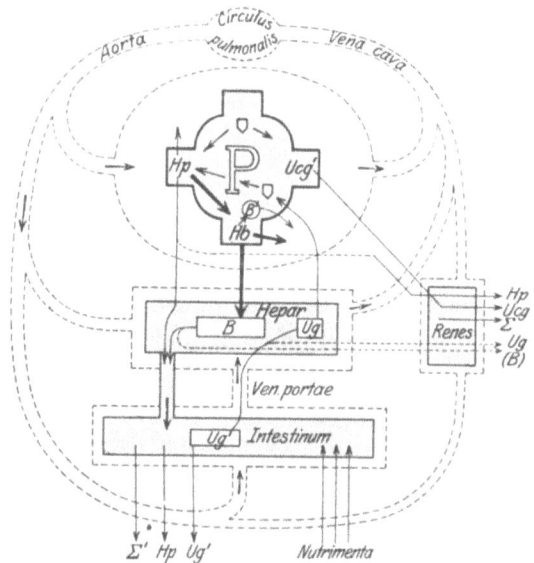

Abb. 1. In den punktierten Bahnen die Blutzirkulation des Organismus. P = die Pigmentbildungsstätten. ▽ = Pyrrolkörper. Hp = Hämatoporphyrin. Hb = Hämoglobin.
B = Bilirubin. B′ = anhepatogenes Bilirubin. (B) = pathologische Bilirubinurie. Ug =
Urobilinogen. Ug′ = Darmurobilinogen. Ucg′ = Urochromogenvorstufen. Ucg = Uro-
chromogen. Σ = andere Urinpigmente, wie Uroerythrin, Chromogen des Uroroseins, Bilirubin (M. Weiß), Urofuscin. Σ′ = andere Kotpigmente.

porphyrine deshalb nicht zur Hb.-Genese verwendet werden können, weil sie
ihrerseits schon chemische Varianten von den zum Hb.-Aufbau benötigten
Formen darstellen. Dabei ist nicht nur an so grobe Unterschiede, wie die
Addition oder Subtraktion von ganzen Karboxylgruppen zu denken, sondern
an feinere, der Analyse nicht zugängliche, uns vorläufig unbekannt bleibende
Modifikationen.

Die Chemie der Hämatoporphyrine soll hier nicht eingehend erörtert
werden (vgl. Fischers (7) zusammenfassende Darstellung). Das für den
internen Mediziner Wichtige findet sich in Günthers Monographie (1922).
Von den künstlichen Hämatoporphyrinen ist das wichtigste das auch zu
physiologischen Versuchen gewöhnlich benutzte Hp.-Nencki, welches
durch Eintragen von Hämin in Bromwasserstoff-Eisessig nach Nenckis Vorschrift bereitet wird. Die natürlichen Hämatoporphyrine zeigen, wie bereits

früher bekannt war, geringe Unterschiede von diesem Hämatoporphyrinum arteficiale-Nencki. Nach H. Fischer, dem zuerst die Reindarstellung natürlicher Hämatoporphyrine gelang, ist die Hauptform des natürlichen Hämatoporphyrins, die hier kurz als Hämatoporphyrin bezeichnet werden soll, besonders durch das Vorhandensein von 3 Karboxylgruppen unterschieden von dem nur 2 COOH-Gruppen enthaltenden Hp.-Nencki. Eine besondere Form, das „Uroporphyrin-Fischer" zeichnet sich sogar durch den Gehalt von 7 COOH aus. Die Elementarformeln sind aus der beistehenden Tabelle ersichtlich.

Tabelle I.

	C	H	N	O	Fe
Uroporphyrin-Fischer . . .	40	36	4	16	—
Hämatoporphyrin	36	36	4	8	—
Hp.-Nencki	34	38	4	6	—
Mesoporphyrin	34	38	4	4	—
Hämatin	34	33	4	5	1
Bilirubin	33	36	4	6	—
Phylloporphyrin	32	36	4	2	—

Etwas Verwirrung kommt dadurch in die medizinische Literatur, daß die natürlichen Pigmente, die man seit Jahrzehnten „Hämatoporphyrine" benannte, jetzt vielfach nur als Porphyrine bezeichnet werden. Es ist aber aus verschiedenen Gründen unzweckmäßig, den einmal in der Medizin eingebürgerten Namen „Hämatoporphyrin" zu beseitigen.

Es sollte eigentlich des Hinweises nicht bedürfen, daß doch der Name „Hp." von Hoppe-Seyler stammt, dessen Hp. von dem nach Nenckis Methode gewonnenen Stoffe verschieden ist. Es erscheint daher als Willkür, wenn der Name „Hp." neuerdings von manchen Autoren nur gerade für das Hp.-Nencki angewendet wird. Günther hat bereits 1911 klar und deutlich natives Hp. von Hp.-Nencki und Hp.-Hoppe unterschieden, und es gibt noch andere zur Gruppe des Hp. gehörende Substanzen. Die Existenz verschiedener nativer Hp. wurde schon früher (Mac Munn) angenommen. Es sei ausdrücklich darauf hingewiesen, daß die hier gebrauchte, in der klinischen Literatur übliche Bezeichnung „Hp." dem in Fischers Arbeiten verwendeten Ausdruck „Koproporphyrin" entspricht.

Die Gruppe der natürlichen Hämatoporphyrine scheint überhaupt recht variantenreich zu sein. H. Fischer (7) glaubt, daß zwischen „Uro- und Koproporphyrin" noch Porphyrine mit 6, 5 und 4 Karboxylgruppen vorhanden sind. Der hier wie bisher als Hämatoporphyrin bezeichnete natürliche Farbstoff wird von Fischer sowohl als „Koporprophyrin" oder Kotporphyrin wie als „normales Harnporphyrin" benannt und vom „Urinporphyrin" unterschieden.

In letzter Zeit war der Fortschritt in der Erkenntnis auf diesem Gebiete von einer beängstigenden Unsicherheit getrübt, indem die Ansichten der in sehr schneller Folge sich häufenden Publikationen sehr bald wieder modifiziert wurden. Erst jetzt scheint ein ruhigerer Fortschritt möglich zu sein, für den vielleicht die neueste Ansicht von H. Fischer (10) bahnbrechend ist, daß es wohl entsprechend dem Verhalten des Chlorophylls auch eine α- und β-Form des Hämoglobins gibt. Das „Hämoglobin A" sei das gewöhnliche, in den Erythrozyten enthaltene Hb.; die Existenz der bisher noch nicht chemisch isolierten β-Form wird nur indirekt aus dem Vorkommen verschiedener Porphyrine erschlossen. Ebenso, wie aus dem α-Hb. Hämatoporphyrin ableitbar ist, kann man theoretisch auch die Gewinnung von Hp. aus der β-Form vermuten. Es ergeben sich also 2 verschiedene Gruppen des α-Hp. und β-Hp. In der α-Reihe findet sich das Hp.-Nencki, in der β-Reihe der (von Fischer als „Koproporphyrin" bezeichnete) native Farbstoff, welcher in der klinischen Medizin einfach Hp. heißt.

Bei der chemischen Verarbeitung der natürlichen Hämatoporphyrine läßt sich — besonders im Urin und Kot — das Vorkommen verschiedener Abarten nachweisen. Eine genaue chemische Differenzierung dieser verschiedenen Spezies wird auch bei weiterem Fortschritt der Technik bei vielen klinischen Fällen gar nicht möglich sein, so daß wir uns dann eben darauf beschränken müssen, von Hämatoporphyrin zu sprechen. Günther hatte für die Klinik noch die Unterschiede des mit dem Harn ausgeschiedenen Uhp. und des im Darminhalt vorkommenden Ehp. eingeführt, wobei aber zu berücksichtigen ist, daß im Urin außer der Hauptform des nativen Hp. besonders noch das Uroporphyrin-Fischer vorkommen kann. (Die einfache Bezeichnung Harn-Hp. und Kot-Hp. konnte leider nicht gebraucht werden, weil sie schon für bestimmte chemische Körper annektiert war.)

Hämatoporphyrine sind rötlichbraune amorphe Stoffe, die sich in verdünnter Salzsäure mit purpurähnlicher, in verdünnter NaOH mit mehr gelblichroter Farbe leicht lösen. Sie sind ferner in Alkohol und Eisessig leicht, in Äther schwerer, in Wasser unlöslich. Uroporphyrin-Fischer ist in Äther unlöslich und gleicht hierin dem nach Hoppe-Seyler aus Hb. dargestellten Hp. Der Farbstoff wird durch manche Salze, besonders Kalziumphosphate, leicht adsorbiert und ausgefällt. Aus Urin wird daher ein größerer Teil des Hp. gewonnen durch Zusatz von 30% NaOH 1 : 10, indem eine Adsorption an die ausfallenden Ca-Phosphate eintritt, oder durch Zusatz von etwas Eisessig und Extraktion mit Äther (oder Essigäther). Durch Lösung des Niederschlags in- oder Ausschütteln des Ätherextraktes mit einer geringen Menge verdünnter Salzsäure wird eine Hp.-Lösung höherer Konzentration gewonnen. Genaueres über diese und die folgenden Methoden findet sich in Günthers Monographie. Hier finden sich auch die Spezialmethoden, um aus verschiedenen Exkreten das Hp. zu gewinnen und rein darzustellen. Es gibt auch Leukoverbindungen (Chromogene) des Hp., die sich durch geeignete Maßnahmen (Wärme, Licht, $KMnO_4$, HCl) in den Farbstoff überführen lassen. Hieran ist bei klinischen Untersuchungen auf Hp. zu denken.

Die am meisten charakteristischen Eigenschaften der rot fluoreszierenden Hämatoporphyrine sind ihre spektralen Absorptionsstreifen, deren Lage nach Wellenlängen angegeben wird. Wie aus folgender Tabelle II ersichtlich ist, zeigen die Farbstoffe in saurer Lösung 2, in alkalischer Lösung 4 Hauptstreifen. Die Spektroskopie dieser Stoffe wurde besonders eingehend durch O. Schumm bearbeitet.

Tabelle II.

Farbstoff	salzsaure Lösung		alkalische Lösung (nach Fischer)			
	I	II	I	II	III	IV
Hämatoporphyrin (nativ)	596—588	555—541	619—614	577—560	541—527	505—496
Uroporphyrin-Fischer . .	598—590	558—544	613—603	577—565	542—532	511—496
				(—552)		
Hp.-Nencki	596—588	557—541	621—613	577—559	544—535	515—495
Mesoporphyrin	596—589	555—540	619—612	575—558	546—536	517—495

Tabelle III gibt noch einige wichtige Spektra.

Tabelle III.

Oxy-Hämoglobin	—	589—577	556—536	—	—
Oxymyoglobin	—	592—575	555—535	—	Günther
Hp. mit $ZnCl_2 + NH_3$.	—	586—570	552—533	—	Garrod
Up.-Fischer mit $ZnCl_2$ + NH_3	—	577,2	541,5	—	Schumm
Hp.-Nencki, Bromreaktion	635 (606)	583	525	495	,,
Hp.-Modifikation mit Blaustreifen	615—608	591—555	545—35/512—498	476—452	Günther
Chlorophyll im Kot ..	662, 607	560	570, 509	478, 452	Schumm

Das Absorptionsbild einer alkalischen Hämatoporphyrinlösung (Up.) von verschiedener Konzentration oder verschiedener Schichtdicke stellt Abb. 2 dar. Die Ordinatenwerte dieses Spektrogramms geben die Schichtdicke der Lösung in Millimetern an, die Abszissenwerte bedeuten Wellenlängen. Ein horizontaler Schnitt läßt also die Art des Schattenbildes im Spektrum bei einer bestimmten Konzentration oder Schichtdicke der Lösung erkennen. Die Spektroskopie dient auch zur quantitativen Bestimmung der Hp.-Menge. Eine für klinische Zwecke geeignete Methode wurde von Günther (1) angegeben.

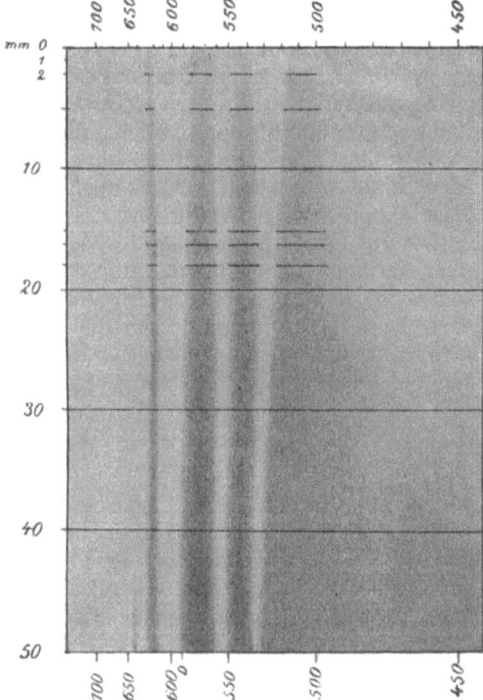

Ein Hp.-Komplex ist also im Hb.-Molekül enthalten, und wenn wir uns die quantitativen Verhältnisse mit Hilfe von Abb. 3 vorstellen wollen, so sehen wir

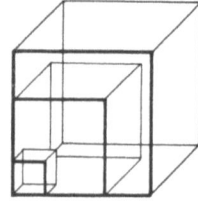

Abb. 2   Absorptionsbild des nativen Hämatoporphyrins in alkalischer Lösung.

Abb. 3.   Würfelschema der Erythrozytenmasse und ihrer Farbstoffe.

in dem großen, die Erythrozytenmasse repräsentierenden Würfel einen kleineren, welcher die Hb.-Masse bedeutet, und schließlich einen ganz kleinen Würfel als Symbol der Hämochromogenmasse; von dieser Masse ist die des Hp. nur wenig verschieden. Bei Schätzung der Gesamt-Hb.-Menge eines Erwachsenen von 70 kg auf etwa 550 g würde die darin enthaltene Hp.-Menge noch nicht 22 g betragen. Hierzu kommt der Hp.-Anteil der nicht unbeträchtlichen Menge

des Muskelfarbstoffes (Myoglobin) bei einer 43% des Gesamtgewichtes ausmachenden Muskelmasse. Weitere Hp.-haltige physiologische Farbstoffe sind
beim Menschen nicht bekannt; auf das Vorkommen solcher bei Tieren (Mollusken, Würmer, Vögel) kann hier nicht eingegangen werden.

Mit der Blutzellmauserung wird schätzungsweise alle 1—2 Monate die gesamte Hp.-Menge aus ihren Molekülverbänden herausgelöst, abgebaut oder umgebaut sein. Ist nun die physiologische Hp.-Bildung vielleicht eine Funktion der
sich neu bildenden Erythroblasten oder der Muskelzellen? Auf die Möglichkeit
einer Regeneration von Hp. in der Muskelzelle wurde von Günther hingewiesen.
Mit Sicherheit können wir nur sagen, daß in bestimmten Pigmentbildungsstätten im Organismus das Hp. aus irgendwelchen Pyrrolkörpern entsteht.

Die Konstitution des Erythrozyten läßt nur die Einlage eines bestimmten
Hb.-Gehaltes pro Volumeinheit zu; der Hp.-Bedarf ist also bei der Konstanz
der Erythrozytenmasse und der Annahme einer in normalen Grenzen verlaufenden Zellmauserung begrenzt. Wenn die Erythrozyten selbst fähig sind, aus
den Pyrrolvorstufen via Hp. das Hämoglobin aufzubauen, läßt sich nach den
klinischen Erfahrungen ausschließen, daß die normalen Vorstufen und aus
diesen das Endprodukt relativ zur Zellmasse in anormal verminderter oder
anormal gesteigerter Menge gebildet werden.

Bei anormal gesteigerter Zellmauserung des Blutes wird ein größerer Hp.-
Bedarf vorhanden sein, dem sich die Hp.-Bildungsstätten offenbar anzupassen
vermögen, indem selbst bei schwerer perniziöser Anämie die Hb.-Bildungsfähigkeit ebenso wie die des Myoglobins nicht beeinträchtigt ist [Günther (5)].
Es ergibt sich aber daraus nicht die Folgerung, daß nun Hp. als Intermediärprodukt des gesteigerten Erythrozytenabbaues in anormal großen Mengen aus
dem Körper ausgeschieden oder gar im Körper abgelagert werden müßte.
Besonders sprechen die klinischen Erfahrungen gegen eine solche Annahme,
da bei pathologischen Zuständen mit stark vermehrter Erythrozytenmauserung,
wie bei der Anaemia perniciosa und dem Icterus haemolyticus keine pathologisch
gesteigerte Hp.-Ausscheidung gefunden wird.

Auf die Möglichkeit der Hp.-Genese aus dem Muskelfarbstoff („Myoglobin")
wurde von Günther in seinen Studien über den Muskelfarbstoff (5) besonders
hingewiesen und betont (1, S. 651), daß „ein wesentlicher Faktor für die Hp.-
Genese vorliegen könnte". Später behauptete H. Fischer (5), daß das „normale
Porphyrin", also das Hp. „zweifellos durch Zerfall" des Muskelfarbstoffes
entstehe; der Muskelfarbstoff werde ständig in geringen Mengen abgebaut
zu „Kotporphyrin", das dann im Kot und im Urin erscheine. Aus der Eiweißkomponente des Muskelfarbstoffes gehe bei diesem Prozesse ein brauner Farbstoff hervor, dessen Ausscheidung in direktem Zusammenhange mit dem Erscheinen des Porphyrines zu stehen scheine. Dieser ist vielleicht mit dem bereits
von Günther (2) genauer als Urofuscin beschriebenen Farbstoff (vgl. 1,
S. 634) identisch, der ebenfalls bisher nicht kristallinisch und rein gewonnen
wurde. Fischer hält ihn aber für ein Eiweißabbauprodukt, dessen „analytische Zusammensetzung" dem Harnfarbstoff außerordentlich ähnlich oder
identisch sei.

Amerikanische Experimente (Hoagland) lassen die Möglichkeit einer
Hp.-Bildung aus Myoglobin durch den Prozeß der Autolyse zu, indem durch
wochenlange Wärmung angeblich steriler Rindermuskelstücke im Brutschrank
im autolytischen Safte das Hp.-Spektrum nachweisbar gewesen sei. Da auch
intra vitam autolytische Prozesse spielen, könnte ja durch eine anormale Richtung dieses Prozesses eine Hp.-Überproduktion vermutet werden. Eigene
Nachprüfungen an steril entnommenen, in H_2-Atmosphäre der Autolyse unterworfenen Leichenmuskeln ergaben aber keine Hp.-Bildung (vgl. Becker).

Durch Fäulnis des Fleisches soll „Koproporphyrin" auftreten [Fischer (5)]. Schumm (8) konnte bei Verarbeitung ganz frischen Fleisches kein Hp. finden, auch in faulendem Fleisch kein Hp. („Koproporphyrin") nachweisen, dagegen in letzterem oft recht beträchtliche Mengen eines porphyrinartigen Farbstoffes, der mit einem nach Kämmerers oder Schumms Verfahren gewonnenen Hp. weitgehende Ähnlichkeit hat (eventuell identisch ist).

Neuerdings leitet Fischer (10) das „Koproporphyrin", also das native Hämatoporphyrin aus dem β-Hämoglobin her, dessen Identität mit dem Muskelfarbstoff er nicht aufrecht erhalten kann.

Beobachtungen bei dem später zu beschreibenden Porphyrismus ergaben, daß auch die Annahme nicht haltbar ist, daß etwa der Hämoglobin-Abbau teilweise auf anormalen Bahnen verläuft, indem ein Hp. als anormales, nicht mehr spaltbares Zwischenprodukt auftritt. [Garrod (3) scheint neuerdings das Hp. als reguläres Zwischenprodukt zwischen Hb. und B. anzusehen.] Auch Fischer (10) vermutet ein Porphyrin (Hp.-Kämmerer, vgl. S. 630) als Zwischenprodukt auf dem Wege vom α-Hämoglobin zum Bilirubin und versucht ein in Vogeleierschalen vorkommendes, aus α-Hämoglobin herstammendes „Ooporphyrin" in Bilirubin überzuführen. Er betonte aber noch vor kurzem (5), daß bisher bei der Umwandlung von Hb. in Bilirubin kein Porphyrin beobachtet worden ist. Inzwischen wurde aber von Brugsch behauptet, daß aus Hämin durch Brenzkatechin Gallenfarbstoff gebildet werde und durch Einwirkung von Adrenalin auf Hb. wenigstens Hämatoporphyrin entstehe, unter Hinweis auf Angaben von Parisot über Gallenfarbstoffbildung aus Hb. durch Adrenalin, der sich aber betreffs Hp. viel vorsichtiger ausdrückte. Ich habe Parisots Versuche mit einem am Leipziger pharmakologischen Institut testierten Suprareninpräparate mehrfach wiederholt, ohne jemals ein auf Hp. verdächtiges Spektrum zu entdecken (auch nicht mit Brenzkatechin). 24 Stunden nach Ansetzen einer Erythrozytenemulsion mit testierter $1^0/_{00}$iger Suprareninlösung āā konnte ich mit Eisessig und Äther kein Hp. extrahieren.

Also können wir sagen, daß das Vorkommen anormal großer Mengen von Hämatoporphyrin im Organismus das Zeichen einer konstitutionellen Anomalie des Pigmentmetabolismus ist, einer Plusdyskrasie im Sinne Günthers (7) oder chemischen Mißbildung [Garrod (1)]. Die Anomalie beruht auf einer Überfunktion der Hp.-Bildungsstätten, vielleicht auch auf einer abwegigen Bildung eines anormalen Hp. (besondere Adsorption oder kolloidale Dispersion?), welches zur Hb.-Genese nicht geeignet ist.

Als Bausteine für den Hb.-Aufbau dienen die erwähnten Pyrrolkörper, die der Organismus wohl durch Spaltung des Nahrungseiweiß gewinnt. Es bedarf eigentlich keines besonderen Hinweises, daß der menschliche Organismus von einer alimentären Zufuhr von Blutfarbstoff oder Chlorophyll beim normalen Ablauf der Hb.-Genese nicht abhängig ist. Auch beim Porphyrismus haben besondere Diätversuche keinen Einfluß. Die alte Anschauung findet aber immer wieder Boden, daß die anormale Hp.-Vermehrung durch enterale Zufuhr bestimmter Pigmente (Blutfarbstoffe, Chlorophyll) bedingt sei. Und es ist auch keineswegs auszuschließen, daß auf irgendwelchem Wege aus diesen Stoffen geringe Mengen Hp. gebildet werden, welche dann innerhalb der physiologischen Grenzen in den Ausscheidungsprodukten (Urin, Kot) erscheinen. Günther (1) hat aber besonders betont, daß der anormale Zustand des Porphyrismus sich auf solche Weise nicht erklären lasse.

Die schon von Nencki, Stokvis und dann von Abderhalden geäußerten Vermutungen über exogene Hp.-Bildung aus dem Chlorophyll der Nahrung sollen nochmals geprüft werden; ein nennenswerter Einfluß kommt ihr aber nicht zu. Auch die von Günther nachgewiesene Vermehrung des Phylloerythrins in der Galle unter Einwirkung von Darmbakterien bringt keine restlose Lösung des Problems.

Die Zufuhr von Blutfarbstoff mit der Nahrung und das Auftreten pathologischer Darmblutungen hat ebensowenig eine anormale (s. u.) Steigerung der Hp.-Bildung zur Folge. Es liegen aber Beobachtungen vor, daß eine geringe Hp.-Vermehrung auf diese Weise, vielleicht unter besonderen Bedingungen, erfolgen kann. Nach entsprechenden Hinweisen von Stokvis hat Snapper in mehrfachen Publikationen auf diesen Entstehungsmodus hingewiesen, wobei aber die Anwesenheit von Galle erforderlich sei. Snapper erwähnt jedoch, daß dabei beträchtliche individuelle Unterschiede erkennbar sind. Auch nach Robitschek fehlt Hp. stets in acholischem Stuhle. Untersuchungen von Günther und Dorn bestätigen einen geringen Einfluß exogener Hb.-Zufuhr, zeigen aber besonders eine Fehlerquelle, daß nämlich bei Verwendung künstlicher Präparate (Hämogallol) schon Hp. in diesen Präparaten vorhanden sein kann. In letzter Zeit berichtet Papendieck über das gleiche Thema. Er fand nach 12 Tagen fleisch- und chlorophyllfreier Kost (Selbstversuch) kein Hp. im Stuhl, auch nicht nach Eiern und Spinat, dagegen nach 500 g Rindfleisch; die Wiederholung des Versuches nach 5 Monaten hatte das gleiche Resultat. Außer Hp. fand sich noch ein „porphyrinartiger Körper", der aus salzsaurer Lösung in Chloroform überging und dessen Bänder in salzsaurer Lösung wechseln zwischen I. 602 und 596, II. 556 und 553. Der Autor glaubt, daß die Menge des aus anderen Quellen (Galle?) stammenden Hp. gering sei im Vergleich zu der nach Fleischkost auftretenden, daß eine Bildung aus Chlorophyll äußerst unwahrscheinlich sei, „daß der exogenen Porphyrinbildung eine größere Bedeutung zukommt, als Günther annimmt, vielleicht eine Bedeutung, die der des endogenen nicht nachsteht". Auf Grund von Diätversuchen kommt Schumm (3) zu der Ansicht, daß auch das Hp. des Harns „wahrscheinlich in hohem Grade vom Gehalt der Nahrung an Blutfarbstoff abhängig ist". Daß aber aus diesen Befunden die Anomalie des Porphyrismus nicht erklärlich ist, geht auch aus einer kürzlichen Äußerung H. Fischers hervor. Dieser um die chemische Erschließung der Pigmente sich bemühende Forscher weist auf die beträchtlichen Unterschiede der chemischen Konstitution der natürlichen Hämatoporphyrine vom Blutfarbstoff hin, so „daß an eine Umwandlung des Blutfarbstoffs, so wie er heute bei den Säugern vorliegt, in natürliches Porphyrin nicht zu denken ist". Unter Hinweis auf das Verhalten bei den Turacos (Helmvögel) mit anderer Art der Synthese des Blutfarbstoffs kommt Fischer (2) zu der eigenartigen Deutung, es handle sich bei dem menschlichen Porphyrismus „offenbar um eine Rückerinnerung an längst vergangene Zeiten, einen chemischen Atavismus".

Auf einen weiteren Faktor, der möglicherweise zur Hp.-Bildung in Beziehung steht, wurde von H. Günther (2) hingewiesen, nämlich die symbiontische Bakterienflora des Menschendarmes. Zu dieser Ansicht führte einerseits der Befund einer anormalen Darmflora bei einer kongenitalen Hämatoporphyrie, anderseits der Nachweis einer vermehrten Bildung von „Phylloerythrin" in Rindergalle, wenn diese Galle unter Zusatz von Kotbakterien des Porphyrikers bebrütet wurde; es war dabei an die Möglichkeit zu denken, daß „dieses Phylloerythrin bei weiterem Verweilen im Darm zu Enterohp. umgebildet werden kann". „Ich glaubte infolgedessen an die Möglichkeit einer Hp.-Bildung im Darm durch Einwirkung einer besonderen Darmflora oder besonderer Fermente auf die Gallenfarbstoffe." Nachdem aber bei den Hämatoporphyriepatienten durch besondere Diät eine wesentliche Umstimmung der Bakterienflora erreicht war, blieb die Hp.-Ausscheidung in unverändertem Grade bestehen. Die Versuche wurden nicht fortgesetzt. Günther (1) schrieb aber 1922 nochmals: „Die Untersuchungen

über die Rolle gewisser Darmbakterien bei diesem Prozesse bedürfen noch eines
weiteren Ausbaues."

Einen wesentlichen Fortschritt in dieser Frage bedeuten nun die Unter-
suchungsergebnisse Kämmerers. Wurden Blutbouillonkulturen mit einigen
Ösen Stuhlaufschwemmung 2—3 Tage bebrütet, so ließ sich in den Kulturen
mit der Ätherextraktionsmethode Hämatoporphyrin nachweisen; „manche"
Stuhlaufschwemmungen gaben ziemlich reichlich Hp. Die Wirksamkeit bestimmter Bakterienarten konnte nicht festgestellt werden, doch schien die
„Synergie der bakteriellen Belegschaften"—ein Ausdruck, der wohl Günthers (7)
„Konstellation der Darmflora" entspricht — von Bedeutung zu sein. Darm-
fermente waren dabei nicht wirksam, auch der Zusatz von Galle war irrelevant,
eher schädigend. In gleicher Weise wirkte die Bakterienflora aus dem Sputum
einer Lungengangrän und putriden Bronchiektasie (3). Kämmerer glaubt,
daß die Hp.-Bildung durch einfache Reduktion (naszierenden H_2) entstehe,
da H. Fischer die Hp.-Bildung aus Hämatin mit Natriumamalgam und
nachträglichem Ansäuern geglückt sei.

Kämmerers Resultate mit Stuhlbakterien waren in 15% stark, in 23% schwach
positiv; das wirksame Bakteriengemisch war auch nach einstündiger Erhitzung auf $70°$
noch Hp.-bildend, so daß Fermente, Spirochäten und sporenfreie Bakterien nicht in Betracht
kommen. Bakterien aus sauren Säuglingsstühlen und die Mischflora normaler Herbivoren waren unwirksam. Aus reiner Hämatinbouillon (anstatt Blutbouillon) wurde kein
Hp. gebildet. Eine Hemmung der Hp.-Bildung trat durch reichlichen Zusatz von Tierkohle,
stärker noch durch Galle (auch taurocholsaures und glykocholsaures Natrium) ein; Rohr-
zucker und Milchzucker war stärker hemmend als Traubenzucker. Bei saurer Reaktion
trat keine Hp.-Bildung auf, die optimale p_H-Ionenkonzentration betrug 7,0 bis 7,3.

Fischer (6) gelang es, das nach Kämmerer hergestellte Hp. kristallinisch zu isolieren
und ein komplexes Eisensalz („Hämin") darzustellen. Es wirkt stark sensibilisierend auf
Paramäzien und unterscheidet sich spektroskopisch vom nativen Hp. des Stuhles („Koproporphyrin") durch Verschiebung der Streifen nach dem roten Ende in saurer und in alkalischer Lösung. Wird der Farbstoff in Ätherlösung mit Kot-Hp. gemischt, so erscheinen
die Absorptionsstreifen getrennt nebeneinander. Während so bei der Fäulnis des Hämoglobin nur „Kämmerer-Porphyrin" entstehe, liefert die Fäulnis des Muskels nach Fischer (5)
„Koproporphyrin".

Übrigens soll nach Fischer (9) das „Kämmerer-Porphyrin" nach wochenlangem
Stehen in Eisessig-Äther den Hämatoporphyrinstreifen bei 623 zeigen und es könnte vielleicht „durch Mithilfe der Bakterien der Übergang von Kämmerers Porphyrin in Hämatoporphyrin beschleunigt werden". Es wird also eine Transformation des Hp.-Kämmerer
in Hp.-Nencki für möglich gehalten.

Vor langer Zeit wurde von Laidlaw [vgl. Günther (2)] festgestellt, daß die Stabilität
des Eisens im Hb.-Molekül von der An- oder Abwesenheit des Sauerstoffs abhängig ist und
daß mit 2% HCl unter Luftabschluß Hp.-Bildung erfolgt. Ähnliche Beobachtungen machte
Magnanimi und neuerdings Schumm.

Wurde defibriniertes Blut nach längerem Stehen, so daß größtenteils „sauerstofffreies
Hämoglobin" vorhanden war, mit reichlichen Mengen Salzsäure behandelt, so konnte
Schumm (5) sogleich die Bildung eines porphyrinartigen Farbstoffes nachweisen; am
sauerstofffreien Präparat konnten mit rauchender HCl reichliche Mengen gewonnen werden.
Auch aus mit Hydrazinhydrat behandeltem α-Hämatin wurde mit schwach HCl-haltigem
Alkohol nach einigen Tagen ein ähnlicher Farbstoff erhalten. Eventuell handelt es sich
nur um Farbstoffgemische; gewisse Unterschiede gegen die natürlichen Porphyrine wurden
festgestellt. Einen sehr ähnlichen, in Chloroform löslichen Farbstoff konnte Schumm (8)
aus mit Schwefelwasserstoff behandeltem Blute bei der Aufspaltung mit starker Salzsäure
gewinnen.

Eigene Versuche konnten diese Möglichkeit der Hp.-Bildung aus Blut und die
Bedeutung der verschiedenen individuellen Konstellation der Darmflora bestätigen. Doch ergab sich das weitere wichtige Resultat, daß die Bakterienauf-
schwemmungen aus dem Kot von 2 Porphyrikern, welcher selbst Hp. in anormal
gesteigerten Mengen enthielt, in der Blutkultur keine gesteigerte Hp.-Bildung
verursachten. Es läßt sich daher die anormale Hp.-Steigerung des Porphyrikers
nicht auf diesem Wege erklären. Man kann ferner an die Möglichkeit der Hp.-

Bildung aus Hb. durch Bakterien der Mundflora (besonders Zahnkaries) denken, doch verliefen eigene Versuche bisher negativ.

Wenn die Wirksamkeit einer besonderen Darmflora auf das Nahrungshämoglobin beim Porphyriker eine Rolle spielte, so müßte ferner das Symptom der Hp.-Steigerung durch Hb.-freie Diät beseitigt werden können. Das gelingt aber nicht. Schon vor langer Zeit wies Garrod darauf hin, daß die im Urin vorkommenden normalen Spuren Hb. bei Milchdiät nicht verschwinden, daß sie bei Säuglingen und Vegetariern zu finden sind. Fischer (5) fand bei 2 Vegetariern Hp. im Harn und Kot als normales Stoffwechselprodukt. So interessant die bisherigen Ergebnisse sind, führen sie doch nicht zu einer restlosen Klärung des Problems der anormalen Hp.-Bildung. Garrod sagt in der neuen Ausgabe seiner ,,Inborn errors of metabolism'': Mag die exogene Bildung von Porphyrinen vorkommen oder nicht, die endogene Entstehung eines Teiles der Porphyrine kann nicht bezweifelt werden.

Es ist weiterhin zu prüfen, wie sich in den tierischen oder menschlichen Organismus auf verschiedenen Wegen eingeführte Hämatoporphyrine verhalten,

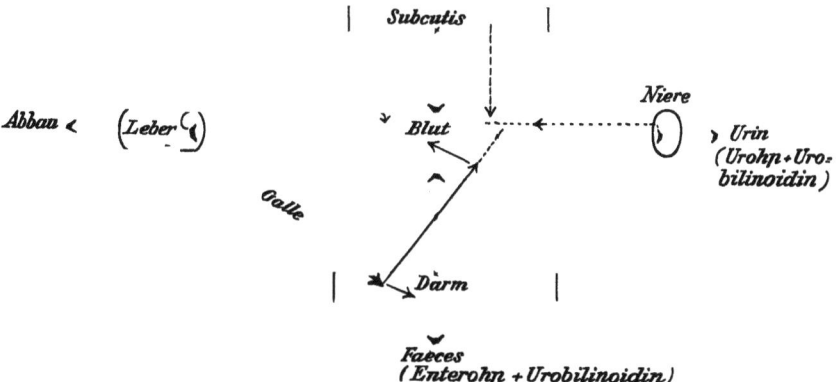

Abb. 4. Wanderung der Hämatoporphyrine im Organismus.

welche Arten der Pigmentwanderung, der Ausscheidung oder des Abbaues in Frage kommen. Eine Orientierung über dieses Verhalten gibt Abb. 4. Hier sei nur erwähnt, daß künstliche, sowie natürliche Hämatoporphyrine bei oraler, subkutaner oder intravenöser Einführung in den Organismus hauptsächlich durch den Darm ausgeschieden werden, daß Uroporphyrin-Fischer bei oraler Gabe in gleicher Weise, dagegen bei subkutaner Gabe durch die Nieren ausgeschieden wird. Mesoporphyrin erscheint auf beiden Wegen nur in geringen Mengen, wird daher wohl im Körper größtenteils umgesetzt.

Eine Förderung der Kalkablagerung in den Knochen von experimentellrachitischen Ratten unter dem sensibilisierenden Einfluß des Hämatoporphyrins wird von van Leersum behauptet, ohne daß Kontrollen unter Lichtabschluß vorgenommen und auf eventuelle Färbung der Knochen mit Hp. geachtet wurde. Auch ohne die Annahme einer photodynamischen Wirkung des Hämatoporphyrins ist eine Förderung der Ca-Ablagerung im Knochen, wie sie van Leersum mit den Proben nach Mac Collum und Kossa feststellte, durch Adsorption von Hp. an Kalziumphosphate denkbar, zumal ähnliche Vorgänge bei Krappfütterung erwähnt wurden (A. Bauer in Beitr. z. Klin. d. Tuberk. Bd. 39 und 42).

Größere Mengen injizierten Hämatoporphyrins wirken giftig, selbst tötend, geringe Mengen werden aber vertragen. Die Dunkelgiftigkeit der Hämatoporphyrine nimmt nach H. Fischer in der Reihenfolge: Hp.-Nencki, natives Hp., Uroporphyrin ab. Es sei besonders auf Fraenkels Experimente an ganz jungen Meerschweinen, Kaninchen und Hunden verwiesen, welche wochenlang hindurch wiederholte subkutane Injektionen von 1,0 bis 1,5 ccm einer 0,5 bis 1,0 %igen wohl hauptsächlich Uroporphyrin enthaltenden Porphyrinlösung offenbar gut vertrugen. Es läßt sich mit Hilfe von Hp. die Blutmenge des lebenden Tieres nach Günther (1) bestimmen. Hämatoporphyrin ist ein rot fluoreszierender Farbstoff, der im Organismus photodynamisch wirken kann (vgl. IV.).

Fischer (10) hält es nicht für ausgeschlossen, daß die Porphyrine bei der Wirkung der „Vitamine" eine physiologische Bedeutung haben.

Wenn natürliche Hämatoporphyrine als Zwischenprodukt beim Hämoglobinabbau auftreten, so muß der Körper normalerweise die Fähigkeit haben, das Hp. durch Abbau oder Umbau zu beseitigen. Wenn bei einem Kaninchen nach intravenöser Injektion von 1 mg Hp. nur der 10. Teil im Urin und Kot wieder gefunden wird, so kann man annehmen, daß zwar ein Teil wohl sich dem Nachweis entzogen hat oder erst später noch ausgeschieden wurde, daß aber ein beträchtlicher Teil im Körper umgeformt worden ist. Das Organ, welches in besonderem Maße zum Hämatoporphyrinumbau befähigt ist, ist nach Untersuchungen von Suñer, Perutz und Günther die Leber. Milzgewebe, Nierengewebe, Herzmuskelbrei haben nach Günther (1) diese Fähigkeit nicht; auch der Glyzerinextrakt der Leber und anderer Gewebe ist unwirksam. Die Transformation des Hp. tritt nach Günther nur bei Brutschrankwärme ein. Nach Binder soll Hp. in vitro außer durch Leber auch durch Muskelsubstanz reduziert werden.

Es wurde daher auch die Theorie aufgestellt (Suñer), daß das Auftreten anormaler Mengen von Hp. das Symptom einer Leberinsuffizienz sei. Der Leber wurde die Fähigkeit zugeschrieben, das überflüssige Hp. weiter abzubauen. Ein Abbau ist aber bei den bisherigen Experimenten mit Leberbrei nicht festgestellt worden, sondern nur eine Transformation bisher unbekannter Art. Die klinischen Beobachtungen Günthers (1) ergaben, daß zahlreiche verschiedene Lebererkrankungen mit Leberinsuffizienz ohne pathologische Hp.-Ausscheidung verlaufen. Bereits 1911 suchte Günther (2) das Auftreten anormaler Hp.-Mengen als Stoffwechselanomalie zu deuten „ohne histologische Veränderung der Leber—infolge Fermentmangels". An die gleiche Möglichkeit dachte Garrod (1), daß nämlich Mangel an einem Enzym bestehe, welches Hämoglobin in Bilirubin verwandle.

Die Wirksamkeit von Leukozyten und deren Fermenten scheint ohne maßgebende Bedeutung zu sein. Bebrütung von Eiter mit Erythrozytenemulsion ergab mit der Ätherextraktionsmethode keine Hp.-Bildung, und Bebrütung von Eiter in Hp.-haltiger physiologischer Kochsalzlösung oder Hp.-haltiger Aszitesflüssigkeit führte zu keiner quantitativen Verminderung des Hämatoporphyrins.

Diese Übersicht zeigt, daß das Problem des Hämatoporphyrin-Metabolismus noch lange nicht gelöst ist.

B. Bedeutung der Hämatoporphyrine in der klinischen Diagnostik.

Archibald E. Garrod hat zuerst nachdrücklich darauf hingewiesen, daß beim normalen Menschen Spuren von Hämatoporphyrin im Urin vorkommen.

Besonders wichtig ist auch der Befund von Hämatoporphyrin im ersten Mekonium (Garrod, Günther); da hier exogene enterale Hämoglobinzufuhr und die Wirksamkeit einer Bakterienflora nicht in Betracht kommt, ist somit ein Beweis für eine endogene Hp.-Bildung gegeben. Günther (1) stellte außerdem fest, daß durch Zusatz von Darmbakterien zum Mekonium und aerobe oder anaerobe Bebrütung keine wesentliche Änderung des Hämatoporphyringehaltes erfolgt. Auch im späteren Lebensalter werden oft geringe Mengen Hp. im normalen Stuhl gefunden (Günther, Dorn). Die von Snapper betonte Notwendigkeit der pathologischen oder alimentären Zufuhr von Blutfarbstoffen mag in solchen Fällen zuweilen eine Rolle spielen, die im Sinne der Versuche Kämmerers eine besondere, spezifisch wirksame Bakterienflora besitzen. Doch ergibt sich aus Günthers Untersuchungen, daß z. B. die (auf Trockensubstanz berechneten) Hp.-Mengen des Mekoniums relativ größer sind als die im Kote normaler älterer Individuen gefundenen Mengen. Außerdem ist zu beachten, daß Hämatoporphyrine durch die Gallengänge ausgeschieden werden und schon normalerweise Spuren dieses Stoffes mit der Galle in den Darm gelangen. (Über das Vorkommen von Hp. in der Galle vgl. Becker.)

In der klinischen Medizin ist es meist üblich, das Hp. des Harns durch Adsorption an die ausgefällten Kalziumphosphate (nach Garrod) zu gewinnen, obwohl auch andere Methoden möglich sind. Nach Günthers Erfahrungen sind die Vorzüge der einzelnen Methoden aus unbekannten Gründen sehr schwankende. Neuerdings fand Schumm, daß die geringen Hp.-Mengen des normalen Harnes „durchweg sicherer" durch Ätherextraktion aus dem mit Essigsäure angesäuerten Harn erfaßt werden. Die Anreicherungsmethoden zusammen mit der Spektroskopie reichen aus, um im normalen Harn und Kot mit Sicherheit Spuren von Hämatoporphyrinen festzustellen. Eine genaue Spezifizierung durch schwierige chemische Analysen ist natürlich bei diesen Mengen nicht möglich. Nach einer Schätzung H. Fischers würden sogar 1000 Liter normalen Urins nicht ausreichen, um an der isolierten, reinen, kristallisierten Substanz genaue chemische Analysen vorzunehmen. Immerhin läßt das physikalisch-chemische Verhalten der verschiedenen Hämatoporphyrine eine Unterscheidung mit großer Wahrscheinlichkeit zu. Durch Prüfung dieses Verhaltens, besonders durch Aufnahmen mit dem Gitterspektrographen, kam O. Schumm zu der Überzeugung, daß das „normale Harnhämatoporphyrin" mit den entsprechenden Eigenschaften von H. Fischers analysenrein dargestellten „Kotporphyrin" übereinstimme, so daß die Möglichkeit der Identität sehr nahe gerückt sei. Nach der gleichen Methode konnte Schumm auch am Hp. des Mekoniums und der menschlichen Fistelgalle kein abweichendes Verhalten feststellen. Niemals fand Schumm im Harn Gesunder das „pathologische" Uroporphyrin Fischers, sondern das Hämatoporphyrin war stets „durchaus verschieden" von diesem. Das ist zunächst ein Grund mehr, an dem alten Namen „Hämatoporphyrin" für das „normale Harnhämatoporphyrin" oder „Kotporphyrin" usw. festzuhalten. Das von Günther (1) angegebene Verfahren zur quantitativen spektroskopischen Bestimmung des Hp. hat für klinische Zwecke hinreichende Genauigkeit.

Die in normalen Urinen gefundenen Hp.-Werte liegen fast stets unter 0,1 mg in der Tagesmenge. Die Hp.-Werte im Kot werden am besten in Milligramm auf 100 g Trockensubstanz angegeben; sie betragen normal meist unter 1 mg. Im Mekonium finden sich aber höhere Werte (um 2 mg).

Als Hämatoporphyrinurie (Hpurie) bezeichnet man die Ausscheidung von Hp. durch die Nieren in anormalen Mengen — in ähnlicher Weise, wie wir unter Albuminurie die Ausscheidung pathologischer Mengen Eiweiß verstehen, während in jedem Urin minimale Spuren zu finden sind. Man kann also nicht von Hpurie sprechen, wenn bei Krankheiten Hp.-Mengen ausgeschieden werden, die etwa den normalen Mengen entsprechen. Die normalen Werte im Harn schwanken also pro die etwa um 0,05 mg herum von minimalen, nicht mehr feststellbaren Mengen bis etwa 0,7 mg hinauf.

0,5 mg Hp. im Liter Harn oder etwa 0,75 mg in der Urintagesmenge soll nach Günther (1) die Grenze bilden, oberhalb welcher die anormalen Hp.-Mengen beginnen. An dieser Grenze zeigt der Hp.-haltige Urin mit HCl angesäuert in 5 cm Schicht ein deutliches salzsaures Hp.-Spektrum. Es ist zweckmäßig, bei der Bezeichnung einer Hpurie an dieser Grenze streng festzuhalten. Wenn Hp.-Bestimmungen nur in Beziehung auf eine bestimmte Urinmenge (1 Liter) ausgeführt werden, so ist zu bedenken, daß bei starker Konzentration des Harnes auch relativ mehr Hp. ausgeschieden wird und anderseits bei starker Verdünnung des Urins die Hp.-Ausbeute im gleichen Volum geringer ist.

In früherer Zeit wurden bei Untersuchungen auf Hpurie die quantitativen Verhältnisse gewöhnlich gar nicht berücksichtigt. Es hat daher ein großer Teil der Literaturangaben über Hpurie bei bestimmten Krankheiten (vgl. Günthers Monographie) gar keinen Wert.

Es bedurfte jahrelanger Studien und Erfahrungen, um über die bei verschiedenen Krankheiten und im Gegensatz dazu bei der Konstitutionsanomalie des Porphyrismus vorkommenden Hp.-Mengen ein sicheres Urteil zu gewinnen. Nachdem Günther 10 Jahre hindurch an einem großen klinischen Material auf das Vorkommen von Hpurie geachtet hatte, konnte er die These aufstellen, daß die Hpurie kein Krankheitssymptom darstellt, sondern das Zeichen einer konstitutionellen Anomalie sui generis ist. Diese Ansicht wurde von Schumm an einem ebenfalls großen Materiale vollauf bestätigt. Schumms gitterspektrographische Untersuchungen machen es außerdem wahrscheinlich, daß das bei verschiedenen Krankheiten gefundene Hämatoporphyrin mit dem Hämatoporphyrin im Urin Gesunder identisch ist.

In Günthers Monographie finden sich Tabellen über quantitative Hp.-Bestimmungen bei besonders ausgesuchten eklatanten Fällen bestimmter Erkrankungen. Eine Durchsicht dieser Tabellen zeigt, daß bei diesen Krankheiten mannigfacher Art etwa 25% der Fälle Hp.-Werte der Urintagesmengen unter 0,001 mg (nicht genauer bestimmt) haben, daß die Werte bei 60% unter 0,051 und bei 80% unter 0,11 mg liegen. Wenn wir bei verschiedenen Krankheitsgruppen das arithmetische Mittel dieser Werte bilden, so finden wir z. B.

Vergiftungen . . . . 0,04 mg pro die
Anämien . . . . 0,06 mg „ „
Infektionskrankheiten . . . 0,09 mg „ „
Leberkrankheiten . . . . . 0,16 mg „ „

Diese Übersicht lehrt, daß bei schweren Leberkrankheiten tatsächlich etwas höhere Werte als bei anderen Krankheiten gefunden werden, so daß der Leber im Sinne der im vorigen Kapitel besprochenen Theorie eine gewisse Bedeutung zugesprochen werden muß. Doch sind die hier gefundenen Tagesmengen noch minimal im Vergleich mit Werten, wie sie bei starker Hpurie des seltenen Porphyrismus und der Konstitutionskrankheit der Hämatoporphyrie gefunden werden. Wenn Lebererkrankungen wirklich zu stärkerer Hpurie disponierten, müßte diese doch bei der Häufigkeit von Lebererkrankungen (Zirrhose, Lues, subakute Hepatitis) öfters beobachtet werden. Es geht ferner aus klinischen Erfahrungen bei Krankheiten mit starkem Erythrozytenzerfall und Hämoglobindestruktion hervor, daß diese und ähnliche Vorgänge keine gesteigerte, pathologische Hpurie bedingen. Als Beispiel nenne ich schwere Malariaanfälle, hochgradige Methämoglobinämie bei Vergiftung mit chlorsaurem Kali, Hämatinämie bei Nitrobenzolvergiftung, Hämoglobinurie, hämorrhagische Polymyositis [vgl. Günther (1)] und die neuerdings von Günther (6) beobachtete Myositis myoglobinurica. Es sei nochmals betont, „daß in Fällen von starker Hämoglobinämie Hämoglobinurie (resp. Methburie) und keine Hpurie auftritt (ähnlich auch bei Myoglobinämie), daß anderseits bei starker Hpurie keine Hämoglobinurie beobachtet wird". Der geringe arithmetische Mittelwert des Urohämatoporphyrins bei einer größeren Zahl klinisch beobachteter Vergiftungen wurde schon angeführt. Dabei handelte es sich teilweise um „Blutgifte" und die Leber schädigende Gifte. Bei der Behandlung dieser Fälle scheidet eine Gruppe von Vergiftungen aus, welche tatsächlich mit pathologischer Hpurie verlaufen, die aber als zur Krankheitsgruppe der Hpurie gehörig von einem anderen Gesichtspunkte aus zu betrachten sind und in einem späteren Abschnitt beschrieben werden. Auf zahlreiche andere Krankheiten, welche angeblich zuweilen mit Hpurie verlaufen sollen, wird unter Hinweis auf die hier gegebene generelle These nicht näher eingegangen.

Hp.-Kämmerer ist bisher nicht im Harn beobachtet worden [Fischer (7)]. Der quantitativen Ausscheidung von Hp. im Urin geht oft die Ausscheidung von „Urobilin" oder „Urobilinoidin" annähernd parallel.

Auch die im normalen Kot ausgeschiedenen Hp.-Mengen ergeben nur sehr geringe Werte. Die Kotuntersuchungen bei verschiedenen Krankheiten förderten ähnliche Verhältnisse, wie die Urinuntersuchungen; sehr zahlreiche klinische Untersuchungen (mit Dorn) führten zu der Erkenntnis, daß auch hier eine „pathologische" Vermehrung des Hp. als Krankheitssymptom nicht vorkommt. Aus den in Dorns Dissertation niedergelegten Tabellen lassen sich folgende Durchschnittswerte genauer quantitativer Bestimmungen (auf 100 g Trockensubstanz berechnet) feststellen: bei Leberkrankheiten (12 Fälle) 0,24 mg, bei anderen Erkrankungen ohne Darmblutungen (14 Fälle) 0,37 mg, bei zwei Patienten mit chronischer Obstipation 1,8 mg.

Nach Fischer (7) ist der Farbstoff („Koproporphyrin") im Kot fast ausschließlich als Leukoverbindung enthalten.

Als Grenze für die anormale Steigerung der Hp.-Mengen des Kotes wurde von Günther (1) die Konzentration von 2 mg Hp. auf 100 g Kottrockensubstanz, gemessen nach der von ihm angegebenen Methode, gesetzt. Die Hp.-Ausscheidungen durch den Darm sind oft etwas größer als die im Urin. Zu einer genaueren Feststellung nimmt man am besten den Mittelwert der Stuhlmengen von mindestens 3 Tagen. Es ergibt sich aber auch das umgekehrte Verhalten, wie aus einer Tabelle hervorgeht, die hier noch einmal gegeben wird, weil sie 1922 (l. c. S. 692) trotz richtiger Korrektur falsch gedruckt wurde.

	Urin		Kot	
	mg: 1000	mg pro die	mg: 100 g Trockensubstanz	mg pro die
Diät	0,22	0,13	1,25	0,251
Diät + Adsorbens .	0,285	0,19	0,103	0,035

Die bereits erwähnte Möglichkeit einer Hp.-Bildung aus im Darm befindlichen Blutmengen soll nach Snapper besonders bei Darmblutungen zum Ausdruck kommen. Es ergab sich aber ein eigentümlicher Unterschied, daß trotz Anwesenheit von Blutpigment im Kot bei Karzinom relativ viel häufiger Hp. gefunden wurde als bei Ulkus.

Der Blutstrom muß ja als Transportmittel für die Ausscheidung durch die Nieren benutzt werden. Nach Günthers (1) Berechnung (l. c. 647) ist aber die wahrscheinliche Hp.-Konzentration so minimal, daß der klinische Nachweis (außer bei der Hämatoporphyrie) ausgeschlossen ist. Auch Papendiecks (2) Untersuchungen an 100 Seren hatten ein negatives Ergebnis.

Auch in hämorrhagischen Exsudaten und Harnsteinen konnte Günther (1) kein Hp. nachweisen.

Es ergibt sich also, daß bei bestimmten Organerkrankungen der Nachweis von Hämatoporphyrin in Sekreten und Exkrementen keine klinisch-diagnostische Bedeutung hat. Abnorm große Mengen sind das Zeichen einer besonderen konstitutionellen Anomalie des Pigmentmetabolismus.

C. Porphyrismus.

Die Wesenskonstitution eines Organismus, durch die Ordnung der Erb-konstitution in ihren Grundzügen determiniert und durch Außenfaktoren phänotypisch modifiziert, stellt innerhalb der Mannigfaltigkeit der Spezies be-trachtet nur eine der ungeheuer zahlreichen Möglichkeiten dar, welche sich aus der Zufälligkeit der Verteilung der Erbfaktoren und der sehr mannigfachen Konstellation des äußeren Milieus ergeben. Wenn wir uns die Realisierung dieser Möglichkeiten nur in bezug auf ein einziges morphologisches oder physiologisches Merkmal in einer Variationsreihe geordnet vorstellen, so finden wir eine maximale Häufung von Individuen in einer bestimmten Wertklasse (bezüglich Größe oder Menge des Merkmales), welche einem gewissen Mittelbereich der Norm angehört. Außerhalb dieses Bereiches fällt in beiden Richtungen der größeren und kleineren Werte eine geringere Zahl von Individuen, und an den beiden äußersten Enden der Kollektivreihe findet sich eine geringe Zahl von Individuen, welche innerhalb dieser Mannigfaltigkeit am seltensten auftreten. Diese Varianten bezeichnen wir als Anomalien, und die Abgrenzung des ganzen Normbereiches gegen diese Anomalien erfolgt nach einem bestimmten Verfahren [Günther (7)] so, daß die Anomalien nicht mehr als 5% der gesamten Kollektivzahl ausmachen. Ferner empfiehlt sich die Vereinbarung Günthers (8), von einer Anomalia rara zu sprechen, wenn ihre Häufigkeit weniger als $0,05\%$ beträgt, und die Bezeichnung „Anomalia rarissima" nur bei einer Häufigkeit unter $0,001\%$ zu verwenden.

Anomalien ergeben sich nun bei einer Spezies in verschiedenster Richtung der morphologischen und physiologischen Betrachtung. Abweichungen vom Mittelbereich des normalen Stoffwechsels (Eukrasie) bezeichnen wir als Dys-krasie. Im spezielleren Gebiete des Pigmentmetabolismus mag es mancherlei Dyskrasien geben, deren Erforschung erst in letzter Zeit begonnen wurde. Eine uns nun näher bekannte Dyskrasie des Pigmentmetabolismus bezieht sich auf das hier behandelte Vorkommen von freiem Hämatoporphyrin im Organis-mus. Der Forschung ist es gelungen, eine besondere Plusvariante dieser Dys-krasie aufzufinden, welche im Sinne der Definition eine Konstitutionsano-malie darstellt. Diese Konstitutionsanomalie heißt Porphyrismus.

Das Hauptcharakteristikum des Porphyrismus ist also das Vorkommen anormal großer Mengen von Hp. im Organismus. Nach der klinischen Erfahrung ist diese Anomalie als sehr selten zu bezeichnen. Bereits bei Erfassung der klinisch-pathologischen Gruppe der im nächsten Kapitel behandelten Hämato-porphyrie war es Günther klar, daß es sich im Grunde um eine Konstitutions-anomalie handelt; es findet sich bereits in der Arbeit von 1911 der Ausdruck: „besondere konstitutionelle Veränderungen". Erst die weitere klinische Be-obachtung konnte die Überzeugung festigen, daß es sich wirklich so verhält.

Die Bezeichnung dyskrasische Konstitutionsanomalie bedeutet bezüglich der Genese, daß es sich um eine endogene Überproduktion des Farbstoffs handelt;

denn eine exogen bedingte Konvertierung der Konstitution ist im Sinne der Konstitutionslehre keine Konstitutionsanomalie.

Der Porphyriker ist also hinsichtlich seiner dyskrasischen Konstitutionsanomalie ein Individuum, welches im Prozesse des Pigmentmetabolismus anormal große Mengen Hämatoporphyrin bildet, diese über die quantitative Grenze des Normbereiches hinaus im Harn und Kot ausscheidet und eventuell in nachweisbaren Mengen in gewissen Körpergeweben aufspeichert. Das Auffinden solcher anormaler Varianten ist der Klinik erst auf Umwegen geglückt, indem solche Individuen besonders eklatante Krankheitssymptome der Hämatoporphyrie zeigen können. Nachdem aber nun die wissenschaftliche Erfassung dieser Konstitutionsanomalie gelungen ist, wird es in Zukunft auch möglich sein, solche Varianten bei der klinischen Forschung oder der pathologisch-anatomischen Autopsie zu entdecken. Bei der sehr großen Seltenheit dieser Anomalia rarissima werden allerdings diese Befunde nicht häufig vorkommen. Beobachtungen von Schumm und Schölberg [vgl. Günther (1) S. 696] sind wohl als Porphyrismus zu deuten.

Auf Grund der Beobachtung mehrerer Porphyriker gibt Günther (1) eine besondere klinische Charakteristik dieser Anomalie. Der Porphyriker erscheint als psychopathisch oder neuropathisch veranlagtes Individuum mit Neigung zu leichter nervöser Erregbarkeit, Schlaflosigkeit, Neurosen. Dunkle Pigmentierung der Haare und Neigung zu Hautpigmentation ist meist erkennbar. Je nach der konstitutionellen Disposition zu verschiedenen Formen der Hämatoporphyrie ergibt sich noch die Korrelation zu anderen Konstitutionsanomalien, die bei Abhandlung dieser Formen besprochen werden. Der Urin braucht äußerlich nichts Auffälliges zu bieten; der Geübte sieht vielleicht zuweilen eine rötliche Fluoreszenz. Die chemisch-spektroskopische Untersuchung enthüllt aber die Anwesenheit anomaler Mengen Hp. Bei geringer Konzentration des Urins nach größerer Wasserzufuhr wird natürlich der relative Hp.-Gehalt geringer sein. Auch die Tagesausscheidung des Hp. kann zuweilen in geringeren Mengen erfolgen. Die chemische Untersuchung der Fäzes offenbart die gleiche Anomalie.

Ein Zeichen dieser Anomalie ist auch die Ablagerung von Hp. in bestimmten Körpergeweben. Welche Bedingungen zur Ablagerung dieses Farbstoffes erforderlich sind, wissen wir noch nicht. Da aber diese Ablagerung besonders (oder vielleicht nur) bei der kongenitalen Form der menschlichen Hämatoporphyrie vorkommt, welche sich durch die Anwesenheit des von H. Fischer rein dargestellten Uroporphyrins, also eines durch Addition weiterer 4 COOH-Gruppen vom gewöhnlichen Hp. unterschiedenen Farbstoffes auszeichnet, da ferner von Schumm durch gitterspektrographische Untersuchungen die Anwesenheit des gleichen Uroporphyrin-Fischer in den hämatoporphyrischen Knochen mit Wahrscheinlichkeit festgestellt ist, kann man die Vermutung aussprechen, daß vielleicht diese Karboxylierung des Hp. eine Bedingung darstellt für die Ablagerung im Knochengewebe.

Dieser Farbstoffdeponierung im Knochen geht meist eine Färbung des Zahnzementes mit dem gleichen Farbstoff parallel. Es ist daher bei der klinischen Untersuchung von Porphyrikern mitunter möglich, einen extrahierten Zahn entsprechend zu untersuchen. Bei dem von Schumm beobachteten Porphyriker enthielt das Zahnwurzelzement kein Hp.

Das Studium des Porphyrismus kann ferner von veterinär-medizinischer Seite in Angriff genommen werden besonders durch pathologisch-anatomische Verwertung des Materials von Schlachthöfen. Leider ist dem Verfasser eine entsprechende Fühlung bisher nicht in befriedigender Weise geglückt. Es ist nämlich seit längerer Zeit bekannt, daß die gleiche Anomalie, soweit sie sich auf die Ablagerung von Hp. im Knochengewebe bezieht, auch bei Tieren, besonders Schweinen und Rindern vorkommt. Der Nachweis dieser bei Tieren oft fälschlich als „Ochronose" oder „Osteohämochromatose" bezeichneten Anomalie wurde zuerst von v. Tappeiner an zwei Schweinen erbracht, deren Knochen in allen Schichten durch Hp. rotbraun gefärbt waren. Nach Erfahrungen an Schlachthöfen handelt es sich jedenfalls bei Schweinen sowohl als bei Rindern um eine sehr seltene Konstitutionsanomalie. Die Rotbraun- bis Schwarzbraunfärbung wird in allen Knochen, besonders den Wirbeln, an ossifizierten Knorpeln des Kehlkopfs und an Zahnwurzeln beobachtet. Zuweilen sind nur einzelne Skeletteile betroffen. Daß das Pigment wirklich im wesentlichen ein Hämatoporphyrin ist, wird durch die Untersuchungen von O. Schumm (7) an braunen Knochen von Schwein und Ochsen bekräftigt. Aus der Tatsache, daß an den betroffenen Knochen Zonen von geringerem und stärkerem Farbstoffgehalt sichtbar sind, die auf zeitliche Schwankungen in der Ablagerung des Pigmentes zu beziehen sind, kann man auf ähnliche Verhältnisse wie bei der menschlichen Anomalie schließen, welche auch mit quantitativen Schwankungen in der Bildung und Ausscheidung von Hp. verläuft. Knorpel, Periost, Sehnen usw. nehmen das Pigment nicht auf, zeigen also nicht die Affinität, welche sie dem ochronotischen Pigment gegenüber haben. Auch innere Organe werden vermutlich von der Farbstoffablagerung betroffen, da bei einem jungen Kalbe nicht nur Knochen und Schneidezähne, sondern auch Leber und Nieren tiefschwarzbraun gefärbt waren.

Die veterinär-medizinische Klinik wird in der Ambulanz kaum Gelegenheit haben, porphyrische Tiere zu entdecken. Wenn aber bei Schlachthofveterinären hinreichend Interesse vorhanden ist, sollten bei einem unter vielen Tausenden von Schlachttieren vorkommenden Porphyrismus genaue Nachforschungen angestellt werden über das Verhalten des Tieres vor der Schlachtung, aus welcher Zucht das Tier stammt; von besonderem Interesse wäre es nun, weitere Angehörige einer solchen Zucht zu untersuchen, um die Möglichkeit der Auffindung eines lebenden, für physiologische Versuche geeigneten porphyrischen Tieres zu steigern und eventuell durch Weiterzüchtung dieser wohl rezessiven Anlage die Zahl der Forschungsobjekte zu vermehren. Ein einziges Mal wurde festgestellt, daß der Harn einer porphyrischen Kuh einige Zeit vor der Schlachtung „blutig" war.

Eine pathologische genuine Hämatoporphyrie ist beim Tier bisher noch nicht beschrieben worden. Es ist bisher auch noch nicht einwandfrei geglückt, auf experimentellem Wege durch Vergiftung eine krankhaft pathologische Hpie zu erzeugen, welche symptomatisch der auf anormaler Konstitution beruhenden Hpie gleicht. Zahlreiche Experimente wurden z. B. unternommen, um durch chronische Sulfonalintoxikation bei Kaninchen Hpurie zu erzeugen. Den angeblich positiven Ergebnissen stehen ebensoviele negative Ergebnisse anderer Autoren gegenüber. Die Untersuchungen müssen mit genauen quantitativen Bestimmungen des Hp. vor Einleitung des Versuches und nach der Durchführung wiederholt werden. Vielleicht hat es sich in manchen Versuchen um wohl auch bei diesen Tieren vorkommende geringe Mengen in normalen Grenzen gehandelt. Die Versuchsanordnung muß auch immer den Bedingungen einer chronischen Intoxikation mit minimalen Gaben gerecht werden. Die von Günther geäußerte Möglichkeit ist hier zu referieren, daß verschiedene Kaninchenrassen Unterschiede in der Empfindlichkeit, also verschiedene konstitutionelle Disposition zeigen und eine Ungleichheit der Versuchsergebnisse bedingen können. Ähnliche Differenzen ergeben Sulfonalversuche bei Hunden. Durch chronische Bleiintoxikation sollen bei Katzen und Kaninchen positive Ergebnisse erzielt worden sein. Derartige pathologische Resultate sind nicht mit der konstitutionellen Anomalie zu verwechseln. Erfahrungen über die toxische Form der menschlichen Hpyrie lehren (vgl. IV.), daß die konstitutionelle Basis des Porphyrismus oder eine Disposition zu dieser anormalen Erscheinung für das Eintreten des pathologischen Zustandes der Hpyrie erforderlich ist.

Die konstitutionelle Anomalie des Porphyrismus kann bezüglich der Überproduktion von Hp. im Organismus in der Weise am Tier imitiert werden, daß durch immer wiederholte Injektionen von Hp. eine künstliche Überwertigkeit der Hp.-Mengen im Organismus erzeugt wird. Diese wichtigen Experimente führte E. Fraenkel an Meerschweinchen, Kaninchen und Hunden aus. Es wurden den wohl im Dunklen gehaltenen Tieren lange Zeit hindurch kleine Hp.-Mengen täglich subkutan eingespritzt. Es gelang so bei jungen wachsenden Tieren die Hp.-Färbung der Knochen, bei intermittierender Behandlung auch entsprechende Zonenbildung. Bei experimentellen Knochenfrakturen trat Hp.-Färbung des Kallus auf [Fraenckel (2)]; das gleiche Ergebnis hatte schon Ad. Bauer (Zeitschr. f. Anat. u. Entwicklungsgesch. 1922. S. 66) bei Krappfütterung. Daß chronische Zufuhr von Farbstoffen auch per os zu Farbstoffspeicherung im wachsenden und regenerierenden Gewebe führen kann, ist ja lange bekannt. Die Rotfärbung der Knochen durch den Farbstoff der Krappwurzel wurde schon im 16. Jahrhundert beschrieben. Das in dieser enthaltene Alizarin geht mit dem Kalk der Knochen eine Verbindung ein.

Die Feststellung wäre interessant, ob auch bei der Hp.-Färbung des Gewebes Kalkverbindungen eine Rolle spielen. Die Adsorptionsfähigkeit der Kalziumphosphate ist ja aus den Gewinnungsmethoden des Hp. bekannt. Von toten Gewebsstücken nimmt das faserige Bindegewebe (subkutanes und perineurales) den Farbstoff in geringen Mengen an, während Fettgewebe, Gefäßwandstücke, Sehnen und Knorpel nicht gefärbt werden [Günther (1)]. Die vorwiegende, fast selektive Vitalfärbung der sich bildenden Knochen hat also die Hp.-Einführung mit der Alizarinfütterung gemein. Doch sind interessante Färbungsversuche mit Alizarin anzuführen, welche zeigen, daß bei anderen Tierformen andere Gewebe der Vitalfärbung zugänglich sind. Wasserflohkrebse (Cladoceren) zeichnen sich durch Vitalfärbung des Nervensystems mit Alizarin aus; diese Vitalfärbung in reiner Alizarinlösung tritt hier aber nach Beobachtungen Fischels nicht nur als spezifische Artreaktion auf, es ergeben sich sogar in derselben Kultur individuelle Differenzen. Nur ein Beispiel, daß die Vitalfärbung feinere konstitutionelle Unterschiede sichtbar machen kann. Der Versuch liegt nahe, eine entsprechende Nervenfärbung durch Hp. bei Cladoceren zu erreichen.

Fraenkels Versuche an lebenden Tieren ergaben nun, daß besonders Skelettknochen und Zähne und diese nur während der Wachstumsperiode das Hp. speicherten. Diese Farbstoffablagerungen waren schon intra vitam an der auffälligen Rotfärbung der Zahnkronen erkennbar (auch bei Krappfütterung beobachtet). Der Farbstoff war spektroskopisch in der Plazenta erkennbar, ging aber nicht in das Knochengewebe der Föten über. Da das verwendete Rohprodukt aus dem Harn eines Patienten mit kongenitaler Hpyrie stammte, ist es wahrscheinlich, daß es sich um eine Ablagerung des darin hauptsächlich vorhandenen Uroporphyrin-Fischer handelte. Es wurde bereits die Vermutung ausgesprochen, daß diese Modifikation wohl allein oder in höherem Grade als das gewöhnliche Hp. im Knochen deponiert wird (leicht experimentell prüfbar).

Die Versuche Lignacs mit Hp.-Nencki verliefen zwar negativ, genügen aber noch nicht zu einer sicheren Entscheidung.

Die Färbung der Nagezähne war bei jungen, lebhaft wachsenden Versuchstieren einmal schon nach 4 Tagen spurweise zu erkennen, in durchschnittlich 12—13 Tagen war die kirschrote Färbung deutlich ausgeprägt. Sie war zuerst an den basalen Teilen der

Krone sichtbar und zeigte bald an den oberen, bald an den unteren Nagezähnen größere Sättigung; die übrigen Zähne waren in geringerem Grade betroffen. Da die vorderen Nagezähnen auch bei ausgewachsenen Tieren permanent weiterwachsen und ihre Enden durch das Nagen ebenso schnell abgeschliffen werden, ist es verständlich, daß erstens auch bei ausgewachsenen Nagetieren eine Färbung dieser Zähne durch Hp.-Injektionen erzielt wird, während die nicht wachsenden Knochen sich nicht färben, und zweitens nach Sistieren der periodischen subkutanen Hp.-Zufuhr in 4 Wochen die Färbung wieder ziemlich verschwunden war. Indem der im Dentin abgelagerte Farbstoff durch die Schmelzschicht hindurch scheint, welche an der Vorderseite der Nagezähne stärker, an der Hinterseite aber schwach oder gar nicht ausgebildet ist, wird die Färbung äußerlich sichtbar.

Die Skelett-Knochenfärbung junger Versuchstiere, die 4—5 Wochen lang täglich mit Hp.-Injektionen behandelt waren, läßt die beifolgende Abbildung (5) aus Fraenkels Arbeit (3) erkennen, welche Lendenwirbelsäule und Becken eines Meerschweinchens darstellt. Die Knochen sind im Gegensatz zu der rein kirschroten Farbe der Nagezähne mehr bräunlichrot gefärbt. Über diesen Sättigungsgrad schien die Knochenfärbung auch bei längerer Fortsetzung der Injektionen nicht wesentlich hinauszugehen. Fraenkels histologische Untersuchungen von herausgebrochenen Knochenbälkchen und Schabseln der Kortikalis ergaben kein einheitliches Resultat. Einmal enthielten die Knochenzellen braune Pigmentkörnchen bei völlig farbloser Grundsubstanz; dagegen fanden sich in der Kortikalis eines Kaninchenfemur purpurrote tropfige Pigmentteilchen in den Haversschen Kanälchen und eine diffuse geringe Braunfärbung der Knochengrundsubstanz. Der so deponierte Farbstoff erleidet (abgesehen von langsamen Regenerationsvorgängen der Knochensubstanz) weder Abtransport, noch chemischen Abbau.

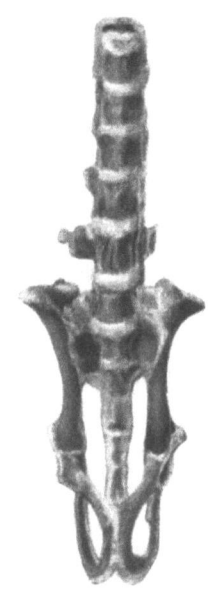

Auch in der Leber und den Nieren einiger Versuchstiere Fraenkels und in geringerem Grade im Darminhalt konnte Hp. nachgewiesen werden, während die Milz stets frei von diesem Farbstoff war.

Es ist von Interesse, entsprechende Versuche auch mit nativem Hp. (,,Koproporphyrin") und Hp.-Nencki anzustellen.

Die Möglichkeiten einer genetischen Deutung dieser chemischen Anomalie ergeben sich aus den Ausführungen des 1. Kapitels. Doch ist eine befriedigende Erklärung noch nicht gefunden. Durch Abwegigkeit des Hp.-Abbaues — indem Hp. als anormales, nicht mehr spaltbares Intermediärprodukt auftritt — ist der Porphyrismus nicht erklärbar, da sonst der normale Hämoglobinabkömmling, das Bilirubin und sekundär das Darmurobilin vermindert sein müßte. Es findet sich aber im Gegenteil eine vermehrte Ausscheidung des ,,Urobilin" (soweit dieses nicht als Urobilinoidin aufzufassen ist).

Abb. 5. Meerschweinchen. Hämatoporphyrose der Lendenwirbelsäule und des Beckens. Nat. Größe. (Nach E. Fraenkel.)

Obwohl diese abwegige Richtung des Pigmentstoffwechsels als dauerndes, eben konstitutionell fixiertes Merkmal erachtet werden muß, ist es doch möglich, daß bei der häufigen Variation der äußeren Konstellation auch dieser abwegige Metabolismus verschiedene Intensitätsgrade aufweisen kann. Es kann also vorkommen, daß zu gewissen Zeiten kleinere oder größere Mengen von Hp. gebildet werden. Vielleicht erfolgt auch zeitweilig eine stärkere sekundäre Umwandlung des Hp., so daß die Spuren der konstitutionellen Anomalie temporär verwischt werden. Der Farbstoff kann bekanntlich auch als Leukoverbindung, also in farbloser Form auftreten. Die Untersuchung muß sich also auch auf diese Modifikation des Hp. (Leukohp.) erstrecken. Ferner muß die Untersuchung öfters vorgenommen werden, um nicht zu sehr von temporären Minimumschwankungen getäuscht zu werden.

Vorläufig gilt es, weitere klinische Daten zu sammeln, um das Symptomenbild des Porphyrismus zu vervollständigen. Besonders ist im Sinne moderner

Konstitutionslehre auf Korrelationen zu bestimmten morphologischen oder physiologischen Merkmalen zu achten. Das Studium des anormalen Pigment-metabolismus ist zu vertiefen.

Nach Erfahrungen über die Hämatoporphyrie, die sich auf der Basis eines Porphyrismus entwickelt, müssen wir annehmen, daß die Eigentümlichkeit dieser Anomalie schon durch einen besonderen Anlagefaktor in der Erbkon-stitution festgelegt ist oder wenigstens, daß die Disposition zur Entwicklung dieser Anomalie in der Beschaffenheit der Erbkonstitution realisiert ist und die Manifestierung der Anomalie phänotypisch unter Einwirkung der Umwelt-faktoren erfolgt.

D. Krankheitsgruppe der Hämatoporphyrie.

Für die Entwicklung einer Krankheit ist die Konstitution des Organismus von großer Bedeutung. Die Konstitution selbst aber, resp. eine Konstitutions-anomalie kann niemals begrifflich mit der Bezeichnung „Krankheit" sich decken. Es gibt aber Konstitutionsanomalien, welche zu einem krankhaften Zustand des Trägers führen können. Nur für solche Krankheiten, die sich allein auf der Basis einer Konstitutionsanomalie entwickeln, möchte Günther (7) die Bezeichnung „Konstitutionskrankheit" angewendet wissen. Ein interessantes Beispiel von Konstitutionskrankheiten ist die Gruppe der Hämatoporphyrie, welche nur auf der Basis des Porphyrismus entstehende Krankheiten umfaßt.

Diese Krankheitsgruppe teilt sich in 2 Hauptformen, welche klinisch ein sehr differentes Symptomenbild bieten. Die Hauptform der akuten Hämato-porphyrie imponiert durch schwere bedrohliche Störungen der Darmfunktion und oft auch des Nervensystems, während die Haematoporphyria congenita durch Ablagerung von Hämatoporphyrinen im Gewebe und die eigenartigen Folgen der Lichtsensibilisierung durch den Farbstoff ausgezeichnet ist.

Die gemeinsame konstitutionelle Grundlage bildet der Porphyrismus im weiteren Sinne, wie er vorher geschildert wurde. Es ist aber fraglich, ob die gleiche Form des Porphyrismus zu beiden Arten der Hämatoporphyrie dispo-nieren kann. Wahrscheinlicher ist, daß auch die Konstitutionsanomalie des Porphyrismus in wenigstens zwei Hauptmodifikationen zur Ausbildung kommt, deren jede einer bestimmten Krankheitsdisposition zugeordnet ist. Es wurde bereits an die Möglichkeit gedacht, daß bei der zur Hämatoporphyrin-Ablagerung im Knochen führenden Form eine besondere Modifikation des Hämatoporphyrins, vielleicht die Karboxylierung zum Uroporphyrin-Fischer von maßgebender Bedeutung sei, welche vielleicht nicht bei allen Porphyrikern auftritt. Man soll aber seinen Gesichtspunkt nicht nur auf das Hauptcharakteristikum der Hämato-porphyrinbildung einengen; es können wohl auch Unterschiede ganz anderer Art von Bedeutung sein. Es ist noch nicht vorgekommen, daß ein Patient die typischen Krankheitszeichen der beiden Hauptformen zugleich geboten hätte.

Die Erforschung dieser interessanten Krankheitsgruppe hat schon wichtige Tatsachen gefördert; immerhin befindet sie sich noch im Initialstadium.

Um ein klares klinisches Krankheitsschema aufzustellen, sollten als Grund-lage nur die „typischen", gleichartigen Fälle verwendet werden. Die klinische Krankheit als Lehrgegenstand bleibt ein Schema und der kranke Mensch ist immer ein individueller, besonderer Fall. Es gibt stets Grenzfälle, die nicht in das Schema passen. Diese sollen uns hier nicht interessieren.

Als Günther (2) im Jahre 1911 die Hämatoporphyrie als besondere Krank-heitsgruppe beschrieb, ließen sich nicht alle Fälle den beiden Hauptformen unterordnen, sondern es blieben drei Fälle, darunter ein selbstbeobachteter übrig, welche weitgehende Ähnlichkeit mit der kongenitalen Hämatoporphyrie

boten, aber doch in dem wesentlichen Punkte abwichen, daß sie nach der Krankheitsgeschichte nicht als „kongenital" bezeichnet werden konnten; es mußte
damals damit gerechnet werden, daß diese als „chronische Hämatoporphyrie" bezeichneten Fälle durch exogene Einflüsse pathogenetisch entstanden
sein konnten. Im Jahre 1922 war die Zahl dieser Fälle auf 8 angewachsen [1]).
Der Beginn der Krankheitserscheinungen wurde frühestens im 4. Lebensjahre [2]),
in der Hälfte der Fälle nach dem 24. Lebensjahre angegeben. 1922 heißt es:
„Die Existenz der chronischen Hämatoporphyrie als besonderer Krankheits-
spezies ist immer noch etwas problematisch." „Für kongenitale Grundlage
spricht die Familiarität des Leidens" (es wurde einmal bei Vater und Sohn
beobachtet). In diesem Falle „wäre die Haematoporphyria chronica nur gewissermaßen eine leichteste Form der kongenitalen Hämatoporphyrie". „Mit
der akuten Hämatoporphyrie hat diese Krankheitsform gemeinsam, daß die
Krankheitssymptome im späten Kindesalter oder erst im mittleren Alter in
seltenen oder öfteren Paroxysmen, manchmal nach prodromalen Intestinal-
störungen auftreten." Nach dem jetzigen Stande der Forschung ist es sehr wahrscheinlich, daß diese Fälle besondere Abarten der kongenitalen Hämatoporphyrie
mit leichteren Krankheitssymptomen darstellen. Vorläufig mögen sie ganz
in der Versenkung verschwinden. Es folgt daher nur die Beschreibung der akuten
und der kongenitalen Hämatoporphyrie.

1. Haematoporphyria acuta.

Die eine Hauptform, welche als akute Hämatoporphyrie (Hpyria ac.) bezeichnet wird, läßt sich auf Grund einer großen Zahl von klinischen Beobachtungen als wohl charakterisiertes Krankheitsbild darstellen. Diese Krankheit
tritt in Form von akuten Anfällen auf; die oft sehr schweren Attacken können
sich mit geringer oder stärkerer Intensität im Laufe der Jahre mehrmals wiederholen. Durch mehrjährige Beobachtung ist nun Günther (3) der sichere Nachweis geglückt, daß in den Intervallen zwischen den krankhaften Paroxysmen
kein normaler Zustand besteht, sondern daß die betreffenden Individuen die
Konstitutionsanomalie des Porphyrismus darbieten. In dieser Zeit können
sie bis auf die geringen, dem Porphyrismus eigenen Symptome ziemlich normal
und gesund erscheinen; sie haben gewöhnlich keinen Anlaß, sich in ärztliche
Beobachtung zu begeben oder fallen bei Angabe etwaiger neurasthenischer
Beschwerden nicht als Besonderheiten in der großen Schar der Neurastheniker auf.

Der pathogenetische Vorgang der „Auslösung" des akuten Anfalles ist völlig
unbekannt. Daß eine besondere Konstellation der Außenfaktoren dazu nötig
ist, darf man wohl annehmen. Bei einem Teil der Fälle ist bekannt, daß eine
pathogenetische Bedingung im Kausalnexus mit vorhanden ist, welche aber
keinesfalls als alleinige Ursache angesehen werden darf. Diese Bedingung ist
der chronische Einfluß gewisser Medikamente oder Gifte auf den Körper. In
solchen Fällen, die der Unterart der Haematoporphyria acuta toxica
angehören, addiert sich der konstitutionellen Basis des Porphyrismus noch der
chronische Zustand des Sulfonalismus, Trionalismus usw. Aber auch hier
reichen diese beiden Momente zur Auslösung des betreffenden Krankheitszustandes noch nicht aus. Es gibt außerdem zahlreiche Fälle, bei denen ein
exogenes toxisches Moment nicht bekannt ist. Diese Krankheitsform wird als
genuine oder idiopathische Form der akuten Hämatoporphyrie bezeichnet.

Der akute Anfall beginnt plötzlich mit äußerst heftigen Kolikschmerzen
in der Ober- oder Unterbauchgegend, oft als epigastrischer oder symphysärer

---

[1]) Dazu ein typischer Hydroafall von Senear-Fink.
[2]) „1. Lebensjahr" in Monogr. ist Druckfehler.

Schmerz beschrieben. Der epigastrische Schmerz kann nach der Schulter, der hypogastrische nach Kreuz und Oberschenkel ausstrahlen. Trotz der Schwere des Krankheitsbildes fällt bei der Palpation die Schlaffheit der Bauchmuskulatur auf und selbst bei den heftigsten Schmerzen kann man besonders bei psychischer Ablenkung das Abdomen leicht und tief eindrücken. Dieses differentialdiagnostisch wichtige Symptom, welches sich übrigens oft auch bei Bleikolik findet, spricht dafür, daß die Schmerzen wohl durch Darmspasmen ausgelöst werden.

Zuweilen kann man Darmsteifungen oder palpatorisch spastische Darmkontraktionen nachweisen. Meist tritt im Anfall Erbrechen ein, das Erbrochene ist oft durch Galle gelb gefärbt. Außerdem besteht Stuhlverhaltung, die sich bis zu dem Phänomen des spastischen Pseudoileus steigern kann. In mindestens zwei Drittel der Fälle ist die Trias: Darmkolik, Erbrechen, Stuhlverhaltung vorhanden. Schüttelfrost ist im Anfall selten, öfters besteht leichtes Fieber.

Das diagnostische Hauptsymptom der Krankheit ist die stark vermehrte Ausscheidung von Hämatoporphyrin im Kot und im Harn. Während die Fäzes auf der Höhe der Erkrankung wegen hartnäckiger Obstipation oft auch nach Einlauf nicht untersucht werden können, zeigt der in sehr verminderter Menge hochkonzentriert ausgeschiedene Urin eine eigenartige braunrote Färbung, welche den Arzt sofort auf das Bestehen einer ganz besonderen Affektion hinweisen muß. Je nach der Menge des Hämatoporphyrin und der Anwesenheit anderer Pigmente gleicht die Farbe mehr dem Malagawein, Kirschenwasser, Portwein oder ist schon in dünner Schicht schwarzbraunrot. Auf der Höhe des Anfalles ist die Farbe des Urins meist am dunkelsten, im Verlaufe des Anfalls nimmt sie nach anfänglichen quantitativen Schwankungen allmählich an Intensität ab bis zu scheinbar normalem Verhalten. Die Dunkelbraunfärbung wird durch das stets mit vorhandene Urobilin und besonders das Urofuszin bedingt. Wenn die Farbe schon heller geworden ist, läßt sich doch oft ein Nachdunkeln beobachten, welches auf Urobilinogen und Leukohämatoporphyrin zu beziehen ist. Auch Fischers Uroporphyrin wurde in einzelnen Fällen gefunden. Der Urin zeigt stets saure Reaktion, zuweilen ist Albuminurie und Zylindrurie als Zeichen einer toxischen Nierenreizung vorhanden. In der Regel kommt Hämoglobin, Hämatin oder Bilirubin im Harn nicht vor.

Wenn nach Rückgang der hartnäckigen Darmspasmen schließlich nach 8 und selbst 10 Tagen Stuhlgang erfolgt, so findet man gewöhnlich einen spastischen kleinknolligen schwärzlichen Kot, dem blutiger Schleim beigemengt sein kann. Das mikroskopische Bild der Darmbakterienflora hat keine Besonderheiten ergeben. Wichtig ist nun die chemische Feststellung, daß der Stuhl Hp. enthält, und zwar oft in größeren Mengen als der Urin. Diese Tatsache ist wohl manchen noch nicht klar geworden, die es vorziehen, die Krankheit Hämatoporphyrie in „Porphyrinurie" umzutaufen.

Nach der Wiederkehr normaler Darmpassage kann in kurzer Zeit wieder völliges Wohlbefinden eintreten. Der Urin zeigt wieder normale hellgelbe Farbe und läßt nur bei genauerer Untersuchung noch vermehrte Hämatoporphyrinmengen erkennen. Die Anfälle können sich aber im Laufe der Jahre öfters wiederholen. Einzelne Attacken können als schwerer Ileus imponieren, oder der Unkundige kommt zur Diagnose einer Appendizitis, Cholelithiasis, Nephrolithiasis und der Patient wird dem Messer des Chirurgen überliefert.

Die richtige Stellung der Diagnose schützt zwar den Patienten vor einer unnötigen Operation und trotz des oft bedrohlichen Charakters des Krankheitszustandes ist ein günstiger Ausgang zu erhoffen. Doch ist die Prognose bei öfterer Wiederkehr der Attacken keine besonders gute.

Ein gefährliches Symptom ist die Komplikation mit Störungen des Nerven-systems. Einzelnen Anfällen können sich Parästhesien, Störungen der Berührungs- und Schmerzempfindung, Paresen, ferner epileptiforme Anfälle und Psychosen hinzugesellen. Selbst Lähmungen wurden beobachtet, die wieder völlig zurück-gingen. So können mehrere Anfälle mit leichteren neuropathischen Kompli-kationen doch wieder überwunden werden. Die Zahl der Fälle ist aber nicht gering, die unter Zunahme der polyneuritischen Symptome, unter Auftreten von Lähmungen der Extremitäten, Ischurie, Lähmung der Stimmbänder, des Schluckmechanismus, der Augenmuskeln und schließlich Zwerchfellähmung mit dem Symptomenbild der aszendierenden Paralyse (Landry) zugrunde gingen. Wenn wir die Literatur der genuinen und toxischen Hämatoporphyrie zusammen überblicken, so finden wir unter 110 Fällen 66, welche unter den klinischen Erscheinungen der aszendierenden Paralyse letal verliefen. Dieser hohe Prozentsatz (59,5%) darf aber nicht als Maßstab für die Mortalität der akuten Hämatoporphyrie eingesetzt werden, da man wohl annehmen kann, daß eine nicht unbeträchtliche Zahl von Fällen nicht diagnostiziert und nicht beschrieben worden sind, welche nicht zum Tode führten.

Nach dieser allgemeinen Schilderung des Krankheitsverlaufes sollen die einzelnen Unterarten der akuten Hämatoporphyrie besonders besprochen werden.

a) Haematoporphyria acuta idiopathica.

Nachdem bei der letzten monographischen Bearbeitung 6 Fälle aus der Kasuistik gestrichen waren, soll jetzt noch ein atypischer Fall von Dana aus-geschaltet werden, so daß das Beobachtungsmaterial mit neun neuen Beobach-tungen 31 Fälle umfaßt. Die Erkrankungen fallen hauptsächlich in das 3. bis 5. Jahrzehnt. Eine weibliche Sexualdisposition scheint vorhanden zu sein (68% ♀). Die nur anamnestisch eruierten Fälle wurden nicht mitgezählt, sonst würde sich die Zahl der weiblichen Patienten noch um mindestens 3 ver-mehren.

Die konstitutionelle Basis des Porphyrismus kann man bei manchen Fällen der Literatur vermuten. Eine neuropathische resp. psychopathische Komponente läßt sich in mindestens $1/3$ der Fälle annehmen. Trotz dieses konstitutionellen Momentes ist die Familiarität resp. Heredität des Leidens auf Grund der Literaturberichte nicht besonders ausgeprägt; doch darf man vermuten, daß größerenteils hierauf nicht besonders geachtet worden ist. Günther nahm in seinen Fällen nicht nur anamnestische, sondern chemische Untersuchungen bei Familienmitgliedern mit negativem Ergebnis vor. Eine Publikation von Barker und Estes ist aber von großer Wichtigkeit, da sie in einem Falle Familiarität und wohl auch Heredität erkennen läßt. Zwei Schwestern der beobachteten Patientin starben unter ähnlichem Symptomenbild, auch eine dritte Schwester habe ähnliche Krankheitserscheinungen gehabt. Bemerkens-wert ist, daß die Geschwister alle im gleichen Alter (18—22 Jahren) an akuter Hämatoporphyrie erkrankten, aber nicht etwa durch eine gemeinsame Infektion, Intoxikation usw., da mindestens 4 Jahre zwischen den einzelnen Erkrankungen liegen. Angeblich hatten die Mutter und Großmutter mütterlicherseits Anfälle von Erbrechen, Leibschmerz, Obstipation mit Veränderung der Urinfarbe.

Außerdem ist eine Häufung von Neuropathien in der Familie der Erkrankten erkennbar, z. B. Mutter und Schwester nervös (Günther, Grünewald), Mutter nervenkrank (Maase), Vater Hypochonder (Bostroem).

Zur genaueren Schilderung des Krankheitsverlaufes seien zwei Fälle Gün-thers (3) nochmals kurz beschrieben unter Hinzufügung neuer Beobachtungen.

1. Fall. Jos. Proh. (♂, geb. 10. 10. 1897), Elektromonteur. Im Winter 1916, also mit 19 Jahren, traten zuerst „Magenkrämpfe" auf, die allmählich an Häufigkeit zunahmen. Frühjahr 1917 öfters Erbrechen. Nach Angaben der Eltern war der Urin schon seit 1916 öfters auffällig dunkel gefärbt. Am 20. 8. 1919 begann Anfall akuter Hpyrie, zunächst mit Leibschmerzen unterhalb des Nabels, die nach zwei Tagen heftiger wurden. Vom 22. 8. ab Stuhlverhaltung bis 1. 9. Am 23. 8. wurde dunkelrote Farbe des Urins beobachtet, die während des Anfalls persistierte. 26. 8. Aufnahme in Klinik. Stuhlverhaltung, Leibschmerz, Singultus. Die Röntgenuntersuchung mit Bariumkontrastmahlzeit am 28. 9.

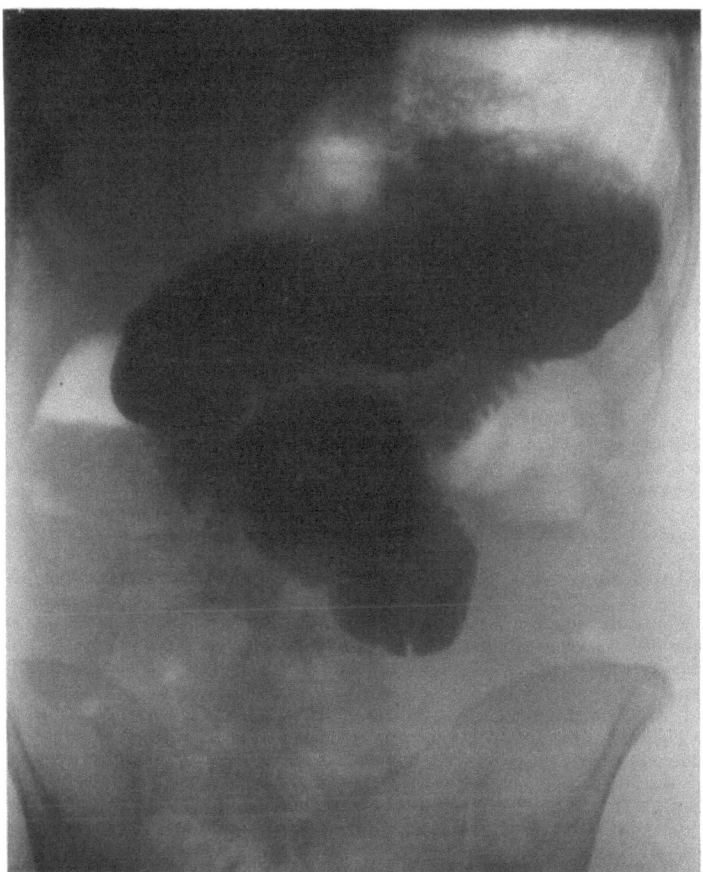

Abb. 5. Röntgenbild des Intestinaltraktus von Fall 1.

ergab ein eigenartiges Bild der Stenose im oberen Dünndarm, welches Abb. 6 demonstriert. Der auffällig weit nach rechts reichende Pylorusteil des Magens hebt sich durch eine große Gasblase in der rechten Kolonflexur besonders auffällig hervor; das Querkolon wird auch durch starke Gasfüllung teilweise sichtbar. Es findet sich eine Atonie des Pylorus und des Colon ascendens und transversum mit starker Gasfüllung des Magenfornix und der Kolonflexuren. Zunächst erfolgt oberhalb der spastisch kontrahierten oberen Dünndarmschlingen eine Stauung des Darminhaltes, dann nach lang verzögerter Passage eine Stauung im atonischen Dickdarm (die Breite des Colon ascendens und transversum beträgt unter Berechnung der projektiven Vergrößerung 8—9 cm), bis schließlich 100 Stunden nach Einnahme der Bariummahlzeit und 10 Tage nach der letzten Stuhlentleerung die ersten Kotmengen nach Einlauf erscheinen. Stuhl und Urin enthalten reichlich Hämatoporphyrin, ebenso wohl die Galle, da im gallehaltigen Mageninhalt Hp. nachgewiesen wurde. Der

Urin wird in geringen Mengen, mit stark saurer Reaktion und dunkelroter Farbe entleert; vom 31. 8. bis 3. 9. ist die Farbe schwärzlich-braun, wohl hauptsächlich durch Urofuszingehalt. Auch Hämatoporphyrinogen und reichlich Urobilin sind vorhanden. Im Zentrifugat sehr zahlreiche Epithelien, Leukozyten, mäßig viele granulierte Zylinder und Schleimfäden. Seit 6. 9. spontane Entleerung schwärzlich-braunen festen Stuhles mit blutigen Schleimmassen an der Oberfläche. Allmählicher Rückgang der Erscheinungen. Am 8. 10. geheilt entlassen. Nachuntersuchungen im Frühjahr und Sommer 1920 ergeben noch über die Norm gesteigerte Hp.-Mengen in Harn und Kot. Die genaueren klinischen Untersuchungen im Dtsch. Arch. f. klin. Med. Bd. 134; genauerer Röntgenbefund in Assmanns Lehrbuch.

In den folgenden drei Jahren sind seitdem keine schweren Anfälle aufgetreten, wohl aber 1921 etwa alle 6 Wochen ein ganz leichter Anfall von Kolikschmerzen, welche 1 bis 2 (auch 3) Tage dauerten und mit Obstipation und Sodbrennen verbunden waren. Erbrechen ist niemals erfolgt. Später traten die Anfälle seltener und in ungleichmäßigen Intervallen auf; das größte Intervall betrug 3 Monate. In den 3 Jahren wurde niemals vom Patienten eine Rotfärbung oder auffällig starke Dunkelfärbung des Urins beobachtet. Er war immer voll arbeitsfähig. Die schon früher vorhandene Nervosität besteht noch in gleicher Stärke und erfährt während der Anfälle eine Steigerung. Erwähnenswert ist noch eine Angabe, daß ein gewisser Zusammenhang der Anfälle mit der Sexualfunktion zu bestehen scheine, indem mehrmals nach übermäßig starkem nächtlichen Sexualverkehr (mit 3 Ejakulationen) am folgenden Tage ein leichter Anfall auftrat.

Eine Nachuntersuchung am 8. 8. 1923 ergab noch reichlich Sommersprossen im Gesicht. Urin zeigt nach HCl-Zusatz deutliche rote Fluoreszenz und Hp.-Spektrum. Hp.-Menge im Urin etwa 0,5 mg pro Liter. Nach starker psychischer Erregung am vorhergehenden Tage hat Urin am 13. 8. wieder Portweinfarbe; Hp. mit Äther extrahiert, entsprechende Konzentration 13 mg Hp. pro Liter; wenig Urobilin, im immer noch portweinfarbigen Urinrückstand reichlich ein brauner Farbstoff, wohl Urofuszin. Am 16. 12. 1923 Urin bernsteinfarbig, Hp. anormal gesteigert.

2. Fall. Frieda Te., 40jährige Lehrerin (geb. 1880). Frühgeburt, immer schwächlich, mit 3 Jahren laufen gelernt, als Kind öfters Leibschmerzen, seit 13. Jahre Menstruation mit Beschwerden. Häufig Obstipationsbeschwerden (1901, 1915, 1918). Nervosität. Eine besondere Färbung des Urins ist früher nicht aufgefallen. Ob die früheren Obstipationsbeschwerden mit Leibschmerzen schon leichte Hpyrie-Anfälle waren, läßt sich nicht entscheiden. Erster sicherer Anfall begann 17. 3. 1920 angeblich nach psychischen Erregungen. War vom 6. 4. bis 20. 5. in medizinischer Klinik. Verlauf und genaue klinische Untersuchung im Dtsch. Arch. f. klin. Med. 134. Ein zweiter Anfall mit klinischer Beobachtung vom 3. 12. 1920 bis 19. 3. 1921 ist in Monographie 1922 beschrieben. Im Sommer 1921 gute Erholung. Zeitweilig hatte aber Urin wieder dunkelrote Farbe, besonders Oktober 1921. Im Frühjahr 1922 wieder Steigerung der Nervosität durch Anstrengung (mußte wegen Straßenbahnstreik täglich 2 Stunden marschieren); öfters Leibschmerzen und leichte Obstipation.

3. Anfall während des Erholungsurlaubs am 10. 4. 1922. Obstipation, Oligurie, dunkelrotbrauner Urin. Letzte Menstruation am 3. 4. Einer bekannten Krankenschwester war es aufgefallen, daß in diesen Tagen eine merkbare stärkere Braunfärbung des Gesichtes eingetreten war. In den nächsten 3 Tagen 3mal Erbrechen. Klinische Beobachtung 13. 4. bis 8. 5. 1922. Verlauf typisch, ohne besondere psychische oder neurologische Symptome. Die starke Oligurie und Hpurie ging mit Nachlassen der Obstipation allmählich zurück. Seit 21. 4. Besserung des Befindens. Blutuntersuchung am 15. 4. ergab 5,5 . 10⁶ Erythrozyten, 90⁰/₀ Hb., 5200 Leukozyten. Am 2. 5. war Urin wieder hellgelb und enthielt relativ wenig Hp. (unter 0,2 mg pro Liter). Tachykardie bis 140; nach Abklingen des Anfalls geht Puls in Hauptlage von 96 zurück.

4 Anfall begann am 22. Februar 1923 mit heftigsten Leibschmerzen, 2mal Erbrechen, Obstipation. Periode in letzter Zeit regelmäßig. Die Höhe des Anfalls ist wieder in der prämenstruellen Zeit. Vom 27. 2. bis 17. 3. in medizinischer Klinik. Kurzer Bericht über diesen Anfall in der Medizinischen Gesellschaft Leipzig am 6. März Befund: Wieder dunkler pigmentiert, einige chloasmaartige größere Flecken im Gesicht Hyperästhesie in Unterbauchgegend. Eindrücken ohne wesentliche Schmerzverstärkung. Urin dunkelrot bis braunschwärzlich. Sehr reichlich Hp. und Urobilin. Am 28. 2. Röntgenuntersuchung des Magendarmkanals, die ähnliche Ergebnisse wie bei den früheren Anfällen hat; nach 8 Stunden ist das untere Duodenum und Ileum besonders im kleinen Becken zusammenhängend gefüllt, keine Zökumfüllung, nach 24 Stunden ist Colon ascendens und transversum stark gasgefüllt. Starke Schmerzen, häufiges Erbrechen, Morphium. 29. 2. ergibt die spektroskopische Untersuchung des nativen Urins 5,2 mg Hp. pro Liter; bis l. 3. ist die Farbe noch dunkelrotbraun. Am 2. 3. Schmerzen geringer, nach Einlauf etwas Stuhl, Urin in größeren Mengen entleert, 1400 (spezifisches Gewicht 1009), hellgelb, mit wenig

Hp. und sehr wenig Urobilin. Am 3. 3. Einsetzen der Menstruation (bis 6. 3.). 6. 3. keine Schmerzen. Aufstand. Urin hellgelb, nur geringe Mengen Hp. Urin enthält bis zur Entlassung (am 17. 3.) Urobilinogen. Die Bräunlichfärbung der Haut wird allmählich geringer.

Blutuntersuchung auf vital granulierte Erythrozyten durch Dr. Weigeldt ergab im Anfall 1,3%, im Intervall bis 0,9%, während normal nach Naegeli höchstens 0,2% gefunden werden.

Nachuntersuchung am 21. 6. 1923. Hat seit Entlassung als Lehrerin Dienst getan. Allgemeinbefinden wechselnd. Urin sei jetzt immer früh heller und mittags dunkler. Untersuchung der mitgebrachten Urinproben ergibt: Frühurin hellgelb mit rötlicher Fluoreszenz. Wenig Hp. (0,5 mg pro Liter) mit Wärmespektrum im nativen Urin. Nach Zusatz von HCl viel Gasentwicklung durch Karbonate und Rosafärbung, wenig Leukohp., nach $KMnO_4$-Zusatz Hp. 0,6 mg pro Liter. Der Mittagsurin ist in Flasche schwarzrotbraun und noch in 1 cm Schicht dunkelbraun; Wärmespektrum des Hp. Leukohp. nicht nachweisbar. Hp.-Konzentration 6 mg pro Liter, also das Zehnfache des Morgenurins.

Am 9. 3. 1924 Hp. im Urin pathologisch vermehrt. Bisher kein neuer Anfall.

Im Vordergrund der klinischen Krankheitserscheinungen stehen die Störungen der Darmfunktion. Die äußerst heftigen Kolikschmerzen und Passagestörungen werden durch lokale Spasmen des oberen Dünndarms bedingt. Warum die Spasmen gerade hier auftreten, ist nicht bekannt. Andere Darmpartien können dagegen atonisch sein, so der Magen und das Colon ascendens [Günther (3)]. Besonders wichtig ist ein Sektionsfall von Barker und Estes, welcher eine auffallende Erweiterung des Magens und des Duodenums und Kontraktion des Ileums sowie leeren Dickdarm ergab. Ähnliche Erscheinungen sah Günther (1) bei einer mit subkutaner Hp.-Injektion behandelten Maus. In Günthers Hämatoporphyriefällen fand sich eine atonische Obstipation mit starker Gasfüllung, besonders an der Lienalflexur. Die Darmspasmen und die atonische Obstipation vom Aszendenstypus haben eine hartnäckige Stuhlverhaltung zur Folge, welche bis 10 Tage anhalten kann. Die Darmschleimhaut gerät in Mitleidenschaft, es findet sich blutiger Schleim an der Oberfläche der harten Kotknollen; selten werden auch „okkulte" Blutungen oder sogar blutige Diarrhöe beobachtet.

Grünewald sah Gastroptose, starke Darmspasmen, mangelnde Peristaltik und verzögerte Entleerung des Magens. Mobitz berichtet über einen nicht ganz typischen Fall, bei dem röntgenologisch Pylorospasmus und verlangsamte Dünndarmentleerung festgestellt wurde.

Ein weiteres wichtiges Symptom sind in schwereren Fällen die Störungen des Nervensystems. Schlaflosigkeit, die teilweise durch die heftigen Kolikschmerzen hervorgerufen wird, ist oft vorhanden. Leichte Sensibilitätsstörungen (Parästhesien), suprasymphysäre hyperalgetische Zonen kommen auch in leichteren Fällen vor. „Polyneuritiden" oder Neurotoxikosen mit Sensibilitätsstörungen und Lähmungen (öfters Radialislähmung), selbst vorübergehende Amaurose kommen auch bei günstig verlaufenden Fällen vor. Der Liquorbefund ist normal.

Neuerdings wurde von Thiele ein Fall berichtet, der genauer neurologisch und psychiatrisch beobachtet wurde. Der Anfall verlief bisher mit Hyperalgesie der Haut, Muskeldruckempfindlichkeit, Dehnungsschmerz des Ischiadikus, Nystagmus, Erschwerung der Blickrichtung nach beiden Seiten bei normalen Sehnenreflexen, Delirium. Nach Abklingen des Deliriums rasch progrediente schlaffe atrophische, ziemlich symmetrische Lähmung an Rumpf und Extremitäten, an letzteren allmählich vom Ansatz distal fortschreitend mit Erlöschen der Sehnen- und Knochenreflexe. Es tritt partielle EaR. und schließlich an den proximalen Extremitätenmuskeln komplette EaR. ein. Zunehmende Fazialisschwäche (besonders unterer Ast), doppelseitige Phrenikuslähmung und doppelseitige Rekurrenslähmung; Parese des Sphincter ani et vesicae. Pyramidensymptome waren niemals vorhanden. Hypästhesie für Berührung und

Temperatur „von im groben segmentalen bzw. radikulären Charakter" bei
wechselnden Angaben über Schmerzempfindung und intakter Tiefensensibilität.
Es wurde ein polyneuritischer Prozeß mit primär radikulärem Angriffspunkt
der Noxe angenommen.

Ein solcher Verlauf gibt eine sehr schlechte Prognose. Schwere Polyneuritiden, besonders vom Typus der (aszendierenden) Landryschen
Paralyse, verlaufen meist letal. Von allen bisher beschriebenen Fällen genuiner
akuter Hämatoporphyrie endeten über 60% auf diese Weise tödlich.

Ein von Simons beobachteter Patient (24 jähr. ♂) hatte zunächst eine
schwere Polyneuritis ziemlich überwunden, erlag aber kurze Zeit darauf einem
Rückfall. Der Hämatoporphyrie-Anfall begann mit suprasymphysärem Schmerz,
Obstipation und Portweinfarbe des Harns. Nach 2 Wochen Parese der Arme,
Heiserkeit, starker Schweiß. Später Kachexie, Tachykardie, tiefe Atmung,
Nystagmus nach rechts, doppelseitige Rekurrenslähmung, schwache Bauch-
presse, Hypotonie der Nackenmuskulatur, Parese und elektrische Störungen
der atrophischen Schultermuskeln und oberen Extremitäten; Druckempfindlichkeit der Muskeln und Nerven der Extremitäten, Patellarreflex nur rechts,
Achillesreflexe und Bauchdeckenreflexe fehlend, doppelseitiger Babinskireflex;
keine Gefühls- oder Blasenstörungen. Nach 8 Tagen waren Nystagmus und
Babinskireflex verschwunden, fortschreitende Besserung, nach 10 Monaten
ohne Lähmung reisefähig entlassen. Kurz darauf aber, angeblich nach Genuß
kalten Bieres ein neuer Anfall von Kolik, Obstipation und Hpurie. 11 Monate
nach Beginn des 1. Anfalles Tod an Herzschwäche.

Das vegetative Nervensystem ist — wie man aus den Störungen der
Darmfunktion schließen kann — zweifellos stark beteiligt. Doch läßt sich
die Störung nicht eindeutig auf ein bestimmtes Gebiet dieses Systems oder
allein auf einen der beiden Antagonisten zurückführen. Auch die pharmakologischen Prüfungen Günthers [(³), S. 263 und 275] hatten kein eindeutiges
Resultat. Es muß noch eine öfters bestehende Tachykardie (bis 140) erwähnt
werden. Eine im Anfall auftretende Galaktorrhöe wurde von Grünewald
als Sympathikusalteration gedeutet, auch Speichel- und Tränenfluß trat bei
diesem Falle auf.

Daß alle Patienten ein neuropathisches oder psychopathisches Wesen zeigen,
ist ein Hinweis auf die dem Leiden zugrunde liegende Konstitutionsanomalie
des Porphyrismus. Epileptiforme Anfälle, Delirien, Manie, schwere Depressions-
zustände kommen vor.

Das Kardinalsymptom der Hämatoporphyrin-Ausscheidung in Harn und
Stuhl wurde schon im vorigen Abschnitt genauer geschildert. Während des
Anfalls ist die Hp.-Menge enorm gesteigert, mit dem Nachlassen der Krankheitssymptome geht sie wieder auf das Niveau des Intervalls zurück. Die Urinfarbe ist gewissermaßen mit ein Index für den Krankheitsverlauf. Der Verlauf
der quantitativen Ausscheidung des Hämatoporphyrins während der Krankheit ist in einem Diagramm Günthers (Dtsch. Arch. f. klin. Med. 134, S. 275)
graphisch dargestellt. Die Vermehrung des „Urobilins" geht etwa der des
Hp. parallel. Der native, stark saure Urin zeigt gewöhnlich das Wärmespektrum
des Hämatoporphyrins. Im Falle Veil-Weiß wurde außer Up.-Fischer auch
Zystin und Leuzin notiert.

In einem typischen Falle wurde die Rotfärbung des Urins zunächst auf
Skatolrot bezogen; erst Maase erkannte später den Fall als akute Hämato-
porphysie und wies in dem 3 Jahre lang aufbewahrten Urin reichlich Hp. und
in der Bleifällung Skatolrot nach. Maase konnte ferner durch Untersuchung
des aufbewahrten Urins eines von Gutstein als „Nephroseinurie" beschriebenen Falles die sichere Diagnose einer akuten Hpurie erbringen, die ja nach

der Krankengeschichte einen typischen Verlauf hatte (Forschbachs Fall in Zeitschr. f. klin. Med. Bd. 85 möchte ich als zu unbestimmt nicht mit in die Kasuistik aufnehmen).

In dem nicht ganz typischen Falle von Mobitz mit Cholelithiasis wurde nach Cholezystektomie Hp. in Gallensteinen nachgewiesen.

Daß auch noch andere Anomalien im Pigmentmetabolismus spielen, sieht man nicht nur an der dem Porphyriker gewöhnlich eigenen Neigung zu stärkerer Hautpigmentierung (diffuse oder starke Epheliden), sondern auch daran, daß während des Anfalles Veränderungen der Hautpigmentierung auftreten können. So wurde von Günther mehrmals im Anfall eine Zunahme der Hautpigmentierung bis zu ziemlich brauner Färbung und das Auftreten grober, brauner, chloasmaartiger Flecken im Gesicht beobachtet. Bei dem Patienten von Simons soll schon 2 Jahre vor Beginn des Anfalls eine Bräunung der Haut und Schwärzung der Haare eingetreten sein, während des Anfalls trat eine Veränderung bis zu braungrauer, kachektischer Farbe ein; im finalen Stadium wird die Färbung als „zwischen Kaffernschwarz und Chinesengelb" geschildert. Thiele sah im Anfall hellbraune Pigmentierung der Skleren und eine 4 Tage dauernde „subikterische" Färbung des ganzen Körpers. Maase fand bräunliche Pigmentierung des unteren Abdomens, Gutstein erwähnt Epheliden im Gesicht und „subikterische" Konjunktiven, Grünwalds Fall hatte Hautbräunung an Gesicht und Hals bei ausgesprochen dunklem Teint, Harbitz fand gelbliche Färbung von Haut und Skleren, Grünwald auffallend dunkel pigmentierte Warzenhöfe bei einer Virgo. Schleimhautpigmentierungen wurden nicht gefunden. Für Störung der Nebennierenfunktion haben sich keine positiven Daten ergeben.

Da man sich früher die Erkrankung durch hämolytische Prozesse zu erklären suchte, wurde das Blut meist genauer untersucht. Zytologisch wurde bei einer größeren Zahl Patienten völlig normaler Befund erhoben. Wenn dreimal durch komplikative Blutverluste eine Oligozythämie gefunden wurde, so war dies eine Ausnahme. Viermal wurde dagegen eine Erythrozytose festgestellt (zweimal sogar über 7 Millionen Erythrozyten). Die Erythrozytose war nach Günthers Beobachtungen auf der Höhe des Anfalls am größten, war aber auch noch nach völligem Verklingen der Attacke nachweisbar. Leichte zyanotische Gesichtsfärbung wurde einige Male erwähnt.

Grob morphologisch verhalten sich die Blutzellen normal, eine Vermehrung der punktierten Erythrozyten wurde nicht gefunden. Weigeldt gibt aber an, eine geringe Vermehrung der vital granulierten Erythrozyten und daher „als Ausdruck einer vermehrten Knochenmarkstätigkeit eine Vermehrung der jugendlichen Blutzellen" nachgewiesen zu haben. Zwischen der von Günther festgestellten quantitativen Hp.-Ausscheidung in Urin und Stuhl und der Zahl der vital granulierten Erythrozyten konnte nach Weigeldt „nur zeitweise ein gewisser Parallelismus festgestellt werden". Im Anfall wurden 1,3%, im Intervall 0,9% gezählt. Die Resistenz der Erythrozyten fand Günther normal.

Das Blutserum bietet keinerlei Zeichen von Hämolyse. Hämatoporphyrin kann auch im Anfall bei starker Ausscheidung im Urin nur in so geringen Mengen vorhanden sein, daß diese klinisch nicht faßbar sind. Snapper fand einmal ein wenig Bilirubin, vermehrten Cholesteringehalt und während des Anfalles Vermehrung des gelben Luteinfarbstoffes. Die Wassermann-Reaktion war stets negativ. Der Reststickstoff war einmal 112 mg (Thiele).

Sonst ergab die Untersuchung der inneren Organe keine typischen Abweichungen. Lichtüberempfindlichkeit besteht nicht. Wenn wirklich in Thieles Fall im Sommer ein Hydroa aestivale auftrat, würde es sich um eine große Ausnahme handeln (Kombinationsform); dies wurde aber nur anamnestisch eruiert.

Der so geschilderte Anfall kann sich im Laufe der Jahre mehrmals wieder holen. Bei den in der Literatur verzeichneten Fällen waren in 58% zwei und mehr Anfälle notiert. Günther beobachtete allein bei einer Patientin im Laufe von 3 Jahren vier ziemlich schwere Anfälle. Im Falle Grunds ließen sich anamnestisch sieben Anfälle zählen.

Von keinem einzigen Falle läßt sich mit Sicherheit sagen, daß eine wirkliche Heilung eingetreten ist. Es ist zu hoffen, daß über einige Patienten nach einer hinreichend langen Zeit wieder berichtet wird. Die einzelnen Attacken können sich in unregelmäßigen Zwischenräumen von Wochen, Monaten und 1 bis 2 Jahren folgen. Von Günthers einem Patienten läßt sich sagen, daß er in den letzten $3^1/_2$ Jahren von schweren Anfällen verschont blieb, doch sind wohl zahlreiche leichte Abortivanfälle aufgetreten.

Die aszendierende Paralyse kann in wenigen Tagen zum Tode führen und bei sehr stürmischem Verlauf des ganzen Anfalls kann zwischen Krankheitsbeginn und Tod eine Woche liegen. In Ascolis Fall scheint sogar die Dauer des ganzen letal verlaufenden Anfalles nur 4 Tage betragen zu haben.

Die **pathologische Anatomie** hat bisher zur Klärung der Krankheitsgenese nicht beigetragen. Zunächst interessiert die Frage, ob sich bei der Sektion Zeichen von Porphyrismus gefunden haben, ob besonders bei der akuten Hämatoporphyrie Ablagerungen von Hämatoporphyrin im Gewebe vorkommen. Leider ist trotz einer größeren Zahl von Sektionen (8) wohl meist nicht darauf geachtet worden. Eine Hp.-Färbung der Knorpel ist nicht wahrscheinlich, doch erwähnt Löffler leichte Braunfärbung der Rippenknorpel. In Simons Fall, über den eine genauere Mitteilung noch aussteht, ergab die Obduktion durch Versé gelbbraune Knochen; bei Fall Maase waren die Knochen nicht pigmentiert. Die Befunde an den einzelnen Organen sind keineswegs eindeutig. Über die älteren pathologisch-anatomischen Befunde vgl. Günthers Monographie 1922. Von neuen Sektionsergebnissen sind folgende anzuführen: Hypoplasie der Aorta (Maase, Gutstein), kongenitale Lappung der Niere, Struma colloides, „eigentümliche Erweichung des rechten Ovariums", histologische Veränderungen in Prähypophyse und Epithelkörperchen (Maase), parenchymatöse Leberdegeneration (Harbitz), „eigentümliche schwärzliche Fleckung der Leber" (Maase). Besonderheiten ergab noch die Sektion des Falles Harbitz (43jähr. ♂): Chronische Nephritis mit Herzhypertrophie, Arteriosklerose, besonders der Basilar- und Vertebralarterien, beträchtliche Pigmentierung der tieferen Wandschichten der Basalarterien, Thrombose der Basilararterie, Hirnerweichung (Pons, Cerebellum, Nucl. caud.), Myelitis des Zervikalmarkes (?), spinale Meningitis mit Pigmentation. Die Untersuchung des Bauchsympathikus, Gangl. coeliac. und suprarenaler Ganglien ergab „im wesentlichen negativen Befund" (Maase). Die Nervenprozesse der Neurotoxikosen lassen sich oft histologisch nicht erfassen.

Die **Ätiologie** der akuten genuinen Hämatoporphyrie ist unbekannt. Das Kardinalsymptom der vermehrten Hp.-Ausscheidung eignet ebenso dem Porphyrismus zu als Zeichen einer Anomalie des Pigmentmetabolismus, doch erfährt diese Ausscheidung im Anfall eine wesentliche Steigerung. Es entsteht die Frage, ob diese Steigerung die Folge eines besonderen Krankheitszustandes bei einem Porphyriker ist oder ob umgekehrt bei einer solchen Konstitutionsanomalie durch weitere quantitative Steigerung der anormalen Hp.-Mengen und eventuell anderer unbekannter Körper toxische Wirkungen zustande kommen. Für letztere Möglichkeit spricht die Erfahrung, daß bei Mäusen Hämatoporphyrininjektionen ähnliche Motilitätsstörungen des Darmes und Lähmungserscheinungen hervorrufen (Günther) und bei großen Dosen sogar letal (Fischer) wirken können. Anderseits gibt es aber Porphyriker, welche den der kongenitalen Hämatoporphyrie (vgl. folgendes Kapitel) zugehörigen Symptomenkomplex bieten können, die aber niemals der akuten Hämatoporphyrie eigene Anfälle aufweisen. Dies spricht für die schon geäußerte Annahme, daß die Konstitutionsanomalie des Porphyrismus schon in mindestens zwei Modifikationen auftreten kann, deren eine für die Anfälle der akuten Hämatoporphyrie besonders disponiert ist.

Der Porphyriker ist psychopathisch leicht erregbar, und Zeiten stärkerer Hämatoporphyrinbildung gehen oft Perioden stärkerer psychischer Erregbarkeit parallel. Die Patienten selbst sind leicht geneigt, einen bestimmten psychischen Erregungsvorgang für den Eintritt eines Anfalles verantwortlich zu machen. Aber auch hier kann man mit Günther (1) annehmen, daß „ein koordinierter Parallelismus zwischen gesteigerter Erregbarkeit des Darmes und der Psyche" besteht.

Ferner ist zuweilen ein engerer Zusammenhang der Anfälle mit der Sexualdrüsenfunktion wahrscheinlich. Bei einer dysmenorrhoischen Patientin Günthers fiel der Beginn mehrerer Anfälle jedesmal in die prämenstruelle Zeit. Es ist denkbar, daß in diesen mit einer höheren Erregbarkeit des vegetativen Nervensystems einhergehenden Perioden die Disposition zu hämatoporphyrischen Darmkrisen größer ist. Bostroems Patientin hatte zur Zeit der Menstruation Erregungszustände und Armschmerzen, bekam nach dem 3. Partus einen Anfall, danach Amenorrhöe und nach 2 Jahren den 3. Anfall, der zum Tode führte. Im Falle Veil-Weiß traten stärkere Hpurie und nervöse Symptome jeweils mit den Menses auf; eine kurz dauernde Gravidität führte bei künstlichem Abort zu rasch fortschreitender Kachexie, Anämie, polyneuritisähnlichen Symptomen, Exitus. Ein besonders deutlicher Zusammenhang ergibt sich im Fall Maase. Ein 30jähriges stets schwächliches Fräulein war vom 17. bis 26. Jahre regelmäßig menstruiert, dann traten Dysmenorrhöen mit halbjährigen Pausen auf, die mit Hpyrie-verdächtigen Symptomen verliefen; im vorletzten Anfall wurde auch roter Urin beobachtet. Der letzte typische, in 11 Tagen letal endende Anfall begann nach 4 Monate langer Amenorrhöe in der prämenstruellen Zeit, während des Anfalles setzte nach 6 Tagen die Regel ein. (Der Beginn des Anfalles fällt also in die 2. Periode der Molimina menstrualia, etwa in die Zeit der ziemlich vollendeten Reifung des Corpus luteum). Gutsteins Patientin hatte irreguläre Menses mit oft halbjährigen Pausen. Bei männlichen Individuen tritt nach ungewöhnlich starker sexueller Tätigkeit oft eine nachhaltige höhere Erregbarkeit des Darmes ein, die sich z. B. in gesteigerter Peristaltik, Flatulenz und Tenesmus äußern kann. Die Angabe eines Patienten Günthers ist in diesem Zusammenhange wichtig, daß nach starkem Exzeß in venere ein leichter Anfall auftreten kann. Nebenbei sei erwähnt, daß die Psychose des Falles Thiele eine stark erotische Komponente hatte (begehrt geküßt zu werden, glaubt ein Kind zu bekommen, spürt Stiche und Kältegefühl in der Vagina oder „wehenartige" Schmerzen im Leib, „als ob etwas herauswolle").

Eine Patientin bekam beim 1. Anfall Schwellung beider Brüste und Hyperalgesie der Brustwarzen (Harbitz), eine Virgo hatte im Anfall Galaktorrhöe bei Hypästhesie der Brüste und auffallend dunkel pigmentierten Warzenhöfen (Grünewald).

Außer der hypothetischen Wirkung von Enterotoxinen muß noch der Möglichkeit des Einflusses irgendwelcher exogen zugeführter Stoffe resp. Gifte gedacht werden, auf deren Bedeutung im folgenden Unterabschnitt noch besonders eingegangen wird. Im Zusammenhang mit den dortigen Ausführungen (S. 653) muß die Tatsache erwähnt werden, daß in 2 Fällen vor einem heftigen Anfall Schlafmittel (Luminal) gegeben worden sind. Die Meinung, daß in diesen Fällen der Anfall lediglich durch Gabe dieser Mittel hervorgerufen wurde, muß abgelehnt werden; immerhin kann man daran denken, daß vielleicht durch das Medikament eine geringe Steigerung der Disposition zum Anfall bewirkt wurde. Jedenfalls ist in allen Fällen akuter Hämatoporphyrie danach zu forschen, ob chronischer Schlafmittelgebrauch oder die Möglichkeit einer anderen toxischen Wirkung vorliegt. Wenn zwei nicht verwandte, in einem Haus wohnende Personen etwa zu gleicher Zeit erkranken (Ranking-Pardington), ist ein toxischer Einfluß wohl zu vermuten.

Erst der Ausschluß dieser Möglichkeiten berechtigt dazu, den Fall als genuinen, idiopathischen zu bezeichnen. In einem solchen Falle kennen wir eben den eigentlichen Anlaß nicht, welcher übrigens nicht in simpler Weise als ein einzelnes exogenes Moment („Ursache") aufgefaßt werden soll, sondern als eine Konstellation verschiedener Momente. An welche Momente man dabei denken kann, wurde besprochen, doch haben wir vielleicht von den wichtigsten keine Ahnung.

Wenn es wirklich gelingen sollte, die pathogenetische Konstellation für den Eintritt der akuten Hämatoporphyrie aufzufinden, so wird die Unersättlichkeit des Warum-Fragens noch lange nicht getilgt. Warum treten denn gerade an jener Stelle des oberen Jejunums die heftigen schmerzhaften Spasmen ein, während diese anderen Darmteile atonisch sind? Läßt „eine gesteigerte Erregbarkeit von Teilen des Vagussystems" (Günther) eine besondere Disposition dieser Teile vermuten? Vielleicht werden durch die anhaltende Koprostase Enterotoxine entstehen, welche eventuell die Ursache einer toxischen Nierenschädigung sein können. Warum tritt aber in einzelnen Fällen eine ominöse Polyneuritis auf, in anderen aber trotz anhaltender Kotstauung nicht? Oder sind Darmstörung und Polyneuritis durch dieselbe Noxe bedingt, deren Wirksamkeit individuell verschieden ist?

Trotz Erschließung des interessanten Zusammenhanges der akuten Hämatoporphyrie mit einer „chemischen Mißbildung" (Garrod) bleibt doch die Genese des Pathos noch in Dunkel gehüllt.

Die **Therapie** der akuten Hämatoporphyrie ist im Anfall nur symptomatisch. Die heftigen Koliken werden mit Opium und Morphium gelindert, während Atropin versagt. Gegen anhaltende Schlaflosigkeit sollen möglichst nicht Mittel der Sulfonal- und Veronalgruppe gegeben werden; geeignet sind Morphium und Chloralhydrat. Lokale Wärmetherapie, ein warmes Bad können die Koliken lindern. Einläufe versuchen die Kotentleerung zu fördern. Anfangs strenge Diät (Suppen, Tee, Fruchtsaft); Nahrungsaufnahme wird auch gewöhnlich nicht begehrt. Unter Zureden gelingt es gewöhnlich, eine volle Kontrastmahlzeit zu applizieren, ohne eine Verschlimmerung des Zustandes herbeizuführen. Alkalitherapie kann versucht werden. Galvanisation des Abdomens ohne besonderen Erfolg. In der Rekonvaleszenz können Fichtennadelbäder und elektrische Bäder verordnet werden.

Die richtige Diagnose vermeidet vor allem einen unnötigen chirurgischen Eingriff. Die partielle Vagusresektion ist ein moderner, kühner, ernster Eingriff, der, selbst an der richtigen Stelle ausgeführt, nur mit geringer Wahrscheinlichkeit einen Erfolg haben dürfte. Lagerungsversuche, ähnlich wie beim arteriomesenterialen Darmverschluß, brachten keine Besserung.

Prophylaktisch soll man den Eintritt neuer Anfälle durch Vorschrift einer geeigneten ruhigen Lebensweise zu verhüten suchen. Psychische Erregungen können vielleicht durch Änderung des Milieus gemindert werden.

Diese Maßnahmen sind aber alle sekundärer Art. Eine eigentliche Therapie gibt es nicht, weil die Grundlage des Leidens eine Konstitutionsanomalie ist, gegen die kein Kraut gewachsen ist: Konstitutionstherapie gibt es nicht.

b) Haematoporphyria acuta toxica.

Die Fälle dieser Unterabteilung sind von der genuinen Form dadurch unterschieden, daß ein bekanntes kombinatorisches oder auslösendes toxisches Moment hinzukommt. Es sei im voraus betont, daß die betreffenden toxischen Substanzen nicht als monogenetische Ursache anzusehen sind. Zwei Formen sind besonders zu erwähnen, welche mit chronischem Sulfonalismus (Trionalismus) und Veronalismus in Zusammenhang stehen. Weitere Formen als Kombination mit Saturnismus, Typhus usw. sind mehr problematischer Natur.

Haematoporphyria sulfonalica. Die Sulfonalhämatoporphyrie gleicht nosologisch der genuinen Form, außer daß dem Anfall der chronische Gebrauch des Schlafmittels mehrere Jahre hindurch vorangegangen ist. Die Kasuistik umfaßt 68 Fälle. Es besteht eine hochgradige Disposition des weiblichen Geschlechts (92%). Das Maximum der Erkrankungen liegt in den mittleren Lebensjahren.

Von Hauterscheinungen werden je einmal addisonähnliche Hautpigmentationen, punktförmige Hauthämorrhagien und Blasenbildungen an verschiedenen Körperteilen genannt.

Die Mortalität dieser Form ist sehr hoch, da der größere Teil der Fälle mit Angaben über den Ausgang der Erkrankung letal verliefen. Auch hier bildet gewöhnlich die aszendierende Paralyse den Schlußakt der Tragödie.

Die Ätiologie ist von der genuinen Form nur dadurch verschieden, daß ein weiteres begünstigendes Moment hinzukommt. Der exakte Beweis des Sulfonalismus kann durch den chemischen Nachweis des Sulfonals im Harn erbracht werden. Diese Feststellung ist mitunter erwünscht, weil der Schlafmittelabusus zuweilen vom Patienten geleugnet wird.

Es ist bekannt, daß akute schwere Sulfonalvergiftungen ohne Hp.-Ausscheidung im Urin verlaufen. Der chronische Sulfonalismus war in einer gewissen Zeitepoche besonders in Irrenanstalten sehr verbreitet. Die Zahl der dem Sulfonalismus ergebenen Patienten muß in dieser Zeit sehr hoch geschätzt werden; im Verhältnis dazu ist die Zahl der Hämatoporphyriefälle gering. Es wurde über vieljährigen Sulfonalgebrauch (bis zu 10 Jahren) berichtet, ohne daß Hämatoporphyrie auftrat. Von mancher Seite wurde die ätiologische Bedeutung des Sulfonals daher überhaupt in Frage gestellt. Anderseits wurde bei einem Sulfonalisten Rotfärbung des Urins beobachtet, die nach Aussetzen des Mittels verschwand und nach Wiederaufnahme der Sulfonaltherapie wiederkehrte mit stürmischem letalen Verlauf. Schwankungen in der Intensität der Hp.-Ausscheidung kommen bei Porphyrikern vor, so daß es sich um eine zufällige Koinzidenz handeln konnte. Tierexperimente mit chronischer Sulfonalintoxikation führten zu keinen eindeutigen Resultaten. Fischer (5) meint neuerdings, daß die Porphyrinbildung aus dem Muskelfarbstoff bei dessen Abbau durch Sulfonal, Blei usw. erheblich gesteigert werde.

Die Grundlage für die Erkrankung bildet wohl auch hier der Porphyrismus. Die psychopathischen Erscheinungen des Porphyrikers, die häufige Schlaflosigkeit führen erst zum Schlafmittelabusus. Es kann aber nicht bestritten werden, daß Sulfonalismus besonders bei der Frau den Eintritt des Anfalles begünstigt.

Die pathologische Anatomie hat auch hier keine eindeutige Klärung gebracht. Therapeutische Maßnahmen wie bei der genuinen Form, nur ist sofortige Entziehung des Sulfonals durchzuführen.

Haematoporphyria trionalica. Entspricht im wesentlichen der vorigen Form. Die Kasuistik ist aber kleiner, da nur 11 Fälle publiziert wurden. Davon sind 9 weiblich. Nach Untersuchungen von Ellinger-Rießer und von Schumm soll der Farbstoff des Urins dem Uroporphyrin-Fischer entsprechen, welcher im Urin der kongenitalen Hämatoporphyrie gefunden wird. Das ist bei der nosologischen Verschiedenheit der Erkrankungen verwunderlich und würde bedeuten, daß dem Uroporphyrin-Fischer keine besondere pathognomonische Bedeutung zukommt.

Ätiologische Bedeutung des Typhus. Diese ist noch sehr problematisch. Bei Typhus wird im allgemeinen keine Hämatoporphyrie beobachtet. Schließlich kann ein Porphyriker einmal Typhus bekommen. Es ist immerhin denkbar, daß diese und andere Infektionen dann den akuten Anfall auslösen können. Im übrigen vgl. Günthers Monographie.

Ätiologische Bedeutung des Saturnismus? Es ist neuerdings Mode, bei Untersuchungen auf Bleiintoxikation die Hämatoporphyrin-Ausscheidung im Urin zu beachten resp. die Hpurie als wichtiges Symptom der Bleivergiftung zu erklären, obwohl manche Untersucher über den Unterschied einer normalen und pathologischen Hpurie kaum im klaren waren. Es läßt sich daher die Gültigkeit der approximativen Bestimmungen manchmal bezweifeln, „da eine exakte Grenze zwischen Normalem und Pathologischem sich hier ohne eine allgemein angenommene Definition und Bestimmungsmethode nicht setzen läßt". Solange die Untersuchungen nicht nach bestimmten Maximen [z. B. nach Günther (1)] vorgenommen werden, ist es doch ziemlich bedenklich, wenn ein arbeitsames Individuum vom Hygieniker aus seinem Berufe herausgerissen wird, nur weil es bei der prophylaktischen Untersuchung angeblich „Hämatoporphyrinurie" darbietet. Dieses auch in „Bleimerkblättern" verkündete Phänomen soll sogar die Bedeutung eines Frühsymptoms haben. Es ist bedenklich, für praktische Ärzte ein Verfahren vorzuschlagen, das besondere Erfahrungen und geeignete Apparate (Beachtung der Wellenlängen) erfordert, noch dazu, wenn der Vorschlag selbst fehlerhaft ist. Wenn man die Hp.-Bestimmung nach der Vorschrift des Bleimerkblattes von 1919 (R.-Ges.-Amt) einigermaßen sinngemäß (so, wie sie vielleicht gemeint sein könnte) ausführt, kommt man auf sicher im Normalbereich liegende Werte; selbst wenn man das Filtrat 50fach verdünnen würde (wodurch man die gleiche Konzentration erhält, die schon vorher im nativen Urin vorhanden war, so daß man einfacher gleich den nativen Urin bei 5 cm Schicht [„5 cm lange Glaskammer?"] spektroskopiert), reicht man gerade an die Grenze des Pathologischen heran (bei Spektrum in 1 cm Schichtdicke würde also sicher pathologische Hpurie bestehen). Kommt nun vielleicht hinzu, daß die Bestimmung praktisch noch fehlerhafter ausgeführt wird, so kann man berechnen, welcher soziale Nutzen der Allgemeinheit erwächst, wenn gesunde Arbeiter wegen eines vermeintlich pathologischen Symptoms aus ihrer erlernten Tätigkeit herausgerissen und der Gefahr der Arbeitsentwöhnung ausgesetzt werden, welche, euthenisch und sozialökonomisch betrachtet, oft von größerem Übel ist als eine leichte Erkrankung. Die Hp.-Bestimmung bei Arbeitern in Bleibetrieben hat sich aber eingebürgert, ebenso wie die Beachtung des auch nicht eindeutigen Symptoms der punktierten Erythrozyten. Dabei wurden die beiden Symptome gegeneinander abgewogen und mitunter dem ersteren der diagnostische Vorzug gegeben (vgl. Günthers Monographie), ohne daß das Vorkommen der gleichen Hp.-Mengen bei nicht Bleikranken genug berücksichtigt worden ist.

Trotz dieser Kritik soll nicht verkannt werden, daß bei leicht Bleivergifteten die Hp.-Werte innerhalb des Normbereichs vielleicht öfters relativ hohe sind als bei anderen Individuen. Einen gewissen steigernden Einfluß auf die Hp.-Ausscheidung im Urin darf man dem leichten Saturnismus doch zusprechen, vielleicht aber nur in dem Sinne eines sekundären Symptoms bei primärer

Koprostase. Entsprechende Versuche bei einer größeren Zahl chronischer Obstipanten ohne Bleiwirkung sind noch auszuführen. Dabei ist aber immer zu bedenken, daß solche relativ hohen Werte innerhalb des Normbereiches eben auch bei anderen Individuen vorkommen, so daß das Symptom keineswegs eindeutig ist. Das gilt auch für die neuesten diagnostischen Fahndungen nach dem Symptom.

Immerhin fanden sich bei 33 in hygienischen Betrieben arbeitenden Stereotypeuren, die keinem Bleistaub ausgesetzt waren und weder Saum noch Vermehrung der punktierten Erythrozyten hatten, niemals Hp., während die nach dem gleichen Verfahren von Schwarz untersuchten 101 Schriftgießer 3 mal Saum, 6 mal punktierte Erythrozyten (über 100 zu 10^6) und 17 mal Hp.-Vermehrung zeigten. Wurden 30 bleiverdächtige Fälle ausgesucht, so fanden Schwarz und Hefke bei 12 mit positivem Blutbefund 11 mal Hp.+, bei den mit negativem Blutbefund 7 mal Hp.+, daher sei der Nachweis des Hämatoporphyrins „in manchen Fällen entscheidend". Manche dieser Urine wurden von Schumm (3) untersucht; es fanden sich mitunter relativ hohe Hp.-Werte. Ferner fand Lehmann unter 666 Arbeitern in Bleibetrieben granulierte Erythrozyten 105, Bleisaum 28, vermehrte Hp.-Mengen im Urin 21, über 150 mm Hg gesteigerter Blutdruck 16, unter 65% verminderten Hb.-Gehalt 11 und Albuminurie 11 mal.

Daß bei der eigentlichen Bleikrankheit, besonders Bleikolik, relativ hohe Hp.-Werte vorkommen, ist ja seit langer Zeit (Binnendijk, Garrod, Stokvis) bekannt. Doch ist aus den quantitativen Bestimmungen Günthers (1) zu ersehen, daß auch bei Bleikolik gewöhnlich nicht pathologische Mengen auftreten, wenn auch einzelne relativ hohe Werte beobachtet wurden.

Dies entspricht auch den Erfahrungen von O. Schumm (3), der außer Saturnismus zahlreiche andere Krankheiten untersuchte, und zwar manchmal beträchtliche Vermehrungen des Harnhämatoporphyrins fand, „die aber nicht entfernt an die Mengen heranreichen, die man bei Fällen echter Hämatoporphyrie findet". Schumm schreibt weiter: „Selbst bei Bleivergiftung habe ich niemals einen durch den Porphyringehalt weinroten Harn gefunden, trotzdem ich bei einer größeren Anzahl Fällen von Bleikolik während des Anfalls sowie wochenlang danach den Harn regelmäßig prüfen konnte." Immerhin waren die Hp.-Mengen, welche sich bei 12 Bleivergiftungen fanden, relativ groß und reichten mitunter an die Grenzen des Pathologischen heran. In einem Falle fand Schumm auch im Kot „eine ziemlich beträchtliche Menge", während im Blutserum eines anderen Falles kein Hämatoporphyrin nachweisbar war.

Diese Untersuchungen Schumms brachten ein weiteres interessantes Ergebnis. Bei der Verarbeitung der Urine war es aufgefallen, daß durch Ätherextraktion oft mehr Farbstoff zu gewinnen war als durch Ausfällung nach Garrod. Nach Isolierung resp. Reindarstellung des Farbstoffes ergab die spektrographische Untersuchung mit dem Gitterspektrographen eine Übereinstimmung mit dem „physiologischen" Urohämatoporphyrin und dem im Kote vorkommenden Hämatoporphyrin (welches auch hinsichtlich der Löslichkeit in Äther vom Uroporphyrin Fischers verschieden ist). „Sollte die weitere Untersuchung beide Körper endgültig als chemisch identisch erweisen, so besteht bei der Bleikolik bzw. Bleivergiftung eine vermehrte Ausscheidung des physiologischen Porphyrins, während der Hämatoporphyrie die Ausscheidung eines pathologischen Harnporphyrins der Zusammensetzung $C_{40}H_{38}N_4O_{16}$ allein oder neben dem „Kotpotphyrin" eigentümlich zu sein scheint."

Welche Beziehungen hat nun der Saturnismus zur Hämatoporphyrie? Nach den bisherigen klinischen Erfahrungen jedenfalls keine direkten. Wenn wirklich eine so einfache chemische Abgrenzung dieser Konstitutionskrankheit durch An- oder Abwesenheit des Uroporphyrins Fischer möglich wäre, so würde sich schon aus O. Schumms Untersuchungen der Mangel eines Zusammenhanges ergeben. Wie verhält sich aber der Porphyriker zum Saturnismus? Bei der großen Verbreitung des Saturnismus kann es schließlich einmal vorkommen, daß ein Porphyriker, der einen hämatoporphyrischen Anfall bekommt, gleichzeitig und unabhängig davon Zeichen des Saturnismus bietet. Die Frage aber, ob die Bleivergiftung vielleicht bei vorliegendem Porphyrismus zum Anfall der akuten Hämatoporphyrie disponiert, liegt besonders deshalb so nahe, weil manche Symptome der Bleikrankheit und akuten Hämatoporphyrie sehr ähnlich sind (Darmkolik, Polyneuritis), so daß man selbst bei der akuten Hämatoporphyrie differentialdiagnostisch mit an Bleiintoxikation denken muß.

Zwei Fälle von Bleikrankheit sind bisher nur bekannt geworden, welche einen der akuten Hämatoporphyrie entsprechenden Anfall boten. Das ist bei der ausgedehnten Verbreitung des Saturnismus sehr wenig. Wenn man dem Saturnismus in ähnlicher Weise wie dem doch weit selteneren Sulfonalismus einen zur Hämatoporphyrie disponierenden Einfluß bei Porphyrismus zuschreiben will, so würde dieser jedenfalls weit geringer als beim Sulfonalismus sein. Es soll besonders betont werden, daß kein Fall von sicherer Bleiintoxikation bekannt geworden ist, der mit den Erscheinungen der akuten Hämatoporphyrie letal verlief. Auch der letale Ausgang allein unter dem Bilde der aszendierenden Paralyse ist der Nosologie des Saturnismus fremd. Wenn der Saturnismus für den Tod verantwortlich gemacht werden kann, so handelt es sich meist um Schrumpfnieren; diese bilden in der Pathologie der Hämatoporphyrie einen seltenen Befund.

Es ergibt sich also, daß die diagnostische Bedeutung der Hp.-Ausscheidung im Urin bei Bleigefährdeten oft überschätzt wird, daß bei Bleikranken zuweilen Steigerungen der Hp.-Mengen bis an die Grenzen des Pathologischen beobachtet werden, daß aber eine Disposition zur akuten Hämatoporphyrie im Sinne einer konstitutionellen Auslese der Porphyriker durch den Saturnismus kaum oder nur in geringem Grade anerkannt werden kann.

Die ätiologische Bedeutung anderer Gifte (Veronal, Nitrobenzol usw.) ist fraglich und kann hier übergangen werden (vgl. Günthers Monographie).

2. Haematoporphyria congenita.

Die kongenitale Hämatoporphyrie ist eine Konstitutionskrankheit, die auf der Basis einer besonderen Modifikation der Konstitutionsanomalie des Porphyrismus unter den Erscheinungen der Lichtüberempfindlichkeit zur Entwicklung kommt. Diese konstitutionelle Abweichung muß nach Günthers (8) Definition als Anomalia rarissima bezeichnet werden, denn das sich aus ihr entwickelnde, äußerst typische, auffällige Krankheitsbild wurde, auch nachdem seine klinische Umgrenzung in der inneren Medizin hinreichend bekannt geworden ist, nur bei ganz vereinzelten Fällen wieder festgestellt. Das seltene Phänomen gehört aber zu den interessantesten Forschungsobjekten des Internisten. Die Kenntnis des Krankheitsbildes der Haematoporphyria congenita wird auch in weiteren ärztlichen Kreisen Fuß fassen, besonders durch die Darstellung in v. Strümpells klassischem Lehrbuch und dadurch, daß Archibald E. Garrod, der als erste Autorität auf dem Gebiete der Stoffwechselanomalien seit 30 Jahren dem Vorkommen von Hämatoporphyrinen beim Menschen seine besondere Beachtung geschenkt hat, ihr ein besonderes Kapitel in seinen bekannten, „Inborn errors of metabolism" gewidmet hat.

Bei weiterer Verbreitung der Kenntnisse über diesen Gegenstand wird trotz der großen Seltenheit der Anomalie die geringe Zahl der bisher bekannten

Fälle hoffentlich bald vermehrt werden. Denn obwohl auf Grund dieser 18 Fälle eine klare klinische Umgrenzung der Krankheitsform möglich ist, muß doch eine Vertiefung der Kenntnisse an weiteren Fällen erstrebt werden.

Die klinischen Erfahrungen stützen sich auf die in Günthers Monographie verarbeiteten Fälle von Anderson (2), Capelli, Ehrmann, Fraenkel, Gagey (2), Günther, Hausmann-Arzt (2), Linser, Nebelthau-Vollmer, Schultz und die seitdem veröffentlichten Fälle von Garrod-Mackey, Klee-Fischer, Martenstein-Siemens (2) und Ashby. Die Publikationen von Fischer, Friede, Groß, Lewitus, Robitschek und Minkowski beziehen sich auf keine neuen Fälle! Ob ein von Derrien als kongenitale „Hämatoporphyrinurie" vorgestellter Fall hierher gehört, läßt sich aus der kurzen Mitteilung nicht ersehen; über den Fall von Gray habe ich auch nichts Näheres erfahren können.

Soweit bei der geringen Anzahl ein Urteil zulässig ist, scheint im Gegensatz zur akuten Hämatoporphyrie hier eine Prädisposition des männlichen Geschlechtes (78%) zu bestehen. Garrod (1) weist auf die interessante Tatsache hin, daß überhaupt bei Stoffwechselanomalien (Albinismus, Alkaptonurie, Zystinurie, Pentosurie, kongenitale Hämatoporphyrie) ein geringes Überwiegen des männlichen Geschlechtes beobachtet wird (was bei morphologischen Mißbildungen nicht der Fall ist). Anderseits ergibt sich die interessante Analogie, daß die in Anfällen auftretende akute Hämatoporphyrie und die temporäre Alkaptonurie eine Prädisposition des weiblichen Geschlechtes erkennen läßt.

Die Erblichkeitsfrage läßt sich erst an einem größeren Material klären. Sicher ist ein häufiges familiäres Auftreten, indem 3 mal Geschwister und 1 mal Vettern betroffen wurden. Nachforschungen über die zwei inzwischen gestorbenen Fälle Andersons durch Garrod (3) ergaben beifolgende Geschwisterreihe (Abb. 7). Es soll also noch eine

Abb. 7.

Schwester das gleiche Leiden gehabt haben, die mit 15 Jahren an „congenital cyanosis, chron. haematuria and dropsy" starb; die noch lebenden Geschwister sind gesund. In gleicher Weise soll in Ehrmanns Fall (♂) noch ein Bruder und eine Schwester von demselben Leiden betroffen sein. Diese nur anamnestisch erhobenen Fälle sind in der Statistik nicht mitberücksichtigt. Ferner ist eine Geschwisterreihe von Martenstein-Siemens bekannt (Abb. 8). Garrods Fall

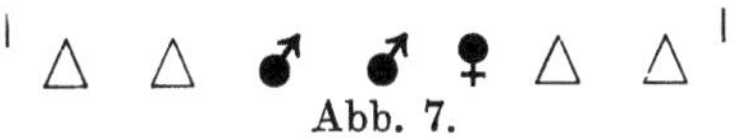

Abb. 8.

ist der jüngste und allein betroffene unter 5 Geschwistern, Günthers (2) Fall hatte 2 gesunde Schwestern, deren Urin kein Hp. enthielt (eine dritte Schwester mit 1½ Jahren †).

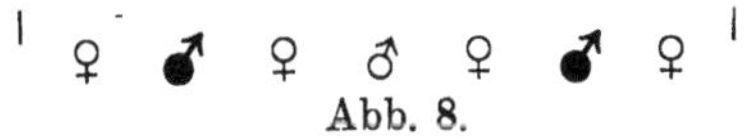

Man kann vermuten, daß die Anomalie regressiv vererbt wird. Garrod (2) bezeichnet in einer kürzlich gehaltenen Rede chemische Mißbildungen, wie Alkaptonurie, Zystinurie und Hämatoporphyrie als in hohem Grade hereditär mit regressivem Vererbungsmodus.

Im Falle Hausmann-Arzt wurde Konsanguinität der Eltern festgestellt. Ferner ergab sich, daß die Urgroßmutter der Patientin von Nebelthau-Vollmer und die Großmutter der Patientin von Klee Schwestern waren. Die seltenere Behaftung zweier weiblicher Deszendenten wurde hier also auch durch weibliche Mitglieder übertragen. Trotzdem soll man noch nicht von einer Geschlechtsbegrenzung sprechen. In anderen Fällen (Anderson, Garrod, Günther) war keine Konsanguinität der Eltern nachweisbar.

Die Bezeichnung „congenita" bedeutet nicht nur, daß eine hereditäre Konstitutionsanomalie die Wurzel des Übels ist, sondern auch, daß das Phänomen hochgradiger Hpurie als angeboren schon nach der Geburt festgestellt werden kann; und ebenso können bald nach der Geburt, wenn das Kind stärkerer Belichtung ausgesetzt wird, die durch Lichtüberempfindlichkeit bedingten

Krankheitserscheinungen auftreten. Je nach der Intensität der Symptome und der Beobachtungsfähigkeit der Eltern und deren Umgebung werden die ersten auffälligen Erscheinungen in eine frühere oder spätere Lebenszeit datiert. Garrod (3) betont besonders die zuverlässigen Angaben einer Mutter, der die rote bis portweinähnliche Farbe des allerersten Urins und aller weiterer Entleerungen und die Rotfärbung der Tücher durch den urinfreien Kot aufgefallen war.

Sir A. E. Garrod verdanke ich die briefliche Mitteilung über einen kürzlich in England beobachteten Fall, über den bisher nur ein kurzer Bericht von Ashby erschienen ist. Das $2^1/_2$ Jahre alte Mädchen, einziges Kind nicht blutsverwandter Eltern hatte seit Geburt roten Urin und die Windeln rot färbenden Stuhl (Hp. +); bereits im ersten Lebensjahre trat Hydroa aestivale auf.

Das Kardinalsymptom der durch Lichtüberempfindlichkeit bedingten krankhaften Hauteruption (Hydroa aestivale) soll zuerst besprochen werden. Seit den Feststellungen v. Tappeiners und seiner Schule, Hausmanns[1]), Fischers u. a. ist es bekannt, daß zahlreiche fluoreszierende Stoffe tierisches Gewebe überempfindlich gegen Belichtung machen und daß auch das künstliche Hämatoporphyrin-Nencki, sowie das von Porphyrikern gewonnene natürliche Hämatoporphyrin die entsprechende photodynamische Wirkung hat. Doch deckt sich das Experiment nicht ganz mit den natürlichen Vorgängen. Mit Hp. sensibilisierte Mäuse können zwar bei vorsichtiger Belichtung Hautschädigung besonders der Ohren bis zur Nekrose aufweisen, der Hpyrie des Menschen völlig entsprechende Hauteruptionen lassen sich aber nicht erzeugen. Im Experiment tritt dagegen bei stärkerer Lichtwirkung besonders ein anderes Symptom auf: starke ödematöse Schwellung der dem Lichte ausgesetzten Körperteile.

Auch der bekannte Selbstversuch von Meyer-Betz mit intravenöser Injektion von 0,2 Hp.-Nencki ergab als Hauptsymptom starke Hautrötung und Ödem der unbedeckten Körperteile, wie Abb. 9 illustriert. Trotzdem kann man wohl mit Recht bei der kongenitalen Hämatoporphyrie das im Gewebe befindliche Hämatoporphyrin als den Sensibilisator ansehen, der das Auftreten der Hauteruptionen vermittelt; der Porphyriker reagiert eben in besonderer Weise mit dem Symptom des Hydroa aestivale; ob es sich dabei um eine besondere Art der Ablagerung des Sensibilisators im Gewebe, eine besondere Modifikation des Hämatoporphyrins oder um eine besondere konstitutionelle Eigenart des Gewebes selbst vornehmlich handelt, ist noch nicht bekannt. Bei der anderen Form der Hämatoporphyrie (Hpyria acuta) finden sich keine Sensibilisierungserscheinungen.

Von der individuellen Konstitution hängt es ab, in welcher Weise der Körper auf Lichtsensibilisierung reagiert. Von Günther (1) wurde bereits darauf hingewiesen, daß die Hp.-Sensibilierung auch unter dem Bilde der Sklerodermie verlaufen kann. Neuerdings beobachtete Duke eine 43jährige Frau, die nach natürlicher und künstlicher Bestrahlung ein urtikarielles Exanthem bekam und in gleicher Weise auf intrakutane Injektion von Serum reagierte, welches vorher unter Zusatz von Hp. bestrahlt worden war; ebenso trat Urtikaria auf, wenn ein Hautgebiet nach intrakutaner Einführung von Hp. bestrahlt wurde. Letztere Methode wurde bereits von Günther (1) bei Kaninchen mit natürlichem Porphyrin versucht.

Fraenkels experimentelle Erfahrungen sind hervorzuheben, daß mit zahlreichen Hp.-Injektionen behandelte Versuchstiere (vgl. S. 639) trotz starker und langer Belichtung keine Sensibilisierungserscheinungen zeigten; er glaubt daher, daß die Ursache von Lichtschäden mit „in individuellen, uns vorläufig

---

[1]) Vgl. Hausmanns Grundzüge der Lichtbiologie und Lichtpathologie.

allerdings durchaus unbekannten Eigentümlichkeiten des betreffenden Organismus, vor allem der Haut, zu suchen ist".

Nach den bisherigen klinischen Erfahrungen scheint das Symptom des Hydroa aestivale nicht lediglich die Folge einer photodynamischen Wirkung des Hämatoporphyrins zu sein; es gibt auch Fälle, bei denen die Symptome des Porphyrismus nicht erkennbar sind. Immerhin ist es möglich, daß unter den zahlreichen Fällen, von denen lediglich das dermatologische Symptom des Hydroa aestivale beschrieben wurde, einige echte Hämatoporphyriefälle sich befinden. Wegen der symptomatischen Verwandtschaft und wegen der annehmbaren Zugehörigkeit mancher Fälle zur Hämatoporphyrie soll hier kurz eingegangen werden auf dieses

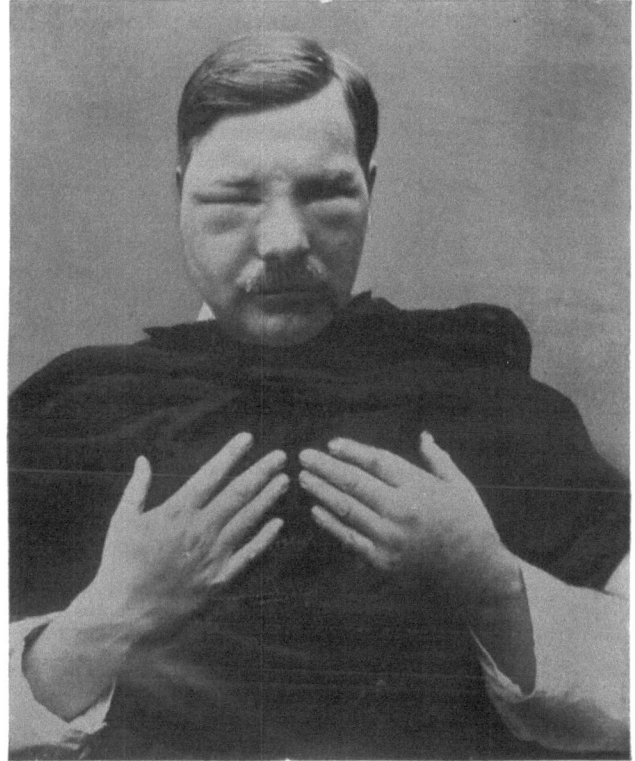

Abb. 9. Starke Hautrötung und Ödem der unbedeckten Körperteile. (Selbstversuch von Meyer-Betz.)

Symptom des Hydroa aestivale seu vacciniforme [1]).

Nachdem unter dieser Bezeichnung alle Hydroafälle, deren Zugehörigkeit zu der Krankheitsgruppe der Hämatoporphyrie nicht erwiesen ist, von Günther (1) abgegrenzt worden sind, sollten sie nicht wieder von anderer Seite mit der letzteren chaotisch zusammengeworfen werden. Es handelt sich hier ja nur um ein Symptom, welches genetisch vielleicht verschiedenen Krankheiten zugehören kann. Nur solange eine weitere klinische Trennung nicht gelingt, ist es statthaft, diese Fälle unter dem Gesichtspunkte des dermatologischen Symptoms zu vereinen.

[1]) Die von Bazin stammende Bezeichnung ist Neutrum, wie Ekzema, Koma usw. Falsch ist daher ,,Hydroa vacciniformis" und ,,die Hydroa vacciniforme"!

Aus der 106 Fälle umfassenden Statistik ergibt sich eine Prädisposition des männlichen Geschlechts (60% $\pm$ 4,8). Nur 3 mal waren Geschwister, einmal identische Zwillinge erkrankt, in der Deszendenz wurde das Symptom einmal beobachtet (Mutter und Tochter).

Die Behauptung von Siemens, daß Hydroa vacciniforme eine rezessiv-geschlechtsbegrenzte Erbkrankheit sei, beruht auf falschen Unterlagen, indem erstens wieder nicht Zusammengehöriges (Hämatoporphyrie und nicht dieser zugehörige Fälle) zusammengewürfelt wurde und zweitens durch Aufzählung imaginärer Fälle falsche Zahlenverhältnisse entstanden (Fälle von Groß und Lewitus identisch, die Legende der drei Geschwister Bettmanns durch ein ungeschicktes Referat Med. Klinik 1921, S. 641 entstanden). Die Angaben Bettmanns von 1918 und 1921 beziehen sich nur auf einen Bruder und eine Schwester.

Die meist in früher Kindheit beginnenden Hauteruptionen wiederholen sich fast jährlich, gewöhnlich im Frühjahr, und sind an den unbedeckten Körperteilen unter Prädisposition der Ohren lokalisiert; auffälligerweise ist die Kinn- und Mundgegend meist verschont. Der Anfall tritt — oft nach kurzem Prodromalstadium mit Jucken, Brennen, Mattigkeit, Kopfschmerz, Übelkeit, Konjunktivitis — mehrere Stunden nach der Strahlenwirkung auf; nur selten erfolgt Hyperämie und diffuse Ödembildung der Subkutis. Die typische Hauteruption besteht in der Bildung von „vakziniformen" oder „vesikulo-bullösen" Effloreszenzen mit serösem Inhalt, die unter eintrocknender Krustenbildung heilen oder unter Geschwürsbildung und infektiöser Vereiterung zur oberflächlichen oder tiefen Narbenbildung führen. Durch Wiederholung dieser Anfälle können unter zunehmender Defektbildung Verstümmelungen besonders der Ohren, Nase, Finger eintreten.

Manche dieser Fälle mögen wohl der Hämatoporphyrie angehören; nur in 15% wurde auf Hp. untersucht, mit negativem Erfolg. Dabei wurde die

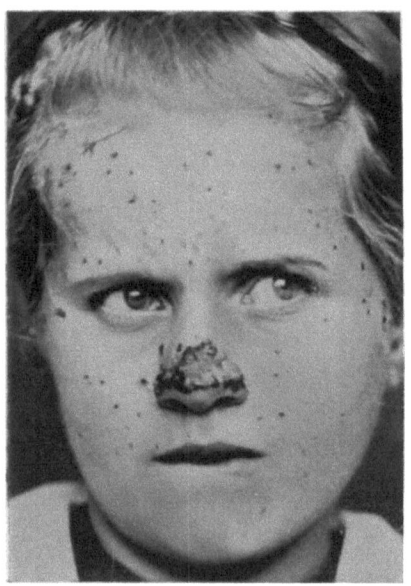

Abb. 10. Hydroa aestivale.

Untersuchung der Fäzes (bis auf einen Fall) unterlassen. Auch das eventuelle Vorhandensein der Leukoverbindung wurde gewöhnlich nicht beachtet. Ebenso wie es Fälle gibt, welche bei Hämatoporphyrie-Ausscheidung keine Sensibilisierung erkennen lassen, wäre es auch denkbar, daß Hp. lokal im Gewebe wirksam ist, ohne daß dieser Farbstoff im Urin erscheint. H. Fischer (1) denkt an die Möglichkeit, daß bei Hydroa und Dermatitis solaris nur Leukoverbindungen gebildet werden, welche — „wenn dann bei der Belichtung an den dem Lichte zugekehrten Stellen der Farbstoff erzeugt wird" — photodynamisch wirken, ohne daß Hp. im Urin erscheint; eher im Kot. Es muß aber doch auch mit der Möglichkeit gerechnet werden, daß andere unbekannte Sensibilisatoren ähnliche Erscheinungen hervorrufen. Was berechtigt zu einer Vermutung, daß das in physiologischen Mengen im Körper vorhandene Hämatoporphyrin als normaler Sensibilisator in Betracht käme? Höber spricht die Vermutung aus, „daß dank der Anwesenheit von Hämatoporphyrin und ähnlichen Stoffen das Licht einen gewissen Hautreiz ausübt, welcher neben anderem wohl die physiologische Basis dessen ist, was man als erregende und die Stimmung hebende Wirkung hellen Wetters empfindet".

Die klinische Untersuchung der meist nur dermatologisch beschriebenen Fälle ist nicht ertragreich. Dreimal fand sich Eosinophilie (bis 15%). Zweimal sistierten die Eruptionen mit der Pubertät (♀). Über den weiteren Verlauf in späteren Jahren ist wenig bekannt. Bezüglich der Ergebnisse der histologischen und lichtexperimentellen Untersuchungen siehe eine frühere Arbeit Günthers (4).

Beistehende Abb. 10 und 11 demonstrieren eine eigene Beobachtung. Die 9jährige Elli Schm. wurde in der Dermatologischen Klinik zu Leipzig 1923 behandelt. Herr Prof. Rille gestattete mir gütigst die Untersuchung und Lichtbildreproduktion. Solitärer Fall. Vater hatte Gelenkrheumatismus, dessen 6 Geschwister gesund, ohne Hautausschlag, dessen Vater gichtleidend. Mutter und eine 11jährige Schwester gesund. Eltern nicht blutsverwandt. Urinuntersuchung mehrerer Familienangehöriger ergab keine Hpurie. Patientin entwickelte sich normal, hatte 1922 Scharlach. Eine besondere Urinfärbung wurde nie-

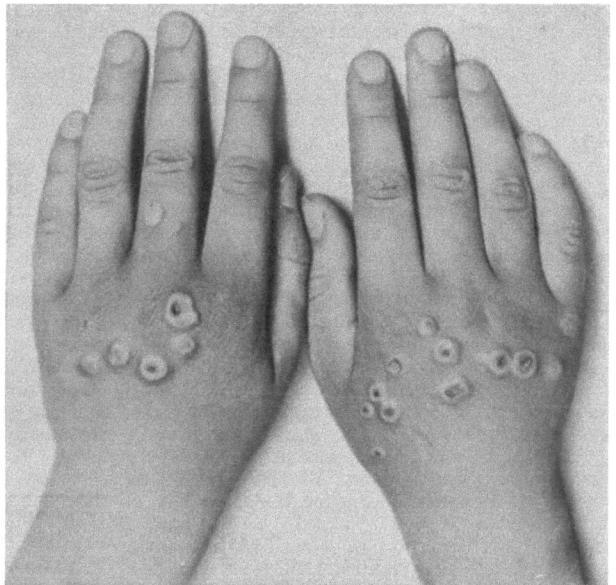

Abb. 11. Hydroa aestivale.

mals beobachtet. Erster Hydroaanfall Anfang April nach größerem Ausflug bei starker Besonnung, dessen Lokalisation die Abbildungen zeigen; die Eruptionen im Gesicht (besonders Nase, Ohren, auch Kopfhaut) sind schon eingetrocknet. Am 19. 5. geheilt entlassen, am 20. 5. Wiederaufnahme wegen neuen Anfalls nach längerem Spaziergang. Die Heilung erfolgte mit leicht gedellten Narben. Während der Beobachtungszeit trat niemals eine anormale Harnfärbung auf. Quantitative Hp.-Bestimmungen ergaben im Urin vom 13. 4. (nach Garrod gefällt) 0,022 mg pro Liter, am 14. 4. nicht faßbare Mengen, aber nach Behandlung des Urins mit HCl und $MnKO_4$ 0,028 mg pro Liter; also war Leukohp. vorhanden. Im Stuhl fand sich 0,3 mg Hp. auf 100 g Trockensubstanz. Das Kind zeigt normalen Körperbau und gesunde Organe. Blutuntersuchung (26. 4.): 14 600 Leukozyten, die Auszählung von 300 Zellen ergab: 49,3% Neutrophile, 8,7 Eosinophile, 0,3 Mastzellen, 40,3 Lymphozyten, 1,4% Monozyten. Eine spätere Nachuntersuchung ergab, daß im Laufe des Sommers trotz stärkerer Lichtexposition keine neuen Hauteruptionen erfolgten.

Verschiedenheit der Sensibilisatoren und der konstitutionellen Beschaffenheit des Gewebes wird Ungleichheit der Reaktion bedingen. Schon das Symptom des Hydroa aestivale kann in verschiedenen Modifikationen auftreten (vakziniforme oder vesikulo-bullöse), andere Personen reagieren überhaupt nicht mit

Blaseneruptionen, sondern zeigen nur das Bild einer Dermatitis solaris oder
eines starken Ödems der Subkutis (vgl. Abb. 9), in selteneren Fällen Sklerodermie [Günther (2)] oder Hauthämorrhagien. Eine eigenartige Beobachtung
von Lichtüberempfindlichkeit, die anamnestisch zunächst den Verdacht auf
Hämatoporphyrie erweckt, sei hier mitgeteilt.

    Friedr. Dü., 20 Jahre alter Kaufmann. 6.—11. 5. 1923 in medizinischer Klinik. Seit
6. Lebensjahr jedes Frühjahr (zuweilen auch im Herbst) 1—4mal nach längerem Aufenthalt
im Freien bei Sonne + Wind Erythem und unter heftigem brennenden Schmerzgefühl
starke Schwellung der unbedeckten Körperteile. Besonders tritt starkes Ödem der Lippe
und Augenlider auf, so daß meist beide Augen zugeschwollen sind. Bei stärkerer Einwirkung
auch leichte Hauthämorrhagien, niemals Blasenbildung (niemals Juckgefühl). Die Eruption
ist schon etwa 5 Stunden nach Beginn der Besonnung stark ausgeprägt. In der Kindheit
wurden auch die Ohren etwas dick, später nicht mehr. An den Händen wurde die prall
gespannte Haut oft rissig — ,,sie platzte auf, ,,es kam Eiter heraus" — ohne vorherige
Blasenbildung. Kinn war stets wenig, der Hals nur sehr selten betroffen.

    Am 6. 5. 1923 früh 7—8 Uhr langsame Autofahrt (30 km) ohne Gesichts- und Hände-
schutz bei geringem Wind und Besonnung von rechts. Schon während der Fahrt trat
Brennen an rechter Gesichtshälfte und an beiden Handrücken auf. Gegen 12 Uhr Schüttelfrost und starkes Hitzegefühl. Nachmittags 4 Uhr waren beide Augen zugeschwollen,
starke Spannung im ganzen Gesicht.

    Kann sich entsinnen, daß etwa seit 13. Lebensjahr der Urin anfallsweise eine braun-
rote Farbe (wie Malagawein) gehabt habe, er hat aber keinen zeitlichen Zusammenhang
der Urinverfärbung mit dem Auftreten der Hauteruptionen beobachtet. Diese Urinver-
änderungen treten in letzter Zeit etwa alle Monate auf und halten etwa 1—2 Tage an. In
letzten Tagen keine auffällige Urinfarbung beobachtet (der letzte Anfall etwa vor 3 Wochen).

    Kongenitaler Herzfehler, als Kind Masern, Scharlach, Diphtherie. Familienanamnese:
Mutter an Herzleiden gestorben. Von 5 Geschwistern eine an angeborenem Herzfehler
gestorben, eine Schwester ist herzkrank. Über das Auftreten anormaler Urinverfärbungen
und Lichtüberempfindlichkeit bei Geschwistern und in weiterer Familie nichts bekannt.
Eltern nicht blutsverwandt.

    Status: Normaler Habitus, mittelgroß, bräunliche Gesichtsfarbe, normale Behaarung,
kein Fieber. Das Gesicht ist stark ödematös gedunsen und gerötet (r. > l.) mit bren-
nendem heftigen Schmerz, in rechter unterer Wangengegend auch Druckschmerz. Ohren
und Kinn frei. Rechte untere Stirngegend, rechte Oberlippe und besonders rechter Nasen-
flügel zeigen kleinste punktförmige Hämorrhagien. Keine Blasenbildung. Starkes
Ödem der rechten Augenlider und der Oberlippe. Haut des Nasenrückens etwas gerunzelt,
Ohren leicht gerötet. Beide Handrücken stark gerötet und geschwollen; pralles Ödem
bis etwa 2 cm über Handgelenk hinaufreichend. Leichte punktförmige bis konfluierende
Hauthämorrhagien, keine Blasenbildung. Erste Phalangen dorsal leicht gerötet, Finger
sonst unverändert. An beiden Handrücken einige kleine, oberflächliche, unregelmäßig
begrenzte Dellen von früheren Vereiterungen. Übrige Haut normal. Die Schwellungen
an Gesicht und Händen entsprechen an Intensität und Form etwa Abb. 9.

    Kongenitaler Herzfehler (sehr lautes, rauhes, systolisches Geräusch besonders über
oberem Sternum, nach Karotiden fortgeleitet; kein Schwirren). Sonst normale innere
Organe. Urin hellbernsteinfarbig, klar, E.—Z. —, Urobilin —, Urobilinogen schwach, Uro-
chromogen —, Indikan —. Hämatoporphyrin 0,072 mg pro Liter, kein Leukohp.

    Am 8. 5. Ödeme geringer, fieberfrei. Livide dunkle Rötung der Handrücken und Pe-
techien stärker geworden, dabei kleinste gelbe (purulente) Stippchen sichtbar. (Hat wegen
brennenden Gefühles oft die Handrücken am Bettuch gerieben.) Weiterbeobachtung
wegen Entlassung nicht möglich. Nach Mitteilung bis September 1923 kein neuer Anfall,
auch keine auffällige Urinverfärbung.

    Ein Zusammenhang der bei Xeroderma pigmentosum [vgl. Günther (4)]
festgestellten Lichtüberempfindlichkeit mit Porphyrismus hat sich bisher nicht
ergeben. Bei Untersuchung der in Serbien häufiger vorkommenden Gesichts-
epitheliome will Kosanović größere Mengen Hp. im Urin gefunden haben,
als bei an anderen Karzinomen Leidenden und Gesunden.

    Der Porphyriker reagiert auf eine Hp.-Lichtsensibilisierung des Gewebes
gewöhnlich mit dem Symptom des Hydroa aestivale. Der bereits erörterte,
im ganzen noch nicht geklärte Sensibilisierungsvorgang ist vielleicht noch
an weitere ganz unbekannte Bedingungen geknüpft, deren Realisierung nur
zeitweilig voll zur Geltung kommt. Die Disposition zum Eruptionsanfall

kann daher temporäre Schwankungen zeigen, es können Remissionen von längerer Dauer eintreten. Auch die Provokation eines Hydroaanfalles mit künstlichem Licht (Quarzlampe usw.) gelingt gewöhnlich nicht, weil offenbar nicht alle Bedingungen erfüllt sind.

Neuere Lichtexperimente an Hämatoporphyrie-Kranken von Martenstein ergaben, daß die ultravioletten Strahlen besonders abwärts 280 μμ stärkere Überempfindlichkeitsvorgänge auszulösen vermögen. Hydroaeruptionen wurden zwar nicht erreicht, aber eine Erythemreaktion (bei stärkerer Wirkung Quaddelbildung) ohne Inkubation, wenn ungefilterte Strahlen verwendet wurden, während mit Blau- (resp. Hell-)uviolfilter das Erythem erst nach der üblichen Inkubationszeit auftrat. Dem Autor war es nicht bekannt, daß Günther bereits 1911 (l. c. S. 139) bei ultravioletter Bestrahlung seines Hämatoporphyriepatienten „direkt danach" Erythembildung und ein noch viel interessanteres Phänomen (s. u.) feststellte. Martenstein sucht die Erscheinung der inkubationslosen Reaktion so zu erklären, daß durch einen in der Haut vorhandenen Katalysator der gleiche Vorgang wie beim Späterythem, aber mit größerer Intensität ausgelöst werde. Ich glaube, daß es sich beim Früherythem um einen Vorgang besönderer Art handelt. Das normale Lichterythem nach gewöhnlicher Besonnung ist nach Art eines anaphylaktischen Prozesses an eine Inkubationszeit gebunden. Den anaphylaktischen Vorgang kann man sich in der Weise vorstellen, daß durch die aktinischen Strahlen bestimmte Veränderungen an kolloidalen Eiweißkörpern verursacht werden. Das so entstandene Antigen tritt mit dem im Körper schon vorhandenen Toxogenin während der Inkubationszeit in Reaktion; das chemische Reaktionsprodukt (Apotoxin) verursacht die biologische Veränderung im Gewebe, die sichtbare Erythemreaktion. Die Antigenbildung durch Veränderung biologischer Eiweißkörper kann durch Anwesenheit von Sensibilisatoren eine Steigerung erfahren. Als grob chemisches Beispiel kann man die Befunde von Howell anführen. Dieser Autor fand, daß unter Anwesenheit von Hämatoporphyrin-Nencki belichtetes Fibrinogen seine Gerinnbarkeit durch Thrombin und durch Hitze und Fällbarkeit durch Dialyse verliert (ähnlich wirkt Eosin); die stärkste Wirkung hatten Strahlen von 570—487 μμ, mit kürzerer Wellenlänge nahm die Wirkung ab und fehlte unter 300 μμ. Günthers (1) Vergleich der Phänomene der Sensibilisierungs - Experimente mit dem anaphylaktischen Schock veranlaßte Garrod (1) zu der Bemerkung, daß im Dunkeln aufgezogene Tiere das Belichtungsphänomen nicht zeigen würden. Subkutane Chlorkalziumgaben verminderten nach Lignac die Lichtschädigung (bei Anwendung von Hp.-Nencki).

Versuche mit Röntgenstrahlen ergeben weder Frühreaktion noch Überempfindlichkeit bezüglich der Erythemdosis [Günther (2)]. Auch gegen α-Strahlen des Thorium X und gegen Mesothoriumstrahlung ($\beta + \gamma$) besteht keine Überempfindlichkeit (Martenstein).

Die Latenzzeit der spontanen Hydroaeruption schwankt übrigens mit der Intensität der Belichtung und beträgt einige Stunden bis mehrere (1—3) Tage (ausnahmsweise tritt bei sehr intensiver Belichtung die Blaseneruption als Frühreaktion sofort auf, wie die Anamnese des Falles Günther ergibt). Die Blasenbildung erfolgt unter lästigem Brennen ohne Juckreiz. Die Lokalisation an den unbedeckten Körperteilen und das Aussehen der ersten Eruptionen in der Kindheit entspricht etwa den Abbildungen 10 und 11. Es ergeben sich regionäre Unterschiede, indem manche der Belichtung gleich stark ausgesetzten Teile größere Resistenz oder geringere Sensibilisierung zeigen. Ziemlich immun sind Kinn, Unterlippe, Lippenrot, Greiffläche der Hände, und oft auch die Stirn, besonders betroffen werden Nase, Ohren, Wangen, Handrücken. Die Entwicklung der Blasen wurde schon bei Schilderung des Hydroasymptoms besprochen, die Blasen können einen Durchmesser von 2,5 cm erreichen, die seröse, gelbliche bis grünliche oder sanguinolente Flüssigkeit von saurer Reaktion trocknet ein, es erfolgt mit oder ohne Umbilikation die Rückbildung und Heilung ohne oder mit leichter blatternähnlicher Narbenbildung. Oft erfolgt aber Geschwürsbildung, Vereiterung mit tiefer gehender Gewebsschädigung und Defektbildung.

Wenn so im Laufe der Jahre immer wieder neue Eruptionen erfolgen und besonders die schon einmal geschädigten, weniger widerstandsfähigen, narbigen Hautstellen durch mehrfache neue Lichtschädigungen angegriffen werden, so resultieren schließlich narbige Entstellungen des Hautreliefs, deren ziemlich symmetrische Lokalisation hervorzuheben ist. Es finden sich kleine, blatternartige Dellennarben und konfluierende breitere Eindellungen, mehr flächenhafte, glänzende Narbenpartien mit Gefäßektasien, größere sklerodaktylieartig gespannte Hautpartien und schließlich durch die immer wiederkehrenden Defektbildungen Mutilationen, von deren Intensität Abb. 12—15 Zeugnis geben.

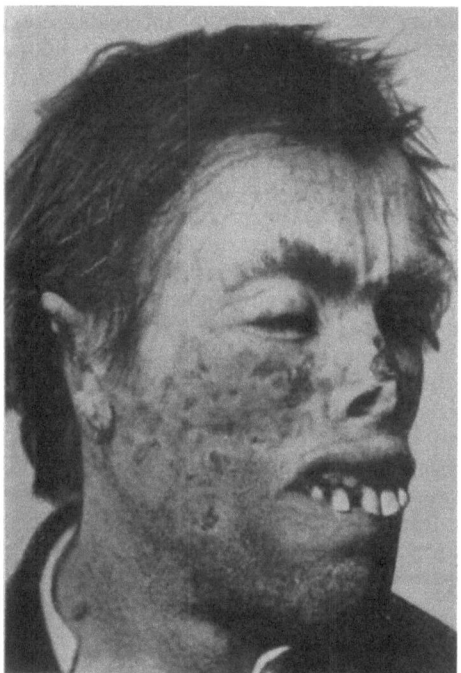

Abb. 12.   Fall Linser.

Abb. 12 ist eine Reproduktion des Falles Linser, Abb. 13 stellt Günthers Patienten im 18. Lebensjahr, Abb. 14 denselben im 30. Jahre vor; letzteres Lichtbild verdanke ich Herrn Prof. Eugen Fraenkel. Günthers Fall wird auch öfters in der Literatur als „Fall Petri" bezeichnet. Abb. 15 zeigt den Fall Nebelthau-Vollmer.

Die deletären, schrecklich entstellenden Folgen ergeben sich fast immer im Laufe der Jahre, nur in einem Fall (Fraenkel), der vielleicht durch Hypertrichie geschützt oder kaschiert war, wird lediglich erwähnt, daß die Hände „wie abgegriffen" aussahen. Die größte Entstellung des Gesichts entsteht durch Mutilation der Nase, die an der Nasenspitze und den Nasenflügeln beginnt und zu völliger Zerstörung „wie bei Lupus" führen kann (Fall Schultz, Klee). Die Ohren sind fast stets betroffen, „wie angefressen" oder weitgehend verstümmelt. Die narbigen Veränderungen der Wangen werden durch die Abbildungen demonstriert; die Oberlippe kann durch narbige Schrumpfung so verkleinert werden, daß die oberen Zähne sichtbar werden (Abb. 12—14).

An den Händen werden besonders Finger und Handrücken geschädigt. Die Finger können im Eruptionsstadium des Hydroa anschwellen; Martenstein erwähnt häufige schmerzhafte Schwellungen der Finger von 3 Tagen Dauer. In besonderem Maße leiden die Endphalangen, welche schließlich ganz verschwinden können. Den Fortschritt der Verstümmelungen im Laufe von 10 Jahren kann man an Günthers Fall studieren, wenn man die Abb. 13 des Jahres 1910 mit Abb. 14 vergleicht.

Durch narbige Schrumpfung der glatten, gespannten, atrophischen Haut treten Bewegungsbehinderungen, Gelenkverbiegungen und Gelenkfixierungen mit Ankylosenbildung (sogar in rechtwinkeliger Stellung) ein. Die Knochen werden sekundär teilweise atrophisch, an anderen Stellen läßt das Röntgenbild aber Verdichtungen und an einzelnen Gelenken arthritische Veränderungen erkennen.

Verkümmerungen der Nägel begleiten die Atrophie der Endphalangen. Kleinheit, Kürze, Längsstreifung, ferner auch radialwärts gerichtete Schrägstellung der Indexnägel (Martenstein) werden beschrieben. Die Nägel lösen sich stellenweise (eventuell unter Vereiterung) ab und werden schließlich total abgestoßen. In einem Fall Martensteins erfolgte 6 mal nach Blaseneruption Ablösung von Fingernägeln.

Bei einem 2jährigen Kind (Ashby) waren die Nägel „dunkelrot" wie bei subungualen Blutungen. Nicht uninteressant ist in diesem Zusammenhang die von Darwin berichtete Erfahrung, daß Schweine durch Fressen der Farbwurzel Lachnanthes nicht nur rot gefärbte Knochen bekommen (vgl. S. 639), sondern auch ihre Klauen verlieren; schwarz pigmentierte Schweine erweisen sich gegen diese Erkrankung resistent.

Eine weitere Verstümmelung tritt zuweilen durch Lichtschädigung der Augenlider ein. Infolge narbiger Verengerung der Lider kann das Sehen nur durch ganz enge, schlitzförmige Spalten erfolgen (Fall Klee). Beifolgende Abb. 15 zeigt eine 45jährige Frau, deren Augenlider zu derben, narbigen Wulsten umgebildet sind (Fall Nebelthau-Vollmer).

Die Lichtschädigungen der Haut sind mitunter noch von anderen Phänomenen begleitet. Es können großfleckige purpuraähnliche Hauthämorrhagien auftreten (Vollmer, Garrod). Die zwischen den Narben befindliche Haut ist gewöhnlich stark pigmentiert.

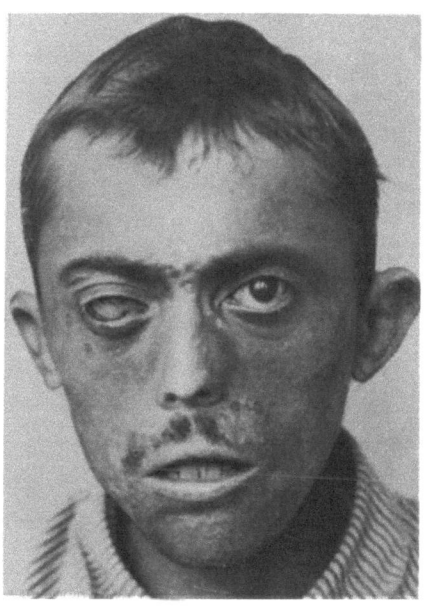

Abb. 13. Fall Günther (1910).

Es finden sich aber oft noch Veränderungen, welche schon die Vermutung aufkommen ließen, daß es sich bei der kongenitalen Hämatoporphyrie überhaupt nicht um das typische Symptom des Hydroa aestivale handele. Capelli weist schon darauf hin, daß die leukoatrophischen Hautstellen, die zahlreichen miliumartig aussehenden Epidermiszysten und die temporären Nageldystrophien eine Verwandtschaft mit der Epidermolysis bullosa erkennen lassen. Martensteins Fälle zeigen ebenfalls stecknadelkopfgroße Epidermiszysten; es ergab sich anamnestisch, daß im Sommer eine besondere Empfindlichkeit der Haut traumatischen Einflüssen gegenüber bestehen soll. In Garrods (3) Fall ergab die dermatologische Untersuchung, daß im Sommer die dem Licht ausgesetzte Haut eine gesteigerte Empfindlichkeit gegen leichte mechanische Einflüsse zu haben scheine, daß das Kratzen der sensibilisierten Haut die Blaseneruption anzuregen scheine, daß eine große Ähnlichkeit mit Epidermolysis bullosa bestehe („it more closely resembles in its clinical features epidermolysis bullosa than hydroa aestivale"). Wieder ein Zeichen mehr für die polygenetische Ätiologie. Narbig veränderte Haut ist oft gegen Läsionen empfindlicher. Nach der Beschreibung scheint es so, als ob auch die epidermolyis-ähnlichen Symptome auf das Narbengebiet beschränkt sind.

Das zweite Kardinalsymptom betrifft die Ausscheidungen von Hämato-porphyrinen in Harn und Kot.

Der Harn zeigt stets stark saure Reaktion und meist eine auffällige rot-braune Farbe (Kirschsaft, Burgunder, Portwein); oft ist die Farbe heller (bern-

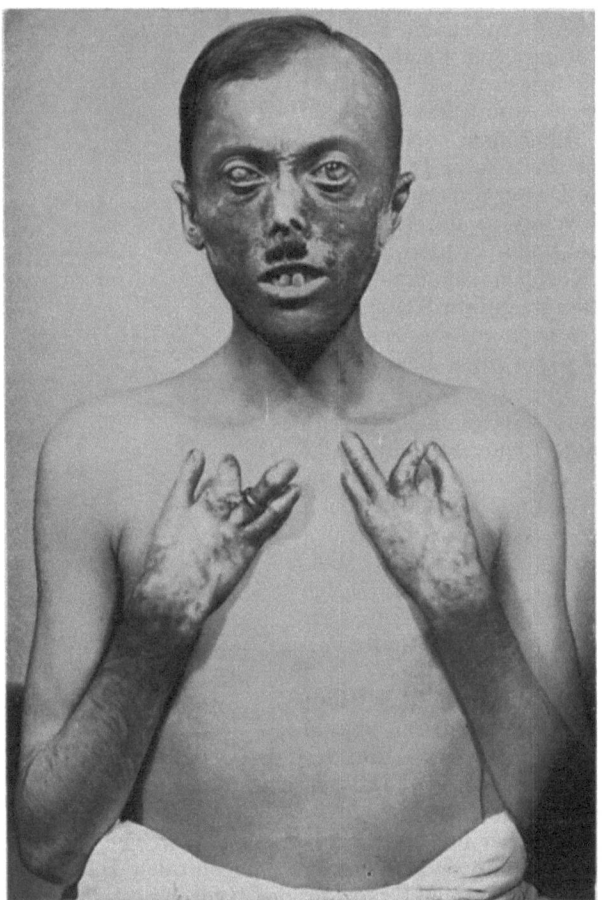

Abb. 14. Fall Günther 1922.

stein, hellrot) oder noch dunkler, bis braunschwarz mit temporären Schwan-kungen. Gewöhnlich fehlen Albuminurie, Glykosurie, Bilirubin, selten wird Azeton, Indikan erwähnt. Die Braunfärbung ist durch zeitweilig in größeren Mengen vorkommende „Urobiline" und „Urofuszine" bedingt. Der Nach-weis der Hämatoporphyrine wird schon durch die spektroskopische Unter-suchung des nativen Harnes wahrscheinlich gemacht, welcher das alkalische oder Wärmespektrum zeigt. Der genauere Nachweis erfolgt durch die bekannten Isolierungsmethoden. Bei der kongenitalen Hämatoporphyrie wurde zuerst von H. Fischer das Vorkommen eines besonderen Hp. im Harn, nämlich das Uroporphyrin-Fischer festgestellt. Der Nachweis dieses Stoffes ist bisher bei den Fällen von Günther und Klee durch H. Fischer selbst, bei Garrods Fall durch Allott erbracht. Daneben kommt aber noch das gewöhnliche native Hämatoporphyrin vor. Die Summe dieser Farbstoffe und Nebenprodukte im ungereinigten Zustande („Rohporphyrin") wurde in einem Falle längere Zeit quantitativ bestimmt und ergab tägliche Durchschnittsmengen von 0,3 bis 0,5 g (Fischer, Schumm); diese Mengen blieben 3 Jahre hindurch etwa gleich (Schumm). Auch Leukohp läßt sich im Harn feststellen. Hämatinartige Farbstoffe waren im Harn nie zu finden. Der Eisengehalt des Harns soll im Fall Ehrmanns über die Norm erhöht sein (Robitschek).

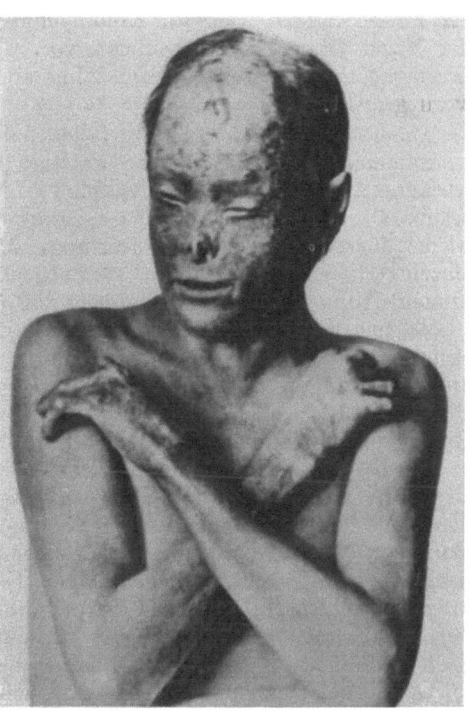

Abb. 15. Fall Nebelthau-Vollmer.

Der Kot zeigt schwarzbraune Farbe (auch bei Milchdiät) und enthält reichlich Hämatoporphyrin (kein Uroporphyrin-Fischer). Die durchschnittlichen Tagesmengen werden etwas geringer als die des Urins befunden. Blutfarbstoff ist gewöhnlich nicht vorhanden. Urobilinogen wurde im Falle Ehrmanns zu 0,13 pro die von Charnes bestimmt (Robitschek).

Im Blutserum kann man natürlich das Vorkommen geringer Hp.-Mengen, besonders des durch die Nieren ausgeschiedenen Uroporphyrins annehmen, doch ist der Nachweis nicht immer geglückt. Schumm betont, daß ihm der Nachweis von Hp. im Serum von Günthers Fall stets gelungen ist, und zwar handelt es sich nach der spektrographischen Untersuchung vornehmlich um Uroporphyrin; daneben war Hämatin und eine pathologisch erhöhte Menge Bilirubin mit indirekter Diazoreaktion vorhanden. Eine Übersicht über die quantitativen Schwankungen im Laufe der Jahre gibt Schumm in einer Tabelle. Fischer meint, daß das „Hämatin" vielleicht das Eisensalz des Urinporphyrins gewesen sei, welches in $n/_{10}$ NaOH mit Hydrazin eine Absorption 528—500 gebe, während Hämin unter gleichen Umständen 532 bis 509 gebe.

Ferner glaubt Fischer (5) neuerdings, daß die Karboxylierung des Hp., also die Uroporphyrinbildung erst in den Nieren erfolge, da im Serum bei kongenitaler Hämatoporphyrie nur „Koproporphyrin" (im Gegensatz zu Schumm) zu finden sei. Schumm (6) konnte beide natürlichen Porphyrine auch im Pleuraexsudat, und zwar in höherer Konzentration als im Blutserum nachweisen. Unter Anerkennung des Vorkommens von Up. in Serum und Pleuraexsudat gibt Fischer (10) zu, daß die Karboxylierung auch an anderen Orten als in der Niere statthaben kann.

Über die Ablagerung von Hämatoporphyrinen im Gewebe wird noch zu sprechen sein. Mit Schweiß und Speichel wird kein Hämatoporphyrin ausgeschieden.

Diese Kardinalsymptome sind der Ausdruck der besonderen Konstitutionšanomalie des Porphyrismus, der in seinen Grundzügen bereits S. 636 geschildert wurde. Es sollen jetzt weitere konstitutionelle Eigenarten, speziell Korrelationen mit anderen Konstitutionsanomalien besprochen werden.

Der allgemeine Körperbau zeigt keine Besonderheiten. Wenn die Hände mehrmals als atrophisch oder im Wachstum zurückgeblieben geschildert werden, so ist dies wohl als Folge der Lichterkrankung des Integumentes anzusehen. In Fraenkels Fall wird nichts von Lichtsensibilisierung erwähnt, die Hände werden aber als kurz, zwergartig, ,,wie abgegriffen" beschrieben. Verdickungen der Endphalangen (Gagey), Koilonychie (auch am Fuß) und Hyperkeratosen der Nägel (Martenstein) kommen vor. Die unter der retrahierten Oberlippe hervorragenden oberen Schneidezähne sind bei Abb. 12 auffällig schräg nach vorn gestellt.

Anomalien der Behaarung fallen meist auf. Gewöhnlich ist Hypertrichie vorhanden. Öfters findet man kräftige Kinnbarthaare, auffallend stark entwickelte Augenbrauen mit Synophrys (Abb. 13) und lange schwarze Zilien (Abb. 14), sehr grobes Kopfhaar, starke Behaarung der Unterarme und zuweilen übernormale Stammbehaarung. Als Folge der Hautschädigung können einzelne Haarbezirke gelichtet werden, so besonders die Wimpern und Augenbrauen (Abb. 15) und der Kinnbart teilweise (Abb. 13) verschwinden.

Vermehrte allgemeine Hyperpigmentation ist als Symptom des Porphyrismus bekannt. Die nicht geschädigten Hautpartien zwischen den Hydroaeruptionen fallen besonders durch ihre starke Pigmentierung (unregelmäßige Pigmentflecke) auf. Im Narbengebiet kommen auch pigmentlose Stellen vor. Eine gelbliche Pigmentation der Conjunctiva bulbi erwähnen Schultz, Günther.

Ein besonders eigenartiges Phänomen ist die von Günther (1) beschriebene Pigmentfrühreaktion. Während die normale Belichtungspigmentation der Haut erst nach einer Latenz von mehreren Tagen [vgl. Günther (4)] zum Vorschein kommt, tritt bei der kongenitalen Hämatoporphyrie unmittelbar nach der Bestrahlung (Bogenlampe, Bergkristallinse, Wasserkühlung) eine intensive schwärzliche Pigmentierung auf, die sich relativ schneller als die normale Sonnenbräunung wieder zurückbildet. Wird ein Hautstück sofort nach der Belichtung exstirpiert, so findet man eine bedeutende Pigmentanhäufung in den Basalzellen und älteren Epithelzellen (vielleicht auch interzelluläre Pigmentanhäufungen), während in der Kutis keine Pigmentvermehrung stattfindet; das Pigment gibt keine Eisenreaktion und zeigt mikrospektroskopisch keine Absorptionsstreifen. Bei der akuten Hämatoporphyrie konnte dagegen Günther (³) mittels Quarzlampenbestrahlung keine Pigmentfrühreaktion und nur ein wie bei einer normalen Kontrolle nach zwei Stunden erscheinendes Lichterythem erzielen.

Daß gewisse Körpergewebe die anormal gebildeten Farbstoffe aufnehmen, läßt sich schon intra vitam nachweisen. Die Zahnkronen sind meist nicht durch besondere Färbung aufgefallen; Günther erwähnt in seinem Falle besonders die gelblich-weiße Farbe der Zähne. Dagegen lassen die Zahnwurzeln eine starke rotbraune Färbung erkennen (Günther, Fraenkel), und von Günther (2) wurde zuerst der Nachweis von Hp. im menschlichen Körpergewebe durch Extraktion des Farbstoffes aus der Zahnwurzel erbracht. Nach Extraktion des Farbstoffes wurden Knochenschliffe quer und längs hergestellt, welche deutliche braune Pigmentierung der Zementschicht und des Zahnbeines ohne mikrospektroskopisch wahrnehmbare Absorptionsstreifen erkennen ließen. Ausnahmsweise kann aber der Farbstoff auch bei der Zahnbildung in die Zahnkronen übergehen, wie sich ja auch aus den erwähnten Experimenten E. Fraenkels (2) ergibt. Ein interessantes Beispiel dafür ist der Fall Garrods. Schon die ersten Zähne im 9. Monat fielen durch ihre rote Farbe auf; die erste ärztliche Beobachtung im 2. Lebensjahre stellte eine rötliche Farbe der Zahnkronen fest, welche kaum von der des Zahnfleisches zu unterscheiden war; im 6. Lebensjahr war die Farbe mehr bräunlich-rot. Es kann wohl nicht bezweifelt werden und wird noch beim Zahnwechsel sicher festgestellt werden können, daß es sich hier um Ablagerung von Hämatoporphyrin und von braunen Pigmenten handelt. Da es gelingt, das Hämatoporphyrinspektrum bei auffallendem, reflektiertem Licht zu erhalten, wenn man die reine Substanz als Pulver untersucht oder das gelöste Hp. auf Löschpapier eintrocknen läßt, so läßt sich hier vielleicht mit einem schon von Günther (1) (l. c. S. 740) als „Dermospektroskopie" verwendeten Verfahren schon jetzt der spektroskopische Nachweis von Hp. im Dentin durch die überlagernde dünne Schmelzschicht hindurch erbringen. Nach brieflicher Mitteilung Sir A. E. Garrods sind jetzt auch die ersten Zähne der 2. Dention rosa gefärbt. Bei dem neuesten Fall (Ashby) sind die Milchzähne gleichfalls rot gefärbt.

Die Spektren der trockenen Substanz im reflektierten Licht entsprechen nicht denen der Lösung. Das Pulver des reinen Uroporphyrin-Methylesters zeigt das Spektrum: 650—630 / 597—573 / 565—547 / 535 ≡. Urohämatoporphyrin gereinigt auf dem Filter: 607—572 / (560—533) / 515 <≡. Ein aus dem Kote einer akuten Hämatoporphyrie gewonnenes gereinigtes (nicht rein dargestelltes) Hp. zeigt auf dem Filter schmutzig-braune Farbe und kein deutliches Spektrum.

Eine Dunkelfärbung von Skelettknochen glaubt Garrod (3) aus Befunden mittels „Transillumination" (Anleuchten mit einer Glühlampe) vermuten zu können. Es findet dabei keine Durchstrahlung des Gewebes statt, sondern nur eine Lichtbeugung und oberflächliche Erleuchtung einzelner an der gegenüberliegenden Seite befindlicher Gewebsteile, in denen sich die Venen als dunkle Stränge hervorheben, während von den Knochen normalerweise nichts zu sehen ist. Bei Hämatoporphyrie glaubt dagegen Garrod die Knochen als nicht deutlich begrenzte Schatten infolge ihrer dunklen Verfärbung sehen zu können. Fränkel und Ashby konnten einen entsprechenden Befund nicht erheben.

Korrelationen zu bestimmten Anomalien des endokrinen Systems haben sich nicht ergeben. In Ehrmanns Fall scheint ein Hypogonitalismus mit Hypotrichie bestanden zu haben. Das eventuell als lokaler Pseudo-Hermaphroditismus aufzufassende Phänomen eines weiblichen Vollbartes am Kinne („Bartdame") bei sonst völlig weiblichem Habitus des Falles Fraenkel wurde mit einer bedeutenden Vergrößerung des linken Epoophoron bei normalem Verhalten der Ovarien in Zusammenhang gebracht. Beziehungen zur Sexualfunktion wurden sonst nicht beobachtet, außer daß einmal die Urinfärbung in der Pubertätszeit vorübergehend heller wurde. Mit Beginn der Ovulation eintretende völlige Remissionen wurden übrigens bei zwei symptomatischen Hydroafällen beobachtet.

Von Komplikationen sind zunächst Lichtschädigungen besonders ernster Natur zu nennen, welche das Auge betreffen. Die Bulbi sind ja einigermaßen durch die Lider geschützt, welche selbst nicht von der Hydroaeruption betroffen sein brauchen. Der Schutz wird schon vermindert, wenn bei zuweilen bestehendem Exophthalmus das Dalrymplesche Zeichen der klappenden Lidspalte einen verminderten Lichtschutz des Auges verrät. Immerhin kann schon bei normalen Augenlidern eine Lichtschädigung des Auges eintreten. Vergleichsweise kann man die Erfahrung bei den symptomatischen Fällen des Hydroa aestivale anführen, welche mindestens in 10% Augenaffektionen ergeben, meist nur Konjunktivitis und Keratitis schon vor dem 14. Lebensjahre. Bei kongenitaler

Hämatoporphyrie ist allein in 4 von 17 Fällen eine schwere Schädigung der Augen erfolgt, welche 2 mal zu einseitiger und 1 mal zu doppelseitiger Erblindung führte. Die Augen scheinen gewöhnlich erst in späterer Zeit in stärkere Mitleidenschaft zu geraten, bei Günthers Patient etwa im 16., Klees im 28., Ehrmanns im 35. Lebensjahre. Das Initialsymptom der Photosensibilisierung ist eine Konjunktivitis, allmählich erstrecken sich die Veränderungen in tiefer gelegene Gewebe. Besonders kommt an den Stellen des äußeren Lidspaltenfleckes, wo sich auch das ochronotische Pigment gern ablagert, oft eine Entzündung der Sklera vor, welche zu tiefen Ulzerationen (wie mit dem Locheisen gesetzten Defekten) und Sklerastaphylom führen kann. Ferner wurde Anästhesie der Hornhaut, erhöhter intraokularer Druck, Iritis notiert (vgl. Abb. 13 u. 14).

Ob eine Schädigung des hämopoetischen Systems durch Toxine oder Pigmentschlacken in späteren Jahren einzutreten pflegt, läßt sich nicht sagen. Vielleicht kommen auch chronisch-septische Zustände infolge wiederholter von Hautulzerationen ausgehender Infektionen in Frage. Bei den in höherem Alter beobachteten Patienten (Linser 44, Vollmer 45) fehlt leider der Blutstatus. Bis zur Pubertät und später bei Martensteins (24 J.) und Andersons (26 J.) Patienten wurden normale Werte gefunden. Anämie wurde bei dem anderen Falle Martensteins (32 J.) festgestellt (3,2 . 10^6 Erythroz.). Ehrmanns Fall hatte mit 50 Jahren 4,4 . 10^6 E., 90% Hb., 7600 L (Robitschek). Die genauesten Untersuchungen liegen bei Günthers Fall vor, der mit 18 Jahren schon eine mäßige Anämie hatte (4,1 . 10^6 E., 90% Hb.); zahlreiche weitere Untersuchungen des Falles an anderen Kliniken ergaben progressive Verschlimmerung, im Alter von 30 Jahren wurde nach Schumms Bericht eine schwere Anämie festgestellt (0,92 . 10^6 E., 14% Hb., 3000 L., Poikilozyten, Anisozyten, Polychromasie, sehr viele punktierte Erythrozyten) mit Ödemen und großem Milztumor; das Serum hatte gegen früher eine hellere Farbe und einen geringeren Gehalt an Hämatin und Hämatoporphyrin. Die Wassermann-Reaktion des Blutes war in 6 Fällen negativ.

Milztumor wurde noch öfters gefunden (Fall Schultz, Ehrmann, Fraenkel, Klee), im Falle Schultz bis unter den Nabel reichend.

Der Verlauf des Leidens richtet sich nach den äußeren Umständen. Die Konstitutionsanomalie des Porphyrismus ist mit einem im übrigen wohl normalen Lebensablauf wohl verträglich. In welchem Maße sich die Konstitutionskrankheit entwickelt, hängt hauptsächlich von dem Grade der Lichtexposition in den Zeiten stärkster Sensibilisierung ab. Die zunehmenden Mutilationen bedingen schließlich ein so abstoßendes Äußeres, daß der Umgang mit Menschen erschwert wird; immerhin hat Günthers Patient noch eine Ehefrau gefunden. Hochgradige Verstümmelung der Hände und Verminderung der Sehfunktion bis zur Erblindung führen zur völligen Erwerbsunfähigkeit und Hilfsbedürftigkeit. Trotz schwerer Mutilationen können die armen Opfer des Sonnenscheins ein höheres Alter (50 und 65 Jahre) erreichen. Zwei starben an Lungentuberkulose, einer wohl an Leberzirrhose, einer an „Diarrhöe". Wenn künftige Fälle von Jugend auf zu zweckmäßiger Lebensweise erzogen werden, läßt sich die Krankheitsentwicklung wohl auf ein Minimum eindämmen.

Die Therapie hat daher in erster Linie eine prophylaktische zu sein. Der Lichtporphyriker hat alles ihm Gefahrbringende zu meiden. Lichtschutz besonders im Frühjahr durch breitkrempigen Hut, braune Handschuhe, Auftragen von Lichtschutzsalben im Gesicht (besonders Nase, Ohren), Lichtschutzbrille und bei Frauen dunkler Schleier. Bei starkem Sonnenschein möglichst hinter Fenstern bleiben. Eventuell Berufswechsel mit Nachtdienst (Bäckerei, Nachtwächter, Eisenbahn, Bergwerk). Ist eine Hauteruption erfolgt, so muß besonders eine Infektion der Blasen durch Kratzen usw. vermieden

werden. Fischer (10) schlägt einen therapeutischen Versuch mit Kupfer-
oder Eisensalzen in geringer Menge vor, Lignac subkutane (resp. intravenöse)
Chlorkalziuminjektionen.

Die pathologische Anatomie hat bisher erst in zwei Fällen (Schultz,
Fraenkel) Erfahrung sammeln können. Der interessanteste Befund ist die
Dunkelbraunfärbung der Knochen beider Fälle, während Knorpel und Periost
ungefärbt bleiben. Abb. 16 zeigt die Färbung eines Oberschenkelknochens
von Fraenkels Fall (32jähr. ♀). Auch die knöchernen Teile des Kehlkopfes
waren entsprechend gefärbt. An Sägeschnitten war zu erkennen, daß jedes einzelne
Knochenbälkchen intensiv bräunlich gefärbt ist. Fraenkel hatte den Eindruck, daß die Knochengrundsubstanz mit

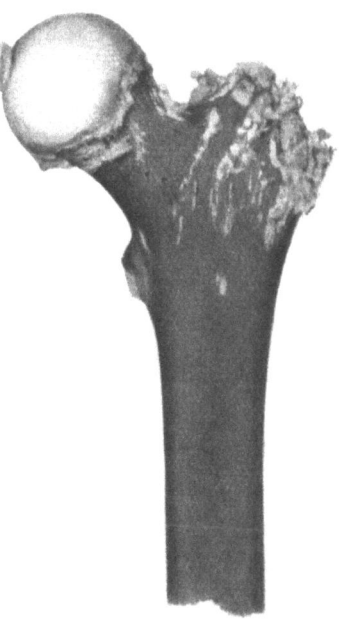

einem schwach eisenhaltigen Pigment
imprägniert sei; die Knochenkörperchen
blieben bei der Eisenreaktion ungefärbt.
Das Knochenmark enthielt reichliche
Mengen eines grobkörnigen, in Haufen
zusammenliegenden, eisenfreien und eisenhaltigen Pigmentes und sehr zahlreiche
Erythroblasten. An Knochenschliffen konnte
Schumm (7) spektrographisch einen wohl
dem Uroporphyrin-Fischer entsprechenden
Farbstoff nachweisen.

Der derbe braunrote Milztumor war
reich an eisenhaltigem Pigment, die Leber
in einem Falle zirrhotisch, im anderen
reich an fast nur in den Sternzellen abge-
lagertem, stark eisenhaltigem und wenig
eisenfreiem Pigment. Während Schumm
in der Milz kein Hämatoporphyrin fand,
waren in den Nieren Spuren und in der
Leber 12 bis 15 mal so große Mengen vorhanden.

Es sei darauf hingewiesen, daß die
Farbstoffverteilung weitgehende Ähnlich-
keit hat mit Fraenkels experimentellen
Ergebnissen an Meerschweinchen, die mit

Abb. 16. Linker Femur. 32jähr. ♀.
Hämatoporphyria congenita.
(Nach E. Fraenkel.)

wiederholten Injektionen von Up.-Fischer behandelt worden waren (vergleiche
S. 639). Künftige Autopsien werden vielleicht noch Aufschluß über die
genaue Verteilung verschiedener Hämatoporphyrine im Gewebe bringen. Für
die Ablagerung und elektive Färbung scheint besonders das „Uroporphyrin"
Fischers in Frage zu kommen.

Diagnostische Irrtümer, wie die Annahme von Lupus, Lepra, Syringomyelie
usw. dürften wohl nicht mehr vorkommen, seitdem das klinische Krankheitsbild
der kongenitalen Hämatoporphyrie bekannt ist. Die Hauptmerkmale sind so
leicht zu erkennen, daß die Wahrscheinlichkeitsdiagnose von jedem, der den
Symptomenkomplex kennt, gestellt werden kann. Zur exakten Feststellung
aller klinisch wichtigen Daten ist die Überweisung in eine medizinische Klinik
erforderlich.

Literatur.

Die sehr umfangreiche Literatur wird, soweit sie in Günthers Monographie von 1922
enthalten ist, bis auf einige oft zitierte Arbeiten hier nicht angeführt.

Anderson, M'Call (Glasgow): Hydroa aestivale in two brothers etc. Brit. Journ.
of dermatol. Vol. 10, p. 1. 1898 (in Monographie Druckfehler). — Ashby, H. T.: Case of

haematoporphyria congenita. Brit. med. journ. 1924. (1. Nov.) — Aßmann, H.: (1) Klinische Röntgendiagnostik. 3. Aufl. 1924. S. 618—623. (2) Diskussion zu Veil-Weiß. — Becker, R.: Beitrag zur Hp.-Forschung. Diss. a. d. med. Klin. Leipzig 1925. — Bettmann, S.: Hydroa. Rieckes Lehrb. f. Hautkrankh. 1918. S. 202 und Med. Klinik 1921. S. 641. — Binda (Pavia): Sull' ematoporfiria tossica sperim. Arch. di farmacol. sperim. e science aff. Vol. 31, p. 184. 1921. — Brugsch, Th. und Pollak: Umwandlung von Blutfarbstoff in Gallenfarbstoff. Biochem. Zeitschr. Bd. 147, S. 253. 1924. — Derrien (Montpellier): Un cas d'hématoporphyrinurie. Réun. méd. chir. 16. région (26. 10. 1918). Ref. Paris méd. Tom. 8, p. 5, Nr. 47. 1918. — Darwin, Ch.: Entstehung der Arten (Übers. Hack). Leipzig S. 36. — Dorn, F. K.: Vorkommen und Bedeutung von Hp. im menschlichen Kot. Dissert. Leipzig 1921 (Med. Klinik). — Duke, W. W.: Urticaria caused by light. Journ. of the Americ. med. assoc. Vol. 80, p. 1835. 1923. — Ehrenberg, L. (Falun in Schweden): Zur Kasuistik der mit Landryscher Lähmung einhergehenden Porphyrinurie. Klin. Wochenschr. 1923. S. 1508. — Fischel, Alfr.: Über vitale und spezifische Nervenfärbung. Zeitschr. f. wiss. Mikroskop. Bd. 25, S. 154. 1908. — Fischer, Hans: Zahlreiche Abhandlungen (vergleiche Monographie); ferner: (1) Über das Urinporphyrin. Zeitschr. f. physiol. Chem. Bd. 95, S. 34. 1915. (2) Fischer und Schaumann: Zur Kenntnis der natürlichen Porphyrine. I. Zeitschr. f. physiol. Chem. Bd. 128, S. 162. 1923. (3) Fischer und Hilger: dto. II. ibid. S. 167. (4) Die natürlichen Porphyrine und ihre Bedeutung für die Pathologie. Wien. klin. Wochenschr. 1916. S. 1027. (5) Über Porphyrinurie und natürliche Porphyrine. Münch. med. Wochenschr. 1923. S. 1143. (6) Fischer und Schneller: Über exogene Porphyrinbildung und Ausscheidung. Zeitschr. f. physiol. Chem. Bd. 130, S. 302. 1923. (7) Farbstoffe mit Pyrrolkernen. In Oppenheimers Handb. d. Biochemie. 2. Aufl. Bd. 1, S. 351. 1923. (8) Fischer und Zerweck: Koproporphyrin im Harn und Serum unter normalen und pathologischen Bedingungen. Zeitschr. f. physiol. Chem. Bd. 132, S. 12. 1924. (9) Fischer und Schneller: Verbreitung des Porphyrins in Organen. Zeitschr. f. physiol. Chem. Bd. 135, S. 253. 1924. — (10) Über den Dualismus des Blutfarbstoffs und über Porphyrine. Strahlentherapie. Bd. 18, S. 185. 1924. — Fraenkel, E.: (1) Zur Lehre von der Hämatoporphyria congenita (mit Hegler und Schumm). Dtsch. med. Wochenschr. 1913. S. 842. (2) Über experimentelle Hämatoporphyrose. Ärztl. Ver. Hamburg 20. 2. und 6. 11. 1923. Ref. Klin. Wochenschr. 1923. S. 855 (ref. Simmel) und 1924. S. 93. (3) Experimentelles über Hämatoporphyrie. Virchows Arch. f. pathol. Anat. u. Physiol. Bd. 248, S. 125. 1924. — Garrod, Archibald E.: (1) Inborn errors of metabolism. II. Edit. London 1923. Kap. 8: Hämatoporphyria congenita p. 136—163. (2) Glimpses of the higher medicine (Linacre lecture). Lancet Vol. I, p. 1901. 1923. (3) Garrod and L. Mackey: On congenital porphyrinuria, assoc. with hydroa aestiv. and pink teeth. Quart. Journ. of med. Vol. 15, p. 319. 1922. — Gray, A. M.: Haematoporphyria congenita with hydroa aestivale. Proc. of the roy. soc. of med. Dermatol. Sect. 18. Oct. 1923. Ref. Dermatol. Wochenschr. 1924, S. 824. — Grünewald, E. A.: Studien zur Pathogenese der Landryschen Paralyse. Jahrb. f. Psychol. u. Neurol. Bd. 29, S. 403. 1923. — Günther, Hans: (1) Die Bedeutung der Hämatoporphyrine in Physiologie und Pathologie. München: Bergmann 1922 (und in Ergebn. d. allg. Pathol. u. pathol. Anat. Bd. 20, 1, S. 608). (2) Die Hämatoporphyrie. Dtsch. Arch. f. klin. Med. Bd. 105, S. 89. 1911. (3) Die akute Hämatoporphyrie. Ibid. Bd. 134, S. 257. 1920 (und Münch. med. Wochenschr. 1923. S. 517). (4) Klinische Symptome der Lichtüberempfindlichkeit. Dermatol. Wochenschr. 1919. S. 177, 203, 213, 230, 243. (5) Der Muskelfarbstoff. Virchows Arch. f. pathol. Anat. u. Physiol. Bd. 230, S. 146. 1920. (6) Myositis myoglobinurica. (Med. Ges. Leipzig 20. 2. 1923). Münch. med. Wochenschr. 1923. S. 517. (6a) Kasuistische Mitteilungen über Myositis myoglobinurica. Virchows Arch. f. pathol. Anat. u. Physiol. Bd. 251, S. 141. 1924. (7) Grundlagen der biologischen Konstitutionslehre. Leipzig: Thieme 1922. (8) Die biologische Bedeutung der Inversionen. Biol. Zentralbl. Bd. 43, S. 175. 1923. — Gutstein, M.: Fall von Nephroroseinurie. Zeitschr. f. klin. Med. Bd. 84, S. 324. 1917. — Harbitz, Francis: Haematoporphyrinuria as an independent disease („Haematoporphyria") and as a sympt. of liver dis. and intoxic. Arch. of internal med. Vol 33, p. 632. 1924. — Hausmann, W.: Grundzüge der Lichtbiologie und Lichtpathologie. Wien 1923 (Sonderabdruck zu „Strahlentherapie"). — Hoagland, R.: Formation of hematoporphyrin in ox muscle during autolysis. Journ. of agricult. research. Vol. 7, p. 41. 1916. — Höber, R.: Lehrb. d. Physiol. Berlin 1919. S. 217. — Howell, W. H.: Note relat. à l'action photodyn. de l'hématoporph. sur le fibrinogène. Arch. internat. de physiol. Tom. 18, p. 269. 1921. — Jeanbrau (Montpellier): Haematoporphyrinurie. (Assoc. franç. d'urologie.) Presse méd. 1920, p. 779. (letaler Verlauf bei 14jähr. ♀, sonst keine Angaben.) — Kaemmerer, H.: (1) Hp.-Bildung durch Darmbakterien. Kongr. f. inn. Med. Wien 1923. Ref. Med. Klinik S. 742. (2) Über Porphyrinbildung durch Darmbakterien. Klin. Wochenschr. 1923. S. 1153. (3) Über Porphyrinbildung durch Darmbakterien. Verhandl. d. dtsch. Ges. f. inn. Med. Bd. 35, S. 188. 1923. (4) Über Porphyrinbildung bei Lungengangrän und putrider Bronchiektasie. Münch. med. Wochenschr. 1923. S. 1144. — Klee: Diskussion zu Mobitz. — Klee-Fischer: Zit. Hausmann. Lichtbiologie. — Kosanović: Zit. Joannović (Belgrad): Reizgeschwülste. Klin. Wochenschr. 1923. p. 2301. — van Leersum: Overden invloed van haematoporphyrine op de Kalkafzetting etc. Nederlandsch tijdschr. v. geneesk. Vol. 2, p. 1931. 1923. — Lehmann, K. B.: Fabrikstudien und Tierversuche über chronische Bleivergiftung. Münch. med. Wochenschr. 1924. S. 255. — Lignac, G. O.: Beeinflussung der Porphyrinwirkung im tierischen Organismus durch Kalziumsalze. In „Krankheitsforschung". Leipzig 1925. I. S. 177. — Löhrig, A.: Über die Färbung der Zähne. Dissert. Leipzig 1923. — Maase, C.: Auftreten von Skatolfarbstoff im Harn bei akuter Hämatoporphyrie. Zeitschr. f. klin. Med. Bd. 99, S. 270. 1924. — Magnanimi: Sulla formaz. dell' ematoporf. Quaderni di Med. legal. 1917 (zit. Pastori). — Martenstein, H.: Experimentelle Untersuchungen bei Hydroa vaccin. Arch. f. Dermatol. u. Syph. Bd. 140, S. 300. 1922. — Mobitz: (1) Vortrag Ver. Münch. Fachärzte inn. Med. 19. 7. 1923. Münch. med. Wochenschr. 1923. S. 1376. (2) Münch. dermatol. Ges. 7. 7. 1923. Klin. Wochenschr. 1923. S. 2058. [Der als „kongenitale Porphyrinurie" resp. „chronischer Porphyrismus" beschriebene Fall ist identisch mit Günthers Fall von Hämatoporphyria congenita.] — Papendieck, A.: (1) Über das Porphyrin der menschlichen Fäzes. Zeitschr. f. physiol. Chem. Bd. 128, S. 109—118. 1923. (2) Zur Frage des Vorkommens von Porphyrin im Blutserum. Zeitschr. f. physiol. Chem. Bd. 136, S. 293. 1924. — Parisot, J.: Transformat. du pigm. sang. etc. Cpt. rend. hebdom. des séances de l'acad. des sciences. Tom. 153, p. 1518. 1911. — Pastori, Giuseppina: Sulla ematoporfiria sperimentale da benzolderivati. Publicazioni della università cat. del sacro cuore. Milano. Vol. 1, p. 7. 1924. — Robitschek, W.: (1) Hp. in der menschlichen Galle. Zeitschr. f. klin. Med. Bd. 94, S. 331. 1922. (2). Haematoporphyria congenita. Zeitschr. f. klin. Med. Bd. 101, S. 540. 1925. — Schumm, O.: (1) Beiträge zur Kenntnis der Haematoporphyria congenita (H. Günther) und der natürlichen Porphyrine. Zeitschr. f. physiol. Chem. Bd. 98, S. 123. 1916. (2) Über die Porphyrine des Harns bei Bleivergiftung. Zeitschr. f. physiol. Chem. Bd. 119, S. 139. 1922. (3) Über die natürlichen Porphyrine. Zeitschr. f. physiol. Chem. Bd. 126, S. 169. 1923. (4) Über Porphyrinurie usw. Münch. med. Wochenschr. 1923. S. 1300. (5) Über Porphyrinbildung aus Blutfarbstoff. (I. Mitteilung). Zeitschr. f. physiol. Chem. Bd. 132, S. 34. 1924. (6) Über den Nachweis der natürlichen Porphyrine in serösen Flüssigkeiten und Organen. (IV. Mitteilung: Über Untersuchungen bei Hpyria congenita). Ibid. S. 62. (7) Richtigstellung zur Abhandlung von H. Fischer und Schneller. Zeitschr. f. physiol. Chem. Bd. 133, S. 298. 1924. (8) Über Porphyrinbildung aus Fleisch. Zeitschr. f. physiol. Chem. Bd. 133, S. 308. 1924. (9) Spektroskopisch-chemische Reaktion einiger Porphyrine und ihrer Methylester. Ibid. Bd. 136, S. 243. Außerdem zahlreiche wichtige Arbeiten, vgl. Günther (1). — Schwarz, L.: Ärztliche Überwachung usw. Münch. med. Wochenschr. 1923. S. 868. — Schwarz und Hefke: Fehlerquellen bei der Frühdiagnose der Bleiwirkung. Dtsch. med. Wochenschr. 1923. S. 212. — Senear - Fink (Illinois): Hydroa vaccin. Arch. of dermatol. a. syphil. Vol. 7, p. 145. 1923. — Shibuya: Über die sensibilis. Wirkung der Porphyrine. Strahlentherapie Bd. 17, S. 412. 1924. — Siemens, H. W.: Hydroa vaccin. Arch. f. Dermatol. u. Syph. Bd. 140, S. 314. 1922. — Simons: Diskussion zu Thiele. Zentralbl. f. d. ges. Neurol. Bd. 33, S. 169. — Snapper, J.: Über Bauchkoliken mit Porphyrinurie. Klin. Wochenschr. 1922. S. 567. — v. Strümpell, A.: Lehrbuch. 23. Aufl. Bd. 2, S. 297. 1922. Abschnitt: „Die Hämatoporphyrie". — Thiele: (1) Fall von akuter genuiner Hamatoporphyrie mit Polyneuritis und psychischen Störungen. (Berl. Ges. Psychiatr. u. Nervenkrankh. 14. 3. 1923). Zentralbl. f. d. ges. Neurol. Bd. 33, S. 169. (2) Fall von akuter genuiner Hämatoporphyrie mit Polyneuritis und symptomatischer Psychose. Monatsschr. f. Psychiatrie u. Neurol. Bd. 55, S. 337. 1924. — Veil, H. W. und Weiß: Beitrag zur Kenntnis des Krankheitsbildes der akuten Porphyrie („Hämatoporphyrie"). Verhandl. d. dtsch. Ges. f. inn. Med. Bd. 35, S. 189. 1923. — Weigeldt, W.: Wesen und klinische Bedeutung der vitalen Blutzellfärbung. Dtsch. med. Wochenschr. 1923. S. 1390. — Weiß, H.: Diskussion zu Kaemmerer (3).

Namenverzeichnis.

Sachverzeichnis.

44*

FSC
www.fsc.org

MIX
Papier aus verantwortungsvollen Quellen
Paper from responsible sources
FSC® C105338

If you have any concerns about our products,
you can contact us on
ProductSafety@springernature.com

In case Publisher is established outside the EU,
the EU authorized representative is:
Springer Nature Customer Service Center GmbH
Europaplatz 3, 69115 Heidelberg, Germany

Printed by Libri Plureos GmbH
in Hamburg, Germany